U0302978

临床血管外科学

第 5 版

陆信武　蒋米尔　主编

科学出版社

北京

内 容 简 介

本书第 5 版编写仍遵循前 4 版的宗旨，即重点介绍血管外科的基本理论、基本知识和基本操作，对我国常见的血管外科疾病谱做了详细介绍，并在广度和深度方面均做了较大的修改和补充，特别是腔内治疗内容。同时，删除了过时的内容，并根据文献报道和作者学习实践的收获，着重介绍了本学科新的知识、临床和科研新成果及未来发展的方向。此外，增加了血管外科护理学相关理论和实践技能。

本书是兼具普及和提高目的的血管外科学专著，适合血管外科和其他相关学科的医师和护理人员，尤其是本学科的初学者阅读和参考。

图书在版编目 (CIP) 数据

临床血管外科学 / 陆信武，蒋米尔主编 . —5 版 . —北京：科学出版社，2018.12

　ISBN 978-7-03-057869-3

　Ⅰ . ①临… Ⅱ . ①陆… ②蒋… Ⅲ . ①血管外科学 Ⅳ . ① R654.3

中国版本图书馆 CIP 数据核字（2018）第 126468 号

责任编辑：戚东桂　董　婕 / 责任校对：杨　赛
责任印制：霍　兵 / 封面设计：龙　岩

科 学 出 版 社 出版
北京东黄城根北街 16 号
邮政编码：100717
http://www.sciencep.com
三河市春园印刷有限公司印刷
科学出版社发行　各地新华书店经销
*
2003 年 1 月第　一　版　开本：889×1194　1 / 16
2018 年 12 月第　五　版　印张：55 1/4
2024 年 6 月第十四次印刷　字数：1 528 000
定价：298.00 元
（如有印装质量问题，我社负责调换）

《临床血管外科学》（第5版）编写人员

特邀顾问　夏穗生

主　　编　陆信武　蒋米尔

副 主 编　陈福真　陆　民　黄新天　田卓平　黄　英　李维敏

编　　者　（按姓氏汉语拼音排序）

陈福真	复旦大学附属中山医院
成　咏	上海交通大学医学院附属第九人民医院
崔超毅	上海交通大学医学院附属第九人民医院
符伟国	复旦大学附属中山医院
何延政	西南医科大学附属医院
黄　晟	上海交通大学医学院附属第九人民医院
黄　英	梅奥医学中心 (Mayo Clinic)
黄斯旖	上海交通大学医学院附属第九人民医院
黄新天	上海交通大学医学院附属第九人民医院
蒋米尔	上海交通大学医学院附属第九人民医院
李圣利	上海交通大学医学院附属第九人民医院
李维敏	上海交通大学医学院附属第九人民医院
刘　光	上海交通大学医学院附属第九人民医院
刘　勇	西南医科大学附属医院
刘晓兵	上海交通大学医学院附属第九人民医院
陆　民	上海交通大学医学院附属第九人民医院
陆信武	上海交通大学医学院附属第九人民医院
秦金保	上海交通大学医学院附属第九人民医院
施慧华	上海交通大学医学院附属第九人民医院
孙明华	上海交通大学医学院附属第九人民医院
田卓平	上海交通大学医学院附属第九人民医院
王妍婕	上海交通大学医学院附属第九人民医院
吴庆华	首都医科大学附属北京安贞医院
夏穗生	华中科技大学同济医学院附属同济医院
杨广林	上海交通大学医学院附属第九人民医院

杨景文　上海交通大学医学院附属第九人民医院

杨心蕊　上海交通大学医学院附属第九人民医院

叶必远　中国人民解放军海军军医大学附属长海医院

叶开创　上海交通大学医学院附属第九人民医院

殷敏毅　上海交通大学医学院附属第九人民医院

张涤生　上海交通大学医学院附属第九人民医院

张培华　上海交通大学医学院附属第九人民医院

赵海光　上海交通大学医学院附属第九人民医院

朱继业　上海交通大学医学院

竺　挺　复旦大学附属中山医院

秘　书　叶开创　上海交通大学医学院附属第九人民医院

第 1 版序

血管包括动脉、静脉及其分支，是血液循环流遍全身的唯一系统。血管发生疾病不仅造成所灌注区域的肢体或脏器损害，还可影响其他器官，以至全身，引发并发症，使病情恶化，危及患者生命或者造成终身带疾。因此，必须早期给予正确的诊断和及时施行有效的治疗。大血管位置深在，初发症状隐匿，有时并无特异性；有的血管虽部位较浅，但要确定其病变的性质、程度、范围和对全身造成的危害和影响也非易事。

随着医学的进步，特别是基础学科对血管外科疾病本质认识的深入，现代影像学新技术、新方法的层出不穷，以及治疗措施的日新月异和新的手术术式的开创，已把血管外科专业的发展推向一个新的阶段，非昔日可以伦比。因此，急需有一本专著对我国血管外科的发展现状完整地加以介绍，这也是临床外科尤其是血管外科医师所盼望的。

有鉴于此，我国历来以血管外科为重点学科的上海第二医科大学第九人民医院的张培华教授，会同蒋米尔、陆民、黄新天三位教授，与科学出版社合作，邀请 10 余所全国著名医科大学附属医院与教学医院的近 30 位对血管外科造诣甚深的老、中、青专家，结合各自的丰富经验体会，共同撰写了这本全新的《临床血管外科学》。本书内容全面、系统，重点阐述新的诊断技术、新的治疗方案、新的手术术式及其进展。全书结构严密、层次分明、文笔流畅、图文并茂，是一部大型学术专著，集现代性、科学性、理论性和实用性于一体，对促进我国血管外科医疗、教学、科研的迅速发展均将起到积极作用。我深信，本书将会受到普外科界，特别是广大血管外科专业的医师们普遍的热情欢迎，是一本可结伴终身的有益参考书，特此予以郑重推荐。

夏穗生

2002 年 8 月于武汉

第 5 版前言

由张培华教授主编、科学出版社出版的《临床血管外科学》继 2003 年第 1 版、2007 年第 2 版、2011 年第 3 版和 2014 年第 4 版出版以来，一直深受医学界的重视和广大读者关注，根据各方反馈的信息，无论是对外科学、血管外科学，还是其他学科的医务工作者，都有良好的反响，特别是深受一线临床医学工作者的欢迎。他们认为，这是一部非常实用的专业参考书。同时，本书得到了外科学前辈和血管外科专家们的亲切关怀和爱护，他们对本书提出了许多宝贵意见。由于医学科学的快速发展，许多新知识、新理论和新技术犹如雨后春笋般涌现，尤其是介入器材的创新更替和腔内技术的日益革新，腔内手术量甚至超过了传统的开放性手术量。因此，为了顺应血管外科发展趋势，有必要对本书做进一步补充和修正后再版。

在本版中，各论中的章节做了重新编排，对每一种疾病的治疗尽可能分为开放性手术方式和腔内治疗方式，删除了部分过时或临床上相悖及重复叙述的内容，保留了经典的手术和操作要点，增加了最近几年国内外相关疾病诊治指南和大样本数据资料。同时，考虑到国内血管外科逐步成了各级医院相对独立的科室，专科护理理论和实践在临床上的重要性也不言而喻，因此，本书新版中增加了第三篇，较为详细地介绍了血管外科护理基础。

本书再版之际，首先要感谢我的导师蒋米尔教授，是他手把手的传授和亲切的教诲让我逐渐迈入血管外科学的学术之门，导师"传道、授业、解惑"的治学宗旨和时代精神，海纳百川和虚怀若谷的博大胸怀，使我对血管外科学这门学科充满着热爱和执着的追求。其次要感谢血管外科前辈孙建民教授和张培华教授，他们代表了老一辈医学家的高风亮节，为血管外科学理论传承和文化沉淀奉献了毕生，并引领着我们不断传承和发展学术成果。再次要感谢的是我的同事们，他们是始终如一支撑我院血管外科事业过去、现在和将来发展的基石。最后仍然要感谢的是参加本书编写的所有老一辈医学家、中青年作者，以及关心和支持本书出版的所有人员。值得一提的是，吴庆华教授、陈福真教授和叶必远教授等，这些老一辈医学专家代表他们丰富的临床经验，是本书的宝贵知识财富，必将流芳百世。由于编者的知识和能力有限，本书难免还有疏漏之处，敬请专家和读者们提出宝贵意见。本书再版过程中，承蒙科学出版社医药卫生分社编辑们的关心与支持，得到外科前辈夏穗生老师始终如一的亲切鼓励和指导。所有的这些，也是本书再版的源动力。在此，表示衷心的感谢！

最后，在张培华教授逝世一周年之际，谨以本书再版深表缅怀之情。

陆信武

2018 年 12 月

第 4 版前言

由张培华教授主编、科学出版社出版的《临床血管外科学》继 2003 年第 1 版、2007 年第 2 版和 2011 年第 3 版出版以来，一直受到医学界的重视和广大读者关注，根据各方反馈的信息，无论是外科学、血管外科学还是其他学科的医务工作者，都有比较良好的反响，特别是深受第一线临床医学工作者的欢迎。他们认为，这是一部非常实用的专业参考书。同时仍然得到了外科学前辈和血管外科专家们的亲切关怀和爱护，对本书提出了许多宝贵意见。由于医学科学的快速发展，许多新知识、新理论和新技术更新较快，为了适应医学科技发展的需要，真诚地希望我们对本书作进一步补充和修正后再版。为此，在第 4 版出版之际，特向他们致以诚挚的感谢。

不能忘记的这段学术历史，即 1963 年，由兰锡纯、傅培彬、董方中主编的我国第一部《血管外科学》由人民卫生出版社出版。饮水思源，它的问世，为我国外科学、血管外科医师和临床医师提高对血管外科疾病的认识，提供一部重要的入门参考书，为推动我国血管外科学事业的发展起到了一定的积极作用。我有幸接触过这三位我国医学大家，外科学杰出的大师，聆听过他们的教诲。他们为发展我国医学事业无私的奉献精神和严谨的治学理念，是我们这代人永远不能忘怀的精神动力。我不但反复读过而且珍藏着这本书。随着我国医学发展几十年的历程，血管外科学已经作为外科学的一个分支学科在各地"胎生"而出，并逐渐发展壮大和成熟。在相当一部分学者的努力下，有关血管外科学方面的专业书籍相继陆续面世，很大程度的丰富了这个领域的理论与实践。

特别值得说明的是，主编张培华教授，耄耋之年，仍然专心致志地全身心投入到本书的出版和再版过程中，倾注了他的毕生心血，凝聚了他对医学的热爱，代表了老一辈医学家学术的高风亮节，并为血管外科学理论传承和文化沉淀作出了毕生的奉献。这也是本书不变的再版目的和源动力，为进一步普及和发展我国血管外科事业，努力作出一点微薄的贡献。在本书第 1 版、第 2 版、第 3 版和第 4 版的编写过程中，我们仍然有幸得到一些知名教授大力支持，撰写了部分章节。值得一提的是吴庆华教授、陈福真教授和叶必远等教授，这些代表老一辈医学专家的丰富临床经验内容，是本书难能可贵的宝贵知识财富，将流芳百世。第 4 版的编写过程中，我们邀请了一大批临床一线中青年专家，撰写了大部分章节，增添了许多新内容。他们既有广博的理论知识又有较强的实践能力，是一支优秀的专业化人才梯队。

在《临床血管外科学》第 4 版再版之际，我首先仍然要感谢我的恩师孙建民教授和张培华教授，是他们让我逐渐迈入血管外科学学术之门，手把手的传授、亲切的教诲至今犹历历在目。老师"传道、授业、解惑"的治学宗旨和时代精神，海纳百川和虚怀若谷的博大胸怀，仍然使我对血管外科学这门学科充满着热爱和执着的追求。我们深深地懂得，学术源远流长，传承和发展是我们的时代责任。其次仍然要感谢的是我的同事们，他们是始终如一的支撑我院血管外科事业过去、现在和将来发展的基石。最后仍然要感谢的是参加本书编写的所有老一辈医学家、中青年作者。以及感谢关心和支持本书出版的所有人员。由于我们的知识和能力有限，本书难免还有许多缺点和错误，敬请专家和读者们提出宝贵意见。本书再版过程中，承蒙上海交通大学医学院附属第九人民医院血管外科王妍婕女士负责文稿打印和编排；受到科学出版社医药卫生出版分社张德亮主任和编辑们的关照和支持；得到外科前辈夏穗生老师始终如一的亲切鼓励和指导。所有的这些，也就是为什么《临床血管外科学》一再再版的源动力。在此，表示我们衷心的感谢！

蒋米尔

2014 年 4 月 20 日

第3版前言

由本人和张培华教授主编、科学出版社出版的《临床血管外科学》第3版，继2003年第1版、2007年第2版出版以来，一直受到医学界的重视和广大读者的关注，特别是深受第一线临床医疗工作者的欢迎，他们认为这是一部非常实用的专业参考书。同时我们也得到了外科学前辈和血管外科专家们的亲切关怀和爱护，他们对本书提出了许多宝贵意见，真诚地希望我们对本书作补充和修正后再版。为此，在第3版出版之际，特向他们致以诚挚的感谢。

1963年，由前辈兰锡纯、傅培彬、董方中教授主编的，我国第一部《血管外科学》由人民卫生出版社出版。饮水思源，她的问世，为血管外科医师提高对血管外科疾病的认识提供了一部重要的入门参考书，为推动我国血管外科学事业的发展，起到十分积极的作用。随着我国医学发展几十年的历程，血管外科学已经作为外科学的一个分支学科"胎生"而出，并逐渐发展成熟。在相当一部分学者的努力下，有关血管外科学方面的专业书籍相继面世，较大程度地丰富了这个领域的理论与实践内容。近年来，血管外科学又取得许多可喜的进展，不断涌现的新理论和先进的诊疗技术，大大提高了本学科的整体学术水平和治疗效果，造福于广大患者。本书不变的再版目的是集思广益，希望在汇集和介绍国内外专家最新的研究成果和临床经验、进一步普及和发展血管外科的事业中，努力作出一点微薄的贡献。特别值得说明的是，主编张培华教授在本书出版和再版过程中倾注了大量心血，本书凝聚了他对医学的热爱，我们亦深刻感受到了老一辈医学家学术的高风亮节。

在本书第1版、第2版的编写过程中，有不少学者因各种原因未能应邀为本书撰稿。此次我们仍然有幸得到一些知名教授的大力帮助，撰写了部分章节，这些都是老一辈医学专家的丰富的临床经验总结，是本书难能可贵的宝贵知识财富，将流芳百世。近年来涌现出来的中青年专家，在本专业领域中崭露头角，他们既有广博的理论知识，又有较强的实践能力，是一支优秀的专业化人才梯队。本书第3版再版过程中，得到了他们一贯的大力支持，为本书增添了不少新的内容，这一定会受到广大读者的热烈欢迎。

在《临床血管外科学》第3版出版之际，我首先要感谢我的恩师孙建民教授和张培华教授，是他们让我逐渐迈入血管外科学学术之门，手把手的传授、亲切的教诲至今犹历历在目。老师"传道、授业、解惑"的治学宗旨和时代精神，海纳百川和虚怀若谷的博大胸怀，使我对血管外科学这门学科充满着热爱和执着的追求。我们深深地懂得，学术源远流长，传承和发展是我们的时代责任。其次要感谢的是我的同事们，他们是始终如一支撑我院血管外科事业过去、现在和将来发展的基石。最后要感谢的是参加本书编写的所有老一辈医学家、中青年学者，并感谢关心和支持本书出版的所有人员。由于我们的知识和能力有限，本书难免还有许多缺点和错误，敬请专家和读者们提出宝贵意见。本书再版过程中，承蒙上海交通大学医学院附属第九人民医院血管外科张伯津女士负责文稿打印和编排；受到科学出版社医药卫生出版分社领导和编辑们的关照与支持；得到外科前辈夏穗生老师的亲切鼓励和指导，在此，特致以衷心的感谢。

蒋米尔
2010年5月

第 2 版前言

《临床血管外科学》于 2003 年初出版以来，一直受到广大读者，特别是外科学前辈和血管外科专家们的亲切关怀和爱护，对本书提出了许多宝贵意见，鼓励我们对本书作补充和修正后再版。为此，特向他们致以诚挚的感谢。

近几年来，血管外科又取得许多可喜的进展，不断涌现的新理论和先进的诊疗技术，大大提高了本学科的整体学术水平和治疗效果，造福于广大患者。本书再版的目的，依然是希望在介绍国内外专家最新的研究成果和临床经验、进一步普及和发展血管外科的事业中，能够作出一点微薄的贡献。

在本书第 1 版编写过程中，有不少学者因各种原因，未能应邀为本书撰稿。此次我们有幸得到一些知名教授和中青年专家的大力支持，为本书增添了不少新内容，这一定会受到广大读者的热烈欢迎。

由于我们的知识和能力有限，本书难免还有许多缺点和错误，敬请专家和读者们提出宝贵意见。本书再版过程中，承蒙上海交通大学医学院附属第九人民医院血管外科张伯津女士负责文稿打印和编排，受到科学出版社医药卫生出版分社编辑的关照和支持，得到外科前辈夏穗生老师始终如一的亲切鼓励和指导，在此，特表达我们衷心的感谢。

张培华

2006 年 11 月

第1版前言

血管外科疾病是国内外常见的多发病之一。近 20 年来，血管外科在我国发展迅速，已成为外科领域中一门新兴的独立学科。许多教学医院和省、市级医院都已建立血管外科专业科室，有些还设置了相应的科学研究机构，出现了不少颇有造诣的专家，培养出一大批优秀的中青年人才，在发病机制和基础知识方面，提出了许多新的理论和观点，在临床上亦开展了一系列新的诊治技术，大大提高了血管外科的整体学术水平和治疗效果。

我们在外科前辈夏穗生教授的亲切鼓励、指导下，以及中国科学院科学出版社的大力支持下，邀请数十位专家和中青年新秀，共同参与，撰写出这部《临床血管外科学》。希望在介绍各地专家们的研究成果和临床经验、进一步普及和促进血管外科发展的事业中，能作出一点微薄的贡献。

由于我们的知识和能力有限，本书的编写难免有许多不足之处，甚至可能存在缺点和错误，敬请读者们提出宝贵意见，以便再版时予以补充和改正。

本书在编写过程中承蒙上海第二医科大学陆玉祥教授绘制部分插图及审稿，上海第二医科大学附属第九人民医院张祖悦先生亦参与部分绘图工作；上海第二医科大学附属第九人民医院血管外科张伯津女士负责文稿打印和编排；此外，还受到科学出版社医学出版中心编辑的不断关照和支持。在此，特表达我们衷心的感谢。

张培华

2002 年 8 月

目 录

第一篇 总 论

第三篇 血管外科护理

第一篇

总　论

第一章 周围血管胚胎发育和解剖学

第一节 周围血管的发育

人体胚胎的发育是从一个细胞开始，这个细胞就是受精卵，又称合子（zygote）。受精卵是由精子和卵子结合而成，一旦结合完成，立即进行细胞分裂，称卵裂（cleavage）。卵裂不间断地进行，逐渐形成一个实心的细胞团，称桑葚胚（morula）。继而形成一个中空的结构，称胚泡（blastocyst）。胚泡植入到子宫内膜中，使胚泡与母体建立密切的关系（图1-1）。

胚泡由3部分组成：中间的空腔称胚泡腔（blastocyst cavity）；腔的壁由一层细胞组成，称滋养层（trophoblast）；还有一团细胞位于腔的一端，称内细胞群（inner cell mass）。之后，内细胞群内出现两个腔，背部的为羊膜腔（amniotic cavity），腹部的为卵黄囊（yolk sac）。羊膜腔的底有一层柱状细胞，即外胚层（ectoderm），羊膜腔的其余部分由一层上皮组成，即羊膜（amnion）；卵黄囊的顶也有一层立方形的细胞，即内胚层（endoderm）。外胚层与内胚层细胞紧贴，其间仅隔一层基膜，外形像一个圆形的盘子，称胚盘（embryonic disk），它是胚胎发育的原基（图1-2）。

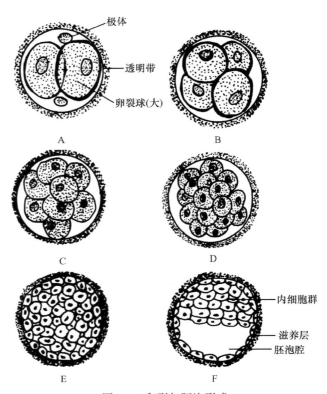

图 1-1 卵裂与胚泡形成

A. 2 细胞期；B. 4 细胞期；C. 8 细胞期；D. 桑葚胚；E. 64 细胞期；F. 胚泡期

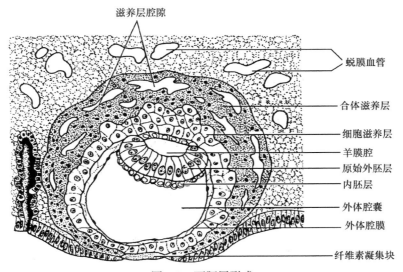

图 1-2 两胚层形成

胚胎发育第2周末，在胚盘尾端的中轴线上，部分外胚层细胞向腹侧增生，在内、外胚层之间形成一条细胞索，称为原条（primitive streak）。原条细胞逐渐增生，并向前后、左右发展，形成一层细胞，位于内、外胚层之间，即胚内中胚层（intraembryonic mesoderm）。至于胚外中胚层（extraembryonic mesoderm）的形成，是由于滋养层细胞向胚泡腔内增生，分化成一些星状细胞和细胞间质，充满在胚泡腔内，使胚泡腔消失。之后，在这些细胞中出现小腔隙，经过融合，合并成一个大腔，称胚外体腔。滋养层细胞再进一步分离出一些疏松排列的细胞，包围在羊膜及卵黄囊之外，即为胚外中胚层。胚外中胚层的发生早于胚内中胚层（图1-3）。

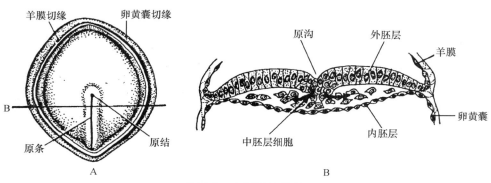

图1-3　中胚层的形成

人体内的一切组织和器官原基均来自外、中、内3个胚层，心血管系统就来自中胚层。关于人胚的早期发生，就简单地介绍这一点，作为以下阐述周围血管发生的基础。心血管系统是胚胎最早建立的具有功能的器官系统，这与胚胎要通过血液循环从母体获得营养和氧气，排出代谢物和二氧化碳有关。

一、毛细血管的发生

人胚第3周开始时，卵黄囊的胚外中胚层细胞分化，成为成血管细胞，它们密集成团，称为血岛（blood island）。目前认为，血岛的形成，依赖血管内皮生长因子（VEGF）及其受体（VEGFR）酪氨酸激酶（FLK-1）的存在（见后文）。缺乏FIL-1的小鼠胚胎不能形成血岛。未分化的细胞呈圆形，在形态上无法与其他细胞区分开来，故主要依靠细胞表面标志即CD34、AC133、VEGFR$_2$三种标志。CD34是造血干细胞的重要标志，在胚胎血管也有表达，因而作为识别内皮祖细胞（endothelial progenitor cell，EPC）的标志之一，VEGFR$_2$特异性表达于淋巴管内皮，故认为这种EPC细胞可能为淋巴管的内皮祖细胞。此后血岛内出现间隙，中央的细胞变圆，游离于腔内，成为造血干细胞；血岛周边的细胞变扁，成为内皮祖细胞，相邻血岛的内皮细胞延伸，互相连接，形成原始毛细血管。与此同时，体蒂（连接羊膜腔和滋养层之间的胚外中胚层，将来形成脐带）和绒毛膜（滋养层演变而成）上的胚外中胚层也以相似的方式形成原始毛细血管。随着胚体的发育，这些散在分布的毛细血管，其内皮细胞不断分裂，以出芽的方式向四周扩展，互相连接，形成胚外毛细血管网。不久，胚内中胚层中也分化出EPC，形成内皮细胞，内皮细胞延伸、互相连接而形成原始毛细血管，同样以出芽方式，发出分支，形成胚内毛细血管网。第3周末，胚内、外毛细血管网接通，毛细血管中血细胞均来自卵黄囊上的血岛（图1-4）。

成年体内，生理性的血管生长仅限于女性生殖系统，如排卵期的黄体与子宫内膜的血管增生。病理状态，如创伤或修复，此时血管的生长依靠毛细血管的出芽，称为血管生成（angiogenesis），或建立侧支循环，称为动脉生成（arteriogenesis）。前者主要见于缺氧，后者主要见于较大动脉的堵塞。

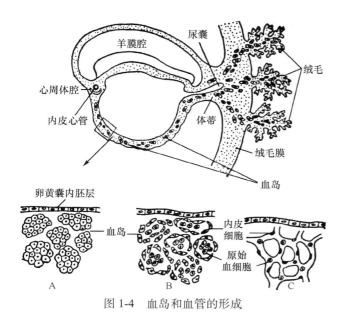

图 1-4　血岛和血管的形成

（一）血管内皮祖细胞

血管内皮祖细胞（EPC）是血管内皮细胞的前体细胞，又称血管母细胞（angioblast），不仅参与胚胎血管生成，也参与出生后的血管发生过程。研究中EPC的来源包括人脐静脉血、成人外周血、骨髓，并且发现外周血中的EPC起源于骨髓，而脐血中EPC则来源于胎儿的肝脏。

体内EPC的功能通过其动员和归巢来表现。骨髓里干细胞的动员决定于局部微环境，称之为干细胞龛（stem cell niches），是由成纤维细胞、成骨细胞和内皮细胞组成。在正常条件下，循环系统中的EPC不到0.01%。局部的血管损伤、缺血、烧伤、创伤和细胞因子等，均能刺激EPC从骨髓中动员出来，进入血液循环系统，迁移到循环系统的内皮损伤处。EPC的动员是一个复杂的动力学过程，除了各种细胞因子外，细胞外基质的重建是动员EPC的关键步骤。该过程由基质金属蛋白酶（MMP9）介导。MMP9的激活和释放，为血管新生过程中细胞外基质重建所必需。

（二）血管生长因子

血管内皮生长因子（vascular endothelial growth factor，VEGF）是一个同源二聚体糖蛋白，与血小板源生长因子（platelet derived growth factor，PDGF）具有同源性。VEGF通过mRNA的差异性表达，可形成4种异构体，所含氢基酸的数目分别为121、165、189和206。VEGF165是体内

存在的主要形式。人的VEGF基因定位于染色体6p12上，有7个内含子和8个外显子。

VEGF的受体（VEGFR）有3种：分别为VEGFR-1（flt-1）、VEGFR-2（KDR/FLK-1）与VEGFR-3（flt-4）。VEGFR-1与VEGFR-2主要表达于血管内皮细胞，而VEGFR-3主要表达于淋巴管内皮细胞。这3种受体均属于酪氨酸激酶受体，其中VEGFR-2对血管内皮细胞的增殖、移动与通透性具有重要作用。

（三）其他血管生成因子

1. 血管生长素（angiogenin，ANG）　是一种促进新血管生成的诱导剂，它具有与血管内皮细胞结合力高，与细胞外基质结合力低的特点。ANG是单链的碱性多肽，为肝素结合蛋白，属于核糖核酸酶超家族中的一员，含123个氨基酸，分子质量为14.4kDa。虽然在肿瘤细胞中首先发现，但以后的研究证实，它也存在于正常细胞中，可由多种细胞分泌，如内皮细胞、成纤维细胞、嗜酸粒细胞等。另有实验证实，ANG主要由肝脏合成，并作为一种应激时相蛋白（acute phase protein）受到应激调节，在急性炎症等应激状态时，肝脏内ANG mRNA即被诱导增加。目前已知，它是非常有效的促血管生成因子，在生理浓度时，即可对主动脉内皮细胞和平滑肌细胞，脐静脉、脐动脉的内皮细胞和平滑肌细胞，表现出很强的促增殖作用。

2. 血管生成素（angiopoietin，Ang）　在卵巢的血管生成过程中，Angs与VEGF协同调节血管的生成或消退。目前已分离出4种Ang（Ang-1、Ang-2、Ang-3与Ang-4），与血管形成密切相关的是Ang-1与Ang-2，其发挥作用主要是通过一种特殊的酪氨酸酶受体，即Tie 2。Tie 2基因敲除的小鼠由于血管生成障碍死于胚胎阶段，说明Tie在血管生成过程中起重要作用。Ang-1对血管生成的作用主要是调节血管成熟过程，维持血管结构的完整性。Ang-1基因敲除的小鼠的血管网呈不连续性改变，大血管的发育受阻。卵巢排卵期前，Ang-2增加血管细胞对VEGF促血管生成的反应。VEGF促血管生成后，Ang-1维持血管结构的稳定和成熟。

3. 成纤维细胞生长因子（fibroblast growth

factor，FGF）　是一个蛋白质家族，现已知共有9个成员，其中主要是碱性成纤维细胞生长因子（bFGF）和酸性成纤维细胞生长因子（aFGF）。前者广泛分布于正常组织和肿瘤组织中；后者主要集中在神经组织和骨组织中，二者均能与肝素结合。

bFGF是最早被发现与血管生成有关的因子，与其他促血管生成因子不同，bFGF具有多效性，不仅对血管内皮细胞，而且对其他多种细胞的发育和分化也有作用。bFGF在正常血管生成中并非起关键作用，当缺乏bFGF时，仍然有其他的促血管生成因子发挥作用。

4.肥大细胞与血管新生　实验表明，血管新生与肥大细胞有关，在伤口愈合、组织修复、女性排卵、肿瘤组织生长时，在血管新生部位有大量肥大细胞聚集。肥大细胞通过释放促细胞新生的物质对内皮细胞增殖进行调控，并通过释放的类胰蛋白酶，达到降解基质的目的，为血管新生提供空间。肥大细胞分泌的组胺，在体外和体内均能促进成纤维细胞生长、胶原合成和微血管内皮细胞增生，从而促进血管形成。

5.骨生成素（osteopontin，OPN）　是一种单核细胞趋化物，具有促血管形成作用，无需整合素 $\alpha_5\beta_3$ 的参与，而是吸引单核细胞浸润，刺激单核细胞释放 TNF-α 和 IL-β，它们为促内皮细胞分裂分子。

6.血管生成抑制因子　血管生成除受促进因子的调控外，还受抑制因子的控制。目前已经发现几十种内源性生成抑制因子，主要分两类：

（1）特异性的血管生成抑制物：如血管抑制素（angiostatin）、内皮细胞抑制素（endostatin），它们都是肿瘤发生过程中肿瘤细胞产生的，与调节肿瘤细胞的增殖速度有关。血管抑制素的氨基酸序列为纤溶酶原的一部分，是经弹性蛋白酶水解后的产物。内皮细胞抑制素也是蛋白酶水解产物，为胶原蛋白XVIII的一部分。此外，还有血小板反应素1（thrombospondin 1）、血小板反应素2、血小板因子-4（platelet factor-4）。2甲氨基雌二醇是体内雌二醇的代谢产物。在体外，它可以抑制牛主动脉、牛肾上腺皮质血管、人脐静脉等内皮细胞增殖。

（2）非特异性的血管生成抑制物：如干扰素-γ（IFN-γ）、转移生长因子-β（TGF-β）、肿瘤坏死因子（TNF）和组织金属蛋白酶抑制剂（TIMPs）。以上这些血管生成因子与抑制因子的实验，大部分来自肿瘤的研究，在胚胎时期，它们如何发挥作用，有待做进一步研究。

二、原始心血管系统的建立

人胚在18～26天，胚内外的原始血管相互连接，形成原始心、血管系统。心脏的发生与搏动导致血液在血管内运行。血流动力学的变化，以及体内各器官的发生，有的毛细血管逐步演变为动脉和静脉，内皮细胞外的间充质分化为平滑肌和结缔组织。人胚早期的血管，包括心脏都是成对的。

原始心脏也是由两条内皮管组成，以后两条心管合并，形成一条心管，其外形发生变化，形成2个缩窄和3个膨大，从头端到尾端依次为心球（bulbus cordis）、心室（ventricle）和心房（atrium）。心管发育第25～26天时，头端出现动脉干（truncus arteriosus），尾端出现静脉窦（图1-5）。

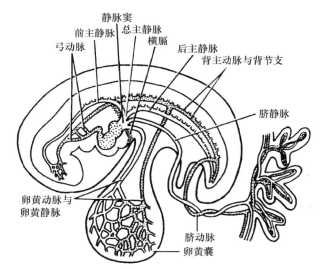

图1-5　第26天人体原始心血管系统

除了心脏以外，人胚早期还有以下血管。

（一）动脉

第3周末，在胚体背侧中轴两侧发生两条纵行的动脉，其头端与两条原始心管相连，沿中轴向尾端行，形成早期胚体动脉的主干。它可以分为3部分（见图1-5）。

1. 腹主动脉（abdominal aorta）　开始时为 1 对连于 2 条原始心管的血管，以后 2 条心管合并成 1 条，2 条腹主动脉也融合成 1 个主动脉囊（aortic sac）。

2. 背主动脉（dorsal aorta）　是早期胚体内最大的动脉，自胚体头端沿纵轴平行向尾端伸展。随着胚体的发育，在咽的尾端合并成 1 条，沿途发生分支，营养胚体各部分。此外，还发出若干卵黄动脉，分布于卵黄囊，1 对尿囊（3 周时，由卵黄囊后壁顶端向体蒂长出的一条盲管）动脉，以后演变成脐动脉，经体蒂分布于绒毛膜。背主动脉在前端不合并，呈弓形连于心管，此弓形部分血管理在第 1 鳃弓（胚胎 4 周时头部两侧出现的圆柱状突起）的间充质内，称第 1 对弓动脉。

3. 弓动脉（aortic arch）　有 6 对，除第 1 对弓动脉由背主动脉在头端弯向腹侧形成外，其余 5 对均由主动脉囊相继发出，经相应的鳃弓沿咽侧壁至背部，通入背主动脉。

（二）静脉

在动脉发生的同时，胚体内出现了 3 对主要静脉，它们收集早期胚胎不同部位回流的血液。

1. 卵黄静脉　收集卵黄囊毛细血管来的血液，回流入心脏。

2. 脐静脉　收集绒毛膜内含氧和营养物质的血液，输送至心脏。

3. 主静脉　收集胚体内毛细血管回流的血液。胚体的主静脉分为前主静脉与后主静脉。前主静脉收集头部的血液；后主静脉收集其余部位的血液，在回流入心脏前合并成总主静脉。

三、动脉的演变

动脉的各种变化如下所述。

（一）弓动脉的演变

弓动脉共有 6 对，均发生在鳃弓内。最初的 1 对弓动脉于第 4 周时，发生在第 1 鳃弓的下颌弓，故命名为第 1 对弓动脉。以后的几对依次发生在其后的几对鳃弓内，但 6 对弓动脉并不同时存在，最后的 1 对弓动脉约于第 6 周形成，此时头两对弓动脉已大部分退化。第 6 ～ 8 周，这些弓动脉及相连的动脉经过合并、退化等变化，至第 8 周时，已转变成接近成体状态（图 1-6）。

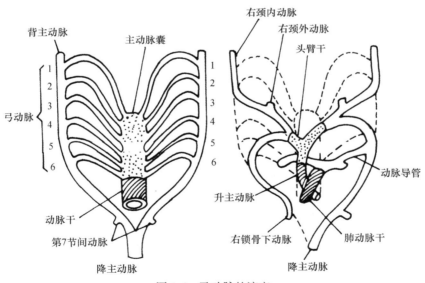

图 1-6　弓动脉的演变

1. 第 1 对和第 2 对弓动脉　大部分退化，留下小部分，其中第 1 对弓动脉形成上颌动脉，第 2 对弓动脉形成镫骨动脉，它们遗留下来的内皮管还可参与组成颈外动脉的一部分。

2. 第 3 对弓动脉　第 7 周时，左右第 3 对

弓动脉上各长出一个新支，向头端延伸，并和前两对遗留的内皮管连接起来，形成一对颈外动脉（external carotid artery），颈外动脉将第 3 对弓动脉分为内、外两段，外侧段和第 3 对以上的背主动脉一起合称颈内动脉（internal carotid artery），其

内侧段则改称颈总动脉（common carotid artery）。

3. 第 4 对弓动脉　左、右两侧变化不同，其变化过程与主动脉囊和动脉干的分隔紧密相关。

（1）主动脉囊分为左、右两半，左侧形成升主动脉，右侧形成头臂干（brachiocephalic trunk）。

（2）动脉干头端连接主动脉囊，尾端与心球相连，此时主动脉干与心球内发生主肺动脉隔，将主动脉干分成主动脉干与肺动脉干。

（3）右侧第 4 弓动脉和弓动脉以下的背主动脉及其相连的第 7 外侧支一起合成右锁骨下动脉（right subclavian artery）；左侧第 4 弓动脉和弓动脉以下的背主动脉一起合成主动脉弓（aortic arch）。主动脉弓的近心端和升主动脉相连接，远心端仍和背主动脉相连接，形成降主动脉（descending aorta），第 7 背外侧支形成左锁骨下动脉（left subclavian artery）作为主动脉的直接分支。第 3、4 对之间的背主动脉及第 7 背侧支至左右背主动脉合并处之间的一段右背主动脉均已退化消失。

4. 第 5 对弓动脉　发生后很快退化，有的甚至不发生。

5. 第 6 对弓动脉　该动脉变化较复杂，且左右不对称。左侧第 6 弓动脉的近侧段形成左肺动脉（pulmonary artery），远侧段连接肺动脉与背主动脉，称为动脉导管（ductus arterious）。右侧第 6 弓动脉的近侧段形成右肺动脉，远段退化。左右肺动脉的近心端和肺动脉干相连接，其远心端与第 6 弓动脉芽生的新支伸向肺芽一起合成肺动脉。

当心由颈部下降到胸腔时，颈总动脉相对伸长，而左锁骨下动脉的起点位置则相对上移至颈总动脉附近，右锁骨下动脉成为头臂干的分支。因此，左锁骨下动脉、左颈总动脉和头臂干成为主动脉弓的 3 个直接分支。

（二）背主动脉及其分支的演变

背主动脉发生于人胚第 4 周原始消化管的两侧中胚层，起初成对地纵向走行，与胚胎体躯同长。第 4 周末，这对分离的动脉自咽以下，开始向尾端逐渐合并成一条位于正中的降主动脉，将来分别成为胸主动脉、腹主动脉与骶中动脉。背主动

脉在发育过程中很早出现 3 组分支，各自演变如下（图 1-7）。

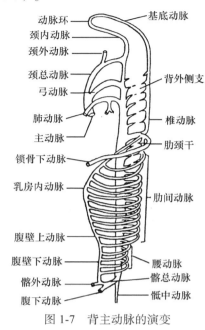

图 1-7　背主动脉的演变

1. 腹侧的内脏支（ventral splanchnic branch）又称腹背间动脉，为背主动脉向腹侧卵黄囊和肠管发出的分支，主要为卵黄动脉与脐动脉。卵黄动脉成对，位于背主动脉的腹侧，沿卵黄囊分布，当成对的背主动脉合并成为一条降主动脉时，许多成对的卵黄动脉也合并成为降主动脉的 3 个分支，即腹腔动脉（coeliac artery）、肠系膜上动脉（superior mesenteric artery）和肠系膜下动脉（inferior mesenteric artery），供给前肠尾部和中、后肠演变的器官。脐动脉是由背主动脉腹侧发出，经尿囊与胎盘联系。随着胚胎增长，脐动脉向尾端迁移，最后到达第 V 腰节水平，与该处的第 V 腰背侧支吻合，于是背主动脉与第 V 腰背外侧支之间的脐动脉退化消失，脐动脉改由第 V 腰背外侧支（将来为髂总动脉）发出。出生以后，胎儿与胎盘分离，脐动脉的近段保留为膀胱上动脉（superior vesicle artery），远段萎缩退化为脐外侧韧带（lateral umbilical ligament）。

2. 外侧内脏支（lateral splanchnic artery）　为背主动脉的腹外侧分支，但排列不大规则，数量也较少，这些分支供养所有由间介中胚层演变而来的器官，成为肾动脉（renal artery）、肾上腺动脉（suprarenal artery）、卵巢动脉（ovarian artery）或睾丸动脉（testicular artery）。

3. 背外侧支（dorso-lateral branches） 从背主动脉的背外侧分出，自枕部体节开始，直至骶部，共 29 对，有规律地排列在每对体节之间，故又称节间支（intersegmental branches）。左侧两侧的背外侧支围绕椎体腹外侧行走，不久分为背、腹两支。背支也称后支，向后行走，分布于脊髓（称脊髓支）和背部体壁的皮肤和肌肉；腹支也称前支，开始较小，很快发育长大，成为背外侧支的主支，分布到外侧及腹侧体壁中，但是所有背支和腹支的生长发育并非完全一致，而是因不同部位而有不同的变化。

（1）头颈部：第 7 背外侧支本干和其相连的腹支形成锁骨下动脉；第 1～7 背侧支的背支在其离本干不远处，经过纵行吻合，形成椎动脉（vertebral artery）；第 7 背外侧支上下两侧的腹支，也同样在离本干不远处发生纵行吻合，分别形成甲状颈干（thyrocervical trunk）和肋颈干（costocervical trunk）。椎动脉、甲状颈干和肋颈干在发育过程中又和主干之间发生萎缩中断，最后转变成第 7 背外侧支，即锁骨下动脉的分支而留存于成体。左、右两条椎动脉沿脊髓上升，至脑桥腹侧正中位置，左、右椎动脉融合，形成基底动脉（basilar artery），基底动脉再分两支，分别与左、右颈内动脉相沟通，形成一个血管环，称动脉环（circulus arteriosus），供养脑部。

（2）胸部和腹部：这部分的外侧支特别发达，分别形成肋间动脉（intercostal artery），并在腹侧发生纵行吻合，自上而下形成胸廓内动脉（internal thoracic artery）、腹壁上动脉（epigastric artery）和腹壁下动脉（hypogastric artery）。腰部第 5 外侧支则由于与脐动脉发生吻合而易名，吻合点以上的称为髂总动脉（common iliac artery），以下的一段称髂内动脉（internal iliac artery）。髂外动脉（external iliac artery）是就地形成的一段，以后和髂总动脉连接，成为它的分支，分布于下肢。

（三）四肢动脉

随着上、下肢芽的形成，锁骨下动脉和髂外动脉伸入其中，分别成为上、下肢的主要血管。

1. 上肢动脉 锁骨下动脉伸入上肢芽作为上肢的轴心血管，其远端形成血管丛称为腕丛（carpal plexus）。随着肢芽伸长，发育成上臂和前臂时，轴心血管也相应伸长，自近至远，依次为腋动脉（axillary artery）、肱动脉（brachial artery）、骨间动脉（interosseous artery）和腕丛。不久，又从肱动脉发生正中动脉（medias artery）、尺动脉（ulnar artery）和桡动脉（radial artery）。当尺动脉和桡动脉发育成前臂的主要血管，并和腕丛形成掌弓（palmar arch），原来的骨间动脉和正中动脉都先后与腕丛失去联系而成为较小的血管。肱动脉的深支和分布到肘与肩的一些血管发生更晚些（图 1-8）。

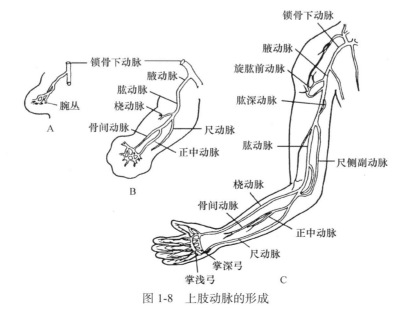

图 1-8　上肢动脉的形成

2. 下肢动脉 最初由下肢芽基部的脐动脉发出坐骨动脉（ischiadic artery）伸入下肢芽，其远端形成足丛（plantar plexus）。不久，又从髂外动脉发生股动脉（femoral artery），并与足丛连接。股动脉逐渐发育，成为下肢的轴心血管。从近及远，依次成为股动脉、腘动脉（popliteal artery）与胫后动脉（posterior tibial artery）。坐骨动脉在行走过程中，因与动脉靠近并形成吻合，以致其中间部分渐渐萎缩中断，于是留下下端部分变为细小的腓动脉（peroneal artery），上端分别成为臀下动脉（inferior genicular artery）和胫前动脉（anterior tibial artery），后者与胫后动脉平行，两者在足部形成足弓（plantar arch）（图 1-9）。

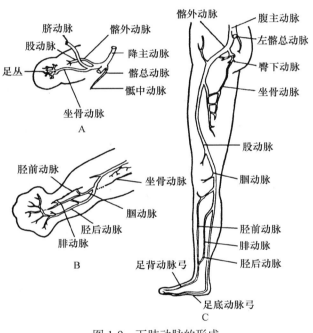

图 1-9 下肢动脉的形成

四、静脉的演变

静脉的发生和演变比较复杂，在开始发生时，静脉也是左右对称的。人胚第 5 周时，胚胎发生的主要静脉可分为两组：内脏组和体壁组。

（一）内脏组

内脏组有来自卵黄囊的卵黄静脉（vitelline vein）和来自胎盘的脐静脉（umbilical vein）。脐静脉位于卵黄静脉的两侧，两者在进入静脉窦

以前都要穿过横膈。以后由于肝脏在横膈中发生，肝在发生过程中，首先触及的是卵黄静脉，肝迅速将其吸收，改建成细小的窦腔，即是肝血窦。于是，左、右卵黄静脉被肝分为 3 段，其演变各不相同。中段形成肝血窦，尾端与门静脉有关，左、右卵黄静脉的头端部分成肝血窦汇入静脉窦的总支，称为左、右肝心管（hepato-cardiac duct）（图 1-10）。当肝继续发育长大时，外侧的脐静脉也和肝血窦产生新的吻合，以致由脐静脉来的血液进入肝血窦，结果使这部分的脐静脉本干因血液量减少而萎缩退化。与此同时，由于脐带内的左、右脐静脉演变不同，右脐静脉消失，最后导致由胎盘来的血液都从左脐静脉入肝，经右肝心管进入静脉窦右角，从而使左脐静脉和肝心管之间的这部分肝血窦逐渐扩大，汇成一条直捷通路，称静脉导管（ductus venous）。久之，右肝心管因接受大部分血流量而变得粗大，左肝心管因血流少而变得细小，成为肝左静脉，右肝静脉是由右侧相应分支形成的。左、右肝心管均汇入右肝心管，右肝心管将来发育形成下腔静脉的肝段，左、右肝静脉成为注入下腔静脉的属支。

门静脉的形成：人胚第 4 周末，左、右卵黄静脉在肝憩室下缘，围绕十二指肠形成 3 个横向吻合，头、尾两个位于腹侧，中吻合位于背侧（图 1-10）。当胃、十二指肠转位和伸长至成人状态时，位于中吻合上方的右侧卵黄静脉和下方的左卵黄静脉萎缩退化，留下的卵黄静脉及其吻合部分形成门静脉（portal vein），其尾端接上新生的肠系膜上、下静脉和脾静脉，它们共同将胃、肠的血液注入肝门窦。

（二）体壁组

体壁组为主静脉（cardinal vein），其分布在胚体头侧的称为前主静脉（anterior portal vein），分布在尾侧的称为后主静脉（posterior cardinal vein）。后主静脉的发生较前主静脉稍晚，它们都是左、右成对。同侧的前主静脉和后主静脉在进入静脉窦以前汇合在一起，形成一条短的血管，称为总主静脉（common cardinal vein），左、右总主静脉分别开口于静脉窦的左、右角。

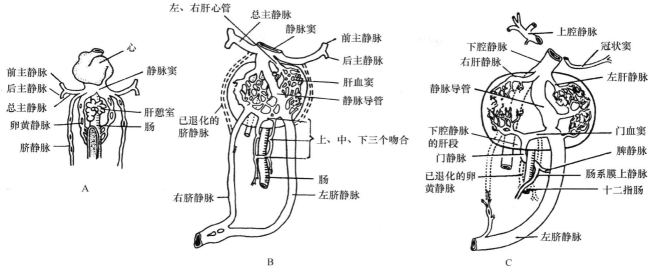

图 1-10　卵黄静脉与脐静脉的形成
A. 第 4 周；B. 第 6 周；C. 第 8 周

1. 上腔静脉的形成　在静脉发育过程中，左、右前主静脉之间形成一条新的交通支，它从左上方斜向右下方，把左侧头颈部的血液引向右侧前主静脉，以后交通支尾侧的左前主静脉及与其相连的左总主静脉均不发育，它们的中间部消失，留下两端，前主静脉的一段变成最高肋间静脉（highest intercostal vein），总主静脉的一端变成左心房斜静脉（oblique vein of left atrium）。在交通支尾侧的左前主静脉及其相连的右总主静脉组成上腔静脉（superior vena cava），在交通支头

侧部分的前主静脉组成头臂静脉（brachiocephalic vein）及其分支（图 1-11）。

2. 下腔静脉的形成　后主静脉在形成后第 5～6 周时，相当于中肾位置，又有一系列的血管新生，其中如下主静脉与上主静脉等，它们都是左右对称的，与后主静脉平行走向。下主静脉位于后主静脉的腹内侧，上主静脉位于后主静脉的背侧，它们通过肋间静脉引流体壁的血液。上述这些互相平行的血管，彼此间均有交通支相连，随着胚胎发育，这些静脉发生复杂的变化。

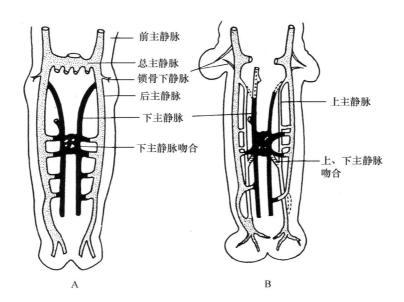

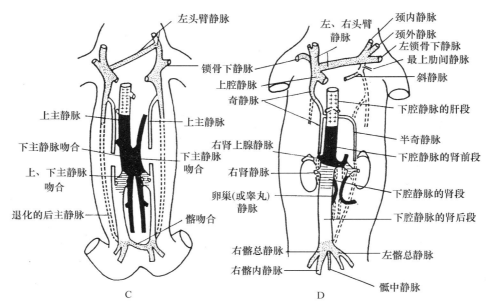

图 1-11　主静脉演变为上、下腔静脉的过程
A. 第 5.5 周；B. 第 6 周；C. 第 7 周；D.8 周后

后主静脉因有上主静脉和下主静脉的发生，其功能逐渐被后两者所代替，因此，后主静脉大部分退化消失，只留下后主静脉的近心端，成为奇静脉的近段。左、右后主静脉的尾端及其分支成为髂总静脉（common iliac vein）。

下主静脉在中肾的中部形成左、右交通支并保留下来，成为左肾静脉（left renal rein）的根部，左、右肾上腺静脉（suprarenal vein），左卵巢静脉（left ovarian vein），左睾丸静脉（left testicular vein），以及下腔静脉肾前段。

上主静脉形成后，其中段消失，上段右侧有第 4～11 肋间静脉注入。右侧上主静脉连接右后主静脉的近心端形成奇静脉。左侧上主静脉借交通支与左侧相连，成为半奇静脉及副半奇静脉。右上主静脉与右下主静脉之间的交通支构成下腔静脉肾段。右上主静脉在此交通支以下的部分保留，成为下腔静脉的肾后段，其后端连接髂总静脉。

下腔静脉的形成极为复杂，不仅与上述 3 对主静脉密切相关，也与卵黄静脉和脐静脉有关。下腔静脉由下述 4 段组成。

（1）下腔静脉的肝段（hepatic segment of inferior vena）：来自右卵黄静脉头端形成的右肝心管及其向下延伸的部分。

（2）下腔静脉的肾前段（prerenal segment of inferior vena）：来自下主静脉吻合及其以上的右侧下主静脉。

（3）下腔静脉的肾段（renal segment of inferior vena）：由下主静脉吻合部的右侧尾段和右上主静脉发生的吻合所形成。与此相对应的左侧吻合管则较狭小，成为左肾静脉。

（4）下腔静脉肾后段（postrenal segment of inferior vena cava）：是由右侧上主静脉的尾端形成的。由于上主静脉的尾端与髂总静脉及其属支相连接，于是将下肢、盆腔、腹部脏器的全部血液运回至心脏，也由于上述一系列变化，使下腔静脉的位置偏向身体右侧（图 1-11）。

（三）四肢静脉

1. 上肢静脉　最初在上肢芽的游离端出现丛状静脉，称为边缘静脉（marginal vein），边缘静脉与后主静脉相通连。不久，桡侧的边缘静脉很早退化，剩下尺侧的边缘静脉仍与后主静脉相通连。随着肢芽的生长，自边缘静脉至后主静脉之间的静脉也相应变得复杂起来，自远及近为贵要静脉（basilic vein）、肱静脉（brachial vein）、腋静脉（axillary vein）和锁骨下静脉（subclavian vein），以后由于心脏位置下降，锁骨下静脉下移，锁骨下静脉转而和前主静脉（即头臂静脉，brachiocephalic vein）连接。头静脉（cephalic vein）发生较晚，是在桡侧形成的。

2. 下肢静脉 起初下肢芽发生浅静脉丛，另一端与后主静脉相连接，以后胫侧的静脉丛退化，剩下的腓侧静脉丛进一步形成臀下静脉（inferior genicular vein），不久臀下静脉的中间部萎缩退化，剩下头尾两段，头部小部分为臀下静脉，注入髂内静脉，尾段发育为小隐静脉（small saphenous vein），小隐静脉经腘静脉（popliteal vein）注入股静脉（femoral vein）。大隐静脉（great saphenous vein）发生较晚，也注入股静脉，股静脉最后和髂外静脉相通。

五、血管的组织发生

原始血管只有单层扁平短梭形或长梭形的内皮细胞，随着胚胎的生长发育，内皮细胞外围的间充质细胞，就其所处的部位和受血流动力学等不同的影响，逐步分化成数量不等的、不同层次的平滑肌细胞和结缔组织，于是原始的血管可区分为毛细血管、动脉和静脉。现以毛细血管、主动脉和大静脉的发生过程作为了解血管发生的基本规律。

（一）毛细血管

50 天人胚的脑组织内已有厚薄不同的单层内皮细胞组成的原始血管，以及不规则腔隙的血窦和毛细血管芽。电镜下可见内皮细胞向腔面和基底面发出一些细胞突起，细胞质内细胞器发达，细胞间有呈弯曲的连接复合体。71 天人胚的毛细血管，其内皮细胞变薄，向腔面的突起变短而少，细胞器减少。内皮细胞外出现基膜和周细胞（pericyte），细胞之间有明显的紧密连接。

（二）主动脉和大静脉

6 周人胚的血管已可粗分为动脉与静脉。主动脉管径较小，管壁较厚可以区分出内皮、中膜和外膜，这时的中膜已有 2～3 层染色较深、排列较密的梭形未分化的平滑肌细胞，外膜的排列较稀松。静脉管径大而不规则，管壁薄而管腔大。内皮细胞呈扁平梭形，细胞核有时向腔内突出，内皮外周的未分化平滑肌细胞数量较少，尚未形成完整的层次，外膜的间充质不像动脉那样完整。动脉和静脉管中充满着有核红细胞。扫描电

镜下，可见主动脉的内皮细胞均有微绒毛，但其形状、长短和数量则视主动脉的不同位置而有差异，如升主动脉、动脉弓与主动脉流出口等，其原因可能与血管的血流量及压力有关。第 3 个月胎儿的主动脉已有内皮、内弹性膜（internal elastic membrane）。内皮多半紧贴内弹性膜，有的部位可见内皮下层（subendothe-lial layer），是由细密的结缔组织和从中膜浅层穿入的未分化平滑肌细胞所组成。第 4 个月的主动脉和大静脉已可明显分出内膜（tunica intima）、中膜（tunica media）和外膜（tunica adven-titia）3 层，各层的组织结构也已完善，只是内皮下层在整个管壁中并非一致，有的部位仍然没有。足月胎儿出生时，主动脉的内皮下层出现率可达 100%。内弹性膜在 3 个月后的标本中呈连续的线状或波形，内弹性膜出现窗孔的最早时间是第 10 周。大静脉的管壁结构和动脉截然不同，管壁 3 层中，中膜较薄，外膜比较厚，未见内弹性膜，但中膜与外膜中均有发达的平滑肌，外膜的结缔组织及内皮下菲薄的内皮下层都可见到。4 个月的胎儿，其动脉与静脉已具有成体的雏形。

六、胎儿的血液循环与出生后的改变

（一）胎儿的血液循环

胎儿在母体子宫内生长发育，不与外界环境相接触，其所需氧气与营养物质均来自胎盘。为此，胎儿的血液循环不仅要为出生后做好布局，而且又要适应出生前的需要，由此带来与成人不同的特点。

（1）含氧的血液（约含氧 80%）来自胎盘，经由脐静脉进入胚体，到达肝脏，其中一小部分通过肝血窦，大部分则直接经静脉导管从下腔静脉进入右心房。当血液流经过下腔静脉时，加入了一小部分由下肢、腹腔和盆腔来的含氧低的血液，因此，下腔静脉内含氧量已比脐静脉内少。

（2）富含氧的血液流进右心房时，受下腔静脉瓣在入口处的引导，血液直接射向卵圆孔，卵圆孔的上缘肥厚，对流过的血液起分流作用，使大部分血液通过卵圆孔，小部分血液折回与上腔静脉来的含氧血液汇合进入右心室。

（3）胚胎时期的肺尚未执行呼吸功能，故肺

内血管阻力很高，因此右心室搏出的血流，仅一小部分（不足 10%）进入肺脏，而绝大部分经过动脉导管注入主动脉。

（4）左心房接受从右心房送来含氧丰富的血液，在此仅混合极少量的肺部来的血液，所以左心房的血液含氧仍比较丰富，它经过左心室，注入主动脉，分布到头、颈及上肢，主要保证脑发育的需要。当血液流过降主动脉时，又加入从动脉导管来的含氧少的血液，因此，躯干及下肢仅获得含氧中等的血液（约含氧 58%）供应。

（5）降主动脉的大部分血液由脐动脉带到胎盘，在那里经过气体交换，从母体中获得氧气及营养物质后，再从脐静脉回到胎儿心脏（图 1-12）。

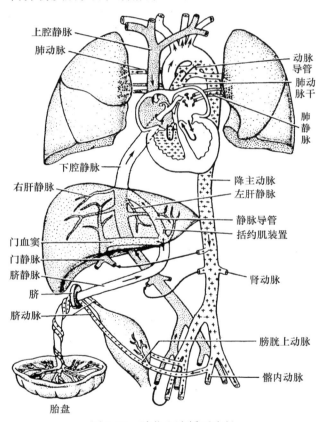

图 1-12　胎儿血液循环途径

□含氧量最高；▓含氧量中等；┉含氧量最低

（二）出生后的改变

胎儿出生以后，与胎盘分离，所处的环境突然改变，原来适应胚胎生长的一些血管很快发生变化。

（1）胎儿出生时，脐动脉壁平滑肌立即收缩，使血管腔功能性闭锁，以防止胎儿的血液流失。

（2）胎儿出生时，脐静脉来的血液含氧量突然下降，促使管壁收缩，管径即刻减少一半，随后进行结构上的闭锁，但比较缓慢，要经几周至几个月完成。由于脐静脉的血压下降，随之静脉也发生功能性收缩，而后闭锁。

（3）胎儿一出生，肺立即开始呼吸，于是进入肺的血管阻力减小，出生后 10～30 分钟内，动脉导管收缩，管腔显著缩小，因此右心室来的血液多流入肺。以后动脉导管的内膜增生，经过数个月时间闭塞，成为结缔组织索。

（4）胎儿出生时与胎盘分离，后者进入胎儿的血液终止，于是右心房的血液压力比胎儿时降低；与此相反，由于肺回流的血量增加，左心房的血液压力比胎儿时增高，就迫使第一房间隔贴向卵圆孔，失去活瓣作用。起初几天，左、右心房是尚可逆转的，这样保证了从胎儿循环状态稳定地过渡到成人循环的形式。在出生后 1 年之内，卵圆孔达到结构上的封闭，至此，左、右心房完全分隔，若在此处残留小孔，不会影响功能，不出现临床症状，这在成人也是常见的。

从以上所述，可知出生以后，原来那些适应胎前生长所需的血管已失去其功能上的作用，因而在结构上发生改变：脐动脉闭锁成为脐中韧带；脐静脉闭锁成为肝圆韧带；静脉导管闭锁成为静脉韧带；动脉导管闭锁成为动脉导管索；卵圆孔关闭成为隐静脉裂孔。

七、淋巴管系统的发生

淋巴管的发生与静脉关系密切，多认为淋巴管是由发育中的静脉管内皮向外突出形成的囊状突起，或是由静脉周围的间充质形成一些内皮性裂隙汇合而成。人胚第 5～8 周，先后在颈部、髂部与腹部出现膨大的盲囊，称为原始淋巴囊（primary lymph sac），囊中有血细胞，当原始淋巴囊与静脉再次接通后，由原始淋巴囊转变的淋巴管系统也就建立。

（一）原始淋巴囊的发生

原始淋巴囊共有 6 个。

1. 颈淋巴囊（jugular lymph sac）　1 对，约在人胚第 5 周，前主静脉在颈部发生一些原始血管丛，其中一小部分脱离静脉，至第 7 周，它们又复通入前主静脉（该静脉将来发育为颈内静脉）与锁骨下静脉相交界处。

2. 髂淋巴囊（iliac lymph sac） 1 对，发生较晚，约在人胚第 2 个月末，发生于髂静脉与后主静脉联合处，最初开口与髂静脉连接，将来与胸导管互相连接后，即与静脉失去联系。

3. 腹膜后淋巴囊（retroperitoneal lymph sac）1 个，简称腹后淋巴囊，也在人胚第 2 个月末发生在腹后壁肠系膜根。

4. 乳糜池（cisterna chyli） 1 个，发生在腹后淋巴囊的背侧。

（二）淋巴管和淋巴导管的形成

淋巴管（lymphatic vessel）是在 6 对原始淋巴囊的基础上，沿着体内主要静脉进一步延伸和分支形成的。颈淋巴囊最先发生，联合附近的内皮囊；接着，在腋部也出现类似的淋巴囊，称锁骨下淋巴囊，两个淋巴囊在沿颈静脉走行和分布时，逐渐延伸为头、颈和上肢的淋巴管。髂淋巴囊是沿髂静脉延伸到下肢和盆腔、腹部，形成直肠和会阴部的淋巴管。腹后淋巴囊沿肠系膜根部延伸到除直肠以外的胃肠道淋巴管。在两肾之间的背侧体壁发生淋巴管丛，形成肾后淋巴管。胎儿第 9 周，体内淋巴管系统已基本形成。胸导管和淋巴导管稍晚才形成（图 1-13）。

胎儿第 9 周，颈淋巴囊向下延伸和乳糜池连接形成 1 对原始胸导管（primary thoracic duct），不久，左、右原始胸导管之间产生新的吻合支，使体内淋巴流向发生改变，部分淋巴管转变成淋巴导管。左侧原始胸导管的头段、吻合支及右侧原始胸导管的尾段共同组成了胸导管（thoracic duct）。右侧原始胸导管的头段形成右淋巴导管（right thoracic duct）。胸导管和右淋巴导管在颈内静脉和锁骨下静脉的夹角处汇入左、右头臂静脉。成体乳糜池是由胚胎性乳糜池的上部演变来的，在发育中还接受肠系膜淋巴囊与髂淋巴囊的分支，导入胸导管。胎儿 3 个月时，所有淋巴囊都成为淋巴管。淋巴管的瓣膜，最先出现于第 2 个月的左侧颈淋巴囊，至第 5 月，淋巴管的大部分已出现具有功能性的瓣膜。由于原始胸导管是成对的，因此，成体胸导管在行程和起止方面可出现许多变异。

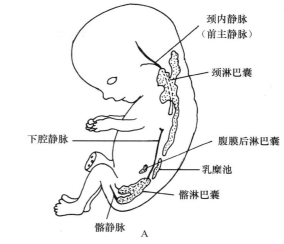

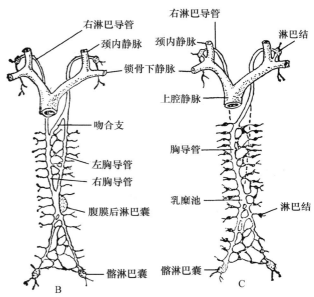

图 1-13 淋巴系统的发生
A. 第 7 周胚胎；B. 第 9 周时淋巴系统腹面观示，原始淋巴囊；C. 较晚期时，胸导管和右淋巴导管的形成

八、周围血管的畸形

1. 迷走右锁骨下动脉 右锁骨下动脉直接从主动脉发出，成为主动脉的第 4 个分支，可伴有其他先天性心血管畸形。本畸形本身不引起明显的血流动力学变化，但可压迫气管或食管，有症状的患者应施行手术治疗。

2. 异常的无名动脉 无名动脉为罕见的先天性血管畸形。无名动脉从主动脉发源的部位左移，故需跨过气管前壁才能向右上到达其正常分布的区域。压迫气管而引起呼吸窘迫者需手术治疗。

3. 异常的左颈总动脉 左颈总动脉从主动脉

发源地的部位左移，故需跨过气管前壁才能从左上到达颈部，可手术治疗以解除对气管的压迫。

4. 左肺动脉起源于右肺动脉　属少见的先天性血管畸形。肺动脉总干不分左、右肺动脉，而直接向右伸延为右肺动脉，然后再从右肺动脉分出左肺动脉，可压迫气管及支气管引起呼吸窘迫，有症状者可施行手术治疗。

5. 双侧上腔静脉或左侧上腔静脉永存　除正常的右侧上腔静脉外，还有永存的左侧上腔静脉，称双侧上腔静脉。永存的左侧上腔静脉血液多通过冠状静脉窦引流入右心房，偶有引流入左心房者，常合并有其他心血管畸形。

引流入冠状静脉窦的永存左侧上腔静脉不引起明显的病理生理变化者，不需处理。引流入左心房的左侧上腔静脉可引起发绀，需手术治疗。先天性心血管畸形需要施行直视手术时，如合并有左侧上腔静脉，可妨碍手术进行，需要注意加以阻断。

6. 双下腔静脉　由于左侧上腔静脉没有退化，形成左下腔静脉。

7. 下腔静脉缺如　由于下腔静脉的肾前段未能与肝段相连接，而是与奇静脉相连，由奇静脉通入上腔静脉，因此，下半部的血流经奇静脉由上腔静脉注入右心房。本畸形本身无须处理，但这种异常常伴有其他心脏畸形。

8. 淋巴管畸形

（1）先天性淋巴水肿（congenital lymphedema）：由于原始淋巴管扩张或淋巴管的先天性发育不良，引起身体的一个部位或一个肢体弥散性水肿。极少见的例子是身体大部分的淋巴管呈囊性扩张。

（2）水囊状淋巴管瘤（cystic lymphangioma, cystic hygroma）：主要发生在颈下部 1/3 处，通常很大，甚至大过于头，是由单个或多个充满液体的薄壁囊组成。水囊状淋巴管瘤可以在出生时看到，但通常在婴儿时期才明显。形成原因是颈淋巴囊部分脱离，发生异常转变，或是未能和大淋巴管相通的淋巴间隙发育而来。这种畸形常发生于核型为 45, XO 的婴儿。

（朱继业）

第二节　周围血管解剖学

一、血管的发生

新陈代谢是生命的基本特征，从简单的病毒到复杂的人体，都需要不断地从周围环境中吸取营养，并将这些物质转化为自身的组成成分，即同化作用（anabolism）；同时自身物质又能不断分解，将产物不断排泄到周围环境，即异化作用（catabolism）。同化作用和异化作用是生命最基础、最基本的特征，新陈代谢一旦停止，生命活动也就立即中止。而物质代谢又是其他代谢的前提，即便是原始的单细胞生物，也存在两套物质转运系统，一是细胞内的物质运转代谢，二是细胞与环境之间的物质运转代谢。随着单细胞生物向多细胞生物的进化，需要从体外环境吸收更多的营养或更适应自己生存的营养物质，转运系统的运动场有一定的方向性，这主要由进化而产生的纤毛束控制，随后出现了原始的消化管，使生物体能从环境吸收较多的物质和从消化道排出废物，这一变化为进化成体形更大的机体奠定了基础，随着动物进化，仅靠消化道已不能满足新陈代谢，需要更复杂、功能更强的转运系统。于是，一个与各脏器和体腔相连，通过一个泵样的结构即原始心脏来增强物质转运的高级系统形成了。为了使渗入到组织间隙的大分子物质重新返回脉管系统，既可通过组织蛋白的水解来解决，也可通过淋巴系统的形成来解决这一问题。但随大分子物质种类及数量的增加，通过水解途径是有限的。后者这种闭合的脉管系统对于血压的维持、缩短物质运送的时间、保证机体持续大量（持续的肌肉收缩等）的营养供应是非常重要的。血管内较高的压力使液体经毛细血管渗透入组织，这不仅要提高血管内蛋白浓度来维持较高渗透压，也需要毛细血管内皮之间更紧密的联结以降低血管壁的通透性，这就意味着某些需要大量蛋白质的组织将得不到足够的供给，而某些制造蛋白质的组织又不能将产物运走，因而生物体在这些部分常保留窦状的间隙（如肝、脾、骨髓），或者在毛细血管动脉末端形成孔样结构，让蛋白和液体渗出，而在静脉端也形成许多孔，以便回吸收过多的蛋白质，但是由于组织具有分子筛的作用，只有当静脉端蛋白质的浓度低于组织时，才能把蛋白质等胶体送入血管内，这将造成静脉端蛋白质堆积，并将只有通过蛋白质水解和淋巴回流来完成。至此，整个脉管系统从发生的原始简单脉管，进展发展为包括动脉、静脉和淋巴系统完整的、通透性越来越低的闭合系统。

二、头、颈血管

（一）颈动脉

颈部以下颌骨下缘、下颌角、乳突尖端、上项线和枕外隆凸的连线与头面部分界。颈部又可分为颈前区、胸锁乳突肌区和颈外侧区。颈动脉鞘将胸锁乳突区与颈前区分开，即颈动脉紧邻胸锁乳突肌前缘、上达乳突，下界为锁骨和胸骨上部。颈动脉鞘为颈深筋膜形成的鞘状结构，它包绕颈总和颈内动脉、颈内静脉和迷走神经。在颈总动脉上段，鞘状结构在一定程度上变薄甚至缺如，因此，其后壁紧贴椎前筋膜，前壁与部分器官前筋膜融合。从下颌角至乳突间连线的中点，向胸锁关节画一直线，该线以甲状软骨为界，上段为颈外动脉，下段为颈总动脉的体表投影。当头面部大出血时，可循颈总动脉体表投影，于胸锁乳突肌前缘平喉的环状软骨高度，向后内将其压向第6颈椎的颈动脉结节进行急救止血。

右侧的颈总动脉起于头臂干，左侧起于主动脉弓，经胸锁关节后向下颌骨方向斜行向上行，在甲状软骨上缘水平分为颈内、颈外动脉，颈总动脉末端和颈内动脉起始部膨大处为颈动脉窦（carotid sinus），窦壁上有压力感受器。颈总动脉分叉处的后方有颈动脉小球（carotid glomus），是化学感受器。二者有调节血压和呼吸作用。颈外动脉起始后先在颈内动脉前内侧，后经其前方转至外侧，上行穿腮腺至下颌处分为颞浅动脉和上颌动脉两个终支，其余主要分支尚有甲状腺上动脉、舌动脉、面动脉。颈内动脉由颈总动脉发出后，垂直上升至颅底，经颈动脉管入颅腔海绵窦，紧贴窦的内侧壁上行，至后床处转向前至前床突处又向上后弯转并穿出硬脑膜，故颈内动脉行程可分为4段：颈部、枕部、海绵窦部和前床突部。海绵窦部和前床突上部合称虹吸部，常呈"U"形

或"V"形弯曲，为动脉硬化的好发部位。颈内动脉的主要分支有后交通动脉，与大脑后动脉吻合；脉络丛前动脉，供血到外侧膝状体、内囊后肢的后下部、大脑底的中1/3及苍白球和侧脑室脉络丛，颈动脉行程长、细小，易被血栓阻塞；大脑前动脉，供血到顶枕沟以前的半球内侧面和额叶底面一部分，以及额、顶两叶上外侧面的上部、尾状核、豆状核前部和内囊前支；大脑中动脉是颈内动脉的直接延续，供血到大脑半球上外侧的部分和岛叶尾状核豆状核内囊膝部和后支的前上部，其中沿豆状核外侧上行至内囊的豆状核纹状体动脉较粗大，在动脉硬化和高血压时容易破裂而导致脑出血和严重功能障碍。

（二）椎动脉

椎-基底动脉在全身的动脉中供血较为特殊，它主要有两个特点：①两侧的椎动脉合成一动脉干，在全身的动脉只有脊椎前动脉是由两侧起始段汇合而成，再供应脊椎的血液；②在颈部向上的行程中，动脉位于颈椎横突孔（transverse foramen），以及孔之间的肌腱性组织（tendinous tissue）形成的管道中。

椎动脉一般分为4段。第1段从锁骨下动脉起始到第6颈椎横突，通常起始部位于锁骨下动脉后内侧，但有7%的左椎动脉起源于主动脉弓，且在C_6高至2个颈椎水平进入横突孔，右侧的椎动脉在极少的情况也起于无名动脉或右颈总动脉。

椎动脉起始部邻近星状神经节（stellate ganglion）和交感神经袢（连接星状神经节和颈中间神经节），这一段椎动脉常有一根位于其前面的椎静脉伴行，进入颈椎第6横突孔之间，行于颈长肌腱的深面，该肌腱有时在颈转动和臂外展时可压迫椎动脉。

椎动脉第2段穿经上6个颈椎横突孔，在其上升的过程中，常被椎静脉丛包绕，后者在第6颈椎水平才形成单一的椎静脉，在两颈椎横突之间，椎动脉后面紧邻椎间关节和神经根。

椎动脉第3段为第2颈椎横突孔上沿，至椎动脉穿寰枕膜（atlanto-occipital membrane）的一段，即经枕下三角（suboccipital triangle）入颅的一段。该段椎动脉与实际行程距离相比有较为充足的长度，只是因为颈部的旋转运动50%出现在第1颈椎与第2颈椎之间，椎动脉外膜与第1颈椎、第2

颈椎的骨膜紧贴，当颈部第 1 颈椎和第 2 颈椎发生旋转运动时，椎动脉也随之发生移动，以适应不同角度的旋转。因此，当颈部突然旋转运动如交通事故或从高处坠落，容易伤及该段椎动脉，或发生外伤性动静脉瘘。

椎动脉第 4 段，即穿越硬脑膜和寰枕膜，至与对侧椎动脉汇合形成基底动脉的一段。该段椎动脉发出两个重要分支，即脊髓前动脉与对侧同名动脉汇合成一支供应脊髓前半部的血液；另一支为大脑后下动脉。

椎动脉穿越硬脑膜后其组织学变化很像颈内动脉穿越颞管（temporal canal），动脉壁变薄，外膜消失，仅存留有内弹力膜。因此，在手术操作特别是导管扩张时，较容易破裂出血（图 1-14）。

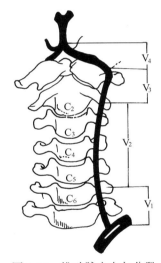

图 1-14　椎动脉走向与分段

两侧椎动脉经枕骨大孔进入颅腔后，在脑桥下段汇合，形成基底动脉，在脑桥池中，紧贴脑桥腹侧的基底沟上行至脑桥上缘水平，于脚间池分为左、右大脑后动脉。椎动脉主要供应大脑半球后 1/3 及部分间脑、脑干和小脑的血液。椎动脉的主要分支：①脊柱前和后动脉，脊柱前动脉自椎动脉发出后，沿延髓腹侧下降，在枕骨大孔上方汇合成一干，沿前正中裂下降，直至脊髓末端。②小脑下后动脉，为椎动脉颅内端最大分支，在两侧椎动脉汇合成基底动脉之前发出，供应小脑下面后部和延髓外侧部的血液。该动脉行程弯曲，较易发生栓塞而同时出现面部浅感觉障碍、对侧躯体浅感觉障碍和小脑共济失调等。③基底动脉的主要分支有小脑前下动脉、迷走动脉、脑桥动脉、小脑上动脉、大脑后动脉。主要供应小脑前下部、内耳迷路、小脑上部、脑桥基底部、大脑后 1/3 的血液。

有关椎动脉的正常测量值（mm 或百分比）如下所述。

起始部位：起自锁骨下动脉 96.13%±0.36%；起自主动脉弓 3.84%±0.36%；起自颈总动脉 0.03%±0.03%。

颅内段外径：左（3.36±0.72）mm；右（3.04±0.63）mm。

颅内段长度：左（31.4±0.72）mm；右（3.04±0.63）mm。

两侧椎动脉外径比较：左＞右的占 51.46%±2.01%；左＝右的占 28.90%±1.83%；左＜右的占 19.64%±1.60%。

椎动脉进入横突孔平面：C_7 0.81%±0.36%；C_6 89.16%±1.25%；C_5 6.80%±1.01%；C_4 2.43%±0.62%；C_2 0.81%±0.36%。

椎动脉 B 超内径：左（4.00±0.40）mm；右（3.90±0.43）mm。

（三）颈部静脉

颈部静脉系统由颈内静脉、颈外静脉及椎静脉组成。颈内静脉是头颈部静脉回流的主干，颅内的窦与其他静脉窦汇合后向两侧形成乙状窦，经颅底颈静脉孔与颈内静脉延续，收集颈总及椎动脉供应区域的静脉血。颈内静脉内有 2～3 对静脉瓣，以阻止血液逆流，颈内静脉在颈部位于颈动脉鞘内，先后沿颈内动脉和颈总动脉外侧下行，至胸锁关节后，才与锁骨下静脉汇合成头臂静脉。颈内静脉很薄，易与构成颈动脉鞘的筋膜及其邻近肌腱紧密相连，致使管腔经常保持开放状态，有利于头颈部静脉血液的回流。但当颈内静脉破裂时，由于管腔不易闭锁及胸腔负压对静脉的吸力，有导致静脉内空气栓塞的可能。此外，由于两侧颈内静脉与颅内的乙状窦相连通，一次一侧颈内静脉结扎后，可由对侧来代偿，一般不会出现静脉回流障碍。临床上也可以用它做全胃肠外营养和上腔静脉造影的通路，也可切取用作血管搭桥或补片的材料。

颈内静脉属支繁多，颈内属支主要为许多硬脑膜窦及脑静脉，经乙状窦颈静脉孔注入颈内静脉,其颅外属支包括眼静脉、下颌后静脉、舌静脉、咽静脉和甲状腺上、中静脉。颈外静脉由颈外浅静脉和颈前浅静脉组成,前者为颈部两条最大的浅静脉,为儿童常用的静脉滴注通路。

椎静脉与椎动脉伴行于第 1 颈椎至第 6 颈椎横突孔间下行,汇入锁骨下静脉。

有关正常测量值(mm 或百分比)如下所述。

颈内静脉外径:男性(12.8±3.5)mm;女性(12.0±3.20)mm。

终末部位置:位于胸锁乳突肌与锁骨头之间占 41.25%±5.5%;位于胸锁乳突肌与锁骨头深面占 58.75%±5.5%。

颈外静脉汇入部位:锁骨下静脉占 44.92%±4.57%;颈内静脉占 16.94%±3.45%;颈静脉角占 32.20%±4.30%;其他占 5.92%±2.17%。

口径:上 1/3 段(4.11±1.54)mm;中 1/3 段(5.25±2.00)mm;下 1/3 段(6.29±2.02)mm。

与锁骨交点角度:男性 36.86°;女性 35.29°。

三、锁骨下血管

(一)锁骨下动脉

右锁骨下动脉在胸锁骨关节的深面起于无名动脉,左侧锁骨下动脉直接起自主动脉弓,因前斜角肌在该动脉的前方经过而将其分为 3 段,第 1 段经胸膜顶前上方,外侧为前斜角肌内侧缘,内侧为颈总动脉,深面为第 1 肋骨,浅面为锁骨。迷走神经和膈神经在此段跨越该动脉,在锁骨下动、静脉之间穿过进入胸腔。该段动脉上缘发出椎动脉及甲状颈干,甲状颈干再发出 3 支,即甲状腺下动脉、肩胛上动脉、颈横动脉。其下缘发出胸廓内动脉和肋颈干,后者又发出颈深动脉和最上肋间动脉。锁骨下动脉第 2 段位于前斜角肌后面和中斜角肌前面的肌间隙中,上面与颈丛相邻近,后下为第 1 肋骨。第 3 段位于前斜角肌外侧缘,第 1 肋上面,该动脉与第 1 肋外缘续于腋动脉。此段血管较第 1、2 段浅表,利于手术显露。

(二)锁骨下静脉

锁骨下静脉自第 1 肋外缘续于腋静脉,位于锁骨内侧半的后方,在锁骨下动脉的前下方与之伴行。经锁骨与前斜角肌之间,在胸锁关节后方

与颈内静脉汇合成头臂静脉,在汇合处有 1 对静脉瓣膜。锁骨下静脉与第 1 肋、锁骨下肌、前斜角肌的筋膜相连,使该静脉固定而不易塌陷,受伤后也易导致气栓的形成。临床上,可经锁骨内侧端下方和第 1 肋之间,行锁骨下静脉穿刺,进行上腔静脉插管造影、静脉营养及中心静脉压测定。锁骨下静脉属支虽与腋静脉的属支有广泛的吻合,但其狭窄或闭塞时,有代偿其部分回流功能,但不能完全代偿而出现不同程度的回流障碍表现。另外,锁骨下静脉在其行程中,第 1 段与锁骨下动脉有一定间隙,第 2 段有前斜角肌相隔,而第 3 段与锁骨下动脉紧邻伴行,为锁骨下动静脉瘘的好发部位。

有关锁骨下血管正常测量值(mm 或百分比)如下所述。

1. 锁骨下动脉

(1)起始部位:左主动脉弓 100%;右头臂干 98.52%±0.56%;主动脉弓末端 1.48%±0.56%。

(2)长度:左(85.40±15.30)mm;右(70.80±15.60)mm。外径(起始部):(9.90±2.60)mm。

(3)B 超值(内径):左侧(6.05±0.40)mm;右侧(6.31±0.57)mm。

2. 锁骨下静脉

(1)长度:男性(38.69±7.60)mm;女性(36.30±5.50)mm。

(2)外径:男性(12.20±2.30)mm;女性(10.80±2.40)mm。

(3)深度(静脉与锁骨下面交点处皮肤至静脉前壁距离):21.80mm。与锁骨下面交点至胸锁关节距离:男性(50.70±8.00)mm;女性(45.0±8.40)mm。

(4)与锁骨下面交点角度:37.99°(15°~80°)。与锁骨下面交点之前斜角肌内侧缘距离:男性(24.80±8.70)mm;女性(23.40±4.30)mm。

四、上肢血管

(一)上肢动脉

腋动脉、肱动脉、尺动脉、桡动脉是上肢的主要供血动脉。当上肢外展 90° 掌心向上,从锁骨中点至肘前横纹中点远侧 2cm 处的连线为腋动脉和肱动脉的投影,大圆肌下缘为两动脉的分界。从肘前横纹中点远侧 2cm 处,分别至桡骨茎突前

方和豌豆骨桡侧的连线，为桡动脉、尺动脉的体表投影。

腋动脉（图1-15）以胸小肌为界分为3段：第1段从第1肋骨外缘至胸小肌上缘，位于锁骨胸肌三角内，前有胸大肌、锁骨和锁胸筋膜、锁骨下肌、头静脉、胸肩峰血管及胸外侧神经；后方有臂神经丛内侧束、胸长神经、前锯肌、第1肋间隙；外侧为臂神经丛外侧束和后束；内侧有腋静脉及腋动脉第1段发出的胸上动脉及伴行静脉。在胸小肌上缘发出胸肩峰动脉，该动脉向上外分出两个分支，支配肌肉，另一支向下走行于胸大小肌之间，营养此二肌。第2段位于胸小肌后方的胸肌三角内，其后内和外侧分别被臂神经丛后束、内侧束和外侧束包绕，其前方有胸大、小肌及其筋膜，胸外侧动脉自此段发出后，在胸小肌前下行于前锯肌外侧，营养该肌，女性有分支至乳房。第3段位于胸小肌下缘至大圆肌下缘之间，下半部只覆盖有皮肤和深、浅筋膜，是腋动脉最易显露的部位。其前面有正中神经内侧根和旋肩胛血管跨越，后面有桡神经、腋神经及旋肱后血管；外侧有正中神经、肱二头肌短头和喙肱肌；内侧有尺神经和腋静脉。此段动脉的下缘发出肩胛下动脉，该动脉分出旋肩胛动脉和胸背动脉，分别营养肩部肌肉、背阔肌和前锯肌，各分支相应吻合外，还与锁骨下动脉和肱动脉的分支相吻合。

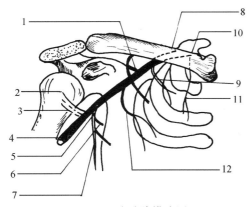

图1-15 腋动脉模式图

1.胸肩峰动脉；2.旋肱前动脉；3.旋肱后动脉；4.肱动脉；5.肩胛下动脉；6.旋肩胛下动脉；7.胸背动脉；8.腋动脉；9.胸上动脉；10.锁骨下动脉；11.胸廓内动脉；12.胸廓外动脉

肱动脉在大圆肌下缘续于腋动脉，在肱骨干的内侧下行于肱二头肌与肱三头肌的肌间沟中，在上臂下1/3肌间沟处转至肱骨干前面。因此，手

压止血时，在上臂上段、中段和下段应分别向外侧、后外侧和后方压迫。

肱动脉至肘窝分为尺、桡动脉，在臂部的分支有肱深动脉，营养肱三头肌和肱肌。其终支为尺、桡动脉；分支有肱深动脉、肌支、尺侧上副动脉及尺侧下副动脉，并参与肘关节动脉网的形成。

桡动脉在肘部分出后，下行于桡骨尺侧缘，此缘是显露动脉的标志，该动脉上1/3位于肱桡肌与旋前圆肌之间，下2/3位于肱肌与桡侧腕屈肌之间。在下部，桡动脉位置表浅，仅被皮肤、浅筋膜和固有筋膜覆盖，为触摸动脉搏动处，桡动脉在腕关节绕过桡骨茎突转至手部，经第1掌间隙至手掌深部，与尺动脉的分支吻合成掌深弓。

尺动脉在旋前圆肌和指深屈肌之间下行至腕部，在前臂近侧1/3位于指浅屈肌深面，在远侧2/3，位于尺侧腕屈肌与指浅屈肌之间，经豌豆骨桡侧入手掌，与桡动脉分支吻合形成掌浅弓。尺动脉上端发出骨间总动脉，再分成骨间前、后动脉，分别行于前臂骨间膜前后方（图1-16）。

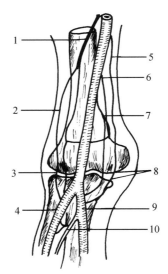

图1-16 前臂动脉模式图

1.肱深动脉；2.桡侧副动脉；3.桡侧返动脉；4.桡动脉；5.尺侧上副动脉；6.肱动脉；7.尺侧下副动脉；8.尺侧返动脉；9.尺动脉；10.骨间动脉

（二）上肢静脉

上肢静脉与下肢静脉一样，有许多瓣膜存在，使血流单向回流，可分为深、浅两组。上肢的浅静脉丰富并相互吻合成静脉网，主要有头静脉、贵要静脉和肘正中静脉。头静脉起自手背静脉网的桡侧，沿前臂桡侧沟上行，经三角肌、胸大肌

间沟，穿深筋膜注入腋静脉或锁骨下静脉。贵要静脉起于手背静脉网的尺侧，沿前臂前面尺侧上行，有前臂内侧皮神经伴行，至肘窝处接受肘正中静脉，沿肱二头肌内侧上行，至臂中点稍下方穿深筋膜注入肱静脉，或与肱静脉伴行直接注入腋静脉。由于贵要静脉口径较粗，位置表浅恒定，注入肱静脉或腋静脉处角度小，临床常用贵要静脉做插管等有关操作。肘正中静脉为头静脉和贵要静脉的吻合支，是临床取血、输液常用的血管。上肢深静脉与同名动脉伴行，而且多为两条，尤其是前臂的尺静脉、桡静脉，与下肢的胫前静脉、胫后静脉、腓静脉一样，常为成对静脉。除各深静脉之间相互吻合外，还与浅静脉相互吻合。前臂深静脉汇入肱静脉，肱静脉在胸大肌下缘处汇入腋静脉。腋静脉在腋动脉前内侧隔臂神经丛与腋动脉伴行，腋静脉为上肢血液回流的主要通道，虽有吻合网的浅静脉直接汇入锁骨下静脉，但结扎、切断腋静脉仍有引起上肢回流不畅而致水肿的可能。因此，结扎或切断腋静脉仍应慎重。

有关上肢血管正常测量值如下所述。

1. 腋动脉

（1）长度：全长（114.00±9.00）mm。第1段长度（13.00±7.00）mm；第2段长度（27.00±6.00）mm；第3段长度（74.00±9.00）mm。

（2）外径：起始处（7.10±0.14）mm；终止处（5.20±0.11）mm。

（3）B超值（内径）：左侧（4.82±0.67）mm；右侧（4.83±0.66）mm。

2. 肱动脉

（1）长度：（230.60±19.20）mm。

（2）外径（中部）：（3.90±0.09）mm。类型：正常型79.33%±1.25%；肱浅动脉型13.27%±1.05%；双干型7.40%±0.81%。

（3）B超值（内径）：左侧（3.79±0.52）mm，右侧（3.86±0.57）mm。

3. 桡动脉

（1）起始平面：髁间连线以下92.11%±1.89%；髁间连线以上7.88%±1.89%。

（2）长度：（244.80±18.00）mm。外径：起端（3.28±0.71）mm；中部（2.60±0.70）mm；下端（2.20±0.37）mm。

（3）B超值（内径）：左侧（0.44±0.06）cm；

右侧（0.44±0.06）cm。

4. 尺动脉

（1）长度：（233.00±19.30）mm。

（2）外径：起始部（3.57±0.78）mm。

5. 腋静脉

（1）长度：男性（85.50±20.10）mm；女性（78.90±20.90）mm。

（2）外径：男性，第1段（19.50±0.50）mm，第2段（19.40±0.50）mm，第3段（13.90±0.40）mm；女性，第1段（17.20±0.40）mm，第2段（15.50±0.40）mm，第3段（12.10±0.40）mm。

6. 肱静脉

（1）长度：（246.55±0.65）mm。

（2）外径：（5.60±3.30）mm。

7. 尺静脉

（1）长度（汇合处至掌深支注入处距离）：①左侧，桡侧尺静脉（232.00±19.60）mm，尺侧尺静脉（239.00±22.00）mm；②右侧，桡侧尺静脉（233.00±17.40）mm，尺侧尺静脉（241.00±20.80）mm。

（2）外径（汇合处）：①左侧，桡侧尺静脉（2.15±1.34）mm，尺侧尺静脉（3.26±1.12）mm；②右侧，桡侧尺静脉（3.25±1.31）mm，尺侧尺静脉（3.25±1.27）mm。

（3）桡、尺骨茎突尖平面：①左侧，桡侧尺静脉（1.31±0.54）mm，尺侧尺静脉（1.28±0.49）mm；②右侧，桡侧尺静脉（1.31±0.53）mm，尺侧尺静脉（1.47±0.56）mm。

8. 桡静脉

（1）长度（汇合处至桡骨茎突下端平面距离）：①左侧，桡侧桡静脉（205.90±14.90）mm，尺侧桡静脉（207.00±15.90）mm；②右侧，桡侧桡静脉（210.00±14.00）mm，尺侧桡静脉（210.00±14.70）mm。

（2）外径（汇合处）：①左侧，桡侧桡静脉（2.31±1.00）mm，尺侧桡静脉（2.02±0.80）mm；②右侧，桡侧桡静脉（2.46±1.12）mm，尺侧桡静脉（2.09±0.89）mm。

（3）桡、尺骨茎突尖水平：①左侧，桡侧桡静脉（1.67±0.55）mm，尺侧桡静脉（1.63±0.59）mm；②右侧，桡侧桡静脉（2.46±1.12）mm，尺侧桡静脉（2.09±0.89）mm。

9. 头静脉

（1）长度：男性（60.00±11.00）mm；女性（54.00±8.00）mm。

（2）外径：前臂段 2.80mm；汇合处（4.10±1.20）mm。

五、腹、盆部血管解剖

（一）腹主动脉及其分支

主动脉是体循环的主干动脉。以其行程分为升主动脉、主动脉弓和降主动脉。降主动脉又以膈的主动脉裂孔为界，分为胸主动脉和腹主动脉。

腹主动脉位于后腹膜和椎体之间。沿脊柱左前方下行，至第 4 腰椎下缘分为左、右髂总动脉。腹主动脉的前方有肝左叶、胰、十二指肠水平部和小肠系膜根横过，后方有 1～4 腰椎及椎间盘，右侧有下腔静脉伴行，左侧有左交感神经干。腹主动脉在腹膜后有成对的分支，包括膈下动脉、腰动脉、肾上腺动脉、肾动脉和精索（卵巢）内动脉。前壁发出 3 个大的分支，即腹腔动脉、肠系膜上动脉和肠系膜下动脉（图 1-17）。

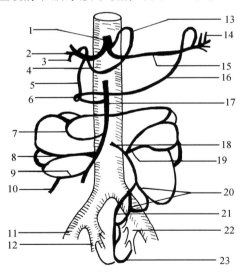

图 1-17　腹腔干、肠系膜上动脉、肠系膜下动脉解剖模式
1. 腹腔干；2. 肝右动脉；3. 胆囊动脉；4. 胃右动脉；5. 胃十二指肠动脉；6. 胃网膜右动脉；7. 中结肠动脉；8. 右结肠动脉；9. 回结肠动脉；10. 阑尾动脉；11. 髂外动脉；12. 阴部内动脉；13. 胃左动脉；14. 胃短动脉；15. 脾动脉；16. 胃网膜左动脉；17. 肠系膜上动脉；18. 肠系膜下动脉；19. 左结肠动脉；20. 乙状结肠动脉；21. 直肠上动脉；22. 髂内动脉；23. 直肠下动脉

膈下动脉左右各一，由腹主动脉的起始处发出，向上分布于膈的腰部。此外，还发出细小的

肾上腺上动脉至肾上腺。腰动脉左右各 4 条，呈直角由腹主动脉的后壁两侧发出，横行向外。在腰大肌侧缘分出背侧支和腹侧支，供应背部诸肌、皮肤、脊柱及腹壁的血液。肾上腺中动脉约平第 1 腰椎起自腹主动脉，与从膈下动脉来的肾上腺上动脉和从肾动脉来的肾上腺下动脉一起供应肾上腺的血液。睾丸动脉细而长，在肾动脉起始处稍下方由腹主动脉前壁发出，斜向外下穿入腹股沟管参与精索组成，供血到睾丸和附睾或经卵巢悬韧带下行入盆腔，分布于卵巢和输卵管壶腹部。

肾动脉于第 1、2 椎间盘平面起于腹主动脉侧壁，横向外行，于肾门附近分为前后两干经肾门入肾，在入肾之前发出肾上腺下动脉至肾上腺，此外，约有 41.8% 的肾尚有不经肾门而从肾上端或下端入肾的动脉支即肾副动脉，它可由肾动脉、腹主动脉、膈下动脉等动脉发出，肾副动脉结扎后有可能引起肾局部缺血坏死。

腹腔动脉在主动脉裂孔下缘发自腹主动脉前壁，为一粗短动脉干，随后分为胃左动脉、肝总动脉和脾动脉。胃左动脉向左上行至贲门后，沿胃小弯下行于胃小网膜两层之间，与胃右动脉吻合。肝总动脉沿胰头上缘行至右前方，至十二指肠上部的上缘进入肝十二指肠韧带，分为肝固有动脉和胃十二指肠动脉。肝固有动脉进入肝十二指肠韧带后，发出胃右动脉，它沿胃小弯左行与胃左动脉吻合，然后肝固有动脉上行至肝门附近，分为左、右肝动脉，分别进入肝左、右叶，右肝动脉再发出胆囊动脉，经胆囊三角分布于胆囊。而胃十二指肠动脉在幽门下缘，分为胃网膜右动脉和胰十二指肠上动脉，前者沿胃大弯向左行，终末支与胃网膜左动脉吻合，后者有前、后两支，在胰头与十二指肠降部之间的前后面下行分布到胰头和十二指肠。

脾动脉沿胰腺上缘行至脾门，沿途发出胰支至胰体和胰尾；胃后动脉至胃后壁上部、胃短动脉至胃底。胃网膜左动脉在大网膜两层之间沿胃大弯右行，发出胃支和网膜支营养胃和大网膜，其终末与胃网膜右动脉吻合成动脉弓。

肠系膜上动脉在腹腔干稍下方，约平第 1 腰椎，起自腹主动脉前壁，经胰与十二指肠水平部之间进入小肠系膜根，呈弓形行至右髂窝。其分支有胰十二指肠下动脉营养胰和十二指肠；

空肠动脉和回肠动脉营养空肠和大部分回肠；回结肠动脉营养末段回肠和升结肠；右结肠动脉营养升结肠；中结肠动脉与左右结肠动脉吻合营养横结肠。

肠系膜下动脉约平第3腰椎平面起于腹主动脉前壁，距腹主动脉分叉处3～4cm。在壁腹膜后面沿胃后壁向左下方走行，分支有左结肠动脉，与中结肠动脉和乙状结肠动脉吻合，营养部分横结肠和降结肠；乙状结肠动脉斜向左下方进入乙状结肠系膜内，主要营养乙状结肠；直肠上动脉为肠系膜下动脉的直接延续，主要营养直肠上部。

（二）门静脉

门静脉与一般静脉不同，它的始末均为毛细血管，即一端始于胃肠胰脾的毛细血管网，另一端终于肝小叶内的血窦，主要功能是将消化道吸收的物质运输到肝，在肝内进行合成、分解、解毒、储存。因此，门静脉可以看作肝的功能血管。在正常情况下，门静脉血液均汇入肝，占入肝血液总量的70%。通常门静脉主要由肠系膜上静脉与脾静脉汇合而成，汇合的部位一般在胰颈的后方，除肠系膜上静脉和脾静脉外，其他主要属支尚有肠系膜下静脉、胃左静脉与胃右静脉，胆囊静脉可注入门静脉或其右支，附脐静脉是起于脐周静脉网的数条小静脉，沿肝圆韧带向肝下面走行注入门静脉。

门静脉系与腔静脉系统之间存在广泛的侧支吻合，这些吻合支在正常情况下不开放，但在门静脉高压时，则开放成侧支循环，使门脉系血流导入腔静脉从而降低门脉压力，门腔静脉间侧支主要如下：

（1）通过胃冠状静脉和胃短静脉，经食管下段黏膜下层内的食管静脉丛与奇静脉相吻合，流入下腔静脉。

（2）通过直肠下段黏膜下层内的直肠静脉丛，使门静脉系肠系膜下静脉的直肠上静脉与髂内静脉的直肠下静脉和肛门静脉吻合，流入下腔静脉。

（3）通过脐周围皮下的脐周静脉网，使门静脉系的附脐静脉与上腔静脉系的腹壁上静脉和胸腹壁静脉间吻合，或与下腔静脉系的腹壁下静脉和腹壁浅静脉间相吻合。

（4）门静脉系的脾静脉和肠系膜上、下静脉，升结肠、降结肠和十二指肠、胰、肝等脏器的小静脉，在腹膜后与腔静脉系统的腰静脉、肋间后静脉、膈下静脉及睾丸（卵巢）静脉等相吻合，形成Retzius静脉。

（三）下腔静脉

在腹股沟韧带的深面，股静脉延续为髂外静脉，与同名动脉伴行沿盆侧壁斜向内上，至骶髂关节前方与髂内静脉汇合成髂总静脉，两侧髂总静脉多在第5腰椎平面（占68.2%），少数在第4腰椎平面（占31.8%）汇合成下腔静脉，沿腹主动脉的右侧，脊柱的右前方上行，经肝的腔静脉沟，穿膈的腔静脉裂孔进入胸腔后，立即穿心包注入右心房。

髂外静脉主要属支有腹壁下静脉，与同名动脉伴行，在腹腔沟韧带上方注入髂外静脉，髂外静脉收集腹前壁下部和下肢的静脉血。

髂内静脉是盆腔的静脉主干，在坐骨大孔稍上方由盆部的静脉汇合而成，其属支分为壁支和脏支，壁支包括臀上、臀下静脉，阴部内静脉，子宫静脉，闭孔静脉，以及骶外侧静脉。脏支大部分起自骨盆内脏周围的静脉丛，包括前列腺静脉丛、膀胱静脉丛、阴道静脉丛、子宫静脉丛和直肠静脉丛等。

膈下静脉1对和腰静脉4对，皆与同名动脉伴行，并直接注入下腔静脉。腰静脉与椎外静脉丛吻合，进而与椎内静脉丛相通，可间接收纳椎内和脊髓的一部分血液，各腰静脉间有纵行分支相连构成腰升静脉。左、右腰升静脉分别移行为半奇静脉和奇静脉。右精索（卵巢）静脉于肾静脉下方汇入下腔静脉，左精索（卵巢）静脉则汇入左肾静脉。

肾静脉起于肾门，在肾动脉前方内侧走行注入下腔静脉，由于下腔静脉走行于脊柱右前方，因此，左肾静脉长于右肾静脉并跨越腹主动脉的前方。

肝静脉一般有肝右静脉、肝中静脉和肝左静脉，收集肝窦回流的血液，在肝下后方的腔静脉沟（第2肝门）分别注入下腔静脉。

（四）盆部的动脉

盆部的动脉主要包括髂总动脉、髂内动脉和

髂外动脉及其各分支。

腹主动脉在平第4腰椎下缘的左前方，分为左、右髂总动脉，沿腰大肌内侧斜向外下至骶髂关节前方，又分为髂内、外动脉。髂内动脉短而粗，长约4cm，斜向内下进入小骨盆，其前外侧有输尿管越过。主干行至坐骨大孔上缘处分为前、后两干，前干分支多至脏器，后干分支多至盆壁，前者有膀胱上动脉、膀胱下动脉、子宫动脉、直肠下动脉及阴部内动脉，营养盆腔内的脏器及内、外生殖器，后者包括髂腰动脉、骶外侧动脉、臀上动脉、闭孔动脉和臀下动脉，分别营养髂肌、腰大肌、臀部肌肉及脊髓和髋关节。髂腰动脉在腹膜后沿腰大肌下行，在腹股沟韧带的上方发出腹壁下动脉，营养腹肌、睾提肌和耻骨。此外，尚发出一支旋髂深动脉，沿腹股沟韧带外侧的后方斜向外上，分支营养髂肌及邻近肌肉。

腹、盆腔血管正常测量值及其他相关数据如下所述。

1. 腹主动脉以上的主动脉 升主动脉：长（49.20±9.00）mm；外径（29.90±4.00）mm。主动脉弓：长（90.30±12.00）mm；外径（27.00±3.00）mm。胸主动脉：长（187.40±14.00）mm；外径（21.60±3.00）mm。

2. 腹主动脉 长：（145.23±14.15）mm；外径：上端（18.31±3.92）mm；中段（15.85±3.02）mm；下端（16.42±2.94）mm。终末位置：平 L_3，男性0.65%，女性（无统计数值）；平 $L_{3,4}$，男性0.258%，女性3.8%；平 L_4，男性54.19%，女性53.85%；平 $L_{4,5}$，男性32.26%，女性26.92%；平 L_5，男性10.32%，女性15.38%。

3. 腹腔干 起点平面：T_{12}，19.64%±2.68%；$T_{12} \sim L_1$，19.64%±2.68%；L_1，56.16%±3.53%；$L_{1,2}$，1.37%±0.75%；L_2，3.19%±1.18%。长：24.50mm；外径：（7.20±1.78）mm。距肠系膜上动脉起点间距离1.00～14.00mm。

4. 肠系膜上动脉 起点平面：L_3，81.06%±2.60%；其他（T_{12} 和 L_2），18.94%±2.60%，外径：（7.85±1.71）mm。

5. 肠系膜下动脉 起点平面：L_3，71.20%±4.05%；$L_{3,4}$，18.40%±3.47%；$L_{2,3}$，6.04%±2.18%；其他，4.00%±1.75%。外径：（3.55±0.74）mm。

6. 肾动脉 起点平面：$L_{1,2}$，100%。数目：左右各一，71.82%±1.37%；左二右一，10.86%±0.95%；左一右二，10.49%±0.95%；其他，6.83%。长度：左（26.20±11.90）mm；右（34.90±14.30）mm。外径：7.70mm。

起点至肾门长度：左49.00mm；右42.00mm。

7. 髂总动脉 长度：男性，左（46.30±15.76）mm，右（42.30±15.51）mm；女性，左（43.00±13.43）mm，右（40.50±15.50）mm。

起始处外径：男性，左（12.20±1.45）mm，右（11.50±1.65）mm；女性，左（10.70±1.79）mm，右（10.90±1.93）mm。

终末处外径：男性，左（10.90±1.84）mm，右（12.00±1.94）mm；女性，左（10.80±2.07）mm，右（11.20±2.14）mm。

腹主动脉终端分叉角度：男性，62.81°±10.35°；女性，63.68°±11.55°。

8. 髂内动脉 长度：左43.50mm；右45.60mm。外径（起始处）：左7.00mm；右7.30mm。

9. 髂外动脉 长度：左105.50mm；右112.80mm。外径（起始处）：左7.60mm；右7.70mm。

10. 下腔静脉 汇合部位：L_5 前面，60.00%±5.90%；L_4 前面，40.00%±5.90%。汇合处角度：76.0°。长度：257.00mm。起点至右肾静脉上缘：132.00mm。右肾静脉下缘至肝下缘：26.00mm。肝下缘至肝右静脉上缘：73.00mm。肝右静脉上缘至膈：5.00mm。膈至右心房：18.00mm。外径（汇合处）：26.00mm。穿膈处：34.00mm。下腔静脉注入右心房处瓣膜出现率：92.00%±2.70%。

11. 肾静脉 长度：左（64.70±14.00）mm；右（27.50±6.40）mm。外径（汇入下腔静脉处）：左14.60mm；右12.80mm。

12. 门静脉 长度：（51.00±13.10）mm。外径：17.00mm。

13. 髂总静脉 合成部位：左侧，与髂总动脉分叉同高占6.73%±2.46%，位于髂总动脉分叉上方占0.96%±0.95%，位于髂总动脉分叉下方占92.31%±2.61%。右侧，与髂总动脉分叉同高占0.96%±0.95%，位于髂总动脉分叉上方占1.92%±1.34%，位于髂总动脉分叉下方占97.12%±1.64%。长度：左侧（64.20±10.17）mm；右侧（41.80±16.10）mm。外径（上端）：左侧18.60mm；右侧16.30mm。

14. 髂内静脉 长度：32.10mm。外径：左

（11.08±2.18）mm；右（11.99±2.30）mm。

15. 髂外静脉 长度：94.90mm。外径：左（13.15±2.35）mm；右（13.72±1.73）mm。

六、下 肢 血 管

（一）下肢动脉

臀部属下肢的范围，分布到臀部的血管有来自髂内动脉的臀上、臀下动脉，阴部内动脉，以及来自大腿的旋股内侧动脉、旋股外侧动脉和股深动脉的第一穿支。下肢其余供血动脉为股动脉、股深动脉、腘动脉、胫前动脉、胫后动脉、腓动脉。

股动脉（图 1-18）为髂外动脉的直接延续，起自腹股沟韧带中点后面，沿髂耻沟下行 3～4cm 后，分为股深动脉和股浅动脉。股深动脉经股动脉后方行向后内下方，发出旋股内侧动脉至大腿内侧群肌；旋股外侧动脉至大腿前群肌；穿动脉至大腿后群肌、内侧群肌和股骨。可见股深动脉为大腿肌肉和股骨的主要营养血管。此外，股深动脉的旋股外侧动脉降支和部分穿支参与膝关节网的形成，当股浅动脉闭塞时，为肢体远端重要旁路供血途径，当然也可作为血管重建时流入或流出的通道。股浅动脉为股总动脉的直接延续，垂直下行。在大腿上部位于缝匠肌和长收肌之间，与缝匠肌交叉后，走行于收肌管中。在平膝关节囊上缘穿出收肌管后，斜向内后进入腘窝，延续为腘动脉，沿半腱肌外缘向外斜行，至腘肌下缘分出胫前动脉后成为胫腓干，并进一步分为胫后动脉和腓动脉。腘动脉除发出肌支分布于邻近诸肌外，尚分出膝上内、外侧动脉，膝中动脉及膝下内、外侧动脉，共同参与膝关节动脉网的形成。腘动脉上部因与股骨腘面邻贴，当股骨髁上骨折时，可能伤及腘动脉。胫前动脉从腘动脉发出后，穿小腿骨间膜前面下行于胫骨前肌和趾长伸肌之间，在踝部穿出到足背，延续为足背动脉。胫后动脉自胫腓干分出后，在小腿屈肌的深浅两层之间下行，在内踝与跟腱间浅出，可在此触及其搏动，腓动脉先在胫骨后肌的浅面斜向下外，再沿腓骨的内侧缘下行，分支营养邻近诸肌和胫、腓骨。脚背动脉是胫前动脉的直接延续，位置表浅，容易触及搏动，行于足背的内侧，𧿹长屈肌腱外缘，

经第 1、2 跖骨间隙至足底。

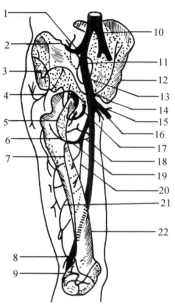

图 1-18 股动脉和股深动脉分支模式图

1.髂内动脉；2.髂腰动脉；3.臀上动脉；4.臀下动脉；5.升支；6.横支；7.降支；8.腘动脉；9.膝上外侧动脉；10.髂总动脉；11.髂外动脉；12.腹壁浅动脉；13.旋髂深动脉；14.旋髂浅动脉；15.阴部外动脉；16.股动脉；17.闭孔动脉；18.旋股内侧动脉；19.旋股外侧动脉；20.股深动脉；21.穿支动脉；22.膝最上外动脉

（二）下肢静脉

下肢静脉分为深、浅两组。浅静脉最终汇入深静脉，深、浅静脉之间有交通静脉沟通。下肢浅静脉有大隐静脉、小隐静脉及其分支。大隐静脉是人体最长的皮下静脉，起自脚背静脉网的内侧，在内踝前方沿小腿及大腿内侧上行，位于深筋膜的浅面，在隐静脉裂孔处穿过筛筋膜，进入股总静脉。隐 - 股静脉汇合处的体表投影，位于耻骨结节下方 2.5～3.5cm 处，进入深静脉之前，一般有 5 个属支，即内侧的腹壁浅静脉、阴部外浅静脉、股内侧静脉，外侧的旋髂浅静脉及股外侧静脉。小隐静脉起自脚背静脉网的外侧，经外踝后方沿小腿后外侧上行，向上多数于腘窝横纹上 2.5cm 处进入腘静脉，少数直接汇入大隐静脉。

下肢深静脉与同名的动脉伴行，在小腿部有胫前、胫后和腓静脉。胫后静脉与腓静脉汇合成胫腓干静脉，再与胫前静脉合为腘静脉。与上肢的尺、桡静脉一样，下肢的胫前、胫后和腓静脉也多成对出现，即分别有两支静脉与同名动脉伴行。腘静脉在腘窝内一般位于腘动脉的外侧，且

共同包于一个血管鞘中，故血管损伤后，有可能发生动静脉瘘。腘静脉进入收肌管后成为股浅静脉，多为1条，偶有双股浅静脉与股浅动脉伴行。在大腿的上部，股浅与股深静脉汇合而成为股总静脉，越过腹股沟韧带沟上与髂外静脉相延续。

下肢浅、深静脉之间，以及大、小隐静脉之间有许多交通静脉，可分为4组：①小腿内外侧交通静脉组，连接浅静脉与胫后、胫前或腓静脉，其中以踝关节上方通入胫后静脉者常见；②腓肠肌静脉组，沟通浅静脉与腓肠肌静脉丛；③收肌管部腘静脉组；④大腿上段股浅、股总静脉组。这些交通静脉向外穿出深筋膜，进入皮下组织后，大多数并不与大隐或小隐静脉主干直接相通，而是在皮下分成一些细小的浅静脉，然后再由其中的一部分与隐静脉相连接。因此，当这些交通静脉发生功能不全，除其本身扩张、迂曲外，还在皮下形成一些曲张的静脉丛，尤以内踝上方多见。邻近交通静脉的部位与溃疡形成有密切关系。

在下肢浅、深静脉和交通静脉系统内，都有瓣膜存在，瓣膜是极为纤细的结构，多数为双瓣型，有两个对称而相对的瓣叶组成，每个瓣叶各占该段静脉管腔周长的1/2，呈半椭圆形，其弧形外缘附着于管壁，横行的边缘呈游离状，瓣叶与管壁之间的潜在空隙为袋形，称为瓣膜袋（窝）。袋口朝向近端，双瓣交会点相遇处称汇合处。瓣的质地极为纤薄，但具有良好的韧性和弹性，游离的瓣缘呈半挺直状。当血液向心回流时，首先使瓣叶平整地贴伏于静脉内壁，管腔通畅；血液向远侧逆流时，首先使瓣叶与管壁之间的空隙，即瓣窝充盈，从而使两个相对的游离缘在管腔中合拢，阻止血液倒流。除双叶瓣外，尚可见单瓣叶型及三瓣叶型的瓣膜，均较少见，功能与双瓣相仿。

瓣膜的分布越向近侧越少，也并非每条静脉内均有瓣膜，但股浅静脉内一般均有瓣膜存在。最恒定的一对瓣膜位于股深静脉的入口，远侧1～2cm处，为股浅静脉的最高一对瓣膜，其瓣膜的瓣叶最为坚韧，抗逆向作用最强。

下肢血管的正常值如下所述。

1. 股动脉　长度：（319±22.9）mm。外径：腹股沟韧带下方8.50mm；发出股深动脉后6.00mm；收肌管上口处5.60mm；大收肌管腱裂孔处5.40mm。

2. 股深动脉　起源：股动脉，后壁38.98%±1.37%；后外侧壁41.57%±1.38%；其他19.45%±1.11%；起点至腹股沟韧带中点距离：37.40mm。外径：（5.90±0.51）mm。

穿动脉支数：1支0.76%±0.54%；2支12.64%±2.06%；3支55.55%±3.08%；4支26.05%±2.72%；5支4.60%±1.30%；6支0.40%±0.39%。

3. 腘动脉　长度：（175.40±1.50）mm。外径：起端（5.40±0.90）mm；终端（4.90±0.80）mm。

4. 胫前动脉　起源：腘动脉99.01%±0.44%；腓动脉0.98%±0.44%。外径：（3.01±0.56）mm。

5. 胫后动脉　起源：腘动脉98.43%±0.55%；腓动脉1.57%±0.55%。长度：（307.35±28.36）mm。外径：（2.95±0.82）mm。

6. 腓动脉　起源：胫后动脉95.16%±0.93%；腘动脉3.54%±0.79%；胫前动脉1.30%±0.49%。

7. 股静脉　长度：（323.00±24.10）mm。外径：腹股沟韧带下方（13.63±2.66）mm；大收肌裂孔处（8.80±2.16）mm。

8. 股深静脉　外径（注入处）：（7.70±1.67）mm。注入处距离腹股沟韧带距离（77.00±17.50）mm。

9. 腘静脉　长度：184.20mm。外径：男（7.13±0.03）mm；女（6.27±0.23）mm。

10. 胫前静脉　外径：男性，内侧支（3.15±0.08）mm；外侧支（3.12±0.08）mm；女性，内侧支（2.72±0.10）mm；外侧支（2.10±0.10）mm。

11. 胫后静脉　外径：男性，内侧支（2.44±0.08）mm；外侧支（2.30±0.07）mm；女性，内侧支（2.10±0.08）mm；外侧支（1.75±0.07）mm。

12. 腓静脉　外径：男性，内侧支（2.74±0.08）mm；外侧支（2.84±0.08）mm；女性，内侧支（2.22±0.09）mm；外侧支（2.28±0.08）mm。

13. 小隐静脉　类型：正常型78.0%±4.14%；高位型18.0%±3.84%；低位型4.0%±1.96%。外径：男性（2.47±0.35）mm；女性（2.26±0.45）mm。

小隐静脉交通支：1支35.0%；2支37.5%；3支20.0%；4支5.0%；缺如2.5%。交通支部位（踝间连线以上距离）：0～100.0mm占7.89%；110.0～200.0mm占64.47%；210.0～300.0mm占25.0%；310.0～400.0mm占2.68%。

14. 大隐静脉 长度：732.80mm。外径：男性（3.28±0.62）mm；女性（3.09±0.67）mm。周长：大腿上部 18.00mm；膝部 12.00mm；内踝部 9.00mm。

（何延政）

主要参考文献

柏树令，2003. 系统解剖学. 第 6 版. 北京：人民卫生出版社

程敏，郭淮莲，2005. 血管生长素血管生成机制及其与疾病关系研究进展. 生理科学进展，36：55

刘斌，1996. 人体胚胎学. 北京：人民卫生出版社，494-535

彭裕文，2003. 局部解剖学. 第 6 版. 北京：人民卫生出版社

朱辉，白玉妍，杨增明，2005. 雌性生殖系统中血管生成的分子调控. 生理科学进展，36：191

Abid MR，Guo S，Minami T，et al，2004. Vascular endothelial growth factor activated P13K/Akt/Forkhead signaling in endothelial cells. Arterioscler Thromb Vasc Biol，24（2）：294-300

Hristov M，Erl W，Weber PC，2003. Endothelial progenitor cells mobilization，differentiation and homing. Arterioscler Thromb Vasc Biol，23（7）：1185-1189

第二章　血流动力学和血液流变学

第一节　血流动力学

血液在血管内流动，通常情况下，血流的特征是以切变率（shear rate，γ，单位为"/s"）和切变应力（shear stress，Z，单位为"Pa"）表示。

由于血液在血管内径向平稳流动时，轴心处流速最快，而靠血管壁处流速最慢，因此便形成了从轴心到管壁的速度梯度，速度梯度的负值即为切变率，它实际反映液体径向流动时各液层间速度的差异，切变率在轴心处为零（0），而在血管壁处最大。

血液在血管内流动是克服了内摩擦力（两个液层接触面上出现的摩擦力）后才能进行，为了克服内摩擦力而使单位面积上所受的力即是切变应力，切变应力与内摩擦力大小相等，但方向相反。

血流能明显加速和促进凝血反应的进行，血流对凝血因子的激活和灭活有着双重调节作用。

一、血液的流场

在人体内，血管狭窄、弯曲、分叉或动脉粥样硬化斑块的溪谷处，常易导致血流缓慢和淤滞，是血栓形成的好发部位，这与该部位形成的特殊流场有关。

（一）涡流

涡流主要发生在部分狭窄的动脉、静脉瓣膜、血小板栓子周围或栓子溪谷里。形成涡流的原因是因血流通过狭窄部位时，产生高切变应力；流过狭窄部位后，管腔急骤扩大，切变应力突然下降，导致狭窄后才出现涡流。白细胞从涡流边缘移向中心，在涡流中细胞有较长时间的停滞，较高的碰撞频率和较高的浓度，而且处于较低的切变应力。有些学者认为，白细胞黏附功能增强与活化后白细胞表面黏附分子——白细胞 CD11/CD18 表达上调有关，对血流量有很大影响。在狭窄部位经受较高切变应力作用的血小板易发生聚集，并在狭窄后才黏着于管壁。在静脉瓣膜处除最初形成的一个涡流外，在瓣膜窝深部又有一个从最初涡流中衍生出来的小涡流，以相反方向旋转，称次级涡流或第二涡流。由于该区的液体以缓慢的速度再循环，故而在次级涡流中的切变率更低，可导致红细胞聚集，一般认为这是静脉血栓的始发处。

（二）驻点流

驻点流发生于动脉交叉或弯曲部位，如颈动脉窦和主动脉弓等。在动脉交叉处血流由主管道进入分支，在分叉处血流几乎以直角方向流向分支外侧壁，使血流冲撞在外侧壁的一个固定位点，故称驻点流，而固定位点称黏着点。此后一部分血液沿分支的外侧壁，朝向主管道方向做向上的逆向流动，然后再流入主流道，形成一个再循环区；冲撞后的另一部分血液，顺着黏着点下游，做反向双螺旋形流动。在分支中，因外侧壁至内侧壁间存在一个速度梯度，所以在内侧壁处形成一个高切变流场，促使细胞与细胞、细胞与管壁相互作用。

二、血液流动对血管内血栓形成的影响

血液流动对血管内血栓形成的影响有下列一些因素。

（一）血小板

在正常循环血液中，血小板处于静息状态，而在某些生理或病理状态下，血流可视为血小板的一种激活因子，血流可影响血液中血小板的功能，使血小板发生变形、黏附、聚集和释放反应。这些变化可以先后出现，或以不同组合出现，或

者单独出现。

血液（严格来讲是由血液流动产生的切变应力）对血小板的激活作用，始于细胞膜接受刺激，通过调节蛋白和第二信号跨膜传导，最后产生效应。在低切变应力（$18mN/mm^2$）作用下，参与血小板聚集的成分为 GP Ⅱb～Ⅲa、Ca^{2+} 和纤维蛋白原；在高切变应力（$108mN/mm^2$）作用下，参与血小板聚集的成分为 GP Ⅰb/Ⅸ、GP Ⅱb～Ⅲa、血浆 vWF 和 Ca^{2+}。

在动脉中血小板栓子的形成，主要决定于切变应力对血小板的作用和 vWF 的参与。在主动脉粥样硬化斑块狭窄部位，导致高切变应力，在 vWF 存在下，引发血小板聚集。

在特殊流场下和各种刺激物的作用（包括药物、生物活性物、化学物和免疫机制）可激活血小板，使血小板变形、黏附和聚集反应增强，血浆中的血小板释放产物（ADP、5-HT，β-HT、TXA）等的浓度增加，血小板颗粒膜（GMP-140）在血小板表面和血浆中浓度增加，显示血小板活化是血栓形成的重要病理机制之一。

在血液流动状态下，血小板在内皮下组织表面的覆盖率明显受到流动条件的影响。

壁切变率为 500/s，2000/s、4000/s 时覆盖率分别为 23%、43%、48%，提示血小板在内皮下面的沉着作用随着切变率的增高而增加。

（二）血管内皮细胞

血管内皮细胞是位于循环血液与血管壁内皮下组织之间的单层细胞，已发现其有多种复杂的生理功能。

完整的血管内皮细胞，为机体提供了一个抗血栓形成的表面，其能阻止凝血因子和血小板的激活，并有促纤溶作用，以保证血液流动与循环管道的通畅性，防止血栓形成。血管内皮一旦受到各种不同损伤因素的损害，其结构和功能受到破坏后，可导致体内血栓形成。

血管内皮还有调节血管张力、介导炎症介质和免疫反应的作用，以促进血管的修复。

正常血液流动 [1.5～2.5Pa（15～25dyn/cm^2）] 是有利于内皮细胞生成和释放 tPA、PGI_2、NO、PDGF 和 PDGF mRNA 的内在环境。血液流动通过切变应力对内皮细胞的直接作用，以及不断改变内皮表面的局部环境，而影响内皮细胞的功能。

（三）凝血因子活化

凝血系统包括凝血和抗凝两个方面，二者间的动态平衡是正常机体维持体内血液呈流动状态的关键。凝血是一系列凝血因子参与的复杂生理过程，凝血因子是参与凝血过程的生物分子。血流在血栓形成中起重要作用，对凝血过程有明显影响。机体在血管壁破坏后发生凝血反应，首先是凝血因子要从血液循环中转输到受损血管处，血液中凝血因子、血小板等的转输过程主要有扩散和对流两种。扩散是源于液体内在的热能，不受血流的影响；对流是源于体内液体的流动和对流，转输可由血管壁处切变率的大小来表示。血流对流、转输对凝血因子在血液的运行过程起导向作用。因为血流能明显加速凝血因子和血小板自血液向血管壁处的转输，从而加速凝血反应的进行。血流还能影响血液中某些细胞（如血小板），以及凝血因子的功能。最近，有学者研究了血流对凝血因子活性的调节作用，发现随切变率的升高，凝血因子的生成量也增多。另外，血流还可以从凝血部位运走被激活的凝血因子，而被其抑制物所灭活。因此，血流对整个凝血过程具有双重调节作用。

（四）血小板-内皮下组织相互作用

血液流动决定着血小板和凝血因子向管壁表面输送的速度和频率。流动产生的力可使沉着在血管表面的栓子脱落，破碎的血栓随血流在血管内移动，从而堵塞小血管，称为栓塞。血小板在内皮下组织的黏附和栓子形成，随切变率的升高而增加。在静脉、动脉和毛细血管内形成不同种类的血栓，与不同的流速有关，在血管性血友病中，可出现切变率依赖性的血小板黏附缺陷。

（五）狭窄的血管

许多血管结构的研究证明，随着年龄的增长，常有血管内皮（EC）层和中层的增厚，内皮下组织中白细胞增多，活动的平滑肌细胞增多、细胞外间质内堆积的胶原含量也增多，而弹性蛋白则逐渐变得混乱、增厚和断裂。这些变化称老年化血管病，并常伴血管功能改变，从而有利于血栓形成。

临床已证明，静脉血栓形成、冠心病和脑梗死等疾病的发病率，均随年龄增长而升高，这些都与血管狭窄的病灶有关。血管腔的狭窄可致管壁承受的切变率成倍地增高，从而使血小板在管壁表面的沉着显著增加。当血管腔直径缩小 80% 时，管壁切变率较管腔无缩小时增加 1～2 个数量级。

第二节　血液流变学

血液流变学在基础研究和临床医学两方面都很重要，它有助于医学上对血液循环的认识，取得更迅速的发展。

血液流变学是物理力学的一门分支学科，是研究血液作为一种非牛顿型流体所具有的特异流动性、血液中的有形成分（主要是红细胞和血小板的聚集性和变形能力），以及血液中无形成分血浆的流动性和黏滞性的科学。血液的流动性和黏滞性是血液的基本物理特性，它决定血液沿着血管不断流动，保证人体各器官和组织的血液供应，使其保持正常生理功能的重要因素。血液的流动性和黏滞性发生异常时，将引起血流缓慢，使器官和组织缺血、缺氧。严重时可诱发血栓形成，从而阻断血流，使器官或组织发生缺血、缺氧，继而水肿、变形，甚至坏死。血液流变学的研究，有助于提高对相关疾病的病因、诊断、治疗和预防等方面的了解和处理。

血液的流动性和黏滞性特点：沿血管循环流动的血液是由水、无机化合物、溶解气体、各种大小的有机分子，以及蛋白质、脂质和糖类等高分子化合物组成的复杂溶液，血液是属于液相中分散有固体粒子 - 血细胞的悬浊液系统。血液具有 3 个特点：①血液是一种高浓度的悬浊液，其中血细胞的体积占血液总体积的 40%～45%；②血液中所含的血细胞是悬浮的黏弹性双凹圆盘体；③血液的分散介质为血浆，对红细胞的聚集和黏弹性有重大影响。血液不但属于非牛顿型流体，而且是具有塑性的，更为复杂的非牛顿性流体，其黏度不是一个常数，而是随着切变速率的变化而变化；切变速率的大小又与平均血液流速，以及血管内腔的半径密切相关。因此，在人体的各个不

同部位，血管内腔的半径和平均血液流速不同，血液的黏度也不同。血液属于非牛顿型流体的原因，与红细胞的数量、形状、大小、血流中的分布特点、表面分子结构和内部物理化学状态、变形性，以及它们之间与血浆及其组成成分与血管之间的相互作用有关。

一、血液流变学的基本概念

1. 黏性　流体具有的摩擦力，这种性质称为黏性或黏滞性。

2. 黏度　流体在流动时内部起阻抗作用的摩擦力的大小称为黏度。也就是说流动时由于相邻两层平行的流体层，互相移位时的摩擦力而产生的阻力。

3. 黏度测定单位　毫帕·秒（mPa·s）。

4. 切变力（剪切力）和切变应力（剪切应力）　流体在做层流时，运动快的一层对运动慢的一层施加的拉力，较慢层对较快层施加的阻力。单位面积上所承受的切变力称为切变应力。

5. 切变率（剪切率）　也称切变速率、切变速度或速度梯度，即层流流体液层之间彼此位置移动或滑动的速度，也就是流体在流动时发生变形的速度。

6. 牛顿黏性定律

（1）牛顿流体：切变应力与切变率呈线性关系，其黏度不随切变率的变化而变化，如水、乙醇、血浆和血清。

（2）非牛顿流体：切变应力与切变率不呈线性关系，其黏度值不为常数，而随切变率的变化而变化的液体，如高分子溶液、油脂的混悬液及血液。此时黏度在切变率增高时反而降低，在低切变率时尤为明显。

二、影响血液流变性的因素

血液的流动性和黏性的变化主要随着血液有形细胞成分和无形血浆成分的不同而变化，特别是血液有形细胞成分中的红细胞。它的结构和功能是影响血液流动性和黏性的主要因素。

影响血液流变性的因素有以下几点。

（一）影响血液流变性的内在因素

血液流变性的内在影响因素主要包括下列各项。

1. 血细胞比容（HCT）　是影响血液黏度的重要因素。血液黏度随 HCT 呈指数性增高，当 HCT 达到 0.80 时，血液便失去流动性。

2. 红细胞变形和大小　人的红细胞呈直径为 7.8μm 双面凹入的圆盘形，它可以自由地通过比其自身直径小得多的微血管，这是红细胞自身所具有的奇特的变形能力。红细胞在流动中发生变形和定向，是影响高切变率时血液黏度的重要因素之一。在人类已观察到人体内红细胞的变形能力随着年龄的增长而减退，年龄的大小和红细胞的变形能力呈负相关。此外，在红细胞数相等的条件下，每个红细胞大小（MCV）的不同，对血液黏度也有明显影响。MCV 越高，血液黏度也越高；反之，血液黏度则越低。

3. 红细胞聚集与分散　红细胞在正常情况下一般是处于分散状态，但在某些生理或病理条件下，它们可由分散状态转变为聚集状态，形成"缗钱状"，血液呈高黏滞性。红细胞的聚集和分散与切变速率大小有关。当血管内的切变速率低于 50/s 时，红细胞呈聚集状，而当切变速率高于 50/s 时，红细胞则再由聚集变为分散。红细胞聚集与分散受多种因素的影响，主要决定于血浆大分子中的桥联力、流场的切应力，以及红细胞表面的静电排斥力等之间的平衡。在低切变率时血液黏度主要受红细胞聚集的影响。

4. 血浆黏度　对全血黏度有很大影响。一般来说，巨球蛋白等链状结构的蛋白质对血浆黏度的影响要比球状蛋白大。纤维蛋白是一种分子质量为 340kDa 的大分子蛋白质，其结构呈哑铃状，故其水平的升高可使血浆黏度上升，并随年龄的增长而升高。纤维蛋白连接蛋白（FN）是由两个分子质量各为 250kDa 的亚单位所构成，也是大分子质量蛋白质，所以也能增高血黏度。但是因其血浓度不如纤维蛋白原，所以对血黏度的影响次于纤维蛋白原。例如，20 ～ 40 岁的血 FN 水平为（393±56）mg/L；50 ～ 60 岁组的血 FN 水平升高至（598±96）mg/L；大于 90 岁者血 FN 水平可高达（685±86）mg/L，但比血纤维蛋白水平（3 ～ 5g/L）低。血浆中含有多种血浆蛋白、脂类和电解质等，其中蛋白质（如纤维蛋白原）对血浆黏度影响最大。

5. 白细胞和血小板流变性　在白细胞和血小板增多时，可影响血液黏度，白细胞和血小板的影响大于红细胞，这两种细胞的聚集力增加可引起血液黏度增高。

（二）影响血液流变性的外界因素

血液流变性的外界影响因素主要包括下列各项。

1. 温度　对血液黏度的影响依赖于血液和组成成分的流变性，如红细胞聚集、变形和血浆黏度等对温度变化的反应，一般以生理温度 37℃ 为佳。

2. 渗透压和 pH　可引起红细胞形状、大小和膜硬度的改变，从而引起血液黏度的变化。

3. 输液　输入液体的渗透压可使液体通过毛细血管壁渗出和渗入，而影响 HCT 和血液黏度。

4. 抗凝剂　枸橼酸盐、草酸盐等可引起红细胞皱缩而影响 HCT，使血液黏度发生改变。而肝素、EDTA 则对红细胞大小、形状无影响，故临床采用肝素或 EDTA 作为血液流变学检测的抗凝剂。

5. 与年龄相关性　许多研究的结果都表明，血液流变学的改变，血液黏度的增高随年龄增长而升高，并且由于血液黏度增高，使血液灌注减少，易造成微循环障碍，导致一些老年性疾病，如冠心病、脑血管病等，但是这种情况也可见于正常的健康老人。老年人血液黏度明显高于青年人原因很多，其中最重要的因素是纤维蛋白原升高，纤维蛋白原随年龄增长而升高，每 10 年约升高 250ng/L。

三、血液流变学检测内容

在临床通常采用 HCT、全血黏度（BV）、全血还原黏度、血浆黏度（PV）、红细胞电泳时间、纤维蛋白原（FG）、血细胞沉降率和血细胞沉降率方程 K 值等指标来表明血液流变学的变化。

1. HCT　是指血液中的红细胞、血小板和白细胞等有形成分在血液中所占的比容。它与血液黏度关系密切，全血黏度与 HCT 成正比，即 HCT 越高，全血黏度就越高。相反，HCT 越低，全血黏度也越低。

影响因素：①所用器材必须清洁干燥，以防溶血；②不能使用能改变红细胞体积的抗凝剂；③离心力需恒定，其大小直接影响检测结果；④采血时间以安排在早晨为宜，采血后要加塞塞紧，3小时检验完毕。

男性正常值为 47.51%±1.30%；女性正常值为 40.70%±1.67%。

临床意义：①HCT增高，常导致全血黏度增高，呈现血液高黏滞综合征。临床研究表明，高HCT与血栓形成密切相关。又有研究表明，HCT升高是深静脉血栓形成的生理危险因素之一。对诊断心、脑和血管疾病的血栓前状态有显著意义。HCT增高可见于肺源性心脏病、充血性心力衰竭、真性红细胞增多症、先天性心脏病、高山病、灼伤、脱水等。②HCT降低，可见于各种贫血、血液稀释等。

2. 全血黏度

（1）旋转式黏度计检测：当旋转式黏度计中同心的两个圆筒之一以一定转速旋转时，即施加血样一个剪切力，使其产生分层流动。血液分层流动将转动造成的力矩传到圆筒，该圆筒即随之偏转一定的角度。血液黏度越大，则外筒转动传到内筒的力矩就越大，内筒偏转角度也越大。所以在偏转角度与力矩之间，以及力矩与样品的黏度之间成正比关系。其关系方式为 $\eta=M(R_1^2R_2^2)/4\pi hR_1^2R_2^2W$。式中 η 为黏度，M 为黏度力矩，R_1 和 R_2 为内、外圆筒半径，h 为圆筒高度，W 为转动角度。影响因素为：

1）影响血黏度的内在因素：①HCT；②红细胞变形和大小；③红细胞的聚集和分散；④血液黏度。

2）影响血液黏度的外界因素：①温度，一般以生理温度37℃为佳；②渗透压和pH；③输液可影响HCT，输液后也可使红细胞聚集而影响血液黏度；④抗凝剂，如肝素、EDTA，对红细胞大小、形态无影响，可作为检测的抗凝剂。

男性正常参考值，高切为（4.53±0.46）mPa·s；低切为（9.31±1.48）mPa·s。女性高切为（4.23±0.41）mPa·s；低切为（8.37±1.22）mPa·s。

临床意义：①血浆蛋白异常所致血液黏度增高，如巨球蛋白血症、多发性骨髓瘤等。由于血浆中异常蛋白质含量升高，而使全血黏度上升。②HCT增高所致血浆黏度升高，见于真性红细胞增多症、肺源性心脏病、白血病、灼伤、严重脱

水等情况下血液浓缩时。③红细胞结构异常使血液黏度增高，如异常血红蛋白血症、镰状细胞贫血、遗传性球形红细胞、遗传性椭圆形红细胞增多症等。④多种因素改变引起全血黏度增高，是由于HCT增高、ADP释放增加、血小板抑制物 PGI_2 减少等使全血黏度增高，见于外周动脉疾病、高血压、脑血栓形成、缺血性心脏病、糖尿病和恶性肿瘤等。

（2）毛细血管黏度计检测：同旋转式黏度剂检测，现已少用。

3. 全血还原黏度 为了在低HCT患者中也能检出增高血液黏度的内在因素，可采用全血还原黏度来检测。计数公式：全血还原黏度 = 全血黏度 -1/HCT。影响因素同旋转式黏度检测法。正常参考值为（7.40±0.75）mPa·s。临床意义同全血黏度测定。

4. 血浆黏度 血浆属牛顿型流体，符合牛顿黏性定律，即 $n=Z/D$。式中 Z 为切应力，D 为圆管直径。血浆黏度取决于各种蛋白质成分，如白蛋白、球蛋白、纤维蛋白（原）和脂蛋白等。

影响因素：血浆中的蛋白质、脂类和电解质是构成血浆黏度的主要成分。因此，这些成分的升高或减少及比例的改变均可影响血浆黏度，尤以蛋白质对血黏度影响最明显。

男性正常参考值为（1.70±0.04）mPa·s；女性为（1.78±0.06）mPa·s。临床意义：所有引起血浆蛋白质异常增高的疾病，均可导致血浆黏度升高，如巨球蛋白血症、多发性骨髓瘤、纤维蛋白（原）增多症、血栓闭塞性脉管炎、糖尿病、急性缺血性脑卒中等。此外，冠心病、慢性肺气肿、肝脏疾病、肝移植和精神分裂症等，也可见血浆黏度升高。

5. 红细胞电泳时间 将红细胞悬浮于生理盐水或悬浮于自身血浆中，在电场的作用下，借助显微镜观察红细胞的电泳速度。由于红细胞表面带有负电荷，因此红细胞向正极移动，电泳速度与其表面负电荷的密度大小成正比。红细胞电泳速度与不同电泳介质、电压（一般电压梯度选择5～15W/cm为佳）、红细胞浓度［红细胞数以（1～10）×10⁹/L为佳］，以及温度和黏度的变化有关。

正常参考值为14.6～18.2秒。临床意义：红细胞表面电荷的减少和丧失，导致红细胞间的静电斥力减少，聚集性增加，使血细胞互成串状、堆状和血黏度增高，从而导致血流减慢。电泳时

间延长，提示红细胞电荷下降，易聚集而引起血栓形成。在缺血性疾病，如冠心病、心肌梗死、缺血性脑卒中、血栓闭塞性脉管炎和视网膜中央动脉或静脉血栓等时，红细胞电泳减慢，提示患者红细胞表面电荷下降，易聚集而导致血栓形成。

6. 红细胞沉降率和红细胞沉降率方程 _K_ 值　红细胞沉降率（血沉）受多种因素的影响，也受 HCT 的影响，因此，在临床必须有一个不受 HCT 影响而仍反映血沉快慢的指标。这个指标在计算中为一常数，即 _K_ 值。血沉的计算公式为血沉（ESR）=$K[-(1-HCT+\ln HCT)]$，其中 _K_ 即为血沉方程 _K_ 值，ln 为自然对数。根据公式，_K_ 值可按以下公式算出：$K=ESR/[-(1-HCT+\ln HCT)]$。

影响因素：影响血沉和 HCT 的因素，均可影响血沉方程 _K_ 值。

_K_ 值正常参考值为 43±22。临床意义：血沉方程 _K_ 值排除了血细胞比容对血沉的影响，无论血沉是否增快，_K_ 值增高便反映红细胞的聚集性增加。_K_ 值正常，而血沉增高，必然是由于血细胞比容降低而引起的血沉增高；血沉升高伴 _K_ 值增大，可肯定血沉加快；沉降率正常，而 _K_ 值正常，可肯定血沉正常；沉降率正常，而 _K_ 值增大，则可肯定血沉加快。

7. 血浆纤维蛋白原定量测定　在蕲蛇毒作用下，血浆纤维蛋白原转变为纤维蛋白单体，并发生聚合反应。通过光度仪连接计算机，对聚合反应发生浊度变化，进行连续检测，利用米氏酶反应方程，自动计算纤维蛋白原含量。

影响因素：①本检查系统是根据蕲蛇毒的纤维蛋白原转变的动力学而设立，不适合用凝血酶类作凝固剂；②蕲蛇毒的效价是本测定的关键，反应促凝液不可重复使用；③血浆标本不可反复冻融，否则可导致纤维蛋白原变性。血浆纤维蛋白原浓度正常值（3.20±0.85）g/L。

临床意义：血浆纤维蛋白原是大分子蛋白质，对血液黏度有很大影响。在血栓栓塞性疾病和血栓前状态，如心脑血管病、DIC、急性白血病、创伤、突发性耳聋等时，血浆纤维蛋白原可显著增高（详见血液凝固章节）。

8. 白细胞变形性测量（微孔法）　在适当加压装置内，正常白细胞可通过一定孔径的滤膜，用一定数量的白细胞通过微孔滤膜的时间，或每分钟滤过白细胞悬液体积，表示白细胞变形指数（FD），即表示白细胞变形能力。参考值：4.25±0.62。临床意义：白细胞变形是指白细胞通过比其体积小的微孔时的变形能力。在血栓性疾病和血栓前状态，由于血液黏度的异常，纤维蛋白原升高；微血管病变时，由于细胞表面黏附分子表达的改变，白细胞变形能力会明显降低，致使白细胞黏附、堆积于微血管内形成小血栓，阻塞微血管并释放多种活性物质，加重微循环障碍，引起肌肉和组织缺氧，使缺血加重或缺血范围扩大，甚至坏死。有报道称，不稳定型心绞痛、心肌梗死患者，白细胞变形能力较正常人显著降低。

9. 白细胞黏附试验（流变镜法）　流变镜是由锥板式流变仪和倒置显微镜组成，其锥管、锥板均用透明材料制成。当锥体转动时，在锥板的间隙中，可产生均匀的切变流场。当白细胞悬浮液注入锥管之间的间隙后，静置 5～10 分钟，然后使锥板转动，并观察白细胞黏附、脱落的过程，便可知道白细胞与壁面黏附力的大小。参考值：24.50%±9.61%。临床意义：白细胞黏附于微血管壁对血流量有很大影响。白细胞在体内与血管之间的相关作用，主要取决于白细胞与微血管内皮细胞间的黏附力、与微血管壁接触的频率和时间、血管内皮切应力等因素之间的平衡。白细胞黏附能力的增强，与活化后的白细胞表面黏附分子——CD11/CD18 表达水平增加有关。血栓性疾病和血栓前状态，常有白细胞黏附分子表达水平增加，同时有白细胞黏附功能的增强。由于白细胞之间，以及白细胞与血管内皮细胞之间的黏附是组织缺血再灌注损伤的原因之一，所以白细胞黏附功能的增强，是导致心脑血管病变的重要危险因素。

10. 血小板聚集试验（比浊法）　血小板流变受血小板流态、血流速度、剪切力作用、血管几何形状和血液成分的影响。

研究表明，剪切作用可直接诱导血小板聚集，而且与剪切力作用的时间、大小有关。并提出高剪切应力诱导血小板聚集机制的假说，认为血小板聚集要经过 3 个阶段：血小板在高剪切应力作用下，多聚体血管性血友病因子（vWF），与 GP Ib 结合引起细胞外 Ca^{2+} 通过细胞膜上钙通道流入血小板内，使血小板膜质 Ca^{2+} 浓度增高；Ca^{2+}

浓度增高又促使 GP Ⅱb ～ GP Ⅲa 活化，使其具有结合 vWF 的能力；vWF 与 GP Ⅱb ～ GP Ⅲa 结合可使血小板聚集。

在特定的连续搅拌条件下，在富血小板血浆（PRP）中加入诱导剂，诱导剂与血小板膜上相应受体结合，使血小板活化并导致血小板凝聚。悬液的浊度会发生相应的变化，光电池将光浊度的变化转换为电讯号的变化，根据描记曲线，可计算出血小板聚集的程度和速度。

在血栓性疾病时，由于血管内皮细胞的损伤、血液成分的改变，使高剪切应力增高，血小板可进一步活化，致使聚集增强。

参考值：①浓度为 6×10^{-6} mol/L 的 ADP，可引起最大聚集率为 $35.2\% \pm 13.5\%$，坡度为 $63.9° \pm 22.2°$；②浓度为 4.5×10^{-6} mol/L 的肾上腺素，可引起双向聚体曲线。第一相最大聚集率为 $20.3\% \pm 4.8\%$，坡度为 $61.9° \pm 32.9°$。

临床意义：①血小板聚集率增高，见于高凝状态和血栓性疾病，如急性心肌梗死、心绞痛、糖尿病、脑血管病变、深静脉血栓形成、高 β 脂蛋白血症、抗原抗体复合物反应、应用人工瓣膜、口服避孕药、高脂肪饮食、吸烟等；②血小板聚集率减低：见于血小板无力症、巨血小板综合征、储存池病、May-Hegglin 异常、低纤维蛋白血症、尿毒症、肝硬化、应用血小板抑制药（如阿司匹林）等。

四、血液流变学指标检测在血管外科疾病中的临床意义

血管外科疾病，多是在各种原因引起血液流变学异常的基础上发生的。因此，检测血液流变学的变化对周围血管疾病的诊断、病因的判断及对预后的估计都有重要意义。多种血管疾病如血栓闭塞性脉管炎、动脉粥样硬化性闭塞、多发性大动脉炎、雷诺病和雷诺现象、深静脉血栓形成、糖尿病性血管病变等，都有血液流变学的改变，多表现为全血黏度、全血还原黏度、血浆黏度及血沉方程 K 值等不同程度的升高。在血栓形成疾病中，除上述指标升高外，还可表现为红细胞电泳时间延长、血小板聚集率升高和纤维蛋白原升高。纤维蛋白原在溶栓治疗中是重要的检测指标。血液流变学内容涉及血

液流动、血细胞成分和血管之间的相互作用。血液流态又与全血黏度、血浆黏度有关；而全血黏度与血细胞比容、红细胞变应性和黏弹性有关。血浆黏度与血浆蛋白成分相关，且血液流动又明显受血管粗细、结构和几何形态影响。综上所述，有关血管血栓形成的血液流变指标变化，到目前为止尚无一个或一组指标可以特异性地诊断血栓形成。因为目前已进入分子水平的阶段，尚有其他诱发或促发因素的存在和参与，在这一领域中，尚有待做进一步研究和探索。

自 1988 年起，上海交通大学医学院附属第九人民医院血液内科血流变室即开始了临床血液流变学指标测定和研究工作。研究发现，正常人的血液流变学参数与年龄相关。正常人：红细胞在低切变率（$\gamma=2.5$/s）和低切应力（$\tau < 0.1$Pa）作用时，呈聚集、缗钱状，血黏度增高；随切变率增加（$\gamma=50$/s）和高切应力（$\tau > 0.5$Pa），发生红细胞解聚和血黏度下降。随着年龄的增长，红细胞变形能力减退，血浆黏度增高，其中纤维蛋白原水平，随年龄增长而最显著地升高。笔者所在研究室先后报道 71 例下肢深静脉血栓、70 例脑血栓，以及 28 例心肌梗死患者血液流变学指标参数的变化。测试结果均表明，上述患者全血黏度升高、血细胞比容升高，而红细胞的变应性都降低。脑血栓和心肌梗死患者，则表现为血浆黏度明显增高。这说明，动脉血栓与血浆脂蛋白成分可能有关。在 71 例下肢深静脉血栓患者中，血浆黏度并不升高，均在正常范围内。

（杨景文）

主要参考文献

冈小天，1984. 心血管血液流变学. 北京：中国计量出版社，2-4，145-168

胡金麟，徐丽萍，2000. 流变学基础知识. 北京：科学出版社，1-38

李家增，王鸿利，韩忠朝，等，1997. 血液实验学. 上海：上海科学技术出版社，582-610

王振义，李家增，阮长耿，等，2004. 血栓与止血——基础理论与临床. 第 3 版. 上海：上海科学技术出版社，66-69，889-890，927-940

杨景文，乐忠庆，张培华，等，1991. 全血黏度、红细胞黏弹性和触变性在下肢深静脉血栓形成发病机制中的作用. 上海医学，7：383

Sum BE，Riley JT，Dardik A，2004. Cells in focus，endothelia cell. Int J Biochem Cell Biol，34：1508-1512

第三章　血液凝固和调节因子

第一节　凝血机制

血液凝固（简称凝血）是血液由液体状态转为凝胶状态的过程。凝血系统包括凝血和抗凝两个方面，二者间的动态平衡，是正常机体的血液流动和防止血液丢失的关键。

凝血是由一系列凝血因子参与的复杂的生理过程。凝血因子是参与凝血过程的生物分子，其中多数凝血因子是根据他们被发现的先后顺序，分别以罗马数字命名的，如 FI（纤维蛋白原）、FII（凝血酶原）、FIII（组织因子）等。FIV 是钙离子，FVI 已知是血清中活化的 FV，除 Ca^{2+} 外，其余凝血因子均为蛋白质，且多为蛋白酶。在生理情况下，多数凝血因子以无活性的酶原形式存在，凝血过程中，这些凝血因子被相继酶解激活，转为有活性的蛋白酶，这些活化的凝血因子，多在其名称右下方以英文字母 a 表示，如 FXIIa、FXIa、FXa 等。

除组织因子外，其余凝血因子均存在于新鲜血浆中，且多数在肝脏中合成，其中 FII、FVII、FIX、FX 的合成需要维生素 K 参与。

目前凝血因子的氨基酸组成，以及其在凝血中的作用，基本上已得到阐明。且近年来，对它们的分子生物学特性的研究，已取得明显进展。迄今所有凝血因子的 cDNA 均已克隆，对凝血因子 cDNA 的诱导突变等技术，加速了人们对凝血因子的结构和功能的了解。同时重组凝血因子（γFVIII、γFIX、γFVII）的批量生产，为凝血因子遗传性缺陷者（如血友病）提供了凝血因子治疗的重要来源。

血液凝固机制多用瀑布学说予以解释，是许多凝血因子参与并相继按一定规律被酶解激活，产生生物放大效应，最终使纤维蛋白生成和血液凝固。

一、凝 血 过 程

凝血是一系列血浆凝固因子相继酶解、激活的过程，最终结果是生成凝血酶，形成纤维蛋白凝块。

机体的整个凝血过程可分为 3 个阶段：凝血酶原酶形成阶段、凝血酶形成阶段和纤维蛋白形成阶段。

（一）凝血酶原酶形成阶段

因启动方式和激活 FX 的途径不同，可分为下列 3 个阶段。

1. 内源性凝血途径　是指 FXII 被激活至 FXa 形成的过程。以酶原形式存在于血浆中的 FXII，在体内通过与损伤血管内皮下组织成分（如胶原）的接触激活，或者被激肽释放酶（Kal）所激活，而转变为有酶活性的 FXIIa。FXIIa 又可激活激肽释放酶原（PK），使其转变为激肽释放酶（Kal），而 Kal 则使高分子质量激肽原（HMWK）转变为激肽。同时，FXIIa 又可激活 FXIa，FXIa 再激活 FIXa。FIXa、FVIIIa 和 Ca^{2+} 在血小板表面的血小板因子 3（PF3）上形成一复合物（IXa-VIIIa-Ca^{2+}-PF3）。该复合物则激活 FXa。此过程需 3～8 分钟，它仅参与生理性止血。

临床上常以凝血时间（clotting time，CT）或活化部分凝血活酶时间（activated partial thromboplastin time，APTT）测定，来反映体内内源性凝血途径状况。FXa 在血浆中可被多种特异性蛋白酶抑制剂所抑制，这些蛋白酶抑制剂主要包括抗凝血酶、$α_2$- 巨球蛋白、组织途径抑制物（TFPI）等。

2. 外源性凝血途径　外源性凝血途径指 FIII 与 FVII 结合，直至 FXa 形成的过程。这一凝血途径是因为 FIII（FIII）暴露于血液而启动，因此又称为凝血的组织因子（TF）途径。临床上常以凝血酶原时间（prothrombin time，PT）来测定。

目前认为，外源性凝血途径对血管破裂后整个凝血过程的启动，有非常重要的作用。TF被认为是生理性凝血过程的启动物（trigger 或 initiator）。另外，TF 靠其与细胞膜的紧密结合，还可能起到"锚定（anchor）"作用，使生理性凝血过程，局限于受损血管的部位。

在病理情况下，受损血管内皮细胞或组织可释放出 FⅢ。FⅢ与 FⅦ结合，形成 FⅢ - Ⅶ复合物。FⅦ可被 FⅨa、FXa 和凝血酶所激活成为 FⅦa；FⅦa 又能与 Ca^{2+} 形成复合物（FⅢ - Ⅶ a-Ca^{2+}）。它也能激活 FXa 和 FⅨa。此过程仅需 10 秒。

在体内，外源性凝血途径主要受组织因子途径抑制物（TFPI）的调节，TFPI 是存在于正常人血浆、血小板和血管内皮细胞中的一种糖蛋白。TFPI 通过 FXa 或 FⅦa-TF-FXa 结合形成复合物而抑制 FXa 或 FⅦa-TF 的活性。

3. 凝血共同途径　通过上述两条途径，FX 被激活（FXa）。FXa、FVa 与 Ca^{2+} 在血小板表面的 PF3 上形成一复合物（FXa-Va-Ca^{2+}-PF3），它即称为凝血酶原酶。这是内、外两条凝血途径所共同拥有的通路，因此称为凝血的共同途径。

（二）凝血酶形成阶段

FXa 和凝血酶原酶均可使血浆中无活性的凝血酶原转变为有活性的凝血酶。凝血酶是凝血过程中的重要酶，可激活 FⅪ、FⅧ、FV、FⅦ、FⅩⅢ和水解 FⅠ，促进血小板聚集和释放，激活纤溶系统，并可与血管内皮细胞表面的血栓调节蛋白（TM）结合而激活蛋白质 C（PC）等。

（三）纤维蛋白形成阶段

在凝血酶的作用下，纤维蛋白原先后在其 α（A）链和 β（B）链的 N 端裂解，释放出纤维蛋白肽 A 和 B，转变为纤维蛋白单体（FM）。许多 FM 之间互相聚合，成为可溶性或不稳定性纤维蛋白单体复合物。在因子ⅩⅢa 的作用下，可形成不溶性或稳定性纤维蛋白，它网罗各种血细胞形成红色凝血块，从而完成凝血全过程（图 3-1）。

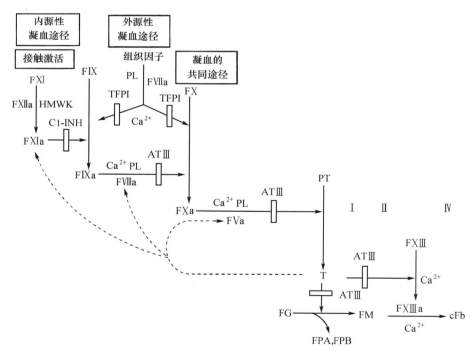

图 3-1　凝血过程示意图

PT. 凝血酶原；T. 凝血酶；FG. 纤维蛋白原；FM. 纤维蛋白单体；cFb. 交联的纤维蛋白；FPA（B）. 纤维蛋白肽 A（B）；HMWK. 高分子质量激肽原；PL. 磷脂；AT Ⅲ. 抗凝血酶Ⅲ；C1-INH. C1 抑制物；TFPI. 组织因子途径抑制物；▭、▯. 对该反应的抑制

纤维蛋白与凝血酶有高亲和力，因此纤维蛋白生成后即能吸附凝血酶，这样不仅有助于局部血凝块的形成，而且可以避免蛋白酶向循环中扩散。

体内生理性凝血反应，事实上是机体在血管破裂后发生的凝血反应，是非常复杂的生理过程，需要有内源性或外源性两条凝血途径同时进行，两条凝血途径在整个凝血过程中所起的作用不同。

一般认为，外源性凝血途径在体内生理性凝血反应的启动中起关键作用，TF被认为是生理性凝血反应的启动物，而内源性凝血途径对凝血反应开始后的维持和巩固阶段发挥作用。

凝血反应不会因最初FXa和凝血酶的生成而终止。它要通过FⅦa-TF对FIX的激活，新生成的凝血酶对FXI及对FV、FⅧ的激活等多途径，反复补充（生成）FXa或凝血酶，从而得到不断巩固和加强，这样才能达到有效的止血目的。

二、凝血因子的特征

已知的凝血因子有13个，包括由国际凝血因子命名委员会于20世纪60年代初根据发现的先后顺序分别以罗马数字命名的11个凝血因子（凝血因子Ⅰ～ⅩⅢ，其中FⅣ是钙离子；FⅥ已知是血清中活化的FV，不再视为一独立的凝血因子）。这些凝血因子的活化形成，是以在它们名称的右下位置缀以英文字母a表示，如FⅫa、FⅪa等），以及激肽生成系统中的前激肽释放酶和高分子质量激肽原。凝血因子均为蛋白质，而且多数是蛋白酶（原）；除FⅢ即组织因子外，其他因子均存在于新鲜血浆中，且多数在肝脏内合成。而其中FⅡ、FⅦ、FⅨ、FⅩ的生成需要维生素K参与。目前，在分子水平对凝血因子的氨基酸组成及在凝血中的作用等主要特征基本上已经阐明。近年来，对它们分子生物学特征的研究已取得明显的进展，迄今所有凝血因子的cDNA均已克隆，对凝血因子cDNA的诱导突变技术，加速了对凝血因子结构、功能的研究。同时重组凝血因子（rFⅦ、rFⅨ、rFⅦa）已批量生产，为凝血因子遗传性缺陷患者（如血友病）提供了凝血因子治疗的重要来源。现将凝血因子的主要特征，并着重就它们的结构、功能，以及分子生物学特征列于表3-1。

第二节 调节因子

在生理状态下，血液在血管中不断地流动循环，既不溢出血管之外（出血），也不凝固于血管之中。这主要是机体内存在着复杂的凝血系统和抗凝、纤溶系统。两者保持动态的平衡。一旦这种平衡失调，则可导致出血或血栓栓塞性疾病。人体血液凝固过程受多种因子的调节，并与各项因素有关，即：①血管因素；②血小板因素；③白细胞和红细胞作用；④凝血因子含量或分子结构的变化；⑤血液循环中抗凝因子的变化；⑥纤溶系统的变化；⑦血液流变学的改变等。

一、血管因素

血管的内壁由内皮细胞覆盖，其总面积超过$1000m^2$。内皮细胞调节止血与血栓形成之间的平衡，其正常的生理功能是防止血栓形成，维持血液在血管内的正常流动。在止血过程中，血管壁的促凝机制参与止血，有利于止血过程。血管内皮的完整性依赖于内皮细胞的完好，有足够的维生素C以合成内皮细胞间的合质。血流中血小板的桶状分布，进一步保护血管壁的完整性。血管壁中的弹性纤维保持血管的良好弹性和柔韧性。此外，还需有健全的神经和体液调节等。正常的血管内皮具有抗栓特征，是通过表面负电荷释放各种物质，如ATP酶、ADP酶、硫酸乙酰肝素、tPA、血栓调节蛋白（TM）、TFPI、内皮细胞衍生松弛因子（EDRF）、前列环素（PGI_2）等物质，从而防止血小板黏附、聚集，促进纤维蛋白溶解，抑制血液凝固过程，增加抗凝作用，达到保持血液流动性、防止血栓形成的目的。当血管壁内皮细胞受创伤、感染、代谢中毒、缺氧等损害，或者各种先天性疾病中的血管内皮细胞功能缺陷时，生理性抗栓能力就明显减弱或丧失，同时血管壁中存在的潜在促血栓形成的因素，产生有利于血栓形成的变化，如vWF、TF等。此外，内皮细胞还有调节血管张力、介导炎症介质和免疫反应，以及促进血管修复等作用。

表 3-1 凝血因子的特征

因子	别名	相对分子量	氨基酸残基数	糖类含量(%)	电泳部位(球蛋白)	基因长度(kb)	基因的染色体定位	mRNA(kb)	外显子数	生成部位(是否需要维生素K)	血浆中浓度(mg/L)	半衰期(h)	BaSO$_4$吸附血浆中有无	血清中有无	储存是否稳定	功能
I	纤维蛋白原	340	2 964	4.5	γ	50	4q26→q28			肝(否)	2000～4000	90	有	无	稳定	结构蛋白
	A$_α$ 链	66	610			5.4	4q26→q28	2.2	5	肝(否)						
	B$_β$ 链	52	461			8.2	4q26→q28	1.9	8	肝(否)						
	γ 链	46	411			8.4	4q26→q28	1.6	10	肝(否)						
II	凝血酶原	72	579	8.0	α$_2$/β	27	11p11→q12	2.1	14	肝(需)	150～200	60	无	无	稳定	蛋白酶原
III	组织因子	45	263		α/β	12.4	1p21→p22	2.1	6	组织、内皮、单核细胞(否)	0		有	无	否	辅因子 / 启动因子
V	易变因子(前加速因子)	330	2196		白蛋白	80	1q21→q25	7.0	25	肝(否)	5～10	12～15	有	无	否	辅因子
VII	稳定因子	50	406	13	α/β	12.8	13q34	2.4	8	肝(需)	0.5～2	6～8	无	有	稳定	蛋白酶原
VIII	抗血友病蛋白	330	2332	5.8	α$_2$/β	186	Xq28	9.0	26	肝、内皮细胞(否)	0.1	8～12	有	无	否	辅因子 FXIII载体
vWF	vW 因子	220Xn	2050Xn			178	12pter→p12	8.5	52	内皮细胞、巨核细胞(否)	10		无			血小板黏附
IX	Christmas 因子、血浆凝血激酶成分	56	415	17	β	34	Xq27.1	2.8	8	肝(需)	3～4	12～24	无	有	稳定	蛋白酶原
X	Stuart-Prower 因子	59	448	15	α	22	13q34→qter	1.5	8	肝(需)	6～8	48～72	无	有	稳定	蛋白酶原
XI	血浆凝血激酶前质	160	1214	5.0	β/γ	23	4q35		15	肝(否)	4～6	48～84	有	有	稳定	蛋白酶原
XII	Hageman 因子	80	596	13.5	β	11.9	5q33→qter	2.4	15	肝(否)	2.9	48～52	有	有	稳定	蛋白酶原
	激肽释放酶原	88	619	12.9	γ	22	4q35			肝(否)	1.5～5	35	有	有	稳定	蛋白酶原
	高分子质量激肽原	120	626	12.6	α	27	3q26→qter		11	肝(否)	7.0	144	有	有	稳定	辅因子
XIII	纤维蛋白稳定因子	320	2744	4.9	α$_2$/β		3q26→qter				25	72～120	无	无	稳定	转谷氨酰胺酶原
	α 亚单位	83	731			160	6q24→q25	4.0	15	骨髓(否)						
	β 亚单位	76	641			28	1q31→q32.1		12	肝(否)						

内皮素（ET）是 1988 年由 Yanagisawa 和 Masaki 等首先从猪主动脉内皮细胞中发现的一种缩血管肽。ET 主要来源于血管内皮细胞，具有强大的血管收缩作用和促血管平滑肌细胞增殖的能力，又有刺激内皮细胞释放 tPA 的功能。ET 有 3 种异构体，即 ET-1、ET-2 和 ET-3。其中缩血管效应 ET-1=ET-2 > ET-3，在缺氧、失血、高血钙、高血钠、高血糖、酸中毒和血管内皮受牵拉等时，均可促进 ET 基因表达和释放。

ET 主要是通过增加细胞内 Ca^{2+} 浓度发挥作用，所以一般认为，ET 是血管内皮细胞受损的分子标志物。

上海交通大学医学院附属第九人民医院血液内科近年来先后报道 60 例下肢深静脉血栓形成患者，检测前列环素（PGI_2）和血栓素 B_2（TXB_2），结果显示，与正常对照组比较，血栓组 PGI_2/TXB_2 明显下降（0.166 ± 0.14 vs 0.305 ± 0.24，$P < 0.05$）。结果提示，扩血管和抑制血小板聚集的作用降低有利于血栓形成。此外，又检测了 25 例下肢深静脉血栓形成患者的内皮素 -1（ET-1），结果为（67.66 ± 11.91）pg/ml；正常值为（50.8 ± 7.5）pg/ml，患者的 ET-1 明显高于正常人（$P < 0.05$）。一般认为，ET-1 具有强烈缩血管的生物活性和刺激内皮细胞释放 tPA 的功能。

最近的研究进一步发现，血管肝细胞（angioblast）或称内皮祖细胞（endothelial progenitor cells，EPCs）的数量和质量在维持血管功能的完整性和组织对血液供应的需求方面起关键作用，而血管新生又与肝病的发生和发展紧密相关。

二、血小板因素

在正常血液循环中，血小板处于静息状态，而在某些生理状态和病理状态下，血小板可被激活，发生变形、黏附、聚集和释放反应。这些改变可以先后出现或以不同组合出现，或单独出现。血小板激活也像机体的其他细胞效应一样，始于细胞膜接受刺激，通过调节蛋白和第二信使跨膜传导，最后产生效应。

血小板在止血和血栓形成中通过两个途径发挥作用：①血小板是血栓中主要组成成分，特别是在动脉血栓形成和微小血管的血栓形成中；②通过它的促栓作用和释放产物，有利于血小板聚集、栓子形成，刺激白细胞和损伤内皮细胞，而促进血液凝固并形成血栓。

在流动状态下，血小板在内皮下组织的覆盖率明显受血液流动条件的影响。在切变率为 500/s、2000/s、4000/s 时，覆盖率分别为 23%、43%、68%，显示血小板在内皮表面的沉着作用，随切变率的升高而增加。

在动脉血栓形成中，血小板黏附于血管的受损部位。其黏附作用通过血小板膜糖蛋白 GP I b、vWF、Fn 等黏附蛋白的相互作用，激活血小板，释放 ADP、5-HT 形成花生四烯酸代谢产物血栓烷 A_2（TXA_2），促使凝血酶迅速形成。ADP、TXA_2 和凝血酶进一步介导循环血小板与内皮下表面黏着的血小板相互作用。血小板膜糖蛋白 GP II b/ III a 复合物的活化与血浆黏附蛋白（Fn）、纤维蛋白原结合，以及 vWF 和 Ca^{2+} 均参与导致血小板聚集。血小板受到刺激时，储存在 α 颗粒、致密颗粒或溶酶体内的许多物质释放至细胞外，不同颗粒内的释放产物包括：① α 颗粒：β-TG、PF4、vWF、FN、TSP、PAI-1、FV、FXI 和纤维蛋白原等。②致密颗粒：ADP、ATP、5-HT、Ca^{2+} 和焦磷酸盐等。③溶酶体：酸性蛋白水解酶和组织水解酶。

Multimerin 是最新发现的血小板成分，可以结合 FV 和 FVa，在血小板的促凝和黏附过程中起一定作用。

在血小板释放反应中，许多物质有促进血栓形成作用，如神经肽 Y（NPY）是一种含 36 个氨基酸残基的多肽。近年来用免疫组织化学方法发现，在巨核细胞和血小板中均存在 NPY，在血小板聚集时释放 NPY。NPY、TXA_2、血小板活化因子 2（PAF_2）和 5-HT，均为血小板释放产物中的缩血管成分。NPY 具有强烈的平滑肌收缩功能，且作用持久，尤其是对冠状动脉。血浆中的 NPY 主要来源为血小板、胶原、ADP 等，能不同程度地刺激 NPY 的释放。

血小板膜磷脂的许多代谢产物可促进血小板聚集和血管收缩，如环内过氧化物（PGI_2、PGH_2）、TXA_2 和 PAF。近年来文献报道，PAF 能使大量血小板黏附于内皮细胞，并与粒细胞相互作用。这种血小板依赖粒细胞而黏附于内皮细胞的机制，与粒细胞释放氧自由基有关。血小板与粒细胞的相互作用，在始发血栓形成、动脉粥样硬化和炎症中有重要意义。

血小板活化与血栓形成密切相关。在冠心病中，血小板外形变为刺激型（血小板伪足形成）。血小板黏附性和聚集反应增强，血浆中血小板释放产物（ADP、5-HT、β-TG、TXA_2 等）浓度增高。血小板 α 颗粒膜蛋白（GMP-140）在血小板表面和血浆中浓度升高，表面血小板活化是血栓形成的重要机制之一。文献中有些资料分析血小板活化与预示血栓形成之间的关系，发现血浆中 β-TG 和 GMP-140 等浓度均有一定的临床意义，但血小板聚集反应增强与血栓形成的关系，尚无法说明它们之间的相关性。但发现在主动脉粥样硬化斑块狭窄部位导致高切变应力，在 vWF 存在下易导致血小板聚集。

近年来，随着生物化学、细胞生物学和分子生物学的迅速发展，人们对血小板活化的过程和机制，特别是信号传递在血小板活化中的作用，有了深入的认识。这对于阐明血小板的生理、病理变化，以及血栓性疾病的防治都有重要的意义。

据国外文献报道，血小板数增多时，血栓栓塞症的发生率升高，占 20% ～ 40%，而国内报道的数值为 13.3%。但血小板增多不是唯一的原因，因患者血小板功能异常，也可使自发性血小板聚集阳性发生率高达 46%。

三、白细胞和红细胞的作用

白细胞和红细胞的作用包括下列各项。

（一）白细胞在止血和血栓形成中的作用

近年来流行病学调查资料说明，白细胞数量与心血管疾病之间存在一定关系。心肌梗死后，白细胞在正常范围内的增加，是预示再次发生梗死的指标，并与猝死有关。它在预测心肌梗死方面，是一项与血压、血清胆固醇一样有价值的指标，被认为是一个独立危险因子。白细胞是血栓中的一种成分，白细胞可能参与血栓形成的机制如下。

1. 白细胞的黏附作用　白细胞具有黏附血管壁的特性，在正常状态下这种黏附作用是很轻微的，在血流缓慢的静脉中较为多见。白细胞黏附与微血管壁对血流量有很大的影响。白细胞与微血管内皮之间的黏附力和微血管壁解除的概率、时间，以及血管内壁切应力等因素之间的平衡有关。当静脉发生淤滞或小动脉被压迫闭塞时，白细胞的黏附作用取决于白细胞与内皮细胞表面黏附受体的功能。白细胞表面的黏附受体有两类：一类黏附受体主要存在于中性粒细胞和单核细胞表面，为 CD11/CD18 糖蛋白复合体；另一类黏附受体存在于淋巴细胞表面，称淋巴细胞识别受体。白细胞的黏附作用在动脉粥样硬化的发病中起重要作用。当血管内皮损伤时，首先是白细胞黏附于血管内膜的数目增多，并引来更多的细胞参与，其中主要是单核细胞。它表面的黏附受体 CD11/CD18 复合体可受白三烯 B_4、胶原、5-HT、肾上腺素、激肽、TNF 等的刺激，从而增加其在内皮细胞表面的黏附。有人认为，这些因子可改变 CD11/CD18 的分子结构，而增加单核细胞的黏附性。

2. 毒性氧化物质的释放　黏附在血管表面活化的单核细胞，能释出反应性超氧代谢物。这些 O_2^- 能使 EDRF 灭活而降低内皮细胞的功能。活化的单核细胞能释出多种细胞因子，包括白介素-1（IL-1）、TNF、蛋白水解酶、阳离子蛋白原、胶原酶等，损伤血管内皮细胞，损害血管扩张能力，并使血小板与中性粒细胞黏附、聚集和激活。

3. 白细胞的流变特性　白细胞直径约为 8μm，而小毛细血管的直径仅 5 ～ 6μm。因此通过微血管时，白细胞的变形能力决定了它在血管中的流通程度。白细胞活化后，出现伪足突起，胞质硬度增加，白细胞易被陷在微血管内，使血液流动迟缓。据文献报道，在心肌梗死等血栓性疾病中，白细胞的可变性下降。因白细胞具有黏附于内皮细胞，以及与其他细胞之间聚集的特征，这在血栓形成中有极为重要的意义。

4. 白细胞的促凝作用　白细胞能合成多种凝血因子参与凝血，如 FⅤ、FⅦ、FⅩ、FⅫ等。在多种刺激的因素下，单核细胞可合成与释放组织因子 TF，该过程需 T 淋巴细胞调控，白细胞经活化后，产生多种凝血因子的特性，这与临床某些疾病的血栓形成有很大关系。在急性白血病，尤其是急性早幼粒细胞白血病患者，多有严重的凝血功能紊乱，易发生 DIC。研究证实，DIC 是白血病细胞释放促凝物质的结果。

（二）红细胞在止血与血栓形成中的作用

红细胞在止血与血栓形成中的作用包括下列几项。

1. 红细胞聚集 红细胞表面的电荷减少或丧失，导致细胞间的静电斥力减少、聚集性增加，使血细胞成串状、堆积状及血黏度增高而导致血流缓慢。在缺血性疾病，如冠心病、心肌梗死、Waldenstrom 巨球蛋白血症、肿瘤等疾病时，血液循环中可见巨大的成堆红细胞聚集体，它们在微循环中起到类似血小板聚集体的作用，影响微循环的正常血液灌注。聚集体中红细胞数量可达 50 000 个。

2. 全血黏度增高 全血黏度主要取决于红细胞数量的增多，以及可变形能力的下降，它们都可使全血黏度升高。在各种血栓性疾病中，如缺血性心脏病中全血黏度和血细胞比容升高，都与疾病的发病过程有密切关系。在脑梗死时，全血黏度升高与红细胞可变形性下降相关，血细胞比容 > 0.50 时，患者病死率增加。在雷诺综合征时，全血黏度和红细胞聚集性呈平行性增高，红细胞在低切变率下，易形成缗钱状聚集体，影响微循环灌注。糖尿病时红细胞膜上的胆固醇和磷脂含量增高，使红细胞膜的硬度增加，变形性降低。血液黏度增高时，可使血流阻力增高、流动速度减慢，造成组织缺血、缺氧，从而使组织中各种代谢产物蓄积。在真性红细胞增多症时，1/3 的患者发生动脉和静脉血栓形成，以四肢多见，但也可发生脑梗死和冠状动脉血栓形成。

3. 红细胞促进血小板黏附、聚集和释放 红细胞能明显促进血小板黏附，并能释放 ADP 诱使血小板聚集，也能加强血小板释放反应。最近有学者提出，红细胞释放的少量血红蛋白，可通过自由基的形成导致血小板聚集。

四、凝血因子含量或分子结构的变化

（一）凝血因子缺乏

1. 先天性 FXII 缺乏症 近年来发现，有的遗传性 FXII 缺陷性患者可发生血栓形成。FXII 缺乏症在人群中有较高的发病率，1994 年澳大利亚的 300 名健康人在 APTT 和 FXII 测定中，发现缺乏者 7 例，发病率为 2.3%。在一组 107 例反复发生静脉血栓形成者中，有 11 例为先天性 FXII 缺乏症杂合子患者。另有报道称，在 103 例反复发生静脉血栓形成者中有先天性 FXII 缺乏症杂合子患者 15 例。

本病为常染色体隐性遗传，分为两类：I 型交叉反应物质阴性（CRM⁻），其中 FXII 含量与活性平行减少；II 型交叉反应物质阳性（CRM⁺），为分子结构异常所致。在纯合子中 FXII 活性低于 1%，抗原测不到，APTT > 120 秒；在杂合子中，FXII 活性为 25% ～ 50%，抗原含量为 35% ～ 65%，而 APTT 延长 5% ～ 20%。FXII 缺乏导致血栓形成机制可能与内源性纤溶系统的激活受阻、纤溶活性下降有关。

2. 高分子激肽原缺乏症 在先天性激肽释放酶原缺乏症中，有发生血栓栓塞症的报道。在已报道的 35 例中，发生血栓形成的有 3 例（8.6%）。

（二）凝血因子水平增高

1. 纤维蛋白原升高 纤维蛋白原（fibrinogen）是血浆中含量最高的凝血因子，在正常人血浆中的浓度是 2.0 ～ 4.0g/L，正常人血浆中可含有多种形成的纤维蛋白变异体。纤维蛋白原是由肝细胞合成的。研究表明，在人群中，个体之间血浆纤维蛋白原水平的差异多半是与遗传因素，尤其是 B 链基因多态性紧密相关，且发现该多态性与血浆纤维蛋白原有明显相关性。血栓性疾病中，存在着纤维蛋白原浓度增高。已发现高血压、动脉粥样硬化、缺血性心脏病等与纤维蛋白原增高之间存在着密切关系。有报道指出，纤维蛋白原浓度增高是心肌梗死的危险因子，其意义不亚于胆固醇血症。另据 Northwick Park 心脏研究中心 10 年观察的结果，发现血浆纤维蛋白原浓度高于正常人均值（2.9g/L）的一个标准差（0.6g/L），则有 84% 的患者发生心肌梗死和猝死。血浆纤维蛋白原浓度增高的原因尚不清楚，有待进一步研究，弄清纤维蛋白原多态性的部位与血浆纤维蛋白原水平的关系。现已发现与肥胖、糖尿病、脂质增高、血压升高等因素有关。纤维蛋白原浓度升高有利于血栓形成的机制，包括血浆和全血黏度升高，改变血液流动及增加对血管内皮的切变应力，与 LDL 结合，有利于动脉粥样硬化的发生，是凝血酶的底物和血小板聚集中的基本成分，为内皮细胞、成纤维细胞、平滑肌细胞等的趋化成分。

据 Dongh 报道，纤维蛋白原升高时，使纤维蛋白溶解减少，这是由于纤溶酶原与纤维蛋白结合能力下降所致。当纤维蛋白浓度升高时，凝血酶使纤维蛋白凝胶形成不完全，这种凝胶上结合 tPA 的量并不少，但纤溶酶原结合量从 36% 减少至 3%，从而导致凝胶表面生成的纤溶酶量下降，因此减低了纤维蛋白的溶解作用。

2. FⅫ活性增高　在血栓性疾病中的意义是由英国的 Northwick Park 心脏研究中心提出的。他们发现，因心脏梗死或肿瘤而死亡者的因子Ⅶ活性明显高于生成者（$P < 0.01$）。糖尿病或微血管疾病患者的因子Ⅶ活性明显高于正常人（$P < 0.01$）。吸烟、饮酒、服避孕药均可使 FⅦ活性增高，在口服避孕药时，尚有 FⅤ、FⅨ、FⅩ等升高的报道。在国外报道的资料中，口服避孕药者静脉血栓和肺栓塞发病率增高。但在中国尚未见类似的报道。年龄、种族和血型也与 FⅦ活性相关。在肾病综合征中，纤维蛋白原及 FⅤ、FⅦ、FⅧ均有增高的报道。

（三）凝血因子分子结构异常

1. 异常纤维蛋白原血症　目前至少在文献中已报道本症患者 250 例，本症为常染色体隐性遗传。在报道的病例中，临床发现约 20% 的患者有反复血栓栓塞症；25% 的患者有出血；7% 的患者同时发生出血和血栓形成，而其他近半数患者无症状。纤维蛋白原功能缺陷包括下列 4 种：①纤维蛋白肽链释放异常；②纤维蛋白单体聚合或 FⅫa 介导的交联异常；③对纤溶酶降解交联的纤维蛋白作用不敏感；④纤溶酶原结合能力减低。其中以纤维蛋白单体聚合功能异常和对纤溶酶降解作用不敏感的功能缺陷为多见。在本症中，已有动脉或静脉血栓形成的报道。与血栓形成有关的异常纤维蛋白原，包括 New York 型、Baltimore 型、Barcelona 型、Baenos 型、Aire 型、Paris Ⅱ 型、Weisbaden 型、Caracas 型等。已发现，有些异常纤维蛋白原存在着分子缺陷与凝血酶作用位点处的氨基酸残基被取代有关。例如，纤维蛋白原 Barcelona Ⅱ 型、α 链 A 肽 16 位精氨酸被组氨酸取代，表现为纤维蛋白肽 A 释放迟缓。

2. FⅧ分子异常　原因可能与 FⅧ的点突变导致异常分子生成有关，产生一种对活化蛋白 C（APC）降解作用不敏感的 FⅧ。瑞典曾报道一例 FⅧ缺陷，伴易栓症的家族 44 岁男性患者，伴多发性血栓形成，19 岁首次发病，发现患者 FⅧ对活化的 APC 灭活作用不敏感。并在其家族中发现，其兄和舅父也有血栓栓塞史。

（四）凝血因子活化

大手术、创伤时，组织因子进入血液循环，促使凝血活化，血液凝固。严重血管内溶血，红细胞的磷脂成分起促凝作用，如阵发性血红蛋白尿和输血时血型不符合等。肿瘤和急性白血病，尤其是急性早幼粒细胞白血病，可释放出直接激活 FⅩ 或 FⅦ促凝物，人工瓣膜可激活 FⅫ，启动内源性凝血过程。输注过多的凝血酶原复合物可诱发血栓形成。因为制剂内含有 FⅩa、FⅨa 和 FⅫa，血栓形成发生率为 5% ～ 10%。

（五）基因突变

关于纤维蛋白原基因多态性、疾病和遗传表型方面有较多的报道。凝血酶原基因 G20210A 突变、FⅦ基因多态性、FⅫa 基因呈高度多态性等，皆是静脉或动脉血栓形成的一个危险因子。

五、抗凝因子的变化

凝血系统由凝血和抗凝两方面组成，两者之间的动态平衡使机体保持正常止血功能，当机体抗凝功能降低则会导致血栓形成；如功能增强则可发生出血。

（一）细胞抗凝和体液抗凝

细胞抗凝包括：①肝细胞，能清除存在于血液中的激活因子，如 FⅨa、FⅩa、FⅦa、凝血酶等。②网状内皮系统，能吞噬进入体内的组织因子、免疫复合物、内毒素、细胞磷脂等。

体液抗凝因子包括抗凝血酶Ⅲ（AT-Ⅲ）、蛋白质 C（PC）、蛋白质 S（PS）、内皮细胞蛋白 C 受体（CPCR）、组织因子途径抑制物（TFPI）、蛋白质 Z、依赖蛋白质 Z 的蛋白酶抑制剂（IPI）、肝素、肝素辅因子（HC-Ⅱ）、α_2 巨球蛋白（α_2MG）、抗胰蛋白酶（α_1-AT）、CI 酯酶抑制物（C_1-INH）和蛋白酶连接素Ⅰ（protein nexin Ⅰ）等，其中以 AT-Ⅲ 和 PC 系统的生理意义最重要。抗凝血酶、蛋白 C 抑制物、TFPI、蛋白质 Z、HC-Ⅱ、α₁ 抗胰蛋白酶和 C₁ 抑制物同属丝氨酸蛋白酶抑制物（serpin）超家族（表 3-2）。

表 3-2 部分抗凝血因子生化及分子生物学特征

因子别名	染色体定位	基因长度（kb）	mRNA（kb）	分子质量（kDa）	血浆半衰期（h）	血浆浓度（mg/L）
蛋白质 C	2q13→q14	11	1.7	62	0.25	4
蛋白质 S	3p11.1→p11.2	80	3.5	75	1.75	26
抗凝血因子	1q23→q25	16	1.4	58	2.5～4	150
凝血酶调节蛋白	20p1	3.7	3.7	74	0.8	0.02
内皮细胞蛋白 C 受体	20q11.2	6		46		0.098
组织因子途径抑制物	2q31→q32.1	85	1.44	341		0.1
肝素辅因子Ⅱ	22q11	16	2.3	65		70
C1 酯酶抑制酶	11q11→q13.1		7	104		170
α₁ 抗胰蛋白酶	14q32.1	12		53	6	1300
α₂ 巨球蛋白	12q12→q13	48		725		2000～3000
蛋白 C 抑制物	14q32.1	11.5	2.3，3.0	57	1	5
纤溶酶原活化剂抑制物 -1	7q21.3→q22	12		50		0.02
依赖蛋白 Z 的蛋白酶抑制物				72	72	
蛋白质 Z	13q34			62	2.5	2.2

1.抗凝血酶 曾称抗凝血酶Ⅲ和肝素辅因子Ⅰ，是最重要的抗凝因子。可以中和凝血途径的丝氨酸蛋白酶，如凝血酶、FXa、FⅨa、FⅪa 和 FⅫa 等。肝素和有关的糖胺聚糖可增强这种抑制作用。抗凝血酶是凝血酶的主要抑制物。抗凝血酶主要由肝脏合成，其他脏器如肺、肾、心、肠、脑等也能合成抗凝血酶。血管内皮细胞和巨核细胞也是抗凝血酶的合成场所。抗凝血酶是一种 α₂ 球蛋白，提纯的抗凝血酶含糖类 13.4%，是一种单链糖蛋白。抗凝血酶抗原正常血浆水平为 80～300mg/L，其活性为 70%～130%。

2.蛋白质 C 系统 蛋白质 C 系统由蛋白质 C、蛋白质 S、凝血酶调节蛋白（TM）、激活蛋白 C 抑制物（APCI）等组成。蛋白质 C 在肝脏合成，是依赖维生素 K 的蛋白质，蛋白质 C 是由轻链和重链以二硫键连接的双键结构蛋白质，活性中心位于重链的丝氨酸残基上。蛋白质 S 是激活蛋白质 C 的辅因子，主要在肝脏合成。在内皮细胞表面和血小板 α 颗粒中也有蛋白质 S。蛋白质 S 是依赖维生素 K 的蛋白质中碱性最大的一种。在血浆中以两种形式存在，一种是与 C4b 结合蛋白（C4bP）结合的蛋白质 S，占总蛋白质 S 的 60%，参与免疫调节功能；另一种为游离的蛋白质 S（FPS），占总蛋白质 S 的 40%，它在蛋白质 C 系统中具有辅因子功能。

凝血酶调节蛋白（TM）：由血管内皮细胞合成，是凝血酶的辅因子，参与蛋白质 C 的激活。

激活蛋白质 C 抑制物（APCI）：由肝脏合成的单链蛋白质，抑制激活的蛋白质 C，在抗凝作用中起调节和抑制作用。

内皮细胞蛋白质 C 受体（EPCR）：是新发现的蛋白质 C 抗凝途径中的一员，它是Ⅰ型跨膜蛋白，仅在内皮细胞的一些亚类上有高水平表达，与Ⅰ类主要组织相容性复合物/CD家族分子同源。EPCR 能增强蛋白质 C 在内皮细胞上的激活，抑制 APC 的抗凝活性。

3. 组织因子途径抑制物（TFPI） 曾被称为脂蛋白相关的凝血抑制物（LACI）或外源性途径抑制物（EPI）。TFPI 是一种单链糖蛋白，其功能及抗原性与血浆 TFPI 相同。血管内皮细胞是 TFPI 的主要合成场所，平滑肌细胞和巨核细胞也可合成。TFPI 与 FXa、FⅦa 和 TF 在 Ca²⁺ 参与下形成四联复合物，从而抑制外源凝血途径活性。TFPI 可直接抑制 FXa，对凝血酶原酶复合物中的 FXa

作用更强。

4. 肝素　是一种酸性黏多糖，由分布在肠黏膜的肥大细胞合成。正常人血液中含量极少，生理情况下其抗凝作用也很小。它通过HC-II起抗凝作用，对TFPI和蛋白质C系统也有影响。血浆中肝素半衰期为60～120分钟。

5. 肝素辅因子II（HC-II）　是一种依赖肝素的单链糖蛋白，正常血浆中平均含量为70mg/L。它能抑制凝血酶和糜蛋白酶。在适量肝素或硫酸皮肤素存在下，对凝血酶的抑制可增加1000倍。但糜蛋白酶的灭活不受黏多糖的影响。HC-II对FXa也有缓慢抑制作用，该作用能被硫酸软骨素β显著加速。

6. α_2-巨球蛋白（α_2-MG）　是一种大分子糖蛋白，血浆中含量为2500mg/L，主要由肝脏合成，其他如淋巴细胞和内皮细胞也能合成。它和C_1抑制物共同抑制90%激肽释放酶的活性，其中α_2-MG的作用占35%～50%。

7. α_1抗胰蛋白酶（α_1-AT）　是分子质量为55kDa的单链糖蛋白，血浆中含量为2.5～3g/L，由肝细胞合成，对FXa有强大的灭活作用，在体内对凝血酶的灭活作用不明显。此外，它对激肽释放酶和纤溶酶有抑制作用，也是APC的抑制物。

8. CI抑制物　是一种在肝脏合成的单链蛋白，血浆中含量为180mg/L，能灭活内源性FXIa、FXIIa和激肽释放酶。

9. 蛋白酶连接素I　是一种具有抗凝活性的蛋白质，由内皮细胞分泌，在循环中含量甚微，其灭活过程为连接素-凝血酶复合物与内皮细胞结合，然后"内化"入溶酶体降解。

10. 蛋白质Z（PZ）和依赖蛋白质Z的蛋白酶抑制剂（PZI）　蛋白质Z是依赖维生素K的血浆蛋白，作为PZI的辅因子，参与抑制FXa。如果有磷脂或Ca^{2+}，PZ可使PZI抑制FXa的速率提高1000倍。

PZI是一种丝氨酸蛋白酶抑制剂，不需要PZ、磷脂或Ca^{2+}，就可以抑制FXIa的活性，也不受高分子质量激肽原的影响。在含有磷脂、Ca^{2+}、FV和凝血酶原的混合体中，PZ和PZI联合作用，可使凝血酶生成显著延迟，并降低其速率；若在前述混合体中将FV换成FVa、PZ和PZI，则对凝血酶的生成无影响。这提示PZ或PZI的抗凝作用，

可能在FV被激活，以及形成凝血酶原酶复合物前，也可能发生于局部凝血酶原消耗后。

（二）抗凝因子与血栓

1. 抗凝血酶减少或缺乏

（1）遗传性抗凝血酶缺陷症：早在40多年前，挪威就首先报道了一个遗传性抗凝血酶缺陷症家族，患者AT水平降至正常值的50%，伴反复的静脉血栓形成。在正常人群中，抗凝血酶缺陷症的发病率为1/5000，大多数患者在35岁以前发生血栓栓塞症。

随着AT功能和抗原含量检测的广泛开展，已发现100多个AT缺陷家族，并根据AT功能和抗原含量测定，结合基因分析，可将其分为I型和II型（包括a、b、c亚型）。基因异常是II型和部分I型AT缺陷症的发病原因，由于血浆中AT浓度和活性降低，导致血液凝固性增高，是引起血栓形成的原因。

（2）获得性抗凝血酶缺乏症：可由下列3种原因引起。

1）AT合成减少：主要见于各种肝脏疾病（肝炎、肝硬化）、口服避孕药、接受L-天冬酰胺酶治疗、服用左旋咪唑等。

2）AT丢失过多：主要见于消化道疾病和肾病，如急性肠道炎症时，可有血浆AT下降或深静脉血栓形成，其原因是消化道疾病时不能吸收蛋白质的缘故。在肾脏疾病时，AT从尿中大量丢失，患者AT的丢失，通常与血浆蛋白丢失的水平是相平行的。

3）AT消耗过多：见于肝素治疗和DIC患者。DIC可见于各种疾病，如创伤、感染、肿瘤、毒蛇咬伤等，它的特征是凝血系统活化而导致凝血因子大量消耗，在此过程中，AT与活化的凝血因子，如凝血酶、FX等形成复合物，在阻止凝血反应过程中而消耗。这些复合物随后被单核巨噬细胞系统所清除，在肝脏功能受损的情况下，AT合成减少，加重AT的缺乏。在革兰氏阴性细菌感染时，AT的消耗增加，不仅在于DIC，同时存在于血管通透性增高，导致AT从血管内外漏。肝素治疗时，需要依赖血浆AT的存在，血浆浓度低于正常人的30%时，肝素治疗无效。肝素本身并无抗凝血酶作用，它与AT分子以1∶1形成复合物，致使AT发挥强大的丝氨酸蛋白酶的作用。

2. 蛋白质 C 缺乏症　蛋白质 C 作为天然抗凝蛋白，以酶原形式存在于血浆中，它的活性需要通过凝血酶及内皮细胞表面结合的受体 -TM 的作用，APC 在其辅因子蛋白质 S 存在下，可以快速地灭活 FⅧa 和 FⅡa。

遗传性蛋白 C 缺陷症：APC 是 FVa 与 FⅧa 的天然抗凝剂，根据蛋白质 C 活性的浓度测量，结合基因分析，分为 Ⅰ 型与 Ⅱ 型。基因异常是导致本症的原因，常染色体显性遗传为本症的主要遗传方式，但也可能存在隐性遗传方式。1981 年，Griffin 等首先报道了蛋白质 C 缺乏伴血栓栓塞症的患者，其蛋白质 C 抗原仅为正常值的 38%～49%，为杂合子型。本症患者有反复静脉血栓史，以下肢深静脉血栓形成、肺梗死较多见，在纯合子的新生儿表现为暴发性紫癜，需用华法林治疗。在这类患者中易发生血栓栓塞性皮肤坏死。

获得性蛋白质 C 缺乏症，可由 3 种原因造成。①肝脏合成减少：见于重症肝病、维生素 K 缺乏或服用抗维生素 K 药物如华法林、双香豆素；②消耗过多：如 DIC、大手术、深静脉血栓等；③ APC 形成障碍：在急性呼吸窘迫综合征中，因 TM 减少而导致蛋白质 C 活化障碍。其他见于重度感染、血管内皮损伤等疾病。

3. HC-Ⅱ 缺乏症　1985 年，分别由 Tran 等和 Sie 等报道，2 例因 HC-Ⅱ 缺乏而发生反复的静脉血栓形成或脑梗死的患者，患者的 HC-Ⅱ 水平和活性平行下降，为正常值的 47%～66%，故认为是合成 HC-Ⅱ 能力下降所致。1987 年，Bertin 等又报道 1 例伴静脉血栓和动脉血栓形成的患者。本症为常染色体显性遗传，在血栓性疾病中的发病率低于 1%，在 5 篇总计 459 例遗传抗凝蛋白缺陷的报道中，HC-Ⅱ 缺乏症仅 6 例。

4. 遗传性蛋白质 S 缺陷症　在 1984 年由 Comp 等首先报道，静脉血栓成为本症的主要特征，在血栓性疾病中发病率 5%～10%，均为杂合子型，根据蛋白质 S 活性及含量测定，临床分为 3 型。Ⅰ 型：总蛋白质 S 含量可能略有下降，游离蛋白质 S 含量和活性平行下降（5%～43%）；Ⅱ 型：蛋白质 S 活性明显下降；Ⅲ 型：总蛋白质 S 含量正常。妊娠、口服避孕药、急性炎症及维生素 K 缺乏，可导致继发性本症，其含量可降低 20%。

5. FV Leiden　本症是由于血浆 FV 基因发生突变，产生一种精氨酸 506 →谷氨酰胺置换的异常 FV 分子，使 APC 对该切点的敏感性降低，而降解 FV 的功能下降。FV Leiden 在高加索人群中是静脉血栓形成已知原因中最常见的基因缺陷，发病率为 2%～15%，杂合子 FV Leiden 的血栓形成危险增高 3%～8%，纯合子者则增加 80 倍左右。FV Leiden 在未选择的 DVT 中为 20%，而经选择的家族性易栓症中，有 50% 以上的先证者为 FV Leiden。FV Leiden 在人群中因不同地域、国家和种族而存在差异。在荷兰，FV Leiden 在人群中发生率为 4%，占全部血栓事件的 22%；在瑞典则更高，但在亚洲地区则非常低。

6. 抗磷脂抗体　包括狼疮抗凝物质（LA）及抗心磷脂抗体（ACA）两类。这两种抗体均能引起血栓形成、血小板减少和致命性衰竭，故而统称为抗磷脂抗体综合征（ACAS）。

这两种抗磷脂抗体在导致血栓形成的临床表现、发病机制、实验室检测，以及治疗方面，存在着许多不同之处。在临床上主要表现为血栓形成、血小板减少、反复流产、肾脏损伤、神经系统及皮肤疾患。两种抗体在临床上表现各有其特点。

ACA：常伴动脉和静脉血栓形成，包括 DVT、肺栓塞，以及冠状动脉、脑血管、视网膜血栓形成。ACA 具有结合磷脂的能力，其结合需依赖 β₂- 糖蛋白Ⅰ，ACA 的靶成分为磷脂酰丝氨酸和磷脂酰肌醇，而不是磷脂酰胆固醇。抗磷脂抗体综合征（ACAS）按其病因可分为原发性和继发性两类。继发性包括 SLE 等结缔组织性疾病、感染、癌、风湿性心脏病、贝赫切特综合征、干燥综合征、黏液瘤及应用某些药物（氯丙嗪、普鲁卡因胺等）。抗磷脂抗体综合征分为 6 型，分型及其临床特征如下：Ⅰ 型为 DVT 和肺梗死；Ⅱ 型为冠状动脉或周围动脉血栓形成；Ⅲ 型为脑血管或视网膜血管血栓形成；Ⅳ 型较少，为上述 3 型的混合型；Ⅴ 型与胎儿流产相关，伴有抗磷脂抗体；Ⅵ 型者存在着抗磷脂抗体，而从无抗磷脂抗体综合征的表现。抗磷脂抗体还存在着许多亚型，主要靶蛋白为 β₂- 糖蛋白Ⅰ和凝血酶原。现已确定，ACA 免疫分型为 IgG、IgA 与 IgM，它们可以单一或以混合形式存在，两种抗磷脂抗体可以单独或同时存在于一例患者中。ACA 引起血栓形成的机制尚未确定，可能与下列因素有关：①通过 TM

干扰 AT 活性，阻断游离型蛋白质 S 与 C4b-BP 结合；②干扰内皮细胞释放 PGI_2 和 tPA；③干扰 AT 活性；④与血小板膜磷脂相互作用导致血小板活化；⑤干扰激肽释放酶原活化或激肽释放；⑥干扰 APC 系统产生获得性 APCR 现象；⑦阻碍单核细胞的 TF 表达；⑧引起胎盘内皮细胞和滋养层的膜联蛋白 V 水平下降。在临床上，ACA 与冠心病存在密切关系，约有 33% 冠状动脉旁路移植物的迟发型血栓形成与 ACA 有关，患者 ACA 高于正常人均值的 2 个标准差。在 20% 年龄低于 45 岁的急性心肌梗死生存者中，有 61% 发生迟发型血栓形成。冠状血管也存在着异常，如血管壁增殖、血液反流及血管狭窄。在原发性 ACAS 中伴有二尖瓣和主动脉瓣增生，但不形成栓子，发生率为 36%。

LA：主要表现为静脉血栓形成，而动脉血栓较为少见。ACA 与 LA 两者血栓发病率之比为（5～6）:1。LA 并不依赖 β_2- 糖蛋白 I，LA 与参与凝血反应的磷脂相结合而影响依赖磷脂的各种凝血试验，如 APTT、血小板中和作用、高岭土凝固时间及稀释的蝰蛇毒凝固时间等。抗凝物为免疫球蛋白，能与磷脂结合而影响依赖磷脂的各种凝血反应。

LA 的作用机制：最近 Arnoat 已有新的描述，他认为 LA 与靶蛋白磷脂结合蛋白形成双价复合物，这就显著增强 LA 对磷脂的亲和性，从而增强了它们在磷脂的催化表面上与凝血因子或抗凝因子的竞争力，阻碍了凝血因子或抗凝因子的活化，起到抑制作用。约 10% 的 SLE 患者发生栓塞症，而有 LA 的 SLE 中，25%～50% 有栓塞症，在一些健康人中 6%～8% 的血栓形成是由 LA 引起。原发性 LA 较继发性多见，继发性见于自身免疫性疾病、感染、癌、炎症应用药物，但药物引起 LA 的患者中血栓形成发生率＜1%。原发性 LA 血栓形成患者可发生在 DVT、肺栓塞，以及各种静脉血栓形成，而动脉血栓则少见。继发性 LA 血栓症中，动脉血栓较静脉血栓形成多见，动脉血栓可发生在冠状动脉、脑血管、主动脉、颈动脉及四肢动脉。

7. 高同型半胱氨酸血症　同型半胱氨酸是甲硫胺酸转变为半胱氨酸过程中的中间代谢紊乱。依赖于维生素 B_6 的胱硫醚 -β 合成酶和 γ 胱硫酶；依赖于维生素 B_{12} 的同型半胱氨酸甲基转移酶（甲硫氨酸合成酶）；依赖于叶酸的甲基四氢还原酶，参与同型半胱氨酸代谢过程。由于酶依赖的成分（叶酸、维生素 B_6、维生素 B_{12}）缺乏，则可导致获得性高同型半胱氨酸血症。本症还可以由于胱硫酰醚 - 合成酶（CBS）缺陷和甲基四氢叶酸还原酶缺陷，引起遗传性高同型半胱氨酸血症。CBS 缺陷为常染色体隐性遗传，发病率较低，纯合子频率为 1/（20 000～200 000），杂合子频率为 1/（7～225）。甲基四氢叶酸还原酶缺陷较多见，纯合子频率在日本、中东和欧洲高达 15%，但在美洲和非洲仅为 0～1.4%，杂合子频率为 30%～40%。血浆同型半胱氨酸水平增高与血栓形成危险增高相关，在整个血栓事件中 5%～10% 与高同型半胱氨酸血症有关，包括闭塞性周围动脉疾病、急性心肌梗死、脑梗死等。

Bots 报道荷兰鹿特丹 7983 名居民的一项研究，发现心肌梗死和脑梗死随高同型半胱氨酸血症增高而增高，高同型半胱氨酸血症增高 $1\mu mol/L$，危险增加 6%～7%。将高同型半胱氨酸血症水平分成 5 档，最高档大于 $18.6\mu mol/L$ 者，其危险性增加，在急性心肌梗死为 2.43 倍，脑卒中为 2.53 倍。高同型半胱氨酸血症的致血栓机制与内皮中毒、动脉粥样硬化斑块形成、激活血小板和形成促血栓的内皮微环境有关。

六、纤溶系统的变化

纤溶系统为重要的抗凝系统，其对保持血管壁的正常通透性、维持血液的流动状态、修复损伤的组织等都有重要作用。

在许多病理过程中，如动脉粥样硬化、心脑血管病变、肿瘤的增殖、迁移、转移，肾脏疾病的发生和发展中，纤溶系统也居重要地位。临床上，正确应用溶栓疗法，如深静脉血栓形成、冠状动脉血栓形成、脑血管血栓形成的治疗，也涉及许多有关纤溶系统的理论和有关因子。纤溶系统的核心组成部分是纤溶酶原、组织型和尿激酶型纤溶酶原活化剂（tPA 和 uPA）、纤溶酶原活化剂抑制物（PAI-1 和 PAI-2），以及 α_2 纤溶酶抑制物（α_2-PI）。

此外，uPA 通过其受体 uPAR 发挥作用，富含组氨酸糖蛋白（HRG）、活化因子 FXIIa、α_2- 巨球蛋白（α_2-MG）、活化 C1 抑制物（C1INH）、玻璃连接蛋白（VN）等成分，也都参与纤溶活性的调节。

近年来研究发现，凝血酶纤溶抑制物（TAFI）、血管紧张素Ⅱ（ATG-Ⅱ）、肥大细胞、间质金属蛋白酶，都与纤溶系统有密切关系。

（一）纤溶酶原和纤溶酶

人体纤溶酶原（PLG）可能产生于肝脏、嗜酸细胞、骨髓和肾。相对分子量约930 000，由A和B两条肽链组成，当其结构中第560（精）-561（缬）肽链断裂即变成有活性的纤溶酶（PL）。它能特异地水解纤维蛋白原（FG）和（或）纤维蛋白（Fb），生成一系列代谢产物。

（二）纤溶酶原激活途径和激活剂

PLG的激活可通过以下3条途径。

1. 内激活途径　指内源性凝血途径中，激活的FⅫa和激肽释放酶（KK）对PLG进行裂解，形成PL。继发性纤溶主要是通过这个途径使Fb和FG降解。

2. 外激活途径　指由组织和内皮细胞的组织型纤溶酶原结合剂（tPA），以及尿激酶型纤溶酶原激活剂（uPA）裂解PLG形成PL。原发性纤溶主要通过这一途径使FG降解。

tPA存在于所有组织中，主要由血管内皮合成，血管受阻后，可应激性地释放增加。tPA最大的特点是与Fb的亲和力高，与Fb结合后对PLG的激活显著加速。因此，tPA几乎只对Fb发挥作用。但当tPA进入血液后，迅速与血浆中大量纤溶抑制物结合而失活。uPA与tPA不同，uPA不需要与Fb结合即可激活PLG。

3. 外源激活途径　指作为药物应用的链激酶（SK）、尿激酶（UK）或tPA，使PLG转变为PL的过程。这是应用溶栓药物治疗血栓的理论依据（图3-2）。

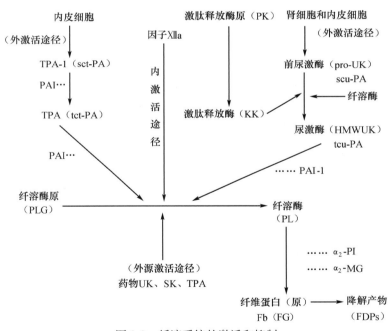

图3-2　纤溶系统的激活和抑制
———— 激活；…… 抑制

（三）纤溶系统的抑制物

在纤溶系统激活过程中，有两类物质是它的抑制物。

1. 纤溶酶原激活抑制物（PAI）　是由内皮细胞合成的PAI，它主要抑制tPA。

2. α_2纤溶酶抑制物（α_2-PI）或称α_2-抗纤溶酶（α_2-AP）　它主要抑制PL和KK。此外，α_2-MG、α_2-AT和C1INH等也参与抑制纤溶系统。

（四）纤维蛋白（原）的降解

PL是一种活性极强的丝氨酸蛋白水解酶。PL使FG降解成碎片X片段、Y片段、D片段、E片段和D-二聚体等，称为纤维蛋白（原）降解产物。

降解产物具有血液凝固作用。高浓度FDP有抑制血小板聚集功能。1991年，上海交通大学医学院附属第九人民医院血液内科报道 62 例下肢深静脉血栓形成患者，用火箭电泳法测定 AT-Ⅲ、PC、TPS 和 FPS 的结果，发现 AT-Ⅲ：Ag 下降者为 75%，占第一位。蛋白质 C 抗原性（PC：Ag）和蛋白质 C 活性（PC：A）下降者占 50% 和 60%。总蛋白质 S 抗原性（TPS：Ag）和游离蛋白质 S 活性（FPS：A）下降占 44% 和 39%。

结果说明，抗凝活性下降参与深静脉血栓的形成。另外又发现 83 例深静脉血栓形成患者的 tPA 下降，而其抑制物 PAI 正常，FDP 无变化。这说明，内皮细胞受损和纤溶系统功能失衡参与深静脉血栓形成的发病过程。

七、纤溶系统与血栓

（一）异常纤溶酶原血症

由于纤溶酶原分子异常，在活化剂作用时转变成纤溶酶的量减少，导致纤维蛋白（原）溶解能力下降，易发生血栓形成。本症为常染色体显性遗传，主要缺陷是纤溶酶原功能和分子结构异常，目前已知有两种类型：

Ⅰ型：纤溶酶原活性和抗原水平平行下降。

Ⅱ型：纤溶酶原活性下降，纤溶酶原水平正常。

Ⅰ型杂合子与血栓形成的关系仍未确定。但是 Kawasaki 等报道 72 例 DVT 有 9 例（12.5%）为Ⅰ型先天性异常，纤溶酶原血症，并认为本症与血栓形成有关。可能在有血栓形成的Ⅰ型纤溶酶原缺陷症中，还存在着其他致栓因素。1992 年和 2000 年 Shigekiyo 等先后多次提出Ⅰ型先天性异常纤溶酶原血症与血栓形成无关。

本症由 Naoki 等首先报道，患者 15 岁反复发生血栓栓塞症，患者血浆纤溶酶原水平正常，其活性（PLg：A）下降，仅为正常人的 40%，表明纤溶酶原（PLg：A）分子结构异常。本症为常染色体显性遗传，实验室检测中，纤溶酶原抗原水平（PLG：Ag）正常，而其活性（PLG：A）下降为正常值的 50%。Hakagawa 等报道，已有 15 个Ⅰ型家族。本症主要缺陷是纤溶酶原功能及分子结构异常。目前已知有两种类型，Ⅰ型为分子结构异常，位于纤溶酶原活性中心的附近。Aoki

报道的纤溶酶原分子结构异常，是 601 位的丙氨酸被苏氨酸取代，由于氨基酸邻近活性中心的组氨酸（602 位）、天冬氨酸（645 位）及丝氨酸（740 位），被苏氨酸取代而影响活性中心构型改变，致使酶的活性降低。Ⅱ型的功能异常表现为活化剂作用时，纤溶酶原转变或纤溶酶迟缓，如纤溶酶原 Chicago Ⅲ。但是在 Kigo 两个家系 40 个成员调查中，发现Ⅰ型患者血栓形成的危险性尚不能确定。因为这两个家系中，Ⅰ型杂合子成员 21 人，仅有 3 人发生血栓形成。此发生率与正常人群中血栓形成发生率相比，按 Kaplan-Meier 法分析，两组的发生率并无差异，表明Ⅰ型纤溶酶原缺乏症并不伴血栓形成率的增高。

（二）纤溶酶原活化剂释放缺陷

1978 年，Jahansson 等在瑞典首次报道纤溶酶原活化剂（PA）释放障碍，而发生复发性深静脉血栓形成的一个家族，该家族 59 个成员中 23 人发生血栓形成，这 23 人中有 12 人在静脉滴注 DDAVP 或静脉阻滞，均不能使血液中 PA 增高，表明 PA 释放障碍。1983 年，Stead 等报道了另一家族，在二代人中，5 例男性患者有肠系膜血栓形成伴肺栓塞，其中 1 人死于双侧肺栓塞和肠系膜静脉血栓形成，但均无下肢静脉血栓形成史。患者酪蛋白溶解试验测得结果为（2.7±1.3）（1.0～4.5）酪蛋白单位（正常值 18.9 酪蛋白单位），发色底物结果为（0.04±0.01）CTA 单位/ml 血浆[正常值（0.2±0.22）CTA 单位/ml 血浆]。

（三）纤溶酶原活化剂抑制物过多症

Nilsson 等首先报道先天性纤溶酶原活化剂抑制物过多症，在此后 10 年内文献中共报道 6 个家系，为常染色体显性遗传。Patrassi 报道的家系中，先证者为 42 岁男性，下肢反复深静脉血栓形成，PAI-1 抗原和活性明显升高，分别为 12.3mg/ml 和 9.8kU/L（U/ml），正常值为（9.2±1.1）ng/ml 和（5.2±1.6）U/ml，tPA 和 uPA 含量正常。静脉阻滞试验时，tPA 和 uPA 抗原轻度增加，而 PAI-1 明显增加。PAI-1 过多的原因尚不清楚，可能有两种机制，其一，参与蛋白合成中起调控作用的一些基因发生改变，而致使 PAI 合成过多；其二，基因缺陷改变了 PAI 的廓清机制和系统。

（四）PAI-1 增多的获得性因素

获得性纤溶酶原活化剂抑制物过多症并非少见，1985 年 Nilssen 等分析 100 例血栓栓塞患者后发现，33 例患者静脉阻滞试验时纤溶反应下降，而 PAI 含量增高者占 22 例。1987 年法国医药文献报道，400 例血栓栓塞症患者中，纤溶障碍占 6.35%，多为获得性。PAI 增高能降低内源性及外源性纤溶活性，增加血栓形成的可能性，在冠心病，尤其心肌梗死、不稳定型心绞痛、高血压、糖尿病、动脉粥样硬化及肥胖者中，均见有 PAI-1 增高。PAI-1 为 tPA 促使纤溶酶原转变为纤溶酶的抑制剂，目前已知约 20% 的血栓形成患者中有 PAI-1 水平增高。在 DVT 中，已发现髋关节置换术前后的 PAI-1 水平与 DVT 明显相关。但在腹部手术或原因不明的 DVT 中，与 PAI-1 增高并无相关性。在冠心病中，常伴有 PAI-1 活性增高，已证实，这种升高可能是一个病程反应，尚未确定这是否是危险因子。有学者认为，PAI 抗原增高与心肌梗死发病增高相关，在研究血浆 PAI-1 水平与血管壁损伤严重程度时，冠状动脉狭窄的 PAI-1 高于不狭窄者。在糖尿病患者中，降血糖药物同时可使 PAI-1 降低。现已发现，胰岛素能刺激动脉而不是静脉的内皮细胞生成 PAI-1。胰岛素也可使肝细胞 $HepG_2$ 的 PAI-1mRNA 表达上调，表明 PAI 过多在许多血栓性疾病中是血栓形成的一个重要发病机制。PAI-1 水平增高与血栓形成关系较为明确，而 PAI-1 基因型与疾病的关系目前尚不能确定。

（五）尿激酶受体缺陷

阵发性睡眠性血红蛋白尿症患者静脉血栓的发病率高达 38%～61%。这是由于糖基磷酸酰肌醇（glycosylphosphatidylinosi-tol，GPI）缺乏，导致细胞分泌的尿激酶受体不能结合于细胞表面，而流入到血液中与血浆尿激酶结合，而细胞表面的尿激酶受体由此而缺失。

八、血液流变学的变化

血液流变学的变化见第二章第二节。

九、老年人凝血功能的特点和血栓前状态

正常人在生理状态下，血液在血管内不断地流动循环，既不溢出血管外（出血），也不凝固于血管中。这主要是机体内存在着复杂的凝血系统和抗凝、纤溶系统，二者之间保持动态平衡，且受多种因子的调节，一旦平衡失调，即可导致出血或血栓栓塞性疾病。

众所周知，静脉血栓形成、心脑血管发病率随着年龄而增多，40 岁以内人群 DVT 的发生率为 1/10 000，而 75 岁以上的老年人可高达 1/1000，约有 80% 的心肌梗死引起的死亡发生在老年人。这些血栓性疾病的发生机制，在很大程度上与老年人止凝血功能的变化有关，老年人止凝血功能与年轻人有所不同。老年人的血管结构、血小板的功能状态、红细胞和白细胞的变形能力下降，凝血因子、抗凝固、纤溶系统及血液流变学指标都存在一些与年轻人不同的变化：①血管内皮细胞的老化；②血小板聚集性增高及处在激活状态——PGI_2、EDRF 和 NO 形成减少；③纤维蛋白、FⅦ、vWF 等因子随年龄增高而升高；④抗凝因子减少，随年龄变化较明显的是抗凝血酶Ⅲ（AT-Ⅲ）水平逐渐下降；⑤纤溶活性减弱及纤溶抑制剂 PAI 升高；⑥血黏度随年龄增长而增加，其中最重要的因素是纤维蛋白原的水平增高。纤维蛋白原是一种分子质量为 340kDa 的大分子蛋白质，其结构呈哑铃状，故其水平的升高会导致血浆黏度升高。红细胞和白细胞变形能力随年龄的增长而减弱，年龄的大小和红细胞的变形能力呈负相关，故可导致老年人全血黏度增高。以上这些改变都与血管病变有关，如动脉粥样硬化和血栓栓塞性疾病的发生，形成一种“血栓前状态”。

血栓前状态应理解为一些凝血功能的失衡，易于血栓形成，而不应理解为这些变化一定会导致血栓形成，甚至预言立即将发生血栓。此外，有些血栓前状态的止凝血失衡并不发生在老年人，青年人也有发生。有的检查结果指出，在健康老年人，vWF 抗原、FⅧ活性、血小板聚集性增高及凝血酶时间（TT）缩短，纤维蛋白原升高分别只占总检查人数的 17.8%、23.6%、11.5%、24.8% 和

10%，而青年人也可达 2%～10%。因此，老年人是一个不均一的群体，不能笼统地说老年人皆有血栓前状态，而应根据每位老年人的具体检测结果来判断。

至于哪些指标可作为老年人血栓前状态的诊断依据，必须进行前瞻性的、多指标的、包括大量病例的研究，才能得出较科学的和有说服力的结论。针对老年人的生理性血栓前状态，采用一些防止血管硬化、抑制血小板聚集的药物，如阿司匹林、银杏叶制剂、噻氯匹定（抵克立得）等预防血栓形成，尤其对已发生血栓栓塞性疾病的患者，如冠心病、脑血管疾病等，应该给老年人服用上述药物，甚至抗凝药。老年人进行适当的有氧运动锻炼，有利于改善血栓前状态的变化，如 ET-1、纤维蛋白原、F Ⅶ可使血浆黏度下降，体育锻炼可逆转 EC 释放 tPA 随年龄增长而减少的现象。

第三节 血管外科常用的血液学检测指标和临床意义

一、一般指标

1. 出血时间（BT） 是指皮肤毛细血管被刺伤后，从出血开始到自然止血所需的时间。其长短主要与血管的完整性、收缩功能、血小板数量和其功能等有关。

正常值：Duck 法为 1～3 分钟，BT ＞ 4 分钟为延长；IVY 法为 1～6 分钟，BT ＞ 6 分钟为延长。

临床意义：BT 延长可见于血小板明显减少、血小板功能异常、血管性血友病（vWD）及遗传性出血性毛细血管扩张症、DIC 等。BT 缩短可见于某些严重的高凝状态和血栓形成等。

2. 血小板计数（BPC） 血小板在止血过程中起重要作用。它通过营养血管内皮、充填细胞间的缝隙而保持微血管壁的完整性。当微血管受伤时，它黏附于损伤部位，进而聚集变性，形成血栓以利于止血。

正常值：（100～300）×10^9/L。

临床意义：用于鉴别出血是否因血小板减少引起，评估机体初期止血功能是否正常，对于出血性疾病是不可少的检测项目。

3. 血小板黏附反应（PAdT） 血小板具有能黏附于胶原纤维和其他带负电荷物质表面的特性，称黏附能力，是血小板的功能试验。常用体外法测定，以黏附率表示。

正常值：玻璃柱法为 62.4%±8.3%；玻璃滤器法为 31.9%±10.9%。

临床意义：升高见于机体高凝状态、血栓栓塞性疾病等；降低则多见于血小板无力症、纤维蛋白原缺乏等，或者于服用抗血小板药物，如阿司匹林、保泰松等时。

4. 血小板聚集功能（PAgT） 是血小板之间互相聚集的特性，其意义与黏附试验相似。

正常值：浓度为 6×10^{-6}mol/L 的 ADP 促凝的最大凝聚率为 35.2%±13.5%，坡度为 63.9°±22.2°。

临床意义：降低时见于血小板无力症、原发性出血性血小板增多症、真性红细胞增多症、尿毒症及应用阿司匹林、双嘧达莫和右旋糖酐等药物时；增高则见于心肌梗死、深静脉血栓形成和弥散性血管内凝血早期等。

5. 凝血时间（CT） 血小板离体后，在接触带负电荷表面时，F Ⅶ和内源性凝血系统相继被激活，最后使纤维蛋白原转化为纤维蛋白，此过程所需的时间为凝血时间。其长短主要与各凝血因子的含量和功能有关。是内源性凝血系统凝血功能和凝血过程的一种筛选试验。

正常值：玻片法为 1～5 分钟；试管法为 4～12 分钟。

临床意义：凝血时间延长见于血浆 F Ⅷ、F Ⅸ、F Ⅺ含量严重减少，即重症甲、乙、丙型血友病，也见于凝血酶原和纤维蛋白原明显减少时。临床上常作为肝素抗凝治疗时的监测指标。凝血时间缩短见于高凝状态、血栓栓塞性疾病、心脑血管病变、肺梗死和深静脉血栓形成等。

6. 血浆凝血酶原时间（PT） 指在受检血浆中加入过量的组织凝血活酶（人脑或兔脑的浸出液）和 Ca^{2+}，使凝血酶原转变为凝血酶，凝血酶又使纤维蛋白原转变为纤维蛋白，观察血浆凝固所需要的时间。PT 是外源凝血系统较为敏感和常用的筛选试验。

正常值：男性为 11～13.7 秒；女性为 11～14.3 秒。超过正常对照值 3 秒者为延长。

临床意义：PT 延长见于先天性 FⅡ、FV、FⅦ、FX 缺乏症和低（无）纤维蛋白原血症、获得性肝病、DIC、原发性纤溶症、维生素 K 缺乏症等。PT 是临床上应用抗凝剂如肝素、华法林等常用的监测指标。PT 缩短见于血栓前状态和血栓性疾病、长期口服避孕药、先天性 FV 增多症等。

7. 活化部分凝血活酶时间（APTT） 指在 37℃时，以活化剂（白陶土）激活 FⅫ和 FⅪ，以部分凝血活酶脑磷脂悬液代替血小板提高凝血的促化表面，在 Ca^{2+} 参与下，观察血小板血浆凝固所需要的时间。是内源凝血系统较为敏感和常用的筛选试验。

正常值：31.5 ～ 43.5 秒，超过正常值 10 秒以上为延长，低于正常值 3 秒为缩短。

临床意义：同 CT。

8. 凝血酶时间（TT） 是指在血浆中加入标准化的凝血酶溶液后血浆凝固所需要的时间。

正常值：16 ～ 18 秒，超过正常 3 秒以上为延长。

临床意义：TT 延长见于肝素增多或类肝素抗凝物质存在时。TT 是临床抗凝治疗中的监测手段之一。抗凝治疗时，宜控制在正常值的 3 ～ 4 倍，即 60 秒左右。

9. 血浆纤维蛋白原（FG） FG 定量测定是反映凝血过程第 3 阶段的功能试验，也是血液流变学的内容之一。

正常值：2 ～ 4g/L（200 ～ 400μg/dl）。

临床意义：FG 增高见于高凝状态、大手术后、休克、血栓形成和动脉粥样硬化等；降低则见于 DIC 和肝脏疾病等，为临床溶栓治疗时常用的监测指标，宜控制在 0.7 ～ 1.0g/L。

10. 纤维蛋白（原）降解产物（FDP） 以纤维蛋白原抗血清（抗体）致敏红细胞，来测定受检标本中的抗原。致敏红细胞上载有纤维蛋白原抗体，如受检血清中含有与纤维蛋白共同抗原决定簇的 FDP 类物质，则红细胞所载的纤维蛋白原抗体将与其结合，出现红细胞凝集现象。

正常值：FDP < 10mg/L（血清）。

临床意义：原发性纤溶亢进时，FDP 水平可明显升高。高凝状态、DIC、肾脏疾病、器官移植的排异反应、溶栓治疗等所致继发性纤溶亢进时，FDP 水平也可升高。

11. D- 二聚体（D-dimer）测定 是利用单抗、酶联免疫吸附试验、双抗体夹心法测定血浆 D- 二聚体的浓度。

正常值：0 ～ 144μg/L（血浆）。

临床意义：D- 二聚体浓度升高是血管内血栓形成、肺栓塞、深静脉血栓形成、DIC 等的诊断指标，也可作为溶栓治疗后疗效判断的指标，具有一定的临床诊断价值。

二、特殊指标

在血管外科出血或血栓性疾病时，由于血液学指标的检测已逐渐进入分子水平阶段，目前检测项目甚多，所以，在医院设备条件允许的情况下，必要时由血液学专业人员选择下列有关指标，以作为诊断参考。

1. 血管内皮受损有关指标 血管有内皮素 -1（ET-1）、凝血酶调节蛋白（TM）、6- 酮 - 前列腺素 $F_{1\alpha}$（6- 酮 -PGF$_{1\alpha}$）等指标。

2. 血小板活化后分子标志物测定 有血栓烷 B_2（TXB$_2$）、血小板 α 颗粒膜蛋白 140（GMP140）、β- 血小板球蛋白（β-TG）、血小板因子 4（PF4）等。

3. 凝血因子活性和抗原性测定 包括 FⅡ、FV、FⅦ、FX、FⅧ、FⅨ、FⅪ、FⅫ和组织因子等的测定。

4. 抗凝因子活性和抗原性测定 有 ATⅢ、PC、PS 抗原性（ATⅢ：Ag、PC：Ag、PS：Ag），以及肝素辅因子 -Ⅱ活性（Hc-Ⅱ：A）等。

5. 纤溶系统指标 有纤溶酶原活性和抗原性（PLG：A；PLG：Ag）、纤溶酶活性（PL：A）、组织纤溶酶原活性和抗原性（tPA：A；tPA：Ag）、纤溶酶原活化抑制物活性（PAI：A）等。

6. 血液流变学测定指标 见第二章第二节血液流变学章节。

第四节　血液学检查标本的采集和注意事项

一、受检者的状态

受检者包括患者和作为对照的正常人。许多

血液学检测项目，由于每次检测时的条件可能有所不同，所以需采集正常人的血标本作为对照。在采血前应了解患者和对照者是否有妊娠、剧烈活动、服用阿司匹林或避孕药物等；有无先天性或获得性凝血因子缺乏症；尤其应注意有无肝脏疾病，或者引起维生素 K 和维生素 C 吸收或利用障碍性疾病等。这些因素都会影响血液学检测的结果。另外，最好在空腹时采血。

二、血标本的采集和转送

血标本的采集和转送包括下列各项：

（1）采集血标本时，注射器必须清洁、干燥，采血时最好一次穿刺成功。先用一个注射器穿刺抽取少量血液，然后再换一个注射器采取血样，以尽量减少组织液的混入。因组织液中含有激活外源凝血系统的组织凝血活酶，能加速凝血过程，从而影响检测结果。此外，也可因凝血酶形成而导致血小板聚集。在采血过程中注意不使血样起泡沫或发生凝血。

（2）血样和抗凝剂的比例应准确，一般为 9：1。试管也需清洁、干燥，采血后应卸下注射器针头，沿管壁徐徐注入血样。血液需与抗凝剂混合均匀，但需避免用力摇动。用于血小板功能检查的血标本，最好用涂硅剂的器皿。其他化验应根据具体要求，选用适当的试管和样本剂量。

（3）一般标本最好即刻送检。不能及时转送者，也应在各项化验要求的时间内送检。

（杨景文）

第五节　血管的调节

一、血管舒缩调节

血管壁舒缩的调节，受神经、体液和代谢等方面的影响。血管壁神经的分布非常丰富，除毛细血管外，其余的血管壁都有平滑肌，并由血管运动神经纤维支配，但不同血管的神经分布密度有很大的差异。通常，大的弹性动脉神经支配比较稀疏，随着动脉逐渐变细，神经分布密度增加，

大部分毛细血管前小动脉没有神经支配。在静脉系统，不论是小静脉还是较大的静脉，神经分布都非常稀疏。

支配血管的神经有缩血管和舒血管两类。人体大多数血管只接受缩血管神经的单一支配，仅少数血管还兼有舒血管神经支配。缩血管神经主要是交感神经的 α 肾上腺素能纤维，而舒血管神经主要有交感神经 β 肾上腺能纤维和胆碱能纤维。此外，血管还有可能有非肾上腺素能、非胆碱能神经支配，其中以嘌呤能神经支配的最多。其他发挥神经介质功能的物质包括多巴胺、5-HT、组胺、缓激肽和血管活性肠肽等。

在安静状态下，交感神经持续发放低频率（1～3 次/秒）的冲动，称为交感缩血管神经的紧张性活动，它使血管平滑肌维持一定程度的张力。当交感缩血管神经的紧张性增强时，血管平滑肌可进一步收缩，而当交感缩血管神经的紧张性减弱时，血管平滑肌收缩的程度降低，使血管扩张。各血管所受交感缩血管神经支配的密度不同，一般内脏血管多，脑血管少；毛细血管前阻力血管多，后阻力血管少；小动脉多，大动脉和静脉少。

体内一部分血管除受交感缩血管神经支配外，还受舒血管神经支配，如骨骼肌血管，受交感舒血管神经支配，其末梢释放的递质为乙酰胆碱，它与血管平滑肌上的 M 受体结合而使骨骼肌血管扩张。此类神经平时无紧张性活动，只有机体处于情绪激动或准备做剧烈肌肉活动时才发挥作用，使骨骼肌血管扩张而增加其血流量。另一类扩张血管神经为副交感神经，主要存在于面神经、迷走神经和盆腔的神经中，其末梢释放的神经递质也为乙酰胆碱，它与血管平滑肌细胞膜上的 M 受体结合使血管扩张，这类神经只分布于少数器官，如生殖器及盆腔脏器等，其作用在于调节局部血流。

血管除受神经调节支配外，还受血液和组织液中所含的一些化学物质的影响，即体液调节。一般按其调节的范围，有全身性体液调节和局部性体液调节两大类。前者主要有肾上腺素和去甲肾上腺素、血管紧张素、血管升压素、心房利钠肽；后者主要有激肽类、组胺、前列腺素等，以及组胺代谢物。

1. 肾上腺素和去甲肾上腺素 由肾上腺能神经末梢所释放的去甲肾上腺素，一般在神经支配的局部发挥作用，并很快被酶分解失活，或者被神经末梢重吸取，仅一小部分进入血液。在血液中的肾上腺素和去甲肾上腺素主要来自肾上腺髓质，它们主要通过与相应受体作用而发挥功能。血管平滑肌细胞膜上有 α 和 β 两种受体，但这两种受体在不同器官的优势不同，如在皮肤、肾脏和胃肠道等内脏血管，α 受体占优势；骨骼肌、肝脏中的血管和冠状血管，β_2 受体数量上占优势。α 受体兴奋时血管收缩，β_2 受体兴奋则使血管扩张，肾上腺素既能兴奋 α 受体，又能使 β_2 受体激活。因此，肾上腺素对外周血管的调节作用，使全身各器官的血流分布发生变化，即皮肤和内脏血流减少，骨骼肌的血流量增加。去甲肾上腺素对 β_2 受体的作用很小，因此对体内大多数血管均有明显的缩血管作用。

2. 肾素 - 血管紧张素系统（renin-angiotension system，RAS） 肾素为肾脏球旁细胞释放的一种物质，进入血流以后，可将血液中的血管紧张素原（一种 α_2- 球蛋白）水解为血管紧张素 I，再经肺循环时，由转化酶作用生成血管紧张素 II。关于肾素的生成，近来发现，不但肾脏球旁细胞产生释放外，在肾外组织特别是脑和心血管系统本身，还存在着局部的 RAS，它们不依赖于肾脏，可以自身合成，释放肾素和血管紧张素，起到自身分泌、旁分泌和胞内分泌的作用，以调节局部的血流和血管紧张度。

3. 血管升压素（antidiuretic hormone，ADH，又称抗利尿激素） 在下丘脑室旁核和视上核的神经细胞内合成，由轴索输送到神经垂体，再由神经垂体释放，经常维持少量进入血液循环。其主要作用是促进肾脏对水的重吸收，使细胞外液量和循环血量增加，大剂量 ADH 使骨骼肌和内脏小动脉强烈收缩，外周阻力增加。

4. 激肽类（kinins） 是由激肽原（kininogen）通过释放酶（kallikrens）水解后形成，血浆激肽释放酶通常以无活性形式存在于血浆中，在 XIIa 纤溶酶和胰蛋白酶作用下可被激活，使血浆中高分子质量激肽原（HMM-K）裂解成缓激肽。组织中的胰激肽释放酶作用于血浆低分子质量激肽原（LMM-K）而生成胰激肽。近年来发现，

HMM-K 也是组织激肽释放酶的底物，经降解后产生胰肽酶，而在血浆氨肽酶作用下，胰肽酶又可进一步转变成缓激肽。

3 种激肽的作用基本相同，只是对血压和微血管的作用随分子质量的增大而加强。缓激肽扩张血管的作用比组胺强 15 倍，以微静脉扩张最为明显。此外，尚具有增加血管通透性、致痛和收缩非血管平滑肌的作用。

5. 前列腺素（prostaglandins，PGs） 是一个五碳环和两条侧链组成的二十碳不饱和脂肪酸。人体内花生四烯酸是 PG 最丰富的前体物，主要来自食物亚油酸和肉类成分。花生四烯酸首先在环氧化酶的作用下生成 PGG_2，再在谷胱甘肽还原酶作用下生成 PGH_2，它在异构酶的作用下生成 PGE_2、PGD_2，经还原酶作用生成 PGF_{2a}。在血小板中，PGH_2 经血栓烷合成酶生成血栓烷 A_2（thromboxane A_2，TXA_2），具有强烈收缩血管和使血小板聚集的作用。在血管内皮细胞，PGH_2 经前列环素合成酶生成前列环素（prostacyclin，PGI_2），具有显著扩张血管和抑制血小板聚集作用，由于 TXA_2 和 PGI_2 的作用相反，并相互拮抗，它们之间的平衡主要决定于血小板的活性。糖尿病动脉粥样硬化时，这种平衡被破坏。

大量试验证明，PG 在局部血流的调节中具有重要作用，它可以直接作用于平滑肌而调节血管张力，尤以 PGI_2 的扩张血管作用最佳，涉及小动脉、毛细血管前括约肌和毛细血管后小静脉。在特定部位局部血流的调节中，PG 的直接影响比临床上血压的影响更为重要，如 PGE_1、PGE_2 可引起血管扩张，增加颈外动脉血流，降低颈内动脉血流。此外，PGF_{2a} 是脑内大动脉和软脑膜小血管强有力的血管收缩剂。

6. 内源性阿片肽 是一种神经内分泌激素，主要有 3 类：脑吗啡类、β- 内啡肽类和强啡肽类。体内的阿片肽和阿片受体以中枢神经系统内的含量最高，外周器官较低，但不同类的阿片肽及受体在中枢神经的分布仍有差别，如阿片受体的分布密度以纹状体为最高，小脑为最低，在延髓和脊髓中含量较低，但第四脑室底部和脊髓灰质中的含量又比周围其他部分高；β- 内啡肽在下丘脑的弓状核含量高；而强啡肽在神经垂体、视上核、室旁核等含量较高。此外，在交感神经干和肾上

腺髓质也有大量阿片肽。近来发现，心脏和消化道也有阿片肽。这些分布的差别说明，其调节功能是很复杂的，其对血管的影响从已有的试验资料中尚难取得一致的结论。动物实验证明，脑池内注入阿片肽，可引起血压升高或降低，这种作用能被阿片受体拮抗剂（如纳洛酮）所拮抗。此外，纳洛酮能改变睡眠时收缩压的变化形式，逆转局灶性脑缺血患者的神经功能缺损，对脊髓损伤后的缺血性损害和低血压也有预防作用。

二、血管生成刺激和抑制因子

心血管系统在胚胎发育中首先发育完整并进入功能状态。在人胚胎发育中，原始血管甚至早于第 15 天即可出现，3 周后即有心脏的跳动。这种原始血管的发生（vasculogenesis）是由中胚层来源的间充质细胞原位发育分化形成血管细胞（hemanagioblasts）。它进一步可形成血管内皮细胞和血细胞，而血管壁的其他成分如平滑肌细胞，则来源于未分化的间充质细胞。通过这种机制而形成的原始血管，主要是背中动脉和后主静脉。哪些因素诱导这些血管的发生目前不详。

另一种血管形成的形式为血管的生成（angiogenesis），是指已存在的血管芽生（spouting）和套叠式的微血管生长（intussusceptive microvascular growth）形成新血管的过程。这不仅出现在胚胎血管进一步发育形成过程中，而且出现在以后许多生理和病理过程中，如创伤愈合、组织器官的再生长、子宫内膜的周期性变化、癌症、动脉粥样硬化、风湿性关节炎、糖尿病视网膜病变、银屑病等。由于血管再生的生理和病理重要意义，近年来，对其发生、发展和调节做了大量研究。分离、纯化、鉴定了一系列血管生成的刺激或抑制因子，甚至已克隆出一些因子的基因，并研究其基因水平的调节作用，见表 3-3。

表 3-3 已知血管生长因子和抑制因子

促血管生长因子	血管生长抑制因子
血管内皮生长因子及其受体	血管生长抑制素（angiostatin）
成纤维细胞生长因子	内皮生长抑制素（endostatin）
转化生长因子	arrestin
血小板源性内皮细胞生长因子	canstatin

续表

促血管生长因子	血管生长抑制因子
胰岛素样生长因子	restin
内皮素	tumstatin
肝细胞生长因子	抗凝血酶（antithrombin）
表皮生长因子	kininostatin
血小板源性生长因子	白细胞介素 -12
肿瘤坏死因子	白细胞介素 -18
白细胞介素 -8	干扰素 -α、干扰素 -γ
基质金属蛋白酶	基质金属蛋白酶抑制物（TIMP-1，TIMP-2，TIMP-3）
一氧化氮与一氧化氮合酶	PEDF
环氧合酶	血小板第四因子（PF4）
Ⅰ 型细胞间黏附分子	趋化因子 Gro-β
Ⅰ 型血管间黏附分子	凝血栓素（Tsp-1、Tsp-2）
促血管生成素	肌钙蛋白 - I
纤溶酶原激活因子	色素上皮衍生因子（PEDF）
E- 选择素	
乙酰硫酸肝素蛋白多糖	
胎盘生长因子	
缺氧诱导因子（HIF）	

1. 成纤维细胞生长因子 最早从小牛脑和垂体组织中分离提取，对 3T3 成纤维细胞脑培养有促增殖作用而得名。现知成纤维细胞生长因子（fibroblast growth factors，FGF）是由多种多肽分子组成的家族，主要有碱性成纤维细胞生长因子（bFGF 或 FGF_2）和酸性成纤维细胞生长因子（aFGF 或 FGF_1），bFGF 的等电点约 9.6，分子质量为 18kDa，分子质量更大的 bFGF 仍然存在，约 21 ～ 25kDa；这是由于其基因转录的起始点非 AUG 而是 CUG，因而在分子质量为 18kDa 的 bFGF 的 N 端加载其他氨基酸而使其分子质量增大。aFGF 等电点为 5，在结构上与 bFGF 有很大相似，其氨基酸同源系列可达 53%。到目前为止，FGF 家族至少包括 19 个成员，与肝素有很强的亲和力，其中 FGF_7 与其他 FGF 不同，该因子具有促表皮细胞分裂作用，而对成纤维细胞及内皮细胞无影响。

FGF 在人体组织中分布广泛，可见于血管、心肌、中枢神经细胞及上皮细胞。从 FGF 合成过程看，FGF 很可能不是正常细胞的分泌性产物，无论是 bFGF 还是 aFGF，其氨基酸的开放阅读框架都缺乏信号肽结构。因此，FGF 产生并储存在细胞内，而一旦细胞受损才释放出来，参与创伤的修复过程中刺激血管生成和细胞增生。

bFGF 在体外具有强力的 VEGF 协同促毛细血管生长作用，为强大的内皮细胞分裂原。体外实验表明，FGF 对内皮细胞不仅具有促有丝分裂作用，同时还具有化学趋向作用，通过刺激内皮细胞产生胶原酶和纤溶酶原激活剂蛋白酶（plasminogen activater protease）而使基膜降解；诱导毛细血管内皮细胞从三维方向移向胶原基质（collagen matrices）而形成毛细血管样通道；用鸡胚绒毛尿囊膜做实验，10 ～ 100μg aFGF 或 bFGF 即具有促血管再生活力；用多聚维纶植入大鼠体内，局部应用 bFGF，可见维纶海绵内形成血管型肉芽组织，其内含高度扩张的血管，如果用 bFGF 抗体注入维纶海绵内，血管生成则被抑制。bFGF 能促进内皮细胞的增殖、黏附、运动、管腔结构的形成。能调节 integrins 的表达，上调 VEGF、Flk-1、uPAR 的表达。bFGF 通过至少 4 种受体酪氨酸激酶而起作用，FGFR-1 在 bFGF/FGFR 系统中的作用最大。bFGF 与 FGFR-1 结合后，能激活 P13K、PLC、Ras 等多种信号分子。Bhagwat 等认为，Ras-Raf-MAPK 系统的激活是 bFGF 诱导的血管生成效应所必需的。

2. 血管内皮细胞生长因子 Ferrara 等于 1968 年在牛垂体滤泡星状细胞的培养液中首先纯化了 VEGF，接着人们又从大鼠胶质瘤细胞系 GS-9L 及黄体细胞、小鼠 S-180 细胞系、人类 HL60 细胞及人胚胎血管平滑肌细胞中鉴定了 VEGF 的存在。它是一种高度保守的、由二硫键将两个分子质量为 17 ～ 22kDa 的亚单位连接而成的分泌型同源二聚体糖蛋白，分子质量为 36 ～ 45kDa。VEGF 与血小板衍生的生长因子（PDGF）具有同源序列，二者有约 30% 的氨基酸顺序相同；与胎盘生长因子（placenta growth factor，PGF）也高度同源。其基因编码区含 8 个外显子，因 VEGF mRNA 剪接方式的不同，可产生 5 种不同的 VEGF 异构体，根据其亚单位肽链中氨基酸的含量，依次被命名为 VEGF121、VEGF145、VEGF165、VEGF189 及 VEGF206，其中 VEGF121 是一种弱酸性多肽，不与肝素结合，VEGF165 则为碱性蛋白，与肝素的亲和力低，二者是以可溶性、自由扩散的形式被分泌的，易于到达靶细胞；而 VEGF145、VEGF189 和 VEGF206 则与肝素具有很高的亲和力，分泌后结合于细胞表面或细胞基质中，属于细胞相关性异构体。目前已证实，VEGF 是内皮细胞选择性有丝分裂原，除能增加内皮细胞胞质内 Ca^{2+} 浓度，以及使微血管（主要是毛细血管后静脉及小静脉）对大分子物质的通透性增高（此效应不能被抗组胺药和血小板激活因子抑制剂等炎症抑制剂所阻断）外，尚能从多种途径使内皮细胞形态呈细长状并刺激其复制，刺激葡萄糖转运入内皮细胞，促使内皮细胞、鼠单核细胞和胎牛成骨细胞移位，能改变内皮细胞基因激活的模式，上调纤溶酶原激活剂（包括尿激酶型及组织型），以及其抑制剂 PAI-1 的表达，诱导其他内皮细胞蛋白酶、间质胶原酶和组织因子的表达。

VEGF 与其他多种促血管生长因子相比，具有特异性促内皮细胞有丝分裂的作用，也只有在血管内皮细胞上发现有其高亲和力受体，即酪氨酸激酶受体 VEGFR-1（fms-like tyrosine kinase，flt-1）、VEGFR-2（kinase insert domain containing receptor/fetal liver kinase，KDR/flk-1）、VEGFR-3，以及 Soker 等发现的神经纤毛因子 -1（NP-1），其中 VEGFR-2 在 VEGF 所介导的血管生成中起主要作用。VEGF 与受体结合后，经磷酸化作用调解 VEGF 依赖的 Ca^{2+} 内流，微摩尔浓度的 VEGF 在几秒内可使 Ca^{2+} 浓度升高 4 倍，进而活化细胞产生有丝分裂效应。实验表明，1ng/ml VEGF 就能使毛细血管和人脐静脉内皮细胞产生分裂效应，但对很多细胞包括肾上腺皮质细胞、晶状体表皮细胞、平滑肌细胞、角膜内皮细胞、颗粒层细胞、角质细胞、BHK-21 成纤维细胞、3T3 细胞、人胎盘成纤维细胞等，则无有丝分裂效应。50μgVEGF 即能明显刺激鸡胚绒毛尿囊膜血管生长；100μg VEGF165 可加速大鼠颈动脉气囊损伤后重新内皮化；500μg 可诱导兔缺血后肢、侧支循环形成而改善血液供给。

3. 血小板衍化的内皮细胞生长因子 是一种酸性单链多肽，分子质量约 45kDa，对酸和热不稳定。与 FGF 和 VEGF 不同，血小板衍化的内皮细胞生长因子（platelet-derived endothelial cell growth factor，PDECGF）不与肝素结合，肝素也不影响其生物活性。通过对 PDECGF cDNA 序列分析表明，它缺乏信号肽分泌序列，这一点与 FGF 相似，PDECGF 最初是从血小板中分离得到的，是血小板促内皮细胞生长活性的主要因子。此外，PDECGF 也可由鳞状细胞癌细胞、部分甲状腺癌细胞合成，但这些细胞并不分泌 PDECGF，其刺激血管再生成的机制，似乎也与细胞溶解释放有关。

PDECGF 在体内具有促血管生长活性，是内皮细胞的化学趋向因子，并可刺激培养的内皮细胞和合成 DNA，如 20ng/ml 即可刺激牛和人内皮细胞有丝分裂，1ng/ml 即对牛主动脉内皮细胞具有化学趋化作用。PDECGF 还能促进鸡胚绒毛尿囊膜上血管的生长。PDECGF 基因转染肿瘤后种植在裸鼠上，可见肿瘤迅速生长并伴有丰富的血管生成。

4. 表皮生长因子和转化生长因子 α　最初从大鼠颌下腺中发现，表皮生长因子（epidermal growth factor，EGF）为 53 个氨基酸的多肽链，相对分子量为 6000，转化生长因子 α（transforming growth faetor alpha，TGFα）为 50 个氨基酸长的多肽，相对分子量为 5500，与 EGF 有 40% 的同源性，并含丰富的半胱氨酸，它们都通过与同一高亲和性的跨膜受体结合而起作用。这种受体主要为酪氨酸激酶受体，EGF、TGF-α 和它们的受体广泛分布于正常组织内，血小板的 α 颗粒和激活的巨噬细胞均可产生 EGF 和 TGF-α。它们对血管内皮细胞、上皮细胞及许多其他细胞具有促有丝分裂作用。近来发现，1ng/ml 浓度的 EGF 或 TGF-α，即可刺激培养的牛肺动脉内皮细胞和鼠肺内皮细胞增殖，并可在体内刺激血管生成，但其作用为剂量依赖性的，低浓度时刺激血管生成。高浓度时则抑制血管生成。

5. 血管生成素（angiogenin，Ang）　是最近才发现的一族阳离子性多肽物质，包括 Ang-1、Ang-2、Ang-3、Ang-4 四种分子，主要是在胚胎时期促进心血管系统发育成熟，成年后除女性生殖系统外均低水平表达。它在结构上与胰核糖核酸酶（RNase A）有关，两者同源性可达 68%，然而在促血管生成和降解核酸的活性上，却存在很大的差别。Ang 促血管生成作用很强，而降解核酸的作用很弱。Ang 与内皮细胞表面上肌动蛋白样分子结合，作用于内皮特异的 Tie-2 受体，维持成熟血管完整性及静息状态，并参与生理病

理下的血管生成。另外，缺氧时基质细胞产生的 Ang 和 VEGF 也明显增多。Ang-1 主要在血管旁细胞和肿瘤细胞中表达，分子质量为 70kDa，是由 498 个氨基酸组成的同源六聚体。Ang-2 主要在内皮细胞表达，由 496 个氨基酸组成，与 Ang-1 有 60% 的同源性，它与 VEGF 关系密切。有研究证实，直肠癌血管生成素是由浸润性巨噬细胞产生的细胞素诱导的，IL-1β 和 TNF 刺激其表达。

6. 纤溶酶原激活因子　纤溶酶原激活因子（plasminogen activator，PA）及抑制因子（plasminogen activator inhibitor，PAI）系统是重要的连接微血管生成与肿瘤转移的蛋白水解酶系统。PA 分为尿激酶型（uPA）和组织型（tPA）两种，属丝氨酸蛋白酶家族，都与肿瘤血管的新生有关。PA 还通过介导细胞外基质的降解和瘤细胞的迁移，对肿瘤的侵袭起重要作用。研究表明，uPA 和 tPA 都是血管生长因子。PAI 促进肿瘤血管生成的原因不清，有学者认为，它可抑制蛋白水解反应，而过多的纤维蛋白溶酶水解使肿瘤血管的融合受阻；它还是促进肿瘤毛细血管芽式生长的重要因素，介入细胞外基质的蛋白水解，以及细胞间的黏附与转移。

7. 转化生长因子 β　是由 112 个氨基酸单体组成的同源二聚体，分子质量为 25kDa，也是肝素结合型生长因子。已发现 5 种异型肽，即转化生长因子（transforming growth factor，TGF）-β$_1$、TGF-β$_2$、TGF-β$_3$、TGF-β$_4$、TGF-β$_5$，即 Ⅰ、Ⅱ、Ⅲ、Ⅳ、Ⅴ型。TGF-β 通过与受体结合发挥作用，TGF-β 及受体广泛分布于正常组织和肿瘤组织中，以非活性前体形式存在，通过 PA 将其切割成活性形式。Ⅰ、Ⅱ型受体对 TGF-β 异型肽有不同的亲和力。内皮细胞、血小板和激活的巨噬细胞都产生 TGF-β，血管损伤时平滑肌细胞也产生 TGF-β。

近年来发现，TGF-β 可促进血管生长，其作用为剂量依赖性，低浓度刺激血管形成，给小鼠颈部皮下注射 1μg TGF-β，2～3 天后可见在注射部位高度血管化的肉芽组织形成，而高浓度则抑制血管形成。由于 TGF-β 不具备内皮细胞有丝分裂能力，因此推测其促血管再生可能是内皮细胞增殖结束后促进其分化。TGF-β$_1$ 是促进基质形成的重要因子，具有 bFGF 类似作用，促进内皮细胞合成整合素 α$_2$、整合素 α$_5$、整合素 β$_1$。它还促进

细胞外基质的合成，增加某些蛋白酶的活性，增加基质蛋白的降解。TGF-β 可通过调控血管生成或免疫反应来增加肿瘤的转移，还有研究发现，内源性 TGF-β 是 VEGF/Flk-1 调节血管生长途径的主要调控因子。

8. 肿瘤坏死因子 α（tumor necrosis factor-alpha, TNF-α） 是由活化的巨噬细胞和一些肿瘤合成产生的一种分泌型多肽，由 3 个分子质量为 17kDa 的分子构成的三聚体，它是炎症和免疫反应中的多效性调节因子，又称恶病质素。它作为一种重要的炎症介质及调节免疫细胞的关键因子，而具有抗肿瘤性。其促血管活性一般认为是继发于细胞毒效应，通过炎症机制诱导产生的，在低浓度时是一个强有力的血管生成介质。TNF-α 可以刺激 E- 选择素的产生，增强细胞间的黏附作用。TNF-α 诱导血管新生的原因：①促进瘤细胞的黏附与转移，这主要是通过上调 VCAM-1 表达来实现的。② TNF-α 可上调血管生成素 mRNA 的表达，促进 MMP-9 的表达。

9. 一氧化氮与一氧化氮合酶 一氧化氮（nitric oxide, NO）是一种重要的具有生物活性的信息分子，参与调节循环、神经免疫等系统生理活动，也参与包括肿瘤在内的病理过程。体内 NO 通过一氧化氮合酶（nitric oxide synthase, NOS）催化 L- 氨基酸。NOS 有两种同工酶：诱生型（inducible NOS, iNOS）和结构型（constitutive NOS）。iNOS 可被 TNF-α、γ-IFN、IL-1 等诱导活化。NO 促进血管生成的机制：①可调节 P53 的构象使其失活，使之抑制肿瘤微血管生成的功能丧失。② NO 在 VEGF 介导的肿瘤血管形成的各个过程，如溶解基质、内皮细胞移动和增生、新的血管网构建和管腔的行程中起重要作用，可能机制为 VEGF 在促血管形成早期引起 NO 的生长增多，使微血管扩张，内皮细胞拉长、伸展，促进其有丝分裂和移行，促进血管进一步形成。多个证据表明，NO 对于生理病理情况下血管生成均起到重要作用。

10. 缺氧诱导因子（hypoxia inducible factor-1, HIF-1） 是一种异源二聚体，主要由 120kDa 的 HIF-1α 和 91 ～ 94kDa 的 HIF-1β 两个亚单位组成。HIF-1β 亚基又称芳香烃受体核转运子（aryl hydrocarbon receptor nuclear translocator, ARNT），

基因定位于人的 1 号染色体 q21 区，在细胞内稳定表达，起结构性作用；HIF-1α 基因定位于人的 14 号染色体 q2l—q24 区，受缺氧信号的调控，是 HIF-1 的活性亚基。

HIF-1α 仅和 VEGF 具有时空性地局限表达于胚胎可能缺氧的区域，还发现缺氧诱导胚胎干细胞和分化细胞表达 HIF-1α 和 VEGF。因此，缺氧可能是体内胚胎血管形成的信号。Arnt（-/-）缺陷鼠表现为血细胞和血管发育的缺陷，对于缺氧不反应的 Arnt（-/-）的胚胎，在胚胎早期发育不能正常发育心血管细胞，其机制包括成血管细胞分化的缺陷。功能研究表明，通过腺病毒转染 siRNA 使 HIF-1α 沉默，同时抑制了 EPC 的克隆形成、分化、增殖和迁移。说明 HIF-1α 参与内皮分化。最近研究发现，缺氧激活 D Ⅱ 4-Notch-Hey2 信号参与内皮前体细胞分化。

三、血管再生的抑制因子

1. 血管抑制素（angiostatin） 由 Folkman 博士及其同事们从 Lewis 肺癌小鼠的血及尿液中分离出。它是纤溶酶原（plasminogen）的一个内部片段（Va179-Thr440），分子质量为 38kDa，它包括 5 个由二硫键连接的、具有三维环状结构的 kringle 活性区的前 4 个，每个 kringle 环平均含 80 个氨基酸。血管抑制素可抑制内皮细胞对促血管生长因子的反应，如抑制 FGF 和 VEGF 刺激内皮细胞增殖、迁移及形成管状结构的作用；在无促血管生长因子作用条件下，发现血管抑素可使内皮细胞凋亡速率增加，但增殖速率并没有改变，提示血管抑制素并不能直接影响内皮细胞的增殖。血管抑制素还可 RGD（精氨酸 - 甘氨酸 - 天冬氨酸）非依赖性诱导局部黏附激酶活化，提示血管抑制素影响细胞内黏附斑形成。细胞的迁移过程（基质降解、细胞黏附和迁移）均与蛋白激酶 ERK 信号有关。Reslitz 报道，血管抑制素可使有丝分裂原激活的蛋白激酶 ERK-1、ERK-2 的磷酸化降低，而对血管平滑肌细胞和成纤维细胞无此作用，提示血管抑制素的信号传导途径可能需要酪氨酸激酶。关于血管抑制素作用的靶细胞近年来也有新进展。总的来说，血管抑制素的体外效应不如体内效应显著，推测成熟的内皮细胞不是血管抑制

素体内的靶分子。最近的研究显示，内皮祖细胞（EPCs）参与血管新生，而且 EPCs 的生长对血管抑制素高度敏感，因此推测血管抑制素可能通过抑制 EPCs 在血管生成中的作用而发挥其生物效应，而不是通过改变成熟内皮细胞生长。

以病毒如缺陷性（AdK3）、反转录病毒、腺病毒或脂质体为载体，携带 angiostatin cDNA 转染肿瘤细胞。分泌表达的具有活性的重组血管抑制素，以旁分泌方式发挥作用，可抑制体内、体外血管内皮细胞增殖，使转移瘤处于休眠状态。

2. 内皮抑制素　1997 年，O'Reilly 从小鼠的血管内皮瘤细胞株（EOMA 细胞）培养基中分离纯化出一种分子质量为 20kDa、能够亲和肝素的蛋白质，能够特异性地抑制血管内皮细胞的增殖，命名为血管内皮细胞抑制素（endostatin）。其对氨基酸序列的分析表明，它是 XVIII 型胶原的 C 末端片段，由 XVIII 胶原降解产生，包含 184 个氨基酸。在血清、尿液中可分离出天然血管内皮细胞抑制素分子，但其产生机制还不清楚。通常认为血管内皮细胞抑制素并不是由肿瘤细胞直接分泌，而是肿瘤细胞产生或激活某种蛋白酶，后者将体内的血管内皮细胞抑制素前体分解为血管内皮细胞抑制素。

血管内皮细胞抑制素对内皮细胞具有特异性抑制作用，目前认为可能的机制有以下几个方面。①血管内皮细胞抑制素能诱导内皮细胞凋亡：通过特异荧光标记染色、凋亡酶 -3 检测和末端缺刻标记检测方法证实，血管内皮细胞抑制素可明显降低内皮细胞内抗凋亡蛋白 Bcl-2 和 Bcl-XL 的表达水平，而对非内皮细胞内这两种蛋白无影响，故认为血管内皮细胞抑制素可能是通过引发内皮细胞凋亡而抑制内皮细胞生长和血管形成的。②抑制血管内皮细胞增殖，从而抑制血管生长：在 Dhanahal 等构建的酵母表达血管内皮细胞抑制素系统中，观察到血管内皮细胞抑制素可以抑制 bFGF 诱发的内皮细胞的迁移，对 VEGF 和 bFGF 诱导的血管生成，血管内皮细胞抑制素（20μg）的抑制作用分别为 47% 和 39%。XVIII 胶原本身对调节血管内皮生长并无作用。XVIII 胶原基因敲除的纯合子小鼠发育正常，并未表现出血管形成的异常。因此，XVIII 胶原在胚胎发育中不是作为一种血管生长的负调控因子，而是作为一种具有调控活性的因子的来源。当血管被诱导生成时，完整的 XVIII 胶原分子被蛋白酶水解，释放出具有抑制血管内皮生长活性的 C 端片段——血管内皮细胞抑制素。肝素有很高的亲和力，血管内皮细胞抑制素降低 IGF-1 和 bFGF 的活性，可能是通过与生长因子信号通路有关的硫酸肝素结合而达到的。③血管内皮细胞抑制素可与原肌凝蛋白（tropomyosin）结合：原肌凝蛋白是调节细胞运动的重要蛋白质之一，故推测血管内皮细胞抑制素可能通过与这一蛋白质结合而起作用。

血管内皮细胞抑制素在体内以可溶状态存在，它是由 XVIII 胶原经过蛋白酶作用而裂解出的一个活性片段。在 O'Reiuy 等的研究中，杆状病毒生产的重组血管内皮细胞抑制素能够特异地抑制牛毛细血管内皮细胞增殖，并呈现剂量依赖效应；而在其他非内皮起源的细胞，如牛主动脉平滑肌细胞、牛视网膜色素上皮细胞、Lewis 肺癌细胞或血管内皮瘤细胞中，即使增量 10 倍，都未观察到显著的抑制作用。在剂量为 10～20μg 时，重组血管内皮细胞抑制素能够显著抑制 CAM 中的血管生成。

3. 血小板反应蛋白 1（TSP-1）　其结构是分子质量为 45kDa、呈三聚体结构的糖蛋白，其氨基末端是肝素结合域，同时也是线性 TSP-1 分子依赖二硫键形成三聚体的必要区域。氨基末端之后是和前胶原同源的富半胱氨酸序列。邻近这一区域的是 3 个重复的 type I 结构域，其中第 50～54 个氨基酸序列和疟疾蛋白及裂解素同源。连接 type I 的 3 个重复 type I 结构含有表皮生长因子样同源结构，随后的 7 个 type I 重复结构，含有与 Ca^{2+} 结合位点同源的结构。TSP-1 的羧基末端则呈特异性的球形结构。

通过蛋白质消化、单克隆抗体、合成多肽和重组 TSP-1 片段等方法，显示 TSP-1 每个结构域都有特殊的功能。TSP-1 分子至少可以与 12 种不同的受体结合，包括整合素、CD4、LDL 相关受体蛋白及 CD 等。其中和 TSP-1 抑制血管作用密切相关的是与 CD 之间的作用。此外，TSP-1 还具有调节细胞黏附、细胞增殖、TGF-β 和蛋白酶活性等功能。由于结构的复杂性，TSP-1 涉及众多生理、病理过程。如在肿瘤生长中，TSP-1 的抗血管生成作用对肿瘤细胞生长及侵袭有很大影响。TSP-1 通过其 type I 结构域结合 CD，结合区域具有特异性氨基酸序列 CSVTCG。CD 属于糖蛋白，在血小板、巨噬细胞、脂肪细胞和一些特异的上皮细胞上均有表达，是具有多种配体的 B 类清道夫受体。在内皮细胞，CD 仅发现表达于微血管。CD 和 TSP-1 结合进而抑制血管生成，并且二者的相互作用受富组氨酸糖蛋白的调节。通过免疫学抑制和药物抑制实验显示，TSP-1/CD 发挥抑制血管生成的信号传导作用机制为，微血管内皮细胞结合 TSP-1，导致非受体蛋白酪氨酸激酶 fyn 募集到 CD 膜复合物周围并被激活，fyn 的激活进一步导致下游 p38 丝裂原激活蛋白激酶，最后通过 caspase-3 样效应器诱导内皮细胞凋亡。因此认为，CD/TSP-1 作用产生的信号传导，是从生长因子介导的促血管生成作用转换为抗血管生成作用，诱导内皮凋亡的"开关"。TSP-1 分子的另一结构域前胶原同源区同样具有抑制血管生成作用，但是，这方面的作用机制有待进一步阐明。

4. 血小板因子 4（PF4）　属于 CXC 家族。CXC 家族成员中，根据 ELR（谷氨酸 - 亮氨酸 - 精氨酸）结构域存在与否，具有截然不同的血管新生活性，具有 ELR 模序的趋化因子，有潜在血管新生刺激活性，而 PF4 没有 ELR 基序，属于造血负调控因子和血管新生的稳定因素，具有抑制血管新生、抑制内皮细胞增生，以及抑制造血细胞增生等作用。PF4 由巨核细胞合成，储存于颗粒中，在血小板黏附、聚集、活化时，以蛋白多糖复合物的形式从血小板中释放，PF4 是巨核细胞成熟和血小板活化的标志物。人 PF4 基因位于 4 号染色体长臂，基因全长 1000bp，含有 3 个外显子。PF4 基因是多基因家族中的一员，即小的可诱导的基因（the small inducible gene，SIG）。SIG 在凝血、感染、细胞生长方面扮演重要角色。这个家族的成员在体外刺激后被产生并释放，SIG 蛋白氨基酸序列有同源性，都含有 4 个保守的半胱氨酸残基，并且这个家族的成员有相似基因组的外显子结构。

生理环境下，血管新生依赖于血管微环境中正负血管新生调节因子的平衡。PF4 作为血管新生稳定因子而存在，可以抑制内皮细胞的增生、迁移，抑制血管的生成。放射性核素标记研究表明，PF4 可以阻止处于 G_0、G_1 期的内皮细胞进入 S 期；PF4 的另一特性为对 DNA 合成的影响：用羟基脲同步处理内皮细胞于 S 期，然后加入 PF4 可完全阻碍 DNA 的进一步合成，将细胞阻止于 S 期，而后者的这一作用为 PF4 所特有的。病理情况下，PF4 具有靶向性抗肿瘤组织中血管新生作用，能明显抑制肿瘤生长。肽段 p47～70 位于 PF4 的 C 末端，包含 C 末端的碱性氨基酸簇（Lys61、Lys62、Lys65、Lys66）和位于 54～56DLQ 模序，其中 61～70 位氨基酸之间形成一个螺旋。PF4 的 C 末端含有肝素结合位点，对 PF4 发挥抑制血管新生起关键作用。p47～70 可以直接抑制血管内皮细胞的生长。Perollet 等还发现，它可以通过抑制促内皮细胞生长的细胞因子（如 FGF-2、VEGF 等）发挥作用，间接地抑制其生长。

5. 可溶性 Flt-1　1993 年，Lyman 和 Hannum 先后用不同的方法，克隆了人和鼠 Flt-1。鼠 Flt-1 基因位于第 7 号染色体的近端部分，人则位于 19q1。鼠 Flt 基因约为 4.0kb，人约为 5.9kb。二者均包含 8 个外显子，在种族之间，FL 外显子的大小高度保守，但内含子的大小变化较大。外显子 1 包含非编码序列和编码信号肽前 11 位氨基酸的序列，外显子 2 编码信号肽的剩余氨基酸。外显子 3～5 编码的氨基酸构成胞外区的主要部分。外显子 6 存在于部分 Flt 的异构体中，可表达终止信号，使主链在跨膜区的部位断裂，产生可溶性的 Flt。外显子 7 编码整个跨膜区，外显子 8 编码 Flt-1 的胞内期。人和鼠的 Flt 转录蛋白分别含有 231 和 235 个氨基酸，均存在多种异构体，目前主要分为膜表达型和分泌型两种。鼠和人的 Flt 蛋白有 72% 的同源性，胞外区的同源性（73%）高于胞内区（57%）。内源性 Flt 具有自身的调节功能，消耗过量的 VEGF，避免血管生成失控。

6. 色素上皮衍生因子（pigment epithelium-derived factor，PEDF）　是丝氨酸蛋白酶超家族的成员，具有高度保守的序列。人类的 PEDF 蛋白编码基因位于人第 17 号染色体的短臂末端，是由 418 个氨基酸编码的多肽；在氨基末端有一个信号肽和一个 N- 糖基化位点，在 Asn^{398} 位置，以及一个丝氨酸蛋白酶抑制剂的标志性序列 YHLNQPFIFVL。实际上一个成熟的基因表达产物，它是作为单体糖蛋白分泌的，它的表面分子量是 50 000，分子的半径是 13.05nm，有一个开始于 21 号氨基酸的氨基末端的前体多肽。

PEDF 是一个没有抑制作用的丝氨酸蛋白酶

抑制剂超家族成员，它不是蛋白酶的抑制剂，而是它们的底物。据推断，丝氨酸蛋白酶抑制剂的作用位点在 P1P1'Leu^{382}Thr^{383} 暗示亮氨酰肽链内切酶，能够识别糜蛋白酶和组织蛋白酶 G。然而这些酶劈开作用位点后，并不形成典型的 SDS 蛋白酶复合物（抗丝氨酸蛋白酶抑制剂复合物）。此外，PEDF 不像丝氨酸蛋白酶抑制剂，抑制物在劈开 RCL 时作为抑制机制发生构象的变化。更为重要的是，PEDF 是多功能蛋白，具有神经营养、亲神经元、神经保护作用、抗肿瘤、抗新生血管、抗血管通透性的特性。这些特性，在以下的事实中得到了证实：通过刺激神经元的分化，使视网膜成神经细胞瘤和前列腺肿瘤细胞分化成低度恶性的细胞表型；在初级运动神经元的发展中，刺激轴索向外生长；促进光感受器的生成；在初级视网膜细胞、初级小脑颗粒细胞、初级海马神经元、初级运动神经元中，抵抗由于毒素和氧分压引起的细胞死亡；阻断胶质细胞的增生；促进肿瘤细胞的凋亡；促进内皮细胞的凋亡，抑制内皮细胞的迁徙，抑制内皮细胞和新生血管芽的形成。

7. 外源性血管生成抑制物　已发现多种外源性血管生成抑制物，包括抗生素、激素类、金属蛋白抑制剂、黏附分子的抑制剂、紫杉醇、维生素 D_3 衍生物、维生素 A 类、多磺基化合物、肝素类似物，以及细胞外基质成分等。它们可能通过干扰血管生成的合成与释放，抑制血管生成因子活性，阻止血管内皮细胞分裂、增殖等方面达到目的。TNP-470 由美国 TAP Pharmaceuticals 公司研制开发，是烟曲霉素的半合成类似物，为非特异性内皮细胞抑制药，阻止成纤维细胞的生长，对正常体细胞没有影响。目前尚在做二期临床研究，主要治疗成人晚期实体瘤和淋巴瘤、急性白血病。沙利度胺（thalidomide）是一种抗麻风病药，在 20 世纪中叶因严重的致畸作用而停用。1994 年，发现它能抗血管生成。沙利度胺及其类似物 EM-12 可明显抑制 TNF-α 的产生。TNF-α 不仅具有免疫调节作用，还有抑制肿瘤诱发血管生成的作用，现在正在做三期临床研究，用于非小细胞肺癌和转移性前列腺癌。碳氧氨咪唑（CAI）：由美国 NCI 研制开发，是一种非压力依赖性的、钙介导的细胞信号转导抑制药，能阻断配体激活的钙离子的内流，以及释放第二信使花生四烯酸和肌酸多聚磷酸盐，从而改变包括内皮细胞在内的多种细胞的生物学行为，如运动、侵袭、酶解和构建血管等，在体内抑制血管生成。CAI 可口服给药，二期临床研究治疗膀胱癌和晚期肾细胞瘤，与紫杉醇合用效果佳。

8. 血管能抑素（canstatin）　有明显抑制肿瘤的作用，因此其是根据 cancer（癌症）和 stasis（停滞）的合成词命名，被译为血管能抑素。它是继血管生成抑制素（angiostatin，AS）、内皮抑素（endostatin，ES）之后新发现的一种来源于 IV 型胶原 α$_2$ 链非胶原（NC）区新的血管生成和肿瘤生长抑制因子。它具有较强的抑制 VEC 增殖和迁移、诱导 VEC 凋亡、抑制肿瘤的作用，其相对分子量为 24 000，cDNA 由 684 个碱基组成，编码 227 个氨基酸。已有研究显示，Canstatin N 末端 1～89 位氨基酸片段在体外能有效抑制 VEC 的增殖、迁移，诱导其凋亡，但对非内皮细胞的增殖无明显作用；在体内可阻滞肿瘤的新血管形成和肿瘤的生长。C 端 157～227 位氨基酸抑制 VEC 增殖的能力与 N 端相近，主要作用是抗血管生成和抑制 VEC 的增生，但其具体作用机制尚未明了。

大量实验研究证明，血管能抑素具有抑制血管新生的作用，目前认为，血管能抑素抑制血管新生的可能的机制有以下几个方面。

（1）抑制重要激酶的磷酸化：Magnon 研究显示，血管能抑素是通过整合素依赖性 VEC 起抑制作用，血管能抑素结合整合素 α$_v$β$_3$ 和 α$_v$β$_5$，使得整合素与相应的整合素受体结合被竞争性抑制，基质外信号无法传至胞内，FAK 磷酸化减少，而 FAK 的磷酸化是整合素介导的细胞增殖和迁移的下游信号之一，因此血管能抑素是通过整合素依赖性 VEC 抑制细胞增殖、迁移甚至凋亡。除了 FAK，还有其他许多在细胞信号传导通路中有重要作用的激酶磷酸化可以被血管能抑素抑制，Panka 等研究显示，在培养的人脐静脉内皮细胞中血管能抑素能抑制丝氨酸/苏氨酸蛋白激酶（Akt）、哺乳动物雷帕霉素靶蛋白（mTOR）、真核起始因子 -4E- 结合蛋白 -1（4E-BP1）、核糖体 S6- 激酶（p70s6k）的磷酸化。肿瘤抑素（tumstatin）能抑制 Akt 和 mTOR，导致蛋白质合成减少，显示其抗血管功能，血管能抑素可能通过相似的方式发挥抗血管生成的功能。

（2）下调 FLIP 表达及诱导 Fas 配体过表达：Panka 等进行的研究表明，Canstatin 诱导 VEC 凋亡的机制是抑制了整联蛋白、局部 FAK/PI3K、蛋白激酶 B（protein kinase B，PKB）信号转导通路，导致抗凋亡蛋白的合成下降。FLIP（FADD like ICE inhibitory protein）作为一种重要的抗凋亡蛋白，在不同类型的肿瘤中已发现表达水平增高，并且它可以抑制死亡受体介导的细胞凋亡。血管能抑素作用于 VEC 引起 PI3K/Akt 信号通路的抑制会下调胞内抗凋亡蛋白 FLIP 的水平，从而使得细胞凋亡易于进行；同时血管能抑素还可诱导 Fas 配体的过表达，激活 caspase-8、caspase-9 裂解，降低线粒体膜电位，激活 caspase-3，进而使细胞凋亡扩大化。

（3）血管生成调控因子的干预：血管内皮生长因子（VEGF）是已知的主要的促血管生成因子之一，血管能抑素能够使 VEGFR/Flk-1 的表达减弱，使肿瘤细胞分泌的 VEGF 没有足够的受体与其结合，从而降低了 VEGF 相对的生物学活性，减少了由 VEGF 引发的肿瘤血管形成。此外，血管能抑素还能够通过其他的机制去抑制血管的生成。

许多研究表明，血管能抑素的作用是多条途径网络配合的结果，其中何为主要作用路径尚未明确，而且很多机制与其他内生血管抑制因子都有相似之处，那么血管能抑素之所以能强于内皮抑素具有的强大抗血管生成作用，其关键、特异、高效的途径到底是什么还有待于进一步研究和阐明。

（何延政　刘　勇）

主要参考文献

蒋晖，张端莲，陕声国，2010. 胎盘生长因子及其受体在血管瘤形成中的作用. 中华肿瘤防治杂志，17（1）：59-61

亓民，李建生，马军，等，2009. 腺病毒介导 Canstatin 基因对肝癌的抑制作用. 第四军医大学学报，30（10）：910-912

王绍飞，任兵，高晓唯，2007. PEDF 的研究进展. 国际眼科杂志，7（4）：1116-1118

吴国明，李昆林，2006. 血管生成抑制因子抗肿瘤作用的研究进展. 中国处方药，1（3）：46-48

熊正平，杨树仁，2004. 血管生成的调控. 国外医学·临床放射学分册，27（1）：61-64

张喜成，何延政，2004. 骨髓细胞移植治疗肢体缺血研究进展. 中华实验外科杂志，12（1）：73-74

赵小祺，王春光，张静，2009. 缺氧诱导因子 -1α 研究进展. 河北北方学院学报（医学版），26（5）：73-75

朱宝菊，乔玉环，李印，2009. Canstatin 基因治疗对小鼠人卵巢癌移植瘤生长及 Caspase-3、Flk-1 蛋白表达的影响. 郑州大学学报（医学版），44（2）：292-294

Bergers G，Benjamin LE，2003. Tumorigenesis and angiogenic stitch. Nat Rev Cancer，3（6）：401-410

Cao Y，Hong A，Schulten H，et al，2005. Update on therapeutic neovascularization. Cardiovasc Res，65（3）：639-648

Costa C，Soares R，Schmitt F，2004. Angiogenesis：now and then. APMIS，112（7-8）：402-412

Fischer C，Jonckx B，Mazzone M，et al，2007. Anti-PlGF inhibits growth of VEGF（R）-inhibitor-resistant tumors without affecting healthy vessels. Cell，131（3）：463-475

Folkman J，2004. Endogenous angiogenesis inhibitors. APMIS，112（7-8）：496-507

Lundberg JO，Weitzberg E，2005. NO generation from nitrite and its role in vascular control. Arterioscler Thromb Vase Biol，25（5）：915-922

Rehman S，Jayson GC，2005. Molecular imaging of antiangiogenic agents. Oncologist，10（2）：92-103

Rosen LS，2002. Clinical experience with angiogenesis signaling inhibitors：focus on vascular endothelial growth factor（VEGF）blockers. Cancer Control，9（suppl）：36S-44S

Szlosarek P，Charles KA，Balkwill FR，2006. Tumour necrosis factor-a as a tumour promoter. Eur J Cancer，4（2）：745-750

第四章　血管疾病的常见症状和体征

近年来，随着科学技术发展，血管外科许多先进的检测仪器相继问世。但是，提供任何检查的基本信息均来源于患者的临床表现。因此，外科医师必须熟悉周围血管病的症状和体征，能够在作出初步判断的基础上，有目的地选择有关的检测方法，以进一步明确诊断。

一、疼　　痛

疼痛主要是由动脉供血不足和静脉高压、淤血引起。

（一）间歇性跛行

间歇性跛行又称运动性疼痛，整个下肢均可发生，但多发生于小腿腓肠肌部位，特征是患者行走一段距离后患肢出现怠倦、压迫感、麻木感、钝痛或痉挛性剧痛等，从而停止行走，休息一段时间后缓解，但再次行走同样的距离，可产生同样的症状。这是肢体慢性缺血的典型症状，多在病变的早期出现。发生的机制：肌肉活动时需氧量增加，在缺血情况下，肌肉活动所释放的 P 因子累积到一定浓度时，刺激局部末梢神经引起疼痛或不适。一般来讲，持续行走的距离越短，病情越严重。应该指出的是，静脉性疾病和有些非动脉闭塞病变，如髂 - 股静脉闭塞、髋或膝关节炎等时，也可发生间歇性跛行。因此，对有间歇性跛行者，必须检查有无动脉供血不足和静脉性疾病的其他征象。

（二）静息痛

严重的动脉和静脉病变，多能引起肢体持续性疼痛，而以动脉闭塞者更为剧烈。动脉性静息痛主要是由于缺血性神经炎引起。静息痛可以突然发生，如急性动脉栓塞，也可逐步发展而来，如血栓闭塞性脉管炎和动脉粥样硬化闭塞症等。

供血不足引起的疼痛，抬高患肢后症状可加剧，夜间疼痛显著加重。因此，不少病情严重的患者，终夜端坐抱膝，呻吟不止，不能平卧入睡。当患肢发生溃烂或坏死后，疼痛的程度更加剧烈。静脉性静息痛一般为沉重、酸胀和胀痛感。深静脉血液倒流和回流障碍性病变时，一般在站立时间较长后，均可发生疼痛，平卧并抬高患肢后，即可减轻或消失。急性深静脉血栓形成时，除患肢肿胀、胀痛外，在病变部位尚有压痛存在，如腓肠肌和股总静脉等处。下肢深静脉功能不全继发小腿下段交通静脉功能不全时，小腿远端常有皮肤营养障碍性变化，如皮肤纤薄、脱屑、趾甲变性、毛发稀少、色素沉着、湿疹等。严重者足靴区可发生溃疡，常经久不愈，尤其是并发感染者，也可出现持续性疼痛，但在抬高患肢后，疼痛可减轻。

二、皮 肤 温 度

肢体皮肤表面温度随供血情况而变化。急性或慢性动脉主干闭塞时，闭塞远侧皮温降低的范围随闭塞平面的高低而不同。急性动脉栓塞时，皮肤温度降低的平面要比栓塞平面低一掌宽至一个关节，而皮色改变、感觉和运动障碍的平面常较栓塞部位低 1～2 个关节平面。慢性股浅动脉闭塞的患者，由于股深动脉代偿性扩张，膝关节侧支动脉形成良好者，其膝部皮肤温度可明显升高，出现"暖膝征"。末梢动脉强烈痉挛，如雷诺综合征者，也会在发作时使指（趾）端发凉，但在痉挛缓解后，皮肤温度又会复升。末梢动脉暂时性过度扩张，如红斑性肢痛症，则使患足潮热、灼痛。肢体有动静脉瘘存在时，由于患处血流量增加，除可发生肢体增长、增粗，毛发增多外，皮温也随动脉血液分流量的多少而有不同程度的升高，如血液分流量较大，则动静脉瘘口的远侧肢体皮温可降低。检测患肢皮温时，患者需处于

25℃左右的温度环境中，15～30 分钟后再进行测定。最简单的方法是用中指第二节背面，从肢体末端逐步移向近侧，检查皮温有无明显改变，改变的部位为变温带，提示其远侧肢体供血不足。这种检测方法虽然比较粗糙，但简便易行，有经验的医师可辨别 0.5℃以上的温差变化，然后可做半导体皮温计和深组织温度计检查，以获取更精确的数据。

三、患肢形态

患肢形态主要为肿胀，其次包括萎缩、增长、增粗和局限性隆起等。下肢深静脉功能不全者多发生患肢肿胀，主要由深静脉系统淤血、高压所致。下肢深静脉功能不全按血流动力学的改变，可分为血液倒流和血液回流障碍两大类。前者包括下肢原发性深静脉瓣膜功能不全（多继发浅静脉和交通静脉功能不全）、下肢深静脉血栓形成后完全再通型、先天性下肢深静脉无瓣症等。后者包括急性下肢深静脉血栓形成、血栓形成后完全闭塞和部分再通型、静脉畸形骨肥大综合征、髂静脉受压和下腔静脉阻塞综合征等。这二者虽然病理变化不同，血流动力学改变各异，但临床表现基本相同，包括患肢肿胀、胀痛、酸胀、浅静脉曲张和足靴区皮肤营养障碍性病变等。肿胀在较长时间站立后发生或加重，平卧或经过一夜睡眠后消退。高位下肢深静脉血栓形成，如髂静脉或髂-股静脉闭塞者，还于大腿上段或下腹部出现浅静脉曲张。静脉畸形骨肥大综合征者，除患肢肿胀外，还有皮肤血管痣、肢体增长和浅静脉曲张等表现。髂静脉和下腔静脉阻塞时，多在胸腹壁有曲张的浅静脉可见。动静脉瘘也可使肢体肿胀，但程度常较轻。患肢静脉肿胀需与淋巴水肿和心脏病、肾脏病引起的下肢肿胀相鉴别。静脉性肿胀一般不延及足部，而淋巴水肿和心脏病引起的下肢肿胀，则包括足部在内。淋巴水肿者皮肤呈典型的象皮肿。心脏病、肾脏病引起的下肢肿胀均累及双下肢，范围广泛，多伴有原发病因的其他症状。肢体增长均发生于先天性周围血管疾病，如先天性动静脉瘘和静脉畸形骨肥大综合征等，除肢体增长外，还有其他一些相应的临床症状和体征，多在幼年或少年期发病，动静脉瘘患者还可在病变部位扪及震颤和听到杂音。

由周围血管病引起的局限性隆起，包括结节性动脉周围炎、动脉瘤、囊性浅静脉扩张、静脉瘤和游走性血栓性浅静脉炎等。

皮肤色泽改变主要由动脉供血不足、舒缩失常，以及静脉系统淤血、高压所引起。检查患肢皮色时，应尽可能利用天然光线，在室温为 25℃左右的环境中进行观察。正常皮肤的色泽为淡红色，病态的皮色分为发红、发绀和苍白 3 种。红斑性肢痛症发作时，皮肤呈典型的潮红色。雷诺综合征和指（趾）发绀病时，双侧肢端的对称部位呈持续和均匀的发绀，并伴有皮肤温度降低。动脉痉挛或闭塞使肢体供血不足时，患肢皮肤呈苍白色。下肢深静脉高压继发小腿交通静脉功能不全或浅静脉瓣膜严重功能不全时，多发生足靴区色素沉着。一般认为，色素沉着的范围和程度随病情的进展而加重。

四、结构异常

结构异常主要包括皮肤及其附件营养障碍、动脉搏动减弱或消失、浅静脉曲张等。患肢慢性缺血时，指（趾）甲生长缓慢、增厚，并有平行嵴形成，在病情改善后，这些病变可随之消失。动脉痉挛性病变，如雷诺综合征和战壕足综合征等，最常见的改变为邻近甲皱襞的指（趾）甲变薄，并潜入表皮，表皮则显著变宽，形成翼状胬肉。指（趾）背的毛发也可停止生长或脱落，在循环改善后可再生长。肢体主要动脉搏动的改变，是诊断周围动脉疾病的重要体征。四肢可扪及的浅表动脉有肱、桡、尺、股总、腘、足背和胫后动脉，这些动脉搏动的改变可分为正常、减弱、消失和增强等情况。局部动脉搏动减弱或消失，是近侧主干动脉闭塞性病变的主要特征。在不同部位扪及局部动脉搏动的改变，可以相当准确地估计病变的范围和平面。动脉搏动减弱或消失，可因动脉闭塞或强烈痉挛所引起，因此，在扪触时应注意动脉管壁有无增厚、弹性减弱和迂曲等。体内大血管和其主要分支的病变，如主动脉缩窄、主动脉瘤，心脏病如心律失常、心力衰竭，甲状腺功能亢进（甲亢）等，多可导致周围动脉搏动的变化。正常的动脉血流不会发生杂音，若主干动脉狭窄、动静脉瘘和动脉瘤等时，均可听到杂音。动脉管腔狭窄时，杂音自病变处向远侧传导。动静脉瘘时，杂音局限于病变部位。动脉瘤者局部还有搏动和膨胀性肿块。下肢浅静脉曲张已不再认为是一个单独的疾病，而是由各种病因所引起的共同症状。无论下肢静脉性疾病是属于血液倒流，还是回流障碍，它们多可酿成下肢浅静脉曲张。由于它的病因很多，血流动力学改变各异，所以屈氏和潘氏试验已不能查明原因，更不能作为鉴别诊断的方法。

五、溃疡和坏死

急、慢性动脉供血不足和静脉淤血、高压，多可酿成溃疡和坏死。肢体主干动脉闭塞性疾病所引起的溃疡多起于足趾或手指，伴有持续和剧烈的静息痛。若病情继续恶化，即发生坏死，并向近侧进行性扩展。下肢静脉淤血、高压是足靴区溃疡的主要原因，多发生于内踝部，足靴区常同时有其他皮肤营养障碍性病变，如瘙痒、湿疹、皮炎和色素沉着等。但必须指出的是，许多非血管疾病，如脊髓损伤、脊髓结核、脊髓空洞症和糖尿病等，多可导致足趾溃烂。这些溃疡多与神经性病变有关，局部常有感觉减退，溃疡等都典型地位于受压点和胼胝处。

六、肿　块

肿块主要包括搏动性和非搏动性肿块。搏动性肿块通常为动脉瘤和假性动脉瘤的主要表现，压迫肿块的近端动脉，肿块可变小，搏动明显减弱甚至消失，肿块活动度较差，在搏动性肿块上听诊可闻及血流杂音。非搏动性肿块最常见于血管瘤，这种肿块常触之质软，体位试验阳性，边界不甚清楚，经肿块穿刺可抽出血液。颈动脉分叉部位生长缓慢的肿块，可左右移动，但上下不能移动，压迫颈总动脉肿块缩小不明显者，应考虑颈动脉体瘤的可能。

七、脑缺血和卒中

脑缺血和卒中主要与颅外颈动脉病变有关，如颈动脉狭窄、闭塞、颈动脉斑块脱落和颈动脉瘤等。单侧大脑半球症状的短暂脑缺血发作，目前认为主要为颈动脉硬化斑块表面栓子脱落所致。其发病迅速，一般症状持续 2～5 分钟，主要包括下列一种或数种临床表现。①运动障碍：对侧偏瘫或单侧肢体轻瘫，面部、上臂和手软弱无力，运动失灵，下肢较少受累。主侧半球受累则引起运动性失语。②感觉障碍：单侧肢体感觉异常，常见一侧下面部和肢体沉重感，感觉减退或丧失。主侧半球受累则引起不同程度的感觉性失语。③视觉障碍：常见为单眼一过性黑矇，部分视野缺损或偶有同向偏盲。完全性脑卒中主要为脑血管发生栓塞、血栓形成或颈动脉闭塞所致的血流锐减，而侧支循环代偿不良所致。

（陆信武　张培华）

主要参考文献

孙建民，张培华，1988. 从症状和体征上诊断常见周围血管病. 实用外科杂志，8：94-95

第五章　血管疾病的无创检查

第一节　彩色多普勒超声

目前，对于血管外科疾病的诊断技术来说，血管造影仍是"金标准"，但由于其有创及可重复性差的特点，并不能作为常规及随访监测的检查手段。临床上应用较为广泛的仍是无创检查，其中最为重要的就是彩色多普勒超声，由于能提供血管的解剖信息和血流动力学的信息，目前已成为血管疾病诊断最为重要的技术之一。

一、超声诊断的原理

超声诊断是利用物体机械振动所产生的波（声波）经体表射入人体，在人体内传播时具有方向性和穿透力，由于人体不同组织的密度不一致、声波传播速度也就不同，这便是组织间产生声阻抗差的主要因素之一。血管壁与外周组织，血管腔内血液，血细胞之间均存在明显的声阻抗差，所以在不同的界面上均产生反射，并先后被探头所接受，因此显现出来的为不同回声的图像。

彩色多普勒是将二维的解剖学显像，与多普勒彩色编码显像相结合的技术，将血流信息重叠于二维超声相应的横断面或纵切面，形象地显示血管内血流状况，并以不同的颜色显示血流的方向与速度，通常以朝向探头流动的血流呈红色，离开探头的血流呈蓝色，这是国际照明委员会规定的颜色，同时规定彩标显示为上红下蓝，若将彩标反转，则朝向探头流动的血流呈蓝色，离探头的血流呈红色，不能单纯地认为红、蓝代表动、静脉血流。一般来说，显示的颜色越纯正，则表示血流的层流越多，湍流则表现为红、蓝血流镶嵌的图案。

脉冲多普勒频谱简单地说就是观察红细胞的散射运动，血液中红细胞是很好的超声散射源，当探头发射声束进入血管后，红细胞经过声场运动产生的散射作用被探头吸收，以频谱显示。在动脉血流中，如果血流为层流，多普勒频谱峰值下面有一清楚的收缩窗，表示在所取样的这段血流中，红细胞都是匀速运动；反之，如果血流紊乱，红细胞不再匀速运动，产生湍流，则收缩窗不复存在。而在静脉血流中则表现为随呼吸而改变的起伏型血流频谱。

二、检查方法和内容

首先检查者必须掌握正常脏器血管和周围血管的大体解剖和体表投影，了解先天性变异和病变后的大体病理解剖改变和病理生理变化。根据病变部位采取不同的体位，如仰卧位、俯卧位，甚至侧卧位等，采用双侧对比、近远端对照检查。根据血管的深度不同，采用的探头频率在 3.5 ～ 10MHz 不等。二维图像上需观察血管内径大小，走行有无异常，管壁光滑度，内膜增厚情况及管腔内有无异常回声占据等。彩色多普勒观察血流方向，有无异常血流交通，血流充盈情况，并根据脉冲多普勒测定局部的血流速度、阻力指数、血流量等进行血流动力学的分析。

三、临床应用

1. 动脉狭窄　常见于下肢动脉、颈动脉、椎动脉等，患者多伴有高血压、高血脂、糖尿病或年龄增大。超声图像上表现为血管走行迂曲，血管壁不规则增厚，内膜的连续性中断、粗糙，多数患者可在动脉分叉处发现强回声钙化斑或低回声的软斑块（图 5-1），有时伴有溃疡。彩色多普勒显示局部血流充盈缺损，狭窄部呈五彩镶嵌血流，脉冲频谱在狭窄部位可测得明显的峰值流速增快，远端流速减慢。尤其对于颈动脉狭窄性疾病，彩色多普勒超声检查为目前最佳的颈动脉无创检查仪，它不但可显示颈动脉的解剖图像，还可显示动脉内血栓及血流量、流速、血流方向等。诊断颈动脉通畅程度的准确性在 95% 以上。彩超检查还可以判断动脉硬化斑块的性质，为治疗方案的制订和预后的判断，提供比较可靠的资料。同时也是疾病筛查和随访的有效手段。

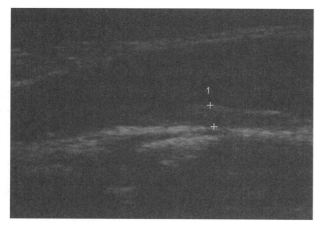

图 5-1　颈总动脉部见低回声团块突出，内膜增厚

根据多普勒超声的表现，可对斑块的形态学进行分型，一般分为四种类型：①扁平斑，表现为局部轻微隆起，呈条状低回声，一般厚度＞1.2mm。②软斑，以胶原组织为主的纤维脂肪斑块，突出于管腔，形态不规则，表面不光滑，以低回声为主。③硬斑，也称钙化斑，内部回声高，后方有声影，这种斑块钙化成分较高。④复合斑块，表面不规则、内部不均质，含较多脂质的低回声

易损斑块，包括斑块内出血，溃疡，血栓形成，此种类型为不稳定斑块，易造成短暂性脑缺血发作（TIA）及缺血性脑卒中的发作，最值得引起重视。

多普勒的优势在于不仅可以提供形态学的资料，还能进行血流动力学的测定，根据多普勒频谱的变化，也可以推算颈动脉狭窄的程度（图 5-1）。①正常：无多普勒频谱增宽，收缩期峰值流速（peak systolic velocity，PSV）＜100cm/s。②轻度狭窄（0%～19%）：PSV 可增至近端正常流速的 30%，频谱可稍增宽，但仍为三相波形。③中度狭窄（20%～49%）：PSV 与近心段正常血流比较增加 30% 以上甚至一倍，并出现明显增宽的频谱，舒张早期的反向血流流速减低或消失，呈现二相波形。④重度狭窄（50%～99%）：可出现明显的血流动力学的改变，PSV 可增加至正常值一倍以上，反向血流消失，呈单向波形，频谱进一步增宽，曲线下窗口填充（为湍流现象）。⑤完全闭塞（100%）：阻塞部位动脉腔内无血流信号，远端动脉可检测到收缩期血流流速降低的单相波形。

2. 动脉瘤　可在四肢多个部位及内脏动脉均可发生。超声图像上表现为局部血管囊状或梭形扩张，边界清晰，内壁回声增强，有时还可见附壁血栓。彩色多普勒可见瘤腔内红、蓝相间的彩色血流，频谱增宽，形态多变。多数假性动脉瘤患者中，还可显示出瘤腔与动脉的开口（图 5-2）。

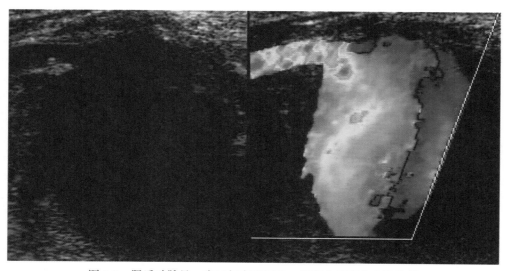

图 5-2　胫后动脉见一瘘口与瘤腔相通，瘤腔内见彩色血流信号

3. 动脉栓塞 超声图像显示动脉内强回声团块占据，与动脉内膜间有线状暗带相隔。彩色多普勒及脉冲频谱的变化取决于栓子大小及阻塞程度，有时可见栓塞部位的隧道状彩色血流，血流也可突然中断，脉冲频谱在局部既可增快、增宽，也可完全丧失。

4. 大动脉炎 多累及大动脉及其分支，超声图像显示血管壁呈弥漫性或节段性增厚，血管腔狭窄或完全闭塞。彩色多普勒见狭窄部位有彩色镶嵌或单色明亮的湍流通过，狭窄严重者频谱显示峰值流速明显增高。

5. 静脉血栓形成 常见于上、下肢静脉，超声图像显示受累部位的静脉内膜不规则增厚，管腔内可见低回声的血栓占据，有时可见云雾状红细胞漂浮，管腔明显增宽，探头挤压后管腔不变形，腔内无彩色血流信号充盈。在血栓后遗症患者中，可见管腔内等回声血栓机化、管腔狭窄。彩色多普勒见"双轨征"（图 5-3），周围可探及侧支血流信号。

6. 静脉瓣膜功能不全 主要发生在下肢深静脉，以股浅静脉第一对瓣膜为例，表现为瓣膜回声增强，瓣膜游离缘变长，活动时瓣叶不能合拢

（图 5-4A），通过适当的体位或增加血流的试验（如 Valsalva 动作），如果出现反向血流和频谱，并且持续时间大于 0.5s 时，可认为存在静脉倒流，以深静脉反流指数（RI）为评价指标，RI= 反流时间 × 静脉反流平均速度 / 正常回流平均速度。根据反流指数，分为轻、中、重三级，轻度反流指数为 0.74±0.21；中度反流指数为 1.47±0.41；大于 2.5 则定为重度反流（图 5-4B）。

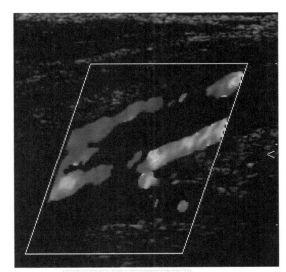

图 5-3 股静脉内血栓形成，血流信号呈"双轨征"

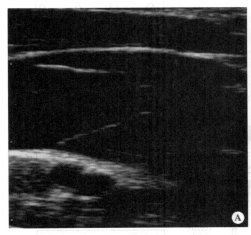
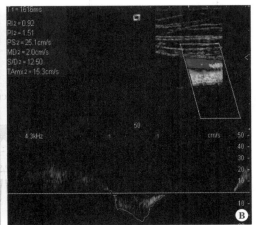

图 5-4 股浅静脉第一对瓣膜游离缘变长；Valsalva 动作下见股浅静脉下反流

7. 血管瘤 四肢血管瘤较多见，也可见于头面部及躯干。超声图像见病变部位有多个管状或迂曲成团的混合性团块，无明确边界，少数病例中可见血栓形成。彩色多普勒表现为腔内被五彩镶嵌的血流充填，不同部位测得的频谱形态多变，表现为流速不一的动脉频谱、静脉频谱及双向的湍流频谱。

第二节　血管外科特殊检查

一、多普勒血流计

用于研究外周血管多普勒超声仪的发射频率为 2～10MHz，这是因为声束在组织内的穿透深度和发射频率成反比，所以低频率适合检查深部的血管，如大腿部。多普勒效应是指从运动的物体反射回来的声波的频移。最简单的检查外周血管多普勒仪是便携式的，能通过耳机或扬声器等输出声频信号。这对床边做动脉和静脉检查已经足够，如果要更详细的检查，就需要带血流信号及脉冲频谱的多普勒设备。

便携式多普勒仪主要使用连续波模式，由于没有距离信息，故声束内的血管血流信号混在一起，但动脉和静脉的信号特征还是很容易区分的，静脉产生的是低频信号，随呼吸而变化；而动脉血流是有搏动性的高频信号，随心脏跳动而变化，未检测到血流信号则提示动脉闭塞可能。

二、踝肱指数和动脉节段性测压

踝肱指数（ankle/brachial index，ABI）为一侧肢体的最高踝部压力与最高的肱动脉压之比。测量方法是患者平卧，用 12cm×40cm 气袖分别置于双侧踝部、上臂，用多普勒听诊器通过测量足背或胫前动脉、胫后动脉及肱动脉压，得到踝部动脉压与肱动脉压之比即为踝肱指数。正常时踝肱指数 ≥ 0.97。0.9～0.97 为临界值，临床上可无或仅有轻微缺血症状。踝肱指数 < 0.9 可出现明显间歇性跛行、静息痛，甚或坏疽。踝肱指数可提示患肢动脉病变的严重程度，一般低于 0.6 即可有静息痛（图 5-5）。

另外，踝部动脉压绝对值对估计组织血流灌注有一定意义，是反映肢体存活率的重要指标，一般大于 6.67kPa（50mmHg）可以满足末梢肢体的灌注，小于 4.00kPa（30mmHg）时，则多发生坏疽。一般情况下，踝肱指数能大致反映下肢动脉的狭窄程度，但在糖尿病、严重下肢动脉粥样

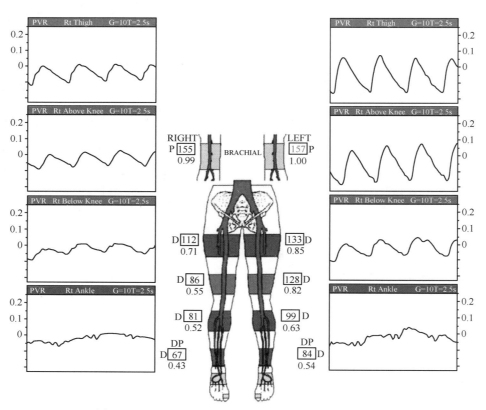

图 5-5　双下肢 ABI 均小于 0.6，提示有较为严重的缺血

硬化患者的动脉壁广泛钙化，当气袖内压力超过动脉压时动脉仍不能关闭，所以测得的压力明显升高，踝肱指数也会相应升高或正常，而造成假象。某些患者同时合并上肢动脉病变，肱动脉压可能降低，也可导致踝肱指数升高或正常。

　　动脉节段性测压的方法：患者仰卧，用相同宽度的袖带（12cm×40cm）分别置于上臂、前臂、踝部、膝下、膝上和大腿上段，用8MHz探头在上肢桡动脉、下肢足背动脉或胫前动脉及胫后动脉处听取动脉信号，分别测出各节段的动脉压力。正常情况下，下肢两侧对称部位所测得的血压是接近的，如果两侧压力差超过2.67kPa（20mmHg）以上，表明压力降低一侧动脉近端有狭窄或闭塞。在下肢各节段间，大腿-膝上、膝上-膝下、膝下-踝部，相邻部位的动脉压力差不超过2.67kPa（20mmHg）。如果相邻节段的动脉压力差超过4.00kPa（30mmHg），则提示远端动脉有狭窄或闭塞。大腿近端压力至少较上臂压高2.67～4.00kPa（20～30mmHg）。大腿近端压力降低提示主动脉、髂动脉或股总动脉狭窄或闭塞，股浅动脉闭塞伴股深动脉狭窄也可以引起大腿近端压降低。单独的股浅动脉狭窄不引起大腿近端压降低。在大腿近端和膝上水平的

压力差超过4.00kPa（30mmHg），提示股浅动脉狭窄或闭塞；膝上与膝下之间压力差超过4.00kPa（30mmHg），提示股浅动脉末端和（或）动脉狭窄或闭塞；膝下和踝部之间压力差超过4.00kPa（30mmHg），提示胫前、胫后动脉病变。节段间压力差在2.67～4.00kPa（20～30mmHg）之间者需定期随访。

三、足趾压力测定和趾肱指数

　　当踝肱指数和节段性动脉压测定正常时，足趾压力测定可了解末梢动脉病变的存在和程度，尤其对糖尿病患者更具有意义。

　　方法：患者平卧，将光电容积描记（photoplethysmography，PPG）探头置于足趾趾腹，用趾气带缚于趾根部，描记波形，然后充气至波形消失出现平坦线，气袖自动放气，当再出现波形时的压力读数即为趾压，同时测双侧肱动脉压。正常时趾肱指数（toe/brachial index，TBI），即趾动脉压与肱动脉压高的一侧之比≥0.75，小于0.75为异常，提示末梢动脉病变。当足趾PPG波形呈平坦波或直线时，趾压不能测出（图5-6）。

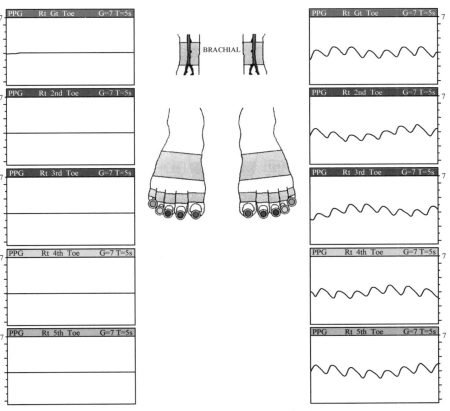

图5-6　右下肢足趾波形消失，提示缺血严重

血栓闭塞性脉管炎、糖尿病足患者的双下肢动脉可以没有狭窄，但其末梢动脉已受累及，故踝肱指数和节段测压可以正常，但趾肱指数明显降低，对该病的诊断、治疗及预后有积极的指导意义。

四、光电容积描记和应变容积描记仪

光电容积描记探头中包括一个发射红外线的发光二极管和接受反射光的光电晶体管。探头发出的红外线经过皮肤的毛细血管，被其中运动的红细胞所吸收，并反射至探头内的光电晶体管，信号被放大处理后形成波形，其大小与皮肤微血管中的红细胞数成正比。波形越高提示该处组织血运越正常。光电容积描记仪常用于检查雷诺综合征，血栓闭塞性脉管炎，以及指端和趾端的压力测定。

将一根灌满液体合金的硅胶管包绕肢体受检部位，硅胶管两端有铜电极，肢体容积增大时，硅胶管拉长，液体合金内电阻增加，两端产生电压，通过电桥放大器可将肢体管径即肢体容积变化记录下来，此为应变容积描记（strain-gauge plethysmography, SPG），可用于测定静脉的通畅性。下肢静脉回流通畅的情况下，如正常人、单纯性浅静脉曲张、原发性深静脉瓣膜功能不全症者，其静脉最大的静脉容量（venous capacity, VC）增大，静脉回流量（venous outflow, VO）也随之增大，曲线明显下降；下肢深静脉广泛血栓形成，其 VC 降低，VO 也明显降低，曲线平坦，无下降迹象（图 5-7 ～图 5-12）。

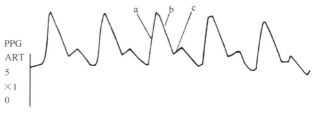

图 5-7   正常动脉的 PPG 波形

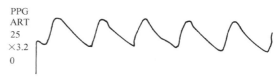

图 5-8   动脉狭窄的 PPG 波形

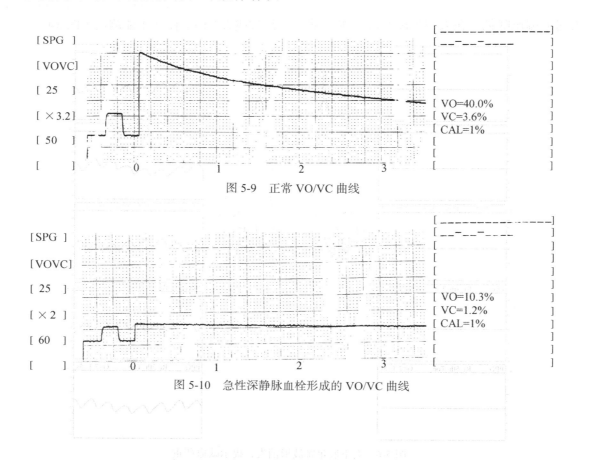

图 5-9   正常 VO/VC 曲线

图 5-10   急性深静脉血栓形成的 VO/VC 曲线

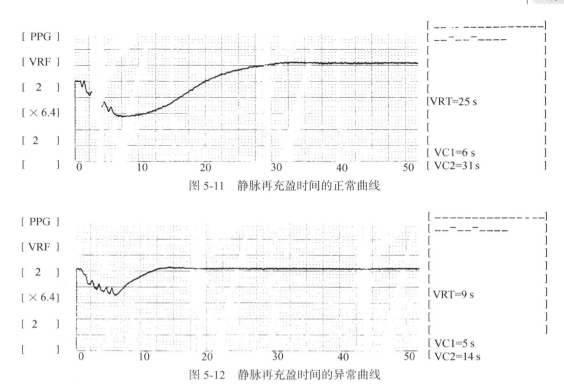

图 5-11　静脉再充盈时间的正常曲线

图 5-12　静脉再充盈时间的异常曲线

第三节　光电容积描记的几种特殊用法

一、腘血管陷迫综合征检测

腘血管陷迫综合征是由于腘窝的异常肌肉和纤维束带等压迫动脉或静脉，从而产生相应的临床表现和病理改变，有时也累及神经，但以腘动脉受累最多见。主要在腓肠肌内侧头的外侧有异常肌束，或者跖肌偏向内侧方，一部分肌束与腓肠肌内侧头连接，压迫腘动脉，造成远端动脉的血运障碍。

患者取仰卧位，用光电容积描记、多普勒探头分别检测下肢动脉末梢波形、节段测压及股、腘、足背和胫后动脉的搏动音。在无其他合并症的情况下，这些指标均在正常范围。然后，①用多普勒探头放在足背或胫后动脉处，听取最清晰信号后嘱患者足跖屈，此时，动脉搏动音明显减弱或消失，恢复自然体位后搏动音又恢复；②将PPG探头置于足趾腹面描记波形，然后让患者足跖屈，PPG波形明显降低甚或消失成平坦线，体位复原后波形恢复。症状严重者做足背屈活动时，PPG波形和多普勒超声听诊也会明显减弱或消失（图5-13）。

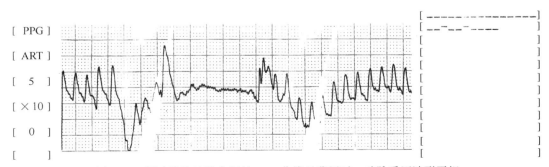

图 5-13　腘动脉陷迫综合征的 PPG 曲线足背屈时，动脉受压波形平坦

二、冷激发试验

雷诺综合征是指肢体动脉和小动脉出现阵发性收缩状态，常于寒冷或精神紧张时发病，表现为肢体尤其手指（足趾）皮肤出现对称性的苍白、青紫和潮红的间歇性改变。通过用 PPG 进行的冷激发试验，可了解在寒冷刺激状态下的指（趾）动脉病变情况。

患者平卧或坐位，双上肢自然放松，在室温 20～25℃下用 PPG 探头测双手 10 指波形，然后将双手置于冰水中 60s，吸干双手，再做波形描记，以后间隔 5、15 和 20min 再描记，对照波形在浸冰水前后的变化。正常情况下，15min 波形恢复正常，如果超过 20min 仍未恢复，表明冷激发试验阳性，提示患指末梢动脉呈病理性收缩。

一般先做上肢动脉节段测压，包括指动脉压，正常时再做冷激发试验。当首次 PPG 波形表现为明显异常时，不宜再用冰水刺激患处。

三、胸廓出口综合征检测

当臂神经丛和锁骨下动脉或静脉经过锁骨后方和第 1 肋骨前方的胸廓出口处受到异常骨质或韧带的压迫，因此而产生的神经和（或）血管受压的一系列征象，称为胸廓出口综合征。通过光电容积末梢动脉波形的描记和各项测试，可帮助区别有无锁骨下动脉受压的征象。

患者取坐位，将手放在膝上，把 PPG 探头粘在手指腹面，扫描速度为 5mm/s，描记波形。

1. 外展高举测试　嘱患者将手举起并外展 90°，描记波形。手应完全伸展，手掌向下。继续让其将手抬高成 180° 垂直举过头，同时手部外旋，再描记波形。正常时波形信号增加，信号减少或消失表示异常，提示锁骨下神经血管束紧压在胸小肌止点下方和锁骨与第 1 肋骨间隙处。常伴有肩部和上肢疼痛（图 5-14）。

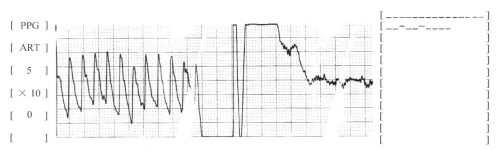

图 5-14　胸廓出口综合征患者做上肢外展高举，测试动脉受压，PPG 曲线幅度降低

2. 肋锁挤压试验　患者取坐位，手放于膝上，描记波形。然后让其把手臂放在两肋旁边，并使肘部弯曲成 90°，尽量使肩向后，胸部向前，深吸气并维持深呼吸，再描记波形。

3. Adson 试验　患者取坐位，手放于膝上，描记波形。然后嘱其深吸气并屏气，尽可能地回

头向后（检查侧），再逐渐转向对侧。

肋锁挤压试验和 Adson 试验的结果分析：正常表现为搏动信号得以维持。测试时搏动信号消失为异常，提示锁骨下动脉、臂神经丛被挤压于锁骨和第 1 肋骨之间，常伴有臂和手部的麻木和疼痛（图 5-15）。

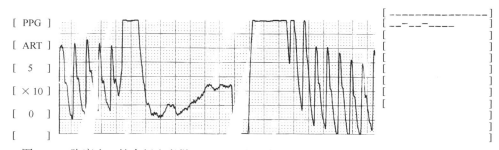

图 5-15　胸廓出口综合征患者做 Adson 试验和肋锁挤压试验动脉受压时 PPG 波形变平坦

（施慧华）

第四节　CT 和 CT 血管成像

计算机体层扫描（computed tomography，CT）是用X线束对人体层面进行扫描，取得信息，并经计算机处理而获得的重建图像，其密度分辨率显著优于普通X线图像。1963年美国科学家Cormack发明了用X线投影数据重建图像的数学方法，1972年英国工程师Hounsfield制成了第一台头颅CT机，这台CT机只能用于静止部位如头颅的检查。随着硬件和软件的改进，1974年美国工程师Ledley设计了全身CT机，扫描速度明显加快，分辨率也有所提高，可以应用于包括头颅以外的其他脏器。发明者Hounsfield和Comark因此获得了1979年诺贝尔生理学或医学奖。20世纪末期，螺旋CT（spiral CT）和多层螺旋CT（multi-slice spiral CT）的相继问世，是CT领域的重大革新，扫描速度成倍提高，使以前不能进行的检查如血管和心脏部位检查等成为可能；短短的几年时间，多层螺旋CT已从当初的2层发展到了128层，其超常的扫描速度，更清晰的图像质量，强大的后处理功能，使其广泛应用于临床。

一、CT 成像的基本原理

CT成像的基本原理是利用X线束对人体检查部位一定厚度的层面进行扫描，由探测器接收透过该层面的X线，转变为可见光后，由光电转换器转变为电信号，再经过模拟/数字转换器转为数字，输入计算机处理。图像形成的处理犹如将选定层面分成若干个体积相同的长方体，即体素（voxel）。扫描所得信息经计算而获得每个体素的X线衰减系数，再排列成矩阵，经数字/模拟转换器把这些矩阵中的每个数字转为由黑到白不同灰度的小方块，即像素（pixel），并按矩阵排列，即构成CT图像。所以，CT图像既是数字化图像，也是重建的断层图像。

二、CT 成像设备

无论是以前的常规CT机，还是近年来推出的多层螺旋CT机，尽管功能各异，扫描速度差异很大，但其基本结构都由扫描系统、计算机系统和图像处理与存储系统构成。

（一）扫描系统

扫描系统包括扫描机架和检查床。扫描机架内装有X线球管、准直器、探测器等，普通CT机的球管和高压发生器间有电缆相连，球管每旋转一圈，必须反向旋转回到原来位置后才能进行第二次扫描，显著影响了扫描速度。螺旋CT由于采用了滑环技术，球管可以往一个方向连续旋转，扫描速度得到极大的提高。目前的128层螺旋CT球管旋转一周即可得到128幅图像，数秒内即可完成全身扫描。其强大的球管热容量保证了连续长时间的扫描。由于X线球管与发生器沿滑环轨道连续旋转，使无间断立体数据采集成为可能，故螺旋扫描又称之为"容积扫描（volume scan）"，为螺旋CT血管造影（spiral computed tomographic angiography，SCTA）提供了成像的基础，目前是血管无损伤检查最常用的方法之一。

探测器是一种将X线辐射量转换成可供记录的电信号的装置，气体探测器已被灵敏度高、光子转换率迅速的固体探测器所替代。多层螺旋CT可将多排探测器进行不同的组合，显著提高了探测器的利用效率。以GE公司的16层CT为例，其在z轴方向上有24个探测格，位于探测器每侧的外四行在z轴方向上为1.25mm，z轴方向中间16行为0.625mm，扫描架每次旋转最多可收集16个信号，每通道的信号可以从单一的探测器行获得，也可以从组合的探测器排获得。

准直器的作用不但可以减少患者接受的放射剂量，提高CT图像质量，还可以决定CT扫描的层厚。多层螺旋CT的准直器独立控制的钨锁，其旋转使得X线束的层厚和z轴的位置可以连续不断地变化。

检查床可做升降和进退动作，其作用是将患者送到预定的位置接受扫描。根据球管旋转和床面移动的方式可以分为步进和同步两种。步进即球管旋转一周，床面移动一次，周而复始；同步则是球管在旋转扫描的同时床面做匀速进或退的动作，即螺旋CT的连续扫描。检查床的移动精度要求甚高，绝对误差一般在±0.5mm以内，为适应不同检查部位的需要，扫描机架还可做一定角度的倾斜。

（二）计算机系统

CT 所用计算机系统一般由主控计算机和阵列处理器两部分组成。主控计算机可以是小型计算机或微型计算机，它的作用是控制和监视扫描过程，并将扫描数据送入存储器，校正 CT 值和输入数据的插值处理，控制扫描信息的传送，图像重建的程序控制，故障分析及诊断等。阵列处理器与主计算机相连接，专门承担图像重建的任务，接受由数据采集系统或磁盘送来的数据，运算后再送到主控计算机，最后在终端上显示。目前的多层螺旋 CT 由于数据量非常大（通常是成百上千幅图像），对计算机就有着更高的要求。目前的计算机速度已经可以进行图像的实时重建。

（三）外围设备

外围设备一般有操作台、图像监视器、照相机、图像存储设备及独立后处理工作台等。目前的照相机大都采用激光照相机，其图像质量明显优于多幅照相机的图像。随着 CT 数据量大幅上升，原先的图像存储方式已显明显不足，图像存档与传输系统（picture archiving and communication system，PACS）便应运而生，它不但可以保存大量的患者图像资料，而且还可以随时调阅，方便传输。目前的后处理工作台配备了很多软件，可以对 CT 原始图像进行多种后处理，包括二维、三维等。

三、螺旋 CT 血管成像

（一）原理

血管和软组织密度在常规 CT 检查时不能很好地鉴别，而且普通的 CT 扫描机因扫描速度的限制，在 CT 血管成像方面一直是个盲区，螺旋 CT 特别是近年来应用的多层螺旋 CT 在血管成像方面的优势已日渐显现，在人体大血管方面已取代 DSA 而作为疾病诊断的主要手段。其基本原理是经血管注射对比剂，通过血液循环在靶血管内对比剂浓度达到最高峰时进行容积扫描，通过后处理技术显示血管的二维和三维影像。

（二）扫描参数的选择和优化

要获得血管理想的 CTA 图像，扫描参数的选择十分重要。主要包括成像的长度范围、扫描层厚的选择、螺距的选择和重建的间隔等。

血管成像的长度范围越大，对 CT 机的要求越高，单层螺旋 CT 不可能进行像下肢动脉这样大范围地扫描，多层螺旋 CT，尤其是 16 层和 64 层 CT，其快速的扫描能力和大的 z 轴（人体纵轴）覆盖范围，在几十秒甚至十几秒就可以完成范围超过 1000mm 的大范围血管扫描。

螺旋 CT 所面临的主要矛盾是扫描层厚（collimation）与 z 轴覆盖范围，要获得高分辨率图像，势必要行薄层扫描，以避免容积效应，由于螺旋 CT 机球管热容量有额定，扫描时间有制约，这就限制了扫描覆盖范围；而层厚增大，小血管的部分容积效应就会明显增加，图像分辨率则下降，因此要根据螺旋 CT 机的条件、受检靶血管的实际情况合理选择层厚。扫描范围小，可以用较薄层厚，反之，宜选用较大层厚。

重建间隔（reconstruction interval）是指被重建的相邻两层横断面之间长轴方向的距离。螺旋 CT 的扫描原始数据可以进行任意层厚的回顾性重建，采用部分重叠方式进行重建，可以减少影响的部分容积效应，使重建图像更清晰，更有利于小血管的显示。一般认为以层厚的 30%～50% 作为重建间隔，可以获得比较理想的分辨率图像。

螺距（pitch）是螺旋 CT 特有的概念，指床速与射线准直宽度的比值，螺距的选择影响着扫描的总时间和单位时间内覆盖的扫描范围，同样也影响着图像质量，较小的螺距可以产生较好的图像质量，但长轴覆盖范围受到了限制，较大的螺距，图像质量稍下降，但明显增加了长轴方向上的覆盖范围。因此，在进行大范围扫描时，需权衡利弊，一味采用较小螺距是不明智之举。

总之，较薄的层厚和螺距有利于提高空间分辨率，有利于对小血管的显示，但单位时间内扫描范围有限；反之则空间分辨率下降，但可进行长范围的扫描和缩短扫描时间。一般而言，扫描层厚较螺距更易影响重建图像的质量，当靶血管垂直扫描距离过长时，宜采用较薄层厚和较大螺距，即所谓"层厚优先原则"，这样对图像质量的影响相对较小。

（三）造影剂团注计划

要得到好的血管重建图像，造影剂的合理选择和注射异常关键。造影剂注射后扫描延时不当，靶血管造影剂浓度尚未达到最高时进行扫描，就无法重建出高质量的血管图像。要保证在靶血管达到最高造影剂浓度时进行扫描，造影剂总量、注射速率、延迟时间是 3 个关键因素。

造影剂总量 / 注射速率 = 注射持续时间。注射持续时间应等于扫描时间。造影剂总量大，注射速率快，血管内造影剂浓度峰值高，小血管的显示率增加，但周围静脉的回流加快，软组织强化明显，易于靶血管重叠而影响图像质量。一般而言，对于相同扫描范围，小的靶血管，尤其是与扫描层面平行的血管如肾动脉，应相应提高注射速率和造影剂总量。

自外周静脉注射造影剂，安全、方便、易于操作，损伤小，但经血液循环到达靶血管仍然受到血液的稀释，故要求有较高的注射速率，使靶血管内造影剂始终处于高浓度状态，一般要求 2.5ml/s 以上。在造影剂总量不变的情况下，速率高，注射时间短，扫描时间也相应缩短，影响了覆盖范围。因此，靶血管情况、扫描范围、注射速率、总量应综合考虑，不必盲目追求过高的速率，对于大多数血管而言，2 ~ 3ml/s 的速率足够满足临床的需要。

延迟时间的选择非常关键，是决定血管成像成败的关键因素。延迟时间是指开始团注造影剂到启动扫描的时间间隔。延迟时间太短，靶血管造影剂浓度还没有达到高峰；延迟时间太长，靶血管造影剂浓度高峰期已过；两种情况都不能得到优质的血管重建图像，甚至有的血管就根本无法显示。所以应根据不同患者血液循环的时间差异和不同的靶血管合理选择延迟时间。由于受患者个体差异和心功能影响及注射速率的不同，要准确把握理想的延迟时间有时非常困难。目前临床上常规应用于不同靶血管的延迟时间，基本上都是根据经验，适用于大部分个体，但难免会有失误。如不能准确把握，可用团注试验测得造影剂强化的峰值。此外，高档的多层螺旋 CT 机都可选用造影剂自动跟踪软件，在靶血管造影剂浓度达高峰时自动触发扫描。例如，Siemens 公司的 Care Bolus、GE 公司的 SmartPrep 等。

（四）后处理重建技术

CT 扫描所得的横断面原始图像虽可以显示和诊断血管病变，但不能整体显示血管的立体关系，必须经图像工作站进行后处理，才能得到二维和三维的血管重建图像，常用的后处理技术包括多平面重建（multiplanar reconstruction，MPR）、最大密度投影（maximum intensity projection，MIP）、容积再现（volume rendering，VR）、表面遮盖显示（surface shadow display，SSD）、曲面重建（curved multiplanar reconstruction，CPR）、仿真内镜技术（virtual endoscopy，VE）。

1. 多平面重建（MPR）和曲面重建（CPR）　两者均属二维重建技术。多平面重建是对靶器官进行任意方向上的二维重建，通常采用冠状位，矢状位重建，相当于正位、侧位。可以从不同角度观察血管的形态和解剖关系，也可以行血管管径的测量，观察血管壁的钙化和管腔的狭窄情况。由于多数血管的走行并不是在同一个平面，多平面重建难以在一幅图像上反映整个血管的形态，而是在不同的重建图像中断续显示，这时就要运用曲面重建技术。曲面重建技术是多平面重建的一种特殊形式，是沿血管画一条径线，通过计算机处理后能够在一幅图像上得到整个血管的全貌，还可以进行 360° 旋转，在拉直的血管图像上进行多种测量，包括血管直径、狭窄段的长度。值得注意的是其测量结果并不完全可靠，相邻的空间关系也并不完全准确，对血管走行段有闭塞时，曲面重建就失去了其价值。而且，此重建技术对操作者画线的技术要求甚高，稍有不慎，就不能重建出理想的血管图像。

2. 最大密度投影（MIP）　是血管重建技术中最常运用的一种重建技术。它是将每条射线上所遇到的最大强度像素进行编码重组而成。因为成像数据源自容积数据，因此可以任意改变投影的方向或每隔一定的角度做一幅 MIP 血管图像来反映三维关系。MIP 成像的最大优势为其灰阶值能真实反映组织的 CT 值，其重建图像类似于传统的血管造影。但由于重建中有骨骼的干扰，要得到逼真的血管 MIP 图像，去骨异常重要，有两种方法可以运用：一种是通过设定"阈值"，使 CT 值高于此阈值的组织都被去除，要保留血管影像，此阈值不应低于血管腔内造影剂的 CT 值；另一种是通过手工去骨，方法是通过工作站提供的软件手工操作，逐步去除干扰血管的骨骼影像，从而使血管影像得以清晰显示。两种方法各有利弊，阈值法操作简便、迅速，但人为因素干扰多，阈值选择过高，剩余骨组织过多；阈值选择过低，小血管和血管壁的钙化都被去除，不能完整反映血管的形态和病变处的真实情况。实际应用中可根据不同靶血管选定不同的去骨方法。对于颅面骨倾向于使用阈值法，而对于胸、腹主动脉及下肢动脉等，手工去骨更有优势。MIP 成像优势明显，但其存在诸多不足，如数据缺失、MIP 只采用了 8% 的体素、背景平均密度增强等。

3. 容积再现（VR） 是目前最高级的三维成像方法，是真正意义上的三维重建，它利用了全部原始数据，没有数据缺失之虞，而且伪彩技术的应用使图像更逼真，血管三维空间解剖关系清晰，可以进行任意方向的旋转。目前已广泛应用于血管成像，其逼真的图像更为临床医师所接受。受使用胶片的限制，所拍摄到胶片上的图像尚不能真正反映其伪彩的情况。随着数字化技术的日益普及和 PACS、HIS 的逐步应用，临床医师在案头就可以看到逼真的数字化影像的日子指日可待。

4. 表面遮盖显示（SSD） 是应用较早的三维图像后处理技术。其必须根据靶血管的 CT 值预先设定一个阈值，落在阈值范围内的像素沿一定径线重组成图像。SSD 图像立体感很强，但只能显示其表面情况，不能显示血管内部结构，如内壁钙化等。因为，SSD 图像上的物体界面并不代表物体本身真正的界面，而是阈值内外像素接触面的模拟界面。因此，阈值的设定成了 SSD 成像非常关键的因素：阈值设定过高，影响小血管的显示，夸大血管狭窄程度；阈值设定过低，虽可显示更多小血管，但靶血管周围组织显示增加，同样干扰靶血管的显示。虽然 SSD 空间立体感强，可显示血管表面轮廓光滑的图像，但缺乏层次和对比度，还不能很好地区分血管壁的钙化和血管腔内的造影剂。SSD 主要用来显示病变和周围结构的空间关系，随着 VR 技术的广泛应用，SSD 本身固有的缺陷更加明显，目前已逐步被 VR 技术所替代。

5. 仿真内镜（VE） CT 仿真内镜技术是 20 世纪 90 年代初由 Vining DJ、Gelfand DW 和 Bechhold RE 等首次报道用于检查结肠病变的一种特殊的三维图像后处理技术。其重建的图像类似于纤维内镜所见，故称之为 CT 仿真内镜。目前在空腔器官包括血管中已广泛地应用。针对不同的空腔脏器调节不同的阈值和透明度成了 VE 成像的关键因素。观察血管腔内情况阈值一般设定在 150～200HU，可以观察血管腔内壁的钙化斑块、血栓，显示主动脉夹层的真假腔内情况和撕裂的内膜。

VE 技术重建的图像有两种显示方式，一种是将观察视线移入腔内动态、实时地观察其内壁的平整度及腔内有无异物阻塞，即 Fly-through 显示方式；另一种是将观察视线移到腔外以观察靶器官外观形态的变化和与周围组织器官的三维空间关系，即 Fly-around 显示方式，也称"气体铸形"或"血液铸形"。

仿真内镜的主要优势：①图像清晰；②三维空间关系明确；③图像可任意角度旋转；④可以从各种方向和角度显示腔内的状态；⑤可以观察到纤维内镜无法看到的血管腔内情况；⑥原始图像可以反复处理；⑦无创、无痛苦。

仿真内镜的局限性：①其影像不能完全真实地表现腔内活体组织物理特征性状态；②不能进行活检；③对腔内病变缺乏较高的敏感性和特异性。

四、多层螺旋 CT 血管成像的临床应用

1. 颅内动脉多层螺旋 CT 血管成像（MSCTA） 作为一种新的非损伤性血管成像技术，正在广泛地应用于临床，由于脑血管管径较细，走行迂曲，颅底解剖结构复杂，要很好地显示颅内血管并不容易。颅内血管病变大部分为动脉瘤和动静脉畸形，动脉瘤大部分发生于 Willis 环，因此准确而清楚地显示 Willis 环的结构成了诊断的关键。通过肘部静脉注射造影剂，造影剂到达颅内血管非常快，动静脉之间的循环时间非常短，掌握准确的造影剂团注总量、注射速度、扫描延迟时间至关重要。

临床上常采用总量 90ml，注射速率 3ml/s，螺距 1.375mm，有效层厚 5mm，延迟 15 ~ 20 秒，扫描覆盖范围 20cm，通过后重建处理，大都能得到较好的血管图像。对于难以确定延迟时间的情况，可采用造影剂跟踪软件和小剂量试验确定扫描延迟时间。

MSCTA 对于诊断脑内动脉瘤和动静脉畸形有较高价值，可以准确显示动脉瘤的大小、部位、载瘤动脉及瘤径的宽度，而且可以任意旋转角度，从各个不同方向进行观察；对于 AVM 可以显示供血动脉、瘤巢和引流静脉，为临床进行手术和介入治疗提供方便。

MSCTA 的图像为三维血管图像，可以随意编辑、旋转、测量、比较，尤其适合选择最佳投照角度。其血管成像不仅精确度高而且成像方法多，常用后处理技术有 VR、MIP、SSD、CPR 等。VR 图像三维立体感强，空间关系明确，伪彩技术的应用使图像更加逼真；MIP 图像类似于 DSA，对细节显示清晰但立体感略差；SSD 图像立体感强但对细节显示欠精确；CPR 图像可以任意旋转，进行病灶的测量。各种重建技术各有优、缺点，因此必须合理选择应用（图 5-16、图 5-17）。

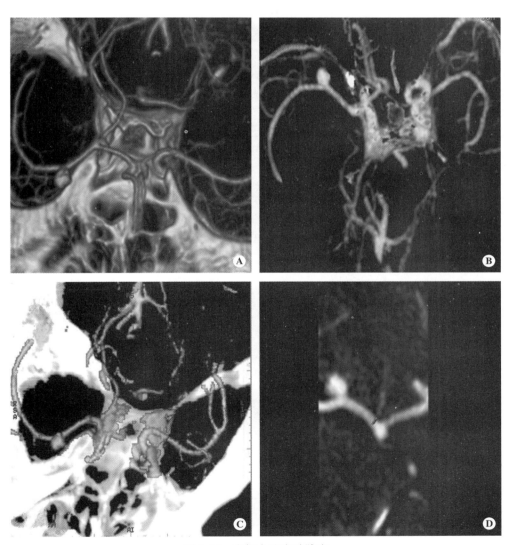

图 5-16　右侧大脑中动脉瘤

A. VR 成像，显示大脑中动脉瘤；B. MIP 成像；C. SSD 成像，图像立体感强；D. CPR 成像

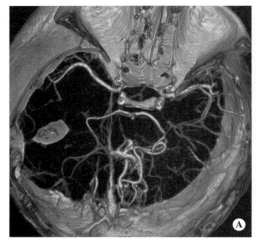
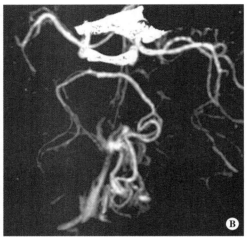
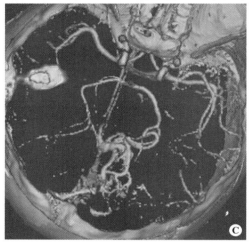

图 5-17 左侧枕部 AVM

A. VR 成像，显示左侧枕部 AVM，左侧大脑后动脉参与供血；B. MIP 成像；C. SSD 成像

2. 颌面部动脉 颌面部动静脉畸形在临床上非常多见，MSCTA 可以容易地发现病灶，显示供血动脉和引流静脉。其大部分供血动脉为颈外动脉分支，如面动脉、上颌动脉等。检查时常采用 90ml 造影剂，注射速率 3ml/s，有效层厚 5mm，延迟 16 秒后扫描。对于儿童及青少年，因血液循环要快于成年人，可适当缩短延迟时间；不能准确把握时，可采用造影剂跟踪技术。VR 重建是最常采用的重建方式，因颌面部骨骼多，去骨非常困难，所以 MIP 重建应用相对较少。因颈外动脉较多分支都被下颌骨遮盖，有时可部分去除之，以利显示供血动脉（图 5-18）。

3. 颈部动脉 主要包括颈动脉和椎动脉。MSCTA 可以非常清晰地显示颈动脉和椎动脉系统的病变情况，如狭窄、闭塞、夹层、动脉瘤、颈动脉体瘤等，为临床选择治疗方法提供依据。

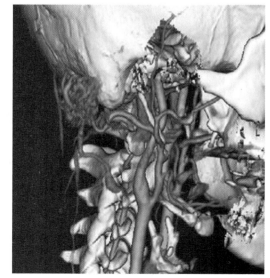

图 5-18 右侧枕部 AVM

VR 成像，清晰显示供血动脉为枕动脉

清晰地显示颈部动脉，选择适当的延迟时间是关键，一般在 90ml 造影剂，3ml/s 注射速率下，有效层厚 5mm，延迟时间常选用 16 秒左右，也可以用造影剂自动触发技术。方法为先平扫选定触发层面，一般为主动脉弓层面，触发阈值 100HU。这样可以准确地在颈部动脉造影剂达到峰值时进行扫描。扫描最下层面必须在主动脉弓以下，这样可以清晰地显示左锁骨下动脉、左颈总动脉和头臂干起始部，最上层面必须达鞍上，以显示颈内动脉颅内段。后处理技术可采用 VR、MIP、CPR 和 VE。VR 技术伪彩的应用给图像以更逼真的感觉，重建时可适当去除下颌骨

和胸骨的遮盖；MIP 可清晰显示颈总动脉、颈内外动脉分叉、颈内动脉颅外段，但对于椎动脉和颈内动脉颅内段的显示较困难，原因是去骨难度较高。这时，CPR 技术就成了非常有用的后处理方法，它不但可以显示整条血管，而且可以把迂曲的血管拉直，可以进行管径的测量和狭窄长度的测量，可以清晰地显示椎动脉受增生骨质的压迫情况。VE 技术可以观察管腔内情况，尤其是对于血管壁的钙化显示。值得注意的是，以上重建方法必须参照原始横断面图像，避免假阳性的发生（图 5-19、图 5-20）。

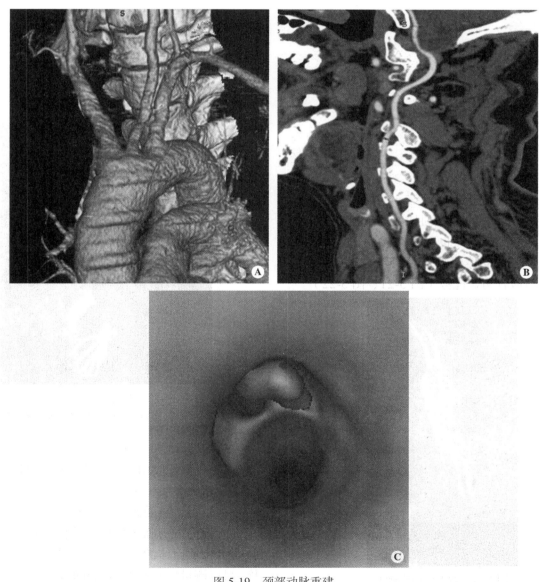

图 5-19　颈部动脉重建

A. VR 成像，显示主动脉弓和从其上发出的 3 个分支动脉；B. CPR 成像，显示椎动脉走行；C. VE 成像，显示动脉内壁钙化斑块

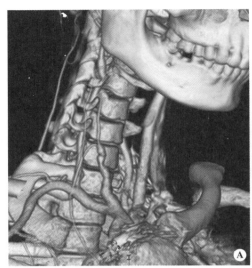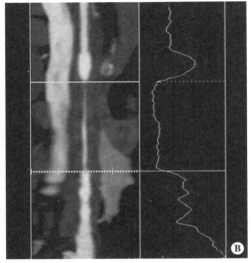

图 5-20 右侧颈动脉狭窄

A. VR 成像；B. CPR 成像，可测量狭窄段长度

4. 上肢动脉 由于受 CT 机机架孔径的限制和造影剂注射部位的影响，上肢动脉的检查不可能两侧同时进行。要检查右侧动脉，必须从左侧肘部静脉注射造影剂，反之亦然。多层螺旋 CT 可以方便地检出锁骨下动脉、腋动脉、肱动脉、尺动脉和桡动脉的病变，但对于手掌动脉，由于管径较细，还不能完全显示清楚。以 3ml/s 的注射速率，90ml 造影剂用量，有效层厚 5mm，延迟 25 秒，可以清晰地显示上肢动脉的情况。重建方法上常采用 VR 和 CPR，当然也可辅以 MIP 和 VE。VR 技术直观，空间立体感强，对于显示上肢和手部的动静脉畸形有明显优势（图 5-21、图 5-22）。

上肢动脉走行迂曲，CPR 技术可以很方便地将整个上肢动脉显示在一幅图像上，可清晰地显示动脉内血栓情况（图 5-23）。

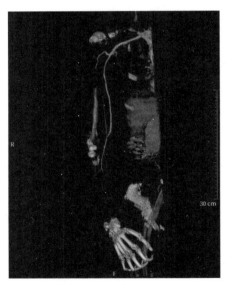

图 5-22 右上肢动静脉瘘术后

VR 成像，重建肱动脉，静脉未见显影，肱动脉全程通畅

5. 胸主动脉 胸主动脉由于管径较粗，MSCTA 成像的应用有较大的优势，可以显示动脉瘤、主动脉夹层、主动脉缩窄等病变。但由于其离心脏较近，易受到心脏搏动伪影的干扰，但其三维成像仍可为临床提供有价值的信息。对于动脉瘤可显示瘤体的全貌和周围结构，观察附壁血栓，可以测量瘤的大小、管腔的直径及瘤径的宽度，为临床手术或介入治疗提供有价值的信息。对于主动脉夹层，可以很好地显示夹层的范围、真假

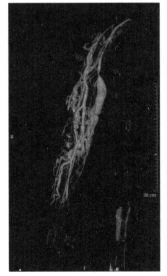

图 5-21 右上肢动静脉瘘

VR 成像，右上肢外伤，右侧肱动脉与肱静脉相吻合，吻合口远端深、浅静脉均不同程度扩张，静脉提前显影

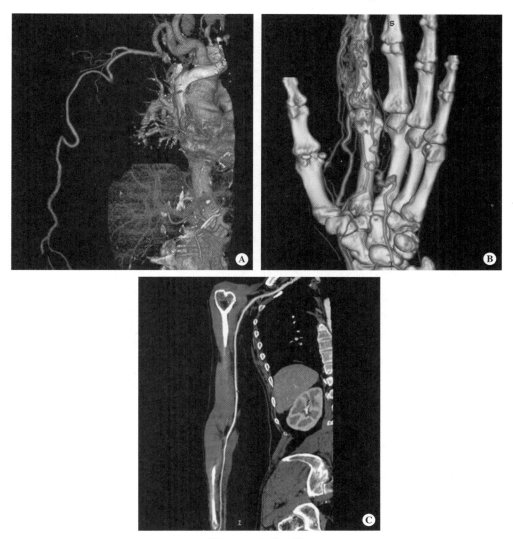

图 5-23　上肢动脉

A.VR 成像，清晰显示右侧锁骨下、腋、肱动脉呈扭曲状；B.VR 成像，显示示指的 AVM；C.CPR 成像，显示整个上肢动脉的全貌

腔的情况、撕裂的内膜、破口所在位置及分支血管受累情况。由于主动脉夹层病情急，死亡率高，必须及时作出诊断及分型，常规血管造影创伤大，不宜作为首选检查，MSCTA 无创、快速、方便，诊断准确率和血管造影相仿，可作为筛选手段，为下一步进行手术或介入治疗提供依据。但其也存在某些不足之处，MSCTA 对马方综合征合并主动脉夹层的真假腔和破口位置的显示较差，难以判断升主动脉夹层是否累及冠状动脉及主动脉瓣等。

主动脉 MSCTA 成像常选择 3ml/s 注射速率，90 ~ 100ml 造影剂，有效层厚 5 ~ 10mm，延迟时间约 20 秒，扫描上界应在主动脉弓上 3cm，以便显示左锁骨下动脉。因为主动脉夹层通常要测量破口到左锁骨下动脉开口的距离，如过近，置入的支架会堵塞左锁骨下动脉开口引起左上肢的缺血。同时造影剂必须从右侧肘部静脉注射以免静脉内过高浓度的造影剂干扰左锁骨下动脉的显示（图 5-24）。

胸主动脉由于管径粗，各种重建方法均可应用，但对于不同病变可进行综合判断，选择最佳的重建方法。如对于主动脉夹层，横断面图像可清晰地显示真假腔、腔内附壁血栓、撕裂的内膜、内移的管壁钙化斑块、受累分支血管发自真假腔的情况和破口的位置，但缺乏对病变三维空间关系的显示，对撕裂内膜和头臂血管的关系较难显示。VR 重建空间关系明确，可显示撕裂的内膜，通过旋转可显示整个撕裂内膜的行径；MIP 重建可显示主动脉的外貌和管壁钙化，但对于附壁血栓和撕裂的内膜瓣显示较差；SSD 重建图像立体感强，但对腔内情况显示较差；CPR 重建可以很好地显示破口和头臂血管的关系；VE 重建可清晰地显示腔内情况，以及撕裂的内膜瓣。各种重建方法各有利弊，应综合地进行选择（图 5-24）。

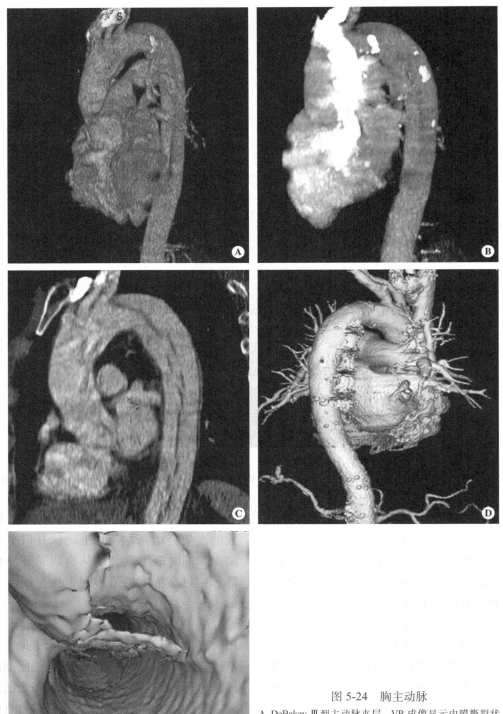

图 5-24　胸主动脉

A. DeBakey Ⅲ 型主动脉夹层，VR 成像显示内膜撕裂状态，以及与头臂干的关系；B. DeBakey Ⅲ 型主动脉夹层，MIP 成像；C. DeBakey Ⅲ 型主动脉夹层，CPR 成像，清晰地显示内膜破口和左锁骨下动脉的关系；D. SSD 成像显示胸主动脉全貌；E.VE 成像，显示腔内撕裂的内膜

6. 腹主动脉 腹主动脉的 MSCTA 检查是文献中最先报道的。研究表明，它可作为腹主动脉病变的首选检查方法，替代常规的 DSA。MSCTA 检查可用于腹主动脉瘤、夹层、腹主动脉狭窄、扭曲、动静脉瘘、腹主动脉瘤术后复查等多种疾病的诊断，为临床提供诸多信息。

腹主动脉扫描常规应用的方法是注射造影剂，速率 3ml/s，造影剂量 100～120ml，有效层厚 5～10mm，扫描延迟时间约 25 秒，对于心功能不全患者，可进行造影剂跟踪试验，确定扫描延迟时间。后处理方法可采用 VR、MIP、SSD、CPR、VE 等。

腹主动脉瘤是老年人动脉粥样硬化的主要并发症，是临床上较为常见的动脉扩张性疾病。动脉瘤破裂出血，死亡率超过 90%，因此需要及时、准确地发现病变，尽早治疗。MSCTA 可以清晰地显示动脉瘤的大小、范围、管壁钙化、附壁血栓及和分支动脉（腹腔干、肠系膜上动脉、肾动脉）的关系。MSCTA 是动脉瘤进行腔内隔绝术前的最佳评估方法，可以对动脉瘤进行分型，测量动脉瘤上下瘤径的长度、横径、流出道的扭曲和狭窄程度等。VR 是常规应用的重建方法，其图像直观、逼真，伪彩的应用更易为临床医师所接受；MIP 成像图像类似于 DSA，可显示瘤体及管壁的钙化，但对瘤体内附壁血栓显示效果较差；SSD 成像空间立体感强，瘤体外观显示清晰，但对腔内结构和管壁钙化不能显示；CPR 成像可显示腹主动脉瘤和周围组织的关系，可进行瘤体的各项数据测量；VE 成像可清晰显示腔内情况，尤其是对管壁钙化的显示。尽管上述成像方法都可运用，但原始横断面图像是其基础，阅片时应仔细观察分析。

腹主动脉夹层常是胸主动脉夹层的连续，MSCTA 可显示其撕裂的内膜，确定腹腔干、肠系膜上动脉、肾动脉开口于真腔还是假腔。重建方法基本和胸主动脉夹层相似，这里恕不赘述。腹主动脉透壁性溃疡和夹层在 MSCTA 上有时候较难鉴别，以下几点常提示为透壁性溃疡（图 5-25）：①局限性、多发性造影剂浓聚的高密度影，与腹主动脉真腔相连，夹层中撕裂的内膜片是连续的（图 5-26）；②病变通常局限于粥样斑块深面，但粥样斑块并没有内移；③溃疡以外的腹主动脉管壁连续性是存在的；④可表现为突出于动脉壁的凹陷，其内充满造影剂，周围为低密度的软斑。由于腹主动脉透壁性溃疡可导致腹主动脉假性动脉瘤，临床上多需要采用腔内覆膜支架隔绝术来处理，而腹主动脉夹层多是胸主动脉夹层的连续或壁间血肿，临床上通常不需要介入处理，因此两者鉴别较为重要。

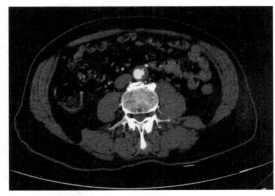

图 5-25 腹主动脉透壁性溃疡断层 CTA 显示，突出于动脉壁的凹陷，内膜局部缺损，周围见软斑和附壁血栓

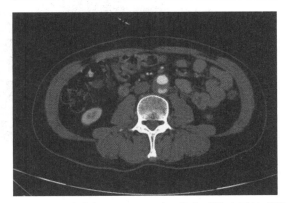

图 5-26 腹主动脉断层 CTA 显示，腹主动脉夹层的真假腔显影，内膜层完整，与中膜分开

腹主动脉假性动脉瘤是由于动脉管壁的破裂，在血管周围形成局限性纤维包裹的血肿，并与腹主动脉相通。MSCTA 可清晰显示动脉瘤和腹主动脉的关系。

MSCTA 对于腹主动脉术后或腔内介入治疗术后的观察效果良好，图像清晰，可显示移植血管的通畅程度、腔内支架情况及有无并发症（图 5-27～图 5-29）。

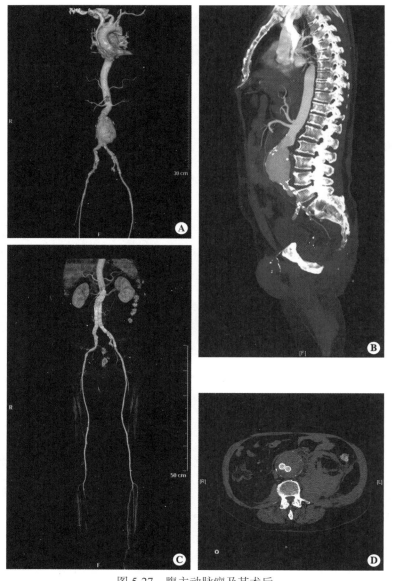

图 5-27 腹主动脉瘤及其术后

A.VR 成像，显示肾下腹主动脉瘤及管壁的钙化斑块；B.CPR 成像，显示瘤腔少量附壁血栓和瘤壁钙化斑块及内脏动脉的开口；C.VR 成像，EVAR 术后随访，显示覆膜支架和形态；D. 断层 CTA，显示支架外瘤腔已形成血栓

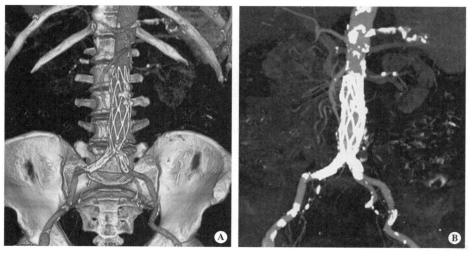

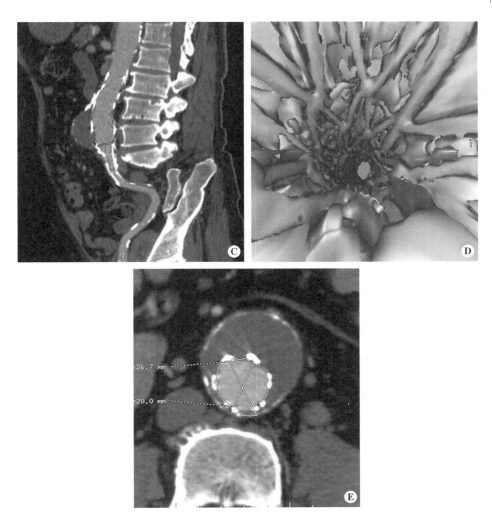

图 5-28 腹主动脉瘤腔内隔绝术后

A.VR 成像，显示支架位置；B.MIP 成像，支架和管壁钙化不易区分；C.CPR 成像，显示支架位置和血栓；D.VE 成像，显示腔内支架情况，呈星芒状分布；E. 横断面原始图像，显示瘤体内血栓

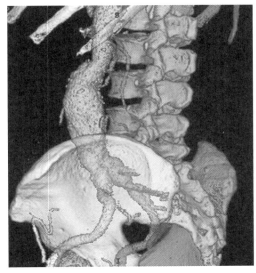

图 5-29 腹主动脉瘤

SSD 成像，显示瘤体和周围结构的空间关系

7. 肾动脉、腹腔干及肠系膜上动脉 肾动脉狭窄引起的肾性高血压可进行手术或介入治疗，影像学检查的目的不但要显示狭窄，还要明确狭窄程度，为临床提供资料。肾动脉的管径远较腹主动脉细，且常与扫描层面平行，部分容积效应影响大，因此应采用薄层扫描，造影剂注射速率要快，一般要达到 3 ～ 4ml/s，注射总量 100ml，有效层厚 5mm，延迟时间一般在 20 ～ 25 秒。对于心功能差的患者，可采用造影剂追踪或小剂量试验确定延迟时间，扫描过早，肾动脉内造影剂浓度未达峰值；扫描过晚，图像会有肾静脉的污染。MSCTA 可良好地显示双肾动脉的主干狭窄的程度，但对于肾内小分支，由于受增强的肾皮质的干扰常不易清晰显示。重建方法上常采用 VR、

MIP、SSD、MPR 和 CPR 等技术。VR 伪彩的应用可清晰地显示双侧肾动脉主干的全貌，通过旋转可以从各个不同方向观察，但不能进行狭窄的测量；MIP 成像类似于 DSA，可区分管壁的钙化；SSD 成像空间立体感强，只要阈值选择得当，图像清晰，与周围结构的关系一目了然；MPR 可显示肾动脉上下的狭窄，但由于肾动脉的扭曲，常不能在一幅图像上显示肾动脉的全貌；CPR 可明显弥补这一不足，通过操作者的画线，可使肾动脉在一幅图像上完整显示，还可以进行管径的测量。

腹腔干和肠系膜上动脉的病变并不罕见，准确显示其狭窄、夹层、动脉瘤及血栓的情况，也是 MSCTA 的优势所在。它可以明确上述动脉的起源，发现其变异。因其管径也较细，扫描方法上基本和肾动脉相似，且只要扫描范围适当，在扫描肾动脉的同时就可以得到腹腔干和肠系膜上动脉的原始图像，后处理也常采用 VR、MIP、SSD、CPR 等技术，这里需要指出的是，MIP 成像因是最大密度投影，而腹腔干和肠系膜上动脉常开口于腹主动脉前方，在正位观察时常不能很好显示，这需引起重视，可结合其他重建图像和旋转来解决（图 5-30）。

MSCTA 显示内脏动脉的同时，有时候也是手术方式选择的重要依据。例如，连接肠系膜上动脉（SMA）和肠系膜下动脉（IMA）之间的边缘动脉弓（Riolan arc）的显影，通常提示 SMA 或 IMA 近端有狭窄或闭塞，腹主动脉瘤患者边缘动脉的显影，无论是人工血管重建术还是腔内覆膜支架隔绝术，均需要重建狭窄的 SMA 或 IMA，

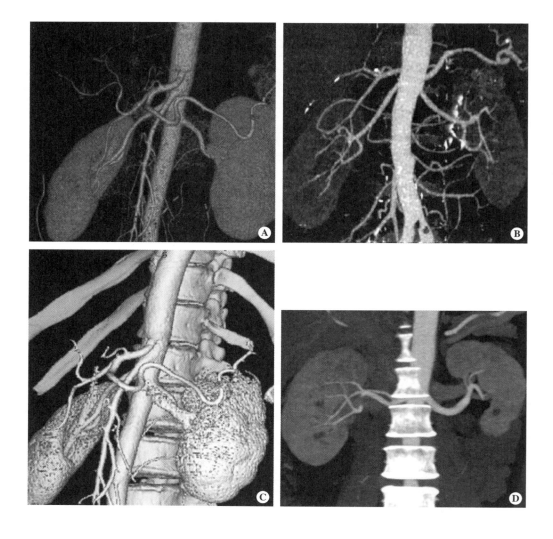

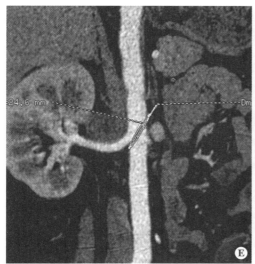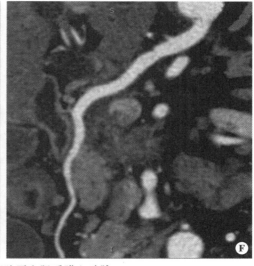

图 5-30　肾动脉、腹腔干和肠系膜上动脉

A.VR 成像，显示腹腔干、肝总动脉、脾动脉、肠系膜上动脉和双侧肾动脉，且相互关系清晰；B.MIP 成像，双侧肾动脉显示清晰，但腹腔干和肠系膜上动脉开口显示不清；C. 腹腔干、肝总动脉、脾动脉、肠系膜上动脉及右侧肾动脉显示清晰，空间关系明确，左肾动脉受左肾静脉污染显示不清；D.MPR 成像，清晰显示双侧肾动脉及右侧肾内肾动脉分支；E.CPR 成像，显示右侧动脉主干；F.CPR 成像，显示肠系膜上动脉的全貌

否则可能导致肠缺血。Riolan 弓也是栓塞治疗 EVAR 术后肠系膜下动脉反流导致的 II 型内漏时的通路。除此之外，在腹主动脉狭窄时，也会看到异常侧支或分支增粗的动脉显影（图 5-31）。

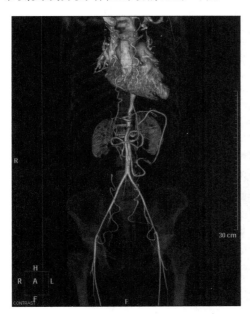

图 5-31　边缘动脉（Riolan 弓）

腹主动脉狭窄，肠系膜上动脉和肠系膜下动脉之间的边缘动脉开放

此外，MSCTA 在肿瘤手术切除性评价中也起着重要作用。胰腺肿瘤常累及邻近的血管，特别是肠系膜上动脉，MSCTA 可以显示瘤周血管的形态，判断有无压迫、推移、包绕、浸润和破坏等，

提高术前可切除性评价的可靠性。

尽管 MSCTA 在上述动脉成像方面有优势，但其不足之处也应引起重视，对于肾内动脉分支，肠系膜上动脉远端及分支显示不如 DSA。

8. 下肢动脉　随着我国人口老龄化的进程和人们饮食结构的变化，动脉粥样硬化性病变的发病率有逐年上升趋势，下肢动脉是最易累及的部位，表现为下肢动脉节段性的狭窄和闭塞。准确而及时地了解病变的情况，对于临床手术或介入治疗起着重要作用，避免晚期截肢而影响生活质量。

MSCTA 因 z 轴覆盖范围大、扫描速度快、损伤小等优点，已广泛应用于下肢动脉的检查，可以准确地检出下肢动脉硬化闭塞的部位和狭窄程度；也可用于支架置入术后和旁路转流术后的复查。另外，对于检出下肢动脉瘤、动静脉畸形、急性下肢动脉栓塞也有很大帮助。

下肢动脉包括腹主动脉下段、双侧髂总动脉、髂外动脉、髂内动脉、股总动脉、股深动脉、股浅动脉、腘动脉、胫腓干、胫前动脉、胫后动脉及腓动脉。一次扫描完成所有上述动脉的检查是 MSCTA 的优势所在。目前的 16 层螺旋 CT 一次扫描最大覆盖长度可达 1600mm，足以完成下肢动脉的检查。

检查技术上常采用有效层厚 5 ～ 10mm，球管旋转 0.8r/s，床速 27.5mm/s，扫描范围从肾动脉水平以上约 3cm 至踝关节以下，长度为 1100 ～ 1200mm，完成整个扫描的时间约 30 秒；造影剂用量为 120 ～ 150ml，注射速率 2.5 ～ 3ml/s，延迟时间 25 秒。但由于下肢动脉硬化闭塞常发生于老年人，造影剂的循环差异大，建议常规应用造影剂示踪软件自动触发扫描，避免因循环时间差异而致扫描失败。

重建技术上可采用 VR、MIP、SSD、CPR、VE 等。VR 能良好地显示血管和周围结构的关系，任意旋转和切割，对管壁钙化显示一目了然，对于重叠血管效果更佳；MIP 显示血管清晰，对比度高，其翻转像类似于 DSA，可很好地显示下肢动脉狭窄和闭塞，区分钙化和骨组织，但由于要去除骨的干扰，所以较费时；SSD 空间立体感较强，但对小血管显示效果欠佳；CPR 能够在一张图像上显示整个血管的情况，可以进行狭窄长度和直径的测量，对于髂总动脉分叉处管壁钙化异常明显的患者，CPR 可以明确其管壁狭窄的程度；VE 是螺旋 CT 血管成像和计算机仿真

图像处理技术相结合的产物，通过对阈值的调节，辅以伪彩技术，可以显示较大血管腔内壁的钙化斑块。临床上常采用的是 MIP 技术，辅以 VR、CPR、VE，因 MIP 成像更类似于 DSA，更易为临床医师所接受（图 5-32、图 5-33）。

这里需要强调的是，下肢动脉硬化闭塞症的患者治疗上无论是旁路转流术还是腔内介入治疗，都需要清晰显示流出道的情况，特别是临床怀疑血栓闭塞性脉管炎的患者。但这在实践中有时候难以达到目的。其原因是在扫描时间内造影剂尚未达到远端流出道而误以为流出道闭塞，适当延迟扫描可能有效。同时结合多普勒彩超可以更加明确远端流出道情况。

除了下肢动脉硬化闭塞和血栓闭塞性脉管炎，MSCTA 还能准确发现下肢的动脉瘤（图 5-34）、动静脉畸形（图 5-35）和急性动脉栓塞（图 5-36），为临床手术或介入治疗提供方便。随着多层螺旋 CT 血管造影在下肢动脉的广泛应用，以诊断为目的的有创 DSA 检查量显著减少。

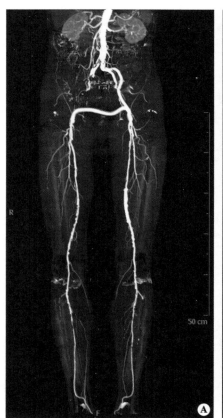
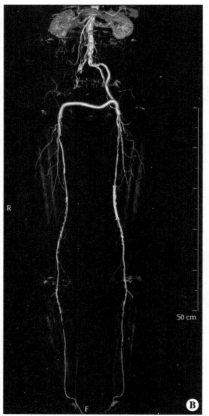

图 5-32　下肢动脉粥样硬化闭塞症

A.MIP 成像，显示右侧髂动脉闭塞，股股动脉人工血管解剖外转流术后，转流桥通畅，左侧股浅动脉支架成形术后，支架通畅；B.VR 成像，显示人工血管和支架影

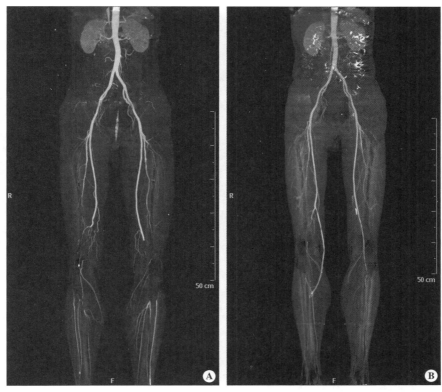

图 5-33　血栓闭塞性脉管炎

A.MIP 成像，显示双侧腘动脉闭塞；B.MIP 成像，显示右股动脉 - 胫后动脉自体大隐静脉转流术后，转流桥通畅

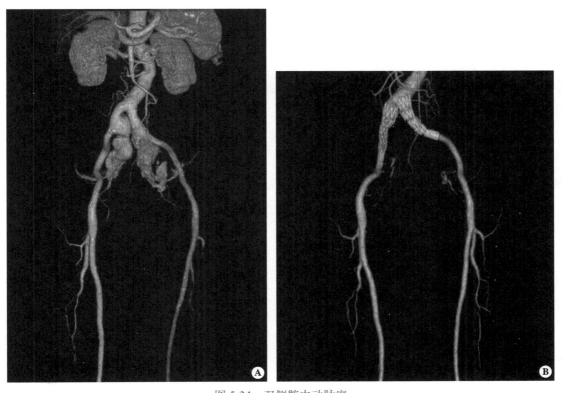

图 5-34　双侧髂内动脉瘤

A.VR 成像，显示双侧髂内巨大动脉瘤；B.VR 成像，显示覆膜支架腔内修复术后支架形态，并可见髂内动脉远端动脉显影

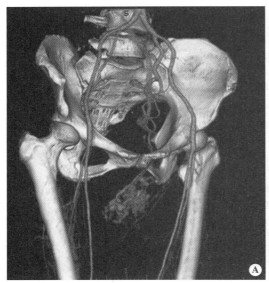
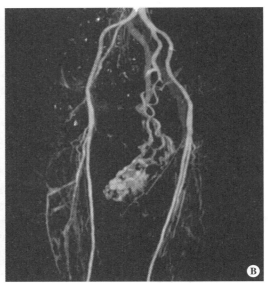

图 5-35　动静脉畸形

A.VR 成像，清晰显示盆腔内的 AVM，左侧髂内动脉为主要供血动脉，静脉提早显影；B. 盆腔内 AVMMIP 成像

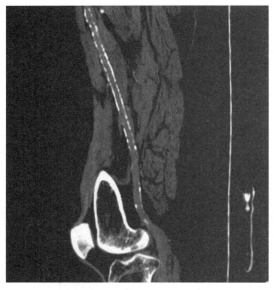

图 5-36　股浅动脉血栓形成

CPR 成像，示股浅动脉内无造影剂充盈，管壁钙化，呈"双轨征"

9. 门静脉、下腔静脉和髂静脉　MSCTA 在动脉系统中的应用日趋成熟，但在静脉系统中的应用相对滞后。因在 CT 检查中静脉的显示通常采用间接显影的方法，即在动脉成像后再延迟一定时间来显示静脉，所以静脉内造影剂浓度被较多稀释，而且还存在造影剂和静脉血液混合不均的问题，因此限制了其应用。

随着扫描技术的改进和后处理技术的发展，近来也有选择性地应用于静脉的成像，尤其是门静脉和下腔静脉成像。门静脉和下腔静脉成像在上腹部尤其是肝脏疾病的诊疗中占有重要地位。MSCTA 门静脉成像图像质量好，可显示门静脉瘤栓和侧支循环。对于布 - 加综合征，可以显示肝段狭窄的下腔静脉和肝静脉。

对于门静脉和下腔静脉成像，延迟时间一般为注射造影剂后 60 秒左右，如延迟时间不足或严重肝脏疾患致门静脉血流动力学改变时常不能得到良好的图像。后处理方法上常采用 MIP 和 CPR，不推荐应用 VR，因尽管门静脉和下腔静脉内有造影剂充盈，但不足以达到和动脉内同样的浓度，另外腹腔脏器在门静脉期有着显著的强化，同样会干扰静脉的显示，所以 VR 显像效果较差（图 5-37）。

除了上述的间接法外，近来直接经足背静脉注射造影剂显示髂静脉和下腔静脉的病变也应用于临床，方法为从足背静脉（常选择左侧或双侧）注射造影剂，注射速率 1ml/s，延迟 70 秒，可以得到髂静脉和部分下腔静脉的良好重建图像，为临床诊断髂静脉受压综合征提供了除顺行静脉造影外的又一种成像方法。通过 VR 和 CPR 重建，可明确显示左髂总静脉受右侧髂总动脉压迫的情况，还可显示盆腔的侧支血管，进行狭窄长度的测量。但存在着一些不足，如未经稀释的造影剂所产生的伪影；静脉内造影剂浓度分布不均匀和涡流所产生的充盈缺损假象；不能明确显示静脉瓣膜的情况等（图 5-38）。

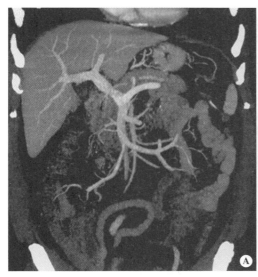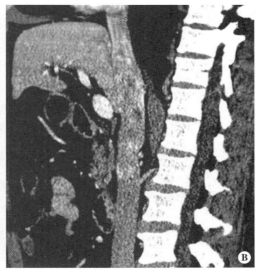

图 5-37　门静脉、下腔静脉

A.MIP 成像，清晰显示门静脉主干及分支情况；B.CPR 成像，显示下腔静脉全貌

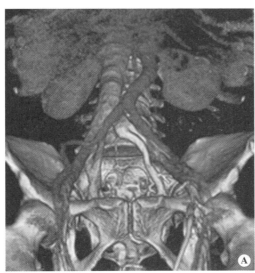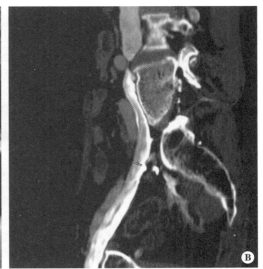

图 5-38　髂静脉受压综合征

A.VR 成像，显示左侧髂总静脉明显受右侧髂总动脉压迫及盆腔内侧支血管；B.CPR 成像，清晰显示左侧髂总静脉狭窄段

　　总之，MSCTA 在静脉系统成像中的优势不如动脉系统明显，相信随着技术的进步，其在静脉系统成像的应用将日趋广泛。

　　10. 冠状动脉　心脏是一个跳动的器官，以前的 CT 包括单层螺旋 CT 是不能进行心脏冠状动脉成像的，因为其扫描速度慢，有着不可克服的运动伪影，随着多层螺旋 CT 的发展，扫描速度越来越快，使冠状动脉成像成为可能。

　　冠状动脉 MSCTA 成像和其他动脉成像有着明显的不同之处，首先在扫描时必须使用心电门控技术，即在一个心动周期（R-R 间期）

设定心动时相为 0 ～ 100%，在心脏舒张末期进行扫描；其次必须应用图像的不同重建算法，如单或双扇区算法。目前常采用的是回顾性心电门控，在回顾性心电门控的基础上结合优化的图像重建算法，才能够在真正意义上进行冠状动脉成像。

　　MSCT 冠状动脉成像的患者选择和呼吸训练非常重要，要求心率必须规则，不能有期前收缩，心率应控制在合理水平。目前研究表明，当心率在 60 次 / 分时，成像质量最好。如心率过快，可适当服用降低心率的药物，如美托洛尔（倍他乐克）等。另外，还必须训练患者的呼吸和屏气，要求呼吸平稳，能屏住气 25 秒以上（16 层螺旋 CT），当然，随着 64 层 CT 应用于临床，屏气时间将明显缩短，患者的耐受性可显著提高。随着 MSCTA 冠状动脉成像技术的广泛开展，有创的冠状动脉造影的检查数量显著减少。

在重建技术上，冠状动脉成像最常采用的是 VR、MIP 和 CPR。VR 能明确显示冠状动脉的三维空间关系；MIP 可显示冠状动脉的狭窄、钙化和腔内斑块情况；CPR 可以将整条冠状动脉显示在一幅图像上，同时可进行狭窄段的测量（图 5-39）。

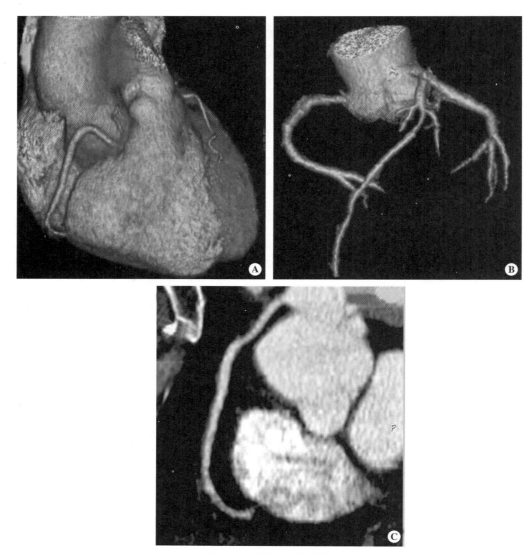

图 5-39　冠状动脉成像

A.VR 成像，清晰显示右冠状动脉及左前降支；B.VR 成像，显示冠状动脉三支主支，左前降支近端狭窄；C.CPR 成像，显示右冠状动脉

目前的研究表明，MSCTA 冠状动脉成像可以显示冠状动脉的三支主干（RCA、LAD、LCX）及部分分支的狭窄情况，在评价冠状动脉支架和搭桥术后、冠状动脉变异和起源异常方面都有着良好的应用前景。

11. 通过调整窗技术获得更多信息　窗技术包括窗宽（window width）和窗位（window level）。

窗宽是 CT 图像上显示的 CT 值范围，在此窗宽内的组织和病变均以不同的模拟灰度显示。CT 值高于此窗宽的组织和病变以白影显示，低于此范围的组织结构则以黑影显示。增大窗宽，则图像所示 CT 值范围加大，显示具有不同密度的组织结构增多，但各结构之间的灰度差别减少，反之各结构之间的灰度差异增加。窗位是窗宽的中心位置，如窗宽设置为100HU，当窗位为0HU时，其CT值范围为-50～+50HU；如窗位为+20HU时，则CT值范围为-30～+50HU。临床上要观察某一组织结构，应以该组织的CT值为窗位。这在CT血管图像中鉴别动脉真腔和钙化斑块尤为重要，通过设定窗宽和窗位来提高两者的差异（图5-40）。

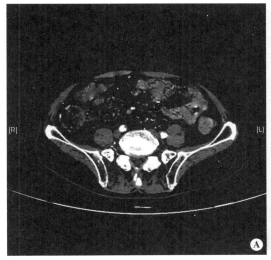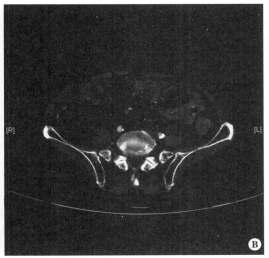

图 5-40　双侧髂动脉断层 CTA

A. 窗宽和窗位是68HU和200HU时，髂动脉真腔内造影剂与管壁钙化斑块无法鉴别；B. 调整窗宽和窗位是209HU和411HU时，可清晰显示髂动脉真腔和管壁钙化斑块

总之，MSCTA已广泛应用于临床，为临床医师提供了大量清晰、逼真的图像信息，在指导临床进行治疗上发挥了巨大优势，在部分大血管的病变诊断方面已完全可以取代DSA，避免了很多不必要的有创DSA检查。

（孙明华　叶开创）

第五节　MRI 和 MRI 血管成像

磁共振成像（magnetic resonance image，MRI）也被称为磁共振CT、核磁共振体层成像、核磁共振成像等。为避免与核素成像混淆，目前称之为磁共振成像，是一种接受原子核在磁场内共振所产生的信号并将其重建成像的技术。

磁共振作为一种物理现象，早在20世纪初即被Pauli等在理论上认定其存在。1939年，Rabi和他的同事观察到分子束的共振现象。1946年，美国加州Stanford大学的Bloch和麻省Harvard大学的Purcell教授都报道了这种现象，因此获得了1952年诺贝尔物理学奖。20世纪70年代是MRI技术奠基的年代。美国纽约州立大学的Damadian教授发现恶性肿瘤内氢的T_1时间长于正常组织的氢的T_1时间；Lauterbur教授研究出利用梯度场进行MRI的空间定位方法，并得到充水试管的第一幅MRI图像。1977、1978和1982年相继取得人体腕关节、头部和腹部图像。至1982年底，世界上已有许多大医院和研究中心，在临床诊断和其他一些医学研究中应用MRI技术。随着设备和软件的不断开发，MRI不仅速度更快，图像质量更高，而且由单纯形态诊断向介入和功能成像发展，如MRI灌注成像、弥散成像，为医学影像开辟了新的领域。

一、磁共振成像的特点

1. 多参数成像，可提供丰富的诊断信息　一般的医学成像技术都采用单一的成像参数，如CT成像参数仅为X线吸收系数；超声成像只依据组织界面所反射的回波信号等。目前使用的MRI系统主要是用来观测活体组织中氢质子密度的空间分布及其弛豫时间的新型成像工具，用于成像的参数至少有氢质子密度、纵向弛豫时间T_1、横向弛豫时间T_2及体内液体的流速等。

2. 高对比度成像　可得出详尽的解剖学图像。人体含有70%以上的水，这些水中的氢质子是

MRI 信号的主要来源，其余信号来自脂肪、蛋白质和其他化合物中的氢质子。而水、脂肪、蛋白质等中的氢质子信号强度不同，因此，磁共振成像所得的图像有很高的对比度。

3. 任意方位成像　CT 成像一般是基于横断面成像，其他图像都是通过重组所得。而 MRI 成像可以是任意方位。由于 MR 机运用了线性梯度场，由 x、y、z 三个梯度的任意组合来确定层面，实现了选择性激励。因此不仅可以进行横断面、矢状面、冠状面扫描，而且可以进行任意斜位成像。

4. 可以进行人体能量代谢研究　MRI 成像不仅可以提供解剖学资料，而且可以深入到分子生物学和组织学水平，显示人体生理生化信息的空间分布。磁共振波谱（magnetic resonance spectroscopy，MRS）的研究更可以反映组织器官的能量代谢情况，是目前唯一能对人体的组织代谢、生化环境及化合物进行定量分析的无创性的方法。目前临床上应用的 3.0 T 的高场磁共振机除可以进行氢谱的分析外，还可对磷谱进行分析。

5. 不使用造影剂可观察心脏和血管结构　采用 MRI 技术可以测定血流，其原理为时间飞跃效应（time of flight，TOF）和相位对比（phase contrast，PC）。在此基础上产生了磁共振血管造影（MRA）。

6. 无电离辐射　此为磁共振成像和 CT 成像的明显区别之处，也是磁共振成像的优势所在，不必再担心射线的影响，可以有条件地进行孕妇和胎儿的磁共振检查。

7. 无骨伪影干扰　骨因为基本没有氢质子，不产生磁共振信号，因此，对于如颅后窝的病变能显示更清楚。

二、磁共振成像的局限性

1. 成像速度慢　这是 MRI 的主要缺点。因此不适用于危重患者的检查，对于运动脏器的检查也有一定的限制。但随着硬件和软件技术的发展，近年来对于运动器官和丧失自主能力的患者也可以进行成像。例如，运用心电门控技术和呼吸门控技术，可以对心脏和冠状动脉进行成像；运用 PROPELLER（PeRiodically Overlapping ParaⅡEL Lines Enhanced Reconstruction）技术可以对不能配合的患者进行颅脑检查。它是一种全新的 K 空间采集技术，改变了 K 空间的充填模式，即采用螺旋桨式充填 K 空间中心区域。一些快速成像序列的应用使成像速度较原先有明显的提高。

2. 对钙化灶和骨皮质病灶不敏感　钙化灶在发现病变和定性诊断中有一定作用，但钙化和骨皮质因基本不含氢质子而无磁共振信号。这时必须结合 CT 图像加以鉴别。

3. 图像易受多种伪影干扰　磁共振成像的主要伪影来自设备、运动和金属异物 3 个方面，常见的有化学位移伪影、卷积伪影、截断伪影、非自主性运动伪影、自主性运动伪影、流动伪影、静电伪影、非铁磁性金属伪影和铁磁性金属伪影。

4. 禁忌证较多　并非所有患者都适合 MRI 检查，如有心脏起搏器、假肢、人工关节眼球异物及动脉瘤银夹的患者就不适合 MRI 检查。

虽然 MRI 有诸多不足之处，但作为一种新的检查手段，目前已广泛应用于临床，其无创、无辐射、任意方位成像的特点是 CT 所不能比拟的。

三、磁共振成像的原理

1. 原子核与磁场　众所周知，原子由原子核与核外电子组成，原子核内质子带正电荷，中子不带电荷，核外电子带负电荷。由于质子的正电荷数等于电子的负电荷数，因此整个原子呈中性。当任何一个原子核，其所含质子或中子任何一个为奇数时就绕其核中心轴转动，即自旋（spin），并产生磁场。磁场的大小和方向可用磁矩来表示，而每个原子核就形成一个微观的磁体即核磁，可以产生磁共振信号。氢原子核只有一个质子，是最简单的原子核，也被称为氢质子。因其有很高的磁共振检测敏感性，且在人体组织中含量丰富，故将氢原子作为 MRI 信号的主要原子核。文献中除特别注明外，均指氢质子像。

磁场为传递运动电荷或电流之间相互作用的物理场，磁场强度单位为特斯拉（T），强度均匀的磁场称为均匀磁场；强度不随时间发生变化的磁场称为稳定磁场。

自旋着的氢原子核在自由空间中磁矩的排列是混乱的，其宏观磁化矢量为零。当它们置于外加静磁场 B_0 中，磁矩会沿外加磁场方向排列，其结果为顺外加磁场方向的磁矩（低能态）多于反方向的磁矩（高能态），其宏观磁化矢量与外加磁场方向相同，这种与外加磁场纵轴（z 轴）一致的磁化为纵向磁化。氢原子核绕自身轴旋转的同时，又沿外加磁场方向做圆锥面轨迹的运动，这种质子磁矩的运动称为进动或旋进（precession）。磁矩进动的频率称为 Larmor 频率，用公式表示为

$$f = r/2\pi \cdot B_0$$

式中，f 为 Larmor 频率；r 为磁旋比常数，氢质子的磁旋比常数为 42.58MHz/T；B_0 为外加磁场强度。进动频率随质子所处的外加磁场强度而变化，场强越大，进动频率越高。

2. 磁共振 共振是一种物理现象，在自然界中普遍存在。如音叉 A 受到敲击，就会以其固有频率产生震动。若附近有其他音叉且固有频率和音叉 A 相同，那么其他音叉也会随之而震动，此即共振现象。磁共振，即外加静磁场 B_0 中的原子核，在 Larmor 频率条件下质子吸收或释放能量的过程。能量吸收主要由射频作用所致，能量释放则在弛豫过程中进行。磁共振的产生必须有含奇数质子的原子核，强大而均匀的外加磁场即静磁场，磁场强度依其磁场位置而改变的梯度场（magnetic gradient）和用以激发自旋的射频脉冲场（radio frequency field），而且射频脉冲的频率必须与质子群的 Larmor 频率一致。

3. 信号的产生 MR 信号是质子在静磁场取向被磁化后，在静磁场射频脉冲作用下吸收能量，然后停止射频脉冲在弛豫过程中释放能量的信号。人体的 MR 信号强度取决于质子的密度和弛豫时间。由于人体质子间的差异仅为 1/10，而弛豫时间相差可达数倍，所以，弛豫时间更显重要。在介绍弛豫之前先认识一下自由感应衰减信号。自由感应衰减信号（free induction decay，FID）为 90° 脉冲作用下形成的磁共振信号源。90° 脉冲为能使纵向磁化矢量在空间做 90° 旋转的脉冲，而使之旋转 180° 的脉冲则为 180° 脉冲。由于 FID 信号衰减很快，不能为 MRI 直接利用，于是在一定时间间隔后，可再给予一个 180° 射频脉冲抵消外磁场的不均匀性的作用，以取得一个自由感应衰减的回波信号，即自旋回波信号，这种方法称自旋回波。回波时间越长，则信号幅度越小。

弛豫（relaxation）是一个使用广泛的概念。

当质子群受 Larmor 频率脉冲激励发生共振时，宏观磁化矢量 M 离开平衡状态，脉冲停止后，宏观磁化矢量又恢复到平衡状态，这个过程称为"核弛豫"。在 MRI 中弛豫包括纵向弛豫和横向弛豫两种。

纵向弛豫（T_1 弛豫）：质子从射频脉冲吸收能量，处于高能态，当脉冲停止后，高能态的质子通过转动、震动和平移将能量扩散传递到周围环境——晶格（即构成质子和原子的外在环境）中恢复到原来的平衡状态的过程即为纵向弛豫（T_1 弛豫），也称自旋 - 晶格弛豫、热弛豫。T_1 是与外加磁场同相的纵轴方向的弛豫，质子磁化矢量由零恢复到最终平衡状态的 63% 时所需的时间即 T_1。T_1 长则纵向磁化恢复慢，MR 信号低；T_1 短则相反，纵向磁化恢复快，MR 信号强。不同组织具有不同的 T_1 值，而且随着温度升高而延长，随静磁场强度的增加而增大。在 MRI 中，为了更好地显示各种组织和病变，可通过调节射频脉冲的重复时间（repetition time，TR 指两次激励脉冲的间隔时间）、回波时间（echo time，TE 90° 脉冲后到一个回波信号出现的时间）等可以得到受检组织的特征参数图像。这种突出某种成分的图像称加权像（weighted image）。在自旋回波脉冲序列中选用短 TR（< 500ms）、短 TE（< 30ms）时，对 MR 信号中 T_2 的影响非常小，这种突出 T_1 弛豫特征的图像称 T_1 加权像（T_1WI）。

横向弛豫（T_2 弛豫）：质子群受激励后在同一方位同步进动，即相位一致（in phase）。此时，横向磁化矢量最大。当射频脉冲停止后，由于静磁场并非绝对均匀，梯度场的存在及人体组织固有的特性，使质子去相位（out phase）。它们释放出来的信号由大变小，相互抵消直到零。这种受激励后横向磁化矢量消失的过程即为横向弛豫（T_2 弛豫），也称自旋 - 自旋弛豫。横向磁化矢量衰减到其原来值的 37% 的时间即 T_2。T_2 长则横向磁化矢量衰减慢，MR 信号高；T_2 短则相反，横向衰减快，MR 信号低。T_2 弛豫时间总比 T_1 短，T_2 值通常仅为 T_1 值的 10% ～ 20%。在脉冲序列中选用长 TR（> 1500ms）和长 TE（> 75ms）可以增加各组织 T_2 信号的对比度，这种 MR 信号的对比度主要依赖 T_2 的图像称 T_2 加权像（T_2WI）。

四、磁共振设备

不管是低磁场还是中、高磁场或超高磁场，磁共振设备基本上包括以下 5 个部分。

1. 磁体　是 MRI 设备最重要的部分。磁体有常导型、超导型和永磁型 3 种。磁共振设备的大小就是指磁体磁场强度的大小。常导型的磁场方向是水平的，表面线圈不能应用，故信噪比差，图像质量不尽如人意，现已被淘汰。超导型：中高场 MRI 设备均采用超导型磁体，其优点是一经通电，产生达到设计要求的磁场强度即可中断电源，在不消耗任何电能的情况下维持一个稳定的磁场，且均匀性能好，但其制作工艺复杂，运转中要消耗制冷剂，安装维护费用较昂贵，万一发生"失超"，磁体会遭受损害，后果严重。目前在临床上常用的高场磁共振均为超导型，最高磁场强度达 3.0T。配合各种不同的检查线圈可得到高质量的图像。永磁型由磁性物质制造，一经磁化，产生的磁场无需电流及线圈维持，其场强能达 0.3T。重量大、热稳定性能差、磁场均匀性调试困难为其缺点。但安装运行、操作费用均明显低于超导型。磁体的磁场强度、均匀性、稳定性直接影响到 MRI 图像的质量，在一定范围内增加磁体磁场强度可提高图像的信噪比（signal to noise ratio，SNR）。

2. 梯度场　由 x、y、z 三个梯度线圈、梯度控制器、数 / 模转换器、梯度放大器及梯度冷却系统组成，可起到修改主磁场产生梯度磁场，为人体 MRI 信号提供空间定位作用。梯度场越大，层厚越小，取得图像的空间分辨率越高。梯度场切换率和梯度爬升时间是梯度系统的两个重要指标，现在 1.5T 的 MRI 设备其梯度场强已达 60mT/m，梯度场切换率达 200mT/ms 以上。在此基础上可能开发出更快速的成像序列。为了适应临床全身应用和专门应用（如弥散张量成像、心脏成像等），避免周围神经刺激（peripheral nerve stimulation，PNS），目前双梯度场 MRI 设备已应用于临床。

3. 射频系统　由射频线圈、射频发生器和接收器组成，其主要作用是产生并收集 MR 信号，制造工艺要求较高。射频线圈是氢质子发生磁共振的激励源，也是 MR 信号的探测器，因此，射频线圈分为发射线圈和接受线圈两种。发射线圈在测量期间必须准确发送中心频率和带宽不断变化的射频脉冲，接受线圈在接受所需信号的同时尚不得接受噪声。目前的磁共振机线圈种类繁多，如相控阵线圈、表面线圈等，有些线圈同时兼有发射和接受功能。一般情况下，直径小的线圈 S/N 高于直径大的线圈。射频发生器产生 RF 脉冲，并通过发射线圈发射到检查部位。射频接收放大器则对收集到的极低的 MR 信号先行放大，然后将其数字化再行进一步处理。

4. 信号采集、数据处理和图像重建系统　信号采集、数据处理和图像重建系统主要由 A/D 转换器、阵列处理器及计算机等组成。射频线圈接收器接收到的 MR 信号，经过一系列复杂处理后先送到相敏检测器，经相敏检波后输出两路信号，由 A/D 转换器分别进行 A/D 转换。这些数据经传送驱动，数据字的拼接和重建前的预处理后输入图像处理器，由二维或三维 Fourier 转换，还原出带有定位信息的实部和虚部图像矩阵。通过这两个图像矩阵可以得出一个新的模矩阵，模矩阵中元素值的大小正比于每个体素的 MR 信号强度，因而以其作为亮度值时就得出所需灰阶图像。

5. 主计算机及辅助设备　除了主磁体、梯度、射频系统、MR 信号采集、数据处理和图像重建系统之外的设备，还包括主控计算机、图像显示、检查床及射频屏蔽、磁屏蔽等，其作用是保证自检查开始到获得 MR 图像的过程能井然有序、精确无误地进行。

五、MRI 信号的空间定位

在 MR 扫描中，由于是向人体某一部位整体发出 RF 脉冲，因此所得到的是该部位组织信号的总和，不具有任何空间信息，也无法获取人体某一特定层面组织特性的 MR 图像。利用梯度场，人们不仅能对受检层面作出选择，还可以对受检层面的每一个点做出二维图像，进而建立 MR 图像。

1. 梯度场　由于静磁场是一个均匀强磁场，其中的质子群共振频率是相同的，不能提供任何空间信息。通过梯度线圈在静磁场中加入一个线性梯度场，使某一方向上磁场强度随其位置改变而变化。此时，受检各部位质子群的共振频率因梯度场而不同，从而提供其空间信息。在 MRI 中，梯度磁场有 3 种：①横轴位（G_z）为场强自上而下不同的梯度场；②矢状位（G_x）是自右向左的梯度场；③冠状位（G_y）是自后至前的梯度场。因此，MR 可以在不改变受检者体位的情况下，直接获得人体横断面、冠状面、矢状面及任何方向层面的图像。

2. 层面选择　当人体组织进入附加梯度场的静磁场后，处于梯度场不同平面的质子群具有不同的进动频率。若给予一个仅含一个频率的脉冲，那么只有进动频率与这个脉冲频率相同的平面的质子群才能产生共振，其他平面的质子群因进动频率与射频脉冲频率不同而不能产生共振。能产生质子群共振的平面即为选定的平面。这个选定的层面是由射频脉冲频率决定的，所以层面选择梯度场选定后，使用不同的射频脉冲频率便可以选择不同位置的平面。脉冲频率增加，所选层面向梯度场高的方向移动；脉冲频率减小，所选层面向梯度场低的方向移动。此梯度场称为层面选择梯度场。射频脉冲频率并非绝对单一，而是有一定的范围，此范围被称为射频带宽。射频带宽、梯度场强、层面厚度三者的关系可用下式表示为

$$\Delta\omega = r \cdot G_z \cdot \Delta D$$

式中，$\Delta\omega$ 为射频带宽；G_z 为梯度场强；ΔD 为层面厚度；r 为磁旋比常数。由此可见，层面厚度与射频带宽成正比，与梯度场强成反比。若射频带宽固定，那么梯度场强增大则层面厚度变薄。MRI 层面厚度一般为 3～20mm。

3. 相位编码、频率编码　在 MRI 中，利用层面选择梯度场得到了发出信号的层面，但这些信号的上下左右的具体位置尚不确定，必须应用空间编码技术即相位编码和频率编码为其确定坐标，如表 5-1 所示。

表 5-1　梯度场与层面选择

位置	确定层面	相位编码	频率编码
横轴位	G_z	G_y	G_x
矢状位	G_x	G_y	G_z
冠状位	G_y	G_x	G_z

以横轴位层面为例，G_z 梯度场在启动确定横轴位层面（xy 平面）后关闭，及时加入一个时间极短的 G_y 梯度场，使 y 轴上的质子群按部位产生相位变化，此为相位编码。这改变是以"行"为单位的改变，还不能确定每个质子信号的最终空间位置。而频率编码是在相位编码开通后，质子相位变化期间开启的与相位编码方向垂直的梯度场 G_x，此梯度场的开通使 xy 平面内原本相同的质子进动频率随梯度场的高低产生变化，此为频率编码（列）。场强高则频率高，场强低则频率低。经过上述两次梯度的行和列编码，使每个质子信号的空间位置最终得以确认，为重建图像提供依据。

六、图像重建方法

MRI 图像可以看作有关组织体素的 MR 信号的矩阵，因此，确认体素信号的空间位置是重建图像的关键。在 MRI 的发展中，曾使用过类似 CT 采用的投影成像法，根据数据或信号的获得形式，有点、线、面和体积成像法。而今广泛使用的是 Fourier 变换成像法（Fourier imaging，FI）。

1. 二维 Fourier 变换成像法（2DFT）　Fourier 变换是将复杂的 MR 信号的时间强度函数关系变换成频率强度函数关系，每一个成像层面有横向的行、纵向的列组成矩阵。Fourier 变换可将一个混合复杂的 FID 信号区分出不同的频率成分，可以得到频率（列）和相位（行）两个部分。通过沿两个互相垂直的频率和相位编码可得到每个体素的信号。每个体素占有不同频率和相位决定的特殊的位置，计算各体素的灰阶值即可得到一幅 MR 图像。

2. 三维 Fourier 变换成像法（3DFT）　采用 3DFT 选用非选择性的宽带射频脉冲将受检组织整体激励，这样就能采集到整体的大范围的信号数据，从而提供 G_z 和 G_y 相位编码，最后在 G_x 方向做频率编码，经过三次变换提供读出数据。3DFT 信噪比较 2DFT 高，而且可以获得任意层面的图像。

七、脉　冲　序　列

1. K 空间　要理解各种成像序列，必须要了解 K 空间（K-space）这个概念。它实际上是一个数学概念，表示图像 Fourier 变换的数学空间，也称 Fourier 空间，空间频率空间或原始数据空间是

存放 MR 数据的地方。经上述 2DFT 得到的二维空间频率的信号可直接填入 K 空间的相应位置。对 K 空间的数据进行 Fourier 变换，就能得到每个像素的幅度值。在 MRI 中，K 空间的每一点对应于 K_x、K_y、K_z 三个空间频率，其亮度对应于信号幅度值。K 空间中心部分的数据产生的空间频率较低，决定图像的信噪比和对比度；而边缘部分的数据产生的空间频率高，决定着图像的空间分辨率。为了缩短成像时间，可缩短 TR 时间或在一次 TR 时间里填充 K 空间的多条相位编码线（如快速成像序列），也可以仅填充部分 K 空间，其余由数字合成（如单次激发快速自旋回波、椭圆形 K 空间充填等）。实际上不同的成像序列就是以各种不同的方式来填充 K 空间。

2. 成像序列　MRI 对于人体不同组织特别是软组织具有良好的对比度。MR 信号的强度不仅取决于质子密度、T_1 或 T_2 弛豫时间，还与脉冲序列（pulse sequence）有关。所谓脉冲序列是由一系列不同强度的射频脉冲组合而成，通过对射频脉冲的角度、TR、TE 不同组合可以形成多种脉冲序列。临床上普遍使用的脉冲序列为自旋回波序列（spin echo，SE）、反转恢复序列（inversion recovery，IR）和梯度回波序列（gradient echo，GRE）。但是为了缩短扫描时间，消除或减少运动伪影，更重要的是拓宽成像领域，深入对人体组织及功能的研究，出现了快速和超快速成像技术，而且已取得了很大的进展，特别是近年来随着 MR 硬件和软件技术的飞速发展，MR 的成像速度显著加快，各种新的成像序列的推出扩展了在人体的应用范围。

（1）SE 序列：是 MRI 最常用的成像序列，由一个 90° 脉冲和一个 180° 脉冲组成。在 90°RF 脉冲后，使纵向磁化矢量由 z 轴倒向 xy 平面。由于梯度场的作用，不同进动速率的质子以不同速度在 xy 平面分散，最终失相位。这时发射 180°RF 脉冲使 xy 平面内的所有进动并失相位的质子朝反方向移动，使之按原来自己的速率重新相聚，出现回波信号。若 90° 脉冲后使用多个 180° 脉冲，则可产生多个回波信号，但强度依次减弱。选择不同的 TR 和 TE 可以获得不同加权的图像。

在传统的自旋回波中，即使用 2 个或 4 个 180° 脉冲，也只应用一次相位编码梯度，每一脉冲都有相同的相位编码，每采样一个回波，采样的数据会各自产生不同的图像。在每个 TR 期间内可提供 2 行或 4 行 K 空间线，势必影响扫描速度。

快速自旋回波技术（fast spin echo）是在 90° 脉冲后紧跟多个 180° 脉冲来产生多个回波信号，每次激发可获得一个自旋回波链，且每个回波均有特定的相位编码。在每个 TR 间期同时完成多行 K 空间充填，扫描速度显著加快。FSE 序列的图像，其脂肪信号比传统的 SE 序列的脂肪信号更强，但有些病变的信号会降低。FSE 的优点是扫描速度成倍提高，缺点是图像的对比度和分辨率略有下降。目前已常规应用于临床工作中。

（2）IR 序列：是由一个 180° 脉冲和间隔相当于组织 T_1 时间后给予的一个 90° 脉冲组成。氢质子受 180° 脉冲激励后，纵向磁化矢量翻转 180° 至负 z 轴。间隔相当于组织 T_1 时间后，其纵向磁化矢量已达到正 z 轴方向，此时再施加 90° 脉冲，即使纵向磁化矢量倒至 xy 平面，继之出现 FID 供测量。180° 和 90° 脉冲之间的间隔时间称为反转时间（inversion time，TI）。IR 序列具有强 T_1 对比特性，有利于 T_1 的测量，可显示精细的解剖结构，但采集时间相对稍长。

在 1.5T MRI 机上，脂肪组织的 T_1 时间为 150 ～ 240ms，自由水的 T_1 时间为 2000 ～ 2500ms。当 TI 选择 150 ～ 240ms 时，脂肪在 MRI 上无信号产生，即脂肪信号被抑制，被称为短恢复时间反转恢复法（short TI inversion recovery，STIR）；若 TI 选择 2000 ～ 2500ms 时，自由水的信号被抑制，被称为液体衰减反转恢复法（fluid-attenuated inversion recovery，FLAIR）。

（3）梯度回波（GRE）序列：与常规 SE 序列相比扫描时间明显缩短，可用于组织的快速成像。二者的根本区别是 GRE 序列不使用 180° 相位重聚脉冲。因此局部磁化率的不同会导致明显的信号丢失（如金属物质、血液崩解物、空气和钙化的组织内）。

GRE 序列是应用小的反转角度（通常小于 90°），短 TR 和短 TE 成像，明显缩短了扫描时间。根据对剩余横向磁化矢量的处理不同可分为两种。一种是去除剩余横向磁化矢量的序列，另一种是利用剩余横向磁化矢量的序列。前一种代表性的是快速小角度激发（fast low angle shot，FLASH）

和残损梯度回波（spoiled Grass，SPGR）。在信号采集结束后，人为去掉剩余的横向磁化矢量。图像对比度取决于 TR、TE 和反转角。采用大反转角和短 TE 可获得 T_1 加权像。后一种有代表性的是真正稳定进动快速成像（true fast imaging with steady state precession，trueFISP）和 FIESTA 序列。信号采集结束后，最大限度地保留横向磁化矢量。此序列中，长 T_2 组织（如自由水）的信号比短 T_2 组织的信号高。

以上所述均是常规和基本的磁共振序列，在此基础上各家公司又不断开发出新的快速成像序列，如快速自旋回波序列、快速反转恢复序列、快速梯度回波序列及平面回波序列（EPI）。其中快速梯度回波序列还应用于包括对静止组织的饱和效应和对血流的流动增强效应进行的血管成像（TOF）、注射造影剂后的增强磁共振血管造影（CEMRA）。

八、门 控 技 术

在 MRI 胸部检查中，为了减少心脏搏动产生的伪影，提高心脏大血管解剖结构的分辨率，可使用心电触发技术（cardiac electrical triggering），也称心电门控，同时还可以采集心脏大血管功能活动和血流信号图像。其基本原理是利用心电图（ECG）的 R 波触发射频脉冲和数据采集，从而获得心动周期某一时相的图像。由于信号强度与心动周期内各时相血流速度成正比，因此采用流动分析软件还可测得血流速度、流量等血流动力学指标。对周围血管活动还可以采用周围门控方式（peripheral gating）。在应用心电门控技术时，对心电门控电极的放置，心脏在胸腔的方位，胸腔肺部有无积液、气肿乃至受检者的年龄、体格等因素均应注意。而 TR 由受检者的心电图 RR 间隔时间所决定，检查时间稍延长。另外，胸腹部的 MRI 检查常受到呼吸运动的干扰，严重者产生伪影。呼吸补偿技术（respiratory compensation）是一种既可有效抑制呼吸运动伪影又不延长检查时间的常用技术。受检者胸腹部需放置呼吸感应器，呼吸幅度、频率需保持一致。对于不能屏气的受检者，常采用单次激发的快速 MR 序列进行检查。

九、脂肪抑制技术

在很多 MR 序列中，脂肪组织均表现为高信号。应用脂肪抑制技术可以将相对较高的脂肪信号抑制掉，更好地显示病变情况。这对诊断脉管源性肿瘤如血管瘤等有很大帮助，可以更好地显示病变的特征（图 5-41）。

脂肪抑制是以脂肪组织的两大特征为基础。首先，脂肪的 T_1 值比其他组织小。其次，同一磁场中脂肪的进动频率与水不同（化学位移效应）。常用两种不同的脂肪抑制技术，即反转恢复序列脂肪抑制技术（STIR）和化学位移脂肪抑制技术（FatSat）。

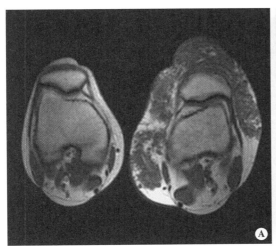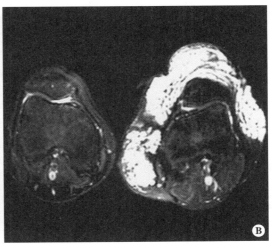

图 5-41 左下肢血管瘤

A. FSET₁WI 示左下肢皮下等高混杂信号，以等信号为主，界线不甚清楚；B. FRFSET₂WI 脂肪抑制示病变处明显呈高信号

反转恢复序列脂肪抑制技术原理如前所述，即选用与脂肪组织 T_1 值相似的 TI 时间，在脂肪组织纵向磁化矢量为零时施加射频脉冲，达到抑制脂肪信号的目的。其优点：不受静磁场不均匀性的干扰。缺点：信噪比低于常规成像；增强扫描后强化组织的 T_1 值下降可干扰脂肪信号。

化学位移脂肪抑制技术是利用水和脂肪间的化学位移成像。在信号采集之前，发射一个与脂肪内质子频率相同的 90° RF 脉冲，使其饱和。其优点：仅抑制脂肪成分，不改变 T_1 和 T_2 加权像上组织的对比度。缺点：对磁场的均匀性非常敏感。

十、流动血液的 MR 信号

在 MRI 中，血流信号的表现最为复杂。这是由血液的组织学特性、血流动力学与所使用的序列参数共同决定的。

1. 血流的基本类型　血液是由多种成分组成的复杂组织，除了各种细胞，80% 是水，其中含有多种化学物质，属于黏滞性液体。血液流动的基本类型为层流与湍流。

层流：血液的质点运动方向与血管长轴平行，但中心部位的血流最快，其流速向周边血管壁接触的血液依次递减，剖面呈抛物线状。若其中心部位与周围部位流速一致则为柱流，降主动脉可见这种血流。较慢血流与较小管径易产生层流。

湍流：血液除了沿着血管轴的流动外，还向其他方向做迅速、不规则运动，产生旋涡及涡流。血管直径较大、血流速度较快、黏滞度较低、血管的突然狭窄或血管壁不规则均可产生湍流。

2. 血流信号　MRI 产生信号的前提是在一个脉冲序列中受检组织被激励和其随后释放能量均在同一位置。流动的血液由于质子群发生移动会影响 MR 信号，既可产生低信号（流空效应）（图 5-42），又可产生高信号（流入增强效应）。

血流呈低信号：血管走向与成像层面垂直时，由于该层面的血流不能同时接受 90° 和 180° 脉冲的激励，不能形成回波，因而不产生信号。这种在 SE 序列中成像层面内血流受激励后，当聚焦脉冲到来时，这部分血液已流出层面引起的血流信

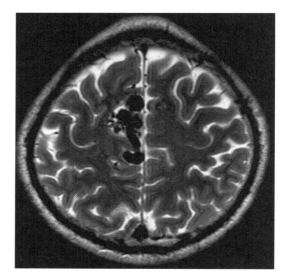

图 5-42　颅内动静脉畸形
FRFSET_2WI 示顶叶中线偏右团状不规则低信号，为流空血管影

号丢失称为流空效应。TR 短时，纵向磁化矢量完全恢复的质子已流出层面，而新流入的未被饱和的质子可发出强度不等的信号。TR 长时，被激励的血液已流出层面，因而不产生信号。当血管走向与成像层面平行时，在 90° 和 180° 脉冲之间，流动的血液离开原位，进入主磁场和梯度场的一个新区域，这些质子群不能被 180° 脉冲重新聚相，所以也不能产生信号。

流空效应所示的血管内呈低信号或无信号，在常规 MRI 图像中均可见到。另外，如血管壁附着有血栓、粥样斑块时，在低信号中可见到部分高信号区域。

血流呈高信号：在经过几个激励脉冲周期后，成像层面的静止组织已部分饱和，而血液中已饱和的质子群已流出层面，新流入的是已充分弛豫的质子群，可以接受新的脉冲激励，从而形成高的 MR 信号。这种与流入有关的信号增强称为流入增强效应。在多层面血管成像中采用极短的 TR 值，可以在下一层面未激励前即检出一个层面的信号，这样就可以得到多层面血管的高信号。

流入增强效应在常规 MRA 成像中广泛应用。如利用动静脉血流方向相反，在顺动脉或逆动脉血流方向外施加额外的射频脉冲，使血液进入感兴趣区时，已充分预饱和。饱和静脉血流，可显示高信号的动脉；饱和动脉血流，静脉显示为高信号（图 5-43）。

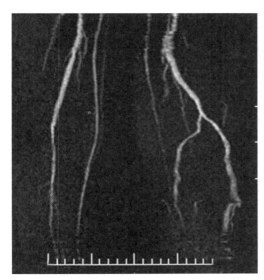

图 5-43　2DTOF-MRA

在头端设置饱和带使大腿部动脉不产生信号，只显示静脉

十一、常规磁共振血管造影

常规磁共振血管造影（magnetic resonance angiography，MRA）的方法基本上有两种，时间飞跃法（time of flight，TOF）和相位对比法（phase contrast，PC），其目的都是最大限度地提高血流和静止组织的信号对比度。TOF 法是基于血液的流入增强效应而成像；PC 法是基于血液的相位改变效应而成像。

1. TOF-MRA　是目前 MRA 方法中应用最广泛的。它采用了快速扫描技术，利用饱和效应，增强静止组织与流动血液的对比度而成像。选择适当的 TR 和翻转角，由于流入增强效应，即成像层面经多次射频脉冲激励呈饱和状态，而新流入成像层面的血液未经多次激励呈未饱和状态，可以接受全部激励，因此，此时流动血液的信号高于原静止组织。利用动静脉血流相反的特点，在成像层面的一侧预设饱和带，可以得到动脉或静脉的图像。在 TOF-MRA 中，当血流方向垂直于成像层面时，产生的信号强度为最大，血管扭曲造成部分血管与成像层面不垂直或平行，产生的信号强度就弱。因此，它经常用于评价颅内血管、颈动脉和下肢血管病变，而对于肾动脉，则不适于用 TOF-MRA。

TOF-MRA 包括 2DTOF 和 3DTOF。2DTOF 是单个薄层（2～3mm）的连续扫描，由于层面薄，即使较慢的血流通过时也不易饱和，对慢血流敏感。3DTOF 是容积块扫描，由于流入增强效应持续的时间有限，流入成像容积时血流信号较高，而流出容积前血流信号已减弱，所以检查血流速度中等以上的血管时选择 3DTOF 较为适合。为增加血流与静止组织的对比，通常采用较小激发角度（15°～20°），减少成像容积的厚度，也可将较厚成像容积分割成多个薄层激发即 MOTSA 技术（multiple overlapping thin-slab acquisition）或采取信号等量技术即激发角于流入端较小，向流出端逐渐增大，使所有成像层面的信号保持一致。但 MOTSA 技术易产生百叶窗伪影（图 5-44、图 5-45）。

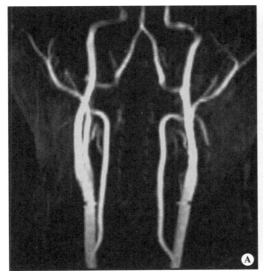
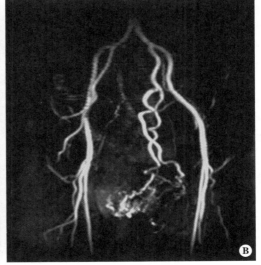

图 5-44　2DTOF-MRA

A. 颈部动脉 2DTOF-MRA 图像，显示双侧颈动脉，椎动脉；B. 下肢动脉 2DTOF-MRA 图像，显示左侧髂内动脉供血的动静脉畸形，右侧髂外动脉有阶梯状伪影

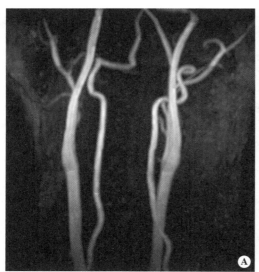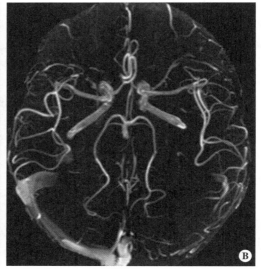

图 5-45　3DTOF-MRA

A. 颈部动脉 3DTOF-MRA 图像，显示双侧颈动脉，椎动脉，血管管壁光滑，无阶梯状伪影，图像质量明显好于 2DTOF-MRA；B. 脑内动脉 3DTOF-MRA 图像，显示组成 Willis 环动脉

2. PC-MRA　即采用快速扫描技术及双极流动编码（VENC）梯度场，利用相位效应使静止组织与流动血液的信号强度差别增大而成像。其原理远较 TOF-MRA 复杂，对硬件也有较高要求。当成像层面内质子受到脉冲激励后，其纵向磁化矢量倾倒于横向平面，并以相同的相位以 Larmor 频率进动。若启用梯度场，则顺梯度场方向的质子进动频率加快，逆梯度场方向的质子进动频率减慢。此时关闭梯度场，所有质子仍以原来频率进动而相位则不相同。若应用一个双极梯度场，质子先是在双极梯度场的正极方向进动频率加快的相位，而后应用与正极梯度场强度相同、方向相反的负极梯度场，则静止组织的质子经过正、负极梯度场的作用没有净相位改变，相位改变为零。流动质子则不然，成像层面的流动质子不可能同时遇到正、负极梯度场，部分流动质子流出了成像层面，新的流动质子又流入到成像层面，因此有净相位的改变，且流速越大，净相位改变也越大。为得到质量满意的图像，选择适当的双极梯度场十分重要，其值应略大于靶血管内的血流速度。太大会造成一种反流的假象，太小则信号很弱。此外，只有沿梯度场编码方向，流动的质子才产生相位变化，因此必须取得 3 个相互垂直平面的每一个平面图像才能完成 PC-MRA 检查，所需时间较 TOF-MRA 长。PC-MRA 也有两种成像技术，2DPC 和 3DPC。2DPC 成像时间短，空

间分辨率低，可做采集定位片，也可做 3DPC 流速预测。结合 ECG 同步技术可得到 PC-MRA 电影，从而进行流量分析，判断血流方向的变化规律。通过 3DPC 可以得到容积资料并进行 MIP 的图像重建，其分辨率高。PC-MRA 对非常慢的血流敏感，因此可以用来显示硬膜窦栓子情况。

上述两种 MRA 技术其成像原理完全不同，各自都有优、缺点，而 PC-MRA 的优点通常是 TOF-MRA 的缺点，反之亦然。二者联合应用可以取长补短，获得更多有价值的信息。

十二、增强磁共振血管造影

常规磁共振血管造影具有无创、无辐射及不用造影剂的优点，但也有诸如平面内饱和、血流信号下降及血管分支显示不理想等缺点。因此，近年来一种新的 MRA 成像方法迅速发展起来，即动态对比增强 MRA（dynamic contrast enhanced MRA，DCEMRA），是经静脉注射造影剂以增强信噪比、消除流动伪影，从而显著提高 MRA 图像质量的方法。

1. 造影剂　MRI 与 CT 检查相比，成像参数多，所以有着良好的软组织分辨率，但存在着特异性差和对小的病变检出困难的问题。随着 MRI 的日益普及和对其认识的不断提高，对 MRI 造影剂的研究和应用也呈逐年上升的趋势。MRI 造影剂和

CT 造影剂其作用的原理完全不同。它是通过改变组织的局部磁环境缩短 T_1、T_2 弛豫时间，从而增加图像对比度。临床应用主要为鉴别肿瘤与非肿瘤组织，明确肿瘤的有无、数目、范围及术后肿瘤是否复发等情况，近年来也用于 DCEMRA。它主要是通过缩短血液的 T_1 时间，利用梯度回波序列快速扫描，显示 T_1 明显缩短的血液，形成血管造影图像。

MRI 造影剂依物质磁化率即敏感性（magnetic suscetibility）可分为抗磁性造影剂、顺磁性造影剂、超顺磁性造影剂和铁磁性造影剂；按造影剂对 T_1 及 T_2 的作用可分为 T_1 加权造影剂和 T_2 加权造影剂；根据造影剂的分布和用途还可分为血池造影剂、胃肠道口腹造影剂、肝胆系统造影剂、网状内皮系统造影剂和肿瘤定向造影剂等。目前临床应用的造影剂大都为钆喷酸葡胺（gadolinium-DTPA，Gd-DTPA），于 1987 年经 FDA 批准后广泛应用，其化学名为钆二乙烯三胺五乙酸。

Gd-DTPA 是一种顺磁性造影剂，为无色透明液体，可于常温下保存。Gd^{3+} 有 7 个不成对的电子，为顺磁性很强的金属离子。进入组织后改变了组织内质子的排列，使组织内固有磁场均匀，从而使 T_1 弛豫时间明显缩短。对 T_2 弛豫时间的影响较小，故使用常规剂量时主要使 T_1 弛豫时间缩短，表现为 MRI 信号增强。在 CEMRA 中，Gd-DTPA 缩短了血液的 T_1 时间，增加了血液与周围组织之间的 T_1 弛豫时间差别。其缩短血液的 T_1 时间与造影剂在血液中的浓度成正比。

Gd-DTPA 经静脉给药，生物学分布没有特异性。组织的分布因其血供及微血管的通透性而异。Gd-DTPA 不通过细胞膜，主要分布于细胞外液，可由肾脏浓缩以原形经尿排出，少量经粪便排出。Gd-DTPA 口服不吸收，配置成 0.05% ～ 0.1% 浓度的溶液可作胃肠道造影剂。

自由钆离子进入人体可产生副作用，但其与 DTPA 结合成螯合物后毒性作用明显减少。严重的反应发生率极低，文献报道其严重反应的发生率为 1:20 000。同时，其对肾脏几乎没有毒性，因此，对于有肾衰竭的患者仍然可以使用。但是 DTPA 具有离子性、高渗性及刺激性，可在注射部位形成静脉血栓。注射后再用大量生理盐水冲洗可降低其发生率。

2. CEMRA　临床上进行血管增强 MRA 检查时，应使用造影剂团注，注射速率一般控制在 2 ～ 3ml/s，用量为 0.1 ～ 0.2mmol/kg。使用梯度回波快速扫描序列，在靶血管造影剂浓度达到高峰时进行 K 空间中心采集。因此，选择合理的延迟时间非常关键，可用推算法、试验性团注技术和自动触发技术，而以自动触发技术最准确。它可以通过实时透视的方法，在看到造影剂达到靶血管时触发扫描，如 GE 公司的 Fluoro Trigger 技术。最新的血管 MR-DSA 也已应用于临床，它独有的 TRICKS 技术，可以得到多达 50 个不同时相的血管造影增强信息，因此不用再担心显示动脉时的静脉污染问题，真正实现了 MR-DSA。

CEMRA 可分为常规 CEMRA 和动态 CEMRA（DCEMRA）。常规 CEMRA 是静脉注射造影剂后仍使用 TOF 和 PC 法检查靶血管。DCEMRA 则采用超短 TR（< 5ms）或 TE（< 3ms）快速 GRE 技术三维采集，一般每个序列需 5 ～ 40 秒。检查胸腹部时为获得 MRA 质量最佳图像，一般需行屏气扫描。采用多单元相控阵线圈、造影剂追踪、步进移床技术等一次注射造影剂即可获得自胸至下肢的大范围血管成像。

十三、磁共振血管造影的临床应用

1. 头颅　颅内血管性病变以动脉瘤和血管畸形多见。常规 MRA 和增强 MRA 均可应用于颅脑的检查。但以 3DTOF-MRA 和 CEMRA 更常用。可以清晰显示 Willis 动脉环，大脑前、中、后动脉主干及其分支。明确动脉瘤的位置、大小；观察颅内动静脉畸形的供血动脉、瘤巢及引流静脉；显示大脑动脉的狭窄和闭塞性病变。

3DTOF-MRA 对快血流敏感，适合脑动脉成像，脑静脉 MRA 多采用对慢血流敏感的薄层 2DTOF-MRA。它可显示上矢状窦、直窦、横窦、乙状窦、大脑大静脉和大脑内静脉。

2. 颈动脉　常规应用 2DTOF-MRA 或 3DTOF-MRA，可显示双侧颈动脉、椎动脉的情况。但要获得理想的、分辨率高的颈部血管图像，应行 3DCEMRA，其图像质量远较 2DTOF-MRA 或 3DTOF-MRA 要高，但对于颈动脉钙化斑块常不能显示（图 5-44、图 5-46）。

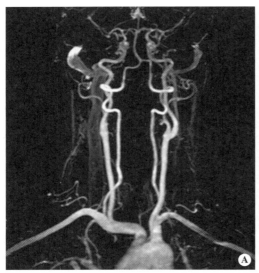
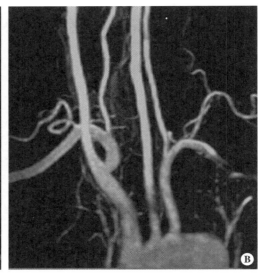

图 5-46　颈部动脉 3DCEMRA

A. 颈部动脉 3DCEMRA 图像，清晰显示双侧锁骨下动脉、颈动脉、椎动脉和基底动脉；B. 颈部动脉 3DCEMRA 图像，显示从主动脉弓发出的 3 支动脉

3. 胸部　对于要显示主动脉弓及弓上分支的颈总动脉、锁骨下动脉和头臂干的形态、走行及分支，2DTOF-MRA 或 3DTOF-MRA 常不能胜任，因为主动脉及心脏的搏动、复杂的血流等可产生明显的伪影，干扰动脉的显示。这时 CEMRA 就有着明显的优势。因为它不受复杂血流和血流方向的影响。此外，CEMRA 还可显示肺动脉的三维图像，对诊断亚段以上的肺动脉栓塞有很大价值。

4. 腹部　正常腹主动脉及其分支血管的显示，2DTOF-MRA 尚满意。对于腹主动脉瘤，2DTOF-MRA 尽管可确定其大致位置，但其和肾动脉的关系显示不清，而 3DCEMRA 结合屏气，可以在短时间内完成检查，清晰显示腹主动脉瘤和周围血管的关系，以及瘤体内的血栓情况。此外，

CEMRA 还可以显示门静脉和下腔静脉，对于诊断门静脉栓塞、布 - 加综合征有一定的价值。

5. 下肢　下肢血管病变以动脉硬化闭塞和深静脉血栓多见。由于其血管走行方向相对单一，范围长，所以常用 2DTOF-MRA，是 2DTOF-MRA 使用最成功的部位之一，可以显示下肢动脉的闭塞和狭窄情况。通过在扫描范围上方设置饱和带，可以饱和掉动脉血流信号而只显示静脉。虽然 2DTOF-MRA 在下肢血管中的应用很成功，但 3DCEMRA 仍以它的高清晰度、极快的成像速度逐步取代了 2DTOF-MRA。不能显示管壁钙化是其最大的限度所在。此外，由于同时存在着动脉的干扰，3DCEMRA 对于下肢静脉的显示相对较差。随着 MR-DSA 应用于临床，这一缺陷将会被克服（图 5-47）。

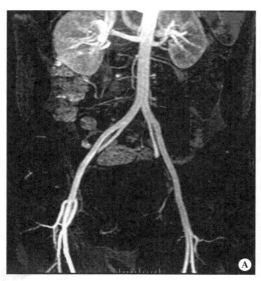
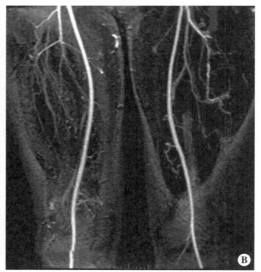

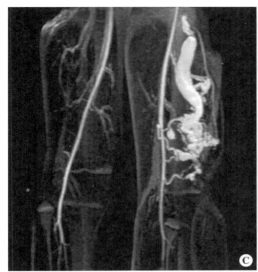
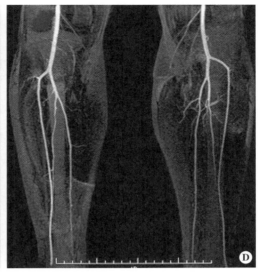

图 5-47　下肢 3DCEMRA

A. 清晰显示下段腹主动脉、肾动脉、双侧髂总及髂内、外动脉；B. 显示双侧股浅动脉；C. 左下肢动静脉畸形，显示瘤体及滋养血管；D. 显示双侧胫后动脉，胫前动脉、胫后动脉及腓动脉

　　总之，磁共振技术的突飞猛进，磁共振血管造影越来越广泛地应用于临床，而且成像质量越来越好。其无创、无辐射的优点正在为更多患者和临床医师所接受，相信随着更多新的磁共振软件和硬件的推出，其临床应用前景将更加广泛。

（孙明华）

主要参考文献

黄仲奎，龙莉玲，李文美，等，2009. 医学影像学检查操作技术. 北京：人民军医出版社

蒋米尔，张培华，2009. 临床血管外科学. 第 3 版. 北京：科学出版社

陆信武，蒋米尔，1999. 股深动脉血流动力学的超声评价. 上海第二医科大学学报，19：47-50

陆信武，蒋米尔，1999. 下肢动脉闭塞症彩超探测的临床研. 上海医学，725-727

陆信武，蒋米尔，2000. 双功彩超、腘静脉穿刺造影、光电容积描记检查下肢静脉倒流的比较. 中华外科杂志，38：22-24

陆信武，徐秋华，蒋米尔，2002. 彩色多普勒超声评价下肢静脉倒流时间阈值的研究. 中华超声影像学杂志，1：743-745

孙明华，林涛，王韶颖，2004. 16 层 CT 血管造影在下肢动脉硬化闭塞症中的诊断价值. 中国医学计算机成像杂志，10（3）：190-194

燕树林，牛延涛，2010. 医学影像技术学术语详解. 北京：人民军医出版社

叶开创，陆信武，李维敏，2009. 顺行静脉造影在非血栓性髂静脉受压综合征中的诊断价值. 上海交通大学学报（医学版），9：1098-1103

叶开创，殷敏毅，陆信武，2012. 腔内血管成形术治疗髂动脉长段慢性完全闭塞性病变. 中华外科杂志，12：1105-1108

Cronenwett JL，Johnston KW，2010. Rutherford's Vascular Surgery. 7th ed. Amsterdam：Saunders，Elsevier

Ye K，Lu X，Li W，et al，2012. Long-term outcomes of stent placement for symptomatic nonthrombotic iliac vein compression lesions in chronic venous disease. J Vasc Interv Radiol，23：497-502

Robert P，Mazur W，2011. Vascular CT Angiography Manual. London：Springer Verlag

第六章 血管造影与超声检查

第一节 动脉造影检查

通过向血管内注入造影剂和利用影像设备来显示血管及其分支，根据血管的解剖、形态学变化及血流动力学的改变来对疾病进行诊断的方法称为血管造影，包括静脉造影和动脉造影。1953年，瑞典医生 Seldinger 发明经皮股动脉穿刺技术，即应用穿刺针和导丝将导管引入动脉，术后不需修补和结扎血管，简化了操作技术，使血管造影蓬勃发展。虽然近年来超声、CT 和 MRI 在血管成像方面有很大的提高，但在临床实际工作中，对显示动脉，尤其是动脉小分支方面，仍以数字减影血管造影（digital subtraction angiography，DSA）为金标准。

一、DSA 的成像原理

DSA 是利用计算机处理数字化影像信息的减影技术，可消除骨骼和软组织的影像，使血管清晰显示。其基本原理是将受检部位注入造影剂前后的 X 线荧光图像，在影像增强器上成像，经高分辨率摄像管的系列扫描，形成由像素组成的视频图像，经模拟/数字转换器，转换成一连串的数字，并按序列排列成数字矩阵，使图像数字化并分别存储起来，经计算机处理后使注入造影剂前后的数字信息相减，所获得的差值，代表数字化的血管图像，再经数字/模拟转换器转换成模拟灰度的减影图像，使血管显示。DSA 的减影方法有时间减影、能量减影、混合减影、数字体层减影等。

二、DSA 设备

DSA 设备主要由两部分组成，第一部分为 X 线发生器及附件，主要有 X 线球管、变压器、操作台、影像增强器和电视摄像系统等；第二部分为图像处理系统，可分为前处理和后处理，主要有模拟/数字转换器、数字/模拟转换器、图像存储器、图像处理器、激光照相机和磁带录像机等。

三、造影器械和造影剂

造影器械主要有穿刺针、导丝、导管和血管鞘。穿刺针有多种，目前临床上最常用的为一种套管针，由针芯和套针组成，针芯由金属组成，针头带有锋利斜面，套针为一根略短于针芯的聚乙烯或聚四氟乙烯薄壁导管。导丝是一种特殊的不锈钢，由内芯和螺旋状缠绕内芯的外套组成，这种结构可使导丝有较强的弹性和韧性，为了避免损伤血管内腔，导丝的前部相对较柔软，柔软段一般长 3～5cm，特殊用途者可长达 20cm。导管是经过特殊工艺加工的薄壁空心塑料管，主要材料有聚四氟乙烯、聚乙烯、聚尿酯、聚酰胺、聚氯乙烯等。根据它们不同的特性，可制成不同用途的导管，导管的粗细用 F 数来表示，如 5F、6F 等，F 数等于导管的周径（mm）。血管鞘包括导管插入鞘和扩张器，规格多种，常用者导管鞘长 10cm 左右，扩张器长 15cm 左右，导管鞘是由聚四氟乙烯制造的管状套鞘，扩张器是由聚丙烯制造的直头短导管。穿刺时，导管鞘套于扩张器上沿导丝进入血管后，拔出导丝和扩张器，将导管鞘留在血管内，作为导管进出和更换的通道，可减少对血管的损伤，也便于操作。

血管造影中应用的造影剂的主要成分是有机碘水溶剂，有机碘造影剂自 1930 年问世以来，逐步出现了一碘、二碘、三碘、六碘化合物。按其分子结构和特性可分为两大类：离子型造影剂和非离子型造影剂。离子型造影剂主要有泛影酸钠、异泛影酸钠、碘卡明和泛影葡胺等，以泛影葡胺最常用。非离子型造影剂主要有碘海醇（欧乃派克）、优维显（Ultravist）、碘伯醇（碘必乐，Iopamiro）等。理想的造影剂应具备高含碘量、低黏稠度、无毒性、接近于正常渗透压和能迅速完全地排出体外。造影剂在使用过程中可能引起一些不良反应，主要表现为皮肤潮红、灼热、出汗和皮疹等皮肤黏膜反应，恶心、呕吐、腹痛等胃肠道反应，咳嗽、心悸、呼吸困难等呼吸循环系统反应，头晕、头痛、惊厥、视物模糊和意识障碍等神经系统反应，血管痉挛、疼痛、烧灼感等局部血管反应等。引起不良反应的因素是多样的，与造影剂的理化因素、患者的个体因素、血管内皮细胞损伤介质释放、激肽和补体系统的激活、抗原抗体反应等有关。不良反应的发生大多与造影剂用量、浓度和注射速度有关，有少数反应与剂量无关，即使注入极少量的造影剂，也会发生严重的甚至是致命的反应，这属于一种特异质反应，与患者的个体差异有关。造影剂不良反应的预防措施有术前常规做过敏试验，使用肾上腺皮质激素或抗组胺药，尽量减少造影剂的用量，造影剂注射速度不宜过快等。造影剂不良反应轻度者不经处理也可自行消退，重度者必须及时对症处理。

四、动脉造影的适应证和禁忌证

1. 适应证

（1）血管本身的病变，包括原发性和继发性，如动脉瘤、动脉炎、动脉狭窄、血栓形成、动静脉瘘等。

（2）软组织、骨组织或器官病变的诊断及与血管病变的鉴别，同时可了解病变的供血情况。

（3）血管病变手术后的随访，如肢体移植、人工血管术后效果的观察。

（4）血管病变的介入放射学治疗。

2. 禁忌证

（1）对造影剂过敏或有显著过敏性疾病者。

（2）严重的心、肝、肾衰竭者。

（3）严重的凝血功能障碍或正在抗凝治疗者。

（4）重度的全身性感染者，或穿刺部位有感染者。

（5）恶性甲状腺功能亢进和多发性骨髓瘤者。

（6）妊娠 3 个月以内者。

五、动脉造影的操作技术

目前最常用的插管技术是 Seldinger 穿刺法，是 Seldinger 在 1953 年首先采用的经皮穿刺血管插管技术。具体操作：以带针芯的穿刺针经皮肤、皮下组织穿透血管前后壁，退出针芯，缓慢向后退针，退至有血液从穿刺针尾端喷出时，即插入导丝，退出穿刺针，再沿导丝插入导管，并将导管插至靶血管进行造影。不同靶血管造影使用的造影剂剂量、注射压力及速度均有不同的设置（表6-1）。

表 6-1　不同动脉造影时参数设置

造影剂使用		参数设置					
造影部位	导管部位	压力（psi）	量（ml）	时间（s）	速率（ml/s）/总剂量（ml）	延迟	序列
弓上动脉							
主动脉弓	升主动脉	800～1200	30	2	15/30	0	4/8
无名动脉	无名动脉	300～500	15～30	3～4	6/18	0	3/6
颈动脉	颈总动脉	300～500	6～15	2	5/10	0	3/6
锁骨下动脉	锁骨下动脉	300～500	10～15	3	4/12	0	3/6
腋动脉	腋动脉	300～500	10～15	3	4/12	0	3/6
胸部							
降主动脉	降主动脉近端	800～1200	30	2	15/30	0	3/6
内脏							
内脏动脉	降主动脉远端	800～1200	30	3	10/30	0	3/6
内脏动脉	内脏动脉	300～500	12～18	3	5/15	0	3/6
肾动脉	肾动脉	300～500	8	2	4/8	0	3/6

续表

造影剂使用		参数设置					
造影部位	导管部位	压力（psi）	量（ml）	时间（s）	速率（ml/s）/总剂量（ml）	延迟	序列
主髂							
主髂动脉	肾下主动脉	800～1200	18～24	3	8/24	0	3/6
腹股沟下							
股动脉	髂外、股动脉	300～500	10	2	5/10	0	3/4
膝下动脉	股、腘动脉	300～500	10～20	2-3	5/15	3-15	2/20

注：psi 即 b/in²，1psi=6.9kPa。

动脉穿刺插管途径有经股动脉插管、经肱动脉插管、经腋动脉插管、经皮腹主动脉插管、经锁骨下动脉插管、经颈总动脉插管等。其中常用的途径是经股动脉插管和经肱动脉插管。股动脉是髂外动脉的延续，在腹股沟韧带处位置最表浅，搏动最强，是理想的穿刺点。股动脉穿刺插管分为顺行性和逆行性，逆行性穿刺皮肤切口一般选在搏动最强点的下方 2cm 处，左手指按住股动脉，右手持穿刺针呈 45° 斜行穿入。顺行性穿刺时，皮肤切口一般选在腹股沟韧带的上方，穿刺针呈 70°，针尖刺至腹股沟韧带稍下方的搏动最强点。肱动脉是腋动脉的延续，下行于肱二头肌内侧沟中，于肘关节的前内方位置最表浅，易触摸穿刺，逆行、顺行穿刺插管均较易操作。肱动脉穿刺较为安全，适用性较广，特别是下肢动脉病变的患者，为了避免下肢动脉的进一步损伤和更好地同时观察双下肢动脉，可采用肱动脉穿刺插管造影。

六、常见并发症的诊断和处理

1. 穿刺部位血肿 原因为穿刺不熟练，多次穿刺使血管壁损伤较重，术后压迫止血不当，肝素用量过大，患者凝血机制较差等。小的血肿有胀痛不适感，并无严重后果，可自行吸收。中量血肿向其中注入透明质酸酶 1500～3000U，术后24 小时给予热敷等处理，即可自行吸收。大的血肿会引起压迫症状甚至休克，必须及时手术处理。血肿伴活动性出血时，应向其中注入适量的鱼精蛋白，并加压包扎，必要时，行血肿清除术。

2. 血管栓塞 原因为导管在血管内停留时间过长或导管表面不光滑，沿导管壁形成附壁血栓，拔管时脱落入血管内；血液肝素化不够；粥样硬化斑块被导管、导丝撞落，或拔管后压迫止血时加压过重等。主要表现为远端的动脉栓塞，其临床症状表现为栓塞以下的肢体皮肤苍白、温度降低、疼痛、动脉搏动减弱或消失。治疗可用尿激酶或链激酶溶栓治疗，如果症状严重，应及时手术取出栓子及血栓。

3. 假性动脉瘤和动静脉瘘 该并发症的原因为粗针、粗导管损伤血管壁所致，临床症状表现为搏动性肿块，动静脉瘘可闻及血管杂音。假性动脉瘤不同于局部血肿，一旦发现，需积极加以治疗，不能存在侥幸心理。治疗应及早手术切除并修复动脉壁上的破裂口。而对于一部分破裂口较小，肿块范围不大的假性动脉瘤，可在超声定位下压迫瘘口 20～30 分钟，能达到满意的效果。

4. 导管、导丝的意外 对在操作过程中发生的意外脱落的导管、导丝应密切注视其所处部位及移动，对于停留在周围动脉内、侧支循环丰富未引起不良反应后果者，不必急于取出。对于已迁移至心腔、有移向心腔可能或停留在重要脏器的供血动脉内而无侧支循环者，应迅速设法取出，一般先选用不伤及血管的介入方法，介入方法无法取出脱落物时，再考虑外科手术取脱落物。

第二节　静脉造影检查

静脉造影是检查静脉系统病变的最可靠的方法，由于静脉造影对影像设备的要求不是很高，一般在新型 X 线摄片机上就能进行，静脉造影的危险性也较小，所以静脉造影在检查中被广泛运用。主要有下肢深静脉顺行造影，逆行造影、经曲张浅静脉造影，以及各种经静脉插管造影等。

一、适　应　证

适应证：①了解下肢静脉血栓或栓塞、静脉炎、肿瘤侵蚀或外伤引起的静脉阻塞部位、范围和程度。②明确下肢静脉曲张、深静脉瓣膜功能及交通支功能和解剖定位。③观察血栓取除、静脉曲张或其他病变的手术效果。④了解下肢慢性溃疡、肿胀、胀痛及色素沉着的原因。⑤估计先天性静脉血管病变的部位和范围。⑥静脉的介入治疗。

二、下肢静脉造影方法

（一）下肢深静脉顺行造影术

操作步骤：①患者仰卧于床上，健肢立于脚踏板上，患侧足虚悬，有利于造影剂较长时间地停留在患肢小腿静脉内。②在踝关节的上方扎一止血带，以阻断浅静脉的回流，迫使浅静脉内的血液经交通支流入深静脉。③穿刺足背浅静脉，穿刺成功后，将床面倾斜成30°，使患者处于头高脚低位，用弹簧压力注射器持续均匀地推注造影剂，一般3～7分钟内注入100～150ml造影剂。④在电视监视下，从小腿至盆腔分段摄取正位片，最后摄取小腿侧位片，观察腓肠肌静脉。在摄取大腿部正位片时可通过Valsalva动作诱发股浅第一对静脉瓣膜下的倒流来了解瓣膜功能。

在原发性深静脉瓣膜功能不全的患者中，行顺行造影主要表现为：①深静脉主干增粗，常呈明显直管状扩张；②瓣膜影模糊或消失，该处的静脉段失去竹节状膨隆外形；③大隐静脉显影呈曲张状态，严重时局部扩张呈囊状；④内踝上方可见增粗的交通静脉，在溃疡周围特别明显。

（二）下肢深静脉逆行造影术

操作步骤：①下腹和大腿上段按手术前常规准备皮肤。②患者仰卧于X线摄片床上，消毒下腹和大腿上段并铺巾。③在大腿根部，Seldinger穿刺法穿刺股静脉，再沿导丝插入静脉导管至髂外静脉中，拔出导丝。④将床面倾斜成60°，使患者处于头高脚低位，注入造影剂20ml，观察下腔-髂静脉是否通畅，将导管缓慢拉出，使导管顶端处于股骨头平面上。⑤经导管注入造影剂

15～20ml，做屏气活动（Valsalva动作），摄取盆腔部正位片，并观察造影剂是否向远侧反流。⑥利用电视监视跟踪向下，逐段摄片，观察反流的范围。

下肢深静脉逆行造影术主要用于观察深静脉的瓣膜功能。在患者处于半卧体位时，如瓣膜功能正常，反流的造影剂可被阻止于静脉瓣之上，而瓣膜之下的静脉则不显影。Kistner根据造影剂反流的程度，将深静脉瓣膜的功能分为5级。0级：无反流，造影剂受阻于大腿根部（股浅静脉第1对瓣膜）；1级：造影剂反流至大腿中段；2级：造影剂反流至膝关节平面；3级：造影剂反流至膝关节平面以下；4级：造影剂反流至小腿甚至踝部。正常人平静呼吸时，造影剂反流在0～1级之间。Kistner对静脉瓣膜功能的分级是一种由近而远地或从上向下地判断股-腘静脉和其他远侧静脉主干中瓣膜功能的方法，下肢深静脉逆行造影能确定股浅静脉第1对瓣膜和隐股静脉瓣膜的功能。但有时股浅静脉第1对瓣膜功能正常，而其远侧诸瓣膜功能不全者，就不能检测出来。

（三）经皮腘静脉插管造影术

下肢深静脉顺行造影常不能清晰显示髂外和髂总静脉；逆行造影对瓣膜的检测较局限，一般只能检测股浅静脉的最高1对瓣膜，而且不能应用于髂-股静脉血栓形成的患者。上海交通大学医学院附属第九人民医院在临床处理大量下肢深静脉功能不全病例的实践中，创用一种直接经皮腘静脉插管，进行造影检查的方法，可弥补上述两种造影方法的不足，又可详细判断股-腘静脉中每对瓣膜的功能，且简便易行。

1. 静脉的应用解剖和体表投影　静脉位于由股二头肌、半腱肌和腓肠肌内外侧头所组成的菱形腘窝中央。其背侧浅面有腘筋膜和腘窝内脂肪垫；近侧与走行在收肌管内股浅静脉相延续；远端分为胫前和胫腓干静脉。腘静脉的前、后为腘动脉和胫神经，这三者循腘窝正中线平行走行，其关系一般报道为腘动脉位于腘静脉的腹内侧，胫神经位于腘静脉的背外侧。在菱形腘窝的下角，约91%的腘静脉分为双支，夹持腘动脉，9%仍为单支。腘静脉一般依据腘动脉的解剖投影来定位。腘动脉的近端位于收肌结节平面以上7.6cm，

腘窝正中线内侧 1cm 处；远端位于腓骨头平面以下 2.5cm，正中线外侧 1cm。以上两点之间的连线，即是腘动脉的体表投影。因为腘动脉和腘静脉伴行，所以在这条连线外侧约 0.5cm 所做的平行线，就是腘静脉的体表投影。更为简单的方法是将腘窝正中线稍沿逆时针方向移动，使其上下端偏离原位各约 1cm，这条连线即为分隔腘动脉和腘静脉的中间线，线内侧 0.5cm 为腘动脉，线外侧 0.5cm 为腘静脉的投影。

操作步骤：①患者俯卧，使受检的下肢位于 X 线机的中央。②穿刺点定位：一般为腘静脉体表投影与腘窝皮肤横行皱褶的相交点，相当于腘窝正中线与腘窝皮肤皱褶交点外侧 0.5 ～ 1cm 处；也可用手指扪触动脉定位，因腘静脉位于腘动脉的外侧，故可在腘窝皮肤皱褶线上，动脉搏动的外侧 0.5 ～ 1cm 处进针；或用多普勒超声定位，多普勒超声听诊器可检测并区分出腘动静脉的不同声响，一般动脉血流声尖锐、清晰，呈与动脉搏动节律一致的枪击声，静脉血流则为吹风样水流声，无一定的节律，探明静脉血流最响处，作为穿刺点。③确定穿刺点后，以亚甲蓝在皮肤上做标记，然后消毒皮肤，铺手术巾。以 1% 的普鲁卡因或利多卡因等药物，在穿刺点皮肤和皮下组织中做浸润麻醉。用尖刀手术刀将穿刺点的皮肤挑开小孔后，穿刺针朝向近侧，与肢体呈 45° 进针。当刺过腘筋膜时，有明显的穿破感，然后继续缓慢向深部进针，针尖可稍向左右移动，调整进针方向。当针触及腘动脉表面时，放松持住的穿刺针，可见针体尾部随动脉搏动而上下跳动，此时应将针尖稍移向外侧，向腘静脉后壁穿刺。当感觉到穿刺腘静脉管壁的穿破感后，即需停止进针，以防穿透静脉前壁。拔出针芯，见有暗红色血液流出，即证明已穿入腘静脉中。若无血液流出，应将针稍向后退，再向不同方向穿刺。穿刺成功后，即将导丝沿穿刺针的套针向近侧插入约 10 ～ 15cm，然后拔出套针，再将导管套在导丝的外面，插入髂静脉内。最后拔出导丝。④将床面倾斜成 60°，使患者处于头高脚低位，先注入造影剂 10 ～ 15ml，观察下腔 - 髂静脉回流是否通畅，然后将导管缓慢向外拉出，并持续注入少量造影剂寻找瓣膜。当到达一对瓣膜时，造影剂沉聚于瓣窝，即将该瓣膜显示出来。此时可定位检测这对瓣膜的功能。具体方法：将导管顶端置于瓣膜下方 0.5cm 处，注入造影剂 5 ～ 10ml，待造影剂完全回流至受检瓣膜近侧时，立刻让患者做 Valsalva 动作，即全力屏气以增加腹压，观察瓣膜在高压下出现的"竹节样"膨出改变，以及有无瓣膜功能不全而致造影剂向远侧倒流；在检测瓣膜的同时，还可观察静脉管壁的形态、充盈是否完全，以及交通静脉和侧支的情况。⑤检查完毕后，将床面放平，拔出导管，一般在穿刺点压迫 5 ～ 10min，并做压迫包扎。

2. 造影表现

（1）瓣膜的形态和功能：瓣膜功能正常者，经顶端置于瓣膜下方的导管注入造影剂时，瓣叶呈漏斗状开放，造影剂向近侧回流，采取 Valsalva 动作后，造影剂受阻于该瓣膜，瓣窝膨大，两个相对称的瓣叶游离缘，几乎被撑开呈水平状。原发性瓣膜功能不全者，瓣叶呈不同程度的漂浮状，游离缘脱垂。严重者注入造影剂后，不能迅速向瓣膜近侧回流；较轻者采取 Valsalva 动作时，已回流到瓣膜近侧的造影剂，又向其远侧倒流。血栓形成后再通者，瓣膜失去正常外形，至多只能见到附在管壁上不规则隆起的痕迹。

（2）下肢深静脉的形态：正常深静脉的管径，由远侧向近侧逐渐增粗，管壁光整，轮廓柔软，有时可见到不规则节段形收缩波，极少有分支可见。原发性瓣膜功能不全者，管径均匀增粗，远侧较近侧更为明显，从而形如直筒状，管壁光整而柔软；病情严重者造影剂可向远侧越过腘静脉的穿刺点，倒流入小腿的静脉主干和腓肠肌静脉丛，甚至交通静脉也显影。血栓形成后遗症者，如果为位于髂 - 股静脉节段型病变，可见腘静脉外形和瓣膜功能正常，造影剂受阻于髂 - 股静脉；如果为全肢型病变而腘静脉已完全再通时，可见腘静脉轮廓不规则，管径粗细不均，常有大量侧支，并可显示仍闭塞的部位。

三、上肢静脉造影

（一）适应证

（1）观察上肢静脉阻塞的部位、范围和程度。

（2）了解静脉瓣膜的功能状态。

（3）了解静脉先天性病变的部位和范围。

（二）上肢静脉造影方法

患者仰卧于 X 线摄片床上，以 20 号针头直接穿刺手背、腕部或肘部浅静脉，手推注射造影剂 40ml，常用 40% ～ 50% 泛影葡胺，若对泛影葡胺过敏可改用非离子型造影剂，15 ～ 20 秒内注完，摄取前臂、上臂、肩部和胸部入口片。

第三节　血管内超声检查

血管内超声检查（intravascular ultrasound，IVUS）是临床上第一个广泛应用的导管影像技术，其原理是利用导管将高频微型的超声探头导入血管腔内进行检测，然后再通过数字电子成像系统来显示目标血管壁的组织结构和斑块形态的细微解剖信息。最早于 20 世纪 80 年代末期开始应用于冠状动脉介入的领域，作为冠状动脉造影的补充影像诊断，IVUS 能在三维层面提供管腔直径，斑块负荷，斑块形态的诊断信息，成为冠状动脉复杂病变中指导支架植入可靠的影响工具。因此，借鉴冠状动脉的治疗经验，IVUS 也逐渐开始应用于外周动脉，可直接判定管腔的狭窄率、夹层的分型、病变范围，以便于选择合适的球囊及支架尺寸。目前临床上应用最多的是传统灰阶血管内超声，利用安装在导管头端的微型超声传感器，将超声波信号利用成像分析转化成电信号并产生图像。而新型的虚拟组织学 IVUS 是利用高频背向散射技术进行频谱分析并进行模拟成像后处理，可以将斑块编码为不同颜色来区分不同性质的斑块，提供更加具体且实用的信息，有望取代传统 IVUS。

一、IVUS 检查方法

不同于常规超声的无创操作，血管内超声是需要进入管腔内的影像技术。操作仍需要在导管室进行，根据需要处理的病变不同选择合适的穿刺入路，同侧或对侧股动脉，必要时可"翻山"至对侧，利用导管导丝到达需要观察的病变部位后，在透视引导下将带有超声探头的导管引入远端，调整需要观察的范围，去除伪影，将导管置于管腔中心后缓慢回撤导管至近端，同时记录回撤过程中的影像，根据所得到的超声图像进一步分析管壁条件和斑块性质。如疑某一段病变仍有问题，可将导管重新放入，并做重点观察记录。

二、IVUS 适用范围

（1）血管管腔狭窄率的测定。

（2）管腔内组织成分的判断，包括斑块性质，钙化程度，血栓机化程度等。

（3）管壁结构的观察，真、假腔的区分。

（4）支架置入后的观察。

（施慧华）

主要参考文献

欧阳墉，2000. 数字减影血管造影诊断学. 北京：人民卫生出版社

孙建民，张培华，1989. 下肢深静脉瓣膜功能的定位检测. 中华外科杂志，27：623-625

王希锐，1999. 介入放射学问答. 北京：人民军医出版社

张里仁，2000. 医学影像设备学. 北京：人民卫生出版社

第七章　血管疾病的常用药物

第一节　血管出血性疾病的治疗药物

出血性疾病种类繁多，发病机制各异。因血管因素引起的出血性疾病，多由血管壁结构和其邻近组织的功能异常或受损引起。出血性疾病多为后天获得性的，少数是先天性或遗传性的。因此，因血管病变所致出血性疾病的治疗，应根据不同的病因和发病机制，选择相应的药物进行治疗；先天性或遗传性者，目前尚无特殊的治疗药物。对前者常用的药物如下所述。

一、降低血管壁脆性和通透性的药物

1. 路丁（rutin）　本药属黄酮类，有增强毛细血管抵抗力，降低血管通透性和脆性的作用，但起效缓慢，肠道吸收少。路丁的一般剂量为每次 20mg，每日口服 3 次，必要时剂量可增大至每日 300mg，但易引起食欲减退、恶心等副作用。其对血管性紫癜有效。

2. 卡巴克络（carbazochrome，安特诺新，安络血，adrenosin）　本品是肾上腺素氧化而成的一种化合物，能稳定血管及其周围组织中的酸性黏多糖，减少血管通透性，增强毛细血管的抵抗力，缩短出血时间。口服剂量为 2.5 ～ 5mg，每日 3 次，可增至每次 5 ～ 10mg。肌内注射每次 10 ～ 20mg，每日 2 ～ 4 次。以 60 ～ 100mg 加入葡萄糖溶液中静脉滴注，效果较好。副作用有恶心、耳鸣，少数患者可出现精神症状。

3. 酚磺乙胺（etamsylate，止血敏，dicynone）能增强血小板黏附和聚集功能，降低血管通透性，增加血液循环中血小板计数。以 4 ～ 6g 加入葡萄糖溶液中静脉滴注，每日 1 ～ 2 次。肌内注射为每次 250 ～ 750mg，每日 2 ～ 3 次。副作用少见。

4. 维生素 C　是羟化酶的辅酶，是胶原组织形成所必需的成分，有助于增加毛细血管的抵抗力。临床上主要用于治疗维生素 C 缺乏症所引起的出血及其他血管因素所致出血的辅助用药。

5. 肾上腺皮质激素　短期应用本药可降低毛细血管脆性及通透性，长期应用可致相反作用，导致类固醇紫癜。常用药物为泼尼松（强的松）。口服 40 ～ 80mg/d 或地塞米松 10 ～ 20mg/d，连续用药 7 ～ 14 日。

6. 断血流片　本品由草药荫风轮制成，适用于功能性子宫出血、血尿、鼻出血等。成人每次口服 5 ～ 8 片，每日 3 ～ 4 次。

7. 血凝片　本品是一种从野苎麻根中提取的植物止血剂。成人每次口服 5 ～ 8 片，每日 3 ～ 4 次。副作用甚少，偶有胃部不适。

断血流片和血凝片为中药制剂，能增加凝血活性，可用于轻度的出血和作为辅助治疗。

二、血管收缩药

1. 垂体后叶素（pituitrin，内含升压素）　本品能使血管收缩，临床上适用于治疗肺咯血、门静脉高压致食管静脉曲张破裂引起的上消化道出血、遗传性毛细血管扩张症。在出血量大需紧急止血时，可用 10 ～ 20U 加入 25% 葡萄糖溶液 20ml 缓慢静脉注射。也可以 5 ～ 10U 加入葡萄糖溶液 250ml 静脉滴注。高血压、冠心病患者慎用。

2. 麻黄碱（ephedrine）　本品有较强的持续性血管收缩作用，主要用于局部止血。

三、局部止血药

（1）肾上腺素或血管升压素等血管收缩剂，可用做局部止血。

（2）巴曲酶（立止血）、凝血酶、纤维蛋白海绵局部敷贴止血。

（3）中药止血药物（三七粉、白芨粉等）局

部敷贴。

（4）其他如凝血活酶制剂、吸收性明胶海绵、淀粉海绵、黏合止血剂等。

第二节　血栓栓塞性疾病的治疗药物

近年来，随着研究的深入，发现血栓栓塞性疾病在危害人类健康和生命的一些严重疾病的发生、发展中起更重要的作用。例如，心肌梗死、脑血管意外，以及内科、外科、妇产科乃至皮肤科疾病发生发展过程中，也有凝血功能异常和血栓形成的参与。因此，血栓栓塞性疾病的诊断与药物治疗是近 10 多年来研究的热点。

一、溶 栓 药 物

溶栓治疗是通过溶栓药物，将纤溶酶原激活为纤溶酶，纤溶酶裂解纤维蛋白，溶解已形成的血栓，从而达到治疗血栓栓塞性疾病的目的。溶栓治疗代表一个血管再灌注的联合途径。溶栓治疗的决定需要权衡利弊，在临床受益与风险之间作出选择，归结于能否采用短暂的，但更具特异性的溶栓药物，在邻近发生阻塞的血管局部发挥溶栓效应。

目前用于临床而有效的溶栓药物包括链激酶（streptokinase，SK）、酰基纤溶酶原 SK 活化剂复合物（acylplasminogen SK activator complex，APSAC）、组织型纤溶酶原激活物（tPA）、尿激酶型纤溶酶原活化剂（uPA）。uPA 又分为两种：①单链尿激酶（scuPA），又称前尿激酶（pro-UK）；②双链 uPA（tcuPA），即临床上所用的尿激酶（urokinase，UK）。目前仍在进行临床实验的还有葡萄球菌激酶（SAK）、第二代 t-PA 变构体（TNK-tPA）和从链鱼的唾液腺中分离提取的纤溶酶原活化剂（BatPA）等第三代溶栓药物。

1. 链激酶　本品是一种从 C 组溶血性链球菌产生的蛋白激酶提纯的制剂，现已可用基因工程制备。SK 的作用是与纤溶酶原结合成复合物，裂解其 560 精氨酸及 561 缬氨酸肽链，形成纤溶酶而激活纤溶。使用方法有以下 3 种。

（1）首剂一次注射，继以维持量。一般先导量为 SK 50 万 U，溶在 100ml 生理盐水中，静脉滴注 15 ～ 30 分钟，继而每小时 10 万 U，静脉滴注，疗程 3 ～ 5 天。用药前 30 分钟肌内注射异丙嗪 25mg 或其他抗组胺药和地塞米松 5mg，也可用氢化可的松预防过敏反应。

（2）大剂量 SK 75 万 ～ 150 万 U，静脉滴注 30 ～ 90 分钟。不用维持量，连续用 5 天。

（3）超大剂量 SK，每小时 150 万 U，共 6 小时。文献报道，在治疗 278 例动脉栓塞性闭塞中，动脉再通率为 62.3%（38/61），股动脉再通率为 50.8%（63/124）。治疗急性深静脉血栓形成的再通率为 43.5%（76/176）。SK 的最大缺点除对人体有抗原性外，还对纤维蛋白无特异结合作用，可引起全身性的纤溶激活，易致血浆纤维蛋白原下降，引起出血。

2. 酰基纤溶酶原链激酶活化剂复合物　现常用的复合物制剂是酰基纤溶酶原链激酶活化剂复合物（ASPAC），酰基化的部位是在链激酶的丝氨酸酶区。APSAC 不具有活性，但注入血液后，在血栓的纤维蛋白上，酰基被水解，丝氨酸区暴露，激活纤溶酶原。以下两方面 APSAC 优于 SK：①血浆半衰期 SK 只有 15 ～ 30 分钟，APSAC 延长至 60 分钟；② APSAC 对纤维蛋白有结合亲和力，故溶解血块纤维蛋白的作用较强。剂量与用法为 APSAC 30U 1 次，静脉注射 2 ～ 5 分钟。

3. 尿激酶　临床上所用的尿激酶（UK）是从尿中提取，UK 制品中含有高分子质量 UK（相对分子量 54 000）及低分子质量 UK（相对分子量 33 000）。后者能激活全身性纤溶的作用，容易引起出血，故质量高的 UK 制剂中，高分子质量的 UK 含量应在 90% 以上。UK 的剂量无统一标准。一般首剂量用 4000U/kg，10 分钟内注射完毕，以后每小时 4000U/kg，静脉滴注。有学者认为，UK 的剂量至少应达 38 万 U 才能使血浆凝块溶解，时间短于 3 小时。有学者主张于 15 ～ 20 分钟内注射 200 万 U，甚至 300 万 U 或静脉滴注 90 分钟。有学者用 UK 4000 ～ 6000U/min 动脉滴注的方法，治疗急性心肌梗死，总量为 25 万 ～ 50 万 U。有学者采用较小剂量治疗脑血栓形成，每天 60 000U，疗程 14 天，有效率为 59.3%。

笔者用 UK 治疗下肢深静脉血栓形成，剂量开始每天 12 万 U，连续 3 天，以后减半，14 天为一疗程，静脉再通率达 62.8%。

UK 虽有很强的溶栓作用，但也可引起全身纤溶系统的激活而造成出血。

4. 组织型纤溶酶原激活物　又名血管纤溶酶原活化剂（v-PA），是人类血液中存在的两种纤溶酶原活化剂之一。几乎所用组织中都含有数量不等的组织型纤溶酶原激活物（tPA），其中以子宫、肺、前列腺、卵巢、甲状腺和淋巴结中的含量最高，但肝脏中无 tPA。从猪心、猪妊娠卵巢、人子宫和黑色素细胞瘤中可提纯 tPA，产量很低，现已用基因工程大量制备。

tPA 的优点是对纤维蛋白血栓有特异性溶栓作用，而全身性溶栓作用小，不会引起高纤溶酶原血症。现临床所用的 tPA 是重组单链 tPA，总量 80 ～ 100mg，其中 10% 经静脉 1 次注射，其余经静脉滴注，30 ～ 60 分钟。有学者主张应用小剂量，0.5 ～ 0.7mg/kg，加生理盐水静脉滴注 30 ～ 120 分钟，疗程 3 ～ 5 天。Marder 报道，第 1 天用 t-PA 4μg/kg，滴注 2 ～ 4 小时，第 4、22、34 天用维持量 1μg/（kg·h）。文献报道，深静脉血栓形成患者中，56% 在 35 小时内血栓缩小 40%。

5. 单链尿激酶　是单链 uPA（scuPA）又称尿激酶前体（pro-UK），是一种单链糖蛋白，现已运用重组技术制备。其优点是有选择性溶栓作用，但不与纤维蛋白结合，全身性纤溶系统的激活作用小，半衰期只有 5 分钟。它溶解纤维蛋白的作用明显强于对纤维蛋白原的溶解，其机制尚不清楚。一般用量为成人 10mg，1 次注射，以后 30mg 静脉滴注 60 分钟（表 7-1）。

目前在进行临床试验的还有葡萄球菌激酶（SAK）、第二代 tPA 变构体（TNK-tPA），以及从鲢鱼唾液中提取的纤溶酶原活化剂（BatPA）等第三代溶栓药物。但迄今为止，所有的纤溶酶原活化剂都与临床出血的危险显著相关。因此，应加快研究更安全的溶栓剂，并谨慎地规定溶栓的适应证，在溶栓治疗中，做好出血的防护。理想的溶栓剂应具有的特点为迅速地早期再灌注、静脉弹丸注射、颅内出血率低、再闭塞者少、无抗原抗体反应、对血压无影响、高度的纤维蛋白专一性。

6. 溶栓药物的不良反应和处理

（1）不良反应

1）过敏反应：主要发生在 SK 及 APSAC 的应用，表现为发热、寒战、头痛、出汗、腰背酸痛、不适感、恶心等，还可有一过性血压下降。处理：可肌内注射盐酸异丙嗪 25mg，静脉注射氢化可的松 100 ～ 200mg，或者肌内注射地塞米松 5mg。

2）出血：是溶栓药物最主要的和常见的并发症，发生率依不同情况而定，这是溶栓药物在血浆中纤溶过强，引起纤维蛋白原及其他凝血因子降低所致的主要不良反应。所以，在溶栓治疗时，应常规进行实验室检测，常用的指标包括纤维蛋白原（Fg）、凝血酶原时间（TT）、纤维蛋白原降解产物（FDP）等，以发现有无出血情况。

临床上表现为单纯局部渗血、皮下片状出血，甚至颅内出血。出血的严重程度和溶栓药物剂量呈正相关。在使用溶栓过程中，需严密观察有无出血并发症出现。

（2）处理方法：首先应立即停药。严重者可用纤溶抑制剂抗血溶芳酸（PAMBA）200 ～ 400mg，或者氨甲环酸（止血环酸，AMCA）250 ～ 500mg，静脉注射。若血浆纤维蛋白原低于 1g/L，而出血严重者，则可静脉注射纤维蛋白原 1 ～ 1.5g 或输血浆、凝血酶原复合物，必要时可给予抑肽酶。

7. 溶栓药物的禁忌证

（1）胃肠道或泌尿道出血史者，如溃疡病、食管静脉曲张破裂、溃疡性结肠炎等。

（2）颅内病变、创伤、肿瘤、血管病变等。

（3）外科手术后 7 ～ 10 天以内。

（4）骨折。

表 7-1　溶栓剂的作用和区别

制剂作用	SK	APSAC	tPA	pro-UK (scuPA)	UK (tcuPA)
纤维蛋白亲和力	弱	中	强	弱	弱
对血块亲和力	低	中	高	低	低
通过纤维蛋白激活纤溶酶原	-	-	+	+	-
血浆半衰期（min）	15 ～ 30	60	5	5	16
抗原性	+	+	0	+	0
全身性激活纤溶	+	+	±	±	+
一时性低血压	+	+	-	-	-

（5）大面积皮肤移植、烧伤未愈合者等。

（6）心肺复苏术时。

（7）妊娠期。

（8）感染性血栓形成、细菌性心内膜炎。

（9）新近形成的结核空洞、晚期肝脏疾病。

（10）高龄者慎用，70 岁以上一般勿用，以及难治性高血压（收缩压＞ 180mmHg）者。

8. 有关再次应用溶栓药物的问题　溶栓治疗后，如果出现血管再闭塞的证据，而又无法进行机械性再灌注，应再次进行溶栓治疗。链激酶和复合纤溶酶不能用于再次溶栓治疗，因为体内产生的抗链激酶抗体能保持 10 年之久，其体内浓度足以破坏药物的作用。tPA 和同类产品则不会激活机体产生抗体，但再次使用溶栓药物可能会导致严重的出血并发症。

9. 周围动脉闭塞的溶栓治疗　周围动脉闭塞多发生于下肢，主要是由于心源性血栓或动脉硬化斑块血栓脱落，阻塞外周血管所致。在血栓形成早期，迅速溶栓可减少因下肢缺血性坏疽而截肢的危险。一般认为，静脉给药对急性周围动脉闭塞的效果欠佳，仅有少部分患者栓子可被溶解或部分被溶解。而动脉导管接触性给药的血栓溶解率则高达 85%，可在进行动脉造影的同时，给予局部溶栓治疗。近年来出现的机械性血栓清除装置可以降低溶栓药物剂量和溶栓时间，更加提高了导管接触性溶栓治疗的安全性。

10. 溶栓的辅助治疗　由于溶栓治疗不能改变血管已有的病变，且在溶栓过程中常引起凝血系统的激活和血小板的活化，有相当一部分（10%～ 25%）患者在溶栓后，又发生血管再闭塞或复发。因此在溶栓的同时及溶栓后，要视具体情况给予适量的抗凝和抗血小板药物治疗（有关详情在以下章节介绍）。

二、抗 凝 药 物

根据药理作用及作用环节，用于防治血管血栓栓塞性疾病的抗凝药物，包括肝素、低分子量肝素、非肝素葡糖胺聚糖类抗凝剂、香豆素、茚二酮类抗凝剂和其他抗凝剂（多聚硫酸戊糖、水蛭素、抗凝血酶Ⅲ）等。

1. 肝素　本品是常用的抗凝剂，属于一种

黏多糖，是高度硫酸化的葡糖胺聚糖，药用肝素的主要来源是牛肺和猪肠黏膜。普通肝素是一种未分开组分的肝素（unfractionated heparin, UFH），由分子质量不一的成分所组成的混合物。UFH 的分子质量为 3 ～ 30kDa，含有低分子质量肝素（LMWH），分子质量低于 12kDa，有的只有 1kDa，以及高分子质量肝素（HMWH），分子质量大于 25kDa。

（1）肝素的药理作用

1）抗凝作用：肝素的主要作用是加速 AT Ⅲ 对凝血酶的中和。肝素与 AT Ⅲ 结合形成 AT Ⅲ 拟凝血酶复合物，使凝血酶灭活。肝素可中和活化的因子Ⅺ（Ⅺ a）、凝血因子 X（X a）和凝血因子Ⅸ a。因有不同相对分子质量的肝素组分，而具有不同的酶抑制作用。

2）对血小板的作用：高分子质量的肝素组分中，有足够的部位与血小板起作用，引起血小板的功能改变，导致出血不良反应。

3）其他作用：促进纤维蛋白溶解（纤溶作用）、增强血管对白蛋白和红细胞的通透性、降低血黏度、使血管内皮细胞表面的负电荷恢复正常、保护血管内皮不受损，且有间接防栓作用、抑制血小板生长因子、促进平滑肌增殖、降低血脂及抑制醛固酮分泌。

（2）剂量和用法

1）中、小剂量：成人每日 10 000 ～ 15 000U（100 ～ 150mg），每次 50mg（5000U），每 8 ～ 12 小时 1 次，皮下注射。用于预防低危患者血栓形成或需要长期应用肝素治疗的患者。

2）大（标准）剂量：适用于活动的深静脉血栓形成、肺梗死等。一般用法为 1 次静脉注射 5000 ～ 10 000U（50 ～ 100mg），继而静脉滴注 500 ～ 600U/kg，输注 24 小时。另一种方法是间歇静脉注射，每 4 ～ 8 小时 1 次，每次 5000 ～ 15 000U（50 ～ 150mg）。血浆肝素水平须达 0.2 ～ 0.4kU/L（U/ml）。

3）极大剂量：主要用于治疗急性大块肺栓塞，但只用于起病后 24 小时内。成人剂量可达每天 60 000U（600mg），每 4 ～ 6 小时注射 1 次。应在 24 ～ 48 小时后减量，否则易引起出血并发症。

4）血液透析疗法时的肝素抗凝剂量：透析开始前 10 分钟用量为 0.5 ～ 0.8mg/kg，一次静脉注射，

以后每小时 5 ～ 10mg，从动脉端注入。

应用肝素的疗程一般不宜过长。预防用肝素为 5 ～ 7 天，如需要长期抗凝预防，则宜过渡到口服抗凝药，或者使用低分子质量肝素。治疗用肝素不宜超过 7 ～ 10 天。血液透析时用肝素防栓，宜在血液透析结束前 30 ～ 60 分钟停止用药。

应用肝素期间，应定时测定下列指标之一，随时调整剂量，避免因肝素过量所引起的出血并发症。①凝血时间（试管法）：正常为 8 ～ 12 分钟。用肝素后，凝血时间宜保持在正常人的 1 倍，即 16 ～ 24 分钟；若凝血时间超过 24 分钟，说明肝素的剂量应减少或停用。②活化部分凝血活酶时间（APTT）：正常为 32 ～ 43 秒，用肝素后 APTT 不应超过正常的 1.5 ～ 2.5 倍。③肝素中和试验（鱼精蛋白法）：以不同浓度的鱼精蛋白滴定血液中肝素的水平，每毫升鱼精蛋白可中和 1mg 肝素。

（3）肝素应用的适应证和禁忌证

1）适应证：肝素应用主要适应证包括防栓和治栓。

防栓：预防外科大手术后血栓形成，尤其是腹部和下肢骨科手术后、需要长期卧床、循环障碍、容易并发下肢深静脉血栓形成的患者。其他如有血栓前状态（血小板聚集率增高、凝血因子增高、抗凝因子减少、纤溶活性减弱、血黏度增高等）的患者。体外循环、心脏直视手术、人工肾血液透析时，均需要肝素预防血液在管道中凝固。

肝素在血管外科中应用的价值在于，肝素是外科医师首选的抗凝药物，因为它的作用快而稳定、消失快，又能用比较简单的方法予以调控。因而在血管外科中为了防止血栓形成，应选用肝素作为短程疗法。在血管外科手术时，肝素不仅可全身应用，更重要的是局部应用肝素盐水溶液冲洗管腔，使管腔保持通畅。局部冲洗也有一定的作用。其他血管疾病，如动静脉瘘、动脉栓塞摘除或血管移植手术后，是否需要全身性应用肝素预防血栓，尚存争议。但对术后保证管腔通畅有疑问时，应采用肝素或其他口服抗凝药物。

治栓：在下述情况应使用肝素治疗。①血管疾病如静脉血栓形成、动脉栓塞、肺栓塞等，各种原因所引起的弥散性血管内凝血，一般也用肝素。②急进性肾小球肾炎、急性心肌梗死、脑血管血栓形成等。

2）禁忌证：①有些外科手术用肝素可引起出血，容易致命，如脑外科手术等。②活动性溃疡病、严重高血压、脑出血等。③有出血性疾病或者出血倾向者。④严重心、肾、肝功能不全或恶病质者。⑤妊娠和产后。⑥活动性肺结核并发空洞者。⑦有细菌性心内膜炎者。

（4）肝素不良反应

1）过敏反应：是由于肝素制剂不纯所致。应用纯化的制剂，约有 5% 的患者可有轻度的支气管痉挛、流泪、荨麻疹和鼻炎等。

2）出血：发生率为 8% ～ 33%。轻者黏膜渗血，重者可发生颅内、胸腔内、胃肠道大出血，出血原因除与剂量过大有关外，另与老龄、心力衰竭、肝功能差，近期手术或创伤有关。

3）血小板减少：可发生一过性或持久性血小板减少。约 0.4% ～ 0.5% 为重度减少伴血栓形成。表现为对原有血栓栓塞性疾病，肝素的疗效突然下降或失败，并出现新血栓。

4）血浆 AT Ⅲ 水平下降：大剂量注射肝素时，血浆 AT Ⅲ 水平下降。小剂量肝素治疗也可发生这种反应。AT Ⅲ 水平下降的结果可致肝素的抗凝作用逐渐失败。

5）骨质疏松：这种不良反应少见。一般发生在大剂量（每天至少 20 000U）用药 6 个月或 6 个月以上。绝经期妇女使用肝素时，应注意这种副作用。严重者可导致骨折。

6）阴茎异常勃起：原因不明，可能是血小板聚集产生血小板栓子堵塞有关血管所致。

7）反跳现象：发生在体外循环、血透等情况下，手术结束用鱼精蛋白中和肝素后不久，即出现肝素引起的出血症状，这是因鱼精蛋白在体内被酶解，肝素从肝素鱼精的复合物上游离出来所致。

2. 低分子量肝素 目前世界范围内提供的低分子量肝素（LMWH）商品有 Fxaxiparin（Sanfi/Choay，法国）、Lovenox 或 Clexane（Rhone-Poulex，法国）、Fragmin（Kabi-Vitrum，瑞典）、Sandoparin（Sandoz，瑞士）等。其他尚有 Fluxum（Opocrin，Carlo，意大利）、Logiparin（Novo，丹麦）、Embolex NM（Sandoz AG，Numberg，德国）、Bioparin（Bioberica，Palafolls，西班牙）、Miniparin（Syntex，阿根廷）、Andeparin、Normiflo（Wyeth，美国）等。

（1）药理作用：由于生产方法不同，因此各商品 LMWH 的结构、电荷密度、去硫酸与 AT Ⅲ、HC-Ⅱ、纤维连接蛋白、血小板第Ⅳ因子、富含组氨酸糖蛋白、被鱼精蛋白中和及与细胞之间的相互作用都不尽相同。目前它们还没有一种统一的标化标准，但具有共同特点：①分子质量为 3～7kDa，60%～80% 为分子质量 2～8kDa 的黏多糖。②抗 FXa 的作用强于抗凝血酶（Ⅱa）。③皮下注射，生物有效性达 80%～100%，3～4 小时血中浓度可达高峰，生物作用半衰期为 3～5 小时。

（2）LMWH 与 UFH 的作用区别

1）LMWH 对凝血酶的作用较 UFH 弱。若以 UFH 抑制凝血酶活性 50% 的作用为 100%，则 LMWH 的这种作用分别为：Fragmin 为 16%；Logiparin 为 14%；Opocin 为 14%；Fraxiparin 为 20%；Enoxiparin 为 0.7%。相反，LMWH 对 FXa 的作用较 UFH 强，UFH 的抗 FXa/抗 FVa 的作用约为 1∶1。

2）UFH 必须静脉注射，皮下注射只有 15%～20% 被吸收。抗 FXa 作用只保持 0.68 小时，而皮下注射 LMWH，90% 被吸收。抗 FXa 作用可持续 24 小时。LMWH 只需要 1 天皮下注射 1 次，而 UFH 静脉注射必须 6 小时注射 1 次。

3）LMWH 能抑制血小板活化因子（PAF）所引起的白三烯 B_4（LTB_4）增高。引起血小板活化减少，并发出血较 UFH 少。

4）LMWH 可释放内源性纤溶酶原活化剂，此作用较 UFH 强。LMWH 可加强 rtPA 和前尿激酶的活性。

5）长期应用 UFH 可引起骨质疏松，但至今尚未见到这种不良反应。

6）LMWH 与血小板第Ⅳ因子，富含组氨酸糖蛋白的相互作用。

7）LMWH 对内皮细胞的亲和力较 UFH 低。

8）LMWH 与鱼精蛋白的结合速度不如 UFH 快；UFH 与鱼精蛋白结合后，其活力被中和，LMWH 与鱼精结合后仍有抗 Xa 作用。

（3）使用 LMWH 的适应证：基本与 UFH 相同。但因其使用方法方便，每天只需皮下注射 1 次，且其效果优于 UFH，故目前应用 LMWH 者逐步增多，尤其是用于预防血栓形成。

1）用于预防：普外科、心肺外科和骨科手术时，可预防血栓形成，如深静脉血栓形成、心肺转流术、血管壁血栓形成等。也可用于预防血液透析所引起的管道内凝血、溶栓疗法后再闭塞、血管成形术、心导管、心房颤动、肺栓塞等。

2）用于治疗：深静脉血栓形成急性期、急性心肌梗死、不稳定型心绞痛、弥散性血管内凝血等。

（4）剂量与用法

1）预防用药：将手术后可能发生深静脉血栓性并发症的患者（恶性肿瘤、盆腔或腹部大手术和下肢骨科手术等）分为以下三类。①高危类：年龄超过 40 岁，有血栓栓塞病史。②中危类：年龄超过 40 岁，但非高危手术，手术时间超过 30 分钟。③低危类：年龄小于 40 岁，无并发症手术，无其他危险因素。LMWH 用药剂量见表 7-2。用于预防时，用量和血浆抗 FXa 水平需根据危险性而定，每天只需注射一次。

2）治疗用药：剂量需要大，每天注射 2 次，每 12 小时 1 次。

表 7-2　LMWH 的用量

危险性分类	使用目的	药物	剂量抗 Xa	血浓度抗 Xa（U/ml）
中危	预防	Fraxiparin（那屈肝素钙，速避凝）	3000U/d	0.25～0.35
		Enoxaparin（依诺肝素钠，克赛）	20mg/d	0.10～0.20
		Fragmin（达肝素钠，法安明）	2500U/d	0.15～0.25
高危	预防	Fraxiparin（那屈肝素钙，速避凝）	40～60U/（kg·d）	0.25～0.35
		Enoxaparin（依诺肝素钠，克赛）	40mg/d	0.30～0.40
		Fragmin（达肝素钠，法安明）	5000U/d	0.35～0.45
	治疗	Fravparin（那屈肝素钙，速避凝）	100U/（kg·12h）	0.5～1.0
		Enoxaparin（依诺肝素钠，克赛）	1mg/（kg·12h）	0.5～1.0
		Fragmin（达肝素钠，法安明）	100U/（kg·12h）	0.5～1.0

（5）疗效与出血并发症：有关 LMWH 的疗效问题，累积资料较多的是普外科和骨科髋关节手术后的患者。术后用 LMWH 并发深静脉血栓形成者，明显少于用 UFH 者。据 Erikson 报道，肺栓塞并发症的发生率也低于用 UFH 者。据 Messore 等综合报道，LMWH 并发出血的发生率为 0 ~ 10%，在 LMWH 治疗过程中发生出血时，鱼精蛋白的中和作用差，剂量为 100U 抗 Xa 用 1mg 鱼精蛋白。LMWH 的剂量不超过 75U/kg 时，可根据体重、疗效、有无出血和血浆抗 Xa 的活性来调整剂量。最近 Harenberg 等报道，监测 LMWH 治疗唯一较好的方法是抗 Xa 试验，如 heptest。可用毛细血管血、全血或血浆检测。正常毛细血管的凝血时间为 7.7 ~ 15.7 秒 [（10.4±1.3）秒]；静脉全血正常值为 7.8 ~ 15.2 秒 [（10±1.3）秒]；血浆正常值为 13 ~ 20 秒 [（17.1±2.1）秒]。

一般将 heptest 延长保持在正常的 4 ~ 5 倍，以达到治疗效果。LMWH 新的剂型可供口服、鼻腔吸入和呼吸道吸入。皮肤局部应用等试剂正在研究中。

3. 非肝素葡糖胺聚糖类抗凝剂

（1）硫酸皮肤素（DS）：是一种天然葡糖胺聚糖，广泛分布在动物组织中，分子质量为 15 ~ 45kDa，其抗凝作用只有肝素的 1/70，有抗凝血酶作用，需要有 HC-Ⅱ。DS 能抑制胶原诱导的血小板聚集，促使内皮细胞释放 tPA，保护血管壁，使白蛋白通透性降低。DS 的优点是出血并发症少。口服和静脉注射 DS 后，以原形从尿中排出。动物实验证明，静脉注射 DS 2mg/kg，可引起一时性抗凝血酶和抗血栓作用。

（2）玉足海参：是广东沿海的药用海洋生物，提取其有效成分，又称玉足海参酸性黏多糖（HLSP），分子质量 30 ~ 50kDa，其中有效成分的分子质量为 10kDa。实验研究证实，HLSP 有抗肿瘤、促进免疫功能和明显的抗凝作用。临床证明，对陈旧性心肌梗死、脑血栓恢复期患者有抗凝作用。此作用与剂量呈正相关。剂量为 20 ~ 40mg，口服，每天 3 次，无明显不良反应。剂量过大（每次 100mg）或长期应用，可引起肝、肾损害和皮下出血。

（3）刺参酸性黏多糖：早在 20 世纪 80 年代，中国医学科学院血液研究所即报道，刺参酸性黏多糖（简称刺参黏多糖）有抗血小板和抗凝作用。其抗凝作用不依赖抗凝血酶Ⅲ。不久，我国学者王鸿利等用刺参糖钾治疗 28 例深静脉血栓、肺部疾病、肾小球疾病和 DIC（6 例），有效率达 82.6%。临床表现和出凝血象都有明显改善。DIC 组的凝血酶原时间（PT）、活化部分凝血活酶时间（APTT），原延长者治疗后缩短、纤维蛋白原恢复至正常水平。静脉血栓形成患者用药后，APTT 略延长。剂量为 20 ~ 40mg，肌内注射，每 8 ~ 12 小时 1 次，疗程随病情而定。

4. 香豆素和茚二酮类抗凝剂

香豆素抗凝剂常用的有双香豆素、双香豆乙酯（新双香豆素，ethyl biscoumacetate）、环香豆素（cyclocumarol）、华法林（苄丙酮香豆素，warfarin）和醋硝香豆素（新抗凝，sintron）等。茚二酮类抗凝剂现已少用。由于这些抗凝剂可以口服给药，故又称为口服抗凝剂。

（1）药理作用：口服抗凝剂的药理作用主要是抑制肝脏合成具有活性的凝血因子——凝血酶原（FⅡ）、FⅦ、FⅨ、FⅩ，抗凝因子——蛋白质 C、蛋白质 S 和其他蛋白质 [蛋白质 Z 及骨钙素（osteocalcin）]。口服抗凝剂已不下 100 种。香豆素类衍化物的药理作用相似，不同的是它们的作用时间各异。双香豆素吸收慢、不完全且不恒定，开始作用时间晚，半衰期为 24 小时。乙基乙酸双香豆素口服后吸收快，开始作用时间最快，但血浆半衰期只有 2.5 小时。华法林是目前最常用的衍化物，在肠道中吸收完全，速度中等，90 分钟血浆水平达高峰，其半衰期为 42（35 ~ 45）小时，作用时间可长达 4 ~ 5 天。只有 30% 呈游离状态，在肠道吸收后集中在肝脏，在肝内代谢，其代谢产物由尿或粪便排出。

口服抗凝剂可通过胎盘，有致畸胎作用，尤其在妊娠早期。因该类药物抑制胎儿 γ- 羧基谷氨酸的形成，使骨骺呈点状钙化，并有鞍状鼻及其他骨畸形。胎儿出血及死亡率高，尤其在分娩时。

（2）剂量与用法：常用口服抗凝剂的剂量与用法见表 7-3。

表 7-3　口服抗凝剂的剂量与用法

药物名称	半衰期（h）	吸收所需要的时间（h）	停药后作用持续时间（d）	首剂（次日用1/2～2/3）（mg）	维持量（mg）
双香豆素	24	48～72	5～6	200～300	25～75
双香豆素乙酯	2～2.5	8～12	2～3	900～1000	100～1000
环香豆素	20	36～48	12～14	100～150	25～50
华法林	35～45	20～30	4～5	4～30	2～15
醋硝香豆素	8～9	24～48	1.5～2	4～12	2～10
苯茚二酮	3～10	24～48	7～14	21～24	1～7.5

　　剂量应根据患者的个体反应和手术种类，依所需要达到的效果而调整。用药疗程视病情而定，可长达 3～6 个月或以上。由于香豆素口服抗凝剂的作用开始和消失都需要一定的时间，所以一般都先以肝素开始 3～5 天，待急性期过后，才用香豆素类口服抗凝剂维持抗凝疗效。

　　（3）指征

　　1）预防深静脉血栓形成。

　　2）肺栓塞及深静脉血栓形成急性期的治疗，可用 3～6 个月，预防复发。

　　3）预防来自心脏的动脉血栓。

　　4）急性心肌梗死用口服抗凝剂后，动、静脉血栓栓塞性并发症明显减少。

　　（4）禁忌证：妊娠期禁用。出血性疾病、重症高血压、细菌性心内膜炎、手术前和创伤后、严重肝或肾功能障碍、活动性溃疡者不宜使用。

　　（5）不良反应

　　1）出血：是香豆素类药物应用过程中最常见的不良反应，常表现为血尿或消化道出血，以及皮肤、黏膜、肺、肌肉、关节、声带等出血，严重时可发生颅内出血。静脉注射维生素 K 12.5mg，一般可使凝血酶时间在 24 小时内恢复正常，出血严重者可静脉滴注凝血酶原复合物（PPSB）200～400U，必要时可重复注射。

　　2）皮肤出血性坏死：是一种特殊的并发症，虽不多见，但应引起注意。常发生在用药的第一周，女性较为多见，这是由于口服抗凝剂的早期，蛋白质 C 减少，易在微循环中形成微血栓，导致组织坏死而出血，故开始时应先用肝素抗凝剂。

　　（6）影响口服抗凝剂效应的因素

　　1）凝血功能：维生素 K（VK）依赖凝血因子和其他凝血因子，先天性或获得性减少、血小板减少或功能缺陷，服用影响血小板功能的药物如阿司匹林、保泰松、吲哚美辛（消炎痛）、布洛芬、氯苯噻唑等，可增加口服抗凝剂的抗凝作用，且易导致出血。

　　2）药物因素：增加口服抗凝剂抗凝作用的药物，根据作用机制分为五类：①减少 VK 吸收的药物，如广谱抗生素（四环素、新霉素、头孢菌素等）和消胆胺等。②抑制口服抗凝剂在体内的分解和清除，如保泰松，不仅可抑制血小板功能，还可抑制华法林的清除。有类似作用的有磺吡酮（苯磺唑酮）、甲氧苄嘧啶（抗菌增效剂）。胺碘酮可使华法林清除受到抑制，其他如氯霉素、别嘌醇、红霉素、巯嘌呤、西咪替丁均可抑制抗凝剂在体内分解。③影响 VK 氧化还原循环，如第二代、第三代头孢菌素。④影响口服抗凝剂与血浆蛋白的结合，使血浆中游离抗凝剂水平升高的药物，如甲苯磺丁脲、氢氯噻嗪、苯啶酸、依他尼酸（利尿酸）等。⑤其他药物如异烟肼、酮康唑、睾酮等。

　　（7）使口服抗凝剂作用减弱的药物：如巴比妥类、利福平、灰黄霉素等，因能诱发肝内氧化酶活性，故口服抗凝剂的降解加快，作用减弱；甲状腺素使口服抗凝剂分解加快。慢性摄入乙醇（酒精）可诱发肝细胞清除功能增加，削弱香豆素类药物的作用。

　　疾病因素，如高热、甲状腺功能亢进，可使口服抗凝剂分解代谢增快，削弱香豆素类药物的作用。遗传因素，如遗传性对华法林有耐药性虽很少见，但有时应考虑这一因素，因为在这种情况下，华法林的治疗剂量需要增加 5～20 倍。据研究，这种先天性遗传的原因是因为华法林对其亲和力减低的缘故。

　　5. 新型口服抗凝药　　与传统的口服抗凝药维生素 K₁ 拮抗剂华法林作用于多个凝血因子不同，

新型口服抗凝药选择性抑制一个凝血因子，目前应用于临床上主要是凝血因子Xa抑制剂和凝血因子IIa抑制剂，前者主要有利伐沙班、阿哌沙班和依度沙班等，后者主要是达比加群。与肠外抗凝药肝素也不同，新型口服抗凝药的抗凝作用不依赖于抗凝血酶III，口服后起效快，与食物或其他药物相关作用较少，无须监测凝血功能，使用剂量较为固定，个体差异性较小，临床使用更方便。而且根据目前临床数据显示，无论是预防和治疗深静脉血栓形成、肺动脉栓塞，新型口服抗凝药的效果不亚于华法林，且安全性更高。急性期深静脉血栓形成或肺动脉栓塞利伐沙班推荐剂量为前3周，15mg，每天2次，3周后每天1次，每次20mg，轻度肾功能不全患者可以不调整剂量，中度肾功能不全患者减量，重度肾功能不全患者禁用，同时妊娠期和哺乳期女性及儿童禁用。达比加群目前主要应用于非瓣膜性心房颤动及其引起的周围动脉栓塞患者，如脑卒中等，推荐剂量每天2次，每次150mg口服。

6. 其他抗凝剂

（1）抗凝血酶III（AT III）：血浆AT III是人体内十分重要的生理抗凝因子，当血浆AT III水平下降至50%以下，即有利于血栓形成。近年来，已从正常人血浆中制备浓缩AT III制剂，并已用基因重组技术制备。AT III主要作用是抑制在凝血过程中形成的凝血酶和凝血因子Xa。其次抑制其他激活的凝血因子，如凝血因子IXa、凝血因子XIa和凝血因子XIIa。

其剂量与用法：尚在探索之中。根据患者血浆中原来的AT III水平，第一剂的剂量可以大些（40～80IU/kg），第2天以后可逐渐减少，使血浆中AT III水平达正常的100%～180%，疗程视病情而定。

Francis等联合应用肝素和AT III，预防髋关节和膝关节手术后深静脉血栓形成，并与右旋糖酐40比较，结果表明静脉血栓形成的发生率：在髋关节手术后，前者（肝素+AT III）为4.9%（2/41）；后者（右旋糖酐+AT III）为28.6%（12/42）。在膝关节手术后，前者（肝素+AT III）为36%（14/39）；后者（右旋糖酐+AT III）为82%（31/38）。这说明，AT III与肝素合用，预防髋、膝关节手术后静脉血栓形成有良好的效果。AT III还适用于先天性或后天获得性AT III缺乏或功能缺陷者，以及外科手术后、分娩后和DIC等的预防和治疗血栓形成。

（2）水蛭素：天然水蛭素是从药用水蛭中提取的，由65～66个氨基酸组成，是一条单链，相对分子量为7000，现已用生物重组技术和人工合成法制备水蛭素。共有3种，即去硫酸水蛭素、S水蛭素［又称水蛭原（hirugen）］、水蛭联（hirulog）。天然水蛭素的作用是与凝血酶结合，形成1∶1不可回逆的复合物，是一种凝血酶的特异性抑制剂，并抑制凝血酶所引起的血小板激活。水蛭素与凝血酶的结合速度较作用于纤维蛋白原快。水蛭素较有临床应用前途的制品，是天然水蛭素和重组水蛭联。现处于临床试用阶段，用于急性心肌梗死溶栓疗法后，预防冠状动脉闭塞。

水蛭联的剂量为每小时0.5mg/kg，共12小时，继而以0.1mg/kg，共12小时。

水蛭素的出血等并发症较肝素少，所以水蛭素适用于预防和治疗静脉血栓、血液透析、血管成形术时和DIC等。

（3）在研究中的抗凝剂

1）阿加曲班（argatroban）：是一种合成的精氨酸衍化物制剂，在预防实验性股动脉血栓的作用方面优于肝素。与tPA合用，可加速犬实验性冠状动脉血栓的溶解。

2）特异性因子Xa抑制剂：为吸血的蚂蝗、蜱（如毛白纯绿蜱）唾液腺所分泌的抗凝素（antistatin）和蜱抗凝肽（TAP），分子质量分别为15kDa和8～10kDa，只有抗FXa的作用。黑蝇（simulium）也能合成一种分子质量为18kDa的抗FXa物质，有的已克隆，并用重组技术制备。

3）合成的抗凝血酶肽，以精氨酸、苯甲酰胺和水蛭素为基础，已合成数种抗凝血酶肽。它们的抗凝作用，在人体内有待进一步研究和证实，尤其是有的肽段可抑制凝血酶，又有抑制血小板的作用，容易引起出血副作用。

（4）活化蛋白C（APC）：APC在有钙和膜表面存在的条件下，灭活结合在膜上的因子Va和因子VIIa。除已提纯的天然APC外，现尚有重组成功的APC。在实验性血栓模型中，APC可抑制急性动脉血栓时的血小板沉积，预防血栓形成，阻断实验性溶栓疗法后的血管重新闭塞。

重组血栓调节蛋白（thrombomodulin）可加速

APC 的形成，值得研究。

（5）组织因子途径抑制剂（TFPI）：组织因子途径抑制物与结合在 TF-Ⅶa 复合物上的 Xa 结合，抑制凝血酶形成。现已用重组技术制备 TFPI，并已用于治疗实验性股动脉血栓形成，初步结果是有价值的，而且对预防溶栓后再闭塞可能有应用前景。

三、抗血小板药

血小板在血管栓塞性疾病的发病机制中起着重要的作用，故抗血小板药物是血管栓塞性疾病中防栓、治栓的重要药物之一。

第一代抗血小板药物的代表有阿司匹林、噻氯匹定等，已在临床广泛应用。

第二代药物如 GP Ⅱb～Ⅲa 抑制剂，也在临床应用中。

第三代抗血小板药物如 JAQ、AR-C6993/MX、Ajvw2 等，尚在Ⅱ期临床或动物实验研究阶段。其在机制上的突破，主要体现在同时针对血小板的黏附与聚集功能，或者选择性地直接抑制血小板的 P_2Y_1 与 P_2Y_{12} 受体，而有效地抑制腺苷二磷酸（ADP）介导的聚集作用，或者直接作用于血小板 - 胶原受体，以及 VWF 受体 A_1 和 A_2 区等，介导血小板黏附、聚集和促凝功能的新靶点。本节中将介绍临床应用已证明有效的一些抗血小板药物的特性及其临床评价。

1. 阿司匹林　是应用最广泛的血小板聚集抑制药，可抑制氧化酶，使血小板膜蛋白乙酰化，并抑制血小板膜上胶原糖基转移酶的作用，使血小板膜上的花生四烯酸不能被合成内过氧化物 PGG_2、PGH_2 和 TXA_2，因而阻止血小板聚集和释放反应。大部分口服的阿司匹林在小肠吸收，由肝脏迅速分解，半衰期为 15～20 分钟，血浆结合率为 41%，血浆内峰值浓度出现在服药后 1～3 小时。在体外，可抑制肾上腺素、胶原、抗原 - 抗体复合物、低浓度凝血酶所引起的血小板释放反应。

剂量与用法：在阿司匹林的临床应用中，既往已提出一些问题，并做了相关的研究和观察，包括阿司匹林的剂量选择、男女性别的差异和对阿司匹林的抵抗现象等。在应用剂量方面，国外多为 150～350mg/d，而国内为 50～75mg/d，一般主张用小剂量，多数人认为 1mg/（kg·d）已足够，其效果与较大剂量者相仿。但现已证明，大剂量阿司匹林可抑制血管内皮细胞合成前列环素，但不能抑制血小板聚集，则反而有利于血栓形成。有 5%～10% 的患者需要给予大剂量的阿司匹林才能奏效。因此，目前主张成人剂量 325mg/d，用于急性心肌梗死、脑血管血栓形成、不稳定型心绞痛、转流手术和一过性脑缺血等。

不良反应：小剂量阿司匹林服用时，副作用少。长期服用对消化道有刺激作用，如食欲缺乏、恶心等，严重时可致消化道出血。患消化性溃疡者慎用。肠溶片可减少对胃的刺激。因有出血副作用，故在外科手术前 7～10 天停药。

阿司匹林抵抗：在阿司匹林治疗中的一个新问题是对药物的抵抗性。阿司匹林除了有出血副作用外，由于对药物发生抵抗性而影响效能，已成为当前阿司匹林治疗中的重点课题。通常是指某些人对阿司匹林缺乏或甚小反应，在患者或健康人群中，无论采用多少阿司匹林剂量，或采用何种检测血小板功能的方法，均能发现这种抵抗现象。阿司匹林的抵抗性发生率为 5%（8%～64%）。许多临床研究已提出，阿司匹林抵抗确有其临床意义。研究表明，有阿司匹林抵抗者，应用阿司匹林抗血小板的效果欠佳，而血栓形成率增高。目前尚无消除这种抵抗现象的特殊办法。因此，在采用低剂量，以减少对 PGI_2 抑制及减轻出血副作用的同时，鉴于药物抵抗性的存在，对阿司匹林有效的监测，是当前阿司匹林治疗中确保药物有效的一个重要问题。

2. 噻氯匹定（ticlopidine）　是 ADP 受体拮抗剂，能抑制体内血小板对 ADP 和胶原诱导的聚集反应，是抑制血小板膜纤维蛋白受体及依赖 Ca^{2+} 的纤维蛋白原结合；刺激血小板腺苷酸环化酶，使血小板 cAMP 增高，抑制血小板聚集，减少 TXA_2 合成；稳定血小板膜，抑制 ADP 和胶原诱导的血小板聚集。噻氯匹定一次口服后的吸收率为 80%～90%，在肝脏代谢，1 次用药（250mg）1.7～2 小时后，血浆浓度达到峰值（0.31～0.70mg/L），用药后生效时间在 24～48 小时，药物在体内半衰期为 9～19 小时，所以用药后的作用在 3～5 天内达到最强，停药后仍能持续 72 小时。

剂量与用法：150～250mg，每天1～2次，口服。

临床应用：

（1）可用于阿司匹林治疗无效，或者禁忌的缺血性疾病预防，以及与阿司匹林联合预防冠状动脉移植物的血栓形成。

（2）不稳定型心绞痛、脑卒中、新近血栓栓塞性卒中、间歇性跛行。

（3）周围血管疾病，可改善大隐静脉旁路移植物的长期通畅。

（4）在冠状动脉移植物置换后4周内，噻氯匹定与阿司匹林合用的血栓形成较少，优于单用阿司匹林。

不良反应：粒细胞减少的发生率约0.8%，常发生在服药后3周。其他如腹泻、皮肤过敏反应，停药后一般即可消失。

3. 氯吡格雷 商品名为波立维（plavix），为ADP的受体拮抗剂，能抑制体内血小板对ADP的聚集反应。口服后肠道吸收快，在肝脏代谢，生物利用度在50%以上，蛋白结合率为94%～98%。在健康人中，一次口服75mg，药物在血浆中达到峰值浓度时间为0.7～1小时，血浆峰值浓度为（2.9±0.68）mg/L，药物在体内的半衰期为7～8小时。服药后抑制血小板聚集作用的起效时间约2小时，连续服药3～7天达到稳定期，停药后抑制血小板聚集的作用可延续7～10天。口服^{14}C标记的氯吡格雷在5天内约有50%经尿液排泄，46%经粪便排出。

剂量与用法：每日1次，每次75mg。

临床应用：

（1）降低缺血性脑卒中的危险性。

（2）降低心肌梗死或血管性死亡等综合结果的危险性。

（3）有减少冠状动脉内支架术后血栓形成的作用。

（4）对急性冠脉综合征（不稳定型心绞痛和非Q波型心肌梗死）患者有益。

不良反应：副作用较噻氯匹定明显减少。重度中性粒细胞减少的发生率仅0.05%；水肿和高血压的发生率分别为4.1%和4.3%。胃肠道反应为27.1%，肝毒性低，皮疹为4.2%。

4. 双嘧达莫（dipyridamole） 又名潘生丁或双吡啶氨醇，可抑制ADP所诱导的初发和次发血小板聚集反应，抑制血小板对胶原、肾上腺素和凝血酶的释放反应。抑制磷酸二酯酶，刺激腺苷酸环化酶，使血小板cAMP增高。具有可增加动脉壁合成前列环素，抑制血小板生成血栓烷A$_2$（TXA$_2$）的作用。双嘧达莫可能会促进一氧化氮（NO）的释放，而NO已被证实是良好的血管扩张剂。本品口服吸收迅速，在肝脏内与葡萄糖醛结合，通过胆汁排入肠道形成肝肠循环，最终随粪便排出，尿中排出很少。

临床应用：双嘧达莫临床用于防治各种血栓形成和栓塞性疾病。单独应用时抗血小板作用在临床上始终未能确定，可与阿司匹林合用。

剂量与用法：每次25～100mg，每日3次。

不良反应：头痛、眩晕、轻度胃肠道反应等。

5. 磺吡酮（苯磺唑酮，sulfinpyrazone） 本品是保泰松的一种衍化物，作用机制尚不清楚。它是一种环氧化酶竞争抑制剂，抑制PGG$_2$、PGH$_2$和TXA$_2$的合成，对血小板活化因子（PAF）有拮抗作用。

剂量与用法：成人每日600～800mg，分3～4次口服，饭后服用。

不良反应：有胃肠道刺激症状，发生率可达10%～15%，饭后服用可减少副作用。少数可有过敏反应和造血功能抑制。

6. 前列环素（PGI$_2$） 本品是最强的内源性血小板聚集抑制剂，有扩血管作用。现已由人工合成，但不稳定，半衰期只有2～3分钟。静脉滴注每分钟2～16ng/kg，可用于体外循环，防止血小板聚集形成微血栓。对外周闭塞性血管病、雷诺综合征和不稳定型心绞痛有一定疗效。

7. 西洛他唑（环己双氢喹啉酮，cilostazol，培达） 其作用是抑制血小板黏附和聚集，抑制cAMP磷酸二酯酶，有使血小板内cAMP增高、降低血管通透性、扩张血管、抑制平滑肌增殖、降低血清三酰甘油的作用。

剂量与用法：每次100mg，每日1～2次。

临床应用：主要用于间歇性跛行、慢性动脉血栓闭塞性疾病。目前也应用于冠状动脉移植物，其疗效类似阿司匹林和噻氯匹定。

8. 前列腺素E$_1$及其衍生物 本品有抗血小板和扩血管作用，用于治疗外周血管病。从动脉内输注，每分钟 4mg/kg，1～2 小时，治疗 4 周。据报道有较好的疗效。

9. 竞争性抑制剂　有许多尚在研究之中，例如：① GR32193 是 TXA₂ 受体拮抗剂，可能对残余 TXA₂ 的形成有效。②人工合成的 GRDS 有抑制 GP Ⅱb-Ⅲa 受体的作用。③酮色林（ketanserin）是一种非竞争性 5- 羟色胺受体抑制剂。④磺曲苯（sulotroban）是一种过氧化物 /TXA₂ 受体拮抗剂，具有抗血小板聚集和抗血栓作用，抑制 TXA₂ 所引起的血管收缩，故对外周和冠状动脉阻塞所致动脉痉挛有较好疗效。

抗血小板药物的联合治疗：不同的作用方式提供了联合应用抗血小板药物的合理性，阿司匹林联合噻吩并吡啶类药物已取得成功。目前正在进行大型随机试验，以做进一步评价氯吡格雷 + 阿司匹林治疗急性心肌梗死和不稳定型心绞痛二级预防中的作用。

许多随机临床试验和档案资料评估氯吡格雷 + 阿司匹林在急性冠状动脉综合征和冠状动脉支架植入术中的联合作用，不仅比噻氯匹定 + 阿司匹林安全性高，而且使所有原因的病死率减低。有越来越多的证据证明，氯吡格雷单独使用，或者与阿司匹林合用，可作为当前血管性疾病治疗的首选。有学者认为，氯吡格雷 / 阿司匹林双重抗血小板治疗是未来发展的方向，可能将成为抗血小板二级预防的金标准。阿司匹林联合 GP Ⅱb-Ⅲa 受体拮抗剂，也已经用于急性脑卒中的患者。但近年来评价 GP Ⅱb-Ⅲa 受体拮抗剂在治疗心脏病中的临床试验，并未证明它的疗效已超过阿司匹林单独使用者，且总死亡率增加 35%。

在欧洲奥地利的 ESPRIT 临床研究中证实，阿司匹林合并双嘧达莫（Aggrenox 胶囊）治疗时，可使患有 TIA 或缺血性脑卒中的危险性降低 37%。但对脑卒中的治疗作用尚有疑问，可能是由于血管扩张所取得的疗效，而非抗血小板的作用。

10. 中草药　常用的中草药有以下几种。

（1）丹参：丹参的水提取液能抑制 ADP 和肾上腺素所致的血小板聚集，抑制 5- 羟色胺释放，增强纤溶活性作用，能使牛内皮细胞的血栓调节蛋白（TM）表达上调和内皮细胞产生 PGI₂ 增多。临床上用于急性心肌梗死，其他如冠心病、血栓闭塞性脉管炎、静脉血栓形成等。剂量 20～80mg

（4～16ml），一般加于右旋糖酐 40，250～500ml，静脉滴注，7～14 天为一疗程。口服为每日 3 次，每次 3～4 片，只能做防栓、治栓的辅助治疗。

（2）灯盏花素：是从中草药灯盏花中提纯的黄酮类有效成分，用于治疗闭塞性血管性疾病。据报道有显著效果。成人口服每日 3 次，每次 2 片，每片 20mg。

（3）川芎嗪：是从川芎中提取的有效成分，在体外能抑制 ADP 和胶原诱导的血小板聚集，能使家兔内皮细胞释放 PGI₂，抑制血小板的花生四烯酸代谢及 TXA₂ 的形成。临床上已用于治疗急性心肌梗死，剂量为 80～160mg（4～8ml），加入右旋糖酐 40，250～500ml，静脉滴注。

（4）黄连素：能有效地降低血小板聚集性。口服，1.2g/d，作用机制可能是使血小板 cAMP 增高。

（5）其他：从银杏树中提取的银杏树叶素，是目前所知最强的血小板活化因子（PAF）拮抗剂。最近国内发现，海风藤酮也是 PAF 的竞争抑制剂，有很好的实用价值。据文献报道，赤芍、红花、当归、毛冬青、蒲黄、益母草、黑木耳等均具有抑制血小板功能的作用。

四、蛇类抗栓剂

1. 安克洛酶（ancrod，arvin）　这是从马来西亚红口蝮蛇（Agkistrodon thodostoma）分离的蛇毒抗栓剂，有类凝血酶作用，但不激活因子ⅩⅢ，所形成的纤维蛋白凝块易被纤溶酶溶解，静脉滴注可使血浆纤维蛋白原降低，导致纤维蛋白血症，使血黏度降低、血流加速而达到抗栓作用。主要用于治疗血管血栓栓塞性疾病，有效率为 80%～95%。剂量为 2～5AU/kg，溶于 50ml 或 500ml 生理盐水中，静脉注射 5 分钟，以后根据血浆纤维蛋白原的水平决定用药量。纤维蛋白原应降至 0.7～1g/L（70～100mg%），维持量 4AU/kg，每 3～4 天注射 1 次。

2. 蝮蛇抗栓酶（snake venom antithrombotic enzyme，SVATE）　这是 20 世纪 70 年代由中国医科大学首先从蛇岛蝮蛇毒中提取的。之后又从江浙蝮蛇毒中提取江浙蝮蛇抗栓酶，命名为 SVATE-2，广泛用于临床。80 年代，又在 SVATE-2

的基础上，进一步纯化，制成高效、低毒的第三代制剂，称为 SVATE-3。它具有抗凝、溶栓、抑制血小板、降低血黏度、使血浆 PGI$_2$ 水平升高、改善微循环的作用。上海交通大学医学院附属第九人民医院血液内科在临床应用 SVATE-3 治疗 30 例下肢深静脉血栓形成患者。结果显示，SVATE-3 远期血管再通率为 46.6%，具有提高蛋白 C 抗原、促纤溶活性的作用（表现为 tPA、纤溶酶、FDP 升高，PAI 和纤溶酶原下降）。是一种低毒、高效、比较安全的抗栓药物。

SVATE-3 基本上无过敏反应，由于蛇毒制剂有抗原性，故长期使用可能出现过敏反应及耐药性，这就要求在维持治疗时，开始静脉滴注宜慢，如无过敏反应，才可将滴注速度加快。

剂量一般首次为 2.5ml，每支 0.25U 溶于 10～20ml 生理盐水，静脉注射。继而用 2.0U 溶于 250～500ml 生理盐水中，缓慢静脉滴注 3 小时，6 小时后再用 1U。第二天用 2.0U，第 3 天用 1U，14 天为一疗程。

3. 巴曲酶（batroxobin，东菱精纯克酸酶，巴酶）本品是从巴西蝮蛇（Bothropimoojeni）的毒液中分离和提纯的蛇酶制剂，在血管内有较强的去纤维蛋白原作用，能明显降低血液中的纤维蛋白原，使血液黏度和凝血性下降，还能使血管内皮细胞释放组织型纤溶酶原活化物，并增强其活性，发挥溶解血栓的作用；此外，还可降低血小板和红细胞聚集，增加红细胞变形能力，并因纤维蛋白原水平下降，使血黏度降低，从而改善微循环。

临床应用：脑梗死、急性心肌梗死、肺栓塞、闭塞性脉管炎、深静脉血栓形成等。

剂量和用法：成人 5BU/ 次（首次 10BU）溶入生理盐水 250ml 中，隔日 1 次，缓慢静脉滴注（1h 以上），1 周为一疗程。必要时增至 3 周一疗程。

不良反应：少见。偶有注射部位轻度出血、头痛、头晕、血清转氨酶轻度升高等。有药物过敏和消化性溃疡病史者，脑血管后遗症者和 70 岁以上的患者慎用。有出血倾向者、重度肝肾功能障碍和心功能不全者忌用。

4. 降纤酶　具有较显著的降低纤维蛋白原的作用，蕲蛇酶具有凝血酶样酶的作用。是目前我国临床上使用的两种蛇毒制剂。

五、降低血黏度药物

血液流变学的研究已经证明，血黏度增高是血栓形成机制中的重要因素之一。抗血小板药、肝素类药物都有降低血黏度的作用。本节介绍以降低血黏度为主的药物。

1. 右旋糖酐　本品可分为右旋糖酐 10（小分子量，相对分子量 1 万）、右旋糖酐 40（低分子量，相对分子量 4 万）、右旋糖酐 70（中分子量，相对分子量 7 万）、右旋糖酐 150（高分子量，相对分子量 15 万）四种。

作用机制：附着在血小板和红细胞的表面，使其电荷发生改变。右旋糖酐 40 还可抑制血小板对血管壁的黏附性，抑制 α$_2$ 抗纤溶酶、增强纤溶活性，高浓度时有弱的类肝素作用。

适应证：右旋糖酐 40 临床一般用于治疗休克，作为一种扩容剂，它有改善微循环的作用，也用于预防和消除红细胞聚集及微血栓形成，加上它对血小板的抑制作用，故常应用于防止血栓形成和栓塞性疾病，如下肢深静脉血栓形成、血栓闭塞性脉管炎、冠状动脉功能不全、心肌梗死等。

剂量与用法：右旋糖酐 10 或右旋糖酐 40 的 6% 溶液静脉滴注，成人每次 500ml，每日 1～2 次。小分子量右旋糖酐改善循环、防止血栓形成的作用优于低分子质量制剂。

不良反应：偶见过敏反应，如发热、荨麻疹等。极个别患者可发生血压下降、胸闷、呼吸困难、循环障碍等。连续应用时，制剂中所含少量大分子右旋糖酐可在体内积蓄。

2. 己酮可可碱或戊氧茶碱（pentoxifylline，PTX）　是一种人工合成的甲基嘌呤衍化物，有扩张血管和改变血液流变性等作用。

（1）改变血液流变性及细胞变形性：改善红细胞的变形性，是因 PTX 及 PTX 的代谢产物 1-（5 羟己基）-3,7 二甲基黄嘌呤，能抑制 3',5'- 磷酸腺苷二酯酶，有使红细胞内 cAMP 增加的作用，使红细胞变形性改善，增加红细胞血液滤过率。

（2）改善白细胞的流变性：PTX 可使白细胞靠近血管壁的能力减弱，改善白细胞的变形能力。

（3）降低血黏度：这和 PTX 能改善红、白细胞的变形性有关。另有研究报道，PTX 可减少血浆纤维蛋白原、抑制血小板聚集、增加血管内皮细胞生成前列环素等作用，从而使血黏度下降，血流改善。

（4）抑制粒细胞功能：在体外，PTX 可抑制粒细胞聚集，形成超氧自由基和脱颗粒，抑制 TNF 对粒细胞刺激作用，以及粒细胞激活所致内皮细胞的损伤。

（5）其他作用：PTX 能抑制 IL-6 释放、抑制 IL-1。在一定的浓度下（0.01 ～ 0.1mg/ml），PTX 有促进白细胞移动和杀伤细菌的作用，故有人认为，PTX 可能是一种免疫防御功能的调节剂。

剂量与用法：剂量 400 ～ 600mg，分 3 次口服或静脉滴注，疗程 7 天或者根据需要和病情继续应用。

临床上用于慢性闭塞性动脉疾病、缺血性心脑血管疾病、糖尿病所致血管病等。其副作用少，有时可发生皮疹等过敏反应。

3. 其他

（1）钙通道阻滞药：减少钙离子进入红细胞内，减低红细胞内黏滞性、增强变形性。

（2）β 受体阻滞药：如心得舒类药物能使红细胞的变形性增强。

（3）山莨菪碱：可改善内毒素休克时血液流变性。

上述药物的临床疗效，有待进一步研究和证实。

六、血栓的基因治疗

近年来，由于生物技术的进展，血栓的基因疗法已在各领域中做了广泛的研究和实验。20 世纪 90 年代已有报道，将前列腺素 H 合成酶基因（PGHS）用反转录病毒转染至培养中的内皮细胞，发现可增加前列环素的合成。有学者报道，用基因转移技术可使内皮细胞合成硫酸乙酰肝素。由于有些抗凝因子如蛋白质 C、蛋白质 S、纤溶酶原激活物（tPA、uPA）等抗血栓因子的 cDNA 已经克隆。因此，血栓形成的基因疗法已引起了学者们极大的兴趣。学者们已成功地制备一种含 tPA cDNA 的反转录病毒载体，转染至羊内皮细胞，使这些内皮细胞能分泌大量 tPA 抗原，且具有活性。又有学者等证明，犬颈静脉内皮细胞，在一种含

有人类 tPA cDNA 的反转录病毒载体作用下，可高度表达 tPA 的抗原及活性。近年来，一些实验已成功地将能表达 tPA 的内皮细胞种植在血管表面，并使之分泌 tPA。

以上结果为血栓的基因疗法提供了可行性的实验结果。当然，要在人体内进行血栓基因疗法，还需要做大量的研究工作。

七、干细胞移植

采用自体外周血干细胞移植，可促进血管重建过程，上调缺血局部血管生长因子水平，并对血管干细胞具有趋化作用，可用于治疗肢体缺血性疾病，包括严重下肢动脉粥样硬化闭塞症、糖尿病肢体缺血和血栓闭塞性脉管炎等。

八、治疗性血管生成

外源性给予促血管生成因子的重组蛋白或基因，能促进缺血组织血管再生，加速侧支循环建立，起到治疗组织缺血的作用。

常用的促血管生成因子包括促血管生成素（Ang）、成纤维细胞生长因子（FGF）、血管内皮生长因子（VEGF）和前列腺素（PG）等。

（杨景文）

主要参考文献

蒋米尔，张培华，2015. 临床血管外科学 . 第 4 版 . 北京：科学出版社

唐迪生，2004. 临床实用药及其药理基础 . 第 2 版 . 上海：复旦大学出版社，248-264

王振义，2004. 血栓与出血：基础与临床 . 第 3 版 . 上海：上海科学技术出版社，780-789

中华医学会外科学分会血管外科学组，2017. 深静脉血栓形成的诊断和治疗指南（第三版）. 中华普通外科杂志，32（9）：807-812

Gershlie AH，2000. Antiplate therapy. Hospital Medicine J，61：15-23

Investigators E，Bauersachs R，Berkowitz SD，et al，2010. Oral rivaroxaban for symptomatic venous thromboembolism. N Engl J Med，363（26）：2499-2510

Investigators E，Büller HR，Prins MH，et al，2012. Oral rivaroxaban for the treatment of symptomatic pulmonary embolism. N Engl J Med，366（14）：1287-1297

Kearon C，Akl EA，Ornelas J，et al，2016. Antithrombotic therapy for VTE disease：CHEST guideline and expert panel report. Chest，149（2）：315-352

第八章　血管外科围手术期处理

第一节　术前准备

血管外科手术主要是直接涉及血管的手术。多数施行血管外科手术及腔内治疗的为高龄患者，其重要生命器官常罹患器质性病变。因此，必须对其特殊性手术前准备和手术后处理提出更高的要求，并对血管手术有关的并发症积极预防和治疗。

手术前除向患者及其家属解释手术必要性和可能发生的意外、安慰患者、消除疑虑等外，尚需着重注意的主要有以下几方面问题。

一、充分评估心脏功能

血管疾病患者常伴有冠状动脉粥样硬化性心脏病、风湿性心脏病、心脏瓣膜病变、严重心律失常和高血压等心血管疾病，患者对手术耐受力差，手术危险性大、病死率高。所有患者必须行心电图（ECG）检查，该检查不仅能够检测出心律失常和陈旧性心肌梗死等危险情况，还有助于评估术后心血管不良事件的发生情况。

术前还需详细了解患者心功能状态和心脏病的类型，对手术的耐受情况作出正确评估。除了一般实验室检查外，对复杂的心脏病患者，应根据具体情况选做一些其他检查。超声心动图检查对心脏病变的诊断、判断心功能储备情况均具有重大价值。24 小时连续心电图检查（Holter）对了解心律失常，尤其是频发室性期前收缩很有帮助。

不论何种类型的心脏病，一旦出现心力衰竭，除非是危症抢救手术，都必须在控制心力衰竭 3 ~ 4 周后，才可施行手术。心绞痛发作患者，手术危险性较大，必须区别对待，如果是危症手术，应在监护条件下做抢救手术。关于心肌梗死，除非为了抢救，最好在 6 个月内不施行择期手术，对于严重高血压及心律失常者，术前应适当控制病情。高危冠状动脉病变血运重建后，进行血管

手术的最佳时机尚未完全确定，PCI 或支架治疗后近 1 个月进行手术为佳。

二、肺功能测定

所有患者术前常规行胸部摄片，了解肺部情况。当患者有吸烟史、不耐受运动、不能解释的呼吸困难或咳嗽史，手术或腔内治疗时要尤其注意。对 60 岁以上、有长期吸烟史、哮喘、呼吸系统疾患史患者推荐常规行肺功能检查。对于行动不便或不能配合者可行动脉血气分析，检测呼吸系统的换气情况和酸碱平衡。手术前应重视改善患者肺功能、停止吸烟 2 周、药物控制支气管炎，以及适应性面罩加压呼吸锻炼等，以免术后发生肺炎、肺不张，甚至急性呼吸窘迫综合征（ARDS）等并发症，其处理常比心脏的病变更为棘手。

三、肝、肾功能测定

术前测定肝、肾功能，以判断对手术的耐受力，是手术安全性评估的一项重要内容并可作为术后应用肝素或香豆素类衍化物全身抗凝或溶栓药物治疗的参考。除了常规的生化检查外，还常需要结合 Child-Pugh 评分系统，内容包括腹水、肝性脑病、胆红素、白蛋白和凝血功能五项。随着腔内技术的飞速发展，由于碘化造影剂等术中造影剂的大量使用，出现了造影剂诱导的肾病。对于肾功能欠佳的患者，应尽量减少造影剂的用量及术后造影剂肾病的预防。在术前给予充分水化及一定量的碳酸氢钠溶液，有助于保护肾功能。

四、脑与脊髓供血评估

颈动脉或涉及椎动脉疾病的患者，如主动脉瘤 / 夹层、颈动脉体瘤、颈动脉狭窄或闭塞等，

进行颈动脉手术或腔内治疗时，阻断颈总动脉特别是颈内动脉血流时间过长，可引起脑缺血性损害，发生失语、偏瘫、昏迷甚至死亡。如伴有基底动脉环（Willis）供血不足或伴有对侧颈动脉狭窄或阻塞，则脑组织耐受缺血的能力较差，术后更易发生昏迷、死亡等严重后果。因此，术前需了解颅脑血液供应和侧支循环情况，包括询问有无脑血管硬化病史或表现；检查两侧颈动脉搏动，有无震颤和杂音；应用颈总动脉压迫试验监测颅脑侧支循环；酌情选用脑电图、脑血流图、彩色多普勒超声、CT、MRA 和脑血管造影等检查，了解颈动脉和椎动脉供血情况；应用光电容积描记仪测定眶上动脉血流。对颈动脉狭窄伴有高血压患者，术前不应降压太低，一般血压控制在160/90mmHg 左右为宜，控制性降压过低会加重脑缺血。对于行胸主动脉支架植入的患者，还要考虑是否会引起脊髓缺血，评估术前进行脑脊液引流的必要性。对于既往肾下主动脉瘤修复病史、长段覆盖胸主动脉、覆盖中下段降主动脉（$T_8 \sim L_2$，根大动脉的常见部位）、覆盖左锁骨下动脉且未重建、治疗合并缺血的急性主动脉夹层患者，笔者建议常规行脑脊液引流术。

五、高血压的术前处理

围手术期高血压非常常见，其发生率为30% ～ 60%，指原血压正常的患者围手术期血压骤然升高超过 160/90mmHg 或高血压患者收缩压或（和）舒张压再升高 30mmHg 以上。血压过高增加心肌耗氧量，影响心肌供血，诱发脑血管破裂，对心脑血管及肾疾病患者危害极大，因此必须严格控制。术前高血压处理的目的主要是降低心肌耗氧量，减轻心脏负担，预防心肌缺血、心力衰竭和脑血管意外等并发症。高血压患者术前多进行抗高血压治疗，但常用的利尿药可能导致低钾血症及低血容量，术前应予纠正。目前认为除利尿药、单胺氧化酶抑制剂外，其余一般不停用，均应持续用到手术日晨，使血压控制在正常高值水平［（130 ～ 139）/（85 ～ 89）mmHg］以下。对高血压患者而言，血压波动的范围宜于（110 ～ 150）/（70 ～ 100）mmHg。

六、术前抗生素的应用

血管重建术后并发感染常导致严重后果，可危及肢体或生命，因此，术前必须严格控制局部和全身感染，以防术后发生手术区感染、败血症、吻合口破裂大出血、人造血管感染等严重并发症。下肢动脉粥样硬化闭塞症患者常合并有下肢组织溃烂，创面分泌物的培养及药物敏感试验是有必要的，根据结果及时调整抗生素。对于需要植入人工血管或支架的患者，术前预防性应用抗生素，可有效减少移植物感染的概率。

七、控制血管病变活动期

某些血管病如多发性大动脉炎、白塞综合征、血栓闭塞性脉管炎等，术前检查应包括免疫及炎症，在进行动脉重建术前，应酌情采用免疫系统调节药物治疗，使血管的炎症反应趋于稳定后，再考虑血管重建术。否则，术后病变继续发展，血管重建部位易并发假性动脉瘤或阻塞。

八、凝血功能测定、评估血栓风险危险度

术前需测定出血时间、凝血时间（试管法）、血小板计数、凝血酶原时间、INR 等，以了解凝血纤维蛋白原和国际标准化比例功能，作为术后应用抗凝或溶栓治疗的依据。对于下肢动脉粥样硬化闭塞症（arteriosclerosis obliterans，ASO）患者需要腔内治疗的患者，术前使用阿司匹林或氯吡格雷（波立维）等药物抗血小板治疗，可提高动脉血管的 I 期通畅率。存在血栓形成的患者，术前充分的抗凝可有效较少继发血栓发生。术前充分评估患者血栓形成危险度，参考 Rogers 或 Caprini 评分系统，做好预防工作。权衡抗凝与出血风险后采取个体化预防，对中危伴出血患者，首选物理预防，待出血风险降低后加用药物预防。0、1 分：低危，尽早活动，物理预防。2 分：中危，低分子肝素抗凝，加物理预防。3、4 分：高危，低分子肝素抗凝，加物理预防。5 ～ 7 分：极高危，低分子肝素抗凝，加物理预防，不能单用物理预防。

九、控制糖尿病，纠正水和电解质紊乱

血管外科患者 20% 以上伴有糖尿病，术前控制空腹血糖 8 ～ 10mmol/L，但不能低于 6mmol/L。手术的安全性和预防并发症的发生极为重要。纠正水和电解质紊乱和酸中毒，尤其是钾离子紊乱，以减少手术的危险性。应予指出，对于急症抢救性手术，术前准备应根据患者的具体情况，有选择地进行，以免贻误抢救时机。

第二节　术中处理

心血管手术时，如没有正确的术中处理，将造成术后处理困难，并直接影响手术治疗的最后结果。

一、监　　测

主要是对重要脏器功能(如心、肺、肾)的监测。内环境的改变将影响脏器功能，除了患者的精神状态、皮肤色泽等基本指标外，对于一些危重患者，也需要进行一些特殊监测。

1. 持续压力监测　压力监测包括动脉压、中心静脉压或肺动脉楔压（PAWP），后者正常值为 16 ～ 24kPa，能更准确地反映左心室充盈压，中心静脉压最好经颈内静脉或锁骨下静脉穿刺插入导管至上腔静脉，如经大隐静脉插管应进入右心房下部或胸腔段下腔静脉处，以减少或避免腹胀等腹内压增高因素所造成中心静脉压增高的假象。

2. 心电图连续示波观察　心率和心律监测对术中缺血期心肌保护也有指导意义。

3. 体温监测　鼻咽部温度反映了颅内温度，在某些降温手术时，温度控制于预计水平是极为重要的。近年来，在临床均重视保护心肌、脑、脊髓对术后心肌、脑、脊髓功能的影响。

4. 动脉血气分析　对一些重大手术或危重患者应常规做动脉血气分析。根据结果，调整潮气量、频率、吸入氧浓度，并可及时纠正酸碱失衡，以保持一个较为正常的内环境。

5. 脑电图描记　监测脑功能状态。在阻断颈动脉血供或发生任何灌注压过低、缺氧、二氧化碳分压过高或过低等情况时，均可对脑组织带来不利影响，首先表现为脑电波的改变。该项措施通常在颈动脉手术过程中起到重要指导作用，及时处理异常情况，可防止继发性器质性改变。

6. 尿量　是观察周围组织灌注是否足够和肾功能是否异常的最简便有效的方法之一。尿液酸碱度测定，也可了解体内酸碱平衡情况。

7. 血清电解质及凝血功能测定　根据血清电解质及凝血功能测定结果，及时补充其不足，尤其是钾、钠、钙的补充十分重要。术中使用肝素患者如有创面渗血不止，可用 ACT 机监测凝血时间以指导使用鱼精蛋白。

二、保　护　心　肌

心肌功能良好是术后康复最重要的条件之一，手术过程中应十分重视保护心肌，维持充足的氧供和恒定的血压。尽量缩短主动脉的阻断时间和防止心肌缺氧相当重要。

第三节　术后处理

一、各种临床指标的观察

手术结束后，患者可送到 ICU 或特别康复室中严密观察。在从手术室运送到 ICU 途中，应采用带氧的携带式小型呼吸机做辅助呼吸，以防止缺氧。使用正性药物滴注时，应防止滴速缓慢或导管扭曲而引起低血压。滴注如硝普钠等降压药物时，可暂时停止或减慢滴注速率，避免血压下降过度。若在没有 ICU 的单位，施行血管重大手术或危重手术患者手术后需留手术室继续观察，待患者神志清醒、循环呼吸稳定、无明显出血现象时，再送回病房的术后治疗室，继续严密观察病情，以便及早发现异常并及时纠正。

1. 神志和意识　定时观察神志和意识对血管手术尤其是颈、胸、腹部大血管手术者极为重要。神志不清、烦躁者应考虑脑损害，可由脑缺氧、脑栓塞、血二氧化碳过高或过低、排血量综合征引起的脑供血不足所致。涉及颈动脉手术，出现神志改变时，应查清是否有脑血栓栓塞情况，并

及时处理。

2. 血压　术中安置动脉内测压管者，术后可酌情保留，观察平均压值及压力波形，后者在一定程度上可反映心排血量的多少。术后应保持血压稳定，如有低血压，应结合神志、尿量、末梢循环变化，予以相应处理。血压偏高而肢体冰冷、色紫等，如血容量足够，可应用血管扩张药。在主动脉壁上有吻合口或切口的患者，应防止血压过高，以免造成主动脉出血。

3. 心率和心律　应由心电图示波和记录仪监测，便于对异常节律作出正确的分析及处理。

4. 中心静脉压　主要受右心功能和血容量的影响，其值的高低反映这两个方面的动态平衡，正常值为 0.49～0.98kPa（5～10cmH$_2$O）。一般而言，中心静脉压和血压降低提示血容量不足；中心静脉压高、血压低则为心脏收缩功能不佳或心脏压塞。

5. 尿量　重大手术、病情危重或有低心排血量的患者，术后应留置导尿管，观察每小时尿量。每小时尿量要大于 30ml，如连续 2 小时尿量低于此值，应立即找出原因进行处理。预防和警惕术后肾衰竭极为重要，急性肾衰竭已是大血管术后死亡的首要原因。

6. 呼吸　观察呼吸频率、幅度、节律、有否呼吸困难和末梢发绀。血氧饱和度的监测对了解肺功能很有价值。经常做胸部体检，判断有无呼吸道分泌物潴留、肺不张、支气管痉挛、捻发音及皮下气肿等。定期拍摄 X 线胸片检查，特别是气管切开或用呼吸机的患者，应了解有无肺充血、肺部感染、肺不张、气胸和积液，同时了解气管插管的位置是否合适、纵隔与心包有无增宽等。定期测定动脉血气分析，应用呼吸机的患者每 2～4 小时一次，以便及时调整呼吸机的压力（或容量）、频率及吸入氧的浓度。

7. 酸碱度和电解质　根据病情定期测定血气和碱储备情况，以指导对酸碱失衡的纠正。血清电解质的测定，特别是钾、钠、钙的测定非常重要。血钾浓度改变可导致心律失常，甚至引起心搏骤停。血钙浓度太低，则影响心肌收缩力和血液凝固。

8. 对于腔内介入治疗后患者，需要观察患肢的皮温皮色改变，观察穿刺点外敷料是否渗血，观察下肢尤其是小腿段张力的改变，防止缺血再灌注引起下肢骨筋膜室综合征。穿刺点出血要及时予以压迫止血。

二、一般问题处理

1. 饮食　视手术和麻醉的种类及术后循环及肠功能恢复的程度而定。行一般心血管手术的全身麻醉患者，若神志清醒、循环良好，术后 6 小时可少量饮水，次晨开始进半流质饮食。低温麻醉或体外循环手术患者，术后 8～12 小时可少量饮水，次晨进半流质饮食。如有低心排血量综合征或经腹手术者应禁食；如胃潴留、腹胀明显，应插胃管做胃肠减压。腔内介入通常采用局部麻醉，可正常饮食，建议多饮水以促使造影剂充分排出体外。

2. 体液及营养补充　对一些重大手术不能进食的患者，应按常规补液及营养支持。纠正贫血或低蛋白血症对患者恢复十分重要。

3. 呼吸道处理　定期协助患者做深呼吸和有效咳痰，排出呼吸道分泌物，使肺充分扩张；经常改变体位，避免某部分肺过分地处于下垂位置，而造成肺淤血、分泌物潴留和肺不张。控制补液速度和补液量，以免因肺部水肿引起急性呼吸窘迫综合征（acute respiratory distress syndrome，ARDS）。对于肺并发症的处理，应引起足够重视，肺并发症是引起术后死亡的第二主要原因。

4. 体位和休息　患者清醒，血压正常者可处于半卧位，下肢可屈曲抬高。患者未醒或处于昏迷、低血压等状态时，应平卧，头转向一侧。颈部血管重建者，头部置于正中位，下肢血管重建术者应防止下肢过度屈曲。动脉导管切断缝合术和主动脉手术后应卧床 1～2 周。四肢动脉术后，肢体可安置在水平位；静脉手术后，肢体抬高 20°～30°，以利于静脉回流。移植人造血管跨过肢体的关节时，术后关节需制动两周左右，待移植人工血管初步形成外壁及假内膜后，才可开始关节活动。除了上述规定需限制活动的患者和有低心排血量综合征或充血性心力衰竭患者以外，其他患者都应早期活动。腔内介入术后穿刺点通常采用压迫的方法，穿刺点所在肢体体位采用伸直位。

三、血管通畅度的观察

动脉或静脉重建术后，必须仔细观察肢体的血液循环状况，以了解血管的通畅度。动脉手术后，观察有无肢端麻木、疼痛、皮色苍白、皮温降低、动脉搏动减弱或消失等。静脉手术后观察有无肢体肿胀、发绀和浅静脉怒张等。一旦发生肢体血液循环不良，在排除血容量不足因素后，应严密观察，可经动脉内注射利多卡因、罂粟碱等血管扩张药物，也可采用交感神经节阻滞以解除血管痉挛因素。如血液循环仍无改善，应考虑有无继发血栓形成。可做多普勒超声血管测定或血管造影，以明确阻塞的原因和部位，必要时应急症手术探查。对于下肢动脉腔内治疗一旦再次发生肢体远端缺血症状，应予以重视。

四、预 防 感 染

血管手术尤其是人工血管移植术、支架成形术或手术野位于腹股沟区，感染的菌种以金黄色葡萄球菌最多见，其次为大肠杆菌，术中及术后应选用青霉素类或头孢菌素类抗生素预防感染，可根据药敏试验选用抗生素。

五、抗凝剂的应用

大血管手术后，一般都不必用肝素或香豆素类衍生物做抗凝治疗。但对动静脉血栓取栓术、动脉内膜剥除术、腔内治疗术后及小口径血管移植术后，均需应用抗凝治疗，以防术后继发血栓形成。使用的方法是在术后当天应用肝素或低分子质量肝素，术后出血的发生率甚低。术后第1、2天，同时应用肝素和香豆素类衍化物如华法林，约在术后第2天或第3天，待香豆素类衍化物作用产生后，即停用肝素，单独用香豆素类衍化物长期维持。使用抗凝剂时，应定期监测凝血功能。

血管手术后，常可应用某些抗聚药物，包括：①低分子右旋糖酐，相对分子质量20 000～40 000，用法为500ml，每日1～2次，静脉滴注，共3～7天。低分子右旋糖酐有降低血液黏度、增加红细胞表面负电荷和抗血小板黏聚等作用。②抗血小板聚集药物，如拜阿司匹林，100mg，每日1次；波利维，75mg，每日1次等，有利于预防血小板聚集，预防血栓形成。

第四节　血管手术后并发症防治

血管手术后，除一般外科手术后可能发生的并发症（如肺炎、肺不张、腹胀和尿潴留等）外，还可发生与血管手术有关的并发症，对这些并发症的防治，有其重要的特殊性。

一、血栓形成和栓塞

在血管重建的吻合口，动脉内膜剥除术或动、静脉血栓取栓术后的动、静脉腔内，均易继发血栓形成。这种常见的并发症，可酿成严重后果，如颈动脉术后血栓形成脱落，可引起脑栓塞。静脉继发血栓形成，可引起肺动脉栓塞等严重并发症。血管手术后形成血栓的因素如下所述。

1. 手术操作方面　血管手术后，血栓形成最常见的原因是手术操作技术不良，使血管内膜损伤粗糙，内膜斑块游离脱落，吻合口边缘内翻、扭折或狭窄，以及输出道血管内继发血栓形成等。术后分析血管阻塞的原因，首先应考虑血栓形成可能，而因血管痉挛引起者甚少见。精良的手术操作，防止血管成角或扭曲，手术中注意血管通畅情况和搏动强弱等十分重要。术后如确诊为血栓形成，应立即再次手术，用Fogarty气囊导管或吸引方法取除血块。若移植血管成角或扭曲，需再次手术纠正，必要时另做血管吻合。

2. 远侧血管输出道病变　远侧血管输出道的通畅程度与血管重建术的成功有很大关系，输出道狭窄或阻塞必然易导致吻合处血栓形成。因此，术前CTA、MRA或术中进行血管造影以了解输出道通畅性是非常重要的步骤。

3. 高凝状态和血流缓慢　当血小板聚于粗糙的血管内膜或移植血管的吻合口时，就易使凝血成分在局部发生聚集，从而形成血栓，阻塞管腔。在施行动脉重建术时，需阻断血流，远侧血管床由此血压降低，血流减慢，血液淤滞，组织缺氧，产生代谢性酸中毒，易导致血栓形成。因此，如阻断血流时间需超过10分钟以上，应在阻断远侧动脉腔内注入肝素20～40mg，预防继发血栓形成。

此外，还可因出血过多、休克或心力衰竭等原因，使血流减慢、组织灌注不良，产生代谢性酸中毒和儿茶酚胺释放，引起组织损伤、细胞坏死，释放凝血活素。血管内凝血活素增多加上血流缓慢，可引起血液的高凝性。因此，术中应在远侧动脉内注入肝素，术后可酌情选用抗凝或抗聚剂治疗。

4. 评估术前患者血栓形成危险度 临床常使用 Caprini 评分表（表 8-1）来评估患者血栓形成危险度。权衡抗凝与出血风险后采取个体化预防，建议患者术后早期下床活动（表 8-2）；建议对低危及以上风险的普通外科患者进行静脉血栓栓塞症（VTE）预防。动态评估患者的 VTE 风险及出血风险，选择一种机械和（或）一种药物预防措施，并及时调整预防策略。对腹盆腔恶性肿瘤等 VTE 高危患者，推荐使用低分子肝素预防 4 周。对于 VTE 高危风险但无大出血风险的患者，若不能耐受低分子肝素或普通肝素，可考虑使用磺达肝癸钠或阿司匹林预防。对于已确诊下肢深静脉血栓形成（deep venous thrombosis，DVT）的患者，不推荐将下腔静脉滤器置入作为围手术期肺栓塞（pulmonary embolism，PE）常规预防措施。

表 8-1　VTE 患者术前预防措施推荐

VTE 风险等级	出血风险	预防措施
极低风险（Caprini 0）	—	早期活动，无须使用机械或药物抗凝措施
低风险（Caprini 1～2）	—	机械预防措施，建议使用间歇充气加压泵（IPC）
中等风险（Caprini 3～4）	不伴高出血风险	低分子量肝素、普通肝素或使用 IPC
中等风险（Caprini 3～4）	伴高出血风险	使用 IPC
高风险（Caprini ≥ 5）	不伴高出血风险	低分子量肝素、普通肝素，建议同时使用机械预防措施，如弹力袜或 IPC
高风险（Caprini ≥ 5）	伴高出血风险	使用 IPC，直至出血风险消失可启用药物预防
高风险（Caprini ≥ 5）但对低分子量肝素、普通肝素禁忌的患者	不伴高出血风险	磺达肝癸钠，小剂量阿司匹林，建议同时使用机械预防措施，如 IPC
高风险（Caprini ≥ 5）的腹盆腔肿瘤手术患者	不伴高出血风险	延长低分子量肝素预防（4 周）

表 8-2　Caprini 血栓危险因素评估

下列每项 1 分		
年龄 41～60 岁	急性心肌梗死	严重肺部疾病（包括肺炎）（< 1 个月）
下肢肿胀	充血性心力衰竭（< 1 个月）	口服避孕药或激素替代疗法
静脉曲张	需卧床休息的内科疾病	妊娠或产后状态（< 1 个月）
体重指数 > 25kg/m²	炎症性肠病史	不明原因死胎、反复流产（≥ 3 次）、因脓毒血症或胎儿生长停滞造成早产
计划小手术	大手术史（< 1 个月）	其他风险因素
脓毒血症（< 1 个月）	肺功能异常（如慢性阻塞性肺气肿）	
下列每项 2 分		
年龄 61～74 岁	中心静脉置管	
关节镜手术	大手术（> 45 分钟）	限制性卧床（> 72 小时）
恶性肿瘤	腹腔镜手术（> 45 分钟）	石膏固定（< 1 个月）
下列每项 3 分		
年龄 ≥ 75 岁	凝血酶原 20210A 突变	抗心磷脂抗体升高
深静脉血栓形成 / 肺血栓栓塞症病史	狼疮样抗凝物质	其他先天性或获得性易栓症
V 因子 Leiden 突变	高半胱氨酸血症	
血栓家族史	肝素引起的血小板减少症（避免使用普通肝素或低分子量肝素）	
下列每项 5 分		
卒中（< 1 个月）	择期下肢主要关节成形术	急性脊髓损伤（瘫痪）（< 1 个月）
多处创伤（< 1 个月）	髋部、盆腔或下肢骨折（< 1 个月）	

二、出　血

血管手术后出血以手术操作引起者最为常见，偶由术后弥漫性渗血所致。

1. 手术操作引起的出血 如术中止血不完善、结扎线切割和松脱、血管缝合不良引起的吻合口漏血，以及人造血管网孔渗血等。

预防措施首先是手术操作必须仔细，彻底止血，结扎止血应牢靠，如用尼龙线或涤纶线缝合血管，应至少打6个结，以免结扎线松脱。血管缝合间距要适当、均匀，以免漏血。吻合口针眼漏血，可用纱布压迫止血。

应用网孔较大的针织涤纶人造血管移植时，网孔渗血较多，需预凝，即用术中患者的血液充满血管腔，片刻后即可移植。当近端吻合口缝合完毕后，稍松开近端动脉阻断钳，使血液流入人造血管内再预凝，重新阻断血流后，吸尽人造血管腔内血块，继续进行远端吻合口的缝合。网孔较细的机织涤纶血管、聚四氟乙烯人造血管无须预凝。

四肢或颈部血管术后出血确诊不难，但对胸腔或腹膜后血管术后出血者，其原因和部位就较难肯定。手术后患者出现烦躁不安、面色苍白、四肢冰冷、尿量减少、心率增快、血细胞比容下降、中心静脉压降低，在补充血容量后，病情不稳定或继续恶化，不应踌躇，立即再次手术探查，探明出现病情的原因并控制出血。

2. 弥漫性渗血 可由遗传性疾病如血友病和遗传性纤维蛋白原缺乏等引起。术前应详细询问病史，了解有无皮肤黏膜瘀点、反复鼻和齿龈出血、月经过多、拔牙或小手术后出血过多等既往史，结合实验室检查，即可确诊。但重要的是，应考虑后天性凝血功能障碍，如大量输库血后患者血液内血小板显著减少，血小板活性系数降低，血浆中第 V、Ⅷ因子储存后活性明显降低，可引起弥漫性渗血。此外，溶栓及抗凝药物使用不当或对该药物有过敏体质、低温麻醉、肝脏疾病、维生素 K 缺乏和弥散性血管内凝血病等，也可引起弥漫性渗血。手术后发生原因不明出血时，应测定凝血功能是否正常，如部分凝血活酶时间延长，提示内源性凝血系统异常；凝血酶原时间延长表示外源性凝血系统异常；如二者均延长，则表明肝功能异常或维生素 K 缺乏。血小板计数大于 50×10^9/L，而功能正常者，表示血液能凝集。服用阿司匹林、抗组胺制剂、右旋糖酐和某些麻醉药等，均可影响血小板的功能。查明原因后，应采取治疗措施。

3. 抗凝溶栓药物出血治疗对策 对出血事件的控制，首先必须寻找出血的原因，其次是降低抗凝溶栓效应强度。出血的危险性与抗凝溶栓效应的强度密切相关，对那些持续出血的患者应尽量将凝血指标（INR、Fg 等）维持在治疗范围的

低限，并增加监测次数，根据药物的不同特点进行针对性的干预，治疗前充分的出血风险的评估尤为重要（表 8-3、表 8-4）。

表 8-3 门诊患者出血风险指数

项目 危险因素	分值
年龄 ≥ 65 岁	1
卒中病史	1
胃肠出血病史	1
新近发生的心肌梗死、重度贫血、糖尿病、肾功能受损*	1

注：低风险：0 分；中度风险：1 分或 2 分；高风险：> 3 分。

＊ 肾功能受损定义为血清肌酐 > 1.5mg/dl（133μmol /L），贫血的定义为血细胞比容 < 30%。

表 8-4 Shireman 出血风险评估表

项目 危险因素	分值
贫血	86
嗜烟或嗜酒	71
新近发生出血	62
既往出血病史	58
年龄 ≥ 70 岁	49
女性	32
使用抗血小板药物［如阿司匹林，氯吡格雷（波立维）等］	32
糖尿病	27

注：低风险，评分 < 108 分；中度风险，108 ～ 218 分；高风险，评分 > 218 分。

对于正在使用口服抗凝剂（华法林）的患者，如判断确是因 INR 升高引起的出血，立即予以停药，停药 2 天后凝血功能可恢复。如皮肤出血、鼻出血、牙龈出血，可口服维生素 K（3 ～ 5mg），INR 将在 24 ～ 48 小时内降低，必要时可重复使用；有严重出血（胃肠道出血）者，可静脉输注维生素 K（10mg），使用新鲜冰冻血浆（FFP）15ml/kg，或凝血酶原复合物（PCC）50mg/kg，6 小时后监测 INR，无下降者可继续给予维生素 K。每 12 小时可重复给予维生素 K；危及生命的出血（大量出血、脑出血），稳定生命体征的同时立即给予凝血酶原复合物，可同时给予维生素 K，6 小时后监测 INR，无下降可继续给予维生素 K。笔者在长期的临床实践中发现国人对华法林的敏感程度较国外高，因此不能简单的按照国外的抗凝标准应用华法林，应剂量个体化，国人 INR 维持 1.5 ～ 2.5 可降低有临床意义的出血的发生率。

肝素引起的局部部位瘀点、瘀斑，血小板减少等，一般不需特殊处理，减量即可，严重者可用拮抗剂鱼精蛋白中和。硫酸鱼精蛋白是一种强碱，能与强酸性肝素钠或肝素钙形成稳定的盐而使肝素失去抗凝作用。静脉给药 5 分钟内即发生中和肝素的作用。中和 1U 不同来源的肝素所需鱼精蛋白量略有不同，1mg 硫酸鱼精蛋白可中和 90U 自牛肺制备的肝素钠、115U 自猪肠黏膜制备的肝素钠或 100U 自猪肠制备的肝素钙。由于肝素在体内降解迅速，在注射肝素后 30 分钟，每 100U 肝素，只需用鱼精蛋白 0.5mg；每次用量不超过 50mg，需要时可重复给予。

溶栓药物主要引起纤维蛋白原的降低，提示溶栓治疗的出血指标：①治疗开始数小时后，纤维蛋白原含量低于 1g/L；②治疗 3 天后，血小板低于 $100×10^9$/L；③ APTT 延长 70 秒以上。一般认为纤维蛋白原大于 1g/L，凝血酶时间（TT）是正常对照的 1.5～2.5 倍和纤维蛋白（原）降解产物 FDP 为 300～400mg/L 较为安全，很少引起出血。一旦患者在溶栓过程中发生出血，应立即停药，对于出血严重的患者可给予输注纤维蛋白原进行纠正，每补充 4g 外源性纤维蛋白酶原体内纤维蛋白原可升高 1g，必要时同时输注新鲜血浆。

三、颅脑缺血性损害

在施行颈动脉瘤或颈动脉体瘤切除血管移植、颈动脉内膜剥除，以及主动脉弓置换或支架植入等涉及颈总或颈内动脉手术，术后可产生抽搐、偏瘫、失语、昏迷，甚至死亡等严重脑缺血性损害的并发症，发生率为 5.1%～29%。

脑缺血性损害与术中颈内动脉阻断时间过长，或者术后颈动脉血栓形成脱落有关。Meyer 指出，老年高血压患者常有脑动脉硬化，虽然阻断血流时间不长，仍难免发生脑细胞损害，甚至死亡。此外，脑血管严重痉挛也是原因之一。

颅外颈动脉术前、术中均可采用一些措施避免脑缺血性损害。例如：①术前做眶上动脉血流流速描记，作为了解脑侧支循环情况参考；②术前做颅内、外动脉 MRA 或两侧颈动脉和椎动脉造影，以了解颅脑血液供应和侧支循环情况；③术前做患侧颈总动脉压迫锻炼（Matas），每次加压

时间延长至 20～30 分钟，如不出现脑缺血症状时，则可认为患侧脑内侧支循环已建立，手术成功率高；④颈动脉阻断试验，手术时先在颈神经丛阻滞下显露颈总动脉，阻断颈动脉 20～30 分钟，观察脑供血情况，如无脑缺血表现，只要病情需要，可改用全身麻醉；⑤手术操作应精细而迅速，尽量缩短阻断颈总动脉或颈内动脉时间；⑥测定颅外段颈内动脉反流压力，估计通向大脑半球的侧支血流是否充足，如反流压力大于 9.3kPa（70mmHg）时，可不做内转流，术后发生脑缺血损害也较少；⑦在阻断颈内动脉前，向其中注入肝素 10mg，以防脑动脉继发血栓形成；⑧在施行颈内动脉吻合移植时，要求麻醉医师协助提高血压 1.3～2.6kPa（10～20mmHg），以增加脑血流量。

颈动脉暂时性内转流是保护脑组织的可靠方法之一。近年来，对颈动脉血栓内膜剥除术是否常规采用转流法仍存在分歧。Imparato 报道了 2882 例颈动脉内膜剥除不用内转流患者，因严重脑细胞损害，其病死率为 0～3.1%；而常规采用内转流的 3316 例颈动脉内膜剥除术患者，病死率为 0.4%～5.1%。因此认为，对侧颈动脉有阻塞性病变，以及颈内动脉端反流压力低于 6.6kPa（50mmHg）者，术中应采用内转流。

术后一旦发生脑缺血症状，首先应立即检查颈动脉手术区有无血栓形成或阻塞，如有可疑，应立即手术探查或溶栓疗法予以纠正。另一方面保证呼吸道畅通和吸氧，应用脱水疗法减轻脑水肿。头部置冰袋，降低脑代谢，同时给予静脉滴注抗生素预防感染。

四、脑过度灌注综合征

颈动脉内膜剥脱术和支架成形术是治疗颈动脉狭窄的主要方案，部分患者因为术后血流量增加而出现同侧脑组织过度灌注状态。虽然大多数患者症状和体征轻微，但病情可能迅速进展甚至威胁患者生命。过度灌注是指相对于术前基线水平脑血流明显增加，其临床症状包括头痛、癫痫发作、谵妄、局灶性神经功能缺损等，影像学表现为颅内水肿、颅内出血等，发生率约为 10% 左右，发生脑出血风险约为 1%。头痛、意识模糊、

癫痫样发作、局灶性神经功能缺损和颅内出血是 CHS 的主要症状。过度灌注后最严重的并发症是脑出血。据统计，CEA 术后脑出血发生率为 0.37%（0%～1%），而颈动脉支架（carotid artery stent, CAS）术后脑出血发生率为 0.74%。其病理生理基础主要是脑血管自主调节机制受损和压力感受器反射受损。临床上危险因素包括下述几项。①合并疾病：a. 年龄≥70 岁；b. 长期高血压；c. 糖尿病；d. 近期卒中；e.3 个月内对侧行 CEA；②围手术期脑血流情况：术前侧支循环代偿不良、对侧颈动脉闭塞、Wills 环不完整、术前低灌注、血管反应性及储备降低、脑内盗血等。术中夹闭释放后脑血流量增加、术中远端颈动脉压增加 40mmHg 以上、持续数天的高灌注、术中及术后的高血压；③其他因素：如围手术期脑梗死、术中应用高剂量含挥发性卤化碳氢物的麻醉药、术后抗凝抗血小板制剂等。其中最重要的危险因素是大脑储备减少、术后高血压及术后持续过度灌注状态。识别高危人群，及早发现症状并对症处理，严密监测血流动力学，包括控制收缩压、利用经颅多普勒监测术后脑血流的变化。一旦确诊，降压、治疗脑水肿和抗惊厥治疗是治疗的基础。其中，降压治疗是关键。理想的目标血压应低于能突破脑血管自身调节的阈值而又不会造成脑灌注不足。严格降压治疗必须持续到大脑自我调节恢复，根据经颅多普勒（transcranial doppler, TCD）观察双侧大脑半球均等化。脑血管扩张药物，如双肼苯哒嗪、硝酸盐或钙通道阻滞药尽管减低了收缩压，但会加剧大脑水肿，应该避免。而兼有 α 及 β 受体拮抗功能的拉贝洛尔不直接影响颅内血流，但能降低脑灌注压和平均动脉压大约 30%，而被广泛应用。

五、缺血性结肠炎

左半结肠缺血是腹主动脉重建或者腹主动脉瘤内支架术后的一种严重并发症，发生率为 0.2%～10%。引起此并发症的主要原因是术中肠系膜下和两侧髂内动脉均被结扎，缺血坏死多位于乙状结肠，而降结肠与直肠则很少累及。其他原因有低血容量休克时使用缩血管药物不当、肠系膜上动脉血栓形成或栓塞等。临床表现因肠祥

缺血的程度和范围而有不同。轻型：仅为黏膜缺血，病变表浅，黏膜水肿、充血、糜烂。其表现为腹胀、腹痛、腹泻或便血。中型：缺血进一步加重，病变累及肌层，有溃疡及假膜形成，症状加剧。结果是瘢痕及纤维组织增生导致肠腔狭窄，应相应处理。重型：缺血严重，病变累及肠壁全层，引起肠壁坏死、穿孔，产生粪汁性腹膜炎、脓毒症、酸中毒及心血管系统功能紊乱以致衰竭，预后严重，病死率高，诊断较困难，关键在于警惕有无发生本病的可能，只有早期诊断，及时采取有效措施，才可奏效。本病可于术后第 1 天至 2 周内发生。纤维结肠镜检查是诊断的可靠依据，但有引起肠穿孔的危险。钡剂灌肠和动脉造影对诊断无帮助。治疗时一般先采用保守疗法，包括禁食、胃肠或肛管减压、补充营养；维持水、电解质平衡；应用广谱抗生素；静脉滴注低分子右旋糖酐、丹参注射液等改善微循环药物。治疗过程中需严密观察病情，如疑肠坏死或穿孔，应立即开腹探查并行相应手术。

左半结肠缺血性肠炎病死率达 40%～70%，必须采取切实可行的预防措施。肠系膜下动脉正确结扎部位是在主动脉与分支之前。对每一结扎肠系膜下动脉的患者，术中应先做暂时阻断，观察乙状结肠的血运情况后，再决定结扎或移植，术中需保留一侧髂内动脉，无法保留者，应予以重建。关闭腹腔前需再次检查乙状结肠血供情况。此外，也有学者提出，术中以多普勒超声仪测定结扎远端动脉血供情况，以及时发现问题。肠系膜下动脉残端压力测定，即在结扎远侧动脉置入导管进行测压，如残端压力大于 5.3kPa（40mmHg）者，才可安全结扎。

六、感　　染

人造血管移植后并发感染是一种严重并发症。文献报道，其发生率为 0.25%～6%，截肢率和病死率均高达 75%。

1. 感染的因素　血管移植后发生感染最常见的原因是手术污染。主要感染来自于皮肤，如股动脉或腘动脉人造血管移植接近皮肤，更易发生感染。另一常见的感染原因是已有感染的淋巴结或淋巴管，如腹股沟区极易发生感染。此外，腹

腔显露时间过长，肠壁水肿通透性增加，肠腔内细菌渗入腹腔也可发生感染。如同时进行胃肠或胆囊切除术，移植的人造血管更易发生感染。

感染也可来自血源。动物实验证明，腹主动脉人造血管移植术后，静脉内注入金黄色葡萄球菌，可使所有动物发生人造血管感染。因此，手术后患者如并发泌尿系统或肺部感染，均可导致移植人造血管感染。移植血管感染可在术后几天至几周发生，但也可延迟到术后 5～7 年，这与人造血管移植后其管壁形成假内膜是否完整有关，如生长完整就可防止感染发生；而假内膜生长不完整患者，可在拔牙等小手术涉及黏膜时，使细菌在血液中播散，可导致移植血管后期感染。

2. 临床表现 感染多发生在四肢或颈部，尤其是腹股沟区，局部红肿、压痛、体温升高，并可形成感染性血栓，阻塞管腔或脱落向肢体远侧栓塞，引起肢体坏疽，并发败血症。感染灶如位于血管缝合处，则吻合口破裂出血或形成感染性吻合口假性动脉瘤。感染发生在腹部移植人造血管时，常出现发热、腹胀、腹痛等症状，移植人造血管远侧搏动减弱或消失，严重的可并发腹主动脉小肠瘘，引起消化道出血及败血症。

3. 预防 术前控制局部或全身的感染灶。麻醉开始时，静脉推注头孢菌素或其他广谱抗生素，术中严格掌握无菌技术，操作细致，术野彻底止血，避免创口渗血或积液。术后应用抗生素 3～5 天，密切观察病情。

4. 治疗 感染尚未累及移植人造血管时，继续应用抗生素，局部充分引流，以控制感染。如感染已累及人造血管，并发裂漏、出血，则应急症手术，详见本章第五节血管感染。

七、吻合口动脉瘤

吻合口动脉瘤是血管移植术后所引起的严重并发症之一。发生率为 1.58%～24%，上海交通大学医学院附属第九人民医院的发生率小于 1%。吻合口全部或部分裂开后，血液外渗，逐渐被周围纤维组织包裹形成假性动脉瘤。其原因可分为感染性及非感染性两类。

感染性吻合口动脉瘤常由无菌原则被疏忽或手术操作不细致，如局部血肿、渗血、积液、吻合针距不当所造成。吻合口一旦部分感染，则影响愈合，导致吻合口裂开。因此，该类吻合口动脉瘤称为医源性动脉瘤。它的特点是发生的时间较早，一般在人造血管移植后 2 个月左右。

关于非感染性吻合口动脉瘤的确切病因，各家意见有分歧。其中可能的因素之一是移植血管存在张力，吻合口有机械应力和震动力。特别是将移植血管安置在跨越关节等部位时，关节活动使吻合口部位不断产生张力，同时还产生一种剪力，作用于近心端的吻合口。所以，将人造血管移植在髂-股动脉时，较易并发吻合口假性动脉瘤。动脉本身原有病变的严重程度、累及范围及其病变进展情况，是产生吻合口假性动脉瘤的另一主要原因。如吻合口动脉粥样硬化病变，或者原有大动脉炎病变继续进展并波及吻合口时，均可影响吻合口愈合。此外，吻合口周围缺乏支持组织，吻合口被血流长期冲击所致的震颤性损伤、人造血管纤维化、长期高血压及术后抗凝剂应用等也可促使本病发生。普遍认为缝合材料与吻合口动脉瘤发生无关。非感染性吻合口动脉瘤发生的时间较晚，一般在术后 6 个月至 14 年，平均 5.4 年。

吻合口动脉瘤临床表现随动脉瘤部位而不同。四肢或颈部的吻合口动脉瘤，有局部疼痛且可扪及搏动性包块，有无缺血表现则取决于动脉瘤远侧动脉管腔是否狭窄或阻塞。位于胸、腹腔内的吻合口动脉瘤可无任何症状，破裂后才发生大量内出血和休克。腹内的吻合口动脉瘤一般可扪及搏动性肿块，有时伴收缩期杂音，若破入小肠或十二指肠，则引起消化道出血。B 超、CT、MRA 或动脉造影不仅可明确诊断，并可了解动脉远侧输出道通畅情况，有助于手术方案的拟定。

选择在动脉病变稳定期（如大动脉炎），以及在较正常的血管壁施行人造血管移植，采用各种方式加固吻合口，如残留动脉瘤壁、吻合口周围健康组织或大网膜等，必要时可用涤纶片做袖套式包绕术，控制高血压及治疗原有的动脉病变等，均为预防吻合口动脉瘤的重要措施。

吻合口动脉瘤随时可发生破裂引起致命性出血，一旦确诊，应尽早手术。手术方式可根据吻合口瘤及其附近动脉壁情况而定，如瘘口小且动脉壁健全，可做修补术，外加自体静脉片或人造血管片加固；反之，则需重新换置人造血管或非解剖部位旁路术。远侧已有丰富侧支循环、重建动脉有困难者，可取出移植物后做近、远端动脉结扎。

八、内　漏

随着微创技术及支架的材料的发展，绝大多数的患者愿意采用支架来修复主动脉瘤（夹层动脉瘤），从而减少血流已达到降低瘤体不断增大和破裂的风险。随之伴发的一些特殊并发症也不断出现，其中，内漏的发生最具有挑战性，大约有 15% ～ 50% 的发生率。内漏主要是指在腔内治疗术后，在支架移植物腔外、动脉瘤腔内出现的持续性血流。内漏的分型主要根据 White 提出的按血液渗漏部位区分分型。Ⅰ型内漏为支架附着部位内漏，又可分为 Ⅰa、Ⅰb 型，分别指近、远端内漏。Ⅱ型内漏，为反流型内漏，是因腰动脉、肠系膜下动脉和其他侧支动脉中的血流持续性反流造成的。Ⅲ型内漏，为支架移植物结构破坏引起的，包括支架连接部漏、骨架脱节（Ⅲa）和覆膜破裂（Ⅲb）。Ⅳ型内漏指腔内治疗后 30 天以内发生的，支架结构完整但孔隙过大造成的内漏。另外，最近将腔内治疗术后延迟性增强 CT 扫描没有检测出内漏但瘤腔仍持续增大的情况视为 Ⅴ型内漏，即内张力。内漏根据时相可以分为术后 30 天以内的急性内漏，以及 30 天之后的迟发性内漏。在内漏自行封闭或经处理封闭后再次出现内漏称为复发性内漏。内漏的病因尚未明确，与解剖情况、移植物种类、操作水平等诸多因素有关。瘤颈短、成角及瘤颈血栓或溃疡形成，髂血管扩张、不规则、扭曲，造成支架与宿主血管之间很难密封，产生Ⅰ型内漏。患者的年龄、近端瘤颈的长度，腰动脉及肠系膜下动脉等分支的通畅与Ⅱ型内漏相关。

内漏的处理方法应根据其类型而定。离开手术室之前，必须确切治疗当时就发现的Ⅰ型及Ⅲ型内漏。Ⅰ型内漏可以通过球囊扩张、释放延伸移植物（cuff）或裸支架（bare stent）来纠正。也有使用弹簧圈栓塞，或使用黏合剂治疗Ⅰ型内漏有效的报道。如果内漏严重，瘤体扩张明显，而解剖条件不适合放 cuff 或支架，又没有其他的手段，应当考虑开腹手术，以防止瘤体破裂，前提是患者能够耐受外科手术。Ⅱ型内漏处理的方法主要有经腔内或者经腰部入路栓塞反流的动脉。Ⅲ型内漏由于瘤腔与全身血液有直接沟通，一经诊断即应处理，可先考虑腔内治疗，通过增加延伸移植物、或在原支架腔内再释放一个支架以覆盖达到消除内漏的目的。这种内漏因为瘤腔压力迅速再增加易致使瘤腔再次增大甚至破裂，腔内治疗无效者应积极手术。Ⅳ型内漏在目前的移植物中尚不多见，多数是长期抗凝的患者中释放后即时造影时出现，这型内漏一般有自限性，只要凝血功能良好，一般不需要处理。Ⅴ型内漏比较少见，需要密切随访，可以通过腔内抽吸减压，必要时予以开腹探查。

九、造影剂肾病

造影剂注射后 3 天内血肌酐水平升高 25% 或者 44.2μmol/L，并排除其他原因，诊断为造影剂肾病。血肌酐水平的典型变化表现为使用造影剂后 3 ～ 5 天上升至高峰，并于 2 周内回落至基础水平。大部分患者需要肾脏替代治疗，住院患者病死率高达 62%。造影剂肾病无特效治疗方法，主要是予以支持治疗。

既往存在肾功能不全、糖尿病、年龄＞ 75 岁、正在使用肾毒性药物（非甾体抗炎药、氨基糖苷类药物）、脱水、低血压、心力衰竭、肝硬化、肾病综合征等为造影剂肾病发生的主要危险因素，除了与以上基础疾病相关以外，造影剂注射剂量是主要诱因，剂量超过 5ml/kg 是患者造影剂注射后肾功能急剧下降而需要透析的独立危险因素。而肾功能正常者在使用造影剂进行检查时，造影剂肾病的发生率只有 0 ～ 5%。因此，在给予造影剂之前应对所有患者进行血肌酐水平检测，尤其是有肾功能损害或糖尿病的患者。但血肌酐水平并不是反映肾功能的很好指标。最好的肾功能检测方法（亦因此能更好地预测造影剂肾病的发生危险）是肾小球滤过率。周围动脉粥样硬化性病变患者常合并有肾功能下降，而腔内治疗主 - 髂动脉病变时需要注射较多的造影剂才能显示靶血管，因此这类患者是术后出现造影剂肾病的高危人群，尤其是估算肾小球滤过率（eGFR）＜ 60ml/min 的患者。

如果患者存在造影剂肾病发生的危险因素，那么应该尽量选用能够替代造影剂检查的其他显像方法。临床上尽可能术前术后采取必要的措施来降低造影剂肾病的发生，最重要的是水化。目前，最有效的水化方案尚没有界定，以 1ml/（kg·h）的速度静脉滴注生理盐水连续补液 24 小时，使用造影剂前 12 小时开始，则造影剂肾病的发生率明显减低（3.7%）。另有研究显示，等渗性碳酸氢钠溶液在预防造影剂肾病时优于普通生理盐水，但仍需要更多的证据对此进行支持。其次，肾毒性药物可增加造影剂肾病发生的危险，建议在使用造影剂进行检查之前最好停用这些药物至少 24 小时。应用稀释、低渗或等渗造影剂较使用高渗造影剂的造影剂肾病发生率低。另外，口服乙酰半胱氨酸被用以造影剂肾病的预防用药，但是目前缺乏足够的证据大力提倡这一用法。对于高危患者，使用造影剂后应每日检测肾功能以便于造影剂肾病能够得到早期诊断、早期治疗。

十、缺血再灌注损伤与骨筋膜室综合征

急性动脉缺血是血管外科常见的疾病，包括急性动脉栓塞、急性动脉血栓形成及血管损伤等。肌肉缺血 6～8 小时发生不可逆损害；神经缺血 12～24 小时发生不可逆损害。骨骼肌长时间缺血后，即使恢复正常的血流，肌肉坏死仍继续发展。因此迅速重建肢体血供是救肢的关键。但是血供的快速重建不当也会因缺血再灌注导致骨筋膜室综合征（osteofascial compartment syndrome，OCS）引起严重的并发症。

缺血再灌注损伤可分为两个阶段：急性缺血期及血供重建再灌注期。急性缺血期表现为患肢剧烈疼痛、皮温低、肤色苍白、发绀、感觉异常或消失，运动或检查肢体均会加重疼痛，最典型的临床表现是患肢僵硬或坏死后强直；血供重新建立及再灌注期的临床症状随缺血程度不同而异，严重者虽血供恢复，但因远端组织灌注不完全，或肌肉已经发生坏死，疼痛非但不减轻，反而加剧，引起骨筋膜室综合征。

骨筋膜室综合征即由骨、骨间膜、肌间隔和深筋膜形成的骨筋膜室内肌肉和神经因急性缺血、缺氧而产生的一系列早期的症状和体征，又称急性筋膜间室综合征、骨筋膜间隔区综合征。肢体主要血供突然减少，侧支循环还没有及时建立，受其供养的肌肉等组织缺血在 6 小时以上，修复血管恢复血流后，肌肉等组织反应性肿胀，使间隙内容物的体积增加，由于受骨筋膜管的约束，不能向周围扩张，而使间隙内压力增高，压力增高使间隙内淋巴与静脉回流的阻力增加而静脉压增高，进而使毛细血管内压力增高，从而渗出增加，更增加了间隔区内容物的体积，使间隙内压进一步升高，形成恶性循环，即内容物增加→内压升高→静脉压升高→毛细血管压升高→渗出增加→内容物增加。骨筋膜室内组织压上升到一定程度：前臂 8.66kPa（65mmHg）、小腿 7.33kPa（55mmHg），就能使供给肌血运的小动脉关闭引起肌肉组织缺血改变，即使远侧动脉搏动存在，指、趾毛细血管充盈时间正常。若不及时处理，缺血将继续加重，发展为缺血性肌挛缩和坏疽，症状和体征 [6"P"：①由疼痛（pain）转为无痛；②苍白（pallor）或发绀、大理石花纹等；③感觉异常（paresthesia）；④麻痹（paralysis）；⑤无脉（pulselessness）；⑥皮温降低（poikilothermia）] 也将随之改变。

骨筋膜室综合征的早期临床表现以局部为主。只在肌肉缺血较久，已发生广泛坏死时，才出现全身症状，如体温升高、脉率增快、血压下降、白细胞计数增多、血沉加快、肌球蛋白尿等。骨筋膜室综合征一经确诊，在血管外科中，一般需通过 Mubarak 双切开术或 Matsen 腓骨旁皮肤筋膜切开术行全部 4 个筋膜室（小腿的胫前、外侧、浅后、深后）及前臂筋膜室纵行全程切开减压。早期彻底切开筋膜减压是防止肌肉和神经发生缺血性坏死的唯一有效方法，创面可用凡士林纱布或负压引流装置填塞。局部切开减压后，血液循环获得改善，大量坏死组织的毒素进入血液循环，应积极防治失水、酸中毒、高钾血症、肾衰竭、心律不齐、休克等严重并发症，必要时还需行截肢术以抢救生命。准确把握重建血供的时机，必要的预防缺血再灌注的措施（分期开通、药物预防等）是预防缺血再灌注损伤与骨筋膜室综合征的主要措施。

（刘　光　蒋米尔）

第五节 血管感染

血管感染主要包括感染性动脉瘤和血管移植物感染。虽然并不多见，但其以高致残率和高病死率而极富挑战性。据统计，感染性动脉瘤约占尸解患者的0.4%；腹主动脉瘤中约3%为感染性动脉瘤。血管外科手术后血管感染发生率为0.7%～3.5%，而采用人造血管的旁路手术，发生率达5%以上。

一、发病机制

1. 感染性动脉瘤 发生途径：①邻近组织的感染灶，直接累及动脉瘤；②机体其他部位的细菌迁移而来；③较少的是脓栓（如细菌性心内膜炎）栓塞管壁滋养血管所致。感染性动脉瘤发生较多的是腹主动脉瘤。

2. 移植血管感染 主要是由于移植物在植入过程中的污染所引起。污染源来自于手术室消毒不严格、移植血管与患者皮肤或腹腔脏器相接触，以及隐藏在宿主血液中的细菌。其他潜在的污染源，包括合并感染的皮肤溃疡、坏疽的足趾或浅表伤口的感染等。自体静脉和膨体聚四氟乙烯人造血管，较编织的涤纶人造血管感染发生率低，且一旦发生感染，在处理上也相对比较容易。

二、临床表现

1. 感染性动脉瘤

（1）病史：可能有细菌性心内膜炎或其他脓毒血症，近期有血管穿刺或其他损伤。约有1/4的患者无明显诱因。

（2）症状：腹痛或背部疼痛、搏动性肿块、发热、肌肉疼痛等。

（3）体征：约80%的患者可扪及肿块。并发化脓性动脉炎或栓塞时，可见有广泛的皮肤瘀斑。搏动性肿块局部可闻及血管杂音。颅内动脉瘤可有一侧偏瘫、昏睡等神经系统症状与体征。

2. 血管移植物感染 临床表现取决于移植的部位、与手术间隔的时间、病原菌和被累及的范围（移植物的局部还是全部）等。大多数患者有吻合口假性动脉瘤、移植血管血栓形成，部分患者有吻合口或消化道出血（主动脉 - 消化道瘘），以及感染局部和全身的症状体征。其他可能有术后长时间的肠梗阻、腹胀、腹痛等。

三、血管感染的病理生理学

虽然感染可以发生于任何部位的动脉，但好发于粥样硬化的动脉段、血管移植物，尤其是人造血管和血管损伤部位（包括医源性损伤等）。除了某些特殊类型的感染，如梅毒、结核和血源性脓栓外，细菌一般很少在正常的动脉段造成感染。感染的发生取决于入侵细菌的数量、毒力和机体（包括局部和全身）的抵抗力。受损伤的动脉、粥样斑块、附壁血栓，为细菌提供了繁殖的滋生地。与自体血管相比，人造血管缺乏局部的抗菌能力。某些细菌如表皮样葡萄球菌能产生含有黏蛋白的多糖复合物，增强其对生物物质的黏附，并包裹细菌，保护细菌不受抗生素和吞噬细胞的攻击。

1. 易感因素 90%以上的患者可能有一个或多个血管感染的易感因素。主要的易感因素如下所述。

（1）动脉损伤：①车祸和其他意外伤害；②滥用非肠道药物；③医源性损伤，尤其是血管侵入性检查、血管外科手术和血管腔内外科技术（包括球囊扩张、支架置入、选择性栓塞）等。

（2）机体免疫力下降：①恶性肿瘤；②淋巴组织增生障碍；③慢性酒精中毒；④长期服用类固醇激素；⑤慢性肾功能不全；⑥自身免疫性疾病；⑦化学治疗；⑧糖尿病。

（3）细菌性心内膜炎。

（4）脓毒血症：①沙门菌族感染；②结核性淋巴结炎；③梅毒。

（5）手术切口并发症：①血肿；②淋巴管漏；③皮肤坏死。

（6）人造血管及其他人工材料。

（7）先天性血管畸形：①动脉导管未闭；②胸主动脉狭窄。

（8）急诊动脉重建术。

据统计，仅1/4感染性动脉瘤的患者合并有细胞免疫或体液免疫缺陷。沙门氏菌败血症通常发生在年龄较大且合并有自身免疫性疾病或糖尿病，以及服用激素和免疫抑制剂的患者。

早期动脉移植物感染常见的诱因是切口感染、切口脓肿；不严格的灭菌技术；因血肿再次手术；合并有其他部位感染，如足趾溃疡、肺炎、泌尿系统感染等。手术后远期出现移植物感染的患者，常有手术后因伤口血肿、吻合口假性动脉瘤、移植物血栓闭塞等，再次或多次手术的病史。

2. 血管感染的微生物学　金黄色葡萄球菌是动脉感染最常见的致病菌。手术后早期动脉移植物感染，80%是由葡萄球菌和链球菌所引起。近年来，感染性动脉瘤和动脉移植物感染的致病菌谱发生了变化。革兰氏阴性菌感染明显增多，约占1/3。常见的革兰氏阴性菌有大肠杆菌、假单胞菌、克雷伯菌、变形杆菌，以及真菌（包括念珠菌和曲霉菌）等。值得一提的是，革兰氏阴性菌感染的动脉瘤，破裂的发生率较革兰氏阳性菌感染明显增多（80% : 10%）。特别是假单胞菌能产生破坏性内毒素（弹性酶和碱性蛋白酶），分解、破坏动脉壁和静脉移植段中的弹性纤维和胶原纤维，使组织结构的完整性遭到破坏。葡萄球菌和链球菌能产生溶解素和溶血素，破坏组织细胞和白细胞。近年来，表皮样葡萄球菌感染备受重视，约10%动脉移植物（人造血管）手术后远期感染由该菌引起。表皮样葡萄球菌毒性较低，具有较长的潜伏期，通常为数月至数年。一般无发热和白细胞增多等全身中毒症状，血培养常是阴性，而主要表现为移植血管愈合方面的并发症，如移植物周围积液、吻合口假性动脉瘤、人造血管 - 皮肤窦道等。沙门氏菌感染常发生在胸主动脉或腹主动脉，感染源通常是被污染的水、家禽和食物，沙门氏菌特异性地经门静脉和胆管，侵入受损伤的动脉壁。在感染性动脉中2/3是沙门氏菌族中的猪霍乱沙门菌、鼠伤寒沙门菌、肠炎沙门菌。

应当注意的是，对动脉感染的研究发现，尽管临床上已有明确的感染证据，但细菌培养的阳性率却不高（感染性动脉瘤细菌血培养阳性率为50%～70%，人造血管感染阳性率更低）。与标本取材不当、实验室技术失误和患者已经使用广谱抗生素等因素有关。浅部伤口细菌培养结果，常对判断人造血管感染有误导，不能作为人造血管感染治疗的依据。

四、诊　　断

血管感染的及时诊断与治疗，对防止严重并发症（化脓性栓塞、破裂等）、减低肢残率和病死率至关重要。

1. 放射性核素扫描　目前所采用的有 ^{67}Ga-WBC、^{99m}Tc-WBC、^{111}In-WBC、^{111}In-IgG 等。放射性核素扫描对移植物感染有很高的特异性。能明确感染所累及的范围，预计再次手术的困难性和动脉钳夹的安全位置，以减少动脉损伤和组织缺血坏死。

2. 超声诊断技术　超声能测量动脉瘤的部位、大小、瘤壁厚薄、人造血管周围有无积液，并引导穿刺协助诊断。此外，超声能方便地在床边检查危重患者。

3. CT 扫描　可发现人造血管周围有积液、积气、软组织肿胀、假性动脉瘤形成、椎旁脓肿等，以提示可能有动脉感染发生，并能在 CT 引导下穿刺引流。

4. MRI　可提供三维形态学资料和所测组织的特征，区别积液、积脓等，敏感性高于 CT，可达到 85%。

5. 动脉造影　所有明确或怀疑动脉感染的患者，都应做动脉造影检查。动脉造影可明确假性动脉瘤、动脉或移植物是否通畅，对病变近端和远端动脉进行评估，有助于治疗方法的选择和制订。主动脉的一个囊状或分叶状的动脉瘤，是感染性动脉瘤的特征性表现。

6. 微生物学检查　致病菌的检出对诊断和抗生素治疗都是必须的，但是阴性率很高。这除了与取材不当、患者已用广谱抗生素有关外，还与实验室检测手段有误有关。选择适当的细菌培养技术对提高检出率，尤其是对厌氧菌、真菌和凝固酶阴性葡萄球菌的检测阳性率是很重要的。

五、治 疗 原 则

控制感染和保持远端动脉血运是最重要的治疗原则。基本方法有切除感染血管或移植物、清除感染坏死组织、行避开感染部位的解剖外动脉旁路重建等。

1. 主动脉 切除感染动脉和移植物，妥善处理主动脉残端，腹膜外引流，并行腋 - 股动脉转流术。

2. 股 - 腘段动脉 股动脉段感染动脉或移植物被切除后，如果仅缺损股总动脉、股浅动脉或股深动脉中的一段，侧支循环通常能维持下肢血供。如果累及股深动脉 - 股浅动脉分叉处，则必须行血管重建。重建的方法有下述 4 种。

（1）自体静脉移植重建股动脉后，将缝匠肌的髂骨止点处切断，缝匠肌移位形成肌瓣覆盖于静脉移植段上。

（2）经闭孔行髂动脉 - 股浅动脉远端旁路。

（3）经盆腔侧壁和股外侧，行髂动脉 - 股浅动脉远端旁路。

（4）腋 - 股动脉转流。

股 - 腘段动脉移植物感染，截肢率高达 40%。

3. 颈动脉 颈动脉或无名动脉瘤切除后，如果残端动脉压大于 9.33kPa（70mmHg），动脉可不予重建；如果大脑半球侧支循环代偿差，可考虑行自体静脉移植重建或颅内 - 颅外动脉转流。

4. 化脓性血栓性静脉炎 化脓性血栓性静脉炎应彻底清创，广泛切除脓栓累及的静脉和组织；伤口敞开，以无菌盐水纱布填塞引流，延期缝合伤口；如有肺脓栓发生，应结扎感染静脉的近心端。

六、预　后

早期诊断与仔细评估感染的范围和病原菌是抢救患者、降低肢残率和病死率的关键。目前，随着外科技术和抗生素的发展，动脉感染的治疗效果已有明显提高。患者的生存率超过 75%；主动脉感染截肢率约 5% ～ 10%；感染性股动脉瘤截肢率 11% ～ 17%；腹股沟韧带下旁路移植感染截肢率 30% ～ 50%。

（陆　民）

主要参考文献

陈孝平，汪建平，2013. 外科学 . 第 8 版 . 北京：人民卫生出版社，99-113

蒋米尔，刘光，2011. 腹主动脉瘤腔内修复面临的挑战和远期疗效研究 . 外科理论与实践，16（2）：117-121

蒋米尔，刘光，2011. 抗凝溶栓药物治疗血管疾病中出血风险评估及处理 . 中国实用外科杂志，31（12）：1095-1098

蒋米尔，张培华，2014. 临床外科杂志 . 第 4 版 . 北京：科学出版社

Blanch M，Berjón J，Vila R，et al，2010. The management of aortic stent-graft infection：endograft removal versus conservative treatment. Ann Vasc Surg，24（4）：554 e1-e5

Cronenwett JL，Johnston KW，2014. Rutherford' Vascular Surgery. 8th ed. Amsterdam：Saunders，Elsevier

Dosluoglu HH，Loghmanee C，Lall P，et al，2010. Management of early （<30 day） vascular groin infections using vacuum-assisted closure alone without muscle flap coverage in a consecutive patient series. J Vasc Surg，51（5）：1160-1166

Flück M，von Allmen RS，Ferrié C，et al，2015. Protective effect of focal adhesion kinase against skeletal muscle reperfusion injury after acute limb ischemia. Eur J Vasc Endovasc Surg，49（3）：306-313

Galyfos G，Sianou A，Filis K，2017. Cerebral hyperperfusion syndrome and intracranial hemorrhage after carotid endarterectomy or carotid stenting：a meta-analysis. J Neurol Sci，381（1）：74-82

Inui T，Bandyk DF，2015. Vascular surgical site infection：risk factors and preventive measures. Semin Vasc Surg，28（3-4）：201-207

Le TB，Park KM，Jeon YS，et al，2018. Evaluation of delayed endoleak compared with early endoleak after endovascular aneurysm repair. J Vasc Interv Radiol，29（2）：203-209

Liu G，Cui C，Yin M，et al，2018. Staged endovascular repair of critical limb ischemia in high risk patients：the procedural and clinical outcomes. Int Angiol，37（1）：52-58

Lyons OT，Patel AS，Saha P，et al，2013. A 14-year experience with aortic endograft infection：management and results. Eur J Vasc Endovasc Surg，46（3）：306-313

Mazzalai F，Ragazzi R，Iurilli V，et al，2009. Pseudomonas aeruginosa-infected infrarenal abdominal aorta pseudoaneurysm secondary to laparoscopic colorectal surgery：failure of endovascular stent graft treatment after primary open repair failed. Can J Surg，52（5）：E193-E194

Scharnweber T，Alhilali L，Fakhran S，2017. Contrast-induced acute kidney injury：pathophysiology，manifestations，prevention，and management. Magn Reson Imaging Clin N Am，25（4）：743-753

第九章　血管手术的基本操作和手术入路

第一节　血管手术的基本操作

1889年，Jassinowsky首先成功地修复了损伤的动脉。20世纪初，Carrel和Guthrie确立了现代血管吻合术的原则和技术，即将包括内膜在内的血管壁做全层缝合。之后经过不断改进，血管缝合技术先后在临床上被应用于动脉和动脉、静脉和静脉及动脉和静脉的吻合。随着新的缝线和血管材料的问世，以及血管缝合技术的发展，血管外科取得了巨大进展。

一、血　管　吻　合

目前均采用无损伤缝针和不吸收缝线。缝线一般由合成纤维制成，对血管壁损伤极小，其中3种较为常用：①单纤材料如聚丙烯；②编织材料外层包裹聚酯；③ PTFE（聚四氟乙烯）缝线。血管缝合时须取去吻合口部位过多的外膜组织，以避免其嵌入血管腔内导致血栓形成；此外，缝合时缝线必须贯穿血管壁全层，并保证内膜外翻。手术过程中操作应仔细、轻柔，避免损伤血管。

1. 血管吻合技术　包括连续缝合和间断缝合两种，每种又分别分为褥式缝合和贯穿缝合两种。血管缝合时每针间距和与缝合边缘之间的距离均分别为1mm，而在缝合大血管、厚壁或病变血管时，其间距可增加到2mm。中、小血管可采用间断缝合；大血管可行连续缝合，从吻合口最深部位开始缝合，避免吻合口"收口袋"样作用造成狭窄。当血管位置比较固定，如较大血管的分叉部位，可用双针单线缝合，双针从吻合口后壁中点开始，由腔内向腔外出针，再从腔外向腔内进针，缝完后壁后再缝合至前壁。对于主动脉瘤开放性手术需行人造血管间置或旁路转流术时，可采用嵌入缝合的方法，即瘤颈后壁不完全游离，纵行切开

瘤体前壁，用双针将移植物后部中点与瘤颈后壁做水平褥式缝合数针，每针均应贯穿移植物和瘤颈后壁全层，缝完后壁后拉紧缝线，并完成前壁的连续缝合。当吻合口部位显露不佳时，可采用"降落伞"缝合法，即在吻合口两侧缘双针连续缝合数针，然后拉紧缝线使血管整齐对合。在缝合粥样硬化或钙化动脉时，缝针应从腔内向腔外出针，然后从腔外向腔内进针，穿过病变的斑块组织。当动脉内膜有部分游离时，可用双针一针从腔内经游离内膜穿透血管壁全层向腔外进针，另一针从其旁部位或经内膜剥脱部分向腔外进针，最后在腔外打结。缝合管壁脆弱的血管时，可在外壁包绕涤纶（Dacron）血管补片，或采用小动脉、筋膜等组织做支撑缝合，这类方法被称为Buttressing缝合法。

2. 血管吻合方法

（1）端端吻合：可做连续褥式缝合或贯穿缝合。常用二定点连续缝合，在两对端做水平褥式外翻缝合并打结，然后分别向中点连续贯穿缝合，完成前壁缝合打结后，将血管翻转180°，用同样的方法完成后壁缝合。当血管断端不易移动时，则先在腔内缝合后壁后，再在腔外行前壁缝合（图9-1）。此外，也可采用Carrel三点法缝合血管，

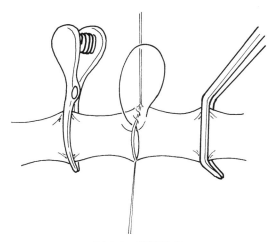

图9-1　端端吻合

第一点定位于吻合口后壁中央或最深部位，另两点定位于其两侧，三点将周长分为相等的三部分，在此三点之间，分别做外翻褥式缝合或单纯缝合。如血管管径大小不一致，可将其斜行修剪成喇叭口状，或者做两对端斜行吻合口缝合，可避免小血管因垂直的端端缝合而引起吻合口狭窄；同时，小血管端端吻合建议间断缝合，以避免连续缝合带来的吻合口狭窄。

（2）端侧吻合：临床上广泛应用于旁路转流术。当移植物为中等口径血管时，可在受体血管做椭圆形切口；如受体血管口径较小时，可纵行切开管壁，其长度至少是移植血管管径的2倍。移植血管吻合口可修剪成药匙状，与受体血管之间的夹角呈30°～45°或更小，以降低血液湍流。缝合时从吻合口的"足跟部"开始，做二定点褥式缝合后，连续贯穿缝合至另一端打结，然后翻转移植物，显露吻合口另一侧做同法缝合（图9-2）。也可从两端向中间缝合，在中点打结。当无法翻转血管时，可先在吻合口后壁做腔内缝合，然后在前壁做腔外缝合。

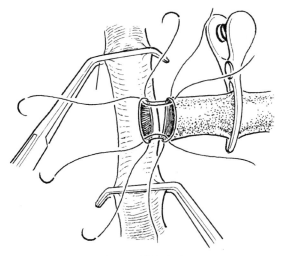

图 9-2　端侧吻合

（3）侧侧吻合：多用于门-腔静脉分流术。先在吻合口两对角缝合固定两针，后壁从上角开始做腔内缝合至下角打结，然后从下角起腔外缝合前壁（图9-3）。

二、动脉重建术

1. 单纯缝合　纵行切开大、中动脉做 Fogarty

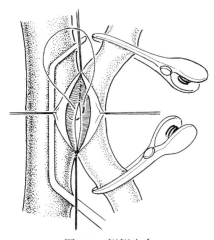

图 9-3　侧侧吻合

导管取栓术或内膜剥脱术后，动脉切口可行单纯缝合。

2. 补片血管成形术　不但可作为独立手术，而且更常联合应用于其他血管重建术，如动脉内膜剥脱术或旁路转流术等，可避免因动脉纵行切开缝合后造成的管腔狭窄和血栓形成。1962年，DeBakey 等报道了应用此术式治疗各类动脉闭塞性病变和动脉瘤的临床经验。

当动脉管径小于 4mm（如肱动脉）或有管壁缺损时，单纯缝合可能导致管腔狭窄时，可采用补片血管成形术；此术式也适用于因病变引起狭窄的中等口径血管，如股深动脉。对于补片材料，中、小血管血管重建时可采用自体静脉补片；而在较大血管，则可选用合成材料（如 Dacron 或 PTFE）补片。补片形态以卵圆形或矩形为佳，椭圆形易在两端造成狭窄。补片必须具备一定张力，以便与宿主血管对合良好；但同时也需限制补片宽度，以免发生术后瘤样扩张。补片与血管缝合时，在动脉切口两端和每一侧中点先缝合固定，使补片对合良好，缝合方向应从移植物缝向宿主血管。

补片血管成形术最适用于动脉短段病变者，当病变长度超过 8cm 时，其远期疗效不佳。髂总动脉、股总动脉、颈内动脉、椎动脉、肾动脉、腘动脉和腋动脉最适宜做补片修复，修补时补片两端应超过病变部位，并缝合在正常管壁上。如在较大血管分叉部位采用补片血管成形术时，应根据具体情况。如在股总动脉、股浅动脉和股深动脉分叉部位，可选用3种不同的方法：①股总动脉、股浅动脉病变而股深动脉完好时，补片可附

于股总 - 股浅动脉，并越过股浅动脉开口 3～5cm。②股浅动脉完好者，补片附于股总 - 股深动脉，并越过股深动脉第一分支开口处。③三支动脉汇合处均有病变时，补片以"Y"形附于股总、股浅和股深动脉之间。

3. 动脉移植物间置和旁路转流术 动脉损伤或动脉瘤切除后，如两断端间距小于 2.5cm 时多可直接行对端吻合；如间距过大时需间置自体或人造血管；当动脉长段或多节段病变时，需行动脉旁路转流术。胸、腹主动脉瘤切除后，可间置 Dacron 或 PTFE 人造血管；当病变同时累及肾动脉、肠系膜上动脉或髂动脉时，应考虑手术重建这些动脉。当炎性腹主动脉瘤累及肾周或肾上腹主动脉，需重建脏器血管时，移植材料以自体血管为佳；若行自体肾移植至盆腔，则由髂血管供血。股总动脉瘤切除时，需根据股浅动脉通畅情况选择适当的重建方法：①当股浅动脉通畅时，切除动脉瘤后间置短段移植物，注意保护腹壁浅和旋髂浅动脉。②当股浅动脉闭塞时，可行股 - 腘或股 - 小腿动脉旁路转流术。③如病变累及股深动脉，而股浅动脉通畅者，在近端股总动脉和股浅动脉间置人造血管，并在股深动脉开口至人造血管间再间置血管移植物；而对于股浅动脉闭塞者，则在股总 - 股深动脉之间间置移植血管，若仍有肢体缺血，可将间置的血管作为旁路转流的流入道。动脉闭塞症常用的手术方法还包括颈 - 锁骨下动脉、腋 - 肱、尺或桡动脉、主 - 股动脉、髂 - 股动脉、股 - 腘或小腿动脉旁路转流术。解剖外途径血管重建术包括腋 - 腋动脉、腋 - 股动脉、股 - 股动脉转流术等。

三、静脉重建术

上肢静脉阻塞时常做颈 - 肱或腋静脉旁路转流术，移植材料可选择自体静脉或 PTFE 人造血管，在颈内 - 腋或肱静脉间做端侧吻合。上腔静脉阻塞时，可行颈静脉 - 心房旁路转流术，将右心房作为减压的流出道，移植材料多选择带环 PTFE 人造血管，首先在颈内静脉行端端吻合，然后将另一端吻合于心房。

下肢静脉阻塞的常用手术为大隐静脉交叉转流术和大隐静脉原位转流术两种。前者由 Palma

和 Dale 所创用，手术适应证为单侧髂 - 股静脉闭塞；后者由 Husni 首先报道，指征为股浅静脉闭塞症。二者当时均采用自体大隐静脉作为移植材料，选用的条件为大隐静脉管壁结构正常，管径大于 3mm。耻骨上大隐静脉交叉转流术适用于单侧肢体病变而对侧深静脉通畅者，皮下隧道取耻骨上部位，以防止转流桥在隐 - 股联合处扭曲，大隐静脉与对侧股浅静脉做端侧吻合。大隐静脉原位转流术适用于髂 - 股和腘静脉通畅者，大隐静脉在膝部离断后，其近侧端与腘静脉做端侧吻合。施行这两种手术时，如自体静脉不符合条件，可选择带环人造血管。也有学者主张在吻合口远端建立暂时性动静脉瘘，以提高术后长期通畅率。

腔静脉血栓形成时，除肾母细胞瘤或腔静脉原发性肿瘤如平滑肌肉瘤侵入腔静脉需手术治疗，一般极少行旁路转流术。移植材料取管径相匹配的带环 PTFE 人造血管，如肾静脉被累及，应与 PTFE 人造血管端侧吻合重建血管。

静脉瘤手术切除后，可根据断端间距的长短分别采用直接吻合或间置血管移植物。深静脉瓣膜功能不全有倒流性病变者，可行股浅静脉瓣膜修复术（腔内或管壁外修复）、自体带瓣静脉段股浅静脉移植术和瓣膜移位术等。

第二节　血管外科常用手术入路

血管外科手术操作必须轻柔，解剖时应注意不要太靠近管壁，以免撕脱分支血管。由于正常血管和病变血管都很脆弱，操作粗暴将导致血管损伤，并影响手术疗效。术前双功彩超、MRA、CTA 和血管造影等辅助检查可帮助手术医师了解血管变异情况并选择合适的手术切口。

一、颈部血管手术解剖

（一）颈部血管解剖学

颈动脉位于颈部外侧，其外为胸锁乳突肌，上为乳突，下为锁骨和胸骨上缘。胸锁关节至下颌角和乳突尖连线的中点为颈总动脉和颈外动脉起始段的体表投影。

在颈部浅筋膜内，有颈阔肌、颈外静脉和颈神经丛的表浅分支。将胸锁乳突肌向外侧牵开，于手术区域上半部分可见到颈内静脉和沿静脉排列的颈深上淋巴结。颈动脉鞘是颈深筋膜的管形结构，包裹颈总动脉、颈内动脉、颈内静脉和迷走神经，鞘的前面有舌下神经袢及其分支跨过。颈总动脉上段的鞘膜组织较薄弱，其后壁与椎前筋膜相连，前壁来自气管前筋膜。颈动脉鞘覆盖颈内静脉的部分较薄，但覆盖颈总动脉部分比较致密。颈总动脉下段前方有胸锁乳突肌、舌骨下肌群覆盖，但其上段在颈动脉三角仅有颈深筋膜浅层、颈浅筋膜及颈阔肌覆盖，位置较表浅。

右颈总动脉起自无名干，左侧直接发自主动脉弓，在胸锁关节后方，沿气管和喉外侧上升，在甲状软骨上缘水平分出颈内动脉和颈外动脉，颈内动脉起始部膨大呈壶腹状，为颈动脉窦。颈总动脉后方有交感神经节及其神经链、椎前筋膜及其深面的肌肉和横突前缘。前方在其起始部 2/3 处有颈部疏松结缔组织，余 1/3 为气管前筋膜。颈内动脉位于颈外动脉后外侧，以后转向后内侧，垂直上升达颅底，经颈动脉管进入颅中窝。颈内动脉在颈部无分支。颈外动脉最初在颈内动脉前内侧，继而在其前方绕至外侧，经二腹肌后腹和茎突舌骨肌深面上行进入下颌后窝，穿行于腮腺内，于下颌颈平面分为颞浅动脉和上颌动脉两个终支。颈外动脉在颈三角内，舌下神经和面静脉横过其表面。颈外动脉在颈部的分支有甲状腺上动脉、舌动脉和面动脉。颈外动脉的分支供应颈上部、面部和颅外软组织、颅骨和硬脑膜。

颈内静脉是颈部最粗大的静脉主干，起自颈静脉孔处的乙状窦，其上段位置较深，术中很难见到。颈内静脉沿颈动脉鞘下行，最初在颈内动脉背侧，后达其外侧，并沿颈总动脉外侧下行，与迷走神经一起包裹于颈动脉鞘内，在胸锁关节外侧与锁骨下静脉汇合成无名静脉。面总静脉是颈内静脉最重要的属支，在下颌角后方由面前和面后静脉前根汇合而成，向后下在舌骨平面进入颈动脉鞘汇入颈内静脉。

迷走神经位于颈动脉鞘内，走行于颈总动脉和颈内静脉间后方达颈根部。舌下神经是支配舌的运动神经，由颈内动、静脉深面穿出，前行至舌骨舌肌浅层，在舌神经和下颌下腺导管下方穿颏舌肌入舌。

（二）手术入路

患者取仰卧位，肩部垫枕，头部向健侧偏45°，轻度过伸。

切口沿胸锁乳突肌前缘，从乳突至胸锁关节，如需显露颈总动脉及其分叉部位，可取此切口中上部分。沿颈前皮纹的横切口不能显露颈动脉远端。

沿胸锁乳突肌前缘逐层切开皮肤、浅筋膜和颈阔肌，游离结扎颈外静脉，切开深筋膜，将胸锁乳突肌向外侧牵拉，显露颈动脉鞘，注意保护面神经的下颌支。打开颈动脉鞘，仔细解剖颈总动脉，颈动脉分叉处丰富的血管组织一般不予解剖，以免引起出血。解剖过程中注意保护颈内静脉，游离并缝扎横跨在颈动脉分叉处的面总静脉，以更好地显露其下的颈总动脉，根据手术需要决定是否离断肩胛舌骨肌。将颈内静脉和舌下神经牵向外侧，游离颈总动脉分叉部位下方 2～3cm，将其与颈内静脉和迷走神经分离，然后用硅胶带或橡皮筋环绕保护。用 1% 利多卡因浸润麻醉颈动脉窦神经，以避免解剖这一部位时可能引起的心动过缓和血压降低。注意保护横跨在分叉上方颈内动脉和颈外动脉浅面的舌下神经，以免影响舌的运动。舌下神经发出舌下神经袢，当需要充分显露颈内动脉时，可进行分离。迷走神经位于颈内静脉和颈总动脉之间，解剖时要避免损伤。牵起甲状腺上动脉和颈外动脉可更好地显露颈内动脉。从颈外动脉起始部发出甲状腺上动脉，并有甲状腺上静脉横跨颈总动脉前方，为使手术野清晰显露，可结扎这两支血管，注意不损伤喉上神经及其分支。如需显露长段颈内动脉，可切开茎突舌骨肌；若切开二腹肌肌腱，则可更好地显露颈内动脉（图 9-4）。

如需显露主动脉弓部颈动脉，则需切开胸骨或做左胸廓开胸术。

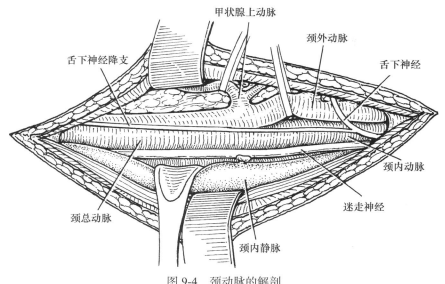

图 9-4 颈动脉的解剖

二、椎血管手术解剖

（一）椎血管解剖学

椎动脉在前斜角肌和颈长肌之间上行，穿第 6 ～ 1 颈椎横突孔，绕寰椎侧块上关节面后方转向后内，经椎动脉沟，穿寰枕后膜和硬脊膜，经枕骨大孔入颅腔。传统上将椎动脉分为 4 段。

1. 第 1 段（V_1） 常起源于锁骨下动脉第 1 段后内侧，7% 的左椎动脉直接起自主动脉弓，右

椎动脉可起自无名动脉或颈总动脉，极少情况下起自食管后右锁骨下动脉。如左椎动脉直接起自主动脉弓，它常在第 6 颈椎以上 1 ～ 2 个锥体平面进入横突孔。椎动脉起于锁骨下动脉后与颈下神经节或星状神经节密切相邻，并由颈中神经节和颈下神经节或星状神经节间的细支包绕。椎动脉第 1 段上方有椎静脉伴行，达第 6 颈椎横突前，椎动脉走行在颈长肌肌腱下方（图 9-5）。

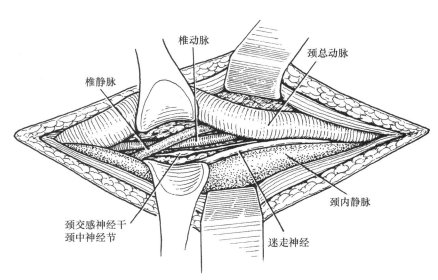

图 9-5 椎动、静脉第 1 段（V_1）的解剖

2. 第 2 段（V_2） 椎动脉进入第 6 颈椎（有时也可为第 5 颈椎或第 4 颈椎）横突孔后至第 2 颈椎横突孔穿出。椎动脉颈椎段由椎静脉丛包裹，

后者在第 6 颈椎以下汇成椎静脉。横突间椎动脉的后方有颈神经根。

3. 第 3 段（V_3） 起于第 2 颈椎横突孔，走

行于寰椎后弓上方，终于寰枕后膜，这一段椎动脉较长，被称为"安全段"。动脉由其外膜与第2颈椎和第1颈椎横突的骨膜包裹，后者为颈部转动提供弓状支架。此部位的椎动脉可能因颈部过伸或旋转，而易受寰椎或枕骨压迫，如交通意外或坠落伤时，V₃段最易损伤。第1颈椎和第2颈椎间的椎动脉较长，容易解剖，也易行动脉吻合。在罕见情况下，椎动脉绕第1颈椎横突而不进入横突孔（图9-6）。

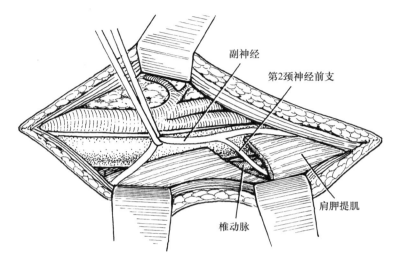

图9-6 椎动脉第3段（V₃）的解剖

4. 第4段（V₄） 椎动脉硬膜内部分，从寰枕膜至与对侧椎动脉连接形成基底动脉。V₄段发出两支主要分支：①脊髓前动脉，与对侧椎动脉的脊髓前动脉分支汇合成单支，为脊柱前半部分供血；②小脑后下动脉，硬膜内椎动脉管壁较薄，无外膜，仅有内弹力膜，因此，在此处行球囊扩张等手术时极易引起血管破裂。

（二）椎动脉手术入路

椎动脉手术较常涉及V₁和V₃段，如因刀伤或枪击伤需控制出血时，常需解剖V₂段（图9-7）。

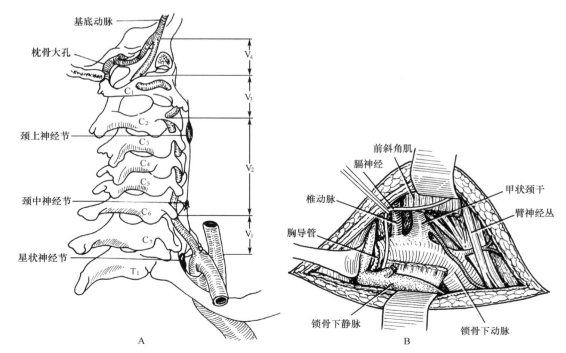

图9-7 椎动脉的分段（A）和左侧椎动脉第1段（V₁）起始部的解剖（B）

1. V₁ 段手术入路 对于最常见的椎动脉移植至颈总动脉的椎动脉重建术，切口多位于前斜角肌内侧。如行锁骨下动脉 - 椎动脉旁路转流术，可做外侧切口，在离断前于斜角肌后方显露锁骨下动脉。外侧切口不仅可显露前斜角肌后方的锁骨下动脉段，也可在 V₁ 段动脉瘤或动静脉瘘手术时控制出血。

（1）内侧入路：切口从锁骨头向后外侧，沿胸锁乳突肌前缘和锁骨上缘所构成夹角的平分线，沿胸锁乳突肌两个头之间的间隙斜行。牵开胸锁乳突肌，分离肩胛舌骨肌，显露颈静脉和颈总动脉，解剖其外侧的迷走神经、颈内静脉和内侧的颈总动脉。解剖颈总动脉，将其与纵隔游离。胸导管在颈总动脉后方，向外侧弧形汇入左颈内静脉和锁骨下静脉交汇处，解剖胸导管，游离并结扎。解剖右椎动脉时，胸副导管要同时结扎。解剖椎静脉并断扎，椎动脉位于椎静脉下方。

（2）外侧入路：用于显露斜角肌后锁骨下动脉和椎动脉。切口平行于锁骨上缘，断开茎突舌骨肌，游离斜角肌前脂肪组织。解剖斜角肌前脂肪垫内的肩胛横动静脉，辨认在前斜角肌浅面由外向内呈对角线下行的膈神经，游离膈神经，完全显露前斜角肌，并在下方切断肌肉，显露锁骨下动脉。可见到甲状颈干及内侧的椎静脉，断扎椎静脉，显露椎动脉。

2. V₃ 段解剖入路 在第 2 至第 1 颈椎间解剖椎动脉。患者体位同颈动脉手术，向后牵开胸锁乳突肌，在颈内静脉和胸锁乳突肌之间、乳突顶部下方 3cm 处解剖副神经。第 1 颈椎附着部位可扪及肩胛提肌的前缘和后缘，其前缘下方可见第 1 颈椎神经前支穿出，椎动脉在前支后方纵行。在椎动脉前方切断神经前支，解剖椎动脉浅面的椎静脉，并向两侧牵开，可见椎动脉呈袢状。解剖椎动脉时要特别注意不损伤其后外侧发出的侧支动脉。

经寰椎后弓上方的椎动脉解剖选择枕骨下入路，可解除枕骨下的椎动脉间歇性外源性受压，或者对蔓延至枕骨下区域的动脉瘤行手术治疗。切口上缘平行于枕骨，沿胸锁乳突肌后缘下行，切开头夹肌，可扪及第 1 颈椎外侧突，切断头上斜肌和头外侧直肌后，可见椎动脉被静脉丛包绕。为更好地显露手术野或去除外源性压迫因素，需行椎板切除术去除部分寰椎后弓。椎板切除时，可引起硬膜外静脉丛的出血，需用止血纱布止血。

注意不要损伤此区域底部第 2 颈椎的颈神经根，也不要解剖椎动脉硬膜下部分。

三、锁骨下动脉手术解剖

（一）锁骨下动脉解剖学

锁骨下动脉和臂丛神经干位于锁骨上区底部，在前斜角肌和中斜角肌之间外行。锁骨下静脉位于前斜角肌、锁骨和第 1 肋骨上缘锁骨下静脉沟之间。

右锁骨下动脉起于无名动脉，位于胸锁关节深面；左侧直接起自主动脉弓，较右侧长，在胸腔内于气管左侧行走。在颈部，左锁骨下动脉的位置较右侧深，在左颈内静脉和锁骨下静脉交汇部，有胸导管注入。左、右锁骨下动脉分别沿两肺尖内侧，斜越胸膜顶前面，经胸廓上口到颈部，弓形向外侧进入斜角肌间隙。根据其与前斜角肌的解剖关系，锁骨下动脉可分为 3 段：由起点至前斜角肌内侧为第 1 段；前斜角肌后方为第 2 段；至第 1 肋外侧缘为第 3 段。第 1、2 段后下方紧贴胸膜顶和肺尖；第 2、3 段外上方邻近臂神经丛。与颈总动脉不同，锁骨下动脉发出许多分支动脉，包括椎动脉、胸廓内动脉、甲状颈干和颈横动脉等。

锁骨下静脉是腋静脉的延续，自第 1 肋外缘至胸锁关节后方，与颈内静脉汇合成无名静脉。其前方有锁骨及锁骨下肌，后上有锁骨下动脉，以前斜角肌和膈神经为间隔，下为第 1 肋及胸膜（图 9-8、图 9-9）。

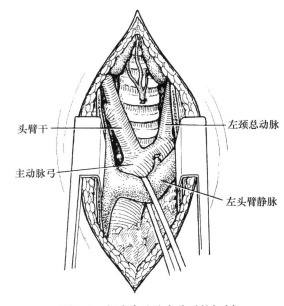

图 9-8 主动脉弓及头臂干的解剖

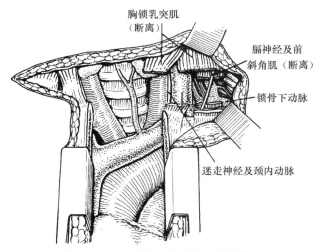

胸锁乳突肌（断离）

膈神经及前斜角肌（断离）

锁骨下动脉

迷走神经及颈内动脉

图 9-9　升主动脉、主动脉弓及其分支

（二）锁骨下动脉的手术入路

锁骨下动脉的手术入路分下列几种。

1. 左锁骨下动脉手术入路　患者体位同颈动脉手术，上肢内收靠近躯干。切口位于锁骨上方 1cm，自胸锁关节平行于锁骨向外长 8 ～ 10cm，打开浅筋膜和颈阔肌，结扎外侧的颈外静脉。内侧可见胸锁乳突肌，横断其锁骨头端。如需向内解剖，则离断其胸骨头端。打开深筋膜，显露前斜角肌。前斜角肌前方有脂肪垫和锁骨下静脉，解剖静脉时注意避免损伤胸导管。胸导管从颈内静脉和锁骨下静脉后方自后向前进入两静脉汇合处的静脉角，一旦损伤，必须结扎，以免造成淋巴漏。为显露斜角肌后锁骨下动脉，可轻轻向下向内侧牵开锁骨下静脉和颈内静脉，在颈部无血管区下方，近第 1 肋起始部横断前斜角肌，注意保护膈神经，用硅胶带圈起并拉向上外侧，显露锁骨下动脉第三段。游离锁骨下动脉内侧部分，可显露椎动脉，横断胸锁乳突肌胸骨头和锁骨头，可解剖锁骨下动脉的分支肩胛后动脉、甲状颈干和乳内动脉，用硅胶带圈起有利于控制出血。如需进一步显露邻近组织，则需要切断锁骨。

2. 右锁骨下动脉手术入路　右锁骨下动脉的斜角肌前段很短，头臂干分叉部位于胸锁关节后方。经颈部切口通常都能完全显露右锁骨下动脉，如需显露其起始段，则需做颈胸联合切口。于锁骨下动脉斜角肌前段，可见椎动脉和乳内动脉分支。

3. 锁骨切除锁骨下动脉手术入路　锁骨下动脉和腋动脉手术时，需切除锁骨清晰显露锁骨下动脉。翻开皮瓣，切断锁骨内侧 2/3，肩胛上动、静脉走经锁骨后方，如骨膜层撕裂，则很容易引起损伤出血。切口的胸骨侧可显露无名血管和颈血管，外侧可显露锁骨下血管和臂神经丛。横断前斜角肌，可显露锁骨下动脉第 2 段及椎动脉和甲状颈干开口部。如需显露腋动脉，切口应延长至腋窝。切除部分锁骨不影响肩部运动，不需做锁骨重建。

4. 其他手术入路　在第 3、4 肋间隙行左胸廓切开术，可显露左锁骨下动脉胸腔段和左颈总动脉。胸骨正中切开可解剖无名动脉和颈总动脉胸腔段。

四、腋动脉手术解剖

（一）腋动脉解剖学

腋动脉在第 1 肋骨外缘续于锁骨下动脉，行走于腋窝内，至大圆肌下缘移行为肱动脉。根据其与胸小肌的解剖关系，将腋动脉分为 3 段：起点至胸小肌上缘为第 1 段；胸小肌覆盖部分为第 2 段；胸小肌下缘至大圆肌下缘为第 3 段。腋动脉被臂神经丛各束及其主要分支包绕，内侧有腋静脉伴行。腋动脉的分支包括胸最上动脉、胸肩峰动脉、胸外侧动脉、肩胛下动脉、旋肱前动脉和旋肱后动脉。腋血管与神经干有腋鞘包裹，是椎前筋膜的延续。

腋静脉由贵要静脉和两支肱静脉汇合而成，主要属支有头静脉，经三角胸大肌间沟穿过深筋膜，注入锁骨下静脉或腋静脉。

臂神经丛的 3 个束包裹腋动脉第 3 段，分别位于腋动脉的外侧、内侧和后侧。正中神经由内、外侧两根形成，夹持腋动脉，其内、外侧根分别发自臂神经丛的内、外侧束。前臂内侧皮神经与尺神经均起自内侧束，在起点处位于腋静脉浅面，尺神经较粗，位置偏后。桡神经更粗大，是后束的直接延续，位于后方。

（二）腋动脉手术入路

手术可经腋窝前壁或底部进入。

1. 前侧入路　可显露腋动脉起始部或腋窝顶至腋窝底部腋动脉全长。

2. 锁骨下手术入路　平行锁骨下方中 1/3 切口长 8 ～ 10cm，横断胸大肌显露胸锁腋筋膜，打开前鞘，沿锁骨下肌断开肌肉。向近端牵开锁骨下肌，打开筋膜后鞘。动脉表面有至胸大肌的神经经过。打开深筋膜，可见到胸肩峰动脉的分支穿过，这些分支的上、下方有胸大肌。结扎至锁骨、喙突的分支后游离胸大肌，在深部锐性分离可解剖出腋动脉。此切口可显露腋动脉中上段，适合血管损伤时做血管结扎，而不适宜做血管重建手术。

3. 三角肌胸肌手术入路 患者取仰卧位，上肢轻度外展外旋，从锁骨中部三角肌胸大肌肌间沟向下至胸大肌和三角肌做切口，解剖腋动脉下段。三角肌胸肌肌间沟有头静脉，需游离并保护。向内侧牵开胸大肌，显露胸小肌和胸锁腋筋膜，在喙突近喙肱肌内侧缘纵行切开胸锁腋筋膜，横断胸小肌肌腱，向内侧牵开，可见被脂肪组织包绕的血管神经束。腋动脉发出许多分支，静脉位于动脉内侧，臂神经丛分为各终末支。此切口可显露腋窝区所有的血管、神经组织，但肌肉牵开较困难。如果血管病变广泛，可延长切口。

4. 胸三角 - 锁骨下联合手术入路 手术联合锁骨下和三角肌胸肌两种切口，呈曲棍球棒形，在锁骨下方横断胸大肌后，其余解剖同上述三角肌胸肌手术入路。

5. 经胸手术入路 患者取仰卧位，肩部轻度抬高，上肢水平放置与身体成90°。切口从锁骨中部至腋窝顶部腋前线，在肱骨胸大肌附着点沿肌纤维方向分离，在近喙突胸小肌附着点分离胸小肌以显露血管。

6. 经胸 - 腋手术入路 可显露腋动脉远侧段，延长切口还可显露肱动脉，此切口不需分离胸小肌。

患者取仰卧位，肩部轻度抬高，前臂外展90°。沿胸大肌下缘切口长 8 ~ 10cm。胸大肌向上、内侧牵拉，切开喙肱肌鞘内侧缘，将肌肉向外侧牵拉，显露正中神经，注意保护。可见到腋动脉，其浅面为伴行静脉发出的属支静脉，臂神经丛各支位于其后外侧。此切口手术操作简便、损伤小，几乎不需要分离组织。此切口主要用于在近端控制肱动脉血流，通常不作为腋血管手术的常规切口。

五、肱动脉手术解剖

（一）肱动脉解剖学

肱动脉是上臂的主要动脉，在大圆肌下缘续

于腋动脉，沿喙肱肌和肱二头肌内侧下降，从上臂尺侧转至肘关节前方，在桡骨颈平面分为桡动脉和尺动脉。肱动脉分为三段，近段 1/3 位于深筋膜下方，外邻喙肱肌，部分被正中神经、前臂内侧皮神经覆盖，贵要静脉将其与尺神经分隔；中段 1/3 逐渐走向前外方，被二头肌内侧缘覆盖，前方有正中神经斜行；远段 1/3 沿肱二头肌内侧缘下行，近终末时被肱二头肌腱膜覆盖，内侧为正中神经。肱动脉的分支有肱深动脉、滋养动脉、尺侧上副动脉、尺侧下副动脉和肌支等。肱静脉与肱动脉伴行。正中神经在臂上部位于肱动脉外侧，至臂中部稍下方经动脉前方转到其内侧（图9-10）。

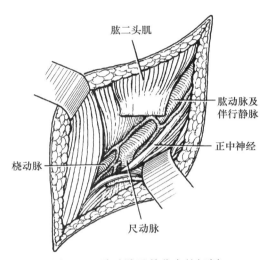

图 9-10 肱动脉及其分支的解剖

（二）肱动脉手术入路

1. 上段肱动脉手术入路 患者取仰卧位，上肢外展、轻度外旋。沿肱二头肌肌内侧沟纵行切口长 6 ~ 8cm，打开筋膜，将肱二头肌和肱三头肌分别牵向外侧和后方。肘轻度屈曲，在筋膜鞘下方可见血管神经束，打开鞘膜可显露位于肱动脉前方的正中神经，应注意保护，用硅胶带圈起轻轻牵向外侧即可显露动脉，有时在此处可见到肱动脉分叉，肌间隔将尺神经与动脉分开。肱动脉被两条伴行静脉及其交通支环绕，贵要静脉在肱静脉近端注入一条肱静脉。

2. 远端肱动脉及其分叉部位手术入路 患者取仰卧位，上肢外展90°，前臂伸直，不做肘窝部正中纵切口，而做"S"形或"Z"形切口，保护浅静脉和神经分支。向外侧牵开贵要静脉或在筋膜外结扎、离断肱二头肌腱膜可显露肱、尺、桡动脉。术后不需重建肱二头肌腱膜。同肱动脉上段一样，其远端也由两条伴行静脉和交通支环绕。正中神经位于血管束内侧，需用硅胶带圈起保护，并向内侧牵开。切口远端可见尺动脉和桡动脉，桡动脉沿肱动脉行径，而尺动脉在正中神经和旋前圆肌下方走向尺侧深面。

六、桡、尺动脉手术解剖

（一）桡、尺动脉解剖学

桡动脉在肘窝深处于桡骨颈平面从肱动脉分出，在前臂走向较直，与桡骨平行下降，经肱桡肌与旋前圆肌之间，至桡侧腕屈肌和肱桡肌之间，在腕部分出掌浅支后，斜行于拇长展肌和拇短伸肌肌腱深面至手背，穿过第1掌骨间隙至手掌，分出拇主要动脉后，其末端与尺动脉掌深支吻合，形成掌深弓。桡动脉在前臂远侧段较表浅，仅覆以皮肤和筋膜。桡动脉有两条同名静脉伴行，近侧段有桡神经的浅支伴行。

尺动脉较粗大，自肱动脉发出后，在前臂深、浅屈肌之间向下内方斜行，至尺侧腕屈肌深面下降，在腕部位于豌豆骨桡侧，经腕掌侧韧带和腕横韧带之间到达手掌，发出掌深支与桡动脉末端吻合成掌深弓。尺动脉末端与桡动脉掌浅支吻合形成掌浅弓。

尺动脉有两条同名静脉伴行，尺神经位于动脉内侧。

（二）桡动脉手术入路

患者仰卧，前臂伸直，掌心朝上。沿旋前圆肌和肱桡肌肌间沟纵行切口，于肘下前臂上部或腕上部切开深筋膜，将上述二肌分别向内、外侧牵开，打开血管神经束鞘膜，游离动脉并将其与伴行静脉分离。桡动脉下1/3段更为表浅，在筋膜下位于桡侧腕屈肌外侧。

（三）尺动脉手术入路

患者取仰卧位，上肢外展，前臂轻度屈曲以利于屈肌放松，手背屈、外展。于肱骨内上髁下方3～4指起做纵行切口长8～10cm至豌豆骨外侧缘，打开深筋膜，显露尺侧腕屈肌，尺动脉位于其桡侧，尺神经位于血管内侧，动脉由两支尺静脉伴行。前臂下1/3的尺动脉较表浅，在尺侧腕屈肌肌腱和指浅屈肌腱之间，可显露血管和神经。

七、腹主动脉和髂动脉解剖

（一）腹主动脉解剖学

腹主动脉起自第12胸椎下缘前方膈肌主动脉裂孔，终于第4腰椎下缘并分出左、右髂总动脉，其分叉的体表位置在脐下偏左2～3cm。腹主动脉全长约13cm，直径2.5～4.0cm，可分为肾上和肾下两段。腹主动脉及其主要分支变异少见，其分叉有时可高于第4腰椎。腹主动脉位于后腹膜，胸导管在主动脉裂孔或稍下方与腹主动脉密切相邻，位于腹主动脉的右侧或后方。腹主动脉周围有腹腔淋巴结和神经丛；前方有小网膜、胃和腹腔干；下方有脾静脉、胰、左肾静脉和十二指肠下部；后方有前纵韧带和左腰静脉；右上方有奇静脉、乳糜池、胸导管和膈肌右脚，后者将腹主动脉与下腔静脉上部和右腹腔神经节隔开。右下方腹主动脉与下腔静脉紧密相邻，左侧有膈肌左脚、腹腔神经节、十二指肠升部和小肠曲。小肠系膜根部上端在胰和十二指肠前方横过中线。在十二指肠水平以下切开壁层腹膜，很容易显露腹主动脉。腹主动脉发出成对的壁支及成对和不成对的脏支。

1. 壁支

（1）膈下动脉：由腹主动脉上端或腹腔干发出，左右各一，位于膈下。

（2）腰动脉：通常有4对，起自腹主动脉后壁，向外横过第1～4腰椎体前面和侧面，经腰大肌和腰方肌深面，于腰方肌外侧向前进入腹肌。

（3）骶正中动脉：起自腹主动脉分叉部背侧，沿第5腰椎及骶骨前面下行。

2. 成对脏支

（1）肾上腺中动脉：于胰后方第1腰椎平面起自腹主动脉侧壁，向外行至肾上腺，与肾上腺上、下动脉吻合。

（2）肾动脉：于第2腰椎平面起自腹主动脉，横行向外，经肾静脉后方至肾门入肾。由于腹主动脉位置偏左，右肾动脉较左侧稍长，右肾动脉横过下腔静脉、胰头和十二指肠降部后方，左肾动脉前方为胰体、脾静脉和肠系膜下静脉。

（3）睾丸动脉或卵巢动脉：在肾动脉稍下方起自腹主动脉前壁，沿腰大肌前面斜行向外下方，在第4腰椎平面与输尿管交叉，并经髂血管前方至腹股沟环或卵巢。

3. 不成对脏支

（1）腹腔干：于第12胸椎平面膈主动脉裂孔稍下方起自腹主动脉前壁，长1～2cm，向前上方至胰上缘，发出胃左动脉、肝总动脉和脾动脉三支。腹腔干根部下缘与肠系膜上动脉根部上缘相距0.1～0.6cm（图9-11、图9-12）。

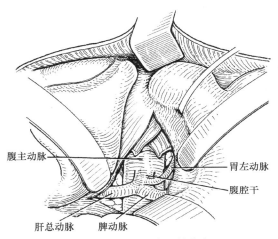

图9-11 腹腔动脉及其分支

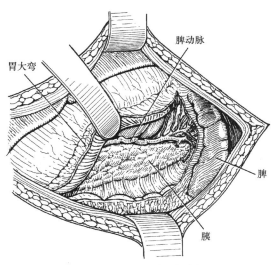

图9-12 脾动脉的解剖

（2）肠系膜上动脉：于第1腰椎中部或下缘平面起自腹主动脉前壁，经脾静脉和胰颈后方下行至胰体前方，经胰下缘和十二指肠下部之间进入小肠系膜根部，呈稍突向左侧的弓状，其全程有同名静脉在右侧伴行。肠系膜上动脉根部下

缘至肠系膜下动脉根部上缘的距离为7～7.5cm（图9-13、图9-14）。

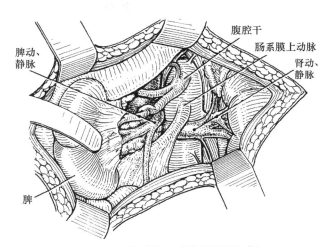

图9-13 肠系膜上动脉根部的解剖

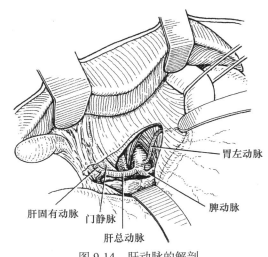

图9-14 肝动脉的解剖

（3）肠系膜下动脉：于第3腰椎平面在十二指肠下部下缘处起自腹主动脉前壁，沿后壁腹膜深面行向左下方，至左髂窝越过左髂总血管前面进入乙状结肠系膜根部，下降至骨盆即为直肠上动脉。肠系膜下动脉根部下缘至腹主动脉分叉距离为3～5cm。

下腔静脉及其属支与腹主动脉关系最密切。下腔静脉起自第4、5腰椎平面右侧，由左、右髂总静脉汇合而成，沿主动脉右侧上行，经肝的腔静脉窝，穿过膈肌腔静脉孔达胸腔注入右心房。除去门静脉血液回流，下腔静脉还接受来自下肢、腹腔和盆腔的血液回流，是人体最大的静脉。其后方有右腰动脉和右肾动脉，前方有小肠系膜、十二指肠降部、胰、肠系膜上动脉和门静脉，外侧有右输尿管、右肾和右肾上腺。下腔静脉畸形罕见，主要有双下腔静脉、左位下腔静脉、双下腔静脉伴左肾静脉位于腹主动脉后方、下腔静脉正常但髂静脉位于腹主动脉前方、双左肾静脉环绕腹主动脉等（图9-15～图9-17）。

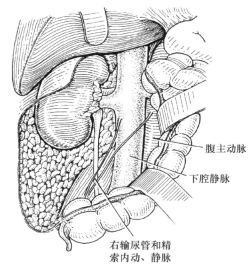

图9-15　下腔静脉的解剖

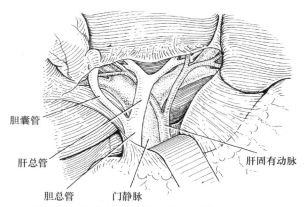

图9-16　门静脉（肝十二指肠韧带内）的解剖

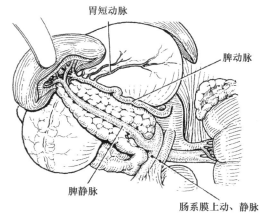

图9-17　脾静脉的解剖

从腹股沟韧带至膈肌的腹膜后有丰富的淋巴组织，主动脉腰淋巴结数量最多，位于主动脉和下腔静脉沟的浅面和深面，接受肠及其系膜的淋巴回流。

腹膜后腰交感神经位于腰椎体前外侧和腰大肌内侧，左侧与腹主动脉外侧毗邻，右侧被下腔静脉覆盖。

（二）髂血管解剖学

左、右髂总动脉在第4腰椎平面由腹主动脉发出，沿腰大肌内侧向外下方斜行，至骶髂关节前方分为髂外和髂内动脉。右髂总动脉常较左侧长，斜行经过第5腰椎体前面，其前方有腹膜、小肠和右输尿管；后方有左髂总静脉和下腔静脉连接部；外上方为下腔静脉和右髂总静脉，外下方为腰大肌；内上方为左髂静脉。左髂总动脉前方是乙状结肠及其系膜、直肠上动脉和左输尿管；左髂总静脉位于其内侧和后方；外侧是腰大肌。

髂外动脉在骶髂关节前方自髂总动脉发出，沿腰大肌内侧缘斜行向外下方，于腹股沟韧带中点深面，穿过血管腔隙至股部为股动脉。其前内侧是腹膜和腹膜下脂肪组织；右侧髂外动脉前为回肠末端，左侧髂外动脉前为乙状结肠。髂筋膜薄层包裹两侧髂动、静脉。髂血管前方和内侧有许多淋巴管和淋巴结。除一些小分支外，髂外动脉在腹股沟韧带上方发出两支较大的动脉，即腹壁下动脉和旋髂深动脉。髂外静脉起初位于髂外动脉内侧，继而转向其后方。

髂内动脉在骶髂关节处由髂总动脉发出，长约4cm，较髂外动脉细。它沿骨盆壁在腹膜后脂肪组织中下行，至坐骨大孔上缘分为前干和后干。髂内动脉供应盆腔壁、盆腔脏器、臀部、生殖器官和大腿内侧血供。髂内静脉位于同名动脉的后上方。

（三）腹主动脉手术入路

1. 经腹腔腹主动脉手术入路　肾下腹主动脉手术最好经腹腔入路，取腹部正中切口或左旁正中切口。腹部正中切口，从剑突下至耻骨联合上缘，绕开脐部。左旁正中切口取肋弓下至耻骨连线，将肌肉牵拉向两侧以保护腹直肌的神经；还可从剑突外下方的正中线旁 2～4cm 垂直向下至耻骨做纵行切口。

手术进腹显露腹主动脉前需先探查腹腔脏器，解剖腹主动脉时要检查主要分支是否存在病变。将横结肠牵向上方，小肠推向右侧，乙状结肠置于左下腹，沿腹主动脉纵行打开后腹膜，向上延长至 Treitz 韧带，向下至耻骨联合上缘，游离十二指肠第 4 段，打开腹主动脉前鞘，解剖左肾静脉，手术操作时注意止血。明确睾丸静脉或卵巢静脉的起始部位及行径后，左肾静脉用硅胶带圈起保护，左肾动脉位于左肾静脉后上方。避免损伤腹主动脉前自主神经丛，以免影响术后性功能。于腹主动脉左侧解剖肠系膜下动脉，腹主动脉瘤患者的肠系膜下动脉必须在近腹主动脉开口部位结扎，结扎前注意其远端和近端是否存在动脉搏动。肠系膜下静脉邻近 Treiz 韧带，在左肾静脉下方斜行越过腹主动脉，并沿其左侧下行，可在左肾静脉水平上方游离结扎肠系膜下静脉。仔细将腹主动脉与右侧的下腔静脉分开，避免损伤腹主动脉后的腰静脉，解剖肾下腹主动脉。如要解剖髂内和髂外动脉分叉部位时，应注意此区域的输尿管和位于结缔组织内的腹下神经丛。术中应注意可能遇到的解剖变异，如左位下腔静脉或腹主动脉后下腔静脉、马蹄肾和低位肾动脉等。在近端将左肾静脉牵开可显露肠系膜上动脉和肾上脏器，向远端延长切口可显露髂动脉和股动脉。

肾上腹主动脉段的显露较困难，可取胸腹联合切口。进腹后切开小网膜，将胃拉向下方，解剖腹主动脉前面的结缔组织，切开膈肌主动脉裂孔的右侧和左侧部分以显露腹主动脉，然后沿腹主动脉向下解剖以显露腹主动脉各主要分支。解剖脾动脉和肠系膜上动脉时，可将其前方的胃左静脉切断和结扎。

2. 腹膜后肾下腹主动脉手术入路 患者取右侧斜卧位，左胸抬高 45°～60°，左上肢向前上方悬吊，髋关节伸直。左肋下切口，于脐孔至耻骨联合中点腹直肌鞘边缘，至第 12 肋尖。切断腹内、外斜肌和左腹直肌，分离腹横肌纤维，注意不要损伤其背侧血管神经束的第 11、12 支，以免腹壁肌肉失去神经营养导致术后肌肉萎缩。断开第 12 肋骨，钝性分离腹膜，向上至肋软骨，向下至髂前上棘，显露腰支后找到左肾动脉，腰支部位相

当恒定，可作为左肾动脉开口的标志。游离和结扎左肾静脉腰支后，肾下腹主动脉即完全显露。必要时可将腹膜推向右侧，沿左结肠前和左肾、输尿管后之间的平面，将左结肠游离并推向右侧，将左肾和输尿管向前内侧牵拉，显露左肾静脉。可在左肾动脉至主动脉分叉平面解剖腹主动脉，也可沿腹膜游离肾脏 Gerota 囊，在其后方找到左肾动脉，经肾后平面入路解剖腹主动脉。解剖腹主动脉分叉部和下腔静脉时，要避免损伤静脉。腹主动脉瘤累及右髂动脉是腹膜后入路的相对禁忌证。

3. 腹膜后肾上腹主动脉手术入路 近肾和肾上腹主动脉手术常取腹膜后入路，与经腹腔的手术不同，左肾静脉和胰头不影响手术显露。较大的近肾腹主动脉瘤伴髂动脉广泛累及时，或者当右肾动脉需手术重建时，需联合经腹腔和腹膜后入路，经腹腔手术有利于右髂动脉和右肾动脉的解剖，而腹膜后入路有利于解剖肾上腹主动脉。

患者体位同经腹腔腹主动脉手术，切口相同，至第 9 或 10 肋间隙，长 15～20cm，可完全显露肠系膜上腹主动脉。如需显露肾下腹主动脉时，则左胸抬高 75°。切口至第 8 肋间隙和胸腹联合切口可显露腹主动脉腹腔干段。经第 10 肋间进入腹膜后间隙，钝性分离牵开后腹膜，将腹膜推向前内侧，显露膈肌，放射状切开部分膈肌，以利于动脉近端解剖。解剖膈肌脚，缝扎肠系膜上动脉开口周围疏松结缔组织，以免术后淋巴漏。游离膈肌脚后锐性分离，在左肾动脉近端 1～2cm 解剖肠系膜上动脉。如需阻断腹腔干上方腹主动脉，可解剖其近侧段 2～4cm。肾上、肠系膜上或腹腔干上腹主动脉闭塞时仅需在其前、后方游离一小段可放置阻断钳即可，不需行腹主动脉环行解剖。

4. 左肾血管手术入路 患者体位同腹膜后腹主动脉手术，脐上横切口，延长至第 12 肋骨尖，将腹膜推向右侧，确认输尿管和髂腰肌，在腹膜后于左结肠和肾脏之间解剖睾丸静脉（或卵巢静脉）和左肾静脉。游离左肾静脉，在肾动脉和肠系膜下动脉平面之间控制肾下腹主动脉。不游离肾脏或将肾脏从 Gerota 囊移出，以保护侧支血供。将左肾静脉向上牵拉，显露其下方的左肾动脉，分离结扎睾丸静脉（或卵巢静脉），以利于手术显露。解剖过程中注意保护左肾静脉上方的左肾

上腺静脉（图 9-18）。

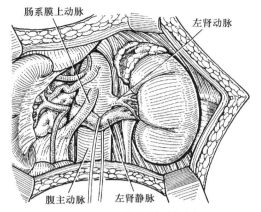

图 9-18　左肾血管的解剖

5.右肾血管手术入路　中线至右脐上横切口，将十二指肠和右结肠推向中部，显露右肾静脉和下腔静脉，避免损伤下腔静脉前的右睾丸静脉（或卵巢静脉）。游离右肾静脉和下腔静脉右侧，右肾动脉位于右肾静脉后上方，游离解剖后硅胶带环绕套起。解剖下腔静脉，使之与肾下腹主动脉分开，注意不损伤输尿管和右肾动脉起始部上方的右膈下动脉（图 9-19）。

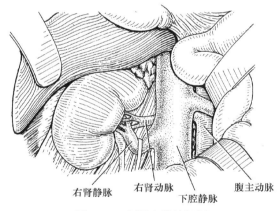

图 9-19　右肾血管的解剖

（四）髂动脉手术入路

1. 经腹腔髂动脉手术入路

（1）右髂动脉手术入路：腹部正中切口，在右髂窝将盲肠和末端回肠推向上方，沿髂动脉行径打开后腹膜。髂外动脉有腹壁下和旋髂深两条分支动脉。游离髂动脉向近端可至髂总动脉分叉部位，注意不损伤输尿管。

（2）左髂动脉手术入路：腹部正中切口，向内上方牵开降结肠和乙状结肠，显露髂窝。手术方法同右髂动脉解剖。

2. 腹膜后髂动脉手术入路　患者取仰卧位，臀部垫沙袋抬高 10°～15°，切口从腹股沟韧带内 1/3 处上方 1cm 左右，至髂前上棘和耻骨联合连线，向近端呈轻度弧形。平行于腹股沟韧带切开腹外斜肌、腹内斜肌和腹横肌腱膜，向上、向内牵开，再打开腹横筋膜，推开脂肪组织，进入腹膜后间隙。打开血管鞘膜显露髂外动脉，其前面有 2 支伴行静脉的属支（图 9-20）。

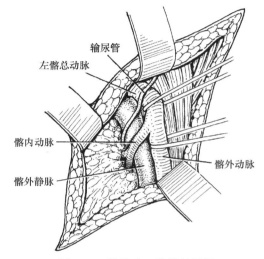

图 9-20　髂外动、静脉的解剖

八、股动脉手术解剖

（一）股动脉解剖学

股动脉在腹股沟韧带中点深面续于髂外动脉，经股三角进入收肌管，在股前部转至股内侧，然后出收肌管裂孔至腘窝，续为腘动脉。股动脉在股三角位置较浅，内侧伴有股静脉，外侧为股神经及其分支隐神经。在收肌管内，股静脉最初居动脉外侧，到股三角位于动脉后方，到达股三角上部时转向动脉内侧。股动脉远端位置较深。股动脉共有 5 条分支，分别是腹壁浅动脉、旋髂浅动脉、阴部外动脉、股深动脉和膝最上动脉，其中股深动脉是股动脉的最大分支，在腹股沟韧带下方 2～5cm 处自股动脉后壁或后外侧壁发出，其起始部发出的旋股内侧、旋股外侧和穿动脉第 1 穿支参与髋关节周围和膝关节动脉网（图 9-21）。临床上以股深动脉起始部为界，将股动脉分为股总动脉和股浅动脉两段。

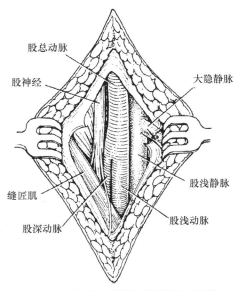

图 9-21 股动、静脉与股神经的解剖

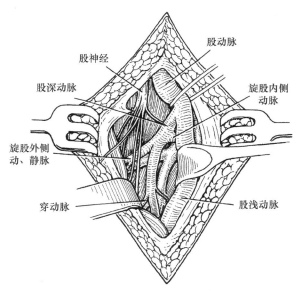

图 9-22 股深动脉的解剖

收肌管位于大腿中部，是股内肌和大收肌间的间隙，收肌管内包括股血管和隐神经。股动脉在其终末端发出膝最上动脉，隐神经走行于股动脉前方，与膝最上动脉一同穿收肌管前壁后下行，其神经分支分布于膝关节、小腿内侧和内踝部。

（二）股动脉手术入路

1. 股三角处股动脉手术入路 患者取仰卧位，大腿外展、轻度外旋。从腹股沟股动脉搏动点至股骨内上髁连线做斜行切口，沿缝匠肌内侧缘牵开皮肤，避免损伤腹股沟区淋巴管和淋巴结，必要时结扎以免淋巴漏。于缝匠肌内侧打开深筋膜，股血管位于股内侧肌和长收肌之间。沿血管轴打开动脉鞘，解剖近端股总动脉时，要避免损伤腹壁下动脉和旋髂深动脉。解剖出股动脉后用硅胶带圈起，在股深动脉开口下方 1～2cm 处解剖出股浅动脉并用硅胶带圈起，轻轻牵拉这两支动脉，显露股深动脉开口，其开口部位前方有纤维束和股深静脉属支，后者需予以结扎，股深动脉及其主要分支用硅胶带圈起。解剖过程中深筋膜和淋巴脂肪组织向内侧牵开，并注意保护其他从股总动脉或股浅动脉发出的分支。如取大隐静脉作为旁路移植材料，则切口应偏向内侧（图 9-22）。

2. 收肌管部位股浅动脉手术入路 患者仰卧，大腿外旋外展，膝关节屈曲。切口从股三角顶部至收肌结节，打开浅筋膜，将大隐静脉牵向内侧。游离缝匠肌并向后牵开，打开大收肌腱板进入收肌管，显露股血管时可见隐神经位于血管前方，保护隐神经并将其牵向内侧。这一部位股动脉常被小静脉网包绕，不利于手术解剖，注意保护股浅动脉发出的肌支及其下方的最高膝上动脉分支。如打开远端的收肌管裂孔，可更好地显露股浅动脉和腘动脉移行部。

如需显露整个股动脉，切口必须从腹股沟区至收肌结节。

九、腘动脉手术解剖

（一）腘动脉解剖学

腘动脉位于膝关节后方，在收肌管裂孔处续于股动脉。腘动脉在腘窝近端沿半腱肌深面向外斜行，至腘窝中部即垂直下行，在腘肌下缘分为胫前和胫腓干动脉。腘动脉全程位置较深，与膝关节后方的韧带邻近。腘动脉在三个水平面发出 3 对分支动脉参与膝关节动脉网的组成：膝上外侧和膝上内侧动脉起自股骨内、外侧髁水平；膝下外侧和膝下内侧动脉各分支在膝关节前方互相吻合，参加膝关节网；膝中动脉穿过腘斜韧带至膝关节囊。

腘静脉由胫前静脉和胫腓干静脉汇合而成，位于腘动脉浅面和胫神经的深面。小隐静脉在腘窝下部穿入深筋膜，分为 2 支，分别汇入腘静脉和大隐静脉。腘动脉全程或部分有 2 支腘静脉伴行，其被结缔组织紧密包绕，容易同时受损或形成动静脉瘘。

腘窝上角可见坐骨神经，它分出胫神经和腓总神经。胫神经沿腘血管走行，先位于动脉外侧，继经其后方至其内侧，中间隔以腘静脉。腓总神经沿股二头肌内侧下行。

（二）腘动脉手术入路

腘动脉手术有内侧入路、后侧入路和联合内、后侧入路三种。

1. 内侧入路解剖近端腘动脉 患者取仰卧位，大腿轻度外旋外展，膝关节下垫枕，屈曲30°。切口位于大腿下 1/3 沿缝匠肌前缘，注意不要损伤大隐静脉。打开深筋膜，将缝匠肌和股内侧肌牵开，可见到大收肌腱板覆盖收肌管处的股浅动脉和腘动脉移行部，此部位有膝最上动脉发出，应注意保护。打开腱板分离股骨大收肌附着点以显露腘血管，纵行打开血管鞘，可见两条伴行静脉位于动脉的外侧和后侧，它们通常形成许多相互沟通的属支，需解剖并予以结扎。腘静脉壁较薄，与动脉紧密结合并黏附于周围组织，解剖较困难。解剖腘动脉时要注意保护隐神经。

内侧入路的优点是患者取仰卧位有利于手术显露，便于大隐静脉取材，手术创伤相对较小。

2. 内侧入路解剖全长腘动脉 患者取仰卧位。大腿下 1/3 沿缝匠肌前缘弧形切口经膝关节至胫骨内后缘，在缝匠肌前缘打开深筋膜，于大收肌肌腱下方进入腘窝，横断缝匠肌、半膜肌、股薄肌和半腱肌胫骨附着点，在近股骨内侧髁部位分离腓肠肌内侧头，显露腘动脉全长。腘血管神经束的排列由内至外为腘动脉、腘静脉、胫神经和腓总神经，由前到后为腘动脉、腘静脉和神经。打开血管鞘后，可见动脉周围有静脉丛包绕，解剖并结扎。腘动脉远端不能完全解剖时，需打开比目鱼肌以便于解剖动脉分叉部位。手术完成后，需缝合修复肌肉和肌腱组织，尤其是腓肠肌内侧头的重建。

3. 内侧入路解剖远端腘动脉 患者取仰卧位，切口起自股骨内侧髁后缘下 1cm 至胫骨内侧髁后方 1cm 处，长 8～10cm，注意不要损伤大隐静脉。在半腱肌和股薄肌肌腱下方打开深筋膜，将腓肠肌内侧头推向内后方，显露比目鱼肌和血管神经束，打开血管鞘，解剖并结扎包绕腘动脉的静脉属支，切开覆盖腘动脉分叉部位的比目鱼肌腱弓，解剖腘动脉远端。解剖过程中注意保护血管后方的胫神经，避免牵拉损伤。远端腘动脉解剖的优点是这一部位通常没有从腘动脉、胫前动脉和胫腓干发出的重要侧支。

4. 后侧手术入路解剖腘动脉 这是经典的解剖入路，由于血管神经束位置较表浅，所以通常不需要切开肌肉。如手术仅限于腘动脉，常取此入路。

患者取俯卧位，膝关节过伸，根据是否显露近端腘动脉或腘动脉全长来选择手术切口。需显露腘动脉近端时，可于腘横纹上做纵行切口；需显露腘动脉远端时，切口起自腘横纹中点垂直向下在腓肠肌内外侧头之间；腘动脉全长显露则需做横 "S" 形切口。钝性分离翻开皮瓣，在中线部位纵行打开深筋膜，可见小隐静脉和股后侧皮神经穿深筋膜，注意不要损伤外侧的腓总神经。纵行打开血管鞘，腘静脉位于最内侧、最深部位（图 9-23）。

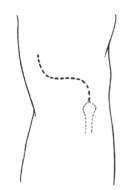

图 9-23 腘动脉手术的切口

远端腘动脉常被腘静脉的属支静脉包裹，解剖时需牵开腓肠肌内、外侧头。打开比目鱼肌可清晰显露腘血管分叉、胫前、胫腓干、胫后和腓血管（图 9-24～图 9-27）。

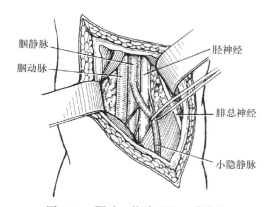

图 9-24 腘动、静脉及胫、腓神经

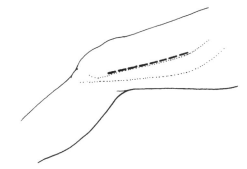

图 9-25 腘动脉近侧段入路切口

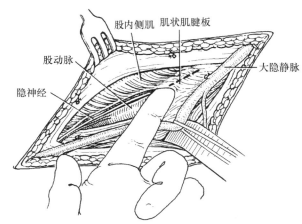

图 9-26 切开股腘管，显露股-腘动脉延续段

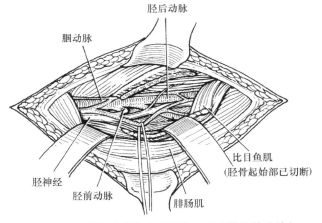

图 9-27 腘动脉及其分支（胫前、后动脉及腓动脉）

十、小腿动脉手术解剖

（一）小腿动脉解剖学

小腿动脉位于小腿胫骨粗隆平面至内踝平面之间，包括胫前动脉、胫腓干动脉、胫后动脉和腓动脉，位于深筋膜和肌间隔组成的不同肌室中。小腿有 4 个肌室，分别为前室、外侧室、后浅室和后深室。前室包括胫骨前肌、趾长伸肌、踇长伸肌、胫前血管和胫前神经（腓深神经）；外侧

室最小，包括腓总神经终末支、腓浅神经、腓骨长肌和腓骨短肌；后浅室包括腓肠肌、比目鱼肌和跖肌；后深室肌肉起自胫腓骨之间的骨间膜，包括踇长屈肌、胫骨后肌和趾长屈肌。

胫前动脉为腘动脉的终支，在腘肌下缘发出，向前穿过胫骨后肌二起始头之间和小腿骨间膜上方的孔隙，至小腿伸侧，沿骨间膜前面，先在胫骨前肌和趾长伸肌之间，继在胫骨前肌和踇长伸肌之间下降，在踝关节前方延续为足背动脉。胫前动脉在近端发出胫前返动脉参与膝关节网，在远端发出内、外踝支。它分为两段：其上 1/3 段又称弓形段，位于腓骨小头后内侧，穿过骨间膜；其下段经胫前室全程。胫前动脉有两条同名静脉伴行。

胫腓干动脉在腘肌下缘平面由腘动脉发出，其向下发出腓动脉后延续为胫后动脉。

胫后动脉沿小腿后面浅、深屈肌之间下降，经内踝后方转入足底，至踇展肌深面分为足底内侧动脉和足底外侧动脉两终支。胫后动脉有两条同名静脉伴行。

腓动脉自胫腓干发出后，经胫骨后肌浅面斜向外下，再沿腓骨内侧于胫骨后肌和踇长屈肌之间下行至外踝上方浅出（图 9-28 ～图 9-30）。

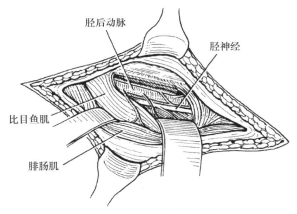

图 9-28 胫后动脉的解剖

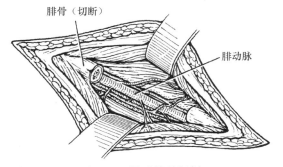

图 9-29 腓动脉的解剖

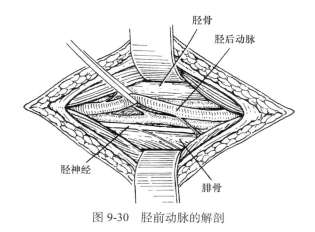

图 9-30　胫前动脉的解剖

（二）小腿动脉手术入路

1.胫后动脉手术入路　解剖近段胫后动脉时，膝关节轻度屈曲，大腿外旋、外展。做胫骨后内侧小腿中段 10cm 长切口，大隐静脉位于切口后方，打开深筋膜，向后侧牵开腓肠肌，腘血管远端和比目鱼肌之间用手指钝性分离，断开比目鱼肌胫骨附着处，行深部血管分离，显露胫后血管，游离动脉、包绕的静脉丛和伴行静脉，注意在解剖动脉时不要损伤胫后神经。术后将比目鱼肌缝合固定在胫骨骨膜上。后侧入路见远端腘动脉手术入路。

于内踝上方、胫骨后缘和小腿下 1/3 可解剖胫后动脉远侧段。打开浅筋膜后显露跟腱，解剖并将其拉向后方，打开深筋膜，显露胫后血管，趾长屈肌和踇长屈肌位于其深面。游离结扎两支胫后静脉间的交通支后，解剖胫后动脉。胫后神经在小腿下 1/3 位于血管后方，术中应避免损伤。

2.胫前动脉手术入路　胫前动脉近段手术时，患者取仰卧位，膝关节轻度屈曲，足轻度内旋。腓骨小头内侧起纵行切口至小腿中段胫骨前肌肌腱外侧，长 8 ～ 10cm，于胫骨前肌外缘纵行打开小腿筋膜，胫骨前肌和趾长伸肌之间用手指做钝性分离，直至骨间膜前的血管神经束，轻轻拉开肌肉，显露血管神经束。胫前静脉在动脉两侧伴行，腓浅神经位于其前外方。

胫前动脉下段手术入路切口同上，需向下延伸 6 ～ 8cm，打开小腿筋膜，将胫骨前肌肌腱向内侧牵拉，踇长伸肌向外侧牵拉，血管神经束位于深面。胫前动脉有两条伴行静脉，胫前神经位于其内侧。在小腿下方，胫前动脉的位置较表浅。

向远端切开踝部伸肌支持带可达足背动脉。

3.腘动脉远端及其分叉部位手术入路　经内侧径路可显露腘动脉远端和胫后动脉、腓动脉。有时腓动脉手术显露较困难，需做外侧手术径路。

（1）内侧手术入路：切口同腘动脉远端手术入路，向远端延长，显露比目鱼肌，切断比目鱼肌胫骨附着点，向外侧牵拉，将伴行静脉和胫神经分离，游离、结扎静脉即可显露腘动脉、胫前动脉、胫腓干、胫后动脉和腓动脉分叉部位。

（2）外侧或经腓骨手术入路：手术易解剖腓动脉、腘动脉远端和胫前、胫后动脉。患者取仰卧位，膝关节屈曲 90°，尽可能内旋。切口自股二头肌肌腱下方沿腓骨至膝下，长 12 ～ 15cm，打开浅筋膜，在股二头肌肌腱内侧打开深筋膜，显露绕过腓骨小头的腓总神经，分离趾长伸肌和腓长伸肌，达腓骨外侧缘，剥离腓骨骨膜，离断腓骨近端约 15cm 并取出。显露腘动脉远端及分叉，可在腓骨上 1/3、腓骨小头下方打断腓骨，不取出腓骨小头，腓动、静脉位于胫骨后肌深面，术后不需要重建腓骨。

十一、足背动脉手术解剖

（一）足背动脉的解剖学

足背动脉是胫前动脉的延续，在踝关节前方经踇长伸肌腱和趾长伸肌腱之间，越过距骨、舟骨和中间楔骨背面前行，至第 1 跖骨间隙近侧分为第 1 跖背动脉和足底深动脉。足背动脉由皮肤、筋膜和十字韧带覆盖，两条同名静脉伴行。

足背动脉内侧分支常与胫后动脉的足底分支沟通，外侧分支较粗。跗内侧动脉从足内侧发出，参与内踝动脉网的组成；跗外侧动脉弓形向外，供应趾短伸肌和跗关节。弓形动脉在第 1、2 跗跖关节附近自足背动脉发出，弓形弯曲经趾长、趾短伸肌深面外行，其末端与跗外侧动脉分支吻合。弓的凸侧发出第 2 ～ 4 跖背动脉，第 1 跖背动脉是足背动脉的终末支，经第 1 骨间隙上方到第 1、2 跖骨小头附近分两支，一支经踇长伸肌肌腱深面至踇趾背面内侧，另一支分两条趾背动脉至踇趾和第 2 足趾的相对缘。足底深动脉穿过第 1 骨间背侧肌两头之间，在足底与足底外侧动脉终末段连接构成足底弓。

（二）足背动脉手术入路

足背动脉手术入路近踝部切口，沿足背动脉行径切开皮肤、皮下组织、筋膜和十字韧带，足背动脉与两条伴行静脉和胫前神经终末支伴行。在解剖足背动脉时应避免损伤其侧支，它们不仅为足背供血，而且在胫后动脉病变时是足底动脉的主要供血动脉。动脉重建术时，充分判断足部动脉，包括足背动脉和足底动脉的通畅度是很重要的。

十二、足底动脉的手术解剖

（一）足底动脉解剖学

胫后动脉在踇展肌深面分出足底内侧动脉和足底外侧动脉，足底内侧动脉较外侧动脉细，经踇展肌和趾短屈肌之间前行，在第1跖骨底走行经第1足趾内侧缘，与第1跖背动脉吻合。足底外侧动脉较粗，经踇展肌深面，沿趾短屈肌和跖方肌之间至第5跖骨底附近绕向内侧，它连接足背动脉的足底深支，形成足底弓。

（二）胫后动脉远端和足底动脉起始部手术入路

切断足底腱膜，在足根和足底连接间显露血管和神经。胫后动脉完全闭塞时，可通过足背动脉重建行间接足底皮瓣重建。

（黄　英）

主要参考文献

Haimovici H，1996. Vascular sutures and anastomoses. In：Haimovici H.Haimovici's Vascular Surgery（principles and techniques）. 4th ed. New Jersey：Blackwell Science Inc., 239-249, 351-420

James STY，1994.Bypass of venous obstruction//Crawford WJ, James STY. Vascular Surgery. 5th ed. Amsterdam：Elsevier Sauders，530-537

Rutherford RB，2005. Basic vascular surgical techniques. In：Rutherford RB. Vascular Surgery. 6th ed. Amsterdam：Elsevier Sauders，661-671

Valentine T，2005. Anatomy of commonly exposed arteries. In：Rutherford RB. Vascular Surgery. 6th ed. Amsterdam：Elsevier Sauders，648-661

第十章　血管外科常用手术器械

血管外科是一门新兴学科，近几十年来发展迅速，已经成为一门专业性和技术性极强的学科。相对于腔内血管外科的不断迅速发展，开放性手术反而趋于缩量模式，特别是国内的开放性手术每年处于递减状态。目前，腹主动脉瘤等大动脉手术以腔内隔绝术（EVAR）居多，已经很少采用开放性手段，TASC D 型的下肢长段动脉闭塞也很少采用旁路转流，腔内开通行球囊扩张及支架植入的技术成功率和疗效都非常肯定，目前的开放性手术以颈动脉内膜剥脱术为主，还有些去分支的杂交手术需要用到血管外科手术器械。因此，由于开放性手术量的有限性及手术品种的相对单一性，各种血管开放性手术器械近几年变化不大，与腔内介入的产品的不断更新已不能同日而语。但鉴于血管外科开放性手术的精细操作要求，以及对血管解剖和阻断时应尽可能无损伤的要求，血管手术器械必须具有细巧及无损伤的特点，选用合适的血管器械有助于事半功倍，缩短手术时间，减少手术并发症。

基本的血管开放性手术的器械包括血管镊、持针器、血管钳、剪刀和各种无损伤的血管阻断钳等（图 10-1）。

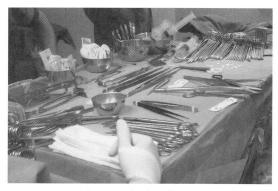

图 10-1　各种血管器械

一、镊　　子

血管外科的镊子必须是无损伤性的。无损伤性镊子的齿与一般的镊子不同，它必须是斜齿并带槽沟，槽沟可以是 2×3 或 2×1 的结构（图 10-2）。这种构造可以使镊子牢固夹持组织和血管，但在进行血管吻合时又不损伤血管。镊子有各种尺寸、大小和形状。梯形的镊子，在血管纵形夹持时显得方便。

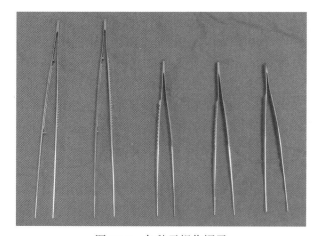

图 10-2　各种无损伤镊子

二、创口自动拉钩

创口自动拉钩或称创口持续牵开器，可使手术野良好显露，并使显露稳定。自动拉钩优于人工拉钩，如四肢血管手术自动拉钩（图 10-3），其也可应用于颈部手术（图 10-4）。在腹腔或盆腔手术时，可以采用腹腔自动拉钩，或腹主动脉手术自动拉钩（图 10-5）。应用自动拉钩可充分并稳定地暴露术野。一些中型、大型血管重建手术，甚至腹主动脉瘤手术重建时，在自动拉钩的协助下，主刀和 1 名助手即可完成手术。在胸主动脉手术时需要用到胸廓撑开器（图 10-6）。

三、剪　　刀

血管外科特殊类型的剪刀，根据不同的角度

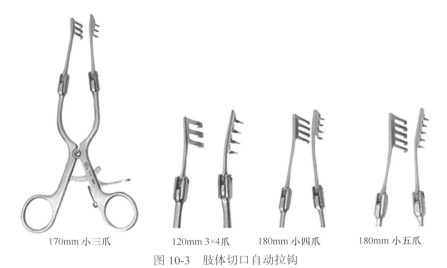

170mm 小三爪　　120mm 3×4爪　　180mm 小四爪　　180mm 小五爪

图 10-3　肢体切口自动拉钩

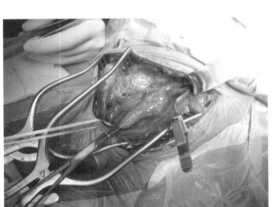

图 10-4　自动拉钩应用于颈动脉手术

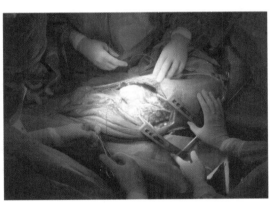

图 10-6　胸廓撑开器在术中的应用

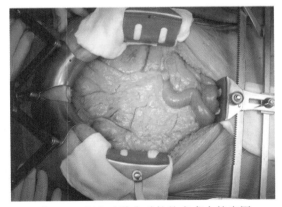

图 10-5　腹主动脉自动拉钩在术中的应用

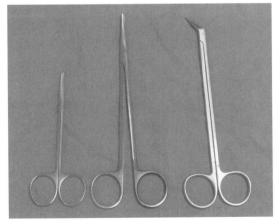

图 10-7　各类剪刀

可分成平行角度剪和纵形角度剪两类。平行角度剪通常只有 30° 和 45° 两种；纵形角度剪刀（Potts 剪刀）有 30°、45°、60° 等（图 10-7）。根据血管的不同位置，选用合适角度的剪刀，可以用于动脉切口的延长、部分切开血管壁，或者修整血管壁。

四、持　针　器

血管外科的持针器一般分为两种，一种是缝合小血管的握笔式持针器，另一种是中、大血管的普通持针器，还有适合更大角度的弯头持针器，更有利于缝合（图 10-8）。

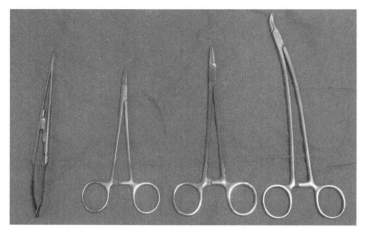

图 10-8　各类持针器

五、血管阻断钳

血管阻断钳是血管外科必需的器械，用于血管的暂时阻断。血管阻断钳不同于一般的血管钳，它要求能绝对安全可靠地阻断血流，又不致松脱，更要求不损伤被钳夹的血管壁。为此，血管阻断钳的齿是斜形，中间带槽沟。根据不同部位的血管，阻断钳又分为颈动脉阻断钳、腹主动脉阻断钳、股动脉阻断钳和腔静脉阻断钳 4 种（图 10-9、图 10-10）。血管阻断钳具有各种不同的形态。有时在阻断静脉时，可以用动脉阻断钳套上硅胶管，以减少阻断钳对静脉壁的损伤。对一些小血管阻断时使用血管夹，又称为哈巴狗（Bulldog）夹（图 10-11、图 10-12）。

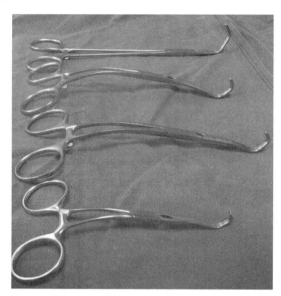

图 10-10　各类 Satinsky 血管阻断钳

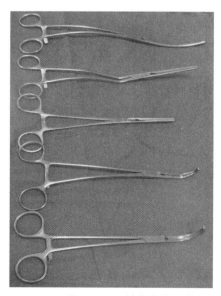

图 10-9　Dale 及 Debakey 等各类大血管阻断钳

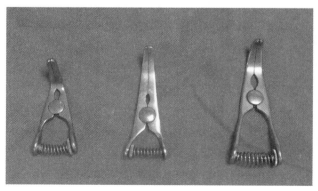

图 10-11　各类 Bulldog 夹

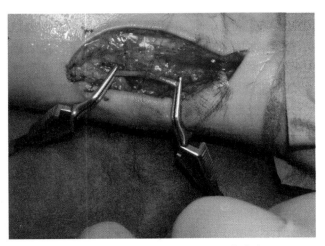

图 10-12　Bulldog 夹应用于小血管吻合

六、动脉内膜剥离器和血管扩张器

临床上常用的是圈套式的剥离器。不锈钢质的一端为一手柄，另一端为一与不锈钢丝成 90° 的圆形钢丝环，不同型号钢丝环大小不等，一套有 8 根，钢丝环的周长为 0.3 ～ 1.2cm。使用前先切开动脉，将切开动脉处的内膜环形切断，并与内膜下层分离，将内膜套入钢丝环，推送钢丝部分，一边推一边旋转钢丝手柄，直至剥离器受阻；然后转动手柄，用钢丝环锐利边缘切断内膜，抽剥分离切断内膜；也可在受阻的部位再做切口，抽剥内膜。目前动脉内膜剥脱术最常用于颈动脉。外翻剥脱术（EEA）的出现使得内膜剥离器越来越少使用，动脉内膜剥离匙较剥离器更为常用（图 10-13、图 10-14）。血管扩张器在手术中用于

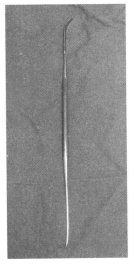

图 10-13　动脉内膜剥离匙

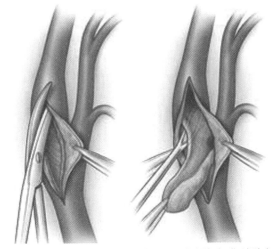

图 10-14　动脉内膜剥离匙应用于颈动脉内膜剥脱术

扩张中、小动脉，使小血管切口缝合更加方便，可以根据血管的口径选择型号合适的扩张器（图 10-15）。

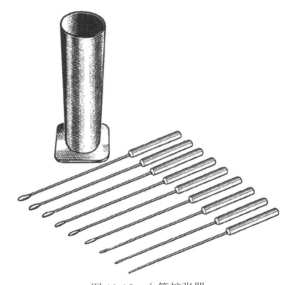

图 10-15　血管扩张器

七、取栓导管

1963 年，球囊取栓导管由 Fogarty 设计并首次应用于临床，是动、静脉取栓常用的导管。Fogarty 球囊取栓导管是一单腔导管，头部为一橡皮球囊，它通过小孔与导管内腔相通，使得尾部能通过注射器注入气体或液体膨胀球囊。除了 2F 和 3F 外，导管内腔一般置入一不锈钢的细导丝，用于加强导管的韧性，使导管容易通过血栓部位。

根据导管粗细有 2～7F 各种型号。国际通用的标志颜色：2F 为紫色，3F 为绿色，4F 为红色，5F 为白色，6F 为蓝色，7F 为黄色。除 2F 导管每 5cm 为一刻度外，其余导管每 10cm 为一刻度，以便术中判断导管进入的深度。因型号不同，球囊的大小也不同，从 2F 至 7F，球囊的容积充盈量为 0.1ml、0.2ml、0.75ml、1.5ml、2.0ml 和 2.5ml。超过此容量，球囊容易破裂（图 10-16）。不可向球囊内注入气体，以免球囊破裂后发生血管气栓。使用前应检查球囊有无渗漏。

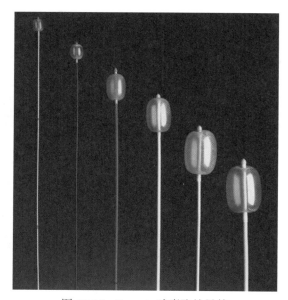

图 10-16　Fogarty 球囊取栓导管

另有一种取栓导管用于取人造血管内（特别是 ePTFE）特别硬韧的血栓，以螺旋形钢丝为主要设计要素（图 10-17）。由于球囊比较光滑，有时取栓并不完全，在 Fogarty 球囊导管的基础上，在原球囊部位改成螺旋钢丝，导管末端有一带槽的手柄，槽内有一按钮与螺旋钢丝相连，按钮在手柄槽内上下滑动，使螺旋钢丝相对伸直和扭曲，在扭曲位，使扭曲钢丝的直径增大，从而容易把血栓拉出。

八、转 流 管

某些部位的手术，如颈动脉手术、胸主动脉瘤或腹主动脉手术等，在阻断血管时，需要保证远端血流的供应。急症肢体血管损伤时，做暂时的分流；肝移植时的门静脉和腔静脉转流，或者腔静脉损伤时的腔内阻断转流管。各种分流管粗细长短规格不一，分述如下。

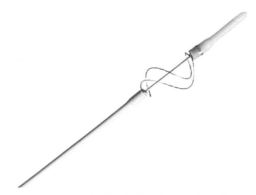

图 10-17　人造血管螺旋钢丝取栓导管

1. 颈动脉转流管　为一端略大，另一端略小的硅胶管，头端略呈蕈状，硅胶管内衬螺旋形的弹簧钢丝，使转流管软而有弹性，略大的一头一般置于颈总动脉，另一端置于颈内动脉。两端有与其相匹配的颈动脉阻断钳阻断、钳夹，使颈总动脉和颈内动脉的血流不从管壁溢出，而又从转流管向颈内动脉远端供血，避免阻断颈动脉时间过长引起颅内缺血和缺氧，最常用的为 Javid 转流管（图 10-18）。最近市场上有一种全塑料三腔双球囊颈动脉转流管（图 10-19），将球囊的两端分别插入颈总动脉和颈内动脉，充盈球囊后避免血流外溢，中间一个臂用于观察血流的情况，也可以注射肝素。

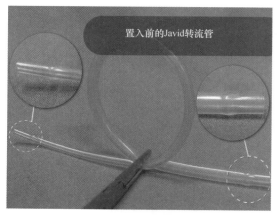

图 10-18　颈动脉 Javid 转流管

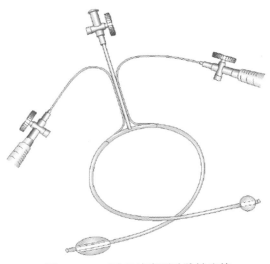

图 10-19 三腔双球囊颈动脉转流管

2. 胸主动脉转流管 为一带侧孔的子弹头状硅胶管，又称 Gott 管，是在某些胸主动脉瘤切除手术时，避免因阻断胸主动脉时间过长，引起肋间动脉缺血导致截瘫而使用的暂时性转流管。一般直径为 12 ～ 14mm。目前，胸腹主动脉瘤切除重建手术时，最常用的是带机械泵的左心转流系统（图 10-20）。

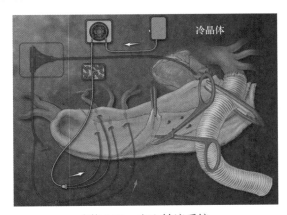

图 10-20 左心转流系统

3. 腔静脉转流管 分为单球囊转流管和双球囊转流管两种，单球囊转流管主要用于布 - 加综合征手术，对腔静脉进行根治术时控制血流。双球囊转流管为一直径 14 ～ 16mm，两端带球囊的硅塑料管，内衬弹簧钢丝，柔软而有弹性，球囊两端带侧孔，两球囊间无侧孔。在高位腔静脉损伤时，该管从髂静脉分叉上方的腔静脉插入，将双球囊置于腔静脉损伤的远、近侧，充盈球囊阻断球囊两端的血流，使血流从转流管内流出，以便于行损伤腔静脉的修补、整形或重建。

4. 股动脉、股静脉转流管 某些主动脉弓手术，可行左心转流或股静脉、股动脉转流。股动脉、股静脉转流管为一直径 8mm 的硅塑料管，内衬弹簧钢丝支撑，一端为带侧孔的子弹头，将其插入股动脉（股静脉），另一端接体外循环机或转流泵。

5. 门静脉转流管 为带侧孔的子弹头硅胶管。在传统肝移植时，用做门静脉转流。另一端接转流泵或背驮式肝移植时，做暂时性门静脉 - 腔静脉转流（图 10-21）。

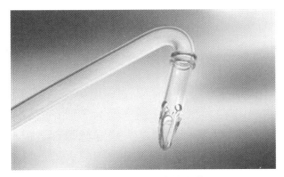

图 10-21 门静脉转流管

九、双腔球囊扩张管和血管腔内阻断球囊

双腔球囊扩张管和血管腔内阻断球囊即 Griittzig 双腔球囊导管，由导管、球囊、注射器接口和通芯导丝组成（图 10-22）。导管有两个腔，其一与球囊相通，另一腔与血管相通，可以通过导丝或注入造影剂，也可冲洗。导管有多种型

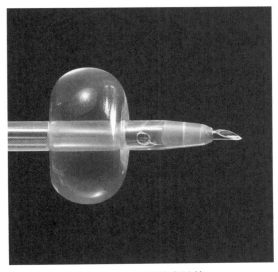

图 10-22 双腔球囊导管

号，每种型号球囊大小、长度和所承受的压力均不同，使用前需根据血管选用合适的型号。与Fogarty球囊取栓导管一样，球囊内不能注入气体，应用时常以造影剂显示球囊的位置和扩张的情况。需要注意，球囊扩张时，不能超过额定的压力范围，以避免破裂。主要应用于经皮腔内血管成形术（PTA），是目前广泛应用的介入治疗工具之一。

十、浅静脉剥离器

浅静脉剥离器用于大隐静脉和小隐静脉高位结扎抽剥术。国内剥离器用不锈钢丝制成，两端焊有子弹头样的探头，当剥离器插入静脉后推进过程中遇阻力，不可强行通过，以免穿破静脉壁。但目前国内的大隐静脉剥离器为多股钢丝绳，逆向抽剥时，不易一次到达大隐静脉根部，需要分段抽剥。笔者等使用的塑料导管的大隐静脉剥离器，柔中有刚，从内上踝前方可以一次送达大隐静脉的根部，效果较满意。

十一、静脉瓣膜刀

原位自体大隐静脉转流术成功的关键是静脉瓣膜的破坏，静脉瓣膜刀可分节段破坏全程大隐静脉瓣膜，不损伤静脉壁，保证正向血流的通畅，最常用的是 Lemaitre 静脉瓣膜刀（图 10-23）。

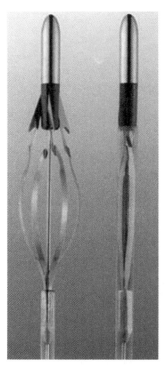

图 10-23　静脉瓣膜刀

（刘晓兵）

主要参考文献

蒋米尔，张培华，2014. 临床血管外科学 . 第 4 版 . 北京：科学出版社
Cronenwett JL，Johnston KW，2014. Rutherford's Vascular Surgery. 8th ed. Amsterdam：Saunders，Elsevier

第十一章　腔内血管外科技术应用基础

第一节　概　　论

随着其他医学领域的不断发展，人类的寿命越来越长，但吸烟、高血压、高血脂、糖尿病、肥胖人群普遍存在，周围血管疾病如动脉硬化闭塞症、动脉瘤等的发病率不断升高，需要手术治疗的患者趋于老龄化，其中很多不能耐受开放性手术。因此，微创的腔内血管外科技术治疗越来越受到患者的欢迎。

腔内血管外科技术作为现代医疗的重要进展之一，虽然历史较短，但发展迅速。1953 年，Seldinger 经皮动脉穿刺的微创技术革命，为血管疾病的诊治开辟了一片崭新的领域。自 20 世纪 60 年代，Dotter 在世界上首次为一位 83 岁下肢动脉硬化闭塞症的女性患者，施行经皮血管腔内成形术（PTA）以来，周围血管疾病的腔内治疗技术迅速发展。在过去的 10 ～ 20 年中，新的技术、新的导管鞘组、新的腔内治疗装置、新的介入材料层出不穷，尤其是 20 世纪 90 年代初，Parodi 首创腔内介入治疗腹主动脉瘤，成为腔内血管外科的里程碑。当前，腔内血管治疗越来越普遍受到界内人士的肯定，手术技术已趋成熟，是 21 世纪血管外科发展的主要方向，在很大范围内可以替代传统外科手术。本章着重介绍腔内血管外科技术的应用基础，以及在理念和技术上的新进展。

（一）PTA 的基本原理

PTA 是采用导管技术在 X 线导向监视下，以加压的特殊气囊，压榨动脉内壁的粥样斑块，使内膜狭窄的粥样硬化壳被撑扩，甚至破裂。在加压扩张的过程中，动脉中层的弹性纤维、胶原纤维和平滑肌细胞都被过度伸展，使管腔扩张。PTA 技术最初主要用于扩张周围动脉的狭窄和短段闭塞，但随着高质量的小球囊、长球囊的出现，长段慢性完全闭塞病变（CTO）同样可以行 PTA，

也适用于肾动脉、冠状动脉、腹主动脉和血管移植物等。PTA 后出现血流限制性夹层或血管弹性回缩者，需行腔内支架植入。

（二）支架的结构和种类

血管内支架是一种网状管性结构，多由镍钛合金金属材料制成，可以经皮穿刺置入血管，以抵抗血管内或血管外的塌陷因素，达到重建血管管腔，增加管腔直径，保持血流通畅的目的。自 1987 年支架第一次应用于临床以来，已研制了几十个品种。按支架的扩张方式，可分为球囊扩张式（Palmaz、Strecker、Omnilink Elite、Absolute Pro 等）和自膨式两大类（Giancturco、Wallstent、Cragg、Everflex、Life Stent 等），其材料都是不锈钢或镍钛合金。供临床使用的支架，需具备以下基本条件：无论何种扩张方式的支架均应能充分扩张；不透 X 线，能在 X 线监视下精确定位并放置；有足够的径向抗压（抗塌陷）强度；良好的纵向可曲性和柔顺性。

（三）基础设备和环境——"杂交"手术室

近几年来，随着"杂交"手术的应运而生，单一的腔内血管外科手术室，逐渐被"杂交"手术室所替代，即需具备一个可以同时做血管造影和常规血管外科手术的手术室，无须在血管造影室和手术室之间多次转移患者，而在同一手术室即可完成全部操作，从而避免患者的多次麻醉和转运可能带来的风险。

理想的"杂交"手术室应具备的条件：①手术室面积需根据心血管造影机的类型来确定，一般为 ≥ 80m²；②符合有关标准的 X 线防护屏，包括墙壁、门窗等；③空气净化应符合外科手术要求，需按一级标准设计；④必要的心电监测和抢救设备，保证手术过程安全性。

装备条件：①心血管造影机及其辅助设备，为"杂交"手术提供影像学支持，既要符合造影的需求（能透 X 线），又要满足血管外科手术的要求（长轴左右可螺旋）；②麻醉机、体外循环机，为患者顺利进行手术做好充分准备；③各种导丝、导管、球囊、支架、人造血管等作为手术的基本材料，需根据手术部位选择适宜的型号；图像传输及电视转播系统，是影像学技术和腔内介入的基本组成部分，可作为手术中外科医师的"眼睛"，引导准确定位，以及明确疗效以随时调整治疗策略。

人员要求：血管外科医师、介入科医师和影像学技师是手术中当然的主角。由于血管腔内治疗，给医师们带来更多的挑战和更高的要求，他们不仅要充分具有血管疾病的生理、病理、解剖学知识和发病史，还需努力推动临床技术的发展来提高诊疗技术。血管外科医师必须熟练掌握腔内介入技术操作；介入和影像学技师需要具备广阔的临床经验，指导"杂交"手术安全有效地实施。所以，各科医师需紧密配合，建立相互信任、协作一致的医疗关系。其次，麻醉医师保证患者术中的生命体征平稳，手术室护士的全力协助，都是"杂交"手术顺利进行的重要保障。

（四）知情同意

任何介入手术之前，必须让患者充分了解手术的操作常规、风险、疗效及并发症，以免患者对手术过度乐观，而带来术后不必要的纠纷。介入手术的发展迅猛，经常会有新设备、新技术等应用于临床，此时就要充分向患者告知可能发生的新情况，术后情况有不可预知性。知情同意也是警惕手术医师不可疏忽大意。

第二节　腔内血管外科一般材料与设备

一、血管穿刺套管和导丝

各种血管穿刺导管和与其配套的导丝，在临床上广泛应用。较常见的为股 - 主动脉穿刺导管，其中包括穿刺针、扩张器、导丝和导管鞘（图 11-1）。

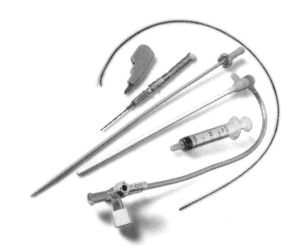

图 11-1　血管穿刺鞘组

压力泵是一带有压力表的压力针筒，针筒可推进和旋转推进，开始时可用手指推进，压力逐渐增大后，可选用旋转推进，用于球囊扩张（图 11-2）。

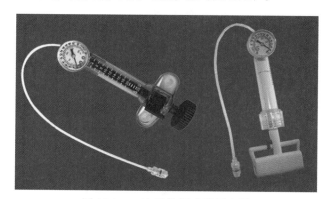

图 11-2　一次性使用球囊压力泵

二、金属支架

1964 年，Dotter 报道设计弹簧状的支架后，金属支架在临床广泛应用。目前分为自张式、球囊扩张式和带内膜的支架。评价支架的优劣包括放置的方法、支架的弯曲度、完全扩张后的张力、放射的显影性、制作的材料、是否易致血栓、在血管中的固定性和完全释放前能否被回收等。同时，简要介绍颈动脉保护伞等支架辅助材料。

1. 自膨式支架　支架依靠本身的张力扩张，当释放系统推出时，支架自动膨胀到所需的口径。只要口径合适，能立即在血管壁上固定。如果血管比预先估计的要大，支架的固定就很成问题。目前常用的是 Wallstent、Everflex、Lifestent、Smart control 等多款支架。由于材料的进步，镍钛合金的记忆金属合金已被用于支架的制作。由于记忆金属在体温下能保持恒定的形状，不易被压缩，具有良好的扩张强度，而且组织相容性较好，不刺激内膜的过度生长导致再次狭窄。Wallstent 新的设计使得支架在完全释放前能被重新回收，而 Everflex 则具有极佳的柔顺性（图 11-3）。

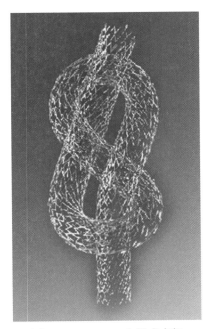

图 11-3　Everflex 自膨式支架

2. 球扩式支架　常用的为 Palmaz 支架和 Strecker 支架。它在体内的最终管径取决于用多大的球囊扩张，而且这种设计可以使扩张的范围比预先估计的要大一些。但在血管口径变化的区域，如髂总和髂外动脉连接处，支架的应用受限，除非使用不同口径的支架二次扩张。Palmaz 支架一般置于球囊的外面，屡有报道支架脱落或安装不到位，特别是血管的转角处。所以，Palmaz 支架常带一个鞘，在释放前不与血管壁接触。支架是首先从气囊的两端开始被扩张，这就必须使支架位于球囊中间。如果已经处于释放阶段，很难再次定位或移动球囊。因为在血管内的不完全释放支架中，很难再次把球囊导管置入、扩张（球囊不在支架正中，支架受力不匀）。另一种少见的情况是，球囊在扩张中破裂，此时只要已经固定，重新通过导丝置入球囊扩张即可（图 11-4）。最新的球扩式支架当属 Abbott 的 Omnilink Elite、Absolute Pro 等，支架更为薄层，可以用于膝下血管。

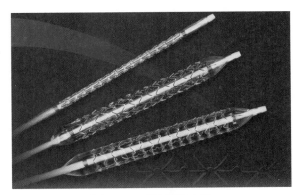

图 11-4　球囊扩张支架

3. 带膜支架　是在支架的内壁上衬以人造血管膜，可避免扩张后由于内膜破坏而导致凝血，以及支架置入后的内膜增生引起再次狭窄，常用于腹主动脉瘤的治疗（图 11-5）。静脉狭窄用支架置入后易血凝，所以不太常用。最新的可用于下肢血管的带膜支架当属 Gore 的 Viabahn，是一种具有弹性的自膨式腔内覆膜支架，由膨体聚四氟乙烯（ePTFE）内衬，并沿其整个长度延伸的外部镍钛合金支架组成，还有带生物活性表面肝素涂层的类型，其覆膜支架表面通过共价键修饰和生物活性肝素进行修饰。临床验证表明，Viabahn 在股浅动脉 SFA 的 12 个月通畅率明显高于单纯 PTA。

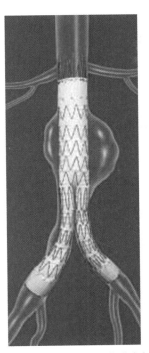

图 11-5　腹主动脉瘤带膜支架

4. 颈动脉保护伞　颈动脉狭窄患者行支架植入术时，对于有动脉硬化斑块，又有脱落危险者，可以应用保护伞（如 angioguard）。将保护伞放入狭窄的远端，并释放，保护伞的导丝就作为导引导丝，支架沿保护伞的导丝置入（图 11-6）。

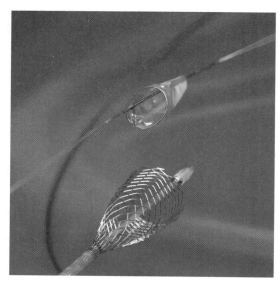

图 11-6　颈动脉保护伞

三、下腔静脉滤网

下腔静脉滤网用于制止下肢深静脉血栓所致的肺栓塞。首先广泛使用的滤网装置是 Mobin Uddin 伞。但是由于材料和设计的不足，Mobin Uddin 伞容易产生血栓和在下腔静脉中移动。目前，常用的滤网装置有以下多种（图 11-7）。

1. 不锈钢的 Greenfield 滤网装置和钛合金 Greenfield 滤网装置　前者已经成功使用了 20 年，是迄今为止使用最广泛的滤网。这个锥形的滤网从顶部到底部为 4.6cm，有 6 个支撑腿组成。顶部

腿间隙为 2mm，基底部腿间隙为 6mm。大于 3mm 的血栓均被阻挡。当滤网 70% 的深度被填满时，49% 的横截面仍保持血流通畅。Greenfield 滤网装置并不因为抗凝药物的停止而出现通畅率下降。即使滤网装置因放置错误，固定于肾静脉以上，也未出现较大的并发症。Greenfield 滤网装置可以经皮股静脉插管放置，也可在直视下放置。最佳的放置位置为 $L_2 \sim L_3$ 平面，下腔静脉和上腔静脉也可以在某些情况下放置。

2. 鸟巢滤网（bird's nest filter）　这种滤网是由四根不锈钢丝和两根长短不一交叉的撑脚组合而成。每根钢丝长为 25cm，粗为 0.18cm，缠绕在一根撑脚上，其中的一根撑脚为 "Z" 形。这个设计的原理是提供多层次的血栓阻挡机制。放置此装置时，先把第一个撑脚固定于静脉壁，然后释放出钢丝，最后把第二个钩放入静脉内。此项设计的优势：①能阻止更小一级的血栓；②不必考虑装置的倾斜；③能放置入 40mm 的静脉，并能制止侧支循环来源的血栓；④不必担心装置的移动。

3. Nitinol 滤网　是镍钛合金所制成的装置，因为在较低的温度下有较好的柔韧性，可以折叠，当进入体内后恢复形状并呈僵直。此装置于 1989 年才研究成型。滤网是由 8 个相互叠加的环形成 28mm 罩，罩下的锥形是由 6 条放射状的脚所形成，每只脚末段有钩状物可以锚定静脉壁。

4. Vena tech 滤网　于 1986 年研究成功，由新型合金的 6 条支撑腿形成锥形的结构，支撑腿的远端连接有和静脉壁固定的锚钩。在法国最早应用，文献报道肺梗死的发生率为 2%；8% 短期内下腔静脉阻塞，而长期阻塞率为 37%。

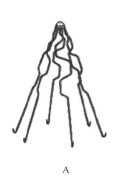

A

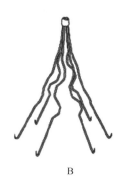

B

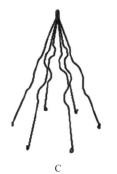

C

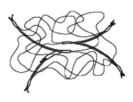

D

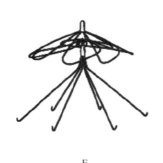 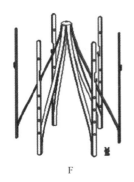 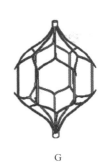 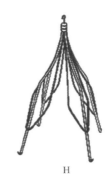

E F G H

图 11-7 各种滤器

四、腔内血栓消除装置

球囊导管对于急性、柔软的血栓较为有效，但对慢性机化的血栓则无效。这就是不断有新的设计出现的原因。1963 年，Greenfield 设计出一种双腔的导管，能用吸引力将血栓吸出。以后的设计包括导管的头部改进，装入了能把血栓绞碎的钢刷，利用高速旋转力将血栓磨碎，并吸出。以下将介绍几种目前常用的装置。

1. 静水压冲洗和吸引　本装置由头端双开孔的双腔导管组成，其中一个开口具有一定冲击力的水枪，不断冲碎血栓；另一开口接通负压吸引装置，将冲下的碎片不断吸取，从而去除血栓。

2. 激光熔栓术　这是将介入放射学和激光技术结合的一项新技术。用纤细的光导纤维插入动脉闭塞端，利用激光将血栓和病变的粥样硬化组织迅速汽化，在闭塞的动脉中打开一条通道，然后用 PTA 技术，将血管重新成形，并置入支架（图 11-8、图 11-9）。

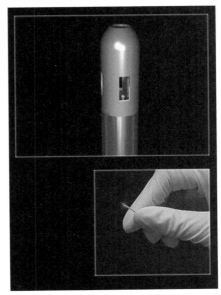

图 11-8　激光溶栓装置头端

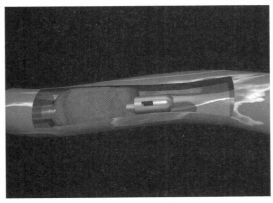

图 11-9　激光溶栓模拟图

3. 经皮腔内血栓旋切术（percutaneous transluminal rotational ablation，PTRA）　本导管的设计为头端具有旋切钻头，末端为动力电机提供旋转的动力，钻头分低速和高速钻两种，经皮腔内血栓旋切头端还有收集血栓碎片的装置（图 11-10）。行 PTRA 时，先将导引钢丝穿过狭窄段，并注入肝素 5000～10 000U；然后将钻头接近血栓部位进行旋切，整个过程在透视和造影剂监视下进行。如果收集碎片的装置已满，可以取出清除。

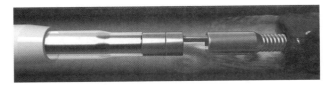

图 11-10　经皮腔内血栓旋切装置

4. 机械性除栓器械（arrow trerotola，PTDTM）本器械由两部分组成：①导管部分是一个 5F 外径，65cm 长的自膨式网篮（外面是不透 X 线的聚氨酯外套管），网篮有一柔软可弯曲的尖端，并有一内腔用来造影；网篮完全扩张时直径为 9mm；②手柄部分可以 3000r/min 的速度驱动网篮。取栓时，将网篮置于血栓处，碎栓网篮被释放出后，即完全自行膨开，紧贴血管壁。然后，按手柄开关，碎栓网篮可以 3000r/min 高速转动，将血栓均匀击碎并抽吸出来。

5. 导管溶栓术　经皮穿刺有血栓动脉、插入导管、注射尿激酶（剂量 10 万～ 50 万 U）、配合静水压冲洗、吸引，对大部分患者有效，对部分患者疗效欠佳，血栓同时伴有动脉硬化患者可联合动脉腔内成形术。急性深静脉血栓行导管溶栓（catheter directed thrombolysis，CDT）的技术已趋于成熟，疗效肯定，是 DVT 的首选治疗方法。最常用有效的是 Uni*Fuse 溶栓导管，多节段激光纵向切割导管，药物灌注更均匀有力，而且导管有效溶栓长度有 10 ～ 50cm 等不同规格。完整的导管溶栓装置应配套注射泵及多个注射器使用（图 11-11）。

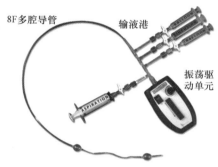

图 11-11　导管溶栓装置

6. 机械性网状血栓去除器　"鹅颈"抓捕器（Goose Neck^TH Snare）由温度记忆的镍钛合金环，从 Teflon 导管体上与导丝成 90°，可绕血管中轴 360° 旋转，操纵杆为高弹性的镍钛合金，可达到最大的操纵性 1：1 扭矩。临床上用来去除血管腔内的导管、钢丝、支架、下腔静脉滤网及弹簧栓塞物等异物（图 11-12）。

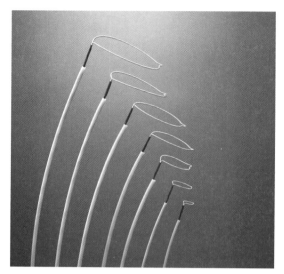

图 11-12　"鹅颈"抓捕器

7. 血管镜取栓术　纤维血管镜由纤维血管内镜、冷光源、冲洗系统、摄影系统和电视监视器组成。先将双腔球囊导管插入需要操作的血管部位，双腔球囊导管的一个腔与球囊相通，充盈球囊可以阻断血流。另一腔用于插入血管镜，也可通过此腔进行血管冲洗。血管镜除了用于诊断以外，还可用于动脉内膜切除、栓子的摘除，指导观察介入治疗结果，如 PTA、PTAR、激光再通术，也可直接用于血栓的溶栓治疗（图 11-13）。

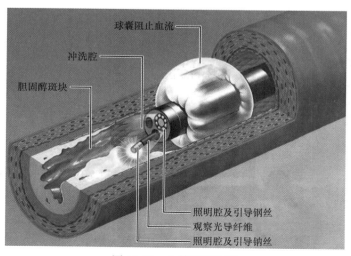

图 11-13　血管镜结构图

8. 血栓消融器（amplatz thrombectomy device）　血栓消融器是由一导管和动力装置组成（图 11-14）。血栓消融器导管为双层，Durometen Pebox 导管有 7cm 的软头，有可塑性，内置高速（> 10 000r/min）旋叶，产生强大的涡流，可以将血栓浸软溶解成小于 15μm 的细粒。动力系统由电动的压缩空气 / 氧气装置连接。冷却液体由脚踏板控制。

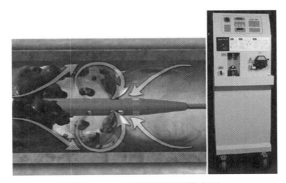

图 11-14　血栓消融器模式图

9. 超声腔内消融血栓仪　超声消融血栓成形术是近年来得以迅速发展的一种血流重建新方法，主要通过低频高强度的机械振动、空化作用等生物效应，裂解粥样硬化斑块和消融血栓，恢复闭塞血管的血液循环，包括超声内消融血栓和体外治疗性超声（external therapeutical ultrasound，ETUS）助溶血栓。前者是经周围血管插管，由导管引导至血栓部位，由超声选择性地消融血栓和斑块（图 11-15）。由于这一技术创伤小，术后并发症少，且疗效好，因此特别适用于高龄和手术耐受差的患者。ETUS 助溶血栓是近年来兴起的一种新的溶栓技术，是将超声探头置于血栓形成处相对应的体表部位，经皮发射超声，聚焦于周围血管内血栓，同时联合应用溶栓药物，来促进药物的溶栓作用。

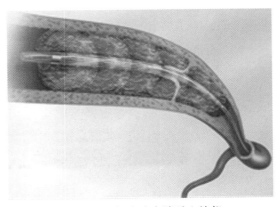

图 11-15　超声腔内消融血栓仪

这一技术方便易用，无损伤性。目前正日益受到溶栓研究者的关注。最新的超声腔内消融血栓仪为 EKOS 生产，操作更简便，血栓破损、远端栓塞等并发症明显减少。

第三节　腔内血管外科新技术、新材料和新设备

血管介入栓塞材料在血管瘤与血管畸形的章节内有所介绍。在血管介入术中，狭窄闭塞性疾病的技术、材料和设备更新最快，本节主要介绍这方面的进展。

一、药物洗脱支架和球囊

介入治疗的发展经历了三个里程碑，即从单纯球囊扩张（PTCA）到裸金属支架（BMS），再到药物洗脱支架（drug eluting stent，DES）。德国 Braun 公司首先推出药物洗脱球囊（drug eluting balloon，DEB），是球囊设计理念上的新突破。药物洗脱球囊和支架，最早是应用于冠状动脉，目前在股 - 腘动脉已有成功应用的报道。

DES 的应用最为广泛，是将常规血管腔内治疗与新型药物相结合。已证实，DES 在冠状动脉疾病应用中，较裸金属支架具有更低的再狭窄率和靶血管重建（TLR）率。因此促使许多研究者，将 DES 用于冠状动脉以外的领域，特别是膝动脉以下病变，此外，在再狭窄和 TLR 率上也取得了良好的中期和长期的疗效。自膨胀式 DES 开发应用于股 - 腘动脉后，前期的结果也令人鼓舞。一项针对股动脉病变的二期随机对照临床实验，目前正在欧洲各中心进行，观察西罗莫司洗脱的镍钛合金支架与普通的镍钛合金裸支架之间的临床有效性和安全性比较，入组患者平均股动脉病变长度为 8.5cm。经过 18 个月的随访，两者关于再狭窄率方面没有显著性的差异（药物洗脱支架再狭窄率 20.7%，裸支架再狭窄率 17.9%）。在其一期临床试验中，支架的阻塞和狭窄部分由支架断裂引起，共占 18%；在二期临床试验中，支架的断裂率只有 8%，不是血管再狭窄的主要原因。

使用金属植入支架还存在一些无法解决的困

难，如支架断裂、需要长期的抗血小板治疗和支架再闭塞等。特别是，当支架闭塞后进行血管内再通治疗的成功率非常有限。目前认为，DES 导致晚期血栓增加的原因之一，可能是药物支架表面的聚合物载体（polymer）抑制了内皮细胞的修复和愈合过程。此外，支架植入术仍不能用于非常小的分支血管，如腘动脉以远的小腿三分支。于 DES 技术背景下，药物涂层球囊（DCB）作为新的药物辅助血管成形系统来治疗外周动脉疾病（peripheral arterial disease，PAD），核心优势是在腔内不遗留支架等异物。

DCB 技术，是结合传统血管成形术和局部给药治疗，以抑制新生内膜增生。DCB 启用先进的药物运输技术，将药物运输到病变部位并立即释放，药物直接进入血管壁。使用的药物必须具备特定的化学性质和作用机制，并有被血管壁迅速吸收的药代动力学，可施加一个持续的抗再狭窄效果。最经常使用的药物是紫杉醇，一种细胞毒性剂，将细胞有丝分裂周期停止在 M 期，而不进行进一步分裂。其特征在于它的疏水 - 亲脂性，可促进药物的细胞摄取和转化。在 DES 的应用上，紫杉醇对血管壁的细胞毒性作用，以及抗增殖效应已得到广泛证实。在单次球囊扩张 30～45 秒后，紫杉醇表现出较高的组织浓度，且未报道有任何副作用。为实现高效、长期的对血管壁的抗增殖效应，在血管成形术时必须有足够药物剂量支撑。临床前期数据表明，起始有效剂量为 $3\mu g/mm^2$。新的 DCB 使用剂量为 $2\mu g/mm^2$，最佳剂量仍需进一步研究。紫杉醇的作用机制是通过细胞毒性作用导致细胞死亡后，长期抑制细胞生长。其他 DCB 药物则基于不同的原理。Olimus 化合物是亲水性的，具有细胞抑制剂性能，抑制细胞生长在 G_1/S 期，由此暂时抑制细胞生长，一段时间后，细胞可以返回 G_0 期，并重新进入细胞周期，这理念符合 DES 技术，但剂量给药可能并不足够。最近的动物实验证实，佐他莫司涂层球囊应用在家族性高胆固醇血症猪的股浅动脉，与对照组相比明显减少新生内膜增生，药物治疗水平可维持到 28 天。但是，DCB 确切的动脉壁的药代动力学仍不得而知。高质量的球囊涂层技术是保证 DCB 有效的药物转移和释放的基础，用最少的药物损失使药物输送到靶病变，快速和均匀地释放药物。各种涂层技术孰优孰劣目前还没有得到证明。体外研究表明，一个短时间（＜3 分钟）暴露于紫杉醇 / 碘普罗胺可成功抑制平滑肌细胞的增殖，体内动物实验也证实紫杉醇 / 碘普罗胺涂层球囊可抑制新生内膜增生和细胞增殖。疏水性药物载体是递送紫杉醇的关键。目前使用的比较有效药物组合是以碘普罗胺、尿素为载体，共同运输紫杉醇。碘普罗胺作为显影剂，尿素作为一种天然的惰性及生物降解聚合物，紫杉醇通常选用纳米粒子制剂。紫杉醇可以折叠 / 包被状态加载在球囊上，或可能在整个球囊导管表面，后者在球囊扩张时可提供更持久、均匀、高剂量的药物。新发布的 DCB 球囊，紫杉醇可直接涂布在尼龙球囊导管上而不使用任何聚合物或药物载体。然而，不同的 DCB 紫杉醇加载模式可能导致抗再狭窄的性能差异和临床疗效的不同。

直到目前，DCB 与 DES 这两种技术没有得到很好的系统比较。但是，DCB 技术可避免 DES 一定的局限性。支架的金属网和聚合物涂层，可以在血管壁上产生连续的机械和化学刺激，触发炎症反应，导致新生内膜形成，晚期内皮化不完整可导致支架内血栓形成。DES 在膝下动脉效果优异，但在股 - 腘动脉的疗效仍存在争议。SCIROCCO 研究表明，在股浅动脉段使用非聚合紫杉醇自膨支架，取得可喜成果。在 SCIROCCO II 中，比较了西罗莫司洗脱支架与 BMS 在上述膝上股 - 腘动脉的疗效。6 个月再狭窄率，DES 组为 0，而 BMS 组为 7.7%，DES 的优势一直可持续到 18 个月。24 个月随访显示，再狭窄率 DES 组为 24.1%，BMS 组为 25%。在 Zilver PTX DES 的研究中，比较 DES 与标准 PTA 在评价膝以上股 - 腘动脉中的疗效。DES 组 12 个月具有无事件生存率（90.4% vs 82.6%）和通畅率（83% vs 32.8%）优势。由于膝关节环状弯曲对腘动脉的不断挤压和髋关节对股浅动脉的不断压缩，股 - 腘动脉支架的柔顺性至关重要。在 SIROCCO I 中，平均 2.9 个支架发生断裂。SIROCCO II 结果略有改善，平均 2.6 个。在 Zilver PTX 12 个月随访未发现支架断裂，这可部分归因于支架设计的改进（柔性开槽管），而且 529 例中仅 37 例（6%）用于远端股浅动脉和腘动脉。由于支架首先要被精确地定位在相应的病变部位，DES 药物释放就可能会受到支架定位不准的限制，不能够有效释放在病变部位，相反，DCB 没有支架的限制，可以更均匀地将药物传递到球囊扩张的血管壁。此外，与 DES 相比，相同的或较低的药物浓度固定在 DCB 球囊表面，可以在靶病变达到更有效的剂量水平。DCB 血管成形术可适用于支架不适宜使用解剖位置，如在血管分叉、远端足部动脉等。此外，DCB 对以后的血管修复手术不产生任何影响。DES 在预防急性弹性回缩和获取急性管腔最大化方面还是更为有效，对于急性球囊扩张后形成的影响血流动力学的夹层，DES 也是唯一有价值的解决方案。

DCB 在改善内瘘通畅率方面也有新的应用。一项临床应用于抑制再狭窄的治疗是对透析用内瘘通道的修复。1 年 PTFE 人工透析移植物和（或）支架植入术血管重建的通畅率一直很差。各种改善透析管路通畅的技术，包括使用手术定位下药物洗脱膜，各种纯镍钛记忆合金支架、切割、冷冻球囊，以及自膨式覆膜支。大多数狭窄病变发生在静脉端。最近，DCB 的两个试验研究旨在减少静脉吻合部位的再狭窄。IN.PACT 植入 Amphirion 紫杉醇涂层球囊与传统球囊比较，DCB 组 6 个月通畅率优势明显（70% vs 25%，$P < 0.001$）。Patane 报道了类似的结果，使用相同球囊导管治疗失败的透析瘘，9 个月的通畅率高达 92%。这些最初的经验表明，DCB 可能成为改善透析内瘘通道通畅率的有效解决方案，有待进一步的大规模、多中心临床试验来验证。

二、机械性粥样斑块切除术

机械性粥样斑块切除术是利用高速旋转的硬质金属机械装置，选择性地从动脉内壁上切除粥样斑块。与 PTA 相比有 3 个优点，即手术成功率较高、适应证较宽、能切除钙化的粥样斑块。在临床常用的机械装置有下列几种。

1. Simpson 旋切器 在 F7 ～ F11 的可屈导管顶端装有一旋切刀，转速达 2000r/min。旋切刀的外面配有金属罩壳，罩壳的一侧有一个 15 ～ 20mm 的小窗，在小窗对侧面的罩壳上有一气囊，当气囊充气使压力达 138 ～ 276kPa 时，能将粥样斑块挤迫入小窗内，高速旋转的刀片即将斑块切削掉。Simpson 旋切器的适应证主要为短段的偏心性动脉狭窄。切除严重钙化的粥样斑块则有一定的困难，所以常与 PTA 联合应用。手术成功率为 80% ～ 90%，1 年内再狭窄率为 24% ～ 31%，也有报道 1 年内闭塞率高于 50%。并发症主要是远侧动脉栓塞，发生率约 3%。

2. Kensey 研磨器 在可屈导管的顶端装有高速旋转的凸轮，转速达 100 000r/min。能选择性地研磨坚硬的粥样斑块，而对有弹性的组织无损伤。主要应用于完全闭塞的动脉段，常与 PTA 联合应用。成功率在 85% 左右，1 年再闭塞率达 30%，主要的并发症是穿孔。

3. Aurh 旋锉器 在导管顶端装有一锥锉，在其表面镶有微小粒（22 ～ 45μm）的钻石，锥锉的大小从 1.25 ～ 6.0mm 不等，以适应不同管径的动脉。主要用于短段狭窄和严重钙化而坚硬的粥样斑块。对有弹性的正常动脉壁损伤较小，所锉下的碎屑小于红细胞，因此不会引起末梢动脉栓塞。手术成功率在 90% 以上，但再狭窄率较高。并发症有穿孔、动脉血栓形成、血红蛋白尿等。

4. 改良的 Simpson 旋切器 为减少末梢动脉栓塞的发生，将 Simpson 旋切器稍做改进，装有吸引装置，但其缺点是可能失血较多。

5. SilverHawk 和 TurboHawk 斑块旋切导管 是周围动脉一种新的治疗器械，其工作原理在于可旋切动脉粥样硬化斑块并重塑管腔，将斑块从官腔中切除、恢复本体动脉的血流。DEFINITIVELE 12 个月有效性和安全性结果显示，30 天时临床转归出现改善，并贯穿于 12 个月的随访期中。采用 SilverHawk 和 TurboHawk 器械做导向性经皮腔内斑块旋切术，12 个月后血管通畅，与支架研究中的报道不相上下。在跛行患者中，12 个月时采用峰值收缩压速度比率（PSVR）< 2.4，主要通畅率为 78%。值得注意的是，该比率在糖尿病患者（77%）与无糖尿病患者（78%）之间无差异，这是在前瞻性、有充分统计学把握度的分析中首次展示这样的结果。在严重肢体缺血（即 CLI，是 PAD 的一种重症形式）患者中，95% 能够避免靶肢体计划外的重大截肢。该研究显示，SilverHawk 和 TurboHawk 器械安全性良好、并发症少。斑块旋切过程中需使用栓塞保护装置（embolic protect device，EPD），如 Spider 保护伞。

机械性粥样斑块切除术虽然扩大了腔内成形

术的应用范围，但术后再狭窄率无明显降低。目前，机械性粥样斑块切除术还只是 PTA 的辅助手段。

三、Rotarex 吸栓

Straub Rotarex System 是一种较新的经皮血栓切除装置，由三部分组成：导管、电动驱动器和电源控制装置。导管直径为 8F，内含不锈钢钢圈，中心可通过 0.018 导丝，导管头端由两个金属圆筒状结构组成，外面的旋转圆筒与螺旋状不锈钢丝相连，内部的圆筒与导管相连，它们的侧面都有两个椭圆形的窗口。由电动驱动器通过螺旋状不锈钢丝使外面的圆筒以 40 000～60 000r/min 的速度旋转，磨削血管内闭塞物质，产生的漩涡进一步剥离血管壁上的血栓，内置螺旋弹簧圈高速旋转产生负压，吸除分离物，内置刀刃将其粉碎，切割成碎片，然后被螺旋状钢丝传送到体外的引流袋中。

本系统具有操作简便、操作时间短、可控性好等特点，对新鲜与陈旧的血栓均起作用。国内有学者较早地利用此系统，成功地开通下肢亚急性与慢性血栓闭塞性血管，安全、有效、并发症少，可适用于急性、亚急性、慢性动脉血栓形成，同时也可清除新生内膜，通过机械减容，暴露真实病变，尽量减少支架的植入。对支架内再狭窄的情况，可以做到安全减容，结合 DCB 等其他治疗手段，避免支架的二次植入，提升通畅率。但需注意区分血栓、增生内膜与硬化斑块，如硬性吸附斑块，有导致血管破裂风险。Rotarex 系统在行髂动脉吸栓时，建议常规备置覆膜支架，在血管破裂时可行紧急封堵修复。

四、冷 冻 球 囊

冷冻球囊（cryoplasty）技术又称动脉腔内低温成形术（cryo-percutaneous transluminal angioplasty，C-PTA）。事实上，通过温度控制来干扰再狭窄发生的尝试，在心脏治疗中的效果并不理想。尽管如此，新型的球囊介导的低温治疗——冷冻球囊，已出现在临床上，治疗原理是通过低温诱导血管内皮细胞及血管平滑肌细胞（SMC）凋亡而抑制血管再狭窄的发生。在低温作用下动脉 SMC 凋亡

的发生率高于内皮细胞，由于内皮细胞的相对耐低温性，能够较好地保持动脉内壁的完整，减少内膜增生和血栓形成的发生。而且低温并不损伤胶原纤维，只使管壁中的弹性纤维断裂、变性，因此术后管壁结构仍保持完好，弹性回缩能力则显著降低，可明显减低动脉损伤后再狭窄的发生率。但在已注册的系列研究中，多普勒超声随访 9 个月的血管再狭窄率约为 30%，效果不尽如人意。冷冻球囊在临床中已应用多年，但却没有相应的对照临床实验结果，而且费用也是一个值得考虑的问题。

五、切 割 球 囊

切割球囊（cutting-balloon angioplasty）设计上是在球囊的表面有细小的凸凹，批准应用于不易扩张的动脉疾病。虽然该球囊曾在临床中应用，但临床效果并不确定，包括对支架内再狭窄的治疗。另外，因为潜在的鞘管和输送轴脱离的问题，Boston Scientific 已经召回了这一球囊。但近期有英国学者 Shane Gieowarsingh 报道，应用切割式球囊血管成形术治疗纤维钙化的颈动脉狭窄病变 111 例，技术成功率达 100%，术后 30 天内卒中合并死亡率为 0.9%，并发症发生率明显低于单用低压球囊者。认为利用切割式球囊导管可改善斑块的弹性和纤维变性的连续性，从而降低压力使球囊扩张，获得最大管腔直径。远期疗效有待进一步验证。

六、腔内近距离照射

应用铱-192 在首次血管介入成形术的同时进行局部放射治疗（12～14Gy），对于长段的股浅动脉（SFA）狭窄病变的再狭窄率有明显的降低效果。但这种疗效只在治疗早期比较明显，5 年的随访表明，与单纯 PTA 相比同样有 72.5% 的再狭窄发生率。同样的剂量用于支架植入的患者，也未能降低血管的再闭塞率，反而增加血栓形成的概率。另有文献报道，对于 PTA 术后再狭窄患者，接受铱-192 治疗，可以明确地降低 1 年的血管再狭窄率。另一项关于首次 PTA 同时进行外照射治疗 SFA 段病变的研究，其 1 年随访结果表明，

14Gy 单次照射组比小剂量照射组和单纯 PTA 组均明显延缓再狭窄的发生，但长期随访结果仍需要进一步的观察。目前还没有能够对 5 ～ 6mm 直径的 SFA 血管进行血管内照射的输送装置。

七、非扩张性治疗策略

在股动脉（SFA）病变中，动脉粥样硬化斑块去除术有着潜在的治疗优势。外周准分子激光成形术（peripheral excimer laser angioplasty, PELA）是其中一种，应用该仪器曾进行了 251 例 SFA（间歇性跛行症状）患者的随机对照实验研究，比较 PTA 和 PELA 的治疗效果。1 年的随访结果显示两者间无显著性差异。截至到目前，没有任何迹象显示激光辅助的血管成形术在通畅率方面比传统的介入治疗效果更好。关于动脉粥样硬化斑块切除导管的应用显示，各代导管均未比 PTA 有更好的疗效，相关资料显示，SilverHawk 装置（FoxHollow Technologies, Redwood City, Calif）的应用缺乏对照实验，而且价格上比球囊和支架更高。同时，关于安全性问题，也存在着远端栓塞和穿孔的风险。

八、覆膜支架应用于闭塞性疾病

覆膜支架在血管穿孔和动脉瘤的治疗中效果显著。多个小型的临床试验验证了支架型人造血管 Viabahn endoprosthesis（WL Gore & Associates, Flagstaff, Ariz）在 SFA 病变中的应用效果，虽然有效性并不十分突出，但还是得到了 FDA 的认可。数据结果显示，1 年的通畅率为 62%。同时，Viabahn 组不良反应的发生率（8.2%）比 PTA 组 4.0% 多了将近两倍。理论上，聚四氟乙烯材料覆盖的镍钛合金支架〔expanded polytetrafluoroethylene（ePTFE）-covered nitinol stent graft, Viabahn, WL Gore & Associates〕避免了组织长入支架内，避免了支架的变形和支架内再狭窄。但是，人工血管支架两端的再狭窄仍无法避免，支架内血栓的可能性也相应增加。在一项纳入了 60 条肢体的覆膜支架应用实验中，两例患者出现了严重的操作并发症，必须中转开放手术，这在 PTA 中相对少见。覆膜支架中，30 天内的血栓栓塞性并发症发生率为 10%，1 年的通畅率为 67%。最后的结论是 Viabahn 覆膜支架并不适合所有的动脉闭塞性病变。分析认为其缺点是，覆膜支架的径向支撑力太弱，而早期的血栓形成概率也高。更有临床指导意义的以比较 Viabahn 覆膜支架和镍钛合金裸支架的临床治疗效果的随机对照实验（VIBRANT study, Viabahn versus bare Nitinol stent），正在进行中，结果可待。

目前常用的新技术和新设备主要应用于下肢动脉的再通，如图 11-16 所示。

九、新型覆膜支架应用于动脉扩张性疾病

在所有胸主动脉瘤（TAA）患者中，大约 25% 的患者，其主动脉弓呈极其狭窄的倒 U 状。因此在治疗 TAA 的过程中，常会发生这样一个问题，当把覆膜支架安置在狭窄的主动脉弓时，它和主动脉弓底部会形成一个"鸟嘴型"的沟。由于目前现有的腔内覆膜支架中大多不是太硬，就是径向支撑力太小，而无法完全贴合狭窄主动脉弓的内部曲面，因而出现了上述的"鸟嘴型"沟，这种沟的存在使得支架不能完全地封闭动脉瘤，导致 I 型内漏发生，甚至手术失败。新近 COOK 公司推出的具有 Pro-Form 技术的全新 Zenith TX2 支架，能够解决 TAA 介入治疗的支架贴壁性难题，而且具有更好的可控性，从而提升 TAA 患者腔内修复术的临床疗效。目前，该技术已获得 CE Mark（欧洲标准认证）批准。德国 Augusta 医院、杜塞尔多夫天主教医院、杜塞尔多夫大学教授 Ralf Kolvenbach 是第一个使用 TX2 Pro-Form 进行 TAA 修复手术的血管外科医师，其认为借助 TX2 Pro-Form，可以在最短的时间封闭胸主动脉瘤，同时拥有最大程度的可控性，新的支架释放系统能帮助其实现支架的精准放置及完美贴合血管壁。在此新型支架植入系统的帮助下，胸主动脉瘤修复术的安全性将达到一个新高度。另外，Zenith TX 系列支架原有的两步释放技术，解决了覆膜支架释放过程中的"降落伞效应"，不需要术中严格降压，使释放过程更安全，也相应减少了肋间动脉缺血时间，降低术中和术后脊髓缺血甚至截瘫的发生率，其结果有待进一步大样本研究。

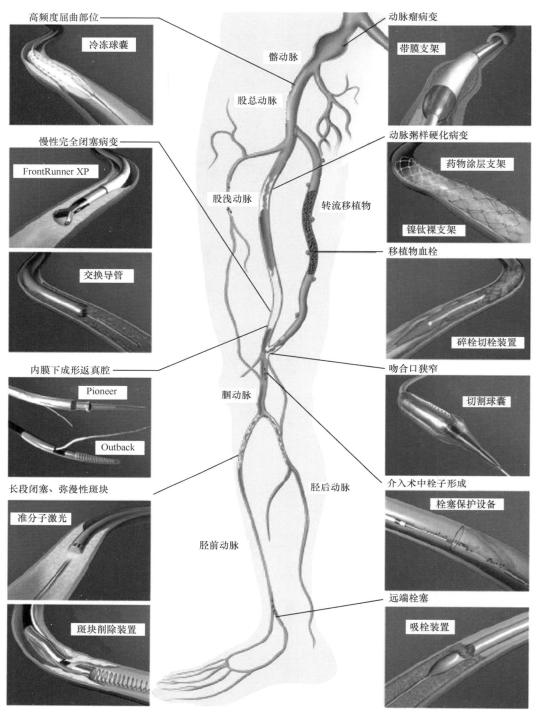

高频度屈曲部位

冷冻球囊

慢性完全闭塞病变

FrontRunner XP

交换导管

内膜下成形返真腔

Pioneer

Outback

长段闭塞、弥漫性斑块

准分子激光

斑块削除装置

髂动脉

股总动脉

股浅动脉

转流移植物

腘动脉

胫后动脉

胫前动脉

动脉瘤病变

带膜支架

动脉粥样硬化病变

药物涂层支架

镍钛裸支架

移植物血栓

碎栓切栓装置

吻合口狭窄

切割球囊

介入术中栓子形成

栓塞保护设备

远端栓塞

吸栓装置

图 11-16　下肢血管再通技术设备及其应用一览图

十、内膜下血管成形术

内膜下血管成形术（subintimal angioplasty，SIA）是下肢动脉硬化长段闭塞的一种新的治疗方法，其有别于传统的血管介入治疗理念，不是在血管腔内，而是在血管壁间，形成一夹层通道重建下肢血供。目前，对术式的命名尚未达成一致意见，多数笔者称之为"内膜下血管成形术"，意为导管、导丝位于内膜下，扩张而形成的血流（夹层）通道。另一些笔者从曾经接受本手术而因其他原因死亡患者尸检的标本中发现，这种新建立的夹层通道，并非均位于血管的内膜和中层之间，而是位于中层与内膜或中层与外膜之间，因此，称之为"经皮腔外再管化术"（percutaneous intentional extraluminal recanalization，PIER）。1987 年，英国的 Leicester 医疗中心在治疗股、腘动脉闭塞时误将导管插入内膜下，经球囊导管扩张形成夹层血流通道，在随后 9 年的随访中发现，内膜下夹层通道一直维持通畅。1989 年，Bolia 等首次报道应用内膜下血管成形术治疗股 - 腘动脉闭塞，此后这种技术被欧洲的一些医学中心所采用，并取得了令人鼓舞的结果。20 世纪 90 年代末期，SIA 也被美国和世界其他地方的医学中心所采纳。目前，SIA 已成为长段动脉闭塞的首选治疗方法。

1. 手术适应证　内膜下血管成形术最常应用于下肢股 - 腘动脉闭塞。近年来已扩展至小腿动脉（膝下腘动脉、胫腓干动脉、胫前动脉、胫后动脉和腓动脉）、髂动脉、颈动脉甚至冠状动脉闭塞；SIA 一般仅适用于动脉粥样硬化所致的长段慢性完全闭塞，或者某些慢性缺血伴急性加重的患者，但不适用于急性动脉缺血（动脉栓塞或急性动脉血栓形成）和炎性动脉闭塞（如血栓闭塞性脉管炎和动脉炎性病变）。对患者选择的一般要求是，动脉闭塞段的近、远端有合适长度相对正常的通畅动脉，SIA 最初在临床上仅用于下肢严重缺血而无法行动脉旁路移植术的患者，但近年来，在欧美一些医学中心，已被推荐为治疗下肢严重缺血和生活方式受限性间歇性跛行的首选方法之一。比较一致的看法是，对高危不宜做开放性手术患者，或无合适自体静脉作移植物，估计应用人造血管做血管重建效果较差者，SIA 是治疗该类患者严重缺血症可供选用的一种手术方法。SIA 失败者，可以再行开放性血管手术，重建血液循环。SIA 操作过程本身并不影响后继开放性血管重建手术的治疗效果。对开放性血管重建手术失败者（主要是指移植物与宿主动脉行端侧吻合者），也可应用 SIA 来开通原先已闭塞的动脉，解除患肢的缺血症状。

2. 手术方法及并发症　内膜下血管成形术最常应用于下肢股 - 腘动脉粥样硬化闭塞性病变，现以股 - 腘动脉内膜下血管成形来介绍本手术的操作方法。根据病变的具体情况，于患肢的同侧或对侧做股总动脉穿刺，做对侧股总动脉穿刺后，可用长鞘（6F）跨过腹主动脉分叉进入患侧动脉内；置入管鞘后，即向管鞘内注入肝素生理盐水，或经静脉内持续滴入肝素生理盐水，使患者全身血液肝素化。在管鞘内插入一根导引钢丝和一根起

支撑作用的 4 ～ 5F 的顶端有角度导管（如 KMP 等），当导丝到达闭塞段时，应使导管跟进，先行动脉造影以确定导管的位置和明确远端动脉的流出道情况，然后使导丝出导管仅 1 ～ 2cm，这样一方面有利于 KMP 导管塑形成角，致使导丝和导管贴近血管壁，为导丝和导管进入内膜下做准备；另一方面使得导丝顶端支撑度增加，利于导丝刺破内膜进入内膜下；旋转导管，选择导丝进入内膜下的部位，避免在股深动脉和动脉分支部位进入内膜下（可能导致分支动脉闭塞）；当导丝进入内膜下以后，跟进导管，在导丝、导管推进过程中，应间歇性注入少量造影剂（也可在"路径"进行操作），以明确夹层通道的进程和情况，可及时发现导丝或导管是否已穿透动脉壁并加以纠正。导引钢丝在内膜下夹层通道向远侧推进时，导丝顶端需突破管壁组织的障碍向前推进，因此，导丝常向管壁组织最薄弱的方向前行，造成导丝在内膜下前行并非成直线，而是弯曲成袢状（图 11-17、图 11-18）。

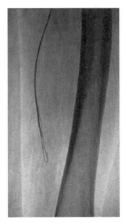

图 11-17　内膜下血管成形术时导丝在内膜下呈袢状前行

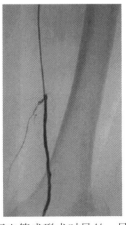

图 11-18　内膜下血管成形术时导丝、导管已通过闭塞段进入远端通畅的动脉

当导丝和导管越过闭塞段进入远端通畅的动脉管腔时，有时可感觉到一种阻力突然消失的"触空感觉"，此时注入造影剂以确认导丝和导管已位于远端通畅的动脉腔内。如果导丝和导管已越过闭塞段，但仍在内膜下并未进入动脉腔内时，即应旋转导管，调整导丝（或塑形导丝硬头成一定角度）方向以刺穿内膜，进入通畅的动脉腔内。导管进入远端动脉通畅的管腔后，选择合适的球囊导管进行扩张（8～10atm）。球囊导管扩张是从闭塞的近端或远端开始，目前尚无统一的意见，一般情况下是从闭塞动脉的远端开始。内膜下球囊扩张完成后再行动脉造影，以确定内膜下夹层通道有无残留狭窄、内膜活瓣等，如有残留狭窄，则需再扩张或放置支架，出现内膜活瓣则必须放置支架纠正。Mucelli等研究表明，约50%的SIA患者常规血管造影显示效果较好者，通过旋转血管造影（即旋转球管，应用不同的投射角度进行造影）发现，有明显的狭窄或球囊扩张引起的内膜活瓣，需要再次球囊扩张或行支架置入术。他们认为，旋转血管造影可明显提高SIA远期成功率。对于SIA术后没有残留狭窄和内膜活瓣者是否需要在新形成的夹层通道覆盖支架，目前也有不同的观点。有学者认为，SIA术后放置支架与否对其远期通畅率没有明显影响，故不主张放置；而另一些学者主张，只在治疗髂动脉闭塞时需放置支架；甚至有学者主张在整段夹层通道内均需放置支架。

内膜下血管成形术有较高的技术成功率，为74%～95%。不成功的病例，大都是内膜下的导丝和导管不能再进入远端通畅的动脉管腔。为提高该类患者SIA的成功率，近年来临床引用了一些新的操作技术，例如：①在超声引导下穿刺闭塞段的远端动脉，行逆行SIA；②应用激光、特制导管（如outback，pinoneer等）和超声等辅助技术，来增加SIA技术成功率；③将导丝和导管撤出内膜下，重新选择导丝和导管进入内膜下的位置再次施行SIA；④尝试跟进导管，减小导丝袢直径以增加袢的支撑力，并调整导丝、导管的方向，利于导丝进入远端动脉真腔；⑤对于反复尝试导丝、导管仍不能返回远端真腔者，也可尝试"短球囊技术""空球囊技术""导丝硬端塑形穿刺技术"等返回真腔。对于动脉（股浅动脉）闭塞近端无

残腔的患者，可通过翻山长鞘跨过腹主动脉分叉置入至动脉闭塞的近端，然后旋转球管使股浅动脉、股深动脉的影像完全分开，在"路途"下将导管置至股浅动脉闭塞端（根据股浅动脉、股深动脉的相对解剖位置），然后根据需要选择不同的导丝试图突破闭塞近端纤维帽而进入内膜下以完成SIA操作；也可通过逆行穿刺或开放切开的方法，使SIA得以实行。对小腿胫腓动脉闭塞时行SIA术，最好行同侧动脉穿刺顺血流方向操作，对侧穿刺因路径较远，加之近端动脉扭曲或常合并闭塞病变存在，使得SIA的技术成功率明显降低。当导丝、导管到达小腿胫腓动脉通过有困难时，则交换0.018或0.014导丝及2～3mm的球囊导管前行。如通过仍有困难，则可选择强支撑的球囊导管前行，也可选用"cut and down"技术（此时必须明确导丝、导管在血管内）。当导丝、导管到达小腿远端通畅的胫腓动脉后，根据病变段动脉的管径和长度选择合适管径（2～3mm）、长度的球囊导管，从动脉远侧端向近侧端依次扩张。胫腓动脉的扩张一般采用6～10atm，维持3分钟左右。胫腓动脉PTA后一般不考虑放置支架，但为防止动脉夹层活瓣形成和扩张不完全，常需延长球囊扩张时间（3分钟或更长）。PTA一般需至少恢复一支胫腓动脉血流，有时其对救肢是非常必要的。如无法使小腿3支动脉再通，则应想方设法至少再通一支，并于术后评价足弓血管网和病灶区域血管网的显影，如显影不佳则需继续开通足弓血管网和病灶区域血管网以改善患肢血供，达到救肢的目的。胫腓动脉管径较细，血管腔内操作易引发痉挛和血栓形成，SIA时应减少导丝反复移动，可采用"hit and run"技术，术前和术中预防性应用抗痉挛药物。

十一、激光血管腔内成形术

本技术是利用激光的高能量消融粥样斑块，或者是在完全闭塞的血管腔内打开一条通道，然后通过PTA扩张导管达到血管腔内成形的目的。后者称为激光辅助腔内气囊成形术（LABA）。

激光能量以4种形式作用于靶组织，即热能、光电消融、电机械和光化学。将高能量的激光转换成高温，以热灼消融粥样斑块，是目前应用最

多的一种形式。光电消融是利用激光高能量打断靶组织分子内多聚链，从而达到消融的目的。电机械作用是在极短的时间内，释放出高能量的激光，在局部形成电场，靶组织产生游离的等离子体和微波，而使斑块裂解。光化学作用则是激光低能量长时间地作用于靶组织，使粥样斑块中的"拒染细胞"（这种细胞在其他组织鲜有发现）发生化学变化，发挥有选择地消除斑块的治疗作用。

激光变量的选择主要包括激光的波长、脉冲时间、能量密度和靶组织表面的光谱特性等。在血管外科临床应用的激光器，主要有以下几个类型。

1. 金属球热能激光器 其激光纤维的顶端装有一个 2.0 ～ 2.5mm 的橄榄形金属球，由氩或 ND ：YAG 连续激光波加热。该金属球经激光加热，在空气中可达 1000℃。在人体内，组织依其不同的热传导性可达 300 ～ 600℃。消融再通的成功率为 80% 左右。

2. 改良金属球热能激光器 其顶端金属球有一小孔，使 20% 的激光能量直接以激光束作用于靶组织，其余 80% 的能量经金属球转换成热能消融。改良后的激光器，可形成一个较大的激光再通通道，更利于后继的 PTA 扩张，但并发穿孔率可达 20%。

3. 蓝宝石激光器 在激光纤维的顶端装有一个 2.2mm 的蓝宝石。蓝宝石本身是一种高强度、高熔点和低热传导性的单晶体。宝石如同一个透镜，可使激光能量通过宝石聚焦直接作用于靶组织，又可将激光能量经宝石转换成热能消融。成功率约 80%，穿孔率约 12%。

4. 准分子激光器 准分子激光以卤素和惰性气体作为产生激光的中介体，属"冷激光"，以光化学形式作用于靶组织。在血管外科领域内应用较为广泛，成功率为 70% 左右。

5. 钛 -YAG 激光器和铥 -YAA 激光器 这两种激光与准分子激光器相似，属"冷激光"，临床应用不多。

6. 电脑制导激光器 该装置是由粥样斑块荧光光谱分析识别系统，以及脉冲激光消融系统整合而成的双光激光器。先由激光器释出低能量激光，对内腔表面进行光谱分析，获得参数与程序中粥样斑块光谱特征匹配后，电脑指令脉冲激光消融系统工作，使激光能更准确地作用于靶组织，

以减少对正常内膜组织的损伤。成功率较高，而且很少穿孔。

总的说来，与 PTA 相比，激光血管腔内成形术的应用比较局限，其原因除了设备昂贵外，主要是成功率尚不够理想、通畅率低，而且并发症较多。据现有资料统计，激光血管腔内成形术的操作失败率为 16% ～ 33%；血流动力学不成功率为 13% ～ 36%；6 ～ 12 个月的通畅率为 22% ～ 50%。而并发症却较高，穿孔率为 4% ～ 9%；动脉内膜分离或夹层形成达 17%，与 PTA 和开放转流手术相比并无优势。所以，近年来，尽管专家们仍在不断努力改进激光器和其传递系统，但临床应用却越来越谨慎。

十二、超 声 溶 栓

超声是物体的机械振动所产生，由于超声血管成像仪操作简便、结果可靠，目前已成为临床血管外科中有用的无损伤检查之一，诊断血管用的超声频率为 5 ～ 10MHz。同时，近年来兴起的运用超声治疗血管疾病，正以其独特优势引起广大医务工作者们的重视。

（一）发展概况

1965 年，Ansechuetz 等首先研究了超声对正常动脉和粥样硬化动脉的作用。1976 年，Trubestein 等报道应用超声于体内消融血栓。选择 20kHz 低频率超声波应用于体外研究已有近 30 年的历史。在过去的 10 多年里，临床应用其进行肾和输尿管结石碎石，以及去除主动脉瓣膜的粥样斑块，均获得成功。运用此高能量超声的经验提示，组织对超声损伤的敏感性有特点频谱，含大量胶原、弹性基质的组织，如动脉、主动脉瓣膜、膀胱，可抵御超声的损伤作用，而缺乏正常胶原和弹性纤维支持的组织，如粥样斑块、血栓、脂肪、瓣膜上的钙化点则对超声损伤作用特别敏感。这些研究结果为超声应用于血管疾病治疗提供了一定的理论依据，即在超声导致血管壁破坏之前，在一较大安全范围内可消融血管腔内的粥样斑块和血栓。

伴随第一套导管系统用于血管腔内超声消融粥样斑块和血栓，20 世纪 60 年代晚期开创了超声

血管成形。由于在输送系统中，超声能转化为热能导致能量丢失，以及对血管壁的损伤，曾一度阻碍超声在血管疾病治疗的临床应用。因金属机械性 Q 值越高，超声能转化为热能损失越少，沿超声导丝每单位长度减弱就越少。虽然铝机械性高，但其易折断，故现在应用钛合金导丝，它有良好的可弯曲性及机械强度，可避免导丝的断裂，同时保证高效的超声能传导及低热损伤、低穿孔的发生。目前使用的超声血管成形仪包括超声发生器、换能器、顶端球形的钛合金导丝及导管鞘。此装置可调节输出功率及远端纵向振幅，由外源发生器供电。

（二）作用机制

超声治疗血管疾病（消融血栓、斑块，助溶血栓）的作用机制有下列几方面。

1. 机械振动　超声探头和目标组织接触平面，由其纵向和横向高速振动产生，粥样斑块的消融主要与此有关。

2. 空化作用　Atchley 在其早期超声研究中即描述了声学空化作用，超声血管成形术中，目标组织的消融与瞬变声学空化作用有关，即高能量超声波（振幅约 150μm）在液体中传播时，超声导丝顶部附近产生大量微小气泡，它们随声压做强烈的膨胀和更强烈的闭合作用。这种空化作用导致的内爆炸能产生 3 个大气压，足以使血栓崩解；空化作用使纤维素单体解聚，使血栓中纤维降解产物增多，也被认为是溶栓的一个机制。因此，在超声溶栓机制中，空化作用是重要的因素。

3. 其他　还包括机械性剪切力、压力阶差、微电流剪切力。高能量低频率超声可诱导剂量依赖、非内皮细胞依赖的平滑肌舒张，其舒张作用可抵消受体介导和电压依赖的血管收缩，直接扩张血管作用即体外促进酶解溶栓。

因此，超声不仅可消融血栓还可消融斑块。不仅可直接扩张血管还可改变血管的可扩张性，可使完全闭塞的血管再通，不导致血管痉挛、血栓形成、夹层分离及明显内膜损伤。

第四节　腔内血管外科基本技术

以髂动脉球囊扩张与支架植入术为例介绍腔内血管外科基本技术。

（1）穿刺点局部浸润麻醉。

（2）触及股动脉搏动，尖手术刀刺开皮肤 2～3mm，穿刺针斜向穿刺股动脉，可呈 45° 角，穿刺点勿超过腹股沟韧带，以防止腹腔及腹膜后出血。

（3）早期 Seldinger 技术倾向于采用穿透动脉壁，然后退穿刺针入动脉血管腔的方法，由于静脉位置的变异、出血及动静脉瘘等发生率较高，因而目前常用直接动脉腔内穿刺法。

（4）穿刺针尾有喷血，则从针尾插入导丝。根据出血的颜色、喷血汹涌程度判定是否穿入股动脉，避免穿入静脉；注意，同侧髂动脉闭塞者可能没有动脉喷血，可行穿刺针套管内造影剂"冒烟"，根据血流方向来判断动静脉。

（5）皮肤扩张后沿导丝导入动脉穿刺鞘，固定鞘管。导管鞘型号选择依赖于支架输送器和球囊的要求，大部分髂动脉支架需要 7F 以上的导管鞘。

（6）回抽动脉穿刺鞘显示回血，肝素盐水冲管；静脉肝素化，依据个体情况调整剂量，3000～6000U。

（7）C 臂机或 DSA 机下，Pigtail 造影管带 J 形超滑导丝进入髂动脉狭窄段，进入主动脉下段，退出导丝行髂动脉造影，定位狭窄部位、程度。

（8）将导丝经 Cobra 或 Pigtail 由主动脉导入对侧髂股动脉，注意导丝勿进入髂内动脉。

（9）治疗前可行病变近远端动脉导管直接测压，判断髂动脉狭窄性病变的标准：静息状态下若跨狭窄压差＞5～10mmHg，或患侧动脉直接注射硝酸甘油100～200μg或罂粟碱10～20μg后，若跨狭窄压差＞10～20mmHg，则判定狭窄为有重要意义。

（10）运用 0.35in 超滑导丝，或者超硬导丝，于确定部位导入合适的球囊行狭窄部位扩张，压力 8～10atm，合适球囊型号及扩张压力有助于避免动脉破裂。球囊扩张时间30s，可重复扩张数次，压力泵内造影剂稀释。

（11）沿超硬导丝输入支架输送系统，支架应比髂动脉正常口径大 1～2mm，长度应超出狭窄段 10mm；支架释放前需再次造影定位，因支架的硬度可能导致髂动脉的机械拉伸，主动脉分叉上移，若按原先定位释放支架，可能位置偏低。特别是对于髂总动脉起始段的病变，应避免此误操作。解决办法是在支架初步定位于病变段后，经鞘管再次造影定位，或直接行"Roadmap"技术，重新精确定位后再释放支架。

（12）连续透视下释放支架，支架随着导鞘的退出而展开。不同支架如 Palmaz、Wallstent、Cordis 等释放要求有差异，释放瞬间表现不同。

（13）再次造影确定支架释放后髂动脉形态，确定是否需球囊后扩。

（14）撤出导丝导管及鞘组，注意在透视下经导丝退出，以免支架变形或移位。

（15）压迫 15min 后加压包扎穿刺口 24 小时，注意即刻出血及血肿形成。

第五节　腔内血管外科入路

成功施行动脉经皮穿刺操作，是诊断性血管造影或腔内介入治疗的必要前提。经股动脉穿刺是最为常用的入路，当然也要熟悉其他必要的途径。穿刺引发的并发症问题一直困扰着介入医师，现今出现的关闭器可防止腹股沟等部位的术后压迫，但并发症发生率并没有随之减少，相对昂贵的费用，也限制了它在国内的使用。

一、股血管入路

1. 逆行穿刺　自 1953 年 Seldinger 里程碑式的介入革新迄今，股总动脉逆行穿刺一直是介入技术入路的金标准。股总动脉的优势在于管径大、表浅、深部有股骨头支撑。管径大有利于鞘管置入，且引起内膜损伤、血管痉挛、血流阻塞的概率小。血管表浅有利于血管穿刺，深部股骨头的支持有利于术后血管的压迫止血，避免血肿的形成。

股总动脉逆行穿刺相对安全，并发症发生率在 1% 左右，假性动脉瘤最为常见。这主要是由于穿刺点过低，位于股骨头下方，在股动脉分叉或是更低的位置。在肥胖的患者中，股骨头多为腹部脂肪所覆盖，触诊难以扪及，腹股沟横纹常下移明显，因而按常规横纹中点定位的穿刺点容易偏低。因此，在肥胖患者中，建议使用 X 线透视股骨头定位穿刺点，进针位于股骨头中央，可保证术后穿刺点压迫的可靠性，减少假性动脉瘤并发症的发生。

对于髂动脉闭塞的患者，同侧的股动脉搏动不能扪及，增加了穿刺难度。X 线透视下穿刺是常用的可靠操作，一方面行股骨头定位穿刺，另一方面股动脉的钙化影可引导穿刺。具体股动脉定位方法：① Rupp 法，透视下将股骨头置于荧屏中央，股骨头内侧皮质缘向外旁开 1cm 即为股总动脉穿刺点；②内 1/3 法，透视下将股骨头置于荧屏中央，将股骨头分成三等分，70% 以上的股动脉位于内侧 1/3 的区域内，可资定位；③髂耻连线中点或耻骨结节外侧二横指为股动脉体表投影；④如果对侧已做好穿刺置管的，可造影后路径下（angiographic roadmap）穿刺；⑤最为有效的方法是 B 超引导下穿刺，准确率高，可减少穿刺针盲目进入血管的次数，避免血管多次损伤。

如果 SFA 病变过于靠近股总动脉分叉，则同侧逆行穿刺置管会有困难或致腔内 PTA 与支架术操作距离过短而无法实施，选用 45 ～ 60cm 的 6 ～ 7F 长鞘翻过腹主动脉分叉，置于股总动脉，再进行腔内操作。此即为对侧股动脉翻山技术（contra-lateral crossover techniques）。此法，同样适合于腘动脉及小腿动脉的腔内治疗。需要注意的是，翻山时尽量选用支撑力度较大的超硬导丝，有助于长鞘的翻越，长鞘通常选用比较柔软、损伤小的金属鞘。翻山前建议腹主动脉下段造影，评估双侧髂动脉情况。

在顺行开通长段闭塞病变时导丝尖端十分容易进入血管内膜下、侧支及滋养血管内，导致血管穿孔和破裂，因此在这种情况下通常需要从足部、小腿动脉（胫后动脉、足背动脉、胫前动脉、腓动脉、腘动脉等）逆行穿刺开通闭塞段血管。可在路径图的指引下或小切口切开后使用 Cordis 等公司的 21G 微创系统，穿刺足背动脉和胫后动脉后，用亲水涂层 0.014PT2 导丝和 Deep 小球囊或支撑导管，逆向开通闭塞段血管，可取得较好的效果。

2. 顺行穿刺　股总动脉顺行穿刺适用于腹股沟以远血管疾病。顺行穿刺比逆行穿刺难度大，特别是肥胖患者。两者虽然穿刺点位置相同，但是由于穿刺针所需的斜行通路，穿刺进针位置需在腹股沟横纹上方的下腹壁。肥胖患者通常需要助手将下腹壁脂肪推向上方，以利于穿刺。如果穿刺点过低，常易进入股深动脉。位于股总动脉分叉 1cm 之内的穿刺点，导丝通常易滑入股深动脉，遇到这种情况，可先置入鞘组，缓慢撤退，尝试将导丝置入股浅动脉，必要时可在路径下操作，15mm J 形头导引导丝有助于此操作。

顺行穿刺另一风险是穿刺点高于腹股沟韧带，在透视下可发现穿刺点高于股骨头或髋臼平面，这会明显增加后腹膜血肿和假性动脉瘤的发生。穿刺点过高时，避免放置过大的鞘组。后腹膜血肿常很隐蔽，可没有任何不适，易漏诊，需要术后密切观察。盆腔饱满感或心动过速，可能是唯一的症状和体征。血压起初几个小时一般可维持稳定，但常会出现血压的突然下降，导致抢救时措手不及。对于穿刺点过高的患者，必须密切注意术后观察，术后 24 小时之内特别是穿刺当夜是最易出现突变的时段。

二、上肢血管入路

当髂动脉闭塞时，经肱、腋动脉入路行血管造影或介入治疗是不二选择。现今的穿刺鞘组管径越趋细小，上肢血管入路的并发症已经很少，经桡动脉穿刺的创伤更小。介入治疗的适应证也越来越广，在进行肾动脉及肠系膜上动脉等内脏血管的治疗时，上肢血管入路更为常用和有效。

1. 腋动脉入路 由于腋动脉管径比肱动脉、桡动脉大，过去很常用。上肢外展外旋时，腋动脉触诊明确。腋动脉入路的劣势在于容易误伤臂神经丛，遗留一过性甚至永久性的神经后遗症。腋窝组织疏松，血管穿刺术后不易压迫，出血、血肿较常见，即使微小血肿可能也会对周围臂神经丛产生炎症刺激，导致神经失用症。由于目前穿刺鞘组已很小，肱动脉甚至桡动脉穿刺已不成问题，故腋动脉入路已很少用。

2. 肱动脉入路 肱动脉搏动在肘部非常明显，穿刺相对容易，术后压迫好。主要弊端是穿刺可能损伤正中神经，也可能由于局麻药物作用而致神经麻痹。神经损伤多为一过性，永久性者少见。虽然神经并发症少见，但对于疾病诊断，由于目前 CTA 已很普及，故肱动脉穿刺的血管造影应尽量避免。

3. 桡动脉入路 近年来，在心血管疾病的介入诊断与治疗中，桡动脉的入路已越来越常用。

尺动脉的代偿供血，可以保证手部不因桡动脉的损伤而缺血。评估尺动脉就是经典的 Allen 试验，握拳后同时压迫桡尺动脉，拳头打开后放松尺动脉，如果手掌 10 秒内充血完全，则提示尺动脉通畅，约 94% 的患者 Allen 试验（＋）。6F 以下鞘组置入桡动脉，并发症比较低，70% 的男性和 45% 的女性可置入 7F 鞘。5% 的患者可能出现一过性的桡动脉闭塞，永久性闭塞很少见，大多数的患者今后还可进行再次穿刺。在非心血管疾病的诊治中，很少用到桡动脉入路，因为此路径治疗下肢血管或内脏血管时，所需导管通常不够长，相应导管的扭矩力也较强。

三、远端下肢血管入路

1. 腘动脉入路 患者取俯卧位，股动脉已置管者可造影显示腘动脉，辅助穿刺。超声引导下腘动脉穿刺也较常用。腘窝入路时，腘动脉在腘静脉的深处，穿刺时应选择适当的角度避开腘静脉。腘动脉入路一般少用，其适应证包括：股动脉顺行穿刺后，股动脉闭塞不能自上而下再通，可采用腘动脉入路，逆行再通反而可能成功；其他包括髂股动脉联合病变以及累及股动脉起始段者。腘动脉入路比对侧入路有优势，操作路径比较直，不需要"翻山"。不利之处是，较长时间俯卧位时患者不舒服。另外，由于腘窝的疏松结构，术后血管压迫不牢靠。

2. 小腿血管入路 更为少见。有学者报道行足背动脉、胫前动脉或胫后动脉穿刺，用于顺行入路内膜下成形术远端无法突入真腔的情况，或者远端通畅血管长度有限，需要逆行辅助再通。远端小腿血管入路采用COOK公司的微穿刺鞘组，超声引导或顺行造影下穿刺。小腿血管顺逆联合穿刺行内膜下成形术，术后 6 个月的救肢率是满意的。

四、可选择性入路

1. 经腰穿刺 在高质量的可塑型导管和无损伤血管检查技术使用之前，经腰穿刺在周围血管疾病和肾动脉疾病中很常用，但目前很少用。不过，由于腹主动脉瘤腔内修复术后内漏问题的存在，经腰穿刺行反流血管栓塞技术有时不可或缺。

2. 经颈动脉入路 同样，在高质量的可塑型导管使用之前，颅内血管疾病的介入诊断与治疗，都是由颈动脉或椎动脉入路完成的。虽然目前已很少用，但有些情况下，如髂血管扭曲、钙化或闭塞时，胸主动脉和腹主动脉的支架植入术就必须通过颈动脉入路来完成。颈总动脉管径粗（8～10mm），位置相对表浅。选择此入路时，最好评估对侧血管颅内供血的代偿能力，并选择开放性入路，同时控制好颈内动脉、颈外动脉，避免穿刺后夹层形成，并减少空气、斑块碎屑的脑血管栓塞。

3. 逆行穿刺 在尝试开通闭塞性病变时，常会遇到全程内膜下、无法返回真腔，或正向开通困难的情况，此时可选择通过远端逆行穿刺真腔，逆行开通闭塞性病变。可在路径图引导下，选用微穿刺针，透视下穿刺靶血管，明确位于真腔后，逆行向上，直接进入近端真腔或上下对接开通闭塞性病变。

4. 经支架穿刺 对于支架内再狭窄的病变，尤其常规穿刺点已被支架覆盖情况下，动脉搏动触及困难，可选择透视下直接穿刺支架（图11-19），但需注意多角度透视，明确穿刺针进入管腔，才可进行下一步操作。

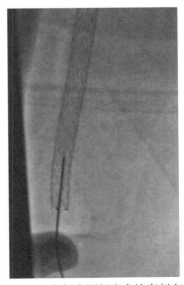

图11-19　支架内再闭塞直接穿刺支架

五、静脉穿刺

除了上述动脉穿刺入路外，腔内血管医师还应熟知诊断所需的静脉入路。这对下肢深静脉血栓形成、腔静脉滤器植入等诊断治疗，具有十分重要的作用。

股静脉穿刺入路是最常用的途径。股静脉穿刺插管一般用于急诊粗径短导管快速输液抢救，是临床常用的深静脉置管方法之一。用于介入治疗，最常见是下腔静脉滤器植入术、布-加综合征、髂静脉受压综合征、下肢深静脉血栓形成导管溶栓术等。

静脉穿刺可选用任一侧股静脉，但因右侧股静脉与下腔静脉连接处夹角小，更常选用，如为右利手者操作选右侧股静脉插管更顺手。触诊股动脉最明显点，可采用双指法即示指与中指分开触诊股动脉，可确定股动脉位置及走行。如果没有动脉搏动，可在耻骨结节外侧约2cm处扪及股静脉。股静脉位于股动脉内侧0.5～1cm，腹股沟韧带下方2～3cm处作为穿刺点。与皮肤成30°～45°，经选定穿刺点，针尖指向正中线上的脐部进针。

此外还有颈静脉穿刺。颈静脉穿刺会降低介入器械穿过血栓的风险及滤器输送系统引发的静脉损伤，后者会增加输送途径中血栓的发生风险。由于右侧颈静脉到肾下腔静脉呈直线，因而经右侧颈静脉最宜置放滤器。于颈动脉外侧穿刺颈静脉，途径可选择胸锁乳突肌前方或胸骨头和锁骨头中间。超声引导可避免穿刺入颈动脉，提高穿刺成功率，减少多次穿刺造成的组织损伤及穿刺并发症。部分颈外静脉比较明显的患者，也可以将颈外静脉作为穿刺入路，其优势是比较表浅，穿刺简单，损伤较小，压迫容易，不宜形成局部血肿。大多数颈外静脉的直径可以置入9～10F鞘组，几乎可以完成所有的静脉腔内治疗操作。

如果由于邻近静脉血栓而无法穿刺股静脉且颈静脉也不合适时，则可选择锁骨下静脉。锁骨下静脉穿刺点位于锁骨上方、胸锁乳突肌锁骨头外侧，穿刺针方向斜向对侧乳头。另外，腋静脉穿刺可通过超声或X线透视下引导完成。同侧前臂外周静脉内注射造影剂可定位腋静脉，并可在X线透视下指导穿刺针，若联合路径图模式效果更佳。

透视下腘静脉穿刺置管是下肢深静脉血栓形成或下肢深静脉血栓形成后综合征治疗中常用的

技术（图 11-20），通常采用俯卧位，可在顺行造影指引下或在超声引导下，选用微穿刺针穿刺腘静脉，穿刺时尽量避免损伤邻近腘动脉。某些骨折、有腹部手术切口或肥胖的患者，不能采取俯卧位，那么仰卧位膝下腘静脉穿刺也是一个非常好的入路。先将膝关节屈膝位，尽量外展，若是在顺行造影指引下穿刺，那 X 线球管需与膝关节平面呈垂直位，此角度可以最大程度地显露腘静脉，不被胫腓骨遮挡，而且穿刺时有助于避开腘动脉。穿刺点一般选择在胫骨内侧髁下缘肌肉疏松处，平行于造影下腘静脉行径进针，直至针尖触碰到腘静脉，此时可以看见腘静脉内造影剂被推开的影像，可感觉到针尖的突破感，针芯可见暗红色静脉血回流，如果未见穿刺针回血或回血不畅，可适当回撤穿刺针，直到有满意回血后再进穿刺配套导丝，导丝尽量要顺滑的进入腘静脉，然后常规置鞘。此穿刺优势是仰卧位可同时比较方便地进行股静脉甚至颈静脉穿刺，患者也比较舒适，穿刺部位血肿的发生率非常低，笔者目前未遇见，偶有误穿腘动脉可能，笔者目前仅遇到 1 例，穿刺后如果针芯回流是搏动性鲜红血，则不要置鞘，立即拔针压迫 1 ～ 2 分钟即可。微穿刺针内芯比较细，有时确实很难从回流血来判断是否是动脉，可以置入 4F 微穿刺的细鞘，做造影来明确，这种鞘损伤也非常小，如果是动脉的话，拔出后压迫 3 ～ 5 分钟，也不会有血肿或假性动脉瘤出现。切忌在不明确是动静脉的情况下，直接置入 6F 常规短鞘。

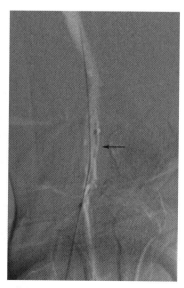

图 11-20　路径图下腘静脉穿刺（箭头所指腘静脉）

经小隐静脉穿刺导管直接溶栓是新近开展的血管介入治疗技术。患肢外踝与跟腱连线中点做 1cm 小切口，显露小隐静脉起始段，插入 4F 鞘。DSA 下，先进入带 0.035 交换导丝的 4F 直头导管，选择性插管从小腿穿通支静脉进入深静脉、或沿小隐静脉直接进入腘静脉，继续上行插过血栓近心段头部，交换合适灌注段 4F 溶栓导管，至灌注段完全插入血栓近段内，换入溶栓导管芯（Unifuse，带芯侧裂隙灌注的溶栓导管）。5 ～ 10 万 IU/h 尿激酶持续注入直接溶栓。

第六节　腔内血管外科的术前准备和术后处理

一、术 前 准 备

（1）碘过敏试验：应用离子碘如泛影葡胺作为造影剂者，必须按碘过敏试验的常规，取 3% 泛影葡胺 1ml，经静脉缓慢注入，观察半小时内有无反应。若出现皮肤瘙痒、结膜充血、恶心、呕吐、胸闷、呼吸困难均为过敏试验阳性，应弃用该造影剂。目前已广泛应用非离子碘造影剂［如优维显、碘海醇（欧乃派克）等］，可取消过敏试验，但对曾有药物、食物、花粉过敏史的患者，均需在术前 3 天起连续服用皮质类固醇药物。为确保起见，建议应用非离子碘造影剂前，也常规行碘过敏试验。造影时确保有一静脉通路，以备急救之用。造影室内常规配备抢救车，特别是抗过敏药物及激素等。

（2）清洁穿刺部位皮肤。

（3）触摸动脉搏动点，如下肢的股动脉、腘动脉、足背动脉的搏动情况，以确定正确的穿刺部位，并可于诊疗后检查该动脉搏动有否改变。行闭塞段远端动脉盲穿时，建议行血管超声定位。

（4）拟行局部麻醉者，手术日清晨可进少量饮食；拟行全身麻醉者，必须于手术前晚开始禁止饮食。

（5）血常规、血小板和凝血功能测定，并行肝、肾及心脏功能检查。

（6）对操作时间长的介入治疗，以及病情较重、老龄、截瘫或需用大剂量造影剂者，均须放置导尿管。

（7）对高血压患者，术前数天务必使血压恢复或接近正常；急诊者，在术中应用降压药物，常规肌内注射镇静药物，如地西泮或苯巴比妥钠等。

（8）配血型或备血：对于下肢动脉介入术，一般不需要备血；行胸腹主动脉腔内修复术时，常规备血。

此外，应对患者及其家属说明诊治的大致方法，以及一些术后要注意的事项，履行知情同意。

二、术后处理

（1）注意出血、血肿：股动脉穿刺后应压迫10～15min，用掌心压迫实际动脉穿刺破口（逆行穿刺时，一般位于皮肤穿刺口上方1～2cm处），或可用手指压迫技术，用示指、中指压迫动脉实际穿刺点，以两指触及动脉有力搏动为佳，可既起到确切压迫效果，又不至于动脉受压过度，致远端短时间缺血。止血后再加压包扎，沙袋压迫6小时。嘱患者伸直穿刺侧下肢平卧24小时，观察有无迟发性伤口出血和皮下出血，尤其是应用肝素和溶栓后的患者更要密切观察。一旦再出血应立即压迫穿刺部位，待止血后再重新加压包扎。并应注意操作时有无穿破血管的可能，需定时测量血压、脉搏和观察呼吸的改变，术后一天监测PT、APTT、Fg。有条件者，行血管超声检查穿刺点，排除术后医源性假性动脉瘤及动静脉瘘可能。行导管溶栓者，术后更需密切监测，请参阅相关章节。

（2）观察肢体动脉的搏动情况：动脉内介入治疗可导致血栓形成或栓塞，定时检查肢体血管搏动，观察皮温、色泽，以便早期发现肢体的并发症。

（3）肾功能监测：注意患者术后尿量，因造影剂有利尿作用，术后一般尿量会增多；但造影剂也有肾脏毒性，尤其是在术前肾功能不良者，一旦发现肾功能损害，应利尿或行人工透析。

（4）观察有无迟发性变态反应：少数患者在术后数小时至数天可出现过敏反应，一般为轻、中度，可用药物治疗。

（5）观察原病变的治疗反应。

（6）术后常规给予抗凝或祛聚药物，抗生素使用视个人而定。

第七节　腔内血管外科相关并发症的防治

随着现代技术及各种医疗器械的迅速发展及各单位之间便利的学术交流，血管外科疾病患者的治疗方式发生了巨大的变化。现今，腔内治疗技术已成为血管外科医师必备的临床技能。虽然创新性的腔内治疗毋庸置疑具有巨大的优越性，但是它也带来一类新的并发症。尽管这类并发症中的多数严重程度很低，可以用微创介入技术治愈，然而它也可能危及生命或肢体的安全，需要紧急的综合治疗。因此腔内血管外科医师应该平衡地选择开放手术或腔内技术来处置这类并发症。本章的目的在于叙述腔内治疗过程中常见的并发症，包括预防和治疗的策略。

一、穿刺点并发症

对于腔内血管外科医师而言，预知穿刺点极易发生并发症的高危患者是非常重要的。最明显的穿刺部位并发症的危险因素包括大尺寸的鞘、腔内介入的操作、动脉切开部位、动脉特性、既往的插管史、较小的体重指数、女性、未控制的高血压、过度的抗凝治疗、糖蛋白IIb/IIIa抑制剂的应用及年龄的增长。通过鉴别高危患者群，应用降低风险的策略，可以减少并发症。这些策略包括根据体重调节的程序化抗凝治疗、严密的血压控制及严格遵守正确的经皮穿刺技术。

经皮穿刺最常见的并发症是出血和血肿形成（图11-21A）。这个多因素问题受到多个围治疗期因素的影响，早期诊断和正确的处置可以减轻其并发症的严重程度。易并发腹股沟血肿的高危因素包括女性、65岁以上高龄及使用阿司匹林和血小板膜糖蛋白GP IIb/IIIa抑制剂，上述因素被证明具有中度增加出血并发症的可能。血肿可以发生于多次血管穿刺后。因为血肿可以遮盖股动脉本身的搏动，因此多次穿刺可进一步导致动脉穿刺的困难。动脉穿刺失败后，通常需要在再穿刺前，于前次的穿刺点压迫至少5分钟。穿刺针对血管后壁的损伤同样可造成手术过程中血管渗血，尤其好发于抗凝药物使用者。手术中也因穿刺鞘周围的血管壁漏血导致血液聚集。这种并发症是由于动脉前壁钙化，穿刺造成动脉壁非对称或星状的撕裂。在这种状况下，圆形的鞘不能发挥止血的作用，而鞘内导丝和导管的操作及更粗鞘的交换置入可以加重出血。早期发现这种并发症后，可适当增加鞘的直径，避免更大的血肿形成。

腹股沟血肿可以有多种临床表现，多数情况下术后腹股沟肿胀是唯一的临床发现。其他常见的症状包括疼痛、皮肤瘀斑、穿刺部位渗血、继股神经压迫的神经病变、贫血、低血压，甚至在严重病例中出现休克症状。对于腹股沟血肿的处理策略包括密切观察，判断是否有潜在的凝血功能障碍、停止抗凝治疗，以及输血维持合适的血红蛋白水平。血肿处的手法压迫可在急症状况下应用。此外，CT可以清晰显示血肿是否蔓延至腹膜后。血红蛋白的实验室检查必须定期进行，直至稳定。此外，还必须进行双功超声检查，排除假性动脉瘤形成。尽管绝大部分患者可以避免手术探查，但血肿的症状是非常明显的，包括皮肤改变、瘀斑、疼痛等。并且患者下地活动时推迟，住院时间延长。在血流动力学不稳定、输血状态下持续贫血、皮肤坏死、神经压迫及严重疼痛等情况下，腹股沟探查并清除血肿是必需的。手术经常会遇到挑战，原因在于组织由于血肿撕扯作用而被破坏，因此术后护理着重于切口并发症。股动脉必须被完整地解剖显露，检查有无活动性出血，包括检查股总动脉的后壁，以确定后壁没有损伤发生。

腹膜后血肿：腹股沟高位穿刺容易发生穿刺部位的并发症（图 11-21B），包括腹膜后血肿（retroperitoneal hematoma，RPH）。虽然罕见，但是腹膜后血肿可以引起严重病症，甚至在未及时发现的情况下导致死亡。蔓延至腹膜后的出血很难被周围组织包裹。腹膜后可容纳大量的积血，最终压迫邻近的器官、神经和软组织。相对于腹股沟血肿，腹膜后血肿的临床表现较轻微、不太明显。患者若主诉在经皮血管穿刺后腹股沟、背部或者下腹部非特异性疼痛，需怀疑腹膜后血肿的可能。血细胞比容下降、低血压及少尿，所有活动性出血的体征，必须及时快速地进行影像学检查以排除腹膜后血肿。其他与腹膜后血肿相关的症状包括：继发于盆腔股神经压迫后出现的大

腿疼痛、麻木及无力，下腹象限的饱满感，以及肋下区域瘀斑（Grey Turner 征）或脐部瘀斑（Cullen征）。诊断腹膜后血肿的辅助检查可选择腹腔骨盆CT。如果实施经静脉注入对比剂，那么对比剂外渗可以作为活动性出血的标志，可以据此及时尽早治疗。腹膜后血肿与自发性腹膜后出血的鉴别，可以依据血肿是否与股血管有交通。自发性出血通常位于中心位置，但是导丝所致的腔静脉或髂静脉损伤常造成鉴别诊断的困难。腹膜后血肿的治疗是依据患者的临床状态。大部分腹膜后血肿病例，通过系列检测血细胞比容的变化、纠正凝血功能异常及适时的输血，来控制疾病的发展。同腹股沟血肿的治疗相似，患者必须卧床并监测各生命体征及实验室指标变化。手术治疗的指征包括患侧肢体神经系统异常、血流动力学不稳定、进行性血液丢失及严重疼痛。腹膜后血肿减压术既可通过腹股沟切口，也可通过腹股沟韧带上方切口直接进入腹膜后和髂血管。无论哪种入路，最佳的治疗目标是动脉穿刺处必须被探查和修补。

腹膜后血肿还可能发生于另外一种情况（图 11-21C），在股动脉穿刺逆血流上行导丝时，导丝误入腰动脉或肾动脉分支能导致上述动脉破裂，术中常无明显症状或一过性腰疼，术后甚至出院后出现腹膜后血肿，严重者可能出现大出血危及患者生命。因此建议在上述操作过程中始终保持导丝末端在视野里，避免误入腰动脉或肾动脉分支内。

腹股沟处动静脉瘘（arteriovenous fistula，AVF）是经皮穿刺后的少见并发症，也是累及股动脉和静脉之间的交通（图 11-21D）。它通常发生在股总动脉分叉或股深动脉和静脉不适当低位穿刺之后，上述部位接近股浅动脉。然而，AVF也可发生于股总动脉或股浅动脉与股总静脉的对穿。腹股沟的 AVF 通常是无症状的，可以通过腹股沟区域体检触及震颤或听诊闻及连续性杂音而被诊断。因为这类动静脉瘘的分流量（平均160 ～ 510ml/min）远低于可造成心功能障碍的阈值，因此多数 AVF 并无心功能不全的表现。双功超声是一种可选择的影像学检查，可显示收缩和舒张期动脉化的静脉血流信号特征。AVF的治疗方法包括传统开放手术、腔内治疗或保守

治疗，虽然如何选择仍有争论，但是最终治疗方案必须根据手术医师的经验、患者的症状及伴发疾病状况来决定。

假性动脉瘤发生于腔内治疗后动脉穿刺口在鞘拔除后未能完全闭合（图 11-21D）。血液渗透入周围软组织，与动脉管腔相通。假性动脉瘤的含义在于动脉瘤瘤壁中无动脉壁成分，其瘤壁是由压迫的血栓和周围软组织组成。假性动脉瘤与血肿的区别在于前者瘤腔内血液通过瘤颈与动脉穿刺口相通。经皮介入治疗后假性动脉瘤的发生率为 0.5% ～ 8.0%，研究方法不同造成其发生率的差异。假性动脉瘤的形成经常与鞘拔除后未能很好地压迫动脉血管有关。它好发于股浅动脉或低位股总动脉，这是因为股骨头位置偏向头侧，使压迫时动脉受压不完全。因此在穿刺前需要在透视下辨认股骨头的位置，使穿刺点位于股骨头处。Koreny 等在涉及 4000 多例患者的大型荟萃研究中发现，使用血管封堵器后较单纯手法压迫可使发生假性动脉瘤的风险轻微升高。假性动脉瘤表现为穿刺处搏动性肿块，通常发生于术后 24 ～ 48 小时内。它们常出现腹股沟部位的压痛，可能较难与血肿鉴别。大的假性动脉瘤可压迫股神经导致神经体征出现，或压迫股静脉导致静脉血栓形成。大的假性动脉瘤也可造成局部皮肤缺血，甚至坏死。体检时可闻及收缩期杂音，扪及腹股沟处搏动性肿块。当临床怀疑假性动脉瘤时，必须进行腹股沟部位的动脉超声检查。双功超声可以提供股总动脉分叉处、股深动脉及股浅动脉处

假性动脉瘤的大小和部位，可以鉴别血肿和假性动脉瘤，后者可以显示血流从动脉管腔内流出。假性动脉瘤典型的超声表现为搏动性的无回声囊，在彩色多普勒超声检查下囊内显示涡流信号。如果假性动脉瘤明显延伸到腹膜后，那么腹盆腔对比增强 CT 可能有助于评估其大小和血管损伤的部位。为减少神经压迫、远端栓塞及皮肤坏死等并发症，手术治疗是首选的治疗方法。然而此后，多种创伤性小的治疗方法被提出，如超声引导压迫法、超声引导下凝血酶注射法、动脉瘤栓塞术等。假性动脉瘤可以进行腔内治疗，但是目前还没有被充分地研究。因此，腔内治疗只有当假性动脉瘤患者经过其他治疗后失败或在高危手术患者中建议应用。如同 AVF 中的讨论，覆膜支架的植入可有效覆盖动脉破裂口，阻断瘤腔内血液流入。然而，在股动脉内支架植入的临床结果并不理想，有支架断裂和最终完全闭塞的高风险。另一种替代方法是栓塞治疗，可经皮将大口径导管直接插入假性动脉瘤内，在超声引导下通过导管向瘤腔内注入弹簧圈。这种治疗或许适用于患者同时接受高剂量抗凝治疗或已知对凝血酶过敏的患者。

穿刺点假性动脉瘤或血肿也较好发于肱动脉穿刺入路。由于肱动脉皮下组织较少，穿刺后局部压迫在肘部关节活动时压迫点出现移位，使得肱动脉穿刺点并发症较多。由于附近有正中神经，神经受压可能出现手指感觉运动功能受限，因此建议及时发现尽快手术清除血肿。

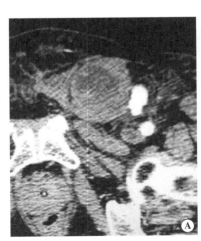 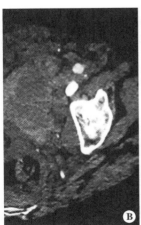 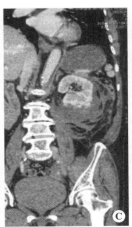 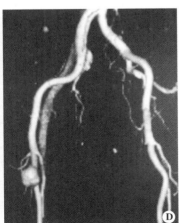

图 11-21　穿刺点并发症

A. 左侧腹股沟区穿刺点血肿、假性动脉瘤；B. 左侧后腹膜血肿；C. 左侧肾周血肿；D. 右侧腹股沟区穿刺点动静脉瘘和假性动脉瘤

在腔内治疗操作部位的股总动脉血栓形成常发生于鞘拔除后股总动脉单纯地按压过程，特别在严重的股总动脉粥样硬化性疾病或以前进行过腹股沟区重建术的患者。血管穿刺口应用封堵器可增加潜在的血栓形成风险。血栓形成通常在鞘拔除和手法压迫完成后更为明显。股总动脉内血流减慢，合并病变的股浅动脉或者经皮穿刺时内膜损伤，可以引发血栓形成。血栓可向股深动脉或髂动脉延伸，造成股深动脉缺血。相反，在腔内治疗过程中血栓可以在鞘周形成或在动脉穿刺处形成。在手法压迫停止后，血栓可以冲向远端血管造成动脉栓塞。急性缺血需要紧急干预，否则患者可出现新发的间歇性跛行或者静息痛。治疗方法为腹股沟区探查、股动脉内膜切除术、补片修复及血栓栓子切除术。另外，患者也可能获益于腔内介入，包括机械性血栓切除、溶栓治疗或动脉粥样斑块切除术，以去除患者动脉闭塞。

二、腔内操作相关并发症

血管内膜/中膜夹层是经皮血管腔内治疗过程中经常遇到的问题之一。动脉粥样硬化血管在球囊血管成形术后总会发生内膜剥离。球囊扩张后挤压和破坏血管内膜造成内膜撕裂或夹层，随后搏动性的动脉血流进一步将血管夹层撕裂至动脉远端，造成血流限制性阻塞或动脉闭塞。血管造影可以显示特征性的管腔内漂浮的片状结构，对比剂在其两侧显现。在血管腔内成形术中，容易导致夹层形成的高危病变是严重钙化的斑块，特别是近端股浅动脉和髂外动脉。在正常血管腔内过度的球囊扩张可以导致夹层出现。血管成形术后出现夹层，可首选低压球囊持续扩张使翘起的血管内膜片贴壁。如果低压球囊血管成形仍不成功，且仍有明显的夹层（>30%或血流受限），那么需要自膨式支架或球囊扩张支架修复血管夹层。理论上，支架固定内膜，扩大管腔，防止夹层内膜片进一步延伸。往腹股沟处的局限性夹层可以用导向性斑块切除装置予以切除。

血管内膜夹层也可以由于导丝和器械通过正常或病变的动脉段而造成。在X线透视引导下推进这些器械设备是非常重要的。任何阻力或器械头端成圈可能预示其进入血管内膜下。如果血管

穿刺针没有完全穿透动脉壁全层，那么在穿刺的初始过程即可发生血管夹层，或通过了一段血管内膜下路径。如果对一根导丝、导管或器械是否在血管内膜下存在疑问，那么操作必须暂停，用低剖面的导管通过阻力点。如果血液不能通过导管回吸出来，那么导管可能在血管内膜下，需要回撤导管直到能回抽出血液，然后可以用低压手推注射造影证实。血管内膜下的部位在血管造影时表现为对比剂在夹层部位潴留，不能被血流冲淡。

小夹层可在正常、无病变的血管段发生，特别是大口径的动脉（如髂动脉），如果血管管腔无狭窄和无血栓形成，特别是如果夹层破口逆向血流方向，则患者可以耐受小的夹层。相反，医源性大夹层极有可能造成血管管腔闭塞或血栓形成，需要干预。通过额外的血管腔内成形术可以治疗该种血管夹层病变（5分钟球囊扩张），目的是将内膜再次稳固。此外还有介入通路动脉的损伤，当直径较粗的导管通过严重扭曲的髂动脉时，常引起动脉壁的损伤而致出血，动脉壁粥样斑块形成可加剧这种损伤。取肱动脉通路时，如导管经降主动脉错误地进入肠系膜上动脉，则可能导致其破裂出血。近年来，具有更好柔韧性的新型导管问世，使介入通路动脉的损伤明显减少。

远端动脉栓塞，在腹主动脉瘤腔内进行介入操作，可能导致远端动脉的栓塞。当近端瘤颈处有附壁血栓时，以及输送导管或人造血管内支架时，需注意勿将附壁血栓推向近端，以避免肾动脉栓塞及急性肾衰竭。还应在释放人造血管内支架时，阻断双侧髂总动脉，以避免血栓落入下肢动脉引起栓塞。

动脉穿孔可以发生在经皮手术的任何阶段，损伤可源于导丝操作、球囊血管成形术、斑块切除术、支架或其他装置的植入或移除。如前所述，该并发症可导致一系列临床结局：一些穿孔预期可被处理，而其穿孔需要挽救生命的急诊处理。孤立性的导丝穿孔，特别是下肢动脉血管，通常只需以保守治疗的方法进行封堵。加硬导丝更易造成血管穿孔，因此应避免将其作为首选的造影用导丝，或者避免用于重度病变的细小动脉。导丝是否造成动脉穿孔，可以通过透视下辨认导丝行经路线是否偏离正常动脉解剖路线来确定。如

果导丝进入周围软组织，其头端可表现为非正常的卷曲。一旦去除导丝，血管造影可以发现对比剂外渗。在导管或其他器械进入前，必须确定有无穿孔，如有疑问必须回撤并尝试寻找新的内膜下路径以通过病变血管。当实施内脏动脉的腔内治疗时，导丝过度深入可导致远端器官穿孔。例如，在肾动脉血管腔内成形术，要加硬导丝置于肾动脉远端，以放置血管鞘，并实施动脉腔内成形术和支架植入术。在少见情况，如导丝进入过深，可导致肾实质内血管穿孔或肾内膜破裂。这类穿孔不可避免地导致肾损伤，并继发腹膜后出血，可以通过血管造影或随访中的 CT 扫描发现肾实质外的对比剂渗出。这类并发症处理策略依据患者临床状况而定。如果血流动力学稳定，可进行系列影像学检查和血细胞比容测定，必要时输血，上述治疗可能是足够的。如果患者血流动力学不稳定，应用血管内栓塞治疗出血的血管，或者甚至需要外科手术探查修补。然而，如需开放手术探查，患者经常需要进行肾切除术。为预防这类并发症，精确的导丝操作是必需的。导丝头端必须往透视屏幕范围内，如果感觉到阻力，必须停止导丝前进，逐步插入，使用头端柔顺的或 "J" 形导丝。血管成形术所致血管穿孔可导致危及生命的并发症，尤其在动脉粥样硬化的血管。对于失去弹力顺应性的钙化血管，极微小的过度扩张即可导致动脉壁的破裂和钝性穿孔。在髂动脉病变中，穿孔可能引起腹膜后大量血肿。髂动脉破裂的发生率约为 0.9%，死亡率非常低，尽管它可能被低估。由于出现急性疼痛，继而出现低血压，穿孔通常可以被立即发现。通过血管造影显现的对比剂外渗可以描述血管破裂的范围。一旦血管穿孔被确认后，大直径的顺应性球囊可被置于血管损伤段，缓慢扩张球囊直至压迫出血点。如果该法不成功或如果近端髂总动脉损伤，可从对侧腹股沟区插入较大球囊，低压（1～2atm）扩张，阻断恰好位于主动脉分支的远端主动脉。这种技术可以用于穿孔血管同侧入路进行血管腔内修复。这样就有时间去补充液体和血液以对患者进行复苏。对于主动脉分支部位病变或近端髂动脉穿孔，主动脉支架移植物或者腹主—单侧髂支架移植物合并股股旁路手术是一种治疗选择。如果不能选择腔内治疗，闭塞球囊留在原处，患者准备进行

开放手术修复。重建血管的手术包括间置血管移植物、补片修复或旁路手术。

除此以外，腔内人造血管内支架修复术还可有以下并发症的发生。

（1）内漏：与人造血管内支架相关的，在人造血管内支架腔外，但在腹主动脉瘤腔及邻近动脉腔内，出现持续性血流的现象称为内漏。

1）内漏的分型：有按病因学和解剖学区分的分型，也有按起病时间分型。

White 提出的按病因学和解剖学区分的分型如下所述。

Ⅰ型内漏：又称为移植物周围内漏或移植物相关内漏。因人造血管内支架的近端或远端，与病变动脉之间未能完全封闭，导致血流持续性流入动脉瘤腔内。

Ⅱ型内漏：又称为反流性内漏或非移植物相关内漏。因腰动脉、肠系膜下动脉和其他侧支动脉中的血流，持续性反流至动脉瘤腔内。在这种情况下，人造血管内支架与宿主动脉之间是完全密闭的，所以Ⅱ型内漏与移植物本身无关。

Ⅲ型内漏：与支架覆膜织物破损或支架断裂、分离有关。

Ⅳ型内漏：与支架覆膜织物渗漏有关。

Ⅲ型和Ⅳ型内漏由于覆膜支架的不断改进与提升，已非常少见。

Schurink 提出的按起病时间分型如下所述。

原发性内漏：在人造血管内支架移植术后，并且在 30 天围手术期内出现的内漏。

继发性内漏：在围手术期后的随访中出现的内漏。

复发性内漏：在内漏自行封闭（血栓形成）或经成功的介入栓塞手术封闭后再次出现的内漏。

2）内漏的治疗：据报道，内漏发生率在10%～44%。部分内漏可发生血栓栓塞而自行封闭，继而腹主动脉瘤缩小。Ⅰ型或Ⅲ型内漏如不治疗，瘤体可逐渐增大直至破裂。Ⅱ型内漏较Ⅰ型内漏更易血栓形成而封闭，引起瘤体增大破裂的可能性也较小。因此内漏治疗除了腔内手术和中转开腹手术，还包括术后观察在内。尽管内漏可能自行封闭，还有腔内治疗内漏的方法，但传统手术治疗仍然最为有效可靠。

术后观察主要依靠 CTA、多普勒超声及 DSA

等影像学检查。上述影像学检查手段中，CTA具有无损伤、分辨率较高等优点，在术后内漏诊断中应用最广。多普勒超声因其敏感性较高和费用低廉而得到越来越多应用。由于内漏导致瘤腔内压力升高，因此国外学者尝试测量瘤腔内压力诊断内漏。临床测压方法主要有导管经外周动脉、经腰穿刺瘤腔和无线体外测压。其中经外周动脉导管测压按介入途径又可分为经肠系膜上动脉、中结肠动脉、肠系膜下动脉至瘤腔；Ⅰ型内漏可经内漏至瘤腔；先将导管送至瘤腔，支架释放后即可测压。经外周动脉和经腰穿刺瘤腔测压一般选用压力换能器，而无线体外测压采用先进的无线张力传感器（remon medical），这种传感器体积仅3mm×9mm×1.5mm，含一片压电膜，可以用超声探头激活压电膜给电容器充电，充电后传感器便可以测定周围压力并传递超声信号由探头接收。术前将无线张力传感器缝制到人造血管内支架表面再装入释放鞘，术中以常规方法释放支架即可。

内漏最可靠的治疗方法是传统开腹手术，但是治愈内漏的同时也失去了腔内治疗的微创效果。因此腔内治疗仍应作为内漏的首选治疗方法。近端Ⅰ型内漏可置入第2个人造血管支架以封闭内漏。远端Ⅰ型内漏除了上述方法外，还可将直形人造血管支架改为分叉状或主动脉单侧髂动脉人造血管支架。而Ⅱ型内漏可以经腰穿刺或经介入途径栓塞腰动脉、肠系膜下动脉和髂内动脉。栓塞物有凝血酶、钢圈或明胶海绵，其中凝血酶效果肯定并发症少，明胶海绵颗粒较小可能栓塞动脉末梢引起结肠、膀胱等脏器缺血坏死，因此有学者提倡用钢圈栓塞动脉开口部位。

（2）移植后综合征：出现在人造血管内支架移植术后7天内，患者常感背部疼痛，但没有发热或白细胞计数升高等感染表现，可能与瘤腔内血栓形成有关。

（3）人造血管内支架血栓形成：有多种原因，导管引起的股总动脉或髂动脉夹层是原因之一。术中一旦怀疑有夹层形成，应立即行动脉造影术以求证实。虽然理论上股总动脉或髂动脉夹层可用腔内方法解决，但有的学者建议经腹膜外途径行髂总动脉-股动脉人造血管移植术，以确保流出道和介入通路的通畅。

人造血管内支架的扭曲也可造成血栓形成，尤其是第一代人造血管内支架。而第二代、第三代人造血管内支架采用全程支撑概念，降低了扭曲、血栓形成的可能性。置于人造血管之外的Zenith和Hemobahn型号血管内支架的使用，更降低了血栓栓塞的发病概率。除髂动脉外，腹主动脉瘤腔内也会发生人造血管内支架扭曲，这是由于术后腹主动脉瘤缩小造成的。如术中怀疑有人造血管内支架扭曲，应行前后位和侧位腹部X线检查，而动脉造影术作用不显著。及早地发现人造血管内支架扭曲，可在血栓形成之前用腔内方法解决，一旦血栓形成只能行开腹手术解决。

（4）中转传统开腹手术：在出现以下情况后，应中转传统腹主动脉瘤切除人造血管修复术：①术中出现手术入路困难，人造血管支架无法释放到位；②术中或术后观察内漏过程中发现腹主动脉瘤破裂倾向；③人造血管支架发生移位阻塞髂动脉血流；④适当观察期后内漏仍未自愈或腔内治疗无效，瘤体继续增大甚至破裂倾向；⑤人造血管支架发生感染。Buth的3529例研究发现，中转率约为4.2%，其中1个月内为1.9%，多由于入路困难和支架移位导致；1个月后为2.1%，多由于瘤体破裂。随诊4年中转率累积为11.7%，继发开腹主要由于Ⅰ、Ⅱ型内漏、支架移位、瘤体扩大、瘤体破裂等，瘤体破裂中位数为25个月（3～60个月），第1年累计破裂率约为3%，以后每年为1%。

（刘晓兵）

主要参考文献

蒋米尔，张培华，2014.临床外科杂志.第4版.北京：科学出版社

Cronenwett JL，Johnston KW，2014. Rutherford's Vascular Surgery. 8th ed. Amsterdam：Saunders，Elsevier

Dake MD，Scheinert D，Tepe G，et al，2011. Nitinol stents with polymer-free paclitaxel coating for lesions in the superficial femoral and popliteal arteries above the knee：twelve-month safety and effectiveness results from the zilverptx single-arm clinical study. J Endovasc Ther，18（5）：613-623

De Labriolle A，Pakala R，Bonello L，et al，2009. Paclitaxel-eluting balloon：from bench to bed. Catheter Cardiovasc Interv，73（5）：643-652

Erglis A，Narbute I，Kumsars I，et al，2007. A randomized comparison of paclitaxel-eluting stents versus bare-metal stents for treatment of unprotected left main coronary artery stenosis. J Am Coll Cardiol, 50（6）：491-497

Granada JF，Milewski K，Zhao H，et al，2011. Vascular response to zotarolimus-coated balloons in injured superficial femoral arteries of the familial hypercholesterolemic swine. Circ Cardiovasc Interv，4（5）：447-455

Haskal ZJ，Trerotola S，Dolmatch B，et al，2010. Stent graft versus balloon angioplasty for failing dialysis-access grafts. N Engl J Med，362（6）：494-503

Karnabatidis D，Spiliopoulos S，Katsanos K，et al，2013. Below-the-knee drug-eluting stents and drug-coated balloons. Expert Rev Med Devices，10（1）：105-114

Katsanos K，Karnabatidis D，Kitrou P，et al，2012. Paclitaxel-coated balloon angioplasty vs. Plain balloon dilation for the treatment of failing dialysis access：6-month interim results from a prospective randomized controlled trial. J Endovasc Ther，19（2）：263-272

Lammer J，Bosiers M，Zeller T，et al，2011. First clinical trial of nitinol self-expanding everolimus-eluting stent implantation for peripheral arterial occlusive disease. J Vasc Surg，54（2）：394-401

Navarese EP，Austin D，Gurbel PA，et al，2013. Drug-coated balloons in treatment of in-stent restenosis：a meta-analysis of randomised controlled trials. Clin Res Cardiol，102（4）：279-287

Rogers JH，Laird JR，2007. Overview of new technologies for lower extremity revascularization. Circulation，116（18）：2072-2085

第十二章　肢体血管病的物理治疗

肢体血管病的物理治疗方法很多，不仅包括应用天然和人工的物理因子，如电、声、磁、冷、热和机械等治疗疾病的方法，也包括医疗体育及按摩等治疗方法。物理治疗主要对有些疾病的部分症状和合并症有较好的疗效，可作为一种非手术治疗或术前与术后的辅助治疗。

本章内容将常用、认识较一致的和新的物理治疗方法做一介绍，可根据病种及设备条件选用。其治疗作用、治疗技术和临床应用，均着重于介绍与肢体血管病有关的问题。

第一节　电　疗　法

电疗法分直流电、静电、低频脉冲电、高频电及超高频电疗法多种，包括直流电和直流电药物离子导入疗法、间动电疗法、干扰电疗法、调制中频正弦电疗法和长波疗法等。目前在临床除了单一使用电疗法外，较多的是将超声与电疗法联合应用，其效果远超出各自单独应用的效果。

一、调制中频电疗法

1.治疗作用　调制中频电含有中频电的成分，人体对其抗阻较低，作用较深，可采用较强电流，无电解作用，能充分发挥中频正旋电流所特有的治疗作用。调制中频电的波形、幅度、频率不断变化，人体不易对其产生适应性。调制中频对人体的运动神经、肌肉和平滑肌均有较强的刺激作用，可消除疼痛、刺激激发肌肉收缩、改变皮下营养结构、增加血液循环以促进代谢。

2. 治疗技术　采用电脑中频治疗机，把两块硅橡胶极板固定于治疗部位，选择治疗处方，治疗强度以患者的耐受限度为准，每次治疗时间20～30分钟，每日1次，10～15次为1疗程。

3.临床应用　可适用于早期血栓闭塞性脉管炎、

浅静脉炎，用于改善局部血供，促进血栓的吸收。但对于有急性炎症、出血倾向、局部金属异物、严重心脏病等患者不适宜。

二、高频电疗法

1. 治疗作用　高频电疗法可使局部小血管持久扩张，加速血液循环，改善营养物质对组织的供应，增加局部白细胞和抗体，有利于组织免疫力的增加。在高频电作用下，血管通透性改善，有利于炎症产物、细菌毒素和代谢废物的消除、排泄，以及水肿的消散，减轻由水肿引起的张力性疼痛，并且对细菌的繁殖有抑制作用。高频电疗法还可使纤维素渗出增多，肉芽生长加速，有利于炎症的局限和溃疡的修复愈合。

2.治疗技术　采用高频电疗机，板状电极两块，放置病变部位，并置或对置，强度调制根据病程长短、病情轻重适当调整，治疗时间20～30分钟，每天1次，10～15天为1疗程。

3.临床应用　高频电疗法可应用在血栓性静脉炎、缺血性溃疡、深静脉炎、雷诺病等，禁用于有出血倾向、急性化脓性疾病、装有心脏起搏器、高热、恶性肿瘤、活动性结核、孕妇下腹部等。

三、超声 - 电疗法

1.治疗作用　将声、电两种不同而又各具特点的物理方法结合应用的治疗方法即是超声 - 电疗法，包括超声 - 低频电疗法、超声 - 中频电疗法和超声 - 干扰电疗法。通过超声的机械振动改变细胞内部结构，起到细胞按摩作用，增加血液循环，还可使凝胶转化为溶胶状态。超声的解聚作用使大分子化合物黏度下降，具有溶血作用。二者的同步叠加输出，加强了两种物理因子的交互协同作用，以及体内化学因子的治疗效果。具有很好的镇痛、改善微循环的作用，同时能促进静脉和淋巴的回流及血肿的机化。

2. 治疗技术 采用超声治疗仪，治疗时将电疗机的两组输出中的各一极分别放置于病灶的两侧或两端，将另两极同时连接在超声探头处，患者取合适体位、充分显露治疗部位，涂耦合剂，声头置于治疗部位，紧贴皮肤，轻压声头于治疗部位，做缓慢往返或圆圈移动，治疗剂量以声头单位面积的功率大小而定。

3. 临床应用 在血栓性静脉炎、深静脉血栓形成、雷诺病等中可起到辅助治疗的作用，禁用在有出血倾向、活动性结核病、心力衰竭、恶性肿瘤、安装心脏起搏器的患者中，以及孕妇下腹部、小儿骨骺部等。

第二节　紫外线疗法

紫外线（UV）是一种波长为 180 ～ 400nm 的不可见光线，根据其物理特性，可分为长波紫外线（波长 320 ～ 400nm）、中波紫外线（波长 280 ～ 320nm）和短波紫外线（波长 180 ～ 280nm），利用紫外线照射人体，用以治疗疾病的方法，称为紫外线疗法。

随着紫外线疗法的研究不断深入，目前紫外线不仅用于照射人体体表、体腔的治疗，而且开展了自体血液照射后回输疗法，可作用于全身，能更好地发挥其治疗作用，扩大了治疗范围，被称为紫外血疗法，也称为光血疗法或光量子疗法，早在 1928 年美国学者 Kuott 首先在临床应用，1985 年引进我国，近几年发展很快，临床上已证明对许多疾病有显著疗效。

一、局部照射

1. 治疗作用 紫外线照射后，照射区微血管扩张，血流增加，局部血液和淋巴循环改善。小剂量照射可刺激细胞分解，产生类组胺物质，加速细胞的分裂增殖，促进肉芽和上皮生长，加速溃疡的愈合。目前已确定，紫外线照射后，可使心率加快，心排血量增加，全身血管阻力降低，前列腺素合成增加，纤维蛋白溶酶原活性剂增加，机体纤溶系统增强，也可使组织循环改善。照射后血管内皮可释放缓激肽类物质，也可使前列腺素合成增加。此外，紫外线局部照射还有明显杀菌和消炎作用，对静脉淤血性溃疡有着很好的愈合作用。

2. 治疗技术 常采用高压水银石英灯，主要发散长波和中波紫外线，兼有少量短波紫外线。治疗前应用生物剂量测定计，先行生物剂量测定，一般于照射后 6 ～ 8 小时观察皮肤反应。一个生物剂量，为紫外线灯在一定距离垂直照射皮肤引起最小红斑所需要的时间，其符号为 MED，单位为秒（s）。若 MED 为 5 秒，即表示引起最小红斑需照射 5 秒。皮肤红斑反应强度，一般分为 6 级：①亚红斑量，< 1MED；②最小红斑量，1MED；③弱红斑量，1 ～ 3MED；④中红斑量，3 ～ 5MED；⑤强红斑量，6 ～ 8MED；⑥超红斑量，大于 9 ～ 10MED。局部照射也可用平均 MED 进行治疗。平均 MED 为平时在 15 ～ 30 个正常人腹部测定的 MED 的平均值。肢体血管病常用如下局部照射方法：①患区局部照射。②节段反射区照射，即照射躯体相应节段，反射性引起该节段支配的组织或器官的功能变化。上肢病变常行领区照射，下肢病变常照射腰骶区。③沿血管分区流输照射，用于长段血管病变。

不同病变及照射方法，治疗剂量可不同，一般先从亚红斑量或最小红斑量开始，首次照射后，一般皮肤对紫外线的敏感性即显著降低，根据皮肤红斑反应情况，必须逐渐增加剂量，一般二次剂量应比上次增加 30% ～ 50%。照射面积 1 次一般不超过 600 ～ 800cm²，可每日或隔日照射 1 次，一般 5 ～ 10 次为一疗程。

3. 临床应用 局部照射可用于治疗血栓闭塞性脉管炎、动脉硬化性闭塞症、雷诺综合征、血栓性静脉炎、深静脉血栓形成及淤积性溃疡等，禁忌用于急性湿疹、出血倾向、心肝肾功能衰竭及光过敏者。

二、紫外血疗法

1. 治疗作用 由于紫外线具有较强的量子能量，可引起显著的生物学效应，临床和实验已证明，紫外血疗法能降低血液黏度和细胞积聚活性，增加血流速度。其作用机制主要是提高氧合血红蛋白的饱和度，增强组织对氧和能量物质的利用，促进蛋白质和脂肪分解，还能直接杀灭细菌和病毒，使白细胞吞噬功能增强。据观察，紫外线照射血液1分钟，相当于血液在空气中氧合20～30小时。因而能改善病变部位的微循环和氧的利用，有利于缺血性病变的恢复。

2. 治疗技术　应完全在无菌条件下进行，采用紫外血治疗机。从肘部或股部静脉采血，可采血100～250ml，一般为200ml。摇匀灌入特制的石英玻璃容器中，放在血疗机固定架上，给予一定剂量的紫外线照射，同时向容器内充氧，使血液由暗红色转为鲜红色，再将容器内的血液倒回血袋内，回输给患者，隔日1次或每周2次，5～6次为一疗程。

3. 临床应用　紫外血疗法可用于血栓闭塞性脉管炎及动脉硬化性闭塞症。禁忌用于急性湿疹、出血倾向、心力衰竭、肝衰竭、肾衰竭及光过敏者。紫外血疗法可用于血栓闭塞性脉管炎及动脉硬化性闭塞症。

4. 注意事项　紫外线治疗时，患者及工作人员应保护好眼睛，以免引起电光性眼炎。局部照射时，非照射部位应严密遮盖，以免造成超面积超量照射。

第三节　超声波疗法

应用超声波治疗疾病的方法称为超声波疗法。超声波是以人的听觉界限为准的，超过人的听觉阈值的声波叫超声波。正常人最高听阈的频率是每秒20 000次，故频率大于20kHz的声波属超声波，一般治疗用800～1000kHz，其穿透深度为5cm左右。

一、治　疗　作　用

由于不同频率的超声能在组织中产生不同直径的气泡，频率越低，气泡越大，气泡在组织内塌陷时产生高振幅的微气流越强，引起纤维蛋白网的断裂、能增加血栓溶解的效果越明显。超声波还被机体吸收，声能转变为热能，可产生热效应，能使组织代谢增强，乙酰胆碱、组胺等活性物质增加，血液循环增强，酶的活力提高，局部组织

营养改善。超声的这种机械振动和热效应对硬化血管壁作用敏感，不仅能消除粥样硬化斑，而且对其他原因引起的硬化血管壁还有疏松和裂解纤维结构，而使其软化和增强弹性作用，从而促使血管扩张和解痉。此外，超声还可使吞噬细胞作用增强，加速炎症吸收。

二、治　疗　技　术

采用超声治疗机，它由超声波发生器和输出声头两部分组成。可直接在病变部位治疗，也可在病变相应的颈或腰部交感神经节处治疗。治疗方法如下所述。

（一）接触法

将声头与治疗处皮肤直接接触，在皮肤上涂少量耦合剂，常用液状石蜡、凡士林或甘油等，将声头与皮肤紧密接触，其间不得有任何空隙，轻压声头，将声头做直线或环形缓慢、均匀移动，治疗中不得停止移动，常用于治疗范围较广的病变。超声波的剂量，以声头单位面积的功率大小而定，一般为0.5～1.5W/cm²，移动速度以3～6cm/s为宜，每次治疗时间5～10分钟，每日或隔日1次，10～15次为一疗程。

（二）间接法

声头不直接与治疗部位接触，其间以水或水囊相隔。水对超声波的吸收很少，约为空气的1%，是比较理想的耦合剂。在使用前应将水煮沸，以消除溶于水中的气体。由于水的黏滞性小，在体表不易存留，不能用于接触法。

（三）联合应用

超声药物透入疗法：将药物加入耦合剂中，通过超声波作用，使药物经皮肤或创面透入体内，可具有超声波和药物二者的作用。超声波对细胞的按摩作用及所引起的振动电位，可提高细胞膜的通透性；超声波能使大分子化学键断裂，大分子药物解聚，均有利于药物进入体内。还可应用超声-直流电疗机加药物行药物超声电透入疗法，可使药物透入量及穿透深度显著增加，药物在组织细胞内外分布均匀，具有超声、直流电、药物

三者的协同作用。

三、临床应用

该方法可用于治疗血栓闭塞性脉管炎、雷诺综合征、深静脉血栓形成、血栓性静脉炎及淤积性溃疡等。禁忌用于有出血倾向、活动性结核病、心力衰竭、恶性肿瘤及安装心脏起搏器者，孕妇下腹部、冠心病者的左肩部、小儿的骨骺部等也不宜应用，头、眼、生殖器部慎用。

第四节　肢体正压疗法

正压疗法有全身和肢体正压疗法两种。将高于大气压的压力作用于全身，用以治疗疾病的方法，谓全身正压疗法；用以作用于肢体治疗疾病的方法，称肢体正压疗法。全身正压主要用于治疗减压病，肢体正压可用于治疗肢体血管疾病和淋巴回流障碍。

肢体正压疗法，根据所用正压系持续或间断作用肢体，可分为持续正压疗法和间断正压疗法。持续正压又可根据正压作用于一个肢体的范围不同，分为整肢持续正压和部分肢体持续正压。前者可用 XBP-20A 型肢体正负压 4 功能治疗机，该机具有正压、负压、正负压交替和高压氧 4 种功能，可用于肢体正压、负压、正负压交替、高压氧等多种疗法；后者可用 WYN-1 型循环式肢体压力机。间断正压可用淋巴保（lympha press）治疗仪、靴形循环器（circulator boot）或体外反搏装置，其正压作用时间与间歇时间不同。

一、治疗作用

在静脉与淋巴循环动力学研究中发现，对局部静脉或淋巴管施加一定压力，可促进静脉与淋巴回流，从而减轻肢体的肿胀。淋巴闪烁造影发现，间质内蛋白质的浓度，随着清除率的增加而降低，促进了淋巴液的转运。

整肢持续正压治疗，按 Laplace 定律，压力分布在整个肢体，压向各个方向，仅只一部分压力促进静脉血液及淋巴液向近侧回流，因而治疗效果受限。若提高压力，可增进回流，但患者常难

以耐受，且在长时间高压下，血流进入肢体将受到限制。部分肢体循环式持续正压治疗，能将水肿液不断地从远心端向近心端驱赶，并可防止水肿液的反流，治疗效果明显。

间断正压疗法，为规律性地给予间断正压，避免了整肢持续正压的缺点，同样具有正压的作用，且对肢体有压有舒，还具有机械按摩作用。高频率的间断正压治疗，不但能促进血液与淋巴的回流，还可增加肢体的血流量与血流速度，因而可用于治疗肢体动脉、静脉及淋巴病变。体外反搏与靴形循环器的治疗，均为在心脏舒张期于肢体充气加压。据动物实验与正常人体实验观察，在一个心动周期内，采用不同的肢体加压时间，该肢体血流速度和血流量可大不相同，在舒张期给予 1/4～1/3 心动周期加压时间，可明显提高肢体的血液流量和流速。因此，不但可用于治疗肢体肿胀，也可用于治疗动脉闭塞性病变，其治疗机制可能为：①由于气囊的充气与放气，使肢体血管压陷与放松，增加了血管内压力差，使顺向与反向血流的流速与流量均增加，冲出血管的狭窄与闭塞处，有利于血管的扩张与再通，并能促进血管侧支和吻合支的开放，使肢体远端血流量增加。②治疗时，血流顺向和逆向血流均增加，其代数和为顺向血流显著增加。因此，在一个心动周期内，肢体血流量不是减少，而是明显增加。③血流速度增加，可使血液黏度下降，血流加快，血液流速越快，红细胞的轴心性聚集作用越大，则血液黏度越小。血液黏度减小，又可促使血流速度进一步加快。

二、治疗技术

（一）持续正压

1. 整肢持续正压　可采用 XBP-20A 型肢体正负压 4 功能治疗机，将患肢置入治疗舱内，调整压力与时间旋钮，选择好所需的压力与治疗时间，然后启动需用的功能开关，即开始治疗。舱内压力为 5.3kPa，治疗维持时间 30 分钟，每日 1～2 次，每 10～20 次为 1 疗程。一组 9 例（11 条肢体）慢性淋巴水肿治疗报告结果显示，有效率为 90.01%。

2. 部分肢体循环持续正压　采用 WYN-1 型循

环式肢体压力机，其腿（袖）套由9个相互分割而又连为一体的橡皮囊组成，有9个独立小室，治疗时，先从肢体远端气囊开始加压，每个气囊充气时间为5秒，第一个气囊充气毕后，自动停止充气，第二个气囊开始充气，第一气囊自动放气，如此9个气囊循环反复，每一循环共45秒。一般治疗压力，上肢为13.3kPa，下肢为19.0kPa。每次治疗30分钟，每日1次，一般20次为一疗程。一组30例淋巴水肿应用治疗报告显示，经肢体周径测量、体积测定及组织张力检查，均有明显好转。

（二）间断正压

1. 淋巴保治疗仪的应用　其肢体套为10～12个气囊构成，气囊之间有1/3重叠在一起，充气后气囊间无间隙。充气先从远端第一个气囊开始，逐个向上，当最后一个气囊充完气后，所有气囊自动排空，间歇4秒后，重新开始，反复循环。每一次循环时间为30秒，其中充气24秒，停顿2秒，放气4秒。治疗压力为16.0～18.7kPa。每日治疗1次，每次30～60分钟，10～20次为一疗程。Zelikovski报告治疗26例淋巴水肿，上肢88%的患者水肿减轻36%～70%，下肢水肿基本全部消失。

2. 体外反搏装置与靴形循环器的应用　应用体外反搏装置，在心舒期给予肢体气囊充气，充气压力为29.3～37.3kPa，肢体加压时间为心动周期的1/4～1/3，每次治疗时间为1小时，每日1次，一般24次为一疗程。有一报道用以治疗下肢动脉闭塞性疾病16例，57.3%的患者下肢血液流速增加，80%的患者血液流变学检查好转，93%的患者症状、体征好转，效果良好。应用靴形循环器时，在心脏舒张末期，在下肢予以脉冲空气压力，一般压力为32kPa，治疗方法基本与体外反搏治疗相同。

三、临 床 应 用

该方法适于淋巴水肿及深静脉瓣膜功能不全、深静脉血栓形成后综合征或单纯性静脉曲张引起的肿胀，也可用于预防术后深静脉血栓形成。体外反搏与靴形循环器还可用于治疗血栓闭塞性脉管炎、动脉硬化性闭塞症，对缺血性溃疡或坏死也有帮助。禁忌用于肢体急性炎症及静脉血栓形成的急性期，以防炎症扩散和血栓脱落。

四、注 意 事 项

用于治疗肢体肿胀时，治疗后应加用弹性绷带或弹力袜，以加强疗效；整肢持续正压治疗时，压力不得超过8kPa，以免长时间治疗下影响静脉的回流；反搏治疗时，肢体的加压时间比治疗冠心病、脑供血不足时间要短，不得超过心动周期的1/3，否则会影响疗效，甚至使病情加重。用以治疗三期动脉闭塞性病变时，在治疗15～20分钟后，足趾可出现疼痛，若疼痛较剧，可暂停治疗，待休息5～10分钟后，再继续治疗。

第五节　肢体负压疗法

负压分全身和局部两种，把低于大气压的压力应用于整个人体称全身负压，应用于人体某一局限解剖部位称局部负压。目前，仅局部负压用于临床治疗。根据其作用于局部范围的大小，可分为颈、腹、肢体、下半体负压，以及仅作用于很小部位体表的拔火罐等。应用肢体负压进行治疗疾病的方法，称肢体负压疗法，可用以治疗肢体血管病。

一、治 疗 作 用

经动物实验与临床观察，肢体负压的治疗作用及机制可能与下列因素有关：

1. 负压下血管被动扩张　Coles实验观察发现，体表在局部负压下，局部组织内压力下降，使血管的跨壁压升高，从而可引起血管扩张。若负压较大，能克服血管平滑肌的收缩，动脉可出现持续性扩张。动脉扩张，将使肢体血流量增加。在动脉闭塞性病变的早期，负压下病变动脉可有一定程度的扩张。晚期患者，负压下病变动脉虽难以扩张，但是周围的正常或病变轻的分支小动脉仍可以被扩张，有助于侧支循环的形成。肢体动脉闭塞动物模型动脉造影证实，负压治疗后血管显影支数明显增多。临床应用对治疗前后阻抗血流图观察发现，89.47%的肢体好转。

2. 微循环改善　微循环的调节因素较多，局部调节为其中之一，由局部血管活性物质、组织代谢产物及血管平滑肌自身作用来实现。其中，组织代谢产物的作用占 75%。因静脉平滑肌很少，负压下静脉扩张更为明显，局部呈淤血状态，组织代谢产生的乳酸、二氧化碳、组胺等聚集。这些血管活性物质，可使微血管扩张，全部毛细血管床开放，微循环血流增加，组织营养改善。对肢体动脉闭塞模型犬行负压治疗后观察发现，红细胞流速、功能性毛细血管密度及皮肤毛细血管流量均有明显好转。临床观察治疗后微循环 93.75% 有改善。

3. 血液流变学好转 动物实验观测，肢体负压治疗后全血黏度、血细胞比容、纤维蛋白原及红细胞电泳时间等均有好转。临床应用观察发现，血液流变学 76.0% 好转。

4. 血管活性物质的变化 对肢体动脉闭塞病变模型犬，于负压治疗前后，分别对下列血管活性物质进行了初步观测，结果如下：

（1）降钙素基因相关肽（CGRP）增加：CGRP 是目前所知体内最强的血管扩张物质，对平滑肌具有直接扩张作用。一组 15 只犬的动物实验资料显示，血浆 CGRP 浓度由治疗前（14.50±5.86）pg/ml 上升至（32.65±7.44）pg/ml（$P < 0.001$）。

（2）内皮衍生舒张因子（EDRF）释放增多：近年研究证明，EDRF 就是一氧化氮。对组织血管壁一氧化氮合酶测定表明，负压治疗并不影响一氧化氮合酶的表达，说明负压后内皮细胞合成一氧化氮的能力并无改变。Kelm 等研究证明，增加血管内血流量，可促进血管内皮细胞合成释放 EDRF。肢体负压可使血管扩张，血流量增加，而一氧化氮合酶能力并无下降，从而可致 EDRF 合成释放增加。

（3）改善前列环素（PGI_2）- 血栓烷 A_2（TXA_2）失衡：动物实验表明，在肢体动脉闭塞性病变模型建立后，血中 6- 酮 - 前列腺素 $F_1\alpha$（6-keto-$PGF_1\alpha$）和血栓素 B_2 的比值，出现明显下降，予以负压治疗后，其比值上升，失衡状态改善。6- 酮 -$PGF_1\alpha$ 和 TXB_2 分别为 PGI_2 和 TXA_2 的稳定代谢产物，其检测值可分别代表 PGI_2 和 TXA_2。

在脂肪代谢中，三酰甘油脂肪酸和 β- 羟 -β- 甲基戊二酸单酰辅酶 A 还原酶分别为三酰甘油分解和胆固醇合成代谢的限速酶，环鸟苷酸可激活前者而灭活后者，使三酰甘油分解加强，而胆固醇合成减少。负压治疗可引起 PGI_2/TXA_2 上升，

促进环鸟苷酸生成，从而能使三酰甘油和胆固醇含量下降。

（4）血内皮素（ET）降低：ET 是目前所知作用最强的血管收缩剂。动物实验发现，血浆 ET 含量由负压治疗前的（150.35±15.12）pg/ml 下降至（108.61±10.78）pg/ml（$P < 0.001$）。

二、治 疗 技 术

采用肢体负压治疗机或 XBP-20A 型肢体正负压 4 功能治疗机。治疗时，患者取坐位或仰卧位，将患肢置入治疗舱内，一般自大腿或上臂中段以下置入。若为多个患肢，应分次进行，一次只治疗 1 个肢体。舱内治疗压力：上肢 -13.3 ～ -8.6kPa，一般用 -10.7kPa；下肢为 -17.3 ～ -10.7kPa，一般为 -13.3kPa。每日治疗 1 ～ 2 次，每次 10 ～ 15 分钟，一般 10 ～ 20 次为一疗程。一组用以治疗血栓闭塞性脉管炎 66 条肢体、闭塞性动脉硬化症 91 条肢体及雷诺综合征 47 条肢体的报告，有效率分别为 96.97%、98.90% 和 100%。

三、临 床 应 用

该方法适用于血栓闭塞性脉管炎、闭塞性动脉硬化症和雷诺综合征。凡肢体缺血性疾病，若不宜手术或患者不同意手术者，皆可应用肢体负压治疗，但以临床分期 I 或 II 期者为最好。有资料表明，I 期有效率为 100%，显效率为 52.75%；II 期有效率为 98.31%，显效率为 40.68%；III 期有效率则为 71.43%，显效率仅为 28.57%。III 期合并感染或肢体有急性炎症时，应控制感染后再用，以免感染扩散。合并急性静脉血栓形成或血栓性静脉炎者，不宜应用，因可致血栓脱落，有发生肺动脉栓塞的可能。

四、注 意 事 项

机体对负压的耐受性，个体与性别间有较明显的差异，一般女性耐受性较差。在第 1 次行负压治疗时，治疗压力应从低值开始，根据患者反应，再酌情增加负压，以患者有轻度胀感为宜。若负压过大，肢体胀感明显时，应适当降低负压，

以免皮肤出现出血点或瘀斑。以后治疗，可按首次调整后的压力进行。

对年龄过大、体质衰弱、合并有高血压或心脏病患者，宜采用卧位治疗。若行坐位治疗，在治疗过程中，应注意观察有无头昏、恶心、心慌、气短、出汗等症状，如有发生，应立即暂停治疗，待症状消失后改用卧位治疗。据实验观察，在局部负压下，负压区血容量增加，增加程度与所施负压的大小有关，负压越大，局部血容量增加越多。据 Montgomcry 下半体负压试验资料计算，肢体负压治疗，在常用压力 -13.3kPa 下，下肢血流量的增加，在男性为全身血流量的 10%，女性为 8%，一般不会出现休克或休克早期的症状。但由于心血管功能差，上述患者在坐位治疗时，个别患者可出现晕厥，应注意观察。据一组坐位负压治疗动脉闭塞性病变 2590 肢次的报告，出现晕厥症状者 2 肢次，发生率为 0.07%。

第六节　肢体正负压交替疗法

应用正压（高于大气压的压力）与负压（低于大气压的压力）交替作用于肢体进行疾病治疗的方法，称为肢体正负压交替疗法。早在 1933 年，Landis 对肢体血循环障碍者就曾应用正负压交替疗法，但由于治疗装置结构较为复杂，在当时难以推广应用。直到 20 世纪 70 年代后，由于电子科学技术的进步，应用报告才逐渐增多。

一、治疗作用

手工与器械按摩疗法为间断局部正压治疗，作用部位局限。肢体正负压交替疗法不但作用范围广泛，而且由于正负压交替作用，对肢体具有较按摩更强的作用。当正压和负压分别作用于肢体表面时，正压下促进肢体血液回流，负压时可促进血液进入肢体，从而使肢体血管床不断被压缩与扩张，促进了肢体的血液循环，使肢体血流量增加。肢体正负压交替治疗对肢体血液循环具有一定机械泵的作用。根据观察，治疗后血流量的增加，个体间可有不同，有的治疗后早期即出现大幅度增加，有的随治疗次数的增加而逐渐增加，还有的早期血流量降低，后期血流量才增加。

但大多在治疗后，血流量即迅速增加，少数为缓慢增加。在停止治疗后，血流量的增加仍可维持2～3小时。

二、治疗技术

治疗肢体正负压可采用 Vasculotor 装置、荷兰产 447 型真空压缩治疗机、正负压肢体治疗仪或 XBP-20A 型肢体正负压 4 功能治疗机等。治疗后血流量的增加与所施加的压力组合有明显关系。浅野达雄对 24 名正常人分别予以 -6.7kPa 与 +2.7 ～ +18.6kPa、-4.0kPa 与 +4.0 ～ +17.3kPa、0kPa 与 +4.0 ～ +17.3kPa 三种不同的正负压力组合进行实验观察，结果发现，在第 1 种情况下，正压在 2.7 ～ 9.3kPa 时，血流量无明显增加，在 10.6 ～ 18.6kPa 时，血流量明显增加；在第 2 种情况下，正压在 4.0 ～ 9.3kPa 时，血流量减少，在 10.6 ～ 17.3kPa 时，血流量增加；在第 3 种情况下，血流量降低，且随正压值的增大而降低明显。因而认为，-6.7 与 +13.3 ～ +17.3kPa 为最佳压力组合，能获得血流量的最大增加。宁莫凡等也进行了观察，分别予以不同的正负压力组合，在治疗过程中，持续监测阻抗血流图的变化，结果以 -6.7 与 +13.3kPa 的压力组合为最佳，与浅野达雄观测相似。因此，治疗压力组合一般宜用 -6.7 与 +13.3kPa。治疗时，可取坐位或仰卧位，一次仅可治疗 1 个肢体；多肢体病变者，可分次进行。将患肢置入治疗舱内，袖口气圈充气，调至适当所需压力，以使治疗舱与肢体间密闭，然后开始治疗。正、负压各自维持 10 ～ 15 秒，循环交替，每次治疗 30 ～ 60 分钟，每日 1 次，一般 10 ～ 20 次为一疗程。正负压力的升降均为渐进式，除负压时治疗肢体有轻度胀感外，正压时无任何不适，治疗中一般无不良反应。浅野达雄用以治疗血栓闭塞性脉管炎 22 例，均有一定效果。宁莫凡等报道治疗动脉闭塞性病变 43 例（64 条肢体），总有效率为 97%。

三、临床应用

1. 适应证与禁忌证　肢体正负压治疗，适用于治疗肢体动脉硬化性闭塞症、血栓闭塞性脉管炎、动脉栓塞、外伤性血管病变、雷诺综合征及原发性或继发性淋巴水肿等，也可用于治疗胶原性血管病、淤积性溃疡及预防术后下肢深静脉血栓形成与瘫痪肢体的康复等。禁忌用于肢体动脉瘤、急性细菌性感染、血栓性静脉炎、静脉血栓形成或静脉异物有脱落危险者。急性血管损伤或血管吻合术后近期也不宜应用，因可加重血管损伤，引起出血，甚至血管破裂。

2. 注意点 治疗压力，一般可按上述最佳压力组合进行治疗，若患者合并有高血压，可适当提高正负压绝对值 1.3～2.6kPa，若为低血压，应适当降低其绝对值，以取得最好的治疗效果；正负压循环交替时间，一般不应 < 10 秒或 > 15 秒。因循环交替过快，一般机器性能难以达到，且有效作用时间过短。循环交替过慢，血流量的增加受到一定影响。

第七节　高压氧疗法

环境压力超过 1 个标准大气压称为高压，在高压环境下，呼吸气体中氧的分压（即氧压）超过 1 个标准大气压者称为高压氧，通过呼吸高压氧以达到治疗目的的方法称为高压氧治疗；而肢体某一部分用氧喷射不能成为高压氧。高压氧医学虽然发展至今已经有三四百年的历史，但是全面用在临床治疗还是从 20 世纪 60 年代中期开始，因此，高压氧医学的理论、临床应用及设施的制造仍在不断完善中，对于周围血管病的治疗作用也较为有限。

一、治疗作用

（1）高压氧能增加对缺血组织的供氧，改善组织缺血缺氧状态。高压氧环境下氧分压升高，血液中溶解氧增多，毛细血管氧的弥散距离加大，能使组织的氧含量和储氧量增加，从而使组织水肿减轻，淤血好转，使局部的循环改善。Sehvaibman 曾给一组血栓闭塞性脉管炎患者行高压氧治疗后发现患者血流量增加，主要是由于在高压氧环境下全身血管收缩，而有病变的动脉因缺氧、代谢紊乱，血管反应性差，对高压氧反应不敏感，收缩不明显，故血液灌注量相对增多。

（2）高压氧可加速侧支循环建立，毛细血管再生，同样可以增加缺血组织的供血。

（3）高压氧能降低高凝状态，改善微循环。对于动脉硬化的患者来说，血液的高凝状态及微血栓的形成是病情发展的重要因素。高压氧能通过抑制氧自由基、糖皮质激素及生长激素的分泌而发挥作用，降低高脂血症，增加病变动脉的血供。

（4）高压氧可以抑制免疫抗体的产生，抑制变态反应的产生，这对于多发性动脉炎及雷诺病患者的治疗有很大的辅助作用。

（5）高压氧还能使纤溶酶活性增强，激活纤溶过程，加速血栓的溶解，国内外的一些报道均证明高压氧可以使凝血时间延长，血小板聚集率下降。

（6）高压氧能促进血管成纤维细胞的活动及分裂，促进胶原纤维的增生，加速受损静脉的修复，对于局部皮肤溃疡的愈合也有帮助。

二、治疗技术

（1）主要的治疗工具是高压氧舱，多采用单人或多人加压舱，治疗压力为 2～2.5 个标准大气压，采用面罩吸氧，每次吸纯氧 60 分钟，每日 1 次，每 10 次为一个疗程，连续 2～3 个疗程为宜。为防止高压氧副作用，尤其是减压病的发生，治疗初始应逐渐增加压力，出舱时缓慢、阶段减压出舱。

（2）对于浅静脉炎和皮肤有溃疡或渗出者，如糖尿病足的患者，宜采用单人纯氧舱治疗，在舱内暴露患肢和创面，同时创面常规换药，对于溃疡的愈合疗效较好。

三、临床应用

该方法适用于慢性缺血性疾病如血栓闭塞性脉管炎和动脉硬化性闭塞症，同样适合于颈动脉粥样硬化所致的脑缺血症状，也可用于静脉淤积性溃疡、糖尿病足的溃疡治疗。禁忌用于恶性肿瘤；肺部严重感染、损伤、出血、气胸及肺大疱者；急性上呼吸道感染、鼻窦炎、中耳炎、咽鼓管不通畅者；血压过高者、孕妇、月经期妇女；有氧中毒史或对高压氧耐受性差者。

第八节　运动疗法

体育运动锻炼可以延缓人体内动脉硬化的形成,对周围血管病的治疗与康复有一定作用,尤其对周围动脉闭塞性病变所致的间歇性跛行,有良好疗效,而且运动强度越大,效果越明显,是对周围血管疾病的一种经济、实用的治疗方法。

一、治疗作用

调查资料表明,现今从事体力劳动者,动脉硬化的发病率和死亡率明显低于静坐职业者。运动和体力活动可使血清胆固醇和三酰甘油及低密度脂蛋白和极低密度脂蛋白含量显著降低。瑞典学者做过的试验显示,受试者在参加10天步行500km的运动锻炼之后,经检测低密度脂蛋白由原来的129mg/100ml降低至61mg/100ml,而高密度脂蛋白则显著升高。由此可见,运动可增加机体内热能消耗,提高脂蛋白活力,提高抗动脉硬化脂蛋白含量并促进机体代谢,增加侧支循环的建立。其对机体的作用主要体现在以下几个方面。

1.运动能促进机体血液循环加快　有效改善血小板功能,防止附壁血栓形成。

2.运动能降低血脂　提高高密度脂蛋白含量,防止肥胖发生。

3.运动能改善内脏功能　增加呼吸肌的收缩力量,增大肺活量;促进肠蠕动增强,加速食物的吸收,有利于机体内环境的稳定,延缓动脉硬化的发生与发展。

4.运动能增强人的意志　培养人的顽强奋斗精神,克服身体和气质方面的弱点。

二、治疗方法

应根据个人特点和兴趣选择适合病情的运动项目,主要有散步、跑步、功率自行车及Buerger运动,国内外的多项试验表明,主要是以散步为主要运动方式。而Hiatt等报道,行功率自行车锻炼,对间歇性跛行效果最好。

1.散步　轻松地步行可以缓解神经肌肉紧张而收到全身放松的作用。根据不同程度的动脉硬化及合并症可以选择不同的散步方式。①普通散步:慢速60～70步/分和中速80～90步/分,每次0.5～1小时,适用于轻度缺血者;②快速步行:超过100步/分,每次0.5～1小时,对于合并有高脂血症及高血压患者;③定量步行:也称为医疗步行,包括坡度和平地散步,在有坡度的路上行走2～3km或缓步行走15分钟,可有效增加跛行距离,改善症状。

2.跑步　跑步的方法应视实际情况而定,最好有一定的慢跑基础,逐渐增加跑步的距离,也可采用慢跑和走路交替的方法,慢跑结束时要逐渐减慢速度,但不可突然停止,以免产生心脏和大脑短暂缺氧引起的头晕、呕吐症状。

3.功率自行车或活动平板锻炼　在室内进行,不受天气条件影响,也利于医护人员监督或家属照顾,方法与步行类似,根据个人的病情特点选择慢速、中速运动。

4.Buerger运动　患者取仰卧位,患肢抬高45°,保持抬高位置2～3分钟;然后坐起,使小腿下垂于床边,持续2～5分钟;并活动足和趾10次,患肢再仰卧,下肢平放于床上,再次抬高下肢,保持2～5分钟。如此程序每次持续操作5～10次,每日3～5次。

三、临床应用

该方法适用于临床症状表现为间歇性跛行的肢体动脉硬化性闭塞症、糖尿病性动脉硬化闭塞症及血栓闭塞性脉管炎等,也可用于慢性肢体缺血。虽有缺血性溃疡或坏死,但无明显感染的Ⅲ期周围动脉闭塞性病变者,也可行Buerger运动以延缓坏疽症状的发展。禁忌用于发热、肢体或创面有感染、血栓性静脉炎、深部静脉血栓形成及动脉瘤患者,以防感染扩散、血栓脱落和大出血。

综合1966～1997年Larsen、Regensteiner等的28篇报道,运动治疗周围动脉闭塞性病变所致的间歇性跛行共计681例,结果无痛步行距离增加11%～746%,平均增加112%;最大步行距离增加5%～559%,平均增加138%。

(施慧华)

主要参考文献

边杰芳，杨振东，宁莫凡，1997.肢体负压对犬血液中前列腺素的影响.中华实验外科杂志，14：184

曹国英，1999.疗养技术常规.北京：人民军医出版社，174-193

曹锦泉，张绪中，1992.高压混合氧疗法在我国的应用.中华理疗杂志，15：234-236

于季良，张涤生，刘伟，1993.应用循环式肢体压力机治疗慢性淋巴水肿.中国修复重建外科杂志，7：201-202

南登昆，缪鸿石，1993.康复医学.北京：人民卫生出版社，98-117

宁莫凡，杨振东，陈美芬，1992.正负压交替疗法治疗肢体动脉疾患.中华理疗杂志，15：157-158

宁莫凡，杨振东，陈美芬，1994.XBP20A 型肢体正负压 4 功能治疗机的临床应用.陕西医学杂志，23：220-221

宁莫凡，杨振东，李莎，等，1992.负压疗法治疗肢体缺血 140 例报道.实用外科杂志，12：24-25

Dawson DL，DeMaioribus CA，Hagino RT，et al，1999. The effect of withdrawal of drugs treating intermittent claudication.Am J Surg，78：141-146

Gibellini R，Fanello M，Ferrari A，et al，2000. Exercise training in intermittent claudication.Int Angiol，19：8-213

Indergand HJ，Morgan BJ，1994. Effects of high-frequency transcutaneous electrical nerve stimulation on limb blood flow in healthy humans. Physical Therapy，74：361-367

Labropoulos N，Leon LR，Bhatti A，et al，2005. Hemodynamic effects of intermittent pneumatic compression in patients with critical limb ischemia.J Vasc Surg，42：710-716

Remijnse tamerius HCM，Duprez D，de Buyzere M，et al，1999. Why is training effective in the treatment of patients with intermittent claudication？ Inter Angiol，18：103-112

Tan KH，de Cossart L，Edwards PR，2000. Exercise training and peripheral vascular disease.Br J Surg，87：553-562

第十三章　血管病基因治疗

第一节　概　　论

基因治疗是指将人的正常基因或有治疗作用的基因，通过一定方式导入人体靶细胞以纠正基因的缺陷或者发挥治疗作用，从而达到治疗疾病目的的生物医学技术。基因治疗能够在比较短的时间内把理论设想变为现实，主要归功于近年来迅速发展的分子克隆、序列分析、基因打靶、定点诱变、聚合酶链反应、DNA 重组技术，以及越来越完善的基因转移技术。1967 年首次分离出DNA 连接酶，可以使 2 个 DNA 分子连接起来；1970 年发现第一种限制性内切酶，这种酶能识别特定的 DNA 序列，并且在这个序列内的一定位置上把 DNA 分子切断。1971 年进行了首例重组 DNA 实验；1977 年建立了 DNA 测序技术。20 世纪 80 年代初，美国科学家 Martin Cline 教授领导的实验室首次将珠蛋白的基因导入鼠的骨髓细胞，并且转移基因得到表达。1983 年构建了逆转录病毒载体——包装细胞基因转移系统。1990 年，美国国立卫生研究院（NIH）的研究者首先为 1 例腺苷酸脱氨酶缺陷的 4 岁女童，成功地实施了第 1 例实验性基因治疗。此后，人们对基因治疗的热情迅速高涨，基因治疗涉及的疾病也不断增多，包括囊性纤维化、Gaucher 病、关节炎、感染性疾病、血液病、心脑血管病、艾滋病和肿瘤等。1994 年，Isner 等首先对 1 例股浅动脉阻塞患者进行治疗，即将一种血管内皮生长因子基因通过气囊导管直接送到阻塞动脉近侧的侧支内，建立了丰富的侧支循环。2000 年，法国巴黎内克尔（Necker）儿童医院利用基因治疗使数名有免疫缺陷的婴儿恢复了正常的免疫功能，取得了基因治疗开展近十年来最大的成功。据统计，截至 2004 年 6 月底，全世界范围内基因治疗的临床试验方案已有 987 个。尽管目前基因治疗还有很多问题，但随着研究的不断深入和分子生物学技术的进一步发展，

基因治疗终将会成为人类战胜疾病的重要手段。

基因治疗就是用正常或野生型基因，校正或置换病基因的一种方法。从治疗角度看，就是将新的遗传物质转移至某个体的细胞内，使期获得治疗效果。其方式主要有基因置换、基因修正、基因修饰和基因失活。根据其实施方式不同，又有直接法和间接法之分。直接法又称体内法（in vivo），系将重组的外源 DNA 本身或经适当加工（如用脂质体包裹或与特异蛋白结合）后直接注入体内特定靶细胞或器官，或借助定向组分，经循环进入并使之在局部表达而达到治疗目的。间接法又称体外法（ex vivo），是先将目的基因在体外导入中介细胞，再将其回输入体内，目的基因在体内的表达产物可直接纠正或补偿病变基因的影响，也可经循环或旁分泌途径作用于靶细胞而发挥作用。对于血管病而言，其基因治疗的中介细胞多为内皮细胞和平滑肌细胞。基因治疗的关键在于基因转移。目前对哺乳动物细胞的转基因方法可分为病毒转导法和非病毒转导法两大类。前者如反转录病毒和腺病毒载体，后者如阳离子脂质载体、DNA 直接注入法。用于血管病的载体基因转移主要有反转录和腺病毒载体、脂质体和（或）仙台病毒复合物载体，以及显微注射法。

基因治疗可用于慢性缺血性疾病。组织、器官的慢性缺血性病变，特别是下肢的慢性缺血性病变，多由动脉粥样硬化、糖尿病动脉病变、脉管炎引起，特别是随着人口的老龄化，发病率逐渐增高，但迄今尚无良好的控制手段。其次是解除症状如药物治疗、外科手术及介入治疗等，包括各种动脉搭桥、动脉内膜剥脱、分期动静脉转流、经皮血管腔内成形等，它能在一定时间内不同程度、有效控制或改善患者的临床症状。但由于其治疗方式的被动性，并不能控制病变的发展和防止管腔的再狭窄；特别是长期慢性缺血病变大多数末梢血管如微动脉、小动脉甚至毛细血管都发

生病变，因此上述方法只能疏通较大血管，而不能从根本上改变组织的缺血状态。因此，20世纪90年代提出了血管生成（angiogenesis）性治疗的新概念，即向阻塞的血管内或缺血的组织器官，转移具有血管再生作用的生长因子或相应的基因，利用其促血管内皮细胞增殖的作用，形成了大量新生血管，在缺血组织中建立广泛的新生血管网络，以建立丰富的侧支循环而跨越阻塞动脉段，称"自体旁路血管"，从而达到治疗目的。

其次，基因治疗可防治血栓形成。血栓形成的影响因素很多，既有血液本身的原因，如凝血或纤溶因子的异常、血液黏度增高，也有血流动力学原因，如血管局部狭窄或扩张而产生的涡流。另外，还有血管壁的原因，特别是血管内皮细胞的功能状态与血栓形成有密切关系。在遗传因素方面，如家族性高胆固醇血症，由于缺乏低密度脂蛋白受体（LDLR），引起血液高凝状态导致血栓形成。在这种情况下，可将LDLR基因转移到载体外短期培养的肝细胞中，然后再将该细胞重新导入肝内，以使血液中胆固醇水平降低。一般就周围血管病而言，防止血栓主要有下列一些情况，即动脉闭塞特别是动脉粥样硬化后继发血栓形成；原发性深静脉血栓形成；血管移植特别是同种异体血管移植后，继发血栓形成，以及人造血管搭桥后继发血栓形成等。防止这些血栓形成具有重要临床意义。

此外，基因治疗还可防止平滑肌细胞过度增生致再狭窄。各种血管成形术和血管内膜剥脱术的远期通畅率较低，主要是平滑肌细胞过度增生使血管再狭窄。实现基因治疗具有3个基本条件：高效的基因载体系统，有效的基因递送系统，以及合适的目的基因的选取及重组。

当前，在血管外科疾病基因治疗的研究中，对于microRNAs（miRNAs）的研究成为热点。miRNAs是一类内生的、长度为20～25个核苷酸的非编码RNA，特定的miRNAs参与了外周动脉疾病的病理过程，而这些miRNAs被发现是血管内皮细胞功能的关键调节剂，它可以影响血管内皮细胞的分化、收缩、迁移、增殖及凋亡。Sabatel等的研究表明，miR-21的过度表达可以减少内皮细胞的增殖、迁移和形成血管的能力，而使用miR-21的抑制剂可以起到相反的效果。Harris等

的研究表明，在血管内皮细胞中，miRNAs的过度表达可以抑制血管细胞黏附分子1的表达。在miRNAs的研究中也发现miR-126参与了细胞凋亡的过程，miR-126可以调解CXCL12（丰富的凋亡小体）的生成，并通过抑制G蛋白信号调节的功能从而诱导血管保护，其他的miRNAs也参与了血管内皮细胞的调节。

由于miRNAs在调节细胞的增殖、分化和凋亡方面发挥着重要的作用。因此，越来越多的证据表明，多个miRNAs可以作为新的生物标志物和新的治疗靶点。然而，每个miRNA可以有多个靶基因，而多个miRNAs可能由单基因控制。因此，在血管疾病的基因治疗中，需要更多的研究来分析特定miRNAs及其靶基因在细胞内相互作用的分子机制，这对于预防和治疗外周血管疾病具有重要的意义。

第二节　下肢动脉闭塞的基因治疗

基因治疗必须选择好目的基因、良好的基因治疗载体系统、方便有效的基因法导入途径等。目前目的基因越来越多，治疗病种越来越多，如FGF-5基因治疗增强心脏血流和心功能，水蛭素基因治疗动脉损伤后内膜增生，口服携带尿激酶的基因工程菌治疗尿毒症，血小板因子4基因治疗可抑制肿瘤的生长等。基因治疗的载体也不断改良，如将靶细胞表面特异性抗体和病毒外壳蛋白的抗体偶联成复合抗体，再将反转录病毒与靶细胞的特异受体相连。Roth等通过改变腺病毒外壳蛋白与靶细胞的结合方式，也达到了增强其与靶细胞结合的靶向性和特异性的目的。采用反式激活因子调节LTR启动子或采用双特异的分子桥，也可解决病毒载体感染细胞的特异性问题。近年来发展起来的应用因子结合体（molecular conjugates），包括一些能与核酸或DNA结合的蛋白或其配体介导的基因转移受到广泛的关注。我国顾健人院士实验室也成功建立了EGF介导的DNA基因转染系统，并通过该系统将外援基因转移至EGFR阳性细胞中；汤建教授的实验室建立的基因缝线技术为心血管疾病的基因治疗提供了新的技术方法。最近，Mannino等建立了能够将质粒DNA或反义DNA转移至体内的Cochkeate介

导的基因转移系统。此外，基因导入体内途径也不断发展，如基因枪；Fisher 等将腺相关病毒直接注射至肌肉；Prakash 等将携带基因工程菌直接口服；Boletta 等建立了应用聚乙酸介导基因转染法等。

一、治疗范围

外周动脉闭塞性病变是严重威胁人类健康的疾病，引起下肢动脉闭塞的疾病主要包括动脉硬化闭塞症（ASO）和血栓闭塞性脉管炎（TAO）。在 60 岁以上人群中，由动脉粥样硬化引起的肢体动脉缺血性疾病发病率高达 17% ～ 20%。TAO 以亚洲、中东和近东多见，我国以黄河以北地区多见。目前主要借助于外科手术重建动脉，此法危险性较大，并发症多，预后较差。据报道，每年美国因此病致残者逾 15 万人，日本每年有 2000 余人不得不截肢，并且患者多预后不良，截肢者 2 年内约 40% 死亡。从 1994 年 Isner 等实施下肢动脉硬化闭塞症严重缺血基因的临床治疗以来，目前病例数已累积数百例，大多数近期疗效明显，如侧支循环增加，血供改善。

二、目的基因

目前，常用的目的基因是血管内皮细胞生长因子即 VEGF，VEGF 是血管内皮特异的生长因子，具有显著促进新生血管形成的功能。由于 RNA 的剪切拼接不同可产生数种异构体，目前比较肯定的有 4 种：$VEGF_{121}$、$VEGF_{165}$、$VEGF_{189}$ 和 $VEGF_{206}$。一般情况下，$VEGF_{165}$ 为主要的异构体，是其生物学作用的主要形式，因而目前用 VEGF 基因治疗多选用 $VEGF_{165}$。其次是肝细胞生长因子（hepatocyte growth factor，HGF）和血管调理素（angiotropin），HGF 又名离散因子（scatter factor），体内试验显示，HGF 有促进血管生成的功能，具体表现在刺激内皮细胞增殖、提高局部血液循环、减轻肌肉萎缩。血管调理素是含铜和核糖核酸的多肽生长因子，血管调理素尽管不能刺激血管内皮细胞有丝分裂，但它却能刺激毛细血管内皮细胞迁移（4 ～ 4000pg/ml），并形成管状结构或索状结构，其介导血管再生的机制尚不

明。此外，尚有成纤维细胞生长因子（FGF），可分为酸性 FGF（aFGF）和碱性 FGF（bFGF）。许多研究者证实，bFGF 在体内能强烈刺激其植入区血管形成。血小板衍化的内皮细胞生长因子（platelet-derived endothelial cell growth factor，PD-ECGF）为一种酸性单链多肽，PD-ECGF 在体内具有促血管生长活性，如 20ng/ml 即可刺激牛和人内皮细胞有丝分裂，1ng/ml 即对牛主动脉内皮细胞具有化学趋向作用。PD-ECGF 还能促进鸡胚绒毛尿囊膜上血管生长。还有表皮生长因子和转化生长因子（epidermal growth factor/transforming growth factor-alpha），EGF 为 53 个氨基酸的多态链，TGF 为 50 个氨基酸长的多肽，试验表明，1ng/ml 浓度的 EGF 或 TGF-α，即可刺激培养的牛肺动脉内皮细胞和鼠肺内皮细胞增殖，并在体内刺激血管再生。而血管生成素（angiogenin）促血管再生作用很强，与 FGF、VEGF、PD-ECGF 均不同。血管生成素体外不具有此刺激血管内皮细胞迁移或增殖的能力，但在体内却具有促血管再生的能力，0.5ng 即能刺激鸡胚绒毛尿囊膜血管生成，50ng 使兔角膜血管形成。目前已得到所有上述因子的克隆基因。

虽然可用于治疗性血管新生的基因众多，但 VEGF 以其特有的优势最终被首选为治疗缺血性疾病的目的基因，这些优势包括：① 与内皮细胞表面特有的 VEGF 受体结合，特异性作用于内皮细胞，促使其分裂，形成新生血管；② VEGF 受体在缺氧条件下表达增加；③ VEGF 具有旁分泌作用，其分泌型 $VEGF_{165}$ 基因只要被少量细胞摄取并表达，即可成为能持续分泌该蛋白的"微型工厂"，达到局部稳定的治疗浓度。近年来，也有联合应用促血管生长因子（主要是 VEGF 和 FGF）基因的报道。

三、靶细胞或组织

靶细胞或组织主要是动脉和肌肉，近年内皮祖细胞的发现使其迅速成为靶细胞之一。目前已有较多基因转染内皮祖细胞移植治疗肢体缺血的实验研究，但临床研究未有报道。如 Isner 等将插入血管 VEGF 基因的裸质粒经导管导入血管壁，或用肌肉直接注射方法；森下龙一采用插入 HGF

基因的裸质粒直接肌内注射方法；赵薏平证明，肌内原位注射 Psv-VEGF$_{165}$ 是一种简单有效的治疗基因的转染途径，能显著增加缺血肢体毛细血管形成；1999 年，Isner 又报道血管调理素重组质粒肌内注射。目前几乎所有的 ASO 或 TAO 临床基因治疗都是通过动脉或肌肉组织进行的。

四、载体系统与基因导入途径

目前临床基因治疗方案有 329 项，共计 2557 例患者接受了基因治疗，所用的基因转移载体反转录病毒（retrovirus，RV）占 56%，质粒占 24%，腺病毒（adeno-virus，Ad）占 10%，腺病毒相关病毒（adeno-associated virus，AAd）占 1%。外周闭塞性血管基因导入的途径有血管内水凝胶球囊法、肌内直接注射和缝线法。外国学者无论是试验还是临床基因治疗，基本都采用前两种方法。汤建认为，缝线法很有效和实用。此外，张继峰等发现，肌肉内电针携带 LacZ 基因的转移效率是单独肌内注射的 2.6 倍；Hiroyuli、Aihara 等利用电针将 IL-5 基因导入局部肌肉，与单独肌内注射相比，转移效率增加 20 ～ 100 倍。鲁东成应用电针介导 VEGF 基因治疗试验性外周动脉闭塞症大鼠，结果表明，电针介导 VEGF 基因可在大鼠肌肉组织中高效表达 VEGF，并可促进局部新生血管形成和侧支循环建立，使血流恢复。郑卫构建重组 VEGF 基因的真核表达载体，在基因转移前 3 天，肌内注射肌肉再生剂布比卡因（bupivacaine），并通过基因缝线和直接注射法，结果可促进血管新生和侧支循环的建立。也有学者将含有 VEGFcDNA 的真核表达载体 PSVI21，用脂质介导的基因转移法导入血管平滑肌细胞中。

腺病毒有较大的宿主范围，并可感染非分裂期细胞，因此有较高的转染率；同时腺病毒感染细胞时，外源基因不整合到宿主染色体，潜在的致癌危险性小，比较安全。对于腺病毒的免疫原性问题，虽然采取了一些策略（①用外源基因取代腺病毒 E1 区，并删除 E4K、诱导 E2 区定点突变、增加 E3 区基因表达，以构建第三代复制缺陷型腺病毒；②紫外线照射；③用腺病毒载体携带一种具有免疫调节作用的细胞毒基因 Fas 导入血管壁，抑制单核淋巴细胞向血管壁浸润），但这一问题仍未完全解决。Makinen 等在用腺病毒介导的 VEGF 基因治疗下肢缺血的二期临床试验中发现，61% 的患者抗腺病毒抗体增高。

目前，采用最多的转染途径是缺血肢体的直接肌内注射。1990 年，Wolff 等首次报道了外源基因可在肌细胞内表达；Shi 等也证实外源基因经局部肌内注射后，可以被肌细胞摄取和表达。该法与最初的球囊导管转染法比较，具有操作简便、不受插管技术的限制、可根据缺血平面进行多平面注射等优点。

五、试验与临床效果

Isner 等自 1993 年起用兔慢性后肢动脉闭塞症模型，应用水凝胶球囊导管动脉导入 ph/VEGF$_{165}$ 基因表达质粒，证明 VEGF 能促进缺血肢体侧支循环的形成，并达到治疗缺血目的，从 1994 年对外周血管病患者实施插入 VEGF 基因的裸质粒，经导管导入血管壁，或肌内直接注射方法，后一疗法使 70% 的患者避免截肢，迄今已有 100 余例患者取得良效。森下等给下肢缺血模型兔分 4 组肌内注射 HGF 的理由之一是 HGF 不像 VEGF 会诱发水肿、疼痛等不良反应。此外，HGF 除有直接血管新生作用外，通过促进血管平滑肌细胞中 VEGF 基因表达而具有间接的血管新生作用。1999 年，Isner 又报道血管调理素治疗动脉闭塞的可能性，建立兔后肢缺血模型后，将含有血管调理素 1（angiopioetin-1，Ang-1）、血管调理素 2（angiopioetin-2，Ang-2）的重组质粒分别肌内注射，30 天后注射含血管调理素 1 重组质粒的兔缺血后肢血液供应明显改善，侧支血管增多，而另一组注射含血管调理素 2 重组质粒则不能使兔缺血后肢侧支血管增多和改善血供。Isner 等报道了 6 例 TAO 临床治疗的情况，3 例男性，3 例女性，年龄从 31 ～ 51 岁，经肌内注射重组质粒，3 例 1 个月后下肢溃疡愈合，2 例静息痛消失，踝肱指数平均上升 0.1，磁共振和血管造影显示，缺血肢体侧支循环增多。

赵薏平将体外构建的重组大肠杆菌质粒 Psv-VEGF$_{165}$ 1mg FEN 5 点注射于兔后肢缺血肌群中，30 天后切取标本，测定毛细血管密度和毛细血管数 / 肌肉数比值，均显著增加。郑卫构建了重组 VEGF 基因的真核表达载体，在基因转移前

3 天，肌内注射肌肉再生剂丁哌卡因［布比卡因（bupivacaine）］，并通过基因缝线和直接注射法，向动脉闭塞犬的肌肉内转移重组 VEGF 基因（0.5mg/kg），结果转 pcDNA3/VEGF 基因 28 天后，缺血区肌肉组织内 VEGF 的表达明显高于对照单纯转 pcDNA3 组；14 天后，血管造影可见明显新生血管和侧支循环的形成，28 天后更明显，1 年后未见血管无限制地生长，说明肌肉内转移 VEGF 基因，通过促进血管新生和侧支循环可使血供恢复。

2002 年，Freedman 等报道了 64 例接受 VEGF 质粒注射的患者，其中 34 例周围动脉缺血者采用缺血肌内注射，30 例为冠状动脉缺血，采用缺血心肌注射；检测基因注射后血浆 VEGF 蛋白的水平，结果表明，这些患者血中 VEGF 的基础水平有很大差异，呈现非正态分布。心肌注射组在基因注射后第 2、3 和 7 天，VEGF 血浓度分别为 39、38 和 45pg/ml，比基础水平（21pg/ml）均明显升高；周围动脉缺血组在 VEGF 基因注射后第 7 天的平均 VEGF 血浓度（38 ～ 41pg/ml）比平均基础水平有较明显升高，而后期的第 14、21 和 28 天 VEGF 血浓度与基础水平比较无显著差异。作者认为，该结果一方面说明 VEGF 基因注射是有效的；另一方面是由于 VEGF 基础水平的较大差异及基因注射后血中 VEGF 水平与基础水平比较仍不够高的缘故。此外，Simovic 等还观察了 17 例 19 条肢体 VEGF 基因肌内注射后缺血性神经病变的改善情况，结果提示缺血性神经病变可能是可逆的，基因治疗可能有效。

Shyu 等于 2003 年对下肢慢性缺血性静息痛患者 21 例 24 条肢体进行了 VKGFl65 基因肌内注射，其中 16 条肢体有溃疡，按基因注射剂量分为

400pg（$n=2$）、800pg（$n=4$）、1200pg（$n=4$）、1600pg（$n=6$）和 2000pg（$n=8$）5 组，4 周后相同剂量重复注射 1 次。结果显示，注射后血浆 VEGF 水平升高［从（26±31）pg/ml 升至（63±56）pg/ml，$P < 0.005$］；ABI 显著改善（从 0.58±0.24 升至 0.72±0.28，$P < 0.001$）；MRA 显示 19 条肢体（79%）远端血流改善，12 条肢体（50%）缺血性溃疡愈合或明显好转，20 条肢体（83%）静息痛消失或明显缓解，只有 2 条肢体因伤口感染而截肢。并发症为下肢水肿（$n=6$）。由此认为，肌内注射 VEGFl65 基因治疗严重的慢性下肢缺血是安全、方便和有效的。

Powell 等于 2008 年随机选取静息痛或缺血性溃疡患者，且 TcPO$_2$ < 40mmHg 和（或）趾压 < 50mmHg，接受安慰剂或 HGF- 质粒肌内注射：第 0 天、14 天和 28 天 0.4mg（低剂量）；第 0 天和 28 天 4.0mg（中剂量）；第 0 天、14 天和 28 天 4.0mg（高剂量）。发现 86% 的患者有不良事件发生，大部分与 CLI 或相伴疾病有关，并且不同组间无差异。与安慰剂组［（9.4±4.2）mmHg，95% CI 0.9 ～ 17.8mmHg］、低剂量组［（11.1±3.7）mmHg，95% CI 3.7 ～ 18.7mmHg］和中剂量组［（7.3±4.8）mmHg，95% CI 2.2 ～ 17.0mmHg］相比较，高剂量组［（24.0±4.2）mmHg，95% CI 15.5 ～ 32.4mmHg］在 6 个月内 TcPO$_2$ 增加。二次校准数据组间没有差异，包括踝肱指数、趾肱指数、疼痛缓解、创面愈合，或主要截肢。进而认为肌内注射 HGF 质粒安全并且耐受性良好。但尚需更多的研究，以确定 HGF 质粒是否能改善 CLI 患者的创面愈合和保肢（表 13-1）。

表 13-1　近年血管生成基因治疗下肢缺血性疾病临床实验一览表

实验名 作者（年代）	治疗	基因给药 方法	治疗组 / 对照组 病例数	纳入患者 特征	随访 时间	评价标准
Mäkinen et al（2003 年）	腺病毒和质粒脂质体 VEGF165	经皮 PTA 后动脉注射	18/17/19（腺病毒组 / 质粒脂质体组 / 对照组）	适合 PTA 的周围动脉疾病	3 个月	DSA
RAVE Rajagopalan et al（2000 年）	腺病毒 VEGF121	肌内注射	40/32/33（高剂量组 / 低剂量组 / 对照组）	运动受限的跛行，PAD	12 周	最大行走时间改变
REVASC Kusumanto et al（2006 年）	VEGF165 质粒	肌内注射	27/27	PAD，糖尿病，重度肢体缺血	100 天	截肢
TALISMAN Nikol et al（2008 年）	FGF-1 质粒	肌内注射	51/56	PAD，重度肢体缺血	1 年	缺血性溃疡愈合

续表

实验名 作者（年代）	治疗	基因给药 方法	治疗组/对照组 病例数	纳入患者 特征	随访 时间	评价标准
HIF Rajagopalan et al（2007年）	Ad2/HIF-1/VP16	肌内注射	34/7	PAD，重度肢体缺血	1年	安全性
DELTA-1 Grossman et al（2007年）	Del-1质粒	肌内注射	52/53	PAD，运动平板最大运动时间 1～10min	180天	第90天最大运 动时间
HGF-STAT Powell et al（2008年）	HGF质粒	肌内注射	27/25/25/26（高剂量 组/中剂量组/低 剂量组/对照组）	PAD，重度缺血 $TcPO_2 < 40mmHg$， 趾动脉压<50mmHg，踝部压 力<70mmHg	12个月	第6个月 $TcPO_2$ 改变

六、展　望

1989年首次进行人类基因标记，1990年首例患者接受了基因治疗。近年来大量的基因治疗研究论文发表和临床试验获批表明，尽管1999年的腺病毒载体免疫反应导致的死亡事件和2002年逆转录病毒的异常整合导致的患者白血病样表现事件曾经造成了一定的负面影响，但基因治疗的研究和开发并未因此而止步不前。但总体来说，治疗效果与人们期望相差甚远，基因治疗在理论和技术上未能有重大突破是一重要原因。因此目前基因治疗研究热点集中在基因治疗载体系统的改建、基因导入体内新途径的建立、基因治疗范围或适应证的扩大、基因治疗策略的优化和基因治疗作用机制的阐明，所开展的工作可能是基因治疗取得重大突破的前奏。英国学者在展望基因治疗的前景时认为，基因治疗即将取得突破性进展，并将改变人类治疗疾病的历史进程。

第三节　脑血管病基因治疗

随着当今社会的老龄化，脑血管病发病率不断增高，是目前公认为危害人类健康最重要的疾病之一。在联合国世界卫生组织调查的57个国家中，死于脑血管病者占11.3%，其中40个国家脑血管病占死因前三位。世界平均发病率为150～200/（10万人·年），患病率500～600/（10万人·年），全世界按50亿人口计算，有2500万～3000万患者。在我国死于脑血管病者多于心脏病及癌症，居三大死因首位。我国标化的发病率为120～180/（10万人·年），患病率为429/（10万人·年），有500万～600万患者，而缺血性脑梗死占全部脑血管病的60%～80%，具有高发病率、高致残率及高复发率的特点。脑梗死造成大量的残疾人群，带来了沉重的社会及经济负担，所以日益受到政府和医学界的重视。虽然脑缺血的治疗在神经药理学和神经病理生理学方面取得了很多进展，但是治疗效果仍不理想，仍然迫切需要研究新的治疗方法。

一、治疗的范围

基因治疗脑血管病的基本目标，是将目的基因cDNA导入血管或血管周围组织，而产生出某种有利于血管生长或调控血管功能的物质，理论上可通过导入裸露的cDNA来实现此过程，但是结果证实只有极微量的基因转移及表达，因而大量研究主要是采用有效的病毒载体（如腺病毒、逆转录病毒）及DNA阳离子脂质体复合物与病毒结合体将基因导入血管并表达目的基因产物。

（一）颅内血管病治疗

由于一些颅内血管病外科治疗有困难，而非手术治疗效果也欠佳，对于这类病采用颅内血管转基因疗法相当有价值。Dolard认为基因疗法可用于蛛网膜下腔出血后血管痉挛。外科医生可以在夹闭脑动脉瘤后直接将目的基因和载体重组病毒注入脑脊液中，此病毒载体携带的目的基因编码一种能抑制血管痉挛的活性蛋白。如这种血管痉挛是一种特殊的致痉物引起或起主要作用，则通过导入基因进而抑制或阻止致痉物的诱导或其致痉作用，其治疗效果可能会更佳。其次，基因的表达和合成蛋白产物达到高峰需要几天时间，但恰好蛛网膜下腔出血后出现典型的血管痉挛亦需几天时间，因而基因表达的"时间调定"正好相当。现有的转基因病毒载体表达目的蛋白维持时间短暂，然而幸运的是血管痉挛的持续时间也不长。因而目前的转基因条件与技术用于治疗蛛网膜下腔出血后血管痉挛是行之有效的。

大脑缺血的病理生理很复杂，缺血性脑损害的重要病理生理机制是多方面的。①能量耗竭：糖酵解增加，ATP 生成不足。②酸中毒：细胞缺血、缺氧后能量耗竭，无糖酵解增加，产生大量的乳酸，pH 值下降。③兴奋性氨基酸的毒性作用：脑缺血时兴奋性氨基酸递质增多，包括谷氨酸、天冬氨酸和其他酸性氨基酸。④细胞离子失衡：由于能量耗竭使细胞能量依赖性离子泵功能衰竭，加上细胞膜通透性增高使 Na^+/K^+、Ca^{2+}/H^+ 交换受阻，Na^+、Ca^{2+} 大量进入细胞内，细胞外 K^+ 增多，细胞内钙超载，激活多种钙依赖性酶。⑤自由基损伤：缺血状态下自由基大量产生，体内超氧化物歧化菌（SOD）活性降低，导致细胞膜脂质过氧化，膜通透性增加。⑥炎症反应：缺血再灌注时，最早的反应是缺血区白细胞聚集及炎症细胞因子释放。此外，脑内缺血的反应不仅在于激活杀伤神经元的离子通道、受体和化学反应，而且通过快速诱导基因表达和蛋白质合成等机制来抵抗导致细胞死亡的病理生理反应，为通过改变基因的表达治疗脑缺血提供了依据。

由动脉粥样硬化引起的脑组织慢性缺血也像下肢的慢性缺血和心肌的慢性缺血一样多。主要的治疗途径是去除病因、解除症状，如药物治疗、外科手术或介入治疗等，它能在一定时间内不同程度地有效控制或改善患者的临床症状，但不能控制病变的发展和防止管腔的再狭窄。特别是长期慢性缺血病变大多数末梢血管如微动脉、小动脉甚至毛细血管都发生病变，上述方法只能重建较大血管的血液循环，不能从根本上改变组织的缺血状态。20 世纪 90 年代初，学者们提出了血管生成（angiogenesis）性治疗的新概念，即向阻塞血管内或缺血的组织器官转移具有血管再生作用的生长因子或相应的基因，利用其促使血管内皮细胞增殖，形成大量新生血管的作用，在缺血组织中建立广泛的新生血管网络，或者建立丰富的侧支循环，跨越阻塞动脉段即"自体旁路血管"，

从而改善血运，达到治疗目的。

另一方面，基因治疗对脑肿瘤也是可行的。现有的大量努力是想表达出一种杀瘤蛋白，但另一理论上的途径是通过阻止血管增生进而造成瘤体缺血坏死。

（二）颅外脑血管病

颈动脉及椎动脉的粥样硬化病变比较适合采用基因治疗，因为这两种动脉用外科手术相对来讲较难到达病变部位，针对其病理特点即在粥样硬化的基础上产生血管的狭窄和血栓形成，采用基因治疗可以将目的基因如抑制血栓形成和干扰细胞周期而抑制血管平滑肌增生的基因转染动脉粥样硬化损伤部位，以防止损伤扩大及血栓的形成。动脉粥样硬化的另一并发症是病变血管的突然破裂，用基因疗法可以提高动脉粥样硬化斑块的稳定性，减少血管破裂的发生。通过对冠状动脉的研究表明，动脉粥样硬化斑块的厚纤维帽有使其不易破裂的作用，而斑块中巨噬细胞富集区却相对最为脆弱而易于破裂，因而稳定斑块的基因治疗研究也主要针对此区。

再狭窄是冠状动脉球囊成形术后的难题之一，目前已尝试多种治疗方法手段，而基因疗法的前景看好。如果球囊成形适用于颅内血管病变，那么再狭窄将成为关键问题，基因疗法将同样适用于解决脑血管的再狭窄问题。

二、目 的 基 因

实验证明，基因转移可在多种脑血管疾病的治疗中发挥作用。Yang 等将白细胞介素 -1（IL-1）受体拮抗剂（IL-1ra）导入到短暂性脑缺血小鼠脑内，证实其具有明显的神经保护作用。Matsuoka 等将腺病毒介导的碱性成纤维细胞生长因子（bFGF）注入短暂性脑缺血沙土鼠脑室内，证实其可有效促进神经祖细胞增殖，从而促进神经生长和功能恢复。目前已证实，可用于脑梗死治疗的细胞因子包括 VEGF、bFGF、IL-1ra、钙结合蛋白 D28K、抗氧化蛋白 SAG、热休克蛋白（HSP）72 和胶质细胞源性神经营养因子（GDNF）等。采取相应的基因导入技术可对脑梗死起到治疗作用。

三、载　　体

载体是基因治疗最主要的制约因素，适宜的载体应该是可以将基因转移到特定的细胞或组织中，不引起免疫和炎症反应，不会引起潜在的基因突变，而且基因的表达能得到有效的控制。目前用于基因治疗的载体都达不到这种理想的要求，尤其对于中枢神经系统的基因治疗很难获得较为有效的基因转染。基因治疗常用载体特点见表 13-2。

表 13-2　基因治疗常用载体的特点

载体	质粒-脂质体	逆转录病毒	腺病毒	腺相关病毒	单纯疱疹病毒	HVJ-脂质体
转染率	低	低	高	中	高	中
宿主范围	窄	窄	广	广	窄	广
表达时间	短	长	短	长	短	有
突变	无	可能	无	可能	无	无
毒性	低	低	有	低	有	低
载体容量	大	小	大	小	大	大

从表 13-2 中比较了常用于基因治疗载体的特点，它们各有优缺点，在这些载体中最常用于脑缺血基因治疗的载体是单纯疱疹病毒（herpes simplex virus，HSV）、腺相关病毒（adeno-associated virus，AAV）和腺病毒。HSV 具有嗜神经性，但复制缺陷型 HSV 的生产过程中容易污染野生型病毒。AAV 可以将治疗基因整合到靶细胞的染色体上，表达时间较长，但有可能发生基因突变，且病毒不易生产；腺病毒转染率高，宿主范围广，突变的可能性低，易于生产，但机体容易产生免疫反应，而中枢神经系统是一个免疫获免区。因此，腺病毒在脑缺血的基因治疗中会更有发展潜力，最近日本采用一种新的病毒——日本仙台病毒（hemagglutinating virus of Japan，HVJ）包装基因，经脂质体包裹后用于转染基因，在治疗中也取得了较好的效果。

四、基因治疗的靶向问题

基因靶向治疗是把目的基因定向转移到靶向组织或器官，可以通过把重组载体直接注射到定向组织或器官，用组织特异性启动子启动转移基因表达，也可通过组织特异性载体（如亲神经的疱疹病毒载体）。重组载体注入血管后，在血管内皮特异部位的黏附非常重要。一种办法是通过识别脑血管内皮细胞的特异位点，以求达到高选择性的颅内血管基因转染，这一途径有很大的困难，因为将载体注入血流后，要使载体在高速流动于血管中时，黏着于其经过的选择性位点，要求黏着过程相当迅速自然困难大，但其价值仍使得有不少学者致力于这一选择性转染技术；另一种方法是通过激活特异性病毒启动子，如腺病毒用于转染各种与其接触的细胞并表达转基因，这部分地依赖于病毒启动子的效率。因此在动脉粥样硬化区，炎症的产生及核因子 NF-κB（nuclear factor-κB）的活化使病毒启动子激活，使目的基因在粥样硬化区高效表达，表达量显著高于其他接受转染的正常动脉区域。我们已经用一种新途径"靶击"脑的不同区域。用含有腺病毒载体的 20% 蔗糖水注入脑脊液（CSF）中，其稠密特性使其可沉积于脑室腔的一定部位，通过头部倾斜于不同位置，实现了脑半球、Willis 环或脑干腹侧选择性的血管周围组织转基因表达。

五、转 移 方 式

血管转基因技术已能在血管腔内进行。但脑血管转染仍存在很大局限。其一是有效的转染需要短暂的脑血液中断或使用双囊导管，使得较大动脉分布的有限区域受到转染。其二是血管内注射后血脑屏障将降低脑血管的受转染率。后者可以先通过渗透性破坏血脑屏障再注入腺病毒载体。Doran 采用这一方法成功实现了神经胶质细胞的转染，但仍未使脑血管转基因表达。

为了克服血脑屏障，Ooboshi 等将重组腺病毒注入脑脊液，这样就延长了病毒载体与靶组织的接触时间，此途径使脑血管上方的脑膜有基因高表达，而脑血管的基因表达仍然有限。虽然这样，脑脊液注射法仍有其发展价值，如在脑膜表达一氧化氮酶，催化形成大量一氧化氮（NO），由于 NO 的弥散特性可引起脑血管松弛，这一作用类似于血管外膜神经所起的作用。理论上这一途径可用于防治蛛网膜下腔出血后血管痉挛。此途径的主要问题是腺病毒注入后将引起炎症反应，因而不具有治疗学意义。这有待于新一代病毒载体如整合有 IL-10 基因的病毒（IL-10 表达的同时能抑制炎症反应）的产生。

血管周围注射病毒载体后可引起外周血管的转染，如腺病毒载体注射兔和猴的股、颈血管鞘后，目的基因表达于股、颈动脉的血管外膜，但血管内膜的转染还未观察到。然而可以设想，具有高度扩散性的物质，如 NO 能用转基因方法表达于血管外膜并传播到其下的血管平滑肌。当腺病毒注射于颈动脉鞘后，外层表达的可扩散产物要达到平滑肌势必需要透过外膜内层。这一问题似乎对颅内血管影响不大，因为颅内血管的外膜内层较周围血管的外膜内层薄，可见这一转染途径对颅内血管比对颅外血管更有意义。因此，血管内基因转染对颅外血管更有价值，而脑脊液内注射及血管周围注射对颅内血管更有意义。

目前基因转移最常用的方法是通过动脉内导管直接注射。Klugherz 等通过导管将腺病毒载体导入冠状动脉成功地获得了目的基因的表达。但导管注射存在一定局限性。首先，通过导管注射需要暂时阻断局部血流，容易导致脑缺血；其次，导管注射只能在注射局部血管内皮发挥作用，有效部位较少；此外，对血管内皮外的其他组织基因转移效率较低。最近，Taniyama 等发现了一种新的转染到血管的导入系统。通过高频率低强度的超声辐射击碎带有质粒的白蛋白微气泡，可以将裸 DNA 有效地转染到模型动物的颈动脉。这种方法开辟了通过经颅和颅外多普勒治疗脑动脉疾病的新领域。

六、目的基因表达

基因转染效果不仅依赖于基因转染率，与已转染细胞的数量相关，还与基因表达产物相关。目的基因要表达的产物位于细胞内，要发挥其效力就必须转染所有的细胞。例如，为了阻止细胞内有毒产物的组装，仅有 50% 细胞被转染，则难以检测出器官受到的保护作用。相比之下如果转基因产品能被储存或弥散在细胞外，即使只转染部分细胞，基因产品也能弥散在胞外空间甚至达到胞外浓集。这样即使只有 50% 的细胞被转染，它们产生的基因产物弥散在脑外也能被有效发挥

作用。有些目的基因即使少量细胞受转染，也能发挥其基因的效力，这些物质包括 NOS、血管生成因子（angiogenesis factor）、SOD 的胞外异构体（EcSOD）等。而像 CuZnSOD 和 MnSOD 等存在于细胞内的酶，要发挥效力则要转染几乎所有的靶细胞。无论是脑室内直接注射还是经鼻腔滴注（nasal instillation），将目的基因转移到脉络丛，都可能使分泌的目的基因产物出现在脑脊液中，进一步扩散到脑组织更广泛的区域。

七、展　　望

在基因周围血管内转染到脑内血管基因转染实现后，下一步将是用表达产物对血管功能的调控，对脑血管病而言至少将在器官水平实现对颈动脉及颅内动脉功能的调控。脑血管转基因技术虽已有稳步的发展，但还处于实验阶段，尚无将遗传物质载入血管、脑组织、脑室内治疗人类脑血管病的报道，一些实验室的基因治疗研究不仅在导入基因方面有较多的研究，而且在机制方面也进行了深入的探讨，如测定经延髓池内导入的基因载体在脑内许多部位均有表达，特别在缺血区及周围区表达更为明显，从而证明治疗缺血性脑血管病的有效性。但在这一领域的研究仍是相当的粗浅，有的才刚刚起步，在实现基因治疗脑血管病的道路上仍有很多问题要解决。首先要发展安全有效的载体，以及临床方便的基因转移途径和保证转基因长期稳定表达。随着脑血管病基因治疗动物实验的广泛开展和不断完善，以及基因治疗技术的不断改进，相信不久将会走向临床应用。

第四节　基因防治血栓形成性疾病

一般就周围血管病而言，血栓防治主要有下列一些情况，即动脉闭塞特别是动脉粥样硬化后，继发血栓形成可以引起心肌梗死、下肢缺血等；血管腔内成形术、内膜切除术后、血管穿刺后继发血栓形成；原发性深静脉血栓形成；血管移植特别是同种异体血管移植后，继发血栓形成，以

及人造血管搭桥后继发血栓形成等。防治这些血栓形成具有重要的临床意义。

目前防治血栓形成多采用纤溶酶原激活物（plasminogenactivactor，PA），包括尿激酶型（uPA）和组织型（tPA）两大类。两者均对血栓有特异性亲和作用，能选择性地裂解纤维蛋白，使血栓溶解。在某些易患动脉粥样硬化的血管部位，增加内源性纤维溶酶原激活剂的局部表达，可望增强这些部位的内源性纤溶活性，而不增加其他部位出血的危险，显然比全身使用外源性纤溶酶原激活剂优越。据估计，只要在血管内皮细胞内增加几个uPA或tPA基因拷贝就能达到此目的。因而，设法将这些基因转入易患动脉动脉硬化的血管部位，增强该局部的纤溶活性，是防治心肌梗死和血管再狭窄的一种基因治疗方法。Dichek等应用含有tPA基因的重组反转录病毒载体，在体外转染绵羊动脉和静脉的内皮细胞，再移植于人工血管内膜上，结果显示，局部tPA浓度升高20～30倍，并维持2～3个月，表明基因导入后，可增加内皮细胞的抗血栓能力。但内皮细胞在体内生活周期较短，且能产生特异性tPA活性抑制剂。已知PAI-1是tPA的主要内源性抑制剂。Madisondeng培育出对PAI-1具有抵抗能力的tPA突变株，并以生物工程方法改造培养的内皮细胞，使之分泌PAI-1的tPA，其条件培养液的溶栓活性比正常内皮细胞大500倍。进一步将此基因转移入动物血管内皮细胞的研究尚在进行中。北京大学姚阿卿等考虑到血管平滑肌细胞体内半衰期长，本身又不产生tPA抑制剂，其表达产物同样分泌到血液中，故选择血管平滑肌细胞作为靶细胞。他们构建带有人的全长Pro-UK或tPA基因Cdna的反转录病毒质粒PNA-CMV-UK或PNZ-CMV-tPA，以此转染包装细胞PA317，获得假病毒上清，再以后者转导血管平滑肌细胞。结果发现，Pro-UK或tPA基因均已整合到宿主细胞染色体，并能有效表达，尤以Pro-UK表达量较高。鉴于近年报道临床应用Pro-UK较tPA更安全，故认为利用Pro-UK基因导入血管平滑肌细胞可能是防治血栓形成的另一条重要途径。

磷脂酶 A_2（PGI_2）有精细的调节系统。首先是 PGI_2 催化花生四烯酸（arachidonic acid，AA）的释放，这是 AA 代谢的限速步骤。AA 通过还氧酶（cycloxygenase，CO）途径，在前列腺素 H 合成酶作用下，生成 $PHGI_2$ 中间产物，再经前列腺素 I_2 合成酶生产 PGI_2，而前列腺素 H 合成酶则是控制 PGI_2 合成总量的关键。前列腺素 H 合成酶在催化过程中自行灭活，从而极大地减弱其催化能力。PGHS-2 则由诱导合成，与炎症反应有密切联系。在正常生理状态下，PGHS（主要是 PGHS-1）的存量很少，但在血管损伤或病变部位，由于诱导作用而合成量增加，PGI_2 合成的能力增强。1993年，Xu 将 PGHS-1cDNA 以反录病毒 BAG 载体转染培养中的血管内皮细胞（VEC），受转染细胞在 2 周内融合，并表达高水平 mRNA，但并不增强表达 PGHS-1 活性蛋白质。如果改进该载体，插入 SV40 启动子，则受转染细胞能 20 倍地表达 PGHS-1mRNA 和相应的活性蛋白质，并且受转染的细胞无形态改变，仍保留 tPA 及纤溶酶原激活物抑制因子（PAI-1）的合成能力。利用 AA 合成 PGI_2 和相应生理效应明显增强，说明 PGHS-1 的水平决定 VEC 合成 PCI_2 的能力；PGHS-1 基因转染可增加 VEC 在血管损伤时抗血栓形成的能力。由于反转录病毒载体的缺陷性，学者们又研究有关腺病毒载体的可能性。将载有 PGHS-1cDNA 的腺病毒转染 VEC，40 小时后，PGHS-1mRNA 表达增为原来的 3 倍。进一步体内研究发现，若事先用机械方法造成猪颈动脉 VEC 损伤，经 Solinsky 气囊导管将带有 PGHS-1cDNA 的腺病毒，以及只有腺病毒载体的病毒颗粒分别在局部注入。3 天后取该段颈动脉，测定 PGI_2 合成能力，发现 PGI_2 合成量增高 2～3 倍。此外，通过形态计量检测和（或）多普勒超声颈动脉血流测定，显示其抗血栓形成能力明显高于对照组。这些研究结果提示，PGHS-1 基因转染治疗血栓形成是可行的，但要过渡到临床应用，还需进一步就更优良和安全载体、目的基因呈送（gene delivery）、表达量、表达的稳定性和长期性等问题，做深入的研究。

第五节　再狭窄的基因治疗

腔内血管成形、内膜剥脱术、血管吻合，以及静脉移植物已广泛用于心、脑及外周动脉闭塞性疾病，并取得可喜的成绩，但却存在较高的术后血管再狭窄率。据报道，经皮冠状动脉腔内成形术后 6 个月内，动脉管腔的再狭窄率高达 40%～60%；颈动脉内膜剥脱术后 6 个月内，中度以上再狭窄率达 17.6%；大隐静脉移植术后 1 年即有 12%～20% 发生阻塞，此后每年约 4% 出现阻塞。在外周动脉也有相似的结果。

药物涂层支架的出现，如西罗莫司和紫杉醇支架的发明，进一步减少了治疗后血管再狭窄发生率。尽管这些成就看来是引人注目的，但值得注意的是，13.3% 使用药物涂层支架治疗的患者中需在植入支架后 1 年内再行血管成形术（靶血管）。在此背景下，基因治疗已成为针对调节引起狭窄的细胞进程的最有希望方法。基因治疗广受关注是基于以下几个广泛认可的观点。第一，在动脉壁的确切部位，基因治疗能够提供靶向性治疗，尤其是具体位置疾病治疗，从而实现以最少的全身副作用来获取最大限度的治疗作用。第二，基因治疗对一个基本的生物学问题提出了生物解决方案：内膜大量增生或动脉壁重塑。由于狭窄从根本上表明是不能用机械方法解决的生物问题，因此生物途径备受关注。第三，某些基因治疗方法表明能够治疗血管细胞过度增殖，也潜在地表明它是再狭窄的病理生理学的关键组成部分。第四，基因治疗途径已经表明它适用于大部分人群。第五，由于基因在动脉壁的许多表达的重大变化被局限在开始的 14 天以内，因此短期内转基因表达可能是有效治疗方法。所有这些观点都基于来自体外试验或在动物体内试验所得的真实可靠的实验数据。当把以上理由综合考虑，特别是当传统药物治疗消除狭窄失败时，这些关于基因治疗冠状动脉再狭窄具有很大潜力的观念就产生很大的期望。

血管造影显示血管直径狭窄超过 50% 可定义为再狭窄。各种急性动脉损伤产生再狭窄是多因素参与的复杂过程，包括不同程度血管弹性回缩、血栓形成、血管重构和内膜增生，其发生机制如下所述。①弹性回缩：球囊扩张使动脉壁拉紧，随后管壁回缩，弹性回缩程度取决于动脉粥样斑块结构、可塑变性及动脉壁特征。多数弹性回缩发生在球囊扩张后 30 分钟内，有时达 24 小时也可发生，但对再狭窄并不起关键作用。②血栓形成：急性血管损伤导致内膜撕裂，暴露内皮下成分，导致血小板激活、血栓形成。③动脉重构：

动脉重构定义是动脉损伤后血管收缩和管腔直径缩小以及新生内膜形成。有假说认为，源于外膜的血管结构弹性变化导致管腔狭窄。猪冠状动脉损伤 3～7 天后，外膜增厚，血管密度升高，外膜中的成纤维细胞转为肌成纤维细胞；胶原基质生成进一步促进外膜结构改变，使管腔收缩。血管重构一般在 6 个月后出现，可能与细胞增生、胶原合成、基质形成的修复机制有关。④内膜增生：动脉壁球囊损伤可能促进内皮剥脱、斑块破裂、血栓形成及活化血小板内皮释放丝裂原。单核细胞、巨噬细胞、淋巴细胞、多形核白细胞聚集在动脉损伤部位；来自血小板、炎性细胞、内皮细胞、平滑肌细胞的血小板源生长因子（PDGF）、a 成纤维细胞生长因子（aFGF）、b 成纤维细胞生长因子（bFGF）等化学因子和生长因子诱导平滑肌细胞增殖，迁移入内膜，使大量基质成分沉积。涉及再狭窄过程的复杂机制尚未完全阐明，但平滑肌增殖在再狭窄的病理生成中起关键作用，伴随平滑肌细胞增殖、迁移，平滑肌表现型从收缩型转向合成型。

血管转基因对各种血管疾病治疗作用是显而易见的。基因治疗也是球囊损伤后血管再狭窄（RS）防治的发展方向之一。由于血管具有血管内膜表面积较大，转基因易于完成；结构相对简单，各层细胞相对单一，可相对特异表达；转基因在局部有自分泌和旁分泌的效应等特点，使血管成为转基因研究和应用的良好靶器官。

一、基因治疗的方法

1. 细胞水平转基因 理论上培养的血管细胞可体外转入目的基因，然后再种植回血管壁，达到细胞水平转基因目的。这一方法有一定应用价值，但技术上难以实现，目前在实验研究中应用较多。血管平滑肌细胞（VSMC）和内皮细胞（EC）均用于细胞水平转基因研究，Plautz 等首次用 VSMC 转基因后，用同样方法有转基质金属蛋白酶抑制物 -1（TIMP-1）、一氧化氮合酶（NOS）、环氧化酶 -1（COX-1）等基因的报道。结果使损伤血管新生内膜增生显著减轻，狭窄管腔增大。Dichek 等以 EC 为靶细胞，转移人组织型纤溶酶原激活物（t-PA）后，使其覆盖在血管支架表面，可明显抑制血小板聚集和纤维素形成。

2. 体外血管壁转基因 体外血管壁转基因特别适用于移植血管的基因修饰。有实验在冠状动脉旁路术时，移植血管在移植前体外先转移NOS、tPA 等基因，可使其在外膜和内膜表达，栓塞减少，存活时间延长。这一技术相对较简单、安全，目前在临床试验中已有应用。

3. 在体血管壁转基因 血管各层均有作为转基因的靶组织的研究报道，对 RS 等有内膜功能失常和血栓形成特点的病变，内膜转基因表达某些治疗基因，其治疗作用是显著的。如 Kullo 等在内膜特异性表达重组 eNOS，可明显调节血管舒缩功能，使环磷酸鸟苷（cGMP）水平显著升高，内膜修复加速，减缓 RS 发生。

VSMC 是针对新生内膜增生的各种系统和同部治疗的重要靶细胞。在血管内弹性层已经破坏的情况下或用高压注入的方法，可将外源基因载体有效转入中膜层 VSMC，抑制新生内膜的形成。由于外膜在血管损伤后 RS 中的作用日益受重视，外膜转基因研究也日渐增多。如以腺病毒为载体将 NOS、TIMP-1 等在术中经外周动脉鞘转入颈动脉、经脑脊液转入脑动脉、经心包转入冠状动脉外膜和雾化吸入转入肺动脉等研究，在试验中均获得了目的基因的良好表达和功能效应。

二、目 的 基 因

1. 抗增殖基因 细胞的增殖受许多调节元件和多肽的调控，以及转录因子和环境的影响。受损血管中通过抑制细胞周期、抑制平滑肌细胞增殖的研究已经很广泛。第一个用于这类转基因研究的是 Rb 基因。它能调控 DNA 上游的延长因子E2F 的作用从而抑制 DNA 转录。Rb 基因的磷酸化或沉默可以引起 E2F 的释放，从而 DNA 开始转录，接着细胞周期开始。腺病毒介导的基因转移Rb 基因或者该家族其他基因 pRb/p130 至小鼠的受损颈动脉中，可以见到平滑肌细胞增殖明显受抑，同时也观察到 E2F1 的过度表达也能抑制小鼠受损血管功能内皮细胞的生长及内膜的增生。同时，其他细胞周期调节因子 p21、p27 和 p53 也被广泛地用于研究。多数实验室在兔模型中也取得了相似的结论。此外，对于更多细胞增殖中参与的中

间调节产物或激酶等，如 H-ras、MAPK 激酶、ERK 和 JNK 激酶等，都能在转基因以后减少内膜的生长。

2. 抗迁移基因 细胞迁移的重点是内膜的过度增生，如在内膜受损或支架置入原本没有内膜细胞的血管壁。细胞迁移包括细胞在细胞外间质的附着与分离，细胞迁移的关键物质细胞骨架由肌动蛋白和肌球蛋白组成。基质金属蛋白酶（MMPs）是一类分解细胞外基质组分的锌蛋白酶，对血管平滑肌细胞的迁移十分重要。它的功能可以被一组称为金属蛋白酶组织抑制物（TIMP）的低分子量蛋白所抑制。加入金属蛋白酶受体抑制剂 1（TIMP1）或转入该基因到小鼠受损动脉可显著降低新生内膜 / 中膜面积（I/M）比值。研究显示，TIMP2 和 TIMP3 也能起相似的作用。纤溶酶原系统也在细胞外基质（ECM）的降解和细胞迁移中发挥重要作用。尿激酶型纤溶酶原激活系统和组织型纤溶酶原激活系统的活性可以被一组称为凝血酶原激活物抑制剂 -1（PAI-1）的蛋白所抑制，都成功用于抑制内膜增生。

3. 多效基因的转移策略 血管再狭窄涉及的机制异常复杂，这种复杂性使人们设想是否具有多效作用的分子比单纯作用于指定机制的分子要更有效。在这种设想下，首先引起人们研究兴趣的是一氧化氮（NO）及其合成酶 NOS。NO 是维持血管内平衡的重要分子，由内皮 NOS 合成，更多的则是由诱导性一氧化氮合酶（iNOS）催化合成。是由多种细胞分泌的调节蛋白，通过激活可溶性脲基环化酶（SGC）上调 cGMP 水平。在血管受损处，一氧化氮合酶受损。因此，通过基因治疗增加局部一氧化氮合酶或许有助于抑制血管损伤后增生性反应。1995 年，在使用仙台病毒（HVJ）脂质体释放内皮型一氧化氮合酶（eNOS）基因治疗鼠颈动脉损伤的首次研究中证明，I/M 减少了 70%。Chen 等将用以表达 eNOS 的 SMCs 通过使用逆转录病毒接种于受损的小鼠颈动脉，抑制新内膜形成达 37%。其他学者也同样证明腺病毒载体转染 eNOS 于啮齿类动物和猪能抑制内膜增生。在等摩尔（剂量）下，iNOS 较 eNOS 产生更高水平的 NO。此外，与 eNOS 对比，iNOS 产生 NO 方式相同且为非 Ca^{2+} 依赖性。这种特性使iNOS 更具吸引力。因为基因治疗的限制因素之一

就是基因转换的效能不足。在一个髂动脉损伤的猪实验模型上，iNOS 基因转换使内膜增生降低约 52%，且较其他血管基因转染研究使用更少的病毒载体（少用 3 ～ 20 倍）。其他多效基因转染包括矫正 NO 信号途径的替代，其方法是通过转换 SGC α_1 和 β_1 亚基和 CGMP 相关蛋白激酶。多效趋化因子的拮抗作用，MCP1 通过转染其显性抑制 CDNA 于兔肢体肌肉，减少受损颈动脉血管内膜的形成，类似基因转染的其他多效修正因子如 VEGF、C 型利尿利钠因子、前列环素、COX1、子宫珠蛋白、显性相关 Rho 激酶和抗炎细胞因子 IL-10，也被证明可抑制人工诱导损伤的血管内皮新生内膜增生。

4. 促再内皮化基因治疗　上述已知的抗增生策略的局限性或多或少地与延迟性血管内皮化相关。事实上早期的研究认为，加速血管内皮修复和抑制内膜增生有着直接关联。此外，其他方法包括血管内放疗、抗增殖药物释放支架在动物实验中证明能使新生内膜的生长减慢、平滑肌细胞减少、内皮化不完全。这些发现表明，血管壁内皮细胞的再生能力似乎是愈合过程必不可少的，并可能在抗增生药物治疗策略中受损。

VEGF 是一种强有力的内皮细胞特异性血管生长因子。有了这个属性，血管内皮生长因子可能有助于提高裸露血管壁的再内皮化，以及通过延缓血小板及白细胞聚集的有丝分裂信号，进而阻止新生内膜快速增生。重组血管内皮生长因子已在动脉损伤的动物模型中应用。有报道通过用介入导管将内皮生长因子 165 转染球囊损伤的兔股动脉，可以加速在局部和远处再内皮化，进而抑制内膜增厚，减少血栓形成，恢复内皮依赖性血管舒缩反应。在自体静脉反转行兔颈总动脉旁路移植模型中，Ohno 等显示 C 钠肽（CNP）在移植静脉中的过度表达可导致加速内皮化，减少血栓形成和抑制内膜增厚。雌二醇亦有类似的抑制内膜增生的相关内皮化作用，肿瘤坏死因子受体、戊二辅酶 A 还原酶抑制剂、其他 EC 促细胞分裂因子，如 bFGF 和 PDGF 强调的概念，是通过基因介导治疗加速内皮细胞复苏，可能是为防止内膜增殖的替代战略。内膜增厚被推断是大多来自 VSMC 增殖的结果。

转基因集中释放到动脉损伤的区域是一个技术要求很高的程序，并进一步受到转染效率的限制。对于裸露动脉 EC 细胞的转染效率进一步受到内皮来源的限制。一个新兴策略是利用动脉内皮祖细胞（EPCs）作为一种基因运载工具。我们的实验室和其他一些学者研究证明，毗邻动脉损伤区的内皮细胞可能不会是血管内皮修复的唯一参与者。这些研究表明，循环细胞，如提到的内皮祖细胞，来源于骨髓和显示出与血管内皮细胞某些功能一致的特征，都能够填补到动脉损伤区域和促进血管内皮重建。事实上，若干证据表明，骨髓来源的内皮祖细胞，是由多种因素所活化，就像输入外源性细胞，可以显著促进动脉损伤后内皮剥脱血管内皮化。内皮祖细胞在体外过度表达基因，然后移植入体内可能是一个重要的预防再狭窄的策略。

三、载体的选择

（一）病毒载体

多种病毒对哺乳动物具有很强的感染能力，并在宿主细胞内复制表达。转染效率较非病毒载体高，但具有免疫原性和毒性。

1. 腺病毒（Adv）载体　腺病毒载体是目前应用最广泛的基因载体。第一代的腺病毒载体（FG-Ad）最常用于血管基因的转移。其优点包括只通过与血管组织简单的接触即可产生高水平的转移基因的表达，能够把基因转移到血管壁连续性的内皮细胞和平滑肌细胞。缺点也同样明显，如转移基因表达的缩减和导致血管壁的炎症反应。这些缺陷来源于宿主的免疫反应对病毒蛋白的破坏作用。在第一代载体的基础上产生了改良的载体（第二代载体），能有效地扩大转移基因阅读的框架和发挥抗炎作用。最新一代的载体被称为"助手依赖型"载体（helper-dependent vector），其特点是缺乏所有病毒开放性阅读框架，能最大限度地逃避宿主的免疫反应和产生长期的、稳定的转移基因的表达。第三代载体被视为血管基因治疗目前最为有效和最有远景的腺病毒载体。总体来说，腺病毒载体具有以下优点：基因组结构简单，遗传背景比较清楚；感染细胞的病毒 DNA 游离在细胞核内，不整合到宿主染色体上，不会引起插入突变；易于改造和操作，易纯化，可获得高滴度；感染率高，靶细胞种类多，可感染分裂期和非分裂期细胞，又有较高的靶向性；临床应用方便，既可以静脉注射也可以口服。Adv 的缺点是高免疫原性及生物毒性，可在局部引起炎症反应及不良反应；容纳的外源基因长度有限；表达时间短暂；更重要的是感染血管内皮细胞、平滑肌细胞、呼吸道上皮细胞等效率低。这也限制了 Adv 在血管病治疗中的应用。

2. 逆转录病毒载体　逆转录病毒是一类 RNA 病毒，构建时保留了病毒内的长末端序列（LTR）和包装信号，去除了病毒蛋白的编码结构，一方面可插入外源启动子和目的基因，另一方面使载体不产生包装蛋白，不能形成病毒颗粒而感染细胞，提高其应用的安全性。逆转录病毒已被广泛用于实验和临床研究中，其可将特定的基因转染至特定的细胞并整合至宿主细胞染色体中，从而获得长期稳定的表达。Dolnikov 等证明逆转录病毒载体的表达在细胞周期任何时期都是相对稳定的。但是，逆转录病毒转染靶细胞的效率受细胞表面受体数量的影响，其感染非分裂状态的细胞能力较差，并且有可能造成插入突变等。这些缺点一定程度上限制了逆转录病毒载体的应用。但随着包装细胞体系和病毒载体体系的不断改进和完善，在血管再狭窄治疗方面的应用前景仍十分广泛。Dichek 等用逆转录病毒为载体将 t-PA 基因（B-NST）体外转染至血管内皮细胞，再培养至支架上，动物试验证实，这种支架具有良好的抗血栓和抑制内膜增生的作用。李福生等应用逆转录病毒载体成功地转染了反义单核细胞趋化蛋白 1，使其在体外培养的平滑肌细胞中表达，并抑制自身单核细胞趋化蛋白 1 的表达。

3. 腺相关病毒（AAV）载体　AAV 是微小病毒和辅助病毒家族中的一员。AAV 载体具有很高的转染效率，可高效转染分裂增殖中的细胞和成熟的终末细胞，无细胞病原性，以及不同血清型的 AAV 宿主范围存在差异等特点。到目前为止，已有 8 种血清型 AAV 被发现，并已制备成载体应用于基因治疗的研究。

4. 单纯疱疹病毒（HSV）载体　HSV 基因组中已知的 84 个基因中有一半是非必需基因，允许被删除，插入包括内含子及调节序列的多基因或大基因。因此 HSV 载体对外源基因的承载量大，可容纳长达 30kb 的外源基因。HSV 具有高度的易感性，其宿主细胞广泛，能感染分裂期或非分裂期细胞。此外，HSV 具有嗜神经的特性，可使得外源基因能在宿主神经元长期稳定表达。因此，目前 HSV 载体主要应用于神经系统的基因转导，其在血管病中的应用仍相对较少。

（二）非病毒载体

非病毒载体大多制作简单，免疫反应低，不与宿主基因组整合，可重复应用，克隆能力不受限，其独具的优点正吸引越来越多的研究注意。非病毒载体较之病毒载体更适合在体内应用。脂质体一般由阳离子脂质和中性共脂质组成，前者由阳性亲水性首基、交联剂、疏水性部分 3 个基本结构域组成，为阳性两亲化合物，压缩 DNA 形成脂质复合体。脂质体复合物通过融合或细胞内吞噬作用，将目的基因导入靶细胞细胞质，再转运到细胞核内，以非整合形式存在。脂质体 - 基因复合物的制备简便易行，细胞毒性小，不产生免疫原性，安全性好，同时可转染多种细胞，不受细胞生长状态的影响，其转染效率高于质粒 DNA。Liu 等报道于脂质复合体中加入免疫抑制基因可显著减少 TNF-d（肿瘤坏死因子 d）的产生，并且不影响生物学分布。类似刺激应答多聚体，可设计环境敏感型脂质体以加强 DNA 释放，从而增强目的基因表达。

1. 多囊脂质体（MVL）　是采用贮库泡沫技术制备的一种新型脂质体，MVL 内部是由许多水性腔室以非同心圆的形式构成，各水性腔室之间以脂质双分子层相隔，中性脂质作为支持物分布在相邻水性腔室的交接点处，形成牢固的拓扑结构，其粒径一般为 5 ～ 50pm。传统脂质体以现有技术一般难以达到水溶性药物的高包封和低渗漏，多囊脂质体与之相比具有包封率高、包封体积大、药物渗漏少等众多优点，尤其适用于包封水溶性小分子和生物活性大分子药物。

2. 微粒子　微粒子包括微米粒子（macro-particle）和纳米粒子（nano-particle）。微米粒子直径为 0.5 ～ 100μm，直径越小其组织穿透性越强，在血管壁中的转染效率越高。Wilensky 等的研究表明，（11.4±0.1）μm 的微粒转导系统可将局部药物维持在可检浓度达 7 天之久；5μm 的转导体系，经血管腔内给药后，可在新生内膜、中膜、外膜中检测到，而且持续 2 周以上。纳米粒子是由聚合物制成的直径在 10～1000nm 的新型药物控释载体，药物可以被包裹在纳米粒子内部或是吸附在纳米粒子表面，也可以通过化学连接作用与纳米粒子结合。药物释放时间可以从几分钟到几个月。纳米粒子作为基因载体可以提高寡聚核苷酸的稳定性，还可以帮助寡聚核苷酸更容易地通过细胞膜进入细胞，提高细胞对它的摄入。由于它体积非常小，所以可在不损伤血管壁的情况下比较容易地进入管壁中。小颗粒粒子（2～6nm）的传递效果最好，粒子可分布于整个血管壁，中等颗粒（93nm）则只分布于内膜及外膜，而 120～500nm 的颗粒只存在于内膜。纳米粒子可以制成均一稳定的悬液分散在盐溶液或缓冲液中，也可以存在于组织培养液中，因此，用于注射也是可行的。另外，由于其体积很小，在进入体内时几乎不会引起机体的免疫反应。Fishbein 等的研究发现，在大鼠颈动脉局部应用 AG-1295 聚乳酸纳米粒子后，未发现血管成形术后的内膜增生，说明 AG-1295 纳米粒子起到了抑制血管中层平滑肌细胞迁移的作用。微粒子作为一种新兴的基因转染载体，因其良好的组织穿透能力，极易被细胞吸收及缓释效应，使之在血管再狭窄的治疗中有着潜在的不可比拟的优越性。

3. 阳离子多聚体　只有与 DNA 紧密、可逆络合，效应与细胞毒性比高的阳离子多聚体才适合投递 DNA。多聚体和共多聚体可为线性、分支状或树枝状结构，压缩 DNA 所形成的络合物名为多聚复合物。常见阳离子多聚体有多聚左旋赖氨酸、多聚乙酰亚胺、组蛋白、鱼精蛋白、壳聚糖、树枝状聚合物、还原型多聚阳离子等。这些多聚体结构各异，与核苷酸络合、转染效率亦不相同。共多聚体是近年来的一个发展方向，有助于整合各类单体的优点。

4. 重组厌氧细菌载体　重组厌氧菌为代表的基因工程改造的细菌也可以作为基因治疗的有效载体。目前应用仍不多见。寻找靶向定居能力强的菌株，提高目的蛋白的表达和分泌是将来的研究重点。

5. 类阳离子明胶体　目前应用较为少见。

四、结　论

通过近 10 年的探索，血管转基因技术有了进一步的发展。动物模型研究表明，经血管转基因成功地改变新内膜形成和血管反应性，刺激血管生成，基因治疗颈动脉再狭窄实验疗效明显。但这种办法用于治疗人的颈动脉狭窄已明显表现出它的缺点。动物模型所见的转基因效应可能不宜完全套用于人的动脉，还需要建立更能代表人的模型。现有的载体也有明显的缺点：病毒载体和非病毒载体有可能会因为诱导重要的免疫反应而限制了转移基因的表达，从而导致组织的损害或是诱发自主免疫反应；此外还有表达时间短暂、缺乏组织特异性、表达不能调节等缺点。更好的转基因系统尚待研制，安全性及价效是否相宜等问题亦待考虑。近年来小干扰 RNA 成为研究的热门领域，RNA 干扰沉默机制主要体现在抗病毒、基因调控、染色质浓缩、转座子沉默、基因组重组等领域。针对血管病治疗的实验已有相关报道。siRNA 的应用将会为颈动脉狭窄的治疗提供一条更为广阔的道路。综上所述，再狭窄的基因治疗在临床上目前尚难以制订出成熟和可行的方案，多基因多环节的联合基因治疗可能是今后的主要研究方向。

（何延政）

主要参考文献

何延政，吴峰阶，2002.脑血管病的基因治疗.泸州医学院学报，25（4）：237-239

何延政，2001.下肢动脉闭塞基因治疗进展.临床外科杂志，9（2）：114-115

柯炎斌，陆永建，李明昌，2007.颈动脉狭窄基因治疗.中华生物医学工程杂志，13（6）：410-414

吴俊，2012.细胞色素 P450 基因对高脂饮食诱导不同周龄小鼠动脉粥样硬化的保护作用.基础研究，11（2）：88-93

颜抒阳，2012.骨髓间充质干细胞移植联合基因治疗缺血性脑血管病.中国组织工程研究，16（41）：7742-7746

张峰，霍金龙，曾养志，2007.基因治疗的应用及研究进展.生物技术通讯，18（4）：677-679

Chick HE, 2012. Integrase-deficient lentiviral vectors mediate efficient gene transfer to human vascular smooth muscle cellswith minimal genotoxic risk.Human Gene Therapy, 23（12）：1247-1257

Gupta R, Tongers J, Losordo DW, 2009. Human studies of angiogenic gene therapy.Circulation Res, 105：724-736

Kishore R, Losordo D W, 2007. Gene therapy for restenosis: biological solution to a biological problem. Journal of Molecular and Cellular Cardiology, 42: 461-468

Nikol S, Baumgartner I, Van Belle E, et al, 2008. Therapeutic angiogenesis with intramuscular NV1FGF improves amputation-free survival in patients with critical limb ischemia.Mol Ther, 16: 972-978

Sabatel C, Malvaux L, Bovy N, et al, 2011. MicroRNA-21 exhibits antiangiogenic function by targeting RhoB expression in endothelial cells.PLoS One, 6 (2): e16979

Zernecke A, Bidzhekov K, Noels H, et al, 2009. Delivery of microRNA-126 by apoptotic bodies induces CXCL12-dependent vascular protection.Sci Signal, 2 (100): ra81

Zhou J, Wang KC, Wu W, et al, 2011. MicroRNA-21 targets peroxisome proliferators-activated receptor-alpha in an autoregulatory loop to modulate flow-induced endothelial inflammation.Proc Natl Acad Sci USA, 108: 10355-10360

第十四章 血管替代物

第一节 概 论

血管重建在临床外科具有十分重要的地位，如各主要动脉和静脉病变，即严重外伤、先天性畸形、动脉和静脉瘤、动脉和静脉闭塞性疾病，以及涉及主干血管的肿瘤根治术和器官移植等，都必须行血管重建。

重建血管的方法，有旁路转流和间置移植两种，以前者为最常采用。血管重建时，供选用的移植物种类较多，可归纳为生物血管和合成材料血管两大类。适宜的移植物应当具备的条件：①有受体相应组织长入，与受体血管连成一体；②不引起异物反应或排斥反应，无或仅有轻微的细胞毒性；③移植于动脉，能耐受动脉高压，不膨大成动脉瘤；④移植于静脉，不被扭曲或塌陷；⑤术后长期保持通畅，内壁无组织过度增生、粥样硬化或血栓形成等；⑥术中与受体血管吻合时，操作方便，不致破损；⑦可按需要选取各种不同长度和管径；⑧易于消毒和保存；⑨具有良好的顺应性；⑩价格适宜，能为广大患者所承受。

由于动脉和静脉的组织结构和功能不同，所以动脉和静脉移植物也各有其特殊的要求。动脉血的流速快、压力高、有搏动，其移植物应有较高的抗张强度和较好的弹性或顺应性，不易在吻合口附近产生涡流而损伤内皮细胞。大动脉的流速和压力与小动脉不相同，因此适用于小动脉的移植物，不一定适用于大动脉；静脉内压力低，其移植物应有较坚固的管壁，不易因外力的影响而塌陷。又因静脉血的流速慢，容易发生血栓形成，所以同一种移植物，适宜移植于较小动脉者，并不一定适宜移植于同等大小或较大的静脉。

第二节 生 物 血 管

生物血管主要有同种（自体和异体）和异种血管两大类。自体静脉作为动脉和静脉移植物，可选用大隐静脉、小隐静脉、臂静脉和头静脉等。自体动脉作为动脉移植物时，可取胸廓内动脉做冠状动脉搭桥；脾动脉代替左肾动脉；颈外动脉代替颈内动脉和桡动脉代替冠状动脉等。

文献报道，有利用异种动脉，如牛的颈动脉，作为动脉移植物者。此外，还有一些学者在实验和临床研究中，采用自体、同种异体或异种生物材料制成血管移植物，如心包、腹膜、气管、小肠等。

脐静脉也可作为同种异体材料的动脉移植物。它是将胎盘的脐静脉取出，用酶液处理或剥离，清除管壁周围的胶质等，经戊二醛鞣化后，使其管壁坚固，并失去抗原性，然后外套聚酯膜保护。但脐静脉制备困难、价格贵、管径小，且远期通畅率不高，仅见少量报告，未能在临床普遍采用。

同种异体相应的动脉和静脉移植，在理论上具有结构相同、取材方便、管径匹配和长度合适等优点，但因免疫排斥反应等问题未能解决，至今仍停留在实验阶段。其材料可取自新鲜尸体，经过特殊处理，静脉作为动脉或静脉移植物；动脉作为动脉移植物。上海交通大学医学院附属第九人民医院血管外科曾在动物实验中，将犬的股动脉和股静脉取下后，先做冷冻干燥（-70℃）处理，再以放射辐照（0.2～0.4kGy），然后移植于异体犬的股动、静脉。近期通畅率满意。生化检测证明，移植段经处理后，其抗原性已基本消除；组织学检查表明，移植段管壁结构均为正常的再生组织，内膜完整，内皮细胞前列环素的生成量与正常股动、静脉无显著差异。

生物血管材料种类虽然很多，但目前除大隐静脉外，其他生物移植物在临床极少有应用价值。自体大隐静脉具有强韧的肌层，足以承受动脉压力，是替代中、小管径动脉的首选移植物，多用于下肢动脉闭塞性病变及颈部、内脏病变动脉的替代物。实验证明，以大隐静脉作为移植物重建血管，其远期通畅率与其内皮细胞的损伤程度有密切关系。内膜损伤包括术中和术后早期内膜撕裂、脱落、血栓形成、假性动脉瘤，以及后期的平滑肌细胞增生、粥样斑块形成等，这些都可导致管腔狭窄或闭塞的不良后果，平滑肌细胞增生和细胞外不适重塑仍是移植血管远期狭窄和闭塞的主要原因。

一、离体静脉移植段内皮细胞损伤的因素

1. 离体时间的影响 离体时间越长，损伤越严重，这主要是缺氧所致。静脉内膜暴露于空气中 10 分钟，即可造成内皮细胞严重损伤和脱落。

2. 手术操作的损伤 有学者在动物实验中，将犬的大隐静脉段间置于股动脉，发现术后 48 小时内出现内皮细胞损伤，认为这主要与手术创伤有关。

3. 手术器械损伤 通过光学显微镜和扫描电镜观察，发现不少"无损伤"器械实际上都会使血管内膜撕裂和脱落，以致并发血栓形成和假性动脉瘤等；手术后也可因内膜损伤处的平滑肌细胞增生，引起管腔狭窄。实验证明，采用血管钳、夹阻断血流，当钳、夹所施的压力达到 $30g/mm^2$ 时，即可使该段血管内膜脱落和中层组织坏死。血管钳引起的管壁损伤，除与血管钳所施加的压力有关外，还与血管钳的几何形状、血管壁本身的弹性和可塑性有关。

此外，自体静脉移植物内膜损伤，还可能与化学、干燥，应用高张溶液保养或冲洗，以及与管壁内酶的变化有关。

二、减少静脉移植段内膜损伤的几种方法

1. 保养液 学者们主张静脉移植段离体后，应用适当的保养液，增强内皮细胞对各种损伤因素的耐受性，减轻其病理变化，以提高移植的成功率。

在采用保养液保存或灌洗静脉移植物，以消除或减轻内膜损伤等方面，学者们已做过不少相关研究。有以下几个值得注意的问题。

（1）保养液中钾离子浓度的影响：高钾心肌停搏液曾被用作心肌的保养液。近几年还被一些学者用来直接灌洗准备冠状动脉搭桥的静脉移植物。但是有研究发现，高钾保养液能引起内皮细胞损害，使其存活力降低，并发血栓形成、胆固醇聚集和外膜纤维素增生等。

（2）保养液温度和蛋白质等成分的影响：静脉移植物先以温暖的保养液灌注扩张，然后置于冷保养液中，可在较长的时间内保持静脉移植物内膜的完整性。

有些学者所采用的保养液含有一定量的蛋白质，或者用抗凝自体血液作为保养液，旨在减少移植物内皮细胞损伤，以延长其活力和完整性。许多学者指出，利用含蛋白质的溶液保养离体静脉的效果，优于不含蛋白质的溶液；未做扩张的静脉段所发生的病理变化，轻于以高压做扩张灌洗者。

作者等在实验中证实，采用自体抗凝血液或保养液（生理盐水 200ml、肝素 6250U、2% 利多卡因 10ml，4℃），可使离体静脉段内皮细胞在30 分钟内基本保持完整。

2. 克服静脉移植段痉挛方法的改进 有学者认为，灌洗扩张与内皮细胞表面血流层的作用不同，可能会加重内皮细胞的退行性变化，而导致术后早期并发血栓形成。有些学者主张术中在自体静脉取材前用盐酸罂粟碱做静脉周围浸润注射，或者加入保养液中，以解除静脉移植物的痉挛。

有学者通过力学因素，如血管的零应力状态、静态顺应性和血流多普勒信号分析等，对自体静脉移植物进行研究，发现术后早期张开角变小，接近正常动脉的张开角，以后逐渐增大，恢复至正常静脉的张开角；移植物具有与正常静脉相同的顺应性；不同时间之间血流搏动指数和移植物远端的每搏血流量，均无明显差异。说明自体静脉是重建中、小动脉优选的移植材料。

三、大隐静脉移植的总体评价与要求

自体大隐静脉作为血管移植物，也有其自身的局限性。我国成人大隐静脉的管径一般为

3～4mm。因此只能作为中、小动脉的移植物，用于静脉移植则易并发血栓形成而闭塞。此外，有些人的大隐静脉特别细小，呈多支型或因炎症使管壁增厚，管径明显缩小，也可以因曲张性病变等而施剥脱术。综合文献报道，大隐静脉作为移植物的可利用率为 50% 左右，且长度有限。

大隐静脉作为动脉移植物，远期通畅率尚不能令人满意。综合各家报道，5 年通畅率为 73%～88%；10 年通畅率为 60%；自体静脉重建动脉 12 年后，通畅率仅为 29%。分析影响通畅率的因素，除了手术中损伤、术者的技术；还与移植静脉本身的管径、所需的长度、移植的位置（膝上/膝下、跨越关节）；以及术后抗凝等后续治疗有关。静脉移植物闭塞的原因，早期为血栓形成，远期为管壁组织增生。有研究发现，静脉移植物在术后 2～4 周，即有内膜及内膜下平滑肌和纤维组织增生。还有学者在自体大隐静脉行冠状动脉搭桥者的尸检中发现，术后 16～21 天，因血栓闭塞的占 10%。

作者等认为，用来重建动脉的大隐静脉，其管壁结构必须基本或完全正常，柔软并有一定的弹性，内径应大于 3mm；移植物越长或跨越的关节越多，则远期通畅率越低。术后 2～4 周，静脉移植物的手术创伤性反应逐步消退，内皮细胞开始再生；内膜于术后 6 周基本修复完全。在这段时间内，应采用有效抗凝、抑制血小板聚集等综合治疗，预防血栓形成。

为了克服大隐静脉管径较小的不足，可将大隐静脉段纵行剖开，以螺旋形绕在一根与所需管径相等粗细的玻璃棒上，做连续外翻缝合，制成管径较大的血管移植物，以重建管径较大的动脉和静脉。也可把两根管径较小的大隐静脉纵行切开，将切缘相对缝合成管径较大的血管移植物。但是这样的移植物长度有限，而且管壁尤其是内膜的损伤太大，远期通畅率不够满意。作者等利用暂时性动静脉瘘制备大隐静脉，取得较好的效果，即在选定的大隐静脉远侧段，于内踝上方取一段浅静脉，倒置后，在胫后动脉与大隐静脉间搭桥，将动脉血引入大隐静脉。4～6 周后，经动脉血流冲击受损伤的静脉内膜已基本修复完全，管径增大 1 倍以上，是较好的血管移植材料。

第三节　高分子合成材料血管

1952 年，Voorhees 在实验中，应用维纶人造血管移植于犬的腹主动脉获得成功，次年，即应用于临床，并创立了人造血管网孔理论，是血管替代物发展史上一个重要的里程碑。50 多年来，曾有各种材料的人造血管问世，如尼龙、奥纶、涤纶、泰氟纶、真丝和膨体聚四氟乙烯（PTFE）等。有织物和非织物两种，制作方法有机织、编织、针织、铸型等，经过长期动物实验和临床应用，目前最常用者为涤纶和膨体聚四氟乙烯人造血管。人造血管均有网孔，植入人体后邻近组织中的成纤维细胞在移植物外形成一层"新外膜"，并经网孔进入内壁，使附于内壁的纤维蛋白机化，形成一层"新内膜"。同时毛细血管也循网孔长入，为"新内膜"提供营养，从而使移植物与受体血管合为一体。受体血管的内皮细胞可跨越吻合口长入移植物。但在人体，一般只能越过吻合口 1～2cm，其余的内壁并无真正的内皮细胞覆盖。

人造血管网孔大者，成纤维细胞和毛细血管可迅速长入，及早形成较薄的机化"新内膜"。如果网孔过小，则"新内膜"不能完全机化，以致在内壁面形成溃疡，因此内壁表面极易有血小板沉积并发血栓，也可由溃疡和反复纤维蛋白沉积，使"新内膜"增生，导致管腔狭窄或闭塞。涤纶人造血管的网孔较大，移植前应先预凝，即将移植物浸入患者自体血液，使纤维蛋白填塞网孔，防止移植后漏血。PTFE 人造血管网孔较小，移植前无须预凝；但其网孔数量多，故网孔度大，"新内膜"形成较快。

合成人造血管植入后，血液即经网孔渗入形成凝血层，外周肉芽组织包绕吻合口和管壁的纤维丝束，并进入内壁成为肉芽内膜面，供内皮细胞和平滑肌细胞爬行生长、覆盖。与 PTFE 相比，涤纶与周围组织的反应较大，生物相容性稍差，抗血栓的能力较小。内皮细胞和平滑肌细胞于植入后 24 小时，开始向人造血管内长入，48 小时达到高峰。内皮细胞的来源：①受体血管；②血液循环中脱落的内皮细胞；③由巨噬细胞转化而来。内皮细胞的功能：①生成前列环素抗血栓形成；②抗凝血；③调节间质细胞生长；④抑制平滑肌细胞过度生长。

血管顺应性指每单位压力所引起血管腔容积或内径改变的比值。可用数学公式表示为

$$C_d=\Delta D/\Delta P$$

式中，C_d 为顺应性；ΔD 为动脉搏动血管内径改变的差值；ΔP 为动脉压差。虽然移植物的顺应性与合成材料、管壁厚度、吻合口内径、血液流型（湍流/层流）、免疫等有关。人造血管与受体血管顺应性一致或相近，是移植成功的重要条件。

综合文献报道，血管移植失败的原因，早期失败的原因：①手术操作不当，包括吻合口狭窄、移植物扭曲等，多在术后 72 小时内发生；②流出道受阻；③血栓形成，动脉粥样硬化、内膜增生和内膜不全。晚期失败的原因：①移植物材料，采用 PTFE 人造血管行门 - 腔静脉分流术者，较少发生血栓形成，而采用涤纶人造血管者，术后 6 年通畅率仅为 30%～40%，②管壁增生和顺应性改变；两者成反比关系，增生越明显，则顺应性越小，失败率越高。

近年，经过不断改进的 PTFE 人造血管在临床广泛应用，取得较好的效果。PTFE 人造血管由两层材料组成，内层材料为横向性，外层材料为纵向性，制成横向和纵向都有极高强度的管壁。新一代产品的特点是具有纵向伸长性；剪裁时不起毛边；柔顺易弯曲且不致扭结或成角；具有长期抗张强度，不发生瘤样扩张。实验证明，当腔内膨胀压力为 15.96kPa 时，涤纶人造血管内径扩大者占 10%～17%；压力为 26.6kPa 时，则增为 20%～22%。PTFE 抗扭结性，在室温和腔内无压力时，或在 40℃和腔内压力为 13.17kPa 时，均无改变。为了加固管壁，不折皱成角或受外界压迫而塌陷，在管壁中或管壁外可加制有加固环。不但有"Y"形者，可做腹主动脉与双侧髂或股动脉搭桥，而且有一端内径为 7mm，另一端为 4mm，呈锥形的人造血管，可用于做流入道与流出道管径悬殊或动、静脉间的转流。

PTFE 人造血管术后通畅率与自体大隐静脉移植相似。综合文献报道，股 - 腘动脉搭桥术中，采用自体大隐静脉移植，术后 3 年通畅率为 72%，5 年通畅率为 65%；采用涤纶人造血管移植，术后 3 年和 5 年通畅率分别为 55% 和 43%；采用 PTFE 人造血管移植，术后 3 年通畅率为 65%。据近年文献报道，内径 4～5mm 的 PTFE 人造血管，术后 2 年通畅率为 82%；4 年通畅率为 63%。内径 6～10mm 者，术后 5 年通畅率可达 85%～90%。在中小动脉重建术中 PTFE 人造血管的应用较涤纶人造血管更多一些。

合成材料制成的人造血管，虽然已在临床广泛应用，但是只在重建大、中动脉时，效果比较令人满意。重建小动脉即内径小于 3～4mm 者，常于术后短期内闭塞。合成材料人造血管重建静脉，即使是下腔静脉，也易并发血栓形成。采用的人造血管越长、跨越的关节越多、管径越细，重建后并发血栓形成或组织增生，导致管腔闭塞使手术失败的发生率也越高。在重建静脉时，于远端做暂时性动静脉瘘，可提高术后通畅率。

近年来还有内层涂碳、载药；一端制成"袖状"以利于扩大远端吻合口的人造血管问世，以期进一步提高人造血管的通畅率。另有学者提出，将受体血管内皮细胞种植于人造血管内壁，可提高小口径人造血管的通畅率和重建静脉的效果。目前，仅有少量临床应用的报道。

除上述生物和合成材料外，还有学者采用自体大隐静脉加人造血管（称为复合血管），以补充大隐静脉长度的不足。据报道，用大隐静脉加接 PTFE 人造血管，行股 - 腘动脉旁路转流，6 年通畅率可达 63%。

目前无论是生物血管，还是高分子合成材料血管，其临床应用的远期通畅率都还不能令人满意。尤其作为静脉移植物时效果很差。今后的研究重点将是寻找更符合生理要求的材料制备人造血管；人造血管内皮化；同种异体血管制备工艺的改进和完备。特别期待组织工程技术在血管移植物方面的突破。

第四节　组织工程与血管替代物

组织工程是应用生物学和工程学的原理，研究开发能够修复、维持或改善受损组织功能的生物替代物的一门新兴学科，其主要的方法有：①体外分离和培养所需细胞；②应用刺激组织生长因子，超选择性地作用于靶细胞；③基质加功能细胞结构的应用，即将体外培养、扩增的相关功能细胞，种植于天然或人工合成材料的细胞外基质，

构成一个具有所需形态、大小、有组织功能的"零部件"，移植到动物体内，达到组织替代、修复的目的。

在血管替代物方面，组织工程的应用研究主要在以下3个方面。

一、在人造血管内腔面种植内皮细胞

通过自体血管内皮细胞种植于准备移植的人造血管，能促进整个人造血管腔的内皮化，从而减少人造血管的血栓形成，提高小口径人造血管的通畅率。自体血管内皮细胞可通过机械或酶解方法获得，并经培养扩增；也可采得干细胞经诱导扩增，种植到人造血管腔内。学者们经30余年的研究观察认为，种植内皮细胞的小口径人造血管与未经种植的人造血管相比，前者远期通畅率较高，血小板沉积较少，更能承受低速血流状况，不易并发移植物感染。同时，内皮细胞能产生多种生物活性物质，如前列环素具有强烈的抗血小板聚集作用。内皮细胞表面的负电荷能阻止血细胞的沉积。人造血管内皮细胞种植具有抗血小板聚集、防止血栓形成的作用。

二、移植血管的基因定位转移

tPA、尿激酶基因等具有抗凝和纤溶功能，这些基因可修饰内皮细胞。经基因工程修饰的内皮细胞种植于人造血管后，能防止血栓形成，促进管腔的内皮化。降低和防止自体静脉或人造血管移植后再狭窄，是提高血管重建术疗效的关键。在预防再狭窄方面，所做的研究包括：①吻合口直接转移治疗基因，将肿瘤抑制基因等通过基因定位转移技术导入吻合口处动脉壁，以抑制平滑肌细胞增殖；②反义核苷酸转染技术，将反义寡核苷酸转染至吻合口处，阻止生长因子基因及受体的表达，达到抑制平滑肌细胞增殖的目的。但尚未有令人振奋的结果。

三、细胞外基质的研究

人工合成细胞外基质的研究是组织工程研究的重大进展。细胞外基质可作为血管纤维组织长入的支架和自体细胞生长的载体。这种新型生物移植血管，有着更为良好的生物相容性和顺应性，将有广泛的临床用途。

目前用于植入研究的细胞外基质有Dacron、聚酯网、密集纤维胶原、小肠黏膜下层等。实验表明，密集纤维胶原基质能在活体条件下，几个月内重建产生组织样结构。移植物可用密集纤维胶原丝编织成网，再与密集纤维胶原基质结合一体，并用激光打孔。这样的移植物不仅有足够的强度，而且网孔能促进内皮细胞及跨壁毛细血管生长，对血管移植物的内皮化具有重要的作用。还有学者报道了以胶原纤维基质和硫酸软骨素B的复合物做基膜，胶原纤维网镶嵌肌细胞做肌层的人造血管。

血管重建的临床实践表明，大口径动脉移植替代物已广泛应用，效果也较理想；但小口径移植物，特别是静脉替代物效果甚差。组织工程可望在以下几个方面展示其巨大的作用：①利用组织工程改造原有的移植材料，如用共聚物制成可降解的小口径生物移植材料；②研制复合血管，即生物材料与人工材料的组合；③利用组织工程技术，从形态、结构及功能方面整体还原组织，即在体外复制自然血管。组织工程所制作的生物移植材料以其无抗原性、来源无限制、可按预先设计塑形并具有细胞活性等特征及优点，为血管替代物的应用展示了广阔的前景。

(陆　民)

第五节　血管组织工程

随着多种血管移植手术在外科中的应用，血管移植材料的研究已成为外科领域中备受关注的重要课题。因人体非必需血管的长度和直径极为有限，最常用作中、小口径动脉移植的自体大隐静脉，约40%～50%的患者因静脉曲张等原因而不能选用；同种异体血管移植存在严重的免疫排斥反应和其他术后并发症，所以还处在实验阶段。目前常用涤纶（Dacron）、聚四氟乙烯（polytetrafluorethylene，PTFE）人造血管作为大、中口径和小口径动脉移植物。将种植有内皮细胞的人造血管进行移植，可增加管腔长期通畅率，但它仅能部分模拟人体血管。与人体自身血管相比较，人造血管弹性系数小、顺应性低；作为异物，其组织相容性稍差，可引起机体不同程度的免疫排斥反应及感染；随移植期的延长，管腔通畅率呈下降趋势；血管移植术后的长期抗凝治疗又可带来其他副作用，因此，至今未能找到理想的血管移植替代物。

20 世纪 80 年代，美国 Eugene Bell 的组织工程开始，因其高度的生物相容性、可生长性、可塑性、无异物反应、无致血栓形成、无感染等潜在优势，正日益受到科研工作者的瞩目。2006 年和 2007 年，美国 Cytograft Tissue Engineering 公司的组织工程血管的临床成功应用，是血管组织工程发展的重要历史里程碑。

一、组织工程的概念

组织工程是以生物工程、分子生物学、细胞生物学和临床医学为基础，工程学和生命科学为原理，应用活细胞和（或）生物材料，生产具有保存、维持或增强组织、器官功能的生物结构。血管组织工程包括应用正常动脉壁的细胞和细胞外基质成分，制备重建和再生血管的材料。

二、组织工程的材料

组织工程的材料可提供细胞生长的支架并辅以其他作用。天然材料包含有信息（如特殊的氨基酸序列），可促进细胞吸附或使细胞保留分化功能；其缺点是不同材料间存在种群差异或产量难以增加的困难。合成多聚体材料可精确控制其分子质量、降解时间、疏水性等属性，且在合适方法控制下，可不与细胞反应。目前常用的材料主要有以下几类。

（一）生物可降解材料

它是一种化学大分子聚合物，作为组织工程的细胞支架，其最大特征是，在完成一定时间的机械支撑作用后，迅速降解，不残留异物，并具有良好的组织相容性，可被重塑和吸收。聚乙二醇酸（polyglycolic acid，PGA）因通过水解酯键（ester bonds）和乙二醇酸（glycolic acid）降解，

以水和二氧化碳形式代谢和清除，其最常应用于组织工程。在体内，PGA 在 4 周内丧失应力，6 个月内完全被吸收。通过与其他聚合物如多聚 -L-乳酸（poly-l-lactic acid，PLLA）、多聚羟基脂肪酸酯（polyhydroxyalkanoate）、多聚己内酯聚乳酸（polycaprolactonecopolylactic acid）和聚乙二醇（polyethylene glycol）的共聚，可调控其生物降解率。

ShumTim 等将种植有牛颈动脉细胞的 PGA 和多聚羟基辛酸（polyhydroxyoctanoate，PHO），构成的多聚体材料组织工程主动脉移植物，其内层是非编织的 PGA 纤维网状结构，外层由非孔状的 PHO 构成。PGA 支架材料可促进细胞生长和细胞外基质（ECM）生成，而降解缓慢的 PHO 在这一血管重塑过程中提供机械支持力。将组织工程的血管移植入羊主动脉，术后 5 个月的通畅率为 100%；病理学检查提示组织工程的血管含胶原纤维和弹性纤维，并沿血流方向排列。尽管术后 6 个月观察到血管的某些永久性变形，但其机械应力 -张力曲线（mechanical stress-strain curve）接近正常血管，提示可能存在弹性纤维的不足或未交联。

另一常用的材料多聚体聚己内酯（polycapro-lactone，PCL）通过水解酯质连接、巨噬细胞和巨细胞吞噬其产生的片段而缓慢降解。Shinoka 等报道了应用 PCL 为基础的支架材料组织工程静脉。

生物可降解多聚体材料，为各种促进血管壁再生的生长因子在空间和时间上的释放提供了平台。如从 PLGA 支架释放的血管内皮细胞生长因子（vascular endothelial growth factor，VEGF）可在原位促进血管生成；聚（酯聚氨酯）尿素［poly（ester urethane）urea，PEUU］材料释放的碱性成纤维细胞生长因子（fibroblast growth factor-2，FGF-2）兼具聚氨酯（polyurethanes）的最佳机械性质和血管生成蛋白的最佳生物活性。

虽然采用生物可降解材料组织工程血管的结果很有发展前景，但仍存在许多缺点，包括细胞来源及 2 ～ 6 个月的细胞培养周期，特别是对于老年患者，其细胞增殖能力有限。材料的机械应力可能与自体血管相似，但其顺应性可能会限制其长期通畅率。

（二）生物多聚体材料

替代以合成和可降解支架材料的血管移植物

的方法是调控组成自身 ECM 结构的蛋白,而模拟自身结构蛋白和接受动脉壁特性的蛋白多聚体的产生为其提供了唯一的方法,此法的成功有赖于仿生(biomimetic)表面正确的细胞移行、黏附、增殖和 ECM 的产生。

Ⅰ型胶原是这类蛋白中的一种,它是血管壁 ECM 的重要组成。胶原纤维的功能是限制高张力变形,从胶原纯化重组得到的胶原凝胶和纤维因其炎症反应和抗原反应性低,是构造血管的理想材料;此外,胶原的整合素结合序列使纤维生成(fibrillogenesis)过程中的细胞可以黏附。改进一些指标如纤维排列、交联和细胞种植技术可促进以胶原为基础的支架材料的机械完整性。大量交联因子可通过增强胶原纤维间的共价结合来加强其机械完整性,其中最有效的是戊二醛(glutaraldehyde)。然而这一化学物质的细胞毒性也可导致其他的交联机制,如赖氨酰氧化酶(lysyl oxidase)和转谷氨酰胺酶(transglutaminase)的 酶 解 反 应(enzymatic reactions)和 光 交 联(photocrosslinking)。

由于以胶原为基础的支架材料的缺点是僵硬,这促使研究者去探索在血管组织工程领域更有弹性的纤维蛋白凝胶。纤维蛋白是在纤维蛋白原多聚化形成纤维网状结构和凝血酶时形成的,这一生物多聚体的优点是可从患者自身血液产生,可避免移植时产生炎症反应。纤维蛋白也可和调控细胞的重要蛋白结合,如纤维连接蛋白(fibronectin)和 VEGF,其体内降解受蛋白酶抑制剂 aprotonin和交联剂的控制。研究表明,纤维蛋白凝胶内种植的 SMCs,比胶原凝胶中的细胞产生更多的胶原和 ECM。Swartz 等将 SMCs 和 ECs 整合入纤维蛋白凝胶制成血管移植物,种植于羊颈静脉,其血管通畅率可维持 15 周;病理学检查提示此血管移植物含有胶原和弹性纤维,其机械完整性与自身冠状动脉相似。对于这类材料的担忧是纤维蛋白的浓缩是否会干扰局部的凝血级联反应。

研究者也研究了将扩展性更好的蛋白如弹性蛋白(elastin)整合入支架材料的可能性。交联的弹性纤维沿动脉中层形成同心环,弹性蛋白也可通过抑制 VSMCs 增殖来调节细胞活性。与胶原不同的是,自身弹性蛋白稳定交联的纤维网络使其分离和纯化困难,因此尝试采用不同的方法将弹性蛋白整合入管状构造,包括采用 VSMCs 培养间接促进血管移植物的弹性蛋白生成(elastogenesis);合成不可溶性和可溶性弹性蛋白,如对胶原和弹性蛋白采用冷冻干燥(freezedrying)的方法生产带孔支架材料。

近年来,重组基因和蛋白工程,使模拟结构蛋白和模仿体内 ECM 的仿生蛋白多聚体(bioinspired protein polymers)的合成成为可能。可开发微生物的生物合成,以生产大量的这类从原始氨基酸序列设计和自组装到不同的 3D 折叠结构的重组蛋白多聚体,随后,这些弹性模仿生物多聚体可制作为水凝胶或整合入纳米纤维支架材料。

(三)纳米复合材料

纳米技术的发展促进了血管组织工程领域模拟天然血管结构的纳米构造,进而指导其机械和生物性能。应用之一是将合成多聚体和天然材料通过静电纺丝技术制成纳米纤维材料,此法的优点是能形成高孔性和高表面积对体积比的支架材料,进而促进自本身的胶原和弹性纤维。He 等证实,混合有胶原的可降解聚(L- 乳酸)共聚物 [poly(l-lactic acid)copoly(ecaprolactone)],可通过静电纺丝技术(electrospinning)制成纳米纤维支架材料,结果提示,此材料可支持 ECs 的黏附和延伸,并保留内皮细胞的表型。已证实各种纳米复合材料(nanocomposites),在改善其机械特质的同时,也降低了其血栓形成的概率。Kannan 等生产出以聚(碳酸尿素)聚氨酯 [poly(carbonateurea)urethane] 和多面体低聚倍半硅氧烷(polyhedral oligomeric silsesquioxane)为基础的纳米颗粒多聚体,此复合材料在血液 - 材料界面存在肝素样行为;与 ePTFE 和 Dacron 材料比较,这一多聚体对动脉有更高的相容性。

从材料的结构功能角度,也有将支架材料分为:①模拟组织结构的支架,血管从 SMCs 的空间结构和 ECM 的排列结构获得应力和顺应性,一些研究者成功地应用调控细胞结构和基质沉积的微织纹的生物材料模板(microtextured biomaterial templates)再现空间构造。当今静电纺丝技术的发展使制成纤维排列对齐的生物材料成为可能,将结构智能引入生物材料,包括 ECM 的模拟物,促进细胞黏附和移行;生长因子,促进细胞分化和增殖；或二者结合。②模拟 ECM 的支架，除了多聚体的生物和结构特性外，智能材料设计的主要目的，是整合生物材料和记录细胞行为的信号介质的特异性质，如 ECM 组成和生长因子。小的合成肽可应用于模拟 ECM 分子的整合素结合位点，如纤维连接蛋白（fibronectin）的合成模拟物（synthetic mimics）RGD 和 PHSRN，层黏连蛋白或胶原蛋白（Ⅰ型：DGEA；Ⅳ型：TAGSCLRKFSTM）。纤维连接蛋白合成模拟物 RGD 和 PHSRN 均被应用于细胞向内皮细胞谱系（endothelial lineage）分化。整合小分子肽序列可增强细胞和生物材料间的交互作用，随着肽序列整合于生物材料的不同，根据细胞种类的不同将其分开可得到更佳的结果。③蛋白释放支架，天然的 EMC 通过结合、储存和释放生物活性分子，如生长因子和细胞因子调节组织动力，由于大多数细胞过程需要超过一种的因子，支架材料主要集中于多种细胞因子的序列输送（sequential delivery），模拟这一 ECM 功能。由于肝素可结合各种生长因子如 VEGF 和 bFGF，已公认生物材料的肝素修饰可增加支架材料的生物活性。另一种输送生长因子的方法是缓慢释放水凝胶（slow-releasing hydrogel），水凝胶的释放和降解可通过改变多聚物的数量、水容量或交联因子来调节。近来设计的新型生长因子释放生物材料整合了天然智能的其他方面，可以应答直接接触的环境。

三、血管组织工程的方法

组织工程有 3 种方法，即组织工程单一细胞或细胞成分、诱导组织生成物质和将细胞种植于基质上或基质内。其中重建血管方法如下。

（一）血管内皮细胞植入合成生物材料

早期血管代用品的组织工程方法着眼于应用单层内皮细胞植入合成生物材料，通过内皮细胞（endothelial cell，EC）产生抗血栓形成的因子和调节血管舒张，增加移植血管通畅度。Noishiki 将犬颈静脉壁的碎片成分植入高孔性的 Dacron 中（经组织片段预处理的移植物，tissue-fragmented grafts，TGF），分别制成管径 7mm 的 TGF 和用肝素预处理的管径 4mm 的 TGF，并用此进行动物

实验，证实移植血管完全内膜化对维持血管通畅的重要性，在犬实验中，维持小口径移植血管的长期通畅是可行的。实验同时观察到 EC 移至管腔内面，血管平滑肌细胞（VSMC）在内皮下形成多层结构，成纤维细胞移至 Dacron 包裹异体成分，三者在高孔性 Dacron 中协同作用，可避免内膜增生。

（二）在正常动脉壁细胞和细胞外基质中重建血管

1975 年起，由于哺乳动物组织细胞培养的开展，允许在控制实验条件下模拟生物体内环境，培养单一型细胞进行生物特性研究。10 年来，人们致力于将 EC 和 VSMC 共同培养，同时加入合适的 ECM 进行研究。与这些物质同等重要的是信号系统，这些细胞信号相互作用，对细胞的生长、分化极其重要，其来源有 3 个方面：①化学信号来源于管腔内流动的液体，在体内指血液；②与 ECM 有关的信号，它们参与调节血管壁生物特性，由 ECM 产生；③与脉管系统血流动力学产生机械环境有关的力学信号。

研究表明，ECM 在组织发展中十分重要，它们对化学和力学信号透过细胞表面的传导起重要作用，尤其是它们能提供一种机制，使细胞内化学信号通道结合起来，在细胞和分子水平调节细胞的生长和分化。

（三）干细胞在组织工程血管中的应用

干细胞有自我更新和向成熟细胞分化的特点。早期和多能干细胞（pluripotent cell）如胚胎干细胞（embryonic stem cell）可以向几乎所有成熟细胞类型分化，而成体干细胞（adult stem cell）仅能向有限几种成熟细胞分化。其中，细胞类型只能向某种特异成熟细胞分化的为前体细胞（precursor cell）。在体外可从外周血细胞分离内皮细胞的前体细胞（endothelial progenitor cell，EPC），并促进其分化为成熟、有功能的血管细胞。EPC 能分化为有功能的 EC，但根据提供的分子学信息，也可以转分化为收缩型 SMC。在胚胎发生过程中，特别是心脏、肺脏和主动脉发生过程中，SMC 经内皮 - 间充质转分化（endothelialto-mesenchymal transdifferentiation，EMT）过程起源于 EC。

由此推断，EC 和 SMC 起源于单一的祖细胞池（progenitor cell pool），EPC 可能可减少细胞分离和培养的工作量。在血管组织工程中采用 EMT 将是组织工程强有力的手段。

人类胚胎干细胞（human embryonic stem cell，hESC）可为治疗性血管化和组织工程所需的内皮细胞提供足够的来源，研究表明，VEGF 诱导的 hESC 分化为有功能的 EC 独立于 EC 增殖，这一富集方法可增加 EC，hESC 衍生的 EC 具有促进组织工程移植物血管化的能力。

脂肪源性干细胞（adipose-derived stem cell，ASC）可以稳定地从自体脂肪组织获得，并在心肌梗死、心力衰竭、肢体缺血和炎症状态等多种动物模型中证实其具有修复损伤组织的功能。ASC 是间充质细胞，与骨髓源性细胞如间质干细胞（mesenchymal stem cell）和骨髓基质细胞（marrow stromal cell，MSC）共同具有相同的许多特质，一些实验室已证实 ASC 可向神经元、平滑肌细胞、骨骼肌细胞、心肌细胞和内皮细胞分化。ASC 的一个重要优势是其可通过微创的吸脂从脂肪组织大量获得，其应用于血管组织工程也在探索中。

四、血管壁细胞的生物学特性

脉管系统的独特特征，是其天然存在的机械动力环境，它产生的力包括血液流经内皮层的切线作用产生的切变应力（shear stress）、环形管壁舒缩产生的牵张应力（cyclic strain）和静水压产生的正常应力。目前体外实验模型常用层流控制切变应力，典型的静脉切变应力是 $0.1 \sim 0.5Pa$（$1 \sim 5dyn/cm^2$），动脉切变应力是 $0.6 \sim 4Pa$（$6 \sim 40dyn/cm^2$）；低频率周期性机械牵张种植有血管单层细胞的顺应性膜以模拟牵张应力，牵拉力为生理状态的 10%。

（一）静态 EC 和 VSMC 的培养

血管内皮层作为运输屏障、生化滤器，可产生许多血管现象。EC 能合成和分泌大量生物活性分子，与 VSMC 共同培养时，还可释放很多生长抑制因子，包括转换生长因子 -β（transforming growth factorβ，TGF-β），可抑制 EC 生长；VSMC 抑制 EC 释放内皮素（一种潜在的血管收缩肽和 VSMC 的致裂原）。在调节生长方面，VSMC 存在时，EC 对低密度脂蛋白（low density lipoprotein，LDL）通透性增加；EC 存在时，VSMC 与 LDL 的结合和摄取能力降低；将 LDL 放入 EC 和 VSMC 共同培养物中孵育时，可诱导单核细胞趋化蛋白 -1（monocyte chemotactic protein 1，MCP-1）的 mRNA 生成。在人类血管壁细胞共同培养的介质中发现巨噬细胞集落刺激因子、TGF-β、胶原、纤连蛋白，连接蛋白 -43 的 mRNA 明显增加。共同培养模型中，另一个重要因素是 ECM 蛋白的出现，它们可影响 EC 和 VSMC 的生长、分化和胆固醇代谢。由于 VSMC 可影响血管的结构和功能，对 VSMC 整合素在细胞间自然连合，以及由主动脉 VSMC 初步构建的含 I 型胶原的组织工程血管的强度进行研究，发现抑制主动脉 VSMC 与胶原黏附的抗 β_1 和抗 α_2 抗体，在组织工程血管初期 24 小时能明显抑制 VSMC 的相互连合，但对血管牵张应力无明显作用。而 72 小时后，其抑制胞间结合的能力下降，用这些抗体处理过的血管牵张应力下降。EC、VSMC 和 ECM 的特性，对血管组织工程有很大的作用。

（二）流体动力学状态下血管壁细胞的功能

流体动力学状态下血管壁细胞的功能包括下列几个方面。

1. EC　过去 15 年的研究发现，EC 作为血流动力环境的感应者介导血管反应。对 EC 识别信号和传导机制的研究表明，由应力作用产生的第二信号与化学拮抗剂激活产生的第二信号相同。第二信号、转录因子机械感应启动因子、细胞骨架均作为信号传导途径中的介质，因此，EC 对机械环境的识别可能通过多元平行事件发生。在体外应用小牛主动脉 EC（bovine aortic endothelial cell，BAEC）和人脐静脉 EC（human umbilical endothelial cell，hUEC）培养的单层细胞，观察机械环境下产生的细胞变化，发现 EC 可选择性调节蛋白质的分泌。动脉水平切变应力下，tPA 分泌增加，静脉水平下则不受影响；而内皮素 -1（endothelin-1，ET-1）在静脉水平切变应力下分泌增加，动脉水平下分泌减少，与体内观察到的现象一致。牵张应力作用下，EC 可调节 ET-1、前列环素 I_2（prostagladin-I_2, PGI_2）、纤溶酶原激活物抑制因子（plasminogen activator inhibitor-1，PAI-1）的合成和分泌。切变应力和牵张应力可上调 c-fos、c-jun、c-myc 等原癌基因 mRNA 水平，其基因产物作为转录激活因子或抑制因子结合于 DNA 启动子上的转录位点，调节基因表达。许多研究指出，切变应力能调节 ET-1、tPA、血小板源性生长因子（platelet-derived growth factor A/B，PDGF A/B）、黏附分子等目标基因的 mRNA 水平。ET-1 和 PDGF 均为 VSMC 致裂原和血管收缩因子，对血管重塑是重要的，而黏附分子可帮助调节细胞间、细胞和基质间的特异性吸附部位，血流动力对这些基因 mRNA 水平的调节可能是一种适应性反应。血流研究表明，通过细胞表面黏附分子，循环白细胞的某一特殊亚群与 EC 特异部位黏附，可介导免疫应答等多种反应。白细胞外渗包括初始接触、初级黏附（沿 EC 滚动）、激活、次级黏附和迁移。初级黏附和沿 EC 滚动在许多情况下由选择素（E- 选择素和 P- 选择素）介导，与白细胞表面糖蛋白结合；次级黏附和迁移由整合素介导，与免疫球蛋白超家族结合。切变应力在 $0.1 \sim 0.4Pa$（$1 \sim 4dyn/cm^2$）最适合白细胞黏附，但其黏附能力在高切变应力迅速下降。将人血管 EC 在不同水平牵张应力、剪切应力和正常应力下进行培养，发现单核细胞与 EC 和 ECM 的黏附能力明显增加。充分了解模拟机体内环境条件下机械力和黏附作用调节的细胞和分子机制对组织工程的进展是极其重要的。

2. VSMC 受动脉压、管壁机械牵张和 EC 分泌 ET-1、PDGFA/B 等代谢产物的间接作用。此外，动脉壁穿壁压引起的间质内液体流动，也可对 VSMC 产生切变应力，影响 VSMC 表面大分子物质的输送。VSMC 至少有两种表现型：收缩型和分泌型。收缩型 VSMC 对由 EC 等血管细胞释放的各种血管活性分子和化学趋化物产生反应；而分泌型 VSMC 则表达许多细胞因子和生长因子的基因、血管活性配基的受体和合成 ECM 蛋白。在血管损伤部位或 EC 缺如区，VSMC 可由收缩型向分泌型转化。Papadaki 等研究指出，增加切变应力可明显降低人主动脉 VSMC（human aortic vascular smooth muscle cell，hAVSMC）增殖率，

这是通过改变细胞生长动力学获得的，是对血流变化的一种反应，且在生理范围的切变应力作用下（0.5Pa 和 2.5Pa，即 $5dyn/cm^2$ 和 $25dyn/cm^2$），hAVSMC 仍存活，没有形态学变化和沿切变应力方向的细胞排列。

3. 血管壁细胞的共同培养 体内和体外 EC 间最大的差别是活体内血管 EC 的更新率非常低，而体外静态培养条件下较高。体外培养中要获得相对较低的 EC 更新率，必须使 EC 与其邻近的 VSMC 和血流环境相接触，如 BAEC 暴露于切变应力 $> 1.5Pa$（$15dyn/cm^2$）时可降低其增殖率，切变应力 $< 0.5Pa$（$5dyn/cm^2$）时则无影响。Kanda 等用小牛动脉壁细胞实验，证实无压力负荷状态下，细胞以随机化方式排列；牵张应力作用下，随时间变化，压力负荷的 EC、VSMC 和成纤维细胞均趋于按压力方向垂直排列，且随应力强度和频率的增高，这一现象更加明显。无论细胞是否承受压力，几乎都无显著的形态学变化。实验表明，与控制细胞排列方向有关的 3 个因素是应力负荷时间、应力强度范围和应力频率。Ziegler 等为进一步研究血流状态下 VSMC 对 EC 的影响，将猪主动脉 EC 以高密度种植于含 VSMC 的三维结构胶原基质，观察到细胞迅速汇合，ECM 有时位于胶原网顶部，EC 下方。EC 种植后 10 天，电镜显示 EC 被拉长，其上方无 VSMC。将这一模型暴露于切变应力 3Pa（$30dyn/cm^2$）的血流 48 小时，观察到 EC 继续拉长。将小牛主动脉血管细胞种植于生物可吸收材料，并模拟体内环境在搏动性压力和腔内血流冲击的状态下培养，初步研究表明，组织工程血管的细胞其密度令人满意。

五、血管组织工程的展望及尚需解决的问题

上述研究为重建血管提供了可行性依据。血管组织工程有良好的应用前景，但目前尚有许多问题等待解决，主要包括体外实验结果与体内自然现象的差异、各类细胞正确排列以形成具有生物活性的有效结构、组织工程的血管是否能耐受血流应力、血管细胞的前体细胞的生物学弹性、智能材料的开发和应用等。我们必须掌握细胞生

物学、免疫学、分子基因学和材料学等相关学科，在基础科学、临床医学和材料工程学等方面，建立跨学科的综合研究体系。

随着饮食结构的调整和老年化社会的步入，血管疾病的发病率逐年上升，严重威胁患者的生活质量。血管组织工程以其特有的高度生物相容性、可生长、可修复、可塑形、三维构造支架的生物可吸收性，以及不对机体产生损害等优点，为血管的功能恢复和再生提供了重要保证。我们正进入第三代治疗时代，即患者的疾病的特异性治疗，应用个体特异的血管细胞进行血管组织工程并移植。随着这一新兴学科的完善，它将以其独特优势，在细胞、分子生物学基础研究和疾病治疗中占举足轻重的地位。

（黄　英）

第六节　小口径人造血管制备的进展

近年来，通过学者们的不懈努力，在采用血管组织工程的方法，制备小口径血管替代物（＜5mm）的研究中，不断取得新的进展，主要表现在以下几个方面。

一、异体脱细胞血管基质移植

（一）细胞外基质

随着高科技在医学中的应用，组织和器官移植开创了医学的新时代。但是同种组织和器官的来源有限，远远不能满足临床的需要。目前已有两种方法可望解决这个重大的问题。第一是利用胚胎干细胞克隆技术，这些干细胞能够分化成各种组织和器官，如骨骼、神经、肌肉、血管等。科学家们认为，如果能够控制这些特殊细胞的发育方式，就能培养出移植所需的各种组织，并且它们与接受移植患者的基因相一致，所以不会在受体体内产生排异反应。据文献报道，目前已克隆出人体的骨、血液、神经和皮肤等组织。第二是利用组织工程将体外培养的高浓度、功能相关的活细胞，种植于天然或人工合成的细胞外基质

上，然后再移植到人体内，形成新的和有功能的组织。目前需要从3个方面加以研究：①细胞外基质的研制；②种子细胞的培养；③组织工程化组织的复制。种子细胞的培养由于细胞生物学的发展，已经得到了解决。但是如果没有细胞外基质，也就无法实现组织工程化组织的复制，因此，为了广泛和深入地开展组织工程的工作，就必须研究和开发细胞外基质。

组织是由形态相似、功能相关的细胞和细胞外基质（extracellular matrix，ECM）组成。细胞外基质中的大分子物质主要为胶原、弹性蛋白、非胶原糖蛋白、氨基聚糖和蛋白聚糖等。每一类中都包含多种成分。细胞外基质成分由所在组织的细胞产生并指导组装，同时又对细胞的形态、功能、增殖、分化等加以调节和控制。ECM具有支持、连接、保水和保护等物理功能，对细胞发挥动态的影响和调控作用。因此，ECM能影响组织细胞的黏附、生长、分化，对癌细胞的浸润和转移也起重要作用。它还可影响血管平滑肌细胞的表型转变、增殖和移行，以及某些血管疾病的发生和发展。近年来，学者们对ECM的重要性、复杂性和多样性的认识不断深入，已发展成为细胞生物学和组织工程学的热点之一。

ECM替代物可通过两条途径制成。第一是人工合成，主要为聚乳酸和聚乙二醇酸（聚羟基乙酸）等，又可分为可降解和不可降解的ECM。但聚合物属于人工材料，植入人体后是一种异物，可引起程度不同的炎症，以及免疫性排斥反应和致癌性等问题。第二是天然的ECM，如胶原和弹力胶原等，最常见的是同种异体组织，经过多步骤脱细胞处理后所获取的细胞外基质，又称脱细胞外基质或脱细胞基质。根据组织的不同，有脱细胞真皮基质、脱细胞血管基质、脱细胞骨基质等。

（二）脱细胞方法

血管经去垢剂和酶处理后，将细胞和可溶性蛋白质去除，提供了无抗原的胶原、弹性纤维和糖氨聚糖组成的细胞外基质，它允许新细胞向内生长和繁殖，如平滑肌细胞、成纤维细胞和内皮细胞等。新细胞的来源为移植后的受体组织细胞

及移植前在体外接种所需的细胞。因此，它可作为提供最佳通畅性、愈合良好、耐久等优点的血管移植物。

脱细胞方法主要有下述两种。

1. 去垢剂 是一类可溶于水的脂类，它有亲水部分和疏水部分，因此能裂解脂膜，溶解抗原，清除免疫复合物。去垢剂分为下述 3 种类型。①离子型：带电荷头部（正或负），如 SDS、LiDS、胆酸钠、脱氧胆酸钠等。其缺点是使蛋白质高度变性，并使蛋白质以单体形式分离。②非离子型：带非极性头部，如 Triton X-100、Triton X-114、NP-40、辛葡糖苷、Tween20 等。对蛋白质和蛋白质间的相互作用干扰较弱，对蛋白质变性的作用亦较弱。③两性型：带有正（＋）和负（－）电荷头部，如 CHAPS、Zwitterget 等。

2. 消化酶脱细胞 采用胰蛋白酶、脱氧核糖核酸酶和核糖核酸酶作为脱细胞剂。这两种脱细胞液，根据不同组织和临床使用情况可自由选择。一般采用联合使用方法。其脱细胞过程如下：

（1）将血管样品用低渗溶液（pH 值为碱性）处理，溶液中含有蛋白水解酶抑制剂和抗生素。

（2）将上述血管样品，移至含有非离子型去垢剂、蛋白酶抑制剂和抗生素组成的高浓度盐分的缓冲液中进行处理。

（3）将经过处理的血管样品，置于缓冲盐液中，用酶进行消化。

（4）将经过处理的血管样品，移至阴离子去垢剂中进行处理。

（5）最终将血管样品储存在生理缓冲液中。

制备后的脱细胞血管基质，在移植前需经 HE 染色后，用光镜观察脱细胞是否完全，再用电镜观察组织结构的情况；用生化分析测定基质成分；用机械试验测定其强度。

（三）目前临床研究

目前脱细胞异种真皮基质和自体薄皮片移植，已开始在临床应用于 Ⅱ 度或 Ⅲ 度烧伤瘢痕的治疗，取得了满意的效果。其他在实验中获得初步成功的有利用脱细胞膀胱基质修复部分切除的膀胱；利用天然神经细胞外基质桥接周围神经的缺损；脱细胞处理的猪心脏瓣膜替换心脏病变瓣膜；珐琅质基质蛋白填充龋齿等。Wilson 等报道，将脱细胞血管基质（腹主动脉和髂动脉）移植于异体犬体内，近期通畅率达 90% 左右；移植段无动脉瘤形成，无明显炎性反应、钙化和血栓形成。另有文献报道，经脱细胞处理的血管移植于犬主动脉后，随访 1361 天仍然通畅。

实验研究说明，ECM 作为生物材料，具有良好的生物相容性，移植入受体体内后，受体相应的细胞即会长入，对组织、器官的修复有令人满意的效果。可能为组织修复和重建，开辟一条新的途径，值得做深入研究。

二、人造血管内壁药物涂层

最近，Heise 等报道，水蛭素有强烈对抗凝血酶的作用；iloprost 是血小板激活和聚集的强烈抑制剂，又有强烈的扩血管作用。作者选用含有聚乙烯乙二醇的多乳酸化合物集合体，作为涂层的基质，可保证这两种药物可以在数月内缓慢释出，使移植物保持长期通畅。他们在动物实验中，用这种涂层材料制备的 PTFE 人造血管（长 8cm，管径 4mm），移植到实验猪的双侧股 - 腘动脉。术后 6 周 36 条移植段全部通畅；而作为相对照的两组（一组单用 PTFE 人造血管，另一组用 PTFE 人造血管并在内壁只做基质涂层），手术 6 周后其通畅率均低于 67%。

三、可降解物制备生物血管

最近，Lepidi 等报道，利用可降解的透明质酸制成生物血管（长 1.5cm），移植于实验鼠的腹主动脉。术后 90 天，生物支架完全降解，移植段已形成正常的动脉结构，移植段未发生动脉瘤、管腔狭窄或破裂。他们指出，透明质酸是一种氨基普聚糖（GAG），是细胞外基质重要成分之一，主要存在于血管的内膜和外膜中，大多数的管壁组织均由此分化而出，所以，这种生物血管在降解后，可完全建成与受体血管相同的结构。

四、生物血管的新材料

2010 年，Enonoto 等指出，丝素蛋白（fibroin）

制成的血管移植于实验动物体内后，具有强烈的抗凝血作用，同时降解缓慢，一般可维持 1 年以上，因此，在完全降解以前，可保持生物血管的抗张能力，所以，在它完全分解时，受体的内皮细胞和平滑肌细胞已完全长入生物血管，形成正常的血管壁组织。他们将丝素蛋白制成的生物血管（长 10mm，管径 1.5mm），移植于实验动物的腹主动脉上。术后 70 周检查发现生物血管通畅率为 80%，明显高于相对照的动物实验组。他们指出，丝素蛋白有强烈的抗凝血作用，降解缓慢，是血管生物工程的优选材料。

（殷敏毅 张培华）

主要参考文献

黄英，蒋米尔，1998. 血管组织工程的进展. 中华外科杂志，36：564-566

Hong SJ，Traktuev DO，March KL，2010. Therapeutic potential of adipose-derived stem cells in vascular growth and tissue repair. Curr Opin Organ Transplant，15：86-91

Kelm JM，Lorber V，Snedeker JG，et al，2010. A novel concept for scaffold-free vessel tissue engineering：self-assembly of microtissue building blocks. J Biotechnol，148（1）：46-55

Krenning G，Moonen JR，van Luyn MJ，et al，2008. Generating new blood flow：integrating developmental biology and tissue engineering. Trends Cardiovasc Med，18（8）：312-323

Mironov V，Kasyanov V，Markwald RR，2008. Nanotechnology in vascular tissue engineering：from nanoscaffolding towards rapid vessel biofabrication. Trends Biotechnol，26：338-344

Nourse MB，Halpin DE，Scatena M，et al，2010. VEGF induces differentiation of functional endothelium from human embryonic stem cells：implications for tissue engineering. Arterioscler Thromb Vasc Biol，30：80-89

Ravi S，Chaikof EL，2010. Biomaterials for vascular tissue engineering. Ragen Med，5：107-120

Ravi S，Qu Z，Chaikof EL，2009. Polymeric materials for tissue engineering of arterial substitutes. Vascular，17（Suppl 1）：S45-S54

Siepe M，Akhyari P，Lichtenberg A，et al，2008. Stem cells used for cardiovascular tissue engineering. Eur J Cardiothorac Surg，34：242-247

第二篇

各 论

第十五章 下肢动脉硬化闭塞性病变

第一节 概 论

动脉硬化闭塞症是一种常见病、多发病。自从 1891 年，Von Mantenfel 首次发现动脉硬化性闭塞导致坏死以后，动脉硬化闭塞性疾病引起了医学界更多的关注。现代血管外科学从 20 世纪 50 年代早期诞生以来，大量临床和技术上的进步带来了下肢慢性缺血性疾病诊疗上的革命。现在血管外科医师可以借助多种技术对动脉硬化闭塞性疾病进行诊断和治疗。传统的动脉造影技术的改进，数字化血管造影技术、CTA 和 MRI 等血管影像学的应用，为临床提供更为直观和具体的影像。以彩超为代表的无创伤影像学和血流动力学检查技术也为每例患者提供了客观的体格检查资料，其准确性、敏感性、可重复性、操作简便且经济实用，得到了广泛应用，作为首选或筛选检查方法之一。随着检测手段提高和血管外科的发展，对动脉硬化闭塞症有了更加深入的认识，特别是血管腔内技术，以及材料和相关器具的快速发展和临床应用，治疗上也取得了较好的疗效。

动脉硬化闭塞症是一种退行性病变，是大、中动脉的基本病理过程，主要是细胞、纤维基质、脂质和组织碎片的异常沉积，在动脉内膜或中层发生增生过程中复杂的病理变化。近年来认识到动脉粥样硬化和斑块形成和发展的过程是渐进性进展的过程，有时进展突然加速，如动脉壁纤维帽突然破裂，而病程突发进展。在周围血管疾病中，动脉的狭窄、闭塞性或动脉瘤性病变几乎大部分都是由动脉硬化所引起。动脉硬化性病变，一般是全身性疾病，其好发于某些大、中型动脉，如腹主动脉下段、髂动脉、股动脉、腘动脉、锁骨下动脉第一段、颈动脉分叉等处，上肢的动脉很少累及。病变动脉增厚、变硬、伴有粥样斑块及钙化，以后可继发血栓形成，以致发生动脉管腔狭窄或闭塞，使肢体发生缺血症状。患肢有发冷、麻木、疼痛、间歇性跛行及趾或足发生溃疡或坏死等临床表现。有时狭窄或闭塞性病变呈节段性和多平面性，好发于动脉的分叉起始部和管腔后壁部，以及动脉主干弯曲部也较常累及，病变远侧常有通畅的流出道存在。

随着社会的发展，人民生活水平的不断提高，人类寿命的延长，人口老龄化的进程，以及血管外科诊疗水平的不断发展，动脉硬化闭塞症的发生率在我国有增加趋势。

一、病因和发病机制

动脉硬化闭塞症的确切病因尚不十分清楚，但随着研究的深入，不断地注入新的科学内容。根据文献报道的流行病学研究，已经认识到一些临床的危险因素，包括吸烟、高脂蛋白血症、高密度脂蛋白低下、高同型半胱氨酸血症、运动量减少、情绪紧张、基因因素及年龄和性别等因素。另外，局部血流动力学和动脉壁的结构与性能也是选择性的影响病变的重要因素之一。动脉粥样硬化可能是多种因素共同作用的复杂的病理变化过程，主要几种学说如下所述。

（一）内膜损伤

一般情况下，内皮细胞表面受到不同程度的损伤或破裂，局部内膜裸露后很快被修复，但是在损伤较广泛的情况下，愈合反应可以伴随着平滑肌细胞增殖、迁移和内膜增厚，一系列的反应进入一种过程。内膜损伤或内皮下间隙炎症性脂质滞留是动脉粥样硬化（AS）发病机制的最初阶段。按照内膜损伤的起源假设，机械力（管壁的剪切力升高）、高血压、代谢性中间产物、免疫反应和血管活性物质均可引起内膜的损伤和剥脱。内膜剥脱将使内膜下组织暴露于循环中，刺激血小板聚集、释放血小板获得性生长因子，使平滑肌细胞由收缩型向增殖型转变，细胞外基质积聚，甚至脂质沉积、纤维帽和斑块形成。

（二）脂质浸润

脂质条纹是局部扁平黄色的斑块或者线性条纹，能够在动脉管腔的表面看到。文献报道，脂质条纹可能是在内膜积聚的吞噬脂质的泡沫细胞。这说明 AS 与高脂蛋白血症有着非常密切的关系，虽然动脉壁具有一定的脂质合成能力，但是动脉硬化病变中的脂质，主要是由血浆脂蛋白浸润而来的。血浆脂质是脂肪和类脂质的总称，脂质以蛋白质的形式存在于血浆中，即脂蛋白是脂质和蛋白质的复合体。脂蛋白中脂肪含量越多，其密度越低。根据密度的不同，又分为高密度脂蛋白、低密度脂蛋白、极低密度脂蛋白和乳糜微粒为主的四种。在浸润动脉壁的各种脂蛋白中，与 AS 病变有关的主要是低密度脂蛋白，它与高密度脂蛋白之间的平衡影响胆固醇的代谢。仅年来，他汀类药物的应用和降低胆固醇水平能减少心血管事件的发生，再次证实脂质在 AS 发病机制中的重要作用。

（三）平滑肌细胞增生

平滑肌细胞、弹性和胶原纤维为主组成动脉管壁的中膜。平滑肌细胞层是由一组类似的定向细胞组成，与密切相连交织成网的 Ⅲ 型胶原纤维紧密排列。无论是内膜损伤还是脂质代谢紊乱，都可促进动脉平滑肌细胞由收缩型向增殖型转变。中膜的代谢状况受到影响和平滑肌细胞增殖在动脉硬化病变的病理变化中起着重要的作用。AS 时，内膜中增殖的平滑肌细胞可能是从动脉壁中层通过细胞移行和增殖而来的。

（四）近期的研究热点

1. 趋化因子及其受体 目前认为 AS 是脂代谢和免疫调节紊乱引起的动脉壁慢性炎症反应，表现为内皮细胞功能障碍、脂蛋白沉积和炎性细胞（白细胞：单核细胞、T 细胞、中性粒细胞等）浸润，其中炎性细胞浸润是 AS 的核心环节，而趋化因子及其受体调控炎性细胞浸润过程，是 AS 实验研究的热点之一。

据目前已知的趋化因子有 50 多种，分为 CC、CXC、XC 和 CX3C 四类；19 种趋化因子受体，分为 CCR、CXCR、XCR 和 CX3CR 四类。趋化因子特异性调节白细胞的浸润过程，如活化的内皮细胞分泌 CXCL1，停留在内皮细胞表面，捕获单核细胞黏附于血管壁；分泌 CCL2，促使黏附的单核细胞向内膜下迁移。趋化因子受体也分工协作，如激活的 CCR1，可以捕获并牢固黏附 CD45RO（+）记忆性 T 细胞，而激活的 CCR5 诱导其向内膜下迁移。值得注意的是 CCL5 是 CCR1 和 CCR5 的配体，提示单一趋化因子有可能诱导白细胞整个迁移过程，因此，拮抗单一趋化因子，可能影响抑制 AS 过程。

血管内膜和活化的血小板是趋化因子的主要来源。炎症下，血液及组织液中的可溶性趋化因子形成浓度梯度，趋化白细胞定向游走；血管壁内的趋化因子诱导白细胞迁移，阻断此过程，能有效抑制斑块形成及内膜增生。如将 CX3CL1 的氨基端修饰后，设计出 CX3CL1 的拮抗剂，目前处于治疗 AS 的动物实验阶段；CCL2 的拮抗剂 PA508 能明显减少小鼠新生内膜的形成；Millenium 公司研发的 CCR2 拮抗剂 MLN1202，已进入临床试验二期，能降低 AS 患者血液中 C 反应蛋白水平，抑制炎症反应，可能成为类似他汀类降脂药的药物；还有大量针对趋化因子及受体的拮抗剂的研究，正处于实验研究阶段。这对药物治疗 AS 提供先驱性探索研究，但这方面的路还很长。

2. 微小 RNA 是一种长约 19～23 个核苷酸的 RNA 分子，抑制 mRNA 翻译，调控基因表达。与组织中微小 RNA（microRNA，miR）不同，血液中 miR 具有稳定性，是一些特殊疾病诊断和病程判断的重要生物标志物。

miR 调节平滑肌细胞（SMC）的功能，在 AS 及内膜增生中发挥重要作用。研究发现，血管损伤后，miR-21 诱导 SMC 表型转化，并抑制其凋亡，促进内膜增生，是血管再狭窄的重要机制；同时 miR-21 在 AS 及脑梗死的发病过程中也起重要作用。具有类似作用的还有 miR-221 和 miR-222，以及 SMC 自身特异性分泌的 miR-145、miR-143 和 miR-1 等。

miR 调节内皮细胞（EC）的功能，在 AS 中发挥作用。例如，miR-126 抑制 EC 表达细胞黏附

分子 -1，降低单核细胞和 T 细胞的黏附及迁移，抑制 AS 进展。miR 除调节 SMC 和 EC 之外，还作用于斑块中的单核巨噬细胞、T 细胞、树突状细胞、中性粒细胞，发挥广泛的作用。目前，miR 是 AS 研究的新领域，可能成为 AS 预防和治疗的新靶点；动物实验应用 miR 拮抗剂治疗 AS，取得了一定成效，但仍需要深入探索。

3. 巨噬细胞移动抑制因子 是一类结构独特的细胞因子，在炎症、肿瘤和心血管疾病中起重要作用。与其字面意思不同，巨噬细胞移动抑制因子（macrophage migration inhibitory factor，MIF）趋化炎性细胞，促进炎症反应。在 AS 中，MIF 通过与趋化因子受体 CXCR2 和 CXCR4 结合，抑制白细胞离开炎症部位，诱导其迁移，影响 AS 斑块形成及稳定性。oxLDL 刺激内皮细胞分泌 MIF，趋化白细胞，促进斑块形成；此外，MIF 还具有趋化内皮祖细胞的作用，促进局部损伤修复和血管生成。利用 LDL 基因缺陷型小鼠（AS 模型小鼠），敲除其 MIF 基因，明显抑制 AS 斑块形成及内膜厚度；给 LDL 基因缺陷型小鼠注射 MIF 抗体（拮抗 MIF 的作用），明显抑制内膜增生，表现为浸润的炎性细胞数减少。这些研究提示，MIF 在 AS 中具有重要作用。

4. 单核细胞及巨噬细胞 单核 - 巨噬细胞和 SMC 是 AS 斑块中两大细胞组成成分。小鼠单核细胞分 Ly6C^{high}（前炎症型）单核细胞，向斑块迁移，进而分化成 M1 型巨噬细胞和泡沫细胞；另一类 Ly6C^{low}（游走型）单核细胞，向斑块迁移较慢，分化成 M2 型巨噬细胞或者树突状细胞。M2 型巨噬细胞主要出现在早期斑块中，含有少量的脂质，分泌 IL-10，抑制斑块形成，起保护作用；但是，在 oxLDL 刺激下，M2 型巨噬细胞容易凋亡；在 C 反应蛋白的刺激下，M2 型巨噬细胞向 M1 型转化，促进斑块形成。M1 型巨噬细胞内聚集大量的脂质，分化成泡沫细胞，主要出现在斑块晚期，分泌的 TNF-α、IL-6 和基质金属蛋白酶（MMPs）加剧斑块形成及不稳定。人单核细胞分类：经典型（CD14^{++}CD16^{-}）、中间型（CD14^{++}CD16^{+}）、非经典型（CD14^{+}CD16^{++}）。其中经典型单核细胞是斑块中主要的单核细胞亚群。人单核细胞分化成 M1 型和 M2 型巨噬细胞，但各自的功能尚不明确，需要血管外科实验加以研究。

5. 中性粒细胞 因存活时间短，在斑块中检测到的数量少，而被忽略。但是，中性粒细胞（PMN）及释放的炎性因子是目前 AS 研究的热点。研究发现，PMN 被 oxLDL 激活后，在选择素、细胞黏附分子及趋化因子介导下，向血管壁黏附和迁移，并释放颗粒蛋白和活性氧等，参与炎症反应。其中 P- 选择素、β$_2$ 整合素和细胞间黏附分子 -1（ICAM-1）等对 PMN 黏附和聚集有重要作用；趋化因子及受体如 CXC 家族 CXCL1、CXCL2、CXCL3、CXCL5 和受体 CXCR2，以及 CXCL6 ～ CXCL8 和受体 CXCR1/2 等对 PMN 的迁移有重要作用。目前，针对 PMN 趋化因子及受体的拮抗剂，用于治疗炎性疾病，已经进入临床试验阶段。

PMN 沿血管壁"巡逻"、吞噬细菌及释放氧自由基、向血管壁迁移等，参与炎症反应，这是传统的功能认识。目前发现，PMN 释放的颗粒蛋白，如 IL-37、α- 防御素、CAP37、丝氨酸蛋白酶（弹性蛋白酶、cathepsin G、蛋白酶 -3）等，激活 EC、巨噬细胞和 DCs，在 AS 斑块中起重要作用；PMN 释放大量活性氧（ROS），导致 EC 功能异常，促进 ICAM-1 和 VCAM-1 等黏附分子表达，氧化 LDL 变成 oxLDL，参与 AS 整个病变过程。因此，针对 PMN 在 AS 中的研究，具有潜在的重要意义。

6. T 细胞 目前认为 AS 是多种 T 细胞参与的自身免疫紊乱（自然免疫和获得性免疫）导致的慢性炎症过程。针对 T 细胞（尤其调节性 T 细胞，regulatory T cell，Treg）的研究，也是目前 AS 研究热点。

Th1 细胞分泌 IFN-γ，促进 AS 发展及导致斑块不稳定；Treg 分泌 IL-10 和转化生长因子 β（TGF-β），抑制 AS 形成。TGF-β 来源于多种细胞，但 Treg 是其主要来源，并且只要在 Treg 功能正常的情况下，才发挥抑制其他类 T 细胞的作用。IL-10 来源于 Th2 细胞和 Treg，通过免疫调节作用（如诱导 Tr-1 细胞），调节斑块中细胞组分及胶原含量，抑制 AS 形成。这些内源性免疫调节因子，为解释 T 细胞在 AS 中的作用，奠定了分子基础。

7. 肥大细胞 以往认为，肥大细胞（mast cell，MC）广泛分布于皮肤和黏膜的微血管周围，通过释放炎性介质，如组胺、花生四烯酸代谢产物、活性氧、MC 特有的糜蛋白酶（chymases）和类胰蛋白酶（tryptases）等，参与急性超敏反应。

目前，MC 在 AS 中的作用引起关注。半个世纪前，Cairns 和 Constantinides 首次在 AS 斑块中发现 MC；在过去的 25 年间，Lindstedt 和 Kovanen 对 MC 在 AS 中的作用展开了研究。人 AS 斑块中，针对 tryptase 的免疫荧光抗体特异性标记 MC，发现 MC 分布于斑块肩部，极少出现在纤维帽和斑块核心，与急性心肌梗死患者斑块的破裂有关，同时参与斑块内出血、巨噬细胞和内皮细胞凋亡、血管通透性及 CXCR2 和整合蛋白迟现抗原（very late antigen，VLA）-4 介导的白细胞向斑块的募集过程。目前尚未发现明确的细胞或分子在 MC 迁移中起作用，但是，MC 与斑块稳定性有关，需要血管外科实验加以明确。

8. 血小板　目前，血小板在 AS 中的研究取得了可喜成果。临床应用血小板抑制剂降低心血管事件发生率，也取得了疗效，但具体分子机制仍需深入研究。

血小板对 AS 起始及维持慢性炎症过程具有重要作用，通过膜蛋白和释放炎性介质，介导血小板、内皮细胞、炎性细胞之间的相互作用，起桥梁作用。血小板在 AS 中的功能体现在 3 个方面：首先，血小板被激活后释放大量细胞因子、趋化因子和生长因子，如 CCL5、IL-1β、CCL2、CXCL4 等，调控白细胞迁移。研究发现，CXCL4 和 CCL5 诱导单核细胞向 AS 斑块的黏附和迁移，两者结合形成异构体，能增强趋化单核细胞的能力，促进 AS。其次，活化的血小板表达多种膜受体，如 P- 选择素、糖蛋白 GPIbα、CD40L 等，有利于血小板与白细胞或内皮细胞的相互作用。P- 选择素和 GPIbα 介导血小板在内皮细胞表面的滚动，糖蛋白 $\alpha IIb\beta_3$ 和 $\alpha v\beta_3$ 介导其紧密连接。再次，血液中的血小板与白细胞结合，如血小板 - 单核细胞结合体（platelet-monocyte complexes，PMCs），相互之间发生信号传递，刺激白细胞转化成更易黏附和迁移的表型，并释放炎性因子，反作用于血小板。目前，PMCs 是实验研究的亮点，但在 AS 中的意义还有待进一步明确。

炎性细胞游走、黏附、聚集及跨内膜迁移是 AS 实验研究的热点。基因缺陷型小鼠模型应用最多，结合单个或多个基因操作，是实验研究的重要工具，使错综复杂的 DNA、RNA 和蛋白质生物信息网络简单化，有利于揭示 AS 发病机制，将解释更多的临床问题。但是，动物实验无法完全复制人 AS 自然过程，仍需要大量临床试验加以验证。基础研究和临床研究的相互转化与借鉴，是未来血管外科研究的发展方向，相信 AS 发病机制会更加明晰。

随着病变的不断进程，动脉硬化斑块中央，炎症细胞浸润，促使局部胶原和纤维帽形成，钙化使动脉管壁质地坚硬，失去弹性。由于病变发展，部分纤维帽或斑块逐步突入管腔，使管腔面积减少，称为管腔狭窄。当影响大部分管腔时，有效血流将显著减少，血流缓慢。再加上有时纤维帽或斑块可溃破，其粗糙表面易形成血栓或附壁血栓，血栓可上下蔓延，完全阻塞管腔，加重动脉硬化性闭塞的程度和范围，造成严重的临床后果。

二、临床表现

动脉粥样硬化患者的临床症状主要取决于肢体缺血的发展速度和程度。肢体主要动脉闭塞后，引起灌注压降低、外周阻力升高，肢体血流量进一步减少。这时，由大中动脉发出的分支发展形成的侧支循环建立开放，这些血管在狭窄或闭塞存在的情况下就会扩张代偿成为主要侧支供血动脉，而不是新生的血管。尽管确切的促使侧支开放的因素尚不明确，通常认为是由于主干动脉闭塞后侧支循环两端的压力差增加，引起通过远端中心侧支的血液反流，侧支的血流量增加，从而引起血管扩张。对于慢性单纯的短段的闭塞，侧支循环的代偿性开放通常可以提供足够的血液供应来满足肢体一般的活动需要，但是对于正常的动脉如果突然发生阻塞，就会由于没有足够的时间形成侧支而附属组织坏死。如果侧支循环的形成和病变的发展同步，那么患者的症状改变就不明显，或者会经历一个症状由严重到逐步缓解的过程，直至达到侧支循环最大的代偿限度。尽管动脉粥样硬化一般不会累及侧支循环的血管，但是逐渐发展的内膜病变或主要血管的血栓逐渐延续进而会阻塞侧支循环主干动脉和回返动脉而影响侧支循环的血液供应。在不存在机械性阻塞的情况下，侧支循环的血液供应也会由于心排血量的减少、血液黏度增加、脱水等因素而减少。当远端腹主动脉闭塞后，血液就会在肋间动脉、腰动脉与髂腰动脉、臀部动脉、旋髂深动脉和臀上动脉之间形成侧支循环。另外，肠系膜下动脉的左结肠支经直肠动脉丛与腹壁下动脉之间形成侧支循环。当髂内动脉和股总动脉闭塞时，在腹壁下动脉及其臀支动脉与股深动脉的旋股动脉之间形成侧支，这样的侧支循环通路也被称为"十字吻合"。这些侧支循环的存在也可解释了，为什么有些患者在行主动脉-髂动脉旁路手术后，因破坏了这些侧支通路而造成肠缺血或肠坏死的严重后果。当股浅动脉发生阻塞时，在股深动脉的穿通支与腘动脉发生闭塞时，在膝部动脉与胫动脉之间形成旁路，当胫前动脉和胫后动脉闭塞时，腘动脉与踝部胫远端之间大量的侧支循环开放以满足血液供应的需要。

闭塞性病变的范围无论怎样广泛，只要动脉阻塞的病变发展速度缓慢，侧支循环有效地建立，分支血流则相应地增加，血液供应得以补偿。因此，组织遭受缺血和缺氧的程度可以缓和，临床上甚至没有出现明显的缺血症状。如果病变发展较快，侧支循环建立不完全，代偿有限，患者即出现明显的间歇性跛行和肢体疼痛症状。

下肢动脉闭塞性病变根据其临床症状的严重程度分为不同等级。按Fontaine分期一般分为四期，按 Rutherford 分级一般分为 6 级，Rutherford 分级实际上是 Fontaine 的细化。

Fontaine Ⅰ 期（Rutherford 0 级）：轻微主诉期或无症状期。患者仅感觉到患肢皮温降低、怕冷，或轻度麻木，活动后易疲劳，肢端足癣易发生感染而不易控制；踏车试验正常，肢体末梢充盈试验正常，无动脉阻塞的血流动力学表现。

Fontaine Ⅱ 期（Rutherford 1 ~ 3 级）：间歇性跛行期。当患者在行走时，由于缺血和缺氧，较常见的部位是小腿的肌肉产生痉挛、疼痛及疲乏无力，必须停止行走，休息片刻后，症状有所缓解，才能继续活动。如再行走一段距离后，症状又重复出现。小腿的间歇性跛行是下肢缺血性病变最常见的症状；间歇性跛行根据 Rutherford 分级分为1 级 [轻度间歇性跛行，能完成踏车试验，运动后踝部动脉压 > 50mmHg（1mmHg=0.133kPa），休息时踝部动脉压 < 20mmHg]、2 级（中度间歇性跛行，介于 1 级和 3 级之间）、3 级（重度间歇性跛行，不能完成踏车试验，运动后踝部动脉压 < 50mmHg）；踏车试验是在坡度为 15°，步行速度为 2mile/h（1mile=1.609km）或 3.2km/h，步行时间为 5 分钟。

Fontaine Ⅲ 期（Rutherford 4 级）：静息痛期。当病变进一步发展，而侧支循环建立严重不足，使患肢处于相当严重的缺血状态，即使在休息时也感到疼痛、麻木和感觉异常。疼痛一般以肢端为主；静息状态下踝部动脉血压 < 40mmHg，足趾动脉血压 < 30mmHg，脉搏容积记录无波形。

Fontaine Ⅳ 期（Rutherford 5、6 级）：组织坏死期。主要指病变继续发展至闭塞期，侧支循环十分有限，出现营养障碍症状。在发生溃疡或坏疽以前，皮肤温度降低，色泽为暗紫色。早期坏疽和溃疡通常发生在足趾部，随着病变的进展，感染、坏疽可逐渐向上发展至足部、踝部或小腿，严重者可出现全身中毒症状；组织坏死期根据 Rutherford 分级分为 5 级（小块组织缺损，如不愈合的溃疡，局灶性坏疽伴弥漫性足部缺血，静息状态下踝部动脉血压 < 60mmHg，足趾动脉血压 < 40mmHg，脉搏容积记录无波形）、6 级（大块组织缺损，缺损平面超过跖骨，足部功能无保留可能，静息状态下踝部动脉血压 < 60mmHg，足趾动脉血压 < 40mmHg，脉搏容积记录无波形）。

其中 Fontaine Ⅲ、Ⅳ期（Rutherford 4 ~ 6 级）文献中称之为严重肢体缺血（critical limb ischemia, CLI），通常是需要尽快外科干预的指征。

三、诊断及辅助检查

由于动脉硬化病变是一种全身性疾病，病变可能不只局限于下肢。大多数动脉硬化闭塞症患者，可根据病史和体格检查作出诊断。详细的询问病史；仔细的体格检查，如肢体动脉的脉搏触诊及腹部和股-腘动脉的听诊都是诊断所必需的。根据脉搏的强弱或消失和杂音的出现，静息痛、感觉异常或麻木等症状，以及肢体组织营养障碍、溃疡或坏疽等，可初步作出动脉硬化闭塞症的诊断。

除了一些实验检查以外，为了进一步了解病变的部位和程度，有必要做一些特殊的检查。

（一）多普勒超声血流检查

由于操作简便、无损伤性和可重复性，目前已经广泛开展应用。多普勒超声检查既能够测定动脉搏动的强度，又能测量肢体各部位动脉的压力和脉搏容积记录波形。踝部动脉血压通常应等于或高于臂部的肱动脉血压，两者之间的比值又称踝肱指数（ABI），应该大于或等于1。当踝肱指数小于0.8或0.75，则提示下肢存在缺血；如果小于0.5，表示肢体有严重的缺血。结合踏车运动试验，更能够准确地评价肢体的动脉血供，还可以应用节段性动脉测压，以初步确定病变的部位。

（二）彩色超声探测

彩色超声系统为超声血管成像系统与超声多普勒方向性血流仪的有机组合，可同时提供血管外科的解剖和生理两种重要信息。血管彩色超声多普勒包括超声双功仪（Duplex）和超声三功仪（Triplex）。双功仪利用二维成像技术显示血管的大体形态声学图像，属解剖学诊断，同时它也可以利用频谱多普勒技术测取血管的血流动力学参数，进行血流动力学诊断。三功仪则在双功仪的基础上采用彩色编码技术血流流道，获得以黑或白二维图像为底的血管分布彩色显示，在上述显示下可以方便地应用频谱多普勒技术精确地测取血流动力学参数，这样三种功能结合，使应用更加方便，诊断更加精确。彩色超声多普勒诊断下肢动脉狭窄的标准如下所述。①正常：三相波形，无频带增宽；②直径减少1%～19%：三相波形，频谱增宽与邻近的正常动脉部位比较，收缩期血流峰值速度增加＜30%；③直径减少20%～49%：三相或单相波形，反向血流减少或消失，频谱增宽，收缩窗消失，与邻近的正常动脉比较，收缩期血流峰值速度增加30%～100%；④直径减少50%～99%：反向血流消失，单相波形，频谱明显增宽，与邻近的正常动脉部位比较，收缩期血流峰值速度增加＞100%，即收缩期血流峰值速度变化率＞2；⑤闭塞：无彩色血流信号，闭塞远端血流速度明显降低，闭塞的近端可闻及"重搏音"。目前的研究表明，彩色超声多普勒诊断下肢动脉闭塞性病变与动脉造影检查具有很好的一致性，

行动脉内膜剥除及动脉球囊扩张的患者，术前无需动脉造影，单凭彩色超声多普勒检查即可为手术提供较充分的信息，此外在近端动脉严重狭窄或闭塞的患者，探测远端动脉有无合适的流出道动脉，彩色超声多普勒较动脉造影检查更为敏感。

（三）肢体X线摄片检查

X线平片如发现有动脉钙化阴影，在诊断上具有特殊价值。典型的动脉硬化性钙化，在下肢动脉行向部位显示有不规则斑点分布。整个动脉出现弥散而均匀的钙化或齿状阴影，则提示动脉中层钙化的迹象。骨质疏松也可间接提示患肢的缺血程度。

（四）动脉造影（或数字减影血管显像，DSA）

动脉造影对于手术适应证和手术方法的选择具有特别重要的意义。它不但能够显示出动脉闭塞或狭窄的部位和侧支循环，而且能够了解病变近、远侧血管流入道和流出道的情况，特别是流出道的条件。造影可显示动脉闭塞的部位及受累范围，并可了解病变近、远端血管直径的大小、远端血管床的情况、侧支循环的情况等信息，对手术适应证和治疗方法的选择提供有价值的资料。具体表现：①不完全闭塞。动脉管径不规则，管壁呈虫蚀样改变，伴有不同程度的管腔狭窄征象。②完全闭塞。动脉中断，断面清晰可见，各种形态。闭塞近端或远端的动脉管壁呈虫蚀样改变或有管腔存在。③闭塞和狭窄段周围，可见有不同程度的侧支循环形成。这里需要提出的问题是动脉造影所示病变程度尚可，有时手术探查时所发现的病变，经常比造影片所示更为严重，必须有所预见。对于肾功能不全者，要特别引起重视或全面评估利弊。由于影像学技术的飞速发展，现代医学DSA检查并不是首选筛查项目，主要是治疗或特殊检查时应用为主。

（五）X线计算机体层摄影术或成像（CT或CTA）

无论是常规的CT还是近年来推出的16层、64层CT，尽管功能各异，扫描速度差异很大，但

其基本结构都由扫描系统、计算机系统和外围设备构成。目前临床比较常用的是多层螺旋CT血管成像（MSCTA），作为一种新的非损伤性血管成像技术，正在广泛地应用于临床。MSCTA因Z轴覆盖范围大，扫描速度快，损伤小等优点已广泛应用于下肢动脉的检查，可以准确地检测下肢动脉节段性狭窄和闭塞。准确而及时地了解病变的情况，对于临床手术或介入治疗起着重要作用。下肢动脉包括肾动脉分叉部位以下的腹主动脉、髂动脉、股动脉、腘动脉及胫腓动脉。一次扫描完成所有上述动脉的检查是MSCTA的优势所在。目前的64层螺旋CT一次扫描最大覆盖长度可达1600mm以上，基本上满足下肢动脉的检查。还可应用CT的仿真内镜技术，主要优点：①图像清晰；②三维空间关系明确；③图像可任意角度旋转；④可以从各种方向和角度显示腔内的状态；⑤可以观察到纤维内镜无法看到的血管腔内情况；⑥原始图像可以反复处理；⑦创伤小。

（六）磁共振血管成像（MRA或MRI）

磁共振血管成像是一种接受原子核在磁场内共振所产生的信号并将其重建成像的技术，具有无损伤检查的特点。目前比较常用是时间飞跃法（time of flight，TOF），它采用了快速扫描技术，利用饱和效应，增强静止组织与流动血液的对比度而成像。近年来动态对比增强MRA（DCEMRA）具有较好的应用趋势，特别是3DCEMRA，图像质量高清晰度，极快的成像速度优于2DTOF-MRA。但它不能显示血管壁钙化而具有一定的局限性。对于年老体弱、高危患者、肾功能不全、造影剂过敏和动脉造影有困难者，具有较大的选择性。

四、鉴别诊断

（一）血栓闭塞性脉管炎

本病多见于青壮年，年龄20～50岁。它是一种全身性中、小动脉闭塞性疾病。主要累及下肢的足背动脉、胫后动脉、腘动脉或股动脉等。血栓闭塞性脉管炎常有吸烟病史，还有反复发作的游走性浅静脉炎和肢端溃疡或坏疽同时存在。而动脉硬化闭塞症则以老年患者居多，追问病史大多数患者具有间歇性跛行现象，且合并糖尿病者则发病较早。以大、中动脉病变为主，常伴有冠状动脉粥样硬化性心脏病（冠心病）、原发性高血压，血胆固醇和脂类也可能增高，这些都有助于鉴别诊断。

（二）急性动脉栓塞

血栓主要来源于左心房、心脏瓣膜置换手术后，或者大动脉病变等。尤其以二尖瓣狭窄和冠心病伴有心房颤动者最为多见。典型的症状，以肢体动脉栓塞以远的部位缺血病变为例，有的作者描述为"5P"症状，即肢体疼痛（Pain）、皮肤感觉异常（Paresthesia）、运动麻痹（Paralysis）、肢端不能扪及脉搏（Pulselessness）和皮肤苍白（Pallor）。对侧肢体通常脉搏正常，短暂病史和突然起病的模式都有助于急性动脉栓塞的诊断。有时与动脉硬化闭塞合并急性血栓形成的鉴别较为困难。

（三）多发性大动脉炎

多发性大动脉炎的病因尚未明了。多见于年轻女性，病变部位可为多发性，可累及胸腹主动脉及其分支，可出现颅脑或上、下肢的缺血症状。如果病变累及肾动脉，因肾动脉狭窄而出现肾血管性高血压。病变活动期常有发热、血沉增快和免疫指标异常等现象。

（蒋米尔）

第二节　主-髂动脉硬化闭塞性病变

肾下腹主动脉和髂动脉是慢性动脉硬化闭塞症病变最常见的发生部位之一。动脉硬化性狭窄和闭塞最常发生于主动脉分叉周围，导致不同程度的下肢动脉缺血性症状，严重者需要考虑通过手术方法重建血流。尽管病变是多平面的，成功地纠正主-髂动脉病变通常能缓解缺血症状。此外，仔细地评价动脉流出道情况，对行腹股沟韧带以下部位的动脉重建的患者，保持成功和持久的效果是非常重要的。

用手术治疗方式来缓解继发于主-髂动脉病变的缺血症状，由Leriche于1923年首先认识。他观察到了一组男性患者的症状，其中包括双侧间歇性跛行，股动脉搏动减弱或消失、性功能障碍等，后来这组症状被称为 Leriche 综合征。他同时也认为应用动脉移植物重建动脉的连续性是治疗该综合征的最理想的方法。

动脉粥样硬化内膜剥脱术由 Dos Santos 于 1947 年最先实施。1952 年 Wylie 把这种方法应用于治疗主 - 髂动脉段的病变；Gross 是应用同种移植物动脉移植的先驱者；1952 年，Voorhees 引进了纤维动脉移植物，人造血管替换和旁路移植的形成正式开始，从这以后在这一领域内发生了巨大的变化。

一、临床表现

患者的临床症状和体征主要决定病变部位及范围（图 15-1）。病变局限于主 - 髂部位者（Ⅰ型即病变位于腹主动脉远端及髂总动脉），仅占手术患者的 5%～10%，如果其远端动脉无病变，这类患者很少产生威胁肢体存活的缺血症状。在主动脉闭塞的患者中，主 - 髂动脉之间潜在的侧支循环血流量是巨大的，侧支循环包括内脏和腹壁的途径。主要有名的侧支循环：①乳内动脉与腹壁下动脉之间的侧支循环；②肋间动脉和腰动脉与旋髂动脉和股深动脉之间的侧支循环；③腹壁下动脉和臀动脉的分支与股总动脉和股深动脉之间的侧支循环；④肠系膜上动脉和肠系膜下动脉与直肠上动脉之间的侧支循环。

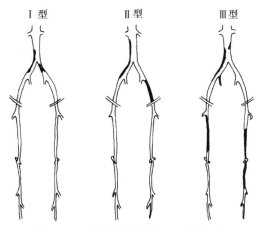

图 15-1　下肢动脉硬化闭塞症的部位

Ⅰ型 . 动脉粥样硬化局限于腹主动脉远侧端和髂动脉；Ⅱ型 . 腹主动脉、髂动脉广泛性病变；Ⅲ型 . 多平面、多节段动脉硬化性病变

主 - 髂动脉病变者，典型的症状是不同程度的间歇性跛行。间歇性跛行最常见发生于大腿的近端、腹部和臀部。症状有时可出现在双下肢，但一侧肢体比另一肢体更严重的缺血症状通常较少见，除非近端动脉出现动脉血栓形成（约 30%）。对于男性患者，阳痿是一个常见的主述，主 - 髂动脉病变的患者中约 30%～59% 表现为不同程度的阳痿。Ⅰ型患者通常较年轻，有较低的高血压和糖尿病发生率，但有较高的高血脂的发生率，特别是Ⅳ型高脂蛋白血症。约有 1/5 的这类患者是女性，近年来女性主 - 髂动脉闭塞性病变有增高的发病趋势。这与女性吸烟增加的趋势相一致，许多女性主 - 髂动脉病变有以下特征性表现：年龄在 50 岁左右，有吸烟史，动脉造影显示主动脉、髂动脉、股动脉管径变细，主动脉分叉位置较高，病变通常位于主动脉远端及主动脉分叉处，被称为“主动脉发育不良综合征”。病史中许多患者有因子宫切除、放射性等因素引起的人工闭经。另外需要指出的是女性 70 岁以后，由于雌激素的保护作用逐渐减弱，男女发病之间的比例逐渐接近。

90% 以上的有症状的患者，病变是广泛的，约 25% 的患者病变局限于腹部（Ⅱ型），65% 的病变累及到腹股沟韧带以下（Ⅲ型），这些患者的病变通常是多部位的，年龄较大，多发于男性，有较高的高血压、糖尿病，以及脑部、冠状动脉、内脏动脉、颈动脉硬化的发生率。他们病变的程度非常严重。

二、诊　断

大部分患者通过详尽的病史和仔细的体格检查能明确主 - 髂动脉病变的诊断。对于下肢间歇性跛行、男性性功能减退、股动脉搏动减弱或消失者常考虑为 Leriche 综合征。多平面病变者可出现静息痛及足趾坏死。对某些病变者，应做好鉴别诊断，如椎间盘突出、椎间盘狭窄，糖尿病性神经炎和其他神经肌肉病变。使用无创伤性检查可以提高诊断的精确性，而且可以生理定量病变的严重程度，节段性动脉测压和运动前后搏动性定量记录在大多数血管实验室证明是有用的。双功彩超已广泛地用来评判主 - 髂动脉闭塞性病变。它可以建立诊断、病变定位及评价动脉的血流动力学变化。近年来，影像学 CTA 或 MRA 检查的广泛应用，给诊断带来更多的信息和直观的依据。

（一）影像学检查

随着现代医学发展，动脉造影由于其具有创伤性而通常不被用来作为外科医师选择和制订手术计划的首选重要依据，也不单纯用来仅作诊断工具（根据患者的症状及体征和无创伤性血管检查一般可作出明确的诊断）。大多数可以通过彩超检查、CTA 或 MRA 检查作出诊断判断。在一些特殊情况下，动脉造影才是决定动脉硬化闭塞性病变需要采取哪种治疗方法的最可靠的依据之一。此外，外科医师仔细查阅影像学资料可以明确主 - 髂动脉段及其远端动脉病变确切的解剖情况是特别有益的。例如，解剖变异，累及肾动脉、内脏动脉的闭塞性病变及远端流出道等。在一个扩张、增粗的左结肠动脉，通常预示着肠系膜上动脉闭塞，左结肠动脉只有在侧位的情况下可清晰显示，没有认识这种情况，在行主动脉重建时，结扎肠系膜下动脉时可能会出现灾难性的肠缺血或肠坏死现象。

影像学检查的选择范围，对于大部分患者而言，仔细探查从腹主动脉到腹股沟下的远端动脉流出道是非常必要的，即便仅行近端动脉手术，了解远端流出道情况，可以通过动脉搏动来判断近端动脉手术的效果，对纠正可能出现的手术失败是有益的。一般而言，流出道的显像最少应到大腿中下段。在一些有显著的远端动脉病变及危及肢体缺血症状，准备行腘动脉远端旁路移植的患者，更远端的动脉显像是必要的，甚至到足背部。

（二）多平面病变的血流动力学评价

通过临床检查及影像学检查可准确地评价大部分下肢动脉闭塞性病变，但有一些患者特别是多平面动脉闭塞性患者是有困难的。准确地评价每个动脉段的血流动力学变化，对选择一个合适的重建方式是非常关键的。许多动脉硬化病变仅在影像学片上有明显的形态改变，而患者本身仅有很小甚至没有血流动力学变化，这类患者单纯的近端动脉重建不能缓解症状。因此对有近端动脉病变同时合并有远端动脉病变者，必需同时纠正这两个动脉节段病变才能改善危及肢体存活的

缺血。尽管有许多非创伤性血管检查方法，但没有一种方法能完全精确判断主 - 髂动脉病变，特别是在合并有多平面病变者，有些学者推荐用双功彩超来评判主 - 髂动脉及以远段动脉闭塞性病变，但这种方法需要花费一定的时间，而且需要熟练而有经验的检查者。

三、主 - 髂动脉硬化闭塞性疾病的步行锻炼治疗

（一）概述

下肢动脉硬化闭塞性疾病多由动脉粥样硬化和血栓闭塞性脉管炎引起，病变的早期临床表现主要为间歇性跛行，随着病情的进展继而出现静息痛和肢端坏疽等严重的症状。轻者影响患者的生活和工作，重者需截肢而致残，甚至危及生命，该病是常见的血管疾病。综合文献资料，在 60 岁以下的人群中，周围动脉闭塞性病变的患病率在 3% 以下，而在 75 岁以上的人群中，则患病率剧增为 20% 以上。

1989 年，McDaniel 等报道在 60 岁以下的人群中，每年发生间歇性跛行者为 2%；在 70 岁以上的人群中则升为 5%。对间歇性跛行患者的主要检查方法，是检测踝 / 肱指数。因动脉狭窄或闭塞引起间歇性跛行者，其踝 / 肱指数均小于 1；但如果患者伴有糖尿病而且受累动脉发生钙化，则其踝 / 肱指数可能出现大于 1 的假象。综合文献报道，在间歇性跛行的患者中，约 75% 的患者在较长的时期内病情无明显恶化，截肢率为 4% ～ 8%。1995 年，Taylor 等报道间歇性跛行患者的 5 年病死率为 20% ～ 30%，10 年病死率达 40% ～ 72%，较同年龄组的人群高出 3 倍，死亡原因主要是心肌梗死和脑血管意外。因此，这是一个应该予以十分重视的问题。

（二）步行疗法和手术治疗

目前动脉腔内成形术和动脉旁路移植术已在临床广泛应用于治疗动脉硬化闭塞症。据 Tunis 等统计，美国马里兰州的 10 年资料发现，每年做血管腔内成形术者，从 1/10 万增加至 24/10 万，做动脉旁路移植术者，从 32/10 万增加至 65/10 万；但是在此时期内，截肢率却并无降低，一直保持

为 30/10 万左右。在不断开展手术治疗的同时，一些学者通过临床实践认为，保守治疗特别是步行疗法，对间歇性跛行的患者也有显著的疗效。1898 年，Erb 首先提出采用步行锻炼的方法治疗下肢缺血症；1957 年，Foley 重新提出 Erb 的观点；1988 年，Housley 总结步行锻炼的经验，提出保守治疗的原则为"戒烟和坚持步行锻炼（stop smoking and keep walking）"。一些学者指出，糖尿病患者发生间歇性跛行时，应采用积极的手术治疗，因为他们的预后远差于非糖尿病的患者。但是 Lundgren 等认为，即使是糖尿病的患者，也同样能与非糖尿病患者一样，通过步行锻炼显著增加无痛行走的距离。近年来，Ernst、Robeer 和 Gardner 等都分别指出，通过正规的行走锻炼，可使间歇性跛行患者的行走距离增加 1 倍以上；步行锻炼应在医务专职人员有计划的监护下进行，至少要持续 2 个月或更长的时间。1999 年，Remijnse-Tamerius 等指出，凡无绝对手术适应证的间歇性跛行患者，都可做步行锻炼治疗，以增加最远行距和无痛步行距离。他们认为，采用无坡度踏车训练是最佳的锻炼方法，并且对同时存在的一些病变，如糖尿病、高血压、高血脂、高血黏度等，都必须同时给予积极的治疗，以取得最好的疗效。

近来，Gibellini 等指出，虽然间歇性跛行的患病率在总人口中占 2%，但每年需要做动脉腔内成形术或旁路移植术者，只在所有患者中占 5.5%，而绝大多数都可通过保守治疗，特别是步行锻炼，有望使症状得以改善或甚至消失。他们指出，因腹主 - 髂动脉闭塞而施行手术者的 5 年通畅率为 85% ～ 90%；闭塞病变在股 - 腘动脉者 5 年通畅率则降为 40% ～ 70%，手术的远期效果尚不够理想。Perkins 和 Whyman 等比较了动脉腔内成形术与步行锻炼后的 5 年疗效，发现二者并无显著性差异。他们指出，腹主 - 髂动脉病变的患者，手术治疗的效果较好；股 - 腘动脉受累时，则多可通过保守治疗使临床表现得以改善。学者们多认为，步行锻炼结合药物治疗不仅可显著减轻或治愈间歇性跛行，提高患者的生活功能和质量，还可作为手术前的辅助治疗，以及在手术以后治愈残余的轻度间歇性跛行，以取得最佳的疗效。1999 年，Remijnse-Tamerius 等收集 1980 ～ 1997 年文献中有关报道 17 篇，共有间歇性跛行患者 457 例，采用以步行锻炼为主的保守治疗，治疗期限为 1 ～ 53 周，平均 17 周，治疗结束后，最远行距平均增加 110.89%；无痛步行距离平均增加 152%。并且治疗停止后的 6 个月以内，大多数患者仍保持良好的生活质量。

（三）步行疗法的机制

虽然步行锻炼可显著减轻甚至消除间歇性跛行的临床表现，并且在停止锻炼后，其治疗作用可延续相当长的时间。但是其作用的机制至今尚不十分明确。综合文献报道中的资料，主要包括下列几点。

1. 血液循环的改变 有些学者在动物实验中发现，结扎鼠或犬的股动脉后，使其处于不断的行动状态，由于侧支循环的增加可使患肢血流量回复至术前的水平。但是大多数学者发现，间歇性跛行患者做运动治疗后，患肢的血流量并无显著增加。2000 年，Tan 等综合 1989 ～ 1995 年有关的文献报道 7 篇，共有 103 例患者，步行治疗 1 ～ 13 个月，平均 5.28 个月后，行走距离平均增加 71.71%，但患肢供血量并无增加。近年来又有一学者提出，步行疗法的机制在于使患肢的血液重新分布，即可使患肢的血液从活动量较小、耗氧较少的肌肉群，转而供给活动量大、耗氧量多的肌肉群。有的学者认为，步行治疗时局部动脉血流暂时增加，使动脉壁承受的切应力增强，刺激内膜释放出各种有关的生长因子，从而改变血管和各组织对缺血的适应性和耐受性。近年来，学者们发现，做步行疗法的患者与施行动脉腔内成形术的患者相比较，后者患肢的血流量增加，但是其患肢活动的耐受性明显差于前者。因此，步行疗法改善甚至消除间歇性跛行的原因可能是多方面的，值得做进一步研究。

2. 肌肉结构和代谢的变化 正常人骨骼肌的活动需要 ATP 的不断提供能量。在肌肉内 ATP 的储存量有限，只能提供短时间肌肉活动的需要，而大量的能量来源则是肌肉内能迅速转化为 ATP 的磷酸肌酸。ATP 于线粒体内主要在葡萄糖和脂肪酸的参与下进行有氧合成；在缺氧的状态下，则使丙酮酸盐不转化为乙烯辅酶 A 而转化为乳酸。下肢动脉硬化闭塞症时，由于局部缺氧使肌肉的代谢过程主要在厌氧条件下进行，从而因乳酸增加，ATP 和磷酸肌酸缺乏而造成行走时疼痛，体力活动的耐受性降低，恢复的时间延长等。在慢性缺血的条件下，除肌肉纤维以外，周围神经系统也同样受到损害。Eames 等报道，在间歇性跛行患者中，88% 的患者有感觉功能减退，56% 的患者有运动障碍，这些都对行走运动的生理功能产生有害的作用。最近 Koopmam 等报道，通过组织学检查，可在缺氧的肌肉内找到角形肌纤维；肌电图检查可发现异常运动单位的动作电位。

正常人做行走锻炼后，可使肌肉的结构和功能发生许多相应的变化，如在每条肌肉纤维内，线粒体的数量和体积均增加，氧化酶的水平升高；肌糖和血糖的代谢减慢；能量来源主要依靠脂肪酸的氧化；由于脂肪酸的氧化增加而使呼吸商降低。间歇性跛行患者通过一段时间的行走锻炼后，也发生上述同样的变化，即血液中的乳酸的含量较运动锻炼前显著降低；动静脉血氧含量的差异明显增大；乳酸水平下降；磷酸肌酸损失减少，提示 ATP 生成量增多，无氧代谢降低，肌肉的能量供应好转。学者们对步行疗法后肌肉中酶的变化做过大量的研究，发现各种氧化酶如细胞色素氧化酶和琥珀酸氧化酶的水平显著增高，并伴有枸橼酸合酶的升高。细胞色素氧化酶从运动前的低水平明显上升。一般认为，步行锻炼前患肢缺血时酶活性的低水平，是由活动减少、肌肉纤维损失和线粒体损伤等所引起。因此步行锻炼以后，肌肉中氧化酶的活性自然会明显增加，使患肢缺血性病变得以改善。

正常人的骨骼肌分为 I 型和 II 型两大类，分别含缓慢扭曲和快速扭曲肌纤维。前者有丰富的氧化酶和线粒体内容物；后者又分为：①快速扭曲白色肌纤维，具有低呼吸性和高糖原分解功能；②快速扭曲红色肌纤维，具有高呼吸性和高糖原分解功能。正常人做持久步行锻炼后，快速扭曲纤维可向缓慢肌纤维转化。间歇性跛行患者做步行锻炼治疗后，各学者对骨骼肌变化的观察结果很不一致，目前尚无定论。据 Hedberg 等报道，患肢严重缺血时，骨骼肌发生广泛性损害，正常肌纤维为结缔组织替代，但在缺血程度较轻时，骨骼肌则可发生各种不同的改变，包括选择性地 II 型骨骼肌丧失、II 型骨骼肌完好、I 型骨骼肌增生等。

近年来学者又发现，缺血下肢经步行锻炼疗法后，肌肉内的毛细血管显著增多，使无氧代谢转化为有氧代谢，从而缓解甚至消除间歇性跛行的临床表现。同样，Ades 等也发现，甚至老年冠心病患者，也可通过适当的步行锻炼，使缺血肌肉中的毛细血管密度显著增加。

3. 血液流变学和活动导致的炎症 1998 年，Tisi 等报道，缺血可引起局部和全身的炎症反应。间歇性跛行患者长期处于活动—疼痛—恢复期反复循环的周期中，因此可导致缺血组织的再灌注损伤。近年来，学者们在间歇性跛行患者活动时发现，双下肢股静脉血液的中性粒细胞计数有显著差异，即患肢高于健肢，并且前者多呈激活状态，释出各种炎症蛋白质，如血栓烷 A_2 和白细胞三烯等，使血小板等聚集和激活，导致血管通透性增加。中性粒细胞还释出各种蛋白酶，如弹性蛋白酶等，又因一些补体因子的激活，使血管内皮细胞遭到破坏。此外，被激活的中性粒细胞对内膜的黏附，以及氧自由基的生成等，可进而使微循环发生障碍和加重血管内膜损伤。行走锻炼则可使炎症性病变显著减轻和消失，患者的血浆容量增加和血细胞比容降低，以致血黏度下降，患肢的血液循环得以改善。

4. 其他 综合文献报道，学者们对步行锻炼的机制还提出一些新的看法。Womack 等指出，行走活动可降低氧的消耗量，增加氧的利用率，使心率减慢和改善肺功能。还有的学者认为，行走锻炼可增加内啡肽的生成，增加患者对疼痛的耐受性，以致行走距离延长。还有些学者认为，步行锻炼能使内膜释出的一氧化氮增加，从而对降低血脂、血压和抑制动脉硬化的进程，有良好的治疗作用。

总之，步行疗法已在国外广泛应用于治疗下肢因缺血引起的间歇性跛行，并取得了一定的疗效。2000 年，Gibellini 等在临床随机挑选两组间歇性跛行患者，一组做踏车步行锻炼，每日锻炼 2 次，每次 30 分钟，每周锻炼 5 天，持续 4 周；另一组为对照组，不做任何步行锻炼。结果发现，4 周后第一组的无痛行走距离增加 171%；6 个月后无痛行走距离仍较锻炼治疗前增加 200%，而对照组在这段时间内，间歇性跛行的情况并无显著改变。近年来，Dawson 和 Mangiafico 等都指出，步行锻炼可采用无坡度或有上升坡度的踏车，速度为 3km/h；适于做这种治疗患者的条件，主要是确诊为缺血性病变所致的间歇性跛行、病程超过 6 个月、无未能控制的高血压、无恶性病变、无患肢严重缺血表现、近期未做过下肢动脉重建手术、近期无深静脉血栓形成史、无全身严重器质性病变，并且在步行锻炼时，不发生心绞痛、呼吸困难、严重心律不齐，不包括有骨科疾病不能胜任行走锻炼者。锻炼必须在专业人员的指导下进行。近几年内，文献中不断有较多的涉及本课题的报道。有些学者主张，同时做患肢间歇性气囊压迫和步行锻炼，对改善和消除间歇性跛行有良好的治疗效果。Amighi 等指出，女性、糖尿病、ABI 值过低者，做步行锻炼的效果较差；Parkins 等指出，步行锻炼对股动脉闭塞病变的疗效优于髂动脉病变者。2009 年，Kruidenier 等通过对 400 余例患者观察后指出，步行锻炼并非对所有的间歇性跛行患者都有明显的疗效，他们提出，对本症患者可以先试行步行锻炼治疗，若数周后无效，即应改用其他治疗方法。

目前，步行锻炼已被认为是一种安全、操作简便、费用低，而且可靠的治疗方法，具有临床应用价值。

近 10 余年来，国外文献有关本课题的报道，每年有数十篇之多。学者们从各种角度做了多方面的探索，取得了一些进展。

2011 年，Sexton 等提出一个新的设想，他们提出，增加上肢有氧运动可能提高步行锻炼治疗下肢外周动脉疾病（PAD）的效果，从而在临床上对 537 例 PAD 患者，先在监护下做 6 周上肢锻炼后，证明确对下肢 PAD 有显著治疗效果，并且疗效胜过单做下肢锻炼者。他们认为，只做下肢运动者，开始锻炼时，行走后患者多会出现缺血性跛行，因此患者不自觉地会减少运动量，从而影响治疗效果。而上肢锻炼，在治疗早期，不会因出现跛行而降低疗效。此外，上肢锻炼不会激发下肢间歇性跛行，而不影响锻炼的时间和强度，对一些症状较重者，也可及早开始锻炼。另外，对一些不能下床行走的严重缺血患者，做上肢锻炼毫无不利影响。另有报道，上肢锻炼，能显著提升间歇性跛行患者的抗炎能力，有助于降低心血管疾病的发病率和病死率。他们认为，下肢 PAD 有间歇性跛行的患者，应及早进行上肢无痛型的有氧锻炼，6 周后下肢的 PAD 症状减轻或消失后，再同时行上、下肢锻炼，能提高治疗效果。

监护下的运动治疗，可以减轻或治疗间歇性跛行的症状，但其机制至今不详。

2012 年，Beckitt 等利用近红外光谱（near infrared spectroscopy，NIS），通过实时检测肢体肌肉氧饱和度，来证明运动使下肢 PAD 缺血症状减轻或消失，并非肌肉氧供增加的原因，但未获成功。有些学者认为，监护下运动治疗，可能由于改善了缺血下肢的代谢性肌病（metabolic myopathy）的缘故，但是尚无实验结果加以证实。

四、手术适应证

静息痛、缺血性坏死被认为是动脉重建的绝对适应证，年龄不是决定是否手术的重要方面，即使年龄较大，身体虚弱，伴有其他脏器严重性疾病，如果不能进行直接的主-髂动脉重建，则可选择腔内血管外科技术来重建血液循环。

对于仅有间歇性跛行者是否需要手术，仍然存在着争论。手术选择可以考虑个体化方案，应当考虑每位患者的年龄、合并症、工作需要及生活方式。通常如果间歇性跛行已危及患者的生活方式，并且无手术危险性应选择手术治疗，大多数医师都推荐对归因于主-髂动脉病变有较小手术危险性的患者，行手术治疗。通常主-髂动脉重建可取得较好的长期的效果。另一种较少但已被认识的主-髂动脉重建的手术适应证，是来源于近端动脉溃疡斑块引起的远端动脉栓塞，这种患者闭塞性病变的临床症状是少见，有很少或没有间歇性跛行病史，认识这种病理情况及动脉造影检查以发现近端动脉可能的病变是非常重要的，无论如何应避免反复的远端动脉栓塞甚至肢体丧失。主髂动脉闭塞性病变没有一种真正有效的药物可以提供，非手术治疗的目的是为了限制病变的进展，增加侧支循环的形成，阻止局部组织损伤及足趾感染，潜在改善男性患者的性功能。近年来，腔内血管成形技术越发成熟，这种类型的病变，大多数可通过此技术来完成血供重建。技术要点可参考其他章节。

五、动脉内膜切除术

进行动脉内膜切除术正确地选择患者是重要的，病变仅限于髂动脉分叉处，无论是横行或纵行动脉切开，最主要的保证内膜切除位于外弹力层，并且要达到内膜切除的终点（需要或不需要缝合），一般可以直接关闭动脉切口，偶然需要用补片关闭动脉切口。只要选择合适的患者，精确和仔细地进行操作，主-髂动脉内膜切除术也可取得较好的持久效果。

动脉内膜切除术在以下三种情况下是不提倡的：①有动脉瘤样扩张性病变，因为将来在内膜切除处可发生继续瘤样退行性变化。②如果主动脉完全闭塞，已达到肾动脉水平，行简单动脉切开，血栓切除，肾动脉以下移植物植入技术上更简单，并且更有效。③累及到髂外动脉及远端动脉（Ⅱ及Ⅲ型）的患者，完全内膜切除是困难的（因为髂外动脉管径变小，长度增加，显露困难）。手术后有较高的血栓发生率及再狭窄发生率。由于这些原因，扩大的主-股动脉内膜切除术已不再提倡，而由旁路移植术替代。病变广泛的患者，动脉旁路移植术是简单而有效的方法，并且有较高的远期通畅率。此外，主-髂动脉内膜切除术比动脉旁路移植术的技术需求更高，因此如果外科医师没有足够的主-髂动脉内膜切除术的经验，即使是局限性的动脉病变，动脉旁路移植术也是可取的。

此外，腔内血管成形术的技术日趋成熟。其创伤小、成功率高、疗效好的优势也在临床上受到学者们的重视。

六、主-股动脉旁路移植术

虽然腔内技术已经得到认可，但传统的治疗方法仍然需要介绍。从肾下腹主动脉到腹股沟区的股动脉采用人造血管旁路移植，已成为重建主-髂动脉闭塞性疾病传统的标准术式，以往约占主-髂动脉闭塞性疾病的90%以上。主-股动脉移植是血管重建手术中最确切、持久及有效

的术式。尽管主-股动脉移植的技术已经得到共识和标准化，但是方法上仍有一些不同并存在一些争论。近端主动脉的血管吻合，既可用端端吻合，也可用端侧吻合。端端吻合通常适用于合并瘤样病变或腹主动脉完全闭塞已累及到肾动脉水平的患者，大多数血管外科医师常规使用这种方法。这种方式具有以下优点：①符合血流动力学的生理基础，没有湍流，许多研究报道此种术式具有较好的长期通畅率。②用血管钳部分阻断血管进行端端吻合导致血栓，血栓或碎片脱落可危及髂部及下肢的血液循环。使用分叉人造血管进行端端吻合，使得人造血管可直接放置于被切开的腹主动脉部位，用腹膜覆盖，这样潜在性地降低了手术后腹主动脉肠瘘形成的可能性。

端侧吻合在一些特定的病理解剖上有潜在的优点。例如，异常的肾动脉起源于腹主动脉下端或髂动脉，或者不想牺牲一条通畅的肠系膜下动脉，在近端腹主动脉的端侧吻合可以保存这些血管。另一种可选择的方法是在端端吻合时，把这些血管再移植到人造血管上。当髂外动脉闭塞时，在这种情况下行肾下腹主动脉与股动脉人造血管端端吻合术可明显地阻断了髂部血液循环，如果没有反流的血液进入髂动脉，将明显地增加男性患者性功能不全的发生率。这种血流动力学的变化增加了手术后结肠缺血，严重的臀部缺血，甚至继发于脊髓缺血瘫痪的发生率，尽管股部及远端的动脉搏动良好，但臀部的间歇性跛行仍然困扰着患者，最终当术后人造血管闭塞时，肢体的缺血症状更加严重，即使行膝上截肢，伤口很难愈合，并且也不可能进一步行血管重建。因此在上述病变情况下，外科医师最好选用腹主动脉人造血管端侧吻合。

尽管远端的吻合口可重建在髂外动脉，但几乎总是重建在股总动脉平面，在股部显露较简便，并且血管吻合技术也相对容易，人员充足时双侧股动脉吻合可同时进行，最重要的是吻合口建立股总动脉平面可确保足够的血流进入股深动脉。研究表明，主-髂动脉移植后，由于正确的皮肤准备，围手术期抗生素预防性应用，腹股沟区移植物的感染发生率并不很高（图15-2～图15-5）。

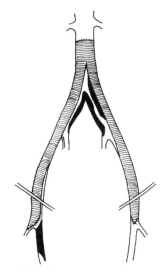

图 15-2　腹主动脉 - 股动脉旁路转流术，近侧端端吻合，
远侧端端吻合

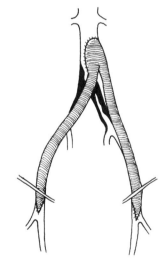

图 15-3　腹主动脉 - 股动脉旁路转流术，近侧端侧吻合，
远侧端侧吻合

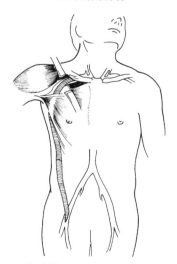

图 15-4　腋动脉 - 股动脉解剖外途径转流术

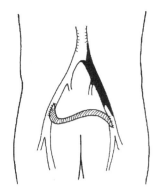

图 15-5　股动脉 - 股动脉解剖外途径转流术

选择合适管径的移植物是非常重要的，如果选择的移植物口径与流出道的管径相比较大，这样会引起移植物内血流缓慢，假性内膜广泛性地形成，形成的假性内膜有断裂及脱落的倾向，因此可导致一侧或双侧移植物阻塞。对于闭塞性病变，分叉型 16mm×8mm 规格的移植物被最常使用。当特殊情况时，许多患者可以使用 14mm×7mm 规格或更小规格的移植物，分叉型的移植物应与有闭塞性病变的股动脉相匹配。此外，人们已经清楚地认识许多涤纶移植物在动脉压力下可扩张 10% ～ 20%。因此，选择涤纶移植物时其管径应选择小一些。

大多数外科医师继续选用标准的涤纶移植物，行主动脉重建，涤纶移植物因为是编织的更适宜手术处理，但是它们的缺点是需要预凝和移植后扩张的趋势。现在由于生产技术的不断改进，一些涤纶移植物除了保持良好的弹性，不需预凝处理，术中直接血管重建缝合而不渗血。另外一些生物移植物也被频繁地使用，这种移植物使用时很少有针孔出血，也不需要预凝，但是它们的价格较高。PTFE 移植物因不渗漏而不需预凝，一些研究者认为，它具有较强的抗感染力，较少的血小板积聚和较易行血栓切除术。保持移植物的较高的长期通畅率仍然是血管外科医师追求的目标。患者本身的病变进展和吻合口部位内膜增生而影响远期通畅率的问题迄今没有解决，其发生原因复杂且具有较多的影响因素。

（一）手术操作

手术当天术中预防性应用抗生素，广谱抗生素的术中应用在人造血管移植时是非常有用的。

当患者到达手术室之后，应建立适宜的静脉通道及麻醉监测。血管手术的麻醉医师，了解患者的总体情况是非常重要的，特别是那些合并冠状动脉、颈动脉及肾动脉病变影响手术管理的患者。桡动脉穿刺直接动脉测压，将被常规使用，其他特殊的处理，麻醉医师应根据患者的具体情况而定。

患者取仰卧位，处在单侧的主髂动脉闭塞性病变，手术消毒区不超过大腿外，在大部分患者手术消毒应到术侧的足踝部，乃至整条肢体，这样的消毒区域考虑到万一手术效果不满意或技术失败，可做更远端动脉的探查或重建，手术中还可应用术中超声探头检测或术中造影检查手术效果。

双侧股动脉可同时探查显露，股总动脉的显露从腹股沟韧带下 1 ～ 2cm 至其分叉处，要分别控制双侧股浅动脉、股深动脉及其分支，此时外科医师可仔细触摸动脉，并与动脉造影相比较，特别注意探查股深动脉开口及其近端有无病变，这对股浅动脉已经闭塞的患者特别重要。必要时腹股沟韧带被部分切断为移植物通过留下合适的空间，旋髂外侧静脉通过髂外动脉的前面通常被显露，并被结扎。在行腹部移植物隧道时，股部的伤口应用湿的纱布覆盖，自动撑开器也应移去。

腹部通常采用腹中线切口，从剑突到耻骨联合，充分显露腹腔手术野，横结肠被移出伤口外，小肠被聚积在一起，用湿纱布覆盖，放在右上方、外侧或内侧的腹腔内，使用大的合适的自动撑开器可有利于手术暴露，手术切口的选择及良好的显露对于整个手术是非常重要的。

后腹膜在肾动脉以下的腹主动脉前面被打开（在十二指肠与肠系膜下静脉之间），这样肠系膜下动脉的开口通常被显露，解剖继续向右，沿着腹主动脉壁的前面直到左肾静脉，远端后腹膜被打开，从腹主动脉的右侧到腹主动脉的分叉部位，允许后腹膜的隧道能到双侧腹股沟的切口，在这个部位的解剖范围应小心，避免损伤自主神经纤维(自主神经纤维跨越主动脉及近端髂血管)。

从腹膜后至每侧腹股沟切口的通道，由手指钝性分离形成，最容易完成的通道应位于髂总动脉的前面及其外侧。为减少压迫输尿管的发生，保证人造血管位于输尿管的后侧，一把长的血管钳通过腹股沟切口与外科医师钝性分离手指相会合，引导血管钳进入腹部。然后应用一个引流条

从隧道后通过，辅助人造血管通过隧道，在左侧因为乙状结肠及结肠系膜的存在使隧道形成变得较困难，少数情况下使用后腹膜左髂窝切口使隧道的建立更安全和容易。

如果需行辅助性腰交感神经切除术，只需去除每侧 5 ～ 10cm 长交感神经链。外科医师根据前面论述的标准，决定近端血管吻合是采用端端吻合术还是端侧吻合术，这种选择的最后决定考虑在手术当中进行。当手术探查时发现，腹主动脉有瘤样改变，或有更严重的病变，甚至动脉前壁钙化，这就使得端侧吻合术变得更困难而较少采用。除非探查显示必须保存肠系膜下动脉以外，一般情况下从肾动脉平面以下的腹主动脉起源部即可分离，这样有利于进一步探查。如果需要保存肠系膜下动脉，则在肠系膜下动脉的上方行端侧血管吻合术，或是将肠系膜下动脉开口处剪下一块主动脉壁组织，使其移植到人造血管上缝合比较有利。

在肝素化之前，要选择好适宜管径的人造血管（如果人造血管需要预凝，则考虑用非肝素化的血液进行预凝较有利）。然后麻醉医师通过静脉途径给予 5000 ～ 7000IU 的肝素进行肝素化，当系统肝素化几分钟后，用 Bulldog 钳轻轻地阻断股动脉（有条件的手术室，术中定期检测肝素化指标）。在阻断腹主动脉时应尽量预防斑块脱落引起远端动脉栓塞，腹主动脉近端阻断应尽可能地靠近肾动脉（在左肾静脉骑跨的水平）。偶然情况下严重钙化的腹主动脉闭塞性病变扩展到腹主动脉上段需要左肾静脉向头侧牵拉，甚至予以断扎，以允许动脉钳紧接着肾动脉平面放置，腹主动脉远端可通过一个有角度的血管钳在腹主动脉分叉部位以上几厘米进行阻断。

如果选择端端血管吻合方法，在血管钳阻断间适当部位的腹主动脉被切开，后壁一些腰动脉需缝扎或用金属夹夹闭，腹主动脉近端残端距离通常在动脉阻断钳 1 ～ 2cm 以内。远端腹主动脉残端被缝扎后，除去远端阻断的血管钳。近端血管吻合可用 Proline 缝线，如果腹主动脉病变较严重、脆弱，可用间断性缝合。倘若血管条件尚好，则用连续性缝合。在少数情况下，腹主动脉残端病变较显著，血管壁增厚（即使动脉钳已近肾动脉平面），可行残端动脉内膜切除直至近端动

钳，由于动脉壁变得很薄，因此需要行间断性血管吻合。当完成近端血管吻合后，阻断近端人造血管并释放动脉钳以检查近端血管吻合有无漏血，并使人造血管进一步预凝，然后近端动脉钳被重新安放，人造血管从预先形成的腹膜后的隧道内穿过到达每一侧腹股沟。

如果选择腹主动脉端侧血管吻合，可用血管钳部分阻断腹主动脉，也可用两把血管钳在需要吻合的部位上下端分别完全阻断腹主动脉，一般认为后一种阻断方法较好，一方面便于血管吻合，另一方面有利于清除该部位栓塞性物质。

股部的血管吻合，一般采用端侧吻合术。当股浅动脉与股深动脉均无明显病变时，在股总动脉上切开 2cm 长的切口进行血管吻合。当股浅动脉闭塞时，特别触摸到股深动脉开口有明显病变，动脉切开斜向扩展到股深动脉和其近侧，然后将人造血管剪切成斜面与其吻合。如果股深动脉存在广泛性的病变，需要另行股深动脉成形术。移植物应确保合适的长度，张力过高易形成远期吻合口动脉瘤，移植物过长，可导致其扭曲和继发性栓塞。

每个血管吻合完成之前，人造血管的内壁首先被顺行的血流冲洗；当完成血管吻合时，保留腹主动脉远端的动脉钳，先除去股深动脉的阻断钳，再除去股浅动脉的阻断钳，保证首先是逆向血流灌注。手术中可用一些方法来评判手术的效果，如触摸吻合口或远端动脉搏动是否有力，或术中彩超检查，乃至术中造影检查流出道通畅情况等。

关闭人造血管上面的后腹膜，确保人造血管与十二指肠完全分开。腹股沟的切口关闭最少用两层，必需仔细地关闭腹股沟部位的切口，以最大限度地促进伤口的愈合，减少移植物感染。

（二）手术的并发症

1. 早期并发症　主动脉重建后的早期并发症，主要是技术原因，由经验丰富的血管外科医师进行手术，精心手术后并发症的发生率并不高。手术后严重出血，需要再次手术的患者仅占 1%～2%，这通常是由于关闭伤口时不充分的止血，粗心的血管吻合，没有中和手术时所用的肝素，或血液丧失和体液替代所引起的稀释性凝血障碍等。

急性主 - 股移植物闭塞发生大约占 1%～3%，早期移植物血栓形成的大部分患者是由于技术失误，最常见于主股移植，以及股部的血管吻合。偶然的原因是由于后腹膜隧道内的移植物扭曲。主 - 股手术后形成血栓栓塞导致的急性肢体缺血发生较高，但可通过手术和导管取栓得到治疗。术中发生远端动脉栓塞并发症，则很难通过手术达到完全纠正。尽量避免广泛地处理腹主动脉、手术中完全系统地肝素化、轻柔地放置动脉钳，吻合口关闭及恢复血流前，仔细地检查和冲洗吻合口部位的移植血管，可防止吻合口血栓形成的发生。

选择性手术后，继发于主动脉手术的急性肾衰竭是很少发生的，这主要取决于术中心脏监测和手术后维持充足的血容量。手术后急性肠缺血和脊髓缺血是很难防止的，但其发生率很低。

2. 后期并发症

（1）移植物闭塞：继发于复发性闭塞性病变的移植物闭塞是最常见的远期并发症，据文献报道，5 年的发生率为 5%～10%，10 年的发生率为 15%～30% 或更多。复发性近端动脉病变导致整个血管重建失败并不常见，除非第一次手术时血管吻合在肾下腹主动脉很低的位置。如果患者情况允许，血管重建失败可重新进行另一次主 - 股动脉移植，或者对那些不适合行再次主 - 股动脉重建的患者行解剖外旁路转流术。有一些病例，如果行肾下腹主动脉重建手术，由于瘢痕或感染等原因而无法进行，可以取腹腔干以上的腹主动脉、降主动脉甚至升主动脉作为流出道。在大多数情况下，主 - 股动脉移植的一条分叉血管闭塞，另一条可保持通畅，行血栓切除常可恢复已闭塞移植物的血流。同时行股深动脉成形术或股 - 远端动脉移植可保持再次手术的一侧移植物通畅。如果不可能行血栓切除，那么股 - 股动脉转流是最可选择的方法，对单侧移植物失败行直接的腹主动脉手术是不必要的。

（2）假性动脉瘤：形成发生率为 3%～5%，主要是由于动脉壁进行性退化和血管吻合时没有全层缝合，血管吻合技术不当和移植物紧张度过高也是假性动脉瘤形成的有关因素，感染也是其中之一，在任何发生血管吻合口的假性动脉瘤患者都因考虑这些因素的可能性。

大多数假性动脉瘤发生在腹股沟移植部，在这个部位诊断是很容易确定的，还可通过动脉造影得以进一步证实。再次手术通常切除病变，用短段移植物移植到原先吻合口的稍远端是很容易完成的。

腹部血管吻合口动脉瘤的真正发生率仍不很明确，通常认为发生率很低，并很难检测。其真正的发生率比想象的要高，Edwards 对 157 例患者进行平均随访 12 年发现，其发生率高达 10%。这些数据提示，超声、CT 扫描可作为行主动脉重建的患者后期随访的重要工具。

（3）男性性功能不全：手术前性功能不全是很常见的（主 - 髂闭塞性患者），尽管勃起和射精的生理过程非常复杂，但手术后医源性阳痿的发生率也高达 1/4 以上。由于注意对主要神经功能的保护，同时考虑通过各种重建手术保持髂内动脉和盆腔的血液灌流。男性性功能不全的发生率已经明显减少。

（4）移植物感染：后期移植物感染是一个致命的并发症，但在选择性主动脉重建的患者，发生率很低，血管重建预防性抗生素应用和精细消毒技术及移植物植入，降低了移植物感染的机会，移植物感染一经诊断，即需去除移植物，血管再次重建需在远端未受感染累及的部位。

（5）腹主动脉肠瘘：腹主动脉肠瘘形成是很少发生的，但有着较高的病死率和肢体丧失率。瘘的形成通常累及到近端吻合口，甚至十二指肠。小肠与结肠则很少被累及，但大量的胃肠道出血总是发生在这些部位。第一次胃肠道出血的量很小，可允许一定的时间进行诊断及治疗，诊断通常具有一定的难度。高度怀疑可进行手术探查，如果瘘确实存在，治疗原则是去除移植物，缝合肾下腹主动脉残端，关闭胃肠道缺损部位，以及行解剖外途径血管重建。

（三）结论

主 - 髂动脉闭塞性病变是下肢缺血性症状的主要原因之一。在大多数患者，闭塞性病变是多节段和多平面的，包括腹主动脉下端，双侧髂动脉病变常累及腹股沟下动脉主干。对于这样的考虑，单侧的重建手术不予经常进行，大多数患者最好行主 - 股动脉旁路转流术。在行主动脉重建手术之前，外科医师必需认真阅读影像学资料，注意有显著流出道和流入道病变引起的血流动力学变化，

通常采用仔细的临床检查和辅助的血流动力学检测。如果仍有怀疑存在，直接的股动脉压力测定是十分有益的。仅有局限性跛行作为唯一症状的患者也可考虑手术。对一小部分患者可行主 - 髂动脉内膜切除术。严重的病变危及肢体生存，能耐受手术的患者，是主动脉重建明确适应证。主 - 股动脉旁路转流术的关键性问题是近端血管吻合应紧贴于肾动脉下的腹主动脉，以及仔细的远端血管吻合技术，包括是否行股深动脉成形术以取得足够的血流进入股深动脉。对大部分患者而言，合适手术的主 - 股动脉旁路转流术，目前均可通过腔内技术来完成，见相关内容章节。

七、主 - 髂动脉硬化闭塞性疾病的腔内血管成形术

由于腔内血管技术的发展日新月异，血管外科医师也需要不断地更新掌握主 - 髂动脉硬化闭塞性疾病治疗的新方法，但同时也要牢记应根据个体病例不同的症状，病变的不同部位及累及的范围制订个性化的治疗方案。目前大多数主 - 髂动脉硬化闭塞性疾病的患者，通过腔内血管成形术进行治疗。

（一）背景

腔内血管外科的出现使主 - 髂动脉硬化闭塞性疾病的治疗模式发生了巨大的变革。然而，在腔内血管外科发展的早期阶段，血管外科医师曾经对腔内技术治疗主 - 髂动脉疾病持怀疑态度。这主要是因为用当时的腔内技术治疗主髂动脉疾病有相对高的并发症和较低的远期通畅率。尽管如此，早期的开拓者如 Dotter 和 Gruntzig 等仍然坚持并引领着腔内技术向前发展。由于他们在球囊血管成形术技术方面的早期研究工作，以及后来Palmaz 等在血管内支架方面的研究工作，使得腔内技术在治疗外周血管疾病方面逐渐得到认可。随着技术的不断发展和进步，包括高质量的成像系统、精细的器材、预置的球扩式支架、自膨式支架等的出现及不断完善，使腔内治疗的结果得到进一步改善。因此，血管外科医师开始逐渐选择腔内治疗模式。如今，大多数主 - 髂动脉硬化闭塞性疾病都能安全地通过经皮穿刺血管腔内方法

得到治疗。随着技术的不断进步，主 - 髂动脉硬化闭塞性疾病晚期的复杂病例也能够通过应用人工血管内支架的血管腔内途径或开放手术和腔内技术相结合的途径进行治疗。

（二）适应证

主 - 髂动脉疾病的治疗应考虑患者个体适应证和病变部位适应证两方面的因素，常见的患者适应证包括影响生活的间歇性跛行、静息痛和组织坏死等，不常见的与病变部位相关的适应证包括血管源性勃起功能障碍和下肢动脉粥样硬化性栓塞等。所有的血管重建治疗，都要权衡拟选择的治疗手段所带来的预期收益与其潜在的并发症风险。

1. 肢体缺血　进行主 - 髂动脉血管腔内治疗的大多数患者只表现为髋部、臀部、大腿部或小腿部位的间歇性跛行，而表现为静息痛或组织坏疽的重度肢体缺血（CLI）患者，常为下肢动脉血管多平面阻塞性疾病。在这些患者中，主 - 髂动脉的狭窄或闭塞性疾病通常是弥漫、多发的，病变常扩展到两侧的股总动脉（CFA），并累及腹股沟以下的动脉。对于累及 CFA 的主 - 髂动脉疾病，只要 CFA 病变没有引起显著的梗阻，还是可以通过经皮穿刺的方法改善下肢的血流灌注，从而解决静息痛或促进缺血性溃疡的愈合；而对于 CFA 已显著梗阻的主 - 髂动脉疾病，选择行股动脉内膜切除术和补片成形术的同时，进行主 - 髂动脉的血管腔内支架或人工血管内支架治疗，通常能够为下肢提供适当的灌注而达到治疗 CLI 的目的。

2. 年龄因素　以往认为年龄小于 50 岁的患者行主 - 髂动脉血管腔内治疗效果不佳。然后，传统的开放手术（如腹主双股动脉旁路手术）效果也不理想。由于需 6～8 周的手术后恢复期（不能工作），很多年轻患者不愿接受传统的开放手术，而选择创伤小的血管腔内途径。而另一个宁愿选择血管腔内途径的原因与男性患者腹主双股动脉的旁路手术后勃起功能障碍的高发生率有关。

随着腔内血管成形术的广泛开展，医生团队越来越成熟，技术上精益求精，器具和材料的研发越来越先进，其理念已经突破年龄的限制，由于其创伤小，恢复快，效果明显，越来越受到广大医务工作者的欢迎和患者的接受。

3. 远端动脉栓塞　一个并不常发生的现象是，在主髂动脉腔内治疗时同步发生的下肢远端动脉栓塞，即所谓的蓝趾综合征，可能从腔内治疗中获益。因此，也引发了一些腔内治疗的争议，这些争议包括腔内治疗时是使用裸支架，还是使用能阻止潜在栓塞病变发生的覆膜支架等。血管腔内治疗不适合动脉粥样硬化性栓塞的患者，这些患者如果不接受腔内治疗则再次发生栓塞的概率很低。

4. 为其他手术而改善流入道　血管腔内技术治疗主 - 髂动脉疾病也常是为其他开放性手术提供一个合适的流入道。它可以在下肢旁路手术的同时进行，也可以与股 - 股旁路术同时完成。作为下肢手术附加的主 - 髂动脉腔内治疗的适应证是主 - 髂动脉远近端静息状态收缩压的压差大于 10mmHg，或舒张压的压差大于 20mmHg。

（三）禁忌证

主 - 髂动脉疾病的血管腔内治疗没有明确的绝对禁忌证。相对禁忌证主要与解剖相关，包括近肾动脉的主动脉阻塞，动脉壁的环状重度钙化（＞1mm），主动脉发育不全，毗邻动脉瘤性病变。肾功能不全也是相对禁忌证，虽然采取预防性措施及减少造影剂损害的技术已经减少了肾功能副损伤的发生，但仍不能忽视造影剂肾病。

（四）术前评估和手术计划

1. 初步评估　治疗决策一旦确定，就需要收集各种信息以明确动脉硬化阻塞病变的部位和范围。首先可以通过病史和体检初步判断病变是否在主 - 髂动脉段。髋部、大腿、臀部的间歇性跛行病史，勃起功能障碍，下腹部和股总动脉区域听诊杂音，股动脉搏动减弱或消失等均提示主 - 髂动脉阻塞性病变的可能。此时患者应尽快行无创性检查，如踝肱指数（ABI）和趾压测量等。对于病史可疑为血管源性的间歇性跛行患者，常规的脉搏检查、静息状态的 ABI 检查和平板实验等可以帮助鉴别神经源性的间歇性跛行。

2. 无创影像学检查　与主双股动脉的旁路手术需要术前准备一样，血管腔内治疗前也需要做一些诊断性的检查以评估动脉阻塞的部位和范围及钙化程度等。由于现在的一些无创影像学检查系统在避免有创操作的同时已能提供很好的解剖细节，使得单纯的诊断性动脉造影已很少被应用。目前应用在主 - 髂动脉段的影像学评估系统包括多普勒超声、磁共振血管成像（MRA）和 CT 血管成像（CTA）。这些影像学检查系统也有各自的优点和不足。

（1）多普勒超声：主 - 髂动脉和股总动脉的超声血管成像能够充分评估病变部位的血流动力学特点。对于可能出现造影剂肾病的患者，此检查尤其适用。多普勒超声的不足之处在于，它提供了髂动脉钙化程度的半定量评估，而且肠道气体的干扰或体型的限制等都会影响髂动脉的评估效果，另外它也依赖于充足的检查时间和训练有素的血管超声技师，这些限制已经影响到多普勒超声成为临床的普遍选择。

（2）磁共振血管成像（MRA）：能可靠地评估主 - 髂动脉段的病变，尽管技术原理上的精确性不确定。MRA 的主要不足是不能精确评估主 - 髂动脉病变的钙化程度。

（3）CT 血管成像（CTA）：无论是开放手术还是腔内治疗，如果动脉壁存在严重的钙化都有重要的临床意义。由于存在破裂出血的风险，动脉壁 1mm 以上的环状钙化是主 - 髂动脉腔内支架形成术治疗的相对禁忌证。对于有显著合并症的 CLI 患者，在进行血管腔内治疗时建议使用人工血管内支架就是基于避免一旦出现动脉破裂而继发一系列危害的考虑。在这方面，CTA 的应用能够在实施介入治疗前很好地评估主 - 髂动脉病变段的钙化情况。CT 血管成像最大的不足是患者在射线下暴露和碘造影剂的应用，后者有发生造影剂肾病的危险。在合适的患者中，CTA 能精确地评估病变的部位和范围及钙化程度。根据 CTA 的结果，可以按 TASC 分级了解主髂动脉和股动脉疾病的严重程度。CTA 所提供的这些关于病变解剖部位和范围及钙化程度的信息，可以帮助最终作出合适的治疗计划，是选择开放手术还是血管腔内治疗。

3. 有关 TASC Ⅰ、Ⅱ 分级的临床意义诠释
2000 年，泛大西洋协作组织（Trans Atlantic Inter-Society Consensus，TASC）根据大量的循证医学研究的结果，提出了 TASC Ⅰ 分级，主要是讲髂动脉病变的分级。2007 年，TASC Ⅱ 分级，对于合理选择治疗下肢动脉硬化闭塞症的外科方法提出分级，即将主 - 髂动脉和股 - 胭动脉硬化闭塞症，按照影像学形态分为 4 级：A 级病变比较局限，有较好的预期结果，建议通过腔内血管成形术治疗；B 级病变范围稍有扩展，但权衡开放手术与腔内血管成形术治疗的危险性和预期通畅情况，仍然以腔内血管成形术治疗为主；C 级病变通过开放手术重建有较好的效果，但对于伴有高危因素的患者，可以尝试选择性创伤小的腔内血管成形术治疗；D 级病变则应当选择开放手术治疗。

笔者认为 TASC Ⅰ 或 Ⅱ 分级，从公告提出的一开始就带有其局限性，最初对临床开展腔内血管成形术具有一定的指导意义。但是，其指导意义很快就跟不上临床腔内血管成形术的发展速度，很快就失去其指导意义和科学性意义。随着腔内血管成形术技术的普及和飞速发展，临床医师团队的越发成熟，各种新研发的适合腔内血管成形术的医疗器具和材料投放到医疗市场，推动了腔内血管成形术技术进一步发展、成熟和提高。目前阶段，大部分或绝大多数下肢动脉闭塞性疾病患者的治疗，应用腔内血管成形术来完成，而且取得了较好的效果。临床上已经不以 TASC Ⅰ 或 Ⅱ 的分级作为重要的科学指导依据。

（五）主 - 髂动脉硬化闭塞性疾病腔内血管成形术的入路选择

在选择主 - 髂动脉硬化闭塞性疾病腔内治疗入路之前，首先对腹主动脉分叉部位、髂动脉和股动脉的解剖和病变程度要有一个充分的了解，初步作出正确的判断。根据术前影像学资料提供的病变部位和范围，穿刺途径主要可选择同侧逆行途径，对侧途径、双侧股动脉途径，必要时考虑经上肢肱动脉途径。

1. 经同侧股动脉逆行入路途径 髂动脉病变通常可以通过同侧逆行途径治疗，主要适用于髂总动脉或髂外动脉狭窄或严重狭窄者。如果髂总动脉是闭塞性病变，通常建议先通过对侧途径放置造影导管完成造影检查，对侧途径还可以在进行病变侧髂总动脉腔内处理时保护对侧髂动脉。常规的动脉造影检查，评估应包括腹主动脉的肾动脉水平段以下，盆腔部位评估髂内动脉的通畅情况，髂内动脉起始部位的情况，以及股总动脉及其分叉处的病变情况。一般情况下，取倾斜位的投照角度利于显示髂动脉分叉部位和股深动脉分叉部位。造影检查还需要了解腹股沟以下流出道的通畅情况，如果在介入操作结束后再做远端的造影，则难以鉴别远端阻塞是否为介入治疗引起的栓塞性病变。

技术操作的第一步是在局部麻醉下，经皮逆行穿刺同侧股总动脉，放置动脉鞘管，引导导丝通过病变处，到达肾动脉水平，再跟进猪尾巴导管，去除导丝后，回抽证实有通畅血流以确保导管头端在动脉血管腔内，进行造影检查。然后通过观察造影检查结果，仔细进行评估后考虑腔内治疗实施方案。

2. 经对侧股动脉入路途径 一侧髂动脉节段性闭塞或严重闭塞，当病变侧髂总动脉和髂内动脉通路存在，可作为导丝引导鞘管作为支撑点的时候，可考虑采用对侧股动脉途径入路。如果腔内治疗时，考虑一侧髂动脉病变，另一侧髂动脉也存在狭窄性病变，需要同时考虑治疗的必要，也应该考虑采用对侧股动脉途径入路。当尝试经同侧逆行途径开通闭塞的髂动脉时，导丝常很容易进入内膜下。而且导丝一旦进入内膜下，就很难再调整进入血管腔。特别是在髂总闭塞段进入腹主动脉，这个部位是最关键和最困难的部位，也是最危险的地方，很容易造成斑块脱落、动脉壁破裂等严重后果。而从对侧股动脉的途径开通对侧病变髂动脉则较容易成功，尤其是对侧髂总动脉有残端或未完全闭塞时。导丝先进入腹主动脉，然后更换猪尾巴导管造影，了解病变情况，应用腹主动脉翻山导管导丝跟进找到对侧入口和导丝支撑点置入翻山鞘，再配合使用亲水导丝多数能够通过闭塞病变。导丝一旦通过闭塞段进入病变侧远端的股总动脉、股浅动脉或股深动脉，则经同侧股动脉抓捕导丝，沿导丝逆行引入导管通过病变到腹主动脉的闭塞处近端，回抽导管出血证实位置合适，此时撤除亲水导丝，同侧逆向引入工作导丝以利于下一步的介入治疗。

3. 经肱动脉入路途径 当髂总动脉完全闭塞时，经对侧股动脉途径通过病变也经常不能成功，此时经肱动脉入路或同侧股动脉途径则更有可能成功开通。特别是双侧髂动脉狭窄、闭塞者，或

腹主动脉下端和双侧髂动脉闭塞或狭窄者，均考虑做腔内血管成形术者，首先考虑应用经肱动脉入路途径。经肱动脉入路途径可以减少主动脉夹层形成或破裂大出血的风险，并能够提供有效的支撑力。如果锁骨下动脉存在明显的闭塞性病变则限制了肱动脉入路，另外，导管或支架的输送系统长度不够也限制肱动脉入路的应用。最好在实施经肱动脉途径入路前，通过 CTA、MRA 或彩超等对患者的血管情况有所了解。

一般选用左侧肱动脉入路途径，患者取平卧位，近肘部局部麻醉下穿刺肱动脉，置入血管导入鞘管，先选用 4F 或 5F 口径的鞘管。导丝在前和导管在荧屏直视下一起跟进，注意手法轻盈，以免跟进导丝时进入分支血管引起血管损伤。由左锁骨下动脉进入主动脉弓部，转弯逆向进入降主动脉，直至腹主动脉下段。这时最好选用猪尾巴带标记导管，冒烟证实导管在腹主动脉真腔内，然后进行造影检查，获得血管病变部位、程度等一手资料信息，以便考虑腔内血管成形术治疗的方式方法。

（六）主 - 髂动脉硬化闭塞性疾病腔内血管成形术的经验与技巧

1. 医患沟通 首先在决定对患者进行腔内血管成形术之前，要对患者的全身情况有所正确的了解和全面的判断。腔内血管成形术大多数采用患者清醒状态下的局部麻醉方式，对患者的手术耐受力要求与开放手术相比，相对要低一些。如果选择全身麻醉的状态下实施腔内血管成形术，则手术耐受力评估和开放手术一样。其次对实验室检查要仔细核对，注意肝、肾功能是否正常，血常规中的血小板和凝血机制生化指标是否正常，有否抗凝治疗的禁忌证，因为术中需要肝素抗凝治疗。另外，对患者的血管解剖条件和血管病变的部位、程度和侧支是否建立的情况要有充分的了解。事先设计好腔内血管成形术的合理的治疗方案和备选方案，以及各种突发事件发生的应对措施，做到心中有数。最后，要对患者的病情和手术耐受力及治疗方式方法的基本情况与患者和家属充分沟通和交流，耐心倾听患者和家属的诉求。充分取得患者和家属对治疗过程的信任是至关重要的环节。值得注意的是，医院和医生仅是

对患者整个治疗过程中提供医疗技术服务和支持，患者和家属决定是否同意或接受医疗技术服务，决定是否愿意接受治疗过程中可能出现的风险，决定是否愿意接受治疗效果的不确定性。所以，术前医患沟通环节十分重要，取得患者和家属的充分信任的情况下是开展治疗过程非常重要的先决前提。耐心倾听患者或家属的疑问，仔细解释和回答治疗过程中的各种问题，消除各种疑虑。患者和家属有权决定接受何种治疗方式方法，甚至放弃治疗或拒绝接受腔内血管成形术。

2. DSA 室的准备 DSA 室内温度要求适宜，治疗床功能齐全十分重要，床垫各个部位都要适合患者身体的各个部位要求。DSA 室特别要求严格的无菌状态，随着 DSA 治疗的广泛开展，以前国内年开展 1000 例介入手术的单位较少，成为追赶的目标，而且还有许多诊断性检查病例包括在内。最近几年来，每年 DSA 手术超过 1000 例，达到 2000 例的单位也不少，甚至还有超过 3000 例的单位，而且大多数是治疗性操作。在这种情况下，有必要再次重申对 DSA 室的无菌要求和重视程度。

据 Smeds 报道，从 2004 年 1 月～ 2014 年 1 月的 10 年期间里，对 EVAR 和 TEVAR 术后移植物感染进行研究分析显示，主动脉腔内移植物感染 206 例，其中 EVAR 180 例，TEVAR 26 例。移植物培养：多种微生物菌 35%；其中革兰氏阳性菌 22%。移植物感染有外因和内因的多种因素引起，原因很复杂，有时很难找出确切的影响因素。所以，要在已知的各个环节引起重视和堵截。首先，DSA 室要有严格的消毒隔离措施，与手术室的管理要求一致。其次，患者有时就是个感染源，患者本身组织感染或坏疽，直接有菌带入 DSA 室，所以要做到，先无菌者先做，有菌者后做或最后做的原则，术后处理与手术管理原则一致。

但对于一些严重 CLI 的患者，长期忍受静息痛或肢端坏疽带来的体质消耗和折磨，依从性相对较差，经常 1 ～ 2 小时以后，就失去耐心，甚至不服从手术治疗要求的体位，肢体乱动，提出许多额外的要求等。这时，除了医生对患者在术前和治疗过程中即时安慰和沟通以外，希望患者尽量配合术者顺利实施治疗过程，尽可能缩短手术时间。DSA 工作人员需给予更多的关注，可以

适当给予镇痛药物缓解疼痛。如果术前考虑治疗过程时间较长，则需要事先选择合理的麻醉方法，必要时全身麻醉，考虑留置导尿管等需求。术中一般需要生命体征全程监护，特别是老年高血压患者，更需要密切观察血压的波动变化。笔者举例一位 65 岁老年高血压的 CLI 患者，局部麻醉下做经股动脉逆行穿刺插管行对侧髂 - 股 - 腘动脉腔内血管成形术，由于 ASO 闭塞程度较严重和广泛，且依从性较差，在球囊扩张过程中，患者觉得胀痛不适，就不十分配合治疗了，烦躁不安，血压升高。整个治疗过程大约 2 小时 40 分钟左右，快结束时，患者诉头疼不适，头颅 MR 检查发现大面积脑梗死。经积极抢救治疗，挽救了生命后出院。这种类似突发情况很难预防，但同时也留下了许多反思。另一例 82 岁的老年 CLI 患者，合并高血压、糖尿病，同样行腔内血管成形术，所不同的是，患者有强烈的治疗保肢愿望，积极地主动配合手术，依从性特别好。术者克服许多困难，经过对侧股动脉逆行穿刺插管、同侧腘动脉逆向穿刺，导丝导管内对合引出，建立腔内血管成形术导丝通路，历经 6 个小时的腔内血管成形术治疗，终于获得成功。上述案例提示，术者、患者、家属，以及 DSA 室的有关工作人员共同配合，协同合作是十分重要的。

3. 经同侧股总动脉逆行主 - 髂动脉腔内血管成形术的技巧 适用于同侧股动脉逆行穿刺插管主 - 髂动脉病变，血管腔内成形术；大多数股总动脉、主 - 髂动脉具有狭窄性病变或严重狭窄，但动脉血流仍保持通畅，或虽然严重狭窄，但估计仍能保持导丝通过的细小血流通道；或者短段的髂外动脉闭塞，估计导丝能够容易通过的单纯病变。主要指在病变侧股总动脉建立通路，逆向行同侧主 - 髂动脉病变血管成形术。患者选择平卧位，常规消毒铺巾，大多数位于同侧股总动脉局部麻醉，应用常规 Seldinger 方法穿刺插管成功后，逆行导入导引导丝。在股总动脉穿刺前，先用手触摸股总动脉搏动，体会和感觉股总动脉搏动强烈还是微弱，管壁僵硬还是柔软。还可以事先参考双下肢 CTA 图像，股总动脉是否有动脉硬化或狭窄存在。股总动脉硬化性狭窄具有后壁和双侧壁严重的倾向，有时仅存前壁一条狭长的缝隙通路，局部穿刺时要格外小心，了解动脉硬化性狭窄的特

性，并要利于仅存的局部狭小通路，完成腔内血管成形术。如果没有注意到上述情况，最简单的后果是造成穿刺失败，而最严重的后果有可能造成斑块脱落，导致医源性血管阻塞，需紧急处理阻塞血管的后果。穿刺成功后，最好先顺着穿刺管在荧屏下冒烟确定，也可以对局部病变程度和范围有所了解，然后插入合适腔内成形术所需口径的鞘管，必要时顺着鞘管再次冒烟，或做个路径图（road map），进一步了解病变情况，为治疗方法提供可靠的信息。

　　术者可以根据路径图信息，在荧屏的监视下，用轻柔地手法将导丝通过病变段动脉，由于动脉壁粥样硬化的缘故，管壁毛糙高低不平，部分斑块突出内膜面，容易使前进中的导丝受阻，或导丝头端成 U 型祥受阻顺向回头，则需让导丝 J 形头端不断变换方向或手法转向，轻轻地向前推送导丝，必要时同时跟进直头或单弯导管，有利于保持导丝的前进方向。大多数情况下，导丝都能够通过狭窄段或严重狭窄段病变的主 - 髂动脉，到达腹主动脉，建立腔内血管成形术的导丝治疗通路。对于短段主 - 髂动脉闭塞的病变，应用上述描述的手法，导丝仍不能通过病变段血管，则可以更换经对侧股总动脉入路途径，或经肱动脉入路途径方式进行。且不能强行推送导丝前进，以免造成斑块脱落或管壁穿孔。所以，在主 - 髂动脉腔内血管成形术的治疗过程中，事先必须准备相同口径的覆膜支架，以防管壁穿孔救急之用，在建立导丝通路或球囊扩张过程中均有可能造成管壁穿孔。一旦导丝通路建立后，就需要进行球囊扩张，笔者认为球囊扩张是采用渐进式扩张形式，就是选用球囊口径由细至合适口径的分次扩张的过程，一般选用 2 或 3 种口径的长度相匹配的球囊进行扩张，这样可以最大限度地避免动脉管壁突然受力破裂发生。压力泵的压力也是渐进性加压形式，在适当的压力过程中，可以通过荧屏看到狭窄段的切迹逐渐消失，直至球囊完全扩张。然后就是需要植入支架预防球囊扩张后管壁弹性回缩，按笔者的经验，一般的情况下主 - 髂段狭窄球囊扩张术后，均需要植入支架以维持必要的口径和血流有效的截面积，以保证血流通路，而且髂动脉段连接腹主动脉下段，动脉血流压力较高和流速较快，相对通畅率较高。在选择球囊扩张和支架时，

有些患者髂总动脉和髂外动脉的口径相差较大，如果髂总动脉没有受累，则可以按髂外动脉的口径选择合适的支架，尽量保留髂内动脉的血流。如果髂总动脉有比较严重的狭窄，则建议支架植入延伸至主 - 髂连接部位，有时需向主动脉方向冒出点头，但以不影响对侧髂总动脉血流为原则。经股总动脉逆行途径球囊扩张后，支架前定位释放的技巧介绍如下。术者需对每一款支架的性能和释放要求有所了解，一般情况下，每一款支架的头端都有一个轻度伞样张开的结构和性能，支架在主动脉壁一侧贴壁是希望做到的，但在主动脉分叉处，不可过度覆盖，以免累及对侧的髂总动脉开口，影响对侧髂总动脉的管径和血流，或者为今后再次腔内血管成形术埋下影响因素。所以，在支架释放前，最好选择一款有一定支撑力的导丝，可以最大限度地保持导丝在支架释放过程中的稳定性。但需注意的是，有一定支撑力的导丝作用下，可能影响术者对病变长度的判断，需要对支架的长度选择保留充分的余地，要考虑支撑力较强的导丝对病变长度的缩短作用。在支架到达释放部位后，不要急于释放，先认清支架头端的标记和释放导管的头端特点，无论哪一款支架，释放时支架在没有完全贴壁时，总是有一些轻微的前冲或后缩。大多数支架在释放过程中，在没有完全贴壁之前，是可以回收重新定位的，少数支架在支架释放 1/3 之前也可以回收重新定位。以前者为例，术者有必要在支架没有完全贴壁之前进行修正后释放到位。技巧是，开始释放支架时，术者一定启动慢释放和微调释放状态，千万不能着急，眼睛看着支架头端和逐渐释放时支架展开的过程，观察支架是否到达预定的部位，如果由于支架前冲，术者的双手可以将支架整体微微回撤，最好是移动支架或释放导管系统的距离是以毫米为单位为妥，直到调整支架到满意的位置，这时完全释放直至支架完全贴壁，然后启动快速释放过程。这样的前定位支架释放技巧，通常能够将支架置入到满意的部位。当然，既有支架释放前定位技巧，也有支架释放后定位技巧。笔者认为，掌握后定位技巧要比前定位技巧难度更大。首先，术者必须具有较熟练的掌握腔内血管成形术的临床治疗经验，对患者病变部位的血管解剖条件有相当的了解，如口径和弯曲度等。

其次对各款血管支架的性能和释放要点需要熟悉和掌握。并且，在临床实践过程中，常十分留意支架释放过程中，支架后端的回缩尺寸。长的支架回缩尺寸多少，再加上血管扭曲需要的回缩尺寸都要心中有数。所以，没有一定的临床经验和细心观察的工作者，是很难掌握这种技巧的。当然，碰到这种情况或临床迫切需要，则可利用对侧股动脉穿刺插管翻山技术来调节，以后定位为前定位来做。

有关髂内动脉是否保留的问题，从血管外科工作者的愿望来说，尽可能给予保留，特别是双侧髂内动脉均有严重狭窄性病变，至少要开通或保留一侧的髂内动脉。因为，双侧髂内动脉严重缺血，可能引起盆腔或臀部组织的缺血或供血不足，所导致相应的临床症状出现。裸支架覆盖髂内动脉，一般情况下是不会严重影响髂内动脉血流。但在髂内动脉开口严重狭窄的情况下，即使是裸支架覆盖，也有可能影响髂内动脉的血流。所以，在一侧主 - 髂动脉狭窄性病变施行腔内血管成形术时，发现同侧髂内动脉严重狭窄时，最好适当地给予处理，球囊扩张或支架置入。只有同侧髂内动脉处理好，为今后对侧髂动脉病变需腔内血管成形术时留有充分余地。主 - 髂动脉狭窄性病变经历了球囊扩张和支架置入后，术者一般均进行动脉造影或手推造影剂造影，观察治疗段是否满意。如果发现，部分支架残留弹性回缩，并造成明显狭窄影响血流，需应用球囊后扩张处理。在主 - 髂动脉段腔内血管成形术完成后，必须要提出注意到远端流出道是否通畅，特别是股浅动脉或股深动脉的流出道，两支动脉完全通畅最好，如果没有那么好的条件，那么股深动脉或股浅动脉保留一支也是希望能看到的。只有远端流出道保持满意的通路，除了药物因素以外，足以维持主 - 髂动脉的长期通畅率。

4. 经对侧股总动脉途径行主 - 髂动脉腔内血管成形术的技巧 适用于一侧髂动脉严重狭窄或闭塞，病变侧髂总动脉留有短段的管腔，能够提供置入翻山鞘管时的导丝所承受的足够的支撑力，也适用于同侧股总动脉和髂动脉狭窄，而对此髂动脉严重狭窄或闭塞病变者。最好的解剖条件是治疗侧髂总动脉和髂内动脉通畅，这样置入翻山鞘管时，导丝可以进入髂内动脉或髂内动脉分支，

提供足够的支撑力。

腔内血管成形术治疗前，必须认真阅读了解患者的各种检查信息，对病变解剖情况有所知晓和判断。常规对侧股总动脉局部麻醉、穿刺插管，导入一定口径的治疗鞘管，手推少量造影剂冒烟造影，如果穿刺插管侧髂动脉有严重病变，可以考虑在对侧髂动脉腔内成形术完成后，回撤时再做穿刺插管侧腔内血管成形术。或者先做穿刺插管侧腔内血管成形术后，再做对侧髂动脉血管成形术的两步走方法。接着，导丝进入肾下腹主动脉后，可以应用腹主动脉翻山导管，找到对侧髂总动脉开口，如果髂总动脉和髂内动脉通畅或存在，则导丝直接导入髂内动脉，必要时跟进导管更换支撑力较强的导丝，顺势置入工作翻山鞘管。有时候碰到对侧髂总动脉大部分闭塞，仅残留一小片区域管腔面，这时如果通过翻山腹主动脉导管，导丝碰到阻力不能有所突破前行的情况下，可以改为经肱动脉插管顺行途径腔内血管成形术。当工作翻山鞘管建立后，顺势导丝和单弯导管协同作用下，合力向前推进。一般情况下，髂动脉闭塞近端大多数是血栓性为主的混合性管腔堵塞，如果有管腔面残留间隙，则可充分利用作为突破口，旋转单弯导管头端，荧屏下对准管腔面残留间隙轻轻的顶着，导丝跟进向前推送，有时候，导丝头端会顺利前行，直到突破闭塞段进入远端真腔。资深临床医师在实施腔内血管成形术时，荧屏下注意导丝头端的潜行变化规律，感受手上的阻力，就能够作出通过闭塞段管腔和突破闭塞远端进入真腔的判断。当导丝推进时，头端有阻力和打弯、扭曲、盘旋，甚至 U 型袢回旋，有时可能导丝头端正好对准硬化斑块的管壁部位，则需回撤导丝和单弯导管，可能需更换入口方向和部位。判断闭塞段血管的行径，可以根据解剖和术前的 CTA 资料提示，术中荧屏下动脉硬化钙化轨迹，闭塞两端和导丝行进的吻合度。一旦导丝突破闭塞段进入真腔，导管跟进后少量造影剂冒烟进一步证实。然后根据闭塞或病变部位的长度，选择合适口径和长度的球囊进行扩张，球囊口径由小到合适逐渐更换进行，术者必须了解每一款球囊有它标准的爆破压，通过压力表加压扩张时不希望一次到位，可以延迟几秒等待病变切迹逐渐扩张消失，必要时增加压力。与经同侧股总动

脉逆行途径主-髂动脉腔内血管成形术一样，主-髂动脉闭塞性疾病腔内血管成形术最危险的并发症主要是动脉破裂出血，出血量大时危及生命，必须引起重视和警惕。所以，术者事先准备好相应口径的覆膜支架，以防万一血管破裂时急用。除非短段血管病变或闭塞，经扩张后造影发现管腔成像良好，没有管腔有效面积丢失，没有明显的弹性回缩现象，不需要置入支架以外，一般还是考虑选用合适口径的支架置入。主-髂部位的支架置入术后，由于解剖和血流动力学因素，长期通畅率还是比较高的。

5. 经肱动脉途径主-髂动脉腔内血管成形术的技巧 对于主-双侧髂动脉严重病变或闭塞性病变者，或双侧髂和股总动脉严重闭塞性病变，或单侧髂动脉病变近端局部病变没有开口残端或间隙，和其他解剖途径不允许经同侧或对侧股总动脉逆行途径主髂动脉腔内血管成形术病变者，可考虑实施经肱动脉途径主-髂动脉腔内血管成形术。

一般而言，均选用经左侧肱动脉作为穿刺插管途径，主要是经左侧肱动脉、左锁骨下动脉逆行至主动脉弓，然后顺行向下至降主动脉和腹主动脉比较简便。首先，术者应对患者的左上肢动脉和主动脉弓部血管的解剖信息有所了解，桡动脉搏动是否存在，是否有力，特别要注意患者是否有左锁骨下动脉近主动脉弓部病变，开口处是否有斑块、血栓和夹层等情况。局部麻醉下左肱动脉穿刺插鞘管成功后，一般采用导丝和猪尾巴导管跟进，进入腹主动脉后少量造影剂冒烟证实动脉内，然后连接高压泵造影，进一步了解患者的病变信息，准备治疗方案。由于肱动脉口径相对股动脉而言较细，所以局部穿刺插鞘管时，可选用4F口径的鞘管，然后更换6F口径的90cm工作长鞘，一般髂动脉腔内血管成形术经6F工作鞘管就可以了。鞘管的头端最好抵达腹主动脉下段，导丝和单弯导管进入鞘管，单弯导管头端对准一侧髂总动脉入口，髂总动脉闭塞段有残端或间隙更好，可以将单弯导管对准顶住残端或间隙，导丝跟进前行，开通技术和技巧方法同同侧和对侧经股总动脉途径腔内血管成形术所述。笔者认为，经肱动脉途径主-髂动脉腔内血管成形术优点：①顺血流方向途径，符合解剖和血流动力学特点；②工作鞘管置入腹主动脉下段，支撑力较稳定；③可以

同时治疗单侧或双侧主-髂动脉闭塞性病变；④髂总动脉闭塞近端通常有血栓性混合堵塞，导丝容易找到突破口，不大容易形成管壁夹层；⑤相对比较安全性等。笔者早期经股总动脉逆行主髂动脉血管成形术时，发生导丝从髂外动脉形成夹层，逆行一直到达腹主动脉肾动脉，经导管少量造影剂冒烟证实，在腹主动脉分叉处常积聚较多较大的动脉硬化斑块，很容易发生斑块脱落，引起严重的后果。之后改用经肱动脉途径行髂动脉腔内血管成形术，就没有发生过这种现象。但是，经肱动脉途径主-髂动脉腔内血管成形术不足之处是：①路径相对较长，从肱动脉至腹主动脉分叉处，工作鞘管或导管导丝相对选用较长需求；②与经股总动脉途径比较而言，在左肱动脉处操作相对比较困难；③左肱动脉口径有时较细，穿刺不成功时需切开应用；④肱动脉穿刺插管，更换6F的鞘管后，术毕压迫止血困难，血肿形成；⑤有时肱动脉损伤需缝合修复等。

（七）伴腹主动脉分叉病变主-髂动脉腔内血管成形术

对于肾动脉水平以下的主-髂动脉闭塞性疾病，虽然病例数并不特别多见，但临床上也经常可以碰到。有时候肾下主-髂动脉完全闭塞，治疗起来相当复杂。除了开放手术人工血管旁路转流术以外，腔内血管成形术也不失为一种可取得一定疗效的治疗方法，特别适用于手术耐受力比较差的患者，而且越来越受到临床工作者的重视和应用。术前准备工作如同其他腔内血管成形术的患者，一般采用合适的入路途径方式进行。另外，主-髂动脉分叉处的主髂动脉硬化狭窄性病变也是比较常见的病变。对于主-髂动脉腔内血管成形术患者，术者在腔内血管成形术治疗前，患者的病史和所有的影像学资料都需要复习研究，化验检查凝血状态也是必需的，以制订一个正确的治疗计划。由于该处病变常有严重的隆起型钙化斑块而需要给予特殊的关注。为了避免主-髂动脉分叉病变的腔内血管成形术治疗时斑块、血栓脱落或异常髂总动脉管腔成形术后，压迫对侧髂总动脉，造成对侧髂总动脉血流受限和肢体血供不足的事件，需要使用"kissing balloon"和"kissing stent"技术。即从腹主动脉到双侧髂动脉和股动脉

途径，建立双导丝通路后，在腹主动脉下端分叉和两个髂总动脉起始处同时行球囊扩张、同时植入口径相当的支架。使只是单侧病变，也可以应用双球囊的"kissing balloon"技术进行扩张，以避免非治疗侧的有效血管面积丢失。避免出现夹层、斑块移位或继发栓塞。如果是肾下腹主动脉水平开始闭塞者，那么球囊扩张和支架植入也要选择肾下腹主动脉水平，但球囊扩张时，注意尽量避免将血栓或斑块挤入肾动脉，引起不必要的肾动脉阻塞。如果发生这种情况，可以采用导管吸栓、溶栓或机械吸栓术处理。

（八）分期腔内开通技术在主 - 髂动脉硬化闭塞性疾病治疗中的应用

动脉粥样硬化是导致下肢动脉管腔狭窄和闭塞最常见的原因，严重危害中老年患者的生活质量，特别是严重下肢缺血患者，如不及时治疗，会导致患肢截肢，甚至危及生命。对于这类患者，及时、适度的血流重建会极大地改善患者的症状，得到保肢的处理。在临床工作中，有时会碰到这样情况，有些严重的 CLI 患者，为了救肢的需要，急诊给患者做腔内下肢动脉全程开通治疗，但有一些患者治疗效果却并不十分满意，缺血状态并不因为血流开通而得到改善，结果反而是不得不截肢。在肢体严重缺血的情况下，尤其对合并冠心病、心功能不全、肾功能不全等高危人群，如果追求下肢动脉一次性开通，可能会因缺血再灌注损伤导致缺血坏死物质的迅速吸收，甚至会导致骨筋膜室综合征等严重并发症，严重者会导致全身器官衰竭而出现生命意外，为避免这些不良的事件的发生，针对这一些高危患者，在告知同意下采用分次灌注的方法治疗严重肢体缺血，避免一次性完全开通血流。笔者回顾性分析利用分期腔内开通技术在此类人群中的应用。2013 年 9 月—2015 年 3 月共计 16 例严重下肢病变患者（均为髂动脉及远端动脉闭塞，TASC ⅡD）入选，入选标准：出现静息痛及组织坏死（Fontaine Ⅳ 期）、存在冠心病或合并不同程度的肺功能或其他器官障碍；踝肱指数（ABI）小于 0.3；小腿远端存在至少一根流出动脉；血红蛋白异常。排除标准：小腿动脉无流出道；患者不能耐受腔内治疗。

第一期给予髂动脉 - 股深动脉或股 - 腘动脉成

形术，根据患者耐受情况，1 周～ 1 个月内行股 - 腘动脉 - 膝下动脉或膝下动脉腔内成形术；第二期治疗入选标准：一期治疗后患者仍存在缺血症状，ABI 小于 0.6；小腿溃疡未见明显好转。患者平均年龄为（76.06±6.14）岁（68 ～ 89 岁），所有患者均有合并症，如慢性阻塞性肺疾病，既往有心肌梗死或过去 3 个月内行冠状动脉重建术，心功能不全等。

分期腔内治疗方法：患者均在局部麻醉下于第一期均从左侧肱动脉或对侧股总动脉，将猪尾巴导管置入肾动脉水平，行主 - 髂动脉造影。用 0.035in 泥鳅导丝或 CTO 导丝开通髂 - 股深动脉或股 - 腘动脉闭塞段，跟进导管穿过闭塞段后注入少量对比剂，如远端血管分支显影，则确认导管头端位于动脉真腔内。根据靶血管管径，选择不同的球囊或者支架行动脉成形术，如残余狭窄大于 15% 或出现夹层，则植入自膨式支架。在第二次腔内治疗时，通常选用对侧股总动脉作为入路，选择 0.018 或 0.014in 导丝联合支持导管通过股 - 腘 - 膝下动脉或膝下动脉，小腿至少开通一支膝下动脉。

术后治疗，所有患者记录其生活方式，出院前、出院后 1、3、6、12 个月，以及之后每年行 ABI 及超声检查。术后药物治疗包括降脂、控制血糖、扩管、双联抗血小板（阿司匹林 0.1g/d，氯吡格雷 75mg/d 联用 2 个月，之后长期服用阿司匹林）、西洛他唑等药物。

结果发现，所有病例技术操作成功。一期治疗中，13 例患者行髂、股深动脉成形术，3 例患者行髂 - 股浅动脉、腘动脉成形术。二期治疗中 6 例患者开通腓动脉，3 例患者开通胫前动脉，4 例患者同时开通腓动脉及胫后动脉，3 例患者开通胫后动脉。在一期重建期间，术后患者血肌红蛋白、肌钙蛋白均出现下降，皮温明显升高，静息痛消失，16 例患者症状均得以改善。第一期腔内治疗平均间隔时间为（19.56±6.56）天。9 例患者趾端溃疡在一期治疗后基本愈合。ABI 术前 0.14，术后平均 0.42，较术前存在明显差异（P ＜ 0.05）。术后一周患者肌红蛋白、肌钙蛋白接近正常，肾功能无进一步受损；二期治疗后 ABI 平均 0.87，较术前存在明显差异（P ＜ 0.05）。术后随访 3 ～ 15 个月，平均为 7.81 个月，保肢率 100%。7 例患者伴有不同程度的足部溃疡和坏疽患者中，二期治疗后 2 例患者 4 周内愈合，5 例患者创面干洁，创面 3 个月后愈合。

严重肢体缺血（critical limb isch-emia，CLI）是指周围动脉疾病发生严重缺血症状者，即出现静息痛、肢端溃疡、坏疽等，这类患者如不进行手术干预，其发病后 1 年的病死率可达 12%～54%，对于高危患者死亡率更高。由于该类患者不能够耐受传统的手术治疗，本组病例全部采用腔内治疗的方法，这也是和目前国际一线治疗相一致的。各种组织对缺血的耐受性存在着很大的差别，肢体耐受性最差的组织为骨骼肌。缺血的组织或器官恢复血供后出现一系列的并发症称为缺血再灌注损伤，包括两方面的内容：①原发病变损伤的扩大；②原发病变远处的器官和组织发生继发性的损伤。严重下肢缺血的患者，由于肢体远端的肌肉组织长期缺血，濒临坏死，或已经部分坏死，一旦血流快速恢复，在随后一定时间内组织损伤不仅不减轻反而逐渐加重，它不仅影响缺血组织的存活及功能，而且可累及全身多器官系统，严重时可引发多器官功能衰竭而致患者死亡。如何最大程度减少缺血再灌注损伤是治疗严重下肢缺血患者的关键，尤其在高危患者中。肢体缺血再灌注损伤的防治常有控制性再灌注、药物治疗、低温、预防性筋膜切开术、基因治疗等措施，本次治疗采用的分期腔内治疗与控制性再灌注有着相似的作用机制，主要通过缓慢灌注的方式减少坏死组织的急性吸收，以达到减少缺血再灌注损伤的目的。

在治疗的过程中，通过开通股深动脉或膝部关节网，通过侧支循环间接而不是直接开通小腿血流，达到逐步改善远端血供的目的。国内外均有利用股深动脉成形治疗动脉硬化闭塞症导致的重度下肢肢体缺血患者，是能够保全患者肢体和生命的一种主要治疗方法；腘动脉的开通，尤其是膝关节网的开通，对改善下肢血供也起到了很大的作用，其比股深动脉更加快捷地供应膝下缺血组织，对于救肢起到了极大的帮助。对于高危患者来说，尽早解除疼痛和避免截肢常是患者的第一需要。当然，股深动脉成形或腘动脉开通不是对所有的患者都有效，虽然肢体能够暂时保留，它能使部分患者的静息痛缓解或消失，多数患者仍存在间歇行跛行，生活质量上依然不能和正常人一样。因此二期重建患者下肢血流主要是以改善患者生活质量为目的，尤其一些溃疡不能愈合的患者。笔者认为在二期腔内治疗行股浅动脉及小腿动脉的腔内成形对改善患者生活质量是极为重要的。需要注意的是，在一期重建时，避免损伤股浅动脉或膝下动脉的入路，尤其支架释放位置避免越过重要分支动脉的开口，避免损伤二期腔内开通的入路。

对于高龄、高危患者，对治疗时间耐受差，分期开通最大的好处避免了坏死组织的急性吸收，腔内治疗时间较短，减少了急性心血管事件及肾功能进一步减退的发生；当然随之带来的医疗费用及腔内治疗风险的增加限制了其范围的扩展，分期治疗仅适用于髂、股、小腿动脉同时病变的长段动脉狭窄闭塞的高龄、高危 CLI 患者。

本研究也存在一定的不足之处，病例入选样本量少，随访时间短，在将来的临床研究中会增加更大样本量，这样可以更科学、更完善地确定分期开通狭窄/闭塞所致严重下肢缺血的适应证及科学有效性。

综上所述，对于严重肢体缺血患者，分期开通技术可以有效缓解患者的静息痛及组织坏死症状，避免了一次开通所引起的缺血再灌注损伤、急性心血管事件等严重并发症，通过二期对膝下动脉血供的重建，极大地提高了患者生存及生活质量。

（九）内膜下血管成形术在主 - 髂动脉硬化闭塞性疾病治疗中的应用

内膜下血管成形术（subintimal angioplasty，SIA）是治疗下肢动脉硬化闭塞症的一种新治疗方法，有别于传统的血管介入治疗理念，不是在血管腔内，而是在血管腔内完全闭塞的情况下，在内膜下的壁间，形成一夹层通道重建下肢血供，大多数用于下肢动脉硬化闭塞症的长段闭塞，但有时候也可以用于髂股动脉硬化闭塞症。1989 年，Bolia 等首次报道 SIA 成功治疗股 - 腘动脉闭塞性疾病。随后这种技术在欧洲的一些医学中心被相继采用，并取得了令人鼓舞的结果。目前，SIA 已不限于股 - 腘动脉的治疗，在外周动脉、尤其是小腿 ASO 的腔内治疗中，发挥着重要的作用。其基本原理是运用介入操作，使得导丝由内膜下通过动脉的闭塞段, 辅以 PTA 和 Stent 等方法开通血流, 文献报道, SIA 技术成功率高达 90% 以上。有研究显示, 髂动脉病变者, 真腔内和内膜下开通髂动脉病变术后通畅率无明显的差异。

(十) 机械性装置在主 - 髂动脉硬化闭塞性疾病腔内血管成形术中的应用

目前血管腔内治疗的机械性装置较多, 包括激光血管成形术、机械性硬化斑块切除术、超声消融术等。腔内超声消融通过超声的机械振荡和空化作用, 以热效应和诱导非内皮细胞依赖的血管平滑肌舒张, 使血管扩张等, 选择性地将其消融。由于这一技术具有创伤小、术后并发症少及疗效好等优点, 在血管闭塞性疾病的治疗中占有一定的地位。但是, 目前的超声消融导管仍有质地较僵硬、管径较粗、超声探头的扭控性较差等不足, 从而限制了本技术在外周迂曲的小动脉中的应用, 随着导管制造技术的进步, 特别是 Covidien 公司推出的 SilverHawk 和 TurboHawk 斑块切除系统, 最大限度地恢复管腔的有效面积。治疗工作系统有比较小口径的导管、手掌大小的驱动装置 (cutter driver)、快速交换系统和兼容 0.014in 导丝。当工作导管推送至血管狭窄或闭塞部位时, 操作者开动切割刀片, 以 2mm/s 的速度匀速推送工作导管, 对病变部位进行切除斑块, 切除的斑块收集在导管的锥形头端, 可按照实际病例需要重复以上步骤直到切除足够的斑块, 恢复下肢的血供。但这种斑块切除系统不能抑制损伤后内膜增生再狭窄机制, 目前看来, 如果斑块切除系统结合载药球囊治疗, 可能是一种比较好的治疗组合, 后者仅仅是一种假设, 还要看腔内血管成形术技术的发展趋势。

(十一) 外科手术联合腔内血管成形治疗

虽然目前腔内血管成形术的进展非常迅速, 大多数下肢动脉硬化闭塞症的患者, 接近 70% 的下肢 ASO 为多平面、多节段闭塞。近年来, 腔内治疗已经成为治疗多节段 ASO 的重要手段。但是, 传统术式是分节段或长距离的动脉转流, 此种手术要求有合适的移植材料, 并且创伤较大, 尤其对合并全身严重病变的老年患者, 麻醉和手术风险较高。所以, 血管外科工作者又根据临床患者治疗的需要实际出发, 提出了目前应用较广的杂交手术治疗模式, 如腹主 - 髂动脉腔内治疗联合远端股 - 腘动脉旁路术或联合股深动脉成形术等。联合治疗简化了治疗方法, 减少了并发症发生率和降低了病死率, 尤其是为高危患者提供了治疗机会。如果发现股总动脉存在明显的病变, 则还可以行髂动脉的腔内治疗同时行股动脉的内膜切除术。股动脉的显露范围是从旋股动脉分支至股浅动脉分支再至股深动脉分支。这种技术要确保内膜下导丝与内膜切除点相通。对于逆行途径不能开通的病例, 可使用对侧股动脉或肱动脉穿刺方法。导丝通过后可以从股动脉被引出。保留导丝, 控制近端和远端动脉, 纵向切开动脉, 行标准的动脉内膜切除术和补片成形术。

(十二) 药物治疗

下肢 ASO 药物治疗的基本原则是扩张血管、抗凝、祛聚、溶栓和镇痛等。血管扩张药目前临床应用较为广泛, 其中包括盐酸罂粟碱、烟酸、5- 羟色胺阻断剂 (安步乐克) 和前列腺素类 [前列腺素 E_1, 如贝前列姜钠 (德纳)、硫普罗宁钠 (凯纳) 和前列地尔 (凯时) 等药物]。祛聚性药物如氯吡格雷、西洛他唑等具有抑制血小板聚集和扩张周围动脉的双重作用, 能够有效地延缓 ASO 的发展, 预防腔内或手术治疗后动脉的再狭窄。溶栓药物如尿激酶、链激酶等多被用于治疗 ASO 合并急性动脉血栓形成的患者, 溶栓药物尽早使用, 并辅以扩张血管和抗凝治疗, 才可取得满意的疗效。抗凝药物多用于血管重建围手术期、人造血管重建术后, 以及动脉血栓形成的治疗, 常用者包括肝素、低分子肝素、华法林、利伐沙班 (拜瑞妥) 等。最近还有许多新型的抗凝药物问世, 提供给临床更多的治疗选择。

其余非手术治疗方法包括控制血压、血糖、血脂, 控制体重, 戒烟和步行运动锻炼等。总之, 目前对 ASO 的治疗, 虽然已取得可喜的进展, 但是还没有具备特别良好的疗效和规范的方法

(十三) 相关并发症的预防和治疗

外科主 - 髂动脉旁路手术的远期效果虽然很好, 5 年的通畅率超过 80%, 但同时其围手术期并

发症的发生率却高达 30%。主 - 髂 - 股动脉旁路手术的恢复时间通常需要数周，整体上使治疗成本增加，使得许多患者不愿意接受旁路手术。由于通过腔内成形术或支架置入也能有效治疗主 - 髂动脉病变，因此，微创的血管腔内治疗已基本上取代了主 - 髂 - 股动脉旁路手术。然而，微创治疗也有相应的并发症。这些并发症可以归纳为造影剂相关的、动脉鞘穿刺点相关的和穿刺点远端的并发症。

1. 造影剂相关的并发症　患者治疗前如果存在肾功能不全则治疗后发生造影剂肾病的风险很大。造影剂肾病是指无明确原因的应用造影剂后 3 天内发生的血肌酐增高 25%，或血肌酐增加 0.5mg/dl（44.2μmol/L）。造影剂肾病是住院患者新发急性肾衰竭常见原因的第三位。在先前已经存在肾功能损害或有糖尿病或充血性心力衰竭、高龄及同时应用肾损害性药物等危险因素的患者中，造影剂肾病的发生率可高达 25%。造影剂应用前水化及选择低渗或等渗的造影剂能够减少造影剂肾病的发生。然而，即使是应用了等渗的造影剂，部分患者还是不可避免地会发生造影剂肾病。由于自由基是引起造影剂肾病的必要介质，应用碳酸氢钠等碱化肾小管中的尿液能减轻肾损害。Merten 等报道了一组肾功能稳定的患者进行诊断性或治疗性造影时，对比应用氯化钠和碳酸氢钠作为水化液体预防肾功能损害效果的单中心随机对照实验。碳酸氢钠造影剂组的肾病发生率（血肌酐变化 25% 为诊断标准）比氯化钠组减少 11.9%。

2. 动脉穿刺点相关的并发症　穿刺点相关的并发症发生率为 1%～3%，通过熟练和准确地掌握穿刺要领，依据解剖部位特点穿刺动脉，避免穿刺过高或过低，可减少穿刺点的并发症。以股总动脉穿刺为例，术者穿刺前要了解患者的影像学资料，查看血常规、凝血机制等是否存在高凝状态。穿刺前患者还要肝素应用到位。一定要触摸股总动脉搏动信息，穿刺搏动有力的股总动脉，管壁弹跳且柔软是较好的穿刺条件。一般情况下，术者左手示指和中指与股总动脉左右方向并行固定动脉，穿刺针对准股总动脉，斜面 45°，应用 seldinger 方法穿刺股总动脉，进入股总动脉腔内后有一种触空的感觉，可见鲜红色的血液喷出，提示穿刺成功；而不是穿刺到一定深度后，往后撤

退穿刺针，一直退到喷血为止。后者容易造成血管后壁穿孔，如果股总动脉穿刺点位置选择过高，穿刺针直接穿过动脉后壁进入腹股沟韧带的后方腹膜后，反复的动脉穿刺穿过后壁，会造成原始针孔不断扩大，再加上肝素抗凝作用，股总动脉后壁在髂外动脉和股总动脉连接处腹股沟韧带后方不容易压迫止血，有时会引起后腹膜大出血，严重者会发生休克现象，这种情况值得引起重视。多数穿刺点可通过血管闭合器来减少局部血肿和股动脉假性动脉瘤的发生。

如果股动脉的局部情况没有判断清楚，穿刺时的斑块破裂可以引起急性股动脉栓塞或狭窄。所以，术者行腔内血管成形术前，需要对肢体的血供状态有个初步的了解。术毕，也要触摸股总动脉、远端动脉是否有动脉搏动，末梢的肢端血供是否有所改善。如果远端动脉搏动良好，或者较术前有所改善，则状况良好；如果术前术后均不能触及明显的动脉搏动，则可通过观察肢体末梢的充盈状态进行评估。股动脉的急性闭塞可以通过远端肢体苍白或脉搏消失来发现，一旦发现急性缺血情况，立即行腹股沟区动脉切开探查是必要的，如果管腔存在狭窄，可以应用补片来恢复管腔的血流有效面积，改善肢体血供状况。

3. 动脉破裂　是一种少见（1%）的潜在的严重并发症，但有时候却很难避免发生。在大多数情况下，动脉破裂多发生于球囊扩张后，少数发生在导丝的不当行进过程中。在局部麻醉下进行腔内血管成形术操作过程。髂动脉部位破裂是十分危险的，一旦动脉破裂后，患者通常会感觉到腰背部疼痛。当疼痛发生时，应停止进一步扩张。全身麻醉状态下的患者则没有出现这些症状。所以，无论是局部麻醉还是全身麻醉的患者，术中希望生命体征仪全程监测。球囊扩张不要一次到位，应先选择口径稍小的球囊进行试探性扩张，球囊撤离后，经动脉鞘管少量造影剂冒烟，观察扩张效果和血管壁状况，再逐渐增加球囊的口径进行扩张。一般选择球囊口径不要超过宿主动脉口径，具体讲不要超过宿主动脉口径的 4/5。在动脉破裂紧急情况下，使用球囊导管先行阻断以稳定血压。笔者建议，在做主 - 髂动脉腔内血管成形术前，就要准备好与之相适应的几种口径覆膜支架，以备急用。如果应用覆膜支架后仍不能有效

控制出血，则需紧急中转开放手术控制出血。

在股浅动脉或以远动脉发生破裂或穿孔，首先采用的方法是局部肢体表面压迫止血，这种情况大多数发生在导丝穿过闭塞段，寻找真腔的过程中。一般穿孔比较局限，退出导丝后，压迫10分钟左右即可。如果在球囊扩张过程中穿孔，则将球囊重新推送到出血部位扩张贴壁止血，肢体外表轻轻辅助压迫。另外，治疗过程中，找到流出道真腔后，球囊扩张请不要一步到位。

4. 动脉夹层 是 PTA 治疗的常见并发症，特别在下肢动脉硬化闭塞症的腔内血管成形术过程中。动脉夹层可发生在导丝行进过程中或球囊扩张过程中的任何时候，可向髂动脉治疗段的近端或远端扩展。笔者早期经股总动脉穿刺插鞘管，行主-髂动脉闭塞段腔内血管成形术，在通过髂总和髂外动脉闭塞段时，导丝在逆行过程中形成主-髂动脉夹层，一直到达肾动脉平面的腹主动脉段，跟进导管后发现异常，由于及时冒烟发现夹层，才避免了一次严重后果的发生。所以，笔者建议严重主-髂动脉硬化闭塞性病变的腔内血管成形术，可采用经肱动脉入路来进行治疗，这是比较好的入路途径。

除导丝行进过程中可发生动脉夹层以外，另外常见的发生原因是腔内血管成形术球囊对直径较小的钙化动脉扩张过程中形成动脉夹层。一旦导丝进入流出道真腔后，扩张治疗球囊选择口径不能过大，一般不能超过宿主动脉口径，或小于宿主动脉管径的 4/5。选择口径较大的球囊进行扩张，一般不可避免地引起夹层的发生。一般情况下，可应用延长的支架以防止夹层引发的血流受阻和维持治疗管腔的有效血流。

5. 动脉栓塞 远端动脉栓塞是少见的并发症，常发生在导丝建立通道行进过程中，或球囊扩张过程中。栓塞的成分主要是动脉粥样斑块或附壁血栓。预防的要点：①导丝行进过程中动作轻柔，基本呈直线或稍稍 S 形前行；②球囊在血栓区球扩时移动，尽量在完全卸囊后进行；③导管跟进必须在导丝引导下跟进；④球扩渐进加压扩张，不要一次到位。操作前后的造影检查、物理检查和超声评估对发现远端栓塞并发症是很重要的手段。一旦发现远端有动脉栓塞，可以用球囊或支架贴壁法、导管吸栓法、机械导管吸栓法等处理等方法，必要时应用手术取栓术。

（十四）术后处理

术后处理也是一门重要的科学。手术结束后，根据患者的不同手术耐受力分级，可以将患者送回病房、ICU 或特别血管外科观察室，各种生命指标的密切观察十分重要。动脉重建或腔内血管成形术后临床症状的改善，提高血管流出道的通畅率等客观指标是主-髂动脉治疗成功的广为接受的标准。应用这些标准对结果的判断至关重要。术后持续监护并处理可能出现的危险因素是术后管理的重要方面。还要观察手术操作伤口和穿刺插管的入口是否有出血或弥漫性渗血现象，有时候肝素或抗凝药物的应用，可以发生伤口出血现象。其次，还要预防伤口或移植物感染的发生，有些患者肢端坏疽，本身就是一个感染源。移植人工血管或覆膜支架一旦发生感染，处理过程非常棘手。必要时不得不考虑移植物移除手术。另外，还要观察和合并治疗有关的心、肺、脑、肝肾功能相应的疾病。总而言之，血管外科学的术后处理，是一门科学，必须给予极大的关注和重视。

（蒋米尔）

第三节　股-腘动脉硬化闭塞性病变

股-腘动脉段闭塞性病变是下肢最常见病变之一，占动脉硬化闭塞性病变的 47%～65.4%。伴有糖尿病的患者股-腘动脉硬化性闭塞症发生率更高。目前股-腘动脉硬化性闭塞症的治疗方法已经有了很大的进展。尽管大部分患者，通过手术或腔内治疗可改善患肢功能和拯救肢体，但重建血供所取得的结果仍然需要回顾，本章节将介绍股-腘动脉硬化性闭塞症手术旁路和腔内治疗，并且分析可能涉及的各种因素，这些因素将决定治疗适应证和影响外科治疗的疗效。

一、临床症状和体征

临床表现随动脉闭塞的部位及程度而变化，也与其他相联系的血管病变程度相关，根据临床主要表现的严重程度分为 4 个等级：①轻微主述期；②间歇性跛行；③静息痛；④溃疡和坏疽。轻微主述期，此期对血流动力学影响较少。间歇性跛行，表明仍有相当足够的动脉血供腿部和足趾肌肉，强度的变化主要取决于动脉累及的程度，轻度的间歇性跛行通常并不认为是动脉重建手术的绝对适应证。典型的阻碍患者行走的间歇性跛行才是手术适应证（特别是间歇性跛行已经妨碍了一个相对年轻患者的生活方式）。无论怎样，对高龄较少活动的患者，这种间歇性跛行并没有什么威胁，特别是伴有系统性动脉硬化存在，这种患者可不考虑采用手术重建的方式来治疗。间歇性跛行的严重程度与动脉病变的程度和范围相关。在动脉硬化的基础上，发生急性节段性闭塞，不仅使得间歇性跛行的症状突然加重，而且可以引起肢端坏疽，甚至导致足或腿部截肢的后果。在这种情况下的间歇性跛行，更是动脉重建术急诊手术的适应证。静息痛是一种更严重的动脉功能不全的临床表现，动脉血流量不足以供应静止的肢体，临床上静息痛发生在脚趾部和其邻近的区域，特别是在夜间，患者不能入睡，抱膝以减轻疼痛。病变进展时，静息痛变成持续性，其他缺血症状的表现是肢体冰冷、麻木和足趾皮肤颜色改变等。缺血性溃疡和坏疽，必需行动脉重建治疗，足趾部损害常伴有感染，加强局部处理和抗生素应用，避免任何损伤，如果局限性感染没有控制，坏疽将进一步扩展，特别是糖尿病患者。

二、诊断与病情评估

　　当患者进行动脉造影和其他的仪器检测评估之前，体格检查是临床评估动脉病变的最重要部分。肢体皮肤，特别是足和趾的颜色，能反映患肢的血供情况。在平卧位时，抬高肢体可观察肢端微循环水平的动脉缺血严重程度。皮肤的温度，在基础条件下检查，可以提供动脉病变的部位及程度，特别是在双侧肢体有所不同的情况下，单侧足趾颜色改变或冰冷是严重缺血的表现。在股浅动脉远端或近端、腘动脉中段闭塞的肢体，其膝部比对侧肢体更温暖。这就是所谓"膝部充血征"或"暖膝现象"，提示在膝周围由膝关节网和股深动脉提供的侧支循环量增加，两侧膝部温度相差 2～5℃。

　　系统地触摸从腹主动脉至足部的动脉搏动，可以首先提供动脉闭塞的程度和部位的信息，从腹主动脉至腘动脉听诊，听到明显收缩期杂音常提示明显的动脉狭窄。

　　多普勒超声可以提供外周动脉搏动和其振幅的半定量信息。多普勒测定的节段性血压是评估下肢动脉闭塞性病变最有用的方法之一。除此之外，这些检测是半定量的，在一个规定的时间内可以提供下肢动脉循环状态的记录，也可以用来评判介入治疗的效果，移植物是否通畅、失败或血流量进行性降低的信息。

　　综合性评判下肢动脉病变，包括从腹主动脉至末梢动脉的全程动脉造影或 MRA、CTA 检查。这种方法不仅可以提供股 - 腘动脉病变，而且可以提供主 - 髂动脉（流入道）和胫部与足背动脉（流出道）的信息。

　　1. 股动脉　股 - 腘动脉段闭塞性病变根据病变的部位及范围，病变局限于股 - 腘动脉部位在非糖尿病患者发生率相对较低，甚至在糖尿病患者也是较低的。非糖尿病患者的资料分析显示，病变可在远端股浅动脉（大约在收肌管）或在股 - 腘动脉段。糖尿病患者病变容易扩展至整个股浅动脉，闭塞性病变广泛性发生。单纯的股浅动脉近端闭塞很少发生，弥漫性动脉闭塞性病变发生率大约为 20%。

　　2. 腘动脉　孤立的腘动脉闭塞发生率是很低的，糖尿病患者较多见。闭塞的部位有一半位于膝关节以上，腘 - 胫动脉闭塞发生率高于孤立的腘动脉闭塞。有一半以上的患者腘动脉闭塞是大腿部的动脉闭塞性病变的延续，糖尿病有着更高的发生率。

　　3. 胫腓动脉　在股 - 腘动脉闭塞性病变患者，流出道很少是完整的，常合并一支、二支或三支动脉闭塞。尽管在糖尿病患者合并胫腓动脉闭塞性病变是很普遍的，在胫前、胫后、腓三支动脉中，腓动脉常是通畅的（尽管动脉内膜有不同程度的改变）。

三、手 术 治 疗

（一）手术方式的选择

1. 股 - 腘动脉旁路转流术

（1）手术适应证：虽然腔内技术已经得到广

泛的临床应用，但传统的治疗方法仍然需要在此介绍。根据临床表现，血流动力学改变和影像学检查来评判动脉功能不全的程度，有以下主要指征的患者可通常考虑行股-腘动脉重建术。

1）严重的间歇性跛行妨害患者工作，并且通过改变生活模式也不能控制病情，同时患者能接受手术的危险性。

2）静息痛，中度或重度，不能通过非手术方式缓解。

3）很难治愈的足跟、足趾溃疡或坏疽。

（2）手术过程：患者取仰卧位，手术患肢大腿部外旋，膝关节屈曲 30°～60°。采用硬膜外麻醉或全身麻醉的方法。

1）大腿远端切口：可根据动脉影像学资料提供所确定的动脉闭塞部位，选择膝关节上或下的手术切口。如膝关节上的切口，可与股骨内踝与缝匠肌平行，向上约 10～15cm 长，切开深筋膜。牵开股内侧肌和缝匠肌，显露出血管神经鞘，分离和确认腘动脉、腘筋膜和隐神经，小心保护膝关节周围的侧支，游离腘动脉。术者用手触摸动脉管壁是否柔软，管腔是否通畅，确认是否可以作为旁路移植术的流出道。如果膝关节以上的腘动脉不适合重建手术的流出道，则可做膝关节以下的旁路移植手术。选膝关节下，小腿内侧切口，显露腘动脉及其三叉分支部。切口从股骨内髁后1指宽处，与胫骨的内缘平行，向远端延长 10cm 左右。注意避免损伤邻近的大隐静脉。切开小腿筋膜，显露半腱肌、股薄肌、半膜肌的肌腱。牵开腓肠肌的内侧缘，将腘筋膜轻轻地拉开，即可找到腘动脉，顺序解剖腘动脉及三叉分支部。必要时向下延长切口，游离胫后动脉的近端。

2）大腿近端切口：在股动脉搏动处做纵行切口。近端的切口稍弯向外上方向，远端切口沿缝匠肌内侧肌沟方向。切开浅筋膜，钝性分离至股血管处，结扎所分离的淋巴管，以防止术后淋巴漏。切开股血管鞘，游离股总动脉。用手探查管壁情况，选择管壁条件较好的部位准备做血管吻合用。

3）旁路血管移植术：如果自体大隐静脉具有足够的长度和口径，仍然是最佳的首选移植材料。人造血管（如 PTFE）也可作为移植材料，选择7～8mm 口径的比较常用。吻合血管前，先在股内收肌筋膜前、缝匠肌下钝性分离组织做成隧道，

也可以用隧道器完成。分离好隧道后，检查伤口无出血现象，开始做血管吻合。先做腘动脉吻合，一般用 5-0 的 Prolene 线做单层连续或间断外翻缝合。然后，将移植物穿过预先制作的隧道，引入腹股沟切口，用同方法与股动脉做吻合。开放血流后，可检查移植物及流出道的通畅情况。

有时，腘动脉严重狭窄，作为流出道重建血流有困难时，可考虑选择胫前动脉、胫后动脉或腓动脉作为流出道。但值得考虑的是，跨过膝关节的旁路转流术，要保持良好的远期通畅率，最好选择自体大隐静脉作为移植材料。如果自体大隐静脉没有足够的长度和口径，可考虑自体静脉和人工血管拼接成的复合型移植材料，跨越膝部的移植物，以自体材料为佳（图 15-6～图 15-9）。

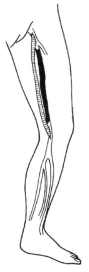

图 15-6　股总动脉 - 腘动脉旁路转流术

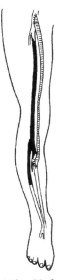

图 15-7　股总动脉 - 胫后动脉旁路转流术

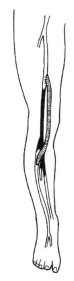

图 15-8　股浅动脉 - 胫前动脉旁路转流术

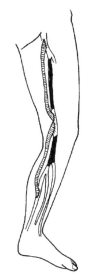

图 15-9　股总动脉 - 腘动脉 - 胫后动脉跳跃式旁路转流术

2. 股深动脉重建下肢组织血供　当股浅动脉广泛闭塞时，常规的旁路转流术受到严重的挑战，而股深动脉由于其独特的解剖条件和生理功能，为重建下肢血液循环起到重要的作用。1961 年，Leeds 和 Gilfillan 首次报道利用股深动脉重建下肢血供以来，学者们对股深动脉的作用、病理生理和血流动力学研究不断深入。多普勒血流测定（ABI）、彩超检查、影像学检查等都说明股深动脉是重建下肢血供时可以选用的一条理想的生理通道。

（1）股深动脉成形术

1）手术指征：①腘动脉流出道严重病变，或无法施行旁路转流术；②腘动脉范围皮肤和软组织开放性损伤，但又必须做救肢手术；③高危患者，如果血液循环不能改善，将必须截肢者；④主 - 股总旁路转流术后进一步改善流出道；⑤股总动脉真性或假性动脉瘤累及股深动脉开口。

2）手术方法：于患肢的大腿根部腹股沟韧带下方，沿缝匠肌内侧肌间沟做纵行切口，先解剖股浅动脉近侧段，再向上游离股总动脉远侧段，将股浅动脉向内侧牵开，在股总动脉分叉处的后方找出股深动脉，游离股深动脉第一段。术中探查股浅动脉均呈条索状闭塞，而股总动脉远侧段和股深动脉开口处均有不同程度的粥样斑块，股深动脉第一段管壁无病变。阻断股总动脉和股深动脉远侧段血流，同时控制股深动脉的旋股外侧和旋股内侧动脉分支，沿股深动脉纵轴切开管壁全层，完成 4 ～ 5cm 长的侧刀形切口，用含肝素的生理盐水冲洗干净后，发现内膜粥样斑块存在，特别在股深动脉开口呈杯口状狭窄。先做局部内膜剥脱术，然后取 4 ～ 5mm 宽，长度相匹配的自体大隐静脉补片修复。修复后的管径比原先管径稍大一些，但不能太宽，否则会引起湍流，容易引起腔内血凝块聚集。如果没有自体大隐静脉材料，也可以取人造血供或相邻的股浅动脉管壁进行修复。如果病变累及股深动脉第一段、第二段，必要时可考虑行扩大股深动脉成形术（图 15-10）。

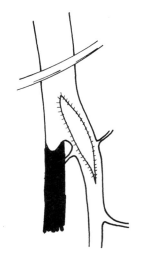

图 15-10　股深动脉成形术

（2）腹主动脉 - 股深动脉旁路转流术

1）手术指征：①腹主 - 髂 - 股浅动脉广泛闭塞症；②髂 - 股浅动脉广泛闭塞症。

2）手术方法：先做腹部剑突下至耻骨联合正中切口进腹，显露肾动脉以下的腹主动脉段，探查此段腹主动脉有无狭窄、粥样斑块等病变，以便选择适宜做出血流重建的流出道部分。检查双侧髂总动脉及髂外动脉，证实为主-髂动脉硬化性闭塞症。然后于大腿根部腹股沟韧带下方，沿缝匠肌内侧肌间沟做纵切口，先找出股浅动脉并向内侧牵开，再向上游离至股总动脉分叉处。在其外后方找出股深动脉，向远侧游离一段，选择重建流出道的适当部位。如果股深动脉第一段有硬化性病变，可继续向远侧游离出股深动脉的第二段。阻断腹主动脉拟建立吻合口部位的血流，取8～16mm内径的分叉型或8mm内径直型的人造血管，用CV-3无损伤缝线与腹主动脉做端侧吻合。如果吻合部位有粥样斑块，应先做局部内膜剥脱术，然后将人造血管通过预先建立的腹膜后隧道引至两侧大腿部切口内，用6-0无损伤缝线，将其与股深动脉做端端吻合（图15-11）。

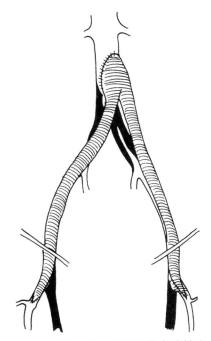

图15-11　腹主动脉-股深动脉旁路转流术

（3）股动脉-股深动脉旁路转流术

1）手术指征：如果患者的全身情况相对较差，不能耐受进腹手术，而健侧的股动脉血流正常或者病变较轻，可考虑做解剖外的转流方式，即股动脉-股深动脉旁路转流术。

2）手术方法：这种手术方式也属于利用股深动脉作为流出道重建。于双侧腹股沟以下做直切口，解剖健侧的股总动脉，探查有否病变和能否做转流口之用。再游离患侧的股深动脉，探查能否做流出道转流。用双手的示指或隧道器，于耻骨上皮下横行地做成一个通道，分别到达双侧的手术切口。用自体大隐静脉或7～8mm口径的人造血管进行吻合。

（4）股深动脉-腘动脉旁路转流术

1）手术适应证：①以前腹股沟区曾经施行过血管重建术；②腹股沟区感染；③没有合适长度的静脉段作为移植材料。

2）手术方法：沿股总动脉找到股深动脉，于股浅动脉的外侧，直接显露股深动脉的第二段或第三段。又于膝上大腿内侧做一纵切口，在收肌管下口处解剖腘动脉，尽量找到一段管壁柔软且管腔通畅的腘动脉，取适当长度和管径的自体大隐静脉，倒置后一端与股深动脉做端侧吻合，另一端与腘动脉做端端吻合（图15-12）。

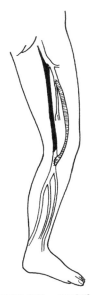

图15-12　股深动脉-腘动脉旁路转流术

（二）转流材料的选择

用于旁路转流术的自体材料选择包括同侧和对侧的大隐静脉（GSV）、小隐静脉、股浅静脉、臂静脉（贵要静脉和头静脉）、股浅动脉内膜切除术段、冷冻保存的静脉和桡动脉。人工材料选择包括涤纶人工血管、肝素涂层涤纶人工血管、人脐静脉、聚四氟乙烯（PTFE）人工血管伴或不伴吻合口袖口，以及最近时间较多的肝素涂层的膨体聚四氟乙烯（ePTFE）人工血管。

1. 自体移植材料 首选的材料是自体 GSV，其优于所有其他的自体移植材料。如果同侧 GSV 缺乏，建议选择对侧 GSV，没有必要保留对侧 GSV 以备日后使用，除非对侧肢体已存在缺血表现，如严重跛行，静息疼痛，或缺血性溃疡。如果对侧肢体无症状，踝肱指数超过 0.6，从腹股沟到大腿中段切取 GSV 后，目前尚没有发现过明显影响伤口愈合相关并发症的发生。许多报道表明，需要选择对侧 GSV 的患者不超过 20%～25%。有部分专家也建议如果同侧 GSV 不可用，可取上臂静脉，并保留对侧 GSV 以供以后使用。

当 GSV 不可用或长度不足时，则使用其他静脉替代。多普勒检测在确定合适的静脉源时非常有用。如果拟行的旁路转流术所需移植血管比较短，小隐静脉也是合适的。可从踝部到膝部取完整的小隐静脉，用于股总动脉到膝上动脉的旁路转流术或股深动脉到膝下腘动脉的旁路转流术。如果需要较长的自体静脉，可选择上臂静脉。LoGerfo 等和 Holzenbein 等介绍了新的方法，即连续获取上臂贵要静脉、肘正中静脉和头静脉，破坏贵要静脉段的瓣膜并倒置使用该段静脉，以提供一个相对较长的非拼接的自体静脉。股 - 腘静脉有时适用于较短的旁路，但较难获取，因此，上臂静脉通常是首选。Treiman 等报道了使用桡动脉作为旁路材料行选择性膝下动脉旁路转流术，早期效果良好。深低温保存的静脉移植物价格昂贵，在临床应用中效果不佳，但当清除感染的旁路移植物后需要进行血管重建时，它们可以发挥特殊的作用。

2. 人工和异体移植材料

（1）聚四氟乙烯和涤纶人工血管：PTFE 是下肢动脉旁路转流术最常用的人工材料，尽管有报道表明，在膝上动脉旁路转流术中 PTFE 并不优于涤纶。Devine 等报道的前瞻性随机研究表明，肝素涂层的涤纶人工血管在膝上动脉旁路术中优于 PTFE。肝素涂层的涤纶人工血管 3 年通畅率为 55%，而 PTFE 为 42%（$P < 0.044$）。这两种材料的通畅率都比 GSV 低。然而在长期的随访中，肝素涂层的涤纶人工血管的早期优势消失明显。

最新增加的肝素涂层的膨体聚四氟乙烯人工血管，市售产品最初被称为 Carmeda 生物活性表面（CBAS）。临床前研究表明，生物活性肝素已成功地与 ePTFE 共价结合而不引起全身抗凝作用。这种药物至少在狒狒和犬身上具有生物活性，可长达 12 周。在抗血栓的动物模型（短移植物，直径 3 和 4mm）中，CBAS 似乎可以预防早期的 ePTFE 移植物血栓形成；虽然不是很明显，但这种影响可能会持续到 180 天。在动物模型中，它也能减少早期血小板和纤维蛋白沉积。

然而，没有证据表明这些实验结果将转化为改善人类人工血管通畅性的结果。CBAS 用于腹股沟下动脉旁路手术的已发表的 5 篇论文存在严重缺陷，包括没有随机化、缺乏控制组、样本量小、存在选择偏倚、大部分为膝上转流动脉条件良好，缺乏中期随访（超过 2 年），以及有缺陷或不可靠的生活量表等。在这 5 项研究中的两个，除了 CBAS 移植物外，还使用了诸如补片等吻合附属物，这进一步混淆了结论。此外，几乎所有的作者都使用了积极的联合抗血小板疗法（口服和注射低分子量肝素），这种联合疗法在北美并不常用。目前关于肝素涂层的膨体聚四氟乙烯人工血管是否能够提高转流桥通畅率仍有待中长期的研究随访结果。

（2）人脐静脉及辅助动静脉瘘：人脐静脉比 PTFE 的使用更少，主要是因为前者更厚，处理起来更烦琐，而且还有动脉瘤样变性的可能。Dardik 等报道了用人脐静脉联合远端动静脉内瘘来提高移植血流速度的效果。目前还没有与替代人工血管（如 PTFE）进行比较的前瞻性研究。一个单中心的前瞻性试验并没有显示人脐静脉在股 - 膝下动脉旁路加辅助动静脉瘘中有任何益处。

3. 转流移植材料的比较 自体静脉优于所有人工材料，即使在膝上动脉转流中。比较人脐静脉与 PTFE 疗效的随机临床试验还没有定论。在单中心的前瞻性随机临床试验中，增加 PTFE 环没有带来任何益处。因此，最谨慎的建议是应尽可能使用自体静脉进行腹股沟下动脉旁路转流术。这条建议不仅适用于首次旁路转流术，也适用于再次手术。对于长距离旁路转流术，建议依次采用同侧 GSV、对侧 GSV 和拼接静脉。如果转流桥仅短缺 5～15cm，可采用 SFA 近心端外翻动脉内膜切除术后再与自体静脉行吻合，该方法是一种有效的技术，其避免了额外静脉的采集和拼接。对于移植血管较短的旁路转流术，上臂静脉或小隐静脉是有效的，后者在后路手术时尤其有用。

如果自体静脉确实缺乏，聚四氟乙烯、人脐静脉或涤纶也是膝上动脉旁路转流术的合理选择。在临床试验的随访中，肝素结合的涤纶血管最初的有利结果没有得到证实。因此，应用肝素结合的涤纶血管进行膝上旁路移植似乎没有什么益处。人脐静脉与肝素结合涤纶血管的前瞻性随机试验显示，在膝上腘部的通畅情况没有差异。并且已发表的 PTFE 与 Dacron 人工血管的试验结果没有明显的差异。对于膝下吻合口，如果静脉不可用，推荐使用带改良吻合方法（Miller 袖口、St. Mary's 靴袖或 Taylor 补片）的 PTFE 进行修补。没有足够的证据表明，标准 ePTFE 和肝素结合或碳涂层的 PTFE 方面有优劣差别。单中心的前瞻性随机试验显示，对于膝下动脉旁路转流术，标准 ePTFE 与碳涂层的 PTFE 相比，一期通畅率约为 30%，在 3 年的随访期中两组之间无显著性差异。

4. 旁路手术相关技术

（1）静脉倒置转流术：自体大隐静脉的获取从腹股沟切口（耻骨结节外侧两指宽）开始。术前使用不褪色笔在超声引导下标记大隐静脉走行有助于术中寻找静脉，避免长皮瓣的产生。应该在卵圆窝处寻找大隐静脉和股静脉结合点，确保显露 GSV 主干而不是分支静脉。一旦确定主干，用手术刀或 Cooley 剪刀直接在静脉上方向远侧延伸切口。建议保留短的皮肤桥，尤其是在大腿和膝盖处，以避免长皮瓣的产生。如果显露、结扎分支困难或主静脉的走行不明，可直接分离静脉上的皮肤。牵拉分离静脉周围组织而不是静脉壁本身，以避免损伤 GSV。静脉分支用 3.0 或 4.0 丝线精细地进行结扎，为避免分支结扎引起的 GSV 主干缩窄，结扎应距离主干 1 ~ 2mm。当 GSV 第一次被显露时，正常应该呈蓝色、管壁柔软，如有硬化病变则呈白色、橡胶状。如果发生静脉痉挛可以使蓝色管壁转变为变白，局部应使用罂粟碱灌注以缓解痉挛。

为了进行拟定的旁路手术，应该获得足够长度的 GSV。如果没有足够长度的优质 GSV，则应考虑采用替代的流入动脉或流出动脉以缩短静脉桥。否则必须从另一部位采集替代静脉并拼接使用。静脉的质量是极其重要的，不应使用直径小于 3mm 的血管。一旦确定已显露足够长的 GSV，

由一名医生将静脉近、远端结扎后保留备用，其余的成员则负责显露动脉的流入道和流出道。

GSV 获取后先采用 3mm 的橄榄头或 Marx 针头对静脉进行疏通，然后用扩张液（50 ~ 60ml 冷却自体血 +1000U 肝素 +60mg 罂粟碱）进行轻柔的灌注扩张。静脉应通畅、扩张顺利、无纤维化段、无分支结扎处狭窄、无分支出血。如有遗漏结扎的分支出血，应采用 6.0 或 7.0 Prolene 线沿静脉纵轴方向进行缝合。灌注扩张时应该避免静脉过度膨胀以减少内皮细胞的破坏。准备好的静脉移植物应储存在冷冻的血液中，直到移植物可以进行吻合。合理的术中计划应尽量减少离体静脉的保存时间。许多学者认为自体血液，而不是生理盐水，能够更好地保存移植静脉的内皮细胞功能。

（2）上肢静脉获取和静脉拼接：如果下肢静脉长度不足或缺乏则应考虑使用上肢静脉。上肢静脉，尤其是贵要静脉非常脆弱，解剖获取需要更加轻柔仔细。分支应仔细鉴别，并与主干相距一段距离结扎，以避免因分支和主静脉之间的连接处受损而引起的出血，大的静脉分支双重结扎。静脉的早期灌注和扩张建议使用肝素化的生理盐水和罂粟碱进行，因为上肢静脉十分菲薄，如用自体血液进行灌注可能会导致管壁可视性下降和缝合困难。一旦主要漏口得到控制，准备好的静脉移植物就会储存在前面提到的冷血中。值得注意的是上肢静脉经常存在异常节段，如网状结构、粘连、硬化瓣膜等，获取前使用血管镜进行检查可能是一个有用的辅助方法。

（3）自体静脉原位旁路转流术：原位旁路转流术可成功应用于许多同侧 GSV 完整的患者，支持者认为这项技术可以优化移植静脉与吻合动脉的直径匹配。这项技术需要使用径向切割刀片（Mills 薄膜刀）或固定直径的圆周叶片（如 Hall 和 LeMaitre 瓣膜刀）完成瓣膜松解术。首先 GSV 的近远端在动脉吻合口附近节段分别被解剖显露。GSV 主干可以通过长开放切开、跳跃式切口或内镜下切开显露。全身肝素化后，使用 Satinsky 钳夹大隐静脉汇入股静脉段，离断后使用 5.0 Prolene 线缝合关闭残端。最近端的瓣膜在直视下用 Potts 剪刀切除，静脉修剪呈匙形后在选定的动脉吻合口处（通常为 CFA）行端侧吻合。如果转流静脉直径较大，可以从远端向近端插入环状瓣膜刀以

松解瓣膜。许多外科医师更喜欢通过大侧支从近端向远端进行渐进性瓣膜松解术。Mills 瓣膜刀是通过侧支引入的，其刀片通常放置在侧支的远心端，方向与皮肤平行。在动脉压作用下瓣膜窦扩张，瓣膜瓣叶向静脉腔中心移位，因此可以在直视下将瓣膜刀与瓣膜安全地接合并切断。静脉瓣膜松解后需要对静脉桥的质量和瓣膜松解的成功性进行评估。在进行远端吻合之前，血流在静脉桥末端应该是正常搏动的。吻合完成后，从近端到远端通过触诊和多普勒检查评估整段转流桥搏动和血流情况。使用多普勒探头可以人为压缩或压闭移植物远端，如果移植物远端压迫后其近心端仍有持续血流，提示存在动静脉瘘可能，应该探寻并结扎这些分支。

（三）术后管理

转流术后患者一般需要维持术前常规药物以控制心绞痛、心律失常、充血性心力衰竭和高血压等内科疾病。近期有充血性心力衰竭病史的患者有延长住院和再次住院的高风险，应注意避免这些患者的高容量负荷，必要时可能需要补充利尿剂。中高风险患者在没有禁忌证的情况下，应继续在围手术期使用 β 受体阻滞剂，以控制目标心率、减少心脏并发症和死亡率。

1. 抗血小板治疗　大多数周围动脉疾病患者已经接受抗血小板治疗，通常是应用阿司匹林（81～325mg/d）。阿司匹林对心脏和大脑有较好的保护作用，并且可以提高移植物的早期通畅性。氯吡格雷也可以使用，但缺点是价格更贵，而且可能比单用阿司匹林有更高的并发症风险。大多数血管外科医师认为接受腹股沟下旁路术的患者行抗血小板治疗是必要的。

2. 抗凝治疗　目前尚无足够的数据将抗凝治疗作为下肢动脉转流术后的常规用药。Kretschmer 等对 130 例患者进行单中心长期、随机、前瞻性试验，随机接受苯脯酮治疗的患者，静脉移植通畅率和肢体抢救率均有提高，生存率也有所提高。荷兰转流术后患者口服抗凝药或阿司匹林（dutch bypass oral anticoagulants or aspirin，BOA）试验，总结了 2690 例下肢动脉转流患者随机进行抗凝或抗血小板治疗（阿司匹林）的对比研究，虽然总体差异不显著，亚组分析显示口服抗凝剂比阿司

匹林提高了静脉移植物的通畅性，但与抗凝剂相比，阿司匹林改善了人工血管的通畅性。如果这些数据得到证实，它很可能会改变北美的典型做法，北美外科医师倾向于用阿司匹林治疗静脉移植患者，并对那些使用人工血管的患者进行抗凝治疗。然而，BOA 试验也指出，抗凝患者的大出血风险几乎是接受抗血小板治疗的患者的两倍，表明抗凝治疗应该有选择地应用于风险大的亚组患者。

美国佛罗里达大学的研究小组根据对高危静脉移植患者的小样本随机研究推荐如下方法：将高危移植物病患定义为流出道不良、不太理想的移植静脉和再次手术患者。联合服用华法林和阿司匹林的高危静脉移植物人群移植物 3 年通畅率（74%）和保肢率（81%）明显高于单纯服用阿司匹林组（分别为 51% 和 31%），然而接受华法林治疗的患者有更高的出血发生率。

尽管这似乎是一个合理的方法，但是退伍军人事务部的合作试验得出了不同的结论，该试验基于 665 例腹股沟下动脉旁路术后的患者，他们被随机分为阿司匹林联合华法林治疗组和单纯阿司匹林组。在阿司匹林中加入华法林不会增加移植静脉通畅度，相反，抗凝治疗显著改善了移植静脉通畅度，但代价是出血事件的风险增加了一倍。这些数据都显示了术后抗凝治疗的潜在作用，但还需要更大样本量和效力的试验去验证，以便能够提出基于高级别证据的临床建议。在那之前，大多数外科医师将继续常规使用抗血小板治疗法（阿司匹林 81～325mg/d），并在高危人群中添加抗凝剂（如膝下人工血管转流、流出道不良、再次手术病例、不良的或替代的静脉移植物）。

3. 伤口护理　所有的 CLI 患者不仅在患肢，而且对侧肢体和骶骨都有发生压疮的危险。坚持不懈的护理对预防这些并发症至关重要。需要大量的伤口护理，以实现缺血性足部病变和前足截肢的愈合。足部感染应该在血运重建前得到控制。伤口基础研究表明，对于组织溃疡或坏疽，清创和正式的足趾/前足的截肢应该被延迟在转流术后 4～10 天，以最大限度地恢复组织再灌注，并使边缘区域得到明确的划分。

（四）并发症

腹股沟下转流术后主要的并发症包括伤口问

题、出血、移植物阻塞、移植物感染和死亡。包含 83 个登记中心的 PREVENT III 期试验结果可能反映了临床中的实际并发症率。试验报道了 1400 多例腹股沟下静脉移植治疗 CLI 患者的远期并发症，包括死亡（2.7%）、心肌梗死（4.7%）、严重截肢（1.8%）、移植物闭塞（5.2%）、严重伤口问题（4.8%）和移植物出血（0.4%）等。晚期并发症包括持续性淋巴水肿、移植物感染、移植动脉瘤和移植物狭窄。

1. 早期移植物闭塞　通过术中的经验性判断和操作细节的注意，早期移植物闭塞应该是一个罕见的事件。如果移植物在术后早期失效，最重要的原则是识别和纠正潜在的原因。如果无法确定病因，移植物的长期通畅预后一般都较差。如果能够查明原因并加以解决，结果将相对良好。最常见的可纠正的问题包括吻合技术问题，局部动脉内膜切除术，血管钳损伤，瓣膜问题，移植物质量差和流出道不良。

当患者返回手术室时，通常可以先探查远端吻合口。如果移植物是搏动的可直接行动脉造影。如果移植物没有搏动，则用适当口径的球囊导管行轻柔的流出道和移植物导管取栓术。如果移植静脉是倒置的，近端和远端的吻合通常都需要进行探查。一个未充气的球囊导管从近端传到远端，另一个导管可以绑在第一个导管上并在近端抽出。切断连接带后将第二根球囊导管充气，将移植物从近端向远端进行取栓术。一旦血栓被清除，使用肝素化的盐水对移植物行强力灌洗，将残留的血栓碎片从移植物远端取出。然后仔细检查两端吻合口，如果发现远端吻合口缺损，可沿流出道动脉延伸切开并用补片进行修补。如果未发现缺损，则关闭吻合口，并对整个移植血管和流出道行动脉造影。显著的转流桥或吻合口问题均应予以纠正。如果发现之前未怀疑或未予重视的流出道问题，移植物应该延伸到流出道病变区域以外，或者如果可以的话，移植物应该延伸到另一个良好的流出动脉上。如果初次手术使用了高危的静脉移植物而在探查时没有发现明显问题，那应该考虑更换转流桥。这个决定常是困难的，而且可能需要使用额外的静脉，或者如果没有静脉，在流出道足够的情况下需要使用人工

导管。

2. 晚期移植物闭塞　只有在患者的症状严重到需要干预的情况下，才会考虑治疗晚期移植物闭塞。当静脉移植物晚期闭塞时可以尝试溶栓、机械血栓切除术，或两者同时使用，并治疗移植物失败的潜在病变。然而，治疗结果通常很差。对于静脉移植物晚期闭塞更倾向于使用自体静脉进行新的搭桥手术，这样可以提供更好的效果和耐用性。如果静脉不可用，溶栓治疗存在禁忌或失败，使用 PTFE+ 静脉补片或袖口的二次旁路术是最好的选择。对晚期移植物闭塞最佳的治疗方法是使用术后超声监测，在移植物阻塞开始之前，通过识别并处理高危移植物狭窄来预防移植物闭塞的发生。

现代医学飞速发展，对于外科医生所面临的下肢动脉硬化闭塞性疾病，仍然是治疗上最具挑战性的难题之一。腔内治疗技术的广泛应用和发展，使大多数下肢动脉硬化闭塞症患者受益，但传统经典的治疗方法仍然是外科的基础。由于其发病机制尚不清楚，病因没有根本解决，仍然需要各方医学综合治疗，包括控制相关危险因素、延缓动脉硬化的发病进程等。

四、腔 内 治 疗

腔内治疗通常是外周动脉疾病（PAD）的首选方法。经皮腔内血管成形术（percutaneous transluminal angioplasty，PTA）联合支架植入术是临床中广泛运用的技术，也是最常用的腔内治疗技术。内膜下血管成形术（SIA）是腔内血管成形术的主要方法之一，又称为经皮血管腔外内膜下再通术。SIA 技术常在通过闭塞性病变时运用，有意识地使导丝离开血管腔，进入内膜下，然后再返入病变远端的血管真腔，随后球囊扩张内膜下通路以实现病变动脉段血管再通（图 15-13、图 15-14）。支架植入术是一种常规或选择性地用于复杂病变或持续性狭窄病变的辅助治疗，或用于纠正术中并发症。最近，药物洗脱球囊（DCB）和药物洗脱支架（DES）逐渐应用于 PAD 腔内治疗，两者通过释放抗血管内膜增生药物提高动脉腔内治疗后的中远期通畅率。

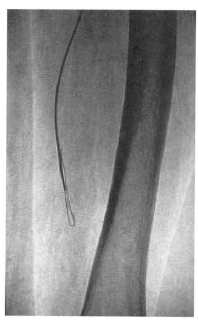

图 15-13　内膜下血管成形术时导丝在内膜下呈祥状前行

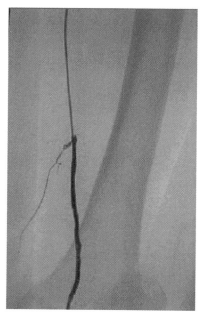

图 15-14　内膜下血管成形术时导丝、导管已通过闭塞段
进入远端通畅的动脉

早期下肢动脉 PTA 的近期和长期疗效不佳。导致这些不良结局的因素包括存在长节段性病变、慢性闭塞病变和远端流出道不良。但近年来，文献报道腔内治疗的并发症发生率和死亡率比标准的外科转流术明显降低，因此 PAD 的腔内治疗逐渐获得了认可。新技术和原有技术的不断完善使腔内治疗复杂的血管病变成为可能。由于标准转流术在合并症多或缺乏足够自体静脉的患者中应

用受到限制，因此这些患者更可能从腔内治疗中获益。

本章重点介绍腔内治疗的成功方法，影响治疗结果的因素，以及最近的临床试验结果，这些结果证明了腔内治疗的安全性和有效性。

（一）腔内治疗术前准备

大多数研究表明，腔内治疗围手术期风险相对较小，决定选择进行腔内治疗前，需要从病史、体检、非创伤性影像学和诊断性血管造影术中获得的信息进行彻底的风险 - 效益分析。在准备干预时，病史询问和体格检查包括：①适应证（跛行与严重肢体缺血）；②疾病部位、范围和严重程度；③残疾程度和是否生活受限；④合并症和麻醉风险；⑤先前是否接受过下肢重建或干预；⑥长期功能状态和生存的情况。可能影响决策过程的其他因素包括主治医师的专业技能、腔内治疗失败的后果和长期护理费用等。

（二）治疗指南

随着经验和数据的积累，PAD 的腔内治疗指南也在不断发展。1994 年，美国心脏协会（AHA）推荐在肾下动脉病变中使用 PTA。依据 PTA 处理轻度疾病和外科血运重建治疗复杂疾病的基本原则，将解剖标准随疾病严重程度递增而划分为 4 类。但美国 AHA 制定的标准并不可靠，因为大量证据是在常规使用支架前收集的。报告标准的完善、介入后的长期随访、技术的进步及辅助技术（如支架）的广泛使用，都有助于改善疗效，从而完善了腔内治疗 PAD 的指南。2000 年发布的《泛大西洋协作组织共识》（TASC）指南和 2007 年发布的修订版 TASC Ⅱ 指南都得到了广泛认可。这些指南分别提出了主 - 髂动脉、股 - 腘动脉和膝下动脉疾病的治疗。修订后的 TASC 标准不包括膝下动脉病变的系统分类，但原来的 TASC 分类系统仍在广泛使用。未来更新的 TASC 可能会提出膝下动脉病变的系统分类和治疗建议，这反映出复杂的膝下动脉腔内治疗的演变。

TASC Ⅱ 指南中股 - 腘动脉病变分类标准说明更多复杂的病变可以施行腔内治疗（表 15-1）。TASC 中 A 型病变适合腔内治疗；TASC 中 D 型病变由于腔内治疗有较高的失败率因此推荐手术治

疗；B型和C型病变可根据临床情况选用腔内或外科血运重建治疗。一些证据表明，腔内治疗对那些存在广泛病变（如TASC C型或D型），即将面临截肢，且不适合外科血运重建的患者可能是有益的。

表15-1 TASC Ⅱ指南中的股-腘动脉和膝下动脉疾病的分类

类型	病变特征：TASC Ⅱ指南的股-腘动脉病变
A	单一狭窄长度 ≤ 10cm
	单一闭塞长度 ≤ 5cm
B	多处狭窄或闭塞，均长度 ≤ 5cm
	未累及膝下动脉的单处狭窄或闭塞，均长度 ≤ 5cm
	在缺乏可以改善足部流入道的连续胫血管情况下，单一或多处病变
	严重钙化阻塞长度 ≤ 5cm
	单一腘动脉狭窄
C	多处狭窄或闭塞，总长度 > 15cm，伴或不伴严重钙化
	二次腔内介入治疗后需要治疗的复发性狭窄或闭塞
D	股总动脉或股浅动脉慢性闭塞长度 > 20cm 或累及腘动脉
	腘动脉和小腿近端分叉动脉慢性闭塞

（三）治疗结果

1. 股-腘动脉血管成形术 在常规支架置入前，股-腘动脉PTA的数据显示技术成功率为80%到95%。然而，长期通畅率显著低于主-髂动脉疾病腔内治疗的患者，1、3和5年的一期通畅率分别为47%～63%、38%～51%和26%～45%。在1993年至2000年间进行的19项研究中，一项荟萃分析评估了股-腘动脉PTA的长期结果。这项研究包括了923个球囊扩张治疗，并说明了这项技术对于闭塞性病变和CLI的长期预后有显著影响：狭窄导致的跛行患者3年一期通畅率为61%，闭塞导致的跛行患者为48%，狭窄伴CLI患者为43%，闭塞伴CLI患者为30%。

SIA是一种用于治疗复杂病变和长段闭塞的腔内新技术。有文献报道，共200例股-腘动脉闭塞患者接受SIA治疗，技术成功率为80%，并且不受病变长度的显著影响。此外，3年的血流动力学成功率和临床通畅率分别为46%和48%。最近的系统综述评估了从1966年到2007年5月的腹股沟下动脉病变SIA开通结果。由于这些研究之间存在着明显的异质性，因此无法进行荟萃

分析。数据包括23个队列研究和1549例患者。技术成功率为80%～90%，一年的临床成功率为50%～70%，救肢率为80%～90%，大部分患者的一期通畅率接近50%。

虽然使用血管成形术治疗复杂的股-腘动脉疾病会导致血管受损，但一些证据表明动脉循环的短暂性改善可能会给那些高风险不能接受手术的患者带来保肢利益。对86例终末期动脉闭塞无法行手术治疗的患者（包括97条肢体）进行早期回顾性评价，PTA技术成功率为90%，1年一期通畅率为43%，整体保肢率为76%。最近的一项研究评估了50例严重的股-腘动脉疾病患者，结果显示，PTA技术成功率为78%，2年的肢体抢救率为42%。

2. 股-腘动脉血管成形术（PTA）与转流术的比较 随机、对照试验是比较血管成形术和外科转流术的"金标准"。一项较大的外科转流术与血管成形术的随机、对照试验共纳入了255例患者，4年的Kaplan-Meier寿命表结果显示，两组结果并没有显著性的差异。尽管如此，接受外科转流术的患者表现出一期通畅率改善更为明显的趋势，但年死亡率更高，而接受血管成形术的患者救肢率的改善更为明显。

外科转流术与血管成形术在重症肢体缺血患者中的多中心随机、对照试验（bypass versus angioplasty in severe ischemia of the leg，BASIL）共纳入452例患者，主要终点为未行截肢术的生存率。两组在6个月时的无截肢生存率和生活质量评分（EuroQoL 5-D和简易36表格）无显著性差异。该研究最近报道了长期随访结果。在生存两年以上的患者中，外科转流术患者无截肢生存率平均提高了6个月，HR为0.85，总体生存期提高了7个月，HR为0.62。BASIL研究的事后分析显示：接受血管成形术后再行外科转流术的患者在无截肢生存率和总生存率上都要比单独接受外科转流术的患者低。这些发现与人们普遍认为的血管成形术可以安全地作为外科转流术前的一种临时措施的假设相矛盾，并随后成为重要的争论焦点。尽管该研究中血管成形术的优势尚未得到完全确认，但大多医生并未将外科转流术作为腹股沟下动脉闭塞性疾病的首选治疗方法。血管成形术的微创性，以及技术的不断进步和操作者经验的逐渐积累，使得临床医师更加积极的对复杂

的腹股沟下动脉闭塞性病变采用腔内微创为首选的治疗方案。

3. 股-腘动脉血管成形术与支架植入术的比较 随着腔内治疗在复杂下肢动脉病变中的推广，支架已成为腹股沟下动脉疾病治疗的重要组成部分。从支架在周围动脉疾病应用以来已经陆续发表了一系列相关临床试验，虽然结果并不一致，但是支架植入似乎是一个有用的血管成形术后的补救方法。回顾性队列研究表明，支架植入后1年一期通畅率为49%～81%。一项荟萃分析评估了从1993年至2000年的19项研究包括473例支架植入，结果显示，其3年通畅率为63%～66%。与PTA治疗的结论不同，支架植入后的长期通畅率与临床适应证或病变类型无关，因此PTA联合支架植入与单纯PTA相比，在严重股-腘动脉病变中具有更加良好的临床结果。

关于单独PTA与PTA联合支架植入治疗PAD已有较多随机、对照研究结果。Vroegindeweij等随机分配51例患者行PTA或PTA联合支架植入术，1年的临床成功率、血流动力学成功率和一期通畅率在两组之间无显著性差异。Cejna等随机分配了154条肢体分别行PTA或PTA联合支架植入术，虽然PTA联合支架治疗与单纯PTA相比具有更高的技术成功率（99% vs 84%），但两组患者的1年和2年临床成功率、血流动力学成功率、一期通畅率和二期通畅率均无显著性差异。Becquemin等随机分配227例持续性跛行或CLI患者，对比常规使用球扩式Palmaz支架和选择性支架植入结果。两组1年的再狭窄发生率（定义为大于50%的狭窄）无显著性差异，此外，免于新的血管事件发生率和总体生存率两者也无显著性差异。这些研究都表明，常规使用球扩式支架治疗股-腘动脉疾病是不合适的。

由于球扩式支架在治疗股-腘动脉疾病方面缺乏长期疗效，由此导致了替代支架的出现，如自膨式镍钛合金支架。Conroy等用Wallstent支架（Boston Scientific，Natick，Mass）治疗48例共61条股-腘动脉慢性闭塞肢体，4年的一期和二期通畅率分别为25%和38%。SMART支架（Cordis，Miami Lakes，Fla）的3次回顾性研究表明，该支架两年一期通畅率为60%～84%。

最近一些关于股动脉（SFA）腔内治疗的临床研究比较了常规使用自膨式支架和单独行PTA及PTA联合选择性支架置入术的疗效。在ABSOLUTE研究中Schillinger等对154例因股动脉疾病导致严重跛行或CLI的患者进行了随机、对照试验，这些患者随机接受选择性支架植入术或常规支架植入术。接受选择性支架植入的患者平均病变长度为9.2cm，而常规支架植入术患者的平均病变长度为10.1cm。选择性支架组有32%的患者接受了支架植入，最常见的原因是PTA后影像效果不佳。两组1年再狭窄率有显著性差异，选择性支架组为63%，而常规支架组为37%。此外，与选择性支架组相比，常规支架组患者在6个月和12个月的随访中，症状复发之前能够步行更远的距离。在RESILIENT研究中，来自美国和欧洲多个中心的206例股-腘动脉和近端腘动脉闭塞的患者被随机分为两组，分别常规行自膨式镍钛支架LifeStent（C.R.Bard、Murray Hill、NJ）植入或PTA联合选择性支架植入。RESILENT研究的平均病变长度略短于ABSOLUTE研究，PTA组病变长度平均为7.1cm，常规支架组病变长度平均为6.4cm。常规支架组和PTA组在12个月的免于靶病变再干预率分别为87%和45%。12个月的一期通畅率分别为81%和37%。但是这些令人鼓舞的结果并没有在FAST研究中得到重复，共244例单一SFA＜10cm病变的患者随机分配接受自膨式支架植入或PTA治疗。与ABSOLUTE和RESILIENT结果相比，FAST研究平均病变长度显著缩短仅为4.5cm，在1年再狭窄率上两组患者无显著性差异，PTA组和常规支架组的再狭窄率分别为39%和31%，在Rutherford分类症状改善方面两组间也无显著性差异，分析可能是由于入组病变长度较短导致了FAST研究中PTA失败率的增高。

关于股动脉长段病变的支架植入也有研究报道，对长段病变单纯使用传统PTA治疗通常效果不佳，但长段病变支架植入同样面临着挑战，股动脉的动态力学变化容易导致支架断裂并发症的发生。在DURABILITY研究中，前瞻性地纳入151例股动脉病变患者（平均长度为9.6cm）接受单一、长段的非重叠支架治疗。1年的免于靶病变再干预率为79%，而支架断裂率为8%，虽然支架断裂率的长期后果尚不明确，但79%的免于靶病变再干预率与股动脉短病变支架植入研究的结果基本相仿。

在现有技术条件下支架植入被强烈推荐用于PTA后夹层和残留狭窄的治疗。近期的随机对照研究表明，股动脉中段病变（4.5～10cm）患者能够从支架植入术中明显获益。然而，没有足够的证据支持在较短的病变中进行常规支架植入。鉴于PTA在股动脉长段病变临床研究中的疗效欠佳，借此可以推断支架植入在大于10cm的股动脉病变上的疗效应优于PTA。

4. 股 - 腘动脉药物洗脱支架和球囊 药物洗脱支架（DES）和药物涂层球囊（DCB）的目的是抑制增生内膜的反应性、增殖性过程。研究人员假设这些技术将提高股 - 腘动脉支架的通畅率，而且近年来已进行相关方面的研究。西罗莫司涂层的Cordis SMART镍钛合金自膨式支架治疗SFA病变的研究（SIROCCO），Ⅰ期实验纳入了36例SFA患者，随机分组使用西罗莫司洗脱支架或金属裸支架进行治疗。虽然西罗莫司洗脱支架组的1年通畅度有了改善，但主要终点指标——2年时支架内再狭窄未得到显著改善（西罗莫司洗脱支架组为22%，对照组为31%，$P > 0.05$）。SIROCCO Ⅱ期试验也是一项随机研究，评估了SFA闭塞或狭窄导致的慢性肢体缺血患者应用西罗莫司洗脱支架（$n=29$）与金属裸支架（$n=28$）的疗效。使用血管造影评估支架内再狭窄情况后提示SIROCCO Ⅱ期研究两组之间仍然无显著性差异。

另一种药物洗脱支架是紫杉醇洗脱支架（Cook Medical，Bloomington，Ind），是迄今为止最大的股 - 腘动脉DES临床试验。共474例股 - 腘动脉患者随机接受DES支架植入（$n=236$）和PTA治疗（$n=238$）。PTA组中120例患者在PTA后出现残余狭窄，行选择性金属裸支架或DES治疗。试验的主要终点为无事件生存率（复合终点，定义为无截肢、无手术血运重建或Rutherford分级加重两级）和12个月的一期通畅率。DES组的12个月一期通畅率高于PTA组（83% vs 32%），DES组无事件生存率为90%，PTA组为82%。与选择性金属裸支架相比，PTA后选择性DES支架植入提高了通畅率。此外，DES组患者在"临床效益指数"方面有更大的持续改善，这一综合效果指标包括治疗后没有恶化的跛行、溃疡或组织损伤。

在ABI改善、Rutherford评分和步行障碍评分方面，两组间无显著性差异。

药物涂层球囊（DCB）的研制是为了提高PTA的长久性，同时避免支架植入的潜在缺陷。虽然支架对于防止PTA后动脉弹性回缩是有用的，但部分学者推测支架可能通过血管壁反复创伤和炎症反应刺激、加速新生内膜增生。DCB的设计是通过将大剂量的抗细胞增殖药物直接输送到血管损伤部位来抑制新生内膜增生。一些比较DCB和PTA疗效的随机对照试验已经完成。Tepe等将154例患者随机行紫杉醇涂层球囊血管成形术和PTA联合紫杉醇全身系统给药。随访6个月DCB组靶血管重建率（TLR）为4%，对照组为29%。DCB组血管造影晚期管腔丢失（LLL）明显优于对照组。DCB组在24个月和5年仍具有较好的持久性。在5年的随访中，DCB组TLR为21%，而PTA高达56%。

DCB和DES技术在股 - 腘动脉临床试验的早中期结果良好。在中等规模的临床试验中，这两种技术都成功地降低了传统PTA和金属裸支架植入后的再狭窄率和再干预率。随着腔内技术的进一步发展，需要明确病变和患者的具体分类标准，以指导选择最佳腔内治疗技术。目前需要通过进一步施行DCB、DES和传统腔内治疗方法的对比试验，以进一步明确不同治疗方法的具体适应证。

（四）并发症

对股腘进行腔内治疗前必须仔细进行风险效益分析。腔内治疗由于较低的围手术期发病率和死亡率经常被作为股 - 腘动脉治疗的首选方案。AHA工作组对3784例下肢PAD患者接受腔内治疗的12个研究行回顾性分析后，制订了PTA治疗指南。并发症按发生部位分类包括穿刺部位、血管成形术部位、远端血管和全身。10%的患者发生了与穿刺部位、血管成形术部位和远端血管相关的并发症，1%的患者出现了全身并发症。在对包括1549例患者的23项队列研究的系统回顾中，最常报道的并发症是腹股沟血肿、动脉穿孔和远端栓塞。患者出现跛行或CLI的总的并发症发生率从8%到17%。

1. 急性期失败 PAD腔内治疗急性期（＜30天）失败最常报道的原因是技术失败。技术失败经常是由于 PTA 后存在血流限制性夹层和残余狭窄。急性期失败的其他机制包括急性血栓和远端栓塞，即使成功的血管再重建，也可能导致组织损伤。一项评估了 318 例髂动脉和股 - 腘动脉血管成形术的报道显示，急性期失败发生率为 17%，然而，与手术前相比患者的情况并没有出现恶化。之后的报道还显示，技术失败后对随后动脉旁路手术的影响很小。

腔内技术和材料的进步，再加上学习曲线的改善，可能会减少 PAD 患者的急性期失败率。支架植入术在减少急性失败率方面发挥了突出的作用，因为它可以处理 PTA 后的血流限制性夹层和残余狭窄。然而，越来越多的复杂的疾病使用腔内治疗，导致了更多的急性期失败。报道的技术成功率仍然在 80% ～ 90%。常规围手术期行抗血小板治疗是提高技术成功率、维持血管通畅和减少心血管并发症的关键。

2. 晚期失败 腔内治疗晚期失败（> 30 天）最常见的原因是复发性狭窄。复发性狭窄是由于对介入治疗反应过度，导致血流限制性狭窄或闭塞。再狭窄病变的病理生理原因是内膜增生，它是血管平滑肌细胞从血管壁中层迁移到内膜的结果。一旦进入内膜，血管平滑肌细胞增殖，产生细胞外基质蛋白，并促进再狭窄的发生。进展性动脉粥样硬化是晚期失败的另一个重要原因，尤其是术后 1 年以上。如前所述，药物洗脱支架和药物涂层球囊的设计目的是减轻因内膜增生引起的晚期失败，并已成为一些临床研究的主题。

失败的血管成形术通常比失败的搭桥手术更容易处理。患者常出现反复的亚急性缺血症状，而不是急性肢体缺血。因此，可以选择性地对晚期失败进行再次干预。复发的狭窄或闭塞仍可通过腔内治疗，其安全性和疗效与首次腔内治疗病例相当；然而，BASIL 试验数据表明，首次腔内治疗失败可能会对之后的旁路手术疗效产生负面影响。许多学者建议在治疗复发性腹股沟下动脉病变时使用支架成形术。然而，支架植入失败也会影响流入道。

（五）围手术期管理

1. 临床处理 股 - 腘动脉腔内治疗的患者的围手术期处理与其他腔内治疗相同。患者需要在血管造影鞘去除后卧床休息 4 ～ 6 小时，以防止穿刺部位出血，假性动脉瘤和血肿形成。穿刺点关闭装置的使用允许部分患者腔内治疗后早期活动。此外，有组织缺损的患者需要适当的伤口护理。股 - 腘动脉腔内治疗晚期失败患者并不一定会引起缺血性溃疡或坏疽等严重症状的复发，因为在这些患者中一旦伤口愈合，可能就不需要高流量的动脉灌注来维持末梢肢体组织的完整。

2. 药物治疗 由于在介入治疗部位血栓形成的风险增加，建议对股 - 腘动脉行 PTA 和支架植入术的患者在围手术期行内科治疗。术后用药方案的目的是保持动脉通畅，以及减少心血管危险因素。使用抗血小板药物和抗凝剂的理由在很大程度上是根据冠状动脉成形术和支架植入的文献推断出来的。普通肝素通常在手术开始时或插入鞘管后使用，活化凝血时间达到 250 秒或更长。在进行 PTA 和支架植入之前，抗血小板治疗通常单用阿司匹林、氯吡格雷或双抗。药物治疗在术后通常持续 30 天，如果没有任何禁忌，可长期使用。

（六）随访

1. 监测指标 临床症状随访和无创性影像学检查是股 - 腘动脉腔内治疗后的常用随访方法。一个典型的腔内治疗后随访方案包括临床检查，ABI 检测，在 1、3、6、9 和 12 个月获得脉搏容量记录和超声检查，如果治疗后的病变是稳定的，在之后的每 12 个月进行上述检测。失败的证据包括以 Rutherford 量表衡量的症状恶化，以及无创性影像学检查显示超过 30% ～ 50% 的再狭窄。之所以建议如此频繁的随访，目的是对可能的再狭窄进行及时干预，防止闭塞。

大多数的再狭窄可以通过超声检查和 ABI 来检测。如果需要更详细的解剖信息，可以使用 CTA 或 MRA。CTA 的主要局限性包括辐射暴露、钙化过度产生的伪影，以及与碘造影剂相关的对比剂肾病的风险。支架也可能导致明显的伪影。MRA 已成为诊断和规划 PAD 患者腔内介入治疗的重要影像学技术。MRA 的准确性超过 93%。支架可能产生伪影或信号丢失，因此 MRA 对支架植入动脉段的成像作用有限。与 CTA 相比，钙化在 MRA 中不会产生明显的伪影。然而，必须谨慎使用 MRA，对于起搏器、除颤器、脊髓刺激器、脑内分流器和耳蜗植入器的患者 MRA 是禁忌的。此外，使用钆造影剂，一度被认为对肾功能不全患者是安全的，现在认为与肾源性系统性纤维化有关，这是一种罕见但可能致命的并发症。

2. 长期管理 股 - 腘动脉腔内治疗后的长期管理需要仔细监测和治疗动脉粥样硬化危险因素。这些危险因素与大多数 PAD 患者相似，包括吸烟、肥胖、高脂血症、高血压、糖尿病、炎症和抗血小板治疗。积极尝试戒烟，通过饮食和锻炼降到理想的体重，以及通过药物治疗控制高胆固醇血症，对于降低心血管风险是至关重要的，而且可能会对 PAD 的症状带来一些好处。此外，积极控制高血压对 PAD 患者的生存也有显著益处。

所有有症状的 PAD 患者应服用小剂量阿司匹林，以减少心血管疾病的发病率和死亡率。也可单用氯吡格雷。最近的一项试验比较了氯吡格雷联合阿司匹林与单独阿司匹林的疗效，没有显示双抗治疗对心肌梗死、卒中或血管性死亡有任何益处。

（殷敏毅　蒋米尔）

第四节　膝下动脉硬化闭塞性病变

下肢动脉闭塞症多由动脉粥样硬化和血栓闭塞性脉管炎引起，病变的早期临床表现主要为间歇性跛行，随着病情的进展继而出现静息痛和肢端坏疽等严重的症状。轻者影响患者的生活和工作，重者需截肢而致残，甚至危及生命，是常见的血管疾病。综合文献资料，在 60 岁以下的人群中，周围动脉闭塞性病变的患病率在 3% 以下，而在 75 岁以上的人群中，则剧增为 20% 以上。

既往对于膝下动脉硬化闭性塞疾病的认识存在着不足，没有相应的分型。但随着医学技术的发展，对于膝下动脉硬化闭塞性疾病的认识和治疗也有了很大的提高。

一、临床症状和体征

临床表现随动脉闭塞的部位及程度而变化，也与其他相联系的血管病变程度相关。对于临床表现的严重程度，可用 Fontine 分期或 Rutherford 分期进行划分，以增加临床评价的客观程度，并使各类临床治疗结果之间具有更强的可比性。Rutherford 分期，结合相关试验将临床表现由轻至重分为 0 ～ 6 共 7 个等级。Rutherford 0 级：无临床症状，踏车试验或反应性充血试验正常，无动脉阻塞的血流动力学表现；Rutherford 1 级：轻度间歇性跛行，完成踏车试验，运动后踝动脉压 > 50mmHg，但休息时踝动脉压 < 20mmHg；Rutherford 2 级：中度间歇性跛行，界于 1 级和 3 级之间；Rutherford 3 级：重度间歇性跛行，不能完成踏车试验，运动后踝动脉压 < 50mmHg；Rutherford 4 级：缺血性静息痛，休息时踝动脉压 < 40mmHg，足背和胫后动脉几乎不能触及，足趾动脉压 < 30mmHg；Rutherford 5 级：小块组织缺损、非愈合性溃疡，局灶性坏疽伴足底弥漫性缺血改变，休息时踝动脉压 < 60mmHg，足背和胫后动脉几乎不能触及，足趾动脉压 < 40mmHg；Rutherford 6 级：大块组织缺损，超过跖骨平面，足部功能无法保留，其余标准同 Rutherford 5 级。

Fontine 分期则是按临床主要表现的严重程度分为 4 个等级：①轻微主述期，此期血流动力学影响较少。患者仅感觉患肢皮温降低、怕冷，或轻度麻木，活动后易疲劳，肢端易发生足癣感染而不易控制，日常生活并未受到明显影响。②间歇性跛行，此期症状以反复为特征，患者在行走一段距离后，必须停止行走，休息片刻后，症状有所缓解，才能继续活动。此期表明仍有相当足够的动脉血供腿部和足趾肌肉，跛行距离的变化主要取决于动脉累及的程度。轻度的间歇性跛行通常并不认为是动脉重建手术的绝对适应证。典型的阻碍患者行走的间歇性跛行才是手术适应证。③静息痛，机体在长期缺血的情况下，会逐步建立侧支循环代偿。但是这种代偿十分有限，仍可出现严重缺血症状，动脉血流量不足以供应静止的肢体，即使在休息时也会感到疼痛、麻木和感觉异常。临床上静息痛发生在足趾部和其邻近的区域，特别是在夜间，患者不能入睡，抱膝以减轻疼痛。病变进展时，静息痛变成持续性，其他缺血症状的表现是肢体冰冷、麻木，足趾皮肤颜色改变等。④溃疡和坏疽，机体在长期缺血的情况下，会逐步建立侧支循环代偿。但是这种代偿十分有限，仍可出现严重缺血症状。在发生溃疡或坏疽以前，皮肤温度降低，色泽为暗紫色。早期坏疽和溃疡通常发生在足趾部，随着病变的进展，感染、坏疽可逐渐向上发展至足部、踝部或者小腿，严重者可出现全身中毒症状。对于缺血性溃疡和坏疽，必须行动脉重建手术。此类患者常伴有感染，加强局部处理和抗生素应用是非常必要的措施。行动脉重建手术后，无论是开放手术治疗，还是腔内治疗，必须严密关注患者生命体征变化及各项实验室指标情况，对于感染严重，无法控制的感染的患者必须进一步加强抗感染治疗，及时手术截肢，以挽救生命。

二、诊断与病情评估

《外周动脉疾病管理跨大西洋学会间共识（TASC Ⅱ）更新》中提出了对膝下动脉分级，分为 4 级（图 15-15）。TASC A 级病变是指单一的局限性狭窄病变，长度≤5cm，膝下目标血管存在的闭塞或狭窄与其他血管相比具有相似甚至更严重的病变。TASC B 级病变是指多节段狭窄病变，每一处长度≤5cm 或总长度≤10cm 或单一闭塞长度≤3cm，膝下目标血管与其他血管相比具有相似甚至更严重的狭窄或闭塞。TASC C 级病变是指膝下目标血管存在多节段狭窄病变和（或）存在单一闭塞病变，总长度＞10cm，与其他血管相比具有相似甚至更严重的狭窄或闭塞。TASC D 级病变是指膝下目标血管存在多节段闭塞病变，总长度＞10cm，或者血管壁严重钙化或没有可见的侧支循环，其他膝下血管闭塞或严重钙化。

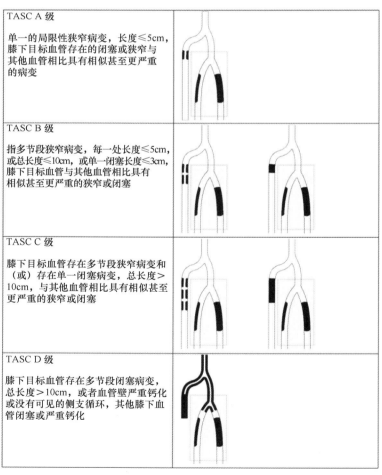

图 15-15　膝下动脉 TASC Ⅱ分型

在患者进行下肢动脉 CTA，或者其他影像学检查，下肢动脉造影等检查之前。体格检查是临床评估动脉病变的最重要部分。患肢皮肤颜色，特别是足和趾的颜色，有无溃疡，坏疽，能反映出患肢的血供情况。皮肤的温度改变可以提供动脉病变的部位及程度。系统地触摸从股动脉至足部的动脉搏动，可以首先提示动脉闭塞的程度和部位的信息。

彩色多普勒超声可以提供外周动脉血流信息，初步查看患肢膝下动脉的狭窄程度，有无闭塞情况。节段性动脉收缩压测定和踝肱指数（ABI）测定也是评估下肢动脉闭塞性病变最有用的方法，可以有效对比双下肢的动脉血供情况。

通过 MRA、CTA 或动脉造影检查，可以充分评估患肢血供情况，明确各部位狭窄程度。这类影像学检查可以充分提供患肢动脉信息，有助于手术方案的制订。①腘动脉：单纯的腘动脉闭塞发生率是很低的，糖尿病患者较多见，也常因急性栓塞导致。闭塞的部位有一半位于膝关节以上，腘-胫动脉闭塞发生率高于孤立的腘动脉闭塞。有一半以上的患者腘动脉闭塞是大腿部的动脉闭塞性病变的延续，糖尿病有着更高的发生率。②胫腓动脉：在股-腘动脉闭塞性病变患者，流出道很少是完整的，常合并一支、二支或三支动脉闭塞。流出道的完整性对于开通股-腘动脉狭窄闭塞所取得的疗效及患者症状改善程度，挽救患肢，避免截肢的发生起着非常关键的作用。

通过以上一系列针对血管的检查，结合患者整体状况，各项指标，器官功能情况，制订合适的手术方案，以挽救患肢，改善患者生活质量。

三、手　术　治　疗

（一）开放手术治疗

1. 膝下动脉旁路术　患者取仰卧位，手术患肢大腿部外旋，膝关节屈曲 30°～60°。采用硬膜外麻醉或全身麻醉的方法。

（1）大腿远端切口：可根据动脉影像学资料提供所确定的动脉闭塞部位，选择膝关节下的手术切口，如选膝关节下小腿内侧切口，显露腘动脉及其三叉分支部。切口从股骨内髁后 1 指宽处，与胫骨的内缘平行，向远端延长 10cm 左右，注意避免损伤邻近的大隐静脉。切开小腿筋膜，显露半腱肌、股薄肌、半膜肌的肌腱。牵开腓肠肌的内侧缘，将腘筋膜轻轻地拉开，即可找到腘动脉，顺序解剖腘动脉及三叉分支部。必要时向下延长切口，游离胫后动脉的近端。

（2）大腿近端切口：在股动脉搏动处做纵行切口。近端的切口稍弯向外上方向，远端切口沿缝匠肌内侧肌沟方向。切开浅筋膜，钝性分离至股血管处，结扎所分离的淋巴管，以防止术后淋巴漏。切开股血管鞘，游离股总动脉。用手探查管壁情况，选择管壁条件较好的部位准备做血管吻合用。

（3）旁路血管移植术：如果自体大隐静脉具有足够的长度和口径，仍然是最佳的首选移植材料。其次，人造血管（如 PTFE）也可作为移植材料。吻合血管前，先在股内收肌筋膜前，缝匠肌下钝性分离组织做成隧道，也可以用隧道器完成。分离好隧道后，检查伤口无出血现象，开始做血供吻合。先做腘动脉吻合，一般用 5-0 的 Prolene 线做单层连续或间断外翻缝合。然后，将移植物穿过预先制作的隧道，引入腹股沟切口，用相同方法与股动脉做吻合。开放血流后，可检查移植物及流出道的通畅情况。手术结束前确认转流成功，可在术肢的踝部测得连续多普勒超声波形，若能术中行动脉造影或双功多普勒超声检查则更为可靠，发现有吻合口狭窄等情况则应及时纠正，术中及术后应重视药物抗凝。

此类手术术前应有全面而完善的影像学检查，正确定位远端吻合动脉及吻合口位置，以确保流出道的完整性，而以术中探查的方式选择吻合位置是不可靠的。尽量避免长段旁路，跨过膝关节的旁路转流术，要保持良好的远期通畅率，最好选择自体大隐静脉作为移植材料。如果自体大隐静脉没有足够的长度和口径，可考虑自体静脉和人工血管拼接成的复合型移植材料，跨越膝部的移植物，以自体材料为佳。如腘动脉近端尚可利用，不妨近端以人工血管行股-腘动脉旁路移植术，远端再用自体静脉做腘-膝下动脉旁路移植，以增加膝关节动脉网的灌注、增加侧支循环。

2. 跖和跗动脉转流术　一般选用作为流出道者为外侧跗动脉、内侧跖动脉或外侧跖动脉。显露外侧跗动脉可在足背动脉做纵行切口，首先找出足背动脉，并于足舟骨的平面识别外侧跗动脉的起始部；此时可将切口稍向外侧延长，充分显露该动脉；如将趾长伸肌向外侧牵开，并部分切断短伸肌肌腹可使显露更为清晰。若选择跗动脉作为流出道，即于内踝后方做切口，首先找出胫后动脉终末段；然后将切口向远侧延长，解剖出屈肌支持带和在其表面越过的几支静脉并均予以切断，即可显露出跗动脉的分叉部。跗动脉内侧支一般从分叉处沿足底外侧一直向远侧伸延，解剖并切断展肌可使其显露更清晰。跗动脉外侧支的管径较大，位于内侧支稍深的层面，可于其越过足底伸向外侧之前找出适合做转流的节段。

大多数跗动脉和跗动脉都有不同程度的钙化，有的节段可累及整个周长范围，因此需将选择做转流术的动脉予以切开，检查管径的大小是否合适。符合作为流出道的标准是，1mm 不锈钢冠状血管探针，或者 22 号静脉导管能顺利插入，并有回血可见；10ml 肝素化生理盐水能在无明显阻力的状态下经该导管注入动脉管腔内。有时动脉管径 ＜ 1mm，但只要符合上述条件者，均可选用。

确认跗动脉或跗动脉可以作为流出道后，再检查自体大隐静脉的情况。如果股总或股浅动脉可作为流入道，并且同侧大隐静脉完好者，可考虑做大隐静脉原位转流；取腘或胫动脉作为流入道时，则可取大隐静脉段（倒置或不倒置）搭桥转流。必须注意的是，大隐静脉的管径应该与流入道和流出道相匹配。若无合适的大隐静脉可供选择时，可考虑取自体臂静脉、小隐静脉，或者不同部位取下的自体静脉段，相互做端端吻合组成复合移植物。学者们均一再强调，目前尚无任何种类的人造血管可供做足部动脉转流。过去学者们在术中均常规用血管镜检查选用静脉段的情况，但目前已可在术前通过彩超检查，决定移植静脉段的取舍。

转流术完成后，一般即在术中用彩超检测流出道有无正常血流通过，而不必再做动脉造影术。手术结束时，切口只做单层逢合。术后给予阿司匹林口服和皮下注射肝素 5000U，每 8 ～ 12 小时 1 次，直至出院时为止。有些患者可在术后 48 小时内，由静脉输入低分子肝素（20ml/h）。为防止发生创口并发症，应将创口做弹性包扎，注意手术后 2 ～ 7 天内不使患者负重，并在术后数周内

经常于平卧位抬高患肢。

本手术的适应证基本与足背动脉转流术相同，都适宜于腘动脉远侧广泛性动脉闭塞的糖尿病患者，但是取跗或跗动脉作为流出道者，术后早期失败率高出后者 2 倍以上，并且其术后通畅率和救肢率也明显低于后者。据 Ascer 等（1988 年）、Roddy 等（2001 年）和 Andros 等（1989 年）报道，术后早期转流口的闭塞率分别为 29%、26% 和 15%。但是，学者们综合文献资料的结果指出，虽然本手术有较高的术后早期失败率，而术后保持通畅者的疗效却相当令人满意。Ascer 等报道的 24 次手术中，术后 2 年的原发通畅率和救肢率分别为 67% 和 78%；Connors 等 2000 年在另外 24 次手术中，术后 2 年原发通畅率和救肢率也分别为 70% 和 78%。美国哈佛医学院 Hughes 等报道做跗动脉或跗动脉转流术患者 90 例（共 98 次手术），其中男性 81 例次（83%）；平均年龄（67.5±11.6）岁，糖尿病患者占 84%，手术指征为肢端坏死 93 例次（95%），静息痛 3 例次（3%）。转流术后移植物闭塞 2 例次（2%）。18 例次（18%）曾做过其他动脉重建术，5 例次（5%）曾做足背动脉转流术。流入道 71 例次取自腘动脉（72%），25 例次（26%）取自股动脉或股动脉上的移植物，20 例次（20%）取自胫动脉。移植物取自大隐静脉者 67 例次（69%），臂静脉 20 例次（20%），复合静脉段 10 例次（10%）和 PTFE 人造血管 1 例次（1%）。流出道取自跗动脉 77 例次（79%），取自外侧跗动脉 21 次（21%）。术后 30 天内死亡率为 1%，移植物闭塞者 11 例次（11%）。术后随访 1 ～ 112 个月（平均 9 个月），原发通畅率、继发通畅率、救肢率和生存率术后 1 年分别为 67%、70%、75% 和 91%；术后 5 年分别为 41%、50%、69% 和 63%。选用大隐静脉者效果最好，术后 1 年原发通畅率为 77% 比 47%，继发通畅率为 82% 比 47%。不论选用哪一支动脉作为流出道，其术后疗效均无显著性差异。

3. 足部动脉分支的自体静脉旁路转流术 糖尿病肢体严重缺血患者，常出现小腿胫腓动脉广泛闭塞（TASC D 级），而足部的动脉分支常可免于动脉硬化病变。这种情况下，足背动脉和足底动脉仍可作为远端流出道，来进行血管重建。但是足背和足底动脉主干闭塞的情况也很常见，仅

遗留一些小分支存在。然而不要轻易忽视这些仅存的小分支，它们也是重要的血管重建的流出道，这通常是挽救肢体的最终机会。随着血管腔内微创技术的日益精进，小腿动脉小球囊血管成形术，是重建足部动脉的首选方案，但 BASIL 临床多中心试验结果提示，自体静脉旁路转流术的肢体挽救率与长期生存率均优于腔内血管成形术。血管成形术的短期再狭窄率、二次干预率、截肢率均明显高于旁路转流组，一般 1 年免于再狭窄、二次干预和截肢的患者仅占 14%。因此，在足部动脉有较好的流出道的情况下，仍应积极考虑旁路转流术。常见的可用作流出道的足背和足底动脉小分支有足底外侧动脉、足底内侧动脉、跗外侧动脉。有文献报道的 25 例运用足背和足底动脉小分支，重建血运的案例，平均随访 46.32 月，足底内侧动脉为主要的流出道动脉（52%），1、3 年二期通畅率分别为 49% 和 36.8%，肢体挽救率分别为 81.7% 和 69%，3 年生存率 65.4%，67% 的患者保存行走能力。这些结果进一步证实，远端足部小分支动脉的自体静脉旁路转流术是长期挽救肢体的有效手段，优于足部小动脉的血管腔内成形术。

4. 提高小动脉搭桥转流术的疗效 自体大隐静脉是转流的最佳材料，但有部分患者缺乏足够长度的自体静脉，或者是前期已将自体大隐静脉用于心脏旁路移植术。这类患者仍需借助 PTFE 人造血管，但其通畅率就显著低于自体静脉，一年通畅率多为 20% ～ 50%，3 年仅为 12% ～ 40%。目前比较可行的，提高人工血管通畅率的方法，就是在远端吻合口间置一段自体静脉补片，或呈袖套状，或呈衣领状，或呈足靴状。不同的补片形式的远端通畅率略有不同，Miller 等报道的袖套状补片（vein cuff）技术，18 个月通畅率可达 72%，但间置所引发的移植物与远端流出道动脉间的涡流，可能是导致即刻和早期移植物失败的原因。Taylor 等报道的改良静脉袖套技术，1、3、5 年通畅率达 74%、58% 和 54%。但远端吻合口前半部人造血管与受体动脉直接接触，缺少了静脉内皮细胞对吻合口的缓冲保护，而且此技术仍需要比较长段的静脉材料。St Mary 等报道的足靴状补片技术改进了以上的缺点，使补片呈足靴状，更符合血流动力学，但其缝合技术太过于复杂。

为改进以上静脉补片技术的不利因素，Neville 等报道了一种新型的远端静脉补片技术（distal vein patch technique，DVP），它的方法是将静脉材料纵行剖开后，先缝合于流出道动脉的纵行切口上，然后在静脉补片上纵行切开近端 2/3，稍留近端少许静脉以供 PTFE 血管吻合口与补片"脚部"成形，补片远端 1/3 不做吻合，可使 PTFE 血管与流出道动脉间有足够长的静脉片段做内皮增生缓冲，也不易形成类似袖套状补片的囊状膨出，显著缓解补片相关的血流动力学改变对吻合口的影响。

运用 DVP 技术做 270 例股 - 胫后动脉旁路转流术，1 ～ 4 年通畅率达 79.8%、75.6%、65.9% 和 51.2%，相应肢体挽救率为 80.6%、78.0%、75.7%、67.5%，明显高于袖套状补片技术和袖口预成型 PTFE 血管。

PTFE 血管直接吻合于膝下动脉的不利因素，有技术、生物学和血流动力学等三方面可能。技术层面：人工血管直接吻合于细小且钙化的小腿动脉难度较大；生物学层面：PTFE 血管比自体血管更易形成血栓和激活凝血系统，远期容易形成吻合口增生，这些血管平滑肌细胞增殖，以及迁移所致的内皮增生反应，都先起始于远端吻合口的根部和尖部，两端向中部进展，最终导致管腔缩小甚至闭塞。血管重建术后再狭窄一时之间无法解决，但运用静脉组织间置于 PTFE 血管与动脉间可形成一个"生物学缓冲带"，减少对血管平滑肌细胞的增殖及迁移反应，静脉内皮也可能具有更强的抗血小板和纤溶效果；至于血流动力学方面：血流剪切力在 PTFE 血管与自体动脉间的不匹配，也是导致通畅率降低的重要因素。静脉补片可缓解 PTFE 血管波动性血流对自体动脉的冲击，减少这种冲击对吻合口的机械损伤，吻合口涡流、流出道阻力也是移植物失败的因素，标准吻合口与补片间置吻合口的结构不同引起的血流动力学改变截然不同。DVP 和 Taylor 吻合技术更接近于传统端侧吻合的血流动力学状态，减少涡流等不利因素。最后，静脉补片扩大了远端吻合口的管径，内皮增生必须经过更长的时间才可能导致管径狭窄，理论上延长了术后再狭窄发生的时间。DVP 的优势还在于，其所需静脉长度小于 Miller 和 Tayl 的补片形式。而且即使 DVP 技术远期再狭窄，其狭窄也多位于 PTFE 血管与静脉补片间，远端自体动脉并不受影响，很少形成血栓，有利于再次行血管重建术。尽管传统转流手术已受到介入术的极大挑战，对于长段闭塞性疾病累及膝下的，或者是血管腔内手术无法再通的患者，运动 DVP 技术的膝下动脉旁路转流术是挽救肢体的最佳手段。

5. 旁路术后治疗　旁路手术后，患者通常要继续术前的药物及食物治疗，控制心绞痛、心律失常、慢性心功能不全（CHF）及高血压。近期有 CHF 病史的患者有较高的延长住院时间及再入院的风险。应避免容量负荷过重，可能需要应用利尿剂。如果没有禁忌证，围手术期应继续应用 β 受体阻滞剂，对于血管手术中度及高度风险者，应用 β 受体阻滞剂有目的的控制心率可以降低心脏并发症发生率及死亡率。

（1）抗血小板治疗：大多数 PAD 患者已经接受抗血小板治疗，通常是阿司匹林（81mg/d 或 325mg/d）。阿司匹林具有心脑血管保护作用并可以提高移植物早期通畅率。也可以应用氯吡格雷，但比单独应用阿司匹林更贵并增加出血风险。大多数血管外科医师认可抗血小板治疗是腹股沟下旁路手术后的基本治疗措施。

（2）抗凝治疗：目前还没有足够的数据支持下肢动脉旁路手术的抗凝治疗。Kretschmer 等做了一项长期的、随机的前瞻性包含 130 例患者的试验显示，苯丙香豆素治疗提高了静脉移植物的通畅率、保肢率及生存率。有一项重要的临床报道是荷兰的一组旁路手术患者口服抗凝药或阿司匹林治疗，对 2690 例下肢旁路手术患者随机给予抗凝药物或抗血小板治疗（阿司匹林）。虽然总体上无显著性差异，但亚组分析显示口服抗凝药物较阿司匹林更能改善静脉移植物的通畅率，而阿司匹林更能改善人工移植物的通畅率。试验发现，抗凝治疗患者严重出血的风险是抗血小板治疗患者的 2 倍，因此建议抗凝治疗应在高风险亚组中选择性应用。

这样一种选择性方法已经被佛罗里达大学的一组高危静脉移植物的随机研究证实。高危移植物是基于差的流出道、欠佳的静脉管道及再手术病例来定义的。应用华法林及阿司匹林组的 3 年通畅率（74%）及救肢率（81%）显著高于单用阿司匹林组（51% 及 31%），而接受华法林治疗组

的出血也显著增加。虽然这看起来像是合乎逻辑的方法，但退伍协作试验纳入了 665 例腹股沟下旁路患者，随机给予阿司匹林加华法林或单用阿司匹林，得出了不一样的结论。静脉移植物的通畅率没有因为添加了华法林而改善，相反，人工移植物通畅率因为抗凝治疗而显著改善，但代价是有更多的出血风险。这些数据提示了术后抗凝的作用，但还需要更大的试验及更严格的统计学数据来提供循证医学证据。目前，多数外科医师还是常规应用抗凝治疗（阿司匹林 81 ~ 325mg/d）并在高危患者中选择性应用抗凝治疗（如膝下人工血管旁路、流出道差、再手术患者极差的或替代静脉管道等）。

（3）伤口护理：所有 CLI 患者都有发生溃疡的风险，不但是患肢而且包括对侧肢体及骶骨。持续的护理对防止这些并发症的发生是必需的。周到的护理对于缺血性足部损伤的愈合及前足截肢也是必需的。血管重建前应该先控制好足部感染。伤口的基础研究显示，溃疡或坏疽区域的清创及足趾或前足的截肢术应该在旁路术后 4 ~ 10 天进行，以便使组织灌注最充分及形成明确的分界。

6. 术后并发症　腹股沟下旁路手术后的并发症包括伤口问题、出血、移植物闭塞、移植物感染及死亡。有 83 个中心注册的 PREVENT Ⅲ试验反映了临床上实际的并发症发生率 24.2%。有文献报道了超过 1400 例腹股沟下静脉旁路 CLI 患者的早期并发症：死亡（2.7%）、心肌梗死（4.7%）、截肢（1.8%）、移植物闭塞（5.2%）、大的伤口并发症（4.8%）、移植物出血（0.4%）。远期并发症包括持续的淋巴水肿、移植物感染、移植物动脉瘤及移植物狭窄等。

（二）腔内手术治疗

腘以下动脉球囊成形术（PTA）的数据有限。没有腘动脉以下病变的跛行或 CLI 患者治疗的一类证据。Ingle 等对 67 例腘以下动脉血管成形术的 CLI 患者进行了回顾性分析。技术成功率为86%，Kaplan-Meier 生存表分析提示 3 年救肢率为94%，免于 CLI 的患者比例为 84%。Krankenberg 等评估了 78 例腘以下血管成形术患者，间歇性跛行为手术指征。89% 的患者技术成功，6 例出现

并发症，都采取保守治疗。患者都有行走距离和 ABI 的显著改善。Markose 和 Bolia 对 46 例腘以下动脉血管成形术的 CLI 患者进行了回顾性分析，技术成功率为 80%，两年救肢率为 87%。Vraux 和 Bertoncello 回顾分析了 46 例胫动脉闭塞患者 50 条肢体的 SIA 治疗。技术成功率为 82%，失败者如果合适则采用外科手术治疗。1 年的一期和二期及临床通畅率分别为 46%、55% 及 63.0%。2 年救肢率为 87%。

关于腘动脉以下 PAD 的裸支架及药物洗脱支架的数据也有限。Feiring 等对 82 例 CLI 或生活受限的跛行患者行血管成形术及支架植入术。技术成功率是 94%，ABI 有显著改善，CLI 患者中保肢率是 96%。Clair 等对 19 例有威胁肢体性缺血患者的 23 条血管进行了腹股沟下血管成形术。22 条血管技术成功，在 16 例患者中促进了伤口愈合或静息痛减轻。此研究没有提供腘以下动脉介入治疗的远期效果，但是建议对解剖或生理上不适合开放手术的高危患者应考虑行介入治疗。Bosiers 等回顾分析了 443 例 CLI 患者的 681 例膝下经皮腔内治疗术。根据卢瑟福标准将疾病的严重程度分级：4 级（$n=355$），5 级（$n=82$），6 级（$n=6$）。采取单独血管成形术、血管成形术 + 支架植入或用准分子激光（spectranetics corporation，colorado springs，CO）行斑块旋切术。激光旋切术后 6 个月及 1 年的一期通畅率分别为 85.2% 和 74.2%。激光旋切术后 6 个月及 1 年的总体救肢率分别为 97.0 % 和 96.6%。亚组分析单独血管成形术与血管成形术 + 支架植入组无显著性差异：1 年一期通畅率在单独血管成形术组为 68.6%，血管成形术 + 支架植入组为 75.50%，救肢率在单独血管成形术组中为 96.7%，在血管成形术 + 支架植入组中为 98.6%。这些结果与传统手术相比都有优势，但需要进一步的验证。

《外周动脉疾病管理跨大西洋学会间共识（TASC Ⅱ）更新》中指出膝下动脉的血运重建大部分适用于严重肢体缺血的患者，血运重建的首选方式仍然推荐腔内治疗，主要原因仍然着重于较少的并发症和可重复性。科技及医学的进步所带来的技术和器械发展，在通畅率方面也带来了不小的进步，如药物涂层球囊和药物涂层支架是其中最为明显的部分。另外，其他器械如内膜切除装置、冷冻球囊、切割球囊、激光等也表现出了在治疗膝下动脉狭窄闭塞的有效性和安全性。

TASC Ⅱ 更新中提出的 4 个 RCT 试验证实了药物涂层支架治疗膝下动脉短段病变（＜100mm）相对于单纯 PTA、裸支架，甚至药物涂层球囊都具有一定的优势。ACHILLES 试验纳入了 200 例患者，随机分为 PTA 组和 DES 组，1 年随访显示 DES 组一期通畅率为 75%，PTA 组为 57.1%，$P=0.025$。DESTINY 试验纳入了 140 例严重肢体缺血的患者，对照组为植入金属裸支架。1 年随访显示，DES 组一期通畅率为 81%，BMS 组一期通畅率 56%，$P < 0.001$。YUKON-BTX 试验也对 DES 和 BMS 进行了对照，随访显示，DES 组一期通畅率为 85%，BMS 组一期通畅率 54%，$P < 0.001$。只是这两组试验中，患者的不良事件和保肢率均无显著性差异，显示出血管通畅率并不是能否保肢的唯一决定因素。关于药物涂层支架和药物涂层球囊之间的对比试验目前并不多见。IDEAS 试验显示，小样本范围内（50 例患者）短期随访（6 个月），药物涂层支架组与紫杉醇涂层球囊组的再狭窄率分别为 28% 和 57.9%，具有一定的优势（$P=0.046$）。

1. 经皮球囊血管成形术（PTA） PTA 是 PAD 治疗上的重大进展，目前 PAD 球囊成形术已经是一项比较成熟的技术。PTA 扩张血管的主要机制在于，气囊扩张能分离狭窄硬化的内膜，同时破坏中膜平滑肌强力层和胶原纤维，使动脉粥样硬化斑块断裂，中膜伸展，因而球囊血管扩张术是一种机械扩张，导致血管重塑的治疗 PAD 的方法。为取得良好的疗效，血管壁的裂开深度必须达到中膜弹性层。病变部位、病变性质、病变的解剖与病理学特征、患者全身状况、设备情况及术者经验等，也是影响疗效的重要因素。

以普通球囊扩张效果差的病变，可以选择切割球囊。它由 1 个球囊和 3 ～ 4 个沿球囊纵轴排列的高度为 0.20 ～ 0.33mm 的微型刀片组成，随着球囊的加压，附着于球囊的刀片显露出来，并切开病变部位的内、中膜，继之由于球囊的逐渐加压，血管壁以切开部位为中心被均衡地加压扩张。与普通球囊血管成形术相比，切割球囊操作时对血管壁施加的压力更小，造成的损伤也更轻，从而降低血管内膜的增生程度。临床操作中需注意球囊扩张过程要缓慢，扩张压力多选用 10 个大气压，保持 10 秒。但对斑块较硬的狭窄，可以延迟到 30～60 秒。切割球囊直径与狭窄段两端正常血管直径比多为 1：1.1，同一部位扩张效果不理想时，可变换 45° 再次扩张，以 2 次为宜。切割球囊主要适用于管壁严重钙化、术后再狭窄、血管开口的病变。Ansel 等应用切割球囊治疗 73 例胭动脉远端病变的患者，技术成功率为 100%，1 年保肢率为 89.5%。

PTA 虽然具有较好的疗效，但是扩张后再狭窄的发生率较高，平均发生率约为 30%。再狭窄多发生在 PTA 后数月至 1 年之内。主要原因是球囊扩张部位内膜增生的结果。为了有效抑制 PTA 后内膜增殖再狭窄的发生，近年来出现多种相应的治疗如动脉腔内低温成形术（cryo-percutaneous transluminal angioplasty，C-PTA）、药物涂层球囊等。C-PTA 开始试用于临床，日益受到学者们的关注。C-PTA 是在 PTA 的同时将低温施加于受治动脉段的管壁和粥样斑块上，作用机制包括：①减弱斑块的硬度，使管壁均匀地扩张；②明显减轻或消除扩张引起的弹性回缩。低温并不损伤胶原纤维，只使管壁中的弹性纤维断裂、变性，因此术后管壁结构仍保持完好，而弹力回缩能力则明显降低；③促使 SMC 凋亡。临床常用的 Polarcath 外周血管成形系统（Boston Scientific Corporation）包括 3 个部分：低温成形球囊导管、液态 N_2O 存储器和球囊扩张电子控制器。在 0.035in 导丝导引下将球囊导管准确定位于动脉治疗部位后，连接球囊扩张电子控制器，置入液态 N_2O 存储器。电子控制器自动检测球囊无破损后通过加热 N_2O 存储器，使液态 N_2O 匀速进入内球囊转变为气态 N_2O，保持球囊温度 -10℃，压力 6～8atm，维持 20～60 秒后将气态 N_2O 回收入 N_2O 存储器。McNamara 等报道 16 个医疗中心共 111 例患者接受膝下 C-PTA 治疗的结果，手术成功率 96.3%，术后随访 6 个月以上，在访患者 69 人中截肢率为 5.8%。药物洗脱球囊通过一定球扩时间，将球囊表面的药物（目前常用的为紫杉醇）吸附到血管壁上，该药物可以抑制平滑肌细胞增殖，降低再狭窄发生率。

2. 支架植入术 PTA 治疗下肢动脉闭塞症，当治疗过程中弹性回缩明显，残余狭窄＞30% 或动脉夹层形成时可考虑使用支架。目前支架类型主要有自膨式支架和球扩式支架两种。但对于膝下动脉支架植入目前并没有准确的指南。金属裸支架对血管的刺激会引起血管平滑肌细胞增殖，这些增殖的细胞会导致血管的闭塞或者支架的萎陷，药物洗脱支架是近来解决该问题的有效办法。其核心在于用传统的金属支架撑开血管，同时通过支架上的聚合物涂层平稳缓慢地释放药物（目前常用的为西罗莫司和紫杉醇），该药物可以抑制平滑肌细胞增殖，降低再狭窄发生率。TASC Ⅱ 更新中提出的 4 个 RCT 试验证实了药物涂层支架治疗膝下动脉短段病变（＜100mm）相对于单纯 PTA、裸支架，甚至药物涂层球囊都具有一定的优势。

腔内治疗术后血管再狭窄的出现具有较强的时间依从性，主要发生在腔内治疗后 3～6 个月，1 年后少有再狭窄发生。生物可降解支架由可吸收材料制成，在短期内能支撑血管，达到血运重建的目的，最终能在体内降解为无毒产物，随机体正常代谢排出体外。避免了金属异物长期存在所导致的内膜增生及对血管壁的长期刺激。生物可降解支架被吸收后血管可恢复正常收缩性，有利于防止血管再狭窄，可避免普通支架导致的血管动力消失，还可在同一病变处多次介入干预，有较为广阔的应用前景。Bosiers 等对 20 例膝下动脉闭塞所致静息痛或者溃疡的患者，植入 23 枚镁合金可吸收支架。术后 12 个月，植入的镁合金支架全部降解，没有发现血液或血管方面的不良反应，植入支架处的血管通畅率达 73.3%，保肢率为 94.7%。生物可降解支架最大的挑战是支架能否提供与非降解支架相当的机械特性，以及降低再狭窄的发生率。其未来发展的主要方向应该是增加支架的支撑力，减少弹性回缩，控制一定的降解速率，降低再狭窄的发生率。

3. 药物治疗 由于 PTA 及支架植入术后血栓形成的风险，强烈推荐围手术期药物治疗。术后药物治疗的目的是保持血管通畅及降低常见的心血管风险。一般在手术开始时给予肝素，使活化凝血时间达到 250 秒或更多。PTA 及支架植入前，要开始抗血小板治疗，包括阿司匹林、氯吡格雷或两者同时应用。术后所有有症状的 PAD 患者均应长期服用小剂量的阿司匹林，以减少心血管疾病方面的发病率及病死率。氯吡格雷也可用于单药治疗。一项最近的研究表明，与单用阿司匹林相比，氯吡格雷和阿司匹林联用不能减少心肌梗死、卒中或血管性死亡的风险。

4. 术后并发症 决定行腔内治疗而不行外科手术时必须要进行仔细的风险收益评估。经常选择腔内治疗是因为其更低的围手术期死亡率及并发症发生率。AHA TASK 工作组分析了 12 项研究中 3784 例下肢 PAD 的 ET 患者资料后做出了 PTA 指南。并发症根据穿刺部位、成形部位、远端血管及是否全身性来分类。与穿刺部位、成形部位、远端血管相关的并发症占 10%，全身并发症占 1%。最近的一项包含 23 项研究中的 1549 例患者的分析显示，最常见的并发症为腹股沟血肿、动脉穿孔及远端栓塞。跛行或 CLI 患者的总体并发症发生率为 8%～17%。股 - 腘动脉治疗后的并发症发生率（7%～20%）与腘以下动脉治疗后的并发症发生率（8%～16%）无显著性差异。

5. 随访 一般采取临床症状与影像学检查相结合的方法来监测腔内治疗术后的患者。一个典型的术后随访一般在术后第 1、3、6、9、12 个月（其后变为每年）进行一次临床体检，测量 ABI，彩色多普勒超声检查，或者下肢动脉 CTA、MRA，甚至有创的下肢动脉造影。对于随访中发现的再狭窄应及时进行处理，以防再次发生闭塞。

（三）步行疗法

目前动脉腔内成形术和动脉搭桥转流术已在临床广泛应用于治疗动脉闭塞症。据 Tunis 等统计，美国马里兰州的 10 年资料发现，每年做腔内成形术者，从 1/10 万增为 24/10 万；做搭桥转流术者，从 32/10 万增为 65/10 万；但是在此时期内，截肢率却并无降低，一直保持为 30/10 万左右。在不断开展手术治疗的同时，一些学者通过临床实践认为，保守治疗特别是步行疗法，对间歇性跛行的患者也有显著的疗效。1898 年，Erb 首先提出采用步行锻炼的方法治疗下肢缺血症；1957 年，Foley 重新提出 Erb 的观点；1988 年，Housley 总结步行锻炼的经验，提出保守治疗的原则为"戒烟和坚持步行锻炼（stop smoking and keep walking）"。一些学者指出，糖尿病患者发生间歇性跛行时，应采用积极的手术治疗，因为他们的预后远差于非糖尿病的患者。但是 Lundgren 等认为，即使是

糖尿病的患者，也同样能与非糖尿病患者一样，通过步行锻炼显著增加无痛行走的距离。近年来，Ernst、Robeer 和 Gardner 等都分别指出，通过正规的行走锻炼，可使间歇性跛行患者的行走距离增加 1 倍以上；步行锻炼应在医务专职人员有计划的监护下进行，至少要持续 2 个月或更长的时间。1999 年，Remijnse-Tamerius 等指出，凡无绝对手术适应证的间歇性跛行患者，都可做步行锻炼治疗，以增加最远行距和无痛步行距离。他们认为，采用无坡度踏车训练是最佳的锻炼方法，并且对同时存在的一些病变，如糖尿病、高血压、高血脂、高血黏度等，都必须同时给予积极的治疗，以取得最好的疗效。

近年来，Gibellini 等指出，虽然间歇性跛行的患病率在总人口中占 2%，但每年需要做动脉腔内成形术或搭桥转流术者，只在所有患者中占 5.5%，而绝大多数都可通过保守治疗，特别是步行锻炼，有望使症状得以改善或甚至消失。他们指出，因腹主 - 髂动脉闭塞而施行手术者的 5 年通畅率为 85%～90%；闭塞病变在股 - 腘动脉者的 5 年通畅率则降为 40%～70%，手术的远期效果尚不够理想。Perkins 和 Whyman 等比较动脉腔内成形术与步行锻炼后的 5 年疗效，发现二者并无显著性差异。他们指出，腹主 - 髂动脉病变的患者，手术治疗的效果较好；股 - 腘动脉受累时，则多可通过保守治疗使临床表现得以改善。学者们多认为，步行锻炼结合药物治疗不仅可显著减轻或治愈间歇性跛行，提高患者的生活功能和质量，还可作为手术前的辅助治疗，以及在手术以后治愈残余的轻度间歇性跛行，以取得最佳的疗效。1999 年，Remijnse-Tamerius 等收集了 1980～1997 年文献中有关报道 17 篇，共有间歇性跛行患者 457 例，采用以步行锻炼为主的保守治疗，治疗期限为 1～53 周，平均 17 周，治疗结束后，最远行距平均增加 110.89%；无痛步行距离平均增加 152%。并且治疗停止后的 6 个月以内，大多数患者仍保持良好的生活质量。

1. 步行疗法的机制 虽然步行锻炼可显著减轻甚至消除间歇性跛行的临床表现，并且在停止锻炼后，其治疗作用可延续相当长的时间，但是其作用的机制至今尚不十分明了。综合文献报道中的资料，主要包括下列几点。

（1）血液循环的改变：有些学者在动物实验中发现，结扎鼠或犬的股动脉后，使其处于不断的行动状态，由于侧支循环的增加可使患肢血流量恢复至术前的水平。但是大多数学者发现，间歇性跛行患者做运动治疗后，患肢的血流量并无显著增加。2000年，Tan等综合1989～1995年有关的文献报道7篇，共有患者103例，步行治疗1～13个月，平均5.28个月后，行走距离平均增加71.71%，但患肢供血量并无增加。近来又有一些学者提出，步行疗法的机制在于使患肢的血液重新分布，即可使患肢的血液从活动量较小、耗氧较少的肌肉群，转而供给活动量大、耗氧量多的肌肉群。有的学者认为，步行治疗时局部动脉血流暂时增加，使动脉壁承受的切应力增强，刺激内膜释出各种有关的生长因子，从而改变血管和组织对缺血的适应性和耐受性。近来学者们发现，做步行疗法的患者与施行动脉腔内成形术的患者相比较，后者患肢的血流量增加，但是其患肢活动的耐受性却明显差于前者。因此，步行疗法改善甚至消除间歇性跛行的原因可能是多方面的，值得做进一步研究。

（2）肌肉结构和代谢的变化：正常人骨骼肌的活动需要ATP的不断合成提供能量。在肌肉内ATP的储存量有限，只能提供短时间肌肉活动的需要，而大量的能量来源则是肌肉内能迅速转化为ATP的磷酸肌酸。ATP于线粒体内主要在葡萄糖和脂肪酸的参与下进行有氧合成；在缺氧的状态下，则使丙酮酸盐不转化为乙酰辅酶A而转为乳酸。下肢动脉闭塞症时，由于局部缺氧使肌肉的代谢过程主要在厌氧条件下进行，从而因乳酸增加，ATP和磷酸肌酸缺乏而造成行走时疼痛、体力活动的耐受性降低、恢复的时间延长等。在慢性缺血的条件下，除肌肉纤维以外，周围神经系统也同样受到损害。Eames等报道，在间歇性跛行患者中，88%有感觉功能减退，56%有运动障碍，这些都对行走运动的生理功能产生有害的作用。最近据Koopman等报道，通过组织学检查，可在缺氧的肌肉内找到角形肌纤维；肌电图检查可发现异常运动单位的动作电位。

正常人做行走锻炼后，可使肌肉的结构和功能发生许多相应的变化，如在每条肌肉纤维内，线粒体的数量和体积均增加；氧化酶的水平升高；

肌糖和血糖的利用减慢；能量来源主要依靠脂肪酸的氧化；由于脂肪酸氧化增加而使呼吸商降低。间歇性跛行患者通过一段时间的行走锻炼后，也发生上述同样的变化，即血液中乳酸的含量较运动锻炼前显著降低；动静脉血含氧量的差异明显增大；乳酸水平下降；磷酸肌酸损失减少，提示ATP生成量增多，无氧代谢降低，肌肉的能量供应转好。学者们对步行疗法后肌肉中酶的变化做过大量的研究，发现各种氧化酶如细胞色素氧化酶和琥珀酸氧化酶的水平显著增高，并伴有枸橼酸合酶的升高。细胞色素氧化酶从运动锻炼前的低水平明显上升。一般认为，步行锻炼前患肢缺血时酶活性的低水平，是由活动减少、肌肉纤维损失和线粒体损伤等所引起。因此步行锻炼以后，肌肉中氧化酶的活性自然会明显增加，使患肢缺血性病变得以改善。

正常人的骨骼肌分为Ⅰ型和Ⅱ型两大类，分别含缓慢扭曲和快速扭曲肌纤维。前者有丰富的氧化酶和线粒体内容物；后者又分为：①快速扭曲白色肌纤维，具有低呼吸性和高糖原分解功能；②快速扭曲红色肌纤维，具有高呼吸性和高糖原分解功能。正常人做持久步行锻炼后，快速扭曲肌纤维可向缓慢扭曲肌纤维转化。间歇性跛行患者做步行锻炼治疗后，各学者对骨骼肌变化的观察结果很不一致，目前尚无定论。据Hedberg等报道，患肢严重缺血时，骨骼肌发生广泛性损害，正常肌纤维为结缔组织代替，但在缺血程度较轻时，骨骼肌则可发生各种不同的改变，包括选择性的Ⅱ型骨骼肌丧失、Ⅱ型骨骼肌完好、Ⅰ型骨骼肌增生等。

近来学者又发现，缺血下肢经步行锻炼疗法后，肌肉内的毛细血管显著增多，使无氧代谢转化为有氧代谢，从而缓解甚至消除间歇性跛行的临床表现。同样，Ades等也发现，甚至老年冠心病患者，也可通过适当的步行锻炼，使缺血肌肉中的毛细血管密度显著增加。

（3）血液流变和活动导致的炎症：1998年，Tisi等报道，缺血可引起局部和全身的炎症反应。间歇性跛行患者长期处于活动—疼痛—恢复期反复循环的周期中，因此可导致缺血组织的再灌注损伤。近年来，学者们在间歇性跛行患者活动时发现，双下肢股静脉血液的中性粒细胞计数有显著性差异，即患肢高于健肢，并且前者多呈激活状态，释出各种炎症蛋白质，如血栓烷 A_2 和白细胞三烯等，使血小板等聚集和激活，导致血管通透性增加。中性粒细胞还释出各种蛋白酶，如弹性蛋白酶等，又因一些补体因子的激活，使血管内皮细胞遭到破坏。此外，被激活的中性粒细胞对内膜的黏附，以及氧自由基的生成等，可进而使微循环发生障碍和加重血管内膜的损伤。行走锻炼则可使炎症性病变显著减轻和消失，患者的血浆容量增加和血细胞比容降低，以致血黏度下降，患肢的血液循环得以改善。

（4）步行锻炼对其他器官功能的影响：综合文献报道，学者们对步行锻炼的机制还提出一些新的看法。Womack 等指出，行走活动可降低氧的消耗量，增加氧的利用率，使心率减慢和改善肺功能。还有的学者认为，行走锻炼可增加内啡肽的生成，增强患者对疼痛的耐受性，以致行走距离延长。还有些学者认为，步行锻炼能使内膜释出的一氧化氮增加，从而对降低血脂、血压和抑制动脉粥样硬化的进程，有良好的治疗作用。

总之，步行疗法已在国外广泛应用于治疗下肢因缺血引起的间歇性跛行，并取得一定的疗效。2000 年，Gibellini 等在临床随机挑选两组间歇性跛行患者，一组做踏车步行锻炼，每天锻炼 2 次，每次 30 分钟，每周锻炼 5 天，持续 4 周；另一组为对照组，不做任何步行锻炼。结果发现，4 周后第一组的无痛行走距离增加 141%；6 个月后无痛行走距离仍较锻炼治疗前增加 200%。而对照组在这段时间内，间歇性跛行的情况并无显著改变。近来，Dawson 和 Mangiafico 等都指出，步行锻炼可采用无坡度或有上升坡度的踏车，速度为 3km/h；适于做这种治疗患者的条件，主要是确诊为缺血性病变所致的间歇性跛行、病程超过 6 个月、无未能控制的高血压、无恶性病变、无患肢严重缺血表现、近期未做过下肢动脉重建手术、近期无深静脉血栓形成史、无全身严重器质性病变，并且在步行锻炼时，不发生心绞痛、呼吸困难、严重心律失常，不包括有骨科疾病不能胜任行走锻炼者。锻炼必须在专业人员的指导下进行。近几年内，文献中不断有较多的涉及本课题的报道。有些学者主张，同时做患肢间歇性气囊压迫和步行锻炼，对改善和消除间歇性跛行有良好的治疗效

果。Amighi 等指出，女性、糖尿病、ABI 值过低者，做步行锻炼的效果较差；Parkins 等指出，步行锻炼对股动脉闭塞病变的疗效优于髂动脉病变者。2009 年，Kruidenier 等通过对 400 余例患者观察后指出，步行锻炼并非对所有的间歇性跛行患者都有明显的疗效，他们提出，对本症患者可以先试行步行锻炼治疗，若数周后无效，即应改用其他治疗方法。

目前，步行锻炼已被认为是一种安全、操作简便、费用小，而且可靠的治疗方法，具有临床应用的价值。

近 10 余年来，国外文献有关本课题的报道，每年有数十篇之多。学者们从各种角度做了多方面的探索，取得一些进展。

2011 年，Sexton 等提出一个新的设想，他们提出，增加上肢有氧运动可能提高步行锻炼治疗下肢 PAD 的效果，从而在临床对 537 例 PAD 患者，先在监护下做 6 周上肢锻炼后，证明确对下肢 PAD 有显著治疗效果，并且疗效胜过单做下肢锻炼者。他们认为，只做下肢运动者，开始锻炼时，行走后患者多会出现缺血性跛行，因此患者不自觉地会减少运动量，从而影响治疗效果。而上肢锻炼，在治疗早期，不会因出现跛行而降低其疗效。此外，上肢锻炼不会激发下肢间歇跛行，而不影响锻炼的时间和强度，对一些症状较重者，也可及早开始锻炼。另外，对一些不能下床行走的严重缺血患者，做上肢锻炼毫无不利影响。另有报道，上肢锻炼，能显著提升间歇跛行患者的抗炎能力，有助于降低心、血管疾病的发病率和死亡率。他们认为，下肢 PAD 有间歇跛行的患者，应及早进行上肢无痛性的有氧锻炼，6 周后下肢的 PAD 症状减轻或消失后，再同时做上、下肢锻炼，能提高治疗效果。监护下的运动治疗，可以减轻或治疗间歇跛行的症状，但其机制至今不详。

2012 年，Beckitt 等利用近红外光谱（near infrared spectroscopy，NIS），通过实时检测肢体肌肉氧饱和度，来证明运动使下肢 PAD 缺血症状减轻或消失，并非肌肉氧供增加的原因，但未获成功。有些学者认为，监护下运动治疗，可能是由于改善了缺血下肢的代谢性肌病（metabolic myopathy）的缘故。但是尚无实验结果加以证实。

（四）Angiosome 的概念在膝下动脉病变中的应用

Angiosome 是 Taylor 和 Palmer 于 1987 年提出的概念，指的是某一支动脉及其供血区域所有组织和功能组成的，一个三维立体结构的总和。这一概念目前国内的翻译尚未完全统一。根据英语单词组成理论，"-some"作为医学单词后缀通常表示"体"的意思，如"chromosome"和"ribosome"分别称之为"染色体"和"核糖体"，因此 angiosome 直译为"血管体"，结合其表示的医学意义，倾向于将其翻译为"区域血管体"，表示某一支动脉供血的一个特定的三维组织结构区域，Taylor 等学者据此将人体分成最少 40 个"区域血管体"，包括足踝部 6 个"区域血管体"。这一概念最早应用于组织修复重建术上，由于血管外科疾病谱的变化，缺血性糖尿病足病和膝下动脉粥样硬化闭塞症所致的，重症肢体缺血成为血管外科主要疾病之一，重建膝下动脉手术（包括开放性旁路转流术和腔内血管成形术）在临床上逐渐增多，这一概念才在血管外科得到广泛使用。需要注意的是，Angiosome 并非一个新的技术，仅仅是将重建膝下动脉给予细化，将流出道相对精确到目标血管，以提高治疗效果。

根据尸体解剖和彩色多普勒超声检查，将足踝部主要供血动脉三大分支分成 6 个区域血管体（图 15-16），胫后动脉包括足底内侧分支动脉、足跟外侧分支动脉和足底外侧分支动脉，主要供血足底、足踝内侧和足跟外侧，因此含 3 个区域血管体；胫前动脉延伸为足背动脉，主要供血足背，有 1 个区域血管体；腓动脉包括足踝外侧分支动脉和足跟外侧分支动脉，主要供血足踝外侧和足跟内侧，包括两个区域血管体。各区域血管体同时供血邻近的足趾。相邻区域血管体之间通过动脉分支相沟通。在某一区域血管体闭塞时，由邻近区域血管体通过分支循环来供血。

供血足踝部的动脉属于末梢血管，其发生狭窄闭塞性病变后，会出现局部溃疡。UTWCS 系统（The University of Texas Wound Classification System）根据溃疡侵及深度，将足踝部溃疡分成以下 3 级：1 级表示浅表溃疡；2 级表示溃疡深达

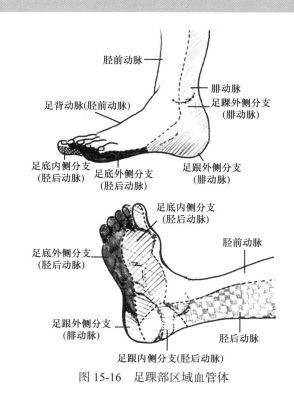

图 15-16　足踝部区域血管体

肌肉、肌腱或关节囊；3 级表示溃疡深达关节腔或骨质，又将第 3 级分为 A 级（没有缺血，没有感染）、B 级（没有缺血，有感染）、C 级（有缺血，没有感染）、D 级（有缺血、有感染）共 4 个等级。根据发生溃疡的部位，可以大概了解病变的区域血管体，如足底的溃疡通常提示胫后动脉病变；足背溃疡通常提示为胫前动脉病变，这也是足踝部区域血管体这一概念，在血管外科得到学者们重视的原因。同时，也可以解释临床上糖尿病足部溃疡，较少见于足踝外侧和足跟内侧，因为腓动脉通常是最后发生病变的动脉。

膝下动脉重建包括开放性旁路转流术和腔内血管成形术，哪一个更为有效，临床上尚没有达成共识。文献唯一一个比较旁路转流术和腔内介入重建膝下动脉的随机对照研究（BASIL）提出，两种方法在术后 1 年保肢率和生存率无显著性差异；但 2 年保肢率和生存率旁路转流术组患者要高于腔内介入组。不仅如此，2010 年公布的 BASIL 试验的最终结果显示，腔内血管成形术失败的病例，即使采用旁路转流术，其效果仍然不优于第一次，即采用旁路转流术患者。因此，虽然腔内血管成形术具备较多的微创优势，膝下动脉旁路转流术在临床上仍不少见。

目前有较多文献报道，足踝部区域血管体在

膝下动脉旁路转流术中的应用。印度学者 Kabra 等，通过回顾性分析 64 例膝下动脉重建术后临床效果认为，与非直接足踝部区域血管体重建相比，直接足踝部区域血管体重建可以提高足踝部溃疡愈合率，并缩短溃疡愈合时间；但两组患者保肢率没有显著性差异。日本学者 Azuma 等，分析了 369 条患肢膝下动脉重建术后效果，得出同样的结果，尤其是合并有末期肾脏疾病的患者。但是以病变血管严重程度和范围亚组分析，直接足踝部区域血管体重建组，无论是溃疡愈合率，还是愈合时间，均没有明显的优势。影响溃疡愈合率的危险因素，主要是患者的合并症，如末期肾脏疾病、糖尿病和低蛋白血症等。英国 Rashid 等分析了 167 条患肢膝下动脉重建术后效果，表明直接足踝部区域血管体重建，不影响溃疡的愈合率和愈合时间，是否具有完整的弓状动脉，是影响溃疡愈合的主要因素。

直接足踝部区域血管体重建，从理论上而言，可以直接改善溃疡部位血供，但在临床实际操作中，存在较多的不确定性因素，如溃疡部位直接区域血管体流出道差甚至没有流出道，仍然强行直接区域血管体重建显然不合适。因此作者等建议，开放性旁路转流术重建膝下动脉时，尽可能直接重建区域血管体，如果不能重建直接区域血管体，同样不能放弃非直接区域血管体的重建，因为这通常也能改善溃疡周围血供，以提高溃疡愈合率和保肢率。

膝下动脉旁路转流术由于需要合适的静脉移植物，远端吻合口需要建立在管径较细的膝下动脉上，在技术上要求也较高，因此限制了膝下动脉旁路转流术的广泛引用。近年来随着专门为膝下动脉设计的小口径、强支撑、高推送力长球囊的出现，使腔内血管成形术重建膝下动脉病变，逐渐成为多数血管外科医师的首选治疗方法。膝下动脉腔内成形术除具有微创这一特点外，同时具备较多额外的优势。第一，膝下动脉旁路转流术常以一条流出道作为远端吻合口，与此不同的是，膝下动脉腔内成形术可以同时重建两条其至三条流出道，不仅可以增加病变部位血供，还可以提高血管通畅率。第二，在直接区域血管体较差的情况下，仍然可以通过腔内成形术，来达到直接区域血管体通畅的效果。第三，膝下动脉腔

内成形术，可以通过重建弓状动脉，来增加不同区域血管体之间侧支循环的建立，间接增加直接区域血管体对病变部位的血供。因此，区域血管体在腔内血管成形术治疗膝下动脉病变中得到更为广泛的认可。

芬兰学者 Soderstrom 等，分析了 250 例糖尿病足部溃疡患肢，其中 121 条患肢直接区域血管体腔内成形术，1 年溃疡愈合率为 72%，1 年保肢率 86%，而 129 条非直接区域血管体腔内重建，1 年溃疡愈合率仅 45%（$P < 0.001$），1 年保肢率 77%（$P=0.086$）。比利时学者 Alexandrescu 同样分析了 223 条患肢（直接和非直接区域血管体腔内成形术，分别为 134 条和 89 条），无论是溃疡愈合率和保肢率，还是无截肢生存率（包括踝上和踝下截肢/趾）和有无肢体主要不良事件，直接区域血管体重建均优于非直接组，而技术成功率两组无显著性差异。也就是说，从腔内技术角度而言，直接区域血管体腔内成形术并不比非直接区域血管体腔内成形术困难，在实践中可以主动重建直接区域血管体而不是只重建相对容易的病变动脉。当然，这在很大程度上，得益于腔内材料的发展和腔内技术的革新。日本学者 Iida 和意大利学者 Fossaceca 等，均报道了类似的结果。总之，相比膝下动脉旁路转流术，学者们对直接区域血管体腔内成形术更看重。

相比其他周围动脉疾病，足踝部区域血管体腔内成形术具有其自身特点。首先，只要股总动脉和股浅动脉有足够的置鞘空间，首选病变患肢股动脉顺行穿刺，其次，也可选择对侧股动脉穿刺。对顺行开通失败者，可考虑足踝部动脉逆向穿刺，此时作者等推荐"无鞘技术"，即穿刺成功后直接跟进导丝和普通导管或球囊导管，待逆行通过病变后将导丝引入顺行的导管或鞘内。顺行穿刺成功后置入 4F 或 5F 鞘，若术中需要交换导管鞘，必须在超硬导丝引导下，鞘内注射普通肝素水使患者全身肝素化，将 ACT 控制在 300 秒左右，然后鞘内造影明确膝下动脉病变累及范围，并根据患肢溃疡部位大概确定区域血管体。由于膝下动脉管径较细，4F 及其以下导管和 0.018 或 0.014 导丝比较合适，导管是否有弯头不是必须的，导丝远端可以制作成一定角度的弧度，便于导丝进入膝下动脉 3 根分支。导丝前行过程中与导管末端

保持1～2cm左右的距离,以给予导丝足够的支撑;若导丝成袢状前行,袢端不要太大,否则在通过病灶后导丝后撤非常困难。导丝导管通过病变后常规注射造影剂,明确导管进入远端真腔,并注射1～3mg的硝酸甘油预防动脉痉挛。球囊直径选择2～3mm,长度尽可能选择可以一次完全覆盖病变段,最长为220mm,这样可避免反复不同部位扩张导致的夹层形成。目前市场尚没有疗效确切和长期随访结果的膝下动脉支架,因此作者等常规不植入支架,若出现影响血流的夹层或弹性回缩,可以通过延长球囊扩张时间来改善。

膝下动脉腔内成形术严重并发症较罕见,最多见的是动脉痉挛、穿孔和血栓形成。动脉痉挛可以通过导管内注射硝酸甘油来预防和治疗,缺点是注射药物过程中患肢疼痛较剧烈。动脉穿孔很少带来严重后果,可以退出导丝导管重新建立通道,需要提醒的是,术中有时需要大概了解导丝导管走行是否正确,建议从导管鞘内造影来确定,而若行直接导管内造影可能出现局部大量造影剂聚集而影响后续的操作。动脉血栓形成带来的后果较严重,通常是手术时间太长,导丝、导管对病变反复损伤,以及肝素化不足引起的,在治疗上不建议置管长时间溶栓,可以置入3F或4F溶栓导管,术中一次性负荷剂量溶栓,但重点还是预防,一旦导丝通过病变段则严格固定导丝避免在病灶部位来回移动,术中充分肝素化尤为重要。

（刘晓兵　叶开创　蒋米尔）

主要参考文献

冯友贤,1992.血管外科学.第2版.上海:上海科学技术出版社

蒋米尔,邓劼,2006.股深动脉成形术治疗下肢动脉硬化闭塞症.临床外科杂志,5:266-268

蒋米尔,陆民,黄新天,等,1995.腹主-股动脉转流术治疗动脉硬化闭塞症.中华外科杂志,33:105-107

蒋米尔,陆民,黄新天,等,1998.股深动脉重建下肢组织血供的临床研究.中国普外基础与临床杂志,5:280-282

蒋米尔,殷敏毅,2013.重症下肢缺血的诊治现状与进展.外科理论与实践,18:405-408

蒋米尔,张培华,2014.临床血管外科学.第4版.北京:科学出版社

蒋米尔,赵振,2014.动脉粥样硬化实验研究的热点和展望.中华实验外科杂志,31:699-701

兰锡纯,1984.心脏血管外科学(下册).北京:人民卫生出版社

刘晓兵,蒋米尔,2013.Angiosome概念在重症肢体缺血中的应用进展.外科理论与实践,18:417-420

陆信武,蒋米尔,1999.股深动脉血流动力学的超声评价.上海第二医科大学学报,19:474-475

陆信武,蒋米尔,2005.内膜下血管成形术治疗动脉硬化闭塞性病变.中华外科杂志,43:899-901

陆信武,李维敏,黄英,等,2007.内膜下血管成形术治疗下肢动脉硬化闭塞症患者的临床评价.中华医学杂志,87:3047-3050

陆信武,李维敏,黄英,等,2009.内膜下血管成形术治疗下肢慢性缺血的临床评价.中华普通外科杂志,47:664-666

陆信武,李维敏,陆民,2008.胫腓动脉血管成形术治疗下肢严重缺血35例.中华普通外科杂志,23:572-574

孙建,陆信武,蒋米尔,2004.动脉旁路术前自体大隐静脉移植物的评估.临床外科杂志,12:468-470

孙建民,张培华,1988.分期动静脉转流术重建肢体血液循环的临床研究.中华实验外科杂志,5:51-53

杨广林,黄英,蒋米尔,2006.内膜下血管成形术治疗下肢动脉硬化闭塞症的初期评估.临床外科杂志,14:278-279

叶开创,殷敏毅,陆信武,等,2011.腔内血管成形术治疗髂动脉长段慢性完全闭塞性病变.中华外科杂志,49(12):1105-1108

叶开创,殷敏毅,陆信武,等,2013.支架成形术治疗髂动脉慢性闭塞性的中长期疗效分析.外科理论与实践,18(5):425-428

Alexandrescu V, Vincent G, Azdad K, et al, 2011. A reliable approach to diabetic neuroischemic foot wounds: below-the-knee angiosome-oriented angioplasty. J EndovascTher, 18(4): 376-387

Begelman SM, Jaff MR, 2006. Noninvasive diagnostic strategies for peripheral arterial disease. Cleve Clin J Med, 73(Suppl 4): S22-S29

Beyersdorf F, Matheis G, Krüger S, et al, 1989. Avoiding reperfusion injury after limb revascularization: experimental observations and recommendations for clinical application. J Vasc Surg, 9(6): 757-766

Bisdas T, Borowski M, Torsello G, et al, 2015. Current practice of first-line treatment strategies in patients with critical limb ischemia. First-Line treatments in patients with critical limb ischemia. J Vasc Surg, 62(4): 965-973

Bown MJ, Bolia A, Sutton AJ, 2009. Subintimal angioplasty: meta analytical evidence of clinical utility. Eur. J Vasc Endovasc Surg, 38(2): 323-337

Colleran R, Harada Y, Cassese S, et al, 2016. Drug coated balloon angioplasty in the treatment of peripheral artery disease. Expert Rev Med Devices, 13(6): 569-582

Couto M, Figueroa A, Sotolongo A, et al, 2015. Endovascular intervention in the treatment of peripheral artery disease. Boletin de la Asociacion Medica de Puerto Rico, 107(3): 47-51

Dorweiler B, Friess T, Duenschede F, et al, 2014. Value of the deep femoral artery as alternative inflow source in infrainguinal bypass surgery. Ann Vasc Surg, 28(3): 633-639

Fusaro M, Biondi Zoccai GG, Sondore D, et al, 2007. Iatrogenic vessel perforation during below the knee percutaneous revascularisation for critical limb ischaemia: successful management with deep catheter intubation and prolonged balloon inflations. J Cardiovasc Med (Hagerstown), 8(3): 305-308

Fossaceca R, Guzzardi G, Cerini P, et al, 2013. Endovascular treatment of diabetic foot in a selected population of patients with below-the-knee disease: is the angiosome model effective? Cardiovasc Intervent Radiol, 36（6）: 637-644

Gu YQ, Zhang J, Qi LX, et al, 2007. Surgical treatment of 82 patients with diabetic lower limb ischemia by distal arterial bypass. Chin Med J, 120（2）: 106-109

Huang Y, Gloviczki P, Noel AA, et al, 2007. Early complications and long term outcome after open surgical treatment of popliteal artery aneurysms: is exclusion with saphenous vein bypass still the gold standard? J Vasc Surg, 45（6）: 706-715

Ihnken K, Beyersdorf F, Winkelmann BR, et al, 1996. Experimental application of controlled limb reperfusion after incomplete ischaemia. Br J Surg, 83（6）: 803-809

Iida O, Soga Y, Hirano K, et al, 2012. Long-term results of direct and indirect endovascular revascularization based on the angiosome concept in patients with critical limb ischemia presenting with isolated below-the-knee lesions. J Vasc Surg, 55（2）: 363-370

Janas A, Buszman PP, Milewski KP, et al, 2017. Long-term outcomes after percutaneous lower extremity arterial interventions with atherectomy vs. balloon angioplasty- Propensity score-Matched Registry. Circ J, 81（3）: 376-382

Jiang ME, Huang Y, Lu M, et al, 1999. Revascularization of severely ischemic limbs by staged arteriovenous reversal. Jpn, J, Cardiovasc, Surg, 28: 215-220

Johnson GE, Sandstrom CK, Kofut MJ, et al, 2013. Frequency of external iliac artery branch injury in blunt trauma: improved detection with selective external ilica angiography. J Vasc Inter Radiol, 24: 363-369

Kabra A, Suresh KR, Vivekanand V, et al, 2013. Outcomes of angiosome and non-angiosome targeted revascularization in critical lower limb ischemia. J Vasc Surg, 57（1）: 44-49

Kabra K, Suresh R, Vivekanand V, et al, 2013. Outcomes of angiosome and non-angiosome targeted revascularization in critical lower limb ischemia. J Vasc Surg, 57（1）: 44-49

Lane RJ, Phillips M, McMillan D, et al, 2008. Hypertensive extracorporeal limb perfusion（HELP）: a new technique for managing critical lower limb ischemia. J Vasc Surg, 48（6）: 1156-1165

Lavery L, Armstrong D, Harkless L, 1996. Classification of diabetic foot wounds. J Foot Ankle Surg, 35（5）: 528-531

Liu G, Cui CY, Yin MY, et al, 2018. Staged endovascular repair of critical limb ischemia in high risk patients: the procedural and clinical outcomes. Int Angiol, 37（1）: 52-58

Ma T, Ma J, 2014. Femorofemoral bypass to the deep femoral artery for limb salvage after prior failed percutaneous endovascular intervention. Ann Vasc Surg, 28（6）: 1463-1468

Mahe G, Kaladji A, Le Faucheur A, et al, 2015. Internal iliac artery stenosis: diagnosis and how to manage it in 2015. Front Cardiovasc Med, 2: 33

Mahe G, Kaladji A, Le Faucheur A, et al, 2016. Internal iliac artery disease management: still absent in the update to TASC II（inter-society consensus for the management of peripheral arterial disease）. J

Endovasc Ther, 23（1）: 233-234

Marcucci G, Accrocca F, Gabrielli R, et al, 2015. Combining superficial femoral artery endovascular treatment with distal vein bypass. J Cardiovasc Surg, 56（3）: 383-391

Mehta M, Zhou Y, Paty PS, et al, 2016. Percutaneous common femoral artery interventions using angioplasty, atherectomy, and stenting. J Vasc Surg, 64（2）: 369-379

Murphy TP, Hirsch AT, Cutlip DE, et al, 2009. Claudication: exercise vs endoluminal revascularization（CLEVER）study update. J Vasc Surg, 50（5）: 942-945

Radeleff B, Sumkauskaite M, Kortes N, et al, 2016. Subintimal recanalization. Indications, technique and results. Der Radiologe, 56（3）: 266-274

Rashid H, Slim H, Zayed H, et al, 2013. The impact of arterial pedal arch quality and angiosome revascularization on foot tissue loss healing and infrapopliteal bypass outcome. J Vasc Surg, 57（5）: 1219-1226

Sachwani GR, Hans SS, Khoury MD, et al, 2013. Results of iliac stenting and aortofemoral grafting for iliac artery occlusions. J Vasc Surg, 57: 1030-1037

Schlensak C, Doenst T, Bitu-Moreno J, et al, 2000. Controlled limb reperfusion with a simplified perfusion system. Thorac Cardiovasc Surg, 48（5）: 274-278

Sixt S, Krankenberg H, Mohrle C, et al, 2013. Endovascular treatment for extensive aortoiliac artery reconstruction: a single0center experience based on 1712 interventions. J Endovasc Ther, 20: 64-73

Smeds MR, Duncan AA, Harlander-Locke MP, et al, 2016. Treatment and outcomes of aortic endograft infection. J Vasc Surg, 63（3）: 332-340

Soderstrom M, Alback A, Biancari F, et al, 2013. Angiosome-targeted infrapopliteal endovascular revascularization for treatment of diabetic foot ulcers. J VascSurg, 57（3）: 427-435

Society for Vascular Surgery Lower Extremity Guidelines Writing Group, et al, 2015. Society for Vascular Surgery practice guidelines for atherosclerotic occlusive disease of the lower extremities: management of asymptomatic disease and claudication. J Vasc Surg, 61（3 Suppl）: 2S-41S

Stoner MC, Calligaro KD, Chaer RA, et al, 2016. Reporting standards of the Society for Vascular Surgery for endovascular treatment of chronic lower extremity peripheral artery disease. J Vasc Surg, 64（1）: e1-e21

TASC Working Group, 2007. Inter Society Consensus for the management of peripheral arterial disease（TASC Ⅱ）. Eur J Vasc Endovasc Surg, 33（Suppl 1）: S1-S75

Teymen B, Akturk S, 2017. Drug-Eluting balloon angioplasty for below the knee lesions in end stage renal disease patients with critical limb ischemia: midterm results. J intervent cardiol, 30（1）: 93-100

Torres-Blanco Á, Edo-Fleta G, Gómez-Palonés F, et al, 2016. Mid-Term outcomes of endovascular treatment for TASC-II D femoropopliteal occlusive disease with critical limb ischemia. Cardiovasc Intervent Radiol, 39（3）: 344-352

Wilhelm MP, Schlensak C, Hoh A, et al, 2005. Controlled reperfusion using a simplified perfusion system preserves function after acute and persistent limb ischemia: a preliminary study. J Vasc Surg, 42（4）: 690-694

Wang X, Qin JB, Zhang X, et al, 2018. Functional blocking of Ninjurin1 as a strategy for protecting endothelial cells in diabetes mellitus. Clin Sci（Lond）, 132（2）: 213-229

Yang XR, Lu XW, Li WM, et al, 2014. Endovascular treatment for symptomatic stent failures in long-segment chronic total occlusion of femoropopliteal arteries. J Vasc Surg, 60（2）: 362-368

Yang XR, Lu XW, Ye KC, et al, 2014. Systematic review and meta-analysis of balloon angioplasty versus primary stenting in the infrapopliteal disease. Vasc Endovascular Surg, 48（1）: 18-26

Ye KC, Lu XW, Yin MY, et al, 2013. Midterm outcomes of stent placement for long-segment iliac artery chronic total occlusions: a retrospective evaluation in a single institution. J Vasc Interv Radiol, 24（6）: 859-864

Yin MY, Jiang ME, Huang XT, et al, 2013. Endovascular interventions for transatlantic inter society consensus II C and D femoropopliteal lesions. Chin Med J（Engl）, 126（3）: 415-420

Yin MY, Wang W, Huang XT, et al, 2015. Endovascular recanalization of chronically occluded native arteries after failed bypass surgery in patients with critical ischemia. Cardiovasc Intervent Radiol, 38（6）: 1468-1476

第十六章　糖尿病足病

根据世界卫生组织（WHO）的定义，糖尿病足是与局部神经异常和下肢远端外周血管病变相关的足部感染、溃疡和（或）深层组织破坏。国际糖尿病足工作组将糖尿病足溃疡定义为糖尿病患者踝以下的累及全层皮肤的创面，而与这种创面的病程无关。

在临床上，糖尿病患者由于长期受到高血糖的影响，下肢动脉血管硬化、血管壁增厚、弹性下降，血管容易形成血栓，而造成下肢血管闭塞、支端神经损伤，从而造成下肢组织病变。足部溃疡是糖尿病最常见和最主要的并发症之一。据文献报道，5%～10%的糖尿病患者有不同程度的足部溃疡，足部溃疡多发生于糖尿病发病10年以后；病程超过20年者，约45%发生足部神经障碍性病变；1%的糖尿病患者需要截肢治疗，其截肢率是非糖尿病患者的15倍。糖尿病在我国近年来也列为高发疾病范围，居第三位。严重的足部溃疡使患者生活质量严重下降，而且给治疗上带来了一定的困难，特别是疗程长，医疗费用高，必须引起高度的重视。

一、糖尿病足部病变的分类和分级

常见的糖尿病足部病变主要是发生溃疡和坏疽。溃疡可以深浅不一，伴或不伴有感染。坏疽可以是局部的，也可以累及整个足部。少数的足部病变为Charcot骨关节病和神经性水肿。糖尿病足部溃疡和坏疽的原因主要有神经病变、血管病变和感染。按病因分类：①神经性；②缺血性；③混合性。按病情的严重程度和足部溃疡的情况主要有下述几种分类方法。第一种是Meggitt-Wagner分级法（表16-1）。0级：有发生足溃疡的危险因素，但目前无溃疡存在。1级：皮肤表面溃疡，临床上无感染现象。2级：有较深的溃疡，可涉及肌腱或关节囊，常合并蜂窝织炎，无脓肿或骨髓炎。3级：深度溃疡，伴有骨组织病变、脓肿或骨髓炎。4级：

有缺血性溃疡，局限性坏疽（趾、足跟或前足背）。坏死组织可合并感染，合并神经病变。5级：广泛性全足坏疽，需截肢。第二种是Liverpool分级法，分原发性和继发性两种。原发性包括神经性、缺血性、神经缺血性三方面因素。继发性包括无并发症和有并发症（如蜂窝织炎、脓肿或骨髓炎等）两方面。第三种：为了更好地评估糖尿病足的分型与判断预后，一些新的诊断和分类标准被提出，较为通用的为美国Texas大学糖尿病足分级、分期方法（表16-2）。该方法评估了溃疡深度、感染和缺血的程度，考虑了病因与程度两方面的因素。截肢率随溃疡的深度和分期的严重程度而增加，如非感染的非缺血的溃疡，随访期间无一截肢。溃疡深及骨组织者，截肢率高出11倍。感染缺血并存者，截肢率增加近90倍。糖尿病足感染分级有IWGDF/IDSA分级（表16-3）。美国血管外科协会（SVS）WIFI分类系统则包括了溃疡的深度和广度（wound，W）、下肢血液供应（ischemia，I）、足感染（foot infection，FI），0=无病变、1=轻度到中度病变、2=中度到严重病变、3=严重病变（表16-4～表16-6）。WIFI分类系统适用于各种治疗方法的比较和评价，实际上是对严重缺血病变诊断标准、感染诊断标准和足溃疡程度的综合判断。如果1例患者有足部表浅小溃疡、早期蜂窝织炎、踝肱指数（ABI）为0.43、足趾动脉血压是35mmHg，那么其WIFI分类为W=1、I=2、FI=1，或者WIFI121。WIFI相关研究显示，随着分期严重程度增加，截肢率和不愈合率明显升高。

表 16-1　糖尿病足病 Meggitt-Wagner 分级法

分级	临床表现
0	有发生足溃疡的危险因素，但目前无溃疡
1	足部表浅溃疡，临床无感染
2	溃疡较深，常合并软组织炎症，无脓肿或骨感染
3	深度感染，伴有骨组织病变或脓肿
4	局限性坏疽（趾、足跟或前足背）
5	全足坏疽

表 16-2   Texas 大学糖尿病足分级、分期方法

分级	特点	分期	特点
1	溃疡史，无溃疡	A	无感染、缺血
2	表浅溃疡	B	合并感染
3	溃疡累及肌腱	C	合并缺血
4	溃疡累及骨和关节	D	感染并缺血

表 16-3   糖尿病足感染的 IWGDF/IDSA 分级

分级	临床表现
未感染	无全身或局部症状或感染
感染	下列症状存在 2 项及以上： 局部种胀或硬结 红斑延伸 > 0.5cm（创面周围） 局部压痛或疼痛 脓性分泌物
较度感染	感染仅累及皮肤或皮下组织 任何红斑延伸 < 2mm（创面周围） 无全身症状或感染的症状 皮肤炎症反应的其他原因应排除（如创伤、痛风、急性 Charcot 关节病、骨折、血栓形成、静脉淤滞）
中度感染	感染累及的组织深于皮肤及皮下组织（骨、关节、肌腱、肌肉） 任何红斑延伸 > 2mm（创面周围） 无全身症状或感染的症状
严重感染	任何足感染与 SIRS，下列症状存在 2 项及以上： 体温 > 38℃或 < 36℃ 心率 > 90 次 /min 呼吸频率 > 20 次 / 分或二氧化碳分压 < 32mmHg（< 4.3kPa） 白细狍计数 < 4×10⁹/L 或 > 12×10⁹/L 或不成熟白细胞 > 10%

注：IWGDF. 国际糖尿病足工作组；IDSA. 美国感染病学会；SIRS. 全身炎症反应综合征。

表 16-4   不同严重程度的足溃疡临床表现及处置要点

分级	临床表现及处置要点
0	下肢静息痛，坏疽前皮肤改变，但无溃疡和坏疽
1	小溃疡（足部和下肢溃疡 < 5cm²），未累及骨或者最多影响远端趾骨
2	大溃疡并累及骨和关节、韧带；溃疡面积 5 ~ 10cm²、未累及跟骨；足趾坏疽。采用足趾截趾和半掌皮肤覆盖以挽救足
3	前足和足中部大范围溃疡或者足坏疽面积 > 10cm²；全足跟溃疡 > 5cm² 并涉及跟骨。治疗措施为全足重建、跗横关节 / 媒跗关节手术、大片皮肤移植和全面伤口处置

表 16-5   下肢缺血严重程度的判别

分级	踝肱指数（ABI）	足背动脉血压（mmHg）	经皮氧分压（mmHg）
0	≥ 0.8	100	≥ 60
1	0.7 ~ 0.79	70 ~ 99	40 ~ 59
2	0.4 ~ 0.69	50 ~ 69	30 ~ 39
3	≤ 0.4	< 50	< 30

表 16-6   糖尿病足病合并感染的严重程度判别

分级	WIFI	IDSA	IWGDF
0	溃疡无红肿、无感染征象	没有感染	1
1	感染范围 < 2cm²（红、肿、痛、硬结）；溃疡周围蜂窝织炎 < 2cm²；感染位于皮肤和软组织；局部和全身反应为轻度	轻度	2
2	感染患者全身情况和代谢稳定；蜂窝织炎 > 2cm²，淋巴管炎，感染扩散到腱膜；深部组织脓肿，坏疽；肌肉初带关节和骨感染为中度	中度	3
3	感染合并全身毒素反应，全身代谢不稳定	严重	4

注：IDSA. 美国感染学会；IWGDF. 国际糖尿病足工作组。

二、致病因素和临床表现

必须注意到容易导致足部溃疡和坏疽的一些高危因素，加以高度重视。①神经病变：感觉神经、运动神经和自主神经病变等；②周围血管病变；③以往有足部溃疡病史；④足部畸形，如鹰爪足、Charcot 足；⑤足部胼胝；⑥患者失明或视力严重减退；⑦合并肾脏病变，特别是慢性肾衰竭；⑧老年人，尤其是独立生活者；⑨不能观察自己足部或感觉迟钝者；⑩糖尿病知识缺乏者。

神经营养障碍和缺血是糖尿病患者并发足部溃疡的主要原因，二者常同时存在。糖尿病引起神经营养障碍的原因尚不十分清楚，一般认为与代谢和血供的因素有关。长期高血糖可导致周围神经营养障碍而变性，在足部表现为对称的远侧多发性神经病变。

高血糖是 2 型糖尿病的主要特征。1 型的特点是胰岛细胞生成胰岛素的功能丧失或低下。前者是在环境和遗传因素作用下，胰岛素分泌的功能受损和对胰岛素拮抗作用。高血糖通过两种途径影响糖尿病并发症的发生和发展。葡萄糖可还原成山梨醇，并经过多种复杂的机制在某些组织中堆积，如神经、视网膜和肾脏等。另一种代谢障碍可能是蛋白质糖化，包括血红蛋白、白蛋白、胶原、纤维蛋白和脂蛋白等。糖化的蛋白质可能与糖尿病患者的小血管和大血管的损伤都有关。空腹高血糖时，人体处于分解代谢状态，因蛋白质分解和糖原异生而引起负氮平衡。还有一些其他的因素能加重患者足部的负荷。胶原糖化可导致真皮层增厚和弹性纤维丧失，使组织增厚和柔顺性降低，角蛋白也可发生糖化，使整层皮肤僵硬，从而使关节活动受限。

（一）神经营养障碍

糖尿病患者病变过程中发生周围神经病变，这是由于施万细胞代谢缺陷引起的感觉神经和运动神经脱神经鞘的原因。这种病变过程的临床表现是延迟神经传导的速率。光镜检查发现，围绕在施万细胞周围的基膜增厚，在病变的发展过程中，髓鞘常破裂。肢体的远程部分神经经常受到影响，有髓鞘的和无髓鞘的神经纤维同样受累。有些糖尿病患者的脊髓束前角细胞减少和神经胶质增多。这些神经破坏的原因可能是神经束表面的滋养血管闭塞的因素。这个过程显示运动神经和感觉神经的损害。当周围神经病变时，开始为最远程的部位比近侧部位更广泛性地脱髓鞘，继而发生神经病变，但比较缓慢。可表现为夜间的肢体痉挛和感觉异常，触觉和痛觉的丧失，最后为深部的肌腱反射消失。这说明神经系统的保护性功能逐渐丧失。

1. 运动神经病变　主要表现为足的内跗肌肌无力，使长屈肌和伸肌肌腱不平衡，从而导致典型的弓形足，足趾呈爪形。爪形足趾位于跖骨头下的脂肪垫向远侧移位，减弱跖骨头下的支撑作用。正常时，足趾可承受人体施加于足部重量的30%，在某些情况下可增加到50%。发生严重的爪形趾后，足趾不承受重量，从而增加跖骨头的负荷。Gooding 等报道，在糖尿病性神经病变时，跖骨头下和足跟下的脂肪垫萎缩，使这两处的压力增加。糖尿病足部溃疡90%发生于受压最大的部位。近年来学者们发现，糖尿病患者足部皮肤层胶原纤维和弹性纤维等的改变，使组织增厚、僵硬等可

进一步引起关节活动受限。在这种情况下，患足受压极易导致溃疡的发生。

2. 感觉神经病变　根据主要受累感觉神经纤维的不同，分为疼痛或无痛两种不同的表现。无痛性神经病变是引起溃疡最重要的原因。感觉神经营养障碍使触觉和痛觉等保护性功能减退，以致患足经常发生外伤等而导致溃疡。

3. 交感神经病变　除发生一些全身性症状，如直立性低血压和腹泻等外，在足部则表现为汗腺功能丧失，使皮肤干燥和皲裂。此外，因血管舒缩功能改变，足部微循环的调节功能减退，使血液循环量增加和动静脉间短路开放。这也是使皮肤层供血减少导致溃疡的原因。正常人足的组织结构坚韧，在感觉神经无病变时，能承受 $100kg/cm^2$ 的压力而不破损。发生糖尿病性神经病变时，严重者当患足被锐器损伤时也毫无感觉。神经营养障碍性溃疡主要为保护性感觉丧失和受压引起，但患者血供正常，多发生于足底，相当于第1、第2和第5跖骨头处。其特征为溃疡较深，周围有增厚的角化组织，底部呈淡红色，容易出血，无疼痛，患足温暖并可扪及动脉搏动。神经性病变最后可使患足中段塌陷形成 Charcot 畸形和跖面溃疡，一般发生于起病12年以上，其患病率约为1%。Brooks 报道，患足交感神经病变，使血流增加，导致足部骨质疏松而易损伤，与 Charcot 畸形的发生有关。

（二）缺血性疾病

约50%的糖尿病患者在发病10年后发生下肢动脉硬化闭塞性病变，其患病率为非糖尿病者的4倍。我国50岁以上的具备至少一种心血管危险因素的2型糖尿病患者中，约有20%合并有下肢闭塞性动脉病变。1998年，Laing 报道，2型糖尿病患者下肢动脉硬化的发生率较对照组高20倍。在年龄较轻时，即因糖尿病而发生动脉硬化者，病情进展较快，预后也较差。除糖尿病外，高血压、吸烟、高血脂、肥胖等也是糖尿病患者发生动脉硬化的因素。糖尿病患者动脉硬化的病理改变，与非糖尿病患者无显著性差异，但前者的特征为硬化性病变很少发生于主 - 髂动脉，而多局限于胫动脉和腓动脉的起始段，远侧的动脉仍然通畅，可以被重建。有时还累及远侧股浅动脉，表现为

这些动脉广泛的管腔狭窄或闭塞，足背动脉和足部的动脉多不受累，足部微循环也无闭塞性病变。糖尿病患者下肢和足部动脉常有内膜钙化，年龄较大或病程长者的动脉中层也可发生钙化，但动脉腔仍然开通。据统计，病程超过35年以上，动脉钙化率为94%，有神经和血管性病变并存，或者有 Charcot 关节畸形者，在发病短期内即可出现动脉硬化。虽然中层有钙化存在，但血管中层和内腔还比较正常，所以在局部扎止血带，常不能使这些钙化的动脉闭塞。因此，患肢的踝肱指数常出现高于正常值的假象，有时这种指数可高达2以上。许多研究者曾认为，糖尿病侵及小动脉，使微循环中的血流量减少，表现为内膜主要是基膜增厚，包括足弓和跖部的血管。电子显微镜检查证实了基膜增厚这种病理学改变。基膜增厚可能是糖尿病患者微血管病变的早期现象，它影响毛细血管的渗透和干扰内皮细胞代谢，目前有待于进一步证实。Reiber 等指出，糖尿病患者在股深动脉远侧段与膝部周围动脉间形成侧支循环的代偿功能减弱，因此，可在病变初期即出现缺血的临床表现。

缺血的患足在承受一定时期的低压后，即可发生溃疡。一旦溃疡发生后，局部的供血量必须增加数倍以上才能愈合。单纯的缺血性溃疡较少见，只占糖尿病足溃疡的10%～15%，大约1/3的足溃疡同时有神经和缺血病变。缺血性溃疡多发生于足趾和足跟部，而不在跖骨头部位。缺血的患足可因外伤等（如长时间卧床、烫伤、赤足行走、着鞋过紧等）导致溃疡形成。缺血性溃疡的特征：患足皮肤发凉、有退行性变化、无动脉搏动可扪及、溃疡周围无角化性硬结、底部为纤维组织、不易出血，触之常有疼痛。

三、临床检查

（一）无损伤血管检查

足部溃疡和外科伤口必须进行愈合倾向的评估，可应用无损伤技术来测定肢体的动脉血流。由于小动脉和血管壁中层的钙化增加，肢体节段性动脉测压检测时，压迫血管具有一定的难度。对于长期糖尿病患者胰岛素依赖者，它产生的高测读数是不正常的。根据趾部的血管比踝近侧、

跖部和胫部血管更少发生病变，所以趾动脉相对能够被精确地测定其指数。光电容积描记（PPG）方法检测可提供精确的、可以重复的趾动脉压力。这种无损伤检测对于评估足部的血供情况、截肢或溃疡创面的愈合很有价值。Holstein 和 Lassen 报道局部截肢伤口成功愈合的经验，趾动脉压力在2.67kPa 或更小时，截肢伤口愈合仅9%。而趾动脉压力超过4.00kPa 时，所有的患者伤口均痊愈。Barnes 报道，趾动脉压力＞3.33kPa 时，创面也能成功愈合。

在所有的其他因素相等条件下，糖尿病患足创面愈合动脉血压需要高于非糖尿病患者的数值。这是血管闭塞性疾病的综合因素，也是阻力大和流量低的结果。趾动脉压力测定对于评价腘动脉和胫动脉病变的患者和足部小血管闭塞的患者是相当有用的。正常的趾／肱指数是0.75，如果该指数＜0.25，代表足部严重闭塞性病变。计算趾动脉压力指数和测定节段性动脉压，外科医师能评价血管树病变的不同节段，从股动脉至远程趾动脉，以及在每一个平面来量化动脉阻塞的关系。根据趾动脉压的数值，我们可预见患者需要采取何种治疗方法。

（二）影像学检查

糖尿病足部感染者应该进行影像学检查骨骼系统，通过能否看到骨组织的破坏来反映，除外骨髓炎病变的形成程度和进展，皮质的不规则说明病变的早期。X线平片也能鉴别软组织中的气体，糖尿病足部感染存在软组织中的气体常不是梭形芽孢杆菌所致，可能是产气的厌氧菌感染。所有新发糖尿病足感染的患者，连续感染，做足 X 线片以寻找骨异常（畸形、破坏）、软组织气体和不透射线的异物。骨髓炎常在 X 线平片上反映，由于炎症充血和继发性的去骨化（deossification），包括发现局部的骨窗孔、皮质或髓质骨的穿孔，这个过程不易发现，需要一直等到一定量的骨组织吸收。一般从感染开始2～3周后才出现这种现象。

可疑糖尿病足感染患者，MRI 禁忌或不可用时，推荐白细胞或抗粒细胞扫描，最佳选择是结合骨扫描。锝（technetium）磷骨闪烁扫描能够检测发病感染几天内的早期病变。镓（gallium）扫

描局限在感染的骨组织，是反映粒细胞和细菌共同作用所致的迹象。铟（indium）标记白细胞研究对于感染是特异性的，因为放射性标记的白细胞是不能结合进入感染区域与骨组织代谢相作用，当感染问题解决后，扫描转为正常。

MRI 检查具有很高的组织对比性，对软组织感染非常敏感，用低信号强度在 T_1 加权扫描和高信号强度在 T_2 加权扫描时，能够检测早期的改变。在另外的骨结构研究中，MRI 能够精确地观察软组织和局部感染信息。对于那些需要额外成像（即更敏感或更特异）的患者，特别怀疑软组织脓肿或骨髓炎，不能确定时，推荐使用该项检查。

彩超、CTA 和动脉造影（DSA）检查能为诊断和临床治疗提供更准确、更详尽的信息和资料，为血管重建血流通道提供十分有用的客观依据。

四、临 床 治 疗

糖尿病足病的预后受三种因素影响：患者的基本状态（危险因素和合并症）、足溃疡情况（缺血、溃疡和感染）、解剖因素（血管闭塞、狭窄或钙化，血管病变长度和是否多节段病变，病变类型，胫前动脉和腓动脉流出道情况等）。美国最新糖尿病足临床实践指南推荐治疗措施包括血糖控制，定期检查足部，预防糖尿病足溃疡，减轻足部负荷，溃疡及外周动脉疾病积极处理，患者及家庭教育。

（一）多科室协作（MDT）

糖尿病足涉及糖尿病、血管病、神经病和感染。但在实际工作中，糖尿病足病多发生在糖尿病史长、合并高血压、肾病、视网膜病变等并发症和长期吸烟的患者。因此，糖尿病足的诊治与预防需要更多的专业人员的密切协作，国内许多大型医学建立了 MDT 中心。其中，内分泌专业人员除了努力将患者的血糖、血压控制满意外，还在足病治疗方面起着重要的协调作用。在首次接诊糖尿病足病患者时，糖尿病专业人员必须对患者的全身状况如营养、血压、血糖控制等作出评估，并采取针对性的治疗措施。同时对于足病的局部情况也需要做出评估，需要整形外科、骨科等科室的协助，尤其是足病的原因和分期，如足病是神经性溃疡、缺血性溃疡还是混合型溃疡，是处

于 Meggitt-Wagner 分级第几级或 Texes 分期分级的何种情况。正确的分类分期对于指导进一步的处治和判断预后至关重要。糖尿病足病通常合并有 PAD。合并严重 PAD 的足病患者，在没有解决下肢血管病变之前，足溃疡是难以愈合的。筛查和评估下肢供血情况是处置糖尿病足病变的一个环节。这是血管外科工作者的处理范围。血管病变的部位和程度直接关系到糖尿病足溃疡是否有愈合的可能和患者是否需要截肢及截肢的平面。可以采取多种方法来解决糖尿病患者的 PAD，如介入治疗（球囊扩张、安放支架）和手术治疗等。尽管糖尿病合并的 PAD 常有病变范围广、更远端和多节段的特点，与非糖尿病患者的血管病变相比，手术和介入治疗的难度大。糖尿病足病的病因复杂，与非糖尿病血管病变显然不同，因此糖尿病足病的诊断、治疗和预防都要贯穿多学科协作的理念。

（二）控制感染

足部溃疡形成后，约半数溃疡无感染，不需要抗生素治疗，因此应该确定是否并发感染。如出现 2 个或 2 个以上炎症或化脓体征：发红、发热、压痛、疼痛或肿胀，提示足部损伤可能发生感染。必须迅速合理地对糖尿病足感染进行治疗；任何足部的开放性溃疡均可存在多种细菌感染，最常见者依次为金黄色葡萄球菌、链球菌、革兰氏阴性杆菌和某些厌氧菌等。慢性感染或抗生素治疗后常合并需氧性革兰氏阴性杆菌感染，缺血或坏死性溃疡可能合并专性厌氧菌感染，治疗后样本进行需氧和厌氧菌培养，但是创面培养出细菌，并不一定已并发感染，一般认为，每克组织中的细菌数达 10^5 是确诊感染的标准。糖尿病足感染的临床症状范围较广，最轻微的表现是蜂窝织炎，皮肤的炎症表现。其表现为皮肤发红和皮肤暖的现象，而没有皮肤结构的缺陷。感染侵犯到皮肤层的表现为皮肤充满液体的水疱，这是毛细血管渗出增加的结果，从细胞的连接处液体漏出和细胞破裂。这对损伤的组织起一定的保护作用，这种液体可能是一种优越的培养基，然而，如果感染的话，病原菌可在损伤的部位传播开来和造成表面损害，而且有一定毒力的病原体穿透进入足部的深层组织。

糖尿病足部感染，可以以隐藏的形式存在。

在组织深部可表现为亚临床症状的骨髓炎，并经窦道形成浅组织感染，所产生的炎性液体，可顺筋膜流至组织表面，发生慢性感染。通常窦道经过上皮化，可导致感染部位的慢性损害。在这一过程中，骨质的破坏也并不少见，患者常因有神经病变，而被忽视了可能存在的骨骼病变。当窦道发生引流不畅时，急性感染可阻塞窦口，很快产生腔内脓肿。慢性骨髓炎伴急性软组织感染者，其病程进展可与患者主诉不一致。某些感染如表皮感染，或同时合并皮下组织感染等，可使营养血供中断，使病情进行性扩展，严重者可导致患足皮肤、筋膜和肌肉的坏死，常表现为干性坏疽。并发蜂窝织炎时，溃疡周围有红肿，此时应考虑是否还有深部脓肿、骨髓炎存在。其特点为原来无痛的患足发生疼痛；X 线平片可见有产气菌所造成的软组织中的气体存在。糖尿病并发骨髓炎者，有一些特殊的变化，包括骨膜反应、骨质疏松、关节附近骨皮质缺损和骨质溶解等。骨膜反应发生于跖骨干，骨质溶解多见于跖骨远端和近侧趾骨底部，关节面一般至后期才被破坏。临床检验中，白细胞计数可不升高，但血细胞沉降率常升高。Crerand 等报道，^{99m}Tc 骨扫描和 ^{111}In 标记白细胞扫描，对骨髓炎的确诊率达 90%。磁共振检查的敏感度、特异度和正确性分别为 88%、100% 和 95%，一旦发现骨髓炎，必须做彻底的清创术。清创的目的：①除去局部的细菌；②促进愈合；③确定创口内无过度角化组织和肿瘤存在；④减轻局部的感染。必须每日检查创面，注意肉芽的情况、有无感染和残留瘢痕组织等。健康的创面应有新鲜肉芽生长的湿润环境和无明显细菌感染存在。因为在这个条件下，有利于上皮组织生长、新血管生成和结缔组织合成。

在糖尿病足溃疡的处理上，局部清创很重要。在保证局部供血良好的前提下，进行较为彻底的清创。同时，敷料的选择也十分重要。目前，已经开放出各种不同用途的新型敷料，以保持伤口床湿润、控制渗出、避免伤口周围完整皮肤的浸润，如藻酸盐敷料、含银离子的敷料、含生长因子的敷料等。银离子可杀灭创口中对抗生素耐药的菌种。卡地姆碘能在局部持续释放出抗菌剂，清除细菌和渗出。标准或先进伤口敷料治疗 4～8 周后，糖尿病足伤口愈合不理想（面积缩小＞50%），可以使用负压（NPWT），细胞治疗，双层角化细胞/成纤维细胞构成，或含有纤维细胞的基质、高压氧治疗等治疗手段。目前美国 FDA 批准上市的有 Dermagraft 和 Apligraf 两种，为成纤维细胞置于可吸收材料制成的网孔上的制品。一些促使创面愈合的重组生长因子，如血小板衍化生成因子（PDGF），即 FDA 批准的 Becaplermin 等，也已在临床取得良好的疗效。

（三）改善末梢神经功能障碍

传统的神经营养药，如维生素 B_1、维生素 B_6、维生素 B_{12}、阿米替林、卡马西平等，可使神经痛缓解。由于末梢神经内山梨醇含量增加和醛糖还原酶活性升高，故用醛糖还原酶抑制剂改善神经功能有可能获良好效果。用肌醇和甲醛基维生素 B_{12} 等也有效果。对足灼热综合征可用阿司匹林、氯苯那敏（扑尔敏）和清热凉血中药治疗。

（四）下肢血流重建

由于足部动脉和微循环保持通畅，大多数学者主张及时做患肢远侧段动脉转流术。动脉重建术的适应证为静息痛、组织溃疡或坏疽，经保守治疗无效、间歇性跛行等，严重影响生活和工作者，需在控制血糖后施行手术。动脉内膜剥脱、血管旁路转流术（人造血管、自体静脉）是目前常用的手术方法。下肢静脉动脉化、交感神经节切除术可以作为传统手术方式的备选。患者一般均有较好的手术耐受力，手术并发症和死亡率与非糖尿病者无差异。一般认为，细致的影像学检查，确定患肢远端的流出道，以及精细、正规的手术操作，可使动脉重建术成功率达 90%。Reiber 等报道，重建术后 3 年通畅率和救肢率为 87% 和 92%，5 年救肢率仍为 87%，手术死亡率为 1.8%，手术疗效令人满意。对下肢近侧动脉主干短段狭窄和闭塞者，可选用腔内成形的手术。近年来随着介入诊疗技术及介入器械的不断进步，尤其是长的小球囊及微导丝技术的发展使得膝以下小动脉闭塞的开通成为可能，且术后再狭窄率明显降低，血管技术尤其是血管腔内成形术（PTA）的不断成熟，糖尿病足的大中动脉甚至是膝下动脉 PTA 术逐渐成熟，并取得了良好的临床疗效。近年来，足部 Angiosome 的概念逐步引入并引导糖尿病足部的腔内治疗，获得了一定的成效，具体见第十五章第四节"膝下动脉硬化闭塞性病变"中"Angiosome 的概念和临床应用"部分。

（五）截肢

在过去，大多数医生应用截肢处理糖尿病足。1988 年 Levin 报道美国住院患者截肢手术中 50% 是糖尿病足患者，每年因糖尿病足截肢者约有 4 万多人。国内报道截肢率约为 30.75%。尽管血管外科医生改善了血管的吻合及腔内技术，截肢还是难以避免。适当的、正确的截肢不仅是一种治疗方法，更重要的是能够挽救患者的生命（具体术式可参照截肢章节）。

（六）治疗糖尿病

将血糖控制在正常范围是防治糖尿病性肢体缺血症发生发展的基础，因此需根据患者的不同情况选用口服降糖药或胰岛素。在应激状态下可使血糖增高。糖尿病合并坏疽是严重的应激状态，尤其在合并感染时患者的血糖常显著增高，多需应用胰岛素治疗。需要注意的是随着感染的控制，患者的血糖常迅速下降，因此要经常监测血糖的变化，及时调整胰岛素的用量，以免发生低血糖反应。推荐使用适当的血糖控制：空腹时血糖 < 7mmol/L，随机血糖 < 11.1mmol/L，糖化血红蛋白 < 7%，能够减少糖尿病足溃疡和感染的发生率，随后降低截肢的风险（2B 级）。一项研究显示，183 例糖尿病足溃疡患者，糖化血红蛋白每增加 1%、伤口愈合率下降 0.028cm/d。

（七）控制体重及饮食

1. 理想体重的计算公式 女性：理想体重 = 身高（cm）-105；男性（身高 < 165cm）：理想体重 = 身高（cm）-105。男性（身高 > 165cm）：理想体重 = 身高（cm）-110。体重应控制在理想体重的 ±10% 以内，可视为正常，超过 20% 为肥胖，低于 20% 为消瘦。作为一位普通活动量的老年人，按胖瘦不同，每公斤体重需要的热量：正常体重 20 ~ 25kcal/kg，消瘦人群为 30kcal/kg，肥胖人群为 15 ~ 20kcal/kg。全天食物量可按 1/5、2/5、2/5，或 1/3、1/3、1/3，或 1/7、2/7、2/7、2/7 的比例分 3 餐或 4 餐进食。

2. 主食 根据自己的劳动强度或活动强度制订全天的量。职业男性一天以 350 ~ 450g 粮谷类食物为宜，女性为 300 ~ 400g。重体力劳动者，一天的主食量可酌情增加，反之应适当减少。休息或卧床者，男性的主食量为 250 ~ 300g，女性为 200 ~ 250g。

3. 食物搭配

（1）蔬菜类：量及种类无特殊限制。

（2）肉食类：避免高脂食物，可选择少量瘦猪肉、牛肉、鸡、鱼等。

（3）豆、奶制品及蛋类：此类食物富含蛋白质，与肉类一样，每顿适量便可，如早餐可食 300ml 奶或豆浆，或一个鸡蛋（有高脂血症者应少食蛋黄），外加 50g 或 100g 主食。

（4）水果：血糖控制良好者，每天可进食少量的水果，但应避免吃含糖量高的如橘、柑、葡萄、荔枝等，并适当减少饭量。

（八）足部保养，减轻足部负荷

糖尿病足患者加强足部保养，减轻足部负荷能够较好地减轻患足的症状，较大地改善其生活质量。

（1）坚持每天用温水足浴，温度应低于 37℃，并适当用双脚按互搓，促进足底血液循环。

（2）洗脚擦干后用剪刀小心地修整趾甲，并把边缘磨光滑。

（3）尽量选择棉质袜，袜边不要太紧。保护足趾，防止异物刺伤。

（4）对于干燥的皮肤，应该使用护肤用品。保持鞋内卫生，勤洗鞋底和袜子，积极防治足癣。

（5）天气冷时，不要使用热水器材暖脚，以防烫伤。

（6）避免穿尺码不适的鞋，硬底鞋、高跟鞋，以防足部运动受到限制，对于运动，要穿运动鞋。高危糖尿病患者使用定制的鞋，包括那些有显著的神经病变，足部畸形，或者以前有截肢史的患者。糖尿病足溃疡已愈合的高危患者（包括先前有溃疡史、部分足截肢或夏科氏足），推荐穿带有减压鞋垫的特殊治疗性鞋具来预防新发或复发性溃疡。

（7）糖尿病患者每年接受医师或有经验者检查脚，包括使用 Semmes-Weinstein 测试（第 1 足趾和第 1、3、5 跖骨区域）周围神经病变在内的足检查。

（刘　光　蒋米尔）

主要参考文献

蒋米尔，张培华，2014. 临床外科杂志. 第 4 版. 北京：科学出版社

陆民，黄新天，蒋米尔，等，2000. 糖尿病足部溃疡研究近况. 临床外科杂志，8：110-112

中国医疗保健国际交流促进会糖尿病足病分会，2017. 中国糖尿病足诊治指南. 中华医学杂志，97（04）：251-258

Alavi A, Sibbald RG, Mayer D, et al, 2014. Diabetic foot ulcers：part I. Pathophysiology and prevention. J Am Acad Dermatol, 70（1）：e1-e18

Beropoulis E, Stavroulakis K, Schwindt A, et al, 2016. Validation of the Wound, Ischemia, foot Infection（WIfI）classification system in nondiabetic patients treated by endovascular means for critical limb ischemia. J Vasc Surg, 64（1）：95-103

Chiang N, Rodda OA, Sleigh J, et al, 2017. Effects of topical negative pressure therapy on tissue oxygenation and wound healing in vascular foot wounds. J Vasc Surg, 66（2）：564-571

Cronenwett JL, Johnston KW, 2014. Rutherford' Vascular Surgery. 8th ed. Amsterdam：Saunders, Elsevier

Dubsky M, Jirkovska A, Bem R, et al, 2013. Both autologous bone marrow mononuclear cells and peripheral blood progenitor cells therapies similarly improve ischemia in patients with diabetic foot in comparison with control treatment. Diabetes Metab Res Rev, 29（5）：369-376

Elgzyri T, Larsson J, Nyberg P, et al, 2014. Early revascularization after admittance to a diabetic foot center affects the healing probability of ischemic foot ulcer in patients with diabetes. Eur J Vasc Endovasc Surg, 48（4）：440-446

Elraiyah T, Domecq JP, Prutsky G, et al, 2016. A systematic review and meta-analysis of débridement methods for chronic diabetic foot ulcers. J Vasc Surg, 63（2 Suppl）：37S-45S, e1-e2

Elraiyah T, Prutsky G, Domecq JP, et al, 2016. A systematic review and meta-analysis of off-loading methods for diabetic foot ulcers. J Vasc Surg, 63（2 Suppl）：59S-68S, e1-e2

Elraiyah T, Tsapas A, Prutsky G, et al, 2016. A systematic review and meta-analysis of adjunctive therapies in diabetic foot ulcers. J Vasc Surg, 63（2 Suppl）：46S-58S, e1-e2

Georgakarakos E, Papanas N, Papadaki E, et al, 2013. Endovascular treatment of critical ischemia in the diabetic foot：new thresholds, new anatomies. Angiology, 64（8）：583-591

Hicks CW, Canner JK, Karagozlu H, et al, 2018. The Society for Vascular Surgery Wound, Ischemia, and foot Infection（WIfI）classification system correlates with cost of care for diabetic foot ulcers treated in a multidisciplinary setting. J Vasc Surg, 67（5）：1455-1462

Hingorani A, LaMuraglia GM, Henke P, et al, 2016. The management of diabetic foot：a clinical practice guideline by the Society for Vascular Surgery in collaboration with the American Podiatric Medical Association and the Society for Vascular Medicine . J Vasc Surg, 63（2 Suppl）：3S-21S

Lipsky BA, Aragón-Sánchez J, Diggle M, et al, 2016. IWGDF guidance on the diagnosis and management of foot infections in persons with diabetes. Diabetes Metab Res Rev, 32（Suppl 1）：45-74

LipskyBA, BerendtAR, CorniaPB, et al, 2012. Infectious Diseases Society of America clinical practice guideline for the diagnosis and treatment of diabetic foot infections. Clin Infect Dis, 54（12）：e132-e173

Manfredini F, Lamberti N, Rossi T, et al, 2017. A toe flexion NIRS assisted test for rapid assessment of foot perfusion in peripheral arterial disease：feasibility, validity, and diagnostic accuracy. Eur J Vasc Endovasc Surg, 54（2）：187-194

Mathioudakis N, Hicks CW, Canner JK, et al, 2017. The society for vascular surgery Wound, Ischemia, and foot Infection（WIfI）classification system predicts wound healing but not major amputation in patients with diabetic foot ulcers treated in a multidisciplinary setting. J Vasc Surg, 65（6）：1698-1705

Noronen K, Saarinen E, Albäck A, et al, 2017. Analysis of the elective treatment process for critical limb ischaemia with tissue loss：diabetic patients require rapid revascularisation. Eur J Vasc Endovasc Surg, 53（2）：206-213

van Acker K, Léger P, Hartemann A, et al, 2014. Burden of diabetic foot disorders, guidelines for management and disparities in implementation in Europe：a systematic literature review. Diabetes Metab Res Rev, 30（8）：635-645

Wang Z, Hasan R, Firwana B, et al, 2016. A systematic review and meta-analysis of tests to predict wound healing in diabetic foot. J Vasc Surg, 63（2 Suppl）：29S-36S, e1-e2

第十七章　腹主动脉瘤

腹主动脉平第 12 胸椎高度，经膈的主动脉裂孔与胸主动脉相连，在脊柱左前下方行至第 4 腰椎下缘分为左、右髂总动脉。其右侧为下腔静脉，其前方由上向下依次为胰、十二指肠水平部和小肠系膜根部。《中国人体质调查》对国人尸体腹主动脉进行精确测量，发现 134 例正常腹主动脉上段的平均直径为（18.31±3.92）mm，157 例腹主动脉的中段和下段平均直径分别为（15.85±3.02）mm 和（16.42±2.94）mm。

由腹主动脉分出的脏支可分为单支和成对支两种。单支有腹腔干、肠系膜上动脉、肠系膜下动脉；成对的脏支包括肾上腺中动脉、肾动脉、生殖腺动脉。腹主动脉分出的壁支包括膈下动脉、腰动脉、骶正中动脉（图 17-1）。

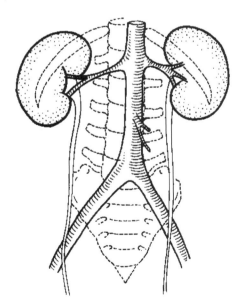

图 17-1　腹主动脉解剖投影

动脉瘤的定义是指动脉管壁永久性局限性扩张超过正常血管直径的 50%。因此，如果精确定义腹主动脉瘤（abdominal aortic aneurysm，AAA），需要计算同一个人正常腹主动脉和扩张动脉的比例，还需要根据年龄、性别、种族和体表面积等影响因素进行校正。通常情况下，腹主动脉直径＞3cm 可以诊断腹主动脉瘤。

腹主动脉瘤是严重威胁生命的最常见的动脉瘤。男女发病率之比约 5：1，在国外，60 岁以上人群发病率达 2%～5%。扩张的腹主动脉结构薄弱，常自发破裂导致患者迅速死亡。在美国，腹主动脉瘤位居男性死亡疾病谱的第十位，1952年，Estes 对 102 例腹主动脉瘤患者进行了 5 年的随访，发现其 5 年生存率约 12%，其中超过 60%的患者死于腹主动脉瘤破裂，因此，该病是一种高危性疾病。腹主动脉瘤过去在我国发病率较低，随着国人平均寿命的延长和饮食结构的改变，腹主动脉瘤的发病率逐年升高，在我国正逐渐成为一种高发性疾病。

在现代外科技术发展前，腹主动脉瘤患者几乎不能治愈。16 世纪解剖学家 Vesalius 就对本症做过初步描述，但直至 1951 年才由法国的 Dubost 首次成功地切除腹主动脉瘤，并应用同种异体动脉移植，但术后不久患者死亡。1956 年 5 月，董方中以同样方法成功治疗 1 例损伤性腹主动脉瘤。目前全美每年接受腹主动脉瘤手术病例超过 3 万例，其中腔内修复术（endovascular aortic repair，EVAR）的比例超过 70%，从开放手术修复（open repair，OS）到 EVAR 的技术进步反映了血管外科的发展进步。

第一节　流行病学

腹主动脉瘤多见于 50 岁以上人群，男性发病率为女性的 2～6 倍，白色人种发病率是黑色人种的 2～3 倍。根据不同报道，每年每 10 万人中腹主动脉瘤的发病人数 3～117 例不等。在英国，Huntingdon 的一项针对 50 岁以上男性的筛查研究发现，新发的腹主动脉瘤患者为 3.5 人/（千人·年）。如果第一次筛查为阴性，5 年半后进行第二次筛查，仍有 2% 的新发动脉瘤。Lederle 等通过对美国男性退伍军人的筛查研究发现，腹主动脉瘤发病率为 6.5 人 /（千人·年），对于第一次超声筛查阴性者，4 年后再次筛查，2.6% 的人有新发动脉瘤。在男性人群中，腹主动脉瘤一般在 50 岁左右发病，在 80 岁左右发病率达到峰值。在女性人群中，腹主动脉瘤的形成则会延后，一般在 60 岁左右发病，而发病率也会随年龄增长而增高。总体看来，男性患者无症状与破裂性腹主动脉瘤的发病率均为女性的 2～6 倍。

在过去的 20 余年里，腹主动脉瘤的发病率似乎有逐年增高的趋势，尤其是无症状腹主动脉瘤的发病率有明显攀升，部分原因是超声和其他影像诊断设备日益广泛的应用。分析美国住院患者死亡报告，发现 1952 年至 1988 年美国的腹主动脉瘤破裂的死亡率年增长 2.4%。自 1979 年到 1990 年，白种人群中腹主动脉瘤破裂的年死亡率一直保持恒定，约为 4/10 万。而近年来，发达国家腹主动脉瘤破裂年死亡率似乎开始缓慢下降，这可能与腹主动脉瘤腔内修复术日益广泛应用有关。从 1995 年到 2008 年，美国有 338 278 例患者接受了腹主动脉瘤 EVAR，尽管瘤破裂患者接受手术治疗的比例仅仅有轻微的下降（70% 到 65%），但年破裂腹主动脉瘤的数量从 6535 例降到 3298 例。自从开展 EVAR 以来无症状的和破裂性的腹主动脉瘤发生率均有明显的降低，这其中破裂性腹主动脉瘤的发生率下降原因是多方面的，如提高了疾病的筛查手段，戒烟，减少了心血管疾病的危险因素，以及 75 岁以上老年患者接受择期手术修复的比例升高。对比同期的腹主动脉瘤整体手术比例并没有增长，因此动脉瘤破裂死亡率的下降很可能由于原来被认为是高危的患者接受了 EVAR 手术。

流行病学调查发现腹主动脉瘤的危险因素包括高龄、男性、白色人种、阳性家族史、吸烟、高血压、高胆固醇血症、外周动脉闭塞性疾病和冠状动脉粥样硬化性心脏病（冠心病）等。虽然这些危险因素与腹主动脉瘤的发生相关，但它们却并不是独立危险因素。在这些危险因素中，年龄、性别和吸烟史与腹主动脉瘤关系最为密切。在一项针对美国退伍军人的调查发现，在吸烟人群中直径大于 4cm 的腹主动脉瘤检出率是非吸烟人群

的 5 倍，而且这种风险随着吸烟时间的延长而显著增加。该研究还发现其他危险因素包括男性（风险比 5.6 倍），年龄（每增加 7 岁风险增加 1.7 倍），白色人种（风险比 2 倍），家族史（风险比 2 倍）；而糖尿病则会降低发生腹主动脉瘤的风险（风险比为 1/2）。其他次要的危险因素还包括身高、冠心病、动脉粥样硬化、高胆固醇血症和高血压。直径为 3～3.9cm 的腹主动脉瘤也存在与上述相似的关联性，但是相关性要弱一些。其他的一些研究也都证明了腹主动脉瘤的发生的确与吸烟、性别和年龄等因素密切相关。一项汇总了超过 300 万名研究对象的研究表明，吸烟者发生动脉瘤的相对风险度是 3～6，而发生冠心病或脑血管病的相对风险度是 1～2，发生慢性阻塞性肺疾病（chronic obstructive pulmonary disease，COPD）的相对风险度是 5～12。一项针对吸烟者的研究发现，腹主动脉瘤的发病率不仅会随着吸烟数量和吸入深度的增加而增长，而且还会随着平均动脉压或舒张压的升高而增长。另一项针对男性吸烟者的研究也表明，腹主动脉瘤发病率与年龄、吸烟年数、动脉收缩压、舒张压及胆固醇水平呈正相关。虽然目前关于高血压是否会增加腹主动脉瘤的发病率尚无共识，但高血压确实会增加动脉瘤破裂的发生概率。几个大样本的人群筛查研究采用了多因素分析的统计学方法，纳入了药物控制血压良好的高血压患者，最终发现高血压是腹主动脉瘤形成的独立预测因素。英国的一项人群筛查研究分析发现，在校正了其他危险因素后，服用钙通道阻滞剂与腹主动脉瘤风险呈正相关（比值比 2.6；95%CI 为 1.5～4.3）。服用 β 受体拮抗剂则可能有保护作用，但还不具备统计学意义（比值比 0.6；95%CI 为 0.4～1.1）。虽然他汀类药物在控制动脉瘤增长速度上可以发挥一定作用，但同样没有证据表明，他汀会影响腹主动脉瘤的发病率。

有关腹主动脉瘤的家族遗传性在很多文献中已经有充分的论证。对于接受手术治疗的腹主动脉瘤患者，有 15%～25% 的一级亲属被诊断为腹主动脉瘤，而同龄的对照人群，腹主动脉瘤患病率仅有 2%～3%。有 7% 腹主动脉瘤患者的兄弟姐妹临床上也被诊断为腹主动脉瘤。如果在上述患者亲属中应用超声筛查，那么腹主动脉瘤的发病率会进一步增加。Webster 等发现，如果对腹主

动脉瘤患者的兄弟姐妹进行超声筛查，那么在 55 岁以上的亲属中有 25% 的男性和 7% 的女性可能诊断为腹主动脉瘤（直径超过 3cm）。女性患者的亲属患腹主动脉瘤的可能性为 12%，男性患者的亲属则患该病的可能性为 7%。据估计，腹主动脉瘤患者的一级亲属罹患该病的可能性增加 12 倍，腹主动脉瘤患者的兄弟罹患该病的可能性增加 18 倍，尤其是年龄为 50 ～ 60 岁者的可能性最高。通过对家族性腹主动脉瘤患者的分析发现，其年龄平均比对照组年轻 5 ～ 7 岁。Darling 等则发现，在进行手术的腹主动脉瘤患者中，有阳性家族史的患者中有 35% 为女性，而家族史阴性者只有 14% 为女性。结论是女性腹主动脉瘤患者虽远比男性少见，但女性患者的亲属却更易罹患腹主动脉瘤。

第二节　分　类

腹主动脉瘤的分类有多种方法。根据有无腹痛、周围脏器压迫等症状可分为症状性腹主动脉瘤和无症状性腹主动脉瘤；根据发病部位可分为肾周腹主动脉瘤、肾上腹主动脉瘤、肾下腹主动脉瘤等；根据瘤壁结构可分为真性动脉瘤（指瘤壁包括动脉壁的三层结构）、假性动脉瘤（指瘤壁为机化的纤维组织）、夹层动脉瘤（指瘤壁仅存动脉外膜）；根据动脉瘤的形态可分为梭形动脉瘤和囊状动脉瘤；根据腹主动脉瘤的发病原因可分为炎性腹主动脉瘤、粥样硬化性腹主动脉瘤等。

1. 与开放手术相关的分类　根据开放手术的需要，将腹主动脉瘤分为肾下、肾上和肾周三型。

腹主动脉瘤因累及内脏动脉的不同，可分为肾动脉水平以下的腹主动脉瘤和胸腹主动脉瘤。前者占 95% 以上。胸腹主动脉瘤累及胸腔至腹腔的主动脉，按其累及的范围，分为肾动脉水平以上的胸腹主动脉瘤、累及全胸腹主动脉瘤、下胸腹主动脉瘤、膈下胸腹主动脉瘤等类型（图 17-2）。

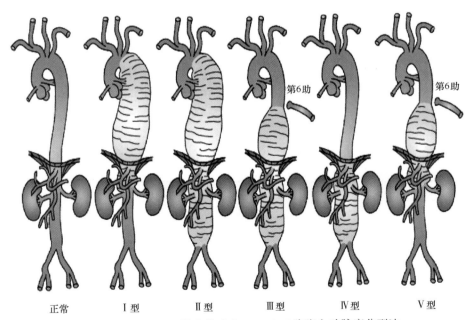

图 17-2　Hazin Safi 提出的改良 Crawford 胸腹主动脉瘤分型法

左起第一图为正常所见；Ⅰ型 . 病变在左侧锁骨下动脉以远至肾动脉水平以上者；Ⅱ型 . 病变在左侧锁骨下动脉以远甚至胸腹主动脉瘤全程者；Ⅲ型 . 病变自第 6 肋间至肾动脉水平以下腹主动脉者；Ⅳ型 . 病变涉及内脏动脉和腹主动脉者；Ⅴ型 . 病变自第 6 肋间到肾动脉以上者

2. 与腔内手术有关的分类　根据腔内修复术的要求，Schumacher 等根据动脉瘤形态和瘤体对临床决策的影响，将腹主动脉瘤（AAA）主要分为三种类型，其中，Ⅱ型根据 AAA 累及分支不同又分成ⅡA、ⅡB 和ⅡC 型。Ⅰ型：近端瘤颈长度 ≥ 1.5cm，远端瘤颈长度 ≥ 1.0cm；ⅡA 型：近端瘤颈长度 ≥ 1.5cm，AAA 累及主动脉分叉；ⅡB 型：近端瘤颈长度 ≥ 1.5cm，AAA 远端累及髂总动脉；ⅡC 型：近端瘤颈长度 ≥ 1.5cm，AAA 远端累及髂总动脉分叉；Ⅲ型：近端瘤颈长度＜ 1.5cm（图 17-3）。

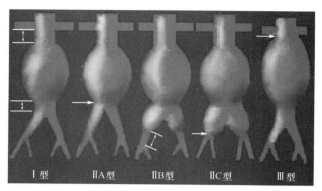

图 17-3 针对腔内修复术的 Schumacher 分型图

在该分型方式的基础上，Ⅰ型 AAA 患者适合用直型血管支架修复；Ⅱ型 AAA 患者可用分叉型血管支架修复，且ⅡC 型 AAA 患者在行腔内修复术的同时，需要重建一侧髂内动脉，以提供盆腔脏器和臀部肌肉的血供；Ⅲ型 AAA 患者由于 AAA 离肾动脉距离较短，支架血管会影响肾动脉血供，因此是常规腔内修复术的禁忌证。随着腔内治疗的不断发展，目前认为Ⅰ型 AAA 患者也需使用分叉型移植物来修复以防止术后移植物移位，而原先不能通过腔内修复来治疗的Ⅲ型 AAA 患者可以通过杂交手术（去分支技术）、开窗技术或者平行支架技术来实施 EVAR。

第三节　病因与病理

动脉粥样硬化是引起腹主动脉瘤的最常见病因，其他原因为损伤、感染、先天性动脉中层囊性变及梅毒等。当代研究认为，腹主动脉瘤的发生和发展是一个多因素的致病过程，是环境学、遗传学和生物化学等多种因素相互影响和共同作用的结果。

1. 组织学研究所揭示的问题 正常腹主动脉壁的中膜，由排列有序的弹力薄层组成。每一薄层中由弹性蛋白相互交叉形成网状结构，胶原纤维纤插其中，相邻两薄层间为一层平滑肌细胞（smooth muscle cell，SMC）。中膜在维持成人腹主动脉的弹性和承受压力负载方面起主要的作用。弹性蛋白为正常动脉提供弹性牵引力。胶原的抗张强度为弹性蛋白的 20 倍，绝大部分作为储备力量而存在，仅有 1% 参与动脉壁的抗张强度。

平滑肌细胞是主动脉壁中层的主要细胞成分，与外膜的成纤维细胞一起合成主动脉壁细胞外基质（extracellular matrix，ECM）。对 AAA 壁的组织学研究发现，瘤壁的内膜和外膜增厚，中膜相对变薄。瘤壁弹性蛋白的百分含量明显减少，由同龄正常腹主动脉的 15% ～ 33% 下降至 5% ～ 8%。但由于瘤壁的增厚，弹性蛋白的绝对量并未降低，反而增加。胶原的百分含量和绝对量都明显增加，且 AAA 的大小与胶原的含量呈正相关。平滑肌细胞数明显减少，而炎性细胞浸润明显增加，瘤壁呈慢性炎症改变。组织学研究揭示，维持主动脉弹性的中膜弹性蛋白百分含量的减少，造成弹性蛋白与胶原比例失衡，主动脉弹性下降可能是形成 AAA 的基础。AAA 瘤壁中平滑肌细胞减少和炎性细胞浸润明显增加可能也与 AAA 形成有关，因此，研究主动脉中层 ECM 及 SMC 代谢，了解 AAA 形成过程中 ECM 数量和功能的变化及炎症所起的作用，对解释 AAA 的形成有重要意义。

2. 主动脉中层 ECM 和 SMC 代谢与 AAA 形成的关系

（1）主动脉中层 ECM 代谢的影响：AAA 的形成是 ECM 代谢平衡被诸多因素破坏后造成的病理性腹主动脉再塑形过程。ECM 的降解过程受许多种蛋白水解酶及其抑制剂调控。选择性降解主动脉壁 ECM 的酶系称为基质金属蛋白酶类（matrix metalloproteinases，MMPs）。MMPs 因其作用底物不同而分为三大类：胶原酶类、弹性蛋白酶类（亦称明胶酶类）、基质分解素类。MMPs 的抑制剂为金属蛋白酶组织抑制剂（tissue inhibitors of metalloproteinases，TIMP）。

MMP-1，胶原酶类，分子质量 52kDa，TIMP-1（分子质量 29kDa）为其自然抑制体。AAA 组织中 MMP-1 增多，TIMP-1 减少。

MMP-2，对弹性蛋白和胶原均有降解作用，分子质量 72kDa，由中膜 SMC 和外膜成纤维细胞合成。MMP-2 活性在 AAA 和动脉阻塞性疾病（arterial occlusive diseases，AOD）组织中均增高，但在小动脉瘤中比 AOD 高，并且 MMP-2 mRNA 表达在 AAA 组织中高于 AOD 组织。

MMP-3，分子质量 57kDa，基质分解素类，可以直接或通过增强 MMP-1、MMP-9 的活性间接降解 ECM。AAA 组织中 MMP-3 的含量及活性均增加。

MMP-9 在 AAA 组织中较正常动脉中明显增高，是 AAA 组织中最主要的弹性蛋白酶，其分子质量 92kDa，MMP-9 不仅具有降解弹性蛋白的作用，也可降解胶原故又称明胶酶，MMP-9 被认为在 AAA 形式中发挥了中心作用。

MMP-12，分子质量 22kDa，与正常主动脉比较，MMP-12 在 AAA 中表达明显增加，免疫组化分析发现其活性酶在降解的主动脉中膜中与弹性蛋白碎片联在一起，这种酶与底物独特的结合是 MMP-12 参与 AAA 中弹性蛋白降解的有力证据。

主动脉中膜 ECM 主要由 SMC 和外膜成纤维细胞合成。蛋白质水平的研究发现，AAA 组织中弹性蛋白的百分含量下降，绝对量增加，胶原的百分含量和绝对量均增加。mRNA 水平的研究发现，AAA 组织中弹性蛋白基因表达没有改变，而 α_1- 前胶原的基因表达增加。

对主动脉中膜 ECM 代谢系统的研究表明，MMPs 活性增强及弹性蛋白和胶原基因表达的不一致可能是造成主动脉中膜弹性蛋白百分含量下降，主动脉壁弹性下降，AAA 形成的原因，而影响 MMPs 活性及 ECM 基因表达的因素又是多方面的。

（2）炎症对 ECM 代谢的影响：组织学研究发现，AAA 组织全层均有不同程度的慢性炎症反应，且炎性细胞浸润的程度与弹性蛋白的破坏呈正相关，因而认为炎症可影响 ECM 代谢。炎性细胞主要聚集在主动脉壁外膜，CD3$^+$T 淋巴细胞围绕着 CD19$^+$B 淋巴细胞成团地分布在动脉外膜的滋养血管周围，CD14$^+$ 巨噬细胞散在分布于细胞团内。炎性细胞浸润的途径主要通过动脉壁的滋养血管由动脉壁外膜进入。

炎症对 ECM 代谢的影响主要表现在下述几方面

第一，炎性细胞自身可产生 MMPs。Newman 等用特异性单克隆抗体对 MMPs 的细胞来源进行免疫组织化学方法研究，发现炎性细胞，尤其 CD14$^+$ 巨噬细胞可产生 MMP-3、MMP-9，直接降解 ECM，但这一作用弱于 SMC 及成纤维细胞产生的 MMPs。

第二，巨噬细胞和淋巴细胞可通过细胞因子在转录、翻译水平上影响血管壁自身细胞 MMPs 的表达和 ECM 的合成。IL-1β 由 B 淋巴细胞，巨噬细胞等炎性细胞分泌，促进血管间质细胞合成

胶原，IL-1β 与 SMC 胶原基因表达有剂量依赖关系，这可能与 AAA 组织中胶原增多有关。TNF-α 是主要由活性巨噬细胞分泌的 17kDa 的一种蛋白质，它具有刺激血管增生的作用。IL-1β 和 TNF-α 可刺激 SMC 分泌 MMP-1、MMP-2、MMP-3、MMP-9，而 TIMP-1 和 TIMP-2 在蛋白质和 mRNA 水平均没有增加，因此可促进 ECM 降解。

（3）中膜 SMC 凋亡对 ECM 代谢的影响：组织学研究发现，AAA 组织中 SMC 减少，主动脉中膜的弹性蛋白主要由 SMC 合成，因而认为 SMC 有修复 AAA 组织中 ECM 损伤的功能。SMC 的减少导致的修复能力减弱与 AAA 形成有关。人体 AAA 组织中 SMC 的减少可能是由 SMC 的凋亡过程引起的。电镜下观察 SMC 超微结构发现，SMC 内有 DNA 碎片以 P53 和 P21 蛋白聚积。尽管在动脉粥样硬化斑块和实验损伤的血管内膜中，SMC 凋亡也占优势，但 AAA 壁中膜凋亡的 SMC 分布更为广泛。起动 SMC 凋亡的因素尚不清楚，可能与一氧化氮（NO）、TNF-α、IL-1β、TNF-γ 等 AAA 组织中明显增加的信号分子有关。另外 SMC 凋亡也可能由细胞免疫反应通过 Fas/Fas 配体系统介导，因为表达 Fas 的 SMC 非常易与 Fas 配体阳性的 T 淋巴细胞及在金属蛋白酶作用下释放到周围环境中的游离 Fas 配体结合。

（4）遗传学因素对 ECM 代谢的影响：流行病学研究表明，AAA 可能是一种家族性疾病，对于 AAA 的遗传方式尚不十分清楚。目前比较清楚的是部分 AAA 患者 16 号染色体长臂上编码结合珠蛋白 α_1 链的 α_1 等位基因较正常对照增加，其表现型 HP1-1、HP2-1 增多。结合珠蛋白本身并无蛋白水解活性，但 HP1-1、HP2-1 有剂量依赖性促进弹性蛋白酶水解弹性蛋白的作用，与此相对应的为位于 14 号染色体上的 α_1-AT（α_1 抗胰蛋白酶原）的表达。α_1 抗胰白酶水平下降，对弹性蛋白酶抑制也下降。上述结合珠蛋白和 α_1- 抗胰蛋白酶在不同基因缺陷影响下，共同作用于弹性蛋白酶，使其活性明显升高，增加 ECM 降解。

3. 促进 AAA 形成的其他因素

（1）人肾下腹主动脉的解剖学缺陷和局部血流动力学特点：与腹主动脉相比，人肾下腹主动脉弹性蛋白含量低且缺乏滋养血管。这决定了肾下腹主动脉弹性差，易于损伤而修复机制差。而

相应的是肾下腹主动脉的压力负载增大，这是由主动脉逐渐变细，顺应性逐渐降低，以及血流脉冲波在主动脉分叉处被反射性地放大等特点决定的。三者共同作用使肾下腹主动脉成为最易发生动脉瘤的部位。

（2）动脉粥样硬化和高血压：动脉粥样硬化在 AAA 形成中发挥了促进作用。肾下腹主动脉的营养部分来自腔内血液，硬化斑块使内膜增厚，断绝了主动脉壁从管腔内摄取营养的通路。另外，动脉硬化使主动脉弹性下降，减小血流脉冲对 SMC 震荡刺激，使其合成 ECM 修复管壁损伤的能力减弱。高血压可能通过促进动脉粥样硬化和血流动力学因素起作用。

第四节　临床表现与诊断

一、临 床 表 现

腹主动脉瘤在早期常无临床症状，多在体检时腹部触诊或 B 超发现腹部包块，进而经彩超、CT 等检查确诊。腹主动脉瘤增大后可出现下列症状：

1. 腹部搏动性包块　这是腹主动脉瘤最常见、最重要的体征，肿块多位于脐周或偏于左上腹，肿块上界与肋弓之间可容纳二横指者常提示动脉瘤位于肾动脉以下。

2. 压迫症状　常见的有肠道压迫症状，如腹部不适、饱胀、食欲缺乏等；泌尿系压迫症状，如肾盂积水等；胆道压迫症状，如肝区不适、黄疸等。

3. 疼痛　多见于腰背部，突然加剧的疼痛通常是腹主动脉瘤破裂的先兆。

多数患者无任何自觉症状，偶尔患者自己或被医师检查发现位于脐周或中上腹部有搏动性肿块。有的患者仅感腹部有搏动感、轻度不适。少数患者诉有腹痛或胀痛不适。当腹痛明显并涉及腰背部时，提示动脉瘤已压迫或侵蚀邻近组织，如腰椎体或瘤后壁破裂渗血形成血肿。如腹痛突然加剧，常是动脉瘤破裂的先兆或已破裂。

腹主动脉瘤破裂是一种极其凶险的外科急腹症，死亡率高达 50%～80%。根据 Laplace 定律，

管壁的负载压力与瘤体的半径成正比。瘤体的直径越大，则其破裂的危险性越大。资料表明，未经治疗的腹主动脉瘤 5 年内破裂率：瘤体直径＜4cm 者占 10%～15%，4～5cm 者占 20%，6～7cm 者占 33%，7cm 以上者占 75%～95%。根据腹主动脉瘤的破裂率与瘤体直径的曲线关系，把直径在 6cm 以上者称为危险性动脉瘤。但近年来大量的影像学观察表明，当腹主动脉瘤的直径达 5cm 时，其破裂的危险性即明显增加，这一观点已得到血管外科界的共识。

Gronenwett 等的研究发现，在伴有慢性阻塞性肺疾病及收缩期高血压的患者，腹主动脉瘤破裂的危险性明显增加。尽管小动脉瘤的扩张速度尚不能很好预测，但用血管超声及 CT 的追踪结果表明，脉压增大的患者，动脉瘤的扩张速度也明显增加。年平均扩大率为前后径 0.4cm，横径 0.5cm。而在普通患者中，前后径仅为 0.19cm，横径仅为 0.22cm。多数动脉瘤破裂入腹腔或腹膜后间隙，可导致大出血伴休克。极少数动脉瘤破入十二指肠或空肠并发上消化道大出血。如破入下腔静脉或髂静脉，则形成主动脉 - 下腔静脉瘘。瘤体向前增大使位于其前侧的十二指肠及空肠上段受压或移位，可发生部分肠梗阻。有的还可压迫输尿管，尤其是左侧输尿管引起肾盂积水。压迫胆管呈现梗阻性黄疸。动脉瘤内硬化斑块碎屑或附壁血栓脱落，能引起下肢动脉栓塞，出现下肢急性或慢性缺血症状。

体格检查时，在腹部脐周常能扪及膨胀搏动性肿块，大小不等。一般无压痛，有时有触痛感并可听到收缩期杂音。检查动脉瘤的上界与肋缘之间的距离，如间隙能容纳 2 横指，通常提示为肾动脉水平以下的腹主动脉瘤。两侧下肢股、腘、足背和胫后动脉搏动可减弱或消失。

二、影 像 检 查

1. X 线平片　少数腹主动脉瘤，在腹部正、侧位 X 线平片能显示动脉瘤壁呈蛋壳状钙化影。有时还可见到瘤体的软组织阴影、腰大肌阴影消失、椎体破坏征象等。

2. B 型超声检查　是一种简便和无损伤检查方法，所显示的扫描图像能帮助了解腹主动脉瘤的

直径大小、瘤腔内有无附壁血栓或瘤壁内有无夹层血肿存在，并可作为术前和术后的定期随诊检查。

3. 电子计算机体层扫描（CT） 是一种应用广泛的检查方法，对诊断腹主动脉瘤及其是否累及髂总动脉很有帮助，同时也可了解瘤体上界有无累及肾动脉，并可作为定期随诊检查观察动脉瘤的发展，以拟定治疗方案的参考依据。近年来，螺旋 CT 的问世，可准确、清晰和形象地显示腹主动脉瘤及其分支血管的三维影像（CTA），几乎可替代动脉造影或 DSA，并为腔内修复术的实施提供可靠的几何参数依据。

4. 磁共振成像（MRI） 可全面了解腹主动脉病变，显示动脉瘤的大小、范围、腔内血栓和粥样斑块。由于磁共振不受肠道气体重叠的影响，因此在显示腹主动脉瘤与肾动脉关系时，优于超声显像。此外，MRI 对检测主动脉夹层动脉瘤具有独特的价值，但对体内有金属异物者不适用。

5. 主动脉造影术 自从广泛应用 CTA 或 MRA 诊断腹主动脉瘤以来，腹主动脉造影已不作为术前常规检查的方法，而仅在下列情况需考虑：①拟诊胸腹主动脉瘤者；②疑有多发性动脉瘤者；③疑伴有马蹄肾者；④了解肾动脉狭窄的程度和范围；⑤腔内修复术中；⑥了解主动脉夹层的破口。

三、诊断和鉴别诊断

近年来广泛应用 B 超和 CT 检查，可发现较多临床上无任何症状，而瘤体直径又小于 3cm 以下的腹主动脉瘤患者。再结合临床症状和体征，腹主动脉瘤的诊断并不困难。但腹主动脉瘤有时需与胰腺肿瘤、后腹膜肿瘤、肠系膜淋巴结结核及腹主动脉伸长迂曲等相鉴别。胰腺肿瘤或后腹膜肿瘤可有矢状方向传导的搏动感，而腹主动脉瘤则有膨胀性搏动感；伸长迂曲的腹主动脉常位于腹中线的左侧，易推动，而腹主动脉瘤位于脐周中线并向两侧扩张，瘤体较固定。B 超、CT 和 MRI 等检查均有助于鉴别。

第五节　开放手术治疗

手术治疗是该病目前唯一有效的治疗方法，传统的手术方法是经腹腔或经腹膜后径路行腹主动脉瘤切开人工血管置换术。手术创伤大，并发症发生率、死亡率较高，且许多高龄患者因无法耐受手术而失去了治愈的机会，又使该病成为一种难治性疾病。

开放手术（open repair，OR）的适应证：瘤体直径＞5.0cm 者；瘤体持续增大，伴有疼痛；瘤体趋于破裂；瘤壁内夹层血肿有剧烈疼痛；瘤体并发感染；瘤体压迫邻近器官或组织，以及瘤腔内附壁血栓脱落引起远端动脉栓塞者等。但伴有严重脑、心、肺、肾功能障碍，不能耐受治疗，以及患有晚期恶性肿瘤或其他致命性疾病，估计存活时间不到 1 年者，应视为手术禁忌证。

（一）术前准备

（1）全面检查和了解患者的心、肝、肺、肾、脑等重要脏器的功能状态，确定能否耐受手术，还需确定腹内是否存在要处理的疾病。

（2）如动脉瘤的位置不明确，或疑有肾动脉或肠系膜上动脉和腹腔干受累时，CTA 或 MRA 又不能确定者，应做主动脉造影。

（3）择期腹主动脉瘤切除术者，除按腹部外科手术准备外，还应做肠道准备，备血，术前半小时静脉应用预防性广谱抗生素，备齐适当尺寸或类型的人造血管。

（4）急症手术，尤其是腹主动脉瘤破裂出血的患者处于大出血伴休克状态时，因情况危急，抢救须争分夺秒，可在纠正或补充血容量的同时进行开腹探查。

（二）麻醉

常规采用全身麻醉，气管插管。对胸腹主动脉瘤宜采用低温全身麻醉。桡动脉置管，可随时监测血压的变化，必要时可抽血样做血气分析；颈内静脉和（或）锁骨下静脉置管，监测中心静脉压，并保证其通畅；有效地输液、输血；置导尿管，定时观察尿量。

（三）体位

患者取轻度头低仰卧位，以利于小肠自下腹部推移至右上腹。由于人造血管移植后要触摸足背动脉搏动，故在足部和小腿的下 1/3 要放置支架，以便检查动脉搏动。

（四）手术步骤

1. 肾动脉水平以下的腹主动脉瘤手术

（1）腹部切口应根据情况及动脉瘤位置而定，可分为经腹和腹膜外途径。后者创伤小，消化道功能恢复快，肺部并发症也可显著减少。前者可分为正中切口和脐下弧形切口（肺功能影响小）。现以正中切口为例，介绍腹主动脉瘤的手术操作过程。切口大小以能充分显露动脉瘤为标准，不必做自剑突至耻骨联合的大切口。

（2）开腹后迅速触摸和显现腹主动脉，以证实腹主动脉瘤的诊断。然后全面探查肝、胆、胰及胃肠，如发现伴有原先未估计到的病变，则视其性质而决定动脉瘤手术是否进行。属可切除的肿瘤或为胆囊结石者，可在完成动脉瘤手术、缝闭后腹膜后再加以处理。如为晚期恶性肿瘤或急性感染疾病，应中止手术。

（3）将大网膜和横结肠推向上方，小肠移向右上侧，乙状结肠推向左下方。游离十二指肠第三、四段和十二指肠空肠曲，将之推向右上方（图17-4）。

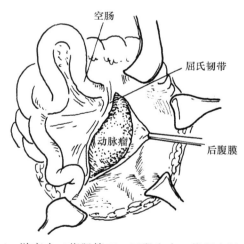

图17-4 游离十二指肠第三、四段和十二指肠空肠区，显露瘤近端主动脉

（4）扪摸确定瘤体近端的腹主动脉，解剖腹主动脉的前壁及左、右侧壁，注意避免损伤腰动脉及下腔静脉。游离段长约2cm，以备安置主动脉钳，有时为了更好地显露主动脉，可游离左肾静脉，得到在动脉瘤上方安置阻断钳的空间（图17-5）。

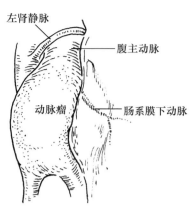

图17-5 分离解剖左肾静脉

（5）游离动脉瘤远端两侧髂总动脉的前和内、外侧壁，以备置阻断钳。不必全周分离，以免损伤髂静脉而造成出血。在游离髂总动脉的整个过程中，要识别和保护两侧输尿管。找出肠系膜下动脉钳夹切断分别缝扎（图17-6）。通常此动脉小而硬化，结扎后不引起乙状结肠缺血。在少数情况，此动脉粗大而为乙状结肠主要血供来源，若髂内动脉和肠系膜下动脉有闭塞性病变时，则可能需要把此血管再植至人造主动脉上以保护结肠供血。

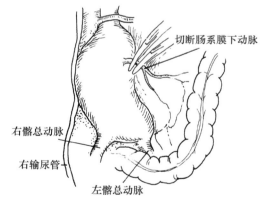

图17-6 切断并结扎肠系膜下动脉

（6）阻断主动脉前，静脉注入肝素（20～40mg），以便阻断主动脉时提供下肢保护性抗凝。

（7）在动脉瘤近侧肾动脉远侧置主动脉钳阻断血流。置钳前仔细辨认肾动脉位置。并通知麻醉医师做好控制降压准备。左、右髂总动脉置弯角状动脉钳（图17-7），同时快速静脉滴注20%甘露醇溶液250ml。

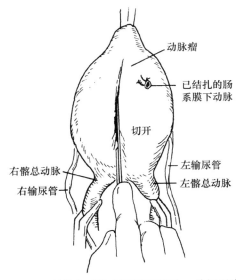

图 17-7　阻断腹主动脉和两侧髂动脉，并切开瘤体

（8）"T"形切开动脉瘤前壁，取出瘤内积血、血栓、机化物和胆固醇样物质，缝扎成对的腰动脉及骶中动脉开口（图 17-8）。

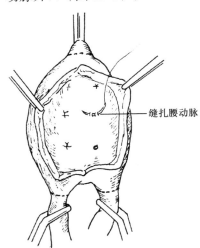

图 17-8　"8"字形缝扎成对的腰动脉

（9）在瘤颈部主动脉做前半周环状切断，注意勿损伤下腔静脉。两侧髂总动脉同样处理（图 17-9），保护髂总静脉。

（10）选用直径、长度合适的 PTFE 或涤纶人造血管移植（图 17-10），某些涤纶移植物使用前需用自体血预凝。动脉瘤未累及髂总动脉时选用直形人造血管，已累及髂总动脉时选用分叉形人造血管。主动脉和人造血管主支的缝合自后壁中点开始。采用双针 3-0 号无损伤缝线做连续外翻端端吻合（图 17-11）。后壁应缝得深，离边缘宽些，最好能缝及腹主动脉后筋膜。缝毕，人造血管两髂支暂时用阻断钳阻断，短暂放松主动脉钳，了解

吻合口有无漏血，若有漏血应重新阻断主动脉，用单针褥式缝合止血。移植分叉型人造血管时，应保持主干与两髂支之间的自然分叉角度，即主干宜短，因主干过长，移植后两髂支易扭曲成角影响下肢供血。

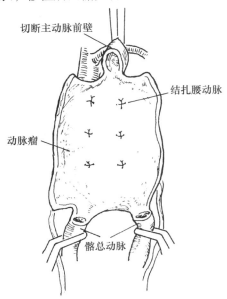

图 17-9　切开主动脉、髂总动脉前壁

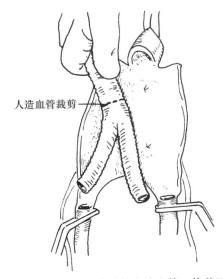

图 17-10　选择大小合适的人造血管，修剪近端

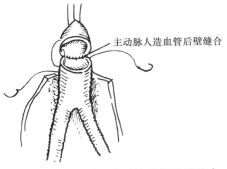

图 17-11　主动脉和人造血管做连续缝合

（11）用双针 5-0 号无损伤缝线以同样方法做人造血管右髂支与右侧髂总动脉吻合，人造血管髂支长度剪裁应适当，在吻合结束前，短暂松开主动脉钳，使可能积聚在人造血管内的气体和血凝块排出，以免肢体发生栓塞。主动脉钳重新钳闭，完成吻合并打结。缓慢松开和取除主动脉、髂总动脉阻断钳，同时将阻断钳呈切线位置于另一髂支的基部，以恢复右下肢的血流。此时，需要麻醉医师密切配合快速输液、输血，维持血压稳定。

用同样方法将人造血管另一支与左侧髂总动脉吻合（图 17-12）。人造血管移植完成。如髂总动脉、髂外动脉因病变无法进行吻合时，可将人造血管经腹膜后途径与股动脉做端侧吻合。但需保留一侧髂内动脉通畅，避免臀部缺血。

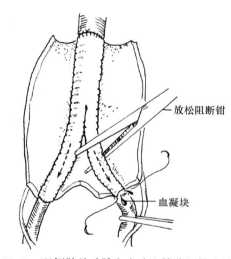

图 17-12　双侧髂总动脉和人造血管分腿做连续吻合

（12）若动脉瘤有足够的囊壁，可将其连续缝合包绕人造血管（图 17-13）。缝合后腹膜使瘤体及其缝线、吻合口均与十二指肠或空肠完全隔开。

（13）将小肠按原位回纳，清除血凝块，清点纱布。关腹前要特别注意乙状结肠的血供是否良好。触摸股动脉或由麻醉医师触摸足背动脉，了解下肢血流灌注是否通畅，如有阻塞发生，应重新探查一侧或两侧，用 Fogarty 导管去除发现的血栓。腹壁安放减张缝线，依层关腹。

2. 胸腹主动脉瘤手术　由于病变累及胸、腹主动脉及其各内脏动脉分支，手术范围大、操作复杂、手术风险大、死亡率高，需严格掌握手术指征。术中应尽量缩短内脏动脉和脊髓的缺血时间，必要时可采用股静脉、动脉转流。

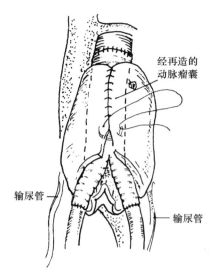

图 17-13　动脉瘤囊壁包绕人造血管

（1）取右侧斜 60° 卧位，两下肢置伸直位。

（2）经左侧第 6 肋间或第 7 肋间隙胸腹联合切口（图 17-14）。

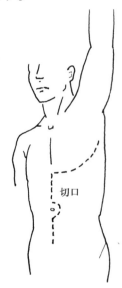

图 17-14　胸腹主动脉瘤切除的体位和切口

（3）动脉瘤切除的方式可根据医疗条件和术者经验选用下述方法。

1）DeBakey（1966 年）等介绍的方法：先将尺寸适当的人造血管吻合于远、近侧的主动脉（即胸主动脉和腹主动脉）上，血流通畅（图 17-15、图 17-16）。阻断动脉瘤上端主动脉，然后逐一显露左右肾动脉、肠系膜上动脉、腹腔干，并予以切断，分别移植于人造血管主干或分支上（图 17-17），保证其通畅，也可将肾自体移植于髂窝内。最后，切断动脉瘤近、远侧的主动脉，缝合残端。也可切开动脉瘤，缝扎腰动脉，把瘤壁重叠缝合。该术式操作复杂，现很少采用。

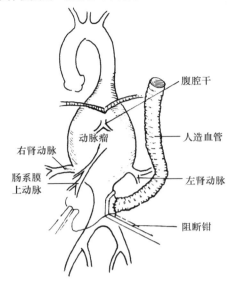

图 17-15　人造血管和腹主动脉端侧吻合

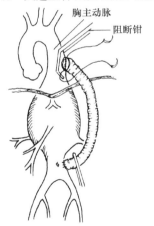

图 17-16　人造血管和胸主动脉端侧吻合

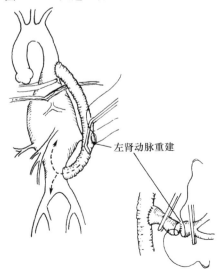

图 17-17　左右肾动脉、腹腔干、肠系膜上动脉分别移植于人造血管分支上

2）Crawford（1974 年）方法：经腰大肌前方解剖左半结肠、肾、脾、胰体尾和胃底，并将其翻向右前方以显露胸腹主动脉瘤的侧后方。游离瘤体近、远端的主动脉及所累及的内脏动脉分支，钳夹阻断血流。阻断胸主动脉及远侧腹主动脉或两侧髂总动脉后，于左肾动脉后侧的瘤体上做纵行切开。将人造血管置于瘤腔内与胸主动脉做端端吻合，然后在内脏动脉相应部位的人造血管上做卵圆形开窗，并与内脏动脉进行补片状缝合，即将带有腹腔干、肠系膜上动脉和右肾动脉开口的原主动脉剪成一补片状，缝于人造血管右前壁上，而左肾动脉则另做一补片状缝于人造血管左前壁（图 17-18～图 17-20）。吻合完毕，可将阻

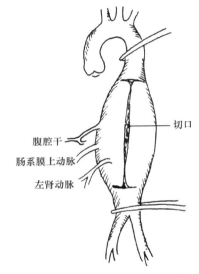

图 17-18　显露胸腹主动脉瘤，于左肾动脉后侧纵行切开瘤体

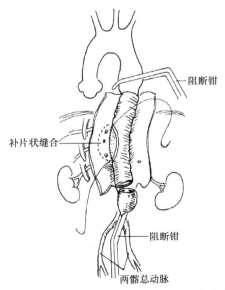

图 17-19　人造血管于瘤腔内与胸主动脉做端端吻合，腹腔干、肠系膜上动脉、右肾动脉与人造血管做补片状缝合

断钳移向下方，逐个开放已吻合的内脏动脉。必要时可以同样方法，将肋间动脉和腰动脉做补片状缝合。人造血管的远端与腹主动脉或两侧髂总动脉做端端吻合，完成血管重建。最后将残留瘤壁缝合包绕人造血管（图17-21）。

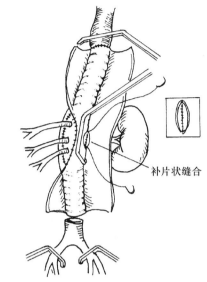

图17-20　左肾动脉和人造血管做补片状缝合

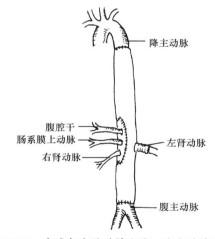

图17-21　完成各内脏动脉和胸、腹主动脉重建

本病由于病变范围广泛，手术复杂，技术要求高，手术时间长和用血量大等情况，因此必须严格掌握手术适应证，各科医师通力协作，紧密配合进行手术，才能获得成功。

内脏如肝、肾等血管阻断时间，一般在常温下肝动脉为20分钟、肾动脉为30分钟，在低温下可阻断30～45分钟。

3. 有并发症的腹主动脉瘤手术

（1）腹主动脉瘤破裂的手术方法：如不采取

紧急手术，死亡率达80%～100%。手术目的是止血。紧急暂时止血方法有下列4种：

1）经股动脉插管气囊反搏导管，向上至动脉瘤近端腹主动脉，迅速于囊内注入50ml盐水，堵塞腹主动脉内腔，然后送往手术室。

2）经胸、腹联合切口（图17-22）进入腹腔后，在腹主动脉瘤近侧，腹主动脉用手指直接压迫，或者用夹纱布的海绵钳压迫腹主动脉前壁并将其推向后面的椎体，然后，再从胃小弯处分离，在膈裂孔部位腹主动脉上安置动脉钳。

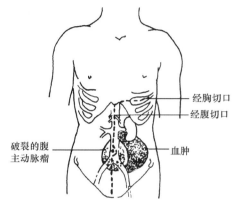

图17-22　腹主动脉瘤破裂切口示意图

3）进入腹腔后，经腹主动脉瘤破裂口逆行插入顶端带囊的导管，如Fogarty导管或Foley导尿管，迅速于囊内注入盐水，堵塞腹主动脉内腔以控制出血。用左拇指、示指迅速阻断瘤颈近端腹主动脉控制出血。

4）进入胸腔，迅速用手指钝性分离，捏住或用动脉钳夹住膈上降主动脉以控制出血（图17-23），然后再进入腹腔。在控制主动脉出血后，需同时控制两髂动脉的血流，待腹主动脉瘤部位显露，再将主动脉钳向远侧移动，钳夹在肾动脉下方主动脉上。

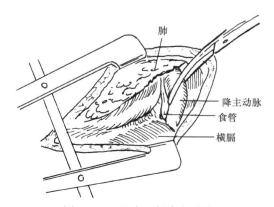

图17-23　经胸阻断降主动脉

在恢复患者的有效血容量后，按前述方法切除动脉瘤，做人造血管移植。

（2）主动脉-十二指肠瘘的手术方法：主动脉肠瘘对血管外科医生是一种严峻的挑战。原发性主动脉肠瘘极少见，继发性主动脉肠瘘常见于主动脉移植物术后，发生率仅为1%～3%，多发生在十二指肠第三、四段。大多数病例发生在先前有主动脉修复的患者。手术时先寻找动脉瘤与肠腔的瘘口。先在腹腔干水平以上部位阻断主动脉，找到瘘口后，再将动脉钳更换钳夹于肾动脉水平下方的主动脉，分离动脉瘤体与肠道的瘘口。切除瘘周围不健全组织，修补肠壁。最后切除动脉瘤，移植人造血管。上下吻合口与肠袢之间应放置腹膜或游离（或带蒂）的大网膜，以免瘘再形成。为预防感染，可将瘘口切除，十二指肠修补，动脉瘤切除，主动脉近、远端或双侧髂总动脉结扎，加做腋-股动脉人造血管旁路移植术（图17-24）。

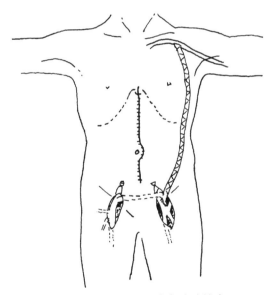

图 17-24　腋-股动脉旁路移植术

（3）主动脉-下腔静脉瘘：较少见，为主动脉瘤侵蚀破入下腔静脉所致，可由于主动脉血流大量进入下腔静脉而引起腔静脉阻塞征和心力衰竭，腹部可闻及连续机器样杂音。手术是阻断动脉瘤近、远侧，切开瘤前壁，用手指压迫下腔静脉，于瘤内连续缝合瘘口（图17-25、图17-26）。最后，切除动脉瘤，移植人造血管。

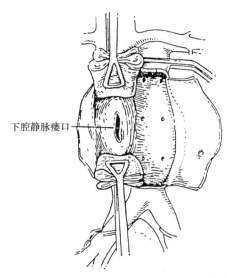

图 17-25　切开动脉瘤，显露下腔静脉瘘口，海绵钳钳夹纱布，压迫瘘口上下端下腔静脉，阻断血流

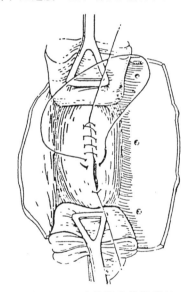

图 17-26　连续缝合修补瘘口

（4）炎性或感染性腹主动脉瘤：约占腹主动脉瘤的1%，其结构可导致动脉瘤破裂。可伴有降主动脉瘤存在，处理棘手。手术的原则：必须彻底清除感染灶周围的组织，获得病原学，术后长期应用广谱抗生素。

（五）操作中可能发生的意外、错误及其预防

（1）当腹主动脉瘤周围纤维化组织增厚或炎症时，分离瘤近端的主动脉及两侧髂总动脉时，

容易损伤左肾静脉或下腔静脉，以及两侧髂总静脉而引起出血。因此，应细致解剖，切忌大块钳夹或锐性盲目分离，应仔细识别左肾静脉并确定其下缘。

（2）一旦腹主动脉位置紧靠左肾动脉，安放主动脉阻断钳时，容易阻断肾动脉的血流，以致术后发生肾功能不全。此时可解剖左肾静脉一周，以便绕塑料带将其向上牵开，必要时可切断左肾静脉，但需注意勿损伤肾上腺静脉和精索静脉，以免撕裂出血。再仔细解剖左肾动脉确定其开口位置。术毕可将左肾静脉重新吻合。

（3）注意异常的下腔静脉和左肾静脉，大约5%的病例左肾静脉位于腹主动脉后面或下腔静脉横过主动脉位于其左侧，也可有双下腔静脉。必须仔细识别，防止损伤，引起出血。

（4）肾动脉下的主动脉段多有粥样硬化性改变，安置主动脉钳时，应轻柔地逐渐阻断，松紧适当，以达到阻断血流的目的，忌用快速暴力而致使钳夹处的主动脉碎裂，引起难以控制的出血，如发生，可在其上方放置阻断钳，另在瘤顶部放一把阻断钳，给予修补裂口。

（5）每侧髂总动脉吻合完毕前，先松开近侧阻断钳，以驱气和冲出血凝块后再阻断。远侧松钳可了解远端回血情况，如未见回血，需查明原因，如确定阻塞，可做内膜切除或用 Fogarty 导管取栓或其他相应手术。

（6）一旦动脉瘤顶部与左肾动脉下缘紧密相连，其间无间距或间距太小，不能安放主动脉钳时，不要强行阻断，可先将肾动脉上方主动脉解剖，以获安放阻断钳的间距，然后于瘤体顶部的膨大起始处，安置阻断钳，完成动脉瘤切开和腰动脉缝扎，接着再用一把阻断钳阻断肾动脉上方的主动脉，移去第一把阻断钳，将人造血管吻合于肾动脉下方稍有膨大的主动脉残端，此吻合口应在15分钟内完成。

（7）胸腹主动脉瘤，现采用经瘤腔内插入球囊导管，控制内脏动脉支出血，避免游离内脏动脉，引起出血和损伤周围组织。

（六）术后处理

（1）密切观察病情，测定血压、脉搏、呼吸，注意有无内出血。

（2）观察尿量，注意及预防急性肾衰竭。

（3）注意及预防急性心、肺功能不全的发生。

（4）纠正水、电解质及酸碱平衡。适当补充营养。

（5）术后应用广谱抗生素5～7天。

（6）注意下肢血供情况，定时检查足背动脉搏动，观察有无继发血栓形成。

（7）应尽量避免术后腹胀及尿潴留。

（8）术后硬脊膜外导管保留2～3天，以便注药镇痛，有利于患者恢复。

（9）术后3周避免剧烈活动，有利于血管内、外膜生长。

（10）必要时可用抗凝剂，以改善血流阻断时末梢微循环淤滞现象。

（陈福真）

第六节　腔内修复术

一、腹主动脉瘤腔内治疗发展史

早在1684年，Moore 将75in长的一段金属丝折叠导入腹主动脉瘤腔内，希望促发瘤内血栓形成，这可能是有记载的第一次血管腔内治疗腹主动脉瘤的尝试，所用的那一段金属丝可看作最早的血管腔内移植物。1831年，Alfred Velpeau 尝试用缝合针刺入腹主动脉瘤以诱导瘤腔内血栓形成。19世纪末，Clot 用金属丝经股动脉导入腹主动脉瘤，然后加热金属丝来诱发腹主动脉瘤内血栓。这两种方法均是试图以形成血栓来达到缩小或闭塞瘤腔的目的，以治疗腹主动脉瘤。尽管这些方法均未能经受住历史的考验，但可能是腔内治疗腹主动脉瘤的先驱。

1964年1月16日，美国 Oregon 大学放射科的 Charles Dotter 施行了具有里程碑意义的世界上首例经皮血管腔内成形术（PTA），开创了以弹簧支架治疗动脉闭塞病为代表的现代腔内血管外科时代。这一时期的用于动脉闭塞病的移植物多数可通过纯介入的方式植入病变部位，其研究人员多数为放射学家。但对于动脉扩张性疾病，如腹主动脉瘤，单纯"靠支架的撑张力将狭窄血管段扩开，使血管再通"的概念不能适用，必须制造口径更大、结构更为复杂的支架——人造血管复合体及其导入系统，利用人造血管将病变段血管与血流隔开的原理达到治疗目的，血管外科学家开始参与研制。

针对动脉扩张病的腔内隔绝系统的实验研究于20世纪80年代后期最早见于报道。1986年，美国罗得岛Brown大学医学中心外科医师Balko等率先报道了应用不锈钢及镍钛合金丝制作的外包聚氨酯薄膜的直形自扩张全程Z形组合支架——人造血管复合体移植物治疗犬腹主动脉瘤的实验。1987年，Lawrence报道了全程Gianturco组合支架外包涤纶人造血管的直形移植物的动物实验结果。上述两种移植物的结构仍是目前许多著名移植物系统结构设计的范本。1988年，Lazarus报道了两端Z形不锈钢支架外包螺纹人造血管的分叉移植物的实验结果。1989年，Mirich等报道了改良Gianturco全程组合支架外包尼龙包膜的移植物的动物应用结果。

1991年，Parodi率先报道了支架——人造血管复合体（直形）在5例腹主动脉瘤治疗中的临床应用，成为腔内血管外科治疗学历史上的另一块里程碑。这位阿根廷人1976年毕业于美国克里夫兰大学医学院，随后在其附属医院任住院医师。1979年便开始构想用于动脉扩张病的腔内移植物。最初移植物的结构为自制的不锈钢Z形鸟笼状支架，外面包裹涤纶人造血管材料。由于工艺粗糙，置入犬腹主动脉后所有移植物均出现闭塞，实验归于失败。后来他又采用一种可膨胀硅胶袋作为支撑物，中央制成空心管道用作新的血流通道，管道内壁贴附聚乙烯人造血管，结果，移植物有的出现变形，有的出现闭塞，实验再一次失败。他这两次实验的结果均没有进行报道。1988年，已经回到阿根廷并任布宜诺斯艾利斯心血管外科中心主任的Parodi采用了Palmaz支架、涤纶编织人造血管制成了近端或两端支撑的直形移植物系统，在连续置入了62只犬的腹主动脉并获得成功后，1990年9月6日，施行了世界上第一例腹主动脉瘤腔内隔绝术。Parodi的成功经验报道之后，在国际血管外科界引起了巨大震动，促发了动脉扩张病腔内隔绝术在国际范围内的迅速推广。腔内治疗腹主动脉瘤的并发症、死亡率和长期生存率与传统手术相似，但其最大的优点是创伤小，出血量少，术后恢复快，尤其适用于高危的动脉瘤患者，在各大医院已常规开展。随着移植物成本的降低，EVAR手术花费已明显降低。

二、分叉型移植物腹主动脉瘤腔内修复术操作步骤

因模块式分叉移植物目前应用最为广泛（图17-27），适用于多数类型的腹主动脉瘤，甚至在Ⅰ型腹主动脉瘤的腔内修复术中也逐渐有以分叉型移植物取代直管型移植物的趋势，以预防术后移植物移位。以下以分叉型移植物为例简介EVAR手术的步骤。

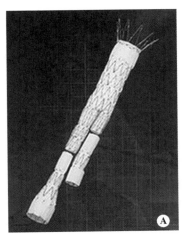

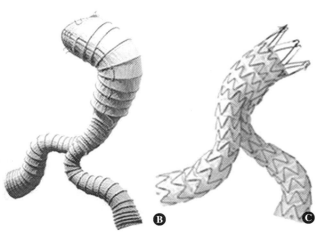

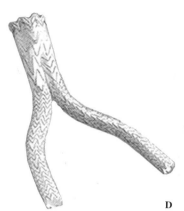
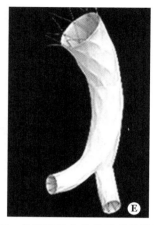
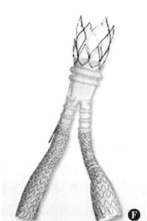

图 17-27　各种商品化的分叉型移植物

手术在 DSA 室进行，患者于局部麻醉或全身麻醉后，取平卧位，消毒双侧腹股沟区，同时完成预防用抗生素和留置导尿术。在两侧腹股沟韧带水平沿股动脉走行做纵切口长约 3cm，解剖出股总动脉长约 2cm，远近两端分别穿过血管吊带。

在直视下以 Seldinger 方法穿刺股动脉，插入 5F 导管鞘，全身肝素化后经股动脉穿刺导鞘送入导丝至腹主动脉，沿导丝送入猪尾巴导管，将导管定位于第 12 胸椎水平，撤出导丝，行腹主动脉造影。

在监视屏上标记肾动脉开口、髂内动脉开口和瘤体部位，测量瘤颈长度、直径、髂总动脉直径、肾动脉开口与髂内动脉开口之间的距离、瘤体最大直径和瘤体长度，并与术前 CTA 及 MRA 结果对照，据此选择适当口径和长度的移植物。

进入导丝，退出造影导管，全身肝素化后（静脉推注），股动脉横行切开，将移植物输送装置沿超硬导丝经股动脉导入腹主动脉。当移植物上缘到达肾动脉开口附近后，再次造影标记肾动脉开口，逐节释放移植物主体。

从对侧股动脉，穿刺后导入导丝导管，超选移植物主体的短肢开口，必要时可以使用肱动脉穿刺下行导丝辅助技术或者从对侧股动脉翻山导丝技术来建立对侧短肢的导入通路，将超硬导丝经移植物主体短肢开口送入后导入移植物对侧肢体，定位后使用与移植物主体相同的释放技术释放对侧单支，使其与移植物主体短肢连接，连接部分需重叠足够的长度。

撤出移植物输送器，导入猪尾巴导管造影，注意观察肾动脉、髂内动脉是否通畅，移植物是否通畅，有无扭曲、异位，移植物近端或远端是否存在内漏。若发现远近端内漏或者移植物与瘤壁贴合不牢固，可以选择大口径顺应性球囊贴合。

如造影证实腹主动脉瘤已被完全隔绝，退出输送装置，以无损伤缝线横行缝合股动脉，检查同侧足背动脉搏动良好且吻合口无出血后，分层缝合切口。

随着移植物输送系统的改进，明显降低了输送装置的口径，加之动脉穿刺血管缝合器的出现，使得 EVAR 手术可以通过局部麻醉清醒状态下经皮穿刺完成，明显减少了全身麻醉术后并发症的发生，缩短了住院时间。

三、腹主动脉瘤腔内修复术的操作技巧

1. 多途径分叉型移植物对侧单肢衔接法　在腔内隔绝术放置分叉型移植物时，一般是先经一侧股动脉切口置入移植物主体（含一个分肢），再经另一侧股动脉切口将另一分肢与主体相接。这个连接步骤由于是在二维的荧光屏监控下操作，难以辨别前后位置关系，常要花费相当长的时间。除了经典的经股动脉上行直接导入法外，还可以经对侧股动脉的"翻山"导引法和经上肢动脉的逆向导引法，可以较好地解决这个难题，明显缩短了手术时间。

所谓经对侧股动脉的"翻山"导引法是从已放置完毕的移植物分肢插入导丝至移植物腔内，通过操控导丝使之经另一侧待接分肢的连接口进入另一侧髂股动脉，并经股动脉切口引出，经导管、导丝交换，置入超硬导丝并送入移植物的待接短

肢,从而完成整个分叉型移植物的释放。而经上肢动脉的逆向导引法则是在上肢肘部做一小切口,显露肱动脉后穿刺置入导丝,或者直接穿刺肱动脉,经腋动脉、腹主动脉进入腹主动脉内已经放置完毕的移植物腔内,使之从待接分肢的连接口进入同侧髂股动脉,并从股动脉切口引出,再完成移植物短肢的连接。

2. 股动脉导入动脉偏细或合并髂股动脉硬化狭窄 对于导入动脉过细或者合并狭窄的患者,可先行球囊扩张,以检测狭窄的可扩张性,并为其后安全导入导丝和导管开辟通路。或者在下腹部做斜切口,经腹膜外径路显露髂总动脉,将一段人工血管与髂总动脉做端侧吻合,后续腔内操作均从该人工血管导入完成。

3. 移植物近端误闭肾动脉的补救方法 在AAA瘤颈较短或扭曲的困难条件下,易于造成移植物近端在释放后误闭肾动脉。预防方法是严格选择瘤颈条件适合EVAR的病例,对于那些瘤颈角度超过60°、短瘤颈、宽瘤颈、瘤颈有附壁血栓、瘤颈形态似"倒钟"样的病例,合理选择EVAR术式和移植物。术前造影分析瘤颈形态,预防性经肱动脉穿刺导入导管导丝,动态监测肾动脉开口,该保护性导丝在跨肾动脉释放移植物主体遮蔽肾动脉情况可用来建立导丝通路,完成肾动脉

内"烟囱"支架以重建肾动脉血流。

四、术后并发症及处理

1. 内漏(endoleak) EVAR术后内漏是指腔内隔绝术后仍有血流进入移植物与瘤壁之间的瘤腔。内漏是腹主动脉瘤腔内修复术所特有的、最常见的并发症。目前综合文献报道,不同类型的移植物内漏的发生率在7%~20%,持续存在的内漏可导致瘤体的继续增大直至破裂,导致腔内修复术的失败。

根据内漏发生的时间可将内漏分成即发性内漏(术中立即发生)和延迟性内漏(术后随访发现)两种。根据反流量的大小又可分为大量、中量和微量内漏。根据其来源可分成五型:Ⅰ型是指血流通过移植物和血管壁之间的间隙继续进出瘤腔,主要来源于移植物近端附着点;Ⅱ型是指血流经开口于腹主动脉瘤壁上血管,主要是腰动脉和肠系膜下动脉,反流入瘤腔;Ⅲ型是指血流从移植物远端附着点处反流入瘤腔;Ⅳ型是指血流从移植物本身的裂孔或从双侧肢体连接处的缝隙反流入瘤腔(图17-28)。Ⅴ型内漏,称为囊内压增高(endotension),或内张力,部分学者将其归类为Ⅴ型内漏。

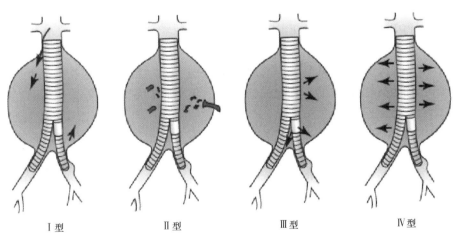

Ⅰ型　　Ⅱ型　　Ⅲ型　　Ⅳ型

图17-28 EVAR术后内漏示意图

EVAR术后即使无影像学内漏时,也发现部分出现囊内压力可持续或重新升高,发生率约5%,病因和病情演进均不详。一般分为下述3个等级。①第1级:囊内高压和高血流量,可能的致病因素为Ⅰ型内漏;②第2级:高压和低血流量,可能由

Ⅱ型内漏引起;③第3级:高压和无血流,可能为已封闭的内漏或压力经移植物传导所致。发生囊内压升高者,并不预示瘤体破裂概率增多,但多需做开放手术加以治疗。有些学者认为,即使无内漏存在,囊内压升高者可因支架移位、直接

或间接导致瘤体破裂，而另一些学者则认为，这只不过是影像学检查尚不能发现已存在的内漏，并非没有内漏发生。有些学者指出，囊内或已封闭的Ⅱ型内漏上的血栓，可将压力传递至瘤壁，但另一些学者却持反对态度，他们在做开放手术时测量囊内血栓中的压力，发现并未使瘤壁附近的压力降低，因此不能防止瘤体破裂。

（1）内漏产生的原因

1）移植物口径与长度不当：口径过大的移植物在血管腔内释放不完全，形成皱折，与血管壁贴附不紧；口径过小则固定不牢，易致移位，造成即时内漏或延迟性内漏；过短的直管型移植物可造成远端内漏。预防方法是选择比瘤颈直径大0.2～0.6cm大小的移植物，能达到满意贴合，且能维持一定张力。

2）移植物类型选择不当：与分叉型和腹主-单髂动脉型移植物相比，直管型移植物内漏发生率最高，内漏通常发生于移植物远端。目前观点认为EVAR中应尽量用分叉型移植物代替直管型移植物。自膨式移植物的内漏率比球囊扩张型移植物的内漏率为低，是由于自膨式移植物能够自动完成与主动脉壁的接触，接触面平展而少皱折，不易产生内漏；而气囊扩张型移植物的气囊容易被髂动脉直径所限不能完全扩张，形成皱折，进而造成内漏。

3）动脉瘤形态不适于EVAR：瘤颈血管壁斑块钙化，血管变形，丧失弹性，移植物则不能紧密附着于动脉壁上；动脉瘤壁上的大量粥样斑块，也会使移植物变形，增加内漏的发生概率；瘤颈的角度在内漏的发生上起重要作用，瘤颈扭曲超过60°，将使内漏发生率明显上升。

4）通畅的腰动脉或肠系膜下动脉：多数腹主动脉瘤患者瘤壁内附粥样斑块导致腰动脉和肠系膜下动脉闭塞，但部分患者存在通畅的腰动脉和肠系膜下动脉，在腔内隔绝术后由于腰动脉、肠系膜下动脉与肠系膜上动脉等血管之间存在着丰富的侧支吻合，可导致血液持续反流。预防方法为可在移植物释放前用弹簧圈栓塞通畅的腰动脉及肠系膜下动脉。

（2）内漏的诊断：腔内隔绝术中移植物释放固定后常规再次腹主动脉造影，瘤腔显影说明有内漏的存在，复习数字减影造影记录，可以发现内漏的起源。延迟性内漏的发现主要依靠定期的多普勒双功彩超、螺旋CT和不定期的DSA造影

检查，术后3、6、12个月各复查1次，以后每年检查1次。动脉瘤内有血栓形成、瘤腔缩小者，说明动脉瘤隔绝完全，没有内漏。对瘤腔直径、压力均维持术前水平者，应高度警惕内漏存在。

（3）内漏的治疗：对发生于移植物近端、远端或移植物主体与短肢连接处。移植物近端瘤颈部的内漏用气囊做适当扩张有时能起到良好的作用；远侧附着点内漏多是由于主动脉和移植物不相匹配造成，可通过延长一段移植物来解决。在双侧髂总动脉扩张均需延长移植物时，需要重建一侧髂内动脉。或不延长左侧移植物，而采用经左下腹腹膜外切口行左髂总动脉外围缩窄术，用一段人造血管做垫衬，在外围结扎扩张的髂总动脉，消除内漏。近端内漏是术中需要解决的重点，其存在会使瘤囊更加处于高张力状态，数日内即可引发动脉瘤的明显扩大乃至破裂。对近端内漏量大，经扩张或附加Cuff不能消除者，瘤腔压力无下降甚至增高，应果断采取传统手术，防止其破裂。对移植物自身破损所致的内漏，应采用再内衬一段移植物的方法将其完全封闭消除。Ⅱ型内漏一般被认为很少造成瘤囊增大或导致破裂。

2. 术后肾动脉闭塞　腹主动脉瘤腔内隔绝术后肾动脉闭塞可分为两种类型：一是术中即刻闭塞，二是术后迟发性肾动脉闭塞。发生肾动脉闭塞的原因是术中移植物超过肾动脉开口固定。腹主动脉瘤腔内隔绝术中移植物超过肾动脉固定有以下几种情况：①为了扩大腹主动脉瘤腔内隔绝术的手术适应证，对瘤颈短于1.5cm的近肾腹主动脉瘤施行腔内隔绝术，采用近端带有裸支架的移植物超过肾动脉固定，以期达到既妥善固定移植物又不闭塞肾动脉的目的；②部分瘤径长度大于1.5cm的肾下腹主动脉瘤瘤颈部位有比较严重的钙化，管腔不规则，易发生术后内漏，采用近端带有裸支架的移植物超过肾动脉固定以期增加移植物固定面积，减少术后内漏；③移植物释放过程中肾动脉定位不准确或操作失误，无意中将移植物覆盖有人工血管的部分超过肾动脉释放。

上述的第三种情况术中即刻引起肾动脉闭塞，而前两种情况均为裸支架覆盖肾动脉开口，因为裸支架金属丝细，网眼大，在理论上一般不会影响肾动脉血流。1998年，纽约西奈山医院的Marin等将53例接受肾下腹主动脉瘤腔内隔绝术的患者

分为移植物肾下固定组和裸支架超过肾动脉固定组，进行了前瞻性研究。结果发现，除两例定位不准确至移植物带人工血管部分覆盖肾动脉外，其余35例裸支架超过肾动脉固定的患者术中及术后平均10个月的随访中均未发现肾动脉闭塞。并且由于超过肾动脉释放增加了移植物固定面积，内漏发生率明显下降。移植物裸支架超过肾动脉释放在多数情况下是安全的，其优点：①可扩大EVAR的适应证，使瘤颈短于1cm的近肾腹主动脉瘤可进行治疗；②对于瘤颈钙化严重，管腔不规则的腹主动脉瘤可扩大EVAR术中移植物近端的固定面积，减少内漏的发生。但是，应该认识到，这一技术也带来一些新的问题，例如：①对EVAR术中移植物释放的定位准确性要求增高，文献中可见在试图使用移植物裸支架超过肾动脉释放技术时，发生移植物人工血管覆盖肾动脉的概率为10%～20%，远高于移植物肾下腹主动脉固定时的发生率；②有发生术后迟发性肾动脉闭塞的可能，原因可能是移植物对肾动脉血流动力学的影响。因此在腹主动脉瘤腔内隔绝术中，移植物裸支架超过肾动脉固定技术应谨慎实施，术中准确的定位是其成功的关键。

EVAR术后迟发型肾动脉闭塞患者术后须严密观察血肌酐变化，部分病例肌酐升高也可能是术中大量使用造影剂引起的造影剂肾病，是可逆的、无须透析治疗的肾功能减退，而梗死面积小于20%的肾梗死则不导致肾功能的减退。也就是说，该技术导致的肾功能损害无须复通肾动脉来处理。相对于腹主动脉瘤治疗的迫切性，移植物裸支架超过肾动脉固定可能带来的肾功能损害及血压升高并不足以影响该技术的使用。但移植物主体定位不准确，遮蔽肾动脉则会导致永久性肾功能减退，必要时一定要重建肾动脉血流。

3. 缺血性结肠炎 EVAR术后缺血性结肠炎的发生是多种因素综合作用的结果，包括血管因素及神经、体液调节对血运的影响。结肠的滋养动脉包括肠系膜上动脉的分支结肠中动脉、结肠右动脉及回结肠动脉，肠系膜下动脉的分支包括结肠左动脉、乙状结肠动脉和直肠上动脉，双侧髂内的分支直肠下动脉；这些血管之间相互吻合形成边缘动脉，由边缘动脉发出终末动脉供应结肠壁。直接与手术相关的是术中肠系膜下动脉的结扎，腹主动脉的阻断，在解剖过程中结扎了结肠

边缘动脉、终末动脉或损伤了结肠等；其他原因包括患者术前肠系膜上动脉狭窄或闭塞，髂内动脉狭窄或闭塞，结肠血管弓侧支循环缺乏，术中心力衰竭、低容量血症导致结肠低灌注，肾素-血管紧张素系统兴奋导致结肠血管收缩等。因术中常结扎乙状结肠的主要供应动脉——肠系膜下动脉，故乙状结肠是缺血性结肠炎的好发部位。

在传统的腹主动脉瘤切除人工血管置换手术中可根据术中肠系膜下动脉反流压测定决定是否重建肠系膜下动脉，以避免乙状结肠的缺血；EVAR术中无法同时重建肠系膜下动脉，但却避免了长时间的腹主动脉阻断和后腹膜解剖，术中患者循环稳定，排除了心力衰竭、低容量及神经体液因素造成的结肠缺血，而且根据术中DSA可排除肠系膜上动脉及髂内动脉的狭窄和闭塞，故EVAR术后缺血性结肠炎的发生原因主要是乙状结肠侧支循环血供不足。曾有学者根据解剖学研究提出，在肠系膜下动脉和双侧髂内动脉三支血管之中保留两支可避免下腹部及盆腔脏器的缺血，仅有一侧髂内动脉保持通畅对结肠和盆腔脏器是安全的，保留肠系膜下动脉和双侧髂内动脉三支中的两支并非必须，但三支血管全部闭塞将造成结肠缺血。

文献报道，术后并发严重的缺血性结肠炎的腹主动脉瘤切开人工血管置换术患者死亡率可高达40%～70%，因而这一并发症的早期诊断、早期治疗非常重要。根据临床资料进行回顾性的研究发现，OR出现临床症状的缺血性结肠炎的发生率为1%～2%，但根据临床症状诊断不够准确且常延误；根据术前及术后常规进行纤维结肠镜检查进行的前瞻性研究发现，术后出现镜下结肠黏膜缺血改变的概率为7.4%，但患者无法接受术前术后常规的肠镜检查；使用结肠内硅气囊探头测量结肠黏膜pH值的方法发现术中结肠缺血的发生率高达18%～24%，其中包括不需特殊处理的一过性结肠缺血，假阳性率较高。

EVAR术后缺血性结肠炎的发生及转归均有与OR不同的特点。EVAR因为术中腹主动脉阻断时间短（仅1～5分钟）、循环稳定，且术中DSA监视下可明确肠系膜上动脉及髂内动脉的通畅情况，故避免了术中急性乙状结肠长时间缺血，避免了术后急性缺血性结肠炎的发生。EVAR术后的缺血性结肠炎由术后双侧髂内动脉的继发闭塞造

成，术后髂内动脉的继发闭塞原因可能为移植物远端过长累及髂内动脉开口，造成髂内动脉血栓形成、闭塞。由于其发生过程是渐进性的，故乙状结肠处于慢性缺血状态，待出现腹痛等临床症状时大致相当于下肢动脉缺血的间歇性跛行或静息痛期，此时进行纤维结肠镜检查可发现结肠黏膜苍白、水肿，或散在出血点便可明确诊断。此时结肠尚未发生坏死，无须外科手术治疗，可使用扩张血管、抗凝、促进侧支循环的药物进行保守治疗。肠系膜血管建立侧支循环的速度比肢体动脉快，症状缓解较快。一般来讲，EVAR 术后同样有发生缺血性结肠炎的可能，其特点是慢性起病，待出现临床症状时并未进入结肠坏死期，纤维结肠镜检查可明确诊断，保守治疗可作为首选治疗方法。

4. 腹主动脉瘤腔内隔绝术后综合征 EVAR 术后短期内患者会出现：一过性 CRP 升高，发热（常见于术后第 2 天起，午后发热，体温一般不超过 38.5℃），红细胞、白细胞、血小板三系轻度下降（一般无须输血治疗）等表现。体检时无感染症状，因原因不明故暂且称之为主动脉瘤 EVAR 术后综合征。可能的原因为移植物的异物反应、瘤腔内血栓形成后的吸收、移植物对血细胞的机械破坏等。使用肾上腺糖皮质激素及消炎镇痛类药物对症处理可缓解。

5. 瘤体破裂 2004 年，Gorham 等综合文献资料指出，EVAR 术后每年的瘤体破裂率为 1%～1.5%。EUROSTAR 资料说明，EVAR 并发内漏者，术后 15.4 个月的瘤体破裂率为 2.3%，而无内漏者则仅为 0.3%。发生破裂者可根据患者具体情况，做两次腔内修复或开放手术治疗。

6. 移植物移位和损坏 EVAR 术后还可以发生移植物移位。据 Ouriel 等报道，移位的发生率平均为 3.6%，其中 Ancure、Talent 和 Excluder 均为 0%，AneuRx 和 Zenith 为 8%。Cao 等报道，27% 的 AneuRx 在术后 3 年内移位 3mm 以上；其中需要再做处理者占 40%。Conners 等报道，AneuRx 1 年后 7% 发生移位；2 年后为 20%；3 年后为 42%。近年设计的新型支架，可望使移位发生率下降。

EVAR 术后支架结构的损坏也不少见。一般多发生于术后 2 年以上，在术后长期随访中，发生挂钩断裂者可高达 40%，因为 FDA 要求，必须对施行 EVAR 者做长时间跟踪随访。最近 Walschot 等分析欧洲各国文献资料 39 篇（1995～1999 年），

共 2387 例，平均随访 14 个月后，围手术期死亡率为 3.7%，术后每年死亡率为 5%，内漏发生率为 13.1%，术后早期再次做 OR 者占 5%，长期后每年有 1.4% 再做 OR 处理。他们指出，决定做 ER 前，必须慎重考虑发生这些并发症的可能性。Holzenbein 等报道，在做 ER 的 173 例患者中，术后 18 个月因并发症而需手术处理者占 26.6%。不少原先热衷于做 ER 者，现在均指出，选择做 ER 的 AAA 患者，必须事先考虑周全。Ohki 等报道 Montefiore 医疗中心做 EVAR 者 239 例，随访 9 年后发现在术后 30 天内发生并发症和死亡者，分别占 17.6% 和 8.5%。Dattilo 等报道麻省总医院 362 例患者随访 7 年发现，围手术期死亡率为 1.6%，发生 1 种或多种并发症者占 8.3%。Bush 等报道在 Emory 大学组的 104 例患者中，1/4 的患者做 EVAR 失败。Conners 等报道，Ochsner 医疗中心做 ER 者，并发症发生率术后 1 年为 7.2%，术后 2 年为 20.4%，术后 3 年为 42.1%，术后 4 年为 66.7%。

近年来，许多学者用先进的仪器如电子显微镜等，对覆膜支架的金属架和织物的耐久性，均做过全面、仔细的观察。他们在 EVAR 术后数月至 10 余年内，均发现有金属疲劳、腐蚀、断裂，以及织物变性、破损、缝合处裂开等情况。

Conners 等报道，支架移位是指 ER 术后，支架位置移动≥5mm 者，其发生率分别为：术后 1 年为 7.2%，术后 2 年为 20.4%，术后 3 年为 42.1%，术后 4 年为 66.7%；移位与支架过大和后期瘤颈扩大有关。有些学者认为，有挂钩的支架，并固定于肾上腹主动脉者，移位的发生率明显减少。

7. 中转开放手术（conversion） EVAR 中转 OR 者，多为导管无法经股动脉进入 AAA，或者无法置放支架；术后中转 OR 的原因，则包含各种术后并发症。2002 年，Buth 报道 1994～2001 年做 ER 的 3529 例患者中，需中转做 OR 者占 4.2%。其中在 ER 术中和术后 1 个月之内做 OR 者为 1.9%；术后 1 个月以后做 OR 者为 2.3%；ER 术后 4 年内中转做 OR 者为 11.7%。ER 术后中转 OR 者的手术死亡率为 19%，其中因 AAA 破裂做 OR 者为 50%。术后 AAA 破裂者，发生于 ER 后 3～60 个月，平均 25 个月。ER 术后 1 年 AAA 破裂率为 0.3%，以后每年为 1%。

2000 年，Eurastar 收集的 2464 例患者 EVAR

术后平均随访 12.19 个月的资料。每年 AAA 破裂发生率为 1%，需急症手术者占 86%，手术死亡率为 58.4%。在随访期，每年因各种并发症中转做 OR 者占 2.1%，围手术期死亡率为 24%。

第七节 近肾腹主动脉瘤的腔内修复技术

近肾腹主动脉瘤（juxtrarenal AAA）通常被定义为动脉瘤近端发展到肾动脉开口附近（但没有累及肾动脉开口），在开放修复术中主动脉阻断平面至少在一侧肾动脉之上的腹主动脉瘤。肾上腹主动脉瘤（superenal AAA）被定义为在开放修复术中需要在膈肌平面以上阻断腹主动脉，并且术中需要进行肾动脉重建的腹主动脉瘤。

在开放修复术中，因为肾周腹主动脉瘤，需要肾上阻断，这导致了开放修复术中的一个重要并发症就是肾功能损害。肾周腹主动脉瘤，开放修复术的手术病死率和并发症发生率高达 15% ～ 18%。在过去的 10 年中，微创的腔内修复术开始用于治疗肾周腹主动脉瘤，这减少了患者的创伤。正是因为那些无法耐受开放修复手术的肾周腹主动脉瘤患者促使很多学者去研究开发一些减轻手术创伤的技术，如腹腔镜下修复术、杂交手术（去分支技术），以及一些复杂的 EVAR 手术技术如使用分支和开窗支架移植物的腔内修复术、使用烟囱技术的腔内修复术及使用多层血流导向装置的腔内修复术。

一、开放修复术

在 1986 年 Crawford 等首次发表了专门针对肾周腹主动脉瘤的开放修复术的研究结果，其病例资料中包括了破裂腹主动脉瘤和非破裂腹主动脉瘤患者，总死亡率 7.9%，16% 的患者术后出现了肾功能不全，8% 的患者术后需要持续血液透析。此后有多篇开放修复术治疗肾周腹主动脉瘤的非随机对照研究发表。在这些研究中，腹主动脉近端的阻断位置都不同，这主要取决于肾周腹主动脉的质量。在肾动脉开口附近有大量的附壁血栓和严重钙化时，阻断位置常选择在膈下，以避免阻断造成的附壁血栓脱落致肾动脉或腹主动脉壁

破损。膈下腹主动脉一般很少受到动脉硬化的影响，同时也可以避免对腹主动脉瘤的剧烈牵拉。一般而言，阻断的平面越高，发生心力衰竭、肾脏及腹腔内脏缺血和再灌注等的风险越大。

开放修复术最常用的手术径路是经腹腔径路。为了方便阻断肾上腹主动脉，通常可以把左肾静脉打断（在手术结束前重新吻合起来），并部分分离膈肌脚。有些血管外科医师倾向于腹膜后径路，或者在再次手术的病例、肥胖病例、腹腔粘连严重的病例采用胸腹联合切口。对于哪种手术径路更好，目前并没有随机对照研究来证实。

最近有两篇关于肾周腹主动脉瘤开放修复术的综合文献分析发表。对收集的 12 个肾周腹主动脉瘤开放修复术的队列研究的结果进行综合分析。这些研究共纳入 1164 例患者，但其中没有一篇是随机对照研究，并且病例的入组标准也没有提及。这些病例的平均年龄是（73.8±1.9）岁，58% 的患者术前合并有缺血性心脏病，22% 的患者术前合并有肾功能减退。30 天病死率为 3.6%，最常见的死亡原因为多脏器功能衰竭、心肌梗死和肠缺血。术后需要长期透析的患者占 1.4%，术后短期内需要再次手术的比例为 2.6%，再次手术的主要原因是出血和血栓栓塞。

从近期的文献中，可以得出的主要结论如下：①肾周腹主动脉瘤开放修补术可以达到较低的围手术期病死率。②如果可能，尽量选择肾上腹主动脉阻断而不要采用膈下腹主动脉阻断。③术后并发症发生率很高。最常见的并发症是暂时性肾功能不全。④手术导致的术后需要持续血液透析的病例并不多。

为了减少术中血液阻断造成的术后肾功能减退，可以术中常规使用冰盐水持续肾脏灌注的方法。在术中切开腹主动脉瘤囊壁之后，在阻断钳下方找到肾动脉开口，将头端有球囊的 Pruitt 灌注导管穿过拟置入的人工血管，头端插入肾动脉开口并充盈球囊固定导管。首先将 300ml 冰生理盐水团注，然后以 20ml/min 的速度持续灌注，在近端吻合完成以后取出灌注导管。

总体来说，围手术期的肾功能不全是由急性肾小管坏死和肾动脉血栓栓塞造成的。肾上腹主动脉阻断时间越长，则肾功能损害的风险越大。肾脏缺血在 20min 之内是安全的。但是如果肾脏

缺血时间达到 50min 则肾脏发生永久性损害的风险增加 10 倍。关于肾脏耐受缺血的临界时间目前还是一个很有争议的问题。除了降温，还有一些肾脏保护措施也可以使用，如静脉滴注甘露醇和肾动脉旁路。然而从循证医学的角度来看，目前还缺乏强有力的证据来支持腹主动脉重建过程中，哪种肾功能保护方法是有效的。

关于肾脏保护问题结论如下：①肾上腹主动脉阻断时间越短越好；术前需要有周详的计划，术中需要有细致的操作，这样可以避免术中肾动脉的损伤和不必要的肾上阻断时间，必须避免在术中移动肾上腹主动脉阻断钳的位置，此类手术必须有经验丰富的医师来完成；②如果预计肾上腹主动脉阻断时间将超过 20 ~ 30min，肾脏降温可能对肾功能有保护作用。

二、开窗支架移植物

（一）研究背景

近肾腹主动脉瘤的腔内修复治疗要求腔内支架移植物能够在肾动脉和内脏动脉的开口平面完成近端的封闭。开窗支架移植物，是根据每例患者的具体解剖位置在支架移植物上与肾动脉和内脏动脉相对应的位置开大小不等的孔，这种定制的开窗支架能够保留到肾动脉和内脏动脉的血流。支架移植物的窗口，用不透 X 线的标志物标记，以便于在术中 X 线监视下调整支架移植物的方向和位置。对于近肾腹主动脉瘤来说，肾动脉开口的位置需要做成圆形窗口，而肠系膜上动脉和腹腔干动脉的开口位置通常做成扇贝状的缺口就可以了。所谓扇贝状缺口就是在支架移植物的近端边缘剪掉部分人工血管材料，缺口的上沿并没有人工血管材料环绕。术中在支架移植物主体释放后，需将导丝、导管从支架移植物的窗口中穿出，再进入相应的肾动脉和内脏动脉开口，这些操作通常可由股动脉穿刺和切开进入完成。在完成经支架移植物窗口对肾动脉和内脏动脉的超选后，沿导丝放置肾动脉支架，肾动脉支架的近心端应保留约 4mm 的长度在支架移植物内，然后使用长度 10 ~ 12mm 的短球囊扩张肾动脉支架的近心段，这样将使肾动脉支架锚定在支架移植物上并形成密封，从而避免窗口处产生 Ⅲ 型内漏（图 17-29）。在一些解剖特别困难的病例，可能需要从肱动脉和腋动脉的径路来完成肾动脉和内脏动脉的超选。

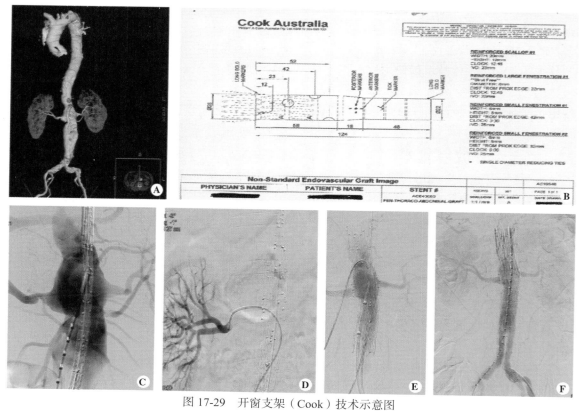

图 17-29　开窗支架（Cook）技术示意图

使用开窗支架移植物治疗近肾腹主动脉瘤是由 Parks 团队最先报道。该技术的深入发展和临床应用主要由 Lawrence-Brown 的团队完成。目前最常用的开窗支架移植物，是 Cook 公司 Zenith Fenestration 支架，术前使用薄层 CT 扫描图像和重建的 CT 图像对腹主动脉瘤进行详细的测量是定制开窗支架移植物所必需的步骤。

（二）治疗结果

在 2009 年，Nordon 等对使用开窗支架移植物治疗近肾腹主动脉瘤的结果作了综合分析。他们统计了 8 个队列研究（非前瞻性随机对照研究）的 368 例患者的资料：总的 30 天病死率为 1.4%（死于肠缺血和心肌梗死），没有发生术中死亡，368 例中的 52 例（14.9%）出现了肾功能损害，1.4% 的患者在术后需要持续血液透析。开窗保留的分支血管的通畅率为 96.6%（823/852）。术后 1 年时得到随访的病例中开窗保留的 460 个分支血管的通畅率为 92%，没有新增的需要维持血液透析的病例。但是在术后 1 年之内需要再次手术的比例很高，达到了 15%（53 例）。近半数的再次手术是为了处理内漏。其他的再次手术是为了解决开窗保留的内脏动脉的闭塞或者周围动脉的闭塞、切口并发症及因为肠缺血而进行的剖腹探查术。

在 2009 年，Greenburg 等报道了开窗支架移植物美国多中心前瞻性研究的术后短期随访结果。在 1 年的时间内，共 36 例患者（平均年龄 75 岁）入组，平均腹主动脉瘤直径为 61mm。在这些病例中，共 77 条肾动脉和内脏动脉通过支架移植物开窗或扇形开口保留。手术成功率为 100%，所有的目标分支动脉均得以保留。平均手术时间为 234 分钟，平均失血量为 600ml，平均住院时间为 3.7 天，30 天病死率为 0%。其中 23 例患者完成了 24 个月的随访，无 1 例因动脉瘤导致的死亡和动脉瘤破裂发生，无 I 型和Ⅲ型内漏发生。8 例（35%）出现了肾动脉并发症，其中 4 例肾动脉狭窄，2 例肾动脉闭塞，2 例肾梗死，但无 1 例患者需要持续血液透析。

最近 Verhoevon 的团队对其连续 100 例使用 Cook Zenith 开窗支架移植物治疗的近肾和短瘤颈腹主动脉瘤的病例进行了回顾性分析，其中 16 例过去因肾下腹主动脉瘤接受过开放修复术和腔内

修复术治疗，开窗保留的目标分支血管共 275 条，在结束手术前的最后一次造影时通畅率为 99%。有 1 例患者在术中因为支架移植物扭曲无法释放而中转了开腹手术，6 例患者（6%）因无法超选进入肾动脉和肾动脉支架的问题出现了严重的肾动脉并发症，其中 3 例出现肾动脉闭塞，另一例患者在手术后第 8 天因肠缺血死亡，但在尸检时发现肠系膜上动脉的开口和肠系膜上动脉本身都是通畅的。肠缺血的原因可能是在术中支架移植物的输送器堵塞了髂内动脉的开口。根据 Kaplan-Meier 曲线计算这组患者术后的 1 年和 5 年生存率分别为（90.3±3.1）% 和（58.5±8.1）%。在整个随访期间未发现动脉瘤相关死亡和动脉瘤破裂。25 例（25%）患者在术后血清肌酐水平升高超过 30%，其中有 2 例需要血液透析治疗。

Haddad 等报道了相似的术后肾功能损害情况。发生术后肾功能减退的患者仅有少数有确定的肾动脉狭窄或闭塞，导致术后肾功能减退的可能原因包括术中微栓子、胆固醇栓子和术后反复进行的含碘对比剂增强的 CT 扫描。

综合以上研究的结果可以得出这样的结论：开窗支架移植物治疗近肾腹主动脉瘤可以达到较低的手术病死率，并且导致术后需要长期血液透析治疗的概率也不高，在 Nordon 等汇总分析中，其围手术期病死率明显低于开放修复术。但是中期的随访结果表明，分支支架移植物术后需要再次手术的病例较多，再次手术的目的多数是处理开窗保留的目标血管的问题和处理内漏。

（三）新型的开窗支架移植物

使用定制的开窗支架移植物的一个缺点是患者必须在术前等待 5 ～ 8 周的支架制作时间。无须定制的开窗支架移植物可以解决目前的等待问题。目前关于这种支架移植物的研究已经有发表，在 Manning 等的研究中，他们测试了一种"备开窗支架移植物（RFSG）"。该产品由 Cook 公司研制，它有一个固定的肠系膜上动脉缺口，同时有 8 个潜在的针对不同位置肾动脉开口的开窗。他们复习了 419 例定制开窗支架移植物的近肾腹主动脉瘤的解剖，其中 372 例具有所谓的"标准的"的肠系膜上动脉和肾动脉开口相对位置的病例可以使用该产品治疗，即高达 90% 的近肾

腹主动脉瘤患者可以使用这种备开窗的支架移植物治疗。

Barnes 最近报道了他们使用所谓的"术者改良的支架移植物（PME）"治疗近肾腹主动脉瘤的结果。其研究对象是 47 例不适合开放修复术的近肾腹主动脉瘤患者，包括了无症状动脉瘤的择期修复，有症状动脉瘤的限期修复和破裂动脉瘤的急诊修复。开窗支架移植物是由术者根据术前的 CT 测量结果在手术台上现场使用普通支架移植物改制的，他们共为 58 条肾动脉、16 条肠系膜上动脉、3 条腹腔干动脉制作了 80 个开窗。手术死亡率为 0%。6 例（12.7%）患者出现了手术并发症，其中 3 例是导入通路并发症，1 例卒中，1 例肾衰竭，1 例分支血管夹层。在中期随访中 3 例患者死亡，死亡原因分析：1 例因呼吸道问题；1 例因患者自行停止血液透析；1 例因支架移植物移位导致的肠系膜上动脉闭塞。有 1 例患者因术后瘤体增大而接受了第二次手术，这项研究结果促使美国食品和药品监督管理局（FDA）批准了实验性的支架移植物使用范围豁免研究。

Ventana 是 Endologix 公司研制的另外一种无须定制的用于治疗近肾腹主动脉瘤的开窗支架植物，它的肾动脉开窗位于一段无支架支撑的有弹性的 PTFE 血管上，PTFE 血管的弹性可以允许导管导丝在穿出开窗后有一定的活动范围，可以上下和前后移动来寻找位于不同位置的肾动脉开口。在支架移植物的最近端有一个大的扇贝形缺口，用来保留到肠系膜上动脉和腹腔干动脉的血流。

三、"烟囱"支架技术

"烟囱"支架技术（chimney）源于平行支架（parallel stent）技术，最早的平行支架技术就是用于双侧髂动脉病变的对吻（kissing）支架技术，根据不同的使用方法又衍生为"潜望镜"技术（periscope）、"三明治"技术（sandwich）和"八爪鱼"技术（octopus）（图 17-30）。

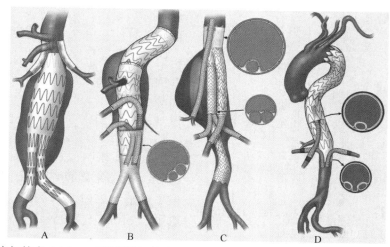

图 17-30　"烟囱"支架技术（A）、"潜望镜"技术（B）、"八爪鱼"技术（C）和"三明治"技术（D）示意图

由于开窗支架移植物高昂的费用和漫长的定制时间带来的不便，有些医师使用烟囱移植物技术来作为治疗近肾腹主动脉瘤的另一种方法。

该方法是在手术中先将导丝经肱动脉穿刺径路超选进入拟保留的目标动脉（单侧或双侧肾动脉，有时还包括肠系膜上动脉），然后交换超硬导丝，沿导丝将长鞘导入目标动脉近端，建立目标动脉覆膜支架（烟囱支架）的导入通路，最常用的覆膜支架是巴德公司的 Fluency 支架或者 Artrium 公司的 V12 支架。然后导入腹主动脉支架移植物，腹主动脉支架移植物在目标动脉开口平面上方释放后再释放目标动脉内的覆膜支架，目标动脉覆膜支架的近心端必须高于腹主动脉支架移植物覆膜部分的近端 2～3mm。如果支架移植物释放后存在Ⅰ型近端内漏，必须同时对目标动脉覆膜支架和腹主动脉支架移植物进行球囊扩张，以免烟囱支架受压闭塞，还有一个操作要点是术中需要注意避免烟囱支架扭曲。

"烟囱"支架位于腹主动脉支架移植物和腹主动脉壁之间，避免Ⅰ型内漏的发生需要完全地隔绝主动脉血流进入支架间缝隙，这需要腹主动脉支架移植物和腹主动脉壁能很好地贴附于烟囱支架，要达到这种完全的密封取决于以下几个条件：①"烟囱"支架提供的密封区的长度；②腹主动脉壁对烟囱支架的顺应性；③"烟囱"支架下方主动脉支架移植物与腹主动脉壁之间密封区的长度。尽管每个因素看起来都很重要，但目前为止还没有研究表明，每个因素的理想数据是多少，使用覆膜支架而不用裸支架作为"烟囱"支架似乎能达到与开窗支架移植物和分支支架移植物相似的效果。

关于"烟囱"支架技术的第一个成组病例的研究是由Hiramoto报道的，仅治疗了29例短瘤颈的患者，术后随访时间也不长。随访影像发现大多数支架间的构型是腹主动脉支架在肾动脉开口附近向内凹陷包绕"烟囱"支架。平均随访时间12.5个月，目标血管的通畅率为100%。1例患者在术后9个月时因肾动脉接近闭塞，再次接受了肾动脉球囊扩张支架术。3例患者在手术结束时存在近段Ⅰ型内漏，但在术后1个月随访时内漏消失。

Pitoulias总结了15例"烟囱"支架技术治疗近肾腹主动脉瘤的结果，所有的患者都只有1条肾动脉需要通过"烟囱"支架技术来保留，平均随访时间为7个月。其中1例（6.7%）发生了肾动脉闭塞，该例患者接受了开腹肾动脉血栓切除和髂动脉-肾动脉旁路术。

在2011年，Coscas等发表了16例"烟囱"支架技术的回顾性研究成果。使用"烟囱"支架技术的原因有以下几种：①因动脉瘤巨大或出现症状而不能等待开窗支架移植物的定制；②解剖条件复杂，不适合开窗支架移植物治疗；③既往接受过肾下腔内修复术治疗出现了Ⅰa型内漏。使用"烟囱"技术保留的目标血管共26条，手术成功率为94%（1例出现了Ⅰa型内漏）。在平均10.5个月的随访期内，有4例患者（25%）死亡，其中2例死于手术操作相关原因，还有1例术后

有Ⅰa型内漏，随访中所有的目标血管都是通畅的。

最近Bruen把21例使用"烟囱"支架技术治疗的近肾腹主动脉瘤的结果与解剖条件类似，但接受了开放修复术的21例近肾腹主动脉瘤患者的治疗结果做了对比研究，其中"烟囱"支架技术组的患者合并肺和肾功能不全的比例明显高于开放修复术组，两组的30天死亡率均为4.8%，手术失血量和住院时间"烟囱"支架技术组明显少于开放修复术组，在12个月的随访期内，"烟囱"支架技术组有1例肠系膜上动脉内支架闭塞，还有1例因目标血管狭窄，需要再次球囊扩张，随访到1年时目标血管的一期通畅率为84%，未见Ⅰa型内漏发生。

总之，到目前为止，关于"烟囱"支架技术治疗近肾腹主动脉瘤的结果只有小样本量、短随访期的结果，"烟囱"支架技术在目前更先进的腔内支架移植物技术还不能满足临床需求时可作为一种选择。这种技术的操作难度不大，而且可以达到较低的手术死亡率和并发症发生率。然而目前还需要中期和长期的随访结果来验证其目标血管的长期通畅率及主动脉支架移植物的长期固定和密封性。

四、杂交手术（以去分支技术为基础的 EVAR）

有些医师对烟囱技术并不信任，为了救治那些有过腹部手术史而又需要急诊手术的近肾腹主动脉瘤患者（如既往型腹主动脉瘤 OR 导致的吻合口动脉瘤），他们提出使用杂交技术来治疗。手术步骤是先开腹，使用人工血管以髂动脉或远端腹主动脉为流入道，以内脏动脉作为流出道。依次将腹腔内脏动脉重建（所谓去掉腹主动脉的分支），然后使用腔内修复技术将支架移植物覆盖近肾腹主动脉瘤及腹主动脉分支血管的开口（图17-31）。这种治疗方法的结果也有些报道，多数学者承认治疗结果并非完美，而且开腹手术的创伤会导致较高的手术并发症发生率和死亡率。但是，这些使用杂交技术治疗的病例中包括了不少胸腹主动脉瘤患者，单纯对于需要急诊处理的近肾腹主动脉瘤来说，烟囱技术的创伤要小得多，而且至少有不错的近期疗效。

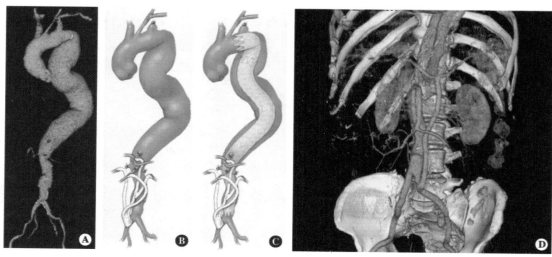

图 17-31　以去分支技术为基础主动脉瘤腔内隔绝术示意图

五、多层血流导向装置

治疗复杂的主动脉瘤的一个新概念是使用 Cardiatis 多层血流导向装置。这种装置是由钴合金丝三维编制而成的多层自膨式支架。关于这种多层血流导向装置的实验研究表明，在金属网的透过性为 65% 时其血流导向作用最好。这种血流导向装置的核心理论基础是仅仅需要将该装置直接放置在需要支架移植物修复的部位，其近端和远端与传统支架移植物一样锚定在主动脉上，而经过裸支架进入动脉瘤腔的血流速度会下降 90%。从而诱发瘤腔内形成血栓，降低瘤囊内的压力，但透过多层裸支架进入主动脉分支的血流仍能保持层流状态。这种层流状态的血流可以保持分支血管的通畅。这种装置到目前为止主要用于治疗内脏动脉瘤并有了短期的随访结果。最近法国的一个关于该装置治疗胸腹主动脉瘤的临床试验正在进行。

总之，近肾腹主动脉瘤开放修复术需要至少在一侧肾动脉平面上阻断腹主动脉。肾上腹主动脉阻断比膈下腹主动脉阻断所引起的并发症还要少一些。最近的关于近肾腹主动脉瘤，开放和腔内修复的文献都显示可以达到比较低的手术死亡率。综合文献分析（非随机对照资料）发现开放修复术与开窗支架移植物腔内修复术对术后肾功能损害方面没有明显差异。然而接受开窗支架腔内修复术的患者需要再次手术的概率明显高于开放修复术组。因此，可以得出这样的结论：目前

这两种方法都可以得到较好的结果，开放修复术仍是治疗金标准，但是开窗支架腔内修复术可以用于不能耐受开放修复术的患者。

如果近肾腹主动脉瘤需要紧急修复，烟囱技术是一种安全可寻的治疗方法，然后到目前为止，还没有关于这种治疗方法的中长期疗效的随访结果。在随访中目标血管内的支架闭塞、主动脉支架移植物的移位和 Ia 型内漏都是需要严密观察的重点问题。多层血流导向装置是一个很有意思的新概念，但目前还没有任何证据来对这种方法做任何结论。

第八节　破裂腹主动脉瘤

破裂腹主动脉瘤（ruptured abdominal aneurysm，RAAA）是血管外科最为凶险和常见的急症之一，其高风险、高死亡率是众所周知的，文献报道 RAAA 的死亡率高达 50% ～ 80%，如果不予积极的修复治疗，RAAA 的死亡率为 100%。

对于平诊的 AAA 治疗，EVAR 的微创优势主要在于可以避免开腹显露导致的创伤；其次减少术中出血；更重要的是可以避免或者降低因腹主动脉阻断而导致的盆腔和下肢的缺血再灌注损伤。RAAA 多伴有失血性休克，失血性休克会显著地加重缺血再灌注损伤的程度，从而导致全身炎性反应综合征，进而导致多脏器功能障碍综合征（multiple organ dysfunction syndrome，MODS）。文献报道，多脏器衰竭是 70% RAAA 死亡病例的

最主要致死原因。与 OR 比较，EVAR 治疗 RAAA 则可以避免或减轻缺血再灌注损伤的发生和程度。因此，在病理生理学方面，EVAR 治疗 RAAA 具有 OR 不可比拟的优势；而且在多数情况下可以更快速地修复 RAAA、制止大量的出血和恢复血流动力学稳定，所以其微创的优势更甚于平诊 AAA 的修复治疗。

首先，术前不必常规行腹主动脉 CTA 或彩色超声多普勒检查，直接行动脉造影明确诊断，并判断是否可行 EVAR 治疗；这样不仅可以明显缩短 RAAA 术前准备时间，同时更减少了对患者的搬动和转运，可以避免或降低动脉瘤破裂加重的风险。其次，对于解剖条件不适合行 EVAR 治疗者，可以立即转行 OR 治疗，腹主动脉造影多可以在 10 分钟内完成，不会延误治疗时机。最后，对于血流动力学不稳定的患者，可以置入腹主动脉阻断球囊，间断阻断腹主动脉，有助于维持较稳定的血流动力学状态，可以使术者较为从容地分离显露和控制 AAA 近心端瘤颈。

应用腹主动脉阻断球囊间断行腹主动脉阻断，其意义不仅在于可以迅速地阻断腹主动脉（至少是部分的阻断），明显地减少活动性出血，以获得较为稳定的血流动力学状态。在行 OR 时，RAAA 的破口近肾动脉者，尤其是破口位于动脉瘤前壁的病例，近端瘤颈的显露和控制尤为困难，盲目地打开后腹膜多会导致灾难性的、难以控制的出血，以往手术多需要将小网膜囊打开，于膈肌裂孔下控制腹主动脉，然后再显露和控制肾下的瘤颈。此手术方法费时、手术创伤更大，在没有足够血源的情况下，多不敢予打开后腹膜。而腹主动脉球囊间断的阻断可以有效地减少动脉瘤破口的出血，降低瘤腔内的压力，有助于近端瘤颈的直接显露和控制。腹主动脉球囊间断阻断可以有效地维持较稳定的血流动力学状态，可以减少升压药物的使用，减少液体的输注，因此可以减轻对全身重要脏器的影响，尤其是可以避免或减轻术后肺水肿和腹膜后间隙综合征的发生和程度。

重症 RAAA 患者多伴有不同程度的血流动力学不稳定，因此抗休克治疗是确保抢救成功的关键。一般在患者能够耐受的前提下，在确切的控制出血之前，将收缩压维持在 80～90mmHg 即可，

盲目地提升血压会导致出血量的增加，而且有加重动脉瘤破裂出血而致命的风险。将血压维持在此水平，首先要考虑到患者是否伴随有严重的心、脑血管狭窄性疾病，判断患者是否能够耐受如此之低的灌注压力，同时要严密观察患者的神志（全身麻醉前）、心电监测 ST-T 的变化，每小时尿量并不是需要首先关注的。腹主动脉阻断球囊有助于维持血流动力学的稳定。

尽量缩短术前诊断及准备时间，手术在复合手术室进行，首先行腹主动脉造影明确诊断和确定治疗方式。

OR 术中治疗要点在前述已有详细地探讨。对于血流动力学不稳定的患者，EVAR 术中全程可以应用腹主动脉阻断球囊控制出血，间断松开阻断以让器械通过，可以有效地减少出血和维持血流动力学平稳。对于具有较为复杂的腹主动脉解剖形态的 RAAA 病例，切勿纠结于细节的完美处理，EVAR 术中应迅速地放置覆膜支架、制止活动性出血和恢复腹主动脉向远端的血供是确保抢救成功的关键。例如，对于短瘤颈的病例，平诊 EVAR 可以于低位的肾动脉留置导丝，应用烟囱技术、术中开窗技术等方式来完成手术，但是对于 RAAA 患者，迅速地放置覆膜支架，制止活动性出血是首要的。覆膜支架放置后活动性出血被有效控制，如果有 I 型内漏存在，可以从容地补放肾动脉"烟囱"并加用主动脉 Cuff 进行处理。对于一侧髂股动脉闭塞的 RAAA 病例，AUI 覆膜支架加股 - 股动脉人工血管转流术是更为迅捷和合理的治疗方法。在选择覆膜支架近端直径时，必须要考虑到低血压状态时可能导致腹主动脉直径较正常血压状态下的小，此时通过动脉造影测量获得的腹主动脉直径会较正常生理状态下有不同程度的缩小，但是目前并无循证医学数据来确定在不同血压范围下腹主动脉直径的变化程度。一般情况下对于 RAAA 病例尤其是伴有血流动力学不稳定的病例，覆膜支架近端直径的放大率（oversize）要达到 20%；对于收缩压低于 90mmHg 者（动脉造影时的血压），且有原发性高血压史、术前血压控制不佳者，酌情将放大率增加至 25% 左右，以避免支架近端直径选择过小而导致 I 型内漏的发生和远期覆膜支架的脱落或移位。

对于 RAAA 患者，EVAR 术后即刻发现 I 型、

Ⅲ型内漏和反流较严重的Ⅱ型内漏应较平诊手术更加积极地处理，以防止经动脉瘤破口的持续性出血。这种持续性出血可能是致命的，而且会增加腹膜后间隙综合征的发生和程度，最终导致不良的预后。对于EVAR术后即刻动脉造影发现Ⅱ型内漏且未同期处理的病例，术后严格地控制血压是必要的。对于术后仍有持续性出血征象者、腹膜后间隙综合征进行性加重者，在排除其他原因的前提下应警惕是否有内漏尤其是Ⅱ型内漏的存在，一经诊断明确应尽早地二次干预治疗。

OR治疗RAAA术后出现腹膜间隙综合征（abdominal compartment syndrome，ACS）可以导致MODS，进而导致患者死亡，ACS被公认是导致RAAA术后死亡的一个主要的因素。有文献报道，OR术后ACS的发病率为10%～30%，而EVAR术后其发病率仅为8%。由于很多报道缺乏对于ACS的统计及对于其诊断标准的差异较大，该文献的观点为EVAR术后ACS的发病率可能＞20%，EVAR治疗RAAA术后一旦发生ACS，其死亡率明显高于无ACS者（38% vs 9%，$P=0.0008$）。

针对EVAR术后ACS的治疗目前也尚无定论，开腹减压（经腹腔入路和经腹膜后入路）、腹膜后置管引流、肌肉松弛药的应用等治疗方法临床上均有应用，但是文献报道的病例数较少、治疗效果也报道不一。基于RAAA术后ACS导致的高术后死亡率，且目前尚无针对ACS确切有效的治疗方法，故笔者认为对于ACS的预防尤为重要。缩短患者低血压状态的时间，快速的止血及EVAR术中及术后对各型内漏的积极治疗是避免ACS发生或减轻其程度的有效措施。

（黄　晟）

第九节　腹主动脉瘤 EVAR 与 OR 的应用比较

在过去的20年里，腹主动脉瘤（AAA）的传统开放性手术（OR）的死亡率一直没有显著下降。自1991年，腹主动脉瘤腔内修复术（EVAR）出现以来，提供了一个替代OR的手段，有望降低OR的死亡率。最近的两个大型随机试验已经证明，EVAR短期和中期的疗效优于OR，但仍然缺乏该技术的远期疗效数据。本节主要细述EVAR与OR的相关比较结果，旨在讨论两者的优、缺点，以及应用指征。

一、关于 OR

AAA的发生率在50岁以上的男子中约占5%，而且其发生率似乎逐年在增加，部分原因可能是人口年龄增加的结果，诊断的技术也在不断提升。AAA的自然病程会不断扩大，大约每年增长0.5cm，最终导致破裂。大多数AAA无症状，除非发生破裂，表现为典型的腹部和背部疼痛、失血性休克，以及腹部搏动性包块。破裂的危险性与大小有关，直径大于5.5cm者，有重大破裂风险，需要手术治疗。

选择性OR的30天死亡率约5%，重大并发症发生率在15%～30%，在过去20年中这些数据并没有大的改变，明显不适合OR的患者的手术死亡率更是显著增加，可高达50%，许多高风险患者因此而拒绝手术。与Dubost在1952年的原始描述相比，OR的技术数十年来没多大变化，包括通过经腹或后腹膜入路显露动脉瘤体、瘤颈和髂动脉阻断，以及动脉瘤囊开放、人工血管植入等。OR的主要风险是围手术期心血管病变（如心肌梗死），呼吸和肾功能衰竭也很普遍。尽管非侵入性超声心动图等术前评估技术，以及一些术前心脏风险严重度评分系统已相当成熟，但哪些患者会面临手术危险仍很难预测。不过，度过手术期患者的长期生存率较好，每年的移植物失败率在0.3%左右，绝大多数移植物的耐久性能维持到患者终生。

在英格兰和威尔士，每年约有7000人因RAAA而死亡，而且数据仍在不断上升。RAAA的总死亡率至少在80%，即使及时送抵医院的患者，其死亡率仍近50%。在过去40年中，尽管手术、麻醉和关键护理技术的不断进步，但其死亡率未见明显降低。RAAA的开放性手术一直是临床的一大难题。手术过程中的技术问题，包括血管的控制、血管周围重要结构损害的避免、凝血功能障碍患者的止血等。尽管大多数患者（85%）可度过手术关，但是术后仍有大量患者因继发的多器官功能衰竭而死亡。多器官功能衰竭的原因不明，可能为大手术、失血性休克、酸中毒、低温、大量输血等诱发炎症反应途径的广泛激活等。

二、关于 EVAR

1991 年，自 Parodi 等第一次在人体施行 EVAR 以来，很多医疗中心介绍了 EVAR 的初步经验。英国的 EVAR 试验和荷兰的 DREAM 试验，是两个早、中期著名的多中心研究，其研究结果最近已分别在 *Lancet* 和 *New England* 医学杂志上发表，着重对 EVAR 与 OR 做了比较。近年来又有多宗多中心临床研究结果相继出台，再次对 EVAR 的优劣性做了详细阐述，但目前对 EVAR 与 OR 的应用价值仍有争议。

EVAR 是一种微创技术，可以在全身麻醉或局部麻醉下进行，经股总动脉将覆膜支架移植入瘤体内，并将其与主动脉血流隔绝。覆膜支架由人造血管（由涤纶或聚四氟乙烯 ePTFE 制成）与起支持作用的金属支架组成，起到牢固贴附于动脉壁的作用。覆膜支架通常是在 X 线透视引导下，经鞘组输送至瘤体内，撤回鞘组并释放后贴附于动脉壁，再用顺应性的大球囊在覆膜支架的近端和远端进行扩张，使之牢固贴壁。

目前，有关 EVAR 患者的选择、术中技术、术后相关问题处理等，已取得了一定的共识。但是并不是所有患者都适合做 EVAR，被选做 EVAR 者，必须符合一定的 AAA 解剖标准。早期研究显示，大约只有 50% 的 AAA 患者，可符合 EVAR 的解剖和技术标准，近年来这一数据已随着支架技术特性的改进而得到较大提升。其适宜与否通常由术前增强 CT 来评估，或少数由血管造影来完成。先进的螺旋 CT，以及最近的多层螺旋 CT（16 排或 64 排），可行快速薄层（1～3mm）图像扫描和两维或三维血管重建，更可以准确地评估主动脉形态及支架的尺寸。多年来，已制订和完善了 EVAR 所需的解剖标准，其基本原则是动脉瘤近端和远端动脉的解剖结构必须使覆膜支架牢固贴壁，而髂动脉形态必须能允许支架输送器经股动脉顺利送至主动脉。

每例患者覆膜支架设计的精确解剖要求不尽相同。但是总的来说，近端瘤颈（肾动脉与动脉瘤之间的非扩张主动脉部分）应没有附壁血栓、有足够长度、适度直径、有限成角。髂外动脉应该有足够的管径，适于覆膜支架的输送，不宜选扭曲者，并且最好没有钙化。不利的解剖结构常易导致 EVAR 术中失败或出现术后并发症。虽然瘤体直径巨大的 AAA 不是 EVAR 的绝对禁忌证，但术后发生不良后果的概率较大。

早期支架是单一管状型的，固定在瘤体近端和远端主动脉壁上。然而，其并发症发生率较高，尤其是近端锚定失败及覆膜支架远端移位问题，使这些设备近乎淘汰。目前使用的大部分支架，多为主髂分叉型或主动脉单臂型，可为一体型（1 件）或复合型（2 件或 3 件）。如果使用单臂型支架，会因对侧髂动脉形成血栓而导致肢体缺血，因此必须一期行股 - 股交叉转流，解决对侧肢体血供。在过去 10 余年中，覆膜支架的设计迅速发展，通常针对现有的缺陷进行及时、具体的设计改进，一代代新型支架承前启后、层出不穷。目前支架的设计趋势，依然是为了尽可能解决 AAA 特殊解剖结构带来的难题，以拓宽 EVAR 的手术指征，使越来越多的 AAA 患者能获得 EVAR 的微创惠顾。开窗型覆膜支架的出现，开窗于双侧肾动脉、肠系膜上动脉和腹腔干动脉，使短瘤颈及肾动脉平面以上的 AAA 能接受 EVAR。高顺应性的支架系统，可以严格按照动脉瘤颈的解剖轮廓来植入，为治疗瘤颈成角过度的 AAA 带来希望，而直径更细的输送设备，可以适用于较小的或严重扭曲的髂动脉。

三、现有的 EVAR 与 OR 比较的 多中心研究

在过去 15 年中，出现了大量致力于 EVAR 的小型或大型多中心试验研究，主要是比较 EVAR 与 OR 的优劣性。一些小型研究提供了比较令人信服的证据，表明 EVAR 的微创性与需开腹及复杂解剖的 OR 相比，有相当的优越性。炎症应激反应的生物学标志物，如炎症细胞因子、肾上腺素、皮质醇、补体活性等，均有明显的降低。另有确凿的证据表明，EVAR 可降低心脏、呼吸和肾脏的并发症发生率，减少输血、镇痛，

缩短手术及术后住院时间，减少重症监护使用率，更快速的功能恢复，并降低感染率。具体体现在以下几个方面。

（一）EVAR 与 OR 的围手术期比较

围手术期比较是指 EVAR 与 OR 在术前 7 天至术后 30 天内的早期治疗情况比较。

1. 术中失血量与输血量比较 目前几乎所有的临床研究结果表明，EVAR 组的失血量明显少于 OR 组，文献报道失血量：EVAR 组 96～641ml，OR 组 783～3400ml，OR 的手术创伤大，失血量明显增多，输血的可能性及输血量明显增加，相应的输血并发症也多，而 EVAR 的创伤小，无须输血或仅需少量输血。有文献报道，因为出血原因而再次手术的发生率 EVAR 组比 OR 组高（1.2% vs 0.8%，$P < 0.001$）。

2. 早期二次手术率 是指在围手术期内需再次外科手术干预的发生率。文献报道，EVAR 组发生的相对危险度（RR）值为 2.03（95%CI 1.04～3.95，$P=0.04$），较 OR 组有更多的早期再手术率。但是近来有文献报道，OR 组因急性肠系膜动脉缺血等重大并发症的手术率要高于 EVAR 组（2.1% vs 1.0%，$P < 0.001$），急性肢体缺血取栓术 OR 组也高于 EVAR 组（1.7% vs 1.3%，$P < 0.001$）。另外，因移植物感染或移植物肠瘘的再次手术率 OR 组也高于 EVAR 组（0.09% vs 0.01%，$P < 0.001$），大肢体的截肢率 OR 组也高于 EVAR 组（0.13% vs 0.04%，$P=0.002$）。

3. 术中中转 对于一些术前影像学检查结果显示，可进行 EVAR 者，术中可能会因操作困难、支架无法释放、导丝导管异常等而术中需中转行 OR。早期可能由于学习曲线的关系，中转率可能偏高，近期由于操作技术的成熟、支架释放系统的改良、术前评估水平的提高，中转率已明显下降，目前围手术期总的发生率在 1.6% 左右。

4. 手术时间及住院天数 研究数据显示，平均手术时间 EVAR 组为 135～263 分钟，OR 组为 133～312 分钟，两组比较差异无统计学意义。随着操作技术的成熟、支架释放的简捷化，以及学习曲线的完成，EVAR 组的手术时间可进一步缩短。EVAR 后快速恢复，住院天数明显缩短，最新美国医疗保险人群的统计结果，平均住院时间 EVAR 组为（3.4±4.7）天，OR 组为（9.3±8.1）天，$P < 0.001$。

5. 围手术期死亡率和并发症发生率 大型多中心随机对照试验，如英国注册的动脉瘤腔内治疗（RETA）和欧洲的腹主动脉瘤覆膜支架技术研究（EUROSTAR）等，已获得相应结果。EUROSTAR 是自 1999 年以来欧洲进行的自愿注册的 EVAR 前瞻性研究，这些结果表明，初始 EVAR 的死亡率与 OR 相当，但一直在下降，现在已低于 1% 的水平。然而，早期要获得有意义的对照数据比较困难，因为有许多干扰因素，如发表偏倚、缺乏对患者的随机对照、EVAR 对小腹主动脉瘤的倾向性、有选择性地纳入不适宜 OR 的患者，以及选择性地纳入瘤体具有较少的解剖上挑战的患者等。

在英国还有两个多中心试验：EVAR1 和 EVAR2，两者均于 1999 年开始。EVAR1 试验纳入的患者为 AAA 直径 > 5.5cm，全身情况和解剖学结构均适合行 OR 和 EVAR，随机对照分组接受 OR 或 EVAR 或其他药物治疗。EVAR2 试验纳入的随机患者为全身情况不适合 OR（但解剖上可行 EVAR）者，随机分组接受 EVAR 或接受最好的药物治疗。1999 年 9 月至 2003 年 12 月，EVAR1 试验纳入来自 41 个医疗中心的 1082 例患者。此外，在欧洲，荷兰梦想（DREAM）试验纳入了 345 例患者随机行 OR 或 EVAR。EVAR 相比 OR 的短期内（30 天）死亡率，EVAR1 试验报告 1.7% vs 4.7%，DREAM 试验报告有同样显著的改善（1.2% vs 4.6%）。不过，DREAM 试验有其局限性，其结果显示，EVAR 的确降低死亡率，但并未达到统计学意义。DREAM 进一步提出自己的观点，如果结合 EVAR1 的试验结果，其 OR 手术死亡率 5.8%，EVAR 则为 1.9%，OR 的风险系数就要达到 3.1。

2008 年，Schermerhorn 等在新英格兰医学杂志报道美国 2001～2004 年，医疗保险患者接受 EVAR 与 OR 的大宗病例对照结果，共 45 660 例患者入选，分别有 22 830 例施行 EVAR 和 OR，其围手术期死亡率 EVAR 明显低于 OR（1.2% vs 4.8%，$P < 0.001$）。

多项研究中心结果显示了 EVAR 在围手术期死亡率与并发症发生率指标上的优越性，这是目前 EVAR 有别于 OR 的最大优势所在。

（二）EVAR 与 OR 的中晚期比较

中晚期比较是指术后 30 天或第一次出院后发生的事件比较，超过 3 年的为晚期并发症。

1. 中晚期并发症及再次手术干预率 EVAR 中晚期再次手术干预的内容主要包括内漏的处理、动脉瘤继续增大需开腹手术、支架移位导致的邻近及远端血管堵塞等，OR 则包括人造血管感染、吻合口瘘、人造血管肠瘘，以及与开腹大切口相关的并发症等需再次手术者，也包括截肢术等。早期研究 EVAR1 试验显示，EVAR 组与 OR 组的再手术率为 20% vs 6%（$P < 0.0001$），DREAM 试验为 17% vs 6%（$P=0.03$），均支持 EVAR 组在中晚期的外科干预率明显高于 OR 组。Schermerhorn 等在 2008 年也报道了 EVAR 组与 OR 组再次干预率的结果，提出了新的不同观点，认为尽管与 AAA 相关的再次干预率 EVAR 组明显高于 OR 组（9.0% vs 1.7%，$P < 0.001$），但大多数是一些较小的干预措施，而且至 4 年后因开腹术所致相关并发症的干预率，OR 组明显高于 EVAR 组（9.7% vs 4.1%，$P < 0.001$），包括腹壁疝修复（5.8% vs 1.1%，$P < 0.001$）、肠切除（3.4% vs 3.0%，$P < 0.001$），除去肠切除及腹壁疝原因而入院的发生率 OR 组也明显高于 EVAR 组（14.2% vs 8.1%，$P < 0.001$）。一般认为，二者各有利弊，需个体化对待。

2. 晚期死亡率与生存率 2005 年，EVAR1 发表连续 3 年的死亡率数据，这些数据表明两组各种原因死亡率均相似，只有 EVAR 组死亡率呈明显下降。EVAR2 的结果也发表在 2005 年，但证据显示，EVAR 相比那些接受良好药物治疗的患者，有明显优势。DREAM 进一步发表了生存数据，但 EVAR 相比 OR 的短期（30 天）死亡率的优势，并未持续至术后第 1 年。Schermerhorn 等的报道显示，晚期生存率 3 年后两组开始接近，但至 4 年后的瘤体破裂率 EVAR 组则高于 OR 组（1.8% vs 0.5%，$P < 0.001$），而且转 OR 的比例每年递增，术后第 1、2、3、4 年的中转率分别为 0.1%、0.2%、0.3%、0.4%。可以认为，EVAR 组围手术期死亡率占明显优势，但如果 OR 组度过了围手术期死亡这一关，则晚期的生存率 3 年后将接近 EVAR 组，4 年后甚至可占上风。因此，对于低风险的年轻

AAA 患者来讲，选择 OR 有一定的长期优势。

3. 任何原因致死率与动脉瘤相关死亡率 EVAR1 试验结果显示，EVAR 与 OR 的任何原因致死率分别为 26% 和 29%，差异无统计学意义（$P=0.46$），但动脉瘤相关的死亡率分别为 4% 和 7%（$P=0.04$）。DREAM 试验显示，任何原因致死率两者为 10.3% 与 10.4%（$P=0.86$），2 年后动脉瘤相关死亡率 EVAR 和 OR 分别为 2.1% 和 5.7%，$P=0.05$。与 OR 相比，EVAR 在各类原因导致的死亡率方面并没有优势，且有更多的并发症和需再次治疗的风险，然而 EVAR 确有 3% 左右的动脉瘤致死率的降低，当然需要更长期的观察与评估。

（三）生活质量与成本效益

术后 3 ～ 12 个月，OR 组的生活质量明显低于 EVAR 组，但术后 1 年以后，两组的健康生活质量评分接近相同，而且随时间延长而更接近。在治疗费用上，由于 EVAR 后长期不确定性因素的存在，意味着治疗的实际成本是不确定的。EVAR 的初始成本原本希望通过节省操作时间、缩短住院时间、减少重症监护医疗费用、减少术后并发症、尽快恢复工作来抵消，然而，高成本的支架血管，以及附加的放射学成像监测、再入院、附加干预设备及其他长期监测的费用，意味着 EVAR 目前的成本要超过 OR。有文献报道，英国 4 年的平均住院费 EVAR 组为 13 257 英镑，而 OR 组为 9946 英镑。国内相对来说，由于进口支架的费用较高，EVAR 的治疗费用更高，粗略估计首次入院费用要比 OR 高出 3 倍以上。今后如覆膜支架的制造商竞争性降价，可能会使 EVAR 的成本低于 OR。

总的来说，上述数据说明 EVAR 尽管在围手术期生存率明显优于 OR，但随着时间的延长，会相继出现一些不良后果，导致患者再次住院，并需要特别的干预措施。这些问题包括内漏及与移植物相关的并发症等。来自 EUROSTAR 的数据显示，EVAR 术后 12 个月的二次干预率为 8.7%，第 1、2、3、4 年的累积二次干预率分别为 6%、8.7%、12% 和 14%。因此，EVAR 术后需要做长期密切随访，这就必然会增加患者的痛苦，提高经济消费。在术前必须向患者详细告知 EVAR 和 OR 的利弊，

并进行仔细的讨论，在征得患者的同意后，才能作出选择 EVAR 与 OR 的决定。事实上，对有些年轻患者，如果希望避免术后长期随访的麻烦，以选择传统的开放手术为佳。

四、EVAR 的现存问题

1. 内漏　AAA 治疗的主要目的是防止动脉瘤破裂，为此，必须阻断动脉瘤囊内血流灌注。内漏（endoleak）是 EVAR 后一种独特现象，定义为动脉瘤体覆膜支架移植隔绝后，囊内继续有血液流动，它可累及 10% ～ 50% 的患者。传统上内漏分为 I ～ IV 型是基于血液进入动脉瘤囊内的不同方式来归类的，也有把内张力归为第 V 型。

I 型内漏是由于移植物附着到血管壁不紧贴，而导致动脉血进入动脉瘤囊内，可发生于移植物近端或远端。主要的原因可能是动脉瘤形态学上的不利因素，如瘤颈过短或成角，或者是动脉瘤继续进展而致瘤颈持续扩张等。II 型内漏最为常见，是腰动脉、肠系膜下动脉、髂内动脉或副肾动脉的反流血液进入囊内的结果。III 型内漏是由于移植物覆膜织物或支架组件结合点撕裂，而导致血液进入囊内，主要涉及支架的质量问题，特别是在 EVAR 开展的早期，发生者较多，新的移植物由于质量和设计上的提高，此类问题明显减少。IV 型内漏通常发生于比较细小的移植物，由于受动脉血的长时间冲击，而使覆膜织物变得相对宽松，致血流经移植物渗漏入囊内，同 III 型内漏相似，新的移植物相对问题较少。内张力或 V 型内漏，是 EVAR 后一个比较奇特的现象，囊内压力有持续升高，但没有内漏的确凿证据。有一些理论解释为，V 型内漏的原因可能是囊内血栓的压力传递，或者是存在不易察觉的小型内漏所致。

I 型和 III 型内漏有特别重要的意义，因为这两种内漏的存在，意味着全身动脉血液会持续进入动脉瘤囊内，导致动脉瘤继续扩大，而有发生动脉瘤破裂的风险，因此需要早期干预。为提高移植物与动脉壁锚定区贴壁效果，可采用的措施有锚定区球囊扩张或 Cuff 支架置入，或者再次覆膜支架置入，以延伸锚定区的覆盖范围，或直接中转开放性手术。II 型和 IV 型内漏的意义尚不确

定，很多情况下囊内残余压力低，没有严重破裂威胁，但是，这种现象的处理有时仍比较复杂，因为有发现即使已血栓的内漏也可因压力传递而最终导致瘤体破裂。对于 II 型内漏如何处理，目前尚未达成共识，一般建议只有当放射学检查证明动脉瘤囊进一步扩张或破裂风险增加时才进行干预，但在有些医疗中心已将 II 型内漏的干预列为常规，主要是经皮弹簧圈栓塞或腹腔镜下结扎供血动脉。内漏存在后动脉瘤囊的大小出现显著变化，仍是目前主要的干预指征。IV 型内漏通常是做保守治疗。

2. 形态学改变　EVAR 后，瘤体会发生形态学改变（morphological changes）。瘤体收缩是动脉瘤成功地与血液循环隔绝的标志。但是，这同时在纵向轴可以发现移植物肢体的短缩或扭曲，甚至支架组件分离，从而导致移植物闭塞或形成 III 型内漏。EVAR 后仍不断扩大的瘤颈，是导致近端锚定区贴壁失败的重要原因。术后远期发生 I 型内漏和移植物移位，使破裂风险增加。因此，即使 EVAR 成功后，移植物仍必须继续应付这些形态学上的变化，这也是新的支架系统设计的难点和重点。预计新的肾上型开窗型覆膜支架，能够更好地适应这些 EVAR 后瘤体形态学的改变。

3. 移植物迁移　前面已经提到，移植物的远端移位，是近端瘤颈锚定失败的结果，是远期 I 型内漏发生的主要原因，可直接导致移植物闭塞和动脉瘤破裂。这是开展 EVAR 早期主动脉直型支架的主要问题，分叉型或主动脉单臂覆膜支架的使用，减少了移位现象的发生。同样，肾上型开窗型覆膜支架将进一步减少此类风险。

4. 支架失效　覆膜支架组件的失效或受损，特别是金属支架断裂和覆膜织物破损，已有较多报道。通常在腹部 X 线片即可发现。早期一些支架重大失效问题，包括 EVT 支架系统的锚定小钩（hook）断裂、Min Tec Stentor 支架覆膜丝织物缺陷、Stentor 支架的连接体松散问题，以及 Vanguard 支架的缝合丝线断裂等，这些情况均可导致支架召回，需进一步改良设计。

5. 肠缺血并发症　EVAR 比较大的缺点，就是无法进行肠系膜下动脉或髂内动脉的重建，术中若因上述血管被覆膜支架覆盖出现急性肠缺血，则术者将相当被动，中转 OR 的概率增加。因此

而发生的中转率在 1% 左右，不需手术干预的肠缺血发生率在 5.1% 左右。但尽管如此，还是低于 OR 组围手术期肠缺血并发率。术前支架的精确定制准备、术中准确释放，是减少此类并发症的关键要点，至少要保证一侧髂内动脉的供血是相对比较安全的。

6. 瘤体破裂 瘤体破裂有 1% ～ 1.5% 的年发病率，相当于未经处理的直径 < 5.5cm 的 AAA 的破裂风险。EUROSTAR 报道 4291 例患者中有 34 例破裂。虽然这些破裂大多发生于最早期的一代移植物，但是即使排除这些早期因支架问题所导致的死亡，EVAR 后动脉瘤相关的死亡率，仍有 0.6% ～ 0.7% 的年增长率。令人担忧的是，尽管通过 Ⅰ 型和 Ⅲ 型内漏和移植物移位可提前预测破裂风险，但瘤体破裂仍有可能发生在无内漏证据，或者以前瘤体已经扩张的患者身上。

7. 继续监测和进一步干预的必要性 因为有上述术后并发症发生的风险，所以 EVAR 后必须对患者进行放射学监测，至少每年进行腹部 X 线片和腹部 CT 或 MR 检查。患者经过常规 CT 扫描随访可发现远期内漏等并发症，因为没有确切的长期随访数据，目前尚不清楚术后内漏持续多久属于风险范围。在大部分中心，常规于患者出院前、术后 6 至 12 个月行增强 CT 扫描，而后每年度进行。显然，患者必须意识到 EVAR 之后需接受持续监测的必要性和再次进行手术干预的可能性，患者依从性差可能增加瘤体破裂的风险。尽管 OR 也可能出现移植物失败、吻合口瘘和瘤体破裂等并发症，但这些情况不常见，且一般认为不需要术后监测。在大多数情况下，OR 相对于 EVAR 可以视为一个疗效更为确切的治疗措施。

术后并发症的发生，必将增加再次入院和手术的概率，EVAR 后 4 年大约有 14% 的患者需要入院再次进行手术干预。尽管这种事件发生相对频繁，但大约有 80% 的患者可再次经皮微创介入治疗完成。术者也越来越强调"二次干预成功"的概念，因为 AAA 治疗的主要目的是防止破裂，如果 EVAR 后通过进一步微创手段仍可以实现这一目标，就应仍被视为是一种成功的治疗。术后出现动脉瘤破裂，需要转为 OR，则是 EVAR 失败的真正标志。EVAR 失败后中转 OR，更换移植物的手术有很高的技术难度，并有 20% 左右的高死

亡率。据 EUROSTAR 报道，早期 2% 接受 EVAR 的患者需要中转 OR。

五、EVAR 与 OR 在高龄或全身情况不良患者中的应用比较

历史经验证明，许多高龄或全身情况不良的 AAA 患者，一般不推荐给外科医师或者直接被排除在 OR 之外，因为 OR 对于他们有着非常高的围手术期死亡率预期值。然而，即使是有严重合并症的患者，在患有巨大 AAA 或出现明显的症状时，就很难决定是否拒绝手术了，毕竟不手术的话，瘤体的破裂也必将导致死亡，这使患者进入一种两难境地。EVAR 的出现，为患者减少了这种生理、心理痛苦。EVAR 降低了手术并发症率，可在局部麻醉下完成，而且这一患者群体不需要支架长期的耐久性，使得此类患者在 EVAR 后取得了非常积极的结果。许多中心有类似高风险 AAA 做 EVAR 后的疗效还是令人鼓舞的。然而，尽管 EVAR 看似在这些患者有相当的吸引力，但 EVAR2 试验并未显示 EVAR 比良好的药物治疗更有优势，EVAR 有 9% 的 30 天围手术期死亡率，而非干预组的年破裂率也仅 9%，而超过 4 年的平均住院费用 EVAR 组也明显高于不干预组（ £13632 vs £4983 ）。

六、EVAR 与 OR 在破裂腹主动脉瘤中的应用比较

EVAR 相对于 OR 的微创优势可能对于接近危险状态的破裂腹主动脉瘤（RAAA）患者特别有益。自 1994 年首次报道 EVAR 成功治疗 RAAA 以来，有一些治疗中心报道了他们的初步成果，证明该技术可以有效降低 RAAA 的手术死亡率。虽然经验仍然有限，Ohki 等报道 RAAA 患者中 20 例做 EVAR 后，2 例患者死亡。Lee 等报道一组 EVAR/RAAA（13/17）患者，1 例患者死亡。这明显优于近 50% 的 OR 死亡率。

当然，仍有一些潜在的问题必须高度重视，EVAR 前必须行 CT 扫描，评估动脉瘤的大小及解剖结构是否适合 EVAR，并选择合适的移植物。一般，只有血流动力学相对稳定的"破裂"AAA 可

以进行 EVAR，因为只有这类 RAAA 才能耐受 CT 扫描。不过，有资料表明，几乎 90% 的 RAAA 患者抵达医院后生存时间可超过 2 小时，而且大多数医疗中心有螺旋 CT 扫描仪，一个完整的腹部和胸部 CT 扫描可在几秒钟内就完成，这使 RAAA 患者入院后 25 分钟内即可转移到手术室进行 EVAR。因此，在某些专科中心，即使血流动力学不稳定的 RAAA 患者也可成功施行 EVAR。

七、EVAR 与 OR 在小腹主动脉瘤中的应用比较

对于 AAA 来说，直径是决定是否进行动脉瘤修复手术或者保守监测的一个最重要的依据。如果动脉瘤直径 < 5.5cm，OR 对于患者并非有益。有两项前瞻性临床研究，ADAM（Aneurysm Detection and Management trial）试验和 UKSAT（United Kingdom Small Aneurysm Trial）试验，显示直径 4 ～ 5.5cm 的 AAA 早期 OR 在减少任何原因致死率方面不比保守治疗有优势。

而 EVAR 的回顾性数据分析认为，EVAR 的疗效与动脉瘤的大小有直接关系，小腹主动脉瘤（sAAA）要比大型者有优势。有学者分析了 923 例 AneuRx 支架的数据，评估 AAA 大小与 EVAR 的长期比较结果。首先把所有动脉瘤［直径（5.7±1.5）cm，平均 5.5cm］归类为小型（直径 < 5.0cm，16%）、中型（直径 5.0 ～ 5.9cm，32%）、大型（直径 ≥ 6.0cm，52%）。在 5 年内，小型 AAA 患者比大型、中型 AAA 有更好的临床结果。未发生破裂者，小型为 100%，而中型和大型的比率分别为 93% 和 97%（P=0.02）。免于 AAA 相关的死亡率为小型 99%、中型 92% 和大型 97%（P=0.02）。免于中转手术率为小型 98%、中型 89% 和大型 92%（P=0.01）。此外，小型者（69%）生存率显著提高，中型 68%、大型 51%（P < 0.0001）。AAA 的大小是瘤体破裂（HR 2.195，P=0.04）、AAA 相关死亡（HR 2.007，P= 0.03）、手术中转（HR 1.827，P=0.007）、生存率（HR 1.351，P=0.001）的重要独立预测指标。在二级干预、内漏或迁移率方面，小型、中型、大型 AAA 患者之间没有显著差异。另一个来自克利夫兰的 EVAR 数据得出了类似的结果，

700 例 AAA 患者分为 2 组：直径 < 5.5cm 416 例（59.4%），直径 ≥ 5.5cm 284 例（40.6%）。在 24 个月，在 II 型内漏、瘤囊直径中期变化或动脉瘤破裂的发生率上两组无差异，但大型组 I 型内漏的发生率高（6.4%±2.3% vs 1.4%±0.6%，P=0.011）、支架迁移率高（13.0%±4.0% vs 4.4%±1.8%，P=0.006）、中转 OR（8.2%±3.2% vs 1.4%±1.1%，P=0.031）率高。最重要的是，在 24 个月大型组患者的生存率低（71%±4.6% vs 86%±2.8%，P=0.001），AAA 相关死亡率高（6.1%±2.6% vs 1.5%±1.0%，P=0.011）。研究人员推断，AAA 的 EVAR 疗效取决于 AAA 的大小，大型 AAA 疗效逊于小型者。另外，大型的 EUROSTAR 研究结果显示，4392 例 EVAR 患者进行回顾性分析，以确定 AAA 直径对于 EVAR 结果的影响。同样，AAA 归为以下 3 组：小型（直径 4.0 ～ 5.4cm，21.9%）、中型（直径 5.5 ～ 6.4cm，34.8%）、大型（直径 ≥ 6.5cm，20.5%）。术后并发症发生率大型者更易发生（17.4%），与小型（12.0%，P < 0.0001）或中型（12.6%，P < 0.001）有显著性差异。30 天的死亡率大中型是小型的两倍（4.1% vs 2.1%，P < 0.0001）。术后 4 年，大中型组疗效差于小型组。未发生破裂比率分别为大型组 90%，中型组 98%，小型组 98%（P < 0.0001，大型组 vs 中小型组）。免于 AAA 相关的死亡率为大型组 88%，中型组 95%（P=0.001），小型组 97%（P < 0.001）。大型组 3 年 AAA 相关死亡率为 1%，而至第 4 年迅速增加至 8%。报告呼吁，今后的 EVAR 试验数据均应根据 AAA 直径来分析调查结果，并敦促在大型 AAA 的 EVAR 后，患者应该得到更严格的随访监测。EVAR 在 sAAA 上的优势已有目共睹，但是 EVAR 与保守治疗在 sAAA 的前瞻性试验目前仍无确切报道。

注意到 sAAA（直径 < 5.5cm）OR 与保守治疗的结果相似，而 EVAR 比 OR 更低的并发症发生率，加上 EVAR 对于偏小直径 AAA 的可靠性，有学者假设 EVAR 比保守治疗更有利于 sAAA 患者。可能有些直径在 4 ～ 5.5cm 的 AAA 患者等其直径达 5.5cm 时，已不再适合 EVAR，而不得不接受进行 OR 的风险。因为根据 AAA 的自然发病史特点，更小的 AAA 解剖上可能更有利于 EVAR。在一项研究中，AAA 直径 < 5.5cm 具有更长的瘤

颈，成角少，扭曲少，以及更长的髂动脉远端锚定区。瘤体直径每增加 1cm，EVAR 解剖适合度下降 5 倍。为证明上述假设的科学性，PIVOTAL（positive impact of endo vascular options for treating aneurysm early）前瞻性临床试验应运而生，共有 1050 例直径 4 ～ 5cm 的 AAA 入选，随机分配患者 EVAR 或保守监视，使用 AneuRx 或 Talent（Medtronic）的覆膜支架，试验终点是动脉瘤破裂和（或）AAA 有关的死亡，延续至 36 个月后，旨在指导 EVAR 在 sAAA 的应用。另有一项关于 sAAA 的 CAESER（comparison of surveillance vs aortic endografting for small aneurysm repair）的相似试验，只是其使用的是 Zenith（Cook）支架，共入选 740 例直径 4.1 ～ 5.4cm 的 AAA 患者。目前两项临床试验应均已完成，结果都还未报道。近来，Mayo Clinic 的 Lall 等运用 PIVOTAL 试验的筛选标准，回顾了 1997 年至 2004 年 194 例接受 EVAR 或 OR 的直径 4.0 ～ 5.0cm 的 AAA 患者，162 例 OR 和 32 例 EVAR。30 天的死亡率为 OR 1.3%（2/162），EVAR 0（0/32）（$P > 0.05$）。49 例患者有全身并发症（7 例 EVAR 患者，42 例 OR 患者，$P > 0.05$）和 10 例患者发生局部并发症（3 例 EVAR 患者，7 例 OR 患者，$P > 0.05$）。随访过程中，没有中转手术，也没有动脉瘤破裂。5 年免于再次干预率为 EVAR 83.1%±6.9% 和 OR 95.3%±1.8%（$P=0.02$）。共有 26 例患者死亡（3 例 EVAR 患者，23 例 OR 患者），1 年生存率分别为 EVAR 组 96.6%±3.4% 和 OR 组 97.4%±1.3%，5 年生存率为 EVAR 组 86.9%±7.2% 和 OR 组 86.9%±3.3%（$P=0.69$）。多变量分析显示，死亡与年龄（危险比 = 1.1/ 年，$P=0.0496$）和 AAA 大小（危险比 =13.8/cm，$P=0.03$）相关，但 EVAR 和 OR 没有相关性（$P=0.23$）。观点是：对于 sAAA 的治疗，EVAR 与 OR 在不同专业高等医疗机构 5 年内疗效无差异，因为多中心的研究已证实，OR 并不优于保守观察，故预测 PIVOTAL 研究结果可能为，EVAR 也并不优于保守观察。

八、EVAR 与 OR 在炎性腹主动脉瘤中的应用比较

1972 年，由 Walker 等首先提出炎性腹主动脉瘤（IAAA）的概念，以主动脉壁的炎性增厚及动脉瘤周围炎性纤维化为特征，占总 AAA 的 3%～10%，男女比例在 9：1 至 30：1 不等，病因可能与吸烟、家族史、自身免疫性疾病（类风湿关节炎、系统性红斑狼疮等）有关。传统上，IAAA 治疗以 OR 为主，近期由于 EVAR 在动脉粥样硬化性 AAA 中的成功应用，许多学者开始尝试应用 EVAR 治疗 IAAA，并取得了一定程度上的成功，但至今并没有 IAAA 正规的 EVAR 与 OR 比较的随机对照试验。最近 Paravastu 等做了大宗 IAAA 病例的荟萃分析，收集了自 1972 年到 2008 年发表的 IAAA 治疗的资料，纳入了 999 例 OR 和 121 例 EVAR 患者，结果显示，30 天围手术期死亡率分别为 6% 和 2%，1 年后主动脉周围炎性反应（periaortic inflammation，PAI）缓解率分别为 73% 和 65%，相反炎性加重比率分别为 1% 和 4%，术前有肾盂积水者术后的缓解率为 69% 和 38%，相反积水加重比率为 9% 和 21%，1 年总死亡率分别为 14% 和 2%。虽然两组样本差异比较大，但有一定的临床指导意义。EVAR 的年死亡率是明显降低的，而 OR 对于有肾盂积水者及低风险患者比较适宜。此外，因 EVAR 并发症而再次干预率高达 22%，包括主动脉肠瘘（2%）、Ⅲ型内漏（8%）、Ⅱ型内漏（6%）、移植物血栓（4%）、移植物狭窄（2%），明显高于非炎性腹主动脉瘤 EVAR 的并发症发生率。IAAA 的 EVAR 并发症是否继发于瘤体的炎性反应，这一点目前仍不明确，但 EUROSTAR 证实，IAAA 的支架狭窄率明显高于非炎性 AAA（3.9% vs 0.3%），主动脉周围炎性纤维化的继续进展可能是主要原因。

九、结 论

EVAR 是一种新技术，是 AAA 治疗的重大进展。经过不断的改良更新后，EVAR 相对于 OR 有更多的优点，包括避免开腹手术、术后疼痛减轻、不需要常规重症监护，以及住院时间明显缩短，初步结果令人欣慰。虽然在总死亡率之间 EVAR 与 OR 没有明显区别，但在与动脉瘤有关的 3 年死亡率上 EVAR 是明显降低的。较长期的随访数据仍有待公布，并且总体上即使最新的 EVAR 仍有其相应问题，如继发需要再次干预的支架相关问题，需要长期的后续监测，以及相关的后续费用。

当然，覆膜支架技术在不断迅速发展，许多技术问题有望被彻底解决。就目前而言，尽管 EVAR 有其明显的优势，但是解剖学上适合 EVAR 的患者仍有选择 OR 的权利，并需使患者和家属了解 EVAR 和 OR 的利弊。

（刘晓兵）

第十节　特殊类型的腹主动脉瘤

一、炎性腹主动脉瘤

炎性腹主动脉瘤（IAAA）定义为腹主动脉瘤壁增厚，瘤壁周围组织和后腹膜组织广泛的纤维化且动脉瘤与周围邻近腹腔脏器紧密粘连。IAAA 的发生被认为具有一定的遗传背景，研究发现，约 17% 的 IAAA 患者中，家族其他成员患有动脉瘤疾病，是其他非 IAAA 腹主动脉瘤病例的 10 倍。基因研究发现，IAAA 患者基因变异存在于白细胞相关抗原 HLA-DR B1 位点上。

IAAA 的病因目前的观点倾向于炎症反应，激素治疗后部分病例症状改善，也证明炎症反应在 IAAA 中的作用。另外，在 IAAA 瘤壁中检出单纯疱疹病毒和巨细胞病毒，此外肺炎衣原体也与 IAAA 发生有一定联系，所以感染因素也不能排除。

IAAA 患者常有三联征表现，即腹痛或腰背部隐痛、体重减轻及红细胞沉降率增快，腹部体检可触及搏动性肿块，肿块可有轻压痛，血液检查发现红细胞沉降率增快，部分病例可有低热和 CRP 阳性，如动脉瘤破裂可伴有剧烈腹痛和休克表现。

多普勒超声检查 IAAA 可表现为腹主动脉钙化瘤壁周围有一圈低回声的环带，部分病例有肾盂分离和近端输尿管扩张。CT 表现为腹主动脉瘤周围有较厚软组织包裹，炎症累及泌尿系统可导致肾积水和输尿管扩张。

IAAA 与其他腹主动脉瘤相比，其破裂发生的风险明显降低。因此服用非甾体类激素可减轻炎症反应的强度，继而帮助控制动脉瘤的扩张速度及与周围的粘连。激素治疗虽然能控制炎症反应，但不能缩小动脉瘤的体积，因而手术治疗能彻底解决破裂的风险。

但是术中动脉瘤周围组织的炎性反应造成腹主动脉与十二指肠、肾静脉及输尿管等周围组织紧密粘连，使手术时间延长、并发症率增加，其手术死亡率远高于非炎性腹主动脉瘤手术。所以建议对腹主动脉病变区域尽可能少分离，近端主动脉阻断可以在无炎症反应的膈肌下腹主动脉，远端如严重粘连可使用阻断球囊，动脉瘤周围组织不必仔细分离解剖，同样对于输尿管粘连也不必解剖分离以避免损伤，这样可以使手术并发症发生率明显下降。

对于符合 EVAR 条件的 IAAA 可以实行腔内治疗，优点是创伤小、出血少，技术成功率高，围手术期死亡率低。但术后须严密随访以了解移植物内血栓和主动脉周围炎症反应变化，预防肾积水、肾功能损伤等并发症。

二、感染性腹主动脉瘤

最早感染性动脉瘤由 Osler 于 1885 年提出，当时他以"霉菌性"动脉瘤命名。然而，由真菌引起的感染并不常见，临床多以细菌感染为主。目前以感染性腹主动脉瘤命名该疾病。感染性腹主动脉瘤好发于免疫功能低下者，营养状况不佳者，占腹主动脉瘤中的 0.5% ～ 3%。

感染性腹主动脉瘤致病多为细菌感染，部分免疫力低下或服用免疫抑制剂者可为真菌感染。最常见的致病菌为沙门氏菌、布氏杆菌、金黄色葡萄球菌。革兰氏阴性菌感染的动脉瘤 80% 以上有破裂可能。

临床表现为典型的三联征，即高热、腹痛或腰背部疼痛及腹部搏动性肿块。患者发病前常有反复的不明原因发热，可有菌血症。体检除有高热外，可触及腹部搏动性肿块，与普通动脉瘤不同，其直径可于短时期内迅速增大。患者如腹、腰背痛突然加剧，伴心率增快，血压下降，结合既往病史，常预示动脉瘤的破裂。

对于感染性动脉瘤的诊断，其关键在于早期发现和与普通动脉瘤的鉴别诊断。通过血常规、细菌培养及影像学辅助检查，可明确诊断。

感染性腹主动脉瘤的治疗中抗生素的使用是必需的，一旦确诊应尽早手术。根据血培养结果或者动脉瘤壁组织细菌培养药敏试验选择敏感抗生素治疗。抗生素使用必须足量和足够长时间，根据经验术后也必须至少应用两个月以上，否则极易复发。

目前感染性腹主动脉瘤推荐应用传统开放手术治疗，术中根据感染的严重程度选择腹主动脉原位重建或者解剖外路径（如腋-双股旁路）重建，术中要彻底清除后腹膜脓肿和感染坏死组织，但是其风险在于人工血管的再次感染，有报道显示移植物感染的概率高达 31%。对于部分免疫力低下、全身情况不适合开放手术的高龄患者，在使用足量足疗程的抗生素基础上，也可考虑腔内治疗，其风险仍然是术后移植物感染的发生。术后严密随访观察移植物和动脉瘤影像学的变化。

三、腹主动脉瘤瘘

1. 腹主动脉 - 腔静脉瘘 据统计 3% ~ 6% 动脉瘤破裂患者可发生腹主动脉 - 腔静脉瘘，发生部位多为腹主动脉远端或髂总静脉汇合部上方。这是因为腹主动脉瘤体积增大后，可与下腔静脉紧密粘连，局部炎症反应加上动脉瘤的压迫作用导致腹主动脉右后壁组织坏死，形成动静脉瘘。

大多数动静脉瘘患者的瘤体较大，会引起腹部或腰背部胀痛，疼痛还会向腹股沟大腿方向放射，腹部触诊可发现搏动性肿块，甚至出现震颤，听诊可闻及连续性杂音。因腹主动脉和腔静脉交通，高压力的动脉血直接回流心脏，半数患者会出现胸闷、心悸、心率加快、舒张压下降、脉压增大等充血性心力衰竭表现。由于下腔静脉内压力陡升，可出现腹壁和下肢浅静脉曲张，下肢和阴囊水肿，腹部曲张静脉甚至可扪及搏动。

腹部 B 超和增强 CT 检查可明确诊断，发现瘘口。出现动静脉瘘的根本治疗需要隔绝动脉瘤和主动脉腔静脉内漏修补术。手术治疗需要通过腹主动脉瘤腔修补下腔静脉瘘口，术中解剖游离瘤腔时要避免过分挤压以免瘤腔内斑块栓子脱落引起肺栓塞；下腔静脉周围粘连紧密，侧支血管开放较多，过分游离会导致术中大量出血；主动脉阻断时应避免回心血量的骤减等。手术治疗效果与心功能恢复、下腔静脉的通畅度及有无肺栓塞密切相关。相对而言，EVAR 的难度和成功率明显较高，但须长期随访。

2. 腹主动脉 - 肠瘘 腹主动脉瘤增大，压迫邻近的肠管，消化道管壁缺血坏死后穿孔，与薄弱的动脉瘤壁之间形成肠内瘘，称为原发性腹主动脉瘤肠瘘。一般好发于十二指肠第三、四段。典型的腹主动脉 - 肠瘘临床三联征表现为腹部搏动性肿块、消化道出血及低热伴腹部隐痛。这类病例极易误诊，常因消化道大出血为首诊原因，很快出现低血容量性休克，病程凶险，预后极差。

手术治疗是唯一有效手段，腹主动脉阻断、动脉瘤切开及人工血管置换同常规 OR 一致。同时需要修补肠瘘，根据肠瘘部位和腹腔感染情况，可决定是否加行肠造瘘术。如腹腔感染严重，须关闭腹主动脉瘤远近端，再行解剖外腋 - 股旁路手术。EVAR 可以迅速制止大出血，明显降低手术病死率，但极易发生移植物的感染，围手术期要加强抗生素的使用。

四、腹主动脉假性动脉瘤

腹主动脉假性动脉瘤瘤壁并没有动脉壁的结构，其实是腹主动脉破裂后血肿被周围纤维组织包裹。假性动脉瘤的原因大多数为腹部外伤，也可以为感染，非感染性动脉炎性病变及腹主动脉手术后吻合口假性动脉瘤。

假性动脉瘤一经确诊，应积极治疗。推荐应用腔内技术治疗。若动脉瘤发生于非重要脏器动脉分支区，则仅用直管型移植物行腔内隔绝术即可。若动脉瘤离重要动脉分支很近，甚至就将其牵涉于内，可采用裸支架加栓塞法治疗。可先行 DSA 动脉造影，在准确定位瘤口的基础上，将导管置入瘤腔内，再经另一导丝导入一合适口径的裸支架，裸支架中部应正好跨越瘤口。支架完全释放后，再经原置于瘤腔内的导管置入弹簧圈或海绵塞子等栓塞物，将瘤腔及瘤口完全塞满，然后经导丝直视下柔缓拔出导管。该方法特别适合于瘤腔较浅而瘤口又较大的情况。裸支架既不会遮蔽重要动脉分支，又能对瘤腔内栓塞物起到拦截稳固作用，便于瘤腔内血栓形成，并不会使瘤腔内栓塞物脱落。于瘤腔内裸支架外置导管的方法不仅避免了导管对支架的干扰，也避免了导管头钻过支架孔的困难，更重要的是注入栓塞物时，因有支架的固定，导管不会滑脱。

五、腹主动脉穿透性溃疡

主动脉穿透性溃疡（penetrating atherosclerotic ulcer，PAU）是指主动脉粥样硬化性溃疡，溃疡穿透动脉内膜和中层，沿着动脉中层蔓延，可形成动脉壁间血肿，如溃疡穿透动脉外膜，可形成假性动脉瘤。PAU 好发于老年人，与动脉粥样硬化密切相关，其危险因素有高血压、高血脂和糖尿病等，因而常伴随其他部位的动脉病变，如下肢动脉硬化、颈动脉硬化或冠心病。

PAU 若急性发病，可表现为剧烈腹痛或腰背痛，最终可发生腹主动脉破裂。通过 CT 检查可明确诊断，现今多采用腔内修复治疗。

六、腹主动脉瘤合并髂动脉瘤和胸主动脉瘤

腹主 - 髂动脉瘤指腹主动脉瘤累及髂动脉，仅仅累及髂总动脉时，腔内修复术并不困难，只需使用分叉型移植物即可，如腹主 - 髂动脉瘤累及髂内动脉开口水平，则处理较困难，因双侧髂内动脉同时封闭而造成盆腔与臀部的缺血。该型腹主动脉瘤除使用腹主 - 单侧髂动脉型移植物外，还可用平行支架技术重建一侧髂内动脉，或者使用专门设计的髂动脉分支移植物，如 Cook 公司或先健公司的 IBD 支架。

腹主动脉瘤合并胸主动脉病变，目前的腔内治疗在技术层面上已无难度，但治疗时须考虑两者谁先治疗，治疗方式及术后截瘫的预防。

七、腹主动脉夹层

主动脉夹层病变常起源于胸主动脉，仅局限于腹主动脉的夹层较少见。其治疗原则同胸主动脉夹层，腔内治疗须重建内脏动脉，可以采用平行支架技术或开窗技术。

（黄　晟）

主要参考文献

董方中，王一山，汪道新，1957. 用同种主动脉移植术治疗损伤性腹主动脉瘤一例报告. 中华外科杂志，5（4）：274-277

黄新天，2012. 炎性腹主动脉瘤诊断及治疗. 中国实用外科杂志，32：1001-1003

景在平，Muller-Wiefel H，Raithel D，等，1998. 腔内隔绝术治疗腹主动脉瘤. 中华外科杂志，36（4）：212-214

Ashton HA，Buxton MJ，Day NE，et al，2002. The Multicentre Aneurysm Screening Study（MASS）into the effect of abdominal aortic aneurysm screening on mortality in men：a randomised controlled trial. Lancet，360（9345）：1531-1539

Buck D，van Herwaarden JA，Schermerhorn ML，et al，2014. Endovascular treatment of abdominal aortic aneurysms. Nat Rev Cardiol，11（2）：112-123

Christos DK，Georgios CM，Nikolaos P，et al，2014. A systematic review and meta-analysis of abdominal compartment syndrome after endovascular repair of ruptured abdominal aortic aneurysms. J Vasc Surg，59（3）：829-842

Dubost C，Allary M，Oeconomos N，1952. Resection of an aneurysm of the abdominal aorta：reestablishment of the continuity by a preserved arterial graft，with result after five months. AMA Arch Surg，64（3）：405-448

EVAR trial participants，2005. Endovascular aneurysm repair and outcome in patients unfit for open repair of abdominal aortic aneurysm（EVAR trial 2）：randomised controlled trial. Lancet，365（9478）：2187-2192

EVAR trial participants，2005. Endovascular aneurysm repair versus open repair in patients with abdominal aortic aneurysm（EVAR trial 1）：randomised controlled trial. Lancet，365（9478）：2179-2186

Greenberg RK，Haulon S，O. Neill S，et al，2004. Primary endovascular repair of juxtarenal aneurysms with fenestrated endovascular grafting. Eur J Vasc Endovasc Surg，27（5）：484-491

Greenhalgh RM，Brown LC，Kwong GP，et al，2004. Comparison of endovascular aneurysm repair with open repair in patients with abdominal aortic aneurysm（EVAR trial 1），30-day operative mortality results：randomised controlled trial. Lancet，364（9437）：843-848

Hobo R，Buth J，2006. Secondary interventions following EVAR using current endografts：a EUROSTAR report. J Vasc Surg，43（5）：896-902

Kuivaniemi H，Ryer EJ，Elmore JR，et al，2015. Understanding the pathogenesis of abdominal aortic aneurysms. Expert Rev Cardiovasc Ther，13（9）：975-987

Lederle FA，Wilson SE，Johnson GR，et al，2002. Immediate repair compared with surveillance of small abdominal aortic aneurysms. N Engl J Med，346（19）：1437-1444

Mastracci TM，Eagleton MJ，Kuramochi Y，et al，2015. Twelve-year results of fenestrated endografts for juxtarenal and group IV thoracoabdominal aneurysms. J Vasc Surg，66（2）：355-364

McNally MM，Scali ST，Feezor RJ，et al，2015. Three-dimensional fusion computed tomography decreases radiation exposure，procedure time，and contrast use during fenestrated endovascular aortic repair. J Vasc Surg，61（2）：309-316

Ouriel K，2009. The PIVOTAL study：a randomized comparison of endovascular repairversus surveillance in patients with smaller abdominal aortic aneurysms. J Vasc Surg，49（1）：266-269

Park BD，Azefor N，Huang CC，et al，2013. Trends in treatment of ruptured abdominal aortic aneurysm：impact of endovascular repair and implications for future care. J Am Coll Surg，216（4）：745-754

Park JH，Chung JW，Choo IW，et al，1996. Fenestrated stent-grafts for preserving visceral arterial branches in the treatment of abdominal aortic aneurysms：preliminary experience. J Vasc Interv Radiol，7（6）：819-823

Parodi JC，Palmaz JC，Barone HD，1991. Transfemoral intraluminal graft implantation for abdominal aortic aneurysms. Ann Vasc Surg，5（6）：491-499

Prinssen M，Verhoeven EL，Buth J，et al，2004. A randomized trial comparing conventional and endovascular repair of abdominal aortic aneurysms. N Engl J Med，351（16）：1607-1618

Rao R，Lane TRA，Franklin IJ，et al，2015. Open repair versus fenestrated endovascular aneurysm repair of juxtarenal aneurysms. J Vasc Surg，61（1）：242-255

Schermerhorn ML，O'Malley AJ，Jhaveri A，et al，2008. Endovascular vs. open repair of abdominal aortic aneurysms in the medicare population. N Engl J Med，358（5）：464-474

van Beek SC，Conijn AP，Koelemay MJ，et al，2014. Editor's Choice-Endovascular aneurysm repair versus open repair for patients with a ruptured abdominal aortic aneurysm：a systematic review and meta-analysis of short-term survival. Eur J Vasc Endovasc Surg，47（6）：593-602

Verhoeven EL，Vourliotakis G，Bos WT，et al，2010. Fenestrated stent grafting for short-necked and juxtarenal abdominal aortic aneurysm：an 8-year single-centre experience. Eur J Vasc Endovasc Surg，39（5）：529-536

第十八章　胸主动脉瘤和主动脉夹层

主动脉疾病最常见的是主动脉瘤（aortic aneurysm）和急性主动脉综合征（acute aortic syndrome），前者是指主动脉壁先天性结构异常或后天性病理改变引起局部薄弱、张力减退，在血流不断冲击下所形成的永久性异常扩张或膨出。后者是包括主动脉夹层（aortic dissection）、壁间血肿（intramural hematoma）、透壁性溃疡（penetrating aortic ulcers）、创伤性主动脉损伤（traumatic aortic injury）及主动脉破裂（aortic rupture）等一系列临床表现类似的重症急性主动脉疾病。随着影像学的发展及其在急诊的广泛应用，这类疾病临床检出率逐年升高。本章主要介绍胸主动脉瘤和主动脉夹层这两类临床上发病率最高的疾病。

第一节　动脉瘤概论

一、病　　因

动脉瘤的产生是动脉壁损伤、破坏和变性的结果。正常的动脉壁可分为内膜、中层及外膜三层，是由弹性纤维、胶原纤维、平滑肌细胞及黏液样基质（酸性黏多糖类物质）等组成，特别是中层组织内的坚强弹性纤维，它是使动脉壁具有弹性，能承受心搏的力量传导后进行舒缩，从而完成输送血流功能的物质基础。这些物质也和体内其他组织一样，可随着年龄的增长而产生一系列的变化，诸如原有的正常弹性纤维减少，呈碎片或断裂；平滑肌细胞内的核及细胞器消失；胶原纤维及黏液样物质可相对地增加。更重要的是由各种疾病引起动脉壁的损害，尤其是弹性组织破坏后被代之以瘢痕组织，使动脉壁也即随之失去固有的弹性，变为脆弱。而有病变的组织，继续承受管腔内血流的不断冲击，动脉管径就逐渐向纵向或横向伸展、扩大、膨出，形成动脉瘤。某些因素则

有加速动脉瘤形成的作用，如高血压，它可使动脉管壁承受的压力增加；狭窄或索带压迫均可使其远端动脉的血流形成涡流，使作用于管壁的侧压力增加；妊娠时某些内分泌因素可使动脉壁有不同程度的变性、张力减退，其结果均可促进动脉瘤的产生。动脉瘤常见的原因有以下几种。

1. 动脉粥样硬化　它是动脉瘤中最常见及主要的致病因素。病变是由于体内正常的胶溶状态失去平衡，动脉壁组织在损伤后，正常的修补过程发生异常改变，其因素不是单一的。目前认为，代谢异常尤其是脂质代谢紊乱是主要的原因。高脂血症，特别是低密度脂蛋白增高时，使血流内的脂质首先沉积于血管壁的内皮层，然后脂肪从细胞内逸出，引起内皮细胞破坏及纤维化，在此基础上病变可继续向深层发展，累及中层的弹性纤维以至管壁全层。纤维组织僵硬可造成滋养血管受压，使血管壁营养障碍，部分滋养血管还可破裂引起积血及随之而来的钙质沉着，结果造成管壁内膜撕裂、管壁变性、局部萎缩、脆弱而形成动脉瘤。此外，还可能和微量元素、维生素C的代谢及遗传因素有关。大多见于40岁之后，男女之比为10：1。通常好发于周围无肌肉保护或活动时经常处于牵张状态的动脉，如主动脉及髂动脉，少数见于股动脉的上段和腘动脉。

2. 创伤性　损伤可为直接暴力，如弹片、刺戳等贯穿伤，使动脉壁部分破裂或完全断离；也可为间接暴力，如爆炸伤时，距离动脉本身尚有一段距离，但因高压、高速力量的传递波及动脉造成严重挫伤，使动脉壁撕裂。一般多在伤后几天或几周内发生，也有长期缓慢形成的。有时，长期反复的挫伤也可产生动脉瘤，如气锤工人的手腕部动脉瘤。近年来由于介入医学发展，医源性创伤引起动脉瘤的发生率有不断增加的趋势，如血管移植后的吻合口动脉瘤，各种经动脉穿刺及插管的检查或治疗，动脉闭塞性疾病做内膜剥

脱术后，均可因管壁损伤、薄弱而产生动脉瘤。创伤性动脉瘤中以假性为多见。

3. 感染性 它的产生机制是由于动脉壁滋养血管受累后，形成小脓肿而造成中层薄弱。局部原因是动脉内膜损伤，如动脉硬化、动脉导管未闭、主动脉缩窄等使细菌易于入侵。全身性的原因是机体免疫功能抑制引起。常见的途径：①脓毒性栓塞，主要是腔内因素，如败血症、亚急性细菌性心内膜炎、肺炎等使感染性栓子阻塞管壁的营养血管；②血管邻近组织的局部感染灶，通过淋巴管及营养血管蔓延而波及血管，如化脓性、结核或放线菌等病变，此为大多数感染途径；③血管损伤，如各种原因的外伤、手术、动脉插管或导管检查等；④毒品注射，日渐增多。

4. 动脉中膜囊性变性 它是某些病因尚未阐明的动脉疾病的通称。病理特征是动脉壁呈囊性坏死及变性，中膜侵犯尤为明显，使弹性纤维严重破坏，如多发性大动脉炎，IgG_4 相关动脉炎和白塞综合征、结节性动脉周围炎及血管炎等。

5. 先天性 它是指由于先天性因素使动脉壁薄弱而产生动脉瘤，如动脉壁中层呈节段性缺如、肌纤维发育不良、组织排列异常等，多见于颅内动脉，特别是颈内动脉的颅内段和 Willis 环前半部及其分支。又如先天性结缔组织发育不良，则可引起全身弹性纤维断裂，称为马方综合征，侵犯心血管系统，产生各种类型的主动脉瘤，且易破裂是主要的特征。此外，尚有晶体移位、肢端冗长和家属遗传史等情况。

6. 梅毒性 它是梅毒螺旋体经动脉周围淋巴组织进入滋养血管和动脉外膜引起动脉炎，使中层产生营养障碍和变性的结果，为梅毒晚期的表现。病变多位于升主动脉、主动脉弓及肺动脉。目前已有增多趋势。

二、病 理

动脉瘤大多为单个的，呈囊状或梭状扩张，也可多发性，占 19.4% ~ 32.6%。其发生部位不一，上海中山医院自 1953 至 1999 年期间收治的患者发病部位分布为：颈外动脉（11 例），颈内动脉（13 例），颈总动脉（29 例），锁骨下动脉（36 例），胸主动脉 [213 例，升部（99 例），弓部（36 例）、降部（78 例）]，腋动脉（6 例），肱动脉（16 例），桡动脉（15 例），胸腹主动脉（39 例），腹主动脉（466 例），桡动脉（15 例），髂动脉（29 例），股动脉（29 例），腘动脉（25 例），胫腓干动脉（6 例）。从病理学观点可分为：①真性动脉瘤，最为常见，是动脉壁扩张膨大的动脉瘤，其壁仍完整；②假性动脉瘤，瘤壁由动脉内膜或周围纤维组织构成，瘤内容物常为血凝块及机化物，但瘤腔仍与原动脉管腔相通，创伤性和感染性动脉瘤大多属此类；③夹层动脉瘤，是动脉壁内膜或中层撕裂后，被高压力血流冲击使中层逐渐分离形成积血、膨出，呈双腔状，其远端仍可与血管腔相沟通；④动静脉瘘性动脉瘤，通常指外伤性动静脉瘘后形成的动静脉囊状扩张；⑤蔓状动脉瘤，指先天性动静脉沟通而形成粗大、曲张的血管团，动脉与静脉均有扩张。

动脉瘤可发生下列病理变化和后果：

1. 动脉瘤破裂 扩张膨出的动脉瘤，其壁常不规则，厚薄不一，有时壁内可有钙化或粥样斑块存在，血液经过相对狭窄的血管腔至扩大的瘤体时，喷射状血流形成漩涡，喷射能即转为作用于瘤壁的侧壁能。按 Laplace 定律，动脉越扩张，其壁所承受压力越大。如此长期反复作用，瘤体呈进行性增大，除加重疼痛及产生压迫等症状外，由于血流不断冲击，最终必然在瘤体薄弱处破裂，引起严重的出血威胁生命。

2. 动脉瘤内附壁血栓形成 瘤腔内由于管壁粗糙及血流缓慢，经常可有血栓形成，黏着于管壁，有时基底机化，称为附壁血栓。它与瘤壁外的纤维增生相同，是一种保护性反应，以防止瘤体扩张破裂。但附壁血栓有时可脱落而致瘤体远侧的动脉栓塞。偶尔，附壁血栓也可使动脉瘤腔完全阻塞，一般仅见于周围动脉如腘动脉瘤。动脉内膜粥样硬化时，粥样斑块的脱落及瘤腔内半液状胆固醇样物质流出，也可使远侧动脉栓塞。

3. 继发感染 动脉瘤也可继发感染，一旦发生，症状即突然加剧，同时有炎症的特征。动脉瘤在感染及远侧动脉栓塞的基础上容易发生破裂。

4. 瘤壁内夹层血肿形成 瘤壁由于涡流的作用，承受血流冲击的力量明显增加，可使内膜或中层破裂、分离，形成夹层动脉瘤样的血肿。此时，瘤体可迅速增大，症状加重。

三、临床表现

由于动脉瘤的部位和大小不同及有无并发症等存在，而有不同的临床表现。

（一）症状

1. 肿块　为动脉瘤最常见的症状。肿块呈圆形或梭形，多伴有搏动感。

2. 疼痛　一般并不剧烈，多为胀痛或跳痛，呈间隙性或持续性。可能由于动脉瘤的膨胀增大、牵拉或压迫周围组织引起。有时因瘤体压迫侵蚀骨质及神经时，疼痛可加重，并出现放射性痛。疼痛性质的改变常是动脉瘤内病理过程演变的反映，如动脉瘤有感染、瘤壁内夹层血肿形成或趋于破裂时，疼痛骤然加剧呈撕裂样。

3. 局部组织缺血　由于动脉瘤囊内形成的附壁血栓，可使管腔狭窄，血供减少；瘤内的血栓或粥样斑块脱落时，引起瘤体远侧动脉栓塞或继发血栓形成，因而可出现相应组织器官的急、慢性缺血症状。如脑部缺血可有晕厥、耳鸣、眼花、昏迷，甚至瘫痪；腹部内脏缺血可引起腹痛、腹泻或便血；下肢缺血可有麻木、发凉、静息痛或间歇性跛行等。

4. 组织器官受压　动脉瘤逐渐增大时，可压迫邻近的组织和脏器，如压迫神经干，可产生神经症状。例如，锁骨下动脉瘤常可压迫臂神经丛和颈交感神经引起肢体麻木，感觉异常，轻瘫及霍纳（Horner）综合征；胸主动脉瘤及颈总动脉瘤可压迫食管引起吞咽困难，或者压迫气管产生呼吸困难或窒息；腹主动脉瘤有时可压迫胆总管引起梗阻性黄疸。

5. 出血　较常见，在少数病例中动脉瘤出血可为最初的症状，主动脉瘤突然破裂引起大量出血，常可致命。胸主动脉瘤破入气管可引起大量咯血。A型主动脉夹层瘤破入心包可引起心脏压塞。腹主动脉瘤破入十二指肠可产生上消化道出血。颈动脉瘤出血引起颅内缺血。四肢动脉瘤出血，可产生肢体急性肿胀及缺血的症状。

此外，有少数动脉瘤可无任何症状，称之为静止型。

（二）体征

1. 搏动性肿块　是动脉瘤的典型体征，为诊断的可靠依据。肿块表面光滑、紧张而有弹性，具有膨胀性搏动，搏动与患者的心率一致。但胸主动脉瘤或颅内动脉瘤通常无此体征。

2. 震颤　在动脉瘤局部有时可触得收缩期震颤，多见于创伤性动脉瘤、动静脉瘘性动脉瘤等。

3. 杂音　在动脉瘤的部位，可听到响度不等的吹风样收缩期杂音，这种杂音的产生是由于血液在瘤腔内形成涡流所致，如瘤腔内有血栓机化时，杂音常不明显或听不到。

4. 压痛　动脉瘤压痛一般不显著。但当动脉瘤趋于破裂、瘤壁内夹层血肿形成或并发感染时，压痛明显。

5. 压迫近心端血管征　位于周围血管的动脉瘤，压迫动脉瘤的近心端动脉后，可出现搏动性肿块体积缩小，搏动、震颤或杂音减轻甚至消失。

6. 感染性体征　如周围动脉瘤产生感染时，在瘤体局部可有红、肿、热及压痛等体征。

7. 压迫征象　如四肢动脉瘤压迫淋巴管和静脉后，可引起淋巴水肿及浅静脉怒张。

8. 缺血性体征　在肢体表现为肤色苍白、皮温降低、肌肉萎缩、趾（指）端坏死、溃疡、血管搏动减弱或消失等。

四、辅助检查

1. 血管超声检查　可确定有无动脉瘤和动脉瘤的大小、范围、搏动及杂音。检查简便、无损伤，对诊断帮助较大，且可作为术后随访。

2. X 线检查

（1）摄片：某些动脉瘤于正、侧位平片中可显示瘤壁线状钙化阴影，对诊断帮助很大。

（2）数字减影造影（DSA）或动脉造影：可了解动脉瘤的部位、大小、范围、血管壁情况、动脉分支是否累及、有无侧支循环及与邻近的组织和器官的关系等。它不但有助于明确诊断，且对拟定手术方案也是重要的依据。但动脉造影为创伤性检查，也有一定的并发症，所以不作为常规检查。此外，如瘤内有附壁血栓时，动脉管腔可显示正常。

3. 放射性核素检查 用 ^{99m}Tc 注入静脉后，进行 γ 闪烁照相，可明确有无动脉瘤及其大小和范围。一般应用于腹主动脉瘤，目前已很少采用。此外，尚可应用放射性核素在体内分布的断层显像技术来诊断血管疾病，称放射计算机断层摄影（ECT）。

4. 计算机 X 线断层摄影（CT） 三维重建螺旋 CT 扫描现在是评估主动脉瘤患者的金标准，因为它有助于诊断病理过程及测量主动脉直径。新一代多探头 CT 扫描已被证实具有高达 95% 的灵敏度和特异度。使用 360° 旋转 X 射线源的螺旋 CT 可记录主动脉瘤的范围，并能够准确地测量动脉瘤直径。计算机软件可以生成矢状面、冠状面和倾斜图像及三维重建效果图，从而更好地协助判断患者是否需要放置主动脉血管支架。CT 扫描也可以同时检测到胸部、腹部和骨盆中其他器官的病理过程，从而对其进行一般水平的评估，并同时排除一些影响手术计划的其他基础疾病。对于肾功能不全的患者，不使用碘造影剂的 CT 扫描可粗略确定主动脉瘤的大小或程度，但无法提供分支血管动脉粥样硬化的程度或解剖学相关的精确数据。在进行计算机断层扫描血管造影（CTA）时，一般使用等渗透、伤害较小的对比剂进行注射，可减少 CTA 扫描后的造影剂相关的急性肾衰竭的发生，即使少部分患者出现造影剂相关的急性肾衰竭时，所造成的影响也相对较小。如果造影剂肾病确实发生，应该延迟行主动脉腔内修复术，直到肾功能恢复到基线水平。

它可显示机体不同水平的图像，了解有无动脉瘤，并可显示动脉瘤的部位、大小，瘤壁有否钙化，以及邻近组织和器官与动脉瘤的关系。目前通用的机器只能显示横断面的图像，一般用来诊断中央动脉的病变，如胸主动脉瘤、腹主动脉瘤，应用此检查方法，不但能显示出其大小、瘤壁有否钙化、瘤腔内有否附壁血栓，而且能了解腹主动脉瘤与肾动脉的关系。CT 与动脉造影相比，由于它不需要在动脉内插管，无并发症，可属于无损伤性血管检查，因此近年来快速螺旋 320 排动态容积（SCAT）三维成像检查胸主动脉瘤、腹主动脉瘤有替代动脉造影的趋势，并为腔内血管支架术提供可靠依据。只有少数患者还需行动脉造影，了解输出血管的情况，如将行腔内血管支架

术，或伴有马蹄肾、肾血管性高血压者。过度肥胖、肠道内积气及钡剂可影响显像。对病变部位的增强摄影，常可使检查血管病变的 CT 片更加清晰。目前 CT 检查已应用于周围动脉，对髂、股、腘动脉瘤等均能显示。对动脉硬化性闭塞症，也可应用 CT 检查，但不如动脉造影清晰，对于腹主动脉瘤合并有髂动脉硬化闭塞者，则 CT 既可显示动脉瘤病变，也可显示闭塞病变。

CTA 还可以获得其他重要信息，包括评估分支血管情况。CTA 能够进一步明确是否存在主动脉附壁血栓，血管的炎症改变，是否合并夹层，如果出现腹膜后血液外溢，则提示动脉瘤破裂，临床上需要积极的抢救治疗。CT 扫描相对于磁共振成像（MRI）的相对优势包括价格便宜，操作便捷，可应用于先前植入心脏支架或者起搏器的患者，临床应用相对广泛。

5. MRA 检查 它是一种无创性检查手段，可获得冠状面、矢状面和横断面等任何断层像，分辨率高，可了解主动脉分支有否受累，如头臂干、左锁骨下动脉、左颈动脉及内脏动脉受累情况，而对于体内有金属异物者不适用。对于动脉闭塞性病变，其诊断价值仅次于 DSA。

五、实验室检查

目前，尚无可用的生物标志物来提示主动脉瘤的存在。对急性主动脉夹层患者的初步研究主要集中在许多蛋白质上，包括脂蛋白（a）、S100B 和钙调蛋白。并且生物标志物作为协助动脉瘤早期诊断的检测方式，具有较好的临床应用前景。目前的实验室检查结果，包括全血细胞计数与血小板计数、凝血功能、血尿素氮和肌酐水平的测定，是主动脉瘤修复前必做的检查。罕见的病例包括一些主动脉瘤患者可能因为动脉瘤的消耗性凝血障碍而出现弥散性腔内凝血，因此实验室检查必须引起足够的重视。

六、诊断及鉴别诊断

通过仔细地询问病史，体格检查，特别是发现肿块具有膨胀性搏动时，动脉瘤的诊断一般并不困难。但对于胸主动脉及腹主动脉上段、无名

动脉、颅内动脉瘤需借助辅助检查才能发现。有些临床表现不典型的病例，尚需做某些辅助检查才能确诊。此外，还应注意与其他疾病相鉴别，如位于动脉表面的肿瘤、动脉硬化引起的动脉扭曲、血供丰富的恶性肿瘤及脓肿等。

七、治　疗

（一）药物治疗

现代药物治疗（拜阿司匹林、β受体阻滞药、他汀类药物、血管紧张素转换酶抑制剂及戒烟药物）与开放性手术或腔内动脉瘤修复术对于动脉瘤预后孰优孰劣，目前尚缺乏 A 级或 B 级证据。一般而言，非手术治疗包括严格的血压控制和β受体阻滞药的应用，严格戒烟，定期 CTA 扫描监测动脉瘤的大小。目前尚无相关药物应用指南来帮助对动脉瘤患者进行管理和术前准备。美国心脏病协会的指南指出，对于不需要手术的小动脉瘤患者，以及对于不考虑手术的患者，应该严格控制高血压、优化血脂、戒烟和采取其他降低动脉粥样硬化风险的措施。临床上常用的药物如下所述。

1. 降压药　最新的指南指出，应该给予患者抗高血压治疗，保持动脉瘤患者的目标血压：无糖尿病患者血压为 140/90mmHg，糖尿病患者或慢性肾衰竭患者血压为 130/80mmHg。建议马方综合征和主动脉瘤患者排除禁忌证后给予β受体阻滞药，以减少主动脉扩张的速度。同时推荐使用血管紧张素转换酶抑制剂（ACEI）或血管紧张素受体阻断剂降低主动脉瘤患者的血压（IIA）。

2. β受体阻滞药　在预防继发于心肌梗死患者的安全性和有效性方面已有详细记载，因此应予以规定，特别是在术前进行使用。

3. 血管紧张素转换酶抑制剂或受体阻滞剂　越来越多的证据表明氧化应激在退行性主动脉瘤的发展中起重要作用。Ejiri 等记录了肾素 - 血管紧张素系统在主动脉瘤发病机制中的作用。检查人胸主动脉瘤（40 例）和非动脉瘤（对照组，39 例）的主动脉切片，免疫组化结果显示，整个动脉瘤壁的活性氧原位生成显著增加。多元回归分析显示，用血管紧张素 II 1 型受体阻滞剂进行治疗可以抑制动脉瘤中活性氧的表达。Moltzer 等研究也

提示，血管紧张素 II 1 型受体阻滞剂，而不是血管紧张素转换酶或肾素抑制剂，应该是动脉瘤患者首选的药物治疗方法。

4. 他汀类药物　3- 羟基 -3- 甲基戊二酰辅酶 A（HMG-CoA）还原酶抑制剂，也称为他汀类药物，除具有降低胆固醇的重要作用外，还具有抑制炎症的多效作用，且对主动脉瘤具有特异性。关于主动脉瘤的研究显示，p22phox 基于还原型烟酰胺腺嘌呤二核苷酸 / 还原型烟酰胺腺嘌呤二核苷酸磷酸（NADH / NADPH）氧化酶在主动脉瘤发病中的作用，研究显示他汀类药物可能通过抑制 NADH / NADPH 氧化酶而抑制主动脉瘤的形成。同时大多数主动脉瘤患者还有他汀类药物治疗的其他适应证。

5. 戒烟　吸烟或 COPD 患者发生主动脉瘤的风险明显增加。吸烟患者的动脉瘤生长速度更快，更容易破裂。其原因可能是由于吸烟导致弹性蛋白酶活性增加。然而，与使用他汀类药物类似，没有随机或前瞻性试验显示戒烟减缓了主动脉瘤的生长。

（二）手术适应证和禁忌证

1. 适应证　手术和腔内治疗是处理动脉瘤唯一有效的方法。一旦动脉瘤诊断明确，原则上应尽早治疗。不仅可以解除局部症状，预防动脉瘤破裂等并发症，而且可达到良好的治疗效果。凡出现下列情况时，需要进行紧急治疗：①瘤体迅速增大，趋于破裂或已破裂者；②动脉瘤并发感染者；③瘤体增大压迫邻近重要组织和器官者；④瘤壁内夹层血肿产生剧痛者；⑤动脉瘤影响远侧血供者。

2. 禁忌证　患者伴有严重的脑、心、肺或肾功能不全而不能耐受手术者。

3. 术前评估　对主动脉瘤患者的初步评估始于对患者心脏、肺和肾功能进行全面的问诊和体格检查。医生需要对 CTA 血管成像进行阅读与评估，以确定最终手术计划。术前应仔细评估患者的实验室检查、心电图和胸片结果。

（1）心脏：接受主动脉瘤修复术的典型患者一般为老年人。鉴于老年人冠状动脉疾病的高发病率及该手术给患者身心带来的应激与压力，心脏病是主动脉瘤患者修复术后死亡的主要原因。

据报道，心脏病占早期患者死亡的49%，以及主动脉瘤修复术后死亡的33.3%。因此，在主动脉瘤修复前，所有患者都应该对其冠状动脉和心脏瓣膜进行彻底的评估。目前而言，微创腔内主动脉瘤修复术可能会降低术后心脏病的发病率，但是迄今为止缺乏相关的数据支持。高血压合并主动脉瘤患者的术前心电图可能提示左心室肥厚，也可能提示有缺血性心脏病的存在。冠状动脉造影可以查出可疑的冠状动脉粥样硬化疾病（如心绞痛、低射血分数、先前冠状动脉旁路移植术的情况）。目前冠状动脉血运重建可以通过冠状动脉血管成形术和支架植入术或通过冠状动脉旁路移植术来完成。有关冠状动脉血运重建的细节是很重要的。例如，如果患者要进行冠状动脉支架置入，氯吡格雷至少要使用6周，这将延迟主动脉瘤的修复术。超声心动图，最常见的是经食管超声心动图（TEE），有助于检测左心室功能和瓣膜功能情况。TEE也可用于同时评估升主动脉和降主动脉。与其他方式相比，TEE具有许多优势，包括在急诊科或手术室可随时进行TEE检查，也可以安全地用于肾功能不全的患者，用以评估胸主动脉管径大小并判断夹层的情况。但是，TEE在紧急情况下可能检查范围并不广泛，并且在一定程度上依赖于操作员的技术水平。

（2）肺脏：主动脉瘤修复术后肺部并发症很常见，COPD发病率估计在30%～40%。COPD也与主动脉瘤修复术后围手术期死亡率增加有关。因此应该常规进行肺功能检查和动脉血气分析。主动脉瘤修复术前改善肺功能的术前操作包括立即停止吸烟，使用适当的支气管扩张剂。如果肥胖患者伴随的肺病，患者也可以进行适量的运动减肥来改善肺活量。在对接受选择性开放性主动脉瘤修复术的COPD患者的研究中，较低的血细胞比容，肾功能不全和冠状动脉疾病与不良结局密切相关，术中保留左侧喉返神经和膈神经可以减少这些患者的肺部并发症发生率。

（3）肾脏：关于肾衰竭对接受主动脉瘤修复的患者的预后的影响已有很多文献。大量主动脉瘤开放手术的患者表明，术后肾衰竭的发生率为5%～40%，死亡率高达70%。急性肾衰竭也预示术后其他肾脏并发症的增加，包括呼吸衰竭。慢性肾功能不全是主动脉瘤修复术后围手术期急性肾衰竭和死亡率的主要原因，因此，无论是开放性手术还是腔内手术修复主动脉瘤前，详细评估患者的肾功能都是必须的。患者的肌酐水平大于1.8mg/dl（159μmol/L），15%的主动脉瘤患者会出现一定程度的慢性肾功能不全。II型～V型主动脉瘤修复术前肾功能不全是预后不良的有效预测指标，并被认为是进行主动脉瘤腔内修复的相对禁忌证。CT横断面成像将有助于血管外科医师评估患者的肾脏大小和排除其他肾血管性疾病。对于合并严重肾动脉阻塞性疾病的患者行主动脉瘤修复时，术中应先处理狭窄的肾动脉，可行肾动脉内膜切除术，支架置入术或旁路移植术治疗，以减少患者肾功能的恶化。对于肾功能部分受损的患者，术前应给予静脉水化及术后避免使用可能导致肾毒性的药物。

（三）手术治疗

主动脉瘤患者何时进行手术及手术方案的选择包括术前仔细评估主动脉破裂的可能性。主动脉直径应作为是否行主动脉瘤修复术的主要参考标准。患者的生理功能和血管解剖结构在评估是否适合开放性修复或腔内修复术方面起着重要作用。最近血管外科学术界制订了专门针对何时及如何修复胸主动脉瘤和降主动脉瘤的指南。根据动脉瘤的部位、大小、范围，有无并发症及患者的全身情况等具体条件，选择下列几种手术方法。

1. 动脉瘤切除和血管重建术 它是最理想的一种手术方法。动脉瘤切除后，如动脉缺损短的患者，可做端端吻合术；如动脉缺损长的患者，可用人造血管或自体静脉移植。对并发感染的动脉瘤，应选择无感染区用人造血管或自体静脉做旁路移植术，同时将动脉瘤旷置，做瘤腔外引流术。

2. 动脉瘤切除和近、远端动脉结扎术 一般适用于以结扎动脉后不影响远侧组织或器官的血液供应为原则。

3. 囊状动脉瘤切线切除及动脉修补术 适用于某些囊状膨出的动脉瘤或假性动脉瘤。呈切线状将膨出的瘤体切除后，有足够的动脉壁进行修补以恢复血流。假性动脉瘤可切开动脉壁修补破口。

4. 动脉瘤内修补术 适用于与周围组织或器官粘连紧密而分界不清楚的假性动脉瘤。经动脉瘤腔缝合修补动脉壁缺损裂孔。若修补后可引起动脉管腔明显狭窄而影响血流通畅的，可加做补片移植修复。

5. 动脉瘤包裹法 对患者不能耐受动脉瘤切除术或动脉瘤无法切除时，可在瘤体外面用织物（如涤纶、纺绸等）包绕，以产生无菌性炎症，来防止及延缓动脉瘤的扩大或破裂。它是一种对症疗法，有时可收到一定的效果，目前很少采用。

6. 腔内隔绝术 自 1991 年 Parodi 采用人造血管支架隔绝术治疗腹主动脉瘤以来，相继用于治疗周围动脉瘤、降主动脉瘤和主动脉夹层动脉瘤。其优点为创伤小、出血少、安全性高、恢复快，尤其适用于有重要脏器功能严重不全者。目前少数中心成功开展主动脉、升主动脉和弓部动脉瘤腔内治疗。

（四）术后并发症

1. 出血 位于四肢或颈部的动脉瘤切除后，出血较容易发现，而在胸、腹腔内动脉瘤术后出血，常易导致严重休克，危及生命。一旦发现出血现象，应及时再次手术，探查、清除血肿，彻底止血。

2. 栓塞 动脉瘤腔内粥样斑块或血栓及人造腔内和吻合边缘处的血栓脱落，均可引起远段动脉栓塞致组织缺血。动脉栓塞后应立即做取栓手术。

3. 感染 血管手术后感染是一种非常严重的并发症。它可引起血管吻合口组织愈合不良而裂开，形成假性动脉瘤，也可引起吻合口血栓形成，均能导致手术失败。因此，必须强调术中严格掌握无菌原则，手术前、后使用抗生素，手术野彻底止血，并用抗生素溶液冲洗等预防感染的措施。如移植的人造血管一旦并发感染，必须予以取除，局部引流，并经无感染区做血管旁路移植术。

4. 吻合口动脉瘤 由于局部血肿继发感染、缝线选择不当、缝合技术不良，吻合口边缘动脉组织不正常或移植的人造血管合成纤维强力耗损变性、腐蚀等原因，均能引起吻合口部分或全部断离而发生吻合口动脉瘤。预防措施是术中彻底止血、选择适当缝线和人造血管、在较正常的动脉壁上细致精确地进行缝合、避免吻合口张力等。一旦发生时，应尽早进行手术。对非感染性吻合口动脉瘤，做动脉瘤切除和重新置换人造血管；对感染性吻合口动脉瘤，做动脉瘤切除后，经无感染区进行血管旁路移植术。

5. 内漏 为腔内治疗常见并发症（见第八章第四节）。

（五）治疗效果

周围动脉瘤手术效果满意，手术死亡率在 1% 以下。肾动脉以下的腹主动脉瘤进行择期性手术的效果良好，手术死亡率为 5% 左右，在一些医疗中心为 2%。但腹主动脉瘤并发破裂的手术病死率高达 20%～45%。胸腹主动脉瘤的治疗效果较差，手术病死率为 30% 左右。腹主动脉瘤术后 5 年生存率为 73.3%，10 年后为 60%。大多数患者因患有全身性动脉粥样硬化有关的并发症而死于心肌梗死、高血压或脑血管意外等。内脏动脉瘤及颈动脉瘤手术效果也较满意。腔内治疗近、中期具有良好疗效。

第二节 胸主动脉瘤

胸主动脉瘤可发生在升主动脉、主动脉弓和降主动脉，有时降主动脉瘤可直接延伸入腹主动脉。近 40 年来，随着影像技术、人工血管代用品、体外循环和腔内技术等迅速进展，胸主动脉瘤的诊疗获得极大的进步，并取得良好疗效。不同部位的胸主动脉动脉瘤，在病因、临床表现、治疗方法等方面均有一些差别，现分述如下。

一、升主动脉瘤

（一）病因和病理

多数升主动脉动脉瘤是由于主动脉壁中层囊性变性所引致。患者多为青、中年人，常伴有主动脉瓣窦和瓣环扩大。扩大程度严重者呈现主动脉瓣关闭不全。例如，先天性结缔组织发育不良引起全身弹性纤维断裂，称为马方综合征。升主动脉动脉瘤的其他病因尚有动脉粥样硬化、胸部创伤、梅毒性主动脉炎和 IgG_4 相关动脉炎等。

绝大多数动脉瘤为梭状动脉瘤。病变段升主动脉全周扩大，近端可累及主动脉瓣环导致主动脉瓣关闭不全；远端则大多止于无名动脉起点部的下方。主动脉壁弹性层肌细胞坏死消失，并常呈现含黏液样物质的囊样间隙。内膜可呈现局限性撕裂，也可发展形成夹层动脉瘤。

（二）临床表现及诊断

升主动脉瘤未侵及主动脉瓣瓣环，早期可无症状。动脉瘤增大压迫上腔静脉或无名静脉，则颈部和上肢静脉怒张、扩大。晚期病例动脉瘤向前胸壁长大，侵蚀胸骨，则产生剧烈疼痛，甚或穿出胸壁，呈现搏动性肿块。动脉瘤病变引起主动脉瓣关闭不全者，则临床上表现为充血性心力衰竭的症状。体格检查可闻及舒张期杂音、脉压增宽和水冲脉。胸部 X 线摄片检查显示升主动脉和左心室扩大。心电图检查常显示左心室肥厚和劳损。MRA、CTA、心脏超声，特别是经食管心脏超声检查对动脉瘤和主动脉夹层的鉴别诊断，颇有价值，主动脉造影显示升主动脉及主动脉瓣窦扩大。中层囊性变性所致的升主动脉瘤，病变大多局限于升主动脉，从无名动脉起点部以下，主动脉外径即接近正常。伴有主动脉瓣关闭不全者，则造影剂在心脏舒张时反流入左心室，按造影剂反流的数量，尚可判明主动脉瓣关闭不全的

轻重程度。

（三）治疗

升主动脉瘤诊断明确后，应尽早施行外科手术治疗。治疗原则是切除病变段升主动脉，替换为人造血管（图 18-1）。伴有主动脉瓣关闭不全者，尚需同期施行主动脉瓣替换术。由于手术过程中需阻断升主动脉血流，因此应注意保护心、脑、脊髓及内脏器官不受缺血、缺氧损害，左心室也不因排血受阻产生急性扩大而衰竭。操作技术：胸骨正中切口，经右心房、右心耳，分别于上、下腔静脉内插入引血导管，或者在右心房内插入单根引血导管，经股总动脉插入给血导管。经房间沟左心房切口或经右上肺静脉于左心室内放入减压引流导管。开始体外循环后，即将体温降至25℃左右。心包膜腔内注入冰生理盐水做局部深降温。游离动脉瘤远侧与无名动脉之间的远段升主动脉，钳夹阻断血流后，纵向切开动脉瘤前壁，于左、右冠状动脉开口放入导管，加压注入冷心脏停搏液。在动脉瘤近、远端切断升主动脉瘤，近端切口距冠状动脉开口至少应在 5mm 以上。用长度和口径合适且不需预凝的涤纶或 Gore-Tex 人造血管，与升主动脉远侧和近侧切端做端端吻

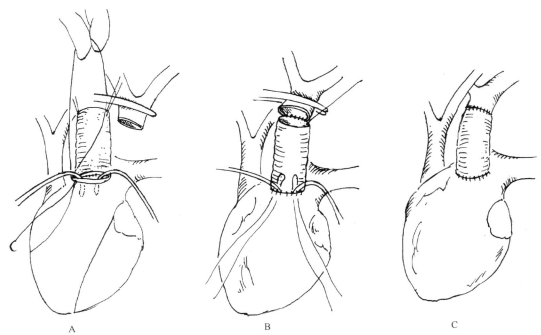

图 18-1 升主动脉切除后用人造血管间置

A. 升主动脉病变段切除后，人造血管间置移植，近端吻合口缝合；B. 远端吻合口缝合；C. 人造血管间置移植完毕，松开升主动脉阻断钳

合术。用3-0号涤纶缝线做全层贯穿连续缝合吻合口后壁，后壁吻合完成后，再连续缝合吻合口前壁。另一种方法是切开动脉瘤后保留其后壁不予切断，将人造血管放入动脉瘤腔内做吻合术。吻合口全部完成后，于人造腔内注入液体，如吻合口有渗漏，需添加缝合数针。排除人造腔内残留气体后，缓慢放松升主动脉阻断钳。通过体外循环升温，待体温达35℃以上，心脏恢复有力搏动后，停止体外循环。切开的主动脉瘤壁可包绕在人造血管外，缝合两侧切缘，起加固和止血作用（图18-2）。

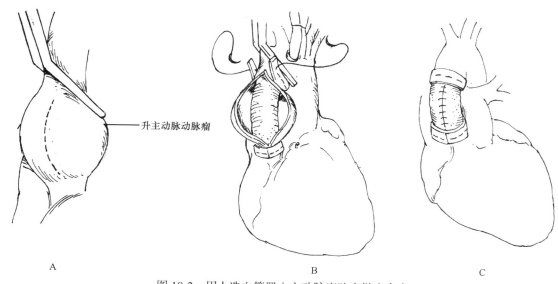

图18-2　用人造血管置入主动脉瘤腔内做吻合术
A.切开瘤体；B.保留瘤体后壁，用人造血管与切口上、下端吻合；C.将瘤壁缝盖于人造血管外

升主动脉瘤伴有主动脉瓣关闭不全者，通常需切除动脉瘤和主动脉瓣后施行主动脉瓣替换术和动脉瘤切除及人造血管移植术。这种手术比较复杂，操作难度较大，可以采用下述三种方法。

1.同时分别施行主动脉瓣替换和升主动脉瘤切除及人造血管移植术　适用于主动脉瓣窦不扩大、冠状动脉开口未上移的病例。

操作技术：手术需在体外循环结合中等度低温和心肌保护措施下进行。经股总动脉插管给血。阻断升主动脉远段，纵向切开动脉瘤前壁，切除主动脉瓣叶，将人工主动脉瓣与主动脉瓣瓣环缝合固定。然后在距冠状动脉开口至少5mm处横向切断升主动脉，再用一段人造血管分别与升主动脉近段切端和远段切端做端端吻合术。完成人造血管移植术后，可用动脉瘤壁包绕加固人造血管（图18-3）。

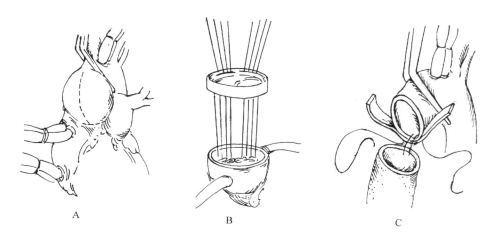

A　　　　　　　B　　　　　　　C

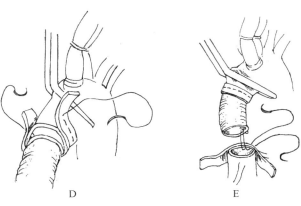

图 18-3　升主动脉瘤切除后，主动脉瓣和人造血管置入术

A. 切开瘤体；B. 主动脉瓣置入；C～E. 植入人造血管

2. 升主动脉瘤及主动脉瓣切除和带瓣人造血管移植术（Bentoll 术）　适用于主动脉瓣窦扩大、冠状动脉开口向上移位的病例。在建立体外循环结合低温和采用保护心肌措施下，于升主动脉瘤远侧阻断升主动脉。纵向切开动脉瘤前壁，切除主动脉瓣。选用尺寸合适并经预凝处理的带主动脉瓣人造血管，先将带瓣人造血管与主动脉瓣瓣环用带垫片的缝线做间断褥式缝合或连续缝合，缝线间距 2mm 左右，以免发生渗血。切下左冠状动脉开口及其相邻的主动脉壁，在人造血管的对应部位用电烙刀切开直径 8～10mm 的小孔。用 4-0 号 Prolene 缝线将左冠状动脉开口与人造血管切开的小孔做连续缝合。再切下右冠状动脉开口及其相邻的主动脉壁，与人造血管的对应部位另切开的一个小孔做连续缝合。再施行人造血管与升主动脉远切端的端端吻合术（图 18-4）。

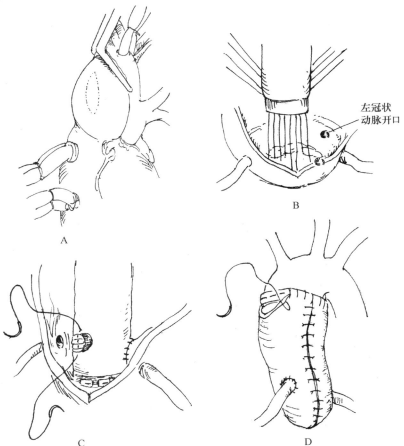

左冠状动脉开口

图 18-4　用带瓣人造血管治疗升主动脉动脉瘤

A. 在升主动脉动脉瘤远侧阻断升主动脉，纵行切开动脉瘤前壁，切除主动脉瓣；B. 带瓣人造血管与主动脉瓣瓣环做间断褥式缝合；C. 左、右冠状动脉开口与人造血管重建；D. 远端吻合口缝合毕，将动脉瘤壁间断缝合，包裹人造血管

3. 升主动脉袋状动脉瘤切除术　切除升主动脉袋状动脉瘤因不需要阻断升主动脉血流，故不必应用体外循环。前胸中线切口，纵向劈开胸骨，推开胸膜，切开心包，显露并分离动脉瘤后在动脉瘤基部靠近主动脉壁处放置无创伤血管钳，用带垫片缝线在血管钳下方先交锁褥式缝合主动脉壁全层，然后靠近血管钳切除动脉瘤，再连续缝合一层（图 18-5）。

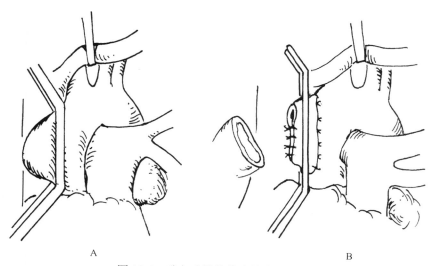

图 18-5　升主动脉袋状动脉瘤切除术
A. 在动脉瘤基部靠近主动脉壁处放置无创伤血管钳；B. 用带垫片缝线在血管钳下方先交锁褥式缝合主动脉

治疗效果：升主动脉瘤外科治疗的手术病死率已降到 5%～10%。梅毒性主动脉炎所致的动脉瘤和并发夹层动脉瘤的病例早期病死率较高。术后生存的病例 90% 症状消失或显著减轻，心功能恢复到Ⅰ或Ⅱ级。1992 年 Dake 应用 SG 治疗升主动脉瘤获得成功后，在临床广泛应用。

二、主动脉弓动脉瘤

主动脉弓动脉瘤比较少见。由于病变位于主动脉的头臂干分支起始部，手术操作比较复杂，手术过程中，必须注意保持脑和心脏的血流灌注，避免产生缺血、缺氧损害。

（一）病因及病理生理

主动脉弓动脉瘤最常见的病因是动脉粥样硬化。此外，尚有中层囊性变、创伤和感染等，梅毒性主动脉炎引起的动脉瘤则甚少见。动脉瘤增大后，可压迫邻近的纵隔器官组织，如上腔静脉、无名静脉、肺动脉、气管、支气管、肺、左侧喉返神经等。如动脉瘤穿破入肺动脉或体循环静脉，则形成动静脉瘘，由于分流量很大，可发生心力衰竭而导致死亡。主动脉弓动脉瘤也可穿破入心包腔、胸膜腔、气管、支气管而发生急性心脏压塞或致死性出血。

（二）临床症状及诊断

主动脉弓动脉瘤早期可无症状，随着动脉瘤增大压迫邻近的纵隔器官组织可产生呼吸困难、喘鸣、咳嗽、咯血、胸痛和声音嘶哑等症状。上腔静脉受压迫则呈现头面部和上肢静脉怒张，左无名静脉受压迫则左上肢和左侧颈静脉怒张扩大，左上肢静脉压高于右上肢。体格检查可发现前胸上部异常搏动和心脏杂音。左侧声带麻痹，有时呈充血性心力衰竭的体征。胸部 X 线检查显示上纵隔动脉瘤块影。心脏超声、CT、MRA 和 DSA 不但可以显示动脉瘤，明确诊断，并可判明动脉瘤的范围，以及主动脉弓三分支是否受累。50 岁以上病例尚需做冠状动脉 CTA，必要时冠状动脉造影，以明确是否伴有冠状动脉疾病。

（三）治疗

主动脉弓动脉瘤的治疗原则是切除主动脉弓动脉瘤，并做人造血管移植术，恢复主动脉及其主要分支的正常血流。手术中必须注意保护心、脑、脊髓及内脏器官不发生缺血损害，具体保护措施有下述几种方法。

1. 人造血管临时分流术 体表低温麻醉，做前胸中线切口，纵向锯开胸骨，切开心包膜，查明动脉瘤近、远端的范围，游离动脉瘤近端和远端的升主动脉、降主动脉，全身肝素化，先后部分钳夹升主动脉壁和降主动脉壁，分别与一段人造血管做端侧吻合术，再在人造血管上缝接一根分叉人造血管，分别将两个分支与无名动脉和左颈总动脉做端侧吻合术。这样在阻断主动脉弓血流时，血液可经人造血管从升主动脉流入降主动脉和两侧颈动脉。在人造血管与升主动脉、降主动脉的吻合口与动脉瘤之间，放置无创伤血管钳

阻断动脉瘤血流，并在无名动脉、左颈总动脉和左锁骨下动脉根部放置阻断钳。切除动脉瘤后，再用长度和口径合适的另一段人造血管替代主动脉弓。人造血管的两端分别与升主动脉和降主动脉切端做端端吻合术。无名动脉、颈总动脉和左锁骨下动脉的切端分别与人造血管前壁切口做端侧吻合术。主动脉弓替换术完成后，先去除阻断降主动脉的血管钳，排尽人造腔内残存的气体，再去除阻断升主动脉、无名动脉、左颈总动脉和左锁骨下动脉的血管钳，恢复主动脉弓血流。最后拆除供临时分流的人造血管，分别缝补升主动脉、降主动脉和两侧颈动脉切口（图18-6）。

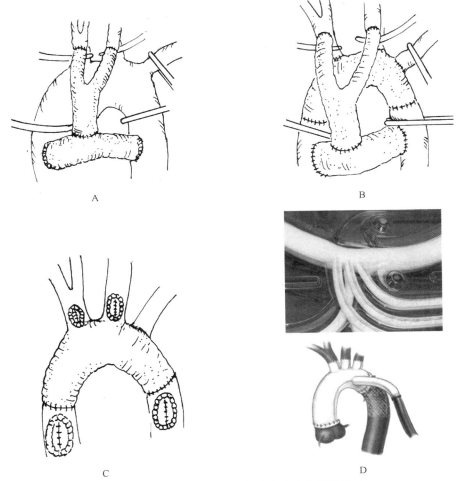

图18-6　主动脉弓动脉瘤切除和人造血管移植术

A. 先在升主动脉、降主动脉间用一段人造血管做端侧吻合术，并在人造血管上缝接一根分叉人造血管，分别将两个分叉与无名动脉和左颈总动脉做端侧吻合术；B. 钳夹动脉瘤近、远端血管，切除主动脉弓动脉瘤，植入人造血管，去除血管钳，恢复主动脉血流，最后拆除临时分流的人造血管，分别缝补升主动脉、降主动脉和两侧颈总动脉切口；C. 完成主动脉弓动脉瘤切除术；D.4分支人造血管主动脉弓部替换法

1957年，DeBakey应用人造血管临时分流术替换主动脉弓获得成功。此法适用于动脉瘤病变仅限于主动脉弓而升主动脉和近段降主动脉管壁正常，便于与人造血管施行端侧吻合术的病例。

此法可不需要应用体外循环，但其主要缺点是需施行多个吻合口，有些吻合口拆除后又需缝补，手术操作困难、复杂，所需时间很长，术后吻合口和缝补处出血的危险性增多，目前已较少应用。孙立中采用4分支人造血管主动脉弓部替换法，已在临床应用，取得了较好的效果。

2. 体外循环结合主动脉弓三分支和冠状动脉分别灌注法 在全身体外循环结合中等度（25～28℃）低温下施行手术。经右心房、右心耳切口于上、下腔静脉内放入引血导管，或者于右心房内放入单根引血导管。左心房内放入减压导管，于股总动脉、右锁骨下动脉、左颈总动脉、左锁骨下动脉和冠状动脉分别插入给血导管。为了保证主动脉弓三分支和冠状动脉分支得到合适的灌注压力和流量，宜给每一根给血导管分别配备一个血泵，每根导管每分钟灌注流量约为500ml（图18-7）。阻断升主动脉、降主动脉和主动脉弓三分支后，切除主动脉弓动脉瘤；用一段人造

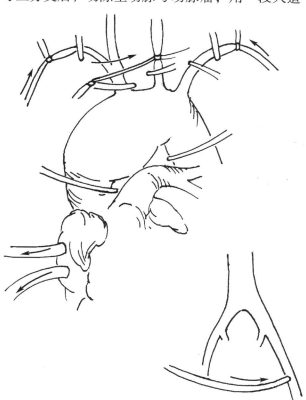

图18-7 体外循环结合主动脉弓三分支和冠状动脉分别灌注法

在全身体外循环下手术，经右心房、右心耳切口于上、下腔静脉内放入引血导管。左心房内放入减压导管。于股总动脉、右锁骨下动脉、左颈总动脉、左锁骨下动脉和冠状动脉分别插入给血导管，然后在阻断升主动脉、降主动脉和主动脉弓三分支的情况下，切除主动脉弓动脉瘤并植入人造血管

血管替换主动脉弓。人造血管的两端分别与升主动脉和降主动脉做端端吻合术。为简化手术操作，减少吻合口，可在升主动脉壁上方将主动脉弓三分支的起点处连同邻近的升主动脉壁完整切下，与人造血管相应部位的切口做补片状吻合术（图18-8）。

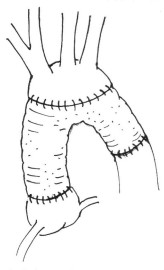

图18-8 主动脉弓三分支于人造血管上壁吻合术

3. 体外循环结合深低温（10～15℃）和中断灌注法 胸骨正中切口，切开心包，经右心房、右心耳切口放入上、下腔静脉内引血导管或于右心房内放入单根引血导管，左心房内放入减压引流导管，股动脉插入给血导管。开始体外循环即将体温降至鼻咽温15～20℃。于动脉瘤近端升主动脉和主动脉弓三分支根部分别放置无创血管钳阻断血流。经升主动脉根部注入冷心脏停搏液。然后停止经股动脉给血，约10s后阻断静脉给血导管，按主动脉弓动脉瘤病变的具体情况施行动脉瘤切除及人造血管移植术。动脉瘤病变局限于主动脉弓近段及下壁者可切除动脉瘤后，用人造血管替换近段主动脉弓及其下壁，保留主动脉弓上壁及主动脉弓三分支（图18-9）。

袋状主动脉弓下壁动脉瘤则可切开动脉瘤，显露主动脉壁破口后，用织片缝补，再以动脉壁加固缝合（图18-10）。

动脉瘤病变范围累及整个主动脉弓者，则需施行全弓替换术。钳夹升主动脉及主动脉弓三分支后，为了减少操作难度和缩短手术时间，不必在动脉瘤外进行解剖分离，而在动脉瘤中部做纵切口，取出动脉瘤内血栓，注意勿使碎屑落入降主动脉。选用口径合适的人造血管经预凝处理后，先在动脉瘤腔内与降主动脉做端端吻合术，用

3-0 Prolene 缝线衬以小垫片做间断褥式缝合或连续缝合。检查吻合口无渗漏后，在人造血管上壁切开椭圆形切口与主动脉弓三分支起始点部及其周围主动脉弓上壁做补片状吻合术（图 18-11）。降主动脉及主动脉弓三分支与人造血管吻合完成后，患者置于头低体位，靠近升主动脉钳夹人造血管，缓慢地恢复经股动脉给血并排尽人造腔内残留气体后，放松主动脉弓三分支阻断钳，开始体外循环复温，修剪人造血管另一端后，与升主动脉做端端吻合术。放松阻断人造血管的血管钳，于升主动脉插入排气针，排除气体后再去除阻断升主动脉的血管钳，检查多处吻合口有无漏血，如有漏血需补缝数针。心脏搏动有力，体温到达 35℃ 以上，即可停止体外循环。修剪动脉瘤壁，使之紧紧包绕人造血管。拔除心腔及动脉插管，按常规操作结束手术，在深低温下中断体外循环灌注的安全时限以不超过 45 分钟为宜。

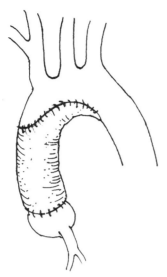

图 18-9 局限于主动脉弓和下壁动脉瘤的手术方法

保留主动脉弓上壁和主动脉弓三动脉分支，切除动脉瘤后用人造血管替换近段主动脉弓及其下壁

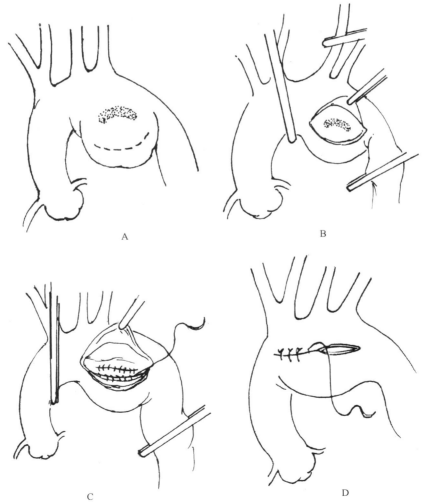

A   B

C   D

图 18-10 袋状主动脉弓下壁动脉瘤的手术方法

A. 虚线示动脉瘤切口；B. 显示主动脉壁破口；C. 用涤纶织片缝补主动脉破口；D. 用主动脉瘤壁加固缝合

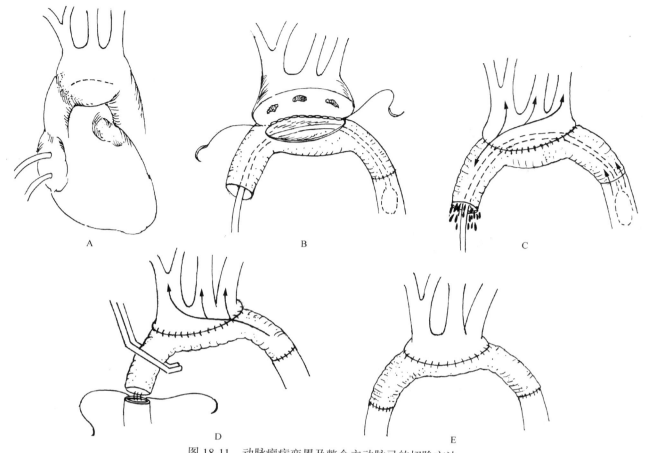

图 18-11　动脉瘤病变累及整个主动脉弓的切除方法

A. 主动脉弓部动脉瘤；B. 切下主动脉弓三分支及弓上部底盘，胸降主动脉内插入止血球囊导管；C. 完成人造血管与胸降主动脉及主动脉弓三分支吻合术，放松球囊，排除残留气体；D. 恢复主动脉弓三分支血供，施行升主动脉与人造血管端端吻合术；E. 完成主动脉弓替换术

三、降主动脉瘤

降主动脉瘤是在胸主动脉瘤中最为常见者。

（一）病因及病理

降主动脉瘤大多数由动脉粥样硬化所引起。高龄、高血压等因素均增加动脉粥样硬化病变的发病率。其他病因尚有创伤、细菌性感染和动脉中层囊性变等。大多数降主动脉瘤发生在近段降主动脉，位于左锁骨下动脉的远侧，病变的主动脉呈梭状扩大，长度不一，有时可涉及降主动脉全程，甚或延伸入腹主动脉近段。动脉瘤缓慢长大，最终破裂出血致死。明确诊断后，平均生存期为 3 年。

（二）临床症状及诊断

降主动脉瘤在早期可无任何症状，动脉瘤增大后有背部两肩之间疼痛，有时疼痛位于下背部、肩部、上肢或颈部，常为持续性钝痛。动脉瘤压迫左主支气管可引起呼吸困难，穿破入肺或支气管，则产生咯血，压迫左侧喉返神经，则呈现声音嘶哑。

胸部 X 线摄片及 CT、MRA 检查可显示动脉瘤块影，并可明确动脉瘤的部位、形态和范围，动脉造影或 DSA 仅在上述检查不能明确与左锁骨下动脉的关系，或者行腔内隔绝术时使用。

（三）治疗

降主动脉动脉瘤的外科治疗方法是切除动脉瘤替换以人造血管。术中需阻断降主动脉，为了避免由此而引起的躯体上半部高血压和脊髓、内脏发生缺血缺氧损害，可在动脉瘤近、远侧主动脉之间置入直径 7 ～ 9mm 的硅胶临时外分流导管，从左锁骨下动脉或主动脉弓分流部分血液入股动脉或远段降主动脉，完成人造血管替换术后拔除外分流导管。另一种方法是做左心转流术，可采用下述几种方式。①左心房 - 股动脉转流术：全身肝素化后，于左心房插入引血导管，股动脉插入给血导管，从左心房引出的部分氧合血液通过血泵注入股动脉，供血到躯体下半部，而由心脏搏出的血液则供应躯体上半部。②股静脉-股动脉转流术：全身肝素化后，于左侧股静脉插入引血导管，左侧股动脉插入给血导管，从股静脉引出的血液进入氧合器进行氧合，氧合后的血液通过血泵输入股动脉。此法简便，应用日趋增多。应用左心转流术躯体下半部灌注量应维持在每分钟1000ml左右，灌注压4kPa（30mmHg）以上即可保护肾脏功能。如动脉瘤病变比较局限，阻断主动脉血流的时间在30分钟以内，则仅需应用体表降温以增强脊髓的缺血缺氧耐受力，并于术中应用静脉滴注硝普钠控制上半身高血压，无须应用外分流或左心转流等方法。进入胸腔后先局部游离动脉瘤近、远侧主动脉。大多数病例动脉瘤近端在左

锁骨动脉下方，仅需在主动脉弓远段放置阻断钳。如动脉瘤近端紧靠左锁骨下动脉开口，则需在左颈总动脉与左锁骨下动脉之间钳夹主动脉弓，同时钳夹左锁骨下动脉。然后于动脉瘤远侧放置降主动脉阻断钳。阻断血流后，纵向切开动脉瘤。缝扎主动脉后壁肋间动脉开口。但对于长段降主动脉瘤应注意尽可能保留数支肋间动脉。为此可斜向切断降主动脉的一端，保留肋间动脉开口部位的主动脉后壁，然后用一段口径比主动脉略小、长度适当并经过预凝处理的人造血管分别与主动脉近、远段切端做端端吻合术。吻合术完成后，先放松远段主动脉阻断钳，排尽人造腔内存留的气体，并观察吻合口无漏血后，缓慢地松开主动脉远、近段阻断钳，以免引起松钳后低血压，缝合动脉瘤壁包绕裹紧人造血管（图18-12）。

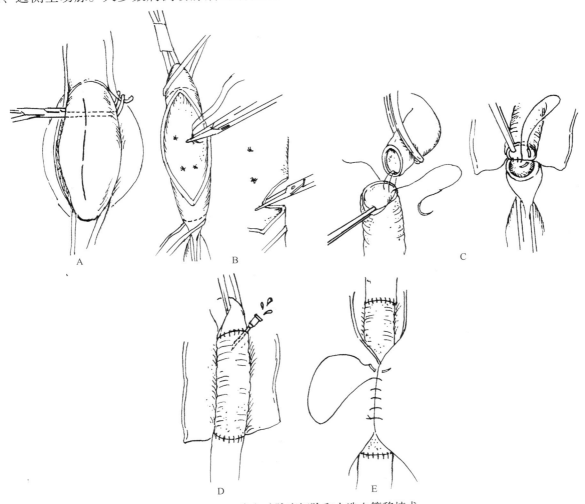

图18-12 降主动脉瘤切除和人造血管移植术
A.阻断血流后，纵行切开动脉瘤；B.缝扎主动脉后壁肋间动脉开口；C.先后将人造血管与降主动脉的两端缝合；D.放松远端主动脉阻断钳，排尽人造腔内的气体；E.缓慢去除远、近段主动脉阻断钳，用动脉瘤壁包绕人造血管

近年来，广泛采用胸主动脉动脉瘤腔内修复术（thoracic endovascular aortic repair，TEVAR），利用腔内人造血管支架隔绝术成功治疗降主动脉动脉瘤，对动脉瘤颈离左锁骨下动脉 10mm 的短段降主动脉动脉瘤效果最好，其最大的优点是创伤小、出血少、恢复快、死亡率低。下面就 TEVAR 术进行介绍。

1. TEVAR 针对的人群 目前广泛接受的观点是，75 岁以上的患者，如果主动脉解剖学结构合适，应该用 TEVAR 支架植入进行治疗。患有 COPD 的患者应该尽可能采用 TEVAR 手术，以避免开胸手术带来的巨大风险。TEVAR 术也应用于疼痛加重或胸主动脉瘤破裂的患者，TEVAR 常比开放性手术所需的时间更短。最近对开放性手术与 TEVAR 术治疗破裂胸主动脉瘤的荟萃分析表明，与开放性手术相比，TEVAR 术后 30 天内死亡率显著降低。最近的研究也发现，大部分胸主动脉瘤患者都将从 TEVAR 术治疗中受益。然而，TEVAR 术虽然节省了住院时间，降低相关死亡率和并发症的发病率，但在一定程度上增加了住院费用。

2. 目前胸主动脉瘤腔内修复的指征 TEVAR 的适应证适用于具有适当的近端和远端主动脉锚定区的退行性主动脉瘤。在欧洲和澳大利亚广泛使用开窗式和多分支的腔内移植物，而这可能使得如今在美国大部分地区进行的杂交手术在未来被淘汰。随着许多新技术的进展，与开放性主动脉瘤修复或药物治疗相比，覆膜支架移植的适应证具有较低的短期死亡率，但目前对其远期效果的随访依然欠缺。无论如何，治疗主动脉瘤患者的医师术前应考虑许多问题，包括患者年龄、并发症、症状、预期寿命、生活质量、主动脉直径、动脉瘤形态和程度、支架锚定区的范围、覆膜支架的特性、治疗费用和操作人员的经验，综合评估后决定让患者接受何种干预。

3. 胸腔内血管腔内修复与观察 由于诸多并发症而不适合进行开放性修复的患者是否应行主动脉瘤腔内修复尚缺乏相关前瞻性随机对照实验。Patel 等检查了 46 例无症状胸降主动脉疾病患者，这些患者由于年龄超过 80 岁（47.8%）和合并症（84.8%）而被认为是开放性手术的高危人群。21 例患者接受 TEVAR 治疗，另外 25 例患者因解剖结构不符合或拒绝介入手术而从 TEVAR 中排除。整个队列的全因死亡率是 50%。但实际死亡时间的中位数在两组之间是不同的（对照组，9.2 个月；TEVAR 组，24.9 个月；P=0.01）。生存分析显示，24 个月时 TEVAR 的生存率明显提高。Roselli 等研究中，传统手术风险较高的胸腹主动脉瘤患者被纳入一项前瞻性试验来评估一种新的腔内移植系统，进行高分辨率 CT 检查后，为每位患者定制支架。尽管没有对照组，作者通过腔内修复技术治疗了 I～Ⅲ型（n=28）和Ⅳ型（n=45）主动脉瘤共 73 例患者。93% 的患者（68/73）获得技术成功，30 天的死亡率为 5.4%（4/73）。主要围手术期并发症共 11 例（15%），包括截瘫（2.7%）、新发透析（1.4%）、呼吸机支持延长（6.8%）、心肌梗死（5.4%）和轻度出血性卒中（1.4%）。作者的结论是，对于非高危人群中涉及内脏节段的主动脉瘤的腔内修复是可行的，具有较低的死亡率及并发症发生率。

治疗效果：胸主动脉瘤的手术病死率与动脉瘤发生的部位、长度、患者年龄、并存的心脏血管疾病等密切相关。近 20 年来，随着体外循环和转流技术的发展，以及人造血管和外科操作技术的进步，手术病死率已较以往明显降低。目前升主动脉和降主动脉瘤的手术死亡率在 10% 左右。主动脉弓动脉瘤的手术死亡率则从 50% 降至 15%～20%。术后主要并发症有出血、脑缺氧、截瘫、肾衰竭等。术后 5 年生存率为 50%～60%。

四、胸主动脉瘤的腔内治疗

Parodi 等首次报道了腹主动脉的腔内动脉瘤修复术（EVAR）后，Dake 等在 1994 年 12 月引入了与胸主动脉相同的支架移植概念。这些支架移植物是为每位患者定制设计的，为自膨氏扩张不锈钢支架覆盖着涤纶覆膜。经过 20 年的发展，胸主动脉瘤腔内修复术（TEVAR）已成为治疗主动脉瘤的标准。自 2005 年首次使用商业化的体内移植物 TAG 支架（W.L.Gore and Associates，Flagstaff，AZ），胸主动脉瘤的腔内治疗一直在快速发展。Chuter 等在 2001 年使用分支移植支架进行主动脉瘤首次全腔内修复，保留了全部 4 条内脏动脉。大多数关于 TEVAR 的临床研究表明，与开放性手术相比，TEVAR 已经成为治疗胸主动脉瘤的主要方式，并且已经显示出较好的早期和中期结果。

1. TEVAR 手术过程 全身麻醉或者局部麻醉后，根据术前 CTA 影像确定入路，通过外科手术显露股动脉或者穿刺一侧股动脉及左侧肱动脉，置入猪尾巴导管至升主动脉行 DSA 造影。根据术前主动脉 CT 血管成像检查测量结果，于胸主动脉段置入戈尔公司 TAG 支架或美敦力公司覆膜支架，通过左侧肱动脉内的猪尾巴导管造影确定左锁骨下动脉的解剖位置及近端锚定区的长度后，行胸主动脉支架释放后，行 DSA 确认主动脉支架是否通畅、有无内漏形成，关闭切口。术后密切监测患者有无短暂性脑缺血、脑卒中、脑梗死、心肌梗死或其他神经系统并发症。术后口服阿司匹林和氯吡格雷 6 个月。

（1）病变仅累及左锁骨下动脉：对于部分胸主动脉瘤近端锚定区不足的患者可行烟囱支架植入或者行左锁骨下动脉激光原位开窗术。上海交通大学医学院附属第九人民医院血管外科陆信武主任团队率先在国内外采用激光原位开窗治疗累及弓部的主动脉疾病，并取得了满意的效果。具体过程：一般在局部麻醉下行左锁骨下动脉原位开窗术。穿刺一侧股动脉和左肱动脉，置入猪尾巴导管至升主动脉行 DSA。经左肱动脉置入 55.0cm 的 6 French 长鞘至左锁骨下动脉与主动脉弓交叉点。于降主动脉段置入覆膜支架，支架覆盖左锁骨下动脉后，采用 4mm×40.0mm 球囊导管与波长为 810nm 半导体光纤轻柔抵住胸主动脉支架，采用 18W 能量激光维持 3s，行激光原位开窗术。球囊导管内造影检查确认开窗成功后，换用 0.035in 超硬导丝，行球囊扩张原位开窗术。采用 8.0mm 球囊导管再次扩张后，置入覆膜支架（直径为 8.0～13.5mm）。左锁骨下动脉开窗成功后，行 DSA 确认主动脉支架和主动脉弓上分支原位开窗是否通畅、有无内漏形成，术后关闭切口。

（2）病变累及主动脉弓上 3 个分支：全身麻醉后，穿刺一侧股动脉，置入猪尾巴导管至升主动脉行 DSA。无菌条件下切开、显露头臂干动脉、左颈总动脉和左锁骨下动脉，行颅内动脉转流术。根据术前主动脉 CT 血管成像检查测量结果，于降主动脉段置入 TAG 支架，于升主动脉段置入 c-TAG 支架，两支架间重叠长度≥3.0cm。胸主动脉支架释放后，采用 4mm×40.0mm 球囊导管与波长为 810nm 半导体光纤轻柔抵住胸主动脉支架，采用 18W 能量激光维持 3 s，行激光原位开窗术。球囊导管内造影检查确认开窗成功后，换用 0.035in 硬导丝，行球囊扩张原位开窗术。采用 8.0mm 球囊导管再次扩张后，置入覆膜支架（直径为 8.0～13.5mm）。左颈总动脉开窗成功后，采用同样方法行头臂干和左锁骨下动脉原位开窗术。

2. TEVAR 术后管理 术后密切监测患者有无短暂性脑缺血、脑卒中、脑梗死、心肌梗死或其他神经系统并发症，术后口服阿司匹林和氯吡格雷 6 个月。Keith 等在一系列 278 例患者中发表了 10 年间 TEVAR 的结果。作者只有在术后患者发现神经改变的情况下才插入脊髓引流导管。TEVAR 后，如发生神经系统改变，患者被转移到重症监护病房。平均动脉压增至 110mmHg，每小时进行一次神经学检查，如果存在显著的运动缺陷，则插入脊髓引流管。如果神经系统症状在 2～3 小时内消失，医生会自行决定是否继续保持平均动脉压超过 110mmHg。如果在 2～3 小时内未见改善，则进行磁共振成像评估脊髓缺血情况。在试验的 278 例患者中，有 12 例因不符合纳入条件而被排除。在剩下的 266 例患者中，16 例（6.0%）在 30 天内出现脊髓缺血的情况。16 例患者中有 10 例行选择性脊髓引流，其中 3 例（30%）神经功能完全恢复，4 例（40%）部分恢复。如果患者神经功能恢复，术后第 2 天可拔出引流管。在没有接受脊髓引流的患者中，有 66.7% 的患者完全康复，通过药物的支持得到进一步恢复。迄今为止，对于脑脊液引流的时机尚未达成共识。分别于术后 3、6、12 个月行 CTA 血管成像检查，评估开窗支架通畅性及有无内漏形成。

3. TEVAR 结果及讨论 尽管过去 5 年有大量的文献报道，但没有随机试验比较 TEVAR 和开放手术治疗胸主动脉瘤。大多数单中心和登记报告包括解剖位置和覆膜支架类型的组合及不同程度的紧急性，这使得对结果的评估有些困难。一般而言，技术上的成功被定义为将覆膜支架输送至预期的位置，同时术中造影提示动脉瘤不存在 I 型或 II 型内漏。临床成功则增加了动脉瘤相关死亡、破裂、内漏和干预的结果。

自 2004 年 McWilliams 等首次报道覆盖左锁骨下动脉后，采用连续切割球囊对胸主动脉支架行原位开窗术，重建主动脉弓上分支后，原位开窗术以其微创、对术者腔内技术要求不苛刻、手术时间短、无须定制、费用不高、可在急诊患者中开展等显著优点，从诸如杂交手术、烟囱技术、开窗分支支架技术等现行腔内手术方式中脱颖而出，成为血管外科医师重建主动脉弓上分支的有力武器。

目前国际主流原位开窗术方法包括射频探针、穿刺针或尖导丝、原位逆行开窗术和激光原位开窗术，其各具优、缺点。国内使用较多的是穿刺针和激光原位开窗术。正如 Riga 等的研究结果显示，穿刺针对入路角度要求很高。诚然，若入路点至开窗部位路径笔直且短，如解剖学显露的左颈总动脉，则穿刺针优势十分明显。然而，穿刺针需在合适方向产生机械力，对常于起始部和主动脉弓间出现锐角的左锁骨下动脉而言，其应用常受限。因此，穿刺针多数情况下需外科技术辅助，如在锁骨上窝做一切口，从而获得笔直且短的穿刺路径。同时，因穿刺针针尖尤为尖锐，存在无意穿破血管壁导致假性动脉瘤、术中大出血甚至死亡的风险。激光原位开窗术首创于 Murphy 等，该团队于 2009 年报道了一例急性主动脉创伤修复术中对 Dacron 支架行激光原位开窗术、重建左锁骨下动脉的年轻病例。激光可采取诸如肱动脉等远端动脉入路，通过导管尖端传递能量，利用热效应打孔开窗，术者无须担心覆膜支架材料会化为血栓或栓子。激光光纤通过灵活的导向导管，轻松到达需开窗部位，未激活激光时不会误伤血管壁，其可控性与安全性均优于穿刺针。

上海交通大学医学院附属第九人民医院血管外科较早将半导体激光应用于下肢深静脉瓣膜功能不全和静脉畸形治疗，并拥有成功经验，使用的 810nm 波长的半导体激光以其选择性吸收血红蛋白、低组织穿透性（穿透深度约为 0.3mm）、几乎无气泡产生的优良特性，成为主动脉弓部疾病原位开窗术的最佳选择。半导体激光的波长、能量范围和脉冲间隔选择取决于目标动脉和腔内移植物类型、尺寸。以往研究者多数仅使用 10W 能量，笔者建议可将半导体激光能量调至 14～18 W。

高水平半导体激光能量可在短时间完全破坏聚四氟乙烯 PTFE 和聚酯纤维 Dacron 支架织物，从而可能减少潜在缺血时间，将术中操作时间限制在不超过 2min，降低脑动脉缺血引起并发症的风险。

半导体激光原位开窗术窗孔清洁光滑，保证了支架结构和功能完整；光纤相对柔软灵活，善于处理复杂变异的主动脉弓上分支，手术流程简明、难度低、时间短，易于学习和操作。本研究结果显示，其术后开窗支架通畅性好，内漏、短暂性脑缺血、脑卒中、脑梗死、心肌梗死或其他神经系统并发症发生率及病死率均较低。采用半导体激光原位开窗术行胸主动脉腔内修复术治疗主动脉弓部疾病安全可行，近期疗效较好。该技术极大扩展了胸主动脉腔内修复术的应用范围，使主动脉弓部疾病不再是困扰血管外科医师的难题，但其远期疗效尚需进一步验证。

第三节　主动脉夹层

主动脉夹层是指主动脉腔内的血液从主动脉内膜撕裂口进入主动脉中膜，使中膜和内膜发生分离，并沿主动脉长轴方向扩展，从而造成主动脉真、假两腔分离的一种病理改变。本病于 1761 年由 Morgani 首次报道。1819 年，Laennce 命名为主动脉夹层动脉瘤（aortic dissection aneurysm），为欧美学者所沿用。20 世纪 70 年代以来，有些学者认为主动脉夹层血肿更能反映其实质，简称主动脉夹层。但在 Shennan（1934 年）和 Hurst 等（1958 年）的著名研究以前，很少认识其实质。现在普遍认识到，主动脉夹层是极为严重的心血管突发性疾病。早期的手术治疗，如 Shaw（1955 年）主张在主动脉远端的内膜上开窗，以减轻近端主动脉的压力；De Bakey（1955 年）首次用切除夹层血管的两端间置人造血管的方法，成功地为 1 例主动脉夹层患者进行修复手术；Spencer 和 Blake（1962 年）首次修复 1 例慢性升主动脉夹层；Morris 等（1963 年）则首次成功修复 1 例急性升主动脉夹层；Wheat 等（1965 年）主张手术前控制高血压并给予 β 受体阻滞药，也是急性主动脉夹层在综合治疗上的一大进步。本症起病突然，病情严重，是威胁生命的重要血管疾病。其治疗极富挑战性，日益引起人们的关注。

主动脉夹层真正的发生率虽难以肯定，但有日趋增加之势，文献报道，其为腹主动脉瘤破裂的 2～3 倍，为 5/100 万～10/100 万。未经治疗者约 58% 于发病 24 小时内死亡，另约 26% 于发病后 1 周内死亡。Kay 等报道未经治疗生存超过 1 个月者中，升主动脉夹层患者约占 8%，而降主动脉夹层患者则超过 75%。对比资料显示，急性主动脉夹层未行手术治疗，生存 1 年的百分比为：升主动脉夹层患者 5%，降主动脉夹层患者 70%。其主要致死原因为主动脉夹层破裂至胸、腹腔、心包腔，进行性纵隔或腹膜后出血，以及急性心力衰竭或肾衰竭等。

一、病因、病理生理和分型

（一）病因

高血压和主动脉中层疾病是发生主动脉夹层最重要的因素。

1. 高血压和动脉粥样硬化 主动脉夹层由于高血压动脉粥样硬化所致者占 70%～80%，高血压可使动脉壁长期处于应激状态，弹性纤维常发生囊性变性或坏死，导致夹层形成。但在各型夹层中，高血压的检出率不同，以 Ⅰ、Ⅲ 型合并高血压者更为常见，Ⅱ 型最少伴有高血压。

2. 结缔组织疾病 马方综合征患者，因结缔组织病变，主动脉壁变薄易于受损，可较早促使升主动脉夹层发生，约占主动脉夹层的 1/4，仅次于高血压。国内有血管外科中心发现，马方综合征占主动脉夹层患者 20% 以上。此外，Ehlers-Donlas 综合征表现为中层囊性坏死，平滑肌细胞和弹性组织丧失、瘢痕和纤维化等。Erdheim 中层坏死或 Behet 病引起主动脉夹层者，偶有报道。

3. 妊娠 40 岁以下女性主动脉夹层患者，约半数见于孕妇，并且常在妊娠 7～9 个月发病，可能与妊娠高血压综合征主动脉中层坏死有关。

4. 先天性心血管疾病 如先天性主动脉缩窄所继发的高血压，或者主动脉瓣二瓣化，前者发生率为 2%，后者为 9%～13%。

5. 损伤 严重外伤可引起主动脉峡部局部撕裂，据报道，约 14% 主动脉夹层患者的发病与重体力运动有关，如身体突然用力屈伸、回转等，左心导管或行体外循环插管技术，以及主动脉阻断等医源性损伤，也可导致夹层发病。

6. 罕见原因 梅毒、心内膜炎、系统性红斑狼疮、多发性结节性动脉炎等，偶可致主动脉夹层。有些药物或食物对结缔组织具有毒性作用，如甜豆中含有氨基乙基氰化物等，可使主动脉中层囊性变性，而可卡因滥用会导致儿茶酚胺释放增多，血压急剧升高，血管收缩，心排血量剧增从而导致主动脉夹层发生。

（二）病理生理改变

急性主动脉夹层的病理学特征为主动脉中膜因血流冲击引起进行性分离，主动脉真正的内腔称为真腔，在中膜内形成的壁间腔隙称为假腔。内膜撕裂口沟通真、假腔，真、假腔之间的主动脉壁内层结构称为瓣片。慢性期可有主动脉壁的扩张、动脉瘤形成（夹层动脉瘤），组织学检查可见主动脉中膜呈退行性改变，弹性纤维减少、断裂和平滑肌细胞减少等变化，慢性期可见纤维性改变。另一个增加主动脉夹层风险的病理过程是主动脉壁中膜变性（囊性中膜坏死），它会导致主动脉中层的结构完整性的破坏。其主要病变是中膜胶原蛋白和弹性蛋白纤维的弹性组织离解，大多数主动脉夹层都与之密切相关。典型的囊性中膜坏死是先天性结缔组织发育不全和马方综合征等遗传性疾病的基本特征。然而，特定的结缔组织疾病仅占 10% 至 15% 的急性主动脉夹层。即使在"正常"的无任何先前诊断的综合征性疾病的情况下发生夹层，中膜退变的程度仍然比正常老化的程度更大。这种中膜退变的确切原因尚不清楚，但高龄和高血压似乎是最重要的因素。另一个病理变化是动脉粥样硬化，在主动脉夹层患者中大概有 31% 的患者存在不同程度的动脉粥样硬化，但其具体致病机制尚不清楚。

主动脉夹层由于内膜撕裂后高压血流进入中层，中层滋养动脉破裂产生血肿后压力过高导致内膜撕裂所致。内膜裂口多发生于主动脉应力最强部位，即升主动脉近心端与降主动脉起始端，在左锁骨下动脉开口处下方 2～5cm 处。撕裂的长轴常与主动脉长轴相垂直。主动脉中层黏液变性、心脏搏动引起主动脉移位，以及左心室射血对主动脉壁的应力作用，是引起内膜撕裂产生夹层的主要因素，心脏收缩力与外周血管阻力对病理进程至关重要。夹层血肿可顺行或逆行蔓延，一旦向外膜破裂可引起大出血，发生心脏压塞、左侧血胸、纵隔或腹膜后积血及失血性休克，危及生命；若向内破入主动脉腔内，则形成入口、出口双通道主动脉，使病情趋向稳定。

（三）分型

De Bakey 等（1955 年）根据内膜撕裂口的部位和主动脉夹层波及范围，将主动脉夹层分为三型（图 18-13）。

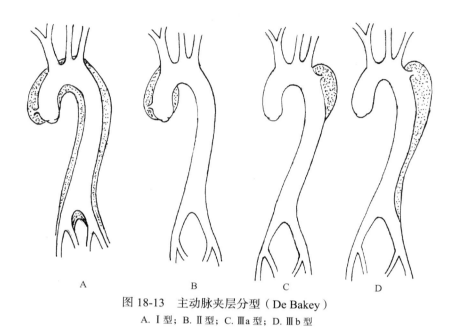

图 18-13　主动脉夹层分型（De Bakey）
A. Ⅰ型；B. Ⅱ型；C. Ⅲa 型；D. Ⅲb 型

1. Ⅰ型　内膜裂口多位于主动脉瓣上 5cm 以内，夹层病变两端向近、远侧扩展，近端夹层血肿，可引起主动脉瓣关闭不全和冠状动脉阻塞；远端则可扩展到主动脉弓、胸降主动脉、腹主动脉，甚至达髂动脉。

2. Ⅱ型　内膜裂口与Ⅰ型相同，但夹层血肿仅限于升主动脉，此型在马方综合征患者多见。

3. Ⅲ型　内膜裂口位于左锁骨下动脉开口处 2～5cm 内的主动脉峡部，夹层向近、远端扩展，向远端可扩展到腹主动脉及髂动脉；向近端波及主动脉弓，未累及心脏部位，故此型不产生主动脉瓣关闭不全或心脏压塞等严重并发症，此型又分为Ⅲa 型，即夹层范围仅限于膈上降主动脉者；Ⅲb 型，即夹层扩展至膈下腹主动脉。

Stanford 大学 Daily 等根据手术的需要，将主动脉夹层分为 A、B 两型（图 18-14）。

A 型：相当于 De Bakey Ⅰ型和Ⅱ型，其内膜裂口均起始于升主动脉处。

B 型：相当于 De Bakey Ⅲ型，其夹层病变局限于腹主动脉或髂动脉。

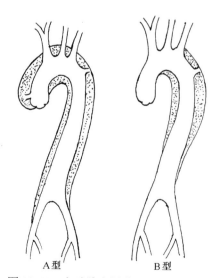

图 18-14　主动脉夹层分型（Daily 等）
A 型　　　　　B 型

此种分型具有重要临床意义。两种类型的治疗原则和预后不同，A 型适合于急诊外科手术治疗；B 型主要适合于内科药物治疗，以后酌情采用开放手术或腔内治疗。

二、临床表现

本病临床表现取决于主动脉夹层的部位、范围、程度，主动脉分支受累情况，有否主动脉瓣关闭不全，向外破溃并发症等。按发病时间，在2周以内为急性；2周至2个月属亚急性；超过2个月为慢性。国外报道，男性多于女性，男与女之比为3：1（有的病例组高达7：1），发病年龄为13～87岁，平均年龄59岁。各型平均年龄不同，以Ⅱ型发病年龄最轻，为38岁，Ⅲ型48岁，Ⅰ型52岁，后两型发病年龄无明显差别。

1. 疼痛 是本病最主要和突出的表现。约90%的患者有突发性胸或胸背部持续性撕裂样或刀割样剧痛，放射到背部，特别在肩胛间区沿夹层发展方向引起胸、腹部和下肢疼痛，疼痛部位有助于判定病变位置。A型夹层可引起前胸和肩胛间区剧痛，有时可放射到颈、喉、下颌，夹层扩大压迫右冠状动脉时易误诊为急性下壁心肌梗死。B型夹层表现为前胸和后背剧痛，说明夹层广泛，若疼痛向下波及腰背部或下肢，则反映夹层在向下发展；如夹层破入主动脉内，疼痛可以减轻。本病常伴有一个安静期或潜伏期，因夹层进展或破裂，疼痛可能再发作或突然死亡。

约1/3～1/2的患者伴有面色苍白、出冷汗、四肢发凉、神志改变等休克样的表现。5%～10%的患者会发生晕厥，这常表明发生心脏压塞或头臂血管受累。

少数夹层患者无疼痛，如马方综合征或行激素治疗者，以及其他极少数病例，称为无痛性主动脉夹层，值得引起注意。

2. 心脏表现 约半数患者出现主动脉瓣关闭不全，为A型主动脉夹层严重的并发症，主动脉瓣区闻及舒张期杂音，重度主动脉瓣关闭不全可导致急性左心衰竭、呼吸困难、胸痛、咳粉红色泡沫痰等症状。慢性期可出现主动脉瓣关闭不全的体征，如股动脉杂音（Duroziez征）、毛细血管搏动征（Quincke征）、点头征（Musset征）和股动脉枪击音（Traube征）等。

3. 高血压 95%以上的患者可伴有高血压，可能与主动脉弓压力感受器受累释放儿茶酚胺，或肾动脉阻塞引起肾缺血导致肾素-血管紧张素系统激活有关。可出现心脏压塞、血胸或冠状动脉供血受阻等，引起心肌梗死时可出现低血压。

4. 脏器或肢体缺血表现

（1）神经系统缺血症状：当主动脉弓三大分支受累阻塞或肋间动脉-腰动脉阻塞时，可出现偏瘫或截瘫等定位体征，也可表现为意识模糊、昏迷而无定位体征，多为一过性。患者可因弓部病变压迫左侧喉返神经出现声嘶，约40%的患者具有此种表现。

（2）四肢缺血症状：肢体动脉供血受累时，可有肢体急性疼痛，夹层累及腹主动脉或髂动脉，可表现为急性下肢缺血，易误诊为下肢动脉急性阻塞。体检常有脉搏减弱甚至消失、肢体发凉、发绀等表现。

（3）肾脏缺血：肾动脉供血受累时，可出现少尿、血尿，甚至引起肾功能损害。

（4）肠缺血：肠系膜上动脉受累可引起腹痛、腹胀、腹部压痛等肠梗阻症状。黄疸和转氨酶升高是腹腔干受累使肝缺血的表现。

5. 破裂症状 主动脉夹层可破入心包腔、左侧胸膜腔，引起心脏压塞或胸腔积血；也可破入食管、气管内或腹腔，出现休克、胸痛、呼吸困难、心悸、呕血、咯血等表现。心脏压塞时，听诊可闻及心包摩擦音和心音遥远，以及双侧颈静脉怒张、中心静脉压升高、奇脉等体征；血胸时，患者肋间隙饱满，叩诊呈实音，听诊时呼吸音减弱，胸膜腔穿刺抽出血液等。

三、实验室检查

红细胞、血红蛋白和血细胞比容降低，白细胞增高，血尿，血液中BUN和Cr升高等。此外，可能有ALP、AST升高，夹层血肿消耗大量凝血因子，可表现为凝血酶原时间（PTT）延长和纤维蛋白降解产物增高，血小板计数减少，少数患者则表现为DIC。实验室检查主要作为了解病情的指标，对诊断作用不大。

近年来，临床多采用C蛋白反应试验，作为主动脉夹层组织损伤和愈合的指标，也作为判断患者活动或出院的参考依据。

应用特异性单克隆抗体测量血清中平滑肌球蛋白重链（smooth muscle myosin heavy chain，MHC）的含量，是最近采用的新技术，其正常值为

0.9mg/ml，如发病 24 小时内大于 7mg/ml，即提示主动脉夹层的存在。本方法操作简便、快速、准确。

四、辅 助 检 查

1. 心电图 有助于了解心脏情况，鉴别最常见的心肌梗死。心电图无急性损伤改变，血浆心脏酶学正常则支持主动脉夹层的诊断，若夹层阻塞 1 支冠状动脉就可能无法鉴别，因患者可以出现急性心肌梗死的症状。

2. 胸部 X 线平片检查 对主动脉夹层诊断的符合率为 67.5%。其中 I 型和 II 型可达 70% 以上，根据平片可大致估计夹层的类型与范围。X 线征为：①主动脉弓增宽和外形改变；②纵隔包块和增宽；③主动脉结消失，伴气管向左移位；④主动脉弓出现局限性隆起；⑤升主动脉和降主动脉管径比值不对称；⑥主动脉内膜钙化斑内移。

3. 超声检查

（1）经胸超声心动图描记法：超声诊断夹层的关键在于对有无主动脉夹层和真、假腔进行确定。二维超声心动图可更全面、清晰地显示主动脉，提高对主动脉夹层的诊断准确率。对 I 、II 型夹层诊断的敏感度可达 88%，而对 III 型夹层诊断的敏感度较低。

（2）经食管超声心动图描记法：直接经食管几乎可显示整个胸主动脉、腹主动脉，特别是应用双平面和多平面探头，可使检查盲区降低到最小范围，进一步提高对降主动脉夹层诊断的可靠程度。诊断敏感度和特异度分别为 99% 和 98%，较血管造影或 CT 敏感度高，但特异度无明显差别。鉴别真腔和假腔的依据是真腔在收缩期内径扩大，而假腔内血流信号少，血液流速慢，有时可见血栓形成。本方法操作简便、安全，还可用于病情随访。本法可确定夹层破口位置，但对主动脉弓部附近或升主动脉根部局限性夹层则欠清晰，需结合超声心动图检查，以提高诊断的准确性。

（3）彩色多普勒超声检查：可进一步明确主动脉夹层的诊断，不仅有助于确定夹层破口、区分真假腔、判定假腔中有无血栓，并可判定主动脉瓣反流情况。

（4）腔内超声：其首次使用报道于 1990 年由 Weintraub 等发表。将超声导管由股动脉入路进入真腔，到达主动脉瓣上方后进行检查。腔内超声无须注射造影剂，能够即时监测主动脉是否存在夹层及其位置、范围及是否累及弓上分支等情况，可为手术治疗提供评估依据。结合三维重建技术，可立体地完整还原影像，有力地协助诊断与治疗主动脉夹层。

4. CT 检查 现在一般认可螺旋 CT 为主动脉夹层的首选检查方法。目前报道其在急性主动脉夹层的诊断中，敏感度为 83% ～ 95%，特异度为 87% ～ 100%。CT 血管造影（CTA）可以显示真、假两腔和其大小及间隔，以及内脏动脉的位置，同时还可了解假腔内血栓情况，SCTA 三维重建更可了解内脏动脉受累情况。与其他方式相比，CT 是最不依赖操作者熟练程度的，为手术和腔内治疗提供有用的解剖学信息，并且可靠地收集信息用于后续分析和测量，但其不能观察到内膜破口，对 A 型的诊断不如 MRI，且伴有休克者不宜做本项检查。

5. 磁共振检查 磁共振成像诊断主动脉夹层的灵敏度和特异度在 95% ～ 100%。具有多体位、多层面成像的优点：①可检查主动脉全程成像，准确鉴别内膜撕裂部位、夹层范围、识别真假腔和腔内有无血栓形成等，若腔内无血流，则反映撕裂口已闭合或被血栓堵塞；②了解夹层是否累及头臂血管，以及受累范围和程度；③了解心包或胸腔积液情况；④可清晰显示主动脉弓及其主要分支，分支血管受累诊断的总体敏感度和特异度分别为 90% 和 96%，优于 CT 检查；⑤鉴别纵隔肿物性质。

MRI 的主要局限性包括缺乏即时可用性，检查时间长及无法对危重患者进行有效地监测。此外，对体内有金属物者，如装有心脏起搏器、动脉瘤夹、眼部植入物、铁磁人工瓣膜、人工关节、节育环等，则不宜进行 MRI 检查。

6. 血管造影或 DSA 在超声和 MRI 诊断技术问世之前，DSA 曾被认为是诊断主动脉夹层最可靠的方法，其诊断敏感度为 80%，特异度可达 95%，但因其为创伤性检查，仅在 III 型主动脉夹层内膜撕裂位置不能确定、行腔内血管支架前或为了解脊髓血供时方采用。主动脉造影对胸主动脉夹层的诊断灵敏度为 86% ～ 88%，特异度为 75% ～ 94%，但假腔血栓形成时可能出现假阴性血管造影。主动脉造影结果支持主动脉夹层的诊断包括正常造影剂变形、逆流或淤滞成虚假通道、主要分支填塞失败及主动脉瓣反流，但其存在耗时及创伤性，以及造影剂肾病风险和昂贵的价格。

五、诊断和鉴别诊断

根据患者典型病史、临床表现和影像学等检查，可以确诊，但表现不典型者，应与急性心肌梗死、急性心包炎、瓦氏窦破裂入心腔、瓣膜病、下肢动脉急性闭塞症和急腹症等作出鉴别。尤其注意与急性心肌梗死作鉴别，心肌梗死的胸痛症状表现为初期不剧烈，有逐渐加重及减轻后再加剧的特点，并且较少向胸部以下扩散，血压一般偏低，伴休克貌，极少引起双侧脉搏血压不等，急诊优先行心电图检查可较快协助鉴别诊断。同时应特别指出，在确诊急性心肌梗死之前必须排除本症，否则一旦采用溶栓治疗，就必将造成严重后果。需要重视的是，主动脉夹层累及下肢动脉，如髂动脉，临床上也有患者以急性肢体缺血为主要表现，可能会以急性动脉栓塞表现而采用取栓术治疗，术中常发现并不能取出栓子，也无搏动性出血。因此，对于临床上表现为急性肢体缺血，且股动脉搏动扪及不清的患者，尤其是无明确栓子来源者，需要考虑到主动脉夹层的可能。本症的诊断还应包括内膜撕裂的部位、有否主动脉剥离、剥离近心端与主动脉瓣的关系、主动脉分支的情况、剥离远端部位和血管情况等。如果患者病情极其危重，又高度提示本病的临床表现时，建议不要在影像学检查上消耗过多时间，以免耽误病情及治疗。

六、治　　疗

本症是一种由心胸外科、血管外科、心脏内科和影像科等医师共同参与处理的危急心血管疾病。

（一）非手术治疗

一旦疑为本病，应分秒必争地明确诊断和治疗，不论何型的主动脉夹层均应首先开展药物治疗，其目的是控制疼痛、降低血压及心室收缩速率，防止夹层进一步扩展或破裂及其他一些严重并发症的发生。应立即将患者送入监护室，卧床休息，监测血压、心律及心率、尿量、心电图等，必要时可插入 Swan-Ganz 导管监测心排血量、肺动脉楔压、中心静脉压等作为病情、用药与输液的监测指标。

1. 镇痛　根据疼痛程度及体重可选用布桂嗪（强痛定）、哌替啶（度冷丁）或吗啡，一般哌替啶 100mg 或吗啡 5～10mg 静脉注射效果好，必要时可每 6～8 小时 1 次。

2. 控制血压　根据入院时血压测量情况可选用硝酸甘油、硝普钠或阿弗那、尼卡地平等。如入院时收缩压为 20～22kPa 时，可用输液泵静脉滴注或微量泵静脉注射硝酸甘油 0.2～1mg/（kg·min）或尼卡地平 2～10mg/（kg·min），用法同硝酸甘油，也可合并口含异山梨酯（消心痛）5mg 或硝苯地平（心痛定）10mg，随时调节剂量使收缩压降至 13.3～17.3kPa（100～130mmHg）、平均动脉压为 8～9.33kPa（60～70mmHg）为宜。为缓解疼痛，必要时可暂时使收缩压降至 10.7～12kPa（80～90mmHg），维持心、脑、肾正常器官功能所允许的最低水平。但尿量应保持 30ml/h，长期使用硝酸甘油有耐药倾向，若收缩压 > 22kPa 或硝酸甘油无效时，则改用硝普钠 50mg 溶于 5% 葡萄糖溶液 250～500ml 中，用输液泵滴注，开始剂量 25～50mg/h，逐渐调节剂量，使收缩压维持在上述水平。待血压得到满意控制，病情稳定，改口服降压药，继续控制血压水平。

3. 降低左心收缩力与收缩速率　使用血管扩张剂可降低心脏负荷增加心脏收缩力，导致 dv/dt 的升高，引起主动脉夹层恶化。因此，应用 β 受体阻滞药较血管扩张药更为重要，故在临床上，应当血管扩张药与 β 受体阻滞药合并应用，通常使用的药物为普萘洛尔（心得安）0.5mg 缓慢静脉注射，总量不超过 5mg，注意观察心率和血压，若患者伴有肺气肿或阻塞性气管疾病，则改用美托洛尔（metoprolol）0.1mg 静脉注射，间隔 5 分钟再静脉注射 1 次，达负荷剂量后，改为口服 5～15mg，每 4～6 小时 1 次，或维拉帕米（异搏定）5～10mg，每 6～8 小时 1 次；也可口服阿替洛尔（氨酰心安）12.5～50mg，一日 2 次。病情稳定后立即行进一步检查，明确诊断后，若有手术指征者，行外科手术治疗（图 18-15）。无并发症 B 型（Ⅲ型）主动脉夹层应以非手术治疗控制血压。因为其导致重要器官功能损害的机会较少，而且这类患者的平均年龄偏高，合并有影响手术效果的其他心血管疾病存在。但 A 型（Ⅰ型和Ⅱ型）主动脉夹层应选择外科手术，药物治疗只作为手术前准备。

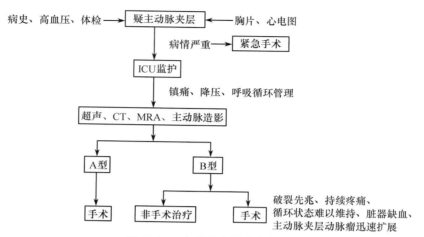

图 18-15　主动脉夹层治疗步骤

（二）手术治疗

外科手术是切除内膜撕裂口，防止夹层破裂所致的大出血，重建因内膜片或假腔造成的血管阻塞区域的血流。

1. A 型主动脉夹层　各学者对 A 型（Ⅰ型和Ⅱ型）主动脉夹层采用手术治疗的观点一致，手术方法也相对标准化，主要由心胸外科医师完成。通过对 20 世纪 60 ～ 70 年代药物和手术治疗大量病例的回顾性分析发现，急诊手术已作为治疗升主动脉夹层的主要选择。在 50 年代试行的修复升主动脉夹层的手术，因过高的死亡率和并发症发生率而无法开展。60 ～ 70 年代，随着手术例数增加、灌注技术提高、血管材料改进等，使 A 型主动脉夹层的手术疗效远超过药物治疗。学者们的研究结果基本相同，已将这一原则应用于所有急性 A 型主动脉夹层的患者，且未发生其他严重并发症。为了防止急性 A 型主动脉夹层破裂或恶化，应尽早选择手术治疗，慢性期患者经观察病情恶化，也需手术。主动脉夹层破裂可引起严重的并发症，如主动脉破裂、心脏压塞、重度主动脉瓣关闭不全、心脑供血严重障碍等，均应紧急采用手术治疗。除抢救手术外，对晚期系统性疾病患者，如心、脑、肝、肾功能失代偿者，严重血液系统疾病和凝血机制障碍者，各种严重感染，各种慢性消耗性疾病和伴恶性肿瘤者，应视为手术禁忌证患者。

（1）手术前准备

1）主动脉夹层破裂造成心包积血和（或）血胸的患者，应立即进行抗休克治疗，必要时在局部麻醉下行剑突下穿刺，缓解心脏压塞或行胸腔闭式引流，迅速将患者送至手术室，准备急诊手术，血型和凝血功能等必要检查可在手术室内进行。

2）采取各种措施改善心、脑、肺、肝、肾功能。

3）术前预防呼吸道感染，必要时应用祛痰剂和支气管扩张剂。

4）术前预防性应用广谱抗生素。

5）对有凝血机制障碍者应酌情加以纠正。

6）备足血源。

（2）手术方式：A 型患者的手术需在体外循环下进行，经股动脉和冠状动脉开口分别插管给血。在近无名动脉处钳夹主动脉。手术的关键是找到内膜破口位置，明确夹层远端流出道情况，根据病变不同，采用不同的手术方式。

1）对主动脉瓣环未受累者，则在横向切断升主动脉后，上、下切端整个周长各用聚四氟乙烯垫片"双三明治"缝合加固，再端端缝合升主动脉（图 18-16 ～图 18-19）或间置人造血管（图 18-20 ～图 18-22）。

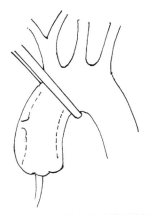

图 18-16 阻断升主动脉远侧段

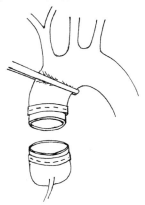

图 18-17 升主动脉上、下切端各用垫片缝合加固

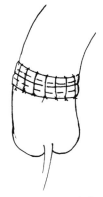

图 18-18 端端吻合升主动脉上、下切端

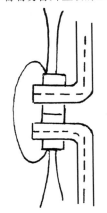

图 18-19 主动脉壁与垫片缝合示意图

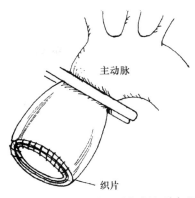

图 18-20 阻断升主动脉，破口处切断织片加固缝合切端

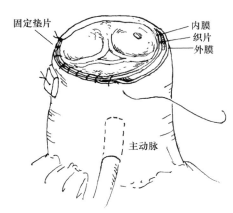

图 18-21 升主动脉近端织片加固

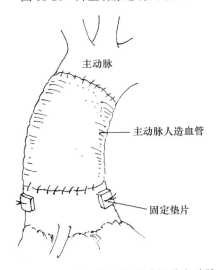

图 18-22 人造血管替换切除的升主动脉

2）主动脉瓣环受累者，在剥离的主动脉壁中层内放置聚四氟乙烯垫片，加固主动脉上、下切端的全周，缝合于升主动脉（图 18-23 ～图 18-25）或间置人造血管（图 18-26 ～图 18-29）。

Bachet 等报道，用明胶 - 间苯二酚 - 甲醛胶将两层剥离的主动脉边缘牢固地"黏固"在一起，使剥离的主动脉变韧并呈革样改变。这种胶在西

欧和南美已广泛采用，经验表明，由于它使两端
的缝线收得更紧，损伤更轻，获得极好的效果。

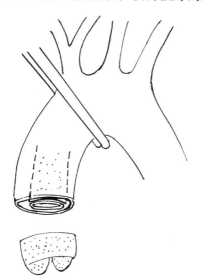

图 18-23　切断升主动脉，上、下切端分别于中层内放入
　　　　　垫片

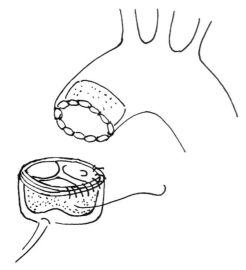

图 18-24　垫片放入中层，缝合主动脉壁全周

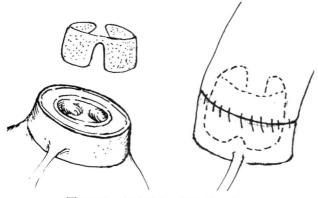

图 18-25　主动脉上、下切端吻合图

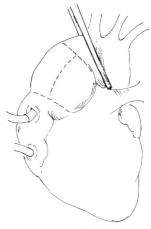

图 18-26　位于主动脉根部的切口扩展呈"H"形，便于
　　　　　人造血管替代升主动脉

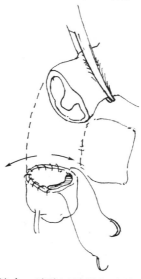

图 18-27　连续缝合，消除近端的假腔并悬吊主动脉瓣，
　　　　　主动脉远端被切断的边缘可看到慢性假腔

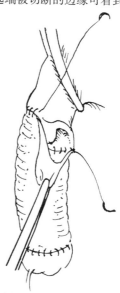

图 18-28　编织涤纶人造血管被间置植入

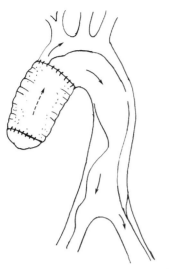

图 18-29 完全修复后，真腔与假腔都于远端相通，因而恢复主动脉的血流

3）主动脉瓣受累伴中、重度反流者，将主动脉瓣与升主动脉切除，修复远端剥离的内膜，并用带瓣人造血管替换和左、右冠状动脉再植（图 18-30）。

4）主动脉弓夹层的处理极为棘手。直到最近，除非发生破裂，多采用药物治疗。有学者报

道，采用深低温停循环或低流量中等低温并做脑灌注，可取得良好的效果。急诊手术死亡率仍高达 20%～40%（图 18-31）。

另一个问题是剥离起源于远端并向近端延伸，后期发生的假性动脉瘤需要手术，虽然可通过手术消除假腔，但内膜撕裂的部位可在主动脉阻断位置以外，也可能在手术中未被发现。因此，最重要的是必须认清整个内膜的撕裂口，修复主动脉弓。

2. B 型（Ⅲ型）主动脉夹层

（1）手术治疗指征和禁忌证：对此型患者手术治疗指征和手术时机至今仍有争议。大多数学者认为，急性期出现下列情况应急诊手术：①主动脉夹层破裂出血；②进行性血胸或纵隔增宽，以及严重的内脏或肢体缺血；③无法控制的疼痛；④接受正确的药物治疗后，夹层分离进行性扩展；⑤大剂量药物治疗不能控制高血压。但是近年来，通过一系列的回顾性研究表明，在上述情况下进行急诊手术，由于患者全身状况通常较差，所以手术风险很大，术后死亡率可高达 50%，而对于一部分全身情况稳定，但有迟发性破裂或瘤样形成可能的夹层患者，却错过了手术风险相对较小

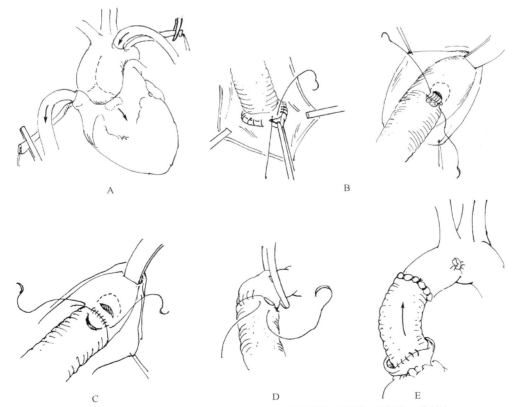

A

B

C

D

E

图 18-30　Bentall 手术（升主动脉、主动脉瓣替换和冠状动脉开口移植）

A. 在主动脉根部上方做"人"字形切口；B. 用带瓣人造血管完成主动脉瓣替换；C. 冠状动脉移植；D. 主动脉远端与带瓣人造血管吻合；E. 手术完成

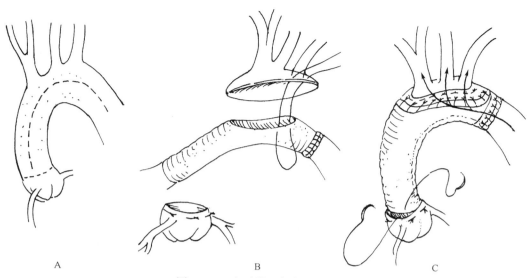

图 18-31 主动脉弓部夹层的处理

A. 纵行切开升主动脉、主动脉弓部和降主动脉；B. 切下主动脉弓三分支和弓上部底盘，缝合于人造血管开口处，完成弓部和降部吻合；C. 完成主动脉弓三分支吻合恢复脑供血，并做人造血管与升主动脉端端吻合术

的时机。为此，学者们又补充了下列几点，作为急性期低危患者的早期手术指征：主动脉最大管径大于 4 ～ 6cm；主动脉夹层的迅速增大（每年大于 10mm）；内膜撕裂的持续开放；马方综合征或其他结缔组织病患者；长期进行糖皮质激素治疗的患者；主动脉峡部缩窄或异位左锁骨下动脉者。

至于慢性期 Ⅲ 型主动脉夹层，目前比较一致的观点认为，其手术指征为夹层动脉瘤形成（直径 > 5cm），以及内脏、下肢动脉严重缺血者。手术禁忌证同上述 A 型主动脉夹层。

（2）外科手术方法

1）破口切除人造血管置换术：这是 Ⅲ 型主动脉夹层分离最彻底的手术方法。主要达到下述 3 个目的，即切除内膜撕裂孔和夹层动脉瘤；缝闭假腔；重建下肢和内脏血供。

对于单纯无动脉瘤形成 Ⅲ 型主动脉夹层分离，目前主张行高位降主动脉（含内膜撕裂孔）切除和人造血管置换（图 18-32 ～ 图 18-35）。但对于夹层伴动脉瘤形成，累及低位降主动脉或腹主动脉者，需要行全程降主动脉瘤或胸、腹主动脉瘤切除和人造血管间置移植。此类手术创伤相当大，术后截瘫和死亡发生率高达 17% 和 26%。为此，目前普遍主张在术中主动脉阻断的过程中，采用各种转流方法对阻断远端进行灌注，以维持内脏和脊髓的必要血供。常用的转流方法：Gott 管转流、

左心房 - 股动脉转流；股动、静脉之间的转流等。其中股、动静脉转流为目前备受推崇的一种转流方法，它是通过股静脉的插管，将下半身的回流静脉血引入膜肺，经过氧合后，再将静脉血导入同侧股动脉，维持脊髓、内脏和下肢的持续供血。本法创伤较小，操作简便，通过心内吸引可将血液回收，术中失血少，虽然需要大剂量肝素化，但总的来说利大于弊。

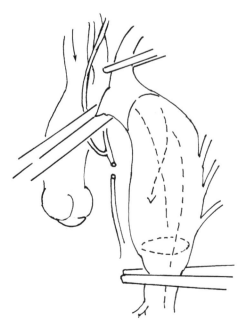

图 18-32 于左锁骨下动脉远侧分别阻断夹层近、远端血流，显露真、假腔

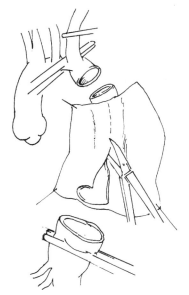

图 18-33　切除破裂口

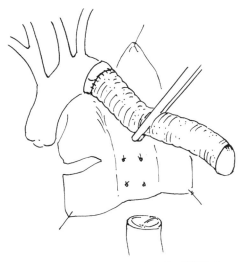

图 18-34　编织涤纶人造血管近端缝合

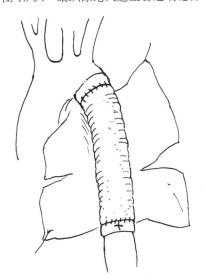

图 18-35　远端缝合完成

值得注意的是，由于夹层假腔的存在，在转流插管时，应谨防插入假腔，为此，近来有学者建议，转流前可先行远端腹主动脉瘤段内膜开窗，甚至人造血管植入，然后插管，则无后顾之忧。此外，通过肋间动脉回植保护脊髓也可取得良好效果。

对于远端吻合口的处理，传统的做法是将真、假两腔缝闭，但鉴于部分Ⅲ型主动脉夹层分离者，其内脏和下肢是由假腔供血，为此有学者建议，可在远端吻合口处剪去部分内膜瓣片再行吻合，保持真、假两腔的同时供血。但也有研究表明，在非马方综合征的患者，移植物远端单纯与真腔吻合，内脏血供并不受影响，只是脊髓缺血改善不明显。

由于夹层的主动脉壁非常薄弱，因此在移植物吻合时，需将真、假两腔予以加固，除了以往的"三明治"方法外，近来还有许多文献报道了各自的加固方法，概括起来有以下几种：外膜内翻盖住内膜加固；生物黏合剂（即生物胶）填充假腔加固，目前使用较多的为明胶 - 间苯二酚 - 福尔马林混合胶（GRF 胶）；此外，还有氰基丙烯酸酯胶、Adva Seal 和纤维素胶、带环人造血管套扎等。

2）主动脉成形术：鉴于大范围夹层切除人造血管置换术围手术期死亡率很高，因此又有学者探索仅在内膜撕裂处修补，并缝闭真、假两腔，来治疗Ⅲ型主动脉夹层分离，取得良好的近期效果，但远期疗效有待观察。

3）"象鼻干"术：本术式最初报道用于治疗真性胸主动脉瘤和 De Bakey Ⅰ型主动脉夹层分离。由于本法能解决降主动脉近端吻合的技术难题，近年来也开始应用于Ⅲ型主动脉夹层的手术，即打开降主动脉后，近心端与移植物吻合固定，移植物远端则漂浮在降主动脉腔内，盖过内膜撕裂孔，使血流均从真腔经过，而假腔内血栓形成，从而达到治疗的目的（图 18-36 ～图 18-38）。此术式主要适用于急性期真腔较大的Ⅲ型主动脉夹层。对慢性Ⅲ型主动脉夹层，因假腔很大且粘连明显，故移植物植入相当困难。此外，对于内脏和下肢由假腔供血者，尚需进一步做远端内膜瓣片开窗，而对假腔持续开放者，则需行人造腔内支架置入，将移植物远端也固定在主动脉壁上，从而闭合假腔。移植物过短无法覆盖瘤腔，过长则可能影响脊髓血供，因此有些学者主张以长 10cm 最为适宜。

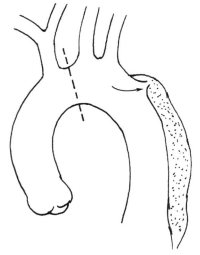

图 18-36　Ⅲ型主动脉夹层

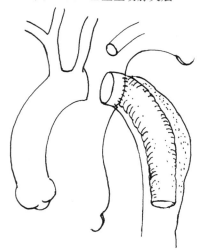

图 18-37　左颈总动脉远端切断，弓部和降部人造血管与
近端缝合固定

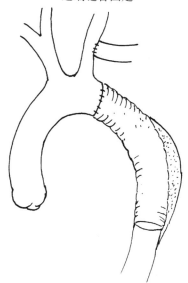

图 18-38　移植物远端漂浮在降主动脉腔内，降主动脉远
端与人造血管缝合固定

4）内膜开窗术：是最早应用于治疗急性期主动脉夹层并取得长期存活的术式。它通过近端夹层的内膜部分切除，缝闭远端假腔，使假腔血流重新流入真腔，从而起到降低近端血流的压力，恢复血流，减少破裂机会的目的（图18-39～图18-42）。本术式对降主动脉夹层伴动脉瘤形成者不适用，而且新近的夹层血流动力学研究表明，防止夹层破裂的根本方法是内膜撕裂部位的切除和血管重建。因此目前主张，高危患者采用开窗术；夹层伴腹主动脉瘤样扩张者，行开窗、动脉瘤切除和人造血管移植术；作为对远端内脏和下肢缺血或由假腔供血者，保持真、假两腔同时供血的辅助术式。

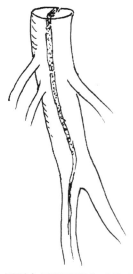

图 18-39　Ⅲ型夹层累及腹主动脉和左髂动脉

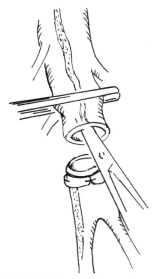

图 18-40　切断肾下腹主动脉后，剪除近端内脱片

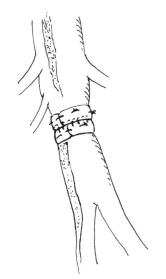

图 18-41 远、近切端以垫片加固

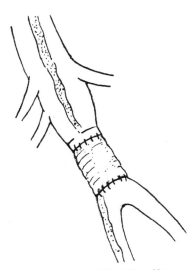

图 18-42 间置人造血管

5）血管架桥术：主要应用于上述手术后，内脏和下肢血供仍未改善，或者是高危伴腹主动脉夹层的患者。包括三类术式：第一类是从夹层分离近端的锁骨下动脉、腋动脉，甚至升主动脉，架桥至远端缺血的内脏和下肢动脉。但手术操作复杂，远期通畅率不高。第二类是从血供未受夹层影响的髂 - 股或内脏动脉，架桥至缺血的内脏和下肢动脉，如股 - 股转流术、脾 - 肾转流术、肠系膜上 - 肾动脉旁路术等。第三类是升主动脉 - 腹主动脉人造血管转流术（图 18-43 ～图 18-45）。

3. 术后处理 除按一般开胸和开腹处理外，还应注意下列各项。

（1）术后应在 ICU 监护，严密注意生命体征的变化，监测中心静脉压和尿量，确保尿量每小时在 30ml 以上。

（2）术后应用抗生素至少 2 周，预防感染。

（3）应用体外循环的患者，术后应观察神志、两侧瞳孔和对光反射等情况，及早发现有无脑栓塞。

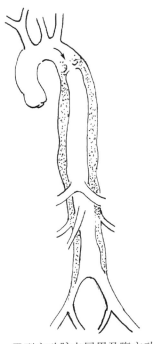

图 18-43 Ⅲ型主动脉夹层累及腹主动脉下端

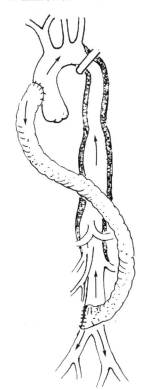

图 18-44 升主动脉 - 腹主动脉人造血管旁路，左锁骨下动脉远端结扎，主动脉夹层旷置

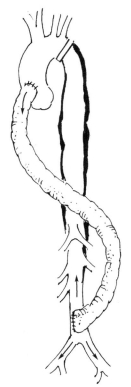

图 18-45 术后假腔闭塞

（4）注意下肢活动情况和皮肤感觉，观察有无脊髓的损害。

（5）行主动脉瓣置换术者，应做抗凝治疗1年。

（6）术后仍需控制血压，可减少渗血和假性动脉瘤的发生。

（7）术后应卧床2～3周，术后3个月内避免重体力活动。

（8）术后定期复查有无夹层分离的复发和主动脉瘤的形成等，必要时再次手术。

4. 主动脉夹层手术疗效 随着诊疗和麻醉技术的提高，手术死亡率明显下降。A型主动脉夹层的死亡率为5%～20%，这取决于从夹层的发生到手术之间时间的长短。慢性夹层的死亡率要低得多（5%～10%），降主动脉夹层急诊手术的死亡率为10%～20%，这主要是因为许多患者已有并发症的存在。A型主动脉夹层，对手术死亡率最有影响的因素有肾功能异常、心脏压塞、缺血和手术时机的选择。B型主动脉夹层（降主动脉）对手术死亡率最有影响的因素包括肾或内脏器官的缺血、年龄等，是主要的危险因素。人造血管与质地松脆的主动脉缝合处和其周围的出血，是最常见的死亡原因。Crawford等（1988年）报

道的546例患者，是文献中主动脉夹层手术治疗最大的一组病例报道。在该组病例中，后期最常见的死亡原因是心肌梗死和脑卒中。5年和10年生存率：A型主动脉夹层分别为67%±8.9%和67%±1.7%；而B型主动脉夹层则为64%±5%和34%±10%。再次夹层分离是主动脉夹层治疗中必须重视的问题。未经治疗的慢性夹层分离患者和手术后的患者，必须做X线胸片和CT、MRI等影像学复查，并进行长期随访，以发现再次分离者。再次手术的危险性更大。患者可因瘤体扩大、破裂，或因悬吊处理的主动脉瓣再次发生反流而需要手术。

（三）介入治疗（腔内治疗）

继1987年首例报道的胸主动脉瘤腔内修复术（TEVAR）之后，这一方法在胸主动脉疾病方面的技术发展迅速并且被广泛接受。1987年，Volodos等首先应用主动脉移植物修复了乌克兰患者的外伤性胸主动脉瘤。美国首例报道的病例是Parodi几年后发生的。随后在1994年末，Dake等报道了13例主动脉瘤患者成功置入主动脉腔内移植物，主要治疗主动脉退行性疾病，但包括一个创伤后动脉瘤和一个缩窄性动脉瘤。所有这些早期的移植物都是自制的，但是却引起了商业的兴趣，到了2005年，有几种经过FDA批准的移植物上市。胸主动脉瘤腔内修复术（TEVAR）由来自不同学科，包括美国介入放射学家，英国血管外科医师和一些欧洲国家的心脏病专家的医师主导并广泛采用，用于治疗动脉瘤，穿透性溃疡和创伤性降胸主动脉夹层。现在随着技术的进步和科技的发展，使得TEVAR可以用于更近端（通过主动脉弓）和远端（胸腹）疾病。近年来，随着腔内微创技术的发展和成熟，以及材料的不断改进和更新，人造腔内支架也越来越多地运用于Ⅲ型主动脉夹层分离的治疗。由于介入疗法创伤小、出血少、恢复快，死亡率低，尤其适用于高龄及全身情况差无法耐受传统手术者，因此它有着良好的临床应用前景。TEVAR对于急性主动脉综合征具有特别的优势，并且在选择性使用方面在不断地发展。但它仍然是一项年轻的技术，还有许多未知的知识，包括长期疗效和相对于保守治疗和开放性手术修复的优缺点。目前，TEVAR

在治疗主动脉夹层，胸主动脉瘤，穿透性主动脉溃疡和创伤方面的应用非常广泛。

1. 介入开窗和人造腔内支架置入 本法是通过经皮穿刺插管，于造影透视下在夹层内膜瓣片上穿刺并球囊扩张开窗，然后远端内支架置入，人为地造成真、假两腔的相通，从而减少假腔内压力，达到避免破裂、改善远端血供的效果。本术式主要适用于疼痛无法缓解，以及内脏和下肢缺血的患者，但近端有夹层动脉瘤形成则为禁忌。也有学者主张，可先一期行介入开窗和内支架置入改善流出道，然后再二期行近端夹层/动脉瘤切除和人造血管移植，达到根治的目的。

在介入开窗的操作过程中，最关键的是真、假腔的定位，虽然造影可以明确真、假腔的位置，但若在穿刺过程中缺乏直观的对照，则易误穿到正常的血管壁而导致严重出血。为此，目前报道用腔内超声、血管镜，或者假腔内置入胆管取石篮，来确定内膜瓣片的角度进行开窗。国内文献报道，用球囊导管插入假腔，气囊注入造影剂来定位，事实证明这种方法是安全有效的，而且比上述的定位操作更为简便、实用。

从目前的报道来看，介入开窗的患者术后减压效果良好，症状有明显缓解，原本受损的内脏和肢体血供也得到恢复，而且术后并发症少。在具体操作上，为了得到满意的减压效果，国外学者主张采取球囊扩张开窗、增加开窗部位，或者在开窗的远端放置内支架等措施。至于放置人造腔内支架的作用，主要有下列两方面：①闭合远端假腔，防止继续撕裂；②避免开窗口内膜瓣片的弹性回缩，保证良好的分流减压。

2. 覆膜支架腔内治疗 覆膜支架封堵夹层第一裂口，降低假腔压力、增加真腔供血、改善分支血管缺血。随着带膜内支架治疗胸、腹主动脉瘤的日益普及，国内外关于将本技术应用于Ⅲ型主动脉夹层分离的临床治疗也普遍开展。而且通过对Ⅲ型主动脉夹层血流动力学的研究也表明，预防假腔持续扩大、破裂、真腔受压、缺血最有效的治疗手段是阻断血液从内膜撕裂孔进入假腔。因此，通过人造腔内支架完全封堵内膜撕裂孔，保持血流从真腔经过，即可达到治疗目的。初期阶段取得令人鼓舞的效果。

目前对于采取介入腔内治疗的时机尚有争论。

有学者认为，急性期主动脉壁较薄弱，抗张弹性差，且全身血流动力学欠稳定，不宜施行；但持相反观点者认为，在慢性期真腔受压缩小，内支架置入技术上有困难。目前较多学者认为，早期做腔内修复有重要意义，在内膜瓣片尚未增生肥厚，活动度和顺应性良好时，可彻底封堵破口，旷置假腔，使壁间血肿因血栓形成而愈合，防止远期动脉瘤的形成。

至于选取内支架的长度，一般主张不超过3个椎体，尤其不能覆盖下位的肋间动脉和上位的腰动脉，避免影响脊髓血供。从目前的文献报道中，发生脊髓缺血的病例很少。早期强调第一裂口上缘距左锁骨下动脉长度应大于15mm，便于近端移植物的锚定。而目前，近端锚定区——超过左锁骨下动脉和左颈总动脉。对左锁骨下动脉的处理方法包括一期封堵左锁骨下动脉、先行左锁骨下动脉的旁路术和完全腔内技术重建该动脉。对左颈总动脉的处理方法常用右颈总-左颈总的血管旁路术。对主动脉弓部和弓降部病变，另一种方法是应用修改的分叉支架型血管完全腔内重建主动脉弓三分支，但这种技术仅见个案报道。对内脏动脉附近裂口的处理方法也在增多，包括结合内脏动脉重建的腔内修复术、完全腔内重建内脏动脉的腔内修复术、主动脉及分支腔内应用裸支架的腔内修复术等。

对于有主动脉分支开口于假腔并持续开放者，在进行隔绝术的同时，需对这些开放分支予以栓塞，以免假腔持续扩大。而对于有内脏和下肢缺血的患者，可同时或分期施行开窗或血管架桥术。

定制的开窗支架设计治疗主动脉夹层已经越来越普遍，高度专业化的腔内治疗组报告了良好的结果。新的支架移植物设计允许更多的灵活性和可重新定位的开窗、改进的技术和更多的知识已经解决了先前不合适的病例，包括解剖相关动脉瘤变性的病例，改进的使用CT覆盖技术的导航和改进的导管技术如机器人平台，可以进一步提高患者对该技术的适用性。目前许多行业运行的研发部门目前的重点是发展一种完全腔内途径治疗弓形动脉瘤的方法。TEVAR对年轻患者，特别是结缔组织疾病患者的作用也尚不确定。由于进一步主动脉扩张或可能增加随后的内漏或破裂的风险，许多学者认为开放性手术反而是年轻患者选择的治疗方法。但在胸部动脉瘤破裂的紧急情况下，TEVAR 术可能明显优于开放手术。

3. 累及弓上分支动脉的主动脉夹层的治疗　对于累及弓上分支动脉的主动脉夹层，传统的手术方式是开放手术治疗。而 TEVAR 因创伤小、手术时间短、出血少等优点逐渐成为目前治疗主动脉疾病的主要方式。腔内支架技术的不断革新使胸主动脉腔内修复术适应证持续扩大。主动脉弓部疾病包括累及弓上 3 个分支的主动脉夹层与主动脉瘤。长期以来，主动脉弓部因结构复杂、变异繁多、手术难度极高，以及脑梗死、死亡等严重并发症，使主动脉弓部疾病一度成为困扰血管外科医师的难题。随着腔内技术和介入材料的发展，腔内重建弓上分支动脉也逐渐成为现实。早期多采用平行支架，包括烟囱技术、潜望镜技术等，但由于主体支架和分支支架之间的间隙使得内漏发生概率较高，尤其是主动脉瘤患者，且主体支架对分支支架的压迫导致后者通畅率并不理想，因此目前多于紧急情况下使用。体外开窗和分支支架临床也在使用，前者可能对主体支架结构的完整性、稳定性是否有损伤尚缺少大样本数据的证据，后者的使用范围较为局限，且在寻找分支动脉开口可能增加斑块脱落、动脉损伤而增加卒中的风险。主动脉原位开窗术自 2004 年 McWilliams 等首次报道后，引起了学者们的极大兴趣。

目前国际主流原位开窗术方法包括射频探针、穿刺针或尖导丝、原位逆行开窗术和激光原位开窗术，其各具优、缺点。国内使用较多的是穿刺针和激光原位开窗术。正如 Riga 等的研究结果显示，穿刺针对入路角度要求很高，若入路点至开窗部位路径笔直且短，如解剖学暴露的左颈总动脉，则穿刺针优势十分明显。然而，穿刺针需在合适方向产生机械力，对常于起始部和主动脉弓间出现锐角的左锁骨下动脉而言，其应用常受限。因此，穿刺针多数情况下需外科技术辅助，如在锁骨上窝做一切口，从而获得笔直且短的穿刺路径。同时，因穿刺针针尖尤为尖锐，存在无意穿破血管壁导致假性动脉瘤甚至大出血的风险。激光原位开窗术首创于 Murphy 等，该团队于 2009 年报道了一例急性主动脉创伤修复术中对 Dacron 支架行激光原位开窗术、重建左锁骨下动脉的年轻病例。激光可采取如肱动脉等远端动脉入路，通过导管尖端传递能量，利用热效应打孔开窗，术者无须担心覆膜支架材料会化为血栓或栓子。激光光纤通过灵活的导向导管，轻松到达需开窗部位，未激活激光时不会误伤血管壁，其可控性与安全性可能优于穿刺针。笔者单位目前对 300 余例原位激光开窗重建弓上分支动脉治疗主动脉疾病（图 18-46～图 18-48）患者进行随访，短期随访结果较为理想。

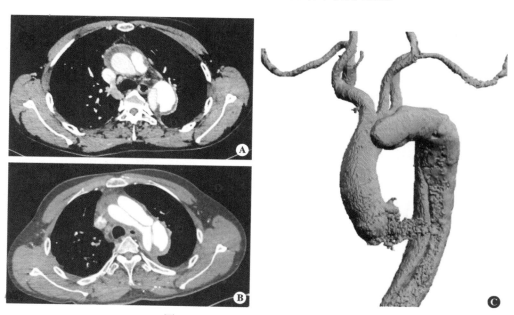

图 18-46　Stanford A 型主动脉夹层

A. 术前 CTA 检查结果示 Stanford A 型主动脉夹层，夹层累及弓上三分支动脉且逆撕到升主动脉；B. CTA 提示 A 型主动脉夹层近端破口位于主动脉弓处；C. 三维重建 CTA 图像提示 A 型主动脉夹层近端破口位于主动脉弓处

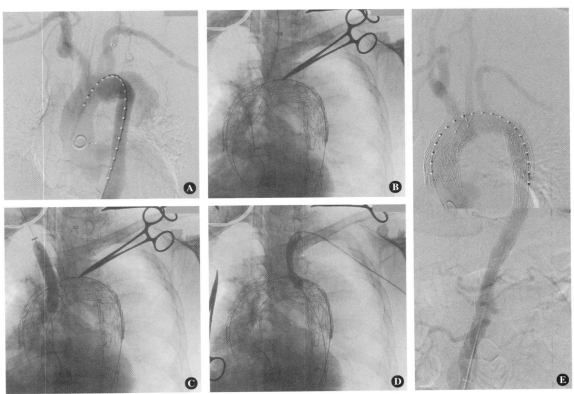

图 18-47　激光原位开窗重加弓上分支动脉治疗 Stanford A 型主动脉夹层

A. 术中造影见 Stanford A 型主动脉夹层累及弓上分支动脉；B. 激光原位开窗重建左颈总动脉；C. 激光原位开窗重建无名动脉；D. 激光原位开窗重建左锁骨下动脉；E. 术后造影确认弓上三分支动脉通畅，夹层近端破口消失，未见明显内漏

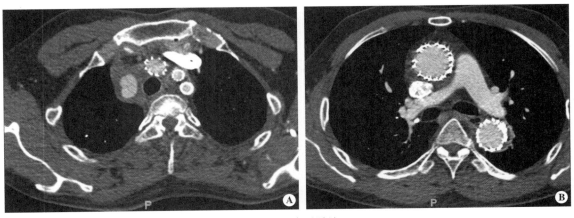

图 18-48　术后随访

A. 患者术后 12 个月复查主 CTA 结果显示，弓上三分支动脉支架通畅，未见内漏；B. 升主动脉及降主动脉重塑良好，血肿明显缩小

（四）尚待解决的问题

尽管主动脉夹层腔内修复术的近期结果令人振奋，但许多研究工作尚需进行。其包括：①对治疗前后假腔压力变化的研究。②多破裂口修复的问题，多数医疗中心在进行主动脉夹层的腔内修复术时通常仅修复第一裂口。多裂口是造成修复假腔不能完全血栓的重要原因。内脏动脉开口附近是第一或第三裂口最易出现的部位，应用完全腔内的办法修复内脏动脉开口附近的裂口，目前依然很困难。留下内脏动脉开口附近的裂口，而进一步修复远侧的其他裂口，从夹层假腔的血流动力学上讲是不科学的。③主动脉夹层逆向撕裂带来的危害值得进一步关注。④研制适合不同部位夹层裂口的分支支架将是未来艰巨的任务。

（陈福真　陆信武　秦金保）

主要参考文献

蒋米尔，陆民，黄新天，等，2005. 国产覆膜支架腔内修复术治疗主动脉病变的疗效. 上海交通大学学报（医学版），25（11）：1160-1163

蒋米尔，张培华，2014. 临床外科杂志. 第4版. 北京：科学出版社

叶开创，陆信武，2017. 激光辅助原位开窗治疗主动脉弓部疾病. 外科理论与实践，4：287-289

张省，秦金保，李维敏，等，2017. 半导体激光原位开窗术在胸主动脉腔内修复术治疗主动脉弓部疾病中的应用价值. 中华消化外科杂志，16（11）：1118-1122

张省，秦金保，殷敏毅，等，2017. 静脉激光原位开窗技术治疗弓部病变. 中华血管外科杂志，2（1）：16-19

Bicknell C，Powell JT，2015. Aortic disease：thoracic endovascular aortic repair. Heart，101（8）：586-591

Cires G，Noll RE Jr，Albuquerque FC Jr，et al，2011. Endovascular debranching of the aortic arch during thoracic endograft repair. J Vasc Surg，53（6）：1485-1491

Conrad MF，Cambria RP，2008. Contemporary management of descending thoracic and thoracoabdominal aortic aneurysms：endovascular versus open. Circulation，117（6）：841-852

Cronenwett JL，Johnston KW，2014. Rutherford' Vascular Surgery. 8th ed. Amsterdam：Saunders，Elsevier

Glorion M，Coscas R，McWilliams RG，et al，2016. A comprehensive review of in situ fenestration of aortic endografts. Eur J Vasc Endovasc Surg，52（6）：787-800

Liu G，Huang Y，Lu XW，et al，2011. Endovascular repair of acute Stanford B-type aortic dissections with domestic stent grafts in China：early and mid-term results. Surg Today，41（3）：352-357

Qin JB，Zhao Z，Wang RH，et al，2017. In situ laser fenestration is a feasible method for revascularization of aortic arch during thoracic endovascular aortic repair. JAHA，6（4）：e004542

Ricco JB，Schneider F，2015. Commentary on 'thirty day outcomes and costs of fenestrated and branched stent grafts versus open repair for complex aortic aneurysms'：an innovative but expensive tool requiring further evaluation. Eur J Vasc Endovasc Surg，50（2）：197-198

Walsh SR，Tang TY，Sadat U，et al，2008. Endovascular stenting versus open surgery for thoracic aortic disease：systematic review and meta-analysis of perioperative results. J Vasc Surg，47（5）：1094-1098

Ye KC，Qin JB，Yin MY，et al，2017. Acute intramural hematoma of the descending aorta treated with stent graft repair is associated with a better prognosis. J Vasc Interv Radiol，28（10）：1446-1453

第十九章　周围和内脏动脉瘤

第一节　周围动脉瘤

一、概　　论

周围动脉瘤在上肢包括锁骨下动脉及其远侧动脉的动脉瘤；在下肢包括股动脉及其远侧动脉的动脉瘤；在颈部则有颈动脉瘤。后者将在第二十二章第三节讨论，本节从略。

四肢动脉瘤最常见部位为股动脉及腘动脉，占90%以上。在西方国家，占首位的病因为动脉硬化，发病年龄较高，男性多于女性。其次的原因为损伤。锐性或钝性伤使动脉壁破裂或离断，形成搏动性血肿，以后形成假性动脉瘤。有时动脉壁外膜及中层受损，虽无血肿，也可发展为动脉瘤。

但据国内资料，周围动脉瘤的病因中，以损伤为最多见，动脉硬化次之。例如，一项综合性统计，在周围动脉瘤143例中，损伤性者96例，占67%。

除上述两种最常见的病因外，微生物感染在往日也是一个重要的病因；近年因抗生素广泛应用，这种病因逐渐少见。值得注意的是，在欧美书籍中，常见"真菌性动脉瘤（mycotic aneurysm）"一词，是一约定俗成的误称，不可照字面理解。其真实含义是包括一切微生物感染在内的感染性动脉瘤。

在重建性血管手术时动脉吻合口渗漏引起的吻合口假性动脉瘤并不少见，近年来腔内血管外科迅速发展，动脉开放性手术逐年减少，吻合口假性动脉瘤发病率下降。其他少见的病因尚有先天性（如马方综合征——全身弹性组织薄弱）、退化性（如囊性中层坏死）、非感染性动脉炎（如多发性大动脉炎和结节性动脉周围炎）及狭窄后动脉瘤（动脉狭窄的远端由于血流动力学改变而扩张）等。

周围动脉瘤与大动脉瘤相比，由于腔内压力较低，又受到周围肌肉的保护和支持，引起瘤体破裂和大出血的机会很少；但瘤体内附壁血栓脱落导致远侧栓塞，危及肢体血供的机会较多；当瘤体增大时，可压迫邻近组织，产生静脉回流障碍及神经症状等表现；有时动脉瘤继发感染，酷似肢体的深部脓肿，如妄加切开引流，势必酿成灾难性后果。在早年文献中，此种例证屡见不鲜。影像学进步造成此类病例误诊者得到控制。

周围动脉瘤因接近体表，其主要临床表现常为一个搏动性肿块，伴轻度胀痛。如有并发症发生，即可出现前述多种症状。一般诊断不难，但需与以下疾病鉴别：①位于动脉浅面的肿瘤；②血管丰富的肉瘤；③脓肿。做诊断性穿刺、超声波检查及各种类型的动脉造影，都有助于进一步明确诊断。

动脉瘤有不断增大的倾向，随时可出现各种并发症。因此一旦诊断明确，即应采取唯一有效的措施——手术。出现以下情况时，需紧急手术：①瘤体迅速增大；②继发感染；③远端肢体血供障碍；④压迫症状严重。

根据动脉瘤的部位、大小、有无感染及侧支循环的情况，决定采取不同的手术方式。原则上凡涉及主干血管的动脉瘤，需做动脉瘤切除及血管重建术。缺损短者，可做端端吻合术；缺损长者，用自体静脉或人造血管做移植术；如为囊状动脉瘤，可做动脉瘤切线切除及动脉壁修补术；但若瘤体与周围组织紧密粘连，则不必切除瘤体，做囊内修补术即可。切开瘤体前壁，找到动脉壁的破损，缝合数针，而将瘤壁留置在伤口内。注意修补后的动脉不能过于狭窄，必要时需加用补片。另有一种所谓动脉瘤囊内血管重建术，即纵行切开动脉瘤前壁，在囊内找到近端及远端的动脉开口，将其与相应长度的自体静脉或人造血管吻合，最后将动脉瘤壁包绕于移植的血管周围。对于感染性动脉瘤，必须做旁路移植及动脉瘤切开引流术，即将动脉瘤近、远侧动脉结扎，用自体静脉做解剖外途径旁路移植,同时切开瘤腔做引流。对于非主干血管的动脉瘤,如桡动脉瘤等,只需结扎两端的动脉,再将瘤体切开或切除。至于动脉瘤包裹术,仅适用于受条件限制不能做切除和重建的患者。用涤纶布或其他织物包绕在动脉瘤的外面,以限制动脉瘤的发展,减少破裂的机会。这是一种姑息性手术,目前采用者已不多。

周围动脉瘤手术后的并发症有出血、感染、血栓形成与栓塞及吻合口动脉瘤等。

近年涌现的腔内治疗在周围动脉瘤中的应用,即使用覆膜血管支架隔绝动脉瘤,具有简便、安全、微创、疗效确切等优点,成为周围动脉瘤的首选治疗方法。具体方法是选择适合的入路,最常见是股动脉。采用 Seldinger 技术,穿刺股动脉后置入血管鞘。选择性置入导管于动脉瘤的近端,进行动脉造影。了解动脉瘤的部位、大小、长度、动脉瘤近远侧动脉的管径、动脉瘤远端流出道情况。依据动脉瘤特点、选用合适的覆膜支架,锚定在动脉瘤的近远侧,隔绝动脉瘤,达到腔内转流,修复动脉瘤的目的。为了防止内漏,支架口径应超过动脉瘤近侧正常动脉的 20%。支架释放后是否后扩张可依支架形态、有否内漏而定。

二、股 动 脉 瘤

股动脉瘤的发生率在国内占周围动脉瘤首位。

1. 病因和病理 在西方国家,股动脉瘤绝大多数由动脉硬化引起,男性多见,年龄在 50 岁以上,常伴有高血压和其他部位动脉硬化性疾病。因此,该动脉瘤常非孤立性存在:在 95% 患者体内伴有第二个动脉瘤;伴有主髂动脉瘤者占 92%,伴有对侧股动脉瘤者占 59%。瘤体的性质为真性动脉瘤,形状为梭形。在国内,股动脉瘤患者中,约 2/3 由损伤引起,常为呈球形的假性动脉瘤。损伤的原因,除平时或战时钝性伤和锐性伤外,医源性损伤的比率近年来不断上升。由于腔内血管诊治的开展,经股总动脉置入导管做各种动脉成形和血管支架者,病例数很大;有的还通过股动脉插管做心脏瓣膜成形术、动脉斑块切除术及主动脉内气囊反搏术等,对股动脉的损伤不轻。特别是大口径的鞘管使用、术后压迫不当、术后过早活动、抗凝药的规范应用,使得这种由穿刺插管诱发股动脉假性动脉瘤的概率明显增加,约为腔内治疗病例的 1%,已成为股动脉瘤发生的首要原因。医源性股动脉瘤另一个原因是,旁路移植并发的吻合口动脉瘤。临床上最常做的主-股和股-腘动脉旁路移植术,都需利用股动脉做流出道和流入道,一旦吻合口渗漏,即可在局部形成假性动脉瘤。这两种旁路手术引起股动脉吻合口动脉瘤的发病率为 1.5% ～ 3%。比较而言,主-股动脉旁路较股-腘动脉旁路更易引起吻合口动脉瘤。不容忽视的是,吸毒者注射毒品引起的股动脉假性动脉瘤,在一些吸毒高发区并不在少数。

Cutler 等将股动脉瘤分为两型。瘤体局限在股总动脉者称 I 型,瘤体延及股深动脉开口者称 II 型。两型的发病率约相等。股动脉瘤的大多数位于股三角区股总动脉上,虽然股浅和股深动脉瘤有所报道,但属罕见。

2. 临床表现和诊断 股动脉瘤位置表浅,常可在局部触及搏动性肿块,有时可听到收缩期杂音。如不伴发感染,一般无痛或有轻度胀痛。可因压迫股神经和股静脉产生相应的症状。瘤体内可发生急性血栓形成或因血栓脱落导致远侧动脉栓塞。临床上出现跛行以至肢体坏死。瘤体破裂则罕见,真性动脉瘤破裂率不到 2%;假性动脉瘤破裂的机会较多。破裂后在大腿部形成巨大的血肿。

股动脉瘤的诊断一般无困难。查问病史时,注意有无周身动脉硬化的表现,有无局部外伤史,有无局部穿刺插管或旁路手术史。超声波检查、CT 及动脉造影皆有助于诊断,并为手术设计提供有益的信息。

3. 治疗 Tolstedt 等观察大宗股动脉瘤病例,发现瘤内血栓形成率为 43%;Cutler 认为,直径小于 2.5cm 的动脉硬化性股动脉瘤,可以不做手术。2002 年,Zarins 等也认为真性股动脉瘤手术适应证为股动脉瘤直径大于 2.5cm 者。

但损伤性动脉瘤属于一种不稳定型病变,必须早行手术治疗。

(1)手术治疗

手术方法:患者取仰卧位,患肢轻度外旋。做大腿内侧直切口。如瘤体伸向近侧,可将切口向髂前上棘方向延长,或另做一切口,通过腹膜后先控制髂外动脉。切开深筋膜,分开肌肉。显露动脉瘤体,分离出近端的股总动脉及远端的股浅、股深动脉，分别绕带以备控制血流。静脉内按体重注射肝素 1mg/kg 后，控制血流。如瘤体局限于股总动脉（Ⅰ型），将动脉瘤完全切除，用一段相等口径的人造血管做间置移植（图 19-1A）。如动脉瘤已累及股深动脉开口（Ⅱ型），则需将股深动脉吻合于人造血管上；有时股深动脉长

度不足，尚需借助一小段人造血管做间置移植（图 19-1B）。如动脉瘤与周围组织粘连紧密，可将动脉瘤切开，清除血块，然后用人造血管与囊内近远端开口吻合，外面再用瘤体壁包裹（图 19-2）。用自体大隐静脉代替人造血管做移植，也能获得相同效果，唯常感口径略偏细。

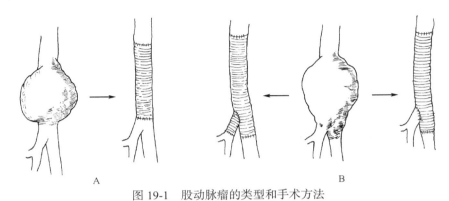

图 19-1 股动脉瘤的类型和手术方法

A.局限于股总动脉（Ⅰ型）动脉瘤的手术方法；B.累及股深动脉开口（Ⅱ型）动脉瘤的手术方法

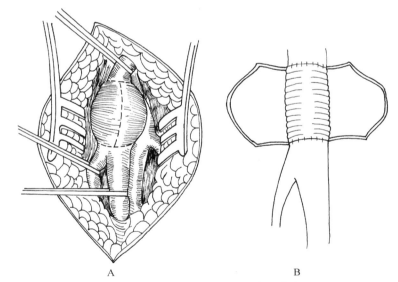

图 19-2 股动脉瘤切开，囊内重建术

A.动脉瘤前壁切开；B.囊内用人造血管移植

股动脉瘤切除后，如将两端动脉充分游离，有时可免除移植物而直接做端端吻合术。

Inahara 曾报道，游离范围上达髂外动脉，动脉瘤切除段最长达 6cm，仍可行端端吻合术而不用移植物。处理穿刺插管导致的股动脉瘤，其先行步骤与上述者同。将股总和股浅动脉钳夹后，切开血肿，清除血块，找到动脉壁上的破损，暂以左手示指压迫以控制出血，再缝合几针加以修补。

对于吻合口动脉瘤，可先尝试吻合部血管的

清理和缝合修补。Youkey 等的 51 例中有 72% 用此简单的方法处理；Cooley 则将原吻合部病变切除，另取一人造血管，近端与原人造血管做端端吻合术，远端与股动脉做端端吻合术。

近年社会上吸毒人员激增，瘾者用不洁注射器反复穿刺同一部位的股动脉，极易导致感染性假性股动脉瘤的形成。患者常以急症状态来医院求治。对血管外科医师构成一个新的挑战。

瘤体感染常波及周围组织，如瘤体破裂可在

局部形成血肿。由于毒品长期对身体的损害，加上毒血症或败血症，患者的一般状况都很差，甚至出现脓毒血症或出血性休克。处理这类患者必须有特殊的对策。动脉瘤须切除，周围感染组织须清创和引流，而动脉重建则不能率先施行，因为移植物容易感染，后果非常严重；而患者的一般状况常不耐费时的血管重建手术。

吸毒所致假性动脉瘤：这类动脉瘤多合并感染，国内不少文献报道仅做动脉瘤单纯缝扎，并不进行动脉重建，一般不出现肢体坏死。查阅近3年多篇文献，共有感染性假性股动脉瘤238例，其中52例行动脉重建，而186例仅作动脉结扎及瘤体切除、感染组织和血肿切除、清创和引流。可以看出，单纯动脉结扎而不做血管重建，似乎是目前处理感染性假性股动脉瘤的主流方法。

2007年，中山大学附属一院李晓曦等对62例感染性假性股动脉瘤患者，全部行动脉结扎，瘤体切除，清创，术后随访3个月～4年。无一例坏死或截肢；仅两例有轻度间歇性跛行。

2008年，方力等对45例感染性假性股动脉瘤患者行动脉结扎，其中44例保肢成功，行走功能良好；1例术后深静脉血栓形成，出现肢体坏死而截肢。2008年，赖东明等12例感染性假性股动脉瘤，其中8例行动脉结扎，4例用人造血管重建。效果均良好。

2011年，陈惠仪等对15例注射毒品致股动脉假性动脉瘤破裂行急诊手术。10例行股动脉结扎，5例用人造血管做解剖外旁路移植。术后3个月复查，10例股动脉结扎患者均可步行30min以上，无间歇性跛行；5例移植的人造血管经彩超检查血流通畅。

2012年，陈经宝等对19例注射毒品致股动脉瘤破裂行急诊手术。11例行股动脉结扎，8例用人造血管行解剖外旁路移植术；单纯股动脉结扎中，有1例入院时已有小腿坏死，同时做大腿截肢术。术后两个月复查，所有患者下肢远段血流量皆正常；单纯动脉结扎者，有两例出现间歇性跛行。

复习以上资料，可知由于患者长期反复注射毒品，引起动脉周围炎症反应，血管增生；局部血肿，可压迫动脉，使下肢处于慢性缺血状态，远侧肢体有足够时间形成丰富的侧支循环，因而降低了股动脉结扎后肢体坏死的危险。当患者的全身和局部情况不适于做血管重建时，应该放弃这种努力，改做动脉结扎、瘤体切除、彻底清创和引流。必要时后期再做血管重建。经验证明，由注射毒品引发的感染性假性股动脉瘤常伴发血栓性浅静脉炎，大隐静脉不能取用。文献中做血管重建的，多数用人造血管，因而增加了移植物感染的危险。

据George等报道，对此类患者，无论做原位重建或解剖外（经无感染区隧道）旁路重建，移植物感染率：早期为21.1%，后期为32.4%；败血症发生率早期为9.8%，后期为11.3%。如将早期与后期的感染相加，可知移植物感染率超过50%，败血症发生率超过20%。

Chen等、Arota等、Razif等、Manekeller等及Naqi等皆主张对毒品注射致感染性假性股动脉瘤病例，做单纯动脉结扎而不行血管重建，认为动脉结扎可行、安全而有效。

然而，主干动脉上的动脉瘤切除后，恢复动脉的连续性，重建该动脉，毕竟是血管外科学中的金标准。如感染程度较轻，清创又较满意时，仍应争取做血管重建。移植物尽量用自体静脉。选择做解剖外旁路术更为合理。注意动脉造影显示侧支循环是否良好，术中伤口内出血多或少，松开远侧股动脉控制钳后反流血是否迅猛，这些观察对于手术方式的选择，皆有助益。

（2）腔内治疗：股动脉瘤的血管腔内治疗，一般分为如下类型。

1）彩超引导加压包扎（ultrasound guide compression repair，UGCR）：股动脉穿刺造成的假性动脉瘤，如果破口较小，可在超声引导下，体外压迫10～20分钟，绝大多数破口都会闭合，如果超声探查假性动脉瘤仍然未闭合，可重复2～3次。术后患者卧床6小时，术后24～48小时超声随访，确定动脉瘤完全闭合。该方法具有简便、并发症少、费用低廉等特点，适合破口较小的假性动脉瘤。UGCR治疗成功率为66%～86%，压迫时间平均为30～44分钟，再发率4%。抗凝治疗将UGCR的成功率降为40%。对于皮肤有缺血改变、感染、穿刺点、较大血肿者是UGCR禁忌证。具体方法是用彩超探头在动脉瘤表面皮肤上探寻，最后放在与股动脉、瘤体及其间的通道三者呈直线的位置上。施加适当压力，使瘤体内无血流而不影响股动脉内的血流。经过一定时间后，瘤体内全部血栓形成而被治愈（图 19-3）。以上过程均可随时在显示屏上观察到，十分简易。1991年，Fellmeth 等用 UGCR 治疗患者 29 例，27 例成功，随访 1 ～ 15 个月无复发。1992 年，Feld 等用 UGCR 治疗患者 14 例，10 例成功，失败的 4 例患者中，有 3 例在用抗凝治疗。1993 年，Sorrell 等用该法治疗患者 10 例共 11 个动脉瘤，10 个动脉瘤治愈。1994 年，Cox 等用 UGCR 治疗患者 100 例，94 例立刻被治愈。每次压迫时间 10min，休息片刻重复压迫，直至成功或失败。压迫时间幅度为 10 ～ 120min，平均 33min。无并发症。随访期间，有 10 例复发，再施以 UGCR，又有 8 例成功，另两例转手术。

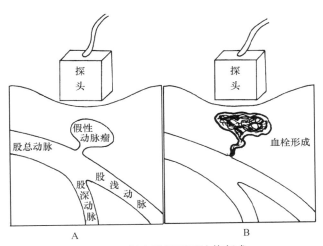

图 19-3　超声引导下压迫修复术

A. 超声探头置于动脉瘤与股动脉交通处的体表上加压；B. 动脉瘤被压缩，又无持续血流进入，因血栓形成而治愈

分析表明，病史越短，UGCR 的成功率越高，压迫费时越少。一致认为，UGCR 治疗由穿刺插管引起的股动脉假性动脉瘤，是一个简单、有效和安全的措施，应列为第一线疗法。

2）超声引导瘤腔凝血酶注射（ultrasound guide thrombin injection，UGTI）：股动脉假性动脉瘤，如果破口及瘤腔较大，可先使用阻断球囊，在股动脉腔内阻断破口，然后在体外超声引导下穿刺瘤腔，并向瘤腔内注射凝血酶，破口也能得到很好的闭合。该方法是治疗股动脉假性动脉瘤微创有效治疗手段，成功率达 90% 以上。2002 年，Olsen 等对较大的假性动脉瘤，只要直径不超过 8cm，采用在超声引导下直接注射凝血酶于瘤腔内，剂量 100 ～ 6000IU，缓慢注射，直至血栓形成，

共 32 例患者 33 处假性动脉瘤，全部即时血栓形成，两例分别于 1、8 天后复发。同年 Kobeiter 等对 16 例假性动脉瘤经 UGCR 失败或 UGCR 禁忌证者，在超声引导下，用 16G 静脉内导管（intravenous catheter）穿刺并将导管头端留置瘤腔内，注入不锈钢弹簧圈 2 ～ 9 枚，获得栓塞成功，无弹簧圈进入股动脉内。随访 9.5 个月，只有 2 例复发。2007 年，张望德等用超声引导加压治疗假性股动脉瘤，5 例患者中成功 3 例；另 5 例患者超声引导注射凝血酶，成功 4 例。同年郭凡等对 1 例假性股动脉瘤注射凝血酶 200IU，当即治愈。2008 年兰军等报告 9 例假性股动脉瘤，在超声引导下用 20G 注射针刺入瘤腔，每例注入凝血酶 300 ～ 500IU，全获成功。血栓形成时间 1 ～ 5min，无股动脉栓塞并发症。必须引起重视的是，临床禁止凝血酶直接血管内注射，凝血酶外溢造成相应血管血栓闭塞的并发症仍有可能发生。鉴于此，有学者建议在超声引导下将凝血酶确切注射于瘤腔，还可以通过降低凝血酶浓度（200IU/ml）来降低该并发症的发生。

3）股动脉瘤腔内覆膜支架隔绝术（图 19-4）：是腔内治疗的一种方法，多局限应用于急诊，特别是股动脉瘤破裂。因为腘动脉内植入支架，尤其是跨过腹股沟韧带时，术后髋关节运动可能导致支架的断裂，受压变形，造成股动脉闭塞。用于周围动脉瘤腹膜支架产品包括：Wallgraft Endoprosthesis（Boston Scientific，美国），Fluency Covered Stent（Bard，美国）和 Gore Viabahn（Gore，美国）。支架导入的路径是对侧股动脉。

三、腘动脉瘤

在周围动脉瘤中，腘动脉瘤发病率仅次于股动脉瘤，占第 2 位，但在西方国家，腘动脉瘤最为常见，占 70%。腘动脉瘤的处理在血管外科学的历史中，占有特殊地位。早在 4 世纪，Antyllus 即做了第 1 例腘动脉瘤手术。以后在若干年内，该手术仅限于动脉结扎术。随着血管外科技术、设备和材料的进步，才使本病的处理方式逐步过渡到以重建手术为主。1916 年，Berheim 报道用大隐静脉间置移植来重建腘动脉瘤切除，1958 年，Crawford 发表用人造血管于腘动脉瘤手术的结果。手术方式日臻合理和有效。

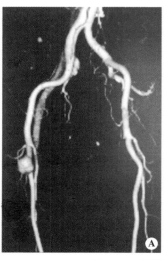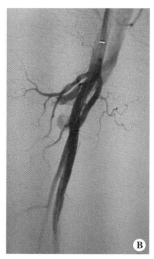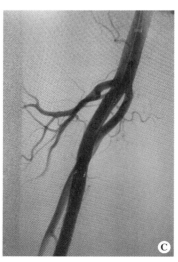

图 19-4　带膜支架隔绝术治疗股动脉假性动脉瘤伴动静脉瘘

A. 右侧股动脉穿刺后股动脉假性动脉瘤伴动静脉瘘；B. 经左侧股动脉穿刺造影明确诊断；C. 带膜支架隔绝术后提示假性动脉瘤和动静脉瘘消失

1. 病因和病理　在西方国家中，腘动脉瘤的病因 95% 以上为动脉硬化。Evans 于 1987 年报道腘动脉瘤 175 例，全部由动脉硬化引起。以老年男性患者为多，如 Mayo 医学中心 152 例腘动脉瘤患者中，50 岁以上者占 90%，女性只有 4 例，另有 9 组共 760 例患者中，女性仅占 5%。由于动脉硬化是全身性疾病，因此多数患者伴有其他部位的动脉瘤。上述 Evans 病例组中，70% 合并有对侧腘动脉瘤，55% 合并有腘窝外其他部位动脉瘤。国内早年所见，腘动脉瘤的病因，以损伤性占多数，其次为动脉硬化。因报道的病例不多，尚无统计数字说明。偶尔还可见到一些少见的病因，如感染性、退化性等。据报道，腘血管陷迫综合征也可引起腘动脉狭窄后扩张性动脉瘤。随着人口老龄化，动脉硬化性股动脉瘤成为首因。

2. 临床表现与诊断　较小又无并发症的腘动脉瘤多无症状，但迟早会出现并发症和症状。Szilagyi 等保守观察的病例中，在 5 年内有 68% 的患者出现并发症。Vermilion 等随访 26 例腘动脉瘤患者，平均随访时间 3 年，31% 的患者出现肢体威胁性并发症。常见的临床表现如下所述。

（1）腘窝部搏动性肿块：48% 的患者能察觉肿块并提供主诉。不能主诉有肿块存在的患者，多为肥胖、关节强硬和老年人。检查时在屈膝位较易扪及肿块。肿块可呈搏动性，也可因瘤内充满血栓而无搏动。

（2）足部及小腿缺血：是腘动脉瘤最常见的症状。可有间歇性跛行、静息痛、溃疡形成以至坏疽（前者 45%，后三者共 38%）。有相当一部分患者以下肢缺血性症状作为首发症状就诊并确立腘动脉瘤诊断。肢体缺血的原因是瘤体内有血栓形成。附壁血栓不断增厚，可使瘤体完全阻塞；腘动脉的远侧分支内还可有继发性血栓形成；由于膝关节的活动，使附壁血栓脱落，引起动脉远段反复发作的栓塞。

（3）压迫邻近组织：腘动脉原与腘静脉及胫神经紧密相邻，当动脉瘤增大后，首先压迫腘静脉，引起回流障碍，小腿水肿，甚至在静脉内产生血栓（13%）。瘤体进一步增大后，可压迫胫神经（6.4%），引起疼痛和运动功能障碍。

（4）破裂出血：很少见。Evans 报道在 187 个腘动脉瘤中，仅有 4 个瘤体破裂，占 2.2%。Makhoul 于 1997 年统计了 7 家报道，腘动脉瘤破裂率低于 5%。

根据病史和体检，诊断腘动脉瘤一般不难，但也容易漏诊。例如，面对一位主诉间歇性跛行的老年男性患者，医生通常根据足背动脉搏动的消失而即诊断为下肢动脉硬化性闭塞，而忽略了老年、男性及间歇性跛行这三者的组合，也是腘动脉瘤最常见、最典型的临床表现。1985 年，Downing 曾报道一组有症状的腘动脉瘤病例，虽然其中 94% 在腘窝内可扪及肿块，但在非专科医生手里，只有 26% 获得正确的诊断。超声波检查应常规进行。X 线平片有时可显示沿瘤壁形成的蛋壳状钙化阴影。在一组 233 例腘动脉瘤患者中，138 例患者有此显示。动脉造影不但可明确动脉瘤的存在，还可了解远段动脉通畅的情况，协助制订适当的手术方案。CT 和磁共振检查对诊断也有较大帮助，必要时可以进行。诊断时还应和 Baker 囊肿、由血栓闭塞性脉管炎及硬化性动脉狭窄引起的缺血症状相鉴别。前已述及，腘动脉瘤常伴有其他部位的动脉瘤，必须仔细检查加以发现或排除，以便做出统筹的处理规划。

3. 治疗 腘动脉瘤有症状者，应及早手术。无症状者，尚存少许争论。主张一律手术者，认为日后出现症状时才行手术，疗效将大幅度下降。但 1987 年 Schellack 等报道了 26 例较小的腘动脉瘤，未予手术，随访中仅 2 例（8%）发生肢体缺血症状。1991 年，Hands 等也报道了类似结果。Makhoul 于 1997 年根据现有资料，断言无症状性腘动脉瘤过小者可以保守治疗，达 2cm 者必须手术。手术方法：根据病情，有三种手术方式可以选择。

（1）内侧进路：患者取仰卧位，患肢取外展、外旋位，膝关节略屈，膝下垫一软枕。在大腿下段内侧沿缝匠肌内缘做切口，向下越过膝关节延至胫骨上段的内缘（图 19-5A）。切开深筋膜，在内收大肌腱下进入腘窝。为使动脉瘤及其近远段充分显露，常需切断股薄肌、半腱肌、半膜肌及腓肠肌内侧头。在切断各肌时，注意做某种标记，以便术终重建肌肉时易于辨认，不致缝错。肌肉切断后，在脂肪组织内稍加分离，即可显露动脉瘤（图 19-5B）。静脉注射肝素 1mg/kg，5min 后，用无损伤钳阻断瘤体近、远侧血流，纵行切开瘤体，取出附壁血栓，在瘤内缝闭通向瘤体的分支开口（图 19-5C）。然后在瘤体上、下端切断动脉，着手重建，而将瘤壁留置，不必切除。如动脉缺损有限，可行端端吻合术，但多数需用一段大隐静脉做间置移植术（图 19-5D）。最后将切开的动脉瘤壁围绕移植物缝合对拢，予以保护。用褥式缝合重建被切断的肌肉，按层缝合切口。

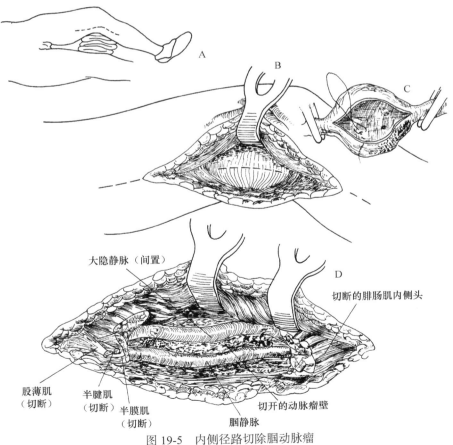

大隐静脉（间置）

切断的腓肠肌内侧头

股薄肌（切断） 半腱肌（切断） 半膜肌（切断） 腘静脉 切开的动脉瘤壁

图 19-5 内侧径路切除腘动脉瘤

A. 手术切口；B. 显露动脉瘤；C. 在瘤体缝闭各分支的开口；D. 自体大隐静脉间置移植

特殊情况的处理：①如瘤体巨大，在做切口和分离时可能损伤瘤壁，引起大出血。可预先在大腿部缚一充气止血带，控制血流。②术前动脉造影显示小腿动脉内有血栓存在，或术中发现远侧动脉逆行出血不良时，需用带囊取栓导管进行取栓。若血栓已机化，不易取出，可考虑做旁路移植，远侧吻合口建立在较低的胫后动脉上（图 19-6）。③若腘动脉瘤为损伤性，多呈囊状。切开瘤囊后，缝闭动脉壁上的破口即可；如有较大缺损，做间置移植术。④腘动脉瘤并发感染以至化脓时，应以自体静脉做旁路移植术，结扎近、远侧动脉，然后切开瘤体引流（图 19-7）。

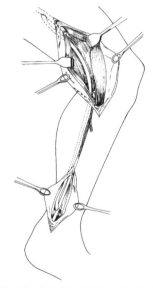

图 19-6　腘动脉瘤切除旁路移植的远侧吻合口，建于胫后动脉较低的位置上

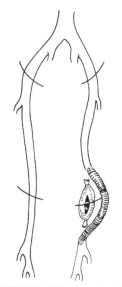

图 19-7　大隐静脉旁路移植，腘动脉瘤切开引流

内侧进路处理腘动脉瘤为大多数临床医师所采用。其优点是显露充分，便于切取大隐静脉做移植，也便于做旁路移植。缺点是需切断几条肌肉，损伤较大。

如大隐静脉移植不可行，也可用人造血管移植，但效果较差。Farina 等于 1989 年报道腘动脉瘤长期随访结果：用自体静脉移植者全部通畅；用聚四氟乙烯人造血管移植者 3/4 通畅；用涤纶人造血管移植者仅 1/3 通畅。

（2）后方进路：患者取俯卧位，膝下垫一软枕。从腘窝内上方至外下方做"S"形切口，中间部分与皮纹平行（图 19-8A）。切开深筋膜，在该膜深面向上、下分离，以扩大手术野。在伤口外侧股二头肌腱旁显露腓总神经，以塑料管绕过，用以醒目，免受损伤。在伤口中部分离脂肪组织，显露胫神经，也用塑料管绕过（图 19-8B）。向侧方拉开胫神经，显露腘静脉及其深面的动脉瘤（图 19-8C）。分离出瘤体近、远侧动脉，绕带（图 19-8D）。之后的步骤，与内侧进路的相应部分相同。

后方进路的优点是步骤较简单，不切断肌肉，损伤小；缺点是显露不如内侧切口充分，尤其是瘤体远侧的动脉常显露不良，也不便于切取大隐静脉做移植。其较适用于瘤体较小或动脉破损不大的假性动脉瘤患者。

（3）旁路移植：是最简单的一种手术方式。分别做股下部及小腿上部的内侧切口。不显露瘤体而仅显露其近、远侧的腘动脉。用倒置的自体大隐静脉做旁路移植。再将瘤体的流入道和流出道结扎（图 19-9）。

此术最大优点是简便，尤其适用于较长的梭形动脉瘤，缺点是不适用于已有压迫症状的患者。术后绝大多数瘤体因血栓形成而闭塞；但 Battey 等于 1987 年曾报道 1 例瘤体继续增大并破裂，当属罕见。

本术式早于 1969 年即由 Edwards 报道，但近年来受到特别重视。Evans 于 1989 年、Flanigan 于 1991 年及 Makhoul 于 1997 年皆在权威专著中推荐本术式，并列为首选，因而值得关注。

1997 年，金毕等分析了德国杜塞尔多夫海涅大学血管外科 100 例腘动脉瘤手术患者，手术方式即为动脉近、远端结扎加移植物搭桥术，而不干预动脉瘤本身。手术计划有 89 个腘动脉瘤用自

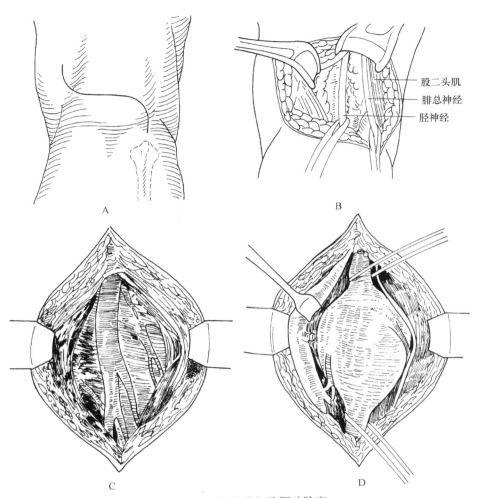

图 19-8　后方径路切除腘动脉瘤

A.手术切口；B.显露胫神经并绕带；C.显露腘静脉及其深面的动脉瘤；D.分离瘤体两端的腘动脉并绕带

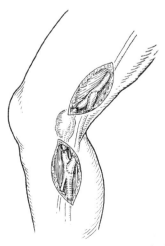

图 19-9　动脉瘤结扎，大隐静脉旁路移植

体静脉搭桥，11 个腘动脉瘤用人造血管搭桥。术后随访 6～126 个月。通畅率：自体静脉组 88.8%，人造血管组 45%；截肢率：自体静脉组 7.9%，人造血管组 36.4%。

腘动脉瘤常伴有瘤体内血栓形成及血栓脱落引起远侧动脉栓塞，已如前所述。对于这种患者，术前必须进行溶栓治疗。术中取栓并不能收到预期的效果，因为取栓导管不能到达细小动脉分支。

1997 年，Hoelting 等报道了 24 例腘动脉瘤患者伴有肢体缺血表现。9 例患者先行溶栓治疗然后手术，6 例患者血栓完全溶解，3 例患者部分溶解。术后症状全部缓解，无 1 例患者截肢，无 1 例患者搭桥阻塞。其余单纯手术组有 2 例患者截肢，5 例患者搭桥阻塞。溶栓组唯一并发症有 2 例患者术后局部出血，经保守治疗痊愈。

该报道溶栓治疗通过股动脉插管进行。尿激酶 6 万～12.5 万 IU/h；全身肝素 700IU/h。溶栓时间 3～21 小时，平均 7 小时。尿激酶平均用量 72 万 IU。通过血管造影术观察溶栓是否已成功。从溶栓治疗到搭桥手术的间隔为 8 ～ 27 小时，平均 16 小时。

2005 年，Peter 引用文献报道指出，术前成功的溶栓保肢率为 100%，单纯手术保肢率仅 57%。溶栓治疗还可使手术延后择期进行，中间用肝素过渡，而不必匆忙行急症手术。溶栓治疗失效率为 23%，对此类患者行旁路及取栓术常不成功。截肢或许为第一线治疗。

治疗结果：腘动脉瘤手术效果主要决定于远段动脉内有无血栓或栓塞及所用移植物的种类。手术后 10 年移植血管通畅率，术前无症状者为 82%，有症状者仅 48%；手术后 10 年保肢率无症状者为 93%，有症状者仅 79%。而术前有无症状又决定于远段动脉内有无阻塞。自体大隐静脉优于人造血管移植，已成为共识。

除以上 3 种开放手术方式外，近年来的腔内技术也逐渐用于腘动脉瘤的治疗，用带膜支架将腘动脉瘤隔绝于血流之外。

2006 年，王浩洲等报道了 1 例腘动脉瘤患者，直径 2.5cm，瘤腔内有血栓形成，在外院已行溶栓疗法。入院后检查，发现血流通畅，决定行腔内治疗。用 Seldinger 技术，经同侧股动脉顺行插管，带膜支架采用 Passager graft 产品。动脉瘤被顺利隔绝。术后静脉滴注尿激酶 20 万 U，1 次 / 日；肝素 6250U，2 次 / 日，共 3 日。之后口服华法林 2.5mg，2 次 / 日，共 3 个月。随访 26 个月，移植物通畅。

2006 年，Henry 等 11 例腘动脉瘤用带膜支架隔绝，随访平均 20.6 个月，有 5 例支架内血栓形成。与其他部位的动脉瘤用同样方法治疗相比，血栓形成以致移植物阻塞的比例最高。腘动脉瘤的治疗，应首选开放手术。

2007 年，Tielliu 等对 60 例 73 个腘动脉瘤行带膜支架腔内治疗。随访 1 ～ 104 个月（平均 37 个月）。共 18 根（25%）带膜支架阻塞。其中 7 根，患者仅有轻度跛行，未加处理；另 11 根，患者表现为急性缺血，需再次干预：8 根行溶栓，2 根行取栓，1 根行旁路术。溶栓与取栓的 10 根中，5 根保持通畅，另 5 根又阻塞，出现跛行，未做特殊处理。除移植物阻塞外，另有移植物移位 9 根，破裂 3 根及狭窄 2 根，其中 8 根需再次干预。总计植入的 73 根带膜支架，有 19 根需再次干预治疗，包括开放手术、溶栓、取栓、PTA 及 Ⅱ 型内漏注射凝血酶等。通畅率 3 年 77%，5 年 70%。

2009 年，Idelckik 等对 29 例患者 33 个腘动脉瘤用带膜支架腔内治疗。29 例患者中 28 例有附壁血栓。每个动脉瘤用 1 ～ 3 根带膜支架隔绝，共用 59 根。包括 Wallgraft 15 根，Viabahn 44 根。经同侧股动脉顺行或对侧股动脉逆行径路，植入带膜支架。技术成功率 100%。无内漏，无血栓栓塞，无截肢。随访 6 ～ 120 个月（平均 35.4 个月），带膜支架通畅率：6 个月 93.9%，1 年仍为 93.9%，2 年 87.5%，4 年半 84.8%。相对于开放手术的 5 年通畅率，移植物用大隐静脉者为 85%，用人造血管者为 80%，可见两种治疗方式的通畅率相当。

按腘动脉瘤处于膝关节位置，关节屡有伸屈动作，使带膜支架频受劳损，而较在身体其他部位更易发生移位、纽结、内漏、破裂和血栓形成。因此，腘动脉瘤的腔内治疗，并发症最多，疗效最差，采用时应慎重考虑。上述 Idelchik 的报道颇令人鼓舞：病例数量大（33 个腘动脉瘤），技术成功率高（100%），并发症少（近于无），随访时间长（平均 3 年），远期通畅率高（4 年半 84.8%）。

为提高疗效，腘动脉瘤用带膜支架介入治疗时应注意：①多用于老年人而少用于年轻人，因老年人下肢活动较少，且又更需微创干预；②选用弹性好、顺应性好的产品，目前有学者认为 Wallgraft 中远期效果尚可；③需用多根带膜支架时，支架间套接处勿置于屈膝带（knee flexion zone）中心部位，该部位在髌骨上缘平面；④嘱患者勿过度屈膝，不超过 90°；⑤ 2007 年，Tielliu 推荐术后服用氯吡格雷（clopidogrel，波利维）可提高疗效。其报道的 73 例腘动脉瘤患者，A 组 23 例患者不服药，B 组 50 例患者服药。带膜支架阻塞率 A 组高于 B 组 [35%（8/23）vs 20%（10/50）]；其他并发症如移植物移位、破裂及狭窄等，A 组也高于 B 组 [61%（14/23）vs 32%（16/50）]。Tielliu 又在 2011 年报道了 64 例患者 78 个腘动脉瘤行腔内治疗。中位随访时间 50 个月。15 个带膜支架发生周径性断裂（circumferential stent fractures），即完全断开，占总数 19.2%；不达周径的局部断裂不计在内。带膜支架断裂大多发生在年轻患者（P=0.007）。2011 年，Bracale 等报道了 26 例腘动脉瘤患者全部用开放手术治疗。其中 12 例取内侧进路，平均随访 78.8 个月，通畅率达 83.3%；另 14 例患者取后侧进路，平均随访 46.3 个月，通畅率达 100%。强调开放手术是治疗腘动脉瘤的金标准。该作者研究了目前为止的所有文献，得出结论：带膜支架治疗腘动脉瘤只适用于对外科手术有很高风险的患者。

2012年，Rulli等报道了64例腘动脉瘤患者，43例患者行开放手术，21例患者行腔内治疗。随访24个月，通畅率：开放手术组为78.1%，腔内治疗组为59.4%；再次干预率：开放手术组为21%，腔内治疗组高达38.5%。

总而言之，腘动脉瘤位于关节部位，受到关节不停活动的影响，带膜支架比在任何其他部位更容易发生移位、扭结、内漏和血栓形成导致闭塞。因此应明确腘动脉瘤的治疗以开放手术为首选；尤其不该将带膜支架用于年轻的腘动脉瘤患者。腔内修复仅用于对麻醉和手术风险过高的老年患者；且动脉瘤近、远端都有一段正常的动脉，无钙化和扭曲；动脉瘤本身无过多的血栓存留。

四、锁骨下动脉瘤

锁骨下动脉瘤较少见，文献报道的病例也不多。对其自然转归、最佳处理方案等的认识，也相对较少。

1. 病因与病理　锁骨下动脉在解剖上分为三部分，列于前斜角肌的后方部分为第二部分，在其近侧者为第一部分，远侧者为第三部分。位于第一部分的动脉瘤，常由动脉硬化等病理性原因引起，位于其余部分者，国内所见，常由损伤引起。西方国家报道位于第三部分者，绝大部分为胸廓出口综合征导致的狭窄后扩张性动脉瘤。Dougherty等综合英文文献共70个锁骨下动脉瘤，病因中60%为动脉硬化，15%为梅毒，10%为结核，余下的罕见病因为马方综合征及动脉中层坏死等。右侧占52%，左侧占37%，双侧占11%。男与女之比为2：1。

2. 临床表现与诊断

（1）锁骨上区搏动性肿块：位于第一部分的动脉瘤在胸内，无肿块可见；位于第二、三部分的动脉瘤多有搏动性肿块，除非瘤体内充满血栓而无搏动表现。

（2）疼痛：由于瘤体的膨胀，患者可有胸、颈和肩部疼痛。

（3）压迫症状：动脉瘤可压迫臂神经丛、喉返神经、星形交感神经节而产生上肢神经症状、嘶哑及霍纳综合征。压迫气管产生呼吸困难，甚至可侵蚀肺尖发生咯血。

（4）栓塞症状：最常见，占68%。瘤体内附壁血栓脱落后，可引起上肢急性或慢性缺血表现。脱落的栓子也可进入椎动脉，更有甚者，有时栓子可逆行进入右侧颈总动脉，产生相应的症状。

（5）破裂：锁骨下动脉瘤破裂者罕见，但有报道。若能扪及锁骨上区搏动性肿块，则诊断比较容易。上肢发生反复发作的小动脉栓塞症状时，应考虑本病的可能；如主干动脉栓塞，桡动脉搏动可减弱或消失。胸部平片可显示上纵隔内阴影。超声波和动脉造影检查应常规进行，以便了解动脉瘤的确切位置、大小及上肢动脉的通畅情况。临床上较常见的由动脉硬化引起的锁骨下动脉伸长和迂曲，也可通过动脉造影加以区别。此外，还需与上纵隔内各种肿瘤相鉴别。

3. 治疗　锁骨下动脉瘤对患者有生命或肢体的威胁，一经诊断，原则上皆应手术治疗。对于较小的狭窄后扩张性动脉瘤，可以继续观察。Pairolero等有4例胸廓出口综合征导致的锁骨下动脉瘤，仅做出口减压术而未处理动脉瘤，在较长时间的随访中，未出现栓塞症状。

（1）手术治疗：锁骨下动脉瘤处于一个不易到达的部位，显露较困难。切口选择应根据病因、瘤体大小和部位而定。一般而言，锁骨下动脉第二、三部分的动脉瘤，可通过锁骨上横切口显露。但对第一部分的动脉瘤，必须加做切口或另做切口，否则无法获得良好的近端控制。右侧者需做胸骨正中劈开切口。左侧者可做胸部后外侧第4肋间或前胸第3肋间切口。以上为文献推荐的手术进路。笔者所做数例手术是采取颈胸联合切口。其法将颈部切口在内侧向下弯转，经胸骨柄至第2肋间平面再转向外侧，劈开胸骨柄至第2肋间平面，由该肋间进胸。常需再切断锁骨中部，将整块组织向外翻转，显露动脉瘤及其近、远端动脉（图19-10）。

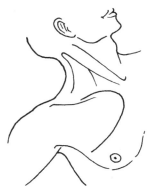

图19-10　颈胸联合切口

动脉瘤切除后，极力争取重建。视方便用人造血管或大隐静脉均可，注意保留椎动脉；如其已受瘤体牵累，可在切断后再植；如术前造影证明对侧椎动脉灌注为主，则患侧椎动脉不必重建。1995 年，Dougherty 等报道的 1 例手术，切除第一部锁骨下动脉瘤后，远段动脉与左侧颈总动脉做端侧吻合术，免除了移植物的应用，效果良好。作者还认为，肩锁部侧支循环丰富，动脉瘤切除后单纯结扎而不加重建，也不致发生严重后果。作者提出对于锁骨下动脉瘤，重建仅是一个次要追求的概念，对此仅供读者参考。按多组病例综合统计，锁骨下动脉瘤单纯结扎瘤体近、远端者，75% 的患者无循环障碍，25% 的患者有"跛行"表现，意为有上肢功能障碍。笔者的 3 例手术中，有 1 例做近、远端动脉结扎，切开瘤体，囊内缝扎各分支开口，未做重建。术后无任何动脉灌注不足的表现。

对原有小动脉栓塞造成上肢慢性缺血症状者，可加做第 2、3 胸交感神经节切除术。如为胸廓出口综合征导致的动脉瘤，还必须同时做胸廓出口减压术。

锁骨下动脉瘤手术后效果，取决于术前远段动脉有无栓塞。Pairolero 等对 18 例动脉瘤切除并重建动脉的患者，平均随访 9.2 年，全部通畅。如前所述，若仅做动脉结扎，则有 1/4 患者有不同程度的上肢功能受损。

（2）腔内治疗：是处理锁骨下动脉瘤首选方法，特别是锁骨下动脉瘤手术显露的步骤复杂，更能显示腔内治疗微创的优点。若瘤颈过短或瘤体累及椎动脉开口，可能限制腔内手术的施行。

腔内治疗必须注意的问题：①入路选择。由于覆膜支架的导入鞘均较粗，常大于 8F，因此需采用股动脉入路。②必须仔细评估锁骨下动脉瘤近远侧动脉管径，选择合适口径支架，避免内漏发生。③必须了解椎动脉与动脉瘤关系。如果椎动脉发自动脉瘤，则需评估椎动脉对脑供血影响，如非优势动脉且 Willis 环通畅，可以遮蔽椎动脉。如椎动脉为优势动脉则覆盖椎动脉应慎重。④有文献报道，对于瘤颈短的锁骨下动脉瘤、假性动脉瘤或无合适覆膜支架选择时，由于锁骨下区域有大量动脉分支并互相沟通，可以使用弹簧圈栓塞瘤腔，术后并不导致上肢缺血症状。

2010 年 Vierhout 等分析了 126 篇文献，共有

381 例患者 394 个锁骨下动脉瘤，用开放手术及带膜支架腔内治疗，统计并发症发生率分别为 26% 及 28%（P=0.49）；而其中心肺并发症只发生在开放手术病例中；死亡率两者均为 5%。

第二节 内脏动脉瘤

一、概 论

内脏动脉瘤（splanchnic artery aneurysms，Visceral artery aneurysms）是指腹主动脉内脏分支包括腹腔干、肠系膜上动脉、肠系膜下动脉及其分支出现瘤样扩张性病变的总称。由于病变隐蔽，不易被发觉和重视。由于影像学的快速发展，CT 与 MR 的普及，内脏动脉瘤的检出明显增多。发病率最高的为脾动脉瘤（60%）和肝动脉瘤（20%），此两个百分数显然未将较常见的肾动脉瘤计算在内。据估算，肾动脉瘤的发病数，约相当于其他内脏动脉瘤发病总数的一半。其他如（按发病率高低顺序）肠系膜上动脉、腹腔动脉、胃和胃网膜动脉、小肠和结肠动脉、胰十二指肠和胃十二指肠动脉及肠系膜下动脉等，皆可发生动脉瘤。

内脏动脉瘤的病因，最常见者为动脉硬化，其次为感染及非感染性血管炎，还有退化性及先天性等因素。

内脏动脉瘤最危险的并发症是破裂，即使是细小的分支动脉上的动脉瘤破裂，有时也能引起严重的血腹，即所谓"腹腔中风"。临床上偶可见自发性血腹，剖腹探查时找不到出血的来源所在，可能是这种小动脉上的动脉瘤破裂所致。

内脏动脉瘤破裂后可有血腹、腹膜后血肿、胃肠道出血或胆道出血等表现。少见的症状有腹痛、搏动性肿块、高血压及血尿等。多数无症状而在腹部手术或造影时被偶然发现。采用超声波、CTA、MRA 或 DSA 检查，可获得确诊。

如内脏动脉瘤较小，可以观察。有下述情况者，属破裂高危病例，应积极干预：①瘤体直径大于 2cm；②随访中有增大趋势；③有感染或疼痛较剧；④产生压迫症状；⑤孕妇；⑥伴有门静脉高压症。

干预的基本方式为开放性手术和腔内治疗。常见的手术方式有以下几种：动脉结扎术和动脉瘤切除术；动脉瘤切除术和动脉端端吻合术或自

体静脉移植术；动脉瘤切线切除术和动脉壁修补术等。手术方法的选择应根据动脉瘤的部位、大小、局部解剖、侧支循环状况及有无感染而定。

自 Walter 1976 年应用经导管栓塞治疗肝活检引起胆道出血后，开创了腔内治疗内脏动脉瘤的先河，具有微创、安全、简单而有效的优点。特别适用于高龄和危重患者、手术不易到达的部位、近旁有炎症（如胰腺炎）的动脉瘤及肝内动脉瘤等。腔内治疗的方法有瘤腔栓塞，常用的栓塞材料有弹簧圈、组织胶、无水乙醇和脱卸球囊等，以弹簧圈应用最普遍。这种方法对一些侧支循环丰富且不影响终末器官的动脉瘤非常简便实用，如脾动脉瘤。但栓塞疗法不适用于多数肠系膜上动脉瘤和肠系膜下动脉瘤而肠系膜下动脉粗大者，因有终端器官即肠缺血坏死的可能。金属裸支架＋弹簧圈：选择合适长度支架在动脉瘤腔近远侧锚定，再通过支架的裸孔植入弹簧圈，致密栓塞瘤腔。覆膜支架：2000 年 Paci 等及 2001 年 Yoon 等用覆膜支架分别治疗肝动脉瘤和脾动脉瘤取得成功后，文献中有不少腔内隔绝经验。对于动脉路径较直，导丝能选择进入出瘤动脉时，选用合适覆膜支架治疗内脏动脉瘤也是较好的选择。多层裸支架（multilayer flow modulator）：2009 年批准用于临床的新型多层裸支架问世，由比利时 Cardiatis 公司研发。将多层裸支架释放于病变处，可降低瘤腔内涡流状态，并显著降低瘤腔内血流速度，从而促进瘤腔内血栓形成。文献有成功的病例报道，确切疗效及远期结果有待于观察。

二、脾动脉瘤

脾动脉瘤是内脏动脉瘤中最常见的一种动脉瘤。Stanley 在 3600 例动脉造影中，偶尔发现脾动脉瘤者占 0.78%，发病率不可谓不高。Bedford 在 60 岁以上 250 例尸检中，脾动脉瘤发现率竟达 10.4%，女性患者显著多于男性，二者比例约为 4∶1。Victor 等在 100 例脾动脉瘤中，发现女性达 87 例，92% 有过分娩史，其中 1/4 分娩 6 次以上，平均每个产妇有 4.5 个小孩。

脾动脉瘤的发病原因可能与动脉粥样硬化、动脉纤维发育不良、感染、创伤、血管炎症等因素有关。与其他部位动脉瘤不同的是，动脉粥样硬化导致的内脏动脉瘤不及 50%，即使大多数脾动脉瘤存在动脉粥样硬化表现，但多认为是继发性表现。炎症被认为是重要原因之一，炎症可以是原发的自身免疫性血管炎；也可以是细菌性心内膜炎的栓子对内脏动脉的作用；或者是胰腺炎或消化性溃疡对血管的破坏。胰腺炎时胰蛋白酶和弹性蛋白酶渗出，可造成邻近脏器动脉壁的腐蚀和破坏，据估计 10% 的胰腺炎患者胰腺周围存在假性动脉瘤。

72% 的脾动脉瘤是真性动脉瘤，多表现为囊性且发生在动脉分叉或脾门处。最常见的发病原因是动脉粥样硬化、门脉高压伴脾肿大和胰腺炎引起的假性动脉瘤。脾动脉瘤在多胎妊娠妇女中也有较高发病率，其产生原因归咎于妊娠时脾动脉血流增加，雌激素水平改变导致的血管壁弹性纤维断裂、平滑肌细胞丧失和内弹力层破坏。动脉粥样硬化在脾动脉瘤的发病机制尚不清，从切除的动脉瘤病理检查中，发现 99% 瘤壁存在动脉粥样硬化，但病变并不累及周围动脉；一些多发性脾动脉瘤患者，动脉粥样硬化表现仅见于部分动脉瘤，而非所有动脉瘤中，因此推测动脉硬化仅是继发性表现。

大多数脾动脉瘤在破裂前常无任何症状，或者偶然在影像学检查时发现而诊断。逐渐增大和进展性的脾动脉瘤，有时可有腹痛的感觉，或者可触及腹部搏动性肿块，腹部听诊可闻及血管杂音。动脉瘤可以向腹腔破裂导致出血性休克，或穿向邻近器官或组织结构，如胰腺或胃肠道，出现相应消化道出血症状。许多脾动脉瘤发生破裂、腹部内出血或胃肠道出血危及生命时才被发现或明确诊断。

必须注意的是脾动脉瘤破裂与妊娠分娩有关，95% 的脾动脉瘤破裂发生于妊娠妇女；此外脾动脉瘤破裂时约 25% 的患者有特征性的"二次破裂"（double rupture phenomenon）现象，即开始破裂时出血仅局限于小网膜囊内，然后大量出血经网膜孔或穿破小网膜进入腹腔，导致出血性休克。妊娠或分娩时的脾动脉瘤破裂有时易误诊为妇科急症，如子宫破裂、胎盘早剥和羊水栓塞。

随着影像学检查手段的广泛应用，检查仪器的发展和技术的提高，以及健康体检为目的的开展，脾动脉瘤检出率有所提高。CT 或 CTA、MR

或 MRA、超声和动脉造影的日趋普遍，特别是超声检查和 CT 的广泛使用，使无症状的脾动脉瘤检出明显提高，很多瘤径非常小、部位非常深的动脉瘤均能及早发现，并能清晰地显示与周围的解剖学关系。

脾动脉瘤治疗应取积极态度，可由几个统计数字来说明。虽然无症状的脾动脉瘤破裂率仅为 2%，但综合三组病例报道，总的破裂率达 3.0%～9.6%。脾动脉瘤破裂后再行治疗，患者死亡率高达 25%（在 40 例脾动脉瘤破裂患者中）；而在妊娠妇女，死亡率更高达 68%（在 65 例脾动脉瘤破裂患者中）。脾动脉瘤一旦明确诊断，应积极采取治疗措施。1～2cm 的脾动脉瘤可随

访观察，应每 6 个月进行 1 次影像学检查；一般认为，即使是无症状的脾动脉瘤，若瘤径大于 2cm 应考虑外科治疗；有症状的脾动脉瘤、无论瘤径大小的妊娠期脾动脉瘤是选择性手术的绝对适应证。

手术的常用方法是包括动脉瘤在内的脾切除术。但近年来的趋向是争取保脾。瘤体位于脾动脉近侧或中部（较少）者，常可做切瘤或结扎而保脾（图 19-11A）；位于远侧（占 73%）者，有时也可切瘤保脾（图 19-11B）；位于脾门之内者，必须连同脾脏一并切除（图 19-11C）。如动脉瘤与胰尾紧密粘连，单独切除困难，单纯结扎也不易，则只能将动脉瘤连同脾脏及胰尾部一并切除。

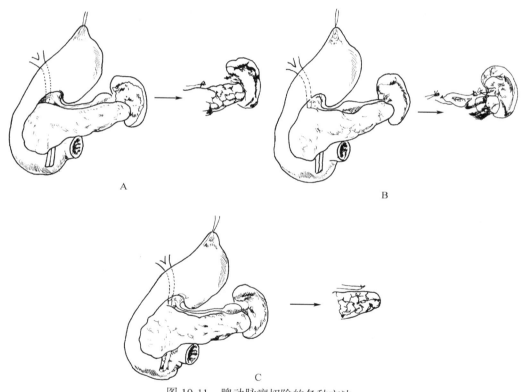

图 19-11　脾动脉瘤切除的各种方法
A.动脉瘤结扎，保脾；B.动脉瘤切除，保脾；C.动脉瘤连同脾脏切除

腔内治疗：经皮穿刺置管行动脉瘤腔内治疗是近年来发展起来的微创治疗方法，治疗成功率达 85%，几乎适合所有病例，特别适用于外科手术困难，或不能耐受传统手术治疗的患者。由于其微创、相对简便和安全的特点，逐渐成为首选治疗方法。

腔内治疗方法有两种，包括弹簧圈栓塞和覆膜支架（图 19-12）。

（1）弹簧圈栓塞常用的方法有两种：其一为直接栓塞瘤腔，即应用弹簧圈将瘤腔栓塞。由于脾有丰富的侧支血供，特别是胃短动脉和胃网膜左动脉，栓塞脾动脉主干，一般不会导致脾坏死。对于瘤腔较大者，可先选用可控弹簧圈 interlock（Boston scientific，美国），目的是增加弹簧圈释放的精准，此外使用 interlock 先"编篮"，然后再使用游离弹簧圈。这样可以减少游离弹簧圈使用量、节省手术时间。其二是先后栓塞瘤体的流

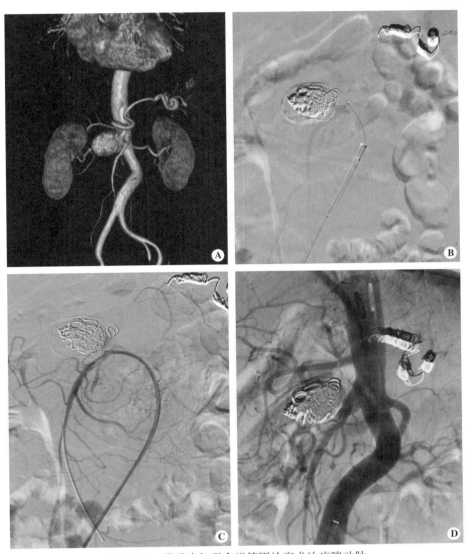

图 19-12　带膜支架联合弹簧圈栓塞术治疗脾动脉

A. 内脏动脉 CTA 提示脾动脉瘤，脾动脉源自肠系膜上动脉；B. 导管超选至脾动脉远端行弹簧圈栓塞瘤体的远端流出道；C. 瘤腔内弹簧圈栓塞术，
并将导丝和长鞘置入肠系膜上动脉；D. 肠系膜上动脉内植入带膜支架隔绝脾动脉开口处，术后脾动脉瘤未见明显显影

出动脉和流入动脉，使动脉瘤处于隔离状态而被治愈，有人称之为"三明治"疗法（sandwich pattern）。笔者认为，理想的脾动脉栓塞应同时栓塞流出动脉、瘤体本身及流入动脉，防止瘤腔内有分支血管的血液反流，影响动脉瘤的根治性。因此，为达到确切疗效，瘤腔致密栓塞至关重要。部分病例有时很难选择进入动脉瘤流出动脉，有学者采用弹簧圈漂流法（drifting-coil method）完成动脉瘤流出动脉的栓塞，即在钢圈进入脾动脉后，用生理盐水推注，使钢圈随血流漂流至动脉瘤流出动脉的远端分支，动脉瘤流入动脉再用钢圈栓塞，解决了脾动脉瘤位于脾动脉过于远端的处理问题。脾动脉瘤栓塞术后常有胰酶增高以至

急性胰腺炎发生，可能由于胰腺供血动脉受累所致；所幸多为轻症，数日后可恢复；但也有重症胰腺炎偶发事件的报道。脾动脉瘤栓塞治愈后再通复发率据 2012 年 Patel 报道为 4/47 例（9%）。栓塞后应定期随访，一些成功栓塞后再通的病例可再次栓塞治疗。

（2）脾动脉瘤覆膜支架隔绝治疗，可保持脾动脉血流通畅，脾脏供血不受影响。但覆膜支架的输送器较粗，质地较硬，而伴有动脉瘤的脾动脉常甚迂曲，使带膜支架的植入有一定困难。植入成功后有血栓形成的可能，需较长时间的抗凝治疗。靠近脾动脉远端分支的动脉瘤，瘤体远端难有足够带膜支架遮盖的空间。靠近肝总动脉开

口的脾动脉近端动脉瘤，覆膜支架释放有时需遮盖肝总动脉开口，但由于肝脏具有双重血供特点，术后一般不致于出现严重的肝功能损害。

三、肝动脉瘤

肝动脉瘤也是内脏动脉瘤中常见的一种。约 80% 位于肝外，20% 位于肝内。Stanley 在 163 例肝外型动脉瘤患者中，发现位于肝总动脉者占 63%，右肝动脉者占 28%，左肝动脉者占 5%，双侧者占 4%。主要病因为动脉硬化（32%）、中层退化（24%）、损伤（22%）及感染（10%）。但切除动脉瘤所示动脉硬化的病理表现，可能是一种继发性变化，未必是病因。大多数动脉瘤为单发性，如为多发性小动脉瘤，常由血管炎引起。邻近组织感染如胆囊炎和胰腺炎引起的肝动脉瘤较少见。凡肝内动脉瘤多由钝性伤或锐性伤引起。

男性患者发病率较高，约为女性的两倍。除损伤性外，多数患者年龄超过 50 岁。可能发生的症状为右上腹或上腹部疼痛，向肩背部放射，常误认为胆囊炎。较大的动脉瘤可压迫胆管，引起阻塞性黄疸。不少患者的初次症状即为动脉瘤破裂，导致严重的血腹。1997 年的资料记载，以往仅有 5 例这种患者经治疗存活。动脉瘤破入胆管约与破入腹腔的机会相等。临床上出现上消化道出血、胆绞痛、黄疸和发热等胆管出血的症状。动脉瘤破入胃肠道或门静脉者有报道，但罕见。

诊断肝动脉瘤的方法，同以上脾动脉瘤所述。对于无症状的肝动脉瘤，仅在腹部影像学检查和其他剖腹手术时偶被发现。

治疗的主要方法是手术切除动脉瘤并保持肝脏的血供。位于肝总动脉的动脉瘤，可做动脉结扎、切除或留置瘤体，不必重建。胃十二指肠动脉可维持足够的血供至肝。对于肝固有动脉及其分支的动脉瘤，在切除后必须用大隐静脉或人造血管做间置移植。如为肝内型动脉瘤，需做肝叶切除术或肝动脉结扎术。后者虽有导致肝坏死的可能，但在高危的大出血患者，反而较肝切除术更为可取。

腔内治疗：应用腔内技术处理肝动脉瘤，具有微创特点，成为首选方法，特别适用于年龄大、不能耐受手术者。治疗方法类同于脾动脉瘤治疗，

一般包括：①覆膜支架腔内隔绝；②裸支架＋弹簧圈栓塞；③瘤腔直接栓塞。

四、肠系膜上动脉瘤

肠系膜上动脉瘤列于脾动脉瘤和肝动脉瘤之后，为第三位常发的内脏动脉瘤，约占 5.5%（肾动脉瘤未计算在内）。1987 年累积文献报道共 118 例。病因中感染性最多，占 57%，年龄多在 50 岁以下；非感染性病因年龄多在 50 岁以上，如动脉硬化、中层退化等。感染性动脉瘤累及肠系膜上动脉者较任何其他内脏动脉为多。还有少见的病因为损伤。

男女发病率约相等。临床主要表现由肠管缺血和动脉瘤破裂所引起。缺血因瘤体内血栓脱落使远段栓塞；有时还同时伴有肠系膜动脉的狭窄。患者有纳差、消瘦、腹泻和"肠绞痛（intestinal angina）"。有人认为肠系膜上动脉瘤破裂者不多见，所表现的胃肠道出血常由于肠梗死引起；但 1997 年 Sabistan 认为，动脉瘤破裂的百分率很高。约半数患者可在腹部触及稍具移动性的搏动性肿块。术前诊断大多依靠腹腔影像学检查 CT、MR 及腹主动脉造影来完成。

鉴于肠系膜动脉瘤有阻塞肠管血流和破裂的可能，手术宜及早施行。

1992 年，Eastcott 复习文献，惊异地发现，手术多采用 Matas 于 1888 年就介绍的古老术式，即动脉瘤内修补术。其法是结扎近、远端动脉，切开瘤体，在瘤内缝扎分支开口，而不做重建。1991 年，Stanley 也表示同样的惊异，认为手术成功的病例，早有动脉狭窄，已建立起丰富的侧支循环，作者指出如采用这种术式，应先暂时阻断肠系膜上动脉血流，证明肠管血供不受影响才可施行。动脉瘤常与肠系膜上静脉粘连，勉强切除动脉瘤易致该静脉损伤，应加注意。

理想的治疗当然是动脉瘤切除和血管重建。重建的方法有间置移植和主动脉 - 肠系膜上动脉旁路两种。但最新的统计表明，做成这两种重建术的病例罕有。

若决定做重建术，所用移植物应取大隐静脉（因肠系膜上动脉瘤多为感染性），而不宜采用人造血管。

2002年，Stone 等报道了肠系膜上动脉瘤患者21例。其中，8例患者（38%）动脉瘤破裂，另13例患者瘤体有钙化，但无1例破裂。8例动脉瘤破裂患者行急症处理：6例（75%）患者结扎，有2例患者死亡；1例患者（12%）经导管栓塞，存活；1例患者（12%）死于术中。8例动脉瘤破裂患者死亡3例（38%）。死因为循环衰竭，并非结扎后肠坏死。其余13例患者中8例行择期处理：4例患者（50%）结扎，2例患者（25%）重建，2例患者（25%）经导管栓塞。无死亡。余5例患者随访，未做处理。报告者认为多数病例可采取单纯结扎，血管重建只用于少数术前造影或术中评估认为有需要者。

2007年林瑞敏等及2009年路军良等各报道了1例肠系膜上动脉瘤，用带膜支架成功隔绝。造影显示，肠系膜上动脉血流通畅。2009年李说等报道了2例肠系膜上动脉瘤患者，1例患者用带膜支架隔绝，另1例患者用6枚弹簧圈栓塞瘤腔，又在该平面放置一动脉内支架，防止弹簧圈脱落，继而又将微导管穿过支架网眼进入瘤腔，再释放2枚微弹簧圈，治疗成功。2例患者载瘤动脉皆通畅。2010年，钱松屹等研究报道1例白塞病性肠系膜上动脉瘤患者用带膜支架经肱动脉入路遮盖瘤体及其近、远端管壁，瘤腔即刻消失。1周后复查，支架无移位，无内漏。2010年 Mendonca 等研究报道2例囊状肠系膜上动脉瘤患者用带膜支架治疗成功。2011年，Shlomovitz 等用血流转向裸支架（flow-diverting uncovered stent）治愈1例肠系膜上动脉瘤患者。此型裸支架能遮盖30%～35%血管壁的面积，数倍于普通裸支架所能遮盖的面积，置于瘤颈处可阻碍血流进入瘤腔，而因生理学梯度原因而不影响血流进入被遮盖的血管分支。患者接受肝移植，引起医源性肠系膜上动脉瘤，直径达3cm，恰位于肠系膜上动脉的第2空肠分支动脉的远侧。如用带膜支架隔绝，势必同时遮盖了2大支空肠动脉，招致空肠缺血坏死的风险。采用血流转向裸支架则因血流进入瘤腔减少而逐渐血栓形成，与此同时，2大支空肠动脉的血流则不受影响。1年后随访，瘤腔血栓形成，而被遮盖的2大支空肠动脉血流畅通。2011年，Mousavi等用单纯结扎治疗1例肠系膜上动脉瘤患者，观察12个月一切正常。2011年，Schweigert 等用带膜支架治疗1例肠系膜上动脉瘤患者成功。2011年，

姜剑军等在 J Vasc Surg 上报道了5例肠系膜上动脉瘤患者用带膜支架隔绝，3个月后有1例患者出现内漏，其余良好。2012年，Juszkat 等报道了1例肠系膜上动脉宽颈动脉瘤患者，用带膜支架隔绝。随访2年，瘤腔无对比剂充盈，支架通畅。

五、肾 动 脉 瘤

肾动脉瘤在很多教科书中并不列入内脏动脉瘤。与其他内脏动脉不同的是，肾脏属覆膜外位器官，肾动脉位于腹膜后来自腹主动脉成对的脏支。由于肾动脉瘤诊治与内脏动脉瘤有类似特点，所以很多文献将肾动脉瘤纳入内脏动脉瘤一并叙述。

在一组8500例动脉造影中，肾动脉瘤的发现率为0.1%。根据 Poutasse 的意见，将肾动脉瘤分为4型：①囊状动脉瘤，最常见，位于肾动脉分叉处。其好发年龄为40～60岁。部分患者有囊壁钙化。一般认为，非钙化动脉瘤较钙化者容易破裂。②梭形动脉瘤，常伴有肾动脉狭窄，在其远端呈梭形扩张。③夹层动脉瘤，由肾动脉内膜破裂所致。夹层动脉瘤好发于主动脉，周围型夹层动脉瘤少见，但肾动脉似乎例外。Poutasse 等发现57例肾动脉瘤患者中，竟有14例患者属夹层型。临床表现特殊，有肾区剧痛，类似肾结石绞痛或急性肾动脉栓塞，随后有肾性高血压。④肾内动脉瘤，是一种多发、较小的动脉瘤。由损伤或血管炎引起，有时是先天性的。压迫肾内血管可引起高血压，破入肾盏可出现血尿。

动脉瘤发生在肾动脉主干或其第一级分叉处者占60%，在肾实质内者占15%。病因主要为动脉硬化和中层坏死，其次为损伤和先天性；肾动脉狭窄后扩张引起者也不少。

大多数肾动脉瘤无症状，仅在动脉造影或其他手术时偶然发现；少数患者有上腹部或腰背部疼痛，局部可听到血管杂音；其他如高血压、头痛、肾绞痛及血尿等，均甚少见。

肾动脉瘤最严重的临床表现为破裂大出血和肾血管性高血压。Mayo 医学中心报道，动脉硬化性肾动脉瘤的破裂率为5.6%，均发生在瘤体较大的病例。但 Eastcott 认为，如病因为中层退化，即使较小的肾动脉瘤也可发生破裂，充分钙化的肾动脉瘤较不易破裂。McCarron 等搜集文献中126

例肾动脉瘤患者，破裂者6例，其中5例患者为非钙化动脉瘤，钙化者仅1例。妊娠期的肾动脉瘤，是否如同脾动脉瘤一样容易破裂，目前还存在争议。肾动脉瘤伴有肾动脉狭窄者及夹层动脉瘤最易导致高血压；但囊状动脉瘤可压迫肾动脉分支或因囊内血栓延伸而使肾血流受阻；肾内动脉瘤也能影响肾内血流，可导致高血压。

CTA、MRA及动脉造影不但可明确肾动脉瘤的诊断，还可显示瘤体的部位、大小和形状，有助于制订手术方案。

肾动脉瘤的手术适应证：①直径大于2～4cm非钙化性动脉瘤，如钙化良好又较小者，可以观察；②伴有高血压者，但必须有强有力的化验数据支持诊断，否则手术后高血压症状仍将持续；③夹层动脉瘤，肾动脉夹层分离较任何其他内脏动脉为多，急性夹层分离可导致肾血流受阻和高血压，必须紧急手术。

鉴于肾动脉瘤的自然转归尚不清楚，只见Tham等于1983年的一篇文献介绍了肾动脉瘤的自然转归，结论是破裂的可能性极小。肾动脉瘤不同于脾动脉瘤，后者在处理时不需做重建，也不需多考虑对脾脏的保留；肾动脉瘤手术时则必须做重建，肾脏也不可轻易牺牲。因此Way等在1989年提出，在无症状的肾动脉瘤中，仅对直径超过4cm者做手术，可能是一个明智的选择。对此笔者支持本观点。

外科手术的方式有多种。动脉瘤切除后，可做侧面修补或加补片移植或动脉端端吻合术；但常需用大隐静脉、髂内动脉或人造血管做间置移植。对于动脉狭窄后动脉瘤在切除后可做主-肾动脉旁路术，而位于肾动脉主干远端及其分支上的动脉瘤，无法做原位切除和重建时，可考虑做自体肾移植术。切断肾动脉、静脉，将肾游离外置于腹壁上，行冷灌洗后，做动脉瘤切除和重建，最后按常规方法将肾移植于同侧髂窝内。对于肾内动脉瘤，可做部分肾切除术。如遇特殊病例，各种术式皆不适用，只能做肾切除术，条件是对侧肾功能良好。

血管腔内治疗日益成为肾动脉瘤治疗的首选方法。2007年卢再鸣等报道了2例肾动脉瘤破裂患者，行弹簧圈栓塞，出血停止，2例患者均出现肾梗死灶。同年林锐敏等报道了1例肾动脉瘤栓塞疗法，治愈。2009年李说等报道了3例肾动脉分支动脉瘤，行腔内栓塞，治疗成功，未出现不良后果。2010年，卫任等报道了1例患者2.5×2.3cm囊状动脉瘤位于肾动脉干分支处，瘤颈宽达1.2cm，将一根Smart Contrcol支架（Cordis，Miami，FL）跨过瘤颈成功释放。再用微导管穿过支架网孔进入瘤腔，释放15对共30枚微钢圈进行栓塞。造影显示，瘤腔完全封闭，肾动脉干至各分支血流通畅。本例是宽颈动脉瘤，如不用支架辅助（stent-assisted），钢圈极易流入远侧分支，导致肾梗死。2012年张重明等分析了11例真性囊状肾动脉瘤，用钢圈栓塞动脉瘤患者6例，载瘤动脉栓塞患者3例，带膜支架隔绝患者2例。术后4例患者发生部分肾梗死，其中3例发生在载瘤动脉栓塞的患者（笔者按：肾脏一般无侧支循环进入，不建议栓塞载瘤肾动脉）。随访未见动脉瘤残腔或内漏。2012年，茅夏娃报道了1例患者囊状动脉瘤位于肾动脉分支近主干处。用腹腔镜手术，切除动脉瘤，缝合动脉破口。术前高血压10年，术后血压降至正常。2011年，王为服等用后腹腔镜，通过腹膜后间隙取肾、体外动脉瘤切除及自体肾移植，成功治愈了1例肾动脉瘤患者。该动脉瘤4.5×4.0×3cm大小，位于肾动脉主干分叉处，累及6根分支。离体肾经灌洗处理后切除动脉瘤，用自体大隐静脉重建，然后通过原取肾切口将肾脏移植于髂窝。术后3个月复查，髂窝肾脏形态正常，肾动脉及其分支血流通畅。2008年，Castillo等报道了2例复杂性肾动脉瘤患者经用腹腔镜切除并重建，术中出血分别为50ml及0ml。术后分别在第2天及第5天出院。随访分别为7个月及45个月，重建血管口径正常，血流通畅。2010年，Shirodkar等报道了2例复杂性肾动脉瘤患者采取腹腔镜肾切除、体外动脉瘤切除。1例患者瘤体切除后缝合动脉破口，另一例患者用生殖静脉（gonadal vein）重建。最后将肾脏自体移植于髂窝，均无围手术期并发症，随访期间自体移植肾功能无损。2010年，Giulianotti等报道了5例用机器人辅助的腹腔镜手术修复肾动脉瘤患者。其中4例瘤体位于肾动脉远端分支处。完成原位动脉瘤切除并血管重建。无术后并发症。中位随访时间28个月，重建的血管通畅，1例重建的分支动脉狭窄，做经皮血管成形术治愈。2011

年，Desai 等报道了 1 例孤立肾肾动脉瘤患者，位于肾动脉远端，无法原位切除或用腔内技术修复。于是在腹腔镜辅助下做肾切除、体外肾动脉修复、自体肾移植于髂窝。2011 年 Mayer 等报道了 1 例位于肾动脉 1 级分支上的动脉瘤患者。用 Cardiatis 多层支架做"生理性隔绝"。支架植入后瘤腔内血流立刻减少，20 分钟后动脉瘤完全隔绝于肾动脉血流之外。患者次日出院，随访至术后 3 个月，支架血流通畅，瘤腔无灌注。2012 年，Bloemsma 等报道了 1 例突然腹痛并呈现低血容量性休克患者。断层扫描发现右肾动脉分支处有一动脉瘤，并见对比剂自瘤体外溢，伴腹膜后大血肿，用带膜支架隔绝。术后 6 个月复查，支架通畅，肾实质的中部和下极有正常灌注（笔者按：肾上极实质因其供应动脉分支被带膜支架遮盖而无灌注）。2012 年，Morita 等提出肾动脉瘤破裂的危险极低，不一定要进行干预，观察了 30 例肾动脉瘤患者，中位随访时间 69 个月，仅 2 例瘤体有所增大，结论是对于肾动脉瘤采取保守处理是有道理的。

（叶必远　黄新天）

主要参考文献

郭凡，黄道中，2007. 超声引导下注射凝血酶治疗假性动脉瘤 1 例. 放射学实践，22：1355

郭思恩，覃忠，蒙元彪，等，2008. 毒品注射致假性股动脉瘤 39 例的临床特点及治疗体会. 广西医学，30：1759-1760

黄新天，2009. 内脏动脉瘤常见病因及诊治. 中国实用外科杂志，29：894-896

蒋米尔，陆信武，黄英，等，2009. 内脏动脉瘤手术治疗临床分析. 中华外科杂志，47：670-672

蒋米尔，张培华，2014. 临床外科杂志. 第 4 版. 北京：科学出版社

金毕，Torsello G，Sandmann W，1997. 血栓性腘动脉瘤手术处理问题的探讨. 临床外科杂志，5：287-288

李松奇，王深明，李晓曦，等，2007. 下肢动脉主干结扎治疗毒品注射所致股动脉假性动脉瘤. 中国实用外科杂志，27：406-407

李晓曦，李松奇，胡作军，等，2007. 感染性假性股动脉瘤 61 例治疗分析. 中国实用外科杂志，27：531-533

袁福康，张志华，陆信武，等，2015. 脾动脉瘤的介入治疗. 中华消化外科杂志，14：723-727

张望德，苑超，原标，等，2007. 34 例周围动脉假性动脉瘤的诊治. 中国微创外科杂志，7：458-460

Andersen ND，Barfield ME，Hanna JM，et al，2013. Infrathoracic subclavian artery aneurysm repair in the endovascular aortic repair era. J Vasc Surg，57：915-925

Ashton HA，Buxton MJ，Day NE，et al，2002. The Multicentre Aneurysm Screening Study（MASS）into the effect of abdominal aortic aneurysm screening on mortalityin men：a randomised controlled trial. Lancet，360：1531-1539

Cronenwett JL，Johnston KW，2014. Rutherford' Vascular Surgery. 8th ed. Amsterdam：Saunders，Elsevier

Idelchik G. M，Kathryn G，Dougherty，et al，2009. Endovascular exclusion of popliteal artery aneurysms with stent-grafts. J Endovasc Ther，16：215-223

Juszkat R，Zarzecka A，Winckiewicz，et al，2012. Superior mesenteric artery aneurysm treated with endovascular stentgraft implantation. Przgl Lek，69：372-375

Kim Y，Johna S，2013. Laparoscopic excision of splenic artery aneurysm. JSLS，17：132-134

Piffaretti G，Mariscalco G，Tozzi M，et al，2011. Twenty-year experience of femoral artery aneurysms. J Vasc Surg，53：1230-1236

Pulli R，Dorigo W，Castelli P，et al，2013. A multicentric experience with open surgical repair and edovascular exclusion of popliteal artery aneurysms. Eur J Vasc Endovasc Surg，45：357-363

Pulli R，Dorigo W，Troisi N，et al，2008. Surgical treatment of visceral artery aneurysms：a 25 year experience. J Vasc Surg，48：334-342

第二十章　动脉炎性疾病

第一节　多发性大动脉炎

多发性大动脉炎是一种累及主动脉及其主要分支、肺动脉的慢性非特异性炎症性疾病。日本 Takayasu 于 1908 年首先详细报道了 1 例 21 岁女性患者因眼底病变及白内障而导致失明的病例，故又名 Takayasu 病（Takayasu's arteritis，TA）。其后，Onish 和 Sano 等认为，眼部病变及无脉是由于主动脉弓分支病变所致。1942 年，Martorell 叙述了主动脉弓阻塞病变，故又称 Martorell 综合征。因该病可发生在大动脉的多个部位而引起不同的临床表现，因此又有很多名称，如高安病、无脉症、主动脉弓综合征、不典型主动脉狭窄、青年女性动脉炎、青年特发性大动脉炎、缩窄性大动脉炎、巨细胞性主动脉炎等。

多发性大动脉炎的发病率不高，因有些患者在不引起明显动脉狭窄的血流动力学的影响时，可没有明显症状而不就诊或被漏诊，因此发病率具体不详。1969 年，Restrepo 综合分析了 14 个国家 22 000 例尸检结果发现，有大动脉炎者占 0.61%。但本病一般不至于死亡，发病率要高于此。多发性大动脉炎全球各地均有病例报道，有明显的地区性，以日本、中国、印度等国家发病率最高，其次为墨西哥等北美洲地区。于 1929 年报道了第 1 例，目前较大量病例是阜外医院于 2015 年报道的 566 例，但病例数逐年增多。

一、病　因

病因迄今尚未明确，多数学者认为该病为自身免疫性疾病。本病的发病可能由多种因素所致。主要与下列因素有关。

1. 自身免疫因素　患者血清球蛋白、免疫球蛋白升高，尤其是 IgA、IgM 和 C 反应蛋白等升高，类风湿因子等常呈阳性。抗主动脉抗体活动期阳性率可达 90%。在静止期可下降或转阴。患者的抗内皮细胞抗体 AECA（anti-endothelial cell antibodies）常呈阳性，滴度与正常人有显著差异。而且实验显示，单克隆抗体 mAECA 可促进大动脉内皮细胞黏附分子的表达，促进单核细胞的附着。而对小动脉的作用不强。因此 ACEA 有可能参与了本病的病理过程。但 ACEA 不具有特异性，Wegener 肉芽肿、系统性红斑狼疮等对 ACEA 也具有抗原特异性，有的患者发病前常有链球菌、结核杆菌等的感染史，有可能感染性变态反应导致大动脉抗原抗体反应，使主动脉壁产生炎性反应。动脉病变处 CD8T 细胞占多数。

2. 遗传因素　多发性大动脉炎的遗传因素近年来越来越受到重视。尤其是 HLA 基因与多发性大动脉炎的关系。日本、中国、印度等国均有报道，本病可发生在孪生姐妹等同一家族人员中，且发现 1 例年龄仅 4 个月的多发性大动脉炎患儿。流行病学调查显示，多发性大动脉炎患者某些 HLA 基因高表达，如 HLA-B52、HLA-B39 等。因 HLA 具有多态性，不同地区、种族有差异。不同地区的多发性大动脉炎患者 HLA 的基因型有差别。日本以 HLA-B52 最显著，南美洲以 HLA-DR6、HLA-B39 等与多发性大动脉炎关系密切，泰国为 HLA-A31 和 HLA-B52，印度为 HLA-B5。在日本以 Ⅰ、Ⅱ 型主动脉弓分支和升、降主动脉病变较多，症状多有无脉、主动脉反流。印度以 Ⅳ 型腹主动脉及其分支病变偏多。而且有些资料显示，HLA 基因型与临床表现有一定的联系，以 HLA-B52 表型高表达的患者主动脉反流、缺血性心脏病、肺梗死显著，HLA-B39 肾动脉狭窄较多。基因分析显示，墨西哥患者 HLA-B39*062、HLA-B39*061、DRB1*1301 与日本 HLA-B*5101、HLA-B52012 基因的 3′ 末端内显子 2 与 5′ 端外显子 3 一致。因此有学者推测，是否存在一个特异性的序列而不是一个特异等位基因，邻近并促发使动脉炎发病的有关基因表达而引起发病。免疫病理病变部位有 γδT 细胞、αβT 细胞、CTL 细胞和 NK 细胞，而且 HSP-65、HLA Ⅰ、HLA Ⅱ高表达。γδT细胞、αβT细胞的作用具有抗原限制性，因此提出是否有特异性的抗原。其基因与 MICA（MHCA class Ⅰ chain related）相邻并通过识别 MICA 分子起反应，而感染可触发这一反应，有研究显示，MICA-1.2、MICA-1.4 与多发性大动脉炎、Buerger 病相关。但在无 HLA-B52 时，MICA-1.2 与多发性大动脉炎呈正相关。而只有在 HLA-B54 下，MICA-1.4 与多发性大动脉炎呈正相关。Buerger 病在 HLA-B54 下 MICA-1.4 与之呈正相关。因此，多发性大动脉炎相关基因接近于 MICA 基因。但在我国除个别报道外，此方面研究尚不多。HLA 与本病遗传易感性的关系，值得进一步探讨。

3. 性激素 本病好发于育龄期妇女，男女比例为 1 : 3。1978 年 Numano 等发现女性 TA 患者 24 小时尿雌激素含量高于正常女性，提示性激素可能在疾病的发病中起着重要作用。动物实验则发现给家兔喂服己烯雌酚可使主动脉发生动脉中层坏死、弹性纤维断裂，类似于多发性大动脉炎样的病理改变。同样也发现长期服用雌激素类药物患者可损伤血管壁，引起内膜纤维增厚、中膜纤维组织变性、弹性纤维断裂等病理改变。性激素可影响免疫调节功能，也能影响血管内皮黏附因子的表达。人体内雌激素的持续高水平，可导致主动脉及其分支非炎症性病理改变。

二、病 理

多发性大动脉炎可在主动脉全长任何部位发生，并可累及所有的主要大分支、肺动脉，及其叶段分支，大多数（80%）可累及两支以上的动脉分支，但以主动脉弓分支动脉（尤以左锁骨下动脉）、肾动脉、胸主动脉腹主动脉为多发。胸主动脉腹主动脉病变常可累及腹内内脏大分支，肺动脉病变常较轻，有时冠状动脉也可累及。

病理标本提示病变血管呈灰白色，管壁僵硬、钙化、萎缩，与周围组织有粘连，管腔狭窄或闭塞。上述病变的发展均较缓慢，在逐渐引起动脉狭窄、闭塞的同时，常在周围产生侧支血管。病变早期或活动期以肉芽肿性炎症为主。动脉的外膜、中膜、内膜全层均有淋巴细胞、巨噬细胞、单核细胞等炎性细胞浸润，然后纤维组织增生，外膜滋养血管改变明显。外膜可与周围组织形成粘连，纤维增生。中层基质增多，弹性纤维肿胀断裂破坏。平滑肌坏死，肉芽组织形成，淋巴细胞、浆细胞浸润，中层还常有上皮样细胞和郎格罕细胞形成结节样改变，增生纤维化使管壁变厚，纤维收缩及内膜增厚使整段动脉变细狭窄，壁内也可有钙化。壁内中层坏死、变薄，可有局部扩张或动脉瘤形成。

根据临床好发部位可分为下列几种类型：

1. 头臂型 本型患者的血管病变均在颈总动脉、锁骨下动脉及无名动脉等主动脉弓的大分支上，可以是单独一个分支受累，也可以同时累及各分支。当颈总动脉、无名动脉产生狭窄或闭塞时，导致明显的脑部缺血。颈动脉、椎动脉的闭塞程度直接影响着大脑的供血。锁骨下动脉或无名动脉近心端阻塞，导致部分脑血流经 Wills 环，经椎动脉逆行灌入压力低的患侧上肢，引起或加重脑缺血，引起椎 - 基底动脉供血不足的症状。

2. 胸腹主动脉型 该型患者的病变主要发生在胸主动脉和（或）腹主动脉，大多导致胸主动脉和腹主动脉的狭窄、闭塞或瘤样扩张，主动脉外膜与纵隔粘连较明显，可导致上肢高血压、下肢低血压，以及肾缺血性高血压。严重者可有脏器、脊髓供血障碍。因后负荷增大，有时可引起主动脉瓣反流，心脏也有代偿性扩大，特别是左心室壁明显增厚。严重者可出现心力衰竭。

3. 肾动脉型 这类患者为肾动脉的狭窄或闭塞，有时可侵及肾内动脉，引起肾缺血性高血压、肾衰竭，可出现一系列肾性高血压的症状及体征。

4. 混合型 两种类型以上病变为混合型。混合型的患者其血管受累的范围较广，其中肾动脉同时受累者最多。病理生理改变因病变部位而不同，但较复杂、严重。

5. 肺动脉型 病变可累及肺动脉主干，叶、段动脉，产生广泛性、节段性狭窄。以右肺上叶、左肺下叶动脉最多见，可引起狭窄，近段肺动脉、右心室压力增高。

6. 冠状动脉型 冠状动脉受累文献报道也不少见，表现为狭窄或瘤样扩张，可导致心肌缺血。

三、临 床 表 现

临床上青少年发病率较高，尤其是女性，多于 12 ~ 30 岁出现症状，但最小者可在出生后两个月发生，也有在 40 岁以上出现症状者。临床表现呈多样性，轻者可无症状，重者可危及生命。症状的出现常提示动脉病变导致内脏或肢体缺血，可以包括血管、神经、心脏和肺部的多种表现。临床表现与病变部位及病程不同时期（急、慢性和早、晚期）有关。病变活动期可有全身不适、发热、易疲劳、食欲缺乏、体重下降、多汗、月经不调等症状，有时可有不典型表现如无原因发热或心包积液等。皮肤表现有感染性皮肤结节、结节性红斑、坏疽性脓皮病。有些患者可有结核、风湿热，也有与克罗恩病并发的发生。小孩主要表现为高血压、无脉、心力衰竭、心肌病、心脏瓣膜病。轻者可无明显临床症状，重者可出现局部症状，而局部表现与累及部位有关。现按病变部位分类叙述。

1. 头臂型 当颈总动脉、无名动脉产生狭窄或闭塞时，可导致脑部缺血症状，可有耳鸣、视物模糊、头昏、头疼、记忆力减退、嗜睡或失眠、多梦等，也可有短暂性脑缺血性发作如眩晕、黑矇，重者可有发作性晕厥甚至偏瘫昏迷，少数患者有视力下降、偏盲、复视，甚至突发性失明。颈动脉狭窄以后可引起眼部的缺血表现，如角膜白斑、白内障、虹膜萎缩、视网膜萎缩或色素沉着、视盘萎缩、静脉出血等。患者失明多以白内障为多。当锁骨下动脉第一段闭塞时，可因锁骨下动脉窃血导致或加重脑部缺血症状；当无名动脉或锁骨下动脉受累时，则出现上肢血供不足的症状，开始时可有脉搏减弱，或单纯表现为无脉症。血压测不出或明显降低，严重者有明显缺血症状如手指发凉、酸麻、乏力、上肢肌肉萎缩。因上肢有丰富的侧支循环形成，所以即使到病变后期，指端也不发生坏死。

2. 胸腹主动脉型 该型患者的病变大多导致胸主动脉和腹主动脉的狭窄或闭塞。临床上主要表现为头颈、上肢的高血压及下肢供血不足的症状，如头昏、头痛、心悸、下肢发凉、行走后双下肢酸麻无力、间歇性跛行等。严重者可因脊髓供血不足在下肢活动后产生大小便失禁或下肢暂时性无力而跌倒。有时腹腔干、肠系膜上动脉等腹主动脉分支可累及，但因病变时间长，常有丰富的侧支形成，较少引起胃肠道症状。当病变在肾动脉以上时，继发肾缺血性高血压。上肢血压可明显升高，达到（180～245）/（90～135）mmHg，甚至更高，用通常的降压药不能奏效。严重者因主动脉血反流

出现主动脉瓣关闭不全，严重者可出现心力衰竭。

3. 肾动脉型 多因肾缺血产生一系列肾性高血压的症状及体征。此类血压升高持续，幅度高而且舒张压也非常高，用一般降压药效果不佳，严重时可产生高血压危象，表现为头痛、头晕、血压骤然升高、视力不清、眼底出血、恶心呕吐，腹背部可闻及杂音。

4. 混合型 该类患者血管受累的范围较广，在临床表现上可同时出现上述头臂型、胸腹主动脉型和（或）肾动脉型的症状及体征。其中肾动脉同时受累者最多。但症状和体征常较严重。

5. 肺动脉型 病期长，发展较缓慢，出现的症状较轻而且较晚。可有肺动脉高压（轻 - 中度）的表现，如心悸、气短等。

6. 冠状动脉型 冠状动脉受累可引起心肌缺血，表现为心绞痛、心肌梗死等。

患者的症状与部位侧支循环的建立、狭窄程度、进展的快慢、病期，以及有否血栓等有关。多处狭窄者可有综合表现。多发性大动脉炎多为慢性，而且常因体内侧支循环形成而减轻器官脏器的供血不足所引起的症状和体征，但侧支较细，血流阻力大，器官部分功能虽得到保存，但不足以应付工作负荷的增加或减轻因缺血所致的症状。

四、辅 助 检 查

1. 血液检查 多发性大动脉炎病变活动期，患者的红细胞沉降率大多增快、C反应蛋白呈阳性、白细胞轻度增高，组织因子、vWF 因子、血栓烷、组织型纤溶酶原激活因子、ICAM-1、VCAM-1、PECAM-1、E- 选择素均升高，但与健康人对照无显著性差异，临床上常用红细胞沉降率来判断疾病的活动性，但需指出的是，目前尚无一项血清学指标能确切反映病变活动。患者尚可有轻度贫血、血浆白蛋白减少、α 及 γ 球蛋白升高、免疫球蛋白 G（IgG）升高。抗 O 抗体、类风湿因子、结核菌素试验等有时阳性。多发性大动脉炎患者有时血液呈高凝状态，血液流变学检查有异常。

2. 超声血管检查 多普勒超声血管检查，对多发性大动脉炎患者可用于测定病变动脉近远端的血流及波形，也可测定肢体的动脉压力，了解动脉狭窄和阻塞的程度。眼球容积描记（OPG）

检查、OPG 眼动脉测压可间接提示颈内动脉压力，对诊断颈内动脉严重狭窄或闭塞有一定的价值。彩色血管超声检查从形态上显示病变动脉的图像，能测量病变动脉的血流量和流速，尤其是对颈动脉的检查诊断的正确率高达 96%，对临床诊断有十分重要的指导意义。经颅多普勒超声可评价 Willis 环的血流量和血流方向。这些检查项目简单实用，为无创伤检查，可重复进行，因此在临床上应用很广泛。但彩色多普勒超声图像及频谱分析在精确性及符合率上不及动脉造影。

3. 脑血流图　头臂型大动脉炎，颈动脉严重受累者，脑供血不全，脑血流图可显示脑血流量明显减少。

4. 眼底检查　包括常规眼底检查、荧光素血管检查、电子视网膜照相检查。颈动脉重度狭窄或闭塞者可致眼部缺血，眼底检查可发现视网膜缺血性变性或萎缩等病变。荧光素血管检查可见视网膜静脉扩张、动静脉短路、新生血管及缺血管区。有约 35% 无症状性视力功能损害。因此建议常规行眼底检查。

5. 超声心动图及心电图　持续高血压、左心室肥厚、病变累及主动脉瓣时，超声心动图和心电图检查可提示心脏及主动脉瓣病变。

6. CTA 和 MRA　是较先进的无创影像学检查方法，能清晰显示动脉的形态、结构，能在动脉狭窄或动脉瘤出现前显示动脉管壁变化（图 20-1、图 20-2），周围血管水肿，而且这些改变与血沉、CRP 的水平呈正相关。对比增强性三维 MRA 可较精确敏感的显示主、肺动脉病变。早期见主动脉、颈动脉及其周围增强信号，慢性期管壁对比增强显示病变活动，同时也可显示内腔变化，尤其是对于动脉内膜和管壁的早期病变参考价值大。

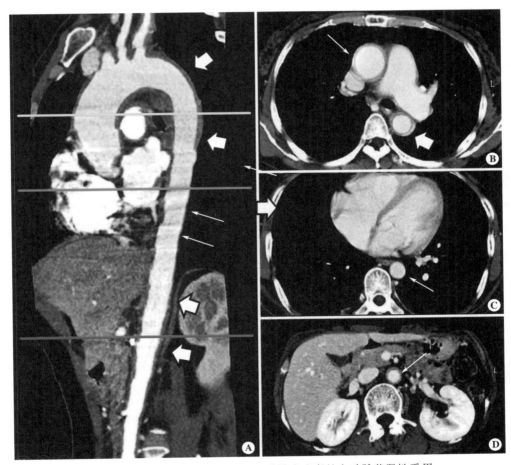

图 20-1　一例 50 岁女性 Takayasu 动脉炎患者的主动脉节段性受累

A. CT 多维重建图像显示升主动脉、主动脉弓、降主动脉远端及腹主动脉壁增厚（细箭头）。升主动脉近端未发现管壁增厚。由于主动脉受累僵硬，增厚节段未发现（脉搏）运动伪影，如主动脉弓与腹主动脉，而未受累的胸主动脉近端则观察到搏动所致的伪影（粗箭头）；B. CT 扫描显示降主动脉远端动脉壁弥散性增厚，并且在升（细箭头）、降（细箭头）主动脉内均可见低密度环；C. CT 扫描显示降主动脉近端壁无增厚（细箭头）；D. CT 扫描显示腹主动脉壁增厚及其内部低密度环（细箭头）

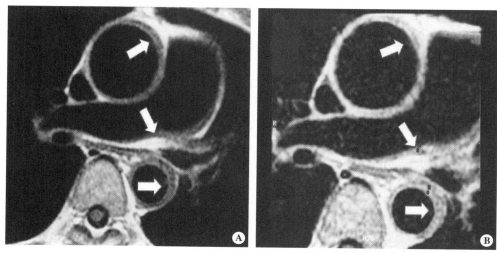

图 20-2　一例 25 岁女性 Takayasu 动脉炎临床活动期患者

A. 注射增强剂前，MRI 冠状面 T_1 加权像显示胸主动脉壁弥散同心性增厚（横方向箭头）及有肺功脉壁轻微增厚（竖方向箭头）；B. 注射增强剂后，在 T_1 加权像冠状面立即出现了增厚主动脉与肺功脉壁的强化，表明炎性血管壁血管化功能增强

7. 动脉造影　DSA 仍是主要的检查手段，可以详细了解病变的部位、范围及程度，以及侧支形成情况。动脉造影为手术和介入治疗提供最有价值的影像学依据。动脉造影时，常可发现病变动脉段闭塞或狭窄，周围可见丰富的侧支血管，依靠这些侧支血管与远心端的血管再通。由于大动脉炎有多发的特点，造影时注意了解降主动脉、腹主动脉、肾动脉等大动脉有无病变，必要时可局部注射造影剂或分段造影来验证（图 20-3～图 20-5）。头臂型大动脉炎造影时，锁骨下动脉、无名动脉、颈动脉造影的延期像有特别重要的诊断意义。在延期片上，仔细寻找通过侧支血管再通的颈总动脉或颈内动脉的影像，是争取动脉重建的最可靠的依据。此外，应注意发现锁骨下动脉窃血的征象。

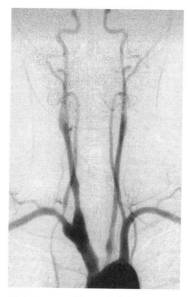

图 20-3　一例 34 岁女性患者行主动脉弓造影提示右侧锁骨下动脉近端狭窄伴瘤样扩张，左侧颈总动脉近端、右侧颈总动脉近端和右侧椎动脉近端狭窄

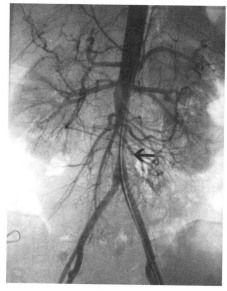

图 20-4　一例 37 岁的高血压患者腹主动脉造影提示肾下腹主动脉重度狭窄，而腹主动脉远端及双侧髂动脉未受累

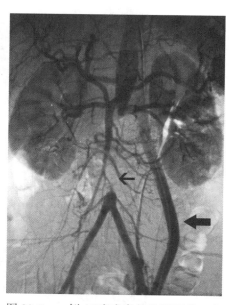

图 20-5　一例 46 岁患者的造影图像，患者表现为高血压及下肢间歇性跛行，造影显示肾动脉开口以下主动脉闭塞，伴有中主动脉综合征（小箭头）及胸主动脉至左侧髂外动脉旁路（大箭头）

8. 放射性核素肾图、肾显像 肾血管狭窄者，可用肾图、肾显像了解肾灌注及分肾功能。

五、诊断和分类

多发性大动脉炎的诊断，主要依据病史、临床表现和影像学辅助检查。典型患者诊断一般并不困难，在年轻患者尤其是女性有上述表现及体征时应考虑本病。详细体格检查包括全身各部可触及动脉的脉搏搏动；听诊有否杂音，测定四肢血压；对肾动脉狭窄还可进一步做肾素血管紧张素活性的测定。

多发性大动脉炎病变的复杂性使得诊断标准难以统一。目前临床多使用 1990 年美国风湿病学会（american college of rheumatology）制订的多发性大动脉炎诊断标准：①发病年龄 ≤ 40 岁；②患肢间歇性跛行；③双上肢肱动脉搏动减弱；④双上肢收缩压差 > 10mmHg；⑤锁骨下动脉或主动脉可闻及杂音；⑥主动脉及一级分支或上下肢近端的大动脉狭窄或闭塞，病变常为局灶或节段性，且不是由动脉硬化、肌纤维发育不良或其他原因引起。确诊需要符合 6 项中的至少 3 项。

多发性大动脉炎的分类方法最早由 Ueno 于 1967 年提出，他根据动脉受累部位将其分为三种类型（表 20-1）：Ⅰ 型为主动脉弓及其分支病变；Ⅱ 型为降主动脉、腹主动脉及其分支病变，Ⅲ 型为前两者的混合型。Lupi-Herrera 增加了一个Ⅳ型即肺动脉病变型。Nasu 等基于动脉病变的分布将 Ueno 分型进行了改进。1994 年，东京 Takayasu 动脉炎国际会议上提出一个新的分类方法，将其分为 6 型。Ⅰ 型病变仅限于主动脉弓的分支；Ⅱa 型病变累及主动脉弓及其分支，Ⅱb 型病变累及主动脉弓与其分支及降主动脉；Ⅲ 型病变累及降主动脉，腹主动脉及其分支；Ⅳ 型病变累及腹主动脉及其分支；Ⅴ 型病变累及全主动脉及其分支。C 型或 P 型分别用来表示冠状动脉或肺动脉受累。

多发性大动脉炎活动期的判定对确定治疗效果非常重要，但文献中尚未统一。因为糖皮质激素在 TA 的治疗中具有重要作用，所以一些作者将激素的使用作为该病活动期的唯一决定因素。这个定义太狭窄，有可能将处于缓解期无须应用激素的

表 20-1 多发性大动脉炎的分类

类型	定义
Ueno 分类法	
Ⅰ 型	病变累及主动脉弓及其分支
Ⅱ 型	病变累及降主动脉、腹主动脉及其分支
Ⅲ 型	前两者的混合型
Ⅳ 型*	病变累及肺动脉
Nasu 分类法	
Ⅰ 型	病变仅限于主动脉弓的分支
Ⅱ 型	病变累及主动脉根部、主动脉弓及其分支
Ⅲ 型	病变累及膈下主动脉
Ⅳ 型	病变累及全主动脉及其分支
1994 年东京国际会议分类法**	
Ⅰ 型	仅限于主动脉弓的分支
Ⅱa 型	主动脉弓及其分支
Ⅱb 型	主动脉弓与其分支及降主动脉
Ⅲ 型	降主动脉，腹主动脉及其分支
Ⅳ 型	腹主动脉及其分支
Ⅴ 型	全主动脉及其分支

* Lupi-Herrera 改良。

** 改良后增加 C 型或 P 型，分别用来表示冠状动脉或肺动脉受累。

患者与处于活动期而尚未应用激素的患者混为一谈。1970 ～ 1990 年，美国国立卫生研究院（NIH）随访了 60 例患者，平均发病年龄为 25 岁。活动期定义为有两项或两项以上指标加重或有新发指标。这些指标包括全身表现、红细胞沉降率升高、血管疾病体征及典型的血管造影所见。Mayo 医疗中心的研究者也应用了相似的两项或两项以上 TA 指标来定义活动期病变，不同的是用升高的 CRP 及术中标本所发现的急性炎症反应来取代原来的一些指标。这样也许会更严谨，但若没有行开放手术，活动期将难以诊断。目前多发性大动脉炎活动期的判定标准沿用 NIH 制定的标准：①全身系统症状，如发热、肌肉骨骼痛（除外其他原因）；②血沉加快；③血管缺血或血管炎表现，如跛行，脉搏细弱或脉搏消失，血管杂音，任意上下肢血压不对称；④典型的血管造影特征。

六、鉴别诊断

1. 先天性主动脉缩窄 胸腹主动脉型患者有

上下肢血压差者需与先天性主动脉缩窄相鉴别。先天性主动脉缩窄多为男性，部位多局限于主动脉弓降部起始部，可在婴幼儿时即出现症状或合并其他先天性心脏病。

2. 血栓闭塞性脉管炎 可有下肢间歇性跛行，好发于青年男性，常有吸烟嗜好。但病变多侵及四肢中、小动静脉，可有游走性静脉炎，常引起肢端的坏疽。

3. 动脉硬化性疾病 一般均在中老年发病，常有胆固醇、甘油三酯等升高，动脉造影可见内膜不平整、串珠样改变、动脉迂曲，而多发性大动脉炎常呈节段性病变，有时呈鼠尾样逐渐变细而闭塞。

4. 胸廓出口综合征 锁骨下动脉可在胸腔出口处的肋骨斜角肌裂孔、肋骨锁骨管道等处，因斜角肌、纤维膜、肋骨、锁骨等组织解剖异常受压迫，而引起桡动脉脉搏减弱、指端发凉、麻木、乏力等上肢动脉缺血性表现，也常有神经、静脉方面的体征，如上肢的痉挛性疼痛、麻痹，上臂肿胀等。体格检查 Adson 征常为阳性，上肢外展某一位置症状显著。肌电图示神经传导速度减慢。

七、治　疗

多发性大动脉炎的治疗包括手术和非手术治疗。其原则是尽量恢复远端动脉的血流，改善脏器肢体血供。

（一）非手术治疗

活动期或早期患者，原则上不应该手术治疗，应该应用激素类等药物治疗直至病情稳定。药物治疗包括类固醇激素（甾体类激素）、免疫抑制剂、抗凝、扩血管降压等药物。合并有结核等感染性疾病时给予抗感染治疗。到目前为止，红细胞沉降率仍是观察大动脉炎的主要化验指标，如红细胞沉降率尚未正常时，应尽量先采用保守治疗。

1. 糖皮质激素类药物和免疫抑制剂 激素治疗在活动期对改善症状、缓解病情有一定效果，多用口服泼尼松、地塞米松，重者可静脉给药，使低热逐渐消退，肌肉关节的酸痛等全身症状消失。当红细胞沉降率正常后，激素可逐渐减量，直至完全停用激素。红细胞沉降率恢复正常后可

考虑手术治疗。部分患者经治疗脉搏可恢复正常（限于急性、早期）。病情经治疗不见缓解或感染不易控制、恶性高血压者不得长期使用激素治疗。文献报道显示，术前和术后的激素治疗有利于改善预后。

即使口服激素使疾病缓解，复发仍很常见，45% ～ 96% 的患者会复发。复发或未缓解的患者中，有 40% ～ 73% 的患者一般需要加用一种免疫抑制药物。治疗方案包括口服糖皮质激素并联用一种免疫抑制剂如甲氨蝶呤、环磷酰胺、硫唑嘌呤、环孢霉素、抗 TNF 治疗等。

小剂量甲氨蝶呤有助于病情缓解并使口服糖皮质激素减量。在一项研究中，糖皮质激素与甲氨蝶呤合用后使 81% 的患者达到缓解。环磷酰胺同样被用来作为 TA 的辅助用药。一项研究中 30% 的患者单用糖皮质激素治疗失败，加用环磷酰胺口服，该组 2/3 的患者血管病变无进展。治疗病变广泛的儿童患者可以在联用糖皮质激素和环磷酰胺获得缓解后，以甲氨蝶呤作为维持治疗。硫唑嘌呤与口服糖皮质激素的联合治疗也取得一些疗效，尽管这种治疗没有修复血管损害，但却可以阻止病程的进展。

对于上述免疫抑制剂无效的患者可以尝试使用抗 TNF 治疗，但要注意感染和肿瘤的发生。尽管免疫抑制治疗前景广阔，但对大部分患者仍不适用。克利夫兰医学中心所做的系统回顾性研究显示，仅有 28% 的患者在接受免疫抑制剂治疗后症状好转；而 NIH 所做的系统回顾性研究中仅 23% 的患者有效。因此免疫调节药物在 TA 治疗中的作用仍需要进一步研究。

2. 扩血管、祛聚类药物 常用扩血管、祛聚类药物有低分子右旋糖酐、复方丹参和川芎嗪注射液等。因有患者可呈高凝状态，肠溶阿司匹林、双嘧达莫等抗血小板药有时使用后有助于改善症状，特别是一些腔内血管治疗以后的病例，抗血小板治疗有利于维持长期通畅性。

3. 降压药 患者常有肾素血管紧张素活性增高，因此血管紧张素转化酶抑制剂（ACEI）和血管紧张素受体拮抗剂（ARB）类药物降压较有效。亦有文献报道，β 受体阻滞剂可通过减轻后负荷等改善因主动脉反流所致左心室高压引起的扩张和肥厚。但是对肾功能异常或双肾动脉病变者，应慎用或禁用 ACEI 或 ARB 类药物。

（二）腔内血管治疗

近年来，国内外介入治疗已较广泛地应用于多发性大动脉炎，包括经皮腔内血管成形术、支架植入术，具有微创、简单、易行及可多次反复应用。尤其适用于年龄较小患者。对于反复狭窄者可行支架植入术。治疗效果与狭窄长度有关，短者比长者疗效好。对于胸腹主动脉型患者，尤其适用于年龄较轻的患者。支架常运用于扩张失败及反复狭窄。支架再狭窄患者可见内膜纤维沉积，大量机化和钙化血栓。

目前运用腔内治疗 TA 越来越多，其远期疗效与手术相比目前尚无大量统计，但越来越受到重视，有部分学者将腔内列为首选治疗。原因在于腔内治疗成功率通常较高，肾动脉 PTA 成功率为89.2%～95%，锁骨下动脉闭塞腔内治疗成功率为 81%～86.5%。主动脉缩窄 PTA 的治疗成功率可达 100%

重庆西南医院心血管内科于 2002 年 1 月至2009 年 5 月应用血管内治疗了 48 例 TA 患者，其中男性 17 例，女性 31 例，年龄 19～53（27.6±18.1）岁。通过血管造影在 48 例 TA 患者中发现 180 处病变，并对其中 101 处严重的病变进行血管内介入治疗。在 101 处进行血管内介入治疗的病变中，锁骨下动脉 / 无名动脉 29 处，颈动脉 28 处，肾动脉 34 处，肺动脉 2 处，冠状动脉 8 处。101 处病变均取得了良好靶病变血运重建术效果，76 处（75.2%）没有残余狭窄，25 处（24.8%）仅有很少残余狭窄。随访期内（3 个月至 6 年）有 3 处（12.0%，3/25）仅行 PTA 治疗的病变发生了再狭窄，有 5 处（6.5%，5/76）采用 PTA+ 支架治疗的病变发生了再狭窄，所有再狭窄的病变均再次成功行血管内介入治疗，没有出现明显并发症。证明了单纯 PTA 或 PTA+ 支架置入术等血管内介入治疗是治疗慢性非活动性 TA 的一种安全、有效的方法。

在血管内介入治疗过程中，如发现主动脉狭窄段有分支动脉存在的情况下，PTA 需谨慎操作，应短暂、反复进行扩张，逐渐增加压力，以免分支动脉撕裂，术后及时应用血管扩张药物和抗血小板药物，可有效地预防分支动脉继发血栓形成。需指出的是，PTA 操作时需准备中转开放手术，以备在有严重并发症出现时，能够及时干预治疗。

经皮穿刺血管腔内成形术是治疗短段狭窄的胸腹主动脉型大动脉炎的首选治疗手段，并且还可作为外科手术治疗的辅助方法（图 20-6）。其优点是手术创伤小、安全，能达到立竿见影的疗效，缩短患者住院时间等。值得在临床推广应用。

然而，经皮腔内治疗的长期结果并不乐观。在一个纳入了 20 例接受 PTA 治疗的患者的研究中，治疗肾动脉狭窄及中段主动脉综合征的初期成功率分别为 83% 及 100%，但 5 年通畅率仅为33.3%。韩国一项研究显示，治疗通畅率由 1 年的90% 降至 10 年的 50%。

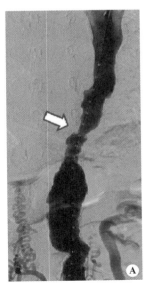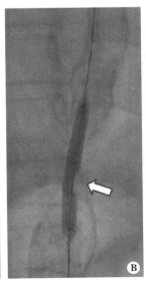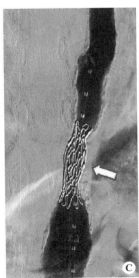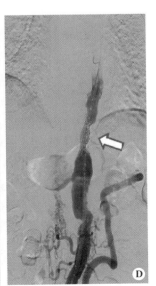

图 20-6　一例 62 岁 TA 患者降主动脉缩窄，行 PTA 和覆膜支架治疗，术后血压即刻由 220/140mmHg 降至 150/80mmHg

PTA 治疗多发性大动脉炎的远期效果不佳可能与该病导致的病变段血管纤维化及动脉柔顺性降低有关。许多学者提到应使用高压球囊来提高治疗成功率，但影响 PTA 成功率的因素包括大动脉炎所致的狭窄病变较长，以及球囊扩张本身对血管偏心性狭窄及弥漫性主动脉疾病治疗效果不佳。

（三）手术治疗

手术治疗的原则是重建动脉，改善远端血液供应。因多发性大动脉炎病变累及全层且与周围组织粘连严重，甚至有广泛钙化，管壁病变部脆弱，直接手术渗血多，游离困难，组织不牢固，下针吻合、缝合不可靠，术后早晚期均易发生吻合口哆开，假性动脉瘤形成。因此，内膜剥脱术、局部补片扩大管腔、切除病变血管较少用，而多采用跨病变远、近端正常动脉旁路术，手术一般不游离病变部位，吻合口均在正常动脉组织，使手术简化、安全效果较好，并可保留已建立的侧支循环，疗效满意，是本病首选的手术方法。因手术属非解剖性旁路，手术方案的确定主要根据病变部位、患者全身情况、受累范围而设计。手术一般在病变稳定后半年至一年后进行，临床检查包括体温、红细胞沉降率、白细胞计数、IgG 均应正常。手术应在脏器（如肾脏）功能尚未完全衰竭时进行，以期改善血供维持功能。

1. 头臂型

（1）胸内途径旁路术：当主动脉弓的分支发生多发性病变，特别是无名动脉及左颈总动脉和左锁骨下动脉均被累及时，为改善脑或上肢的血供，做主动脉弓分支之间的旁路移植术已无济于事，应行此术式。此术由 DeBakey 于 1959 年首先报道。根据病变部位、范围有多种形式旁路术：升主动脉 - 颈总动脉或锁骨下动脉旁路术、升主动脉 - 双颈总动脉旁路术等。

患者取仰卧位，行气管插管下全身麻醉，取胸骨正中切口，再根据转流情况向上延至颈部，或在颈部另做切口。牵开胸骨，切开心包，充分显露升主动脉、主动脉弓及其分支。静脉肝素化后，主动脉侧壁钳部分钳闭升主动脉，按旁路血管直径做纵行切口并行端侧吻合。另一端至颈总动脉或锁骨下闭塞血管远段做端侧吻合。多支病变可选用分叉血管或人造血管移植在血管桥上。彻底止血后，常规关闭胸部和颈部切口并行纵隔引流。

（2）胸外途径旁路术：手术创伤小，并发症少，手术死亡率低，术后效果满意，临床上较常应用。可采用自体静脉或人造血管作为移植材料。当有两支以上病变时可采用序贯旁路。常用术式如下：

1）锁骨下动脉 - 颈总动脉旁路移植术：适用于颈总动脉或锁骨下动脉起始部狭窄或闭塞者。患者取仰卧位，气管插管下全身麻醉，于锁骨上做平行切口，切开皮肤、皮下组织和颈阔肌后横断胸锁乳突肌，显露脂肪垫、膈神经，在前斜角肌外侧见锁骨下动脉；分离牵引，保护好膈神经，注意勿损伤胸导管，显露锁骨下动脉；在其内侧解剖脂肪垫游离出颈总动脉。静脉肝素化后，阻断颈总动脉，行自体静脉或人造血管端侧吻合，开放阻断钳，排气和驱除碎屑并阻断移植血管，远端与锁骨下动脉端侧吻合。打最后一结时，松开阻断钳，排除气和碎屑。创面逐层缝合。

2）颈总动脉 - 颈总动脉旁路术：适用于无名动脉或左颈总动脉狭窄闭塞。在颈前锁骨上做平行切口，按前述方法解剖游离左、右颈总动脉，移植入旁路血管。

3）腋动脉 - 腋动脉旁路移植术：适用于高龄、高危患者，可有效改善患侧上肢缺血及椎动脉窃血。选择全身麻醉为宜，患者肩部垫高，上肢外展，在两侧锁骨下 2cm 做平行切口显露两侧腋动脉，于胸前切口间做皮下隧道置入移植血管，先行端侧缝合一侧，再同法吻合另一侧。

无名动脉、颈动脉、锁骨下动脉有两支病变时，选用锁骨下动脉 - 颈动脉 - 颈动脉、锁骨下动脉 - 锁骨下动脉 - 颈动脉序贯旁路术等。

（3）手术主要并发症

1）脑梗死：由于手术过程中阻断动脉血栓形成或松钳后，血栓、气栓、碎屑等进入颅内动脉所致。因此，在阻断动脉前需静脉肝素化，吻合结束应充分排气和碎屑后再开放阻断钳。

2）脑缺血性损伤：由阻断或牵拉颈总动脉时间过长所致。因此术前可行颈动脉压迫实验，增加脑缺血耐受能力。术中尽量减少阻断时间，必要时在术中测量颈动脉远端压力，如大于 50mmHg，常可耐受手术，如小于 50mmHg 可考虑使用旁路管。

3）移植血管的闭塞和压迫：行升主动脉多支血管旁路或序贯血管旁路术常位于上纵隔或胸腔上口，加上组织反应性水肿等，可使移植血管扭曲闭塞，或使静脉、气管等受压，引起头面部水肿或呼吸困难。因此要尽可能选用小口径移植血管。

4）神经损伤：迷走神经伴随颈动脉下行，膈神经、喉返神经经过颈部锁骨下动脉，游离显露动脉时易损伤，因此操作需精细，且要避免过分牵拉。

5）淋巴漏：术中颈淋巴管和胸导管损伤可致淋巴漏，如损伤时可行结扎或缝合于静脉。

（4）术后处理：注意观察血压、呼吸、脉搏等生命体征；定时观察神志、瞳孔等神经体征；常规行祛聚，甘露醇脱水治疗。

2. 胸腹主动脉型

（1）胸主动脉-腹主动脉旁路移植术：适用于狭窄或闭塞，有明显上肢高血压及下肢缺血表现者。

患者采用双腔气管插管下全身麻醉，取右侧卧位，左侧胸部垫高约60°，腹部垫高30°，采用胸腹联合切口。腹部切口为腹正中切口，至病变部位远端。胸部行右后外侧切口，根据病变部位高低选择相应肋间进胸，如第5、6、7、8肋间。

胸部纵行切开纵隔胸膜，分离一段胸主动脉，无损伤血管钳夹闭主动脉侧壁做纵切口行端侧吻合。于膈肌主动脉孔切开扩大做隧道使人造血管通过。游离脾区和左结肠区，将小肠等移向右侧，切开后腹膜，探查腹主动脉及其分支，用无损伤血管钳夹闭主动脉侧壁，人造血管与腹主动脉端侧吻合。检查吻合口无漏血后，常规关胸、关腹，放置胸腔引流管。合并肾动脉分支病变时，也可做肾动脉人造血管旁路，或做人造血管桥至肾狭窄闭塞动脉远端。

（2）升主动脉-腹主动脉旁路移植术：胸腹主动脉长段狭窄，无法行胸腹主动脉旁路移植术时可采用该术式。

患者取仰卧位，气管插管下全身麻醉，采用胸腹部正中联合切口。近端与升主动脉行端侧吻合，膈下显露腹主动脉，剪开膈肌角游离膈下腹主动脉，人造血管于右心房右侧和下腔静脉前方穿过膈肌，在肝右叶后方至小网膜囊，于腹膜后

肾动脉下或腹腔动脉上做端侧吻合。

（3）腋-股动脉或腋-双股动脉旁路移植术：对全身情况差而又有胸腹主动脉狭窄或当腹主动脉病变广泛累及单侧或双侧髂总动脉时，为改善下肢动脉血供，可选择此解剖外旁路术式。

主动脉根部或弓部狭窄闭塞合并主动脉瓣关闭不全，可行 Bentall 手术和象鼻术式置换主动脉根部、弓部。5年生存率为87%，10年生存率为75%。累及冠状动脉时，行冠状动脉重建。

3. 肾动脉型 肾动脉狭窄是多发性大动脉炎好发部位，且可致严重高血压，应积极恢复肾血运，腹主动脉-肾动脉旁路术应为首选。亦有髂肾旁路，主动脉置换加肾动脉重建。对双侧严重受累或仅有孤立肾者宜慎重手术。双肾者可分期先行重肾侧，成功后再行另侧。若一侧功能已严重受损，动脉重建后难以改进功能者，应力求保住功能较好侧，后切除重肾。肾动脉条件不佳时，可选用自体肾移植。

形成动脉瘤者，则应行动脉瘤切除移植术，或旁路移植术。对于从主动脉根部至腹主动脉分叉广泛性动脉瘤形成，可以 Bentall 术式和象鼻技术先行升主-弓部置换，第二步在部分心肺转流下行降胸主动脉置换。

4. 肺动脉型 由于肺血管常为多发，且远端也常累及，一般难于行外科手术。

对病情严重、病变广泛、双肾均因高血压有继发小动脉硬化改变，手术难以改善功能者不宜手术，以免术后血压波动严重，出现恶性高血压危及生命。术后，对高血压患者仍需给予适当药物治疗维护肾功能。

术后近远期效果为94%和83%，手术死亡率为6%，常见原因为肾衰竭、血管栓塞等。晚期并发症有再狭窄、人造血管血栓形成、假性动脉瘤形成。

多发性大动脉炎的治疗有时常需要多种治疗方法相结合，如先药物控制病变的活动，改善症状，其后再采用介入或手术治疗，或腔内治疗与手术并用。

八、特殊情况的处理

1. 妊娠患者 由于多发性大动脉炎为生育期

妇女的常见疾病，许多学者研究了 TA 对妊娠的影响。在 NIH 系统回顾性研究中，有 5 例妊娠患者均顺利分娩并无并发症，其中 1 例患者 TA 相关症状加重。而克利夫兰医学中心系统回顾性研究也纳入了 4 例妊娠患者，其中 1 例自发流产，而其余产下的 3 名婴儿均健康。

意大利的一项研究比较了出现症状前共妊娠 92 次的 39 例患者和出现症状后共妊娠 24 次的 18 例患者，但未发现 TA 有增加自发流产的风险。TA 患者妊娠后的高危因素包括高血压、动脉瘤、心力衰竭等。

2. 儿童患者 目前已知确诊 TA 的最小患者的年龄为 7 个月，患儿表现为右侧髂总动脉及髂静脉动静脉瘘。据统计 20 岁前发病的患者占所有患者的 13%～77%，且非典型症状加大了诊断难度。临床中发现儿童患者的胸主动脉、腹主动脉更容易受累，但缺血症状较少见。

九、预　后

多发性大动脉炎是慢性进行性疾病，有自然缓解及复发的可能。受累局部常有丰富的侧支循环，很少发生器官和肢体缺血坏死者。多数自然或治疗后转为慢性期。预后与高血压的程度，肾功能和脑供血有关。尸检死亡原因多为脑出血、肾衰竭、心力衰竭、动脉瘤破裂和肺栓塞，无法控制的高血压及其对心、脑、肾的影响。5 年生存率为 93.1%，10 年生存率为 90.1%。

（吴庆华　黄　晟）

第二节　血栓闭塞性脉管炎

一、概　论

血栓闭塞性脉管炎（thromboangiitis obliterans，TAO）又称 Buerger's 病或 von Winiwarter-Buerger 综合征，是一种以中、小动脉节段性、非化脓性炎症和动脉腔内血栓形成为特征的慢性闭塞性疾病，主要侵袭四肢，尤其是下肢的中、小动脉和静脉，引起患肢远侧段缺血性病变。TAO 患者大多为男性，好发于青壮年，绝大多数有吸烟史；常伴有患肢游走性血栓性浅静脉炎和雷诺综合征。1879 年，Felix von Winiwarter 在尸体解剖时发现第 1 例本症患者。该患者有 12 年小腿慢性缺血史，因自发性下肢坏疽而截肢。病理检查发现：①因血栓引起广泛性静脉和小动脉闭塞；②在受累的动脉中，管壁的内弹性层完好无损。这两个特征与动脉粥样硬化和各种形式的动脉炎截然不同。1908 年，Leo Buerger 系统地报道了来自于波兰和俄罗斯年轻的犹太移民的 11 条下肢截肢标本的病理检查结果。作者注意到，广泛的血管周围炎症累及肢体远侧段的动脉、静脉和神经，并有纤维组织长入和聚集；动脉病变的特征是，在正常动脉段和病变动脉段之间的改变是突然发生的，即从正常结构的动脉突然转入病变的动脉，动脉呈节段性血栓闭塞。在急性期，管壁中可见巨细胞聚集，内弹性层完整，无管壁坏死。亚急性和慢性病变时，有非特异性的血栓机化、闭塞性血栓形成，无急性炎症细胞可见，受累血管偶有部分再通。从此正式提出"血栓闭塞性脉管炎"的命名，因此后人又将本症称为 Buerger 病，国内简称脉管炎。

二、流　行　病　学

血栓闭塞性脉管炎见于世界各地，可在男女及各种族发病，但有性别和地理分布的差异，并且很可能有种族易感性。由于 TAO 在中欧、北美、南美和非洲均很罕见，并且缺乏普遍认可的诊断标准，有关其流行病学的研究受到阻碍。因此，许多相关研究都是基于在专科研究所接受治疗的高度选择性的患者系列进行推算的，而非来自于普通人群。

综合文献报道，TAO 在北美洲的患病率是 11.6/10 万人，在周围血管病患者中占 0.75%；东欧的患病率为 3.3%；日本曾高达 16.6%。在太平洋地区，尤其是东南亚、印度，以及以色列都曾有大量的病例报道，而黑色人种的患病率却很低。20 世纪 50 年代以来，北美洲的患病率明显下降，但女性患者却相对增加，这也可能是妇女吸烟者不断增多的缘故。据美国 Mayo 医疗中心的统计资料，每 10 万人中，在 1947 年有 104.3 人诊断为血栓闭塞性脉管炎；1956 年下降为 61.1 人；1966 年为 18.8 人；1976 年为 9.9 人；1986 年为 12.6 人。但还不能肯定这是否真正代表 TAO 的患病率下降，还是由于严格诊断标准所致。与北美洲的情况相反，在亚洲特别是远东和中东地区，仍不断有大样本的病例报道，其原因尚无法解释。令人感兴趣的是，报道中女性患者的人群明显增加，有学者将这一患病率的变化归咎于女性吸烟人群的增加。我国各地都有血栓闭塞性脉管炎发病的报道，但以黄河以北特别是东北地区最为多见。

三、病因和发病机制

TAO 的病因未明，自身免疫机制、基因易感性、高凝状态及口腔感染 - 炎症途径都是潜在的因素。综合国内外文献报道，多认为本症是由多种综合因素所酿成，主要包括下述因素。①吸烟：烟碱能使血管收缩，据统计患者中有吸烟史者占 80% ～ 95%。戒烟可使病情好转，再吸烟后，又再度复发。吸烟虽与本病有密切关系，但并非唯一的致病因素，因为妇女吸烟者发病率不高，还有少数患者从不吸烟。②口腔细菌感染和牙周炎：在 TAO 患者口腔内和牙齿表面牙菌斑，以及动脉管壁内检出致病菌，细菌感染启动一系列局部和全身免疫反应，进一步损伤血管内皮，导致本病进展。③寒冷和感染：寒冷损害可使血管收缩，因此北方的发病率明显高于南方。很多患者都有皮肤真菌感染，有些学者认为，它使人体所产生的免疫反应，可使血液中的纤维蛋白原含量增多，易导致血栓形成。④激素影响：患者绝大多数为男性，又都在青壮年发病，很可能与前列环素功能紊乱，引起血管舒缩失常有关。⑤血管神经调节障碍：自主神经系统对内源性或外源性刺激的调节功能失常，可使血管处于痉挛状态，从而可导致管壁增厚和血栓形成。⑥其他：人类白细胞抗原等遗传基因异常，或者动脉抗原、肢体抗原等自身免疫功能紊乱，也可能与本病有关。一些学者认为，从临床角度来看，值得注意的是：①凡是使周围血管处于持久的痉挛状态者，都可能是致病的因素；②周围血管持久痉挛后，可显著减少管壁滋养血管的血供，使管壁发生缺血性损害，从

而导致炎症反应和血栓形成。

目前占优势的理论认为，TAO 是由于吸烟、口腔和牙周细菌感染导致全身免疫介导的损伤，进而所引起的一系列血管炎症、血栓形成和血管闭塞。在血栓闭塞性脉管炎患者的外周血液和病变血管壁中，发现免疫复合物的事实有力地支持这一观点。近几年来文献中先后报道，TAO 患者存在对人类胶原成分（包括 I、III、IV、V 型）的细胞和（或）体液免疫反应。但由于这些反应也存在于其他自身免疫性疾病，所以还不能判断它们究竟是发病原因，还是血管壁炎症的非特异性指标。大量资料表明，吸烟与 TAO 的发生和发展密切相关。1992 年，Papa 等报道，50% 的患者和 38% 的健康吸烟者对烟草糖蛋白（TGP）发生淋巴细胞增殖反应，而无一例不吸烟者有此反应。这提示烟草可能具有某些免疫方面的作用，但一定还有其他诸如遗传等因素参与本症的发生。另外，吸烟也可能通过非免疫机制起作用，如血管收缩、激活因子和激肽系统等。对 TAO 患者人类淋巴细胞抗原（HLA）分型的研究发现，有些亚型发生频率明显增加，已报道的有 HLA-A1、HLA-A9、HLA-B5、HLA-B8 和 HLA-DR4。这提示 TAO 的发病与 MHC 基因有连锁，某些人群可能存在对本症的遗传易感性。还有学者报道，HLA-B12 几乎从不出现在 TAO 患者中，因此认为这可能是本症的抵抗基因。

近年来，上海交通大学医学院第九人民医院血管外科，对烟草糖蛋白与本症的关系的临床研究也说明烟草糖蛋白与本症有密切关系。本中心还对抗磷脂蛋白抗体（APA）与本症的关系做了临床研究。APA 主要包括抗心磷脂抗体（ACL）和狼疮抗凝因子（LA），提示 IgM-ACL 与早期本症患者的自身免疫反应密切相关。

口腔细菌感染和一系列全身血管疾病密切相关，牙周炎和牙齿表面菌斑与一系列全身血管疾病有关，包括慢性静脉功能不全、腹主动脉瘤、动脉粥样硬化和血栓闭塞性脉管炎；加之 TAO 患者几乎都有大量吸烟的习惯，吸烟也加重了口腔细菌感染，目前已经证明戒烟和治疗口腔细菌感染对 TAO 患者的治疗同样有效。

四、病理解剖

病变主要发生于中、小动脉和静脉，以动脉为主。一般先自动脉开始，然后侵袭静脉。分析一组血栓闭塞性脉管炎126例动脉造影资料，累及趾动脉、足背动脉、胫动脉、腓动脉者71例；累及腘动脉和股浅动脉者51例；累及髂-股动脉者2例；累及肱动脉者1例；累及尺动脉或桡动脉者1例。大多数患肢在闭塞段远侧无动脉主干可见。在发病早期，即出现病变肢体末梢微循环的破坏。真皮乳头下层毛细血管后静脉节律改变和血液反流，使微循环扩张、淤血，临床表现为本症特有的皮肤青紫色（Buerger's color）。血管呈反复发作的小血管炎症，累及中膜和外膜，管腔内血栓形成，伴血管周围纤维化。受累动脉质地变硬而缩窄，呈非感染性全层炎症。管壁内膜有广泛内皮细胞增生和淋巴细胞浸润；中层和外膜为明显纤维组织增生。管腔内血栓形成，机化后可伴有细小的再管化。管壁的结构一般仍保存，内弹力层增厚；管壁的交感神经有变性。病变常呈节段性分布，介于两个病变节段之间的血管则结构正常。病变后期时，管壁及其周围呈广泛性纤维化，动脉、静脉和神经均被包埋在一起，形成坚硬的条索，其周围有侧支循环形成。受累静脉的病理变化与动脉大致相同。此外，神经、肌肉和骨骼等均可出现缺血性退行性变化。

血栓闭塞性脉管炎的病理进展常分为3个阶段：急性期、进展期和终末期。①急性期：其病理变化是最有特点和诊断价值的。主要表现为血管壁全层的炎症反应，并伴有血栓形成、管腔闭塞，血栓周围有多形核白细胞浸润；血栓周围有微脓肿；内膜增厚；神经血管束中存在广泛的中性粒细胞浸润。②进展期：在进展期主要为闭塞性血栓逐渐机化，伴有部分血管再通和微脓肿消失，同时血管壁的炎性反应则要轻很多。③终末期：病变的特点主要是血栓机化后的血管再通，血管壁中、外膜层的再管化，显著的毛细血管生成及血管周围纤维化。同时血管壁的交感神经也可发生神经周围炎、神经退行性变和纤维化。这一时期的病理改变通常缺乏特异性，易与动脉硬化引起的血管闭塞的晚期改变相混淆。

与动脉粥样硬化和其他类型的系统性血管炎相比，无论哪个病理阶段，TAO患者的血管弹力层和血管壁结构均保存完好。此外，炎性细胞浸润主要发生在血栓和内膜。在其血管壁中没有发现钙化和动脉粥样硬化斑块，但均存在玻璃变性。

五、临床表现

血栓闭塞性脉管炎起病隐匿，病情进展缓慢，常呈周期性发作，经过较长时期病情才逐步加重。病理生理的改变可归纳为中、小血管炎症所产生的局部影响，以及动脉闭塞所引起的供血不足的临床表现。

1. 疼痛　这是最突出的症状。开始时疼痛起源于动脉痉挛，因血管壁和周围组织中的神经末梢感受器受刺激所引起。疼痛一般并不严重，当动脉内膜发生炎症并有血栓形成而闭塞后，即可产生缺血性的疼痛。疼痛的程度不等，轻者休息后即可减轻和消失，行走时出现疼痛或加重，有时形成间歇性跛行；重者疼痛剧烈而持续，形成静息痛，尤以夜间为甚，常使患者屈膝抱足而坐，或者将患肢于床沿下垂以减轻疼痛。

2. 发凉和感觉异常　患肢发凉、怕冷是常见的早期症状，体表温度降低，尤以趾（指）端最明显。因神经末梢受缺血影响，患肢的趾或（和）指可出现胼胝感、针刺感、烧灼感或麻木等感觉异常。

3. 皮肤色泽改变　因动脉缺血可致皮色苍白，伴有浅层血管张力减弱而皮肤变薄者，尚可出现潮红或青紫。

4. 游走性血栓性浅静脉炎　约一半以上的患者可反复出现游走性血栓性浅静脉炎，多位于足背和小腿浅静脉。

5. 营养障碍性病变　因缺血引起程度不同的皮肤干燥、脱屑、皲裂，汗毛脱落，趾（指）甲增厚、变性和生长缓慢，小腿周长缩小、变细，肌肉松弛、萎缩，趾（指）变细。

6. 动脉搏动减弱或消失　足背动脉或胫后动脉和桡动脉或尺动脉的搏动常减弱或消失。

7. 坏疽或溃疡　这是肢体缺血的严重后果，常发生于趾（指）端。

据国外报道，本症的临床表现与国内患者不尽相同。据Mills等报道，小腿间歇性跛行较少见，而患者中约80%有患足跛行；病变累及多处肢体是 TAO 的一般特征，在确诊时，上、下肢中至少有两个肢体，甚至有 3 或 4 个肢体被累及；在踝部和腕部的近侧常可扪及正常的动脉搏动；足部动脉搏动一般均消失，而腕部动脉搏动可在一侧或双侧消失；1/3 ～ 1/2 的患者病变累及上肢；1/3 的患者伴有游走性血栓性浅静脉炎和雷诺综合征。

六、病理演变和临床分期

本症起病隐匿，病情进展缓慢，呈周期性发作，一般要经过 5 年左右才有明显和较重的临床表现。按患肢缺血的程度可分为三期。

第一期（局部缺血期）：患肢麻木、发凉、怕冷，开始出现间歇性跛行，通常在行走 500 ～ 1000m 后出现症状，休息数分钟后疼痛缓解。检查发现患肢皮肤温度降低，色泽较苍白，足背或胫后动脉搏动减弱，可反复出现游走性血栓性浅静脉炎。

第二期（营养障碍期）：患肢除有上述等症状并日益加重外，间歇性跛行越来越明显，无痛行走的间距越来越短，最后疼痛可转为持续性静息痛，夜间更为剧烈。皮肤温度显著下降，更显苍白或出现潮红、紫斑。皮肤干燥、无汗，趾（指）甲增厚变形，小腿肌肉萎缩，足背和胫后动脉搏动消失。各种动脉功能试验呈阳性；做腰交感神经阻滞试验后，患肢仍可出现皮肤温度升高，但不能达到正常水平。

第三期（坏疽期）：症状越发加重，患肢趾（指）端发黑、干瘪、干性坏疽、溃疡形成。如并发感染，可变为湿性坏疽，疼痛程度更见剧烈，迫使患者日夜屈膝抚足而坐。湿性坏疽加上这种体位，可使患肢出现肿胀。并发感染后，严重者可出现高热、畏寒、寒战、烦躁不安等毒血症症状。

第一期中，动脉首先受病变侵袭，出现临床缺血性的表现，其原因主要是受累动脉的功能性变化（痉挛）而非器质性原因（闭塞）。进入第二期后，受累动脉已处于闭塞状态，患肢依靠侧支循环而保持存活；消除交感神经作用后，仍能促使侧支进一步扩张，提供稍多的血量。所以在这一时期，以器质性变化为主。第三期患肢的动脉已完全闭塞，侧支已无法发挥代偿功能，仅能使坏疽与健康组织分界平面的近侧肢体保持存活，趾（指）端则因严重缺血而发生坏疽。

七、检查和诊断

根据临床表现，诊断一般并不困难。诊断要点：①多数患者是青壮年男性，多有吸烟史；②患肢有不同程度的缺血性临床表现和游走性血栓性浅静脉炎表现；③患肢足背或（和）胫后动脉，以及腕部动脉的搏动减弱或消失。

为了进一步明确诊断，确定受累动脉闭塞的部位、性质和程度，以及侧支形成和患肢远侧段有无开放的动脉主干等情况，可做下列各种检查。

1. 一般检查 包括跛行距离和时间测定、患肢抬高试验和皮肤测温等。患肢抬高试验（又称 Buerger 试验）是嘱患者平卧，患肢提高 45°，3 分钟后观察患足皮肤的色泽改变。试验呈阳性者，足部特别是足趾和足掌部，皮肤呈苍白或蜡黄色，以手指压迫时更加明显，并有麻木或疼痛感；此时让患者坐起，患肢自然下垂于床沿（避免压迫腘窝部），患足皮肤色泽逐渐变为潮红或斑块状青紫色。这提示患肢有严重的循环障碍，组织供血显著不足。

针对上肢动脉可行 Allen 试验，以了解 TAO 患者手部动脉的闭塞情况。即压住患者桡动脉，令其反复松拳握拳动作。若原手指缺血区皮色恢复，证明尺动脉来源的侧支健全，反之提示有远端动脉闭塞存在。同理，本试验也可检测桡动脉的侧支健全与否。

此外，还可行神经阻滞试验，即做腰椎或硬膜外麻醉，阻滞腰交感神经节，然后用皮肤测温计在患肢同一位置，对比麻醉前、后温度的变化。麻醉后温度升高越明显，说明痉挛因素所占比重越大；如果温度升高不明显或不升高，则说明病情严重，受累血管都已处于闭塞状态。但本试验为有创操作，目前临床上很少应用。

2. 无创检查 主要包括 4 项检查方法，即光电容积描记、四肢节段测压、多普勒超声动脉血流检测和节段气体容积描记。

（1）光电容积描记（PPG）：主要是检测患肢末端的动脉血供情况。检查时，患者取平卧位，将光电容积描记探头置于足趾趾腹处，通过描记仪记录动脉血流曲线。正常时曲线表现为陡直快速的上升支、中度尖锐峰、下降支有一个重搏切迹；动脉管腔狭窄时，曲线可见波幅降低、上升支和下降支延缓、圆顶峰、重波切迹消失；完全闭塞时曲线波形呈直线状。

（2）四肢节段测压（SEG）：主要是检测病变所在的部位。患者取平卧位，用 8MHz 多普勒超声探头，分别检测双侧肱动脉，双下肢踝部、膝下、膝上和大腿上端的动脉压力，计算踝肱指数（患侧最高的踝部动脉压与最高的上臂动脉压之比），以及各节段间动脉的压力差。正常时，踝肱指数等于或大于 1，小于 0.9 者提示动脉供血不足，严重缺血者小于 0.6；各节段间正常的动脉压力差在 20mmHg 以内，超过 30mmHg 提示远侧动脉有明显狭窄或闭塞。

（3）多普勒超声血流波形记录（CW）：主要是检测动脉管腔病变的程度。患者取平卧位，将 8MHz 或 4MHz 多普勒超声探头置于受检动脉的体表位置，使探头和皮肤保持 45°，以获取最佳信号，观察屏幕上的血流波形。正常时表现为快速上升支和下降支、舒张反向血流和舒张期振荡。动脉狭窄时，可见收缩期上升支变钝、下降支延缓、舒张期振荡受阻抑、无反向血流。管腔闭塞时波幅消失呈平坦直线。

（4）节段气体容积描记（APG）：主要是在无法触及受检动脉搏动而不能做 SEG 检测时，用以确定病变的部位。患者取平卧位，分别于下肢踝部、膝下、膝上和大腿上段置空气袖带，充气至 60mmHg，然后描记波形。正常时，为陡直的上升支、适中的顶峰状态、在下降支有一个转折的舒张波。动脉狭窄时，上升支延缓、顶峰圆钝、放射波消失、下降支延缓。动脉闭塞时波形消失。

无创检查虽然不能对肢体动脉闭塞症的病变情况提供详尽的资料，不能完全作为手术方法选择的依据，但是却能通过无创检查，大体了解病变的范围和程度。因此，在患者的筛选、术前病情估计、术后疗效评价和长期随访等方面，都具有十分重要的作用和价值。

3. 双功彩超　与其他肢体动脉闭塞症一样，双功彩超对检测和诊断 TAO，具有很高的正确率。主要可检测出肢体末端的小动脉广泛闭塞，而其近侧动脉则保持通畅。由于这是一种安全、可靠又可重复使用的无创检查，所以已在临床广泛应用。

4. MRA 和 CTA　是诊断 TAO 的有效方法（图 20-7）。此外，有症状和体征的继发感染伴缺血性溃疡应该用常规 X 线检查和磁共振成像来判断是否继发骨髓炎。

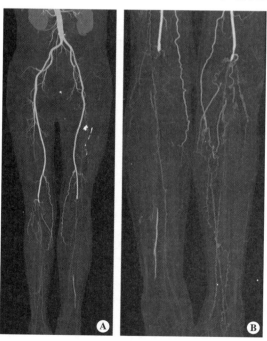

图 20-7　一例 32 岁男性患者的 CTA 显示：腹主动脉、双侧髂总动脉至胭动脉近段通畅（A），双下肢胭动脉远段、胫前动脉、胫后动脉及腓动脉均闭塞（B），周围见"螺旋状"侧支血管形成

5. DSA 动脉造影　一般认为，动脉造影检查并非确诊血栓闭塞性脉管炎所必需，但对可疑病例的诊断和治疗方法（特别是手术方法）的选择，仍是一个非常有价值的辅助检查方法。典型征象

多为肢体动脉节段性狭窄或闭塞，病变部位多局限于肢体远侧段，而近侧血管则未见异常；从正常到病变血管段之间是突然发生转变的，即病变近、远段的动脉光滑、平整，显示正常形态；可见"树根"状、"蜘蛛"状和"螺旋"状的侧支血管（图 20-8）。

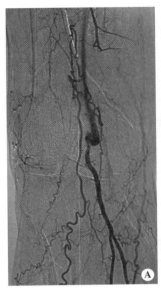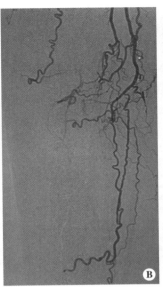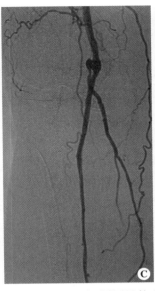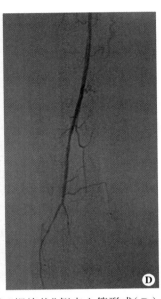

图 20-8　一例 40 岁男性患者下肢动脉 DSA 显示：腘动脉中远段以进闭塞（A），周围见较多"螺旋状"侧支血管形成（B），腔内开通腘动脉及胫后动脉（C、D）

根据大量已有研究，目前对于 TAO 的诊断标准，主要依靠其临床特征。根据改良的 Shionoya 临床诊断标准：典型患者多为 45 岁以下男性，有吸烟史，有腘以下小动脉的闭塞，可以合并上肢缺血或血栓性浅静脉炎，排除吸烟以外的动脉粥样硬化因素。临床表现为肢体远端缺血症状，累及肢体的中、小动脉。据以色列和波兰资料，上肢与下肢同时受累者达 35% ～ 50%，其中原发于上肢者占 10% ～ 20%，而我国患者同时累及上肢者较少。有典型临床特征，而要确立 TAO 的诊断时，还必须排除其他引起肢体缺血的疾病。首先需要排除的是动脉粥样硬化性闭塞症，即动脉粥样硬化的高危因素（高脂血症、糖尿病、高血压等）的存在。此外，还需排除动脉栓塞、自身免疫性疾病、血液高凝状态、血管损伤和一些局部病变如腘血管压迫、外膜囊性病变等。

Mills 等认为，结合典型病史和临床表现，以及患肢末端的容积描记检查，即可确诊。其特征是肢端小动脉广泛闭塞，而其近侧的动脉搏动正常，这与动脉粥样硬化闭塞症（除伴有糖尿病或肾衰竭外）的表现截然不同。免疫性动脉炎也可有类似的表现，但通过各项特殊的血液检查，能够加以区别。

八、鉴别诊断

在确定 TAO 的诊断时，根据病变不同时期的特点，应考虑与其他一些疾病相鉴别：①动脉粥样硬化性闭塞症：多发生于下肢，可产生患肢的缺血性临床表现。但其特点是患者大多为老年人，有高血压和高脂血症史，有的还伴有糖尿病，其他动脉如颈动脉、冠状动脉、肾动脉等均可受累，病变多发生于大动脉和中等动脉，X 线检查可发现动脉部位典型改变。②原发性游走性血栓性浅静脉炎：TAO 也可出现游走性血栓性浅静脉炎，与原发性者相同，只有等到血栓闭塞性脉管炎患者出现患肢缺血症状时，才能加以鉴别。③糖尿病性足坏疽：当肢端出现坏疽时，都应考虑糖尿病的可能性，通过病史和临床表现的分析，以及相应的血液检查，可以明确诊断。④结节性动脉周围炎：本症主要侵袭中、小动脉，患肢可出现类似血栓闭塞性脉管炎的缺血症状，其特点是病变广泛，常累及肾、心等内脏，皮下有沿动脉走向排列的皮下结节，发作时呈暗红色并有疼痛。通过相应的血液检查和结节的活组织检查，能作出鉴别诊断。

九、治　疗

处理原则主要是防止病变进展，改善和增加患肢的血液循环。

1. 一般疗法　在血栓闭塞性脉管炎的治疗中，戒烟是所有治疗方法的基础。成功和彻底的戒烟（包括被动吸烟）患者，其病情通常可得到控制；反之，则疾病进行性加重或有新的病变发生。研究表明，即使每天仅吸烟 1～2 支，也足以使 TAO 患者的病变持续进展，使得原来通过多种治疗业已稳定的病情恶化。

其次，口腔细菌感染的治疗也不容忽视。目前已经证实牙周炎、口腔细菌感染会导致一系列动脉疾病的发生，包括颈动脉粥样硬化、腹主动脉瘤、下肢动脉硬化及血栓闭塞性脉管炎等，控制牙周细菌感染可以有效缓解 TAO 患者的缺血症状，控制疾病进展。

此外，还需防止受冷、受潮和外伤，患肢也不宜过热（热敷、热水浸泡等），以免增加患肢缺血组织的需氧量，而引起肢端溃烂和坏疽。疼痛剧烈时，可酌情暂时使用适当的镇痛剂，但应避免药物成瘾。

患肢的运动疗法对减轻临床症状和体征有一定的疗效。传统的运动方法为患者平卧，先抬高患肢 45° 以上，维持 1～2min，再在床沿下垂 2～3min，然后放置于水平位 2min，并做患足旋转和伸屈活动。如此每次重复 5 次，每天数次。近几年来，文献报道中对运动疗法的功效，不断给予良好的评价，对这方面的临床研究也在不断深入。他们都认为，血栓闭塞性脉管炎患肢有指导和有计划的体育锻炼（如慢步、踏车等），对患肢的侧支建立、增加血流量或改变血量的分配、改善肌肉组织代谢、调节组织的生化改变、纠正血液流变学的病理变化等，都有一定的功效，特别对早期患者的作用更为明显，主要表现为疼痛

的减轻或消失、无痛行走距离的增加和肢端溃疡的愈合等。

2. 药物治疗　理论上可选用的内科治疗药物，包括激素、抗生素、血管扩张剂、前列腺素、抗血小板药、抗凝和祛聚药物等，但它们的疗效都尚未得到广泛的确认。有些学者提出做动脉内灌注药物溶栓治疗，以改善患肢的血液供应，但文献中的评价至今尚不一致。还有学者们指出，对于那些在原有血栓闭塞性脉管炎基础上，发生急性缺血的患肢，及时去除动脉内新鲜的血栓，是挽救患肢的最佳方法。

此外，祖国的中医药治疗血栓闭塞性脉管炎，既可以辨证施治，服用汤药，也可以使用含有活血化瘀功能的中成药物，如活血通脉胶囊。

3. 高压氧疗法　有些学者们认为，在高压氧舱内，通过血氧量的提高，可能会增加患肢的供氧量。具体方法是每天进舱 1 次，每次 3～4 小时，10 次为 1 个疗程。间隔 5～7 天后，再进行第 2 个疗程，一般可治疗 2～3 个疗程。

4. 手术治疗　从理论上讲，目前最有效的治疗方法是动脉重建手术，但由于血栓闭塞性脉管炎累及血管的特点，对于常规的血管重建手术来说，常缺乏合适的远端流出道。

（1）腰交感神经切除术：对第一期和第二期患者，可先做腰交感神经阻滞试验，如阻滞后皮肤表面温度升高 1～2℃，则表示患肢动脉的病变以痉挛为主，可切除患侧第 2、3、4 腰交感神经节和神经链，能解除血管痉挛和促进侧支循环形成，常能取得较好的近期效果。

TAO 患者施行腰或胸交感神经切除术可以有效预防截肢并缓解疼痛、促进溃疡愈合，但其长期有效性还值得探索。已有明确报道证实，使用腹腔镜切除腰交感神经治疗下肢缺血与经胸腔镜切除胸交感神经治疗上肢缺血的手术是安全有效的。

此外，可以通过植入电脊髓刺激器来缓解疼痛，其机制包括抑制疼痛性刺激在相应皮片内的连续传输、抑制脊髓内神经递质产物的兴奋和抑制交感血管收缩来持续改善外周血管微循环。虽然脊髓刺激能够有效抑制神经源性疼痛，但在控制皮肤溃疡导致的躯体疼痛方面无效。

（2）血栓内膜剥脱术：仅适用于股-腘动脉节段性闭塞，远端流出道血管条件尚好的病例，因此适合本术式的病例不多。术中在剥除血栓内膜后，加用人工血管或自体静脉补片，以扩大管腔，减少术后再狭窄的发生。术后积极抗凝预防血栓形成。

（3）大网膜移植术：1971 年 Casten 和 Alday 提出按大网膜血管分布的走向，在使其血液循环保持正常运行的条件下进行合理的剪裁，使其变成长条状后，由腹腔引出，固定于患肢深筋膜下，以便侧支形成，为缺血组织提供血流。以后由于显微外科的开展，又发展成游离血管蒂大网膜移植术，即将游离的胃网膜右动静脉，分别与股浅动脉和大隐静脉或股浅静脉吻合，这样可望使剪裁延长后的大网膜，能通过皮下隧道，延伸到小腿下段。但是，大网膜中的动脉是细小的终末支，供血量有限，而大网膜的结构也有明显的个体差异，如有些脂肪组织肥厚，有的短小等，因存在这些局限性，常使手术遭到失败。本手术在 20 世纪 80 年代曾于国内和国外（主要被印度医生推荐）应用于临床，但此后文献中极少有后续报道。

（4）血管重建术：从理论上讲，目前最有效的治疗方法是动脉重建手术。但由于血栓闭塞性脉管炎受累血管的特点，对于常规的动脉旁路手术来说，常缺乏合适的远端流出道。

动脉旁路术适用于动脉主干局段性闭塞，即闭塞段远侧仍有通畅的动脉通道者。根据病变部位可以分别采用主-股动脉、股-腘动脉或者膝下动脉旁路，移植血管可采用自体大隐静脉离体后倒置，或者用瓣膜刀破坏其瓣膜后的原位旁路术；也可以利用人造血管。因为病变分布广泛、节段性动脉受累和疾病远端末梢的改变，本症仅不足 5%～25% 的患者能施行血管重建手术，且多为膝下动脉旁路，无良好股-腘动脉流出道时也可选择股深动脉作为流出道。而且据文献报道，本症患者即使能做旁路术者，也可因继续吸烟或病情不断进展，使平均通畅时间仅为 2.8 年。

（5）截肢术：对肢端有溃疡或坏死者，应做彻底的清创术，并以清洁敷料保护创口，坏死界线清晰者，可将坏死部分切除；手指的溃疡多可经保守治疗而痊愈，约有 5%～10% 的患者需做指端或远侧指关节切除术；只有肢体已有广泛坏死，疼痛不能忍受或难以控制时，始可考虑截肢术。综合国外文献报道，需要做趾或足远侧段切除者，约占患者的 20%；另有 20% 需做膝下或膝上截肢术。

（6）分期动静脉转流术（静脉动脉化手术）：上海交通大学医学院第九人民医院血管外科，通过大量动物实验和对下肢静脉瓣膜的研究，证明分期动静脉转流术可能有效地重建重度缺血患肢的血液循环，并已应用于临床中部分 TAO 病例，取得较好的治疗效果（图 20-9）。

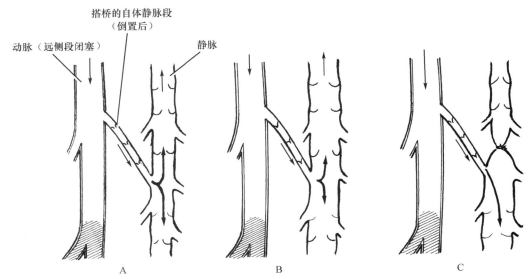

图 20-9　分期动静脉转流术机制示意图

A. 建立动静脉瘘；B. 受转流后静脉段扩张，瘘口近、远侧瓣膜均关闭不全；C. 结扎瘘口近侧段，变动静脉瘘为动脉血单向逆行灌注

在开展本手术的初期，将分期动静脉转流术分成3种不同的手术方式。

深组高位：在髂外、股总或股浅动脉与股浅静脉间，建立动静脉转流。4～6个月后，当患肢远侧段缺血症状明显改善或消失时，再打开创口，将该线抽紧打结，阻断转流口近侧的股浅静脉，使动静脉瘘变为动脉血经股浅静脉向远侧单向灌注。本式式操作较为简便，但因吻合口位置较高，术后肢体肿胀较明显。

深组低位：在腘动脉远侧段与胫腓干静脉间，建立动静脉转流（图20-10）。2～4个月后行二期手术，结扎转流口近侧的胫腓干静脉。由于转流口建在两支胫前静脉入口远侧的胫腓干静脉上，所有转流的动脉血，既避开了股-腘静脉中的瓣膜，并能迅速经腓肠肌通向胫腓干静脉的许多小分支，逆向灌注小腿部的缺血组织。此外，重建患肢血液循环后，患肢的静脉血液主要经胫前静脉回流。

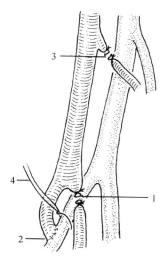

图20-10　胫前动脉与胫前静脉吻合（深组）
1. 切断胫后动脉；2. 胫前动脉与胫前静脉吻合；3. 切断隐动脉；4. 于瘘口近侧的胫前静脉绕1根丝线预置于皮下

浅组：在腘动脉与大隐静脉远侧段间，建立动静脉转流（图20-11）。凡腘动脉远侧段未闭塞，而大隐静脉通畅，且其远侧段管径大于0.3cm者，可选用这种手术方法。取患肢近侧段大隐静脉长25～35cm，倒置后，于腘动脉与小腿下段大隐静脉间斜行搭桥，尽可能将转流口建在大隐静脉的最远端，即内踝附近的大隐静脉上。转流入大隐静脉远侧段的动脉血，将

首先通过向深静脉开放的交通静脉进入深静脉，同时可冲开结构较为薄弱的大隐静脉最低一对瓣膜，以及足背浅静脉中的瓣膜，而进入患肢远侧段的缺血组织中。由于动脉血是由浅静脉进入深静脉，所以术后不再结扎转流口近侧的大隐静脉残段，而重建患肢血液循环后，患肢的静脉回流不受障碍。

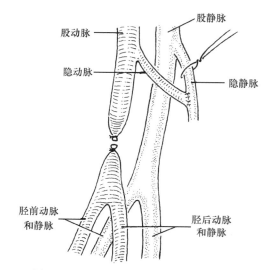

图20-11　隐动脉与隐静脉吻合（浅组）
切断股动脉：隐动脉与隐静脉吻合；于瘘口近侧的隐静脉绕1根丝线预置于皮下

1988年上海交通大学医学院附属第九人民医院血管外科，总结自1984年1月至1986年6月施行本手术的患者33例，共39条下肢。全组33例患者中，男性29例，女性4例；年龄为26～71岁，平均48.7岁；病程为15～17天；左侧下肢手术患者13例，右侧下肢手术患者14例，双侧下肢手术患者6例（12条下肢）。所有患者中血栓闭塞性脉管炎患者19例，24条下肢；动脉粥样硬化闭塞症患者13例，14条下肢；1例（1条下肢）患者为股浅动脉远侧段以下粥样斑块栓塞，病程超过2周，来院时有显著的毒血症状，足趾和足背均已坏死。除这一病例外，其他患者均有明显的患肢间歇性跛行，其中25条患肢有严重静息痛。1例患者另1条患肢于入院3个月前，在外院做截肢术；4条患肢踝关节以下有坏疽；18条患肢的趾端或足背已发生溃疡和坏死。本组39条患肢经各种检测，主要包括皮温测定、容积描记检查、经皮氧分压测定、激光多普勒检测和动脉造影（或DSA）等，确诊均属广泛性动脉闭

塞症。

本组中有 18 条患肢做深组高位分期动静脉转流术。术后分别有 3 条和 2 条患肢发生创口感染和血肿形成。患肢疼痛在术后 1 周内开始逐步减轻。3 条患肢因术前足部已经坏死，于术后 3 周做膝下截肢术；1 条患肢因多个足趾坏死，于术中做截趾术，创口均在 1 个月内愈合；另有 5 条患肢，术后 2 个月内患肢末端溃疡和坏疽愈合。第一期手术后，12 条患肢发生肿胀，于 5 周内消退；第二期术后 8 条患肢有肿胀，6 周内消退。术后 8 个月，患肢深静脉造影显示，造影剂经患肢许多侧支进入股深静脉，然后经髂 - 股静脉向心回流。

有 11 条患肢做深组低位分期动静脉转流术。患肢疼痛在术后 2～5 天开始逐步减轻。1 条患肢因术前足部已经坏死，于术后 2 周做膝下截肢术；6 条患肢于术后 1～2 个月内末端溃疡和坏疽愈合。第一期手术后，1 条患肢发生小腿轻度肿胀，于 2 周内消退；第二期术后无患肢肿胀者，术后 6 个月，患肢深静脉造影显示，造影剂经小腿深静脉流入胫前静脉，然后通过腘静脉向心回流。

有 10 条患肢做浅组分期动静脉转流术。患肢疼痛在术后 1 周内完全消失。4 条患肢于术后 2 周内患肢末端溃疡和坏疽愈合。第一期手术后，6 条患肢发生踝关节以下肿胀，于 4～5 周内消退；第二期术后未见患肢肿胀发生。

全组患肢术前均做深静脉顺行造影，观察深静脉主干是否全程通畅；大隐静脉是否能选做转流的移植物。所有患者除适当应用抗生素外，在术中建立转流口时，由静脉注入肝素 6250U；术后用抗凝、溶栓和祛聚药物，如肝素、尿激酶、低分子右旋糖酐、肠溶阿司匹林、双嘧达莫等 2～3 周，以防止转流口血栓形成。

截至 1988 年 4 月，已随访 23～55 个月，平均 36.5 个月。除 1 例因动脉硬化性闭塞症做深组高位分期动静脉转流术者于术后半年内病情恶化做高位截肢外，其余患者的 38 条患肢中，20 条患肢的手术疗效良好；18 条患肢的临床症状和体征均有较显著的减轻或好转。

对于 TAO 这类下肢动脉广泛性闭塞，远端无良好流出道而无法进行常规动脉重建，导致肢体濒临坏死者，该术式是一种非常规的救肢手术，如适应证选择恰当，手术操作规范，可取得良好

的疗效。但符合循证医学的大宗病例临床对照研究，以及获得良好疗效的机制，都值得进一步做深入研究。

5. 血管腔内治疗 最初的关于血管腔内治疗 TAO 患者的报道，是选择性动脉内灌注尿激酶和链激酶。Matsushita 最早对一例诊断为 TAO 伴肢体严重缺血的 19 岁女性患者进行腔内治疗，动脉内持续灌注尿激酶（2 万 U/h）和肝素 800U/h。虽然患者的症状暂时改善，但经皮导管溶栓治疗最终没有能够使得闭塞的腘动脉再通。

随着腔内血管技术的蓬勃开展，经皮腔内血管成形术（PTA）已被许多学者选择性地用于 TAO 的治疗，而针对部分合并血栓的 TAO 患者，经皮导管溶栓治疗（CDT）和经皮机械性血栓清除术（PMT）对于挽救部分濒临坏死的肢体，都取得了一定的疗效。尽管目前对于 TAO 患者血管重建仍然推荐应用自体静脉旁路术，但对于那些需行自体静脉旁路术但肢体远端无良好流出道，或自身无法提供良好静脉移植物的患者，可以选择 PTA 治疗。上海交通大学医学院附属第九人民医院从 2009 年 1 月至 2015 年 12 月对 35 例 TAO 患者共 43 条肢体施行了腔内血管治疗，随访提示腔内治疗对于那些非典型 TAO 患者，以及部分重症缺血的病例，技术成功率较高，可用于挽救部分濒临坏死的肢体（图 20-12、图 20-13）。虽然多数患者术后需要多次反复腔内治疗，但中远期保肢率与自体静脉旁路转流术后类似，因此，对于无健康远端流出道或自体静脉移植物转流桥的 TAO 患者，PTA 是可供选择的措施之一。

十、预　后

血栓闭塞性脉管炎虽然常在肢端造成严重的损害，甚至截肢而致残，但是本症并不侵袭冠状动脉、脑动脉和内脏动脉。因此，本症对患者的预期寿命并无显著的影响。综合国外文献报道，患者的 5 年生存率和 10 年生存率，分别为 97% 和 94%；5 年截肢率约为 11%，而 20 年截肢率达到 23%，截肢的高危因素仍然是持续吸烟导致病情进展。

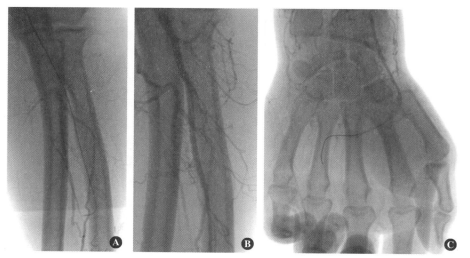

图 20-12　一例 34 岁女性 TAO 患者左上肢缺血，经 PTA 治疗开通左侧尺动脉血流至掌弓

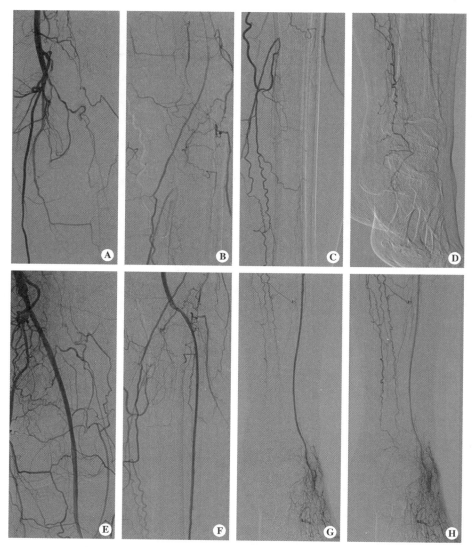

图 20-13　一例 33 岁男性 TAO 患者，左足静息痛伴组织溃疡

A ～ D. 动脉造影显示腘动脉和胫、腓动脉闭塞，伴"螺丝样"侧支循环；E ～ H. 经 PTA 治疗，开通胫前动脉，足部获得直接的血流

（张培华　黄　晟）

主要参考文献

洪钰锟，迟路湘，宋治远，等，2010. 血管内介入治疗 48 例多发性大动脉炎疗效观察. 第三军医大学学报，32（23）：2541-2544

蒋米尔，陆民，黄新天，等，1994. 分期动静脉转流后静脉结构和功能的研究. 中华实验外科杂志，11（5）：289-290

刘鲁生，孙建民，1990. 分期动静脉转流后血管和微循环变化研究. 中华实验外科杂志，7（1）：9-11

Akar AR，Durdu S，2014. Thromboangiitis obliterans. In：Cronenwett JL，Johnston KW，Rutherford's Vascular Sugery. 8th ed. Amsterdam：Saunders，Elservier Press，1167-1186

Ates A，Yekeler I，Ceviz M，et al，2006. One of the most frequent vascular diseases in northeastern of Turkey：thromboangiitis obliterans or Buerger's disease（experience with 344 cases）. Int J Cardiol，111（1）：147-153

Aydın SZ，Yılmaz N，Akar S，et al，2010. Assessment of disease activity and progression in Takayasu's arteritis with disease extent index-Takayasu. Rheumatology，49（10）：1889-1893

Buerger L，1908. Thromboangiitis obliterans：a study of the vascular lesions leading to presenile spontaneous gangrene. Am J Med，136：567-580

Chen YW，Nagasawa T，Wara-Aswapati N，et al，2009. Association between periodontitis and anti-cardiolipin antibodies in Buerger disease. J Clin Periodontol，36（10）：830-835

Chen Z，Takahashi M，Naruse T，et al，2007. Synergistic contribution of CD14 and HLA loci in the susceptibility to Buerger's disease. Hum Genet，122（3-4）：367-372

de Souza AW，Machado NP，Pereira VM，et al，2010. Antiplatelet therapy for the prevention of arterial ischemic events in Takayasu arteritis. Circ J，74（6）：1236-1241

Direskeneli H，Aydın SZ，Merkel PA，2011. Assessment of disease activity and progression in Takayasu's arteritis. Clin Exp Rheumatol，29（1 Suppl 64）：S86-S91

Fields CE，Bower TC，Cooper LT，et al，2006. Takayasu's arteritis：operative results and influence of disease activity. J Vasc Surg，43（1）：64-71

Glebova NO，Abularrage CJ，2014. Takayasu's disease//Cronenwett，Jack L. Rutherford's Vascular Sugery. 8th ed. W. B. Sauders Company，Elservier Press，1187-1202

Ham SW，Kumar SR，Wang BR，et al，2010. Late outcomes of endovascular and open revascularization for nonatherosclerotic renal artery disease. Arch Surg，145（9）：832-839

Igari K，Inoue Y，Iwai T，et al，2016. The epidemiologic and clinical findings of patients with buerger disease. Ann Vas Surg，30（1）：263-269

Iwai T，Inoue Y，Umeda M，et al，2005. Oral bacteria in the occluded arteries of patients with Buerger disease. J Vasc Surg，42（1）：107-115

Klein-Weigel PF，Richter JG，2014. Thromboangiitis obliterans（Buerger's disease）. Vasa，43（5）：337-46

Kotter I，Henes JC，Wagner AD，et al，2012. Does glucocorticosteroid-resistant large-vessel vasculitis（giant cell arteritis and Takayasu arteritis）exist and how can remission be achieved? A critical review of the literature. Clin Exp Rheumatol，30（Suppl 70）：S114-S129

Lee BB，Laredo J，Neville R，et al，2009. Endovascular management of Takayasu arteritis：is it a durable option? Vascular，17（3）：138-146

Lu XW，Idu MM，Ubbink DT，et al，2006. Meta-analysis of the clinical effectiveness of venous arterialization for salvage of critically ischaemic limbs. Eur J Vasc Endovasc Surg，31（5）：493-499

Malecki R，Zdrojowy K，Adamiec R，2009. Thromboangiitis obliterans in the 21st century - a new face of disease. Atherosclerosis，206（2）：328-334

Mason JC，2010. Takayasu arteritis-advances in diagnosis and management. Nat Rev Rheumatol，6（7）：406-415

Min PK，Park S，Jung JH，et al，2005. Endovascular therapy combined with immunosuppressive treatment for occlusive arterial disease in patients with Takayasu's arteritis. J Endovasc Ther，12（1）：28-34

Miyata T，Sato O，Koyama H，et al，2003. Long-term survival after surgical treatment of patients with Takayasu's arteritis. Circulation，108（12）：1474-1480

Qureshi MA，Martin Z，Greenberg RK，2011. Endovascular management of patients with Takayasu arteritis：stents versus stent Grafts. Semin Vasc Surg，24（1）：44-52

Saadoun D，Lambert M，Mirault T，et al，2012. Retrospective analysis of surgery versus endovascular intervention in Takayasu arteritis：a multicenter experience. Circulation，125（6）：813-819

Schmidt J，Kermani TA，Bacani AK，et al，2012. Tumor necrosis factor inhibitors in patients with Takayasu arteritis：experience from a referral center with long-term follow-up. Arthritis Care Res，64（7）：1079-1083

Schmidt WA，2013. Imaging in vasculitis. Best Pract Res Clin Rheumatol，27（1）：107-118

Shionoya S，1998. Diagnostic criteria of Buerger's disease. Int J Cardiol，66（Suppl 1）：S243-S245

Slavov ES，Stanilova SA，Petkov DP，et al，2005. Cytokine production in thromboangiitis obliterans patients：new evidence for an immune-mediated inflammatory disorder. Clin Ex Rheumatal，23（2）：219-226

Sun JM，Zhang PH，1985. Revascularization of ischemic canine hindlimb through staged anterior venous reversal on small artery and vein. Chin Med J（Engl），98（2）：889-894

Tonetti MS，Van Dyke TE，2013. Periodontitis cardiovascular disease：consensus report of the Joint EFP/AAP Workshop on Periodontitis and Systemic Diseases. J Periodontol，84（4 Suppl）：S24-S29

Unizony S，Stone JH，Stone JR，2013. New treatment strategies in large-vessel vasculitis. Curr Opin Rheumatol，25（1）：3-9

Valsakumar AK，Valappil UC，Jorapur V，et al，2003. Role of immunosuppressive therapy on clinical，immunological，and angiographic outcome in active Takayasu's arteritis. J Rheumatol，30（8）：1793-1798

Visona` A，Tonello D，Zalunardo B，et al，2009. Antithrombotic treatment before and after peripheral artery percutaneous angioplasty. Blood Transfus，7（1）：18-23

Von Winiwarter F，1879. A peculiar form of endarteritis and endophlebitis with gangrene of the foot. [Uber eine eigenthumliche Form von

Endarteriitis und Endophlebitis mit Gangran des Fusses.] Arch Klin Chir, 23：202-226

Wen D，Du X，Qiao Y，et al，2012. Takayasu arteritis：diagnosis，treatment and prognosis. Int Rev Immunol，31（6）：462-473

Ye KC，Shi HH，Qin JB，et al，2017. Outcomes of endovascular recanalization versus autogenous venous bypass for thromboangiitis obliterans patients with critical limb ischemia due to tibioperoneal arterial occlusion. J Vasc Surg，66（4）：1133-1142

Yuan LX，Bao JM，Zhao ZQ，et al，2014. Clinical results of percutaneous transluminal angioplasty for thromboangiitis obliterans in arteries above the knee. Atherosclerosis，235（1）：110-115

第二十一章　急性肢体缺血

急性肢体缺血是血管外科的常见急诊疾病。起病急骤，发展迅速，威胁肢体存活及生命，是血管外科医师遇到的最严峻的挑战之一。尽管血管外科技术（包括药物、器械）已有长足进步，急性肢体缺血的截肢率和死亡率仍居高不下，这与许多其他主要血管疾病的治疗进展形成鲜明对比。急性肢体缺血也通常是伴有多种全身疾病患者的终末状况，因此仔细的全身临床评估与肢体的评估同样重要。及时而准确的诊断与最合适的治疗选择对挽救肢体和生命是至关重要的。

一、病　　因

急性肢体缺血是指肢体动脉血流灌注急剧恶化或突然中断，导致组织缺血甚至死亡的病理过程。除血管创伤（包括医源性损伤）外，造成急性肢体缺血的主要原因有两个：动脉栓塞和动脉血栓形成。动脉栓塞和动脉血栓形成的鉴别虽然对于诊断及预后很重要，但实际发病过程中二者通常并存，区分十分困难，对及时准确的治疗选择不是关键性的。

（一）动脉栓塞

栓塞一词来源于希腊文 embolos，指堵塞或阻塞。动脉栓塞是指栓子从心脏或近心端动脉壁脱落，被血流推向远侧，阻塞动脉血流，导致组织、器官缺血甚至死亡。栓子除血栓外，肿瘤、空气、脂肪、异物等虽然都可以成为栓塞动脉的栓子，但均极少见。血栓栓子大多数来源于心脏，而非心源性栓子尚可来源于近心端动脉、动脉瘤、人造血管及各种血管内介入所产生的并发症。有一小部分患者的栓子来源不明，甚至经过尸体解剖，仍然不能明确病因。

动脉急性栓塞 80%～90% 来源于心脏病，且 2/3 的患者合并心房颤动。常见的心脏病有冠状动脉粥样硬化性心脏病、急性心肌梗死、风湿性心脏病、心肌病、充血性心力衰竭及心脏人工瓣膜置换术后、亚急性细菌性心内膜炎和心脏肿瘤（心房黏液瘤）等。

一旦栓子脱离，它很容易通过大动脉而卡在外周动脉处，通常在动脉分叉处。栓子可以使任何动脉闭塞，在下肢阻塞最多的是股总动脉和腘动脉，而只有大的栓子，所谓的骑跨栓子，可以阻塞正常的主动脉分叉。在上肢，肱动脉分叉及肱动脉的肱深动脉起点处是栓塞发生的频繁位置。

栓塞性缺血通常是灾难性的，因为它经常发生在原正常的动脉上，没有任何代偿的侧支循环建立。患者通常表现为急性肢体苍白，合并完全的神经感觉障碍。栓塞性闭塞也是渐进的，在闭塞部位近端和远端的继发性血栓形成使肢体缺血情况恶化。继发性血栓的尽早移除在治疗中是特别重要的，因为它可能进而阻塞远端较小的血管导致治疗的困难。如果治疗延迟，继发性血栓黏附于动脉壁，使取栓或吸栓导管难以移除，且不容易被溶栓治疗溶解。

1. 器质性心脏病　以冠状动脉粥样硬化性心脏病和风湿性心脏病最为常见。前者以老年患者居多；后者多较年轻。据统计，20 世纪 60 年代以前，风湿性心脏病是动脉栓塞最主要的病因；而以目前的临床资料，冠状动脉粥样硬化性心脏病是主要的病因，风湿性心脏病所导致的动脉栓塞已比较少见。合并心房颤动是周围动脉栓塞的高危因素，周围动脉栓塞的患者约 77% 合并心房颤动，由于心房和心室的不协调收缩而导致的血流紊乱，结果在左心耳中形成血栓。慢性心房颤动并发急性动脉栓塞每年为 3%～6%，而阵发性房颤合并动脉栓塞发生率要低很多。

陈旧性心肌梗死也是动脉栓塞的危险因素。长期的抗凝治疗［主要是口服华法林和（或）阿司匹林］，不但可以有效地降低脑卒中的发生概率，也明显地降低周围动脉栓塞概率。

2. 急性心肌梗死 也是动脉栓塞的常见原因。发生心肌梗死时，左心室扩大，收缩乏力，血液不能排空，常有血栓形成，脱落后可成为栓子，而形成动脉栓塞时，几乎一半以上的患者并不伴有心房颤动。由于心肌梗死能潜隐在动脉栓塞前3～28天（平均14天）发生，因此，对于动脉栓塞，尤其是未合并心房颤动的患者，应该特别警惕潜隐性心肌梗死的可能性。心肌梗死后并发动脉栓塞死亡率高达50%。心肌梗死后左心室壁瘤形成，是动脉栓塞的又一来源，约有一半的室壁瘤有附壁血栓形成，其中5%并发动脉栓塞。

3. 其他 在心律失常型心脏病中，病态窦房结综合征（SSS）约占16%，完全性房室传导阻滞约1.3%合并动脉栓塞。

其他较少见的并发动脉栓塞的心脏疾病有细菌性心内膜炎和人工心脏瓣膜。细菌性心内膜炎的栓子常栓塞末梢小动脉，如手掌、跖、趾动脉，除了造成动脉栓塞、组织缺血外，还使炎症播散，是细菌性心内膜炎的严重并发症，发生率在15%～35%。自广泛引入超声心动图和抗生素后，细菌性心内膜炎已非常罕见，但某些特殊群体，包括静脉注射毒品，留置动脉或静脉导管，以及那些免疫功能低下的患者仍可见发生。

过去，心脏瓣膜病是动脉栓塞的主要原因，但是近年来治疗上的进步实际上已经基本消除了这个原因。现在许多患者都有人工心脏瓣膜了，人工机械瓣膜通常是抗凝的，而猪替代生物瓣膜患者中栓塞是罕见的。

左心房黏液瘤是左心房良性肿瘤，瘤体可能扩大而碎裂，脱落部分可导致周围动脉栓塞，但非常少见。当取栓术中发现栓塞物质不典型或遇到年轻患者无明显栓塞性病因时，建议手术医生将栓塞组织送病理检查以明确栓塞来源。

4. 非心源性 较少见。主要包括动脉瘤、动脉粥样硬化合并溃疡或狭窄、动脉移植物、血管损伤、肿瘤及静脉血栓形成。

动脉瘤的附壁血栓是仅次于心脏病的动脉栓塞的重要来源。合并动脉栓塞的动脉瘤有腹主动脉瘤、股动脉瘤、腘动脉瘤及锁骨下动脉瘤，其中以腘动脉瘤（25%）和锁骨下动脉瘤（33%）并发动脉栓塞最为多见。

动脉粥样硬化性本身是另一个动脉栓塞的来源，特别是广泛的动脉粥样硬化性疾病患者，斑块、碎片或黏附的血栓可能脱落并引起症状。狭窄合并血栓常发生在主动脉或髂动脉，形成的血栓块较大，栓塞的动脉管径也相应较大。动脉粥样硬化斑块表面溃疡，胆固醇晶体进入血液循环，也能导致动脉栓塞，栓塞管径为200～900μm的末梢动脉，特点是栓子小，数量多，栓塞后不仅堵塞了末梢血管，而且胆固醇结晶溶入管壁后还作为炎性肉芽肿，诱发血管周围炎，加重组织缺血。粥样硬化胆固醇结晶栓塞常发生在介入诊断和（或）介入治疗后，多累及肾动脉、视网膜动脉、下肢末梢动脉等。其表现为持续性高血压、肾功能不全，以及"蓝趾"症，或肢体青斑，尚无明确有效的治疗方法，药物溶栓可能有效。

血管损伤尤其是医源性损伤因素有增高的趋势，多见于侵入性检查与治疗。导管表面的血栓，甚至折断的导丝、导管等，都能造成动脉栓塞。其他的血管外慢性损伤，如胸廓出口综合征、异常的颈肋或第1胸肋对锁骨下动脉的压迫，常能使之产生附壁血栓而成为上肢动脉栓塞的栓子来源。长期扶拐行走也能挫伤腋动脉而导致附壁血栓形成。

肿瘤多见于肺癌，预后极差。

静脉血栓也称"反常性动脉栓塞"（paradoxical embolos），是静脉血栓脱落经未闭的卵圆孔或室间隔缺损进入动脉系统，多伴有肺栓塞和肺动脉高压。这种情况罕见，但在深静脉血栓形成同时合并动脉栓塞时，应予注意。

（二）动脉血栓形成

动脉血栓形成是由动脉内凝血造成的，可能是由一些局部的动脉因素所引起，如进行性动脉硬化性闭塞、医源性或局部动脉损伤及主动脉夹层/夹层动脉瘤等，也可能是高凝状态等全身系统性病变的后果。

1. 动脉粥样硬化性闭塞 血栓性闭塞最常见的原因是下肢周围动脉进行性的动脉粥样硬化性狭窄。当狭窄发展到一定程度，动脉粥样硬化斑块表面溃疡、局部湍流等会使血小板在病变部位集聚并形成血栓进而导致急性动脉闭塞。因动脉粥样硬化性狭窄/闭塞是一个渐进过程，在其病程中有侧支循环发展，故动脉血栓形成的临床症状很少有动脉栓塞般的表现，通常表现为突然发生的间歇性跛行。

但在某些特殊情况下，动脉粥样硬化也会产生急性肢体严重缺血。急性卒中或心肌梗死是动脉粥样硬化斑块破裂的结果，这在颈动脉内膜剥脱术或尸检中由斑块检查确认。在四肢，目前还不知道斑块破裂是否是慢性动脉基础上急性血栓形成的一个原因，因为有问题的斑块很少适合用于病理检查，在特定患者中斑块破裂仍有可能是病因。

在全身动脉多发或广泛粥样硬化性狭窄的基础上，心脏每搏输出量的减少（如休克等）能导致没有血栓的肢体动脉灌注量严重减少，出现急性肢体动脉严重缺血的表现。

2. 高凝状态　动脉血栓形成也可能发生在没有动脉粥样硬化性疾病的高凝状态、低动脉血流或高黏滞血症。这些高凝状态主要与静脉血栓形成有关，但是血小板增多可引起动脉通常是小动脉闭塞。恶性疾病主要以静脉血栓形成为主，但有文献报道与急性动脉缺血有关，尤其是潜在的恶性肿瘤患者。由于血管血栓形成通常是晚期恶性肿瘤的标志，这些患者的预后很差。临床上偶尔会遇到肝素诱导血小板减少症，肝素治疗的患者发生伴有血小板计数下降的进行性动脉血栓形成。此外，还有少部分患者无基础的动脉疾病，但发生急性动脉血栓形成，称之为原发性动脉血栓形成。这类患者常有家族史，血液中与血栓形成密切相关的凝血因子，如抗凝血酶Ⅲ（ATⅢ）、蛋白质C或蛋白质S等缺乏，从而使血液呈高凝状态引起血栓形成。

3. 血管痉挛　原发性雷诺病很少会引起急性缺血。继发性雷诺病由于存在潜在的结缔组织疾病，发病可能是急性的，会产生手指缺血。治疗方面，开放性血运重建很少可能进行，成功治疗的关键是及时诊断和静脉或动脉内输注前列腺素等血管扩张剂。手指缺血也可以继发于动脉内注射，最常见的是毒品注射及硬化剂等药品的不经意注射。缺血可能是深度而不可逆转的，特别是注入颗粒材料后。治疗包括抗凝预防继发性血栓形成和适当输注溶栓剂，血管扩张剂或前列腺素类药物。

4. 主动脉夹层/夹层动脉瘤　发生率并不高，可能涉及主动脉分叉并出现髂动脉血栓。这些患者通常有胸部或背部疼痛，可能有高血压，如果夹层累及肾动脉可能导致肾功能不全。孤立的下肢供血动脉夹层产生是罕见的，但可能会发生于创伤或纤维发育不良。

5. 旁路移植物堵塞　急性肢体缺血的另一个重要原因是旁路移植血管的闭塞。显然，其发生率取决于人群中存在多少旁路移植物。在有条件进行血管移植的地区，经常会有患者出现移植物血栓的急症。英国1996年的一项全国性调查报告指出移植物或血管成形术闭塞在急性肢体缺血中占15%。旁路移植血管闭塞的诊断通常比较容易，原因更可能是血栓形成而不是栓塞。诊断和治疗类似于自体动脉缺血，但关于治疗的决定可能有很多选项而变得较为复杂，具体可以参考相关的章节。

6. 腘动脉瘤　腘动脉瘤继发瘤腔内血栓形成也是急性肢体缺血的原因之一，甚至是腘动脉瘤的首发症状，体格检查常在腘窝处可触及一包块，临床上若以急性动脉栓塞予以取栓治疗时Fogarty导管无法进入膝下动脉远端，或者腔内治疗时导丝在腘动脉瘤瘤腔内打圈。诊断时彩超或者动脉CTA检查可以发现腘动脉呈瘤样扩张且充满血栓。

二、闭塞的位置

动脉闭塞发生的部位与血流量不成比例，而与动脉狭窄的好发部位，栓子的大小、密度及相应动脉直径，动脉分叉的角度和形状等有关，栓塞多发生在动脉直径突然变化的动脉分叉部位（图21-1）。

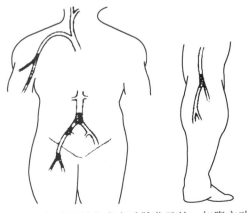

图 21-1　栓塞常见的部位多在动脉分叉处，如腹主动脉、髂动脉、股动脉、腘动脉和腋动脉

动脉栓塞大致分布如下：15% 在上肢，其中 3/4 在肱动脉；腹腔脏器占 10%；髂动脉包括腹主动脉分叉处占 20%；股总动脉最多见，约占 40%；腘动脉占 15%。收集上海交通大学医学院附属第九人民医院血管外科 1992—2013.3 的资料，列表于表 21-1。结果显示，股、腘动脉是常见的栓塞部位。

表 21-1　上海交通大学医学院附属第九人民医院血管外科 1992—2013.3 资料

栓塞数	腹主动脉	髂动脉	股动脉	腘动脉	胫后动脉	腋动脉	肱动脉	锁骨下动脉	肠系膜动脉
487	20	79	164	111	10	10	75	8	10
百分比（%）	4.11	16.22	33.68	22.79	2.05	2.05	15.40	1.64	2.05

三、病理生理变化

肢体发生急性缺血后主要有 3 个病理变化，或是说 3 个病理阶段。首先，闭塞远端动脉由于血液灌注急剧减少，血流缓慢甚至停止而继发血栓形成，堵塞动脉分支及侧支循环；其次，缺血组织尤其是肌肉组织水肿，导致肌筋膜室内高压，继而可发生骨筋膜室综合征；小血管的细胞缺血肿胀，进一步加重微循环灌注阻力。所有这些病理变化都急剧加重组织缺血，如不予及时治疗，其结果必然是组织细胞不可逆性坏死。

各种细胞对缺血的耐受程度依其代谢率不同而有很大差别。心脏和脑组织由于其高需氧代谢率而极易受缺氧损伤，脑组织缺氧 4 ～ 6 分钟即发生脑梗死。肢体的神经和肌肉组织对缺氧的敏感性虽不如心脏和脑组织，但其耐缺氧的能力远低于皮肤及皮下组织。在热缺血 4 小时后即可发生组织学变化，缺血 6 小时后将出现不可逆性组织梗死。在临床也常见肢体急性缺血的患者，其皮肤并未出现坏死征象但肢体的感觉和运动功能却已完全丧失。在人类研究和动物实验已证实，骨骼肌较之其他器官更能耐受缺血，其原因是肌肉的静息低代谢率和高效的能量替换来源：磷酸肌酸和糖原。骨骼肌在缺血时能利用无氧糖酵解供能；骨骼肌的亚细胞结构，线粒体耐缺氧能力较高，而且在缺血一段时间后，一旦血运恢复，细胞的能量代谢和储备即能恢复正常。但在长时间严重缺血后，即使恢复了血供，骨骼肌会有无再过流现象（no-reflow phenomenon），即缺血后肌肉细胞无能力恢复微循环血液再灌注。

骨骼肌的缺血坏死程度和范围取决于缺血持续的时间和严重程度；骨骼肌本身的代谢率，以及恢复血流再灌注的时间等因素。侧支循环的代偿作用也影响骨骼肌的缺血程度和范围。在体温正常和肌肉休息状态时，骨骼肌能耐受 1 ～ 3 小时的缺血，最早出现的超微结构的变化是线粒体肿胀，肌纤维、肌肉内神经及神经末梢运动终板内糖原颗粒减少。随着缺血时间的延长，将出现不可逆性的组织学变化，包括横纹肌 Z 线消失、细胞膜破裂、线粒体空泡化。缺血超过 6 小时，肌纤维发生自溶。在生化代谢方面，缺血 3 小时磷酸肌酸储备耗尽，糖原酵解可维持 6 小时。随着糖原的无氧酵解，糖原减少，局部乳酸浓度上升，pH 下降，将直接危及细胞膜的完整性，导致细胞膜不能维持细胞生理所必需的离子梯度。如在缺血 4 小时以内恢复血流再灌注，一般在 15 分钟到 3 小时内，骨骼肌细胞的 ATP，磷酸肌酸和糖原即能恢复到缺血前水平。而缺血时间超过 7 小时，肢体血流再灌注，肌细胞的微循环血流不再恢复，细胞的生化代谢不再恢复，肌细胞崩解。肌细胞内离子、肌球蛋白、局部积聚的乳酸进入血液循环，出现再灌注损伤的临床表现。其特征是代谢性酸中毒、高钾血症、呼吸窘迫综合征、肌红蛋白尿、急性肾小管坏死和肌肉水肿，继而可能出现急性肾衰竭和骨筋膜室综合征。

长时间严重缺血，骨骼肌细胞在血流再灌注后，无能力恢复微循环灌注，被称为无再过流现象，是不可逆转的病理结果。发生的机制已在实验中得到初步阐明：微循环血栓形成、血管内皮细胞肿胀，使毛细血管堵塞；间质水肿或出血压迫毛细血管；白细胞堵塞毛细血管。

四、临床表现

急性动脉缺血的症状与体征，取决于动脉阻塞部位、缺血持续时间和侧支循环是否在阻塞前建立。突然近端动脉阻塞而无侧支循环在阻塞前建立将导致急性肢体苍白，而在股浅动脉的闭塞时因存在建立完好的侧支循环（股深动脉）而可能全无症状，这也证实了人口筛查中隐匿存在大量的股-腘动脉闭塞患者。急性缺血首先影响感觉神经，因此失去感觉是急性肢体缺血最早的临床表现之一。其次运动神经受到影响，造成肌肉无力，然后是皮肤，最后是肌肉受到动脉灌注减少而产生变性坏死。这就是为什么肌肉压痛是急性肢体缺血的末期征兆之一。

反复的急性肢体缺血通常提示多次的栓塞性闭塞，多继发于心脏瓣膜病，但这个原因基本上由于现代心血管手术已被根除。如今心脏栓子的常见原因是缺血性心脏病而导致心房颤动及传导异常，这意味着受影响的人群常比发生于50年前的人群年龄大得多，使得栓塞和外周动脉基础疾病上的血栓形成容易产生混淆，另一个影响是人群的急性缺血发病率随年龄逐渐增加。

典型的急性动脉栓塞临床表现有以下的6P症，即疼痛（pain）、苍白（pallor）、脉搏消失（puiselessness）、感觉异常（paresthesias）、运动障碍（paralysis）和皮温变化（poikilothermia）。

1. 疼痛 突然发生的剧烈的持续性疼痛。疼痛的性质是能定位的深部疼痛，肢体活动时疼痛加重。血流恢复灌注或严重缺血使得感觉神经发生不可逆变性后疼痛才会消失。

2. 苍白 肢体皮肤苍白是动脉栓塞后即刻出现的症状，是动脉栓塞后皮肤血液灌注减少和皮肤毛细血管对肢体缺血反应性收缩的共同作用，常是蜡白色，伴随着浅表小静脉呈塌陷空虚状。随着缺血时间的延长，皮肤可出现蓝色花斑甚至水疱。

3. 麻木 麻木的症状较早出现，反映感觉神经对缺血的敏感性增加，随着缺血时间的延长，感觉迟钝、消失。首先消失的常是轻触觉，随后是痛觉，压力感和温觉，感觉神经障碍分布区常呈袜套状。如保全对轻触觉的灵敏度，常提示肢体组织依然能存活。

4. 运动障碍 症状出现稍晚。可见某些肌群肌力减退甚至麻痹，或不自主肌肉收缩。较多见的体征是跟趾和（或）踝关节背屈运动丧失。麻痹同样是严重的信号，是肢体濒将发生坏疽的晚期症状，意味着神经和骨骼肌缺血可能已进展至不可逆转的程度。如果麻痹且有寒战，木板样硬实同时伴有不随意肌挛缩，缺血已经不可逆转。这种情况之下，即使手术能保全肢体，但功能常已呈永久性损害；在血管再通后，尚可能产生严重的代谢影响，甚至危及生命安全。

5. 脉搏消失和皮温变化 常见患肢股-腘动脉或足背与胫后动脉搏动消失或减弱。肢体皮肤温度下降甚至厥冷。肢体急性动脉栓塞的皮温改变是本病的一个特征性体征。常可根据变温平面（也称变温带），来推测动脉栓塞的部位，常在栓塞部位的下一个关节平面，如腹主动脉分叉处栓塞，变温带可在两侧大腿上部；髂股动脉栓塞，变温带在膝部；腘动脉栓塞，变温带则在小腿下段；腋动脉栓塞，变在上臂；肱动脉栓塞，变温带在前臂（图21-2）。

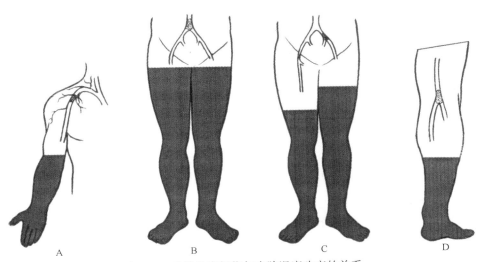

图 21-2 动脉栓塞部位与皮肤温度改变的关系

网点阴影代表皮肤温度下降区域，都较实际栓塞部位低：A. 腋动脉栓塞；B. 腹主动脉栓塞；C. 髂动脉和股动脉栓塞；D. 腘动脉栓塞

6.其他　有相当一部分的患者是呈多发性栓塞，常有一处动脉栓塞的症状掩盖了其他部位栓塞症状的现象，应注意到这种可能性，并仔细询问病史及系统检查。

除上述症状外，还可有心力衰竭、心房颤动、心肌梗死等原发病的症状。

动脉血栓所致的急性肢体缺血，通常是在动脉粥样硬化狭窄的基础上并发血栓形成。动脉粥样硬化是一个渐进的病理过程，多伴有不同程度的侧支循环发展。与急性动脉栓塞症相比，其起病方式不太急剧；进展速度较缓；变温带也不明显。但少部分动脉血栓发生于无明显动脉狭窄和闭塞患者时，症状是突发性的，伴有剧烈的疼痛，肢体感觉异常和麻木，活动障碍，临床表现与动脉栓塞类似。急性主动脉血栓形成范围较局限，既往已有动脉狭窄或闭塞者，患者通常能够很好地耐受。但主动脉血栓发生于无明显动脉狭窄或闭塞者，缺血症状是突发性的，通常非常严重，患者表现为双下肢疼痛、麻木和感觉障碍。体检发现，脐以下动脉搏动不可触及，下腹、臀部及远端皮肤青紫、冰冷、麻木和运动障碍。急性主 - 髂动脉瘤较少伴发急性血栓形成，但如发生其症状较严重，有较高的死亡率，发生急性血栓形成的动脉瘤管径常较小。股 - 腘动脉段急性动脉血栓形成较常见，临床表现与动脉栓塞相似。腘动脉陷迫综合征继发急性动脉血栓形成者，常有间歇性跛行病史，症状较腘动脉栓塞轻。

五、临床评估

急性肢体缺血起病急骤，发展迅速，治疗的延误和治疗方式的选择不合理都威胁肢体存活及生命，因此及时准确的临床初步评估就显得十分重要。急性肢体严重缺血的初步评估包括肢体和患者整体的评估。

（一）病史

初始症状的严重程度取决于局部缺血的严重程度，范围可以从麻痹疼痛到突然发生的轻度跛行。显然，缺血越严重，患者寻求医疗越快。严重的急性缺血通常是明显的，极度疼痛和肢体的感觉和力量的丧失。不太严重的局部缺血可能难

以早期诊断，可能与肌肉骨骼疼痛，坐骨神经痛，以及其他原因的肢体不舒服混淆。病史中症状的持续时间是最重要的，如果患者的严重缺血病情在 6 ～ 8 小时内未经处理，将会发生不可逆转的肌肉坏死。急性肢体苍白的患者需要紧急处理，感觉丧失和肌肉疼痛的症状更是严重缺血的证据。

病史应该试图分析局部缺血的原因。病史上，有栓塞病史的患者通常有器质性心脏疾病病史而没有外周血管疾病或其他动脉粥样硬化病症的证据；但是动脉粥样硬化的存在并不能排除栓塞的可能。慢性血栓基础上急性发作的患者常有既往同侧或对侧肢体间歇性跛行的病史。完整的病史是重要的，因为它可能会揭示其他相关的情况，如吸烟、糖尿病、高血压、高脂血症和家族史，均是动脉粥样硬化疾病的危险因素，对病因的判断和治疗的决定是有帮助的。

（二）体检

肢体的检查是用来明确肢体缺血的严重性，因此是治疗选择的基础。众所周知的 6P 症的标准——疼痛、苍白、感觉异常、脉搏消失、运动障碍和皮温变化，仍然是一个症状和体征很好的指导。皮肤的颜色反映了它的血管供应。大理石样白的皮肤与急性完全缺血有关。慢速毛细血管再充盈提示至少有一个小流量的远端血流及流出道是通畅的。感觉异常包括：①感觉功能完全丧失；②足趾麻木；③精细触感和本体感觉的缺失等，这应该具体测试。肌肉压痛，尤其是在小腿，是晚期缺血的标志。肢体急性缺血伴随周围脉搏的损失，这也有助于定义肢体动脉闭塞的平面。对侧肢体可触摸到正常脉搏提示病因为栓塞的可能较大。动脉搏动的缺失部位和皮温改变的水平可以揭示闭塞的平面。如体检发现主动脉或腘动脉瘤及心脏异常如心房颤动，栓塞来源的肢体缺血的会变得很明显。急性肢体缺血的患者常是有较多并发症的老年人，应该进行一个全面的体检，因为同肢体的缺血程度一样，相关的全身情况决定了最后的治疗结果。

尽管很多血管外科科室不能提供大型超声设备，但手提多普勒超声检查也是一个基本的检查。足部正常的双相信号可以排除肢体急性缺血的诊断；柔和的单相信号提示远端动脉通畅，但近端动脉闭塞。缺少踝部动脉多普勒信号是预后不良

的标志，该动脉可能是通畅的但流量小，或者可能是因血栓而闭塞。严重缺血时，踝关节多普勒测压无法测到；不太严重的局部缺血，脚踝压力预期可达 30～50mmHg，约 0.3 的踝肱指数常是诊断临床急性缺血的阈值。多普勒也可以用来检查肢体静脉，特别是缺乏静脉腘窝信号提示腘静脉闭塞，这是伴有急性动脉缺血患者特别不良的预后迹象。

（三）急性肢体缺血分型

以往急性肢体缺血根据病因分类为血栓形成或栓塞。栓塞的患者倾向于年龄较小，但截肢的风险较高；血栓形成的患者常年龄较大，治疗后死亡风险较高。但现在已很明确，这不是一个有用的分类，因为常没有办法明确证明肢体急性缺血是由于血栓形成还是栓塞导致。更有价值的分级方法是基于动脉缺血的严重程度来划分的，这有助于确定治疗的紧迫性，对结果的影响更大。

美国血管外科协会（SVS）和国际心血管外科协会（ISCS）于 1997 年公布了急性肢体缺血的定义和标准，用于指导治疗和预后（表21-2）。2007年，跨大西洋国际协会（TASC）对这些标准进行了肯定，并将急性缺血定义为突发性肢体血液灌注减少导致对肢体生存产生潜在威胁的病理状态。缺血的分型以临床表现和多普勒测量为基础，而多普勒测量在床边执行，结果立即可用。在患者中Ⅰ型缺血（肢体存活）或急性发作的间歇性跛行，腔内治疗，特别是溶栓治疗，可以在评估出血风险后决定；保守治疗（锻炼和药物治疗）更能被接受，但仍存在争论。而Ⅲ型缺血或称不可逆缺血，已经没有迹象可以改善血液供应，危及横纹肌出现肌肉溶解，所以治疗应在截肢和保守治疗之间选择。Ⅱ型缺血的患者需要及时进行干预，Ⅱa型（濒临威胁）和Ⅱb型（即刻威胁）之间的区分至关重要。后者的任何延误治疗将会造成不可逆的肌肉坏死，而Ⅱa型缺血的患者，有时间进行各项检测和选择性治疗。临床上大多数的急性肢体缺血患者是Ⅱ型缺血，Ⅱa型缺血可以认为是急性临界缺血而Ⅱb型缺血为急性严重缺血。在表21-2中，最能区分Ⅱa型和Ⅱb型缺血的3个指标是静息痛、感觉障碍和肌力压痛。

表 21-2 急性肢体缺血的临床分型

类别	描述 / 预后	发现		多普勒信号	
		感觉丧失	肌肉压痛	动脉	静脉
Ⅰ型肢体存活 肢体存活受威胁	没有即刻威胁	没有	没有	听得见	听得见
Ⅱa型濒临威胁	如果及时治疗，可以挽救	足趾或没有	没有	无声	听得见
Ⅱb型即刻威胁	立即抢救血运重建	高于足趾平面，轻度、中度伴有静息痛	轻度、中度	无声	听得见
Ⅲ型肢体坏死不可逆	主要组织坏死或不可避免的永久性神经损害	深度，感觉丧失	重度，瘫痪（严重）	无声	无声

资料来源：Rutherford RB，Baker JD，Ernst C，et al，1997. Recommended standards for reports dealing with lower extremity ischemia: revised version. J Vasc Surg，26：517-538.

六、诊　断

根据临床评估和分型，按照动脉闭塞的解剖位置进行诊断具有高度的可靠性。

1. 主动脉闭塞　诊断通常是明显的。肢体麻痹是通常出现的特征，患者可有下腰部和下腹部疼痛症状，有的伴有恶心、呕吐。疼痛常分布于双下肢，运动障碍也累及两整下肢，两侧的症状大致相等，但并不是完全对称的。斑驳的皮肤变色通常从腹股沟韧带上方延伸到下腹部，无明显的肢体脉搏。这是一个特别高风险的情况，紧急治疗是强烈指征。患者的肾脏功能尤其处于危险之中，特别是主动脉闭塞由于主动脉夹层引起的。如果患者明确出现肾衰竭，那么夹层或闭塞可能已经累及肾动脉，这种情况下，成功的血运重建恢复大量肌肉的血液供应，反而会因缺血再灌注损伤造成进一步的肾脏损害。

2. 髂动脉闭塞　其表现与主动脉闭塞相类似，无论疼痛、皮肤苍白、温度改变等症状，都有明显下移，病变通常表现为单侧，股动脉搏动在患侧丧失，并且色斑常延伸到腹股沟层面。如果有时间调查或有症状提示，主动脉夹层应可以排除在外。

3. 股-腘动脉闭塞　股-腘动脉闭塞是急性肢体缺血最常见的发病部位。肢体缺血的严重程度取决于股深动脉是否通畅。如果股深动脉累及的话，症状会更加严重。虽然股动脉触诊可能很强（由于锤击水效应），但动脉是闭塞的。

4. 腘和膝下动脉闭塞　腘和膝下动脉出现闭塞，小腿肌肉虽然缺血但股动脉搏动可以触及，症状局限于小腿中部以下，如疼痛局限于足和小腿下部，皮色改变和麻木常局限于足部，患肢厥冷可及小腿，足趾运动受影响，可发生足趾坏死。在年轻患者中，可以出现少见的腘陷迫综合征或腘动脉外膜囊性变引起的腘动脉血栓形成。腘动脉瘤伴血栓形成或栓塞对肢体的威胁极大。如果患肢可以扪及大范围的腘动脉搏动或腘窝触及无搏动性的大肿块，应怀疑存在腘动脉瘤。这种情况尽管经过积极治疗，但是疗效不佳。动脉瘤内的血栓的逐步地栓塞远端血管而使动脉流出道闭塞，同时动脉瘤内血栓形成，使进行远端动脉血运重建的通道也闭塞。膝下动脉栓塞是少见的，因为大多数产生症状的栓子都较大并阻塞近端动脉。取栓导管在细小的远端血管中无法应用，因此针对非常远端的栓子的治疗是具有挑战性的。

七、检　查

1. 多普勒超声检查　多普勒超声成像是目前慢性动脉缺血检查的主要手段，但对急性动脉栓塞的及时定位诊断很有意义。超声对股总动脉的准确性最高；能了解股动脉及腘动脉继发血栓形成与否；有无腘动脉瘤存在。腹部超声还能诊断隐匿的腹主动脉瘤和髂动脉瘤，这对于急性动脉栓塞的病因评估颇有价值。超声检查安全、省时，无创伤；但对于整个下肢血管的侧支循环，以及血管腔内硬化狭窄等情况无法达到全面准确的了解。

2. 计算机断层血管造影（CTA）　新一代计算机断层扫描仪（CT）以非常高的速度获取图像，可以应用在大多数紧急情况下。CT血管造影因此成为了急性动脉缺血的急诊首选检查。静脉注射对比剂结合当前的CT技术可以提供与动脉内造影质量相似的图像。CTA图像对主髂动脉闭塞效果特别好，也可以给腹股沟下动脉闭塞的治疗计划提供足够的信息。对比剂材料可能对肾功能有不良影响，所以这个阶段应该注意静脉水化治疗。

3. 经股动脉造影（DSA）　动脉造影是急性肢体缺血最主要的检查手段，虽然在许多医院不能如同CT一样进行。如果股动脉搏动不能扪及可以进行上臂穿刺。动脉造影可以确定闭塞平面，有时也可以明确闭塞的性质。如果有侧支动脉建立且动脉粥样硬化的证据，血栓性闭塞的可能性比较大，有时栓子可以在一些血管上看到，能以此确立诊断。当动脉闭塞的患者很可能进行腔内治疗时，血管造影是一个最好的选择，因为溶栓、经皮血栓清除术、血管成形术及支架置入可以在同一手术中进行。动脉急性缺血因缺少侧支循环及血管痉挛可能导致急性期动脉造影时无法看到远端血管。如果这种情况下进行远端搭桥，手术中应探查远端血管，也可以考虑先进行动脉内溶栓治疗。急性动脉栓塞在动脉造影上可见到两个特点：动脉闭塞端呈平截状或杯口状；侧支循环较少（图21-3）。而动脉血栓形成在闭塞断端呈锥形或"鼠尾巴"状；有较丰富的侧支循环和其他动脉粥样硬化的特征，如动脉管壁僵硬、钙化、管腔呈"虫噬样"充盈缺损等。

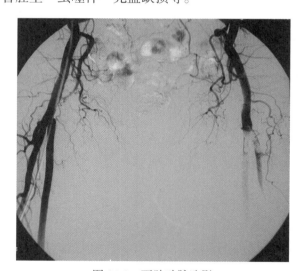

图21-3　下肢动脉造影

4. 多普勒无创伤血管检查　主要是动脉节段测压及肢体末梢动脉波形描记。有3个作用：①明确肢体缺血的严重程度；②判断栓塞的大致部位；③在一侧肢体发病的患者，了解对侧肢体是否存在动脉粥样硬化性狭窄或闭塞，可以为鉴别诊断提供依据。

5. 磁共振血管显像（MRA）　对闭塞段远端

的动脉流出道显像质量比动脉造影好，这对准备动脉旁路手术很重要。磁共振血管造影在急性肢体缺血的应用中少于 CT 或超声波，因为它需要花费时间来获取图像，疼痛严重的患者难以坚持会影响检查质量。

6. 超声心动图检查（echocardiography，ECG）ECG 属病因学检查。急性动脉栓塞的栓子主要来源于心脏，ECG 可以为临床诊断提供病因学佐证，也为防止再次栓塞而行病因治疗如控制心力衰竭、心房颤动的复律、心脏血栓摘除、瓣膜置换、室壁瘤切除等提供参考。超声心动检查主要有经胸壁和经食管两种方法。经胸壁超声心动图（transthoracic echocardiography，TTE）对心室附壁血栓及左心房黏液瘤的准确性较高，而对左心房及心耳内血栓漏诊率较高，也不能准确评估主动脉弓和降主动脉的情况。而经食管超声心动图检查（transesophageal echocardiography，TEE）恰能弥补 TTE 的不足，TEE 对心房内附壁血栓的敏感性和准确性 4 倍于 TTE，还能诊断降主动脉粥样硬化及附壁血栓。

7. 实验室检查 能为缺血程度的评估和必要的手术前准备提供重要参考。肢体缺血数小时后即可有肌红蛋白、血尿素氮和肌酐升高；缺血继续发展，肌肉坏死后血液中肌酸磷酸酶急剧升高；白细胞可高达 $20×10^9$/L；有全身酸中毒的实验室表现；血小板数量可因 DIC 而急剧减少。

八、鉴 别 诊 断

急性动脉缺血需要与以下疾病相鉴别：

（1）心排血量降低：急性心肌梗死、充血性心力衰竭、败血症、脱水及严重创伤。心排血量急剧减少、血管升压素分泌增加、全身血管收缩，四肢血管灌注锐减，肢体冰冷甚至出现皮肤花斑，动脉搏动微弱或消失。但除了心脏本身疾病的表现，肢体厥冷等应同时累及四肢，在抗休克、血容量恢复、心脏原发疾病得到有效控制后，肢体动脉低灌注状况也随之缓解。

（2）腘动脉或股动脉瘤急性血栓形成：动脉瘤腔内血栓形成导致管腔闭塞，在相应的解剖部位可扪及搏动性肿块，双功彩超可证实有动脉瘤及腔内血栓形成。

（3）股青肿：是下肢深静脉急性血栓形成的一个特殊而又严重的类型。肢体极度肿胀、青紫，可有皮肤水疱，浅静脉扩张，深静脉血栓形成疼痛在小腿部沿大腿内侧至股静脉附近，并延及腹股沟部，有压痛，足背和胫后动脉搏动不能扪及。但肢体仍然是温暖的，多普勒听诊能清晰闻及动脉搏动声，踝肱指数通常大于 0.5。

（4）主动脉夹层：较少见，主动脉夹层累及一侧或双侧髂动脉，导致下肢动脉急性缺血。通常夹层动脉瘤本身的症状较突出，患者有高血压、剧烈的背部或胸部疼痛等症状。

九、治 疗

急性肢体缺血由肢体血液灌注突然减少引起的，严重威胁肢体活力，治疗经常需要争分夺秒，及时决定治疗时机和治疗方法。通常的治疗方法：抗凝、开放性手术治疗和血管腔内治疗（导管溶解术或机械性血栓切除术）。

急性肢体缺血的治疗在很大程度上取决于临床肢体缺血的程度。卢瑟福等提出了一个有助于确定适当的治疗方法和总体预后的分型（表 21-2）。

Ⅰ型急性肢体缺血：由于肢体活力并未受到威胁，早期只需要药物治疗，如抗凝治疗，有充分的时间来决定是否需要进一步的血运重建，包括开放性手术治疗和血管腔内治疗。治疗选择取决于急性肢体缺血的持续时间、闭塞部位和原因，是否存在潜在的动脉粥样硬化闭塞性疾病，以及患者的全身情况。

Ⅱ型急性肢体缺血：需要灵活的治疗方法。所有Ⅱ型急性肢体缺血患者都需要血运重建治疗来保持受影响的肢体的功能完整性。

对于Ⅱa型患者，立即血运重建没有必要，无论是开放性手术治疗还是血管腔内治疗都可以积极完善各项诊断和术前准备后进行，制订治疗计划时应该更加个体化。症状持续时间可以作为重要的考察指标，腔内治疗对缺血持续时间 2 周以内的患者更有效，而缺血症状超过 2 周的，开放性手术更好；对于全身健康状况差，手术后并发症的风险高，特别是手术需要全身麻醉的患者，腔内治疗应首先考虑；明确为肱动脉或股总动脉的心源性栓塞，采用外科取栓和局部麻醉可以迅速移除；主动脉分叉处，迅速血运重建对减少代谢综合征的风险可能是重要的，早期及时行取栓术也是很好的选择；导管溶栓治疗更适合于手术条件很差和膝下流出道血管闭塞的患者。

Ⅱb型急性肢体缺血：表现为感觉和运动障碍，需要紧急进行血运重建，时间是一个关键因素，开放性手术通常成为首选治疗。然而，随着导管溶栓技术的进展尤其是经皮机械血栓切除装置缩短了再灌注的时间，这些技术正在越来越多地被用作Ⅱb型急性肢体缺血患者的一线治疗。随着很多医院杂交手术室的应用，患者的影像学诊断、开放性手术治疗和血管腔内治疗可以在同一环境中进行。

Ⅲ型急性肢体缺血：表现为严重的神经功能障碍（麻木、肢体瘫痪），肌肉僵硬，在受累的血管床中缺乏动脉和静脉的多普勒超声信号。这样的患者，血运重建通常是徒劳无益的，应该考虑截肢治疗。

（一）抗凝治疗

肝素抗凝没有直接的溶栓效果，用于稳定血块并防止进一步的继发性血栓形成，在急性肢体缺血的治疗中通常用做一种辅助治疗。对于稳定的Ⅰ型急性肢体缺血的患者可以先选择抗凝治疗，如果几周后侧支循环仍不能建立再选择其他治疗（通常是腔内治疗）。Ⅱ型急性肢体缺血患者都需要血运重建治疗，抗凝治疗可以作为开放性手术或血管腔内治疗的基础治疗，血栓切除术后抗凝治疗可以改善疗效。对于Ⅲ型不可逆缺血的患者，抗凝治疗可以稳定肢体局部情况尽量减少进一步血栓蔓延的风险，以等待全身医疗状况改善时进行截肢手术。肝素最初的负荷剂量为100mg/kg，适用于大多数患者，然后静脉输注800～1000U/h。如果紧急手术没有进行抗凝治疗，应该滴定肝素剂量以维持活化部分凝血活酶时间在60～100秒或正常值的2.0～3.0倍。

（二）手术治疗

Fogarty等于1963年首先介绍了取栓导管通过腹股沟切口行远端栓子移除，手术成为急性腿部缺血的主要治疗方法。50多年来，疾病的模式已经改变了，栓子现在多发生在缺血性心脏病患者，经常与外周血管疾病有关，对于急性血栓形成的患者，单纯球囊导管取栓手术结果通常较差。在这种情况下，旁路转流手术应用越来越多。Ⅱb型急性肢体缺血表现为感觉和运动障碍，需要紧急进行血运重建，手术治疗一直是最重要的治疗选择。挽救缺血肢体的开放性技术包括：①球囊导管取栓术或称血栓切除术；②旁路转流手术；③有或无补片血管成形的动脉内膜切除术；④结合开放性和血管腔内的混合手术。

1. 球囊导管取栓术　Fogarty导管技术极大地简化了既往动脉取栓手术，避免了栓塞部位动脉的直接探查切开取栓，减少了创伤。一般来讲，下肢动脉栓塞（包括髂动脉、股动脉、腘动脉栓塞），均可行股动脉切开Fogarty导管取栓术，如是腹主动脉骑跨栓塞，需行两侧股动脉切开Fogarty导管取栓。上肢动脉栓塞（包括锁骨下动脉、腋动脉、肱动脉和尺或桡动脉栓塞），宜从肘部切口，从肱动脉远端分叉处切开插管取栓。

导管取栓术的基本要点：以一侧下肢动脉栓塞为例进行介绍。患者予腹股沟局部浸润麻醉或气管插管全身麻醉，取仰卧位，股三角区纵切口，解剖游离股总动脉、股浅动脉和股深动脉，于股总动脉前壁切开约1cm（推荐动脉前壁横切口以防止缝合后动脉狭窄，有行补片血管成形术需要的时候做纵向动脉切开），向动脉近端插入Fogarty导管，插过术前估计的栓塞部位，气囊充气后，缓缓退出导管，取出栓子及继发血栓，近端动脉有喷射性血流，动脉恢复膨胀性搏动，表示取栓成功；然后向远端股浅动脉及股深动脉插入导管取出继发血栓和（或）栓子后，见有血液涌出，提示远端动脉已通畅。另有3种方法可判断远端动脉是否取栓完全：最后的两次插入Fogarty导管取栓未有血栓取出；术中动脉造影；术中彩超检查。其中术中动脉造影受到许多学者的推崇，甚至有学者认为术中动脉造影宜成为常规。如有残余血栓，可在股动脉切口插入一导管，使之进入胫后动脉（由于胫后动脉是腘动脉的直接延续，股部切口取栓，导管大多进入胫后动脉），再插入另一导管进入腓动脉或胫前动脉，以提高取栓效果；在膝部再做一切口，解剖出腘动脉或胫后动脉，插入更细的导管取栓；也可在残余血栓部位置管，灌注尿激酶100 000U，15分钟后用大量肝素化生理盐水灌注动脉远端后，再行动脉造影，了解溶栓成功与否。还有学者主张于动脉远端留置导管，术后予尿激酶持续滴注。常见的手术并发症有动脉穿孔、内膜撕脱、球囊破裂碎片栓塞、损伤性动静瘘。在取栓过程中，要求动作轻柔，应根据动脉管径的粗细，选择不同的导管，调整气囊的大小；忌用暴力，以免撕脱内膜，尤其是粥样硬化严重的患者，易形成"活瓣"甚至动脉闭塞。在杂交手术室，于影像技术指导下置入双腔取栓导管，可以提高手术成功率且又明显降低并发症的发生。如静脉有继发血栓宜同时行静脉取栓术；在缺血时间长的病例，可在动脉重建后将最初静脉回流的血液放出300～500ml，过滤后再将红细胞回输患者，其余部分丢弃，以减少再灌注损伤对全身的影响。

手术后继续应用肝素对防止再栓塞（再栓塞率10%～28%）和取栓术后动脉内膜损伤血栓形成极为重要。可在手术结束后4小时开始静脉内滴注肝素800～1000U/h，监测并维持活化部分凝血活酶时间在60～100秒或正常值的2.0～3.0倍；或者皮下注射低分子量肝素5000U，3天后改口服抗凝药。

2. 旁路转流术 更常见于已知患者有慢性外周动脉闭塞性疾病或球囊导管取栓术失败后。闭塞段近端和远端目标血管可通过术前CTA或术中动脉造影评估。如果设备条件许可，从对侧股动脉入路的术前血管造影将提供旁路转流的最佳指导。理想的移植血管是同侧单节段足够口径（>3mm）的大隐静脉，如果远端需要低于膝关节的血运重建，移植血管长度的要求明显增加，对侧隐静脉、手臂静脉或小隐静脉都可以考虑。对于膝上血管重建术可以使用人工血管。

3. 动脉内膜切除术 并不常见用于急性肢体缺血，更多见于股总动脉的原位闭塞。动脉造影确认股总动脉闭塞后，通常通过纵向腹股沟切口接近目标血管。股总动脉、股深动脉及近端股浅动脉均应充分显露和控制。纵向切开股总动脉后会发现动脉粥样硬化斑块经常延伸进入股深动脉及股浅动脉，延伸到股深动脉或股浅动脉，行内膜剥脱手术，远端内膜片需要缝线固定，如果缝合困难，设备条件允许下也可以植入支架固定。为了防止股总动脉狭窄，可以使用补片完成股动脉血管成形。

（三）血管腔内治疗

血管腔内治疗提供创伤较小的血运重建策略，降低了重症患者或老年患者的发病率和死亡率。目前可用的经皮血管腔内治疗包括导管溶栓、药物机械溶栓、导管引导的血栓抽吸和经皮机械血栓切除术。这些技术采用微创入路清除外周动脉闭塞血栓，恢复血液流向四肢，继而识别导致动脉闭塞的基础病变，然后用定向的血管内手术如血管成形术，支架置入术动脉斑块旋切术方式解决病变。

1. 导管溶栓（CDT）术 已成为许多医疗中心治疗自体动脉急性闭塞、移植物血栓形成及急性支架闭塞导致的急性肢体缺血 I 型和 IIa 型的首选（图21-4）。溶栓治疗的优势在于不像开放性取栓术只去除来自大动脉的血栓，溶栓治疗可以应用于大、小动脉，微动脉和毛细血管床。在国内，尿激酶、重组链激酶被批准可以用于周围血管溶栓治疗，而国外更多应用的是组织型纤溶酶原激活物（tPA）。通过导管导向的方法来实现局部血栓的溶解治疗比全身系统性溶栓所需使用的溶栓剂剂量要低得多，出血风险明显地降低，但对于具有出血风险的患者仍需仔细评估。

大多数术者喜欢采用对侧股动脉逆行穿刺入路，使用微穿刺针进行单壁逆行穿刺（只穿透动脉前壁）股动脉，可以尽量减少因溶栓剂引起的穿刺点血肿，使用超声引导可以使穿刺更具准确性。顺行同侧股动脉通路具有较高的出血性并发症风险，如果同侧加做血管开放手术，会增加伤口感染的风险。一旦通路建立，对患肢进行诊断性血管造影，获得对流出道血管的完整评估。这个评估有助于确定治疗具体方法，并确定一个潜在的远端目标血管用于在溶栓治疗失败的情况下行旁路转流。在加硬导丝的支持下将一个45cm或55cm的6F鞘通过主动脉分叉进入对侧股动脉，为跨越闭塞段提供支持。当导丝导管通过闭塞段时，可选用0.035in（1in=2.54cm）弯头亲水黑泥鳅导丝（Terumo公司）或更细的0.018in亲水 V-18控制导丝（Boston Scientific公司）行"导丝穿过测试"，如果使用亲水导丝很容易穿过闭塞段，提示血栓较新鲜，是CDT技术成功的良好预测指标。导丝

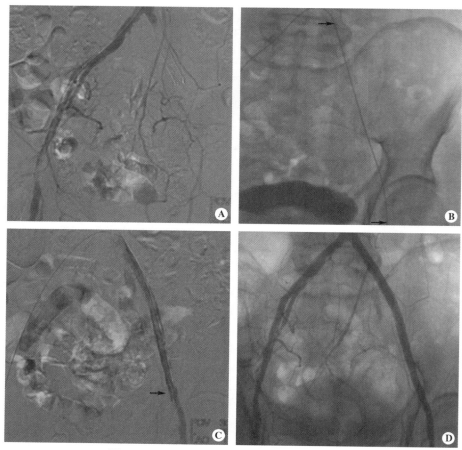

图 21-4　CDT 术治疗左髂动脉支架内血栓形成

A. 左髂动脉支架术后支架内血栓形成；B. 置入 20cm 长 4F Unifuse 溶栓导管直达髂动脉血栓内行导管接触性溶栓治疗；C. 溶栓 12 小时后造影提示髂动脉通畅，但髂外动脉远端局部见夹层；D. 髂外动脉支架植入术后，髂动脉通畅

导管在穿过闭塞段时必须注意避免内膜剥离。当导丝导管穿过闭塞段后，需进行远端血管造影确认导管在远端自体血管的真腔中，然后更换溶栓导管。溶栓导管的多个侧孔溶栓段要包埋在整个血栓中，远端侧孔标记应放置在血栓的末端，近端侧孔刚好位于血栓起始部的近侧。各种溶栓剂量的方案参考相关章节。再次进行血管造影术之前通常每 4 小时检查一次血清纤维蛋白原水平，如果血清纤维蛋白原水平下降低于 1.0g/L 则停止输注，患者注意观察局部或全身的出血的临床或实验室检查。远端栓塞在 CDT 治疗中比较常见的，症状可能恶化，远端多普勒超声信号可能在溶栓的初始阶段丢失。这常可通过溶栓剂继续治疗和镇痛药物来管理，更重要的是远端栓塞在几个小时内不能解决需要立即动脉造影，将导管重新定位到更远侧的位置或采取其他腔内治疗，甚至是开放性手术。

2. 药物机械血栓切除术　通过机械方式混合（Trellis 导管），超声波能量（EKOS 和 OmniSo-

nics）或"强力脉冲注射"（AngioJet）加速溶栓的速度，由此减少在标准 CDT 治疗中溶栓剂的剂量和溶栓的持续时间，尽可能减少与出血相关的风险和缩短缺血再灌注的时间。

3. 经皮机械血栓切除（PMT）术　装置可以被分类为流体动力学方式（AngioJet），旋转方式（Rotarex/Aspirex 和 Amplatz）或吸入方式进行血栓抽吸。

AngioJet 血栓切除系统是一款根据流体力学中伯努利原理研制而成的 PMT 设备，是目前唯一已经被美国食品药品监督管理局批准用于外周动脉循环的 PMT 设备。在可用的机械血栓切除装置中，AngioJet 具有最长的临床病史。首先在其"强力脉冲喷雾"模式下，溶栓剂被主动注入血栓，与血栓混合 5 ～ 20 分钟，然后在其"抽吸"模式下将液化的血栓转移至体外。该 AngioJet 系统有 3 个主要部分：导管、泵组和驱动单元。泵组和驱动单元负责在双腔导管的末端产生受控的返回体外设备的高速水流（350 ～ 450km/h），该高速水流在局部产生一个极低的压力（伯努利原理），将导管末端通过侧孔相通的周围动脉血栓迅速抽空以等容方式（排出的液体等于泵组和驱动单元产生的水流加上动脉腔内的血栓和血液混合物）排出体外。远端栓塞和溶血是这种技术的已知并发症，除此之外使用这个装置偶尔会产生与溶血有关缓慢性心律失常和肾脏功能不全。

Rotarex/Aspirex 血栓切除系统另一款国内应用较多的 PMT 设备（图 21-5），是通过高速旋转的方式粉碎并抽吸血栓。专用于动脉系统的 Rotarex S 抽吸式血栓切除导管在专用的 0.018/0.032in 镍钛合金导丝上工作，利用连接驱动装置的导管内转子尖端的高速旋转来粉碎血栓，将血栓碎片从尖端的开口吸入导管，伴随血液将其从体内输送到收集袋中。整个系统主要由三部分组成：导管、转子和驱动单元。导管由 6/8F 一次性使用的聚酰亚胺/PEBAX 多层编织材料构成；导管内的螺旋转子在驱动单元的带动下可以 40 000r/min 转的速度旋转，以产生足够的真空来吸取血栓，通过闭塞段一到两次足以重建血管中良好的血流。根据血管的大小和血栓负荷情况，使用 6F 或 8F 系统。Rotarex S 导管没有 AngioJet 的辅助药物溶栓作用，但对于陈旧血栓及部分黏附不牢固的斑块也具有粉碎和抽吸作用。并发症主要包括远端栓塞、血管穿孔及行进中血栓和斑块堵塞导管腔并由此导致的导丝断裂。通畅的血流可以保证血栓斑块的输送和转子头端的冷却，因此操作过程中导管内血流的观测十分重要。

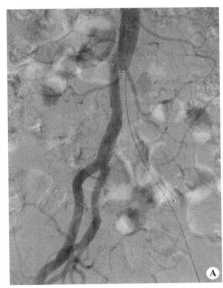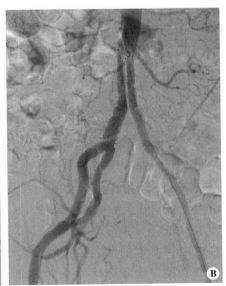

图 21-5　PMT 术治疗 EVAR 术后左髂动脉分腿支架内血栓形成
A. EVAR 术后左侧髂动脉分腿支架内血栓形成；B. PMT 术后双侧髂动脉分腿支架通畅

吸入方式经皮抽吸血栓切除术是指沿导丝移动导管，用大注射器吸引血栓。这种技术已被频繁地使用在冠状动脉系统抽吸血栓，用该装置可以去除的血栓碎片的大小受到导管尖端的直径的限制。这个技术在移除远端循环中的少量新鲜血栓是非常有用的，尤其是结合使用溶栓药物时。但是，这个技术作为独立使用时的成功率较低。

十、治疗结果

（一）手术治疗

随着开放手术技术的改进，与急性肢体缺血相关的救肢率已得到明显的提高，但死亡率仍然高居不下。Blaisdell 等在 30 多年前提出这一点以后，大量的文献也证实了患者的生存并没有发生很大的变化。这种保肢与患者生存之间的不一致性可以解释为不同的具体因素控制了这样的结果。死亡是由急性肢体缺血患者的全身基本情况及合并症决定的，而肢体坏死与不成功的血运重建有关。因此，几十年来截肢率的下降是手术技术改进的缘故，但迅速动脉血流恢复并没有改善患者的全身基本情况，而手术创伤本身加重了患者的损害，尤其对全身情况差、合并症严重的患者反而产生不利的结果。

（二）导管溶栓治疗

导管溶栓已成为许多中心治疗急性肢体缺血Ⅰ型和Ⅱa型的首选。20世纪90年代发表的3个多中心随机临床试验比较了导管溶栓和开放手术的结果。

1. 罗切斯特试验 随机分配114例急性肢体缺血的患者进行尿激酶导管溶栓治疗（57例）或开放性手术治疗（57例）。二者1年的保肢率差异无统计学意义，无截肢的生存率分别为75%和52%，差异具有统计学意义。导管溶栓组的出血更频繁，其中包括一例因出血性卒中而死亡。更仔细地分析显示了围手术期心肺并发症特别是心肌梗死造成了手术组死亡率较高的结果。它提示没有充分的准备直接给严重肢体缺血患者进行手术会造成并发症发生率甚至死亡率的升高。

2. 手术与溶栓治疗下肢缺血（STILE）试验 随机选择393例患者分配到手术组或溶栓组（rtPA或尿激酶）。rtPA和尿激酶的临床结果是相似的，所以这些数据被合并为一个整体溶栓和手术的比较。STILE试验只有30%患者的缺血症状多于14天。事后分层将患者根据病程分为两个亚组（多于或少于14天）。结果表明，症状期多于14天的患者中，6个月手术组的截肢率低于溶栓组（3% vs 12%）。相反，症状期少于14天的患者中，溶栓组的截肢率比手术组低（11% vs 30%）。

3. 溶栓或外周动脉手术（TOPAS）试验 544例下肢动脉或移植血管闭塞少于14天的患者进行重组尿激酶溶栓治疗与开放性手术治疗的随机对比。结果显示，两组出院时死亡率、6个月及1年的无截肢存活率没有显著性差异。溶栓组经历了更主要的出血并发症（即颅内出血），特别是全身合用肝素的患者。并得出结论：先溶栓的方法尽管出血风险较高，但减少了随后的手术需求且没有显著增加肢体截肢率或死亡率。在溶栓治疗组中，移植血管闭塞患者具有更好的临床结果：更好的溶解速度和主要出血性并发症的发生率较低。

另外，来自匹兹堡大学医学中心的回顾性研究，比较了Ⅱ型急性肢体缺血患者溶栓治疗（rtPA CDT±PMT）和开放性手术治疗。手术组有更好的技术成功率，但1年的一期通畅性和截肢率没有显著性差异。手术组30天、1年和2年

的总体死亡率更高，住院时间更长，并发症发生率更高；溶栓组经历更多的出血。

出血是导管溶栓治疗的主要并发症。在TOPAS试验中，主要的出血性并发症发生在r-UK组32例（12.5%），而手术组14例（5.5%）。患者年龄、输液持续时间和部分激活凝血活酶时间基线。颅内出血4例（1.6%）无出血风险相关。发生在r-UK组，其中1例死亡。当同时使用治疗性肝素时出血的风险更大。在102例使用治疗性肝素的患者中出血19例（19%）。相比之下，没有使用治疗肝素的150例患者中，只有13例（9%）出血。其他并发症包括远端动脉栓塞，再灌注后的室间隔综合征和来自横纹肌溶解症的急性肾功能不全等。

（三）药物机械血栓切除术或经皮机械血栓切除术

经皮装置快速恢复动脉的灌注能力是单独药物溶栓治疗的有力补充。对于Ⅱb型患者，经皮血栓切除装置可以迅速通过闭塞段清除出一个通道，使肢体的缺血状况得到迅速的改善，为进一步完全清除血栓赢得机会；对于Ⅰ型和Ⅱa型患者，初始血栓的大量清除也可减少溶栓药的剂量和持续时间；最后，这些设备可以作为有溶栓和手术治疗禁忌证患者唯一的治疗方法。机械血栓切除装置一般不能完全替代药物溶栓或者开放手术的作用，它的优势在于能使血栓迅速减容，显著减少肢体缺血时间和增加残余血栓及远端血管的对溶栓药物的暴露，减少完全溶栓需要的药物剂量，节约相当大的溶栓时间并减少出血并发症。

对药物溶栓禁忌和开放手术高风险的患者，机械血栓切除可能是最好的治疗选择。Braithwaite等治疗了15例全身情况差或手术、溶栓禁忌的急性肢体缺血患者，仅用抗凝治疗，导致30天的远端肢体保肢率和死亡率分别为33%和60%。Kasirajan等用AngioJet治疗急性肢体缺血的结果与标准开放手术治疗的历史记录进行对照。65例AngioJet组患者接受单独治疗（$n = 21$）或随后辅助性药物溶栓（$n = 44$），与79例接受开放手术的患者进行比较。两者的1个月截肢率（11% vs 14%；$P = 0.57$）差异无统计学意义，然而在AngioJet组中观察到较低的早期死亡率（7.7% vs 22%；$P =$

0.037）。AngioJet 组的局部（$P=0.002$）和全身性（$P<0.001$）并发症发生率较低。在急性肢体缺血患者接受 EKOS EndoWave 治疗的报道中，在随后 16.9 小时（5～24）内，22 例（88%）患者使用 17mg（5～25）rtPA 获得了血栓完全溶解，有 8 例患者使用 6mg rt-PA 6 小时后全部血块被清除。

经皮机械血栓切除术也带来一些潜在并发症的风险。远端栓塞的方式并不罕见，其产生及后果与操作者的经验很有关系。报道的远端栓塞率约为 8%，通常在球囊扩张后残余血栓脱落而不是在本身血栓切除手术期间发生。有报道使用远端闭塞气囊或用于颈动脉术中的远端过滤器来减少远端栓塞的风险。潜在的红细胞损伤所致的溶血及栓塞负荷过重等原因限制了其应用。对于血管内皮的损伤也有报道，体外研究比较了 AngioJet 和 Fogarty 导管的内皮剥脱，用 Fogarty 球囊导管治疗的血管表现出显著更大的平均血管内皮损伤（58.0% vs 88.0%）。血管穿孔也是潜在的风险，尤其是在导丝通过血管内膜的情况下，这在慢性阻塞病变中可能更常见。通常在远端腘动脉中使用较大的装置时，较小的动脉管径和较严重的钙化使血管穿孔的风险增加。

十一、预　后

急性动脉缺血治疗的关键在于早期诊断治疗及合理的治疗选择。Fogarty 导管的问世，腔内治疗的进展明显地减少了操作的创伤，简化了治疗过程，提高了保肢率，但总体来说对患者的死亡率影响不大。急性动脉缺血患者的死亡率与患者本身合并的内科疾病密切相关，有些患者的肢体缺血是生命终结的一种预示，常发生在伴有多种严重内科合并症的高龄肢体血栓形成的患者中，特别是长期住院的患者中发现，这样的患者更合理的治疗方式是姑息治疗而不是积极干预。另一类治疗高风险的群体是晚期恶性肿瘤伴血液高凝导致的急性肢体缺血患者，其预后是依赖于癌症进展的阶段，通常晚期的患者预后差，大部分 6 个月内死亡。

（李维敏　陆　民）

主要参考文献

蒋米尔，张培华，2014. 临床外科杂志 . 第 4 版 . 北京：科学出版社

陆民，2003. 急性周围动脉栓塞 // 杨春明 . 外科学原理与实践 . 北京：人民卫生出版社，1267

陆民，黄新天，蒋米尔，等，1997. 急性肢体动脉栓塞截肢和死亡病例分析 . 心肺血管病杂志，16：141

陆民，张培华，蒋米尔，等，1996. 急性动脉栓塞的治疗 . 临床外科杂志，4：334

Blecha MJ，2013. Critical limb ischemia. Surg Clin North Am，93（4）：789-812

Braithwaite BD，Davies B，Birch PA，et al，1998. Management of acute leg ischemia in the elderly. Br J Surg，85（2）：217-220

Charles G，Jay S，Jonathan G，et al，2017. Acute limb ischemia. Tech Vasc Interventional Rad，20（3）：274-280

Cronenwett JL，Johnston KW，2014. Rutherford' Vascular Surgery. 8th ed. Amsterdam：Saunders，Elsevier

Grip O，Wanhainen A，Acosta S，et al，2017. Long-term outcome after thrombolysis for acute lower limb ischaemia. Eur J Vasc Endovasc Surg，53（6）853-861

Liu G，Cui C，Yin MY，et al，2018. Staged endovascular repair of critical limb ischemia in high risk patients：the procedural and clinical outcomes. Int Angiol，37（1）：52-58

John CW，Ann HK，Vikram SK，et al，2016. Open surgical or endovascular revascularization for acute limb ischemia. J Vasc Surg，63（2）：270-278

Kasirajan K，Gray B，Beavers FP，et al，2001. Rheolyticthrombectomy in the anagement of acute and subacute limb threatening ischemia. J Vasc Interv Radio，12（5）：413-421

Korabathina R，Weintraub AR，Price LL，et al，2013. Twenty-year analysis of trends in the incidence and in-hospital mortality for lower-extremity arterial thromboembolism. Circulation，128（2）：115-121

Lichtenberg M，Stahlhoff FW，Boese D，2013. Endovascular treatment of acute limb ischemia and proximal deep vein thrombosis using rotational thrombectomy：a review of published literature. Cardiovasc Revasc Med，14（6）：343-348

Rutherford RB，Baker JD，Ernst C，et al，1997. Recommended standards for reports dealing with lower extremity ischemia：revised version. J Vasc Surg，26：517-538

Ye KC，Lu XW，Yin MY，et al，2013. Midterm outcomes of stent placement for long-segment iliac artery chronic total occlusions：a retrospective evaluation in a single Institution. J Vasc Interv Radiol，24（6）：859-864

第二十二章　主动脉弓上分支动脉病变

第一节　概　　论

主动脉弓是人体循环中的主干动脉，根据其走形可分为三部：主动脉升部、主动脉弓部和主动脉降部。主动脉弓及弓上分支是主动脉疾病中发病率较高的部位。正常型主动脉弓三分支由右向左依次为头臂干、左侧颈总动脉、左侧锁骨下动脉，头臂干发出右侧颈总动脉和右侧锁骨下动脉，左侧锁骨下动脉和右侧锁骨下动脉依次发出左侧椎动脉和右侧椎动脉。这些血管为上肢、头颅部和颈部提供血液。弓上分支血管的动脉粥样硬化会导致血流限制性狭窄或远端栓塞，这可能导致短暂性脑缺血发作、卒中、上肢缺血和椎基底动脉供血不足等症状。本章主要讨论弓上分支动脉瘤和动脉闭塞性疾病的治疗，常见的疾病包括颈动脉狭窄、颈动脉瘤、颈动脉体瘤、锁骨下动脉闭塞、椎动脉闭塞等。

一、病因及病理

主动脉弓上分支血管狭窄、闭塞性病变多与动脉粥样硬化有关，其具体发病机制尚不十分清楚，目前已知的危险因素包括吸烟、肥胖、高脂蛋白血症、情绪紧张、基因病变等，另外局部血流动力和动脉壁特殊结构也是致病的重要因素。病变动脉主要表现管壁增厚、变硬，伴有粥样硬化和钙化斑块，可继发血栓形成，镜下可见平滑肌细胞增生，管壁大量脂质沉积，吞噬脂质的泡沫细胞积聚于内膜处。另外，多发性大动脉炎也是弓上动脉狭窄闭塞的常见原因，它可以累积主动脉全程，以及所有主动脉的一级分支血管，在临床上主动脉弓三分支（尤其是左锁骨下动脉）最易受累，其发生多与自身免疫因素、遗传因素和性激素有关，镜下可见肉芽肿性炎症，动脉的外膜、中膜、内膜全程均有淋巴细胞、巨噬细胞、单核细胞等炎性细胞浸润。

颈动脉瘤的发生和多种因素有关，常见的原因有动脉粥样硬化、创伤、感染、动脉炎、动脉中膜囊性变、马方综合征等，弓上动脉瘤多发生在颈总动脉及其分叉部，其次是颈内动脉，动脉瘤大多为单个的，呈囊状或梭状扩张，瘤壁内多有血栓附着，镜下可见碎裂的弹性层，含脂质的泡沫细胞，细胞外胆固醇积聚，含铁血黄素和新血管生成，在颈动脉瘤中也可以看到中膜变薄和内膜弹性层碎裂。颈动脉体瘤是一种化学感受器肿瘤，其发病机制尚不明确。研究表明，家族性颈动脉瘤患者的常染色体 11q23 上的 SDHD 基因发生突变，故有学者认为它是一种常染色体遗传疾病。另外，高原地区长期慢性低氧刺激使颈动脉体组织增生，是促使颈动脉体瘤发病的重要因素，镜下可见其组织学结构与正常的颈动脉体相似，由聚集成团的 I 型细胞和填充其间的 II 型细胞构成，并有丰富的滋养血管。

二、临　床　表　现

主动脉弓上分支病变的临床表现取决于疾病的病因、部位、受累血管数量等。动脉粥样硬化是影响弓上分支血管最常见的疾病。动脉管腔狭窄大于 70% 或管壁深部形成溃疡斑块或血栓时会表现出明显的症状。动脉粥样硬化性病变可以是单部位，也可以是多部位，可以影响单支血管，也可以同时使多支弓上血管受累。Berguer 等报道，在对 282 例弓上分支血管进行血运重建时，发现有 40% 的病例出现多支血管病变。当病变累及头臂干动脉时，患者可能出现卒中，短暂性脑缺血发作和（或）上肢缺血等症状。而锁骨下动脉闭塞时，患者表现双侧上支压力差偏大，反复出现活动后上肢疲劳或疼痛，一些患者可能出现雷诺病的表现。另外，锁骨下动脉闭塞导致其远端血管的压力明显下降，由于虹吸作用，其动脉血管的侧支从邻近的椎动脉"窃血"，导致椎动脉供血不足出现一系列临床症状，患者常伴有眩晕、头痛、眼花、听力减退、头枕部疼痛等症状，严重者出现偏瘫或失语症。而当锁骨下动脉正常，同侧椎动脉血液倒流也可能导致椎基底动脉供血不足，出现锁骨下动脉盗血综合征，常伴有眩晕、恶心、呕吐、不平衡和复视。对于通过乳内动脉进行冠状动脉旁路移植术的患者，由于锁骨下-冠状动脉窃血，这可能导致心肌缺血，使心绞痛复发。头臂干动脉闭塞可表现为锁骨下-颈动脉窃血，同侧颈动脉血流逆转使大脑供血不足，出现失语和偏瘫等症状。

弓上分支动脉瘤引起的症状与部位有关，颈动脉瘤及颈动脉体瘤可产生明显的压迫症状，压迫迷走神经及喉返神经可产生声音嘶哑，压迫交感神经可引起霍纳（Horner）综合征，压迫臂神经丛可引起同侧肢体麻木、疼痛、无力和感觉异常等，压迫气管产生呼吸困难，压迫食管产生吞咽困难。颈总及颈内动脉瘤可以影响颅内血供，出现头晕、头痛、眼花、复视、记忆力减退，甚至一过性体位性晕厥、失语和偏瘫等症状。而颈动脉瘤内血栓脱落可使患者出现短暂性脑缺血（TIA）和脑梗死，锁骨下动脉瘤患者可出现手臂乏力，两侧手臂血压不对称，静息时疼痛，甚至发生溃疡，其症状多与血栓脱落有关。

三、诊　断

对于可疑为主动脉弓上分支病变的患者，除了全面的体格检查外，仔细评估上肢动脉脉搏，测量双侧上肢血压和听诊颈动脉和锁骨下动脉是诊断弓上分支血管疾病的有效方法。多普勒超声检查安全、方便，主动脉弓的多普勒超声检查可能有助于识别椎动脉血液反流并排除颅外颈动脉疾病。计算机断层血管造影（CTA）和磁共振血管造影（MRA）仍是评估主动脉弓及弓上分支病变的最常用方法。它不但可以检测动脉瘤及硬化闭塞性疾病，还可以很好地显示动脉硬化斑块、评估病变血管及周围血管的钙化程度。当大脑也在扫描范围内时，还可以对颅内血管循环状况进行很好地评估。另外，对原始图像进行重建可以直观地显示主动脉弓及弓上分支的三维结构。这些图像的获得有助于术前制订详细的手术方案。有

学者建议，在对弓上分支进行血运重建之前，都应该进行脑部CT或MRI检查，明确颅内是否有存在脑梗死区域和易出血的病变。因为术中，之前梗死的区域由于短暂缺血容易使缺血再灌注损伤加重，出现一些神经功能症状。由于弓上分支病变伴随冠状动脉粥样硬化的发生率接近40%，所以术前还应对患者进行心脏评估，特别是对于计划经胸血运重建的患者。应常规进行超声心动图和12导联心电图检查。射血分数低（<50%）或心电图出现缺血性改变的患者应额外进行压力测试或冠状动脉造影进行评估。食管超声心动图（TEE）是另一个重要的诊断工具，因为它能够准确检查出主动脉弓处动脉硬化性病变。TEE的缺点是准确的评估需要有经验的超声医师，且在操作过程中通常需要给患者一些镇静药物。

主动脉造影仍是确诊弓上分支病变的"金标准"，它通常是成像的下一步，通过造影获得的图像能够准确地判断病变血管的位置及血管狭窄或扩张的程度。但它是一种有创检查，有导致医源性动脉损伤，卒中的风险，且大量造影剂的使用会产生一定的肾毒性。在进行造影时操作者必须要非常小心，因为血管内的硬化闭塞性病变通常会延伸到主动脉弓部，导丝在穿过弓部时可能会导致硬化斑块或碎片脱落，引起远端动脉栓塞。主动脉造影时通常不使用直头导管，而多选用猪尾巴导管，因为在进行高压注射时，直导管可能会引起动脉夹层。另外，术中通常需要多次旋转成像采集臂以获得最佳主动脉弓投影角度，采集左前斜位投影可以使主动脉弓在屏幕上显示的更加充分，把造影导管放置在无名动脉开口，并采用右前斜20°投影可以很好地对右侧颈总动脉和右锁骨下动脉进行成像。对比CT层面、三维重建图像及造影结果可以很好地把握主动脉弓及弓上分支的解剖结构和病变情况。

四、治疗方式

（一）围手术期管理

1. 抗血小板药物　有关使用抗血小板疗法干预主动脉上分支的资料很少，大部分是基于这些药物在外周血管和脑血管及颈动脉分叉处的使用情况进行的推断。在外周血管疾病患者中应用阿

司匹林能给患者带来很大好处，有学者建议所有患有外周或脑血管疾病的患者都应常规服用阿司匹林。在对主动脉弓及弓上分支进行干预治疗时，必须常规使用阿司匹林。氯吡格雷用于治疗动脉粥样硬化性血管疾病的患者也有很好的文献记载，与单独使用阿司匹林相比，阿司匹林和氯吡格雷联合治疗症状性颈动脉疾病，有利于减少栓塞事件的发生。另外，有文献报道，在阿司匹林和氯吡格雷的双重抗血小板治疗的基础上额外增加糖蛋白 IIb/ IIIa 抑制剂并不能减少栓塞事件，并可能显著增加颅内出血的风险。基于以上信息，推荐使用阿司匹林和氯吡格雷作为弓上分支动脉标准的抗血小板治疗。

2. 抗凝药物　在介入治疗弓上分支血管时，肝素通常被用作术中抗凝剂，目前在临床上尚无其他有效的抗凝剂可以替代肝素。有文献报道，在颈动脉术中应用比伐卢定也可以起到一定的抗凝作用，可能作为肝素的一种替代药物，但目前尚没有足够的数据，故不推荐常规使用比伐卢定进行术中抗凝。另外，建议术中肝素的剂量能够维持活化凝血时间大于 250 ～ 300 秒，术后可以用鱼精蛋白拮抗肝素作用。

（二）外科治疗

解剖外血运重建是多支血管病变和手术风险低的患者的首选方法。无名动脉瘤和锁骨下动脉瘤及创伤性损伤也可以采用与主动脉弓旁路移植的方式进行治疗。对于仅有锁骨下动脉疾病或行正中胸骨切开术呈现高风险的患者，解剖血运重建术是理想的选择，可以在颈动脉和锁骨下动脉、双侧颈动脉、双侧锁骨下动脉或双侧腋动脉之间建立旁路。这类手术方式可以与胸主动脉瘤的腔内治疗相结合，因为左锁骨下动脉转流或颈动脉 - 锁骨下旁路可将近端"锚定区"延伸至左侧颈动脉，从右到左的颈动脉旁路移植可以进一步将近端锚定区延伸到无名动脉。

动脉内膜切除术是一种治疗局限性病变的有效策略，尤其病变位于无名动脉近端或颈动脉分叉时，动脉内膜切除术对于伴有动脉粥样硬化的狭窄闭塞性病变效果显著，目前在临床上已广泛使用，但可能会有远端动脉栓塞，动脉内膜切除不完全和主动脉夹层等风险。而且，动脉内膜剥脱术不适用于左颈总动脉起源于无名动脉的患者，因为夹闭无名动脉会使两侧大脑半球引起局部缺血。颈动脉瘤患者如果瘤体位置可以显露充分，一般进行瘤体切除和血管重建，动脉瘤切除后，如动脉缺损较少，可做端端吻合术；如缺损较多，可用人造血管或自体静脉移植。对并发感染的动脉瘤，应选择无感染区用人造血管或自体静脉做旁路移植术，颈动脉瘤切除和血管重建时必然要阻断一侧脑血流，造成暂时性脑缺血的过程。因此术中应注意保护脑组织免受缺氧的损害，常用方法有冰帽头部降温和适当提高患者的血压、术中应用转流管等。术后患者一般应在监护室内观察 24 小时，对于开胸血运重建的患者引流量少于 200ml/d，纵隔引流管可移除，术后应嘱患者坚持服用抗血小板聚集药物，并定期对病变血管进行随访，如发现管腔狭窄或闭塞应及时干预治疗。

（三）腔内治疗

随着腔内技术的进步，越来越多的医生开始尝试腔内技术治疗弓上分支病变，腔内治疗避免了手术创伤，从而降低出血、神经损伤和其他相关并发症发生的风险，对基础条件差不能耐受手术的患者腔内治疗应作为首选；对于有气管切开、颈部瘢痕、接受体外放疗、既往有脑神经损伤史的症状性的颈动脉狭窄病例，腔内治疗可能较外科手术更具有优势；临床上常用的腔内技术包括：球囊扩张、金属裸支架植入、覆膜支架植入、弹簧圈栓塞等，对于动脉瘤病变，覆膜支架不但能完全隔绝动脉瘤防止破裂，也能防止可能形成的血栓脱落引发脑梗死。术中脑保护装置的应用有助于减少术中血栓脱落引起的颅内动脉栓塞的风险。在腔内介入治疗过程中，应对病变血管进行充分预扩张；放置支架后扩张酌情施行。每次扩张持续时间均尽量缩短，扩张间隔适当延长，以保障颅内的血供；行球囊扩张时应严密监测患者的心率、血压，如有降低应立刻停止扩张并迅速给予升压药物和阿托品。在进行腔内治疗时可酌情应用小剂量硝酸甘油或尼莫地平等血管扩张药物，以缓解手术操作造成的脑血管痉挛。

并发症：相关研究表明，腔内技术治疗弓上分支血管的并发症发生率为 0% ～ 20%，其中大部分并发症与血液或出血相关，如穿刺点血肿形成、假性动脉瘤形成和管腔血栓形成。另外，也有患者术后出现神经系统并发症，但发生率较低，如脑卒中多发生于颈总动脉支架植入过程中。另外，在腔内治疗弓上分支过程中也可能发生血管破裂，多发生于闭塞性疾病或钙化较重的患者。血管破裂后常用的处理方式有暂时性球囊封堵、覆膜支架植入，必要时可行开放性手术治疗。

通畅率：相关文献报道，腔内治疗弓上分支病变的靶血管一年通畅率从 88.5% 到 97% 不等，5 年通畅率从 77% 到 89% 不等。虽然略低于外科手术，但腔内治疗对于复发性狭窄病变可以通过再次干预来治疗，有学者发现，腔内治疗弓上分支血管 36 个月的二期通畅率在 90% 左右，与旁路手术数据相当。且腔内治疗较外科手术风险低、创伤小、恢复快、还保留了手术干预的机会，已成为当前治疗弓上分支脉的不错选择。

（陆信武）

第二节　颅外颈动脉狭窄症

颈动脉狭窄（carotid artery stenosis）是指不同原因造成颈动脉狭窄，从而导致脑供血不足，甚至出现缺血性脑卒中的临床症候群，使患者生活严重受限，甚至日常生活均不能自理，致残和死亡率很高。2015 年，中国心血管病报告显示，农村脑卒中死亡率为 150.17/10 万人；城市脑卒中的死亡率为 125.56/10 万人。脑卒中患者中缺血性脑卒中占 80% 左右，文献报道缺血性脑卒中 25%～30% 由颈动脉狭窄引起，颈动脉狭窄患者中发生脑卒中为每年 6%～7%；有症状颈动脉狭窄者为每年 2%～3% 至 15%～17%；而无症状颈动脉狭窄者，狭窄率超过 75% 时，卒中发生率为每年 10.5%。颈动脉狭窄病因 90% 为动脉硬化闭塞症，其余 10% 包括纤维肌性发育不良、头臂型多发性大动脉炎、外部压迫、创伤性闭塞、炎性血管病、放射性血管炎及淀粉样变性等。

一、病因和病理

颈动脉狭窄病因多为动脉硬化闭塞症，其次为头臂型多发性大动脉炎。其病理表现详见动脉硬化闭塞症和多发性大动脉炎等章节。

动脉硬化闭塞症性颈动脉狭窄，好发部位为颈总动脉分叉处，特别是颈动脉球，其次为颈内动脉起始段；斑块可分为纤维性斑块和复合性斑块两类。

头臂型多发性大动脉炎病变可以累及颈动脉全程，常呈节段性病变。病变可造成管腔狭窄以至完全闭塞，并可继发血栓形成。如合并锁骨下动脉窃血综合征和（或）椎动脉病变，更将加重病情。

颅外段颈动脉硬化病变引起脑缺血症状，主要通过下述两种机制：斑块或血栓脱落形成栓子致颅内动脉栓塞；狭窄造成远端脑组织血流低灌注。近年来研究表明，颈动脉管腔狭窄引起缺血及低灌注导致脑卒中的发生率极低，绝大多数脑缺血病变为斑块成分脱落引起脑栓塞。此外，动脉壁结构破坏，导致颈动脉夹层或内膜下血肿等原因引起血管狭窄或闭塞。

颅外颈动脉狭窄发病高危因素包括：①高血压，是人群中造成脑卒中风险最高的危险因素，与血压正常者比较，有高血压者卒中风险高 4 倍，尤其是收缩压有更强的相关性。②吸烟，与颈动脉狭窄发生明显相关。颈动脉病变严重程度和吸烟量呈正相关，大量吸烟者脑卒中的危险度是少量吸烟者的 2 倍，其危险度在 2 年内明显下降，在 5 年后恢复到不吸烟水平。③糖尿病，不仅增加颈动脉狭窄和脑卒中危险，而且增加继发于脑卒中的死亡率。④高脂血症，虽然高脂血症是动脉粥样硬化的高危因素，但与颈动脉狭窄导致脑卒中的相关性尚无定论，但他汀类药物对稳定内膜斑块确有明显作用。

二、临床表现

动脉硬化闭塞症性颈动脉狭窄多见于中、老年人，头臂型多发性大动脉炎在临床上青少年发病率较高，尤其以女性多见。大部分早期颈动脉狭窄患者可以没有临床症状。

（一）症状

1. 脑部缺血症状　可有耳鸣、视物模糊、头昏、头疼、记忆力减退、嗜睡或失眠、多梦等。

颈动脉狭窄以后可引起眼部的缺血表现，如角膜白斑、白内障、虹膜萎缩、视网膜萎缩或色素沉着、视乳头萎缩、静脉出血等。患者失明多因白内障引起。

2. 短暂性脑缺血（TIA） 是指微小斑块或血栓脱落造成脑或视网膜局灶性缺血所致，不伴急性梗死的短暂性神经功能障碍，表现为黑矇或视野缺损，语言障碍，重者可有发作性晕厥甚至偏瘫、失语、昏迷。大多数在数分钟后可恢复，不遗留神经障碍临床表现，也没有脑梗死的影像学证据。

3. 缺血性脑卒中 是指脑部血液循环障碍，缺血、缺氧所致局限性脑组织缺血坏死或软化。临床上出现一侧肢体感觉、运动障碍，语言障碍、昏迷等相应神经功能缺失症状、体征和影像学特征。

4. 多发性大动脉炎活动期可有全身不适，发热、易疲劳、食欲缺乏、体重下降、多汗、月经不调等症状。有时可有不典型表现如无原因发热或心包积液等。皮肤表现有感染性皮肤结节、结节性红斑、坏疽性脓皮病。有些患者可有结核、风湿热，也有与 Crohn 病并发。轻者可无明显临床症状，严重时出现局部症状。

（二）体征

部分颈动脉狭窄患者闭塞于颈总动脉近心端时颈动脉搏动减弱或消失。听诊颈根部和颈动脉行径可以听到杂音，音调高、时间长者提示严重狭窄，而轻度狭窄或完全闭塞者则可能没有杂音。神经系统检查可以有阳性体征，有助于了解脑缺血的程度和部位。应仔细检查患者面部对称、伸舌、语言、肢体运动功能、肢体张力、共济失调试验等。眼底检查可在眼底动脉分叉处见到微栓，多为胆固醇结晶。

三、辅 助 检 查

1. 彩超 - 多普勒双功仪检查 为目前最佳颈动脉无创检查仪，可以准确地显示颈动脉的通畅情况，测量颈动脉内 - 中脉厚度、斑块大小和性质、收缩期峰值血流、阻力指数等血流动力学参数，还能够显示有无继发血栓形成和血流速、血流方向和狭窄

率等。诊断颈动脉的通畅程度的准确性在 95% 以上。彩超检查还可以判断动脉硬化斑块的性质，为治疗方案的制订和判断预后提供比较可靠的资料。同时也是疾病筛查和随访的有效手段。

2. CT 与 CTA 检查 CTA 是术前最常用的评估方法，基本可以替代 DSA 检查。通过 CT 扫描，借助计算机软件对颈动脉进行三维重建和成像，可提供主动脉弓、颈动脉病变的解剖和形态学信息，对斑块稳定性起到一定帮助，也可对颅内血管包括 willis 环，以及脑实质病变作出评估。CT 血管分析测量颈动脉斑块体积、斑块构成和斑块类型。并可根据斑块密度将斑块分为软斑块（< 60HU），混合斑块（60 ~ 130HU）和钙化斑块（> 130HU）。

3. MRA 检查 是无创性的血管成像技术，能极清晰地显示颈动脉及其分支的三维形态、结构，并且能够重建主动脉弓分支和颅内动脉影像。可以确切地显示动脉的走行、通畅情况、斑块、有无夹层形成，以及颅内动脉的情况等。对于动脉内膜和管壁的早期病变参考价值较大，对诊断和确定治疗方案极有帮助。MRA 对狭窄程度有夸大的倾向。

4. 数字减影血管造影（DSA） 是主要的检查手段。可以详细了解病变的部位、范围及程度，以及侧支形成情况。动脉造影为手术和腔内治疗提供最有价值的影像学依据。动脉造影时，常可发现病变动脉段闭塞或狭窄，侧支血管的影像，动脉硬化斑块的情况，以及对侧颈动脉、椎动脉和颅内 willis 环的完整性、颅内动脉及交通建立的情况等。病变位于颈动脉分叉时，需要加照斜位像，以避免颈内、外动脉影像重叠。

头臂型大动脉炎造影时，锁骨下动脉、无名动脉、颈动脉造影的延期像，有特别重要的诊断意义。在延期片上，仔细寻找通过侧支血管再通的颈总动脉或颈内动脉的影像，是争取动脉重建的最可靠的依据。此外，应注意发现锁骨下动脉窃血的征象。但 DSA 检查为有创检查，可能引起相应的并发症，如医源性血管损伤、造影剂肾毒性反应，以及脑血管意外等。

5. 经颅多普勒（TCD）检查 可以了解颅内动脉的血流速度、血流方向和频谱，以判断颅内动脉有无狭窄，同时可以评价前、后交通建立的情况等。双功经颅彩色多普勒超声是常规 TCD 的

改进，它将二维图像与彩色多普勒血流频谱有机结合起来，能提供直观的脑血管影像。应用超声增强剂进行双功能超声检查（ECCD），可检出常规经颅彩色多普勒超声无法探及的高度狭窄区细小的血流信号，从而增加了检出率。

6.血管内超声 提供较传统超声更佳的影像，在评价斑块方面更为准确，但是费用昂贵，临床应用较少。

7.眼底检查 包括常规眼底检查、荧光素血管检查、电子视网膜照相检查。颈动脉重度狭窄或闭塞者可致眼部缺血，眼底检查可发现视网膜缺血性变性或萎缩等病变。荧光素血管检查可见视网膜静脉扩张、动静脉短路、新生血管及缺血管区。有报道约35%无症状性视力功能损害。因此有学者建议行常规眼底检查。

8.X线平片检查 一些动脉硬化性病例有时可在X线平片上发现钙化斑块。

9.其他 对于大动脉炎患者还需行红细胞沉降率、C反应蛋白、组织因子、vWF因子、血栓素、组织型纤溶酶原激活因子、ICAM-1、VCAM-1、PECAM-1、E-选择素、免疫球蛋白等检查，但需指出的是目前尚无一项血清学指标能确切反映病变活动。对动脉硬化闭塞症的患者需行血液流变学、血脂、血糖等检查。

四、诊　断

通过临床表现和辅助检查，多可诊断颈动脉狭窄，并可以初步完成诊断。以往认为动脉造影是必不可少的确诊和制订治疗方案的依据，目前颈动脉CTA检查多可以替代动脉造影。明确的病因学诊断也需病理诊断。颈动脉狭窄程度的测量：目前评价颈动脉狭窄程度的方法为欧洲颈动脉外科试验法（RCST）和北美症状性颈动脉内膜切除试验法（NASCRT）两种。两种方法狭窄度的分级相同，但测量方法略有差异。

NASCRT采用颈动脉膨大部远侧正常管径内径为基础内径（A），而RCST则采用颈动脉膨大部模拟内径为基础内径（C），两者均以颈动脉最狭窄处（B）为测量基准。狭窄率=[1-B/（A或C）]×100%（图22-1）。

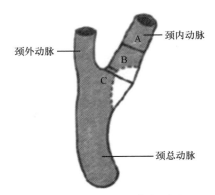

图 22-1　颈动脉狭窄度测量

根据影像学检查颈动脉内径缩小程度将颈动脉狭窄程度分为4级：①轻度狭窄：狭窄度＜30%；②中度狭窄：30%～69%；③重度狭窄：70%～99%；④完全闭塞：闭塞前状态，测量狭窄度＞99%。

五、治　疗

颈动脉狭窄的治疗目的在于改善脑供血，纠正或缓解脑缺血的症状；防止脑卒中的发生。治疗方法有保守治疗和外科治疗。颈动脉狭窄的外科治疗包括颈动脉内膜切除术（carotid endarterectomy，CEA）和颈动脉支架成形术（carotid artery stenting，CAS）。无论采用何种方式治疗，应根据患者自身情况和循证医学证据，做出决策。

（一）保守治疗

对于颈动脉狭窄性病变，严格的抗血小板和他汀类药物治疗是目前公认的有效的治疗方法。其可以延缓病变的进展，降低脑卒中的发生率。

对没有禁忌证的患者无论手术与否都应给予抗血小板药物治疗。目前常用的抗血小板聚集药物包括：阿司匹林和氯吡格雷。与单用阿司匹林相比，阿司匹林联合氯吡格雷虽能更有效地抗血小板聚集，但有增加出血的风险，是否需要双抗治疗需要严格评估。推荐用法用量：阿司匹林75～325mg/d；氯吡格雷75mg/d。

他汀类药物可起到降低血脂水平、恢复内皮功能和稳定斑块的作用。对于具有卒中高危的颈动脉狭窄患者，应控制低密度脂蛋白水平70mg/dl以下或者基础值下降50%。无禁忌证患者应常规给予他汀类药物，注意同时肝功能的监测。

同时注意高血压、糖尿病、高脂血症、吸烟、酗酒、肥胖等危险因素的控制，每天应该进行中等强度的体育锻炼。

对于大动脉炎活动期患者，应用皮质激素或免疫抑制剂等药物控制病情发展。更重要的是，保守治疗是手术和介入治疗颈动脉狭窄不可缺少的辅助手段，通过保守治疗，患者脑缺血的症状均可以得到不同程度的缓解，使其能够耐受手术的打击，提高手术或介入治疗的安全性，使重症患者获得了进一步治疗的机会。少数患者临床症状基本消失，不需要手术治疗，但对这样的病例要严密随访。药物治疗也是术后巩固疗效，防止复发的主要方法。

（二）手术治疗

1. 手术指征

（1）绝对指征：有症状颈动脉狭窄，且无创检查颈动脉狭窄度 ≥ 70%，或血管造影发现颈动脉狭窄度 ≥ 50%。

（2）相对指征：①无症状性颈动脉狭窄，且无创检查颈动脉狭窄度 ≥ 70%，或血管造影发现颈动脉狭窄度 ≥ 60%。②无症状性颈动脉狭窄，且无创检查颈动脉狭窄度 < 70%，但血管造影或其他检查提示狭窄病变处于不稳定状态。③有症状性颈动脉狭窄无创检查狭窄度范围是 50% ～ 69%。同时要求术者的有症状患者围手术期总卒中发生率和死亡率 < 6%；无症状患者围手术期总卒中发生率和死亡率 < 3%；患者预期寿命 > 5 年。④对于高龄患者（如 70 岁或以上），与 CAS 相比，采用 CEA 可能有较好的预后，尤其当动脉解剖不利于血管腔内治疗时。对于较年轻患者，在围手术期并发症风险（如卒中、心肌梗死或死亡）和同侧发生卒中风险上，CAS 与 CEA 相当。⑤有手术指征的患者术前相关检查和综合评估为不稳定斑块者倾向 CEA 治疗，稳定性斑块者则 CEA 与 CAS 均可选择。⑥对于符合治疗指征的有症状颈动脉狭窄患者，多数国际指南推荐首选 CEA 手术，因为有充足证据证明 CEA 手术能更好控制围手术期乃至远期卒中及死亡率；对于符合治疗指征的无症状颈动脉狭窄患者，多数也是建议 CEA 手术，将 CAS 作为备选手术。

2. 手术禁忌证

（1）12 个月内颅内自发性出血。

（2）30 天内曾发生大面积脑卒中或心肌梗死。

（3）3 个月内有进展性脑卒中。

（4）伴有较大颅内动脉瘤，不能提前或同时处理者。

（5）内动脉颅外段慢性完全闭塞无明显脑缺血症状者。

（6）凝血功能障碍，有使用肝素及抗血小板药物禁忌者。

（7）无法耐受麻醉者。

（8）重要脏器如心、肺、肝和肾等严重功能不全者。

（9）严重痴呆。

3. 手术时机选择

（1）急性脑梗死多建议在发病 6 周后手术较为安全，但是对于近期出现症状发作，影像学检查提示为不稳定斑块时，可推荐选择于 2 周内手术。

（2）对于 TIA 或轻微卒中者，如果没有血管重建禁忌证，可以在事件发生 2 周内干预。

（3）如为双侧病变，多建议两侧手术间隔至少 2 周，狭窄严重和（或）有症状侧优先手术。

4. 麻醉方式选择及围手术期用药 麻醉包括局部麻醉和全身麻醉。局部麻醉的优势在于可以术中评估脑缺血耐受情况，辅助判断是否应用转流管，以减少不必要转流管使用。全身麻醉使用则可更好地控制呼吸系统和循环系统等。吸入麻醉药可以增加脑血流，降低脑氧耗。近年研究，无论选择何种麻醉，CEA 手术后，预后无明显差异。

术前应使用抗血小板药物，以降低术后血栓形成。术前使用阿司匹林（100mg/d）或氯吡格雷（75mg/d），至少 3 天以上；术中阻断颈动脉前，静脉注射肝素，尽快达到全身肝素化，即 APTT 延长 1.5 倍；术后至少使用抗血小板药物 1 个月。

5. 手术方法

（1）颈动脉内膜剥脱术（CEA）：手术适用于病因为动脉硬化闭塞症的患者，且病变范围为颈总动脉分叉部和（或）颈内动脉起始段，颈总动脉通畅、远端颈内动脉通畅者。

手术时患者取仰卧位，肩下垫高，头偏向对侧。全身麻醉、颈丛阻滞或局部麻醉，头枕冰帽。有文献报道局部麻醉下行颈动脉内膜剥脱术，可以在术中持续监测患者神经系统的功能；可能会降低内转流管的使用率；在保持血压稳定的同时，减少抗高血压药物的应用；减少手术时间和缩短住院时间。其主要缺点是患者痛苦较大，并且尤其要考虑到患者情绪紧张的因素。目前临床上多采取全身麻醉。

多取胸锁乳突肌前缘斜切口；少有采用下颌骨下两横指环绕下颌角切口。游离、显露并控制颈总动脉、颈内动脉、颈外动脉，注意保护舌下、迷走神经和颈袢等。经静脉全身肝素化（肝素0.5～1mg/kg）后，ACT 保持 200 秒以上。分别阻断上述动脉，沿颈总动脉做纵行切口，延至颈内动脉病变部位以远，完全显露斑块。以剥离子于动脉中膜和内膜间，完整剥除血栓内膜。肝素盐水确切冲净碎屑，远端的内膜以 Prolene 线固定，6-0 Prolene 线连续外翻缝合动脉切口，注意确切排气。切口放置引流，关闭切口。

术中注意事项：

a. 分离颈动脉时手法要轻柔，以免斑块脱落导致脑梗死。

b. 阻断颈动脉前要确保全身肝素化，并适当提高血压。

c. 术中酌情应用颈动脉内转流管，保证颅内供血。

术中颈动脉内转流管的应用，可能会增加栓塞、术后颈动脉血栓形成和再狭窄的发生率，也有文献报道其远期神经系统并发症的发生率可能较高。因此不主张常规应用内转流管。术中测量颈内动脉反流压力，文献报道多建议反流压力小于 50mmHg 者应用内转流管；有报道反流压力低于 40mmHg 者建议应用内转流管；也有报道反流压力大于 30mmHg 者，不应用内转流管手术的成功经验。按照中华医学会血管外科学组指南建议，在下列情况建议放置转流管：①对侧颈内动脉完全闭塞；②颈动脉反流压＜ 50mmHg；③术中不能耐受颈动脉阻断试验者；④术中经颅 TCD 检查大脑中动脉血流减少者；⑤术中脑电图或体感诱发脑电监测出现脑缺血者；⑥颅内 willis 环代偿不全者；⑦既往有过大卒中，行 CEA 者。

d. 动脉远端内膜要确切固定，以避免其翻转或形成夹层。

e. 如估计颈动脉切口缝合后会有明显狭窄，则需要补片成形。

术中补片的应用，可以扩大局部颈动脉管径，明显降低局部再狭窄的发生率；但其会延长颈动脉阻断时间，有少数报道其增加了局部血栓形成甚至颅内缺血的风险。

荟萃分析和大型临床研究数据表明，CEA 手术时，应用补片可以明显降低再狭窄率。

f. 颈动脉开放前要确切排气。颈动脉开放顺序，先松颈内动脉后再阻断，松开颈外动脉，然后开放颈总动脉，最后松开颈内动脉、恢复颈内动脉血流。

g. 颈动脉开放前应用皮质激素、甘露醇等脱水药物，开放后适当降低血压是预防或降低脑水肿的有效措施。术后应酌情应用甘露醇和控制血压。

h. 切口引流必不可少，可以避免术后血肿压迫动脉或气管。

（2）外翻式颈动脉内膜切除术（EEA）

此术式（图 22-2）于 1959 年由 DeBakey 等首先报道。

于颈动脉分叉处斜行切断颈内动脉，用剥离子将增厚的内膜与动脉外膜及中层分离，助手夹住增厚的内膜，术者用无损伤镊夹住动脉外、中膜向上翻起至内膜薄弱处，将增生的内膜切除，同样剥离颈总动脉及颈外动脉增厚的内膜，仔细修整切除边缘及剥离面，冲洗残留碎屑，6-0 Prolene 线连续缝合吻合原切口，依次开放颈总动脉、颈外动脉及其分支，最后开放颈内动脉排气。

EEA 的优点：内膜剥脱操作方便，因仅需环形吻合血管切口，故缩短了颈动脉阻断时间；吻合口位于颈动脉分叉膨大处，且为端端吻合，不易产生狭窄；可同时处理迂曲延长的颈内动脉；有文献报道其具有较低的颅内微栓发生率。

EEA 的缺点：对于斑块狭窄范围较大，或斑块距切口较远者，采用 EEA 处理颈总动脉和颈外动脉狭窄斑块操作不便。也有报道行 EEA 环行切断颈动脉分叉处，破坏了颈动脉体对血压的调节功能，可能引起术后高血压。

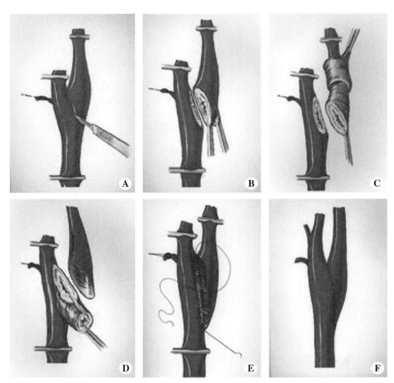

图 22-2 外翻式颈动脉内膜切除术示意图

（3）颈动脉内膜切除术并发症

1）卒中与死亡：卒中与颈动脉阻断与斑块脱落有关。卒中的类型有出血性脑卒中与缺血性脑卒中。因此术中应严格进行个体化血压管理，有条件时使用 TCD 监测，仔细轻柔手术操作，选择性使用转流管，规范化使用抗凝、抗血小板药物，均有利于减少血栓栓塞风险。颈动脉内膜切除术后死亡率较低，据报道为 1%，其中一半为心肌梗死。因此术前应重视心功能与冠状动脉评估。

2）脑神经损伤：最常见舌下神经、迷走神经、副神经等损伤。多为暂时性，且多与手术牵拉水肿有关，一般术后 1 ～ 2 周好转，个别患者症状延续到 6 个月，永久性损伤少见。

3）脑过度灌注综合征（cerebral hyperperfusion syndrome，CHS）：是一种发生在颈动脉内膜剥脱术后的并发症，临床表现严重，局限性头痛包括额颞部、眼眶周围的搏动性头痛（有时头痛可呈弥散性）；眼面部的疼痛；恶心、呕吐、意识障碍、脑水肿和视力损害；癫痫；神经功能损害；颅内或者蛛网膜下腔出血等。为了预防脑过度灌注综合征发生，术中恢复颈动脉血流之后，应预防性使用降压药、脱水药、皮质激素等。

4）颈部血肿与喉头水肿：颈部血肿与术中止血不彻底，动脉缝合不严密有关；而喉头水肿与麻醉气管插管有关。颈部血肿与喉头水肿发生后应密切注意和预防窒息发生。

5）血栓形成与再狭窄：血栓形成与术中处理不当、术后药物治疗不充分有关，要注意是否存在肝素抵抗情况。术后平滑肌和内膜过度增生造成的再狭窄，优选 CAS 治疗。

（4）其他手术方法

1）锁骨下动脉 - 颈动脉转流术：适用于颈总动脉起始段闭塞，远端颅外段颈内动脉及以远动脉通畅者，血流经锁骨下动脉 - 人工血管，再灌注到颈动脉。

体位为仰卧位，头偏向对侧。选择全身麻醉，头部置冰帽。转流血管可采用自体大隐静脉或直径 8mm 的带支撑环人工血管。

手术取锁骨上横切口。于胸锁乳突肌锁骨头在锁骨的附着处切断，向上翻起。分离脂肪组织，显露前斜角肌和膈神经。酌情切断前斜角肌，牵开膈神经，多不需要切断中斜角肌，显露并游离锁骨下动脉，套带控制。将颈内静脉牵开，显露并控制颈总动脉。全身肝素化后，Satinsky 钳阻断颈总动脉，取转流血管与其行端侧吻合，确切排气后将阻断钳移到转流血管上，松颈总动脉阻断。完全阻断锁骨下动脉，取转流血管另一端与其行端侧吻合。切口放置引流。

术中酌情应用颈动脉内转流管来保证颅内动脉供血。阻断颈动脉前需要全身肝素化，并适当提高血压。手术过程中手法要仔细、轻柔，以避免颈动脉硬化斑块脱落造成脑梗死。术中要注意避免出血和损伤胸导管、膈神经或导致气胸。

同类手术还包括：左侧颈总动脉 - 锁骨下动脉侧侧吻合术、颈总动脉 - 颈总动脉转流术、锁骨下动脉 - 对侧颈动脉转流术。

2）主动脉 - 颈动脉（无名动脉）转流术：此术式适用于单侧或双侧颈总动脉完全闭塞或长段重度狭窄的病变，且远端颈内动脉流出道通畅者；能够耐受开胸手术的患者，可同时行至单、双侧锁骨下动脉转流术。此术式多用于头臂型多发性大动脉炎的病例。

体位为仰卧位，头偏向健侧。选择全身麻醉，头部置冰帽。转流血管可采用直径 6、8mm 直形带支撑环人工血管。

手术取正中劈开胸骨的方法显露升主动脉，再根据情况向上延至颈部，或在颈部另做切口。人工血管走行于胸骨后前纵隔，牵开胸骨，切开心包，充分显露升主动脉。少有采用右侧第 4 肋间开胸的方法显露升主动脉，人工血管从第 1 肋间出胸，经皮下、锁骨前进入颈部。用 3-0 或 4-0 无创线将人工血管与升主动脉行端侧吻合术，人工血管另一端与头臂动脉行端侧吻合。术中升主动脉采用无创阻断钳侧壁钳夹部分阻断法。

如用口径较细的 6mm、8mm 直形人工血管，应选择正中劈开胸骨的方法，行人工血管与升主动脉吻合较易，且人工血管的走行更符合血流动力学的要求。如用口径较粗的"Y"形人工血管可以选择右侧第 4 肋间开胸的方法，以避免胸骨柄的压迫。直径 6 ～ 8mm 的人工血管均可与颈动脉相吻合，从临床症状改善情况比较，二者无明显差异，但是应用 6mm 直形人工血管，临床观察可以明显减少或避免术中、术后脑水肿的发生。对于有严重脑缺血的患者，只改善一侧颈动脉供血（用直径 6mm 人工血管）就足以改善脑缺血症状，并能较好地避免或减少脑水肿的发生。

3）升主动脉 - 双颈动脉转流术：双侧颈动脉病变可以行此术式。手术采用直径 16mm×8mm 及 14mm×7mm "Y"形人工血管。多采用右侧第

4 肋间开胸的方法显露升主动脉，人工血管从第 1 肋间出胸，经皮下、锁骨前进入颈部。手术方法和注意事项同上述。此种术式术后容易出现严重的脑水肿，而导致患者死亡。临床上发现双侧颈动脉病变的患者，多只行升主动脉 - 单侧颈动脉转流术，就可以取得满意的疗效。因此许多外科医师已经放弃了升主动脉 - 双颈动脉转流术术式。

（三）腔内治疗

近年来国内外腔内治疗（CAS）已广泛地应用于治疗颈动脉狭窄。颈动脉支架成形术是应用血管腔内治疗技术开展的方法，多通过股动脉穿刺、置入导管导鞘，使用球囊扩张导管扩张颈动脉狭窄段，最后植入血管支架，维持颈动脉通路。其具有微创及可多次反复应用的特点。有不少学者将 CAS 列为首选的治疗方法。

1. CAS 适应证 尽管许多循证医学证据支持首选 CEA，近年来在有经验的中心，CAS 的疗效与术后并发症与 CEA 类似，且 CAS 更适合于颈部曾经外科手术、颈部接受过放射治疗、颈动脉分叉过高或过低、全身情况不适合外科手术。对于病变累及双侧颈动脉、甚至椎动脉和（或）颅内动脉者，患者可能难以耐受外科手术时的颅内缺血（即使是术中内转流管的情况下），CAS 较 CEA 可能更具有优势。

头臂型大动脉炎的病例多为长段的动脉狭窄或闭塞，不适于腔内治疗；且其再狭窄率远较动脉硬化为高。因此 CAS 多建议应用于病因为动脉硬化者。

2. CAS 禁忌证

（1）颈动脉严重钙化性病变，扩张困难者。

（2）腔内方法无法到达的病变（主动脉弓分支严重扭曲、无合适导入动脉、主动脉弓解剖特殊，病变段颈动脉严重的狭窄）。

（3）血管造影禁忌证（严重的造影剂反应、慢性肾衰竭）。

（4）CEA 禁忌证也适合于 CAS。

3. 手术入路 如何从穿刺点入路，经过超选主动脉弓并成功进入颈动脉是 CAS 成功的前提。绝大多数情况下，经股动脉入路，使用 Simon 导管可方便进入颈动脉。特殊情况下，特别是主动脉Ⅲ型弓（图 22-3）或牛角弓需更换导管，或调节 X 线球管角度增加成功率。对于主动脉Ⅲ型弓

或牛角弓、主动脉严重扭曲成角、主髂动脉闭塞情况下，选择肱动脉入路是适宜的选择。如反复超选颈动脉未成功，时间超过 1 小时者，最好改变手术方式为 CEA，否则手术风险明显增加。

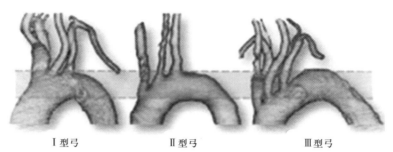

Ⅰ型弓　　　　Ⅱ型弓　　　　Ⅲ型弓

图 22-3　主动脉弓分类

4. 术中脑保护　腔内治疗过程中栓子的脱落是限制其广泛应用于治疗颈动脉狭窄的主要原因，无保护的腔内治疗围手术期神经系统并发症高达 5% ～ 10%。因此，对于腔内治疗术中的脑保护是十分必要的。

脑保护的措施包括术前应用抗血小板药物，术中有效的预扩张，以及更为重要的术中血管腔内脑保护装置的应用。较多研究证实使用颈动脉保护装置可以减少 CAS 围手术期脑卒中发生。

目前临床上应用的血管腔内脑保护方式有两种：病变近端脑保护和病变远端脑保护（图 22-4、图 22-5）。

（1）远端脑保护系统：是基于导丝的一种滤器保护系统，远端为自膨镍钛伞臂支撑的伞形结构，外被带微孔的伞膜作为滤网。在行脑保护同时能够保持颈动脉的正向血流灌注。交换导丝用于引导球囊扩张导管及支架释放。闭合的滤器是置于一释放鞘内，用于通过病灶。在病灶远端颈内动脉内后撤外鞘即可打开保护伞。注意在选择保护伞时应选用外径大于血管内径的保护伞，保证保护伞充分贴合于动脉壁，以确保滤过效果。手术完毕后沿导丝送入回收鞘管，将保护伞及其内的栓子一起拉出体外。目前常用的远端脑保护有 RX Accunet、Embosheild Nav6（Abbott vascular，美国）、Angioguard（Cordis，美国）、Filter Wire（Boston scientific，美国），Spider（medtronic，美国）等。

（2）近端脑保护系统：是在颈总动脉（病变近端）以球囊阻断颈动脉正向血流，从而造成颈内动脉血流反流，以防止颈动脉栓子进入颈内动脉。临床上以 MoMa（medtronic，美国）

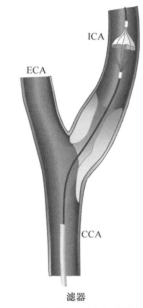

滤器

图 22-4　脑保护：颈内动脉保护伞

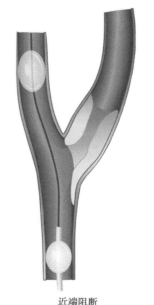

近端阻断

图 22-5　脑保护：颈动脉近端阻断

系统多用：将 MoMa 脑保护装置引入体内，将颈外动脉球囊置于颈外动脉起始段，并缓慢打起颈外动脉球囊，推注造影剂证实颈外动脉及其起始段的分支动脉（甲状颈干）已被完全阻断；缓慢打起颈总动脉球囊，推注造影剂证实颈总动脉血流已被阻断。此时，颈内动脉血流方向为逆向。此时从 MoMa 脑保护装置工作通道行颈动脉球囊扩张和支架置入术。操作完成后，充分抽吸潴留于颈总动脉阻断球囊以远动脉内的血液，以排除可能存在的碎屑。撤除颈外动脉阻断球囊及颈总动脉阻断球囊，造影后，撤出脑保护装置系统。

目前以远端脑保护最常用，具有不中断血流特点。如果狭窄远端动脉扭曲、无法释放保护伞，或者非常严重颈动脉狭窄保护伞无法通过病变部位、或者颈动脉病变为不稳定斑块有可能在输送保护伞时造成斑块脱落时，可选择近端脑保护系统。但近端脑保护应用时需完全阻断颈动脉血流，不能应用于所有类型颈动脉狭窄。

在 PROFI 临床试验（Prevention of Cerebral Embolization by Proximal Balloon Occlusion Compared to Filter Protection During Carotid Artery Stenting）中，MRI-DWI 成像证实与应用远端脑保护比较，近端球囊阻断可有效减少新发脑缺血损伤（45.2% vs 87.1%），并且缺血灶数量减少及面积减小。但有限的经验发现，在局部麻醉下行腔内治疗，国人对于近端阻断球囊导致的颅内缺血，耐受情况较差。

5. 支架选择 支架选择取决于操作者对支架的熟悉程度与喜好。目前临床上应用的颈动脉支架多为激光切割的自膨式支架，具有良好的支撑力和顺应性。支架的设计多为开环式，以增加支架的顺应性，以及支架的贴壁性；也有闭环式支架，多适用于病变局部钙化较重者，此外闭环支架网孔更小，血管壁覆盖率更高，使得远端栓塞率更低。为了适应颈总动脉与颈内动脉不同口径，也有锥形支架可供选择。

2014 年，Giri 等分析了美国国家心血管注册登记有关颈动脉 CAS 的资料，时间是 2007.1.1—2012.3.31，总计 12 135 例 CAS 患者，其中支架与保护伞为 Acculink/Accunet（n =2617，21.6%）；Xact/Emboshield（n =3507，28.9%）；Precise/Angioguard（n =2696，22.2%）。其他尚有 Protégé/SpiderFx（n =453，3.7%）；Wallstent/Filterwire（n =213，1.8%）。文章结论是，无论采用上述何种支架系统，前三种占 72.7%，且伴随的不良反应事件发生类似。

腔内治疗过程中，应给予足够的预扩张；放置支架后扩张酌情施行。每次扩张持续时间均尽量缩短，扩张间隔适当延长，以保障颅内的血供；由于颈动脉球囊扩张时，对颈动脉窦压力感受器有明显影响，行球囊扩张时应严密监测患者的心率、血压，如有降低应立刻停止扩张并迅速给予升压药物和阿托品。在进行腔内治疗时可酌情应用小剂量硝酸甘油或尼莫地平等血管扩张药物，以缓解手术操作造成的脑血管痉挛。

（四）CAS 术后并发症与预防

1. 缺血性卒中 CAS 相关的 TIA 与缺血性脑卒中多由栓子脱落栓塞所致，也可由血栓形成等引起。不是所有的脑梗死都发生在手术部位，CAS 会导致后循环、对侧或多部位脑缺血，可能原因为导管引起主动脉弓斑块脱落；术后轻微脑梗死出现较早，尤其是术后当天，均可以在术后当天或第 1 天通过仔细的查体发现。术后严重脑梗死多于术后数天出现，尽管机制不明，但是给了相对的机会去预防这类并发症的发生。预防措施包括常规使用脑保护装置，术中从小直径球囊逐级、充分预扩张，根据病变合理选择不同类型球囊与支架，谨慎使用后扩张，必要时中转 CEA 手术等措施来预防脑梗死发生。

2. 术后脑出血 多由于脑过度灌注综合征、支架植入后的抗凝与抗血小板药物使用、高血压脑出血（主要位于基底节部位），以及脑梗死后出血转化、合并颅内出血性疾病所致。依据出血发生的时间来看，其主要原因是脑过度灌注综合征引起，因此术后密切监控血压、应用脱水药物减轻脑水肿等措施进行预防尤为重要。

3. 心血管并发症 最主要原因是颈动脉窦压力反射所致的心动过缓与低血压，在围手术期多为一过性，不需处理。预防措施是术前确保足够水化，术前降压药的细致调整。如果出现术后持续性低血压，可于静脉内使用多巴胺持续点滴可以缓解。对于合并有冠状动脉粥样硬化性心脏病（冠心病）者，围手术期可能出现心肌梗死和心力衰竭。术前应高度重视心脏功能的评估，并给予相应处理。

4. 支架内再狭窄 对于术后颈动脉再狭窄或闭塞的处理，CREST 临床试验（Carotid Revascularization Endarterectomy versus Stenting Trial） 将 1086 例 CAS 与 1105 例 CEA 进行对比，术后 2 年，CAS 支架再狭窄或闭塞发生率为 6.0%，CEA 再狭窄或闭塞发生率为 6.3%，而术后 4 年再狭窄或闭塞发生率分别为 6.7% 和 6.2%（病例脱落），并认为导致术后颈动脉再狭窄或闭塞的共同危险因素包括女性、糖尿病和高脂血症；而吸烟为 CEA 术后再狭窄或闭塞的单独危险因素。目前已发表的临床试验随访时间最长的为 CAVATAS（Carotid and Vertebral Artery Transluminal Angioplasty Study），共入组 263 例，其中 CAS 术后 5 年再狭窄或闭塞发生率为 16.6%，CEA 术后 5 年再狭窄或闭塞发生率为 10.5%。因此，术后需密切随访颈动脉内支架再狭窄，控制再狭窄发生的危险因素，包括抗血小板药物、降血脂药物、降血糖药物的合理选择和应用，吸烟者应完全戒烟。

CAS 支架内再狭窄后可行二次手术。CAS 再狭窄以腔内治疗为主，包括球囊成型或切割球囊、支架，成功率颇高，但均为小宗病例报道，需要更多的研究来建立标准的治疗措施。对于钙化严重及次全闭病变不适于行二次腔内治疗者、支架内血栓形成等情况可考虑行外科手术治疗。

5. 其他并发症 血管痉挛、动脉夹层、血栓形成、支架释放失败、支架变形和释放后移位、保护伞嵌顿不能回收或断裂等。术中出现血管痉挛时可局部使用硝酸甘油或罂粟碱等解痉药。造影剂肾病也是 CAS 术后并发症之一，可以通过围手术期水化、尽量减少造影剂用量来降低发生率。

（吴庆华　黄新天）

第三节　颈动脉瘤

一、病　因

颈动脉瘤是由于颈动脉壁先天发育异常、薄弱或外源性损伤，在血流冲击下逐渐扩张膨大引起的管壁异常。它是一种罕见的临床疾病，与相同位置的动脉粥样硬化闭塞症相比，颈动脉瘤的发病率是比较低的，仅占颅外脑血管疾病的 1% ～ 1.5%。颈动脉体瘤的发生和很多因素有关，在抗生素出现之前，梅毒、肺结核、中耳和扁桃体感染是最常见的原因，而现在动脉粥样硬化、创伤和颈动脉手术已经取代感染成为颈动脉瘤最常见的原因，其他病因还包括各种类型的动脉炎性疾病、马方综合征、动脉中层囊性变性、动脉滋养血管的梗死等。医源性假性动脉瘤可见于血栓内膜剥离术以后，颈动脉壁薄弱导致颈动脉壁扩张，以及动脉移植术后的吻合口假性动脉瘤和动脉穿刺术后的假性动脉瘤。颈动脉瘤在周围动脉瘤内较为常见。病变部位包括颈总动脉、颈内动脉颅外段、颈外动脉及其分支的动脉瘤，其中颈外动脉瘤少见。颈动脉瘤发病部位的特殊性，可以导致严重的神经系统并发症，而危及生命，围手术期发生中枢并发症的风险较大，外科处理一定要慎重。

二、病　理

颈动脉瘤病变一般发生在单侧。病变在颈总动脉及其分叉部的最多见，其次是颈内动脉，颈外动脉瘤少见。由于颈动脉壁薄弱所致的真性颈动脉瘤，一般呈椭圆形或圆球形，瘤体近远心端动脉可迂曲，动脉瘤内常可有血栓存在。大多数颈动脉瘤继发于颈动脉管壁的退行性病变，虽然颈动脉瘤与动脉粥样硬化病变密切相关，但其病理过程要复杂得多。与颈动脉闭塞病变相比，颈动脉瘤发病率是非常低的，因此动脉粥样硬化不是颈动脉体瘤的唯一原因。然而，颈动脉瘤标本的组织学结构与动脉粥样硬化非常相似，如碎裂的弹性层，含脂质的泡沫细胞，细胞外胆固醇积聚，含铁血黄素和新生血管形成。与老化的动脉一样，在颈动脉瘤中也可以看到中膜变薄和内膜弹性层碎裂。与腹主动脉瘤一样，动脉粥样硬化可能只是伴随颈动脉瘤存在，并不是其主要原因。穿透性创伤一般仅累及颈总动脉，远端颈内动脉通常是钝性损伤。

三、临床表现

1. 症状 颈前部侧方膨胀性搏动性肿物，可以逐渐增大，一般为单个，椭圆形或圆球形多见。动脉瘤增大可产生压迫症状，压迫迷走神经及喉返神经可产生声音嘶哑，压迫交感神经可引起霍纳（Horner）综合征，压迫臂神经丛可引起同侧肢体麻木、疼痛、无力和感觉异常等，压迫气管产生呼吸困难，压迫食管产生吞咽困难。颈总及颈内动脉瘤可以影响颅内血供，出现发生头晕、头痛、眼花、复视、耳鸣，以及记忆力减退，甚至一过性体位性晕厥、失语和偏瘫等；瘤内血栓脱落或瘤内斑块脱落，可导致短暂性脑缺血（TIA）和脑梗死。偶有动脉瘤破裂引起出血和窒息而猝死。

2. 体征 沿颈部动脉走向可触及膨胀性、搏动性肿块，其范围自锁骨上胸锁乳突肌前缘向上至下颌角处。触诊时动脉瘤局部有时可触及震颤，尤其是当瘤体流出道有狭窄时更为明显。用力压迫颈总动脉起始部，暂时阻断血流，动脉搏动可减弱或消失，有时瘤体可缩小、变软，杂音和震颤也可减弱或消失。动脉瘤有时可闻及收缩期杂音，这是因为瘤内血流形成涡流所致，但如瘤内有血栓形成时，杂音可不明显。动脉瘤压迫气管时，气管可明显向健侧偏移；压迫咽喉部时，口腔检查可见局部有搏动性隆起肿块；压迫喉返神经时，声带检查可见一侧声带麻痹；压迫交感神经时，可产生同侧眼球下陷、眼睑下垂、眼裂狭窄、瞳孔缩小，同侧面部、颈部、上肢无汗、皮温升高等霍纳综合征的表现。瘤内血栓形成或动脉扭曲，可导致脑供血不全的体征，表现为视力低下、肢体肌力减退和共济失调等。临床上有时也能见到皮下组织较少的消瘦人群、颈脉扭曲表现为颈部局部搏动性肿块，此时需要诸如超声等辅助检查予以确诊。

四、辅 助 检 查

1. 彩色超声多普勒检查 为目前最佳颈动脉无创检查仪，它不但可显示颈动脉瘤的解剖图像，还显示瘤内血栓及血流量、流速、血流方向等。诊断颈动脉的通畅程度的准确性在95%以上。

2. 经颅多普勒超声 可描记颈动脉、椎动脉和颅内动脉的波形，从而可分析有无动脉狭窄或闭塞；同时可以提示有无颅内前、后交通的开放。条件许可的情况下，压迫患侧的颈动脉，行此项检查，可以更确切地显示前、后交通开放的情况。在术中阻断颈动脉时，可以应用此项检查监测患侧颅内供血的情况。

3. CTA、MRA CTA是一种无创性的断层扫描计算机成像技术，能够三维成像，较为清晰地显示颈动脉瘤及其动脉分支的形态、结构（图22-6）。

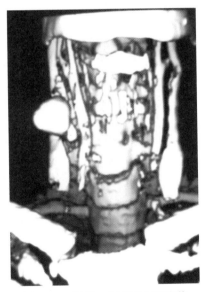

图 22-6 螺旋 CT 三维血管成像
颈总动脉假性动脉瘤和颈动脉破口

可以帮助明确动脉瘤的性质、形态、直径、累及的范围、动脉通畅的情况、有无附壁血栓形成、动脉硬化斑块。目前，对于多数病例，CTA可以替代动脉造影作为确定手术方案的依据。如有必要，可以同时了解颅内动脉的情况。

4. 选择性颈动脉造影术 股动脉入路颈动脉选择性造影和颅内动脉造影，可清楚显示动脉的轮廓（图22-7），同样可以显示动脉瘤的性质、形态、直径、累及的范围、动脉通畅情况，但是对瘤体内血栓形成及动脉硬化斑块的显示不如彩超和CTA检查。

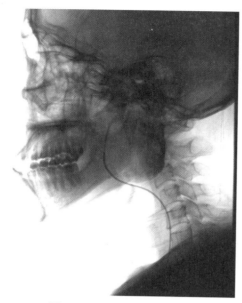

图22-7　选择性颈动脉造影
可见圆球形颈内动脉瘤

升主动脉造影显影效果不佳，仅适用于选择性造影时颅内动脉栓塞风险高危者。

5. 免疫学检查　对于病因怀疑为炎性动脉瘤者，应行相关免疫学检查。

6. 头颅CT或MRI检查　明确有无脑梗死、颅内出血等。

五、诊断和鉴别诊断

颈动脉瘤诊断比较容易，颈部膨胀性、搏动性肿物为其主要特点。彩色超声检查、CTA、MRA和动脉造影可以明确诊断。

颈动脉体瘤位于颈动脉分叉部，动脉造影可见颈内、颈外动脉呈"杯口"样分离，肿物血运丰富，多为颈外动脉供血。颈部神经源性肿瘤包括神经鞘瘤和交感神经纤维瘤，肿物自深部将颈动脉分叉推向浅表，动脉造影也可显示颈内动脉、颈外动脉分离，但肿物无明显血管染色。腮裂囊肿位于动脉浅部，多不影响动脉。颈动脉扩张症和颈动脉迂曲影像学检查可以明确诊断。海绵状血管瘤和动静脉瘘的动脉造影也有特异的影像。扁桃体周围脓肿及淋巴结炎等，有时也需要与颈动脉瘤相鉴别。

六、手术适应证和禁忌证

颈动脉瘤患者如不积极外科治疗，70%的患者可因瘤内血栓形成、栓塞造成脑供血不足和脑梗死，致残、致命；动脉瘤破裂可以导致大量出血和窒息，而导致患者死亡。因此，一经诊断需要尽早行干预治疗。

适应证：瘤体巨大，有颈部压迫症状；瘤内有血栓；有颅内缺血或短暂性脑缺血症状者，应及早手术治疗。

禁忌证：全身情况差不能手术者、同时伴发颅内出血性疾病者。对于近期有大面积脑梗死，术后颅内出血风险高危者，应谨慎评估手术治疗时机。

七、术前准备

（1）完善影像学检查，以决定治疗方案和判断预后。

（2）颈动脉压迫试验（Matas试验）：术前做此试验，目的在于了解和帮助脑侧支循环的建立，即前、后交通的开放。方法是每日多次压迫患侧颈总动脉根部，完全阻断颈总动脉，根据患者耐受的情况，压迫时间可逐日延长，直至压迫20～30分钟。对于颈总动脉瘤者；瘤体内血栓形成或动脉硬化严重，血栓或斑块脱落风险高危者；炎性动脉瘤者；健侧颈内动脉或颅内动脉有狭窄或闭塞性病变者；患侧颈内动脉或颅内动脉狭窄严重者，不建议行颈动脉压迫试验。

由于颈动脉压迫试验有导致颅内缺血和栓塞的风险，以及出于对此方法有效性的怀疑，有学者对此方法持反对意见。笔者的经验是对于无禁忌的患者，颈动脉压迫试验是安全的；即使在行颈动脉压迫时，不能确保全程有效的完全压迫颈动脉，但此方法对于前、后交通的建立是确实有效的，经颅超声多普勒可予以明确。

若瘤体巨大，无法做颈动脉压迫试验时，可一期手术先游离颈总动脉根部，套止血带，逐步分期直至完全缩扎颈总动脉。目的为建立侧支循环，作为术前脑保护的方法之一，目前已极少应用。

八、手术治疗

1. 颈动脉瘤切除和血管重建术 是手术治疗的首选方案。具体手术方法是根据瘤体部位，取环绕下颌角切口或胸锁乳突肌前切口，游离显露近、远端颈动脉及显露瘤体，注意保护舌下神经、迷走神经和颈袢等。血管移植物首选大隐静脉，切取大隐静脉一段，分支逐一结扎，以肝素盐水轻轻加压注入大隐静脉内，使之适度扩张，置于肝素盐水内备用。经静脉全身肝素化（肝素 0.5～1mg/kg），用小心耳钳部分钳夹近侧颈总动脉，不完全阻断患侧的颈动脉血流。以尖刀纵切

动脉钳闭部约长 8～10mm，行大隐静脉 - 颈总动脉端侧吻合，吻合毕，用小无创钳钳夹移植静脉的另一端后，松开小心耳钳，移植静脉立即出现搏动。准备远侧吻合所需器械和缝线后，在靠近瘤体侧钳夹阻断颈内动脉近心端，然后以小心耳钳在尽量靠颅底处夹颈内动脉，将其切断，尽可能多地保留供吻合的颈内动脉段。用 6-0 Proline 线，取两点法，迅速完成大隐静脉 - 颈内动脉的端端吻合，恢复血运，证明通畅无漏血后，最后将动脉瘤和被累及的颈动脉一并切除，颈动脉断端以 5-0 Proline 无创缝线做连续缝合，完成手术。

关于血管移植物，也可选用同侧甲状腺上动脉，若颈动脉蜿蜒屈曲时，常可行颈动脉对端吻合术（图 22-8～图 22-11）。直径 6～8mm 的 PTFE 人工血管也可作为移植材料。

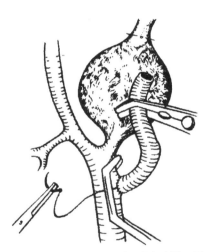

图 22-8 用小心耳钳部分钳夹近侧颈总动脉，行大隐静脉 - 颈总动脉端侧吻合

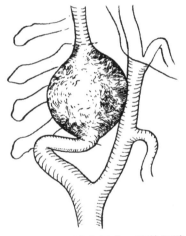

图 22-10 颈内动脉近心端常屈曲，瘤体切除后，可行颈内动脉对端吻合

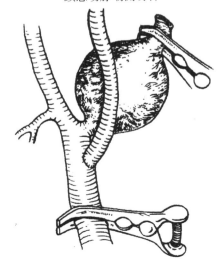

图 22-9 切断瘤体颈内动脉，先完成大隐静脉 - 颈内动脉瘤端端吻合，再切除瘤体

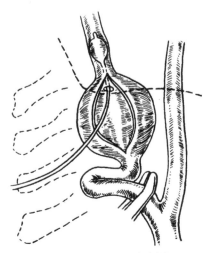

图 22-11 高位颈动脉瘤，腔内用 4F Fogarty 导管控制出血

高位颈动脉瘤上极可达颅底，远心端颈内动脉由于瘤体的遮挡，极不容易显露。我们曾采用控制近心端颈内动脉后，直接破瘤而入，再在瘤腔内向远端插入 3F 或 4F 的 Fogarty 球囊导管，球囊充水后成功地控制出血，然后可重建颈内动脉，直至最后结束动脉吻合后撤除 Fogarty 导管。直接破瘤而入，利用 Fogarty 导管控制出血的方法，可用于处理难以控制出血的复杂动脉瘤。破瘤前应准备有效做快速输血的静脉通路，并准备充足的血源。

颈动脉瘤切除和血管重建时必然要阻断一侧脑血流，造成暂时性脑缺血的过程。因此手术过程中保护脑组织免受缺氧的损害，是减少术后并发症，确保手术成功的关键。术中的脑保护方法有以下几种。

（1）术中采用全身性低温麻醉和暂时性转流术。据 Stone 研究证明，全身降温 28.3℃，可以减少脑部代谢率 60%～75%，这样比常温下阻断时间可延长 3～4 倍，由于对全身的影响较大，可能引起凝血机制障碍和严重的心律失常。此方法已少有应用。全身麻醉下头部局部降温也能有效地延长阻断时间。

（2）近年来颈内动脉内转流管比较广泛地应用于颈动脉手术，术中将转流管一端插入颈总动脉，另一端越过动脉瘤瘤体插入颈动脉的远心端，建立一个暂时性的颈动脉血流通道，这样就可以比较从容地切除动脉瘤和尽量缩短脑缺血的时间。但其弊端是内转流管会影响局部手术操作；内转流管的阻断球囊有导致动脉内膜损伤的可能，而增加颅内动脉栓塞、局部血栓形成及远期再狭窄的可能性。

（3）国内有中心采用无低温、无转流的颈动脉重建手术的方法，只要经颈动脉压迫试验能耐受 20～30 分钟，颈内动脉造影见颈内动脉颅外段有 1.5cm 以上的正常部分可供血管吻合，加上熟练的血管吻合技巧，便可采用此法。颈动脉瘤切除术中常采取冰帽头部降温和在颈动脉阻断时常规适当提高患者的血压等措施，有效地防止了术后严重并发症的发生。无低温、无转流的颈动脉重建的方法简化了手术程序，平均手术时间 2～3 小时，平均颈动脉阻断时间约 10 分钟，术中出血少，本组病例无手术死亡者，术后无明显

神经系统并发症出现。

2. 颈动脉结扎　20 世纪 70 年代以前，由于技术、器械、血管代用品等多方面的限制，颈动脉结扎瘤体旷置术是治疗颈动脉瘤的主要方法，这种方法使得脑缺血损害带来的相应并发症发生概率明显增加。70 年代以后，颈动脉瘤切除后的动脉重建和脑血流的恢复逐渐成为颈动脉瘤治疗的一个重要步骤，单纯颈总动脉或颈内动脉结扎不再应用。但是在一些特殊病例的治疗中可采用此术式，如感染性的颈动脉瘤，动脉瘤破裂大出血紧急情况下的抢救手术等。Ehrenfeld 认为，当颈内动脉逆向压力大于 70mmHg 时，行颈动脉结扎是安全的。因此如果考虑行颈动脉结扎术，术前颈动脉压迫试验和术中的颈内动脉逆向压力测定是必要的。另外，颈动脉结扎术的偏瘫常发生在术后数小时至数日，原因多为颈内动脉继发血栓形成，因而术后应常规肝素抗凝 7～10 日。颈外动脉可直接行瘤体切除，颈外动脉结扎，无须重建血管。

3. 瘤体切除，局部修补或补片术　外伤性假性动脉瘤，瘤体切除后，动脉破口不大时，可行局部修补，即用无创线连续或间断缝合破口或用自体静脉或涤纶片修补破口。El-Sabrout 和 Cooley 等主张在动脉瘤瘤体较大时行瘤体的部分切除、补片成型术，术中保留瘤体的后壁，减少了迷走神经、舌下神经、喉返神经损伤的概率。需要注意的是，此术式对于免疫性疾病引起的颈动脉瘤手术应慎重，可能会增加动脉瘤再次形成的可能性。

4. 介入治疗　随着腔内技术的不断发展，越来越多的医生开始尝试腔内技术治疗颈动脉瘤（图 22-12），腔内治疗避免了手术中对颈动脉的过分暴露，从而降低脑神经损伤和其他手术相关并发症发生的风险。尤其对于二次手术或者放射治疗等原因导致局部解剖困难，脑神经损伤概率大的病例有明显的优势。尽管大多数脑神经功能障碍是暂时的，这些损伤的发生率是比较高的，在一些报道中可达 20%。治疗颈动脉瘤常用的腔内技术包括裸支架、覆膜支架、弹簧圈栓塞，覆膜支架不但能完全隔绝动脉瘤防止破裂，也能防止可能形成的血栓脱落引发的脑梗死。术中脑保护装置的应用有助于减少术中血栓脱落引起的颅

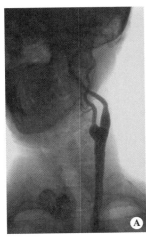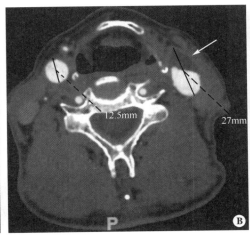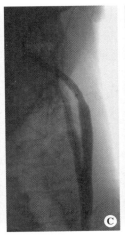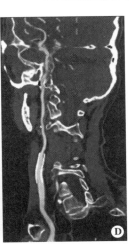

图 22-12 动脉瘤覆膜支架隔绝术

A. 左侧颈总动脉瘤、颈内动脉瘤、颈外动脉瘤；B. 左侧颈总动脉最大直径为 27mm，伴附壁血栓形成，对侧颈总动脉直径为 12.5mm，管壁光滑；C. 颈内动脉、颈外动脉覆膜支架隔绝术后造影提示动脉瘤隔绝成功；D. 术后随访颈内动脉支架通畅

内动脉栓塞的风险。对于假性动脉瘤，有学者建议通过球囊堵塞动脉瘤的颈部，然后在超声引导下经皮注射凝血酶，这种方式效果显著，但存在球囊破裂引起颅内动脉栓塞的风险。

有文献荟萃分析了 113 篇文献，共包含 224 例患者，应用覆膜支架治疗颈动脉瘤的技术成功率可达 92.8%，且并发症发生率和死亡率均较开放手术更低，平均随访 15 个月，通畅率 93.2%。

然而介入技术治疗颈动脉瘤尚存在问题：颈部被盖组织少，颈部运动范围大，容易造成支架血管受外力的压迫，使支架血管变形，可导致动脉瘤复发或动脉阻塞；并且国人颈动脉的内径比较细，术后容易出现再狭窄或血栓形成。目前尚无大宗应用覆膜支架治疗颈动脉瘤的报道，无远期的随访，这些问题有待临床进一步的观察和研究。

九、并发症的防治

（1）完整切除大型颈动脉瘤可能会对脑神经造成损伤，如面神经，迷走神经，舌下神经和舌咽神经等，从而引起吞咽困难、声音嘶哑、呼吸困难、霍纳综合征等症状。为了减少这类并发症的发生，外科医师应熟练掌握颈动脉周围解剖结构，在术中应始终轻柔操作，以防止附壁血栓移位和远端栓塞。

（2）术后护理特别需注意有无因脑组织缺血缺氧所造成的脑损伤。全身麻醉清醒后，应注意患者神志和有无偏瘫发生等。

（3）术后常规应用肝素抗凝治疗 7～10 天，以防移植血管、颈内及颅内动脉血栓形成。术前已应用抗血小板药物者，可以酌情不应用抗凝治疗。

（4）脑缺氧常可致脑水肿，可采用甘露醇脱水治疗。床头抬高，可以有助于缓解脑水肿的发生。

（5）术后仔细观察切口有无出血，避免血肿压迫呼吸道造成窒息或压迫移植血管造成血栓形成等。

（6）颈动脉瘤多数因动脉硬化所致，术后限制进食高胆固醇类动物性食物并戒烟，降脂和抗血小板药物治疗是必要的。

十、小　结

颈动脉瘤切除和颈动脉血管重建术，目前仍是治疗颈动脉瘤的主要方法，其具有适应证广，术后靶血管通畅率高等优点。术前颈动脉压迫试验，有助于了解及帮助颅内前、后交通的建立，提高手术的安全性。术中脑保护、头部降温、颈动脉阻断时，适当升高血压等措施减少了术后并发症的发生。对于复杂的颈动脉瘤可以应用无低温、无转流的颈动脉重建的方法及 Fogarty 导管控制远心端出血的外科手术方法。对于基础条件差，不能耐受手术或瘤体累及颈内动脉远端，不易解剖显露的患者，腔内治疗是适宜的选择。覆膜支架植入术治疗颈动脉瘤安全、操作较简便，近期通畅率令人满意，但远期效果尚待观察。

（吴庆华　陆信武　秦金保）

第四节　颈动脉体瘤

颈动脉体瘤是一种较为罕见的疾病，其性质是化学感受器肿瘤。1743 年，von Haller 首次描述了颈动脉体瘤。1880 年，Reigners 首次尝试切除颈动脉体瘤，但术后患者未能幸存。1886 年，Maydl 第一次成功地切除颈动脉体瘤，但术后患者并发失语和偏瘫。在美国，Scudder 于 1903 年成功地进行了第 1 例颈动脉体瘤切除术，术中保留颈动脉并且无重要的神经损伤。到目前为止，文献报道的颈动脉体瘤仅约 1000 例。

一、病因和发病率

颈动脉体瘤的发病年龄为 20 ～ 80 岁，好发年龄为 50 岁左右。由于颈动脉体瘤较为罕见，其发病率难以准确统计。颈动脉体瘤可分为散发性和家族性两类，散发性颈动脉体瘤的双侧病变发病率为 5%，而家族性的双侧病变发病率可达20%。1988 年，Hallett 报道，1935—1985 年，在Mayo 医疗中心治疗的 153 例颈动脉体瘤，尽管报道的例数超过了其他任何医疗中心，但每年诊治的颈动脉体瘤例数仍不过三四例。关于男女发病率的比例尚有争议，有的文献报道男女发病率之比为 3∶1。

家族性颈动脉体瘤男女发病率相等，这支持了家族性颈动脉体瘤是常染色体遗传性疾病的观点。研究表明，家族性颈动脉体瘤患者的常染色体 11q23 上的 SDHD 基因（琥珀酸泛醌氧化还原酶亚单位 D 基因）发生突变，SDHD 基因编码了琥珀酸泛醌氧化还原酶的细胞色素 b 的小亚单位（cybS）。由于 cybS 是线粒体上的重要的电子呼吸链蛋白，而电子呼吸链又与氧的代谢密切相关，因此，SDHD 基因可能是家族性颈动脉体瘤的遗传基因。

高原地区长期慢性低氧刺激使颈动脉体组织增生，是促使颈动脉体瘤发病的重要因素，但是从组织增生到肿瘤形成的过程仍不明确，而平原地区的散发病例的发病原因也尚不明了。有学者提出肿瘤的发病机制假说：一系列复杂的步骤引起癌基因激活和肿瘤抑制基因的灭活，这两种机制对肿瘤的发生起协同作用。近年来发现，癌基因 c-myc、bcl-2、c-erbB$_2$、c-erbB$_3$ 和 c-jun 在颈动脉体瘤中有异常表达，这可能与颈动脉体瘤的发病有关。c-myc 与细胞的分化和增殖有关，它与神经嵴来源的多种肿瘤有关。bcl-2 的蛋白产物是线粒体内膜蛋白，它还在成神经细胞瘤和其他神经来源的肿瘤细胞中表达。c-erbB$_2$ 和 c-erbB$_3$ 是与表皮生长因子受体（EGFR）有关的受体，在嗜铬细胞瘤等多种肿瘤中发现了 c-erbB$_2$ 和 c-erbB$_3$ 的倍增和过度表达。c-jun 与细胞生长有关，它的过度表达被认为与肿瘤的发生直接相关。

二、解剖与生理

颈动脉体是一个扁椭圆形小体，体积约5mm×3mm×2mm，位于颈动脉分叉的后方，以纤细的 Meyer 韧带与颈动脉分叉处的外膜相连。颈动脉体血供一般来源于颈外动脉、Meyer 韧带内小动脉。颈动脉体来源于中胚层的第三鳃弓和外胚层的神经嵴细胞。神经嵴细胞最终分化形成嗜铬细胞。光学显微镜观察发现，颈动脉体瘤的组织学结构与正常的颈动脉体相似。颈动脉体主要由上皮样细胞组成，细胞聚集成团，细胞团之间有丰富的毛细血管，因此颈动脉体瘤血供极为丰富。上皮样细胞是 Ⅰ 型细胞，又称主细胞或球细胞，体积较大，数量较多，多聚集成团，细胞质内含有微小的嗜酸性颗粒。聚集成团的上皮样细胞之间是间质细胞，即 Ⅱ 型细胞，细胞质中不含或只有少量的颗粒。Ⅰ 型细胞是化学感受器，可将感受到的刺激传入附着于其表面的神经末梢，再经舌咽神经传入纤维传入延髓的网状结构。借助细胞化学技术在 Ⅰ 型细胞内发现了肾上腺素、去甲肾上腺素和 5- 羟色胺。但是，据报道仅有少数颈动脉体瘤可以产生高血压。因此，对于缺乏高血压症状的颈动脉体瘤患者，做儿茶酚胺代谢产物的筛选检查没有意义。

副神经节瘤可分为嗜铬细胞瘤和非嗜铬细胞

瘤，嗜铬细胞瘤能分泌儿茶酚胺。目前研究表明，Ⅰ型细胞内含有嗜铬颗粒，提示颈动脉体能够分泌儿茶酚胺。经统计最多有 5% 的颈动脉体瘤具有内分泌活性。鉴于很多颈动脉体瘤患者患有其他肿瘤，尤其是嗜铬细胞瘤，有学者提出，颈动脉体瘤是神经嵴病变的一部分，神经嵴病变是由多种病变并存的，如Ⅰ型和Ⅱ型多内分泌瘤。Ⅰ型和Ⅱ型多内分泌瘤累及的组织是由胚胎神经嵴细胞分化而来的，如颈动脉体和甲状腺髓质。

颈动脉体的血流量和耗氧量极大，其血流量可达 0.2L/（g·min），超过了甲状腺、脑和心脏的血流量。颈动脉体对低氧血症的刺激最为敏感，高碳酸血症和酸中毒也可刺激颈动脉体。颈动脉体化学感受器兴奋时，可反射性地引起呼吸运动加深加快，呼吸的改变又反射性地影响循环功能，使机体出现呼吸频率加快、潮气量增加、心率加快、心排血量增加、脑和心脏的血流量增加，而腹腔内脏的血流量减少等变化。

三、病　　理

肉眼观察颈动脉体瘤，边界清楚但没有真正的包膜，质地韧，呈红褐色。随着颈动脉体瘤逐渐增大，颈内动脉和颈外动脉之间被颈动脉体瘤撑开，使颈动脉分叉呈杯状增宽。颈动脉体瘤常用的病理分级是 Shamblin 分级法。

Ⅰ级：颈动脉体瘤体积较小，与颈动脉粘连极少，手术切除并无困难。

Ⅱ级：颈动脉体瘤体积较大，与颈动脉粘连较多。瘤体可被切除，但手术中需要临时的颈动脉腔内转流。

Ⅲ级：颈动脉体瘤体积巨大，瘤体将颈动脉完全包裹，手术常需要颈动脉切除和血管移植。

光镜观察颈动脉体瘤，发现其组织学结构与正常的颈动脉体相似，也是由聚集成团的Ⅰ型细胞和填充其间的Ⅱ型细胞构成，并有丰富的滋养血管。

多数颈动脉体瘤生长缓慢，表现出良性肿瘤的特征，但据报道有 2%～5% 的颈动脉体瘤是恶性肿瘤。颈动脉体瘤是否恶性，不能依靠病理学检查，即光镜下观察细胞核的形态和有丝分裂来确定，而应根据其是否具有恶性肿瘤的生物学特性，即局部淋巴结和远处脏器转移而定。多数学者认为，颈动脉体瘤的转移率约 5%，发生转移的部位除局部淋巴结，还有肾、甲状腺、胰腺、小脑、肺、骨、臂神经丛和乳房等。

四、临床表现

颈部增粗或下颌角下无痛性肿块常是颈动脉体瘤的首发症状。其他非特异性症状包括颈部疼痛、肿块局部压痛、声音嘶哑及耳鸣、眩晕、视力模糊等脑组织血供障碍表现。首次发现颈部肿块与手术治疗之间通常相隔数年。虽然报道称有 10%～22% 的颈动脉体瘤患者存在脑神经受损，但目前较少见，因成像技术的改善，颈动脉体瘤能够在早期就被识别和诊断。部分因舌咽神经、迷走神经、副神经、舌下神经和颈交感神经受瘤体侵犯，而出现的症状有吞咽困难、声音嘶哑、伸舌时舌尖偏向同侧等。患者很少出现单侧中枢神经症状和体征，但头晕很常见。由于约 5% 的颈动脉体瘤具有神经内分泌活性，一些患者主诉头晕、面色潮红、心悸、心动过速、心律不齐、头痛、出汗和畏光。神经内分泌活性有显著的麻醉效果。

颈动脉体瘤最典型的体征是 Fontaine 征：下颌角下的颈部肿块附着于颈动脉分叉，因此肿块可垂直于颈动脉方向移动，但不可沿颈动脉方向移动。颈动脉体瘤与颈动脉紧密相连，因此常可扪及瘤体搏动。颈动脉可能被瘤体压迫狭窄而可闻及杂音，但是由于颈动脉常有动脉粥样硬化性狭窄，所以颈动脉杂音只是颈动脉体瘤的非特异性体征。患者因迷走神经和舌下神经受到侵犯出现神经体征的情况较为罕见，而出现霍纳综合征的情况更为罕见。颈动脉体瘤触诊多无压痛、质地韧、组织紧密、不可压缩。有些颈动脉体瘤可向口腔内生长，口腔检查可发现咽部膨出。家族性颈动脉体瘤的双侧病变发病率高达 20%，散发性颈动脉体瘤也达到 5%，因此，健侧颈部也应仔细触诊。

五、诊　　断

颈动脉体瘤需要与其他颈部肿块做鉴别诊断，如淋巴瘤、颈部淋巴结恶性肿瘤转移、颈动脉瘤、甲状腺病变、下颌下腺瘤和腮裂囊肿。尽管病史和体格检查对颈动脉体瘤的诊断有很大帮助，但最终确诊仍需要借助多普勒超声、颈动脉造影、CTA 和 MRA 等影像学诊断技术。

彩色多普勒超声准确、无损伤，是颈动脉体瘤的首选检查手段。超声检查可发现颈动脉分叉处存在血供极其丰富低回声肿块，肿块使颈动脉分叉增宽成杯状。颈动脉体瘤丰富的血供显示为彩色血流图像，因此超声可以此与上述其他颈部肿块鉴别。此外，多普勒超声还能发现伴发的颈动脉狭窄病变。

颈动脉造影仍然是诊断颈动脉体瘤的"金标准"。造影可发现颈动脉分叉增宽呈杯状，瘤体内有丰富的细小滋养血管。正常颈动脉体的血供来源于颈外动脉，而增大的颈动脉体瘤的血供除了颈外动脉，还有颈内动脉、椎动脉和甲状颈干。额外的血供增加了手术显露和止血困难，因此术前通过造影明确血供的来源至关重要。

随着无创成像的进步，血管造影术很少用于颈动脉体瘤的诊断，CTA 和 MRA 对于颈动脉体瘤的诊断都有很重要价值，两者不仅为手术方案的制订提供良好的解剖学特征，并消除了侵入性血管造影对脑循环造成的风险。动态 CTA 增强鉴别颈动脉瘤和颈动脉体瘤的能力。而 MRA 较 CTA 优越之处在于，MRA 对含水组织极为敏感，它能清晰地将血供丰富的颈动脉体瘤与周围组织和其他颅底软组织肿块区分出来。

铟 -111 闪烁法不仅能显示颈动脉体瘤，而且能发现全身转移灶。由于该方法没有侵袭性，可作为颈动脉体瘤切除术后的随访手段。颈动脉体瘤有生长激素抑制素受体，而喷曲肽（pentetreotide）具有与生长激素抑制素相似的特性，经静脉注入后，可以与颈动脉体瘤及其转移灶的受体结合。与 pentetreotide 分子结合的铟 -111 可以被单光子发射计算机断层显像发现，从而清晰地显示颈动脉体瘤及其转移灶。

功能性颈动脉体瘤在临床上比较罕见，常伴有心悸、头晕、头疼、恶性高血压等症状。如果临床上怀疑是功能性肿瘤，除了进行超声、CTA 或 MRA 等检查外，还需要对患者进行生物化学评估，即通过血浆监测或收集患者 24 小时尿液，监测其中钾离子、儿茶酚胺的含量，这不仅对明确诊断有帮助，还将有助于手术切除过程中麻醉的实施和管理。

六、治 疗 原 则

颈动脉体瘤有 5% 以上的恶变率，即使不发生恶变，逐渐增大的瘤体包绕颈动脉及其分支，使手术的难度和危险性明显增加。因此治疗原则是一经诊断明确立即完整切除瘤体。早期颈动脉体瘤体积较小并且无明显症状，尽早手术切除可减少术中脑神经和颈动脉损伤。但遗憾的是，多数颈动脉体瘤被发现时已经达到 Shamblin 分级 II 级或 III 级。颈动脉体瘤切除术中，对动脉造影术和现代外科技术的灵活运用，使术后脑卒中的发生率从约 30% 降至 5%。但是脑神经损伤的发生率仍然高达 20% ~ 40%。由于脑神经损伤风险太大，而多数颈动脉体瘤的体积小，生长缓慢，因此，有学者对颈动脉体瘤的外科治疗的合理性提出质疑。然而，当瘤体体积较小时，外科手术的危险性相对较小，因此，应尽快手术切除以减少脑神经损伤。双侧颈动脉体瘤切除术后，常出现血压反射功能衰竭综合征。患者可出现间歇性高血压和血压剧烈波动，并伴随头痛、头昏、心动过速、出汗和面色潮红。当患者处于安静状态时，又会出现低血压和慢心率。因此，临床上应尽量避免双侧颈动脉体瘤切除。放射性核素治疗仅对残余病灶和防止术后复发有一定疗效，而不能单独用于颈动脉体的治疗，且术前放射治疗会增加手术的难度，化学治疗对颈动脉体瘤无效。

七、手 术 方 法

虽然颈动脉体瘤切除术的技术不断发展和完善，但是，术后神经损伤的发病率并无明显下降。因此，术前应仔细评估脑神经功能。对于可能有内分泌活性的颈动脉体瘤，或者临床表现未显示有内分泌活性的双侧颈动脉体瘤，都应进行儿茶酚胺筛选检查，检查结果为阳性者，术前给予 α 和 β 受体阻滞剂治疗，术中密切监测各项生命体征，轻柔操作、避免过度刺激瘤体可降低并发症的发生。

颈动脉体瘤切除术前是否要行动脉栓塞术尚有争议。一些学者认为,行动脉栓塞术可以减少颈动脉体瘤的血供,减少术中失血量,降低手术难度,从而使手术切除更安全(图 22-13)。但几项回顾性研究显示,栓塞组和未栓塞组的失血量或围手术期死亡率并无差异,而一项 Meta 分析发现,对于 Shamblin Ⅱ 级或 Ⅲ 级的患者术前进行动脉栓塞,可有效减少术中失血量和降低脑神经损伤发生率。目前,尚没有前瞻性的研究来验证

术前颈动脉体瘤栓塞在减少失血和术后并发症中的效果。另外,进行颈动脉体瘤栓塞有导致脑动脉栓塞的风险。两项研究报告显示,接受栓塞治疗的颈动脉体瘤患者脑卒中发生率分别为 16.7%(1/6)、9.1%(1/11),因此经皮动脉栓塞术导致颈内动脉或脑动脉栓塞的风险不容忽视。此外,在术前栓塞后,应尽快进行手术切除颈动脉体瘤,最好在 24 小时内,最迟不超过 48 小时,以避免术后炎症反应带来额外的手术风险。

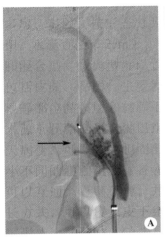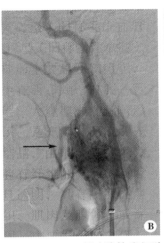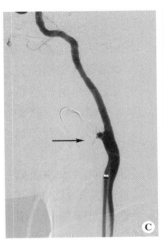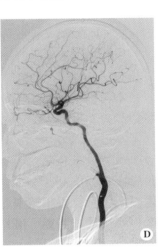

图 22-13 颈动脉体瘤切除术前弹簧圈栓塞颈外动脉

A. 造影提示颈动脉体瘤血供主要源自颈外动脉;B. 颈动脉体瘤血供非常丰富;C. 颈外动脉弹簧圈栓塞术后造影颈外动脉未见显影,瘤体血供几乎消失;D. 颈内动脉及其颅内分支动脉显影良好

术中出血量较大,可考虑使用自体血回输装置以减少库存血的用量。有些学者认为,术中监测患者的脑电图可以早期发现脑组织缺血现象,及时采取补救措施,从而使手术更安全。为避免脑神经损伤,除仔细解剖瘤体周围结构之外,还可使用双极电凝器以减少热传导灼伤神经的可能性。有学者建议,把瘤体与颅骨之间的距离作为颈动脉体瘤术后出现并发症的危险因素,瘤体与颅骨的距离越小,术中出血量和脑神经损伤的可能性会越大,因此,对于瘤体与颅骨距离较近的患者,术前充分备血,与神经外科医师协作手术可能使患者更加受益。

颈动脉体瘤的位置较高时,远端颈内动脉和近颅底部位的显露较困难。Dossa 等应用简易临时下颌骨半脱位术成功地解决了这一难题。简易临时下颌骨半脱位术具有简单易行、省时、损伤小、并发症少等优点。但是,下颌骨半脱位术必须在术前完成,因此需要事先对下颌骨半脱位术的必

要性作出准确的评估。颈动脉体瘤切除术一般选择气管插管下全身麻醉。如需要行颞下颌关节脱位术,则应经鼻气管插管。患者仰卧位,头部向对侧倾斜 45°,颈后垫薄枕。术中沿胸锁乳突肌前缘耳后做纵切口,可使手术视野清晰可辨。如果颈动脉体瘤巨大,做改良"T"形颈部切口更便于切除瘤体。切口做于耳前,将腮腺移开并保留面神经,这样便于显露远端颈内动脉。

完整的手术切除是治疗颈动脉体瘤的首选,而手术切除的两大挑战是避免损伤邻近脑神经和保持颈动脉的完整性。术中应针对不同 Shamblin 分级的颈动脉体瘤,采用不同的手术方法。当颈动脉体瘤体积较小,与颈动脉粘连极少,Shamblin 分级法为 Ⅰ 级时,应行颈动脉体瘤切除术。切除颈动脉体瘤应从下端开始,逐渐向头端解剖。解剖较为困难的两个部位是颈动脉分叉和颈动脉体瘤后侧,瘤体后侧常将喉上神经包绕其中。当颈动脉体瘤位置甚高时,应在二腹肌的后腹进入乳

突沟处将其分离。当解剖远端颈内动脉时，应分离二腹肌以便于显露并切除茎突下颌韧带。术中应仔细辨认并保护舌下神经和迷走神经。瘤体切除不可沿动脉中层而应沿动脉外膜，Gordon-Taylor白线处进行，否则可能引起术中出血或术后颈动脉破裂。但是，由于颈动脉体瘤没有真正的包膜，通常难以辨认"白线"，要完整剥离瘤体而不损伤动脉壁并非易事。如果发生颈动脉撕裂，可用人造血管补片做修补。需要指出的是，不能因为避免损伤动脉壁而残留颈动脉体瘤组织，否则术后极易复发。

当颈动脉体瘤体积较大，与颈动脉粘连较多，Shamblin分级法为Ⅱ级时，应行颈动脉体瘤切除，备颈动脉内转流术。手术步骤：游离并用塑料带控制颈总动脉和颈内、外动脉。静脉注射肝素，使全身肝素化。切开颈总动脉，插入充满肝素溶液的塑料管直至颈内动脉。然后，以塑料管为支撑，收紧控制颈总动脉和颈内动脉的塑料带。颈动脉体瘤切除后，拔除塑料管，缝合颈总动脉切口。术中应用转流管既可以避免因损伤动脉壁而发生大出血，又可以保持颈内动脉血流通畅而避免脑组织缺血。但是，颈动脉内转流术有引起颈动脉内膜损伤和颈内动脉、脑动脉血栓栓塞的危险。

当颈动脉体瘤体积巨大，瘤体将颈动脉分叉完全包裹或者恶变可能较大，Shamblin分级法为Ⅲ级时（图22-14），可行颈动脉体瘤切除，备血管移植术。由于颈内动脉直径较小，使用人造血管移植，其远期通畅率较低。因此，提倡使用自体大隐静脉作为移植血管。术中大隐静脉近端与阻断颈总动脉部分做端侧吻合，建议部分阻断颈总动脉以缩短脑缺血时间，然后将颈内动脉远端与大隐静脉远端做端端吻合，这种吻合方法可以最大限度地缩短颈内动脉缺血时间。最后，切断并结扎颈总动脉、颈外动脉，同时将颈动脉体瘤一并切除。在某些情况下，较早地游离并结扎颈外动脉有利于减少出血，同时也便于切除颈动脉体瘤。术中无须重建颈外动脉，可将其残端缝扎。行血管移植术时，也可应用内转流技术，以避免颈内动脉完全阻断而引起的脑组织缺血。当较大的颈动脉体瘤切除后，颈动脉的缺损不大或颈内动脉有迂曲伸长时，可考虑行颈总动脉、颈内动脉吻合术，但其前提是动脉吻合后不能有张力。

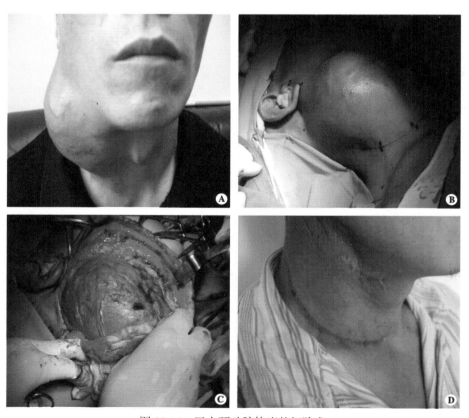

图22-14　巨大颈动脉体瘤的切除术

A.巨大颈动脉体瘤正面观；B.术中患者体位和切口的设计；C.术中颈动脉体瘤的显露；D.术后颈部侧面观

当颈动脉体瘤体积极其巨大时，即使下颌骨半脱位术也无法显露或重建远端颈内动脉，必须结扎颈内动脉。但是结扎颈内动脉可能导致脑卒中，脑卒中发病率为23%～50%，死亡率为14%～64%。如术前考虑到有结扎颈内动脉可能，则应行全脑血管造影检查评估大脑侧支循环，造影时用球囊导管阻断颈动脉评估患者耐受程度。此外，也可于术中直接穿刺颈内动脉测定颈内动脉逆流压，从而判断患者耐受颈内动脉闭塞程度。当颈内动脉逆流压低于50mmHg时，结扎颈内动脉可能威胁生命。

多数患者在治疗性颈动脉体瘤切除术后恢复良好，仅有不到2%的颈动脉体瘤发生转移，而颈动脉体瘤完整切除后，其复发率不到6%。术后最常见的并发症是脑神经损伤，部分损伤可以自愈，有些成为永久性损伤，两大样本研究报告术后永久性神经损伤发生率分别为3%和9%，造成永久性损伤的主要原因是部分颈动脉体瘤包裹迷走神经或其他脑神经，在切除瘤体时需要把包含在内的神经一并切除。另外，对于行双侧颈动脉体瘤切除术的患者，术后血管反射功能衰竭综合征的发生率较高，这可能是因为切除颈动脉体瘤时损伤舌咽神经、舌下神经或舌咽神经颈动脉窦支，破坏了颈动脉窦神经通路，中断血压反射弓。患者除了表现血压剧烈波动，还会因循环状态改变会影响大脑功能，出现不同程度的情绪波动。此外，假性动脉瘤也是比较常见的术后并发症。术后应对颈动脉体瘤患者定期随访，检查是否复发或有多中心病变。接受血管移植的患者应定期行多普勒超声检查，监测移植血管通畅情况。最后，如怀疑有家族性颈动脉体瘤可能者，建议筛查患者亲属。

1962—1998年，复旦大学附属中山医院血管外科共收治68例颈动脉体瘤。手术麻醉方法：1991年前均采用低温全身麻醉，1991—1993年采用全身麻醉，1993年至今则单纯用颈丛麻醉或先颈丛麻醉，待显露颈总动脉并阻断10分钟患者无肢体运动障碍或神志异常后改全身麻醉。手术径路采用胸锁乳突肌前缘切口。68例手术患者中，34例（50%）行单纯颈动脉体瘤切除术，13例（19.1%）将瘤体连同包绕颈外动脉一并切除，其余21例（30.9%）将瘤及包裹颈内动脉、颈总动脉分叉切除。在这21例中颈内动脉重建的有18例，因瘤体过大直达颅底，颈内动脉残端太短无法重建，而将颈总动脉或颈内动脉结扎的有3例。重建方法有3种：15例在颈总动脉和颈内动脉之间植入大隐静脉，1例切取同侧颈外静脉作移植血管，2例将颈外动脉与颈内动脉残端直接吻合。

围手术期死亡2例，死亡率1.9%，均死于术后脑梗死。术后脑梗死共5例，术中均曾阻断颈总动脉，其中2例重建动脉，这2例中置转流管1例，其余2例行单纯瘤体切除术，1例瘤体直达颅底无法重建颈内动脉，最终结扎颈内动脉。术后神经麻痹患者包括舌下神经27例，迷走神经主干10例，迷走神经分支如咽支、喉上神经等14例，面神经下颌支2例，交感神经14例。

目前本院多采用全身麻醉。以前为降低脑组织代谢率、延长缺血缺氧耐受时间，强调低温全身麻醉的观点已被摒弃。低温麻醉操作复杂，降温复温耗时长，体温过低可能发生心律失常、凝血功能障碍，且观察术后脑梗死发生率也无明显优越性。全身麻醉术后需要密切观察患者意识及神志改变，一旦发现脑缺血表现可立即采取措施。

关于移植血管术采用何种材料，本院经验表明：颈内动脉口径较细，为保证移植血管长期通畅，不宜采用人造血管。最理想的移植血管是颈外动脉，如瘤体不包绕颈外动脉而仅包绕颈内动脉，可将瘤体连同受累颈内动脉一并切除，颈外动脉切断后，其近端与颈内动脉残端吻合。由于只需做一个吻合口，颈内动脉阻断时间较短。然而符合这种条件的颈动脉体瘤很少，本院80例中仅有4例（5.0%）。自体大隐静脉是最常用的移植血管，远期通畅率较高。颈外静脉可在同一切口内取材，但颈外静脉壁薄易发生瘤样扩张，故不宜采用。

由于术中常需阻断颈总动脉和颈内动脉，使同侧脑组织缺血，如颅内willis环部分缺损，脑缺血无法从对侧代偿，就可能发生脑梗死。颈动脉血栓脱落是引起脑梗死的另一重要原因。预防脑梗死的措施应包括：①术前压迫阻断患侧颈总动脉，促进willis环开放，即Matas试验。②术中避免低血压，保证一定脑灌注压。③采用全身麻醉降低脑组织代谢率，提高缺氧耐受能力。④阻断颈总动脉前，静脉注射20～30mg肝素，预防血栓形成。

神经麻痹是颈动脉体瘤手术最常见并发症，本院神经麻痹发生率达43.4%，受累神经有舌下神经、迷走神经主干、迷走神经分支（如咽支）、喉上神经、面神经下颌缘支及交感神经等。神经麻痹的原因包括术中牵拉切割、术后局部水肿或瘢痕粘连压迫等。舌下神经多横跨瘤体表面，剥离瘤体时如创面渗血较多，易损伤此神经，术后表现为伸舌偏斜、舌搅拌功能障碍等。迷走神经多位于瘤体后方，可被部分瘤体包绕，损伤后表现为声音嘶哑、心律增快等。咽支及喉上神经位于瘤体内侧，损伤后出现吞咽困难、呛咳、音调降低及发声费力。面神经下颌支沿下颌骨走行，偶可行走于下颌骨下方，瘤体较大直达颅底时，分离上极时可损伤此神经，表现为患侧鼻唇沟变浅、鼓腮漏气等。交感神经位于迷走神经内侧，损伤或压迫后出现霍纳综合征。减少神经损伤的关键在于手术视野的良好显露，避免钳夹牵拉过度，减少手术创面的渗血，熟悉颈部神经走行，术中注意识别和保护。

（符伟国　陆信武　秦金保）

第五节　椎动脉闭塞性病变

椎基底动脉缺血（vertebro basilar artery ischemic，VBI）或后循环缺血（posterior circulation ischemic，PCI）是指椎动脉和（或）基底动脉供血区域（主要包括：脑干、小脑、大脑半球后部等）的血流量减低导致脑干或小脑缺血的综合性神经系统病变。椎动脉狭窄或闭塞性病变是临床上常见的缺血性脑血管病因之一，约25%的缺血性脑卒中发生在椎基底动脉系统。PCI以老年患者居多，其临床症状较颈内动脉系统缺血性病变更为复杂和多样。临床表现：眩晕、短暂性脑缺血发作、肌力减退、感觉障碍、共济失调、吞咽困难和复视等，严重者可致瘫痪，甚至危及生命。

一、病因和病理

从解剖学的角度来说，双侧椎动脉在颈部由双侧锁骨下动脉发出，向上穿行第6颈椎至第1颈椎之间的颈椎横突孔，经枕骨大孔进入颅内，至脑桥下缘汇合成基底动脉。椎动脉作为后循环大动脉中走行距离最长的血管，因其病变位置的不同而导致不同的血流动力学变化和临床卒中风险的差异。

根据解剖结构及椎动脉的行程可分为4段：V_1段（起始段）；椎动脉从锁骨下动脉发出至进入第6颈椎横突孔前的部分；V_2段（椎间隙段）；穿行于第6至第1颈椎横突孔内的椎动脉；V_3段（枕段）；椎动脉出第1颈椎横突孔至进入枕骨大孔前段；V_4段（颅内段）；经枕骨大孔进入颅腔的部分，起始于寰枕膜，汇合形成基底动脉。该部分的主要分支有脑膜支动脉、脊髓前动脉、脊髓后动脉、延髓动脉和小脑后下动脉等。

关于椎动脉闭塞性疾病，在病因学的认识方面远远不及前循环认识深入和广泛，主要存在以下几种学说。

1. 动脉粥样硬化　是引起椎动脉闭塞最主要的原因。高血压、糖尿病、高脂血症等全身代谢性病变导致动脉内膜的损伤和血流切应力、血流动力学的异常，还导致血液黏稠度增加，脂质类物质在血管壁的沉积，血小板聚集，进而动脉粥样硬化斑块形成等，最终可导致椎动脉的狭窄或闭塞。椎动脉起始段是动脉硬化闭塞性疾病的好发部位，而颅内段闭塞最常见的部位是在小脑后下动脉与小脑前下动脉分支水平。

2. 动脉栓塞　既往观点认为，椎动脉闭塞几乎全部是由动脉粥样硬化性病变引发，动脉栓塞极少引起后循环卒中。然而，随着现代影像学检查发展，这一观点已被废弃，并已经确认动脉栓塞也是造成椎动脉闭塞的常见病因。

椎动脉栓塞的类型有心源性栓塞和动脉来源栓塞。在中青年小脑梗死患者中，心源性栓塞是重要的原因之一，栓子可来自卵圆孔未闭和（或）风湿性心脏瓣膜病变等。有尸检资料显示，基底动脉闭塞者心源性栓塞的发现率为23%～39%，小脑梗死占27%～70%，进一步证实了心源性栓塞与后循环卒中的相关性。动脉来源栓塞是由于动脉血栓的形成或近心端栓子的脱落导致远段动脉的栓塞。源于椎动脉颅外段的栓塞常导致起始段或起始段与终末端供血区域梗死，其中最常见部位为小脑半球和大脑后动脉供血区域，常见的临床表现为头晕和共济失调，部分患者仅表现为偏盲而无脑干受损症状。

3. 椎动脉先天发育不良 人类双侧椎动脉的解剖结构并非完全对称。据统计，73% 的正常人两侧椎动脉管径不对称，左椎动脉较粗大者多见。故而有学者将管径小于 0.22cm 且与对侧椎动脉管径差大于 0.12cm 者，定义为椎动脉发育不良。这种先天发育异常增加了椎动脉闭塞发生的危险性，也被认为是重要原因之一。

4. 椎动脉夹层 最常见的病变部位是在椎动脉颅外段，即从锁骨下动脉分支开始至椎动脉进入硬脑膜的前段。颈部外伤或外力作用是常见的原因。动脉夹层的血管结构改变为动脉内膜与血管壁分离形成真假双腔结构，假腔内血栓形成成为动脉栓塞及动脉闭塞的重要原因，病变导致血流中断引发脑干梗死，常使患者短期内死亡。椎动脉夹层同样也可能发生在椎动脉其他节段或伴发无症状性颈内动脉夹层等。

二、临床表现

椎动脉闭塞性疾病，主要表现为脑部后循环缺血症状。眩晕和猝倒是最常见的临床表现。其他临床表现包括：肌力减退、感觉障碍、共济失调、吞咽困难，也可有耳鸣、头昏、记忆力减退、嗜睡或失眠等。少数患者有复视现象。

三、辅助检查

1. 彩色多普勒血流成像（color doppler flow imaging，CDFI） 对于绝大多数患者而言，二维超声显像就可以显示椎动脉的 V_1、V_2 段，观察椎动脉起始段的成功率可达到 65% ～ 85%。右椎动脉起始段比左椎动脉更易显示，V_2 段显示率达 95%。国外学者推荐 CDFI 作为椎基底动脉系统卒中患者的首选检查方法，特别是对于椎动脉颅外段狭窄 > 70% 至闭塞的患者，CDFI 检测的特异性为 99%，准确率 71%。CDFI 检测的椎动脉颅外段管径 0.3 ～ 0.35cm，V_2 段的正常峰值血流速度为 20 ～ 60cm/s，当 V_2 段峰值血流速度 > 100cm/s，通常提示 V_2 段血管狭窄。椎动脉的血流频谱具有低阻力血流动力学特征。椎动脉闭塞的诊断标准：椎动脉起始端闭塞且远端无侧支循环时，通过 CDFI 可以观察到管腔内透声不良，充填低回声（急性或亚急性闭塞）或充填中强回声并伴有管径变细（慢性闭塞），沿椎动脉颅外段全程未探及血流信号或探及搏动性高阻型多普勒血流信号。

2. 经颅彩色多普勒超声（transcranial color doppler sonography，TCCD） 是一种无创性显示颅内血管结构的超声检测方法，采用脉冲波多普勒取样准确定位，可以实时观察脑动脉形态学及血流动力学的变化。TCCD 使用 1.75 ～ 3.5MHz 的低频率探头，通过特定的颅骨声窗，对颅内血管进行血流动力学评价。TCCD 可以实时显示动脉血流影像，特别是当发现血流信号消失时，可以特异性的判断动脉闭塞性病变，具有较高的准确率。

3. MRA 基本原理是利用血管内流动的血液与周围组织间存在的信号差异而使血管显像。优势在于具有良好的组织分辨力。但是，MRA 对于椎动脉闭塞性病变的评价存在一定的假阳性率，容易夸大血管闭塞的程度。特别是对于重度血管狭窄患者，因血流动力学变化而产生涡流使血液被部分磁化饱和。故狭窄程度越严重，信号缺损区也就越大，易造成血管闭塞的假象。

4. CTA 是通过静脉快速注射造影剂使血管显影，经连续快速的容积扫描加计算机三维影像重建技术使血管显影的一种影像学检查方法。国外研究指出，CTA 对于诊断动脉闭塞的敏感性和特异性分别为 97% 和 99%，而 MRA 敏感性和特异性分别为 98% 和 96%。因此，CTA 对于诊断动脉闭塞具有很高的临床应用价值，在临床的应用越来越广泛。

5. DSA 不仅可以清晰显示椎动脉从颈部至颅内的完整血管结构，且可以动态观察造影剂在血管内通过的全过程，对血管病变可以作出综合的分析评价。目前为止，DSA 是诊断椎动脉病变的"金标准"，是有创性检查方法。

四、诊　　断

在临床实际工作中，通过患者的临床表现和必要的辅助检查，多可诊断椎动脉的狭窄或者闭塞，并可以初步完成诊断。当然，明确的病因学诊断也需病理诊断等。

五、治　疗

同颈动脉狭窄的治疗类似，椎动脉狭窄或者闭塞的治疗目的在于改善后循环脑供血，纠正或缓解脑缺血的症状，防止脑卒中的发生。治疗方法包括：药物治疗、腔内介入治疗和手术治疗。

（一）药物治疗

参照颈动脉狭窄性病变的治疗，严格的抗血小板和他汀类药物治疗是有效的治疗方法。可以延缓病变的进展，减少脑卒中的发生。对无禁忌证的患者无论手术与否都应给予抗血小板药物治疗。目前常用的抗血小板聚集药物包括阿司匹林和氯吡格雷。他汀类药物可起到降低血脂水平、恢复内皮功能和稳定斑块的作用。对无禁忌证患者应常规给予他汀类药物。其他包括危险因素的控制，改善生活方式，控制高血压、糖尿病、高脂血症，戒烟、戒酒、减肥，多参加体育锻炼等。

（二）腔内介入治疗

腔内介入治疗是对病变的椎动脉进行球囊扩张联合支架植入术（图 22-15）。当然，在这里要区分椎动脉狭窄和椎动脉闭塞两种不同的情况。目前针对椎动脉狭窄的治疗方式以腔内治疗为主，可行椎动脉支架植入成形术，效果较满意。但对椎动脉闭塞性病变，虽然也可行支架植入术，但术中有可能导丝无法通过，介入治疗不成功，反复尝试操作，还可能引起斑块脱落造成术中脑梗死等并发症，因此存在一定的争议。即使如此，国内外部分学者认为，在某些可选择性的患者中，采用支架植入术来治疗椎动脉闭塞性病变被认为是安全有效的。但支架植入术后长期的并发症可能发生支架内再狭窄或闭塞，但即使发生椎动脉支架内闭塞，也还是可以再次行介入治疗。

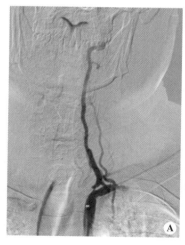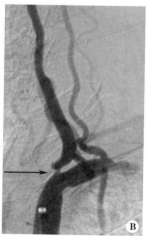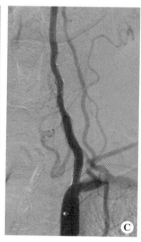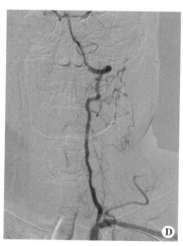

图 22-15　椎动脉狭窄的支架成形术治疗

A. 左侧椎动脉起始端严重狭窄；B. 局部放大显示左侧椎动脉起始端近乎闭塞；C. 球扩支架植入后造影提示椎动脉原狭窄段消失；D. 术后造影提示左侧椎动脉显影良好

腔内治疗的手术适应证：①颈部血管彩色多普勒超声或 CTA、DSA 发现的椎动脉血管完全闭塞，且有不同程度头晕、晕厥、短暂性脑缺血发作、共济失调、黑矇等后循环缺血症状，以 DSA 造影为金标准；②经药物保守治疗无效，无绝对手术禁忌证。

手术禁忌证：①严重的出血倾向；②有严重的全身性疾病；③合并颅内肿瘤、颅内动脉瘤或动静脉畸形等病变；④椎动脉病变为非动脉粥样硬化性闭塞等。

（三）手术治疗

针对椎动脉闭塞性病变的治疗，传统的开放式手术式是有效的治疗方式。其血管通畅率较高，已经应用数十年。椎动脉的解剖关系和血流情况复杂，因而手术方式也较多样。 Ramirez 等报道了一个单中心 7 年的临床随访结果，是针对椎动脉闭塞性病变的手术治疗方式的分析。该文章回顾了采用开放式手术治疗的 74 例椎动脉闭塞性病变患者，包含了 V_1 ~ V_4 段病变。其中 V_1 段病变患者例数最多，占 63.5%，对于 V_1 段近心端病变，手术治疗以椎动脉 - 颈总动脉转流术为主，占 87 %。对于远心端病变的 27 例患者，手术方式选择性较大，包括：颈总动脉 - 椎动脉搭桥术，锁骨下动脉 - 椎动脉搭桥术，椎动脉 - 颈内动脉转流术，颈内动脉 - 椎动脉搭桥术，椎动脉 - 颈总动脉转流术等。术后患者接受 1 个月的抗凝治疗和终身的抗血小板治疗。在随访过程中，84.3% 的患者在术后 1 个月和 1 年时接受了随访，随访时间中位数为 39.4 个月，最长 110 个月。通过多普勒超声或造影检查来进行随访，累积通畅率在 1 年时为 97.2%，3 年时为 94.8 %，6 年时为 90.8 %，手术治疗取得了较满意的结果。

当然，此类手术难度较大，要求术者熟练掌握锁骨下椎动脉起始部解剖，手术相对视野较小，操作空间小。同时，手术方式多样，要根据术中判断各目标动脉血管的弹性及长度，选择合适的动脉，合适的部位进行吻合，这需要术者有丰富的手术经验及术中判断能力。

综上所述，针对椎动脉闭塞性病变的手术治疗，基本以各种血管的转流，恢复椎动脉的正向血运为主要目的，将椎动脉与哪条血管吻合，需具体判断各血管的条件，以及手术时的具体情况而定，无法一概而论。

（黄新天　崔超毅）

第六节　锁骨下动脉闭塞性病变

锁骨下动脉狭窄或闭塞是常见的主动脉弓上分支血管阻塞性病变，也是导致锁骨下动脉窃血综合征（subclavian steal syndrome，SSS）的主要原因。SSS 是指锁骨下动脉起始段狭窄或闭塞引起同侧椎动脉逆流入锁骨下动脉远端，导致椎 - 基底动脉供血不足所产生的症候群。临床研究表明，SSS 的发病率为 2.5%，但全部 SSS 患者中仅 5.3% 的患者出现明显神经系统症状。

一、病因和病理生理

锁骨下动脉可由于各种原因导致管腔狭窄，最终闭塞，从而引起上肢远端和（或）椎动脉缺血症状。该病的基本病理生理学特征是患侧椎动脉反流。锁骨下动脉严重狭窄或闭塞可引起 SSS 的发生，导致椎 - 基底动脉供血不足。值得注意的是，锁骨下动脉狭窄或者闭塞是否同时伴有窃血症状与椎动脉以外的侧支循环密切相关。若侧支循环代偿好，即使狭窄严重也可不出现窃血，反之较轻的狭窄也可出现 SSS。

在椎动脉发出前的锁骨下动脉或无名动脉狭窄或闭塞时，远端锁骨下动脉的压力必然降低，当低于椎动脉压力时，患侧椎动脉血流逆行流入锁骨下动脉及上肢动脉，保障患肢血供，从而导致椎 - 基底动脉供血不足及患肢缺血等症状。有报道指出，当阻塞的锁骨下动脉远端压力低于体循环压力的 10% 时，血流由于“虹吸作用”由健侧椎动脉通过基底动脉进入患侧锁骨下动脉和上肢动脉，从而引起脑缺血的症状。近期研究认为，双上肢血压差异增加与 SSS 发生症状显著相关。双上肢血压差异越显著，患者出现症状的概率越高。研究证实，双上肢血压差异在 20 ~ 30mmHg 的患者仅 1.38% 存在临床症状；而血压差异在 50mmHg 以上的患者，出现临床症状的比例可达 38.5%。

关于病因学研究方面：动脉粥样硬化是最常见病因。其危险因素包括吸烟、高脂血症、原发性高血压、糖尿病及高龄等。动脉粥样硬化性病变最常累及锁骨下动脉近端，多累及一侧锁骨下动脉，左侧更多见，左侧与右侧病变发生率为 4 : 1，少数情况也可同时累及双侧锁骨下动脉。由于左右侧锁骨下动脉走行不一样，左锁骨下动脉起始处所处角度较锐利，容易引起涡流，而引起粥样硬化，且左锁骨下动脉直接由主动脉弓发出，较右侧长，孔径也较右侧小，所以左侧锁骨下动脉较右侧易发生狭窄。男性发生动脉粥样硬化性锁骨下闭塞的比例较女性更高，两者比例约为 2 : 1。此外，左锁骨下动脉也是大动脉炎最易受累的动脉。而大动脉炎也是 SSS 发病的原因之一。此类人群年龄则较小，女性患者多发。

其他病因还包括主动脉夹层、肌纤维发育不良、锁骨下动脉外部受压、先天性锁骨下动脉解剖学变异等。

二、临床表现

SSS 的临床症状包括锁骨下动脉窃血一旦发生，椎基底动脉系统症状表现为阵发性眩晕、晕厥、视力减退、偏瘫、复视、共济失调、构音困难等；上肢的缺血症状表现为上肢无力、感觉异常、皮温减低、疼痛甚至指端坏疽等。值得关注的是若患者曾使用同侧乳内动脉行冠状动脉旁路移植，则还可出现心肌缺血甚至心肌梗死症状。

SSS 的体征包括：大部分患者会出现桡动脉与尺动脉脉搏减弱或缺如。左锁骨上窝听诊时也听到血管杂音。除神经系统查体存在症状的患者外，多数无其他神经系统体征。

三、辅助检查

1. CDFI 诊断动脉狭窄性疾病，具有无创、准确性高、方便、价廉及可重复等优点，近年来已广泛应用于临床实践中。CDFI 可明确是否存在锁骨下动脉狭窄或闭塞，明确病变的部位，血管狭窄的严重程度。此外 CDFI 还可评估椎动脉的血流变化，为临床诊断 SSS 提供诊断依据。SSS 的彩色多普勒诊断要点是椎动脉血流方向及频谱形态发生改变，无名动脉或锁骨下动脉起始部狭窄或闭塞，病变处血流速度增快或无血流。病变侧椎动脉血流频谱均有不同程度的变化，表现为血流方向异常、血流速度降低或不同程度反流。由于窃血程度与锁骨下动脉起始部或无名动脉狭窄程度呈正相关，可根据窃血程度间接推断狭窄程度。

2. MRA 和 CTA 可通过多角度、多方位观察锁骨下动脉、椎动脉和无名动脉，显示血管狭窄部位、形态、范围、程度及侧支循环建立情况。

其优势在于对于动脉管壁的观察，不但可以观察管壁斑块的形态学特征，还可以分析斑块的成分，而且在区分钙化斑块及不稳定性斑块（即富含脂质的软斑块、薄纤维帽、斑块出血等）方面有其独特优势。

3. DSA 是诊断锁骨下动脉病变的"金标准"。DSA 可以清晰地显示锁骨下动脉狭窄或闭塞的位置、程度及范围，并可以观察侧支循环情况，不仅有助于诊断，还有助于治疗方案的制订。

四、诊　断

根据患者桡动脉搏动减弱和椎基底动脉缺血表现，结合辅助检查可明确诊断锁骨下动脉闭塞症。

五、治　疗

目前国内外均没有锁骨下动脉闭塞的有关治疗指南，锁骨下动脉狭窄 > 70%，并导致椎动脉反向血流是手术治疗的指征。治疗的目的在于恢复上肢的血供，恢复椎动脉的正向血流。总体来说，SSS 的治疗方法包括药物治疗、介入治疗和手术治疗。

（一）药物治疗

药物治疗主要针对降低锁骨下动脉粥样硬化危险因素，包括治疗高血压、糖尿病、高脂血症、戒烟等，并定期门诊利用超声监测锁骨下动脉情况。严格的抗血小板和他汀类药物治疗是有效的治疗方法。可以延缓病变的进展，减少脑卒中的发生。

（二）手术治疗

传统的开放手术方法包括颈动脉 - 锁骨下动脉转流术、腋动脉 - 腋动脉转流术、锁骨下动脉 - 锁骨下动脉转流术、主动脉 - 锁骨下动脉转流术等。例如，颈动脉 - 锁骨下动脉转流术是使用人造血管或自体大隐静脉将同侧颈动脉及闭塞段远端锁骨下动脉搭桥以恢复锁骨下动脉血流。该术式安全有效，优点在于移植血管较短，流入道及流出道血管流速快，通畅率高。腋动脉-腋动脉转流术适用于锁骨下动脉长段闭塞患者，使用人工血管或自体静脉将健侧腋动脉与患侧腋动脉搭桥。

开放手术的注意事项：①解剖分离颈部血管应轻柔、谨慎，避免损伤臂神经丛、迷走神经等。②选择的人造血管不宜过长，否则扭曲易形成血栓；也不可过短，否则张力大易发生吻合口破裂。③术后注意脑保护，防止脑部的缺血再灌注损伤发生等。

（三）介入治疗

相对于传统的开放手术，介入治疗具有创伤小、恢复快、局部麻醉、出血量少、术后并发症发生率低、住院时间较短等明显优势。近年来，随着介入材料和介入技术的不断进步，使 SSS 的介入治疗的难度逐渐降低，适应证逐渐放宽。

介入治疗的目的同样是为了开通锁骨下动脉的狭窄闭塞段，恢复椎动脉的正向血流，消除后循环缺血及改善患侧上肢缺血症状（图 22-16）。自 1999 年最早报道球囊扩张术治疗锁骨下动脉狭窄以来，球囊扩张术和支架置入术已成为解决锁骨下动脉狭窄及闭塞的主要治疗手段。

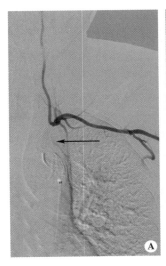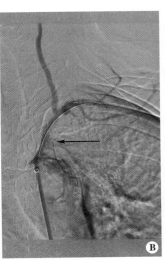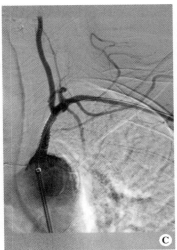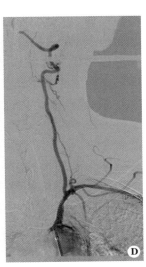

图 22-16 锁骨下动脉闭塞的支架成形术治疗

A. 左侧锁骨下动脉起始端闭塞；B. 自右侧股动脉和左侧肱动脉穿刺对吻开通左侧锁骨下动脉闭塞段，并行球囊扩张；C. 球扩支架植入后造影提示左侧锁骨下动脉通畅，支架未覆盖左侧椎动脉；D. 术后造影提示左侧锁骨下动脉和左侧椎动脉显影良好

1. 手术入路的选择 手术入路大多选择经股动脉途径，其优点是股动脉易于穿刺，操作方便，并发症发病率低，可置入 8F 及其以上的导管，能够很好满足支架系统的输送等。缺点是对闭塞近端锁骨下动脉残端较短，导管不能得到有力的支撑，闭塞段血管开通相对困难。经桡动脉入路的优点是导管在腋动脉内固定较好，能为导丝提供较强的支撑力，闭塞血管的开通率较高。缺点是患侧桡动脉及肱动脉搏动弱，穿刺困难，有时候需要超声引导甚至局部切开穿刺。总之，手术入路的选择应该个体化，对于闭塞性病变需要术前做好双向开通的准备。

2. 颈动脉保护伞的选择 对于颈动脉保护伞的使用尚存争议。部分学者认为，左锁骨下动脉病变，椎动脉的逆向血流变为顺行血流需要一定时间，介入操作时候，如有斑块脱落也会流向锁骨下动脉远端，一般不会出现脑梗死。而右侧锁骨下动脉起源于头臂干，与右颈动脉共干发出，介入操作出现栓子脱落致脑梗死的风险大于左侧。因此，一部分学者认为，对于病变突出于右侧颈动脉内的病例，操作前预置颈动脉保护伞，有利于减少栓塞事件的发生。

3. 支架的选择 对于锁骨下动脉病变，目前都主张应用支架，而不单纯球囊扩张治疗。由于锁骨下动脉自身解剖条件复杂，对支架的柔顺性、径向支撑力及释放的准确性均有较高的要求。早期多采用自膨式支架，近年来以球扩式支架为主，增加了支架释放的准确性。

4. 关于右锁骨下动脉闭塞的治疗 由于解剖结构的差异，左右两侧病变的治疗策略不同。右侧锁骨下动脉和右颈总动脉共同发自头臂干，病变有时和右颈总动脉的开口距离比较近，在放置支架时需要准确定位，避免支架覆盖右颈总动脉的开口，如支架确实需要覆盖右颈总动脉的开口，可考虑同时对吻式放置颈总动脉支架，以防止锁骨下动脉支架影响右颈总动脉的血流。

5. 关于支架内再狭窄的治疗 尽管锁骨下动脉较粗大，且流出道好，但仍存在再狭窄的问题，因此术后控制基础疾病，纠正不良习惯和定期门诊随访，对预防术后再狭窄是重要的。术后阿司匹林联合氯吡格雷的双抗治疗对提高支架通畅率已得到普遍认可。

总之，介入治疗可获得良好的手术成功率及中远期通畅率，可作为锁骨下动脉狭窄的首选治疗方案。对于介入治疗不成功，传统的手术治疗是安全有效的手术方案。

（黄新天 崔超毅）

主要参考文献

房杰，陈学明，李晨宇，等，2015. 椎动脉闭塞性病变的手术治疗的疗效分析. 中国普通外科杂志，24（6）：809-812

黎明，舒畅，2016. 锁骨下动脉闭塞的外科治疗. 中国医师杂志，18（11）：1608-1610

杨珏，徐欣，郭大乔，等，2014. 腔内血管技术治疗锁骨下动脉闭塞. 中华普通外科杂志，29（1）：65-67

中华医学会外科分会血管外科学组，2017. 颈动脉狭窄诊治指南（2017版）. 中华血管外科杂志，2（2）：78-84

周瑛华，华扬，贾凌云，等，2017. 椎动脉闭塞类型及其代偿性血流动力学变化对后循环缺血的影响. 中国脑血管病杂志，14（8）：424-433

Akpinar S，Gelener P，Yilmaz G，2017. Aetiologies of internal carotid artery pseudo-occlusions in acute stroke patients：what neurointerventionalists can expect. Br J Radiol，90（1070）：20160352

Cinà CS，Safar HA，Laganà A，et al，2002. Subclavian carotid transposition and bypass grafting：consecutive cohort study and systematic review. J Vasc Surg，35（3）：422-429

Coleman DM，Obi A，Criado E，et al，2013. Contemporary outcomes after distal vertebral reconstruction. J Vasc Surg，58（1）：152-157

Davila VJ，Chang JM，Stone WM，et al，2016. Current surgical management of carotid body tumors. J Vasc Surg，64（6）：1703-1710

Dorobisz K，Dorobisz T，Temporale H，et al，2016. Diagnostic and therapeutic difficulties in carotid body paragangliomas，based on clinical experience and a review of the literature. Adv Clin Exp Med，25（6）：1173-1177

Economopoulos KP，Tzani A，Reifsnyder T，et al，2015. Adjunct endovascular interventions in carotid body tumors. J Vasc Surg，61（4）：1081-1091

Giri J，Kennedy KF，Weinberg I，et al，2014. Comparative effectiveness of commonly used devices for carotid artery stenting：an NCDR Analysis（National Cardiovascular Data Registry）. JACC Cardiovasc Interv，7（2）：171-177

Hotze TE，Smith TA，Clagett GP，2011. Carotid artery pseudo-pseudoaneurysm after excision of carotid body tumor. J Vasc Surg，54（3）：864

Jackson RS，Myhill JA，Padhya TA，et al，2015. The effects of preoperative embolization on carotid body paraganglioma surgery：a systematic review and meta-analysis. Otolaryngol Head Neck Surg，153（6）：943-950

Kim GY，Lawrence PF，Moridzadeh RS，et al，2017. New predictors of complications in carotid body tumor resection. J Vasc Surg，65（6）：1673-1679

Maskanakis A，Patelis N，Moris D，et al，2018. Stenting of subclavian artery true and false aneurysms：a systematic review. Ann Vasc Surg，47：291

Morasch MD，2009. Technique for subclavian to carotid transposition，tips，and tricks. J Vasc Surg，49（1）：251-254

Mousa AY，Morkous R，Broce M，et al，2017. Validation of subclavian duplex velocity criteria to grade severity of subclavian artery stenosis. J Vasc Surg，65（6）：1779-1785

Ohta H，Natarajan SK，Hauck EF，et al，2011. Endovascular stent therapy for extracranial and intracranial carotid artery dissection：single-center experience. J Neurosurg，115（1）：91-100

Potter BJ，Pinto DS，2014. Subclacian steal syndrome. Circulation，129（22）：2320-2323

Pourier VE，De Borst GJ，2016. Which carotid artery aneurysms need to be treated（and how）? J Cardiovasc Surg（Torino），57（2）：152-157

Power AH，Bower TC，Kasperbauer J，et al，2012. Impact of preoperative embolization on outcomes of carotid body tumor resections. J Vasc Surg，56（4）：979-989

Ramirez CA，Febrer G，Gaudric J，et al，2012. Open repair of vertebral artery：a 7-year single center report. Ann Vasc Surg，26（1）：79-85

Roffi M，Mukherjee D，Clair DG，2009. Carotid artery stenting vs. endarterectomy. Eur Heart J，30（22）：2693-2704

Saha T，Naqvi SY，Ayah OA，et al，2017. Subclavian artery disease：diagnosis and therapy. Am J Med，130（4）：409-416

Sajid MS，Hamilton G，Baker DM，2007. A multicenter review of carotid body tumour management. Eur J Vasc Endovasc Surg, 34（2）: 127-130

Sriamornrattanakul K, Sakarunchai I, Yamashiro K, et al, 2017. Surgical treatment of large and giant cavernous carotid aneurysms. Asian Journal of Neurosurgery, 12（3）: 382-388

Writing Group, Naylor AR, Ricco JB, et al, 2018. Editor's choice-management of atherosclerotic carotid and vertebral artery disease: 2017 clinical practice guidelines of the european society for vascular surgery （ESVS）. Eur J Vasc Endovasc Surg, 55（1）: 3-81

Zeng G, Feng H, Zhao J, et al, 2013. Clinical characteristics and strategy for treatment of functional carotid body tumours. Int J Oral Maxillofac Surg, 42（4）: 436-439

第二十三章　肾动脉狭窄

临床高血压患者中，原发性高血压最常见，占 95% 以上；继发性高血压少见，占 1%～5%。在继发性高血压中，肾性高血压发病率最高，占 87.5%。肾性高血压又分为两类，一类由各种肾病引起的高血压，如急、慢性肾小球肾炎，慢性肾盂肾炎，糖尿病肾病，系统性红斑狼疮，肾肿瘤，多囊肾及肾积水等，称为肾实质性高血压；另一类由肾血管病变，即肾动脉狭窄引起的高血压，称为肾血管性高血压。两类的发病率以前者为高，约占 90%，后者在肾性高血压中仅占约 10%。肾血管性高血压在全部高血压患者中的比例，国外常被引用的数据为 5%；国内的数据为 5%～10%，显然估算太高。较确切的数据可能是占全部高血压的 1%～5%。

肾血管性高血压由单侧或双侧肾动脉的主干或其分支的狭窄所引起。以往对肾实质性高血压认识较早，而在 20 世纪中叶以后，肾血管性高血压才逐渐被重视，随后在病理生理方面了解渐深化，诊断技术不断改进；几乎在同时，血管外科突飞猛进，因而使肾血管性高血压的外科治疗获得了较大的进展，成为该型高血压的主要治疗方法。其后至 1978 年 Gruntzig 首用经皮肾动脉球囊成形术治疗肾动脉狭窄，又增添了腔内治疗另一个选择。

一、病因与病理

（一）病因

在西方国家，肾动脉狭窄的主要病因为动脉粥样硬化，是全身动脉粥样硬化性病变发生在肾动脉所致，其次为纤维肌性结构不良（fibromuscular dysplasia）。两者共占病因 90% 以上。休斯敦心脏研究所资料，动脉硬化占 73%，纤维肌性结构不良占 12%；两者共占 85%。伦敦 St-Mary 医院 209 例经外科治疗的患者，动脉硬化患者 157 例，占 75%，纤维肌性结构不良患者 46 例，占 22%；两者共占 97%。少见的病因还有肾动脉瘤、肾动脉栓塞、夹层动脉瘤、肾动静脉瘘、外在的压迫及外伤等。

国内与西方国家学者所见有较大差异。肾动脉狭窄多由大动脉炎引发，熊汝成研究中的 177 例肾动脉狭窄患者，其中大动脉炎患者 122 例，占 69%；薛兆英研究中的 46 例患者，大动脉炎占 45.7%。但 2005 年，王克勤等研究中 33 例患者，动脉硬化上升占 95%；说明国人饮食结构改变后，本症的病因已与西方国家接近。

（二）病理

肾动脉狭窄的主要病理变化，可从 4 个方面来论述。

1. 肾血管病理变化

（1）大动脉炎：最初发现炎性病变累及胸主动脉及其弓上的三条动脉分支；随后又发现该病变也可发生在腹主动脉及其内脏分支，包括肾动脉。本病最早由日本眼科医生 Takayasu 报道，被称为 Takayasu 病。此外，还有繁多的命名，如主动脉弓综合征、无脉症等。我国学者黄宛于 1962 年，首次在国际上提出大动脉炎的命名，现被广泛采纳。其好发于青年女性，且东方国家多见，病因未明，多属自体免疫性疾病。基本病理变化为全层性动脉炎，中膜变化尤其明显，呈肉芽肿组织增生，外膜及内膜均有纤维组织增生；病变血管呈白色，管壁僵硬，与周围组织有粘连。主动脉分支的炎性狭窄，通常局限在开口部，当肾动脉开口部发生狭窄时，即导致肾缺血和高血压。

（2）动脉粥样硬化：老年男性患者较多。研究显示，所产生的肾动脉狭窄多在近端开口处（71%），单侧者左侧病变较多（70%），1/3 患者为双侧。病变主要在内膜，有粥样斑块形成，使内膜破坏，管腔狭窄。随着国内人口老年化进程和饮食结构的改变，此类患者在临床上越来越多见，且常合并有其他动脉粥样硬化性病变，如颈动脉、冠状动脉及下肢动脉等。

（3）纤维肌性结构不良：多见于青年女性，有研究显示，女性与男性比为9：1；亦有研究显示，女性与男性比为5：1。单侧者右侧较多见，双侧占多数。肾动脉损害主要在中段和远段，呈现多处狭窄和狭窄后扩张，肾动脉造影结果可出现串珠状改变。此型的病理变化又可分为下述4种：①内膜纤维增生。内膜增厚，有胶原沉积，可见原始成纤维细胞。内弹性膜有断裂和修复。动脉造影示肾动脉局限性狭窄。②中膜纤维肌肉增生。中膜中纤维与肌肉组织同时增生，致使动脉壁同心性增厚。有时内弹性膜破溃形成壁间血肿，在血肿周围有大量胶原形成。动脉造影示肾动脉或其分支有光滑的狭窄。③中膜纤维增生。这是4种病变中最常见的1种。纤维组织增生，内弹性膜破坏，平滑肌细胞被胶原所代替，因管壁变薄而呈囊状扩张。病变多在动脉中、远段蔓延。动脉造影示肾动脉呈一条串珠状阴影。④外膜下纤维增生。外弹性膜破坏，大量胶原包绕着肾动脉，使其严重狭窄。动脉造影示不规则狭窄和丰富的侧支循环。

Dean等研究显示，在4种纤维肌性结构不良病变中，第3种中膜纤维增生占70%；Snell于1992年引述Stanley统计，4种病变的出现率依次为5%、1%、54%及10%。

2. 患肾的一般病理变化　患肾因缺血而逐渐萎缩，肾脏缩小，变硬、表面不平。显微镜下可见肾脏的细、微动脉壁增厚，管腔狭窄或闭塞。肾单位萎缩和代偿性肥大同时存在，萎缩部分有玻璃样变的细动脉和肾小球，代偿部分可见肾小球肥大和肾小管扩张。间质内有纤维组织增生和少量淋巴细胞浸润。当肾动脉完全闭塞后，整个肾脏为瘢痕所代替，失去一切正常的结构。

3. 患肾内球旁结构的病理变化　肾脏的球旁结构包括：①球旁细胞（juxtaglomerular cell），又称入球小动脉壁内皮细胞，是产生、储存和分泌肾素的场所。②致密斑（macular densa），是化学感受器，当尿钠浓度低时，激发肾素分泌，尿钠浓度高时抑制肾素分泌。③球外系膜细胞（Goormaghtigh细胞），是神经末梢小体，通过

儿茶酚胺的分泌使入球动脉收缩，减少血流量，刺激球旁细胞产生肾素。当肾动脉狭窄后，肾内压降低，各球旁结构均发生病理改变，主要为球旁细胞增生，细胞内颗粒增加，分泌更多的肾素，使全身血压增高。

4. 对侧"健肾"的病理变化　对侧正常肾脏长期受到高压灌注的冲击及高肾素、高醛固酮的影响，出现球旁细胞减少和细胞内颗粒减少。如病程延续，"健肾"内将出现小动脉硬化，甚至广泛的坏死性动脉炎，继而构成肾缺血和高血压。这时即使将患侧肾动脉做成形术矫正，甚至做肾切除，血压仍不下降。这种构成第二个高血压病源的"健肾"，称为Floyer肾。

Floyer肾概念的提出有重要的临床意义。对于肾动脉狭窄应及时处理改善肾血管性高血压，以保护对侧肾脏不致发展为Floyer肾。

二、病 理 生 理

（一）肾血管性高血压

Bright于1836年首次提出高血压与肾动脉狭窄有关；他的名字现仍用来命名一些常见的肾脏疾病。1934年，Goldblatt所做的著名实验，奠定了肾动脉狭窄所致高血压的理论基础。在犬身上缩窄一侧肾动脉，1～3天后出现高血压，1周后达高峰，维持4～6周。血压升高的程度与缩窄程度成正比，缩窄双侧肾动脉所产生的高血压更为持久，解除缩窄或将该侧肾切除，血压迅速恢复正常。1937年，Butler切除1例患肾盂肾炎的肾脏，术前长期存在的高血压立刻缓解。1940年，Page充分阐明了早于1898年由Tigerstedt等发现的肾素的作用。自此，肾缺血导致肾内肾素分泌增加，是产生肾血管性高血压的重要因素已被公认。其后研究深入，发现肾脏不但产生加压物质，也产生减压物质。肾缺血后，加压物质分泌活跃而减压物质受抑制，使血压升高。具体过程如下所述。

1. 肾素-血管紧张素-醛固酮系统（reninangiotensin-aldosterone system）　肾素由肾皮质球旁结构中球旁细胞所分泌，是一种蛋白水解酶，本身不具有加压作用。当肾动脉狭窄、肾缺血后，肾素分泌增加，由肾静脉进入全身，使肝脏释放一种 α_2

球蛋白，又称血管紧张素原（angiotensinogen），是一种 14 肽的肾素底物；肾素作用于该底物，使其水解，释出 10 肽的血管紧张素 I（angiotensin I）。该物质亦无加压作用，当其流经肺循环时，受到转换酶（converting enzyme）的作用，释出 8 肽的血管紧张素 II，即一种强有力的血管收缩剂。

血管紧张素 II 的作用：①直接收缩血管，加压作用较去甲肾上腺素强 10～40 倍。②通过激活交感神经系统而间接收缩血管。③刺激肾上腺皮质分泌醛固酮，滞钠排钾。钠盐在细胞外液中增多，渗透压升高，刺激血管升压素分泌，促进水在肾小管内的再吸收，细胞外液容量增加，导致血压升高。

近年还发现有血管紧张素 III。它是由氨肽酶水解血管紧张素 II 释出的一种 7 肽物质。具有和血管紧张素 II 类似的作用，但刺激醛固酮分泌的能力较其强，而收缩血管的能力较其弱；加压作用仅为血管紧张素 II 的 20%。

2. 激肽释放酶 - 激肽 - 前列腺素系统（kallikrein-kinin-prostaglandin system） Grollman 观察到切除小鼠双肾后用透析维持生命，出现持续的高血压，称为去肾性高血压（renoprival hypertension）。Floyer 做进一步观察发现：①切除鼠双肾后出现持续性高血压；②先缩窄一侧肾动脉引起高血压，再切除双肾，高血压仍持续存在；③若只切除动脉缩窄肾而保留对侧肾，则血压迅速恢复正常。以上观察揭示，肾脏不但产生升压物质，也产生对抗肾外升压因素的物质。

实验证明，主要分布于肾皮质的激肽释放酶作用于肝脏的激肽原，使其转变为激肽。其作用：①使小动脉扩张，外周血管阻力下降；②肾内小动脉扩张，肾血流量增加，改善肾皮质缺血；③促进钠、水排出，使血容量减少；④由于血管阻力下降和血容量减少而使血压下降。

激肽除具有上述作用外，还刺激前列腺素的合成。主要分布于肾髓质内的前列腺素有 3 种，即 PGE_2、PGA_2 及 PGF_2。其作用：①扩张血管，并使血液在肾内重新分配，肾皮质血液增多而肾髓质血液减少；②促使钠、钾、水排出；③使近曲小管对水、盐再吸收能力下降而产生利尿；④拮抗儿茶酚胺的作用；⑤抑制血管升压素；⑥拮抗血管紧张素 II。

肾动脉狭窄后，一方面是肾素 - 血管紧张素 - 醛固酮系统的作用增强；另一方面是激肽释放酶 - 激肽 - 前列腺素系统的作用受到抑制，因而产生高血压。

2008 年 Burnei 等的研究再次证明，肾缺血后，引起位于肾髓质内的降压系统与位于肾皮质内的升压系统二者功能失衡；同时引起肾排泄功能下降，使钠与水潴留，因而产生高血压。

（二）肾功能下降

肾动脉狭窄程度与肾功能水平不一致，首先，肾动脉狭窄患者其肾功能可以表现为正常或者终末期肾衰竭；其次，分肾功能显示，肾动脉狭窄侧肾功能可以是正常的，肾动脉正常侧肾功能可以是下降的；最后，肾动脉狭窄经外科处理后只有少部分患者肾功能能够得到改善。因此，肾动脉狭窄引起肾脏灌注下降与肾功能下降之间的关系目前尚缺少确切证据，多数情况下是由于肾动脉狭窄引起肾素和血管紧张素的释放，后者通过"管球反馈"系统降低肾小球滤过率；但是，血管紧张素同时也是通过收缩肾出球小动脉提高肾小球滤过率的重要因素，因此，临床上使用血管紧张素转化酶抑制剂（ACEI）治疗肾血管性高血压是有禁忌证的，如双侧肾动脉狭窄或孤立肾动脉狭窄者，ACEI 可能会引起急性肾衰竭。从这个角度而言，如果临床上患者因原发性高血压使用 ACEI 类降压治疗期间出现急性肾功能下降，需要注意检查是否有肾动脉狭窄。肾动脉狭窄与肾功能下降关系比较明确的是动脉粥样斑块、胆固醇栓子脱落引起肾小动脉栓塞。

三、临床表现与诊断

（一）病史与体征

肾动脉狭窄所致的高血压临床表现与原发性高血压相似，但病史中有以下特点：①高血压初发年龄在 30 岁以下或 55 岁以上的严重高血压，以年轻人发病较多见；②病史短，常为新近发病且病情急剧；③原有较长期高血压，但突然加重或降压药未变情况下出现血压难以控制；④腹部或腰部疼痛或损伤后血压急剧升高（提示肾动脉栓塞或肾动脉夹层动脉瘤等）；⑤多无高血压家族史；⑥一般抗高血压药物疗效不满意。

高血压呈持续性，舒张压升高更明显。有时腹部或背部可听到血管杂音，性质为高频率收缩期或连续性杂音。国外一组综合统计 175 例患者中，听到杂音的患者占 56%（98 例）；国内三家医院综合统计，听到杂音者占 66%。视网膜有渗出、出血、视盘水肿等表现者，较原发性高血压患者多 1 倍。

肾动脉狭窄除了可以引起上述血压变化以外，还可能引起心肺疾病或者肾功能异常，如左心功能下降、一过性肺水肿等，因此，出现以下情况时也需要考虑肾动脉狭窄的可能：①难以解释的充血性心力衰竭或顽固性心绞痛；②重度高血压患者左心室射血分数正常，但反复出现一过性肺水肿；③新出现的氮质血症或使用 ACEI/ARB 降压药后肾功能进行性下降；④多发性周围动脉、冠状动脉和颈动脉粥样硬化性病变，也要同时检查肾动脉有无狭窄；⑤难以解释的非对称性肾脏萎缩，以双侧肾脏长径差异超过 1.5cm 有临床意义；⑥突然短时间内的肾功能恶化，并排除其他致病因素，如肾毒性药物。当高血压患者具备上述 1 项或多项临床特点时需要警惕肾动脉狭窄的可能，需要进行肾动脉辅助检查以明确诊断。

（二）特殊检查

肾动脉狭窄的诊断并不复杂，但需要有特殊检查才能确诊。仅有肾动脉狭窄和高血压或肾功能下降，还不能说明二者有必然的因果关系。有时肾动脉狭窄可以不产生高血压和肾功能下降，而高血压和肾功能下降也可以是原发性、肾实质病变或其他原因所致。Eylen 等做血管造影研究，发现正常血压 304 人中，32% 有肾动脉狭窄。

1. 血管彩色多普勒超声检查　用超声双功仪检查不但提供解剖学信息如血管的大体形态、肾大小、肾皮质厚度等，又能提供血流动力学参数如血流速度等。检查实施方便、无创伤、低价，是筛选诊断的极佳方法。彩色多普勒超声主要评估两个参数，第一个参数是肾动脉收缩期峰值流速（peak systolic velocity，PSV），PSV > 180cm/s 提示肾动脉有明显狭窄，其敏感度和特异度分别为95% 和 90%；同时可以计算与主动脉 PSV 的比值，若比值 > 3.5，提示肾动脉狭窄度超过 60%，其敏

感度约 92%。第二个参数是阻力指数，计算公式：RI =（收缩末期血流速 − 舒张末期血流速）/ 收缩末期血流速，正常人参考值为 0.58 ～ 0.64，若RI > 0.8 则提示术后肾功能改善及高血压控制可能性低，超声的准确性明显受操作水平、肥胖及腹胀等干扰因素影响。

2. 静脉肾盂造影　目前采用的是快速序列静脉造影（minute-sequence intravenous pyelography）。静脉注射含碘浓度高的三碘造影剂 20 ～ 30ml。5min内每分钟各摄一片，以后再在 10、15、30min 各摄一片。

肾动脉狭窄时，可见：①肾脏缩小，肾影长度缩短。两肾长度相差 1.5cm 以上有诊断意义，即左肾短 1cm 或右肾短 2cm 为阳性结果（正常右肾较左肾短 0.5cm）。②显影时间延迟。③最初显影时，患肾显影较淡，但在最后摄片中，患肾反而显影较浓。因患肾水再吸收高于健侧，以致造影剂浓度增高，又因患肾排出造影剂较慢之故。④侧支循环的血管在输尿管上段形成压迹。

静脉肾盂造影是一项简单的筛选性检查，但应小心评价其结果。Carmichael 等回顾性分析肾血管性高血压 85 例，发现静脉肾盂造影假阴性为17%，假阳性为 30%。

3. 分肾功能试验（split renal function studies）该试验最早由 Howard 介绍，后又有 Rapoport、Stamey 等推荐的方法。其原理是患肾对水、钠的再吸收增加，使尿量减少、钠浓度下降，但肌酐、对氨基马尿酸浓度升高。操作时在膀胱镜下行两侧输尿管插管，记录尿量并送化验室测定钠、肌酐和对氨基马尿酸浓度。阳性结果：①尿量减少40% 以上；②尿钠浓度下降 20% 以上；③肌酐浓度增加 50% 以上；④对氨基马尿酸浓度增加 100%以上。

由于操作烦琐，试验结果又受到多种因素的影响，目前多数中心已放弃此项试验。但 Dean 于1991 年指出，至少有两个信息可从分肾功能试验中获知：①严重缺血肾的组织活力（viability）究竟如何；②双侧肾动脉狭窄时，哪侧肾功能更为严重。

4. 放射性核素检查

（1）肾图（renography）：利用一种放射性核素标记的化合物经静脉注射，然后在体外测量该

化合物在肾内的吸收、分泌及排泄过程，从而了解每侧肾功能。所用的标志物为 ^{131}I 标记的邻碘马尿酸钠。检查结果以曲线图表示。两侧比较，可发现患肾 a 段（血管段）减低，b 段（功能段）上升减慢，c 段（排泄段）下降延缓。

肾图检查简单、安全，所用药量极小，尿毒症也可应用；可以重复进行，两次检查间隔只需 1 小时。缺点是只能反映肾功能改变，不能揭示病理结构的改变，特异度较差。

假阳性和假阴性发生率高达 48%。例如，肾动脉狭窄患者形成丰富的侧支循环后，肾图可为正常；肾动脉虽无狭窄，但长期高血压使肾内小动脉硬化，肾图也可出现异常。双侧肾动脉狭窄时，肾图上出现两条类似的曲线，评价十分困难。有统计单侧肾动脉主干狭窄的阳性率为 92%，双侧主干狭窄为 63%，分支狭窄为 54%。

（2）肾显影（kidney imaging）：选用能被肾脏浓聚和排泄的放射性核素标记化合物静脉注射，在体外扫描或照相，显示两侧肾影，然后分析肾脏的位置、形态、大小及放射密度。患肾显影较正常缩小，放射分布稀疏且不均匀。标志物目前多用 ^{99m}Tc- 二硫丁二酸钠（^{99m}Tc-DMSA），阳性率高于肾图，在单侧肾动脉狭窄者可达 95.5%，假阳性率为 7.7%，且不含碘，能用于对碘过敏的患者。总体而言，比肾图优越。

此外，肾显影也可大略了解肾功能减退情况，也可显示肾内占位病变。

5. 血管紧张素阻滞剂和转化酶抑制剂试验

（1）肌丙素试验（saralasin test）：肌丙素的化学结构与血管紧张素Ⅱ相似，均为 8 肽。所不同的是，后者 1 位上天冬氨酸及 8 位上苯丙氨酸分别被肌氨酸（sarcosine）及丙氨酸（alanine）取代，而衍生为肌丙素，能与血管紧张素Ⅱ争夺受体而阻滞其作用，使血压下降。若先查血浆肾素活性（PRA）再注射肌丙素，可发现 PRA 明显增高。经适当准备后，静脉注射肌丙素 10mg，阳性指标为：① 10min 内血压下降 4.0/2.67kPa（30/20mmHg）；②舒张压降低大于或等于 9.3%；③ PRA ≥ 14μg/（L·h）；④ PRA 反应值 / 对照值 ≥ 2.2。阳性反应表示为高肾素性高血压，90% ~ 95% 肾血管性高血压显示阳性反应，手术效果良好。唯少数高肾素性原发性高血压也可

显示上述的阳性指标，由此而产生的假阳性率达 10%，应注意鉴别。

注：PRA 测定用间接法。肾素作用于肾素底物生成血管紧张素Ⅰ，故测定后者水平，即可代表肾素活性，单位为（血管紧张素Ⅰ，AⅠ）μg/（L·h）。

（2）卡托普利试验（captopril test）：转化酶抑制剂以往多采用 SQ20881（teprotide）做试验。近年有被另一个转化酶抑制剂卡托普利取代的趋势。因后者作用较强，又可口服。

1986 年，本试验先由 Muller 详细介绍，后又由 Frederickson 于 1990 年经过改良。其在 100 例高血压患者中，用改良法查出 29 例肾血管性高血压。试验方法简易：测基础血压后，采血测定基础 PRA，再口服卡托普利 50mg，1 小时后复查血压和 PRA。前后对比，得出试验结果。阳性指标：①服药后 PRA ≥ AⅠ 5.7μg/（L·h）。敏感度 100%，特异度 80%。② PRA 绝对增值 ≥ AⅠ 4.7μg/（L·h）。敏感度 90%，特异度 87%。③如基础 PRA ＜ AⅠ 1.4μg/（L·h），其相对增值为 150% ~ 400%。敏感度 69%，特异度 86%。

该 100 例高血压患者中，平均血压肾血管性为（15.2±0.40）kPa［（114±3）mmHg］，降值为（2.80±0.40）kPa［（21±3）mmHg］；非肾血管性为（15.6±0.40）kPa［（117±3）mmHg］，降值为（1.60±0.27）kPa［（12±2）mmHg］，$P ＜ 0.05$。

6. PRA

测定周围静脉及肾静脉中 PRA，不但有助于诊断的确立，也是决定手术适应证和预测疗效的依据。尤其是双侧肾静脉 PRA 的对比，意义更为重要。其法是经皮穿刺两侧股静脉，将导管插入两侧肾静脉，分别取血标本送 PRA 测定。

原发性高血压患者两侧肾静脉 PRA 比值相等或小于 1.4。如大于 1.5 ~ 2.0，则有诊断意义。对侧肾静脉与周围血 PRA 比值低于 1.3，说明对侧肾素分泌受抑制，也属阳性指标。

周围血 PRA 高而两侧肾静脉 PRA 比值大于 2.0 者，手术有效率达 93%；周围血 PRA 正常或两侧肾静脉血比值低于 2.0 者，手术后 50% 的患者血压降低。如为双侧肾动脉狭窄，PRA 测定结果的评估将发生困难。应结合其他检查综合考虑。

7. CTA 及 MRA

CTA 是在螺旋 CT（SCT）基础上发展起来的血管造影技术。需用碘造影剂。

可获得数字化的立体影像，了解肾动脉与腹主动脉的解剖学关系、肾周有无占位性病变和副肾动脉，同时可以明确股动脉是否可以作为介入治疗的穿刺入路。

MRA 可不用造影剂，但为提高影像质量，目前推荐用钆作为对比，称为对比增强 MRA（CEMRA）。与一般的动脉造影相比，诊断肾动脉狭窄的敏感度达 90% ～ 100%，特异度达76% ～ 94%。

CTA 与 MRA 皆为无创性检查，后者且无放射性损伤。由于仪器型号和技术处理不断更新，其影像质量已接近 DSA，也可作为一线筛选检查。

8. 腹主动脉 - 肾动脉造影 肾动脉造影是肾动脉狭窄最重要的诊断方法，目前仍是肾动脉狭窄诊断的金标准，可显示肾动脉有无狭窄，狭窄的部位、范围、程度，病变侧别、单侧或双侧、远端分支及侧支循环情况。也可了解腹主动脉有无病变（与重建手术有关）。目前实施的方法均为经皮股动脉穿刺插管，然后做腹主动脉及选择性肾动脉造影。近 20 年来兴起的数字减影血管造影已被广泛采用，其优点是消除了与血管图像无关的其他影像，使血管图像更为清晰；所需造影剂用量较少。

无论是传统血管造影或 DSA，皆有一个明显的缺点，即碘造影剂对肾脏的损害，尤其对于肾功能已经受损害的缺血性肾病，检查时反复碘造影剂的应用，其危害相当明显。Spinosa 及 Sam 等新近用钆或二氧化碳代替碘造影剂用于肾功能不良的患者，取得临床应用的成功。

四、治　疗

对肾动脉狭窄的治疗，应追求两个目标：①控制长期高血压对靶器官（心、肺、脑、眼、肾、冠状动脉及周围动脉）的损害；②维持和改善肾功能。由于新药的不断涌现，目前用内科药物治疗，已可使大多数患者的血压降低到满意的水平，消除高血压对靶器官的损害；但肾动脉狭窄和肾缺血依旧，且血压下降后，患肾血灌注不足进一步加重，加以药物本身对肾组织的不良影响，导致肾功能严重受损。

Case 及 Hollenberg 报道用转化酶抑制剂卡托普利治疗肾血管性高血压，90% 以上的患者血压控制良好，但有 13% 的患者因不良反应而停止用药。Dean 研究肾血管性高血压内科治疗期间肾解剖和肾功能的变化指出，虽然血压控制理想，但41% 的患者有明显的肾实质丢失或肾功能减退。Rimmer 报道，用血管造影随访内科治疗的患者，发现 49% 的患者肾动脉狭窄加重，14% 的患者变为完全性闭塞。

Hunt 等早于 1973 年比较药物和手术治疗结果所提供的统计资料，至今仍反复被学者所引用。Hunt 等手术治疗 100 例，药物治疗 114 例均为病情相同的肾血管性高血压患者。随访 7 ～ 14 年，生存率手术组为 84%，药物组为 66%；手术组生存患者中，93% 治愈或明显改善，药物组生存患者中，21% 因疗效不佳而中转手术。从生存率比较中可以看出，药物组死亡率两倍于手术组，统计学上有显著性差异（$P < 0.01$）。

以上资料提示，取得较高的长期生存率要兼顾降压和护肾，对于肾血管性高血压，应以手术治疗为主，药物治疗为辅；近年兴起的经皮腔内血管成形术，又提供了第 3 个治疗选择。而且内科治疗的地位又被提高到空前未有的高度。分述如下。

（一）内科治疗

目前认为，内科药物治疗是肾血管性高血压治疗的基石，因为多数肾动脉患者狭窄程度并非十分严重，这些患者如对其施行血管重建加药物治疗，其疗效并不优于单纯药物治疗；何况血管重建是有创性，有操作本身带来的并发症。

Tillman 等认为"肾动脉疾病的处理应该趋于保守，只有内科治疗失败的严重患者才会考虑血管重建"。

2011 年，弗吉尼亚医学院 Shetty 等将 1030例患者分为肾动脉腔内重建组及单纯药物治疗组，并进行比较，结果显示，两组收缩压、舒张压及血清肌酐水平的变化差异无统计学意义（$P > 0.05$）。

2012 年，意大利学者 Rossi 等比较了内科疗法与肾动脉腔内重建。所选病例为肾动脉狭窄＞70% 或＜ 70%，但有狭窄后扩张者。观察了血压及肾小球滤过率变化。结论为"腔内血管重建是否优于内科疗法并不明确"。

2012年，费城杰斐逊大学医院 Foy 等认为肾动脉狭窄常为偶然的发现，并无临床症状；如有症状，药物治疗可期明显的改善。虽然有大量报道坚持只有肾动脉血管重建才能扭转重危病例病情的观点，但通过随机控制的试验并不能重现这样的效果。因此药物以外的干预目前是有争议的，是处于两难的困境的。

2012年，密苏里大学医院 Verram 等表明肾脏持续低灌注导致肾内小血管病变并最终引起肾间质纤维化，说明为何血管重建疗效不确定，而加强内科处理是阻止病情进展的关键。

由于现有的证据尚不足以证实腔内治疗和药物治疗肾动脉狭窄的优劣性，临床研究也没有达成共识，即使是指南之间也有出入，如美国心脏病学会推荐腔内治疗用于表现有反复发作的肺水肿肾动脉狭窄患者，而欧洲心脏病学会推荐腔内治疗用于肾动脉狭窄 > 60% 且有症状的患者。

内科治疗方法如下所述。

1. 控制高血压 肾血管性高血压的基本病理生理是肾素-血管紧张素-醛固酮系统显著激活，因此首选血管紧张素转化酶抑制剂（ACEI）或血管紧张素受体拮抗剂（ARB）。ARB 在降压、预防心血管事件中的作用与 ACEI 等效，但略胜于 ACEI，因其耐受性较好，较少发生高钾血症、血管性水肿及干咳。

对于双侧肾动脉狭窄或孤立肾动脉狭窄的患者，应用 ACEI 或 ARB 后发生急性肾衰竭的风险很大，应该谨慎使用，尤其是 ACEI 类，扩张出球小动脉导致肾脏灌注不足引起急性肾衰竭风险更大，但多数患者停药后肾功能能够逆转。

降压治疗多采用两种或两种以上的药物。以钙通道阻滞药及 β 受体阻滞药为主。利尿剂应用也非常重要；袢利尿剂和噻嗪类利尿剂对双侧肾动脉狭窄患者尤为有效，因这类患者体内醛固酮过量导致液体潴留。

2. 降血脂 他汀类药物可抑制胆固醇的吸收，从而降低血脂。此类药物甚至可逆转动脉硬化的进程。在降低冠状动脉、颈动脉和下肢动脉疾病风险方面效果也明确。同时有研究发现，肾动脉狭窄腔内术后使用他汀类降脂药物可以降低支架再狭窄概率。

3. 控制血糖 对糖尿病合并肾动脉狭窄患者尤为重要。

4. 保持健康的生活方式 如戒烟、合理饮食及控制体重等。

5. 应用抗血小板药 长期服用阿司匹林；对该药不适应者改用氯吡格雷；对该两药均不适应者可服用华法林，维持国际标准化比值（International Normalized Ratio，INR）在 2 至 3。

上述内科治疗在最近数年以来尤其得到广泛而充分的重视；但手术治疗及较晚涌现的微创腔内治疗，当然也有其独特的地位而不可忽略。

（二）手术治疗

开放手术治疗因创伤大、术后并发症多、死亡率较高，因此在多数病例的治疗选择中，手术治疗逐渐让位于腔内治疗。但手术治疗较腔内治疗的疗效持久，再狭窄率低。对于肾功能的维持与改善也因无造影剂肾毒性及胆固醇栓塞而优于腔内治疗。手术治疗还适用于动脉粥样硬化性肾动脉狭窄 > 90% 或完全阻塞、急性肾动脉阻塞、肾功能急速恶化完全依赖透析、肾动脉狭窄合并严重主动脉病变如腹主动脉瘤等；手术治疗也适用于不适用于腔内治疗和腔内治疗失败的病例。

1. 手术前准备 手术前逐渐减少降压药的用量至最低水平，使术中的血压较易控制。如不能停药，可选用 α- 甲基多巴或普萘洛尔，不致影响术中的血压控制。舒张压若高于 120mmHg，手术宜延期进行。对于困难病例，可将患者送 ICU 病房，静脉滴注硝普钠，使过高的血压下降，24 小时后进行手术。

2. 切口与显露 自剑突至耻骨联合的中线切口最常用。

（1）左肾动脉显露：沿腹主动脉纵行切开后腹膜。游离肠系膜下静脉推向左侧及十二指肠推向右侧。肠系膜下静脉如有碍显露，可以切断。分离左肾静脉，其上缘的肾上腺静脉及下缘的生殖腺静脉需结扎切断，使其游离并可向上牵引达 6 ～ 7cm，以便显露位于其后上方的肾动脉（图 23-1）。偶尔将游离后的左肾静脉向下牵引，显露更佳。有时另有一支较大的静脉由左肾静脉后方发出，斜向下内连接下腔静脉，也需结扎切断，才能充分游离左肾静脉。Dean 称其为一支常见的"下行腰静脉"；Cooley 称其为"左肾腰静脉"，发现率为 95%；笔者在做脾肾静脉分流术时，偶尔也可碰到这条静脉，但其发现率国内无统计资料。

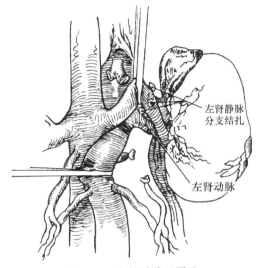

图 23-1　左肾动脉显露法

（2）右肾动脉显露：右肾动脉相当一部分行经下腔静脉的后方，显露不如左侧者便捷。

1）右肾动脉近段显露：也需先游离左肾静脉，用牵引带向上提拉，可能要结扎切断 2 或 3 条腰静脉。将下腔静脉向右侧迁移，显露右肾动脉近侧（图 23-2）。

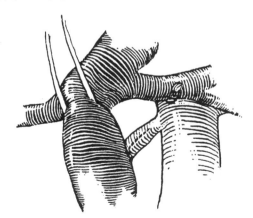

图 23-2　右肾动脉近侧段显露法

2）右肾动脉中、远段显露：先游离左肾静脉，向上牵引。游离下腔静脉向左侧牵引。在下腔静脉后面分离右肾动脉的中段和远段。

也有学者采用另一方法显露右肾动脉的中、远段。切开十二指肠降段及右结肠外侧的后腹膜，

将两者向内侧游离和推移。分离右肾静脉向上牵引，显露右肾动脉（图 23-3）。

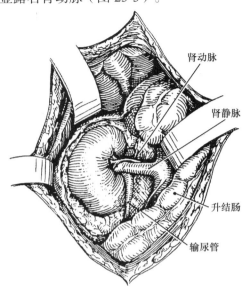

图 23-3　另一种显露右肾动脉的方法

另有较少用的一种脐上横切口，中间稍向上弯曲使略呈弧形，切断两侧腹直肌。Staney 推荐此切口，认为血管器械在与身体垂直方向使用时，较为方便。

两侧膈肌脚行经两侧肾动脉后方止于脊柱，在显露过程中，有时需将其部分切断，以便可在肠系膜上动脉的近侧控制主动脉。如主动脉控制紧贴肾动脉近侧，可妨碍其开口部的重建操作。

3. 手术方法　肾血管性高血压的手术方法有肾血管重建术、体外重建术及肾切除术三类。

除肾切除术外，其余重建性手术在手术开始后动脉钳夹控制前，均需静脉滴注甘露醇 12.5g，静脉注射肝素 1mg/kg。少数情况下，术毕需静脉滴注鱼精蛋白 1.5mg/kg，以抵消肝素的作用。

（1）血管重建术

1）动脉内膜切除术：适用于动脉硬化性肾动脉开口部附近的狭窄，不适用于纤维肌性结构不良的病变。部分阻断主动脉后，纵行切开肾动脉开口部，直达主动脉，分离并切除增厚的带有斑块的内膜（图 23-4）。如为双侧病变，可横行切开主动脉，向两侧延伸至超越狭窄部，在直视下行内膜切除（图 23-5）；此时，近侧主动脉控制钳应置于肠系膜上动脉平面以上，才能使两侧肾动脉开口有充分的显露。动脉切开处单纯缝合或加用补片缝合。

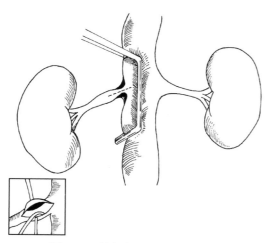

图 23-4　单侧肾动脉内膜剥脱术

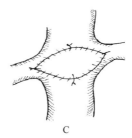

图 23-5　双侧肾动脉内膜剥脱术

动脉内膜切除术是早年用来治疗肾血管性高血压常用的手术，疗效略逊于主 - 肾动脉旁路术，失败率为 25%，近年来渐被旁路移植所替代，但其操作较简单，不需移植物，目前仍可用于适当的病例。

2）主 - 肾动脉旁路术：也适用于肾动脉近侧狭窄的患者，是目前治疗肾血管性高血压最常用的手术。移植物首选大隐静脉，如其口径太小，可用髂内动脉或人造血管。先将移植物与肾动脉做端侧吻合，也可将两者做端端吻合，效果更好，然后行移植物与腹主动脉端侧吻合。移植物不可过长而扭曲，也不可过短而张力过大（图 23-6）。对双侧病变，可用两支移植血管做两侧旁路术（图 23-7），也可用一支"Y"形人造血管，将两个分支分别与左、右肾动脉吻合，而将其主干与腹主动脉吻合（图 23-8）。

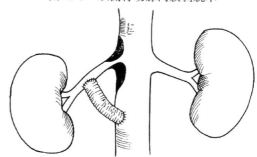

图 23-6　单侧主 - 肾动脉旁路术

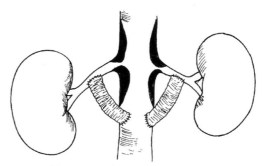

图 23-7　双侧主 - 肾动脉旁路术

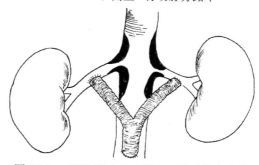

图 23-8　"Y"形人造血管主 - 肾动脉旁路术

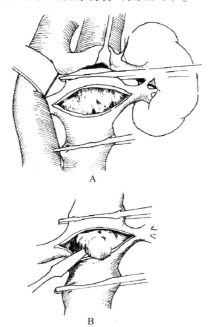

手术后通畅率与所用移植物种类有关。研究显示，髂内动脉作移植物者手术后通畅率为 98%，大隐静脉作移植物者手术后通畅率为 87%～91%，人造血管作移植物者手术后通畅率为 71%～76%。髂内动脉移植虽然手术后通畅率最高，但使用时有以下限制：①常伴有与肾动脉相同的病变，如动脉硬化或纤维肌性结构不良，而不能取用；②用于右侧旁路时，其长度可能不够。大隐静脉移植后，常出现均匀的扩张，个别病例甚至出现动脉瘤样扩张，

大隐静脉如太细，直径小于4mm，也不可取用。因此，人造血管长期通畅率虽然较低，目前仍被广泛采用，其最适品种，公认为聚四氟乙烯（PTFE）人造血管。

3）人造主动脉-肾动脉旁路术：肾动脉狭窄常伴有腹主动脉瘤。此时，可先切除动脉瘤，用人造血管替代主动脉重建，然后切断肾动脉，将其再植于人造主动脉上，如长度不足，加用移植物间置（图23-9）。

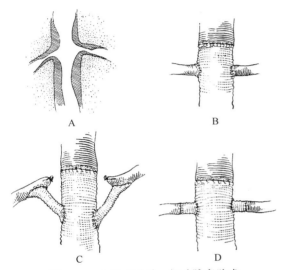

图 23-9　人造主动脉-肾动脉旁路术

A. 主动脉闭塞性病变；B. 用人造血管做主动脉移植，将肾动脉再植于人造主动脉上；C. 肾动脉与人造主动脉之间用人造血管做侧-侧吻合；
D. 肾动脉与人造主动脉之间用人造血管做端-端吻合

4）肾动脉狭窄段切除术：如狭窄段小于2cm，将其切除后做适当游离，有可能做端端吻合；如病变靠近肾动脉开口处，可将肾动脉断端直接与腹主动脉做端侧吻合（图23-10）；超过2cm的狭窄段切除后，需用移植物间置移植（图23-11）。

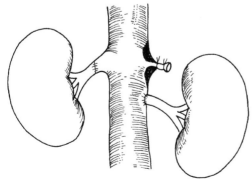

图 23-10　肾动脉狭窄段切除术

5）脾-肾动脉吻合术：适合于左侧肾动脉狭窄而腹主动脉也有病变，不适合做主-肾动脉旁路术者。游离脾动脉至其根部，结扎切断其所有通往胰腺的分支。在其远端切断后，拉下与左肾动脉做端侧或端端吻合（图23-12）。脾脏通常不需切除，因有胃短血管的供应。该术式由Hurwitt等于1956年介绍，此后响应者寥寥。至1979年，Brewster等报道手术病例并推荐此手术，强调凡左侧肾动脉病变者，多数患者应首选脾-肾动脉吻合术。Snell于1992年声称同意该观点。

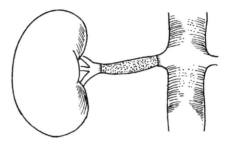

图 23-11　用移植物做间置移植

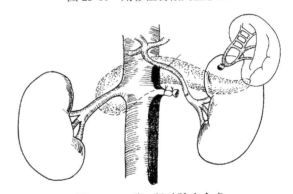

图 23-12　脾-肾动脉吻合术

6）肝-肾动脉旁路术：与脾-肾动脉吻合术适应证相同，即适用于右肾动脉狭窄又伴有腹主动脉病变，患者一般状况差，不耐腹主动脉置换者。用一段大隐静脉，上方与肝总动脉或胃十二指肠动脉端侧吻合，下方与右肾动脉端端吻合。

本术式由Libertino等于1976年报道，后来又有肝-肾动脉直接吻合及肝-左肾动脉旁路术的报道。后者为1例63岁女性患者，腹主动脉有严重病变，右肾动脉完全闭锁，而左肾动脉开口部狭窄。脾动脉已钙化而不适用。取一段大隐静脉在胰腺后间置移植于肝总动脉和左肾动脉之间。术后血压下降，肌酐由术前340μmol/L降至术后170μmol/L。

7）髂-肾动脉旁路术：适用于肝、脾动脉因故均不能应用，腹主动脉有广泛病变，患者又不能耐受包括腹主动脉重建在内的大手术。取大隐静脉或人造血管与髂总动脉做端侧吻合，另一端与肾动脉做端端吻合。

（2）体外重建术：肾动脉分支病变无法在原位进行切除、重建等操作。为了消除高血压对全身的损害，以往对这些患者的唯一处理方法是做肾切除。近年肾移植及显微外科取得进展，因而开展了体外重建术，减少了肾切除的例数。

体外重建术的适应证主要是肾动脉分支病变导致高血压，包括分支的狭窄、栓塞、动脉瘤、动静脉瘘等；靠近分支的肾动脉远端的病变，有时也难以在原位处理，可进行体外重建。

切口最常用者为腹壁中线切口，其优点是可同时处理腹主动脉病变及进行髂窝肾移植。此外，也可做腰部长切口。游离肾脏，切断肾血管；输尿管如不影响肾外置可以不切断，否则必须切断。将肾脏外置于腹壁上冷却液内，用冷却的肾保存液进行肾动脉灌洗，至肾表面呈苍白，肾静脉流出液澄清为止。同时在显微镜下进行病变的切除和修复。最后，将肾脏还纳于原位再植：肾动脉及肾静脉分别与腹主动脉及下腔静脉做端侧吻合；输尿管如已切断，做相应的修复。否则也可按照传统的方法，将肾脏自体移植于盆腔内，肾血管与髂血管做吻合。

（3）肾切除术：是手术治疗肾性高血压最早采用的方法。其适应证：①患肾萎缩，长径小于7cm；②肾动脉病变广泛而复杂，无法行血管重建；③肾血管重建或肾部分切除术失败；④患者情况差，不能耐受较大的手术。以上诸项，皆有一个共同的前提，即对侧肾功能良好。部分肾切除术适用于局限性肾梗死，不能矫正的肾动脉分支病变及肾内动脉瘤等。

手术治疗的结果：国外肾血管性高血压两大病因中，经手术治疗后，属于纤维肌性结构不良者，其疗效优于动脉硬化者（表23-1、表23-2）。

表23-1 纤维肌性结构不良者手术疗效

报道者	病例数（n）	治愈（%）	改善（%）	失败（%）	死亡（%）
Foster et al	179	64	11	25	3
Stanley et al	159	63	33	4	0
Lankford et al	25	56	40	0	4
Bardram et al	17	65	17.5	17.5	0

表23-2 动脉硬化者手术疗效

报道者	病例数（n）	治愈（%）	改善（%）	失败（%）	死亡（%）
Foster et al	300	41	15	32	12
Dean et al	78	36	50	14	1
Stanley et al	105	28	52	18	3
Lankford et al	52	29	58	8	6
Novick et al	100	40	51	9	2

国内熊汝成报道肾血管性高血压经手术随访81例，大半的病因为大动脉炎，与西方国家所见者不同，其中治愈率40%，改善率23%，失败率7%，复发率16%，死亡率14%。

1994年Cambria等总结285例动脉硬化性肾动脉狭窄的手术治疗，着重比较了主-肾动脉旁路术与超解剖旁路术的随访结果。其中主-肾动脉旁路术占54%，超解剖旁路术占37%（肝-肾动脉旁路术占19%，脾-肾动脉旁路术占16%，髂-肾动脉旁路术占2%），另有内膜切除或加用补片重建占9%。中位随访时间9.4年。发现主-肾动脉与超解剖旁路术的通畅率、并发症及死亡率几乎类同。因而主张在有腹主动脉病变不适于做主-肾动脉旁路术时，应选用超解剖旁路术而不做腹主动脉移植重建及移植物-肾动脉旁路术，后者的并发症和死亡率远高于前者。

该报道特别指出，在内膜切除或加用补片重建的28例中，通畅率最高，而并发症和死亡率最低，呼吁较为古旧的内膜切除术应该获得新生。笔者也颇有同感，推荐凡双侧肾动脉开口部狭窄的病例，优先考虑采用本术式，使操作过程显著简化（如前述，只需在腹主动脉前壁做一横切口即可），也必然带来较低的并发症和死亡率。

（三）经皮腔内血管成形术及血管内支架术

1974年，Gruntzig率先研制出球囊扩张导管。经皮穿刺，用Seldinger技术，将球囊导管插送至血管狭窄部位，用压力泵或注射器装入稀释的造影剂来充盈球囊，使狭窄部位得以扩张，称为经皮腔内血管成形术（percutaneous transluminal angioplasty，PTA）。并将PTA技术于1978年首次应用于肾动脉狭窄（图23-13）。

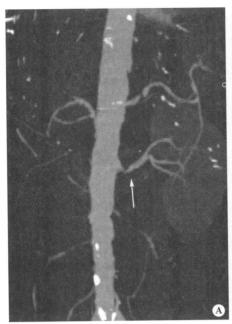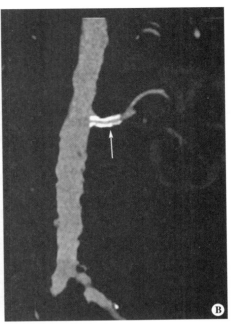

图 23-13　肾动脉狭窄支架成形术治疗术后

A. 73 岁男性，右侧肾癌肾切除术后，左肾动脉严重狭窄；B. 支架成形术后 6 个月随访，支架通畅

由于被扩张的动脉有回缩的倾向，而发生再狭窄，于是出现血管内支架术（endovascular stenting，ES）的研究，希望支架能撑住成形后的血管，减少再狭窄的发生。自 Dottee 等 1969 年报道 ES 实验研究后，相继有各种类型的支架问世，1989 年文献首次报道球扩支架治疗肾动脉狭窄，并于 1991 年开始有文献报道短期 PTA 和支架成形术治疗肾动脉狭窄的效果。

PTA 或 ES 均属于血管腔内治疗（endovascular therapy）的一种。

与传统的手术治疗相比，血管腔内治疗具有微创优点，已在相当程度上取代了手术治疗。

1. 血管腔内治疗适应证　肾动脉狭窄 > 70%，并且具有至少下列一项症状。

（1）高血压

1）急进性高血压（accelerated hypertension）：即原高血压控制稳定而骤然加剧。

2）顽固性高血压（refractory hypertension）：应用 3 种以上降压药，包括利尿剂应用仍不能控制的高血压。

3）恶性高血压（malignant hypertension）：出现靶器官损害，如左心室肥大、充血性心力衰竭、高血压脑病、视网膜病变及短期内出现患侧肾萎缩等。

4）不耐受降压药治疗。

（2）肾功能减退：肾功能急速恶化，特别在 ACEI 或 ARB 应用期间。

（3）心紊乱综合征（cardiac disturbance syndrome）：出现与左心室功能不相匹配的突发性肺水肿（flash pulmonary edema）或不稳定型心绞痛。

（4）纤维肌性结构不良（FMD）：单纯球囊扩张对其治愈率可达 83% ～ 100%。术后不需药物治疗，血压可恢复正常。植入支架并无添加获益；少数情形如伴有肾动脉夹层时才加用支架。

2. 术前准备　一般建议术前 72 小时停用华法林，桥接低分子量肝素，术前 1 周行抗血小板治疗，氯吡格雷 75mg 或阿司匹林 100mg 口服，严重肾功能不全者，如肾小球滤过率 60ml/min，术前碳酸氢钠或生理盐水予以水化，维持小便 75ml/h 以上，并停用二甲双胍、ACEI/ARB 降压药、氨基糖苷类等对肾功能有影响的药物，直至术后 1 周，其他常规降压药继续使用。

3. 操作方法　用 Seldinger 法穿刺股动脉。由于导管倾向于沿对侧主动脉壁行走，应选择待处理肾动脉对侧股动脉为入路。若有髂动脉闭塞或经股动脉插管失败时，可选择肱动脉或腋动脉为入路，但此二动脉可能受到鞘管直径的限制，穿刺肱动脉可能损伤正中神经，穿刺腋动脉可能损伤臂神经丛。神经损伤的症状多为一过性，永久性者少见。选择肱动脉入路，以左侧为宜，路径短而顺；如穿刺右侧肱动脉需行经无名动脉，此时若有斑块脱落，可形成栓子顺血流方向进入右颈总动脉造成脑梗死。腋动脉入路的缺点是腋窝组织疏松，血管穿刺后不易压迫，常有血肿形成；血肿对臂神经丛产生炎性刺激，导致神经失用。故腋动脉入路已很少用。目前国内偶有几家选择腋动脉入路的报道。

逆行穿刺股动脉后，插入 5F 鞘管。从鞘管注入肝素 3000 ～ 5000U（或 80U/kg）抗凝。经鞘管送入导丝，沿导丝送入猪尾巴导管，将管端定位于第 12 胸椎或第 1 腰椎水平，撤出导丝。以 20ml/s 速度注射造影剂 40ml（严重肾功能不全者可以将造影剂按照 50% 浓度稀释），行腹主 - 肾动脉造影；有时需再行选择性肾动脉造影。在显像检查时仔细阅读肾动脉狭窄部位、狭窄段直径、长度，估算肾动脉正常直径，以便选择适宜直径的球囊导管。选择带弯头导管，如 Cobra 导管，在导丝引导下置管至肾动脉处腹主动脉，调整导管弯头方向至肾动脉开口，送入直径为 0.018in 或 0.014in 导丝通过狭窄病变至肾动脉分支，跟进导管并造影确认真腔，此时建议交换 0.035in 导丝并在导丝引导下进 6F 肾动脉鞘至肾动脉开口，由于肾动脉较短，可操控空间有限，跟进肾动脉鞘可以有效降低在后续球囊扩张和支架植入交换输送杆时导丝脱出肾动脉的概率，也可以在球囊和支架输送杆送至肾动脉时经鞘造影了解病变确切的位置。沿导丝送入球囊导管，准确置放于狭窄部。压力泵将稀释的造影剂缓慢充盈球囊至 8 ～ 10 大气压扩张病变段肾动脉，肾动脉狭窄单纯球囊扩张术后 3 个月再狭窄率 50% 以上，一般都需要支架植入，因此无须延长球囊扩张时间。同时，目前肾动脉支架以球扩支架为主，因此预扩张球囊直径建议选择 2.5 ～ 3.0mm，能够使支架输送杆通过即可。若无支架植入计划，则选择直径与靶血管直径相匹配的球囊扩张。

所用球扩支架的直径应大于 10% 正常肾动脉直径；自膨支架大于 10% ～ 30% 正常肾动脉直径。

若为肾动脉开口病变，应将支架近端 1 ～ 2mm 放置于腹主动脉内。伸出于腹主动脉内支架也不宜过长，否则易生血栓及受血流冲击而发生溶血，

并且，若支架发生再狭窄，二次干预时若支架伸入腹主动脉过多可能导致导丝难以进入支架腔内。

术后口服氯吡格雷 75mg/d 最少 4 周，并终身服用阿司匹林 100mg/d，此外他汀类药物也应长期服用。术后采用多普勒彩超随访肾动脉支架通畅情况，随访时间包括术后 1 个月、2 年内每 6 个月，以后每年 1 次，若舒张末期血流峰值＞ 180cm/s 时提示有支架内再狭窄。

4. 术后并发症　肾动脉狭窄腔内治疗并发症发生率约 5%，有多达 10% ～ 20% 的报道；严重并发症发生率＜ 3%。有死亡病例报道，死亡率约 1%。

（1）穿刺部位并发症：穿刺部位血肿及假性动脉瘤等。小血肿可局部加压包扎，如血肿迅速增大，应进行血肿清除及股动脉破口修补。目前腔内覆膜支架隔绝假性动脉瘤成了主要措施。

（2）肾动脉并发症：肾动脉穿孔或破裂，引起大出血，通常是导丝穿出肾动脉分支或球囊扩张所致，术后注意观察患者生命体征并复查血常规，若有肾动脉穿孔或破裂出血者及时采用覆膜支架予以隔绝或弹簧圈栓塞；肾动脉痉挛导致血栓形成甚至急性闭塞，需要采用溶栓、吸栓等措施及时开通肾动脉；肾动脉夹层，需要额外支架予以隔绝；急性肾衰竭，严重者需要透析。

选择适当口径的球囊导管可预防肾动脉破裂；腹膜后或肾周血肿可做 CT 确诊；如出现血流动力学不稳定而又无出血证据，应考虑心肌梗死、心力衰竭、造影剂迟发性过敏反应等。

为预防肾动脉痉挛，可在肾动脉扩张前或植入支架前经导管注入妥拉苏林 25mg 或硝酸甘油 200μg 或盐酸维拉帕米（异搏定）10mg。

肾动脉夹层多为 PTA 的并发症，加做 ES 便可解除夹层。

肾动脉血栓形成有溶栓或吸栓治疗成功的报道。

（3）其他并发症：如穿刺的股动脉血栓形成或栓塞。可做溶栓治疗；症状重者应急诊手术取栓。

5. 单纯球囊扩张与腔内支架的选择　单纯球囊扩张适用于纤维肌性结构不良已于前述。对于动脉硬化性肾动脉狭窄，如狭窄在非开口段单纯球囊扩张疗效尚可，而对于开口段狭窄（占 80%），血管弹性回缩力较大，再狭窄发生率较高，必须选用腔内支架，已达共识。

Van 等 1999 年比较单纯球囊扩张和腔内支架

治疗效果，结果显示，技术成功率分别为 57% 和 88%，再狭窄发生率分别为 48% 和 14%。Leetouwer 等 2000 年比较了 1322 例肾动脉狭窄单纯球囊扩张和腔内支架治疗，结果显示技术成功率分别为 77% 和 98%，再狭窄发生率分别为 26% 和 17%。

6. 腔内支架术中预扩张的选用　目前应用的支架有自膨支架与球囊扩张支架两种，其余尚有多型支架，均较少用。

自膨支架的疗效取决于自膨力与动脉收缩力相较量的结果，带有不确定性，其优点是顺应性较佳。而球扩支架的径向支撑力更大，且释放相对准确，目前临床上最为常用。

国内文献多数行 ES 者均做预扩张（predilatation，PD）；但最新趋势主张仅行 ES 而不做 PD。PD 可使硬化斑块的碎屑脱落形成栓子，同时患者感腰腹疼痛不适。如支架植入后造影见残余"掐腰"，则可用球囊扩张，解除狭窄。对于肾动脉重度狭窄者，一般建议先选择小球囊 PD，只要支架输送杆能够通过狭窄段即可。

郭连瑞、汪忠镐等 2010 年报道 69 例动脉粥样硬化性肾动脉狭窄的治疗，凡用自膨支架者，均做 PD，用球扩支架者则径行 ES 而不做 PD；仅在肾动脉狭窄 > 90% 时才考虑做 PD。

7. 关于远端保护装置　肾动脉腔内治疗过程中，难免有斑块碎屑脱落，导致肾内血管栓塞，影响肾功能；因而有远端保护装置的设想和实施。该装置有球囊和滤网两种类型。若使用阻断球囊，将其置于肾动脉远端，造影证实肾动脉完全阻断；然后行 PTA 或 ES；再抽吸病变远端含有碎屑的血液，用肝素盐水反复冲洗抽吸。滤网在释放状态时不阻断血流，多孔膜可捕捉栓子。PTA 或 ES 后将滤网缩回非释放状态，包裹所有捕捉到的栓子。目前产品的网孔 ≥ 100μm，不能捕捉微小的碎屑，因此主张首选球囊保护装置。但 Michel 等使用新产品，商品名 Fiber Net，滤网的孔眼较小，可阻挡 40μm 的微粒而不影响血流。12 例肾动脉平均狭窄 79%，阻挡微粒平均表面积达 106mm^2。随访 6 个月，肾功能无降低。

Henry 等对 56 例患者的研究中，8 例为双侧病变，远端保护装置用球囊型者 38 例次，用滤网型者 26 例次。结果显示，每次阻挡微粒数目为（98.1±60.0）个（幅度 13 ~ 208 个），微粒直径（201.0±76.0）μm（幅度 38 ~ 6206μm）。随访（22.6±17.6）个月（幅度 1 ~ 47 个月）。结果显示，血压有所下降，无 1 例患者肾功能减退。8 例原有肾功能不全者，术后肾功能改善。

Halden 等用远端保护滤网于 37 例患者 46 处肾动脉病变，行 ES。65% 的患者在滤网中发现有胆固醇及血栓微粒。平均随访 12.5 个月。14 例患者肾功能明显改善，而对照组 20 例 ES 未用远端保护装置，无 1 例患者肾功能改善。

Edwards 等用远端保护装置于 32 例患者行 PTA 和 ES。17 例患者肾功能改善，无 1 例患者肾功能恶化。

Cardaioli 等研究中，23 例患者使用远端保护装置行 ES，术后 96% 的患者肾功能稳定或改善，35% 的患者滤网中有肉眼可见的脱落栓子。

Mayo 医学中心 Khosla 等报道了 18 例患者做 ES，使用远端保护装置。术后 12 个月测试肾小球滤过估算值（eGFR），结果明显高于未用远端保护装置的对照组（$P < 0.01$）。

远端保护装置在临床上应用时也存在诸多限制。它增加局部动脉痉挛和血栓形成的概率，并有损伤远端肾动脉的风险，尤其在较早出现肾动脉分支时更容易发生。放置该装置如靠近肾动脉开口，则影响支架释放；如放置过于远端，则不能保护所有分支。

目前还没有前瞻性研究证实远端保护装置对患者有益。美国 FDA 至今未批准该装置用于肾动脉病变的治疗。

8. 支架植入后再狭窄　ES 后支架植入后再狭窄（in-stent restenosis，ISR）发生率因各学者随访时间长短不同而不同，发生率为 5% ~ 66%。

Stone 等发表大样本观察，参考价值较大。共 948 例患者，1150 支肾动脉做 ES，中位随访时间 35.5 个月（近 3 年），122 支肾动脉（107 例患者）出现 ISR，再狭窄发生率为 10.6%。

该 122 支肾动脉 ISR 处理：27 支肾动脉做 PTA，10 支肾动脉用切割球囊做 PTA，77 支肾动脉再植入支架，8 支肾动脉植入药物洗脱支架。

122 支肾动脉 ISR 中有 25 支肾动脉（23 例患者）需做第 3 次狭窄干预。第 3 次占第 2 次狭窄干预 20%，远高于第 2 次占第 1 次狭窄干预 10.6%（$P=0.003$）。

随访 60 个月（5 年）不需做第 3 次干预者，PTA 患者为 66%，切割球囊患者为 100%，植入支架患者为 80%，植入药物洗脱支架患者为 75%。

ES 后 ISR 与 ES 当时取得肾动脉直径大小有关。Lederman 等研究表明，ES 后腔径＜ 4.5mm 的 ISR 发生率为 36%，而腔径＞ 6.0mm 时，ISR 发生率仅为 6.5%。

支架的类型与 ISR 也有影响。

药物洗脱支架（drug eluting stent，DES）是当前受关注的焦点之一。将带有药物的聚合物包被于金属支架表面，将支架植入血管内病变部位后，药物自聚合物涂层中以洗脱方式有控制地释放至血管壁而发挥生物效应。具体作用为防止血栓形成、抑制免疫反应及阻止内膜增生。美国 FDA 已批准 DES 上市。

DES 种类很多，但目前上市的只有两种：西罗莫司洗脱支架和紫杉醇洗脱支架。

Sapoval 等发表一项多中心报道，共入选 105 例患者，分为西罗莫司洗脱支架组与裸支架组，治疗肾动脉硬化性狭窄。随访 2 年。结果显示，西罗莫司洗脱支架组为 6.7%，裸支架组为 14.3%。虽然西罗莫司洗脱支架组 ISR 发生率较低，但统计学比较差异无统计学意义（$P > 0.05$）。

美国麻省总医院 Kieman 等报道应用西罗莫司洗脱支架治疗肾动脉 ES 后 ISR 16 例患者 22 支肾动脉。随访 21 支肾动脉，中位随访时间 12 个月，结果显示，15 支肾动脉（71.4%）狭窄复发，未能证明西罗莫司洗脱支架对肾动脉 ISR 治疗有效。

紫杉醇洗脱支架用于冠状动脉治疗初见成效，但也有负面的评价。

2008 年美国休斯敦医学中心 Jefferies 等首次将冷冻成形术（cryoplasty）用于临床。一名 76 岁女性患者左肾动脉 ES 后 ISR，支架 100% 闭塞，用 3 种降压药联合治疗，血压仍达 162/93mmHg；血清肌酐由基线 1.0mg/dl 升至 1.8mg/dl。用切割球囊处理，肾动脉开口由完全闭塞好转至 40% 狭窄，再用冷冻成形，肾动脉开口进一步好转至 10% 狭窄。6 个月后复查，血管通畅，血压和肌酐水平正常。

冷冻成形治疗原理是通过冷冻球囊在病变处促使血管平滑肌细胞凋亡，抑制 ISR 的发生；而血管内皮细胞相对耐低温，故能保持血管内壁的完整。

Lekstone 等报道了血管内近距离放射治疗（intravascular gamma-brachytherapy，IVBT）。放射源导入途径有带放射源的支架、带放射源的导管及带放射源的液体充胀球囊等。71 例肾动脉狭窄患者分为两组。Ⅰ组有 33 例做 PTA+IVBT，Ⅱ组有 29 例仅做 PTA；另有 9 例植入支架不列入观察。随访 9 个月，ISR 发生率：Ⅰ组为 16.1%，Ⅱ组为 32.1%，提示 IVBT 疗效较佳。

其他还有学者尝试应用覆膜支架、粥样硬化切除器（atherectomy device）、旋切血管成形术（rotablator rotational angioplasty）、激光成形术（laser angioplasty）、光动力疗法（photodynamic therapy）等来治疗 ISR。

目前临床上治疗 ISR 多采取再次球囊成形或再次植入支架。用切割球囊进行扩张可能效果更好。其余则均在试行阶段，有待实践证明其有效或无效。

9. 关于造影剂的肾毒性　血管腔内治疗无疑是补充开放手术治疗的一大进展，但腔内治疗急需进一步完善。一要解决前述的硬化碎屑脱落造成栓塞损害，另需减轻造影剂肾毒性，保护肾功能，避免造影剂肾病（contrast induced nephropathy，CIN）的发生。

（1）CIN 发生率：在普通人群中，CIN 发生率为 0.6% ～ 6%，但在老年人、血容量不足、脱水、糖尿病、慢性肾病、短期内大剂量或反复使用造影剂者、慢性心功能不全等患者中，可高达 20% 以上。

（2）CIN 诊断标准：Barrett 等（2006 年）制订的 CIN 诊断标准为血管内推注造影剂后 72 小时内血清肌酐水平较基线升高 25% 以上；或绝对值升高 44.2μmol/L（0.5mg/dl）以上。并排除其他可能造成肾功能减退的因素。

发病后多数患者少尿为暂时性，但有少数患者病情不可逆，不能摆脱透析。

（3）CIN 发病机制

1）造影剂可导致持续的血管收缩、红细胞聚集，使肾血流阻力增加，血流量减少，肾小球滤过率下降。

2）造影剂不但能直接产生氧自由基，且能降低超氧化物歧化酶（SOD）和过氧化氢酶的活性，间接升高肾内氧自由基水平。氧自由基具有细胞毒而致肾损伤。

3）造影剂对肾小管有直接损伤作用。

（4）CIN 的预防

1）造影剂的选择：碘造影剂有高渗、等渗和低渗溶液之分，以等渗造影剂肾毒性最低。目前推荐等渗非离子型造影剂为最佳。

2）严格控制造影剂应用剂量：造影剂用量的安全范围为小于 70～140ml。避免 48 小时内大量连续使用造影剂，避免使用肾毒性药物。

郭连瑞、汪忠镐等做肾动脉 ES，造影剂用碘克沙醇，用量仅 20～40ml。随访的 66 例患者，12 个月后肾功能获益率达 86.4%；仅 1 例手术后 3 天出现 CIN，肌酐增加大于 30%。

3）水化：静脉水化（hydration）已为公认的预防 CIN 的常规手段。水化可降低造影剂在血液中的浓度，增加肾血流量，减轻肾血管收缩，减少造影剂在肾内停留时间，减少管型尿形成；并能增加尿量从而减轻肾小管阻塞。最终减少 CIN 的发生率。

水化即静脉输注生理盐水。自术前 12 小时开始静脉输注生理盐水 1.0～1.5ml/（kg·h）持续至术后 24 小时。Merten 等主张以碳酸氢钠溶液代替生理盐水进行水化，效果更好，但未获公认。

4）N- 乙酰半胱氨酸（N-acetylcysteine，NAC）的应用：该品具有引湿性，减轻氧化应激，并能改善肾血流。

具体用法是造影前 24 小时开始口服 N- 乙酰半胱氨酸（N-acetylcysteine，NAC）600mg，2 次/天，至术后 24 小时。

Tepel 等 83 例肾功能不全者，随机分为两组。对照组单做水化，治疗组做相同水化，另在造影前 1 天和当天口服 NAC 600mg，2 次/天。结果显示，CIN 发生率：对照组为 21%，治疗组仅为 2%（P=0.01）。

5）对严重肾功能不全者，用 CO_2 做辅助造影剂，从而减少碘造影剂的用量。

10. 双侧病变的处理 双侧动脉硬化性肾动脉狭窄，先治疗单侧，如效果良好，继续药物治疗；如效果不佳，再治疗对侧。

分期处理双侧病变可减少造影剂对肾脏的损害。

再次强调，对于双侧肾动脉狭窄或孤立肾动脉狭窄，禁用降压药 ACEI 及 ARB，因其在降压的同时，加剧肾灌注不足，带来急性肾衰竭的风险。

11. 疗效评定

（1）技术指标

1）完全成功：无论单、双侧肾动脉，残余狭窄均小于 30%，无与操作有关的严重并发症。

2）部分成功：双侧肾动脉病变，一侧残余狭窄小于 30%，另一侧大于 30%。

3）失败：无论单、双侧肾动脉病变，残余狭窄皆大于 30%；出现严重并发症；导管不能通过狭窄部位。

（2）高血压指标

1）治愈：停用所有降压药，舒张压＜90mmHg。

2）改善：舒张压至少下降 15mmHg，降压药减少或不变。

3）失败：不能达到治愈或改善的要求。

（3）肾功能指标

1）改善：血清肌酐水平较术前至少下降 20%。

2）恶化：血清肌酐水平较术前升高 20%。

（4）再狭窄指标：PTA 或 ES 后发现肾动脉狭窄程度大于 50%，定义为再狭窄。

（5）生存率指标：腔内治疗生存率需大样本较长期随访，才能提供可信的数据，但文献资料稀缺；短时间随访结果，难以为据。例如，Pillay 等报道腔内治疗与药物治疗的两年生存率均为 70%，二者无差异。

12. 腔内治疗的疗效评价 肾动脉狭窄对患者可能带来的不良效应主要包括难以控制的高血压、进行性下降的肾功能及其可能的并发症，如心源性死亡、需要透析的肾衰竭、充血性心力衰竭、心肌梗死、卒中等，因此，目前文献报道的评估肾动脉支架成形术后效果的临床试验均以上述参数为研究终点，进而来比较单纯药物治疗和支架成形术治疗的优劣性。

据文献报道，回顾性研究结论通常是支架成形术效果优于单纯药物治疗，然而大部分前瞻性随机对照研究结果并非如此，结果也不完全一致，主要有以下几个临床试验值得关注。

（1）ASTRAL 试验（angioplasty and stenting for renal artery lesions）：由 Wheatley 等于 2009 年报道。

搜集英国 53 家、澳大利亚 3 家、新西兰 1 家共 57 家医院 806 例患者，随机分为两组，每组 403 例，分别接受 PTA（5%）或 ES（95%）加药物治疗与单纯药物治疗。肾动脉狭窄程度为 59% ～ 70%。平均随访 33.6 个月。结果显示，腔内治疗有操作本身带来的风险，但在血压、肾功能、肾及心血管事件及死亡率方面，二者无显著性差异。

（2）CORAL 试验（cardiovascular outcomes in renal atherosclerotic lesions）：本试验启动于 2005 年，2014 年由 Cooper 发表研究成果，共 947 例患者，肾动脉狭窄程度＞ 60%，且同时合并有慢性肾功能不全 3 期（肾小球滤过率＜ 60ml/min）或需要两种或两种以上的降压药控制的高血压。随机分为支架加药物治疗组 459 例，单纯药物治疗组 472 例。中位随访时间 43 个月。结果显示，在肾功能改变、慢性心力衰竭、心肌梗死、脑卒中、需永久透析及死亡率等方面，两组无显著性差异。虽然支架加药物治疗组人群随访期间收缩压低于单纯药物治疗组，但仅低了 2.3mmHg，实践中并无临床意义。

Bittle 指出，CORAL 试验中虽有狭窄程度低至 60% 者，但在狭窄＞ 80% 的亚组中，也难以期盼支架加药物治疗组较单纯药物治疗组有添加获益。

Larry Husten 对 CORAL 试验发表评论，认为 COARL 试验的结果在美国心脏学会（AHA）上公布并登载于《新英格兰医学期刊》（NEJM）上，数据显示，肾动脉支架无强有说服力的证据。

但是需要强调的是，CORAL 试验中，研究者为了最大化药物治疗的效果，减少由于药物治疗无效或恶化而需要从药物治疗组转换到支架组的概率，严格控制血压至 140/90mmHg（有糖尿病或慢性肾功能不全）或 130/80mmHg（无糖尿病或慢性肾功能不全），降压药物可以使用噻嗪类利尿剂、坎地沙坦和氨氯地平，同时给予抗血小板治疗和他汀类药物降脂治疗。由于药物治疗措施严格且有效，因此放大了药物治疗的效益。当然，也一定程度上证实了药物治疗肾动脉狭窄超过 60%、同时合并慢性肾功能不全 3 期或需要两种或两种以上降压药控制的原发性高血压患者是有效的，且效果不亚于肾动脉支架成形术。也因为此，单纯药物治疗组患者平均使用降压药的数量稍高于支架加药物治疗组。

（3）STAR 试验（stent placement in patients with atherosclerotic renal artery stenosis and impaired renal function：a randomized trial）：是一个前瞻性、多中心随机对照研究，由欧洲 10 家医疗中心参与，主要比较支架成形术和药物治疗肾动脉狭窄的有效性和安全性，纳入标准主要是肾动脉狭窄超过 50%，且有肾功能下降（血肌酐清除率＜ 80ml/min）的患者。支架组和药物治疗组患者数量分别为 64 例和 76 例，以血肌酐清除率为主要研究终点。随访期间，血肌酐清除率下降 20% 的发生率支架组和药物组分别为 16% 和 22%，两组比较差异无统计学意义，但支架组有 2 例发生手术相关性死亡，1 例发生血肿感染死亡，1 例需要透析，而药物组均未见明显并发症。因此，研究结果认为，对于肾动脉狭窄超过 50% 且有肾功能下降的患者，推荐药物治疗。

（4）RADAR 试验（a randomized，multi-center，prospective study comparing best medical treatment versus best medical treatment plus renal stenting in patients with hemodynamically relevant atherosclerotic renal artery stenosis）：是一个前瞻性、国际性、多中心随机对照研究。参加试验的包括欧洲和南美洲国家。欧洲有德国、法国、比利时、捷克、波兰和拉脱维亚；南美洲有阿根廷和巴西。共 30 个中心，计划纳入病例数 300 例。主要研究者为德国 Zeller 教授，2009 年由 Schwarzwalder 起草成文发表，并获准于 Zeller。纳入的标准是已经影响血流动力学的肾动脉狭窄，以 1：1 随机分为支架加药物治疗组及单纯药物治疗组。主要研究终点是 12 个月肾小球滤过率的变化。由于病例入组数量有限使得试验进展缓慢因此提前终止了研究，最终只纳入了 86 例患者，支架加药物治疗组 45 例，单纯药物治疗组 41 例。随访结果显示，无论是主要研究终点肾小球滤过率的变化还是临床效果评估参数的改善情况，包括心源性死亡、卒中、心肌梗死、充血性心力衰竭等两组均没有显著性差异。

近期有荟萃分析纳入了 2223 例肾动脉狭窄患者，结果也认为现有的证据尚不足以证实支架成形术优于药物治疗肾动脉狭窄，支架治疗的优势是平均使用降压药数量要少于药物治疗组，但是对血压、肾功能、充血性心力衰竭、心源性疾病及死亡率等无明显的优势。目前的前瞻性研究纳入的患者多是可以支架成形术治疗也可以药物治疗，此类患者仅占所有招募受试者的 20% 左右，诸如严重肾功能不全患者、年轻患者、反复肺水肿、药物治疗无效甚至进行性恶化者、肌纤维发育不良患者等通常并不能纳入这些前瞻性研究中，而上述患者可能恰恰是需要支架成形术治疗的人群，使得这些研究选择性偏倚非常明显，同时纳入的受试者很大部分患者肾动脉狭窄度＜60%，且罕有亚组分析（仅有一份研究将狭窄度＞80% 患者做亚组分析），因此上述前瞻性研究并没有分析哪些患者可以从支架成形术中获益，这也是前瞻性研究和回顾性研究结果不一致的原因。笔者认为，肾动脉腔内治疗无疑是一个新进展，是否使用的关键为严格掌握适应证。只要具备前述适应证中的一项者，应该在药物治疗的基础上再加以腔内治疗，防止病情进一步恶化。

尽管腔内血管重建后有很高的的肾动脉开通率，但其疗效显然不能与之成比例。其原因应与几个因素有关：动脉粥样硬化碎屑栓塞；造影剂的肾毒性；缺血再灌注损伤；长期高血压导致肾内小动脉硬化及肾间质纤维化；肾动脉慢性狭窄闭塞对肾皮质功能不可逆性损伤；可能有原发性高血压并存。

为提高肾血管性高血压治疗的效果，上述各因素必须着力加以研究并解决。

（叶必远　叶开创）

主要参考文献

蒋米尔，张培华，2014. 临床血管外科学. 第 4 版. 北京：科学出版社

林国成，郑传胜，梁惠民，等，2007. 支架植入术治疗肾血管性高血压的中远期疗效. 中国临床医学影像杂志，18：800-803

中国医疗保健国际交流促进会血管疾病高血压分会，2017. 肾动脉狭窄的诊断和处理中国专家共识. 中国循环杂志，32（9）：835-844

Aboyans V，Ricco JB，Bartelink MEL，et al，2017. ESC guidelines on the diagnosis and treatment of peripheral arterial diseases，in collaboration with the European Society for Vascular Surgery（ESVS）：Document covering atherosclerotic disease of extracranial carotid and vertebral，mesenteric，renal，upper and lower extremity arteriesEndorsed by：the European Stroke Organization（ESO）the task force for the diagnosis and treatment of peripheral arterial diseases of the European Society of Cardiology（ESC）and of the European Society for Vascular Surgery（ESVS）. Eur Heart J，55（3）：305-368

Anderson JL，Halperin JL，Albert NM，et al，2013. Management of patients with peripheral artery disease（compilation of 2005 and 2011 ACCF/AHA guideline rec- ommendations）：a report of the American College of Cardiology Foundation/American Heart Association Task Force on Practice Guidelines. Circulation，127（13）：1425-1443

Balzer KM，Neuschafer S，Sagban TA，et al，2012. Renal artery revascularization after unsuccessful percutaneous therapy：a single centre experience. Arch Surg，397：111-115

Bax L，Woittiez AJ，Kouwenberg HJ，et al，2009. Stent placement in patients with atherosclerotic renal artery stenosis and impaired renal function：a randomized trial. Ann Intern Med，150（12）：840-848

Cooper CJ，Haller ST，Colyer W，2008. Embolic protection and platelet inhibition during renal artery stenting. Circulation，117：2752-2760

Cooper CJ，Murphy TP，Cutlip DE，et al，2014. Stenting and Medical Therapy for Atherosclerotic Renal-Artery Stenosis. N Engl J Med，370（1）：13-22

Jefferies JL，Dougherty K，Krajcer Z，2008. First use of cryoplasty to treat in-stent renal artery restenosis. Texas Heart Institute Journal，35（3）：352-355

Jenks S，Yeoh SE，Conway BR，2014. Balloon angioplasty，with and without stenting，versus medical therapy for hypertensive patients with renal artery stenosis. Cochrane Database Syst Rev，（12）：CD002944

Lekston A，Chudek J，Gasior M，et al，2008. Angiographic and intravascular ultrasound assessment of immediate and 9-month efficacy of percutaneous transluminal renal artery ballon angioplasty with subsequent brachytherapy in patients with renovascular hypertension. Kidney Blood Press Res，31：291-298

Noory E，Sritharan K，Zeller T，2016. To stent or not to stent？Update on revascularization for atherosclerotic renovascular disease. Curr Hypertens Rep，18（6）：45

Parikh SA，Shishehbor MH，Gray BH，et al，2014. SCAI expert consensus statement for renal artery stenting appropriate use. Catheter Cardiovasc Interv，84（7）：1163-1171

Patel SM，Li J，Parikh SA，2015. Renal artery stenosis：optimal therapy and indications for revascularization. Curr Cardiol Rep，17（9）：623

Rabbia C，Pini R，2010. Evidence-based medicine in renal artery stenting. J Caidiovasc Surg（Torino），51：755-763

Wheatley K，Ives N，Gray R，et al，2010. Revascularization versus medical therapy for renal-artery stenosis. N Engl J Med，361（20）：1953-1962

Yerram P，Karuparthi PR，Chaudhary K，2012. Pathogeenesis and management of renovascular hypertension and ischemic nephropahy. Minerva Urol Nefrol，64：63-72

Zeller T，Krankenberg H，Erglis A，et al，2017. A randomized，multi-center，prospective study comparing best medical treatment versus best medical treatment plus renal artery stenting in patients with hemodynamically relevant atherosclerotic renal artery stenosis（RADAR）- one-year results of a pre-maturely terminated study. Trials，18（1）：380

第二十四章　血　管　损　伤

第一节　概　论

血管损伤不仅战时常见，在和平时期由于工农业和交通事业迅速发展及医源性血管插管、造影等检查的增多，它的发生并不少见。在身体各部位血管损伤中，以四肢血管损伤较多，其次为颈部、骨盆部、胸部和腹部。动脉损伤多于静脉。对血管损伤的处理优劣直接影响患者是否致残及未来生活质量，因此熟练掌握血管损伤的病因、病理及诊疗原则，具有特别重要的意义。

一、病因及分类

任何外来直接或间接暴力侵袭血管，均可能发生开放性或闭合性血管损伤。血管损伤的病因复杂，因而分类也不一致。按作用力情况而言，可分为直接损伤和间接损伤；按致伤因素可分为锐性损伤和钝性损伤；按损伤血管的连续性可分为完全断裂、部分断裂和血管挫伤；按血管损伤的程度可分为轻、中、重型损伤。综合起来，可概括为表 24-1。

表 24-1　动脉损伤的原因和分类

一、直接损伤	二、间接损伤
1. 锐性损伤（开放性损伤）	1. 动脉痉挛（节段性、弥漫性）
（1）切伤、刺伤、子弹伤	2. 过度伸展性撕裂伤
（2）医源性：注射、插管造影、介入治疗、手术	3. 疾驰减速伤（降主动脉）
2. 钝性损伤（闭合性损伤）	三、损伤后遗病变
（1）挫伤（血栓）	1. 动脉血栓形成
（2）挤压伤（骨折、关节脱位）	2. 损伤性动脉瘤
（3）缩窄伤（绷带、止血带、石膏）	3. 损伤性动静脉瘘

资料来源：钱允庆，2000. 血管损伤 // 吴阶平，裘法祖主编. 黄家驷外科学. 第 6 版.

二、病理类型及病理生理

在血管损伤中，作用力不同，其血管损伤情况各异。血管损伤不同程度的病理改变致使其临床表现和预后也不尽相同。一般说来，锐性损伤可造成血管的完全断裂或部分断裂，以出血为主。钝性损伤可造成血管内膜、中膜不同程度的损伤，形成血栓，以阻塞性改变为主。

1. 血管痉挛　多数由钝性暴力或高速子弹（600m/s）冲击引起，导致交感神经网受到刺激，造成血管平滑肌收缩，发生节段、长时间的动脉痉挛，如果侧支循环不充分，也可造成肢体的缺血坏死。

2. 血管内膜挫伤或断裂　根据钝性暴力大小程度，可出现不同程度的血管壁层挫伤。轻度者可出现局限性内膜挫伤，逐步伴发血栓形成；中度或重度者可出现内膜撕裂、壁层血肿及中层弹性层断裂，以致发生内膜翻转及血栓形成，使远端组织严重缺血。

3. 血管部分断裂　多为锐器由血管外壁刺入或医源性插管造成血管部分断裂。其病理改变与完全断裂不同，部分断裂的动脉不能完全回缩入周围组织，且动脉的回缩，扩大了裂口，其主要特征是血管伤口发生持续性或反复性出血（图 24-1）。如果有通向体外或体腔的直接通路，可发生严重大出血，可在短时间内危及生命。出血自动停止的可能性小或短时间停止后发生再出血。有时卷曲的内膜片可导致局部血栓形成，覆盖裂口处；又由于其他动脉壁保持完整性，故有 20% 左右远端脉搏可持续存在。因此，可掩盖动脉损伤的本质。

4. 血管完全断裂　因完全断裂的血管自身回缩或回缩入周围组织，且断裂的内膜向内卷致血栓形成（图 24-1），通常出血量较少，但可因血运中断发生四肢、内脏缺血，引起四肢和脏器坏死。

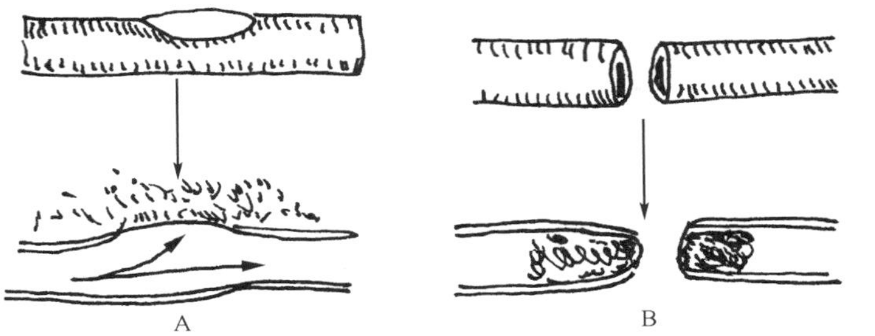

图 24-1 动脉部分或完全断裂
A. 动脉部分断裂；B. 动脉完全断裂

5.外伤性假性动脉瘤形成 动脉部分断裂后，裂口周围形成血肿，血肿机化后通过中央裂孔，血管腔仍与血肿腔相沟通，血液反复冲击导致血肿腔瘤样扩张。动脉瘤的外层为机化的纤维组织，内层为机化血栓，瘤壁不含正常三层结构，既可造成随时破裂，血栓又可不断脱落，造成远端栓塞、缺血性改变。

6.动静脉瘘形成 静脉和动脉同时伴有损伤，通过血肿腔，动脉血流即向低压的静脉流去，形成外伤性动静脉瘘。如不及时处理可造成远端组织缺血或肿胀，严重者由于回心血量过大，可导致心力衰竭。

三、临 床 表 现

出血、休克、伤口血肿或远端肢体缺血为血管损伤的早期临床表现，病情危重。病变后期主要为外伤性动脉瘤和动静脉瘘。如合并其他脏器或组织损伤，还将出现相应的症状。

1.出血 锐性血管损伤一般在受伤当时均有明显的伤口出血。急速的搏动性鲜红色出血是动脉出血，而持续的暗红色出血是静脉出血。应该注意，血栓阻塞断裂的血管可暂时停止出血，但血栓被动脉压力冲掉或被外界力量擦掉便可再次大出血。另外，胸腹部血管损伤出血是游离性的，出血量大，且体表看不到出血，易致急性血容量锐减。

2.休克 由于出血、创伤及疼痛，一般患者均可发生不同程度的创伤性或出血性休克。开放性损伤可粗略估计出血量，闭合性损伤则很难估计其出血量。大血管的完全断裂或部分断裂常死于现场，少数因凝血块的堵塞才有机会到医院救治。

3.血肿 血管损伤出血的途径除流向体表或体腔外，还可以流向组织间隙形成血肿。血肿的特点为张力高、坚实而边缘不清。血肿和血管裂孔相沟通形成交通性血肿，该血肿具有膨胀性和波动性，这是诊断钝性血管损伤的局部重要体征。如误诊为脓肿而贸然切开，可引起灾难性的后果。

4.组织缺血表现 肢体动脉断裂或内膜损伤所致的血栓可使肢体远端发生明显的缺血现象，即所谓的"5P"表现：①动脉搏动减弱或消失；②远端肢体缺血疼痛；③皮肤血流减少发生苍白，皮温降低；④肢体感觉神经缺血而出现感觉麻木；⑤肢体运动神经失去功能出现肌肉麻痹。应该注意，约有20%的动脉损伤的患者仍可以摸到脉搏，这是因为损伤血块堵塞裂口可保持血流的连续性，再者是因为脉搏波是一种压力波，其波速可达10m/s，故可越过血管内膜、局限的新鲜血块或经侧支循环传向远端。

5.震颤和杂音 当受伤部位出现交通性血肿及动脉损伤部位有狭窄者，听诊可闻及收缩期杂音，触诊时感到震颤。在外伤性动静脉瘘时可闻及血流来回性连续性杂音。

6.合并脏器或神经组织损伤的症状 当血管损伤合并其他脏器（如肺、肝、脑、肾等）或神经组织损伤，出现的症状是多种多样的。应该指出，肢体神经的损伤和缺血所引起的感觉障碍有所不同，前者是按神经所支配的区域分布，后者神经麻木感觉范围则成袜套式分布。

四、诊 断

单纯性急性血管损伤根据致伤暴力、伤及部位、伤口急性出血及肢体远端缺血性改变、远端动脉搏动消失或肢体肿胀、发绀等临床表现，诊断并不困难。但在伴有合并损伤或钝性伤造成动脉内膜挫伤，肢体缺血症状不明显时，诊断有时会被合并伤的症状所遮盖，而未能及时进行血管探查。所以，在处理复杂性损伤时，要警惕血管损伤存在的可能性和熟悉血管损伤的临床特点，一般在出现下列情况时，应疑有血管损伤并应做血管探查：①喷射状或搏动性和反复出血者；②巨大或进行性增大的血肿，如搏动性血肿等；③不明原因的休克；④钝性损伤后有远端的血供障碍，疑有动脉内膜挫伤继发血栓者；⑤沿血管行径及其邻近部位的骨折和大关节损伤，并有远端血供障碍者。

血管造影由于其高度的敏感性和特异性被认为是诊断血管损伤的金标准。它不仅能对血管损伤作出定性和定位的诊断，而且能作为有潜在性血管损伤的筛选检查，尤其对于胸主动脉减速伤的病例，一旦误诊，将导致灾难性的后果。术前动脉造影对诊断动脉损伤固然有重要意义，但对于急性血管损伤的患者，大多伴有休克，需紧急手术，不应过于强调术前动脉造影而延误诊治时机。近年来，对于创伤部位靠近四肢主要血管为适应证常规使用动脉造影术的做法提出了疑问，因为这类患者中血管损伤的发生率低（4.4%），动脉造影术阴性率高（89.4%），这样做无疑对患者造成不必要的损伤和经济负担。因此必须建立选择性动脉造影术的概念，选择的依据主要是体格检查和超声、X线等简便易行的辅助检查结果。

多普勒超声检查用于血管损伤，显示了无创、安全、价廉、可反复进行的优越性，除了可检出动脉损伤外，还可检出静脉损伤。在必要时，超声检查仪还可推至急诊室、重症监护病房、手术室去检查患者，这是其他影像学诊断仪器难以做到的。超声诊断血管损伤的敏感度、特异度和准确性分别为83%～95%、99%～100%、96%～99%。与动脉造影术相比，超声可能漏诊动脉内膜微小损伤、小动脉阻塞和直径较小（＜1mm）的假性动脉瘤。尽管如此，超声多普勒技术实时地显示受检部位的血流速度和特征性波形，帮助血管外科医师判断损伤部位血流动力学的改变，从而决定是否需行其他检查和手术

治疗。目前多普勒超声检查在血管损伤方面主要用于四肢血管损伤和颈部血管损伤的筛选及骨筋膜室间综合征的诊断。进一步提高多普勒超声检查的诊断价值有待于技术人员或外科医师诊断技术的提高和经验的积累。

五、治　疗

急性血管损伤的治疗原则首先是止血、补充血容量、抗休克以挽救生命，然后是正确修复血管损伤，以保证组织恢复正常的灌注来挽救肢体。总的来说，与血管损伤有关的治疗因素包括下述几项因素。①伤后距手术时间：急性血管损伤应尽量在6小时内进行血管修复重建术，超过24小时后修复者，截肢率达80%；②血管修复方法的选择：根据损伤情况、损伤部位及患者的全身情况选择合适的血管修复方法是手术成功的关键；③受损血管及软组织的彻底清创：血管重建成功的另一关键在于彻底清创，一般血管断裂的两端各切除0.5～1cm，才能达到血管的彻底清创，否则术后易形成血栓，在血管修复之后应将健康的肌肉组织或腹膜及大网膜覆盖于修复的血管上予以保护；④合并伤的合理处理：对于合并伤与血管损伤的先后处理的问题，以首先处理危及生命或影响重要器官功能的损伤为原则，争取早期修复神经损伤。总体而言，在血管损伤的治疗上应把握急救措施、手术方法和术后处理等三方面环节。

1. 急救措施

（1）首先应保证气道的通畅，为了保证有足够的气体交换，应采用机械通气。

（2）迅速建立安全可靠的输液通路，当胸廓入口受到锐性损伤，应避免同侧的输液通路；而合并腹部损伤、髂血管或腔静脉损伤的情况下，应建立上肢的输液通路。

（3）伤口止血应根据外伤情况而定，首先应考虑血管裂口直接压迫，其次为间接近端动脉压迫止血。如能显露损伤血管采用无损伤血管钳钳夹血管止血最为理想。用气囊导管充气扩张，血管腔内近心端阻断止血的办法较先进，应争取逐渐推广。

（4）近年来对术前积极输液抗休克的做法提

出了疑问，有研究表明，对开放性损伤患者术前大量输液并没有使其生存率提高，反而可导致稀释性凝血功能障碍、ARDS 等并发症的发生，而且积极抗休克的治疗延误了手术时机，使出血和死亡率增高。因此强调手术是抗休克的重要组成部分；低血压只是一种保护性机制，血压指标并不是复苏过程中监测的理想指标，尿量和脑部活动状态可能更为重要。

2. 手术处理

（1）血管结扎术：主要用于静脉或非主要动脉，结扎后不产生远端组织坏死者；当患者情况不稳定无法行血管重建术时，也可用血管结扎术。

（2）血管修复重建术：一般常用的方法有 6 种，需根据损伤情况、血管口径大小、损伤部位而定（图 24-2）。

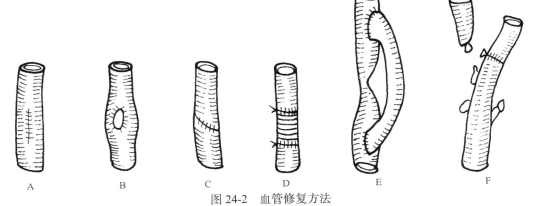

图 24-2　血管修复方法

A. 侧壁缝合；B. 补片修补；C. 端端吻合；D. 人造血管间置移植；E. 旁路移植；F. 移动移植

引自段志泉，1997. 血管损伤修复术 // 石美鑫，吴肇光，陈福真等主编 . 血管外科手术图谱 . 济南：山东科学技术出版社

（3）球囊导管暂时阻断动脉腔内血流与血管重建相结合的方法：邻近躯干部位（锁骨下、颈、腋、骨盆与股部近端）大血管损伤，尤其是假性动脉瘤破裂大出血的患者，因局部组织水肿、质脆，直接解剖病变近、远端动、静脉控制血流。施行血管重建难度较大。对于此类患者，可运用球囊导管暂时阻断动脉腔内血流，然后再行手术切除与血管重建术。其中球囊导管阻断动脉腔内血流时间 30～90 分钟，平均 45 分钟，球囊内压力为 0.6～1 个大气压。此方法既控制了大出血，又为后续治疗争取了时间。实践证明，该方法使复杂的手术简单化，明显提高了大血管损伤救治的成功率，同时还减少了术中失血量。

（4）腔内血管技术：随着腔内技术的发展，血管外科进入了一个飞跃发展的阶段，标准的开放修复手术已逐渐被腔内介入手术等微创手段所取代。在某些情况下，血管损伤部位不便于手术直接暴露，或巨大的血肿和假性动脉瘤使解剖结构不清，以及动静脉瘘产生静脉高压时，血管修补术变得十分困难。而腔内技术可从远端部位进

入损伤处进行治疗，无须对损伤部位直接暴露，从而可降低死亡率，这些优点使腔内技术越来越为人们所关注。目前腔内技术对血管损伤的治疗包括栓塞性螺旋线圈的应用、腔内支架和腔内血管支架复合物的应用，其中腔内血管支架复合物几乎可用于身体各部位各种类型的损伤，具有广阔的前景。

3. 术后处理

（1）首先应注意患者全身情况，重危患者应在监护病房进行监护、治疗，严密监测患者的呼吸、循环系统、肝、肾和胃肠道功能，特别应该注意防治 ARDS、MODS、应激性溃疡等并发症。

（2）术后应用抗生素，如果创口污染严重，应使用足量有效抗生素。

（3）术后每天用低分子右旋糖酐 500ml，连续 7 天左右，以减低血液黏度，改善微循环。抗凝和溶栓药物应用与否应根据术中情况而定。

（4）肢体动脉外伤，无论做任何手术都应十分注意肢体的血运、皮温、色泽、感觉运动恢复情况，必要时监测踝肱指数和超声显像监测血栓

形成或栓塞。必要时可再行手术，或用气囊取栓。

（5）如肢体发生严重肿胀，原因是肢体软组织广泛的挫伤及静脉、淋巴回流不畅，应及时做肢体两侧深筋膜纵行切开减压术，以保证患肢血液循环。

第二节　四肢血管损伤

四肢血管损伤是常见的严重创伤之一，约占整个血管损伤的 70%，下肢损伤多于上肢。四肢血管损伤如不及时处理，致残率极高，尤其是腘动脉的损伤。近年来对血管修复重建术的改良和提高，可使致残率降低 10% ～ 15%，但是对于合并骨损伤和神经损伤的患者，有 20% ～ 50% 的病例仍无法恢复其长期功能。

一、病因及病理生理

由于损伤因素和损伤机制直接影响到患者的预后，因此，掌握损伤机制对外科医师合理诊断和治疗血管损伤疾病显得尤其重要。穿透性损伤包括枪弹伤和刀刺伤，火器伤常合并有骨骼和肌肉组织的广泛损伤，有研究表明，枪口的子弹速度和血管壁在显微镜下的损伤程度、长度呈正相关。钝性损伤主要由交通事故和坠落伤引起，且常因合并骨折、脱位和神经肌肉的挤压而使其预后严重。

二、诊　　断

对于有典型病史和明确临床体征的患者，诊断并不困难，但是大多数四肢血管损伤患者的临床体征不明确，需确诊还得依靠进一步的辅助检查。由于血管造影的高度敏感性和特异性，使其作为四肢血管损伤的常规筛选检查和确诊的必备手段被广泛使用。随着人们微创、无创观念的进一步加深及无创性检查技术日益受到重视，人们对四肢血管损伤的诊断观点正处在转变之中。目前大多数观点认为其诊断程序基本如下。

1.少数有明确临床表现者　如搏动性外出血、进行性扩大性血肿、远端肢体搏动消失及肢体存在缺血表现，诊断明确，可直接手术探查，必要时行术中造影以明确损伤部位及程度。这种情况下行诊断性造影检查可能会因延时治疗而造成不可逆的组织缺血坏死。

2.大多数无阳性体征而存在潜在性四肢血管损伤可能的患者　可进一步行下列辅助检查以明确诊断。

（1）动脉血管造影：大量临床资料表明，对锐器伤和钝性伤的患者，如果其肢体搏动正常且踝肱指数（ABI）≥ 1，则无须行动脉血管造影；对于远端搏动减弱、消失或 ABI < 1 的患者，诊断性血管造影检查则有重要价值。在一项对 373 例锐器伤患者进行的研究中，有脉搏缺如、神经损害及枪弹伤中一项或多项的高危组有 104 例，其中动脉造影证实有血管损伤的患者有 40 例（占 38%），其中 15 例需动脉修补；中度危险组有 165 例，包括 ABI < 1 或表现为骨折、血肿、擦伤、毛细血管充盈迟缓、有出血、低血压和软组织损伤病史的患者，其中 20% 血管造影证实有血管损伤，5 例需修补；其余 104 例为低危险组，其中 9% 被证实有血管损伤，无一例需手术治疗。其余的临床研究也证实这种选择性的血管造影检查可检出大于 95% 以上的血管损伤患者，其余漏诊的患者包括小分支血管的阻塞或大血管的微小非阻塞性损伤，通常临床意义不大，无须外科治疗。

（2）彩色血流多普勒超声（CFD）：CFD 用于四肢血管损伤的诊断日益受到人们的重视，Bynoe 等报道其敏感度为 95%，特异度为 99%，具有 98% 的准确性，可作为血管造影的替代或辅助检查。Gayne 在对 43 例病例的研究中报道，动脉造影诊断出 3 例股浅动脉、股深动脉和胫后动脉损伤而 CFD 未能诊断的病例，CFD 则诊断出 1 例股浅动脉内膜扑动而造影漏诊的病例。虽然 CFD 不能检出所有病例，但可发现所有需要外科治疗的大损伤，且节省了患者的费用。

综上所述，四肢血管损伤的诊断基本程序可概括如图 24-3。

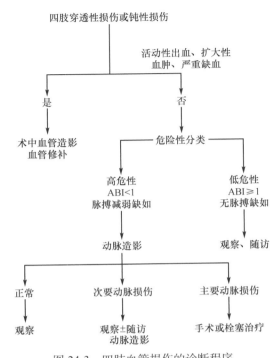

四肢穿透性损伤或钝性损伤

活动性出血、扩大性
血肿、严重缺血

是 —— 否

术中血管造影
血管修补

危险性分类

高危性
ABI<1
脉搏减弱缺如

低危性
ABI≥1
无脉搏缺如

动脉造影

观察、随访

正常 —— 次要动脉损伤 —— 主要动脉损伤

观察

观察±随访
动脉造影

手术或栓塞治疗

图 24-3 四肢血管损伤的诊断程序

引自 Weaver FA，Hood DB，Yellin AE，2000.Vascular injuries of the extremities//
Rutherford RB ed.Vascular Surgery.5th ed.Philadephia：W.B.Saundders

三、治 疗

1.非手术处理 对于一些次要的非阻塞性的动脉损伤是否需要手术治疗，还存在一些争议，一般认为以下情况可采取非手术疗法：①低速性损伤；②动脉壁的小破口（＜5mm）；③黏附性或顺流性内膜片的存在；④远端循环保持完整；⑤非活动性出血。对于这些损伤，可进行观察和随访，Knudson 则主张用 CFD 取代动脉造影进行随访。

2.彩超定位下经皮穿刺注射凝血酶 随着血管腔内介入技术的不断发展，与之相关的医源性血管损伤的发生率也在逐年提高。国外报道在所有导管穿刺操作中，医源性股动脉假性动脉瘤的发生率为 1%～7%。对于这些浅表的假性动脉瘤或者动静脉瘘，传统的治疗方法是彩超定位下压迫或外科手术修复。与之相比，经皮穿刺，局部注射凝血酶不失为一种简单、安全、有效并且廉价的新方法。具体实施步骤：①彩色多普勒超声精确定位瘤腔位置；②将凝血酶制剂配比成 1000U/ml 浓度常温保存，经皮穿刺针选 21～22 号；③实践证明，首次注射剂量 0.8ml，其成功率 83.8%。24 小时后复查彩超如仍有血流，可再次重复同样操作。

3.血管腔内治疗 具有创伤小，操作简便、并发症较少的优点，主要包括以下方法。

（1）栓塞性螺旋钢圈：主要用于低血流性动静脉瘘、假性动脉瘤、非主要动脉或是肢体远端解剖部位的活动性出血。螺旋钢圈由不锈钢外被绒毛制成，通过 5～7F 的导管导入到损伤血管，经气囊扩张后固定于需栓塞部位，绒毛促使血管内血栓形成，如果 5 分钟后仍有持续血流，可再次放置第 2 个螺旋钢圈。对于动静脉瘘，钢圈应通过瘘管固定于静脉端，促使瘘管闭塞而动脉保持开放，如不成功可再次阻塞动脉端。需注意钢圈管径应与需栓塞部位动脉管径保持一致。

（2）腔内人工血管支架复合物（EVGF）：用于血管损伤的治疗有着巨大的潜力，它可用在血管腔内治疗较小穿通伤、部分断裂、巨大的动静脉瘘、假性动脉瘤（图 24-4）及栓塞钢圈所不

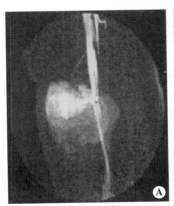
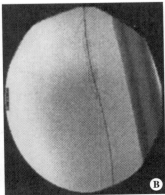
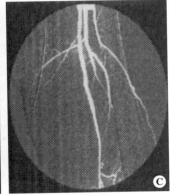

图 24-4 下肢股动脉假性动脉瘤的腔内治疗术

能治疗的血管损伤。但值得一提的是，由于解剖位置特殊，目前，EVGF 在腋 - 锁骨下段动脉损伤中的运用仍受到一定制约。根据实践，对于此类患者，EVGF 的治疗指征：解剖位置理想的假性动脉瘤、动静脉瘘；第一段分支血管损伤和动脉内膜瓣片翻转等。相对禁忌证：腋动脉第三段；完全性的静脉横断伤；合并严重的休克和有神经症状的上肢压迫综合征。绝对禁忌证：长段损伤；损伤部位近远端没有足够长的锚定区及次全 / 完全性动脉横断伤。就国外报道的资料而言，能运用此法治疗的腋 - 锁骨下段动脉损伤的病例不足 50%。相信随着腔内技术的不断完善，这种方法用于治疗周围性血管损伤将有突破性的进展。

4. 手术处理 四肢血管损伤的手术处理应把握以下环节。

（1）切口选择与显露：切口应与肢体长轴平行，并由损伤部位向远近端延伸。根据损伤部位不同和便于远、近端血管的显露和控制，可采取不同的手术径路。髂外动脉近端的显露，采取腹膜外径路较为理想，术者可延伸腹部切口经过腹股沟韧带或另做一腹股沟韧带以上 2cm 且平行于腹直肌鞘外侧缘的切口。膝上动脉的损伤可采取大腿中部切口，膝下部切口则可取小腿部切口，而直接位于膝后的穿透伤可采取膝后切口。

（2）远、近端动脉控制：应先于损伤部位动脉血管的显露。当近端血管由于损伤显露有困难时，可从远端动脉腔内放置扩张球囊以阻塞近端动脉。

（3）损伤血管及其远、近端血管的处理：为了便于血管修复，应尽量清除坏死组织，并保证远、近端血流的通畅。当用 Forgaty 导管取除远、近端血栓时，注意防止气囊过度扩张致使血管内膜损伤或诱发痉挛。对于合并骨折、复合性软组织损伤或合并有生命威胁的损伤而使肢体严重缺血或血管重建延迟时，应采用暂时的腔内转流术。

（4）手术方法

1）血管结扎术：前臂单一的血管损伤可采用血管结扎术，但当桡动脉或尺动脉中的一支曾经受损或已被结扎致使掌部血管弓血流不完全时，应采用血管修补术。对于腘动脉以下血管的单一阻塞性损伤不会导致肢体缺血，也可采用血管结扎术。

2）血管修补术：其方法包括侧壁修补、补片缝合、端端缝合、血管间置术及血管旁路术。其中血管间置术可采用自体静脉或 ePTFE，对膝上部血管吻合，采用自体静脉或 ePTFE 区别不大，其远期通常率均较满意；而膝部以下的血管吻合，采用 ePTFE 则常导致失败。钝性损伤的移植失败率较锐性损伤高，前者为 35%，后者为 1.2%。因此一般情况下应采用自体静脉，当患者情况不稳定需加快完成对血管的修补或自体静脉与受损动脉的管径相差较大时，可采用 ePTFE 人造血管。

（5）当完成对血管的重建后，应于术中完成动脉造影或多普勒扫描以检查血流通畅程度。术后适当的抗凝或祛聚治疗是必需的，同时可采用血管扩张剂如妥拉唑啉将有助于解除血管痉挛。

（6）缺血再灌注损伤是决定术后预后的重要因素，应引起重视。有研究表明，在缺血再灌注前用肝素预处理有较好的效果，其作用机制包括防止同侧血管血栓形成。此外，应用甘露醇及糖皮质激素对改善缺血再灌注损伤症状也有帮助。

四、肢体静脉损伤

最常见的肢体静脉损伤是股浅静脉（42%），其次为腘静脉（23%）和股总静脉（14%）。对肢体静脉损伤的治疗，一般认为，对全身情况稳定的患者的大静脉损伤，采用血管修补术是合理的选择，术后可采用多普勒扫描监测血管的通畅性；如果静脉修补较困难或患者的血流动力学不稳定，则采用简单结扎术较为合适，术后水肿的处理包括肢体抬高、穿弹力袜及应用减轻肢体水肿的药物如强力脉痔灵等。

五、骨、软组织和神经损伤

1. 骨损伤 合并血管和骨损伤的患者的治疗是处理损伤的难题之一。由于缺血的持续时间是决定预后的关键，因此通常情况下认为应该先行血管重建术使肢体循环恢复，其次再处理骨骼的稳定性。但在某些情况下，由于广泛的骨和肌肉损伤使肢体极不稳定，使得外固定必须在血管重建之前进行。在这种情况下，可行腔内转流术和迅速的外固定减少肢体的缺血。

2. 软组织损伤 当患者合并较严重的软组织损伤，清除所有不存活的组织是必须的。术后出现不明原因的发热和白细胞升高提示有深部组织的感染存在，这时对伤口的重新探查及清除坏死组织和血肿显得极其重要，可减少败血症的发生。

3. 神经损伤 约50%的上肢损伤和25%的下肢血管损伤的患者合并有神经的损伤。神经损伤治疗的优劣直接决定了患肢的长期功能状态。如果主要神经被锐器横断，可在血管修补的同时行一期吻合；但大多数的锐器伤和所有的钝器伤，一期修复的可能性不大，通常可在神经两断端系上非吸收性缝线以便于再次手术的辨认。

六、骨筋膜室间综合征

骨筋膜室间综合征是指骨筋膜室间容积骤减或室内容物体积骤增所引起的病理性组织压增高所表现出的一系列病征。骨筋膜室间综合征基本的病理生理改变是软组织尤其是室间骨骼肌肿胀所引起。最近研究认为，骨筋膜室间综合征的发生和发展的病理生理基础是缺血再灌注损伤所导致的细胞损害。由于缺血导致了细胞内能量贮存的消耗，再灌注后产生的氧自由基的作用可导致一系列病理生理改变，包括：①白细胞和血小板的激活和黏附；②细胞钙内流；③细胞膜离子泵的失活；④细胞内液的渗漏。以上改变结果导致了细胞的肿胀及组织水肿的形成。这种损害可致室间隔内压力的持续增高和静脉回流受阻，进一步使静脉压和毛细血管压持续增高。毛细血管压的增高又可使液体渗漏及细胞肿胀，反过来又进一步加重了室间隔的压力，形成恶性循环。最终室间隔内压等于毛细血管压，使组织营养灌注血流减为零。

骨筋膜室间综合征的主要临床特征：①室间隔高度张力感；②室间隔内高压所致的剧烈持续性疼痛；③被动牵拉受累肌肉造成剧烈疼痛；④在罹患间隔内经过的神经所支配的区域的运动和感觉障碍。创伤或血管修复术后患者如有上述症状，临床诊断即可确立。客观性的辅助检查有助于骨筋膜室间综合征的诊断和进一步治疗，主要针对3个方面进行评估。①组织压的增高：用简单的穿刺导管即可测出筋膜间隔的压力，通常认为压力超过40～50mmHg或超过30mmHg持续时间大于3小时，即应立即行手术减压。但最近研究表明，这种绝对阈值实际上不够敏感和特异，因为与临床最密切的指标为动脉灌注压，它取决于平均动脉压和组织间隙压，即随着系统动脉压力的变化而变化，因此建议室间隔内压的阈值应为低于系统收缩压20mmHg或低于平均动脉压30mmHg。②筋膜间隔内神经和组织的坏死：Present等曾报道用躯体感觉促发电位监测器监测上下肢神经的坏死来诊断急性或潜在性的骨筋膜室间综合征，准确性较高。③室间隔区内静脉回流的阻塞：Jones等指出胫静脉的多普勒扫描可以间接地诊断有无室间隔综合征；Ombrelaro等进一步研究认为，静脉回流动力学的异常尤其是正常静脉呼吸相位的消失与组织压的增高密切相关。虽然静脉多普勒扫描不能直接确定病理性组织压的增高，但如果发现胫静脉回流正常波形，则可排除室间隔组织压的增高。

当出现明显的骨筋膜室间综合征时，应立即行深筋膜切开减压术。深筋膜切开减压术应达到以下技术要求：①筋膜间隔区域上皮肤的完全切开；②包绕每个室间隔区域的整块筋膜纵轴的切开；③及时完全的伤口闭合及积极的局部伤口护理。

七、预 后

各部位的血管损伤中，以腘动脉损伤的预后较差。近年来，血管外科技术的发展使得其钝性损伤截肢率从23%下降到6%，锐性损伤则从21%下降到0。能提高患肢存活率的有利因素包括：①系统（肝素化）抗凝；②及时的动脉侧壁修补或端端吻合术；③术后第一个24小时明显的足背动脉搏动。相反，严重的软组织损伤、深部组织感染、术前缺血则是影响患肢存活的不利因素。Melton等曾报道用肢体挤压严重度评分（MESS）作为判断预后的指标，认为MESS大于8分则须行截肢术，但其可靠性不高。目前认为，对合并广泛骨、软组织和神经损伤的患者，主张早期行截肢术。另外，对血流动力学不稳定的患者，复杂的血管修补术将影响患者的生存率，也主张行早期截肢术。

第三节　颈部血管损伤

颈部血管损伤占主干血管损伤的 5% ～ 10%，病死率为 11% ～ 21%，90% 为穿透伤所致。颈部血管损伤不但引起休克，更重要的是损伤直接影响到脑的血供，因而受到外科医师的重视。

一、颈部血管损伤区域的划分

1969 年，Monson 将颈部的血管损伤划分为 3 个区域：颈一区为胸骨切迹到锁骨头上 1cm，主要血管有无名动脉、左右锁骨下动脉及伴随静脉，此区血管手术显露较困难，血管损伤修复也较复杂，常因大出血未能有效控制，危及患者生命；颈二区为锁骨头上 1cm 到下颌角，主要血管有颈总动脉及伴随静脉，颈部的血管损伤多发生在此区内，其诊断和治疗相对较容易；颈三区为下颌角到颅底，主要有颈外动脉和颅外动脉及伴随静脉，此区血管损伤常伴颅脑外伤，特别是颈内动脉的显露和修复，均很困难。这些分区沿用至今，对临床诊断和治疗仍有价值。

二、病因及病理生理

颈部血管损伤主要由开放性损伤、钝性损伤及医源性损伤引起。其中开放性损伤占 90%，主要由枪弹伤和刀刺伤引起，多见于颈二区的颈总动脉、颈内动脉；钝性损伤则常由交通事故引起，多累及颈内静脉、椎动脉和颈外动脉。医源性损伤较少见，可由中心静脉导管穿刺等引起。

穿透伤因管壁撕裂、横断造成广泛的组织破坏和管壁缺损。钝性损伤使局部管壁受到不同方向影响，常造成明显的管壁破裂。有时血管表面并无明显损伤，但管腔则可因牵引力作用而引起内部损伤，进而发生内膜瓣状脱落使管腔阻塞，管壁内摸损伤导致血小板聚集形成血栓。颈总、颈内动脉损伤可致脑部缺血，出现神经系统症状，提示预后不良。大的开放性损伤有气体栓塞、血栓形成的危险，钝性损伤起病隐匿，数小时后可因血栓形成而出现脑卒中和梗死的神经系统表现。

未经治疗的大血管损伤或只做填塞止血者，后期可发生创伤性动脉瘤或动静脉瘘，创伤性动脉瘤可逐渐增大，压迫邻近器官如食管、气道、甲状腺和神经，若突然破裂，导致严重后果。

三、诊　　断

（1）对于有颈部损伤病史，有明确相关体征的患者，应立即行手术探查，无须行诊断性辅助检查。这些体征包括：①损伤部位搏动性出血；②进行性扩大性血肿致气管压迫及移位；③颈动脉搏动消失伴神经系统症状；④休克。

（2）对临床体征无特异性或怀疑颈部血管损伤者，包括：①搏动性伤口出血病史；②稳定性血肿；③脑神经损伤；④颈动脉鞘附近开放性损伤；⑤颈前三角非搏动性小血肿等，应行动脉造影或彩色多普勒扫描进一步确诊。

（3）颈动脉造影是诊断颈部血管损伤的重要方法，可提示血管破裂、管腔狭窄，以及血管完全中断的征象。对于颈一区和颈三区患者，如病情稳定，大多数应行动脉造影，根据造影结果决定处理方法。而对颈二区损伤患者，有的认为应强制行手术探查，无需造影，有的则认为应根据常规动脉造影结果有选择性地行手术治疗。

（4）近年来，有研究认为，多普勒超声扫描（DUS）对于不需立即手术探查的颈动脉开放性损伤病例，可取代动脉造影作为常规筛选检查。但 DUS 对颈一区和颈三区血管损伤的诊断价值较小，且存在技术上的问题。

（5）头颅 CT 对于颈部动脉血管损伤患者，特别是有脑神经功能障碍患者尤其重要，它可证实有无血脑屏障不稳定情况的存在，如脑梗死伴周围出血等，若无血脑屏障不稳定因素存在，则可行颈部血管重建术，否则将导致严重中枢神经系统并发症，增加死亡率。

（6）颈部血管钝性损伤的患者大多合并颅内损伤或表现为酒精、药物中毒症状，因此增加了诊断的困难。有的患者当时神经系统检查完全正常，但表现为延迟性的（几小时或几年）局部神经功能缺失。很少有患者开始即表现为明显的症状和体征，而早期的诊断和治疗对损伤预后又极其重要，一旦患者症状和体征明显时，脑梗死已经发生。因此，医生应熟悉颈部动脉钝性损伤的病因、发病机制及疾病发展过程，做到心中有数，争取在脑梗死症状和体征发生之前作出诊断以进行早期治疗。在出现颈动脉搏动改变、血管杂音、颈部存在挫伤或出现汽车安全带接触处的外伤，而头颅CT扫描结果正常时，更应怀疑钝性动脉损伤的可能。进而可做动脉血管多普勒超声扫描检查，以及动脉血管造影检查。凡是在查体中发现有一侧颈部外伤的征象，伴有意识障碍及相应周围神经功能障碍时，都应做动脉血管造影检查。

（7）椎动脉损伤情况比较复杂，患者有颈部外伤史，如穿通性外伤的枪击伤、非穿通性的钝性打击伤、头急速转向、头颈猛力过伸或过屈等，常伴有颈椎的脱位或骨折。其临床表现和最终预后通常与合并性损伤的关系更为密切。其症状的发生主要是由于椎动脉支配的椎基底部神经系统缺血所致。非穿通性外伤所致椎动脉损伤的症状可从急慢性意识丧失到局灶性脑干神经障碍，也有些病例症状迟发于几小时至几周内。锐性损伤可出现出血、血肿、休克，伴或不伴椎基底神经功能障碍，体检时可发现伤侧肿胀及扩张性血肿，如果出现颈部血管杂音，压迫颈总动脉杂音并不消失，应考虑到有椎动脉损伤的可能。颈部正侧位片将提示颈椎脱位或骨折及残留弹片、子弹的位置和方向。椎动脉血管造影对椎动脉损伤的诊断有决定意义，造影范围应包括颈动脉、脑血管及对侧椎动脉，以判断对侧椎动脉能否代偿已受损的患侧椎动脉。

四、治　疗

（一）急救措施

颈部血管损伤的急救措施中，对气道的处理尤为重要。对于急性大出血，血流流入气道的患者，应立即用手指压迫颈总动脉近端或损伤部位控制出血，然后行气管插管或环甲膜切开术。另一种情况是搏动性血肿的压迫使气管明显移位和口腔底部明显抬高以致突然窒息，这种患者应迅速运往手术室行气管插管或急行环甲膜切开术，如情况允许，可行纤维支气管镜控制下经鼻插管。

（二）控制出血

1.开放手术 对于单侧颈部动脉损伤的显露，以平行于胸锁乳突肌前份的颈部斜切口较为理想。颈一区的血管损伤，可行胸骨正中切口控制近端血管，颈胸联合切口为胸锁乳突肌前缘至胸骨上中点下缘劈开胸骨，必要时向左第3或第4肋间延续显露左锁骨下血管，用于探查主动脉弓区域内的大血管损伤；对无名动脉损伤还可选择"反书本型"切口（图24-5）；锁骨下动脉损伤切口可选择在锁骨上1cm平行于锁骨，如需要可向下沿中线劈开胸骨至第4肋间。对颈三区血管损伤的出血控制较为困难，以下途径可供选用：①颊肌腹前侧的切口；②颞下颌关节的半脱位；③下颌支切除术。有时颈三区靠近颅底部的颈内动脉远端出血，通过人工外部压迫或颈部近端颈总动脉压迫仍无法控制，此时，可用3～8F Forgarty球囊导管或Foley导尿管经颈总动脉切口插入，置于颅底开放性损伤部位，然后扩张气囊控制出血。对于颈部损伤而无神经系统症状的患者，可持续压迫48小时，48小时后须松弛并撤离气囊。

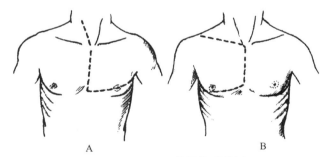

图24-5　颈胸部血管损伤手术切口

2.介入手术 经股动脉穿刺置鞘，经鞘送入导丝和球囊导管，于颈动脉损伤处扩张球囊阻断出血；如无法直接阻断血管损伤部位，可于病灶近端同法阻断。

（三）颈内动脉转流术

颈内动脉损伤严重者需根据颈动脉远端的压力值决定是否行转流术，一般认为小于9.33kPa（70mmHg）则须行转流术（图24-6）。单纯的颈总动脉损伤无需转流术，因为颈动脉分叉处保持开放，同侧颈内动脉可从并行的颈外动脉获得血流供应。

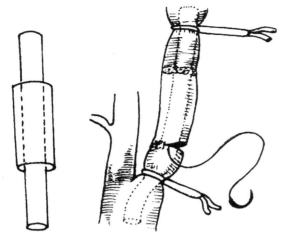

图 24-6　颈总动脉内转流术

引自段志泉，1997.血管损伤修复术 // 石美鑫，吴肇光，陈福真等主编.血
管外科手术图谱.济南：山东科学技术出版社

（四）治疗方法

1. 开放性颈部血管损伤　对于无中枢神经系统表现者，普遍认为应行动脉修补术，包括基本修补法、补片血管成形术、颈内外动脉交叉吻合术及自体静脉或人工血管间置术。如为头臂干分叉处的损伤，可采用分叉处人工血管移植术（图 24-7）；而头臂干起始部损伤，可采用人工血管与心包内升主动脉移植术；"Y"形人工血管吻合术适用于头臂干起始部和左颈总动脉起始部同时损伤。

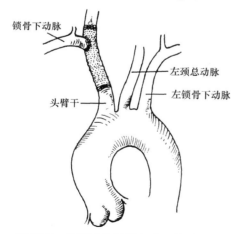

图 24-7　头臂干分叉处人造血管移植术

引自段志泉，1997.血管损伤修复术 // 石美鑫，吴肇光，陈福真等主编.血
管外科手术图谱.济南：山东科学技术出版社

颈动脉阻塞而合并神经系统症状和体征者，其处理仍存在争议。原因在于，血管重建术后可使脑部缺血性梗死转变为出血性梗死而导致严重神经功能的障碍（包括昏迷）。最近研究认为，当修补术

在技术上可行并且使用各种方法能恢复颈内动脉供血时，可采用动脉修补术，否则应行血管结扎术，并可酌情用抗凝药防止血栓蔓延。

对颈动脉微小损伤如内膜小缺损或微小假性动脉瘤，则可采用非手术处理，至少在神经系统功能完整情况下是可行的。有条件应对这些患者进行长期随访。

2. 颈部血管钝性损伤　对大多数表现为颈动脉夹层、血栓形成患者，其神经系统后遗症与急性血栓形成、栓子蔓延或远端栓塞密切相关，手术血管重建常不能解决问题，因此，最近大多主张采用系统肝素化抗凝治疗，可取得良好的效果。抗凝疗法的并发症为 13% ～ 33%，某些患者应列为相对禁忌证。有条件应对这些患者行 DUS 或血管造影进行随访。

假性动脉瘤的处理，如果技术上可行，应行手术修补；对小病变或修补困难者，可单用抗凝疗法，为防止其并发症发生可进行随访。

3. 椎动脉损伤　对血流动力学不稳定急需行出血控制者，应行远、近端结扎术。情况稳定患者，如果存在假性动脉瘤或动静脉瘘，可行血管栓塞术；而对椎动脉阻塞的病例，进行动脉造影随访可能较为合适。少数情况下，当术前造影提示对侧循环不充分时，应行动脉修补术。

4. 腔内治疗　近年来，随着血管腔内技术的发展，腔内治疗作为一种创伤小、操作较为简便、并发症较少的治疗手段，也开始在颈部血管损伤中得以应用。

（1）弹簧圈或钨丝螺旋圈腔内栓塞：是利用弹簧圈或钨丝螺旋圈及其所带呢绒纤维的堵塞，从而引起血栓的形成及纤维组织增生，阻断病变及供血动脉，达到治疗目的。弹簧圈大小与数量的选择，应根据病变供血动脉直径、病变性质、弹簧圈能嵌于血管壁、不发生脱落等来决定。

（2）可脱性球囊栓塞：可脱性球囊栓塞技术是通过导管把特制的球囊送入假性动脉瘤腔内 / 载瘤动脉破裂口或动静脉瘘口等处，再注入适量的充填剂，使球囊充盈，闭塞假性动脉瘤或动静脉瘘，而后解脱球囊以达到治疗目的。对颈内动脉假性动脉瘤，如能将球囊送至瘤腔内，栓塞瘤体，保持颈内动脉畅通，是最佳的治疗方法。若球囊不能送至瘤腔内，Matas 试验正常，侧支循环代偿良好，可将动脉瘤与颈内动脉一同栓塞。对于颈外动脉分支假性动脉瘤，可直接栓塞载瘤动脉，

不会引起神经功能障碍与缺血症状。

（3）人工血管内支架修复：对于较小的动脉穿通伤，部分断裂及假性动脉瘤、动静脉瘘形成，特别是瘤体较大或瘤颈短的病例，可予以人工血管内支架进行腔内治疗（图 24-8）；人工血管支架大小选择较病变段动脉直径大 15% ～ 20%。

（4）自膨式内支架固定：对于动脉钝伤、挫裂伤，壁内夹层形成及内膜损伤脱落可植入自膨式支架固定。自膨式支架目前有 Precise Z-stent（强生 Cordis）、Wall-stent（Boston Science）等。该

类支架的优点是具有良好的纵向柔韧性，缺点是对血管壁的持续压力及扩张后与管壁间存在相对位移，这可能导致再狭窄的发生。支架大小的选择，普通血管支架较病变两端动脉直径大 5% ～ 10%，这有利于支架与血管壁的紧密贴附，防止内漏的形成。内支架的长度一般较病变段长 1 ～ 2cm 为宜。

（5）自膨式内支架固定结合弹簧圈或明胶海绵瘤腔内栓塞：目前颈部血管损伤的腔内治疗尚处于起步阶段，其中，远期疗效和相关的中枢神经系统并发症有待进一步的研究。

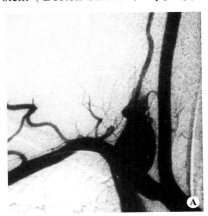
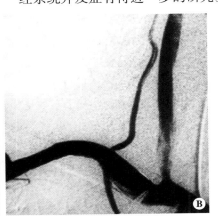

图 24-8 锁骨下动脉瘤的腔内人造血管支架置入
A. 术前；B. 术后

五、预　　后

锐性损伤的死亡率为 5% ～ 20%，有昏迷和休克表现患者其死亡率明显增高，表明休克的严重性和持续时间及神经系统症状是决定预后的重要因素。钝性损伤的预后较差，其死亡率为 5% ～ 43%，且存活的患者仅 20% ～ 30% 神经系统保持完整。虽然抗凝疗法能提高患者的预后，但延迟诊断与预后关系更为密切，因此，如何提高早期诊断率和合理评价损伤患者是提高患者预后的关键。

第四节　胸部大血管损伤

胸部大血管损伤主要是指胸部主动脉的损伤，其发生率占全身血管损伤的 4%。无论是主动脉弓或降主动脉及其他部位主动脉的损伤，均有一个共同特点：即产生严重的大出血或隐性血肿，且无明显的阳性体征，威胁着患者的生命。约有 80% 死于现场，极少数患者外伤性假性动脉瘤幸存下来，因而获得救治机会。

一、病因及病理生理

胸部大血管损伤可分为开放性损伤和闭合性损伤。按致伤因素可分为锐性损伤和钝性损伤。锐性损伤多由枪弹伤、刀刺伤等因素引起，可伤及胸主动脉任何部位；而钝性损伤最典型的病例是胸部降主动脉疾驰减速伤，部位多集中在胸主动脉峡部，多发生在高处坠落伤及交通事故中汽车迎面碰撞等情况。其中后者在现代社会中占有越来越多的比例，当疾驰的汽车遇到某种紧急事故突然减速或刹车时，驾驶者由于惯性作用，上胸部立即冲击于方向盘上，急速的暴力通过胸骨扩散到胸内主动脉，由于左侧锁骨下动脉根部有动脉韧带固定，而其下方较为游离，结果发生了降主动脉起始部的撕裂。

二、临床表现

胸部大血管损伤的患者常见的临床表现有休克、血胸、呼吸困难和胸痛。休克为失血性休克，

大出血如不及时救治，则迅速进入休克抑制期导致死亡。胸主动脉损伤后大量血液流入胸腔产生血胸，开放性损伤可出现血气胸表现，患者出现呼吸困难。大出血致心脏压塞及心搏骤停也是患者死亡的主要原因。

体格检查可概括如表 24-2 所示。应注意只有 1/3 的钝性胸主动脉损伤患者可发现明确的体征，且这些单一体征或联合体征并不能作为急性主动脉破裂的诊断依据。Symbas 等报道"急性主动脉缩窄综合征"表现为上肢的高血压及上下肢脉搏的差异，这主要由于主动脉内膜的分离和扑动或是血肿压迫主动脉腔引起。胸部血管损伤常可合并其他部位损伤，包括肋骨及脊柱骨折、肺挫伤、闭合性头颅伤、腹内实质性脏器损伤、上颌面损伤、食管和心脏损伤，并出现相应的临床表现。这些合并伤常可掩盖潜在性胸主动脉损伤的表现。

表 24-2　胸主动脉损伤的临床体征

高速减速伤病史	上肢高血压
多发性肋骨骨折或连枷胸	肩胛间收缩期杂音
第 1 肋或第 2 肋骨折	颈动脉或锁骨下动脉鞘血肿
胸骨骨折	非喉损伤性声音嘶哑或声音改变
脉搏减弱或丧失	上腔静脉综合征

资料来源：Bongard F，2000. Thoracic and abdominal vascular trauma// Rutherford RB ed. Vascular Surgery.5th ed. Philadelphia：W.B.Saunders.

三、诊　　断

外伤病史是对疑有胸主动脉损伤的患者作出初步诊断的重要线索。典型的病史如车速超过 40km/h 的交通事故及三楼以上的坠落伤，其主动脉损伤的发生率及病死率均明显增高，这种情况下即使体检无阳性发现，也应怀疑有主动脉损伤。如患者情况允许，可行以下辅助检查。

1. X 线检查　包括正、侧位片，提示主动脉破裂的阳性发现可概括如表 24-3 所示。

表 24-3　损伤性胸主动脉破裂的 X 线表现

T_4 段食管向右偏移（大于 1.0cm）	左主支气管压低（大于 41°）
上纵隔增宽	主动脉肺窗消失
主动脉结节模糊	左上肺段中部模糊
降主动脉轮廓消失	气管旁带增厚或偏移
气管向右移位	第 1 肋或第 2 肋骨骨折
左胸顶胸膜外血肿影	胸骨骨折

资料来源：Bongard F，2000. Thoracic and abdominal ascular traum// Rutherford RB ed. Vascular Surgery. 5th ed.Philadelphia：W.B.Saunders.

2. 胸主动脉 CTA　目前胸主动脉 CTA 作为首选可以发现明确的动脉损伤部位和程度，以及病灶与周围组织脏器的关系。

3. 动脉血管造影　主动脉血管造影检查是诊断胸主动脉损伤的主要手段，是否行主动脉血管造影主要取决于患者损伤机制及胸部平片的结果，对疑有主动脉损伤的患者，如果情况允许，均可行主动脉造影。主动脉血管造影最常见的阳性表现为在相对于动脉韧带的主动脉前壁上提示有动脉破裂及近端的扩张（图 24-9）。

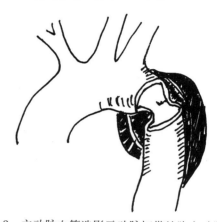

图 24-9　主动脉血管造影示动脉韧带处胸主动脉损伤

引自 Bongard F，2000.Thoracic and abdominal vascular traum// Rutherford RB eds.Vascular Surgery.5th ed.Philadelphia：W.B.Saunders

四、治　　疗

患者一经诊断均应手术治疗，高度怀疑有胸主动脉损伤，如伤情危急不允许进一步检查，应及早开胸探查。

（一）术前准备

术前应做好抗休克和复苏的工作，在复苏过程中，应注意：①当减速伤合并颈髓损伤时，为了避免颈部的高张力，最好采用纤维支气管镜插管；②当患者合并肋骨骨折且行正压通气过程中，应注意有无张力性气胸的发生，必要时双侧接胸腔引流管，放置引流管时应避免伤及主动脉周围血肿。

（二）手术处理

1. 切口选择　切口的选择因损伤部位的不同而各异。胸骨正中切口适用于升主动脉、无名动脉或颈动脉近端的损伤，需显露右锁骨下和颈总动脉起始部时可沿右胸锁乳突肌前部延长切口至颈部。经左胸第 4 肋间后外侧切口也较为常用，适用于胸主动脉、奇静脉和肋间动脉损伤。此外，可根据情况选择左右胸"书本型"切口或经第 4 肋间前外侧切口。

2. 控制出血　只有在伤口远、近端动脉都被控制住后再对损伤动脉施行手术才是最安全的。对于主动脉峡部的钝性损伤，覆盖于主动脉上的壁层胸膜未破裂，其壁层胸膜下的血肿可延伸至远处，不可将血肿盲目切开。应用无损伤血管钳阻断左颈总动脉和左锁骨下动脉间的主动脉弓部、远端胸主动脉及左锁骨下动脉后，才可沿胸主动脉纵行切开被血肿充满的壁层胸膜（图 24-10）。

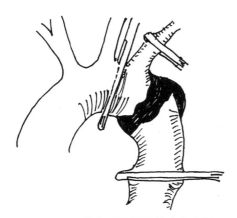

图 24-10　胸主动脉损伤的出血控制

3. 体外循环的应用　为防止胸主动脉阻断后内脏及下肢缺血，可行左心房和股动脉间的体外转流，转流后上半身血压超过阻断前 2.7kPa，下半身的血压应维持在 8kPa 以上。

4. 血管修补与重建　术中根据探查情况行侧壁连续缝合、补片缝合损伤处切断直接吻合，若张力较大，可行人造血管间置术。应保证使血管缝合后有足够移动度，因为当血流恢复后吻合口张力将增加。

（三）腔内治疗

近年来，随着血管腔内技术的发展，腔内治疗作为一种创伤小、操作较简便、并发症较少的治疗手段，也开始在胸部血管损伤中得以应用。但由于胸部大血管损伤均病情危急，且合并有其他严重的外伤，一般无条件开展腔内手术，但令人兴奋的是，最近国外已有人开展血管急性损伤期的腔内修复手术。他们采用 Captiva（Medtronic）、TAG（Gore）和 Zenith（Kook）等自膨式人工血管支架，治疗成功率达 92%（12/13），近期并发症发生率为 0（图 24-11）。

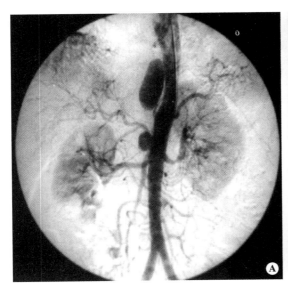

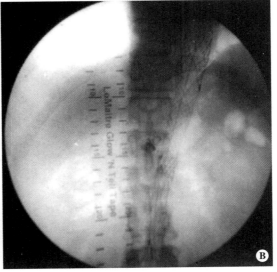

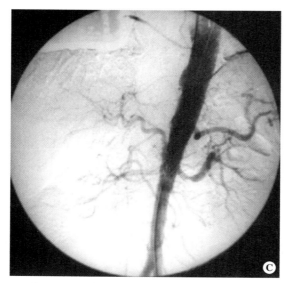

图 24-11　降主动脉假性动脉瘤的腔内治疗

第五节　腹部大血管损伤

腹部大血管损伤主要是指腹主动脉和下腔静脉的损伤。患者多因出血性休克而死亡。

一、病因及病理生理

腹主动脉损伤 90% 以上由腹部穿透伤引起。大部分下腔静脉损伤和一部分腹主动脉损伤则由腹部钝性外伤引起，特别是高空坠落伤、交通肇事等，常合并肝外伤，尤其是肝脏一分两半的矢状外伤最易合并下腔静脉损伤。一部分下腔静脉损伤由锐性穿透伤或医源性损伤引起。

腹主动脉穿透伤由于大出血形成血肿，其中肾动脉以上腹主动脉损伤血肿一般较局限，而肾动脉以下腹主动脉损伤不易局限，血液涌入后腹膜形成巨大血肿，或直接进入游离腹腔。钝性损伤常可导致血管的撕裂和血栓形成，一方面，前方的减速力和后方腰椎的挤压共同产生的切应力作用常使肠系膜上动脉和门静脉上活动度小的血管分支从根部撕脱；另一方面，减速过程中牵引力常可使血管内膜脱落、阻塞，而造成血管内血栓形成。

二、诊　断

1.病史　外伤史是诊断血管损伤的重要线索。患者在来救治前有无低血压史及输液后血压仍不能维持的病史常是诊断的关键。部位在乳头至腹股沟之间的所有穿透伤患者均应怀疑有腹部大血管损伤的可能。对闭合性损伤，则应结合外伤原因、外力作用部位、是否合并腹内脏器的损伤等一并加以分析。

2.症状与体征　腹部大血管损伤患者常有严重失血性休克、腹腔积血、腹膜刺激征及合并其他脏器损伤相应的临床表现。值得注意的是，有些情况下，腹腔大血管损伤致腹膜后出血可以是隐性的，腹腔内很少积血，典型的例子是腰背部的刀刺伤，刀刃从下两肋部刺入，此类患者由于后腹膜血肿的存在可表现为腰背痛及肠麻痹。另外，体格检查发现双下肢股动脉搏动不对称常提示髂总或髂外动脉损伤。

3.辅助检查　其中腹腔穿刺术、X 线、CT、血管造影等影像学检查对诊断有较大帮助，但由于伤情危急，多数患者来不及做进一步的影像学检查，因而最后确诊多数是在手术探查中实现的。如果疑有肾血管的损伤，特别是腹部钝性外伤时，可行尿常规、X 线、IVP、CT 及肾血管造影检查。当有肾实质损伤及出现血尿时，应行静脉肾盂造影和 CT 肾脏扫描；如有肾功能损害或肾脏不显影，应做肾动脉造影。

三、治　疗

凡出现腹腔内大出血、休克，疑有腹部大血管损伤或发现腹膜后血肿、假性动静脉瘤或主动脉腔静脉瘘时，均需手术治疗。术前应做好紧急复苏和抗休克的准备。

（一）腹主动脉损伤

1.手术区域的划分 腹主动脉可分为3个手术区域。①膈肌区：腹腔干或以上主动脉；②肾上区：从腹腔干至肾动脉水平；③肾下区：肾动脉以下至腹主动脉分叉处。其中肾上区损伤的手术死亡率最高，而肾下区的预后最好。

2.手术方法 切口根据伤情可选择腹部正中切口、胸腹联合切口和经腹直肌外缘切口等，主动脉膈肌裂孔处的显露，一般采用胸腹联合切口，而腹腔干处腹主动脉和肾动脉水平以下的腹主动脉显露，一般采用腹部正中切口。开腹后在没有找到损伤血管远、近端之前，一般可采用纱布压迫、手指压迫、主动脉钳膈下阻断和气囊导管腔内阻断等方法止血。对于较少的侧壁损伤或交通性损伤，可行侧面修补或人工补片缝合，损伤范围较大时，可切除损伤部分行人造血管置换术。

3.注意事项

（1）对于合并胃肠道损伤、腹腔严重感染者，因人工血管易感染，甚至引起吻合口破裂出血，宜避免原位人工血管移植，必要时行双侧腋股动脉旁路转流术。

（2）对于腹腔后血肿，在未阻断腹主动脉远近端之前，不要贸然切开，防止发生难以控制的大出血。

（3）腹主动脉合并腹腔干损伤，宜修复腹主动脉，可结扎腹腔干，因有丰富的侧支循环，不会发生胃、脾缺血坏死和肝功能障碍；腹主动脉合并肠系膜动脉或肾动脉损伤，则二者均需修复。

（4）肾动脉以上腹主动脉损伤可造成肾缺血，产生急性肾小管坏死，加之低血压已造成肾供血不足，因此术后可出现急性肾衰竭，术中用冰袋使肾局部降温，并使用甘露醇等渗透性利尿剂，能延长肾耐受缺血时限，减少急性肾衰竭的发生。

（二）静脉损伤

1.手术方法 切口先采用腹正中切口，开腹后全面探查肝、脾、肠等重要脏器有无合并损伤。如发现右侧腹膜后大血肿或涌出大量暗红色血液，应怀疑腔静脉及其属支损伤。此时应注意，若贸然直接钳夹、探查损伤部位有可能导致血管壁（尤其

是菲薄的大静脉壁）撕破，造成更大损伤和汹涌出血、气栓，甚至心搏骤停。应立即控制主动脉裂孔处大动静脉干将其压向脊柱椎体。术中如伤情允许，应采用下腔静脉内转流术（图24-12）。内转流时应预防空气栓塞，插管前应用生理盐水或血液将导管充满以排出气体。情况紧急时可直接阻断第一肝门、肝上、肝下静脉，甚至腹主动脉，注意此时应每隔10分钟松开第一肝门和腹主动脉钳子，保持肝脏供血。对肝后下腔静脉应采用修补术，一般需将右半肝切除后显露下腔静脉才能修补。如损伤位于肝下肾上下腔静脉，可采用人工血管间置术。如损伤位于肾静脉下方，可行下腔静脉结扎、修补或下腔静脉右心房转流术。值得注意的是，下腔静脉如为贯穿伤，应注意后壁损伤修复，切勿遗漏。

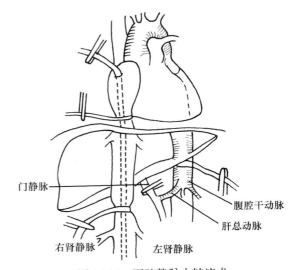

图 24-12 下腔静脉内转流术

引自段志泉.1997.血管损伤修复术//石美鑫，吴肇光，陈福真等主编.血管外科手术图谱.济南：山东科学技术出版社

2.近肝静脉损伤（JHVI） 下腔静脉肾上段与肝后下腔静脉损伤患者死亡率可高达48%～61%，尤其是肝后下腔静脉损伤，常伴有主肝静脉撕裂伤，二者并存，称为"近肝静脉损伤"。此时，手术显露损伤部位行修补术为最确切有效的方法，而显露损伤所需时间为决定死亡率高低的主要因素。如肝破裂，可用细胶管或无损伤血管钳阻断肝门处血流，如仍从肝破裂深部或肝后面流出大量暗红色血液，则可确认有肝后下腔静脉或肝静脉损伤，可将盐水纱布填塞于肝后区暂时止血，并迅速采用下面两种方式扩大切口。①胸腹联合切口：即将腹正中切口向右上方

延长经第5或第6肋间切开胸腔，于肝顶部切开膈肌至下腔静脉裂孔，显露肝上和肝后下腔静脉；②劈开胸骨切口：将腹正中切口上端向上延长于中纵隔，劈开胸骨，显露前纵隔，可不切断膈肌。显露后，应根据具体情况修补肝后下腔静脉，必要时可切除右半肝。

3. 腔内治疗 近年来，随着血管腔内技术的发展，腔内治疗作为一种创伤小、操作较简便、并发症较少的治疗手段，开始在患者情况稳定的外伤性假性动脉瘤或腹主动脉腔静脉瘘形成时应用（图24-13），但大部分急性腹部大血管损伤病情危急，通常没有条件进行腔内手术。

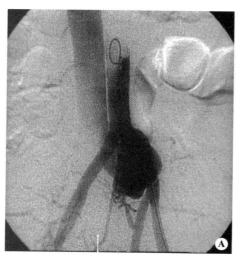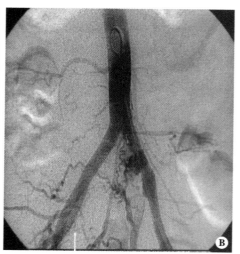

图 24-13　腹主动脉腔静脉瘘的腔内治疗术
A. 术前；B. 术后

（符伟国　竺　挺）

主要参考文献

段志泉，1997. 血管损伤修复术 // 石美鑫，吴肇光，陈福真等主编 . 血管外科手术图谱 . 济南：山东科学技术出版社

符伟国，陈福真，王玉琦，等，1991. 急性血管损伤56例诊治分析 . 实用外科杂志，11（7）：382-384

马廉亭，潘力，2002. 血管损伤诊治的进展 . 创伤外科杂志，4（4）：193-195

钱允庆，1999. 血管损伤 // 吴阶平，裘法祖主编 . 黄家驷外科学 . 第6版 . 北京：人民卫生出版社，841-848

Ballard OL，Mclntyre WB，2000.Cervicothoracic vascular injuries//Rutherford RB ed.Vascular Surgery.5th ed.Philadelphia：Saunders，893-901

Bongard F，2000. Thoracic and abdominal vascular trauma//Rutherford RB ed.Vascular Surgery.5th ed. Philadelphia：W.B.Saunders.

Danetz JS，Cassano AD，Stoner MC，et al，2005. Feasibility of endovascular repair in penetrating axillosubclavian injuries：a retrospective review.J Vasc Surg，41（2）：246-254

Johausen K，2000.Noninvasive tests in the diagnosis of vascular trauma//Yao JS，Pearce WH，et al，Practical Vascular Surgery.London：McGraw-Hill，401-408

Mattox KL，2000.A new strategy in the resuscitation of trauma patients//Yao JS，Pearce WH，et al，Practical Vascular Surgery.London：McGraw-Hill，375-389

Weaver FA，Hood DB，Yellin AE，2000.Vascular injuries of the extremities//Rutherford RB ed.Vascular Surgery.5th ed. Philadelphia：W.B.Saunders，862-871

第二十五章 下肢慢性静脉功能不全

第一节 下肢浅静脉曲张

一、概 论

下肢浅静脉曲张多为大隐静脉及其属支病变，是外科的常见病。1916 年，Homans 提出将下肢浅静脉曲张分为单纯性（原发性）和继发性两大类。前者深静脉无病理改变，仅为隐股静脉瓣关闭不全，使血液从股总静脉倒流入大隐静脉，逐步破坏大隐静脉中各个瓣膜，引起浅静脉曲张；后者因下肢深静脉血栓形成堵塞管腔，在后遗症期间浅静脉代偿性扩张，或者于血栓再通的过程中，破坏隐股静脉瓣和深静脉及交通静脉中的瓣膜，使深静脉血液倒流入浅静脉内，造成浅静脉曲张。他主张对单纯性者做大隐静脉高位结扎加剥脱术，而对后者则不能采用这种手术治疗，因为在深静脉回流受阻的情况下，又阻断了大隐静脉的回流通道，则必然会使静脉回流障碍的病情加重。1938 年，Linton 指出，小腿下段交通静脉瓣膜功能不全所引起的血液倒流，与足靴区溃疡形成有密切关系，主张做交通静脉结扎术。这就是沿用至今已 70 余年之久的传统手术方法。此外，在临床也根据 Homans 的观点，广泛采用屈氏（Trendelenburg）和潘氏（Perthes）试验，来鉴别单纯性和继发性大隐静脉曲张。

长期以来，传统的观念认为，下肢深静脉受筋膜和肌肉保护，加上瓣膜单向开放和胸腔内负压的解剖生理功能，足以对抗重力的影响，促使静脉血向心回流，只有在血栓形成堵塞管腔，或者当血栓再通破坏静脉中的瓣膜后，才会引起下肢深、浅和交通静脉这 3 个系统的病变，出现下肢浅静脉曲张的临床表现。因此，传统的观念一直将下肢深静脉功能不全列为下肢深静脉血栓后遗症的同义词。

20 世纪 80 年代以后，随着电子工业的迅速发展，检测血管病变的手段不断更新和问世，特别是静脉造影术和各种无创检查方法在临床广泛采用，以及临床研究的逐步深入，学者们对下肢静脉病变有了新的认识。目前，按血流动力学变化，可将下肢静脉病变分为血液倒流性和回流障碍性两大类。前者主要为静脉中的瓣膜失去单向开放的生理功能，发生关闭不全而不能制止血液倒流；后者则为静脉回流通道受阻而引起。这说明导致下肢浅静脉曲张的病因是多方面的。因此，下肢浅静脉曲张只是一种临床表现，而不是一个单独的疾病。

二、流 行 病 学

下肢浅静脉曲张的患病率具有明显的地理分布特点，各个不同地区之间有很大的差异。总的来讲，下肢浅静脉曲张在工业发达国家中的患病率远高于发展中国家。据报道，在西方工业发达国家的成年人中，患病率约占 50%。据 Beaglehole 统计，在西方成人的手术中，以下肢浅静脉曲张者为数最多；其患病率在南威尔士高达 53%，而在热带非洲仅为 0.1%。20 世纪 80 年代，Schanzer 报道，在美国每年因患下肢静脉曲张所损失的劳动日超过 200 万天。统计资料说明，在加拿大的患病率为总人口的 20%；美国有患者 2400 万以上；在意大利、法国、西班牙和新西兰，患病率为 31% ～ 40%，而埃及则为 6%。90 年代 Callam 报道世界各发达国家中，患病率为 40% ～ 50%。Ruckley 报道，美国每年因下肢静脉曲张而丧失的劳动日达 460 万天。2004 年，TenBrook 等报道，美国每年因此消耗的医疗费用高达数十亿美元。

调查资料说明，即使在同一地区内的人群，由于出生地和生活习惯的不同，他们之间的患病率也有明显的差异，如生活在西耶路撒冷的居民中，来自北非移民的患病率：男性为 6.3%，女性为 25.8%；来自美国和欧洲的居民中，男性为 12.8%，女性为 31.7%；在美国出生的黑色人种的患病率与美国白色人种并无显著性差异。

下肢浅静脉曲张的患病率，也有鲜明的年龄和性别特征。世界各地的调查资料均表明，患病率随年龄增长而升高，并且女性多于男性。Novo 报道，在意大利西西里的西部，20～30 岁年龄组中的患病率为 13.6%，60 岁以上者患病率则为 46.67%。Coon 报道，美国男性的患病率为 19%，女性患病率为 36%。Abramson 报道，以色列男性和女性的患病率分别为 10% 和 30%；在 20～24 岁人群中男性患病率为 1.2%，女性患病率为 8%；在 65～74 岁人群中，则患病率分别为 35.8% 和 54.2%。根据在以色列和南威尔士的调查结果，双下肢浅静脉曲张者在所有患者中分别占 76% 和 60%。

下肢浅静脉曲张的确切病因尚存争议。Burkitt 认为，这是人类进化为直立动物所付出的代价。常见的说法：①静脉和瓣膜先天性结构不良论；②生活环境致病论。文献中所报道的致病因素，主要有下列几种。

（1）家族史：Mekky 报道，在英国女性患者中，1/3 患者的父母中至少有 1 人患下肢浅静脉曲张；这种情况在埃及女性患者中，父母中至少有 1 人患下肢浅静脉曲张者所占的比例为 1/20；在这两个国家中，有家族史妇女的患病率，明显高于无家族史者。英国有家族史和无家族史妇女的患病率，分别为 44% 和 27%。

（2）长时间站立工作：综合文献报道，在所有长时间站立工作的人群中，发生下肢浅静脉曲张的可能性，较常人增加 60%。Abramson 在调查中发现，在站立工作者中，男性患病率为 9.9%，女性患病率为 31.9%；在站立工作时间不长的人群中，患病率则分别为 7.2% 和 22.7%。

（3）体型高大、粗壮和肥胖：Mekky 调查英国和埃及纺织女工，发现体重为 35～54kg 者，在这两个国家的患病率分别为 21.5% 和 3.9%；体重为 55～74kg 者，患病率分别为 35.1% 和 7.1%；体重为 75～94kg 者，则患病率分别为 49% 和 10.5%。Novo 指出，在体重超过标准 20% 的人群中，患病率为 44.8%，未超过标准体重 20% 的人群中的患病率为 31.1%。

（4）妊娠：妇女妊娠后，除腹压增高外，膨大的子宫也可压迫髂静脉，阻碍下肢血液的回流。Abramson 在调查中发现，于 25～34 岁的妇女中，从未妊娠者下肢浅静脉曲张的患病率为 24%，而至少有 1 次妊娠史者则患病率为 31.7%。同时，Novo 的资料表明，有妊娠史妇女的患病率为 52.96%，无妊娠史者患病率为 22.22%；患病率还与妊娠次数有关，在 41～50 岁的妇女中，未曾妊娠者的患病率为 21.73%，妊娠 1 次者患病率为 50%，妊娠 2 次者患病率为 57.57%，妊娠 7 次以上者患病率为 100%。据 Widmer 报道，在西方国家中，女性与男性患病率的比例为 1.2：1；若将妊娠妇女与男性患病率比较，则为 4.6：1。

（5）饮食习惯：Burkitt 认为，在西方国家的日常食物中，因缺乏纤维素所引起的便秘，是下肢浅静脉曲张的主要原因。在 Novo 调查的一组人群中，有习惯性便秘者的患病率为 42.3%，无便秘者患病率为 35.2%。

（6）腹压增高：文献资料都强调在致病因素方面腹压增高的重要性。van Bemmelen 在动物实验中证实，下肢深静脉近侧血柱逆向重力持续增强，可破坏下肢静脉系统的瓣膜，引起深静脉功能不全和浅静脉曲张。他的实验方法是在股动静脉近侧段之间建立动静脉瘘，经过一段时间后，即可导致其远侧静脉瓣膜功能不全。许多学者提出，各种引起腹压增高的情况，如吸烟等所致的慢性咳嗽、便秘和站立工作等，都可造成下肢浅静脉曲张。Beaglehole 报道，妇女穿紧身衣者的患病率，较不穿这种服装者高 40%。同样，据 Abramson 的调查资料，穿紧身衣妇女的患病率为 41.2%，不穿紧身衣者的患病率为 30.1%。

（7）坐位工作：Stanhope 和 Alexander 提出，长时间坐位工作者，易发生下肢浅静脉曲张病变。Beaglehole 指出，坐位工作的致病性尚未受到应有的重视。他认为，今日的西方生活中，经常坐于椅子上的习惯，与席地而坐不同，能引起下肢浅静脉曲张。

最近有些学者指出，长时间坐位并跷二郎腿姿势者，可因阻碍下肢静脉血液回流，而易引发下肢浅静脉曲张，并已在媒体广为宣传。

周围血管疾病的流行情况，我国尚无统计资料。1959 年，上海邮电系统 7000 余名职工的调查结果，下肢浅静脉曲张的患病率为 6.4%。20 世纪

90 年代初期，上海交通大学医学院附属第九人民医院血管外科在国家卫生部资助下，于山东、江苏、安徽、浙江四省和上海市，调查年龄在 15 岁以上，包括各种职业的人群共 60 000 余人，发现血管病患者 5402 人，患病率为 8.89%；全国标化患病率为 9.08%；世界标化患病率为 10.42%。男女患病率分别为 11.01% 和 6.27%；全国标化患病率分别为 11.97% 和 7.15%；世界标化患病率分别为 20.16% 和 15.91%。男性患病率明显高于女性。患病率随年龄增长相应地升高，15 ～ 34 岁年龄组的患病率为 1% ～ 6%；35 岁以后患病率持续上升，从 9.49% 升为 70 岁年龄组的 21.31%。在所有患者中，年龄 35 岁以上者占 85%。在全组 5402 例血管疾病患者中，下肢浅静脉曲张共 5200 人，占患者总数的 96.26%，其患病率为 8.56%，全国标化患病率为 9.96%。男女患病率分别为 10.72% 和 5.89%；全国标化患病率分别为 10.15% 和 6.6%；世界标化患病率分别为 11.58% 和 7.63%。患病率随年龄而升高，35 岁以上者占患者总数的 86%；40 ～ 70 岁各年龄组的患病率，由 12.84% 增至 19.70%。各种职业人群的患病情况如下。

（1）重体力劳动者（冶金、矿山、机械、搬运等）：在受检的 17 170 人中，下肢静脉曲张共 1903 人，患病率为 11.08%。

（2）中、轻度体力劳动者（电子、食品、机修、安装等）：在受检的 2907 人中，下肢静脉曲张共 1586 人，患病率为 5.46%。

（3）农业劳动者：在受检的 14 534 人中，下肢静脉曲张共 1711 人，患病率为 11.77%。

（4）下肢浅静脉曲张好发人群：在本组受检的 60 777 人之外，又随机调查下肢浅静脉曲张好发人群 4750 例：①煤矿工人，受检 361 人中发现患者 74 例，占 20.49%。其中 40 岁以下者 18 例（24.32%），40 岁以上者 56 例（75.68%）。②理发师，受检 626 人中发现患者 112 例，占 17.89%。其中 40 岁以下者 31 例（27.67%），40 岁以上者 81 例（72.33%）。③饮食业职工，受检 887 人中发现患者 137 例，占 15.44%。其中 40 岁以下者 35 例（25.54%），40 岁以上者 102 例（74.46%）。④营业员，受检 279 人中发现患者 51 例，占 18.27%。其中 40 岁以下者 11 例（21.56%），40 岁以上者 40 例（78.44%）。⑤中学教师，受检 492 人中发现患者 69 例，占 14.02%。其中 40 岁以下者 8 例（11.59%），40 岁以上者 61 例（88.41%）。⑥长期坐位工作者（科室人员、轻工业装配工人等），受检 2105 人中发现患者 342 例，占 16.24%。其中 40 岁以下者 54 例（15.78%），40 岁以上者 288 例（84.22%）。

分析调查结果，与下肢浅静脉曲张有关的致病因素如下。

（1）重体力劳动：本组中重体力劳动和农业劳动者的患病率，分别为 11.43% 和 12.06%，均明显高于中、轻度体力劳动者（5.8%）。并且在前两者中，男性的患病率分别为 13.05% 和 8.24%，女性患病率则分别为 8.43% 和 6.65%。这说明男性的劳动强度显著超过女性，所以其患病率也明显增高。本组中的 361 名煤矿工人，全为重体力劳动的男性，其患病率高达 20.49%。相反，在中、轻度体力劳动者中，男女患病率分别为 6.43% 和 5.07%，两者无显著性差异。

（2）站立工作：本组调查的长时间站立工作者，包括理发师、饮食业职工、营业员、中学教师等共 2284 人，发现患者 369 例，患病率为 16.16%，比全组中各职业人群的总患病率 8.89%，高出 1 倍。

（3）体型粗大：本组 522 例患者中，身材高大、粗壮或过于肥胖者占 36%。此外，这些患者的临床表现一般均较严重，且多为双下肢病变者。

（4）妊娠：在本组 1602 例女性患者中，有 758 例于妊娠期发病，占 47.32%。发病大多在第一胎或第二胎，妊娠 6 个月后。

（5）坐位工作：在本组受检的 2105 名长时间坐位工作者中，患病率为 16.24%。

上述各种因素都与下肢静脉系统近侧逆向压力增高，或者与静脉血液回流障碍有密切关系。

三、临床表现

下肢浅静脉曲张患者的临床表现主要是浅静脉曲张，其次为患肢肿胀、胀痛、酸胀或沉重感，小腿下段和踝部皮肤营养障碍性病变，包括皮肤抓痒、湿疹、皮炎、色素沉着和溃疡形成等。由于下肢浅静脉曲张的病因是多方面的，所以其临床表现的病情和程度也各有不同。最轻者只有程度较轻、范围较小的大隐静脉曲张，而无其他症状和体征；重者可出现患肢明显肿胀，以及踝部严重的皮肤营养障碍性病变，以致危害患者的生活质量和工作能力。一般认为，只有大隐静脉曲张而无深静脉病变者的临床症状和体征较轻，有的甚至仅表现为浅静脉曲张，而没有肿胀、皮炎和皮肤营养障碍性病变；如果深静脉有病变，并且是造成浅静脉曲张的病因时，患肢才会出现较重甚至是非常严重的临床表现。

（1）浅静脉曲张：主要为大隐静脉及其属支发生曲张性病变。扩张、屈曲的程度和病变的范围，随病情的轻重而不同。一般在小腿部静脉曲张的病变较为广泛和明显。部分患者的小隐静脉也发生曲张，可单独存在或与大隐静脉曲张同时存在。一般认为，小隐静脉曲张多继发于深静脉的病变。近年来，DePalma 等提出，浅静脉曲张的标准为其管径大于 4mm。

一般认为，GSV 主干的扩张程度与病情严重的程度呈正相关，最新的文献报道发现，静脉临床严重度分级（venous clinical severity score，VCSS）与生活质量（quality of life，QOL）之间仅有较弱的相关性。因此，以 GSV 直径作为治疗 GSV 反流的医疗唯一标准并不合适。

（2）患肢肿胀、疼痛、酸胀和沉重感：一般认为，这些是较重的症状和体征，多发生于深静脉有病变的患者。肿胀多发生在小腿，特别是踝关节平面，呈凹陷性肿胀，其程度和范围随病情的轻重而有很大的不同。通常在晨起时，肿胀消失或减轻，在午后或较长时间站立、行走后，肿胀出现或加重。疼痛、酸胀和沉重感多发生于直立或行走时。

（3）小腿下段皮肤营养障碍性病变：解剖学资料说明，在足靴区，尤其是踝部内侧，由于静脉网丰富，静脉压力高，静脉管壁薄，容易发生扩张，加之踝部皮肤和皮下组织纤薄，因此，皮肤抓痒、湿疹、皮炎、色素沉着和溃疡形成等病变，多局限于内踝附近。随病情的轻重，皮炎、湿疹和色素沉着的程度和范围也有很大的差异，严重时可遍及小腿下段，甚至包括整个小腿。最严重的表现是溃疡形成，一般称为静脉性溃疡或静脉淤血性溃疡。可为单发或多发性，大小各异，愈合后可以复发，重者可为经久不愈的溃疡，持续数年甚至数十年不愈合，少数可发生癌变。Cornwall 等在伦敦的一个地区调查结果显示，于总人口 198 900 人中，

共有踝部静脉性溃疡患者 357 例，共累及 424 条下肢，占 0.18%；在 40 岁以上的人群中，其患病率增为 0.38%。自 1981～1998 年，于上海交通大学医学院附属第九人民医院，施行腘静脉外肌袢形成术和股浅静脉瓣膜包窄术的患者 1690 例，共 2044 条下肢中，除全有浅静脉曲张外，肿胀、胀痛或沉重感者占 80%；皮炎或色素沉着占 60%；溃疡形成占 40%。

静脉性溃疡的致病原因，学者们已提出许多不同的解释和理论，但至今尚存争议。综合文献资料，可归纳为下列几项。

（1）下肢静脉系统淤血和高压：Burnand 等在下肢不同程度静脉病变患者的足部测量浅静脉压力，发现多有压力升高的改变。Wood 等发现，血液透析患者做腕部动静脉瘘手术后，可并发类似踝部的静脉性溃疡，一旦将瘘口结扎，溃疡即迅速愈合，因此他们认为，静脉高压是引起溃疡的原因。Negus 指出，在正常情况下，当小腿肌肉松弛时，足部的静脉血液大都经内踝上静脉，通过交通静脉流入小腿深部的静脉窦内；在小腿肌肉收缩时，可对静脉系统施加高达 33.25kPa（250mmHg）的压力，从而使交通静脉瓣膜关闭，并迫使深静脉和静脉窦中的血液向心回流。小腿静脉窦多位于腓肠肌内（腓肠肌静脉丛），总容量约 140ml，接近于心脏的容量，因此，他将小腿肌肉舒缩所产生泵的作用，称为"第二心脏"。在下肢深静脉和交通静脉功能不全时，每当小腿肌肉收缩，深静脉中的部分血液（可多达 60ml）即经交通静脉反流入踝上的静脉网中，使局部静脉系统发生淤血和高压，从而引起足靴区一系列营养障碍性病理变化。Sethia 等检查和分析静脉性溃疡患者 60 例，其病因分别为深静脉血栓形成后遗症、原发性深静脉瓣膜功能不全、交通静脉和隐股静脉瓣功能不全和交通静脉瓣功能不全等，其中前两者占 63.3%。

Burnand 等利用 1 根外径为 1.3mm 的聚乙烯导管，在管腔内灌满含肝素的生理盐水，导管一端衔接刺入足背浅静脉的穿刺针，另一端接通压力传感器和记录装置。在患者直立时，先测量静息静脉压，然后使患者足尖着地，抬起足跟做节拍性活动，并记录静脉压下降的最低值，计算压力的下降率；停止活动后，再记录压力回升到原来水平的时间。他们共检查 119 条患肢，并另取

38 条正常下肢作为对照。在 38 条正常下肢中，活动后静脉压平均下降 68%；119 条患肢在活动后平均下降 30% 左右。值得指出的是，在足靴区有溃疡形成的患肢中，活动后压力的下降率明显减小；各患肢在施行相应的手术治疗后，活动后压力的下降率都显著增加，并且足靴区的营养障碍性病变也相应地好转或消失。Cueral 等报道，下肢深静脉瓣膜功能不全患者，施行相应的瓣膜重建术后，下肢静脉系统的高压消除，症状消失，溃疡愈合。Taheri 等指出，正常的压力恢复时间应在 20 秒以上。

（2）毛细血管数目、形态和通透性改变：Landis 早已指出，下肢静脉系统高压可使毛细血管网的腔内压力升高。Whimster 等报道，深静脉功能不全患肢的内踝部真皮层内，毛细血管的数目显著增多，并且与小腿部肌肉所产生泵的作用成反比。他们还认为，毛细血管在增殖的同时，还可发生管腔扩张和通透性增加等改变。Jager 等报道，在正常下肢的皮肤内，毛细血管的分布均匀，于每平方毫米范围内平均有 50 根；在深静脉功能不全的患肢中，皮肤内毛细血管的数目和形态都有很大的改变，位于功能不全交通静脉附近的皮肤，或者色素沉着区内，毛细血管的数目可减少到每平方毫米 10 根以下。此外，毛细血管分布的密度越小，其形态的改变也越显著，主要表现为扩张和迂曲。有时甚至在直径数毫米的范围内，竟无毛细血管可以见到，称为"无血管区"，在其外缘毛细血管的管径可扩张到 50μm，并常迂曲而呈小球状。他们认为，Burnand 和 Whimster 等发现毛细血管增多是由一种假象所造成，因为当时尚无法对毛细血管进行立体计数，所以在病变状态下发生延长、扩张、迂曲成团的毛细血管（尤其在"无血管区"的外缘者），可被误认为是毛细血管的数目增多。他们认为，由于在下肢深静脉功能不全时，足靴区皮肤内毛细血管的数目虽然减少，但是管径扩张和形态迂曲，并且每个内皮细胞之间的裂隙，又可比正常增加 10 倍以上，所以毛细血管的通透性必然明显增高。

（3）组织间隙纤维蛋白沉积：在正常情况下，白蛋白可自由地从毛细血管向外渗出，进入周围组织中，而纤维蛋白则受到严格的限制。动物实验证明，当下肢发生静脉系统高压时，毛细血管的通透性增加，使组织间隙内纤维蛋白的浓度增加 2 倍以上，而溶纤维蛋白的活力却无增强，并可发现有 α- 抗纤维蛋白溶酶的存在。纤维蛋白沉积在毛细血管壁的周围，形成一层鞘状结构，在毛细血管和其邻近组织间筑成一道屏障，使物质交换明显减少、减慢或停顿，从而使组织细胞发生缺氧和坏死。Burnand 等的实验证实，在无薄膜阻隔的情况下，氧的弥散能力均为 $5.04 \times 10^{-5} cm^3/(min \cdot mmHg)$，若要通过一层厚为 1mm 的纤维蛋白膜，其弥散能力即降为 $0.228 \times 10^{-5} cm^3/(min \cdot mmHg)$；二氧化碳受薄膜的阻碍较小，一般均能较自由地渗过薄膜。Burnand 等在犬的实验中，通过股动静脉瘘的模型，造成后肢静脉系统高压后，用放射性核素 ^{24}Na、^{126}I 标记人体白蛋白和纤维蛋白原进行实验，发现纤维蛋白原由毛细血管中逸出的速度明显比前者快速。纤维蛋白原在毛细血管周围被血栓形成机制激活，形成不可溶性的纤维蛋白复合物，阻碍毛细血管和组织间进行正常的物质交换，从而使细胞的新陈代谢过程遭到严重破坏。Leach 等在正常肢体及静脉高压患肢的皮下，注射 ^{126}I 标记纤维蛋白原和凝血酶，使其在皮下组织中形成凝块，然后观察蛋白凝块清除的时间，发现患肢需历时 10 天，而正常肢体只需 3 天，即能将凝块完成清除。这说明，在静脉系统高压时，组织清除纤维蛋白的能力显著下降，从而导致皮肤增厚、硬结形成等营养障碍性病变。

（4）淋巴回流障碍：组织间过量的液体和小分子物质，均由淋巴管引流，所以淋巴管的通畅在维持组织间体液平衡，以及正常的细胞内环境等方面，起着十分重要的作用。在肢体静脉高压时，淋巴管的回流量显著减少。Jager 等在深静脉功能不全患肢的踝部皮下，注射荧光右旋异硫氰酸盐 0.1ml 后，利用荧光微淋巴照相技术，研究皮肤微淋巴管的情况，发现有溃疡形成者的淋巴网受损，而不能被染料完全充盈，病情严重者淋巴管的渗透性增加，染料积聚在组织间隙内；在正常肢体中，可见到连接浅层淋巴网和深层主干淋巴管的前收集管者占 70%，而在深静脉高压的患肢中仅为 38%。他们认为，当淋巴回流量减少 20% 后，即可造成组织间隙内体液积聚。

（5）动静脉瘘：Haimovici 提出，毛细血管前动静脉瘘的存在，可能是引起下肢浅静脉曲张的病因之一。他的依据是：①股动脉造影时静脉相呈现的时间，正常为17～21秒，而在有浅静脉曲张的患肢中，则缩短为2～11秒；②多普勒超声检查，发现80%曲张的浅静脉中有搏动性血流；③利用手术显微镜观察，多可见到管径为1mm左右的动静脉瘘支，进入曲张的浅静脉或隐静脉干中；④用热像仪能找出这些动静脉瘘的位置。但是这些动静脉瘘的存在，究竟是下肢浅静脉曲张的病因，还是其后果，至今文献中未有报道。

（6）白细胞嵌陷：血液通过微循环，由动脉侧流向静脉侧，依赖于动静脉压差、血管阻力和血液黏度等因素。值得注意的是，白细胞虽然在血液中为数甚少，它的大小与红细胞相似，但其僵硬度（包括其内部的黏度和变形的时间）比红细胞高出2000倍。由于受流变学作用，白细胞被排出血流的中心轴，而处于血流的边缘带。白细胞紧靠内皮细胞翻转流动，其流速显著低于血流中心的有形成分。近来学者们发现，在静脉高压的患肢中，白细胞发生嵌陷（trapping）或丢失（lost）现象。在正常人的下肢中，大约有5%的白细胞嵌陷或"丢失"于毛细血管后的微小静脉内，而患静脉高压的下肢，站立1小时后，于患肢远侧嵌陷或丢失的白细胞，增加到30%左右。当患肢抬高后，绝大部分嵌陷或丢失的白细胞，又回到血液循环中。他们还发现，在白细胞嵌陷或丢失的同时，血小板也发生相应的现象。学者们又发现，嵌陷的白细胞能释出一些酶，损坏毛细血管后微小静脉的管壁。而毛细血管后微小静脉的数量远多于毛细血管前的微小动脉，所以前者的表面面积显著大于后者，因此，前者在液体和溶质的交换中，发挥十分重要的作用。白细胞嵌陷于毛细血管后，可引起微循环内的炎性反应，使纤维蛋白聚集，并由纤溶酶和白细胞弹性蛋白酶释出血管活性物质，使局部血管扩张和炎性充血，造成静脉性溃疡形成。

近年来学者们指出，患者踝部溃疡形成的病因，远较局部缺氧的传统说法复杂得多。他们认为，人体白细胞在组织缺氧的条件下，可释出各种酶和氧自由基，对组织产生损害作用。下肢静脉高压时，大量白细胞黏附于毛细血管后微小静脉的内膜上并被激活释出一些炎性中介物质。学者们发现，下肢静脉病变患者于平卧时，抽取股

静脉和上肢静脉血液，然后使患足下垂45°，然后平卧30分钟再同样抽血，结果表明，在患足下垂时，白细胞计数下降27%，血浆中血栓烷B_2增加158%；同时在血液中还可检出白细胞的碎屑如弹性蛋白酶和乳铁蛋白等。此外还发现，单核细胞的功能减退，以及患者血液中单核细胞 - 血小板复合物增多（对照人群为8%，患者为29%），同样白细胞 - 血小板复合物也由对照人群的3.6%，增为患者的7.2%，这些都表明体内有炎症反应的病变存在。在踝部皮肤病变处乳头状真皮的毛细血管内，细胞间黏附分子 -1（ICAM-1）表达上调，并且在其周围有 T 淋巴细胞和巨噬细胞等浸润。近年还发现，在踝部皮肤病变有显著纤维化改变的部位，TGF-β_1 的基因表达和生成量显著增高。学者们认为，被激活的白细胞从毛细血管进入这些病变的皮肤后，刺激成纤维细胞生长，造成炎症的组织纤维化，进而减少踝部血液灌注，终于导致溃疡形成。近年来还发现，这些患者血浆中内皮细胞生长因子（VEGF）的含量，于直立位较平卧时显著升高，此外，血浆中表面黏附分子、可溶性 ICAM-1 和 VCAM-1 均显著增多，这可能与溃疡形成也有一定的关系。

传统的观念多认为，踝部溃疡多与深静脉和小腿交通静脉病变有关，而单纯浅静脉曲张不易引起溃疡；但近年来不少学者们认为，单纯性大隐静脉曲张（或伴有交通静脉功能不全）肯定会导致踝部溃疡形成，综合文献报道在全部静脉性溃疡者中约占10%。上海交通大学医学院附属第九人民医院血管外科曾对静脉性溃疡的200条下肢做各种检查后发现：①站立活动时，静脉压平均下降率为26.5%，停止活动后，压力回升时间平均为10.4秒；②足靴区阻抗血流图的波幅较健肢，或者较正常人平均下降46%；③内踝皮肤硬变区，经皮氧分压平均值为4.123kPa（31mmHg），明显低于正常值；④小腿下段近溃疡部位，以激光多普勒进行检测，在膝部加压阻断血流再解除压迫，以及在局部加温44℃后，波幅上升不显著，与正常人比较减低50%以上。同时，在临床实践中发现，凡是病程较短、面积较小的溃疡患者，只要卧床休息抬高患肢，并经过一般处理2～3周后，溃疡多能自行愈合。本组资料说明，静脉性溃疡与下肢静脉系统的高压状态有密切关系，而组织

间纤维蛋白沉积、局部毛细血管的改变等，可能都是静脉高压所引起的后果。

四、病因分析

学者们通过下肢静脉造影（特别是深静脉顺行造影）发现，下肢静脉病变多种多样，浅静脉曲张只是绝大多数下肢静脉病变所共有的临床表现。下肢静脉血液倒流性病变，主要为瓣膜功能不全失去单向开放的生理功能，或者因为先天性瓣膜发育不良或缺失，而不能制止静脉中的血液倒流。在病变初期，可能瓣膜的损害只发生于浅静脉或深静脉，但如不及时给予诊治，最终将导致患肢的深静脉、浅静脉和交通静脉3个系统均处于淤血和高压状态，造成静脉扩张和其中瓣膜的损害，酿成程度不同的临床表现，严重者可致残。下肢静脉血液回流障碍性病变，主要为静脉腔内堵塞或受外界压迫，使静脉的回流受阻。主要为深静脉血栓形成及其后遗症，以及其他一些阻碍血液回流的病变。

自1981年10月至2012年11月，共对下肢浅静脉曲张患者17 726例，共19 270条下肢做了下肢深静脉顺行造影检查资料的分析。全组17 726例中，男性11 751例，占66.29%；女性5975例，占33.71%。年龄最小者5岁，年龄最大者88岁。在19 270条患肢中，病变于左下肢共10 430条，占54.13%；病变于右下肢6784条，占35.20%；双下肢共2056条，占10.67%。全组共19 270条患肢，均有较明显的临床表现，如浅静脉曲张、肿胀、皮肤营养障碍等病变，这些都是做下肢深静脉造影检查的适应证。

检查结果发现，下肢静脉最常见的三大病变分别为：原发性深静脉瓣膜功能不全，共11 413条下肢，占59.23%；深静脉血栓形成后遗症，共4364条下肢，占22.65%；单纯性大隐静脉曲张2383条，占12.37%。其他为先天性静脉畸形骨肥大综合征（KTS）、先天性深静脉无瓣膜症、小腿深静脉缺如、髂静脉回流障碍综合征、下腔静脉阻塞等。KTS分为5种类型，即单纯外侧静脉曲张型，占35%；股浅静脉狭窄或闭塞型，占23%；腘静脉狭窄或闭塞型，占24%；无深静脉型，

占17%；髂-股静脉狭窄或闭塞型，占1%。

下肢静脉倒流性病变主要包括原发性下肢深静脉瓣膜功能不全、单纯性大隐静脉曲张（伴有或无小隐静脉曲张）、先天性下肢深静脉无瓣膜症（包括先天性瓣膜发育不全）、下肢深静脉血栓形成后遗症III型等。下肢静脉回流障碍性病变主要包括深静脉血栓形成后遗症、KTS、髂静脉回流障碍综合征等。血栓形成后遗症分为全肢静脉主干和局段主干闭塞两种类型。全肢型者按再通程度的不同，又分为完全闭塞型（I型）；以闭塞为主的再通型（IIA型）；以已再通为主的再通型（IIB型）和完全再通型（III型）。III型者由于完全再通后其中的瓣膜均遭破坏，所以属血液倒流性病变的范畴。本资料说明，在下肢静脉病变的患肢中，属倒流性病变者占73.30%；回流障碍性病变者占26.70%（表25-1、表25-2）。

表25-1 19 270条下肢（17 726例）造影结果

疾病	患肢数	百分比（%）
原发性深静脉瓣膜功能不全	11 413	59.23
深静脉血栓形成后遗症	4364	22.65
单纯性大隐静脉曲张	2383	12.37
KTS	551	2.86
先天性深静脉无瓣膜症	102	0.53
小腿深静脉缺如	42	0.22
髂静脉回流障碍综合征	551	2.86
下腔静脉阻塞	34	0.18

表25-2 4364条下肢深静脉血栓形成后遗症的类别

闭塞类型	患肢数	百分比（%）
I型	720	16.50
IIA型	749	17.20
IIB型	381	8.73
III型	227	6.35
髂-股静脉	832	19.07
股浅静脉	321	7.36
股-腘静脉	244	5.59
腘静脉	156	3.58
胫腓干静脉	64	1.50
小腿深静脉	217	4.97
腓肠肌静脉丛	457	10.47

本组资料说明，虽然下肢浅静脉曲张的病因多种多样，各不相同，但是它们所造成的病理生理变化却很相似。血液倒流性病变者，因瓣膜关闭不全使血液倒流，造成静脉系统淤血和高压，引起相应的临床表现；回流障碍性病变者，因静脉血液回流受阻，同样也酿成静脉系统淤血和高压，在临床也出现与倒流性病变相似的临床表现。这两种下肢静脉病变类型，虽然它们的病因、血流动力学变化和病理改变截然不同，但是因此而酿成的病理生理变化却十分相似，都是静脉高压的状态。所以，学者们认为，下肢浅静脉曲张等是各种静脉病变所共有的症状和体征。发现有这些临床表现的患者，都应当做相应的检查，以提供正确的诊断和治疗依据。这是下肢静脉系统病变的特点。

根据本组资料，占下肢静脉系统疾病前三位患病率者，依次为原发性深静脉瓣膜功能不全、深静脉血栓形成后遗症和单纯性大隐静脉曲张。但必须指出，很多属于单纯性大隐静脉曲张的患者，由于浅静脉曲张不十分显著，或者没有其他的症状和体征，因而不来院就诊，也可因在门诊做无创性检查提示深静脉无异常等，而未做下肢深静脉造影。因此，实际上单纯性大隐静脉曲张的患病率，一定高于本组资料中的数据。

五、分　　类

1994 年，美国静脉学会为下肢慢性静脉疾病制定出分类法，并为欧美各国学者所接受。这个方法称为 CEAP 分类法，由临床表现（C, clinical features）、病因学（E, etiology）、解剖分布（A, anatomic distribution）和病理生理学（P, pathophysiology）组成。C——有症状或无症状，以 "s/a"（s=symptomatic；a=asymptomatic）表示，共分为 1～6 级（class）：0 级，无可见或触及的静脉疾病体征；1 级，有毛细血管扩张、网状静脉、踝部潮红；2 级，有静脉曲张；3 级，有水肿但无静脉疾病引起的皮肤改变；4 级，有静脉疾病引起的皮肤改变，如色素沉着、湿疹和皮肤硬化等；5 级，有静脉疾病引起的皮肤改变和已愈合的溃疡；6 级，有静脉疾病引起的皮肤改变和正发作的溃疡。E——原发性、继发性或先天性，以 "p、s 或 c"

（p=primary, s=secondary, c=congenital）表示。A——浅静脉、交通静脉或深静脉，以 "s、p 或 d"（s=superficial vein, p=perforator, d=deep vein）表示。P——静脉血液倒流、回流障碍或两者均同时存在，以 "r、o 或 r/o"（r=reflux, o=obstruction, r/o=reflux+obstruction）表示。

六、检 测 方 法

传统应用于检测下肢浅静脉曲张的方法，包括屈氏试验和潘氏试验。屈氏试验主要用于检测隐股静脉瓣膜的功能，还可观察交通静脉瓣膜的功能。但是这种试验并不能判断隐股静脉瓣膜和交通静脉瓣膜功能不全，是否继发于深静脉病变，更不能鉴别深静脉功能不全的类型。潘氏试验用以检测下肢浅静脉曲张患肢的深静脉主干是否通畅，以决定有无大隐静脉剥脱术的适应证。旧的观念认为，血栓形成后遗症是下肢深静脉功能不全的病因，深静脉主干被血栓堵塞，而继发下肢浅静脉代偿性曲张。因此试验呈阳性结果者，表示深静脉主干闭塞，如果做大隐静脉高位结扎加剥脱术，必然加重静脉血液回流障碍的病情，所以是大隐静脉手术的反指征；试验为阴性者，才可做大隐静脉剥脱手术。目前新的观点已认识到，下肢深静脉血栓形成后完全再通者，尤其是原发性深静脉瓣膜功能不全和先天性下肢深静脉无瓣膜者，试验结果均为阴性，如果采用只涉及浅静脉系统的大隐静脉剥脱术，手术后必然由于深静脉系统病变所造成的高压和淤血并未解决，甚至还不断加重，从而导致病情无改善或迅速复发而遭到失败。因此，屈氏试验和潘氏试验因不能全面、正确评估下肢浅静脉曲张的病因和病情，已不再被认为是必不可少的检测方法。

近年来，无创性检测仪器已广泛应用于临床，在大多数情况下可替代有创检查，但是于某些情况时仍需做造影检查。下肢静脉造影术包括深静脉顺行造影、深静脉逆行造影、经皮腘静脉插管造影（瓣膜功能定位检测）和浅静脉造影等，其中下肢深静脉顺行造影术，是检查下肢静脉病变的首选方法，即对可疑有静脉病变的下肢，一般都首先采用顺行造影检查，了解病变的性质、范围和程度等情况，然后根据需要再做其他的造影检查，以及有关的各种检测。其目的在于明确诊断，并且为治疗方法的选择提供可靠的依据。

下肢深静脉顺行造影能够提供整个患肢静脉系统的清晰图像，包括深静脉主干的通畅情况、畸形、显影中断和闭塞、管径大小、瓣膜分布和形态、狭窄或受压、管壁光滑度、侧支形成等。在大多数情况下，顺行造影可基本显示患肢静脉系统病变的全貌，有助于临床医师选用进一步检查的方法。例如，在顺行造影 X 线片中呈典型原发性深静脉瓣膜功能不全者，虽然诊断基本明确，但还需进一步做逆行或经皮腘静脉造影（瓣膜功能定位检测），测试瓣膜功能损坏的程度和范围，以确定有无手术指征并作为选用合适瓣膜重建术式的依据。顺行造影显示髂 - 股静脉血栓后遗闭塞者，即使在盆腔已有大量侧支形成，但仍需做动态压力检测，根据静息直立位压力、活动患肢后压力下降率和停止活动后压力恢复的时间等，来判断已形成的侧支循环是否起到完全分流的作用；闭塞段远侧深静脉主干的压力是否已升高到需要做大隐静脉交叉转流术的程度；也可经患侧股总或腘静脉向闭塞段远端插管，同时经健侧深静脉或上肢深静脉，向患侧深静脉段的近端插管，测定闭塞段近、远侧的静脉压差是否大于 0.49kPa（5cmH$_2$O），必要时还需做经皮腘静脉造影，以明确股 - 腘静脉段中的瓣膜，是否已因其近侧髂 - 股段闭塞后，逆向压力增高而遭破坏，引起股 - 腘静脉段的血液倒流性病变，从而有可能在施行大隐静脉交叉转流后，再做股浅静脉自体带瓣静脉段移植术，或者腘静脉外肌袢形成术。下肢深静脉血栓形成后遗症的患肢，经应变容积描记（SPG）检测表明回流通畅者，仍有必要做深静脉顺行造影检查，以明确患肢的静脉血液是由已经再通的深静脉回流，还是通过深部和浅部的丰富侧支分流，发挥减压的效果。

在目前采用的各种无创性检测手段中，近年来双功彩超特别受到重视，并已在临床越来越广泛地应用。它不但可以提供血管的解剖信息，而且还能够提示血管的功能状态，已越来越多地替代静脉造影，作为检测下肢静脉系统病变的可靠手段之一。近来，又有腔内彩超扫描检查（intravascular ultrasound scan，IVUS）问世，只需将带探头的导管经髂 - 股血管穿刺，送至要检测的血管段，即可观察血管腔内、管壁和管腔外的病变，并可检出管腔闭塞的程度，从而显著提高血管病变诊断的准确率。

七、治 疗 原 则

下肢浅静脉曲张是由许多不同病因所酿成的一种共同的临床表现。因此，对下肢浅静脉曲张的患者，特别是临床表现较严重者，都不能贸然诊断为单纯性大隐静脉曲张，而必须通过新的、相应的检查，明确病因、确定诊断，然后针对发病原因采取适当、有效的治疗方法。

下肢浅静脉曲张者大多能通过手术治疗，达到明显减轻病症或治愈的目的。手术方法可概括分为两大类：①矫正血液倒流的手术，主要包括大隐静脉高位结扎 + 剥脱术 + 分段结扎术，以及各种下肢深静脉瓣膜重建术；②纠正血液回流障碍的手术，如采用自体静脉或人造血管所做的各种深静脉搭桥转流术等。

（张培华　黄新天）

第二节　下肢静脉慢性倒流性疾病

一、单纯性大隐静脉曲张

单纯性下肢浅静脉曲张是指病变范围仅限于下肢浅静脉者，包括大隐静脉、小隐静脉及其分支，以大隐静脉最多见。病变的浅静脉表现为伸长、扩张和蜿蜒屈曲，多发生于持久从事站立工作和体力劳动的人群。

（一）解剖和病理生理

下肢静脉包括浅静脉、深静脉和交通静脉 3 个系统。浅静脉系统由大隐静脉、小隐静脉及其分支组成。大隐静脉是人体中最长的静脉，起自足背静脉网的内侧，沿小腿和大腿的内侧上行，位于深筋膜的浅面，在大腿根部隐静脉裂孔处穿过筛筋膜，汇入股总静脉。隐 - 股静脉汇合处的体表投影，在耻骨结节外下方 2.5 ~ 3.5cm 处。大隐静脉进入深静脉之前，一般有 5 个属支，即旋髂浅静脉、腹壁下浅静脉、阴部外浅静脉、股内侧浅静脉和股外侧浅静脉。小隐静脉起自足背静脉网外侧，沿小腿背侧上行，多数在腘窝横纹上 2.5cm 处汇入腘静脉，少数直接汇入大隐静脉。小隐静脉进入深静脉的平面有较多的变异，其平面可相差 10cm。大隐静脉和小隐静脉之间有一些分支互相连接。下肢浅静脉和深静脉之间有交通静脉存在，可分为 4 组，即踝部、膝下、膝上和大腿部交通静脉，引导浅静脉中的血液回流入深静脉。在临床，踝部交通静脉最为重要，一般在内踝有 3～4 支、外踝有 0～2 支，均直接穿过深、浅筋膜分别在皮下形成网络，然后有分支进入大隐静脉主干，在深部与胫后静脉和腓静脉连通。踝部的交通静脉与溃疡形成有密切关系。

正常静脉壁有 3 层结构：内膜很薄；中膜有丰富的平滑肌细胞和细胞外基质（主要成分为胶原纤维和弹性纤维），平滑肌细胞层与胶原纤维环形层叠排列，弹性纤维呈环形连续性分布，构成静脉壁规则的骨架结构，对维持静脉血管的张力和弹性起最重要的作用；外膜中大量成纤维细胞，平滑肌细胞、胶原、毛细血管堆积成团，与周围疏松结缔组织界线不清。静脉壁的主要细胞外基质可分为胶原、弹性蛋白、糖蛋白、蛋白聚糖和糖胺多糖五大类，均属于蛋白类难溶的大分子。它们与细胞黏合在一起并交织成有序的网状，共同维持血管壁的正常结构和功能。胶原和弹性纤维是静脉中含量最高的细胞外基质，构成细胞外基质的骨架结构。一般来讲，浅静脉的肌层远较深静脉发达；静脉管径越粗，肌层也越厚。小腿远侧浅静脉和深静脉的管壁比近侧浅、深静脉薄，又因远侧静脉压力高于近侧，所以浅静脉曲张容易发生在小腿的浅静脉分支。

在下肢浅、深和交通静脉中，都有数目不等和强弱不同的瓣膜存在。瓣膜是极为纤细的结构，厚 0.1～0.2mm。绝大多数正常的静脉瓣膜均呈双瓣叶型，由两个相对而对称的瓣叶组成，每个瓣叶各占静脉管腔的一半。瓣叶由内膜折叠而成，呈半椭圆形，内皮细胞下还有少量平滑肌细胞、结缔组织和神经纤维等。每个瓣叶的弧形边缘固定于管壁上，称附着缘；半椭圆形瓣叶的横形边缘呈半挺直游离状态，称游离缘。游离缘的两端与附着缘相交处称交会点；瓣叶与管壁之间的潜在空隙称瓣窝（瓣膜袋）。每个瓣叶在游离缘两

侧各有 1 个交会点，各与相对称的另一个瓣叶的相邻交会点紧密贴近，称瓣叶会合处（图 25-1）。当血液向心回流时，两个瓣叶平整贴附于静脉内壁，以保持回流通畅；血液倒流时，瓣窝首先被血液充盈，两个相对的瓣叶互相膨出于管腔正中并拢，形成水式密闭状态，在浅、深静脉中，瓣膜制止血液由近侧向远侧倒流，在交通静脉中，阻止血液由深静脉向浅静脉倒流。

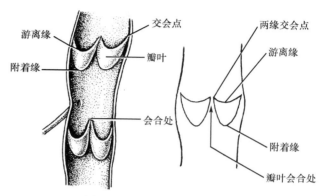

图 25-1　静脉瓣膜的解剖结构

最近，超声灰阶实时成像技术的发展，能够直接观察血液循环过程中静脉瓣膜和血流的规律性运动，使进一步研究静脉瓣膜运动和血流的机制成为可能。Kistner 等报道，将瓣膜运动周期分为 4 期，即开放期、平衡期、关闭期和关闭后期。在开放期，瓣膜游离缘从关闭位置向两侧静脉壁运动，平均持续时间为（0.27±0.05）秒，瓣叶平均运动速度为（0.56±0.12）cm/s（大隐静脉，平卧位）、（1.3±0.38）cm/s（股浅静脉，站立位）。一定时间后游离缘停止开放运动进入平衡期，此期平均持续（0.65±0.08）秒，此时游离缘悬浮于静脉血流中，呈摆动状态，类似风中飘扬的旗帜，游离缘平均摆动距离为 0.01～0.16cm，平卧、站立、静息和运动状态下均无明显区别。在关闭期，两侧瓣叶同时向管腔正中对称运动，平均速度为（0.38±0.13）cm/s（大隐静脉，平卧位）、（1.08±0.45）cm/s（股浅静脉，站立位）。此期平均持续（0.41±0.07）秒（静息状态），在足背屈和跖屈时持续时间明显缩短。在关闭后期相游离缘呈持续关闭状态，平均时间为（0.45±0.05）秒（平卧位）。

站立时，单位瓣膜运动周期为 2.9～3.2 秒，瓣膜运动频率为 18.8～20.4 次/分（与呼吸频率

相同）；平卧时，单位运动周期为 1.7 ～ 1.8 秒，瓣膜运动频率为 34.2 ～ 36.1 次/分。平卧时瓣膜运动频率主要受呼吸快慢和心动周期的共同影响，下肢肌肉运动可缩短瓣膜关闭的时间，平衡期和关闭期持续时间的长短，在一定程度上反映了下肢运动频率的快慢。

血流运动周期，可根据瓣膜平衡期和关闭期瓣膜周围血流的运动情况来观察。开放期末和平衡期初时，瓣叶间和瓣窝内的血流均呈同向向心回流。完全进入平衡期后，血流在游离缘发生分流，大部分血流仍然经过瓣叶间向心回流，小部分血流通过游离缘分流后转向回转点（位于构成瓣窝的静脉管壁上），在瓣窝内形成涡流，最终汇入瓣叶间血流向心回流。瓣窝内涡流在平衡期和关闭期均持续存在。

通过瓣膜的血流呈脉冲状态，这表明经过瓣膜静脉血流速度呈规律性变化。瓣膜近、远侧的静脉管腔为圆形，在瓣膜处管腔呈狭窄的椭圆形，长轴等于瓣膜处管腔的直径，短轴等于两个瓣叶之间的距离。因此，当瓣膜充分开放时（平衡期），两瓣叶之间形成"瓣膜狭窄段"。在平衡期时，瓣叶间面积的大小，为瓣膜远端正常静脉面积的 65%。血流通过此狭窄处时速度加快，形成向心性射血。血流加速运动的同时，也加快了瓣窝内涡流的运动。

Kistner 等发现，当瓣膜开放时，瓣叶并不紧贴于静脉内壁，其原因：①瓣窝内涡流的形成；②瓣叶之间静脉血流的加速运动。瓣窝特殊的结构使其在一定压力条件下，具有良好的延展性，使通过反射回转点的血流进入瓣窝后，在瓣窝中形成涡流，使瓣窝内压力升高，并促使其膨胀扩大，这与主动脉瓣膜运动相类似。当瓣叶两面（向管腔面和向管壁面）压力相等时，瓣叶处于相对平衡状态，即瓣窝中涡流压力和瓣叶间血流压力处于平衡状态。任何一种压力的变化，都可能打破平衡使瓣膜关闭。瓣叶摆动现象的存在使这种平衡极不稳定，轻微的血流变化就会引起压力失衡。当足背屈和跖屈运动时，通过瓣叶间的血流速度不断增加，当液体加速度运动时液压下降，因此瓣叶两面的压力平衡被打破，瓣窝中涡流压力大于瓣叶间血流压力，使瓣膜逐步关闭。瓣膜的特殊结构形态使静脉血流产生游离缘分流和瓣窝涡流，它们的共同作用，使瓣膜自我节律性开闭，静脉血流也呈脉冲性变化。静脉血流加速运动受脉搏、呼吸频率、静脉压、右心循环负荷、静脉解剖、患者体位、活动度等因素的影响外，"瓣膜狭窄段"也同样可以使血流加速形成射血。前者可防止瓣窝内血栓形成，后者可促使静脉血液回流。

下肢静脉血液能对抗重力作用向心回流的原因：①小腿肌肉泵的功能，小腿腓肠肌内有大量静脉窦（腓肠肌静脉丛），其容量可达 140ml，肌肉受筋膜所包裹，一次收缩时可排出血液 60 ～ 90ml，是静脉血液回流的主要动力，在临床又称为"第二心脏"。②胸腔在吸气时，与心脏舒张期所产生的负压虹吸作用，使周围静脉与心脏之间形成压力差，促使血液向心回流。③静脉瓣膜的单向开放功能能对抗近侧血柱的重力作用，阻止血液向远侧倒流。人体直立静息，小腿肌肉泵不发挥作用时，踝部静脉承受的压力最高，淤血程度也越严重。

下肢静脉病变时，静脉血流动力学发生变化，下肢静脉系统压力增高，是引起临床症状的主要原因。患者静脉壁薄弱和瓣膜结构不良，是全身支持组织薄弱的一种表现，与遗传因素有关。血柱的重力，以及任何增加重力作用的后天性因素，如长期站立工作、重体力劳动、妊娠、慢性咳嗽、习惯性便秘等，都可使瓣膜承受过度的压力逐渐松弛，使瓣膜正常关闭功能受到破坏。有些学者认为，下肢持久做不规则而不是有节奏的运动，当循环血量经常超过回流的负荷，也可造成静脉压力升高而使静脉扩张，以致瓣叶游离缘在关闭时不能完全并拢，从而形成相对性关闭不全。

上海交通大学医学院附属第九人民医院血管外科解剖成人尸体 50 具，包括 100 条下肢，发现于大隐静脉汇入股总静脉处，都恒定地有 1 对隐股静脉瓣，是大隐静脉中最强的 1 对瓣膜，其瓣叶可承受拉力 75 ～ 115g，整个瓣膜能抗拒逆向压力 13.3 ～ 26.6kPa（100 ～ 200mmHg）；大隐静脉主干中有瓣膜 4 ～ 9 对，绝大多数为双瓣叶型，但它们的强度远弱于隐股静脉瓣，一般只能抗衡 13.3kPa（100mmHg）左右的逆向压力；足背浅静脉中瓣叶的结构更为薄弱，其抗拒逆向压力的限度在 6.5kPa（50mmHg）左右；在大隐静脉所属分支入口处，多数为结构薄弱的单叶型瓣膜，少数为内膜嵴状隆起，因此，当隐股静脉瓣遭到破坏发生关闭不全后，就可使其远侧主干和分支中的瓣膜都相继发生关闭不全。静脉瓣膜和静脉壁的坚韧度，越向远侧就越差，而静脉压力则是越远越高，所以大隐静脉曲张的病程越长，病情发展也越快，在小腿的曲张浅静脉远比在大腿明显，其范围也较广。

单纯性大隐静脉曲张一般不累及小隐静脉，只有当大隐静脉曲张进展到一定程度后，才可能通过与小隐静脉连通的分支，使小隐静脉及其分支发生曲张性病变。但是在更为多见的情况下，小隐静脉曲张则是股 - 腘静脉中瓣膜功能不全，发生血液倒流性病变的结果。

（二）临床表现

单纯性大隐静脉曲张所引起的症状和体征一般并不严重，主要表现为下肢浅静脉蜿蜒、扩张和迂曲。在浅静脉开始扩张的阶段，因为静脉外膜感受器受到刺激，而有酸胀、不适和疼痛等感觉，在站立时症状明显，行走或平卧后消失。单纯性大隐静脉曲张的早期常以症状为主，后期则以浅静脉曲张和因此所引起的并发症为主。单纯性大隐静脉曲张除非病情严重，病程进展到后期，已酿成交通静脉瓣膜关闭不全外，多无患肢特别是小腿下段踝关节部位肿胀。如果出现肿胀，就应考虑有深静脉病变存在的可能。患肢肿胀一般在晨起时明显减轻，甚至消退，午后肿胀出现。当病变进入后期，特别是交通静脉瓣膜遭到破坏，或者是存在深静脉病变时，才多发生踝部皮肤营养障碍性病变。小腿下段交通静脉功能不全性倒流，常是深静脉病变所致。

单纯性大隐静脉曲张后期所引起的并发症，除足靴区皮肤营养障碍性病变外，还有浅静脉血栓性静脉炎、曲张浅静脉破裂出血（自发性和外伤性）等。

（三）检查和诊断

根据下肢浅静脉曲张的临床表现，诊断并不困难，但需做必要的检查，以明确下肢浅静脉、深静脉和交通静脉系统的情况，才能作出正确的诊断，并为采取有效的治疗方法提供可靠的依据。

传统的检查方法包括屈氏试验、潘氏试验和伯氏（Pratt）试验。①屈氏试验：患者取平卧位，下肢抬高使曲张的浅静脉排空，在大腿根部扎止血带以压迫阻断大隐静脉，然后让患者站立，在10秒内解除止血带，如果患肢自上而下地出现浅静脉曲张，则提示隐股静脉瓣膜功能不全。同样，在腘窝部扎止血带，可以检测小隐静脉瓣膜的功能。如果在未解除止血带以前，就可见在止血带远侧的曲张浅静脉于30秒以内迅速充盈，则表明有交通静脉瓣膜关闭不全。正常人在扎止血带30秒以后，才会使已排空的浅静脉重新充盈（图25-2）。②潘氏试验：在大腿扎止血带，压迫阻断大腿部的大隐静脉主干，嘱患者用力踢腿或下蹲运动10余次，或者行走数分钟。由于下肢活动后肌肉收缩，浅静脉血液向深静脉回流，而使曲张浅静脉排空。若患肢活动后浅静脉曲张更加明显，或者甚至引起酸胀或疼痛，则表明深静脉回流受阻（图25-3）。③伯氏试验（交通静脉瓣膜功能试验）：患者取仰卧位，抬高患肢，在大腿根部扎止血带，先从足趾向上至腘窝包绕第1条弹性绷带，再从止血带处向下缚第2条弹性绷带。然后使患者站立，向下解开第1条弹性绷带，一面向下继续包绕第2条弹性绷带，如果在两条绷带之间的空隙内出现曲张浅静脉，即提示该段有功能不全的交通静脉存在（图25-4）。这些检查的手段比较粗糙，不能提供有关病情的全面和可靠的资料，目前在临床已很少采用。

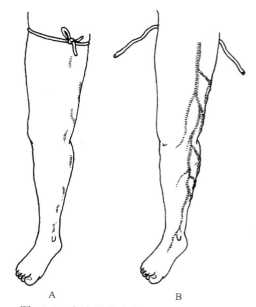

图 25-2　大隐静脉功能试验（屈氏试验）

A. 平卧抬起患肢，在大腿上部结扎止血带后让患者站立；B. 站立放松止血带浅静脉充盈为阳性（示瓣膜病损）

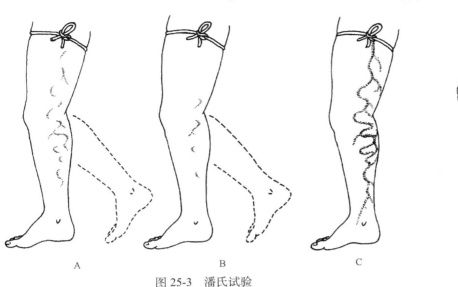

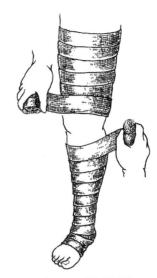

图 25-3　潘氏试验

A. 站立扎止血带；B. 屈伸膝关节 10 余次；C. 浅静脉曲张加重，小腿胀痛为阳性（示深静
脉阻塞）

图 25-4　伯氏试验

　　下肢浅静脉曲张患者在门诊的初次检查，一般可采用 SPG（应变容积描记 - 静脉流出量 / 静脉容量，VO/VC）和 PPG（光电容积描记 - 静脉压恢复时间，VRT）。SPG 可检测下肢深静脉是否通畅，检测时患者平卧，患肢抬高 45°。在大腿上部绑以气袋，并将应变容积描记仪的传感器包绕于小腿中段。将气袋充气至 31kPa，使静脉回流阻断，而动脉血流仍然畅通。此时血液淤积于小腿静脉丛中，小腿容积增加。维持充气 2 秒后立即放气，使静脉排空，小腿容积缩小。通过记录仪记录容积变化曲线，从而计算出容积增加的百分数（VC），以及放气后最初 2 秒内每分钟排出血液的容积百分比（VO）。若深静脉有阻塞，静脉容积较正常人增加，而排空则较正常人明显延迟。VO 和 VC 值可查阅坐标图得出结果：① 正常深静脉回流，VC 和 VO 值均在坐标图模糊条带上方；② 回流受阻，VC 和 VO 值在模糊条带下方；③ 可疑回流受阻，VC 和 VO 值在模糊条带中。PPG 能分辨出大隐静脉、交通静脉和深静脉瓣膜功能不全等不同的病变。做 PPG 检查时，患者坐于床沿，双腿下垂，将探头置于内踝上方 5cm 处，避开浅静脉。嘱患者做足背屈活动 5 次，因腓肠肌收缩，静脉压降低，曲线下降；停止活动后静脉重新充盈，曲线回升。正常人静脉充盈较慢，一般应超过 20 秒。深静脉有倒流性

或回流障碍性病变时，静脉再充盈时间均小于 20 秒，甚至不足 10 秒。检测时观察曲线下降后再逐渐上升到原基线水平，根据检测仪内的数字器计算出静脉重新充盈时间（VRT0），然后分别在膝下和小腿下端扎止血带重复检测，得出 VRT1 和 VRT2。① VRT0 > 20 秒，提示瓣膜功能正常；② VRT0 < 20 秒，VRT1 < 20 秒，提示大隐静脉瓣膜功能不全；③ VRT0 < 20 秒，VRT1 < 20 秒，VRT2 > 20 秒，提示交通静脉瓣膜功能不全；④ VRT0 < 20 秒，VRT1 < 20 秒，VRT2 < 20 秒，提示深静脉瓣膜功能不全。上海交通大学医学院附属第九人民医院血管外科分析了 1500 余条下肢检测的结果，发现 SPG 的正确率与深静脉造影检查相等；PPG 的敏感度为 86.8%，准确率为 80.6%，特异度为 50%。PPG 假阳性率较高与检测时患肢动作不协调有关，如患足背屈强度不够，可使腓肠肌静脉丛排空不全，以致缩短 VRT。此外，部分患肢的小腿肌肉泵功能不全，也使 VRT 缩短，出现假阳性。

　　近年来，在临床广泛应用的双功彩超，对诊断单纯性大隐静脉曲张和鉴别是否同时存在深静脉病变，都有较高的准确率。一般采用 7.5 ～ 10MHz 探头检测。实时灰阶二维超声的静脉图像表现为：短轴切面呈椭圆形壁薄而柔软的液性暗区，长轴切面呈从近心端至远心端逐渐变细的管腔结构，

在邻近隐 - 股静脉交界处的远侧，可见随呼吸而启闭的隐股静脉瓣，探头稍加压力可使该静脉的管腔完全闭塞。正常大隐静脉的多普勒频谱表现为随呼吸而改变的相性血流，吸气时血流速度变慢，呼气时则增快。彩色血流成像（CDFI）表现为静脉腔内被向心的血流所充满，其颜色和亮度取决于血流的速度和方向。判断大隐静脉有无倒流时，可做血流增加试验，如屏气试验（Valsalva）、人工挤压试验、气囊加压和释放试验等。血流增加试验时，若多普勒出现反向血流频谱，并且其时间大于 0.5 秒，则可判断为瓣膜关闭不全引起的血液倒流性病变。另外，还可从 CDFI 加以判别，即做血流增加试验时，反向彩色血流持续的时间大于 0.5 秒，也表示受检的大隐静脉有血液倒流。

传统的观点认为，下肢深静脉顺行造影是诊断下肢浅、深和交通静脉系统病变的金标准。但是目前无创性检查，特别是双功彩超，已能替代静脉造影术，对下肢静脉疾病（包括单纯性大隐静脉曲张）作出正确的诊断，并为治疗方法的选择提供可靠的依据。只有在少数情况下，如下肢先天性静脉畸形等，才可能需要做造影检查。此外，彩超检查在许多方面明显优于静脉造影术。前者是无创性检查，不需造影剂，因此可避免在造影过程中误伤静脉、药物过敏反应和 X 线对患者的损伤等不良后果。彩超检查因为是无创性，所以可重复采用，对患者无不良反应。彩超检查唯一的不足之处，是检查结果的准确性，与检查者的业务水平和临床经验有直接的关系。做顺行造影时，于踝部上方扎止血带后，穿刺足背浅静脉朝近侧方向注入造影剂，然后，通过监视的电视屏幕观察静脉系统的显影情况。由于患肢浅静脉已被阻断，所以造影剂经交通静脉进入深静脉，使小腿深静脉首先显影，如果小腿交通静脉瓣膜功能完好，远侧段大隐静脉不会同时显示，直到深静脉中的造影剂上行入股总静脉后，造影剂才会通过关闭不全的隐股静脉瓣，倒流入大隐静脉使其全程显影，并可见程度不同的曲张情况。正常的深静脉除显示全程通畅外，其管径由远侧向近侧逐渐增大、轮廓光滑、瓣膜所在部位呈现竹节状膨隆外形。

下肢浅静脉曲张的患者，在确诊为单纯性大隐静脉曲张之前，必须排除下列几种疾病：①下肢深静脉倒流性病变；②下肢深静脉回流障碍性病变；③下肢动静脉瘘。后天性动静脉瘘多由创伤引起，仔细询问可发现患肢有受伤史，局部可扪到持续性震颤，听诊时可闻及持续杂音。如果是先天性者，患肢常有明显增长和增粗、毛发增多等临床表现。先天性或后天性动静脉瘘都引起浅静脉曲张，因静脉内受动脉血灌注，还有皮肤温度升高；抬高患肢后，浅静脉曲张的程度并不减轻或消失；静脉穿刺可抽出颜色鲜红的动脉血液。

（四）治疗

1. 保守治疗　保守疗法的适应证为：①范围较小、程度较轻而又无明显症状者；②妊娠期妇女；③全身情况不佳，重要生命器官有器质性病变，估计手术耐受力很差者；④年龄大，又不愿手术者。传统的方法是采用弹性绷带或弹力袜，压迫下肢（主要是小腿）的曲张浅静脉，并促使深静脉血液回流，以减轻患肢肿胀、胀痛或沉重感。目前以循序减压弹力袜（graduated elastic compression，GEC）的效果最好，分为短筒、长筒和连裤袜三种，可根据病情的需要而选用。GEC 的设计是在踝部施加的压力最大，然后越向近侧压力即逐步降低，以达到促进血液回流和防止倒流的目的。对单纯性大隐静脉曲张患者，GEC 在踝部的压力一般为 $1.064 \sim 1.33$ kPa（$8 \sim 10$ mmHg）。晨起时穿着，睡觉时脱去。目前在国内临床广泛采用的治疗静脉倒流性和回流性障碍性疾病的药物为：①强力脉痔灵（又名迈之灵），其成分含马粟树籽的提取物七叶皂苷素（escin），主要的药理作用是抗渗透作用；改善静脉的血流动力学和改善静脉功能（使弹性和收缩性恢复正常）。因此，有减轻或消除患肢肿胀、酸胀，减轻皮肤营养障碍性病变等功效。②地奥司明（爱脉朗），主要成分为黄酮和橙皮苷等，具有保护血管和提高静脉张力、增加淋巴回流、改善毛细血管通透性等功效。保守治疗仅能延缓浅静脉曲张的病变进程、减轻临床症状和体征，而不能根治浅静脉曲张性病变。Zajowski 等和 Hiraimm 等报道，踝部压力为 $20 \sim 30$ mmHg 时，即有显著消除水肿的作用。但是其效果是暂时的，只有在穿着时才有疗效，大约仅半数患者能长期坚持做压迫治疗。

2. 硬化剂注射和压迫包扎疗法 其目的在于使曲张浅静脉的管壁相互粘连而愈合，机化后形成条束状纤维化结构，以闭塞其管腔，不会因形成血栓再通而复发。硬化剂注射疗法（sclerotherapy）治疗下肢浅静脉曲张起自19世纪中期。它原是将具有腐蚀性的药液直接注入下肢曲张的浅静脉，因静脉内膜损伤后发生结缔组织增生，使扩张的管腔纤维化闭塞。长期以来，注射疗法一直被认为是一种操作方便、价格低廉、容易推广的优选方法。近10余年内，随着有关基础知识的深入认识，以及临床病变类型和处理方法的进步和更新，对注射疗法的应用价值也有了新的看法和评价。

硬化剂注入曲张的浅静脉后，直接与内膜接触，使内皮细胞受损脱落，其下的胶原组织裸露，引起血流中的血小板和各种凝血因子在此处凝聚，并因凝血因子Ⅻ等的激活导致血栓形成。随后，毛细血管和成纤维细胞等长入血栓，发生血栓机化，终使静脉管腔因纤维化而闭塞。这个过程一般可在2周内完成。若硬化剂注入后，静脉管腔内血栓形成过度，可激发腔内和血管周围明显的炎性反应，导致血栓的继发性再通，从而使浅静脉曲张复发。因此，理想的硬化剂应该是注入静脉后，不引起大量的血栓形成，主要是使管腔发生纤维化而闭塞。

（1）硬化剂的选取：合乎理想的硬化剂必须具有无毒性、无过敏性、无痛、无副作用、损伤内膜后主要引起纤维化等特点。自1966年以来，不断有许多新的硬化剂相继问世。目前临床常用的各种硬化剂，在导致纤维性病理变化的能力、浓度、剂型和致痛等方面各有差异。作用较弱的硬化剂主要为铬酸盐甘油、0.25%～1%聚多卡醇、0.25%～0.5%十四烷基硫酸钠、20%高渗生理盐水和66%高渗葡萄糖液等，多用以治疗毛细血管扩张和网状浅静脉曲张；作用较强的硬化剂则为4%～8%碘溶液、1%～3%十四烷基硫酸钠和2%～4%聚多卡醇等，用以治疗隐静脉主干、隐-股（腘）段交界处和交通静脉的倒流和曲张。近来在临床采用聚多卡醇泡沫制剂，其特点为注入后可在局部停留较长的时间，而不会很快被血流稀释和冲散，因此，它对内膜可维持较长时间的作用，更不易流入深静脉引起血栓形成等不良后果，它的疗效较聚多卡醇强4倍以上，副作用也极少。聚多卡醇0.5ml可产生泡沫制剂2ml，所以其浓度较低，在血管周围引发的毒性反应很小。目前在临床已有多种泡沫制剂，用于毛细血管扩张、网状浅静脉曲张、交通静脉和隐-股段交界处等。

（2）注射疗法的适应证：目前学者们认为，注射疗法是治疗下肢浅静脉曲张一种可供选用的优选方法，但注射疗法决不能被滥用，更不能替代手术治疗。Bergan指出，注射疗法对治疗下肢分支浅静脉的曲张有效，而大的曲张浅静脉团、大（小）隐静脉主干曲张伴明显倒流和膝以上的浅静脉曲张，均以手术治疗为宜；注射疗法对手术后残留的浅静脉曲张、管径在4mm以下的曲张浅静脉，以及膝以下的浅静脉曲张，有较好的疗效。有些学者认为，对年老、体弱的患者，注射疗法是优选的治疗方法。

1994～1995年，国际静脉病学会联盟提出的适应证如下几种。①毛细血管扩张症：注射疗法是选用的方法。②非隐静脉主干的明显曲张浅静脉：注射疗法是手术以外的另一种可选用的方法。③交通静脉：对注射疗法的疗效学者的看法尚不一致。④大隐静脉主干：不少学者对注射疗法的效果提出质疑，认为临床实践证明，手术的远期疗效远优于注射疗法。⑤小隐静脉主干：可根据曲张的严重程度、股-腘段有无明显倒流等，考虑选用注射疗法是否合适。

Partsch等对全球各静脉病学会成员发出询问函件调查的结果表明：①大隐静脉主干：主张做手术治疗者占71%，做注射疗法者占18%，做两者联合治疗者占11%。②小隐静脉主干曲张：采用手术治疗者占67%，做注射疗法者占24%，做两者联合治疗者占9%。③交通静脉功能不全：做手术者占49%，做注射疗法者占37%。④网状浅静脉曲张：做注射疗法者占94%。Galland等对英国和爱尔兰各血管外科学会成员信访的结果显示：①对下肢近侧段静脉主干无明显倒流性功能不全者，采用注射疗法治疗者占70%。②有近侧静脉主干有倒流者，77%先做相应制止倒流的手术，然后辅以注射疗法。

（3）注射疗法的临床操作：在国外有3种常用的方法。第一是Tournay法，患者取仰卧位，先于患肢近侧段有倒流的静脉主干注入硬化剂，然后顺行向下做硬化剂治疗，最后治疗毛细血管扩张的部分。术毕将患肢做压迫包扎数天。第二是Sigg法，患者先取直立位，穿刺曲张浅静脉能抽出血液，确定针头在腔内后，再让患者平卧，排空血液后即注入硬化剂。注射部位由远侧开始，然后逐步移向近侧段。术后患者用较强的弹性敷料，做较长时间的压迫包扎。第三是Fegan法，首先处理功能不全的交通静脉，然后将注射分别向近侧和远侧扩展。本方法基本不处理浅静脉主干和隐-股段交界处，应首先在向其深面与其相通的网状浅静脉注入硬化剂。

国内的操作方法，一般是先让患者直立数分钟，使曲张的浅静脉怒张，标记注射点，尽量做一次性硬化剂治疗，注射点可多达8～10处。有些学者先在大腿近侧段扎止血带，定位注射点后，让患者平卧，由远侧向近侧逐一穿刺曲张的浅静脉，抽吸有回血后松开止血带，使静脉段中的血液排空，注入硬化剂0.5ml。拔出针头，并用手指压迫1分钟。

学者们一般主张术毕时，将患肢做压迫包扎。其目的在于压缩受注射的静脉段，使其管腔尽量缩小，以免血栓过度形成，从而促使管腔发生纤维化闭塞。但是，各家对压迫包扎的做法相距甚远。有的学者从来不做包扎；有的学者只在隐静脉主干和大的曲张浅静脉做硬化治疗后才给予包扎；有的学者则将做硬化注射者都做压迫包扎。此外，包扎的时限也各不相同。有的学者只包扎数日，而有些学者则包扎数周之久。

近来，在超声引导下腔内置管注入泡沫制剂的疗法，已在临床广泛开展。导管置入的部位和注射的全过程，都可通过超声显像予以监控。逐一用于隐静脉主干、交通静脉和隐-股（腘）交界处的硬化治疗。其疗效良好，术后并发症如硬化剂外溢、组织坏死等都极为少见。

（4）注射疗法的并发症：常见的并发症包括硬化剂过敏和毒性反应、硬化剂外溢或误注入血管外组织、静脉和静脉周围炎、皮肤色斑、皮下硬结等。Conrad等报道了16 804条下肢做注射疗法后，并发色斑、溃疡和过敏反应者占0.2%，并发皮下硬结者占0.04%，并发深静脉血栓形成者占0.02%。2001年，赵文光等复习国外文献指出，规范的注射疗法应是隐静脉主干和功能不全的交通静脉结扎术+硬化剂注射和加压包扎治疗，在一组未做规范注射疗法治疗的患者中，有26例发生并发症，其中深静脉血栓形成和肺梗死的各有2例，并且后者中有1例死亡。

硬化剂注射后血栓形成过度，或者腔内和周围有炎性反应者，常发生皮肤色斑，多与所选用的剂型、作用的强弱、浓度和注射剂量呈正相关。此外，患肢近侧段静脉主干和倒流性病变未做处理者，也易出现皮肤色斑，因为在此情况下，依旧存在的静脉高压，可使管腔内的硬化剂外溢。色斑多于数周内逐步消退，仅约1%可持续1年以上。皮下硬结多由新生的毛细血管扩张引起、常与炎性反应和血栓形成有关，一般可在3～12个月内消退。硬化剂外溢严重者，可导致溃疡形成，硬化剂的浓度越高，溃疡的发生率也越多。学者们认为，在超声引导下，通过腔内置管注入低浓度的硬化剂即可避免并发溃疡形成。

一般认为，硬化剂注射疗法是操作简便、疗效良好、可在门诊进行治疗的一种微创方法，在临床上深受医师和患者的欢迎。最近Sarvananthan等报道，注射硬化剂（包括泡沫制剂）的疗法自19世纪初应用以来一直受到学者们的质疑。他们收集文献中共10 819例患者，其中并发脑血管意外（cerebro-vascular accidents，CVA）者12例，并经脑影像学检查确诊；一过性脑缺血发作（transient ischemic attacks，TIA）9例。有神经性症状的共97例（0.90%），包括TIA、视力和言语障碍；有发作性偏头痛的29例（0.27%）。发病机制尚不详。一般注入硬化剂后数分钟或数小时发生神经性并发症，但也有少数患者在治疗后5天发作。病情严重者可以致命。作者等指出，有先天性心脑疾病者，发生神经性并发症的概率增高。目前，学者们多认为，关于这种脑血管并发症，应该在临床做深入的研究，以确定本疗法的实用价值。

（5）重视浅静脉曲张病因的判别：下肢浅静脉曲张是一种临床表现，可由各种不同的病因引起。因此，找出浅静脉曲张病因，然后采取针对性的相应治疗，是十分重要的关键问题。许多浅静脉曲张是深静脉的病变所引起的，如深静脉瓣膜功能不全时，可因深静脉血液倒流导致深静脉高压，继而可破坏交通静脉的瓣膜，使血液从深静脉倒流入浅静脉，造成浅静脉曲张，也可同时破坏隐 - 股（腘）静脉瓣，使隐静脉发生曲张。在这种情况下，只做注射疗法并不能取得治疗的效果。

21 世纪初期，Tessari 等和 Cabrera 等报道，采用发泡硬化剂做注射治疗时，少量的药剂即可覆盖更大范围的静脉内膜，并将其中的血流排空，其优点为减少并发症和提高疗效。术后 28 天和 3 年，GSV 的闭塞率分别为 90% 和 81%。如在超声引导下做硬化剂治疗，则疗效进一步提高。2000 年，Belcaro 等报道，将做传统硬化剂治疗或单做 SFJ 结扎与硬化剂 +SFJ 结扎者，术后 10 年的结果相比较，前两者有 SFJ 倒流的占 19%，后者为 0%；有 GSV 远侧段倒流者中，做硬化剂注射的为 44%，做 SFJ 结扎的为 36%，做硬化剂 +SFJ 结扎的为 16%。因此他们认为，单做硬化剂疗法的远期效果欠佳。

3. 手术治疗 确诊为单纯性大隐静脉曲张，凡是有较明显的临床症状和体征者，只要能耐受手术，都应施行手术治疗。传统的手术方法为大隐静脉高位结扎加主干剥脱术，并切除蜿蜒、扩张的属支。做高位结扎时，应同时将主干的 5 支分支，即旋髂浅静脉、腹壁下浅静脉、阴部外浅静脉、股内侧浅静脉和股外侧浅静脉，均予以切断和结扎，以防止术后患肢复发浅静脉曲张。切除不尽的曲张浅静脉，可做硬化剂注射治疗。如果小隐静脉也有曲张性病变，应该做同样处理。踝部交通静脉功能不全发生倒流者，如果局部组织比较健康，可施行筋膜上交通静脉结扎；若局部有皮炎、广泛纤维化硬结，特别是有溃疡形成等营养障碍性病变，则需做筋膜下交通静脉结扎术，以防止创口感染。

手术后，患肢是否要长期穿戴循序减压弹力袜，以防止静脉倒流病变的复发，至今学者们对此尚存争议。大多数学者们认为，术后长期穿戴弹力袜是防止病变复发，以及长期保持满意疗效所必需的措施。但另有一些学者认为，术后长期穿戴弹力袜，对患肢术后并无好处。2013 年，Huang 等报道，通过临床研究发现，①防止术后患肢 DVT 形成、促使踝部溃疡愈合、患肢有明显肿胀、胀痛而影响生活和工作能力者都应较长期穿戴弹力袜；②术后临床症状和体征明显好转者，

穿戴弹力袜最长不超过 4 周。

近几年来，学者们曾提出一些改进手术的措施。①"保守性血流动力学手术"，即先用超声扫描找出由深静脉向浅静脉倒流的部位，然后予以结扎阻断，保留 GSV 及其分支。本手术操作简单，并发症少，但术后复发率高，未在临床推广应用。②其他还有腔内电灼和冷冻治疗 GSV 曲张者，但因疗效不肯定，又有一些不良并发症，所以未被推广。

一些学者们通过临床研究，对传统的大隐静脉高位结扎加剥脱术，提出一些新的观点和改进。Koyano 等对 203 例诊断为单纯性大隐静脉曲张的患者，共 337 条患肢，采用多普勒超声检查的结果，发现大隐静脉曲张可分为 5 种类型。第 1 型为大隐静脉整段全程倒流，占 66.3%；第 2 型病变局限于大腿根部到小腿近侧的大隐静脉段，占 24.3%；第 3 型局限于大腿部的大隐静脉段，占 4.2%；第 4 型局限于隐 - 股静脉交界处及大腿根部的分支，占 3.2%；第 5 型隐股静脉瓣无倒流，病变局限于大隐静脉的某些节段部位，占 2%。小隐静脉曲张也可分为 4 型。第 1 型为整段全程倒流，占 52.9%；第 2 型倒流至小腿远侧，占 17.1%；第 3 型倒流至小腿近侧，占 28.6%；第 4 型隐 - 腘静脉交界处无倒流，病变局限于某些节段内，占 1.4%。他们主张，手术时只需将有倒流性病变的隐静脉段做选择性的切除。他们报道一组 309 条单纯性大隐静脉曲张的患肢，除 66.3% 有整段全程血液倒流性病变外，其余的患肢均为节段性病变，即只是在部分大隐静脉主干中，有瓣膜功能不全所致的血液倒流。因此，他们提出采用"选择性大隐静脉剥脱术"，即手术时只剥脱或切除有病变的部分。他们对 189 条大隐静脉整段病变者，施行传统的剥脱术，对另 80 条节段性病变者，做选择性剥脱术，术后平均随访 3.2 年，前者疗效良好的占 96.7%，后者为 97.1%。因此他们认为，根据具体的病变范围，采用不同的手术方法，都能取得满意的效果。他们指出，选择性大隐静脉剥脱术不但手术范围小、创伤反应少、隐神经损伤率低（4.8%），而且保存无病变的大隐静脉段，是以后可能用于血管搭桥转流术的理想材料。近年来，对于将病变的大隐静脉做高位结扎后，是否从大腿根部到踝关节平面将其整段剥脱尚存争议。

一些学者不愿采用大隐静脉整段剥脱术的理由，是因为剥脱时可能会损伤隐神经，造成术后患肢永久或暂时的皮肤感觉改变或消失，其发生率在文献报道中为 23% ～ 48%。Rivlin 认为，大隐静脉剥脱的远侧极限应为胫骨结节下方 4cm 处，在此平面以下，隐神经与大隐静脉十分邻近，剥脱静脉时易误伤隐神经。Ramasastry 等通过解剖学和临床研究指出，隐神经为感觉支是股神经的分支，来自 $L_3 ～ L_4$ 神经，在膝关节平面隐神经穿出深筋膜进入皮下组织，支配小腿内侧皮肤的感觉，在皮下组织内，它贴近大隐静脉的后侧与之伴行，越向远侧越与大隐静脉紧贴，因此，在剥脱小腿大隐静脉时易损伤这支神经。他们还发现，将大隐静脉从踝部向上方剥脱抽出时，由于抽剥器的探头常被卡在紧贴于大隐静脉的隐神经分叉处，所以极易造成隐神经损伤，如果改变方向，将大隐静脉向下方拉出，多可避免这种并发症。他们随机挑选需做双侧大隐静脉剥脱术者 14 例，每例患者的一侧大隐静脉向上方剥出，另一侧向下方拉出；随访 6 个月后，前者中有感觉缺失者 6 条，后者仅 1 条。最近，Labropoulos 等在临床研究中，采用多普勒超声和双功彩超等仪器，对 187 例（187 条患肢）大隐静脉曲张患者，分别于隐股交界处、大腿、膝和膝下 4 个节段进行检测，结果发现：①大隐静脉整段全程倒流者占 49%。②大腿部有倒流者占 71%，膝部占 77%，膝下占 28%。③大隐静脉整段全程无曲张，而仅有其分支曲张者占 18%。④大隐静脉主干曲张者中，在临床检查时约有 32% 未见曲张，只在双功彩超检查时才被发现。⑤有交通静脉功能不全的患肢占 28%，在大腿部这些功能不全的交通静脉，绝大多数直接进入大隐静脉（93%）；在小腿上段的交通静脉，约有半数直接与大隐静脉相连接（56%）；所有位于小腿中段和远段的交通静脉，均不与大隐静脉相通，只与其分支连接。⑥不与大隐静脉相连接的交通静脉，可在局部引起浅静脉曲张。他们认为，由于在大腿内侧脂肪组织较多，所以在这个部位大隐静脉主干多发生曲张性病变；在膝关节平面以下脂肪组织较少，大隐静脉主干靠近胫骨并被一层筋膜鞘所包绕、功能不全有倒流病变的交通静脉又不直接与主干相连接，因此虽有血液倒流也不易发生曲张性病变，而大隐静脉的分支多穿出浅筋膜，在疏松的皮下组织形成明显的曲张浅静脉。他们认为，大隐静脉主干抽剥的范围应该只限于大腿至膝关节平面。

上海交通大学医学院附属第九人民医院血管外科对 50 条尸体下肢解剖的结果，发现足靴区的交通静脉多分布于小腿下段内侧、胫骨后约 2cm 处，它们穿出深、浅筋膜后，多在皮下组织形成静脉网络，而不直接与大隐静脉主干相通，从而提出：①大隐静脉主干剥脱一般只止于膝关节下的平面。②沿曲张浅静脉做多数微创小切口，将其牵出予以切断结扎。③抽剥小腿下段的大隐静脉主干，并不能制止深静脉血液向浅静脉倒流，更不能消除足靴区的营养障碍性病变，而应在踝关节内侧胫骨后做纵行切口（长 10 ～ 12cm），在筋膜上或筋膜下，以及溃疡底部的深层，切断并结扎所有因瓣膜功能不全发生倒流而迂曲、扩张的交通静脉。

对于大隐静脉高位结扎和剥脱术的手术疗效，在文献报道中各家的意见尚不一致。术后浅静脉曲张复发率最低者在 10% 以下，最高可达 40% ～ 50%。上海交通大学医学院附属第九人民医院血管外科近 10 余年来，共收治曾施行大隐静脉高位结扎又复发者 1500 余例。曾随机选出 98 例对复发原因加以分析。全组 98 例中，男性 64 例，女性 34 例。年龄 23 ～ 70 岁，平均 46.58 岁。左侧患肢 49 例，右侧 29 例，双侧 20 例，共 118 条患肢。主要临床表现为浅静脉曲张、肿胀和踝部营养障碍性病变等。共施行手术 131 次，其中施行 1 次手术者 107 条；2 次手术 9 条；3 次手术 2 条。施行 1 次手术者均为大隐静脉高位结扎和剥脱术；施行 2 或 3 次手术者，均为术后复发，再做曲张浅静脉剥脱、溃疡切除植皮术等。在 131 次手术中，术后病情无改善或加重 77 次（68 条患肢）；术后半年内复发 28 次（26 条患肢）；术后 1 年内复发 14 次（13 条患肢）；术后 2 年内复发 4 次（4 条患肢）；术后 3 年内复发 5 次（4 条患肢）；术后 5 年复发 3 次（3 条患肢）。由此可见，术后无好转或于半年内复发共 94 条患肢，在全组 118 条患肢中占 79.66%。来院初诊时，118 条患肢的临床表现：浅静脉曲张占 100%；肿胀和疼痛占 89.83%；色素沉着占 72.88%；溃疡形成占 62.72%。溃疡时间为 3 个月至 32 年，其中 46 条患肢在第 1 次手术后才发生溃疡。患肢动态静脉压检测，活动患肢时压力下降率平均为 20%；停止活动后压力回升时间为 9 ～ 10 秒，提示患肢静脉小腿有严重淤血和高压。患肢深静脉顺行造影结果：①原发性下肢深静脉瓣膜功能不全 56 条患肢；②下肢深静脉血栓形成后遗症 33 条患肢；③小腿下段交通静脉倒流 8 条患肢；④大隐静脉清晰可见 6 条患肢，其中 4 条同时有原发性深静脉瓣膜功能不全，另 2 条深静脉无异常；⑤先天性动静脉瘘 3 条患肢（经动脉造影证实）；⑥下腔静脉阻塞 2 条患肢；⑦小腿深静脉缺如 2 条患肢；⑧ KTS 8 条患肢。手术失败的原因：①对下肢深静脉倒流性病变认识不足。原发性下肢深静脉瓣膜功能不全是造成手术失败的主要原因，在本组病例中，占 50% 左右。②对下肢深静脉血栓形成后遗症认识不足。下肢深静脉血栓形成后尚未完全再通的患者，是造成手术失败的第二个原因，约占 30%。③下肢浅静脉曲张的病因诊断错误。本组有 15 条下肢因为没有诊断出真正的病因（包括先天性动静脉瘘、下腔静脉阻塞、先天性小腿深静脉缺如、KTS），而错误地施行大隐静脉手术。④手术操作的错误。本组有 14 条下肢，因手术的错误而遭到失败，包括未处理功能不全的交通静脉、未剥脱大隐静脉近段主干或只切除其中的 1 支分支。传统的说法认为，大隐静脉高位结扎加剥脱术后复发的原因，主要是大隐静脉近端的 5 支分支及其网络没有得到正规的处理。但是在本组患者中，并未发现这是引起术后复发浅静脉曲张的原因。

2004 年，van Rij 等报道，大隐静脉高位结扎后，在股静脉与隐 - 股静脉结扎残端间新生的微小血管网，是造成术后复发浅静脉曲张的主要原因。2003 年，Garner 等认为，外侧副大隐静脉未在手术中剥脱或切除，是造成术后复发的重要原因。这些论点还有待在临床加以验证。

长期以来，许多学者们都认为：①为取得最佳的手术效果，单纯性大隐静脉曲张者，应于隐 - 股交界处做高位结扎，然后将 GSV 主干予以全程剥脱；②原发性下肢深静脉瓣膜功能不全者，做瓣膜重建术的同时，也应同样处理 GSV 主干。但是近来有些学者们提出，大隐静脉主干只要从隐 - 股交界处向下抽剥到膝关节以下的平面，就可以取得同样满意的效果。其优点是减小手术创伤、避免损伤隐神经等。最近又有一些学者提出，保留小腿段 GSV 者，术后彩超检查多发现 GSV 主干内多有血液倒流的情况存在，因此主张 GSV 应做全程剥脱术。目前对于这两种对立的观点，还有待在临床作出相应的研究后，才能得出正确的答案。

（五）微创手术治疗的进展

21 世纪以来，为提高下肢曲张浅静脉的手术疗效，先后有一些新的手术方法相继问世，并在临床推广应用。

1. 曲张静脉刨切术　2000 年，曲张静脉刨切术（transilluminated powered phlebectomy, TIPP）由 Spitz 等所倡用。手术时，先做大隐静脉和（或）小隐静脉高位结扎＋近侧段分支结扎术，然后在皮下光纤照明的指引下，将成团的曲张浅静脉予以切除，并吸出体外。他们指出，TIPP 的优点为手术切口少、时间短、术后并发症少、恢复快、不留瘢痕等。2006 年，Scavee 在文献中收集到有关 TIPP 的报道 9 篇，患者总计不足 500 例；术后并发症发生率为 6.7% ～ 95%，主要包括血肿、隐神经损伤、皮肤穿破、创口感染、血栓性浅静脉炎、深静脉血栓形成等。2003 年，Ray-Chaudhury 等将 TIPP 与传统的手术比较，前者做皮肤切口 1 ～ 8 个，平均 4 个，后者为 5 ～ 40 个，平均 18.9 个；将曲张浅静脉较重者做 TIPP 与传统手术相比，前者手术时间平均为 17.1 分钟，后者为 33.7 分钟。2005 年，Scavee 等报道 TIPP 术后复发率为 9.1% ～ 21.2%。他们指出，除手术切口大幅度减少外，TIPP 较传统手术并无明显的优越处。

2. 腔内射频治疗　1998 年，腔内射频治疗（endovenous radiofrequency ablation, RFA）首先在欧洲倡用，次年于美国推广应用。其作用机制为热能导致静脉痉挛和胶原降解。手术操作方法为术前将患肢曲张浅静脉标志清楚，做全身或局部麻醉；在超声引导下于小腿近侧段或中段穿刺大隐静脉主干（有困难时做皮肤小切口），向近侧插入射频导管，其顶端置于隐股静脉交界处的下方；沿大隐静脉主干于其周围注入生理盐水（或局部麻醉药物），使皮肤与主干之间的间距＞ 1cm；向管腔内发射射频（温度为 85℃，时间 15 秒），同时将导管以 2 ～ 3cm/min 的速度向远侧撤出，使管腔因损伤而闭合。大隐静脉一般不做高位结扎；曲张的浅静脉分支做切除或结扎术。

2004 年，Salles-Cunha 等报道 89 例，共 106 条下肢，做 RFA 后超声检查随访 4 ～ 25 个月（平均 9 个月），发现术后 2 年，于隐股静脉交界处和（或）大腿段有小血管网形成和大隐静脉主干近侧段再通者占 65%；小腿段大隐静脉主干未处理者，管腔未闭的占 79%，其中有血液倒流的占 58%。2005 年，Merchant 等报道全球 34 个医疗中心，于 2004 年 10 月以前治疗的 1006 例，共 1222 条下肢术后随访 5 年的结果，术后 6 个月和 1 ～ 5 年的复发率分别为 7.7%、13.1%、14.8%、14.3%、22.7% 和 27.4%。术后并发症包括深静脉血栓形成（0.9%）（其中 1 例发生肺栓塞）、皮肤灼伤（1.2%）、浅静脉炎（2.9%）、隐神经损伤（12.3%）。他们指出，在发射射频时导管后撤的速度过快，则管腔的闭合以血栓形成为主，因此术后管腔再通可导致病情复发。

3. 腔内激光治疗 1988 年，该法由 Carlos Bone 首先提倡用于临床，其机制为激光的高温使血液沸腾形成气泡，引起管壁广泛损伤而纤维化闭合。腔内激光治疗（endovenous laser treatment, EVLT）操作较简便，可在门诊手术。具体方法为局部麻醉下在踝部或膝下穿刺大隐静脉主干（必要时做小切口），在超声引导下向近侧插入光纤导管，其顶端置于隐股静脉交界处下方 1 ～ 2cm 处；沿大隐静脉主干周围注射生理盐水或局部麻醉药，然后以脉冲或持续方式发射激光（808nm，14W），并将导管缓慢后撤（3mm/s），手术完毕后，患肢做弹性压迫包扎，使管壁紧密对合，以达到永久闭合的目的。大隐静脉一般不做高位结扎；曲张的浅静脉分支可同时做切除或结扎术。

2005 年，Mundy 等收集 2004 年 9 月以前文献中有关 EVLT 的报道 13 篇，共计 1289 例，1582 条下肢，随访 1 ～ 19 个月，发现术后并发症分别为皮肤灼伤（4.8%）、深静脉血栓形成 1 例，暂时性隐神经损伤（2.8%）、短时间皮下条索状硬结（55% ～ 100%）、浅静脉炎（1.6%）、血肿（4.8%）等。大隐静脉主干闭合者为 87.9% ～ 100%，仅部分闭合并有倒流者占 1.8% ～ 3.0%，再通率为 4.8%。他们认为，EVLT 术后短期疗效令人满意。2005 年，

Corcos 等指出，EVLT 后管腔闭合是一个渐进的愈合过程，对管壁、神经和周围组织并不造成严重的损伤。管径 < 10mm 者，光纤后撤的速度可加快（> 1mm/s），而管径为 17mm 者应减慢后撤速度，必要时可重复治疗 2 ～ 3 次，以取得最佳疗效，并且同时做大隐静脉高位结扎术。

4. 疗效的评价 2003 年，Shamiyeh 等指出，TIPP 手术时间短、切口少，但是局部损伤较大，并发血肿者较多。一般认为适用于复发性浅静脉曲张，并有明显瘢痕形成者。2006 年，Chetter 等报道，TIPP 术后创伤较大，并发症也较多。因此，在选用前应慎重考虑其适应证。

2005 年，美国 Mayo 医疗中心首先对比 RFA 和 EVLT 术后的近期疗效，并做相应的评价。他们于 2001 年 6 月 ～ 2004 年 6 月，纳入 92 例患者共 130 条下肢做微创腔内治疗。第一组从 2001 年 6 月 ～ 2003 年 5 月，为 53 条患肢做 RFA；第二组在 2003 年 6 月 ～ 2004 年 6 月，为 77 条患肢做 EVLT。手术成功率 RFA 为 96%，EVLT 为 100%。手术结束时，做超声检测发现做 RFA 的患者中，大隐静脉腔内仍有血流存在的有 9 例（占 17%），因此即刻再重复治疗 1 次；而做 EVLT 者均 1 次成功。术后 1 个月，超声检查确定大隐静脉已完全闭合者，RFA 为 90.9%，EVLT 为 94.4%。RFA 的手术并发症为 7.6%，EVLT 为 20.8%。EVLT 组中，有 3 条患肢大隐静脉中的血栓伸入股总静脉内，经抗凝治疗后深静脉中的血栓消失。这些患者的年龄较大，都在 50 岁以上，因此，这类患者都要在围手术期做抗凝治疗。他们主张在做腔内治疗的同时，应高位结扎大隐静脉。2006 年，Sharif 等综合近期文献报道指出，EVLT 引起的热效应明显轻于 RFA，因此，术后局部的损伤性反应不大，并发症也较少；近来有些学者报道，RFA 术后发生深静脉血栓形成者可达 16%，神经损伤为 10%，皮肤灼伤占 3.3%，所以 EVLT 的疗效优于 RFA。

上海交通大学医学院附属第九人民医院血管外科于 2001 年 6 月在国内首先开展 EVLT 治疗下肢浅静脉曲张。截至 2003 年 9 月已治疗 208 例（230 条下肢）。其中男性 93 例，女性 115 例；年龄 7 ～ 79 岁，平均 54.15 岁；病程 1.5 ～ 30 年，平均 12.6 年；小部分患者曾做硬化剂治疗或做浅静脉手术，均于术

后复发。全组 230 条患肢包括临床分级中 $C_2 \sim C_6$ 各种临床表现者；经相应检查后，诊断为原发性深静脉瓣膜功能不全者 112 例（112 条下肢）；单纯性 GSV 曲张者 89 例（111 条下肢）；GSV 曲张 + 交通静脉倒流者 5 例（5 条下肢）；静脉畸形骨肥大综合征（KTS）有外侧静脉曲张而深静脉通畅者 2 例（2 条下肢）。根据不同病因分别采用：①单纯激光治疗 GSV（光纤口径 600μm，波长 810nm）；②激光治疗 GSV+SFJ 高位结扎；③激光治疗 GSV 联合股浅静脉第 1 对瓣膜包窄术 +SFJ 高位结扎；④激光治疗 GSV 联合 SFJ 高位结扎 + 交通静脉结扎等手术方法。术后平均随访 6 个月以上，有 3 例（3 条下肢）于小腿部各有 1 条短段曲张静脉再现，均在局麻下再做 EVLT 治疗后未再复发；其他患者均疗效良好，超声检查 GSV 内无血流讯号、管腔闭塞。

在临床研究的同时，又做动物实验研究。选择山羊 51 只，分为正常对照组（$n=3$）；以及右后肢隐静脉 8W 间断脉冲激光治疗组；左后肢隐静脉 10W 间断脉冲治疗组；右后肢隐静脉 12W 间断脉冲治疗组；左后肢隐静脉 14W 连续脉冲治疗组（$n=12$）。术后即刻、1、3、7、14、28、56、84 天共 8 个时段，每一时段取 3 只山羊经激光治疗的隐静脉，做静脉造影和病理切片检查。结果发现，术后 1 ~ 14 天隐静脉管径明显缩小，腔内少量血栓形成；术后 28 ~ 84 天，在 12W 间断脉冲和 14W 连续脉冲组，可见静脉明显纤维化，而 8W 和 10W 间断脉冲组，则静脉纤维化不明显。

上海交通大学医学院附属第九人民医院血管外科提出：① EVLT 联合手术治疗下肢静脉功能不全是安全、有效、并发症少和操作简便的微创手术方法；②在激光治疗前，先抬高患肢 30°，使 GSV 中的血液尽量排空，以减少血栓形成，避免大量血栓形成后因再通而导致复发；③激光发射功率应为 12 ~ 14W，并选用连续脉冲方式；④将导管和光纤同步缓慢持续后撤的同时，用手法沿大隐静脉走向或红外光闪烁标志处加压，使血管能完全收缩闭合；⑤对 GSV 属支的曲张，用多点穿刺法做 EVLT；⑥常规做 SFJ 高位结扎；⑦如曲张静脉与皮肤紧密粘连，需在治疗部位的皮下注射生理盐水，使曲张静脉与皮肤之间形成阻隔，以防止皮肤灼伤的发生；⑧ GSV 明显扩张，管径>

1.7cm 者，需相应加大激光的剂量，并于每一治疗段反复治疗数次，以保证术后管腔完全闭塞，避免复发 GSV 曲张。

2009 年，Van den Bos 等报道 12 320 条下肢做微创手术治疗 GSV 曲张，术后 3 年疗效满意率：EVLA 为 94%，RFA 为 84%，开放手术为 78%，硬化剂注射为 77%。

目前，学者们多认为，传统的 GSV 高位结扎 + 剥脱术 + 曲张浅静脉分支和病变交通静脉切除或结扎术，仍是治疗下肢浅静脉曲张的有效方法。术后 2 ~ 5 年，超声检测发现倒流性病变的复发率为 13% ~ 29%。术后复发者中，除包括一些手术不彻底者外，对术前即伴有深静脉功能不全未作适当的处理，也是一个值得重视的问题。过去多认为，并发于踝部的溃疡，是同时有深静脉和交通静脉倒流性病变所致。但是近几年来，超声检查发现，相当一部分溃疡患者为单纯浅静脉功能不全。2005 年，Corcos 等报道 808 nm 激光治疗 LSV 曲张，并做 SFJ 结扎的疗效最好；LSV 管径>10mm 者，在每 1 节段内用激光连续治疗 2 ~ 3 次，可使管腔术后完全闭塞取得最佳效果。学者们多认为，微创腔内手术为治疗下肢浅静脉曲张显示了一条新的途径，有望通过不断的改进和提高，最终成为首选的治疗方法。

近年来，学者们一直在努力探求不断提高 EVLT 疗效的途径。他们的主要目的在于尽量减小甚至避免热效应所造成的组织损伤、减少手术并发症、使术后 LSV 管腔永久性闭塞以后不再复发。为此，学者们正在对各种不同的激光进行精心的研究，希望找出疗效最好、损伤最小、并发症最少的激光。

最近，Siribumrungwong 等将 2011 年 8 月以前，文献中利用微创技术消除下肢浅静脉曲张的患者，与同期做传统手术者的治疗效果进行比较。主要观察项目包括手术失败、曲张静脉复发、术后并发症，如疼痛、肿胀、溃疡、恢复日常工作和生活能力情况等。他们收集大量病例研究的结果说明，目前在临床一般常用的微创技术（minimally invasive endovenous procedures，MIEPs）为激光消融术（endovenous laser ablation，EVLA）、腔内射频治疗（radiofrequency ablation，RFA）、超声引导硬化剂注射疗法（ultrasound-guided foam sclerotherapy，UGFS）等。结果发现：①手术失败和术后复发，在EVLA和RFA与传统手术之间无显著差异；②微创手术在降低术后疼痛和伤口感染等方面显著优于传统的手术治疗；③EVLA和RFA术后疼痛较做手术者显著减轻，并早日恢复正常生活和工作能力；④UGFS疗效差于手术者；⑤RFA稍好于EVLA。

2013年，Milleret等和Thomis等报道做EVLT时不用激光，而采用高温蒸汽（120℃）处理大隐静脉病变段，最后使内壁发生硬化性病变，使静脉管腔长期封闭，病情不再复发。本手术称为静脉壁高温蒸汽硬化处理（steam vein sclerosis，SVS）。他们在动物实验取得成功后，已在临床应用，首批75例术后跟踪随访1年，封闭的静脉段未再开放者占96%。

（六）并发症的处理

单纯性下肢浅静脉曲张一般在发病较长时间以后，才可能发生一些并发症，主要包括血栓性浅静脉炎、湿疹和溃疡形成、出血等。

1. 血栓性浅静脉炎　曲张的静脉内血流相对缓慢，轻微外伤后就容易激发血栓形成，在一段曲张的浅静脉骤然出现红、肿、热、痛，范围较大和反应剧烈者，可有体温升高。此时可穿弹力袜，维持日常活动，局部可用热敷，不必用抗生素，因为炎症并非感染性。如果发现血栓扩散，特别是有向深静脉蔓延的可能时，应施行大隐静脉高位结扎术。

2. 湿疹和溃疡形成　下肢静脉淤血、血液含氧量降低，使皮肤发生退行性变化；因毛细血管破裂而有色素沉着；局部抵抗力削弱，容易继发慢性硬结性蜂窝织炎，常有瘙痒和湿疹，这是溃疡形成的先兆症状。仅有浅静脉曲张不易酿成上述变化，但如交通静脉瓣膜一旦破坏，深静脉缺氧血液直接倒流，病程演变将迅速进展。踝上足靴区是离心较远而承受压力较高的部位，又有恒定的交通静脉，所以是好发部位。典型的表现是在踝上区，多数在内侧，有面积不等的色素沉着区，皮肤光薄而呈暗红色，汗毛稀疏，常有湿疹和溃疡。因为湿疹大都伴有严重的瘙痒，且局部有渗液，容易继发葡萄球菌或链球菌感染，伴有疼痛、渗液等症状。除位于踝上内侧的典型溃疡外，外踝和胫前区也可发生溃疡形成，除少数为外侧交通静脉倒流外，多数为浅静脉倒流所致，检查时，通常可见到有1支曲张浅静脉通向这些溃疡，在手术时应将这支曲张的浅静脉做高位结扎。处理方法：①局部应避免药物刺激，换药时可用75%乙醇溶液和等渗盐水棉球，敷料可用盐水纱布、凡士林油纱布或干纱布。②全身应用广谱抗生素来控制感染。③用弹性绷带或穿弹力袜控制静脉高压，休息时强调抬高肢体，略高于心脏平面，促使静脉血回流。④及时解决静脉曲张和交通静脉瓣膜功能不全。

3. 出血　足靴区萎缩的皮肤纤薄，其下有许多小静脉承受高压处于怒张状态，或者在溃疡底面几乎都有交通静脉瓣膜功能不全，如果在站立时不能耐受静脉高压，或者即使遭受极为轻微的损伤，就会穿破而并发出血。出血是相当危险的并发症，因为压力较高，相当于心脏与踝之间距离的流体静压，加上静脉管壁又无弹性，很难自行停止，必须紧急处理。应抬高患肢和加压包扎止血，如有明显破裂的静脉清晰可见，可予缝扎止血，以后再做根治性手术治疗。

（七）浅静脉和深静脉倒流的机制

20世纪90年代初期和中期，Walsh等和Sales等报道，下肢浅静脉和深静脉均有倒流疾病者，单做浅静脉手术可同时治愈90%以上深静脉疾病的患肢。他们指出，下肢浅静脉发生倒流性疾病时，从浅静脉经交通静脉进入深静脉血液明显增多，这种"超负荷效应"（overload theory）使深静脉扩张，终至发生瓣膜功能不全。但是另一些学者提出相反的报道，认为单做浅静脉手术，并不能治愈深静脉倒流病变。2003年，Puggioni等指出下肢深静脉倒流分为两大类：第一类为长轴倒流（axial reflux），即股-腘倒流，或者股深静脉与腘静脉直接相通时，发生股深-腘段倒流者。第二类为节段性倒流（segmental reflux），即仅部分深静脉有倒流者。他们指出，在Walsh等和Sales等报道的病例中，大多数为节段倒流者。他们从1997年2月～2001年6月，共选取下肢浅静脉和深静脉均有倒流疾病者33例，共38条下肢，做大隐静脉高位结扎、剥脱术+曲张浅静脉切除手术。全组33例中女性17例，男性16例；平均年龄（55±15）岁。术前检测发现有倒流的静脉段分别为股浅静脉 37 段，股深静脉 5 段，腘静脉 17 段；有长轴倒流 17 条患肢，节段倒流 21 条患肢；有倒流的静脉共 59 段。小腿有功能不全的交通静脉患肢 31 条，大腿有交通静脉倒流患肢 7 条。按 CEAP 分级，属 1 级者 2 条患肢，属 2 级者 17 条患肢，属 3 级者 4 条患肢，属 4 级者 10 条患肢，属 5 级者 2 条患肢，属 6 级者 3 条患肢。术后一般随访 2 周～ 22 个月 [平均（5.7±6.2）个月]。检查结果表明，术前股浅静脉倒流的 37 段静脉中，术后倒流消失的有 9 段；股深静脉倒流的 5 段静脉中，术后倒流消失的有 3 段；腘静脉倒流的 17 段静脉中，术后倒流消失的有 7 段；术前呈长轴倒流的 17 条患肢中，倒流完全消失的有 2 条，其余 15 条患肢中在随访期倒流无好转者 10 条，另 5 条腘静脉倒流消失，转变为下肢节段倒流。术前呈节段倒流的 21 条患肢中，倒流完全消失的有 7 条，倒流无好转的 13 条，好转的 1 条。术后长轴倒流和节段倒流患肢中，倒流消失率分别为 30% 和 36%，$P > 0.05$；在后者中股浅静脉倒流消失者，显著多于前者。全组 33 例中，有 9 例随访 38 个月，倒流消失者 3 例，好转 2 例。

2001 年，Ting 等报道下肢浅静脉和深静脉均有倒流患肢 102 条，在做大隐静脉手术后，深静脉倒流消失患肢仅占 28%，Padbery 等报道的成功率为 27%。最近 Puggioni 等对"超负荷效应"提出质疑，他们认为在下肢静脉回流通道全程通畅的条件下，由浅静脉经交通静脉进入深静脉系统的血量增多，不可能导致深静脉倒流性病变。他们又进一步提出，当 1 支功能不全的交通静脉，于邻近深静脉 1 个完好瓣膜的近侧进入深静脉的情况下，在用超声检测时，很可能将深静脉倒流入这支交通静脉的血流，误判为越过这个瓣膜的倒流。

最近，Marston 等指出，下肢浅静脉和深静脉均有倒流性病变者，单做浅静脉手术（大隐静脉剥脱＋曲张浅静脉切除），是否能够使深静脉倒流的病情改善或消失，主要需根据深静脉倒流病情的严重程度而定。他们提出：①患肢的临床表现较重者(明显肿胀、大片色素沉着、溃疡形成等)，应于做浅静脉手术的同时，在深静脉做相应的瓣膜重建术；②患肢症状较轻者，只做浅静脉手术，

术后做长期随访观察，必要时再做深静脉瓣膜重建术。他们认为，患肢深静脉长轴倒流者，一般才需在做浅静脉手术的同时，做深静脉瓣膜重建术。同时他们又提出一项新的观察指标，即利用无创检查测定静脉充盈指数（VFI）和静脉临床严重程度（VCSS），推算出深静脉倒流速率，凡小于 10cm/s 者，在做浅静脉手术后，临床表现可得到改善和消失；凡大于 10cm/s 者多半需在浅静脉手术的同时做深静脉瓣膜重建。

上海交通大学医学院附属第九人民医院血管外科也做过相应的研究。其内容如下所述。

（1）随机选取因诊断为原发性下肢深静脉瓣膜功能不全而入院手术的 112 例患者作为研究对象。全组 112 例患者中，男性 55 例，女性 57 例；年龄 7 ～ 80 岁，平均 55 岁；病程 1 ～ 40 年，平均 55.7 年。临床表现有患肢浅静脉曲张、肿胀、踝部皮肤营养障碍性病变，包括色素沉着、溃疡形成等。术前病情分级为：C_2 级 13 例、C_3 级 27 例、C_4 级 33 例、C_5 级 14 例、C_6 级 18 例。使用 ACUSON CV-70 彩色多普勒超声诊断仪（Simens 公司），探头频率为 7.5 ～ 10Hz。应用超声二维横切面及纵切面观察深静脉管壁结构、管腔内结构、瓣膜形态及测量管径大小。同时采用多普勒及频谱模式，观察血流充盈及反流情况，以股浅静脉第 1 对瓣膜为主要研究对象进行血流动力学数据的采集，测定平静呼吸状态下股浅静脉第 1 对瓣膜下静脉回流的平均速度，并通过屏气（Valsalva 动作）诱发静脉倒流，检测隐股静脉瓣膜及股浅静脉第 1 对瓣膜下出现的静脉反流时间和反流的平均速度，从而得到深静脉反流指数（RI），RI=（A×B×C）÷（D×E），其中 A 表示屏气活动时诱发的反流持续时间，B 表示反流平均速度，C 表示反流时静脉截面积，D 表示正常静脉回流的平均速度，E 表示正常静脉截面积。由于静脉反流时的管径和正常呼吸时静脉的管径相对恒定（其比值为 1.3 ～ 1.5），故 RI 可简化为：RI= 反流时间 × 静脉反流平均速度 ÷ 正常回流平均速度。根据反流指数，分为轻度、中度、重度三级。轻度反流指数为（0.74±0.21），中度反流指数为（1.47±0.41），大于 2.5 则定为重度反流。检查时，探头取样线和血流方向成角 < 60°，以减少伪影。

手术方法：112 例患者均单纯处理浅静脉，包括下肢大隐静脉高位结扎、曲张浅静脉腔内激光治疗术（EVLT）、曲张浅静脉剥脱术等。所有病例于术后 3 天至 1 个月内再次行下肢深静脉彩超检查，同样依次检查股总静脉、股浅静脉、股深静脉、腘静脉及小腿静脉和大隐静脉，观察术后疗效，排除有无下肢深静脉血栓形成，并再次于股浅静脉第 1 对瓣膜下采集血流动力学数据。

结果：①根据术前多普勒超声检查结果发现，在原发性深静脉瓣膜功能不全病例中，可见静脉管壁均匀变薄，血管内径增宽，内膜光滑无增厚，瓣膜相对短小，瓣膜游离缘变薄、脱垂。多普勒模式下可见红蓝相间的血流，频谱图上有反向血流出现，做屏气活动时更为明显，且与反流程度成正比，瓣膜功能越差，反向血流越多，持续时间越长，反流峰值流速越大。根据静脉反流指数的分级，分为轻度、中度、重度三级。所有病例于术后 3 天至 1 个月内再次行下肢深静脉彩超检查，见术前检查提示为深静脉轻度反流者，术后同样方法在股浅静脉第 1 对瓣膜下测得大部分病例均未探及反流，而术前检查为中度或重度反流者，术后仍可探及不同程度的反向血流。②将不同反流程度病例手术前及手术后的反流程度进行 χ^2 检验，运用 Fisher 确切概率计算法，结果 $P=0.001$，Fisher 确切检验的双侧概率为 3.44×10^{-6}，表示手术治疗对于不同反流程度病例改善效果的差异有统计学意义，对于轻度反流病例，手术治疗浅静脉曲张确实能改善下肢深静脉反流，而对于中度及重度的反流病例，单纯的曲张浅静脉手术疗效不明显。③运用同样的统计学方法对不同临床症状病例的术前、术后反流程度变化进行分析比较，同样发现不同临床症状病例的术前、术后反流程度变化的差异有统计学意义，对于 CEAP 分级较轻的病例，手术治疗浅静脉曲张能改善下肢深静脉的反流，有效率为 89.47%，而对于临床症状较重、伴有重度反流者，术后反流程度的改善不是很明显，有效率仅为 29.17%。

（2）为对更多的病例进行观察，我们又随机选出原发性下肢深静脉瓣膜功能不全病例 854 例，做术前和术后 1、6 和 12 个月的同样观察。结果发现，321 例术前轻度瓣膜反流患者，在术后 1、6 和 12 个月时的瓣膜反流改善率分别为 57.6%、

72.0% 和 86.9%。301 例中度瓣膜反流患者和 232 例重度瓣膜反流患者，在术后 1、6 和 12 个月时测得的瓣膜反流改善率分别为 15.0% 和 23.6%、26.2% 和 8.2%、13.4% 和 19.4%。轻度瓣膜反流患者术后瓣膜反流改善率与中度和重度患者相比，差异均有统计学意义（$P < 0.05$）。因此，可以认为，曲张浅静脉激光闭合术能够有效改善股浅静脉第 1 对瓣膜轻度反流患者的瓣膜反流程度，使病情有较明显的减轻和改善。

（八）大隐静脉手术后的复发

下肢浅静脉曲张是外科最常见病之一。2002 年，Fischer 等报道，术后 5 年复发率为 40%；Negus 报道，在英国每年做手术者有 10 万例以上，其中因术后复发再次手术者至少占 20%。Hayden 等报道，在静脉曲张手术中，因手术后复发再做手术者高达 25%。2005 年，Beebe-Dimmer 等报道，下肢静脉曲张的患病率，在男性和女性人口中，分别占 12% ～ 40% 和 25% ～ 73%。下肢静脉曲张术后复发的原因是多方面的，Berni 等综合 194 例的分析指出，手术不当或错误者为 78.7%，诊断错误 9.2%，原因不明 12%。

近 10 余年来，有些学者相继指出，于隐 - 股静脉交界处（SFJ）做高位结扎 + 切断后，在其周围肉芽组织中，因血管新生（neovascularization，NV）形成许多连接深、浅静脉的血管，可在数年内逐步扩张，使深静脉中的血流倒流入浅静脉，引起曲张静脉复发。20 世纪 80 年代后期，Glass 已指出，NV 是下肢曲张静脉手术后复发的新病因。此后，Jones 等，Nyamekye 等和 De Maeseneer 等提出，术后复发静脉曲张的主要原因是 NV；彩超检查是检测 NV 的可靠手段，可明确 NV 的发生、病变范围和其中有无血液倒流等。2003 年，van Rij 等报道，即使在第 1 次手术时已将 SFJ 完全阻断者，由于 NV 的形成，术后 3 年内静脉曲张复发率仍高达 32%。

2004 年，van Rij 等报道其临床观察结果。他们对 42 例 SFJ 手术后复发者，共 49 条下肢，手术前做彩超和 APG 等检查，发现所有患肢大腿根部均有静脉血液倒流；新生血管包括细小单支（管径＜ 3mm）、较粗单支（管径＞ 3mm）、多发小支等类型，连接股总静脉和曲张浅静脉，其中多

发小支型占 94%；取出标本做组织切片检查发现，多数小血管壁中，内膜和外膜分界不清楚，并且缺乏弹性纤维，表明这是 NV 形成的小血管。他们总结临床结果，认为 NV 是造成术后复发的主要原因。

近来，为防止术后 NV 的发生，学者们提出一些手术方法，已在临床试用并取得一定疗效，如：①术后在 SFJ 的残端覆以一片筋膜或人造组织补片（涤纶、PTFE 等）；②局部应用 NV 抑制剂；③用腔内手术使 SFJ 闭塞，防止或减轻 NV（激光等）。最近文献中报道，De Maeseneer 等将术后复发静脉曲张再次手术的患者分为 2 组：Ⅰ组，共 33 条下肢，做腹股沟部曲张静脉（包括大腿段曲张静脉）切除术；Ⅱ组，共 35 条下肢，于原 SFJ 残端置硅胶补片。术后第 1 年和第 5 年，分别以彩超随访复查结果，第 1 年复发静脉曲张者，Ⅰ组为 24%，Ⅱ组为 12%，其中发生 NV 者Ⅰ、Ⅱ组分别为 27% 和 6%；第 5 年则Ⅰ、Ⅱ组分别为 58% 和 26%，其中发生 NV 者分别为 45% 和 9%。他们认为，利用补片可有效防止术后复发浅静脉曲张。

10 余年来，关于 NV 是术后静脉曲张复发的原因，有些学者一直坚持不同的意见。Viani 等和 Turton 等报道，术后复发与 NV 有关者，仅占 3.2% 和 4%。2004 年，El Wajah 等指出，引起术后静脉曲张的小血管，是原有的细小静脉，因血流动力异常而扩张，并不是 NV。

2006 年，Egan 等报道的临床研究具有一定的代表性。他们将 1995～2005 年在一所大学教学医院中因下肢静脉曲张曾做过 SFJ 手术后复发而再次手术的 500 例进行临床研究。全组中，女性占 78%，平均年龄 50 岁（男性 57.9 岁）。检查结果证实复发原因：第 1 次手术不当或错误者 83.2%，其中大隐静脉仍全程通畅者占 17.4%；大腿段手术不彻底者占 44.2%；残端有 1 或多支分支未处理而倒流者占 37.6%；有残端未处理和 SFJ 残端仍有分支者占 16%；GSV 以外有倒流的占 25%。彩超确定为 NV 者的 41 条下肢（8.2%）中，27 条下肢手术中发现 SFJ 残端有分支倒流，另 14 条下肢有大腿段倒流的残段，因此排除 NV。他们认为，彩超检查 NV 为术后复发的原因者，实际上只占复发患者中的一小部分，而大多数 NV 者，都有第 1 次手术不当或不彻底的情况同时存在，所以手术不完全和术后病情进展，才是术后复发

的关键。他们特别强调，SFJ 处静脉解剖学有各种不同的变异，所以手术时必须仔细看清股静脉的情况，如扩张的大腿外侧静脉，或者双支的外侧支和内侧支，均可误认为是股静脉。此外，呈双支者占 24%，如果在大腿中、下段才分为 2 支，则多不被手术者察觉，做抽剥时可能留下 1 支未处理，导致术后复发。因此，只有根据各种不同的具体情况，正确处理 SFJ 和股静脉的病情，才能提高手术的远期疗效。

2013 年，Casoni 等报道，下肢浅静脉曲张患者发病后主要有深静脉向浅静脉的倒流，但病情发展到一定程度后，远侧浅静脉以正向血流方式将血液回流到深静脉，还有部分手术未触及的浅静脉也需要通过深静脉向心脏回流。经典的大隐静脉高位结扎术同时结扎了部分功能正常的分支静脉血管，如腹壁浅静脉、会阴部静脉等，从而妨碍了浅静脉系统的回流。因此他们认为，浅静脉系统的高压可能是浅静脉曲张复发的重要原因。另外，传统的大隐静脉高位结扎术切口较大、层次较深、解剖范围较广，带来的炎症反应较重，而炎症反应是促进复发的又一重要因素。早在 20 世纪 80 年代，Glass 等首先提出大隐静脉手术后新生血管生成反应对于术后复发有重要作用。2001 年，Lefebvre-Vilardebo 等研究证实，大隐静脉手术后，超声检查可见有多条 1～4mm 管径的微小静脉回流到隐 - 股静脉汇合处的淋巴结。高位结扎术破坏和结扎了这些淋巴结，会影响新生血管生成，使静脉回流受阻，从而引发浅静脉曲张复发。因此，Casoni 等提出不做高位结扎术，可使手术操作简便，减少炎症反应，不明显破坏隐 - 股静脉淋巴结，从而保留了浅静脉的正常回流，缓解术后浅静脉系统高压，从而降低术后复发率。

（张培华 黄新天）

二、原发性下肢深静脉瓣膜功能不全

原发性下肢深静脉瓣膜功能不全是 20 世纪 80 年代被认识的一种静脉病变的新范畴。主要是深静脉中瓣膜的游离缘伸长、松弛、下垂，以致在重力作用下血液倒流时，不能使两个相对的瓣叶在管腔正中紧密对合，从而引起深静脉倒流性病

变，造成下肢静脉系统淤血和高压，而导致一系列临床症状和体征。

（一）历史回顾

早在 1941 年，Luke 报道 1 例 21 岁青年妇女，因单肢股静脉瓣膜发育不良，引起下肢深静脉系统高压和淤血症状，认为这可能是一个新的综合征。这是文献中有关深静脉瓣膜功能不全最早的报道。由于当时受到技术条件的限制，不能对这种病变做进一步深入的研究。长期以来，对下肢深静脉瓣膜功能不全没有清晰而明确的概念，与下肢深静脉血栓形成后遗症一直混淆不清。1976 年，Kistner 在一篇报道中，简略地提到下肢深静脉瓣膜功能不全的原因，是继发于血栓形成后遗症，也可能是原发性者，即瓣膜缺如或发育不良。虽然已有学者们怀疑到深静脉瓣膜可能存在着原发性功能不全的类型，但一直到 1980 年，才由 Kistner 经过长时期的探索和研究后予以确认。

1975 年，Kistner 报道，在他处理下肢深静脉血栓形成后遗症的过程中，通过深静脉造影发现有一种不同于血栓破坏的特殊病变类型。血栓形成后遗症的典型 X 线表现，是在顺行造影中显示出深静脉主干有不同程度和不同范围的堵塞，或者虽已再通，但是有轮廓不规则、充盈不均匀等炎症所遗留的变化。在逆行造影中，血栓形成的静脉段已完全再通者，深静脉主干已成为直通或迂曲的管道，造影剂向远侧直泄倒流，并无瓣膜的痕迹可见，主干静脉周围有大量的侧支存在。可是作者发现，有些临床诊断为血栓形成后遗症的患肢，顺行造影显示深静脉主干完全通畅，并且外形正常；逆行造影时，虽然也有各种程度不同的倒流，但却显示相对正常的瓣膜外形。特别是作者在对这类患者施行股浅静脉瓣膜修复术中，发现静脉管壁和邻近组织并无残留炎症痕迹；切开管壁后，瓣叶并无血栓形成后所造成的破坏迹象，如增厚、缩短或萎缩，甚至消失等情况；与此相反的是，瓣叶质地完全正常，仅表现为游离缘伸长、下垂，并褶皱成荷叶边状，以致不能在管腔正中紧密对合来制止血液倒流，从而失去单向开放的生理功能。他对 16 例患者，共 19 条下肢分析的结果，其中仅少数有血栓形成的既往史，但当时都没有深静脉造影检查的证实，而大多数患者却从未发生过血栓形成。此外，在这些病例中，超过标准体重者占 70%。对这些新的发现，当时 Kistner 无法做合理的解释，并认为这是血栓形成后遗症中一种特殊的病变类型。1978 年，作者在报道中指出，这种特殊类型的病变，可造成下肢静脉系统高压状态，并逐步加重而引起严重的深静脉功能不全。作者认为，这可能与下肢远侧深静脉中发生血栓形成有关，但真正的病因仍无法阐明。作者再次指出，这类患者在手术探查中，深静脉主干的外形完全正常，管壁薄而富有弹性，切开静脉后可见管腔内壁光整、内膜正常、瓣叶纤薄并且质地并无改变，仅游离缘松弛而下垂，以致当瓣窝内充满倒流的血液使两片瓣叶互相对合时，在它们之间留有漏斗形的空隙，使血液向远侧倒流，这与血栓形成后遗症的变化截然不同；后者表现为结缔组织增生、周围粘连、管壁增厚、内膜有瘢痕形成、管腔内可能有纤维性隔膜存在，重者瓣膜全遭破坏，较轻者则瓣叶增厚、缩短，失去正常结构的质地和形态。在 Kistner 报道的病例中，有一些患者是青少年，又无深静脉血栓形成病史，所以作者怀疑这可能是瓣膜发育不良所致。1979 年，Kistner 在报道中指出，这可能是另一种病变的范畴，即下肢深静脉瓣膜原发性功能不全。1980 年，Kistner 总结 200 余例下肢深静脉造影资料和手术的经验，正式确认这是完全不同于血栓形成后遗症的另一种新的病变，并命名为"原发性下肢深静脉瓣膜功能不全"。在以后数年内，Ferris、Schanzer、Raju 和 Randhawa 等都有关于原发性下肢深静脉瓣膜功能不全的报道。Raju 等的报道最富有代表性，他们通过对下肢深静脉功能不全病例的深入研究，清楚地指出，旧的观点正在逐步被新概念所替代。他们根据下列的事实，即原发性瓣膜功能不全多发生于双侧下肢的多个平面上；股静脉瓣膜功能不全的发病率高于腘静脉；股静脉并无炎症的痕迹等，指出下肢深静脉功能不全都是由血栓形成所引起的传统观点是错误的。下肢深静脉功能不全确有两种类型，一种是继发性，即血栓形成后遗症，表现为静脉回流障碍；另一种是原发性，即原发性深静脉瓣膜功能不全，表现为静脉血液倒流。学者们指出，过去认为下肢深静脉功能不全，主要是深静脉血栓形成后遗症所造成的病变，但是通过大量病例的临床观察和研究发现，在下肢深静脉功能不全的患者中，大多数是原发性下肢深静脉瓣膜功能不全。1983年，Raju报道，在一组147例下肢静脉功能不全的患者中，经过各种检查（包括多普勒超声波、静脉测压、静脉造影、阻抗血流图和光电血流图等）的结果：①深静脉倒流性功能不全（有的伴有交通静脉功能不全）者占69%；②深、浅静脉均有倒流性病变者占31%；③无一例为单纯浅静脉功能不全；④单独交通静脉功能不全者不超过5%。作者认为，下肢浅静脉曲张多并发于深静脉功能不全、深静脉倒流性病变者，大多数均非血栓形成所引起。作者还进一步指出，下肢深静脉瓣膜功能不全，很可能是浅静脉曲张的先决条件。1985年，Raju报道，检查一组可疑为下肢静脉功能不全的患者，发现属正常者占10%，深静脉阻塞者占9%，瓣膜损坏血液倒流性病变者占81%。1997年，Raju报道，582例做瓣膜重建术者中，55%属原发性深静脉瓣膜功能不全。1998年，Guarnera等综合文献报道后指出，通过深静脉造影和双功彩超等先进设备的检测发现，在下肢静脉病变中，原发性下肢深静脉瓣膜功能不全占有很高的百分率。他们认为，这是造成下肢静脉高压、交通静脉功能不全和曲张浅静脉手术后再度复发的原因。自1981年10月至2004年12月，上海交通大学医学院附属第九人民医院血管外科在因下肢静脉病变做造影检查的11 073条下肢中，确诊为原发性下肢深静脉瓣膜功能不全的下肢占54.98%。

（二）病因和病理生理

原发性下肢深静脉瓣膜功能不全的发生，除静脉壁薄弱、静脉瓣膜发育不良等潜在原因外，长期静脉近侧段逆向压力增加并作用于远侧的深静脉瓣膜，是致病的主要因素。按照Kistner的观点，下肢深静脉近侧段压力升高，即逆向重力持续增强和冲击，首先使瓣膜游离缘松弛、伸长、下垂而对合不全，最终失去单向开放功能，导致血液倒流，继而酿成静脉高压性病变，使静脉淤血性扩张。他认为，静脉扩张是瓣膜损伤后所造成的结果；垂直血柱重力作用，首先破坏股浅静脉第1对瓣膜，并按照"多米诺骨牌"效应，顺序损坏其远侧股浅静脉中的诸瓣膜。病变初期，

由于人体的代偿功能，特别是腓肠肌有效的泵作用，静脉血液仍然能快速向心回流，不发生任何症状。当瓣膜破坏一旦越过腘静脉平面，一方面小腿静脉壁和瓣膜因离心较远而承受更高的压力；另一方面，当小腿深静脉瓣膜破坏后，深静脉血液向远侧倒流，由于腓肠肌泵的收缩作用，可使远侧深静脉瓣膜和交通静脉瓣膜遭到破坏，出现所谓"破风箱"样的作用，即腓肠肌收缩时，深静脉中的部分血液经交通静脉倒流入踝上静脉网，使局部静脉系统处于淤血和高压状态，从而引起足靴区一系列皮肤营养障碍性病理变化。此外，长期的小腿深静脉高压和缺氧的静脉血，使腓肠肌出现病理改变，即收缩力下降和泵样功能减退，又进一步加重小腿深静脉淤血和高压。上海交通大学医学院附属第九人民医院血管外科对成人尸体100条下肢静脉做了解剖学和组织学观察，并取截肢术后的新鲜标本，检测瓣膜的强度。发现：①髂总静脉中无瓣膜存在。②髂外静脉有瓣率为44.68%，一般只有1对瓣膜。③股总静脉有瓣率为51%，一般也只有1对瓣膜。④股深静脉有瓣率为88%，有瓣膜0～4对。⑤股浅静脉有瓣率为100%，有瓣膜1～5对，其第1对瓣膜（最高1对瓣膜）的位置较恒定，一般在股浅静脉与股深静脉汇合处下方2～3cm，其存在率为90%左右。⑥腘静脉有瓣率为93.6%，有瓣膜0～3对。⑦胫腓干静脉有瓣率为26%，有瓣膜0～2对。⑧小腿深静脉中都有瓣膜存在，胫前静脉（包括内侧支和外侧支）有瓣膜4～12对；胫后静脉（包括内侧支和外侧支）有瓣膜4～11对；腓静脉（包括内侧支和外侧支）有瓣膜3～10对。在瓣膜强度方面，髂外静脉瓣膜、股总静脉瓣膜和隐股静脉瓣膜最为软弱，一般仅能抗拒逆向压力13.3～26.6kPa（100～200mmHg）；股浅静脉第1对瓣膜最强，可抗拒46.55～55.86kPa（350～420mmHg）的逆向压力；股浅静脉中其余的瓣膜，抗拒逆向压力的限度为34.58～46.66kPa（260～350mmHg）；腘静脉瓣膜的限度为27.93～39.9kPa（210～300mmHg）；腘静脉远侧深静脉主干中瓣膜抗拒逆向压力的限度与腘静脉瓣相似。可以认为，当下肢深静脉主干近侧段逆向重力持续增强时，极易破坏强度较差的髂-股总静脉瓣，直接施压于隐股静脉瓣和股浅静脉第1对瓣膜，并首先破坏耐

受力较差的隐股静脉瓣，进而破坏大隐静脉中更弱的瓣膜，引起单纯性大隐静脉曲张。若逆向血柱重力继续加强，才有可能破坏最强的股浅静脉第1对瓣膜，接着再破坏其远侧强度较弱的诸瓣膜，酿成原发性深静脉瓣膜功能不全。因此，单纯性隐股静脉瓣功能不全和原发性深静脉瓣膜功能不全，属于同一类静脉倒流性疾病在演变过程中的不同阶段。其中静脉逆向压力的大小是决定静脉倒流性病变只局限于大隐静脉或进而累及深静脉的主要因素。下肢静脉血液倒流所造成的静脉系统高压，特别是小腿深静脉高压，是引起临床症状的主要原因。下肢静脉高压使浅静脉扩张，毛细血管数目明显增多，毛细血管床扩大，毛细血管内皮细胞之间的裂隙可比正常增加10倍以上，以致毛细血管的通透性显著增加。血液中的纤维蛋白原和红细胞逸入组织间隙，使组织间隙内的纤维蛋白浓度增加2倍以上，而局部的溶纤维蛋白活力却无增强，并发现有α-抗纤维蛋白溶酶存在，不能将纤维蛋白溶解。于是纤维蛋白聚合成不溶解的纤维蛋白复合物，并沉积在毛细血管壁周围，形成一层鞘状结构，在毛细血管和皮肤、皮下组织之间构成一层屏障，阻碍毛细血管和组织间进行正常的氧和其他营养物质的交换，从而使细胞的新陈代谢过程遭到严重破坏，相继出现水肿、纤维化、色素沉着、皮下脂肪坏死和皮肤萎缩，最后因表皮细胞坏死而形成溃疡。目前已知，除局部缺氧导致溃疡形成外，因踝部静脉高压使大量白细胞"嵌陷"于毛细血管后的微小静脉内膜上，被激活后释出大量有害物质，是发生溃疡的主要原因之一。

20世纪90年代，有些学者指出，静脉管壁的病理改变也是导致倒流性病变的原因之一。静脉是血液回流的主要通道，其中所含的血液为全身血容量的60%左右，静脉的收缩和舒张，对心脏排血量的多少有直接影响。静脉管壁的主要成分为平滑肌和胶原纤维，其强度和韧性均大于动脉管壁中的蛋白纤维；静脉管壁的需氧和耗氧量也都大于动脉，所以胶原纤维的供氧量对维持静脉的正常功能有重要的影响。1996年，据Lethias等报道，已发现19种类型的胶原；Ⅻ和ⅩⅣ型胶原广泛分布于静脉管壁各层，如Ⅳ型胶原是基膜的主要成分，Ⅵ型胶原包绕于环形平滑肌外。当静脉病变

时，管壁结构发生病理性改变，如弹性纤维断裂或减少、纤维化、胶原横面呈花瓣样形态、基膜增厚压迫平滑肌，以及毛细血管等破坏性病变。在管壁主要表现为胶原纤维网的破坏和成分变化。Niebes发现，静脉管壁中可溶性胶原减少36%。Bouissou报道，管壁中Ⅳ型、Ⅴ型、Ⅵ型胶原增多，Ⅰ型和Ⅲ型胶原减少。结构不良的结缔组织满布于内膜和中层，其中膜状胶原占多数；糖蛋白的成分增多，其中透明质酸增加76%，氨基多糖增加29%；溶酶体酶的活性增强30%～100%。管壁中前列环素和血栓烷的合成失调，前者减少50%，而血栓烷B_2和前列腺素E_2则增加3倍，表明管壁有炎性和聚集反应。病理切片可见内膜增厚，以及结构不良的结缔组织破坏中层的肌肉组织。在电镜下显示胶原纤维断裂和扭曲。Bouvier等发现，在平滑肌周围有结构不良的物质沉积，并压迫平滑肌。Haardt报道，溶酶体酶的活性增加，而腺苷三磷酸则减少。Buddecke等首先报道，静脉较动脉需要更高的代谢能量，一般高出动脉两倍左右。静脉发生病变时，其氧消耗降低1/3，葡萄糖的摄取量减少一半，因此病变的管壁处于缺氧状态。Niebes报道正常静脉和病变静脉段的氧和葡萄糖消耗量，以及乳酸的生成量，前者分别为3.46、3.07和5.00μl/（h·g）；后者分别为1.06、1.43和2.54μl/（h·g）。Remacle等指出，管壁缺氧和另外一些因素如直立等，可激活静脉内皮细胞，释出一些炎性物质，使白细胞黏附于管壁。这些白细胞侵入管壁后，激活和释放一些自由基和蛋白酶破坏静脉管壁。此外，激活的静脉内皮细胞释放平滑肌生长因子，使平滑肌增生，这些增生的平滑肌细胞丧失其收缩特性，同时释出更多的细胞外基质，使病变静脉段结构改变和增厚。学者们都认为，缺氧是导致静脉病变的起始因素，然后酿成管壁结缔组织显著的组成变化，最后使管腔扩大和管壁增厚，瓣膜相对关闭不全。静脉病变时管壁的变化，均可在血液和尿液的检验中发现。溶酶体酶的活性明显增加，并与静脉病变的程度成正比例。将病变的静脉段切除后，血液和尿液中的活性即恢复正常水平。糖蛋白的主要成分氨基多糖，在血清中的水平可增加30%；胶原纤维的分解产物，如单羟赖氨酸和双赖氨酸，均可在尿液中增加80%。Psaila发现，管壁中胶原

的成分减少，可通过血液和尿液检验测出。除上述的变化外，还可进一步检测原胶原Ⅰ和原胶原Ⅲ的代谢产物。近来有些学者提出，检测一些特殊的胶原纤维酶的活力，能更精确地反映静脉病变的情况和程度，静脉管壁退行性病变时，血清中脯氨酸亚氨肽酶（prolineiminopeptidase）的活性显著增加，严重时可增高3倍以上。

近年来，学者们提出比较完整的血管重塑概念，即血管重塑是细胞增殖、死亡、迁移和细胞外基质（ECM）合成和降解所引起的血管壁结构动态变化过程，这个过程与生长因子、血管活性物质和血流动力学等因素有关。近年来的研究表明，静脉曲张是静脉壁适应各种病理状态所引发的，以血管壁细胞和细胞外基质等有形成分变化为主的代偿反应的结果。目前，曲张静脉血管壁重塑的概念，已受到广泛的重视。不少学者们认为，静脉壁结构的改变，可能在瓣膜功能不全以前就已经存在；细胞外基质的代谢混乱可能是静脉曲张的原发病因；明确其发生、发展的过程，对静脉曲张的防治可能具有重要意义。涉及曲张静脉重塑的主要因素下述几种。①血管平滑肌细胞（VSMC）：至少有两种表型，即收缩型和合成型。前者胞质内含有大量肌束丝，合成细胞器如粗面内质网、高尔基体等含量较少，其功能是维持血管壁张力。后者细胞质内肌束丝极少，而合成细胞器含量丰富，能分泌基质蛋白。正常成熟的平滑肌细胞表型呈收缩型，其周围环境改变如异常的细胞外基质累积时，则变为合成型，分泌过多的不成熟的基质，导致静脉壁结构的重塑。胶原是静脉壁重要组成成分，平滑肌细胞参与它的合成和分泌，同时成纤维细胞、单核细胞等，也通过降解胶原维持胶原代谢的平衡。此类平滑肌细胞的缺乏可直接导致胶原降解不足。此外，在正常静脉壁中，平滑肌细胞和弹性纤维构成紧密的收缩-弹性单位，以维持静脉的完整性，并抗衡升高的静脉压。在曲张静脉壁环形肌层中肥大的平滑肌细胞参与细胞周围弹性蛋白的水解，破坏收缩-弹性单位，使静脉壁扩张。学者们还发现，细胞周期调控混乱，在静脉曲张的多种病因中，也具有重要的作用。②血管内皮细胞（EC）：是血管壁组织与血液之间的屏障，除参与物质交换、凝血、止血、抗凝和抗血栓形成等多种生理、病理过程外，还能合成和分泌血管扩张物质，如一氧化氮（NO）、前列环素（PGI$_2$），又能合成血管收缩物质，如内皮素（ET）等。静脉高压时，由于血流缓慢和缺氧可损伤内皮细胞，从而使血管扩张和收缩因子失衡，因平滑肌细胞收缩能力减弱造成静脉扩张。③循环白细胞：慢性静脉功能不全导致静脉压增高、血流缓慢后，循环白细胞边集、激活、黏附和渗出后，释放蛋白水解酶和自由基等，造成血管壁和周围组织损伤。白细胞与内皮细胞和平滑肌细胞构成相互依存和相互制约的细胞链，其中受损的内皮细胞起承前启后的作用，平滑肌细胞是作用的终靶点，激活的白细胞则是变化的"触发者"。④细胞外基质：在维持血管壁的完整性和调节细胞稳定方面起重要作用。目前的研究主要集中在胶原和弹性蛋白上。前者决定管壁的抗张强度，后者对维持管壁的弹性起重要作用。在曲张静脉壁中，弹性蛋白的含量明显下降，而胶原含量在病变初期增加，到后期则减少。细胞基质的代谢与基质金属蛋白酶（MMP）及其特异抑制剂金属蛋白酶组织抑制因子（TIMP）密切相关。后者在曲张静脉壁中常过度表达，而MMP-1或MMP-2的表达常受抑制，TIMP/MMP的失衡，有利于某些细胞外基质如Ⅰ～Ⅳ型胶原的沉积。此外，转化生长因子β（TGF-β）能诱导胶原产生和抑制MMP的活性，碱性成纤维细胞生长因子（bFGF）对平滑肌细胞有趋化作用和促增殖效应，参与血管重塑过程中新生血管的形成，在曲张静脉壁中的表达增高。曲张静脉管壁的重塑是一个非常复杂的过程，受多种因素和多种因子的调控，需要做更加深入、全面和细致的研究，以最终阐明它的机制。上海交通大学医学院附属第九人民医院血管外科在这方面的研究表明：①在静脉曲张病变早期，因弹性蛋白的形态改变，承受来自环行负荷的能力降低，因而发生管壁扩张，此时胶原起一定的代偿作用。随着病情的发展，胶原的形态和分布也发生改变，使管壁承受环行和纵行负荷的能力都降低，终于形成静脉曲张。因此，弹性蛋白的改变在静脉曲张过程中早于胶原。②在曲张和正常静脉中，tPA和PAI-1含量相似，但在曲张的大隐静脉中UPA的含量则明显高于正常值。这说明纤溶系统尤其是UPA，作为降解和消化结缔组织的蛋白酶，在细胞外基质的重塑中发挥重要作用。

有些学者报道，大隐静脉曲张发生浅静脉倒流性病变，也是引起深静脉瓣膜功能不全的病因之一。Almgren 等曾报道，大隐静脉倒流者，常伴有深静脉倒流病变。1998 年，Bergan 指出，在单纯性浅静脉倒流性病变时，由于经交通静脉流入深静脉的血量增加，可使深静脉主干伸长和扩张，最终导致深静脉瓣膜功能不全；当深静脉高压破坏交通静脉瓣膜，并使深静脉血液向外倒流后，则在踝部引起皮肤营养障碍病变。他认为，因浅静脉倒流经正常交通静脉回流入深静脉血流量增加，对深静脉系统发生有害的作用时，阻断浅部的倒流通道，可使患肢深静脉血流动力状态得到改善。Walsh 等报道 29 条患肢，术前经双向多普勒超声检测，证实有股浅静脉和大隐静脉倒流者，做大腿部大隐静脉剥脱术，深静脉的倒流消失。近来，Sales 等报道了 17 条同样病变的患肢，经近侧段大隐静脉剥脱和曲张浅静脉分段结扎后，深静脉倒流在 16 条患肢中消失。Hammarsten 等在临床研究中，做保留大隐静脉的高位结扎，并根据术前静脉造影的资料，于深筋膜下切断交通静脉，术后在患肢 4 个不同的平面检测，发现大隐静脉的管径缩小 40%；光电容积描记检查表明，静脉回流时间增快 2.4 倍；大隐静脉管径缩小的程度与静脉再充盈时间的延长，呈正相关。Hach 通过静脉造影，测得于股-腘静脉交界处正常的管径为 12mm；当大隐静脉全程倒流时，则增为 17mm，并且该静脉段伸长；股-腘静脉相交的角度，亦由几乎为直形的 158°，变为成角的 142°。作者认为，这是进入深静脉的血量增多，小腿肌肉泵负荷加重所导致的后果。

2003 年，Puggioni 等对"超负荷效应"提出质疑。作者认为，在下肢静脉回流通道全程通畅的条件下，由浅静脉经交通静脉进入深静脉的血量增多，不可能导致深静脉倒流性病变，并指出，深静脉倒流可分为两大类。第 1 类为长轴倒流（axial reflux），即股-腘段倒流，或者股深静脉与腘静脉直接相通时，发生股深-腘段倒流者。第 2 类为节段倒流（segmental reflux），即只有部分深静脉发生倒流者。单作大隐静脉手术后，深静脉倒流完全消失者，前者为 30%，后者为 36%（$P > 0.05$）。

目前对于下肢浅静脉曲张的发病机制，各家的看法尚不一致。

据文献报道，在过去数百年漫长的时间内，对本症发病机制占优势的看法，一直认为起病于隐-股静脉交界处，即此处的瓣膜首先发生关闭不全，然后沿大隐静脉主干顺行而下，使其主干和分支由近向远，从主干到分支，逐步发生曲张，最终延及全肢。直到 20 世纪 60 年代，这个理论又被 Ludbrook 等加以完善和补充。于 70～80 年代，更被 Kistner 所确认，并发展成为解释下肢深静脉和浅静脉发生血液倒流机制的理论，得到许多学者的赞同，并在文献报道和著作中被广泛引用。

早在 19 世纪末和 20 世纪初，有些学者通过临床观察，发现本症的发病机制并非都能用传统的观点来加以说明，从而对传统的观点提出质疑和挑战。例如，在 1870 年，Callender 指出，在下肢静脉曲张患者中，有不少患者的大隐静脉主干仍处于正常状况，并无曲张性病变。1930 年，McPheeters 通过静脉造影检查发现，在本症初发期的患者中，大隐静脉正常者占 71%，在进展期患者中则为 30%。于 20 世纪 60 年代，Turner、Warwick、Cotton 和 Fegan 等相继提出，本症的发病均于大隐静脉的分支开始，然后由远向近，从分支到主干，沿主干向上发展。

近几年来，彩超检查在临床的广泛应用，证明这种新型的无创检测，除能替代有创的静脉造影术外，更可动态地观察血管的病情，为诊断和治疗提供可靠的信息和依据。综合近来学者们用彩超检测单纯性下肢浅静脉曲张的发现为：①不少患者的大隐静脉主干和隐-股交界段均处于正常状态；②大隐静脉主干近侧段有倒流者，并非都由隐-股段功能不全引起，另一个病因为汇入隐-股段的分支发生倒流所致；③隐-股段有倒流者，大隐静脉可完全正常，并无曲张性病变；④大多数单纯性下肢浅静脉曲张者，仅部分大隐静脉主干有倒流。

近年来，许多学者都在对本症的发病机制进行相关的研究，其中以 2006 年 Caggiati 等的报道具有一定的代表性。作者将单纯性下肢浅静脉曲张患者分为两组，Ⅰ组：82 例患者（100 条患肢），其中男性 11 例，女性 71 例，年龄均小于 30 岁（平均 26.9 岁）；Ⅱ组：183 例患者（238 条患肢），其中男性 78 例，女性 105 例，年龄均大于 60 岁（平均69.7岁）。全组患者均未经过手术或硬化剂治疗；按CEPA分类，分别属于$C_2 \sim C_6$。彩超检查结果分为4型：Ⅰ型，隐静脉（SV）主干曲张；Ⅱ型，隐静脉主干和1支或多个分支（SVT）曲张；Ⅲ型，隐静脉主干正常，仅SVT曲张；Ⅳ型，隐静脉主干及其分支均正常，仅不与隐静脉交通的浅静脉（NSV）曲张。彩超检查结果：①全组338条患肢中，SV正常肢体151条（44%）。Ⅰ组和Ⅱ组中，大隐静脉正常者分别为68%和52%，小隐静脉（SSV）正常者分别为86%和66%。这151条患肢分别属于Ⅲ型和Ⅳ型，在Ⅰ组中，分别为25%和36%，在Ⅱ组中分别为13%和24.8%，在Ⅰ组中Ⅲ和Ⅳ型者多于Ⅱ组。②Ⅰ型和Ⅱ型在Ⅰ组和Ⅱ组中分别占39%和62%。③Ⅰ组和Ⅱ组中，隐-股段和隐-腘段倒流者分别占38%和59%。隐-股段和隐-腘段倒流但SV正常者占2.9%；而前者正常，后者倒流的则占6.8%。Ⅰ组和Ⅱ组中，隐-股段正常而倒流者分别为13%和21%；隐-腘段正常而SSV倒流者分别为40%和32%。④Ⅱ组中，SVT和SV主干曲张者明显多于Ⅰ组。

他们指出，SV曲张性病变，极可能是由其分支开始，然后向上顺行发展，最终延及整肢。因此，Ⅲ型和Ⅳ型患者，特别是年轻者，只需处理SVT和NSV，即可阻止病变向SV近侧段发展，取得良好的治疗效果。

2013年，Casoni等提出，传统的观念认为，隐-股静脉汇合处瓣膜功能不全或缺失是诱发大隐静脉倒流的主要原因，即血液从深静脉倒流入浅静脉，引发浅静脉曲张，多年来，一直有一些学者认为，在大隐静脉曲张的患者中，有相当一部分病例，其隐-股静脉瓣或隐-腘静脉瓣的功能是完好的，提示隐-股静脉瓣功能不全并非是隐静脉曲张的唯一致病因素，他们对在隐-股静脉汇合处做高位结扎的必要性提出质疑。最近，Casoni等对本课题做了前瞻性研究，他们收治单纯性大隐静脉曲张患者120例，分为两组：①Ⅰ组患者60例，做标准的大隐静脉高位结扎+大隐静脉主干剥脱术+做皮肤多个小切口显露曲张的分支予以结扎和切断，为了真正做到大隐静脉高位结扎，就必须完全显露隐-股静脉的交界处，卵圆窝成形，各分支小静脉结扎及大隐静脉长段做荷包缝合，包埋大隐静脉残端；②Ⅱ组患者60例，均通过小切口，在低于卵圆窝平面2～3cm处显露大隐静脉主干，做简单结扎。术后平均随访8年，浅静脉曲张的总复发率为24.4%，其中Ⅰ组的复发率为32.2%，Ⅱ组为16.4%；术后微小静脉曲张复发率，Ⅰ组为29.0%，Ⅱ组为9.8%；通过超声检查发现的复发率，Ⅰ组为32.2%，Ⅱ组为11.4%。通过各项检查比较，均表明Ⅰ组的术后复发率明显高于Ⅱ组。

（三）临床表现

患者可出现与单纯性浅静脉曲张类似的症状和体征，但是远较单纯性大隐静脉曲张明显和严重。

1. 浅静脉曲张　这是最早出现的病理改变。多发生沿大隐静脉和（或）小隐静脉解剖分布位置的浅静脉扩张、伸长，而行程蜿蜒迂曲，部分可出现球状扩张。曲张静脉可因血流缓慢而合并感染，导致血栓性浅静脉炎。

2. 肿胀、胀痛　这是深静脉功能不全、静脉高压的特征性表现。下肢出现明显的乏力、酸胀、不适或胀痛，有时可有小腿肌肉抽搐。小腿均匀性肿胀，胫前可有指压性水肿。症状在午后、行走时加重，晨起、休息、抬高患肢可缓解。夏天高温季节症状发作更为频繁。

3. 皮肤营养性改变　皮肤营养性改变包括皮肤萎缩、脱屑、瘙痒、色素沉着、皮肤和皮下组织硬结、湿疹和溃疡形成。如果合并踝部交通静脉功能不全，则可加速这些变化的出现。高度扩张的浅静脉易因轻度外伤或自行穿破而并发出血，且难以自行停止。应该特别强调，在患者睡眠中发生的出血，是非常危险的。

（四）检查和诊断

下肢静脉病变分为血液倒流和回流障碍两大类。前者以原发性深静脉瓣膜功能不全和单纯性大隐静脉曲张最为常见，其次为先天性下肢深静脉无瓣症，以及全肢型下肢深静脉血栓形成后遗症完全再通型；后者以各种类型的下肢深静脉血栓形成后遗症为主，其次是一些先天性深静脉病变，如深静脉缺如、KTS及髂静脉压迫综合征和下腔静脉阻塞综合征等。这些病变的病因各不相同，但是它们的病理生理改变都表现为程度不同的静脉淤血和高压。因此，虽然它们临床表现的严重性有差别，但症状和体征基本相似。检查的目的首先要区分出属倒流还是回流障碍性病变，然后再进一步找出病因，确定诊断，以便为选用合适的治疗提供可靠的依据。临床常用的检查方法有下列几种：

1. 肢体应变容积描记（SPG）检测　该法可检查深静脉通畅的程度，根据静脉容量增加值和静脉排出容量值，以探明深静脉回流正常、回流受阻还是可疑回流受阻。一般认为，其诊断下肢深静脉主干是否通畅的准确率达100%，但在少数髂-股静脉闭塞，而侧支十分丰富的患者中，由于侧支的分流量较大，可以得到"深静脉通畅"的结果。

2. 肢体光电容积描记（PPG）检测　这是对静脉瓣膜功能的测定。主要根据静脉再充盈时间（VRT）来判断瓣膜功能不全的静脉段。VRT0 > 20秒，提示静脉瓣膜功能正常；VRT0 < 20秒，VRT1（在膝下置止血带）< 20秒，提示大隐静脉瓣膜功能不全；VRT0 < 20秒，VRT1 < 20秒，VRT2（在小腿置止血带）> 20秒，提示交通静脉瓣膜功能不全；VRT0 < 20秒，VRT1 < 20秒，VRT2 < 20秒，提示深静脉瓣膜功能不全。

3. 动态静脉压测定　在患者确诊为深静脉倒流或回流障碍病变后，本检测可了解静脉高压病情的严重程度。正常人下肢直立静息时，穿刺足背浅静脉所测得的静脉压（RVP）为右心房至地面的距离（cmH_2O），即成人为 120 ～ 130cmH_2O；做踮足运动（每秒钟1次，共15次）后，静脉压（AVP）一般下降60%左右；运动停止后，静脉压上升并回复至原来水平，恢复所需的时间（RT），应大于20秒。深静脉瓣膜功能不全时，AVP下降幅度通常低于45%，RT一般在 10 ～ 15秒，严重者可降为约5秒；深静脉回流障碍时，也有同样的表现。

4. 双功彩超（Duplex scanning）　可观察静脉瓣膜的活动，判别倒流的部位，并利用血流频谱，测定静脉血倒流的量，是迄今为止最先进的无损伤检查方法，在相当程度上可替代静脉造影检查。其缺点主要是：①诊断的准确性随检查者的技术水平和个人经验的不同，而有较显著的差异；②不能清晰地显示膝关节以下的深静脉和其中的瓣膜，过度肥胖者下肢静脉的显示也可能不够清晰。上海交通大学医学院附属第九人民

医院血管外科所做的临床研究内容如下：随机选取准备做股浅静脉第1对瓣膜重建术的患者40例（40条下肢）作为研究对象。全组患者均经各种检查后，诊断为原发性下肢深静脉瓣膜功能不全，并有较明显的临床症状和体征；男性18例，女性22例；平均年龄52.7岁（19 ～ 78岁）；平均病程15.5年（4 ～ 30年）；左侧患肢24条，右侧患肢16条；按国际分级标准，3级：7条患肢，4级：9条患肢，5级：10条患肢，6级：14条患肢。研究方法为术前40条患肢均做双功彩超检查；手术中以手指挤压法检测股浅静脉第1对瓣膜倒流的程度。然后将检测结果加以比较，得出静脉倒流指数（RI），作为评判深静脉倒流严重程度的指标。①双功彩超检测腘静脉及其以上的静脉主干时，患者取仰卧位，患肢轻度外旋和外展，采用屏气动作（Valsalva）诱发静脉倒流，循序检测股总、股浅和股深静脉，再检测大腿中段的大隐静脉和股浅静脉。检测腘静脉以下的静脉时，患肢站立，双手撑扶一固定物体，患肢不负重，以保持放松状态。为了诱发静脉倒流，以10cm宽的血压充气袖带，充气至15.96kPa（120mmHg），分别施压于受检静脉的下端，加压3秒后迅速放气，记录反向的血流频谱，其时间大于0.5秒者表示有静脉倒流；交通静脉检测时，采用横向和斜向扫描，辅以袖带加压放气试验，观察有无双向彩色血流和双向血流频谱。有双向彩色血流或双向血流频谱者，表示受检交通静脉的瓣膜关闭不全。主要为检测内踝部和溃疡周围的交通静脉。所有检测均采用10MHz显像探头和10MHz的脉冲多普勒彩流系统来完成，检测时超声束与血流的夹角应小于60°，每一静脉段的检测均在解剖上固定于相对恒定的位置。②术中显露股浅静脉第1对瓣膜时，在其远侧3 ～ 4cm处阻断股浅静脉，用手指将阻断处近侧段中的血液，迫挤入瓣膜近侧的股浅静脉中。然后放开手指，嘱患者做屏气活动以诱发血液倒流，并根据倒流的程度评判其严重性。倒流的程度一般分为4个等级。0级：无倒流；1级（轻度倒流）：放开手指后缓慢倒流，屏气后有倒流；2级（中度倒流）：放开手指后有较快的倒流；3级（重度倒流）：放开手指后血液迅速充满瓣膜远侧静脉段。统计分析应用等级相关分析评判静脉倒流指数与术中探查所见静脉倒

流严重程度的一致性，所有数据经 UE 软件输入计算机，统计分析用 STATAPAL 软件完成。RI 的计算公式为：RI=RFV/FVt，即 RI=RMV×RA×RT/NMV×NA。因静脉倒流时的管径（屏气时的管径）与正常呼吸时静脉的管径相对恒定（其比值为 1.3 ～ 1.5），所以 RI 的公式可简化为：RI=RT×RMV/NMV（RFV 为静脉倒流的血流量；FVt 为单位时间内静脉的回流量；RMV 为倒流时的平均速度；RA 为倒流时静脉的截面积；RT 为倒流时间；NMV 为正常呼吸时静脉倒流的平均速度；NA 为正常呼吸时静脉的截面积）。结果发现，RI 与术中所见静脉倒流严重程度两者有较好的相关性（γ=0.8747，P ＜ 0.05）。术中探查股浅静脉第 1 对瓣膜轻度倒流者，其双功彩超测得的 RI 为 0.7433±0.2096；中度倒流者为 1.4678±0.4062；重度倒流者为 3.4133±0.3855。轻度和中度倒流者的 RI 与重度倒流者的 RI 相比具有显著性差异（P ＜ 0.05）。由于轻度和中度倒流者选用的瓣膜重建术式基本相同，而重度倒流，则必须采用不同的手术方法，所以应用 RI 区分轻、中度与重度静脉倒流，在临床上具有重要的价值。本研究说明，RI 大于 2.5 时，应考虑属重度静脉倒流。

采用平卧屏气和站立加压，以双彩超检测下肢深静脉倒流情况和程度的方法，其理由是：①不同部位的静脉采用不同的体位和方法，可便于检查者检测；②平卧屏气可较准确地检测腘静脉以上的近侧段静脉主干，但当近侧段主干中瓣膜功能完好时，屏气后由于每对功能健全并已关闭的瓣膜都可产生压力梯度，因此检测远侧段静脉主干的准确性降低；③用站立加压检测近侧段静脉主干时，可因大腿部肌肉较发达，用同一压力的袖带对部分患者可能不能达到完全阻断和排空的目的，影响检测的正确性。临床研究表明，用 PPG 检测深静脉瓣膜功能的准确率为 70% 左右，可作为常规的筛选和随访检测；双功彩超结果有疑问时，应做腘静脉插管造影检查。

5. 静脉造影检查 传统采用的造影剂如泛影葡胺等，虽然价格比较便宜，但因引起过敏反应发生率较多，所以多主张在条件许可的情况下，尽量选用非离子型造影剂如碘海醇（欧乃派克）等，虽价格较高，但过敏反应较少。前者造影前均需做皮内试验，或者由静脉一次注射 30% 造影剂

1ml；后者在国外并未规定在造影前必须做敏感试验，但在国内一般均在造影前静脉注射 1ml，然后观察 10 分钟内有无过敏反应。即使敏感试验呈阴性反应者，为慎重起见都在造影即将开始前，由静脉注入地塞米松 5mg，以防止过敏反应的发生。造影剂的浓度大多为 60%，为避免刺激静脉内膜，常用生理盐水稀释到 30% ～ 40% 后，再经静脉注入体内。冷藏保存的造影剂，取出后应于室温下放置半小时，或者稍予以加温再注入体内，可不使静脉发生收缩或痉挛，而影响造影结果的可靠性。成人每次造影的总剂量一般为 100ml 左右。目前常用的下肢静脉造影术包括顺行造影、逆行造影、腘静脉插管造影（深静脉瓣膜定位检测）和经浅静脉造影术等。整个造影过程均在电视屏幕监视下完成。造影结束后，应压迫穿刺部位至少 5 分钟，然后做压迫包扎 12 小时以上，防止因出血而造成血肿。同时，给患者饮水 200 ～ 300ml，以利于体内造影剂由尿液排出体外。

（1）下肢深静脉顺行造影术：患者平卧于 X 线摄片床上，在足背向近侧方向穿刺 1 根浅静脉，抽得回血后将穿刺针妥为固定；将患者处于 30° 头高足低位，以延缓造影剂回流的速度，在踝上扎止血带阻断浅静脉，使造影剂完全经深静脉回流；将造影剂吸入 50ml 的针筒中，最好用助推器（弹簧或电动型），持续均匀地注入静脉内，并在电视屏幕上观察深静脉显影的情况，选择最佳的时机，在显影最清晰的状态下，分别于小腿和膝关节摄正位和侧位片（包括小腿深静脉、腓肠肌静脉丛和腘静脉），并于大腿和盆腔部位摄正位片（包括股浅静脉、股总静脉和髂静脉）（图 25-5、图 25-6）。当髂 - 股静脉第 1 对瓣膜显影时，可嘱患者做屏气活动，如该瓣膜下方有透亮区，表示该瓣膜关闭功能完好，无血液倒流，若无透亮区，则瓣膜功能不全，有血液倒流，这可对该瓣膜的功能作粗略的估计。顺行造影时，髂静脉显影常不够清晰，此时可加速造影剂注入速度，或者压迫腓肠肌，或者将摄片床放平，甚至处于轻度头低位，即可使髂静脉充分显示，以摄取满意的 X 线片。同时需注意，当 X 线摄片床头抬高时，嘱患者将健肢的足底抵住床脚的踏板，避免身体下滑，患足处于放松不着力状态，以免患肢肌肉收缩，加速造影剂回流，使深静脉显像不清。

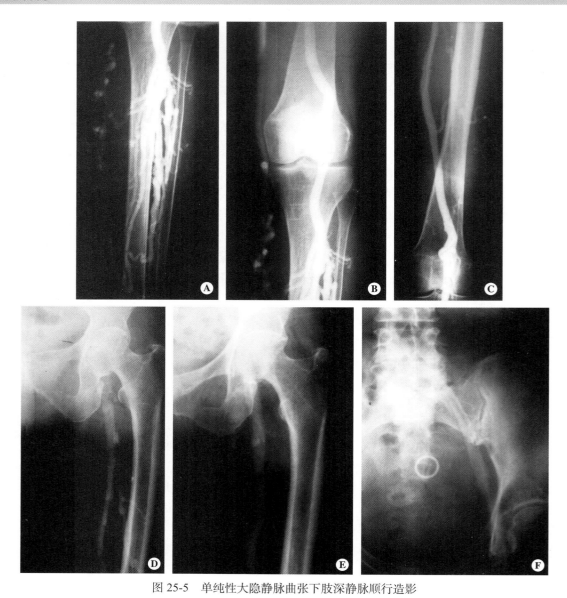

图 25-5　单纯性大隐静脉曲张下肢深静脉顺行造影

深静脉主干通畅、无扩张，瓣膜影清晰可见，所在部位有竹节状膨出外形

A. 小腿正位片：胫、腓静脉, 大隐静脉曲张；B. 膝部正位片：腘静脉；C. 大腿下段正位片：股 - 腘静脉；D. 大腿上段正位片：股浅静脉；E. 髋部正位片：髂 - 股静脉；F. 盆腔正位片：髂静脉

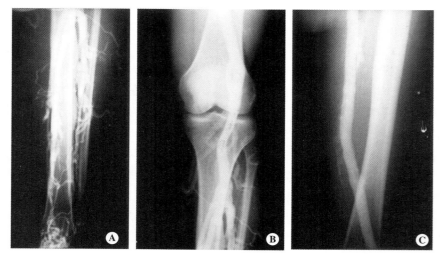

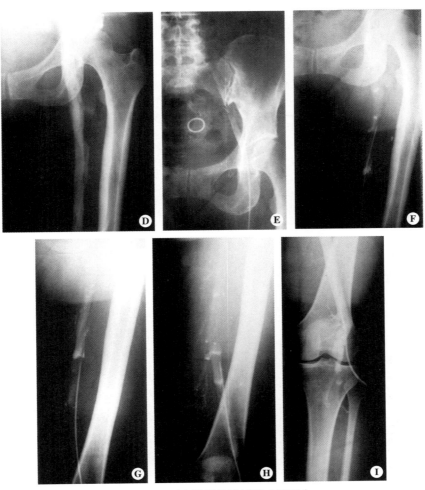

图 25-6　原发性深静脉瓣膜功能不全

深静脉顺行造影见：深静脉主干通畅，直管状扩张；瓣膜影不清，所在部位竹节状膨出消失

A. 小腿正位片；B. 膝部正位片；C. 大腿下段正位片；D. 髋部正位片：腘静脉插管造影见造影剂倒流至小腿深静脉；E. 髂静脉通畅；F. 股浅静脉近

侧段倒流；G. 股浅静脉中段倒流；H. 股 - 腘静脉倒流；I. 倒流至膝关节平面以下

原发性下肢深静脉瓣膜功能不全的特征：①深静脉主干增粗，常呈明显直管状扩张；②瓣膜影模糊或消失，该处的静脉段失去竹节状膨隆外形；③大隐静脉显影呈曲张状态，严重时局部扩张呈囊状；④内踝上方可见增粗的交通静脉，在溃疡周围特别明显。上海交通大学医学院附属第九人民医院血管外科通过解剖尸体的 100 条下肢，发现股、腘静脉瓣膜的瓣叶呈对称的双叶型，约 85% 为前后或斜行排列；15% 为左右型。前者在 X 线前后位摄片时，可见瓣影模糊或为大小瓣叶型。因此，当发现此情况时，不能错误地因为瓣影模糊而诊断为瓣膜功能不全，或者为瓣膜畸形，而应将患者向左右转动，仔细辨别真伪。

（2）下肢深静脉逆行造影术：检查的目的主要是判断深静脉倒流的范围。患者平卧于 X 线摄片床上，下腹部和大腿上段按手术前常规准备皮肤，消毒铺巾；在患肢大腿根部股动脉搏动的内侧做局部麻醉，用尖头刀在皮肤上刺开一小孔，以 Seldinger 穿刺针刺入股总静脉，拔出针芯有回血时，通过穿刺针向近侧插入导引钢丝，卸除穿刺针的套针，循导引钢丝插入静脉导管至髂外静脉中，最后拔出导引钢丝（有些学者主张穿刺左上臂肱静脉，然后将静脉导管向下插入髂外静脉内）；使患者处于 60° 头高位，向静脉导管注入造影剂 10ml 左右，观察下腔 - 髂静脉是否通畅；将静脉导管缓缓向外拉出，使其顶端处于股骨头的平面，一次注入造影剂 10 ～ 15ml，并嘱患者做屏气活动，观察髂 - 股静脉中瓣膜的位置，以及该瓣膜是否有血液倒流，同时摄取 X 线片；分数次间断注入造影剂，在患者屏气的条件下，跟踪向远侧观察倒流的范围，并逐段摄片（图 25-7）。按照 Kistner 的分类法，将倒流的范围分为 5 级。0 级：无倒流，造影剂受阻于大腿根部（股浅静脉第 1 对瓣膜）；1 级：造影剂倒流至大腿中段；2 级：造影剂倒流至膝关节平面；3 级：造影剂倒流至膝关节平面以下；4 级：造影剂倒流至小腿甚至踝部。一般认为，3 级和 4 级倒流，才是施行瓣膜重建术的适应证。

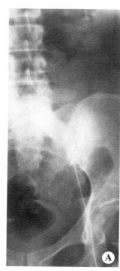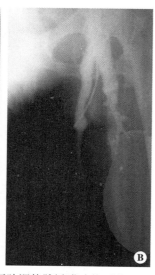

图 25-7　原发性下肢深静脉瓣膜功能不全

深静脉逆行造影见股 - 腘静脉和大隐静脉均有倒流

A. 髂静脉通畅；B. 屏气时深、浅静脉倒流

（3）腘静脉插管造影术（下肢深静脉瓣膜功能定位检测）：20 世纪 80 年代中期，上海交通大学医学院附属第九人民医院血管外科通过临床观察，发现有一些患者，虽然患肢都有较明显和严重的临床表现，顺行造影诊断为原发性下肢深静脉瓣膜功能不全，但是逆行造影结果为 0 级，造影剂受阻于股静脉第 1 对瓣膜。因此，开始创用腘静脉插管造影检查，以定位检测股、腘静脉中每 1 对瓣膜的功能。腘静脉位于由股二头肌，半腱肌和腓肠肌内、外侧头所组成的菱形腘窝中央。其背侧浅面有腘筋膜和腘窝内脂肪垫；近侧与走行在收肌管内的股浅静脉相延续；远端分为胫前和胫腓干静脉。腘静脉的两侧为腘动脉和胫神经，这三者循腘窝正中线平行走向，其关系为：腘动脉位于腘静脉的腹内侧，胫神经位于腘静脉的背外侧。腘静脉一般依据腘动脉的解剖投影来定位。腘动脉的近端位于收肌结节平面以上 7.6cm、腘

窝正中线内侧 1cm 处；远端位于腓骨头平面以下 2.5cm、正中线外侧 1cm。以上两点之间的连线，即是腘动脉的体表投影。因为腘静脉与腘动脉伴行，所以在这条连线外侧约 0.5cm 所做的平行线，就是腘静脉的体表投影。更为简单的方法是，将腘窝正中线稍沿逆时针方向移动，使其上、下端偏离原位各约 1cm，这条连线即为分隔腘动静脉的中间线，线内侧 0.5cm 为腘动脉，线外侧 0.5cm 为腘静脉的投影。

造影时患者俯卧，在颈、胸部放置枕头或柔软衬垫，以减轻俯卧时胸部的闷胀等不适感。穿刺点为腘窝正中线与腘窝皮肤横行皱褶交叉点外侧 0.5 ～ 1cm 处，或者在腘窝皮肤横行皱褶上，动脉搏动的外侧 0.5 ～ 1cm 处进针。具体操作方法是先用亚甲蓝在皮肤上做出穿刺部位的标记，按手术前常规准备皮肤，铺消毒巾，并做局部麻醉；用尖头手术刀刺开穿刺点的皮肤，将 Seldinger 穿刺针与肢体成 45°，朝向近侧刺入，穿过腘筋膜时有明显的穿破感，然后缓慢向深部刺入，当针尖触及腘动脉表面时，放松穿刺针即可见针体随动脉搏动而上下跳动，此时，应将针尖稍向外侧移动再进针，当感觉已刺入腘静脉有突破感后，即需停止进针，拔出针芯后，有暗红色静脉血液流出；若无血液流出，则表示未穿入腘静脉，可将针稍向外退出，再向不同方向穿刺，如涌出的是鲜红色动脉血液，说明穿刺针已误入腘动脉，此时，应将穿刺针拔出体外，在局部压迫 10 分钟，然后再重新穿刺；当穿刺针进入腘静脉后，即通过导引钢丝向髂 - 股静脉插入静脉导管；使患者处于 60° 头高足低位，1 次注入造影剂 10 ～ 15ml，观察下腔 - 髂静脉是否通畅；然后将静脉导管缓慢向外拔出，并持续少量注入造影剂，以显示每 1 对瓣膜（因瓣窝内有造影剂沉积，可使瓣膜显影）；每发现 1 对瓣膜时，即检测该瓣膜的功能，明确是否有血液倒流，将静脉导管顶端置于该瓣膜下方 0.5cm 处，注入造影剂约 5ml，当造影剂完全回流至该瓣膜近侧时，立即嘱患者做屏气活动，如该瓣膜功能完好，可见局部呈竹节状膨隆，造影剂为瓣膜所阻不能流向其远侧，若该瓣膜功能不全，则可见造影剂向远侧倒流；如此由近侧向远侧段，即从髂静脉到腘静脉，逐一检测每 1 对瓣膜的功能，分别做 X 线摄片，或者将检查的全过

程录像（图 25-8）。

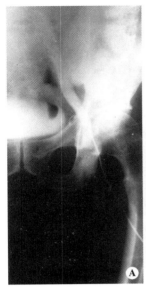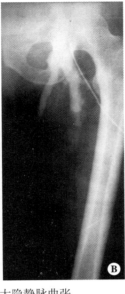

图 25-8　单纯性大隐静脉曲张

深静脉逆行造影见造影剂受阻于股浅静脉第 1 对瓣膜，大隐静脉倒流
A.髂静脉通畅；B.屏气时，大隐静脉倒流，深静脉无倒流（0 级）

下肢深静脉顺行造影检查常不能清晰地显示髂静脉；逆行造影时，若股浅静脉第 1 对瓣膜功能完好，即无法进一步检查其远侧逐瓣膜的功能，腘静脉插管造影术解决了这些缺点和不足之处，完全可以替代逆行造影术。此外，对下肢深静脉特别是髂 - 股静脉和股 - 腘静脉血栓形成后遗症者，只要腘静脉未被累及或已再通，就可做腘静脉插管，将静脉导管抵近病变段的远端进行造影，能清晰显示病变部位和侧支循环的情况。

上海交通大学医学院附属第九人民医院血管外科的临床实践说明，Kistner 对倒流范围的 5 级分类法，虽然在临床有重要意义，但做瓣膜功能定位检测时，造影剂越过瓣膜泄漏量的多少，更能说明瓣膜损坏和倒流性病变轻重的程度，因此将倒流的程度分为轻度、中度、重度三级。凡患者持续屏气 5 秒以上，才有少量造影剂呈线条状泄漏者，属轻度倒流；屏气 3 秒后，造影剂即向瓣膜远侧倒流，并较快地将瓣膜远侧静脉段充盈者，属中度倒流；稍微屏气或不屏气，造影剂即直泄倒流，瓣膜近、远侧静脉段中造影剂显示的浓度几乎或完全相等者，属重度倒流。倒流范围属 Kistner 3 级和 4 级者，是施行深静脉瓣膜重建术的适应证；轻度、中度倒流和重度倒流，是选

择深静脉瓣膜重建术中不同术式的可靠依据。

（4）曲张浅静脉造影术：患者直立，使曲张的浅静脉充盈，在需要检查的部位，如解剖学所示交通静脉存在处，或者曲张特别明显处，用 7 号针头直接穿刺曲张的浅静脉；使患者平卧于 X 线检查床上，头高足低位 15° ~ 30°，踝上不扎止血带，持续注入造影剂，通过电视屏幕追踪造影剂随血液回流的情况，并根据需要随时更换患者体位，如侧卧、俯卧等，或者将检查台改为水平位或头低位等；一旦发现可疑功能不全的交通静脉，可在其近侧加用止血带，以清晰地显示该段浅静脉或交通静脉；可根据具体情况和需要，穿刺不同部位的浅静脉做造影检查，并摄取 X 线片。曲张浅静脉造影可清晰地显示患肢功能不全的交通静脉，特别是溃疡周围扩张、迂曲和增粗的交通静脉，更能显示膝部和大腿部病变的交通静脉，作为指导手术的依据。

（五）治疗

凡有明显的临床症状和体征，经各种检查确诊为原发性下肢深静脉瓣膜功能不全，属 3 级或 4 级深静脉倒流者，都是深静脉瓣膜重建术的适应证。应根据静脉瓣膜破坏的严重程度，采用合理的术式进行手术治疗。瓣膜重建术包括瓣膜修复术和瓣膜替代术两大类。前者主要为腔内瓣膜修复术、管壁外瓣膜修复术和瓣膜包窄术等；后者为自体带瓣静脉段移植术、深静脉移位术和腘静脉外肌祥形成术等。由于股浅静脉第 1 对瓣膜的位置恒定、坚韧度最强，一般认为下肢深静脉主干近侧的逆向压力，一旦破坏该瓣膜后，可因"多米诺骨牌"效应，使其远侧的诸瓣膜相继发生关闭不全，造成下肢静脉系统淤血和高压。因此，学者们多主张以股浅静脉第 1 对瓣膜为中心，施行各种瓣膜重建手术。根据术前做深静脉造影时摄取的 X 线片，有助于在术中找寻病变的瓣膜。

1.股浅静脉瓣膜腔内修复术　1975 年，Kistner 首先提出采用股浅静脉瓣膜修复术治疗原发性下肢深静脉瓣膜功能不全。主要是将股浅静脉第 1 对瓣膜的游离缘，与管壁做多个间断缝合，使其缩短并恢复到正常的半挺直状态，使瓣窝在充满倒流的血液后，两个相对瓣叶的游离缘能够在管

腔正中紧密对合以制止倒流。手术患者的特点：①无深静脉血栓形成病史；②顺行造影显示深静脉通畅、扩大，呈直管状，并无遭受炎症破坏的痕迹，逆行造影或腘静脉插管造影，均显示造影剂向远侧倒流；③手术时，可见股浅静脉外形正常但较粗大，管壁色泽正常，薄而有弹性，周围的组织层次分明，无炎症反应痕迹，于瓣膜所在部位，可见管壁膨出，测试可见血液倒流。

手术方法：在患肢大腿根部股动脉搏动内侧做纵切口，长约10cm。切开深筋膜找到股动脉后，从其后内方游离出股总静脉和股浅静脉，并在股浅静脉外侧显露出股深静脉及其与股浅静脉汇合处。在此远侧2～3cm，可找到股浅静脉第1对瓣膜。该处静脉略为膨出，于管壁上可见瓣膜的两个杯状外形。在此瓣膜远侧3～5cm处阻断血流，用手指将瓣膜远侧的血液迫挤到其近侧，使瓣膜和阻断处之间股浅静脉内的血液排空。放开手指，若血液即越过此瓣膜向远侧倒流，或者嘱患者咳嗽、屏气或压迫腹部后就发生倒流者，即证实此瓣膜关闭不全（图25-9）。经静脉一次注入肝素6250U使全身肝素化。阻断股总、股浅和股深静脉血流。按Kistner的手术方法，在管壁上清楚地识别两个瓣叶的会合部位，选择其中1个外形轮廓清晰而位置合适者，在其正中的管壁上用6-0号无损伤缝针线缝1针作为标记，然后于标记的远侧3cm处，正对此标记纵行切开管壁，以细小剪刀再向近侧切开3cm，绝对不能切破瓣叶本身。将切缘向两侧牵开，以含肝素的生理盐水向瓣窝冲洗，使瓣叶游离缘漂浮在溶液中，观察其病变的情况和程度，可清晰地见到两个瓣叶的游离缘均有不同程度的松弛、伸长的状态，呈荷叶边形。先分别修复切缘两侧的瓣叶游离缘，具体方法是以6-0号无损伤缝针线，分别在两侧瓣叶会合处的平面，从管壁外向内进针，穿过距交会点2mm的游离缘，然后于进针的平面向管外出针，最后在管壁外将缝线收紧打结；另一个未被切开的瓣叶会合处，可将两个游离缘按上述方法同时做一次性修复，这样每缝合1针，即可使松弛的游离缘缩短2mm左右。如果缝合修复后，游离缘仍有松弛、下垂的情况，可再于瓣叶会合处做追加缝合，直到两个瓣叶游离缘恢复正常的半挺直状态为止（图25-10）。修复完毕后，以无损伤针线缝合关

闭管壁切口，再以手指迫挤方法测试已修复的瓣膜是否不再倒流。如股浅静脉第1对瓣膜缺如，或者修复不满意时，可在其远侧3～5cm处找出第2对瓣膜，做修复术。瓣膜修复满意的标准，是再度测试时血液不再倒流，即用手指在股总静脉上，向远侧轻加迫挤时，血液受阻于修复的瓣膜处，管壁膨出、扩大而无倒流。

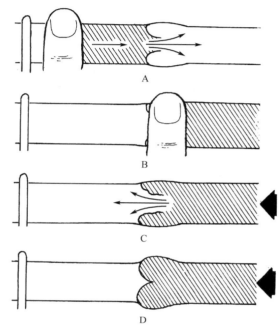

图25-9 迫挤法检测深静脉瓣膜功能

A.阻断瓣膜远侧静脉，用手指将血液向近侧推挤；B.将血液挤入瓣膜近侧；C.近侧加压，如瓣膜功能不全，血液倒流入远侧段；D.瓣膜功能完好时，无血液倒流，瓣膜处膨大呈"竹节状"

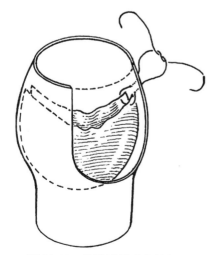

图25-10 静脉瓣膜腔内修复术

Kistner选择一侧两个瓣叶会合处间的空隙（1～2mm）做纵行切开，以瓣叶会合处为中心，

分别向近、远侧各延长 3cm，切口总长约 6cm，它的优点是瓣叶显露清楚，便于做成功的修复，但其缺点是切口较长，而且在两个瓣叶交会处狭窄的空隙间切开，不仅创伤较大，术后并发血栓形成的机会可能增多，而且稍一不慎，即会切破瓣叶，在 Kistner 开展本手术的初期，都有这些不良后果的报道。此外，由于 Kistner 是在一侧的瓣叶会合处切开管壁，因此就要分别在 3 个部位做修复术（未切开的一侧，两个瓣叶同时修复；切开的一侧要分别予以修复）。Raju 主张在 1 个瓣叶膨隆外形（瓣窝）的近侧至少 2.5cm 处，将管壁横行切开，这样可以避免误伤瓣叶，又因两侧的瓣叶会合处没有切开，所以只需分别在两个部位做修复术。上海交通大学医学院附属第九人民医院血管外科主张在一个瓣叶杯状外形的正中向近侧纵行切开，长 1.5 ～ 2.5cm，这样即能清晰地显露病变的瓣叶，并分别在两个部位进行修复，而且切口较短，创伤较小（图 25-11）。Sottiurai 采用倒"T"形切开，即于 1 个瓣窝上方做横切口后，再加纵行切开。各学者切开静脉管壁的方法虽然各有不同，但是无论采用何种切开方法，其最终目的是要精确修复松弛、下垂和伸长的瓣叶游离缘，以恢复瓣膜制止血液倒流的生理功能。

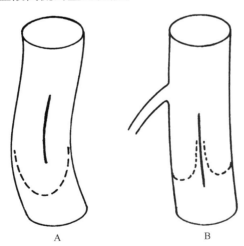

图 25-11　瓣膜修复术的静脉壁切口
A. 瓣窦中央纵切口；B. 瓣叶会合处纵切口

上海交通大学医学院附属第九人民医院血管外科常规选用 8-0 或 9-0 号无损伤尼龙缝针线，于一侧瓣叶会合处上方 1mm 处，由管壁外向腔内进针，再于距瓣叶交会点 1mm 处，在两个瓣叶游离缘上缝 1 针，最后在邻近进针处出针，将缝线抽紧于管壁外打结。接着，在另一侧两个瓣叶游离缘上做同样缝合。每缝合 1 针即可使松弛的游离缘缩短 2mm。做几个这样的缝合后，就可使松弛的瓣叶游离缘恢复到具有一定张力的半挺直状态。1985 年，Kistner 报道了 34 例患者，随访 1 ～ 3 年，疗效良好者达 80%。此后，Raju、Eriksson、Ferris、Sottiurai 等都有手术成功的报道。1997 年，Raju 等报道了 91 例患者，随访 3 ～ 18 年，疗效满意者 80% 左右。1988 年，上海交通大学医学院附属第九人民医院血管外科总结 1982 ～ 1987 年手术的 96 例患者，效果良好者占 85%，并且指出，若瓣叶已极度纤薄，游离缘过度松弛甚至萎缩，就不能成功地修复。这类瓣膜在做深静脉逆行造影或腘静脉插管造影时，除造影剂严重的直泄倒流外，瓣膜影显示不完整甚至消失。此外，先天性无瓣膜或瓣膜畸形（大小瓣叶、单叶瓣、三叶瓣等），或者瓣膜已遭血栓损坏者，都不属本手术的适应证。

2. 股浅静脉瓣膜管壁外修复术　管壁外修复术是于瓣膜所在部位的静脉管壁上，做一系列间断缝合，使管腔缩窄，以恢复静脉瓣膜的单向开放功能。自 20 世纪 80 年代以来，国内外学者们提出了许多不同的管壁外修复方法。他们认为，不但手术方法简便，手术创伤小、并发症少，而且具有满意的术后疗效。

20 世纪 80 年代初期，Jones 等介绍一种修复瓣膜的方法，称为"三角形静脉瓣膜成形术"，即在股浅静脉第 1 对瓣膜平面的管壁上，做一系列间断缝合，使管腔收窄，以恢复瓣膜单向开放的生理功能。具体步骤是先在 1 个瓣窝的中央做纵行小切口，切开管壁后，仔细观察瓣膜病变的情况，确定切口确实位于 1 个瓣叶的正中部位后，将切口向近、远侧延长，但必须注意切口的远端决不能越过瓣叶的附着缘，以免损伤瓣叶的正常结构。先将被切开的静脉段向后旋转，使切口对侧另 1 个瓣窝的外壁正对前方，于其管壁上以菱形做数针间断缝合，使收窄的最大部位处于瓣叶会合处的平面上，向近、远侧逐步缩小收窄的范围，一般只需缝 3 ～ 5 针。然后将静脉段旋回原位，使切开处正对前方，亦做同样方法的缝合以关闭管腔。这样缝合以后，能使瓣叶并拢，而瓣叶附着缘的底部仍维持原状并未收窄，以增加瓣叶的接触面，而恢复正常的瓣膜功能。

20 世纪 80 年代后期，Kistner 又提出静脉管壁外瓣膜成形术，即在静脉瓣膜会合部位，在管壁外做多次缝合缩小管腔，以恢复病变瓣膜的功能。Raju 等指出，在管壁外观察，可见股浅静脉第 1 对瓣膜的两个瓣叶附着缘所形成的连接角，正常时为 8°，当瓣膜发生功能不全时，则增大至 20° 左右。手术时用 7-0 号无损伤缝针线，自连接角的顶点向其基底部，做管壁外连续或多个间断缝合（缝针不穿入管腔内）后，能因连接角缩小使瓣叶并拢，以增加瓣叶的接触面，从而恢复正常的瓣膜功能（图 25-12）。另一侧连接角即使增宽不明显，也应做预防性的同样修复。此外，综合国外文献报道，学者们根据相同的原理，还开展一些不同的手术方法，例如：①在瓣膜连接角顶点的近侧，做倒 "Y" 形切口切开管壁，然后做

倒 "V" 形缝合；②在瓣膜连接角顶点的近侧，纵行切开管壁，然后做横行缝合（图 25-13）；③在血管镜直视下，于两侧瓣叶会合处，分别做多个缝针进入管腔的间断缝合。

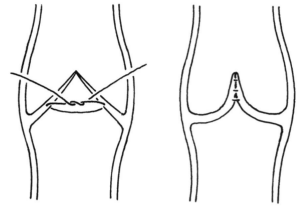

图 25-12　静脉瓣膜管壁外修复术

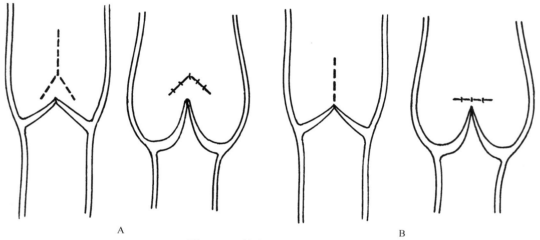

图 25-13　静脉管壁切开修复术
A. "Y" 形切开修复术；B. 纵行切开修复

1986 年，张柏根等通过在静脉造影时，显示瓣窦远侧静脉宽度、瓣窦、瓣膜三者长度比例关系的研究，提出相对性瓣膜关闭不全的概念，主张在股浅静脉第 1 对瓣膜的瓣环下 2mm 处，做环形缩窄管腔 1/3 的环缝缩窄术，目的在于恢复瓣窦宽度明显大于瓣窦远侧静脉宽度的正常解剖状态，从而使瓣膜功能得到恢复。1988 年，陈翠菊等报道股浅静脉瓣膜远端带戒术，即以大隐静脉片作为包窄材料，在第 1 对瓣膜的远端，环绕管壁一圈，并固定缝合于管壁上。环绕的松紧度是在刺激静脉引起痉挛状态下，予以环绕带戒。

血管镜辅助下股静脉瓣膜螺旋支撑腔外修复

术：1981 年，Vedensky 首先报道了在血管镜辅助下，成功采用螺旋支撑物（Vedensky Spiral）行股静脉瓣膜腔外修复术，但一直未引起广大学者的注意。2009 年，Makhatilov 等在美国报道 24 例经螺旋支撑腔外修复治疗的病例，初期效果令人满意。

手术方法：常规方法解剖股总静脉、股静脉、股深静脉和大隐静脉。股静脉第 1 对瓣膜多位于股深静脉、股静脉汇合处以远 2 ～ 3cm，此处静脉略为膨出，可见瓣膜呈竹节状外观。Valsalva 动作下测量第 1 对瓣膜处静脉管径。控制股总静脉、股静脉和股深静脉血流后，经大隐静脉置入血管

镜，直视下观察腔内瓣膜形态，根据 Hoshino 分型可分为 3 型：Ⅰ 型，瓣叶游离缘不能完全对合，但无明显松弛和延长，提示瓣膜轻度功能不全；Ⅱ 型，瓣叶游离缘相互分离，并瓣叶松弛、延长，提示瓣膜重度功能不全；Ⅲ 型，瓣叶完全松弛，甚至部分缺失。根据管径选择适当尺寸的螺旋支撑物，目的是使瓣膜处静脉管径缩窄 30%，通过旋转的方式，将螺旋支撑物环形包绕于瓣膜处静脉段，此过程类似于螺旋笔记本的装订过程。操作完成后可直接经血管镜观察瓣膜形态，如果瓣叶缘对合良好，开放股总静脉血流后无明显倒流，提示腔外修复成功。也可通过迫挤法测定瓣膜功能。若股静脉第 1 对瓣膜中、重度功能不全，或经螺旋支撑腔外修复后功能无明显改善者，可同时行股静脉第 2 对瓣膜修复术，其部位一般在第 1 对瓣膜以远 4～5cm。

治疗情况：共 24 例患者，28 条下肢行股静脉瓣膜螺旋支撑腔外修复术。CEAP 临床分期，C_4 10 条，C_5 18 条。术前股静脉第 1 对瓣膜处血管平均直径 11.7mm。直接血管镜下 Hoshino 分型，Ⅰ 型 16 条，Ⅱ 型 11 条，Ⅲ 型 1 条。其中 Ⅰ 型的 16 条患肢行股静脉第 1 对瓣膜外修复术，Ⅱ 型和 Ⅲ 型共 12 条患肢经螺旋支撑腔外修复后，瓣膜功能改善不明显，又做股静脉第 2 对瓣膜修复术，经修复后静脉管径均减少 30%。合并浅静脉和（或）交通静脉功能不全的患肢，均同时行浅静脉剥脱术和（或）交通静脉结扎术。

随访结果：修复术后直接取血管镜检测瓣膜功能，Ⅰ 型 16 条患肢第 1 对瓣膜功能均恢复良好，Ⅱ 型和 Ⅲ 型共 12 条患肢第 1 对瓣膜经螺旋支撑腔外修复后无效，第 2 对瓣膜修复后，其中 11 条的股静脉第 2 对瓣膜功能恢复良好。成功随访 20 条患肢，平均随访 2.4 年（1～5 年）。经超声检测，以 Valsalva 动作下倒流时间 0.5 秒作为判断静脉倒流的时间阈值。Ⅰ 型 16 条中有 11 条患肢股静脉第 1 对瓣膜功能维持良好，其中 C_4 6 条，C_5 5 条；Ⅱ 型和 Ⅲ 型共 12 条中有 3 条患肢股静脉第 2 对瓣膜功能良好，其中 C_4 1 条，C_5 2 条。所有患肢临床症状均不同程度缓解，无溃疡复发病例。

螺旋支撑腔外修复术与传统的瓣膜腔外修复术，如缝合成形术、带戒术、包窄术等相比较，具有操作简便、不改变静脉管壁形态、缩窄效果

可靠等优点。对于轻度反流的静脉瓣膜，修复效果良好，早、中期随访结果令人满意。但对于中、重度反流的静脉瓣膜，该种方法与其他瓣膜腔外修复术一样，仍存在着一定的局限性。由于临床报道病例数少，随访时间短，静脉瓣膜螺旋支撑腔外修复术的确切疗效仍有待进一步的观察。

1987 年，上海交通大学医学院附属第九人民医院血管外科开展了股浅静脉瓣膜包窄术。具体操作方法是术中按造影 X 线片所示，在股浅静脉近侧段找出第 1 对瓣膜，并以手指迫挤法证实有血液倒流；在瓣膜远侧 3cm 放置无损伤血管钳阻断血流，使患者屏气或在腹部施压，于管腔扩张至最大限度时，测量瓣膜处的周长；取包窄材料 1 段，宽为 1～2cm，长为所测得血管周长的 2/3，以 7-0 或 8-0 号尼龙缝针线，包绕缝合于瓣膜处的管壁外，缩小其管径约 1/3，并与管壁缝合数针以固定，进针不穿入管腔；再测试包窄的瓣膜是否已恢复正常功能。如第 1 对瓣膜缺如、修复不满意或不能修复，即于第 2 对瓣膜做包窄术。本手术的目的在于缩小病变瓣膜处的管腔，包窄的部位应选择在瓣膜所在处。这样当血液倒流瓣窝充盈时，由于扩大的管腔已被缩小，可将两个瓣叶松弛的游离缘限制在管腔正中并互相靠拢，不再向下方翻转，从而制止血液倒流。若在瓣膜远侧缩小管腔，则只有在松弛的游离缘向下翻转，堵塞已缩小的管腔后，才能制止血液倒流，这样松弛脱垂的瓣叶不断受到逆向重力的影响，久后，可能导致瓣叶萎缩。通过动物实验发现，将犬股静脉缩小 1/3 时，血流量减少 10%；缩小 1/2 时，减少 49%；缩小 2/3 时，减少 65% 以上，发生回流障碍。因此提出，将股浅静脉包窄的限度定为缩小其管径 1/3。临床实践发现，在解剖血管和寻找瓣膜的过程中，股浅静脉常发生不同程度的痉挛，此时可用温盐水（或加局部麻醉药）纱布湿敷数分钟，等到静脉放松后再测量其周长。另一种方法是，在静脉痉挛状态下，以手指迫挤法测试瓣膜功能，如已不再倒流，即可按照此时的静脉周长予以包窄（图 25-14）。截至 1998 年 12 月，上海交通大学医学院附属第九人民医院血管外科已施行手术 399 例，共 405 条下肢，于 1999 年 2 月有 70% 的患者得到随访，随访期为 3～139 个月，平均 5 年以上。疗效满意者占 86%，其表现为临床症

状消失或显著减轻，溃疡愈合未再复发，各种检测示深静脉无倒流或极轻度倒流；病情好转者占12%，基本恢复正常的生活和工作能力，其中1条患肢术后半年复发小腿浅静脉曲张和皮肤营养障碍性病变，造影显示膝下有1支功能不全的交通静脉，经再次手术结扎后病情消失。另1条患肢术后1年溃疡复发，造影见包窄处静脉管径无缩小且倒流明显，再做其他瓣膜重建术（腘静脉外肌袢形成术）后痊愈；有2条患肢病情无明显改善，另2条患肢在随访期中发生患肢深静脉血栓形成。本手术操作简便、创伤较小，又不涉及静脉内腔，所以手术并发症很少。手术时应该注意，缩窄得太少，不能使病变的瓣膜恢复制止血液倒流的功能；过度缩窄，则因回流障碍，易并发血栓形成。总结以上资料发现，在本手术开展的初期，采用深筋膜片作为包窄材料，共手术42条

患肢，其中1条手术失败，造影示包窄处管腔未缩小且倒流明显。考虑这可能是深筋膜发生消融所致，因此改用自体大隐静脉片，共手术68条患肢。以后又考虑到可能会引起瘢痕增生，使包窄的管腔发生狭窄，因此又改用聚四氟乙烯人造血管片，共手术295条患肢。近来在动物实验中，采用深筋膜、大隐静脉片和聚四氟乙烯人造血管片包绕犬股静脉，观察18个月发现，术后3个月大隐静脉片呈退行性变化，并发生挛缩；深筋膜片也出现同样变化，甚至消融。这些变化在术后12个月最为显著。人造血管片除与周围组织有轻度粘连外，与股静脉无明显粘连，较易剥离，其网状结构正常，未发现有新生细胞生长。Camilli 等于1994年、Guarnera 等于1998年、Belcaro 等于1999年，也都有同类手术成功的报道。

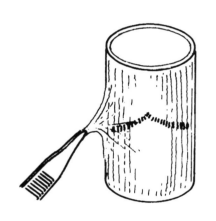 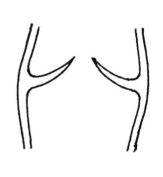 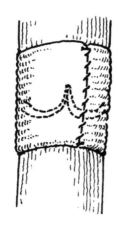

图 25-14　静脉瓣膜包窄术

3. 自体带瓣静脉段股浅静脉移植术　本手术是将1段含有功能完好瓣膜的自体静脉段，移植于股浅静脉第1对瓣膜下方，以制止血液倒流。

自20世纪60年代以后，不少学者即开始对采用自体带瓣静脉段移植术，治疗深静脉血栓形成后遗症，进行过多方面的探索。De Weese 等报道，以自体静脉段移植于犬的股静脉后，其通畅率为55%。Dale 等报道，于一组66条犬的实验中，分别将自体静脉段和1段人造血管置于腔静脉上，结果表明，自体静脉段远优于人造血管；他们还将犬的自体颈静脉段移植于股静脉，7天后的通畅率为100%。Michele Ceruso 通过动物实验证明，将自体静脉段移植于股静脉，5个月后通畅

率为94%～98%。Bush 也报道，在动物实验中取犬的自体带瓣颈外静脉20段，移植于股总静脉上均获得成功。1982年，Taheri 等创用自体带瓣臂静脉段移植，治疗下肢深静脉血栓后遗症。他们当时所提出的手术适应证，主要是股静脉血栓形成后完全再通型，或者是下肢全肢型深静脉血栓形成后的完全再通型，其目的是在股浅静脉的上端，设置一个功能完好的静脉瓣膜，以阻挡近侧静脉血液向远侧倒流，从而恢复深静脉系统正常的血流动力学状态，解除下肢静脉中的高压和淤血。按照 Taheri 所介绍手术步骤，首先于患肢大腿根部做纵行切口，显露并游离股总静脉、股浅静脉和股深静脉，测试股浅静脉第1对瓣膜，证

明确实为功能不全后，即于患者一侧（多为左侧）上臂内侧近腋窝处做纵行切口，显露近侧肱静脉，找到其中的瓣膜，并测试证明其功能完好后，取下一段 2cm 长的肱静脉，其中至少含有 1 对瓣膜。在股深静脉和股浅静脉汇合处以下，切除相应的一段股浅静脉，然后将自体带瓣肱静脉段按瓣膜原来的朝向移植其间，以 7-0 或 8-0 号无损伤缝针做间断缝合，分别将移植静脉段的近、远端，与股浅静脉的近、远侧断端做端端吻合。肱静脉管取下后，近、远侧断端予以结扎，不必重建血流通道。Taheri 等报道的术后近期效果令人满意。此后，Raju 等和 Johnson 等都有手术成功的报道，并对手术操作和方法作出一些改进。上海交通大学医学院附属第九人民医院血管外科通过深入和全面的实验和临床研究后，于 1983 年 4 月在国内开展本手术。研究结果解决了下面几个问题：①本手术不但适用于治疗下肢深静脉血栓形成后完全再通和瓣膜已悉遭破坏者，更宜于治疗原发性下肢深静脉功能不全患者。②静脉段离体后 5 ～ 10 分钟内，内皮细胞即可发生变性、脱落，而移植过程一般需要 20 ～ 30 分钟。因此取下静脉移植段后，必须用保养液浸泡、冲洗，这样才可使内膜在 30 分钟，或者更长的时间内保持完整。采用的保养液有两种，第 1 种为复方氯化钠溶液 250ml+ 肝素 6250U+2% 利多卡因溶液 10ml；第 2 种为自体血液 5 ～ 10ml+ 肝素 6250U。两种保养液的温度为 4℃。③移植段内皮细胞的手术性创伤，在 2 ～ 4 周内修复，所以在这段时间应采用抗血栓形

成的治疗。④移植段的管径一般均小于股浅静脉近侧段，但两者的比例不能大于 1 ∶ 3，移植段过细则易并发术后血栓形成。⑤移植段离体移植后，其中的瓣膜仍保持单向开放制止血液倒流的功能，说明瓣膜的启闭主要为机械性活动，受神经作用支配的影响不大。⑥移植完成后，将股血管鞘获一段人造血管片紧密包绕缝合于移植段外，可防止术后移植段代偿性扩张，使其中的瓣膜发生关闭不全。⑦自体移植段以取肱静脉或腋静脉为宜，必要时，可取健肢含第 2 对瓣膜的股浅静脉段，与患侧含病变瓣膜的股浅静脉段互相交换；颈外静脉中的瓣膜结构软弱，不应取做移植段。上海交通大学医学院附属第九人民医院血管外科总结 1983 ～ 1987 年手术的 85 例，效果良好者占 80% 以上，并提出：①术前做左上臂深静脉顺行造影，以确定腋 - 肱静脉中瓣膜的数目和位置，并注意在屏气时瓣膜远侧是否出现透亮区（表示关闭功能完好），必要时，再做右上臂深静脉顺行造影检查；②于股浅静脉第 1 对瓣膜下方切断股浅静脉，两断端弹性回缩后，其间距为 2 ～ 2.5cm，此时，可将长约 2cm 的肱静脉带瓣移植段顺行植入；③移植段需处于挺直的张力状态，不然则易发生扭曲而影响其中瓣膜的功能；④移植段的绝对管径不能小于 0.3cm，以免严重阻碍血液回流，并发血栓形成而使手术失败；⑤移植完成后，移植段以股血管鞘紧密包绕缝合，防止移植段术后代偿性扩张使其瓣膜关闭不全，最好用人造血管片包绕固定（图 25-15）。

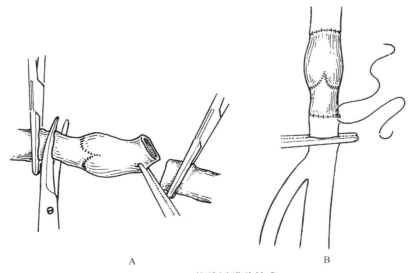

图 25-15　静脉瓣膜移植术
A. 取带瓣肱静脉段；B. 移植至股浅静脉近侧

4. 下肢深静脉移位术 20 世纪 80 年代，Kistner 又提出做深静脉移位术来治疗下肢深静脉倒流性病变。作者认为，股 - 腘静脉瓣膜功能不全时，可于股浅静脉近侧段切断股浅静脉，近侧断端予以缝合，远侧断端与有完好瓣膜功能的大隐静脉或股深静脉近侧段做端侧吻合。选用本手术的关键是，股 - 腘静脉瓣膜功能不全时，必须在大隐静脉或股深静脉的近侧段中有功能完好的瓣膜存在（即大隐静脉或股深静脉无倒流性病变）（图 25-16）。但是，在临床所见原发性下肢深静脉瓣膜功能不全的患者中，绝大多数都有大隐静脉瓣膜功能不全，约 50% 以上的患肢同时有股深静脉倒流性病变存在。因此，适宜于做本手术者临床并不多见。

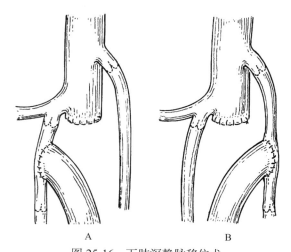

图 25-16　下肢深静脉移位术

A. 股浅静脉远侧断端与股深静脉近侧段做端侧吻合；B. 股浅静脉远侧断端与大隐静脉近侧段做端侧吻合

5. 腘静脉外肌袢形成术 本手术早在 20 世纪 60 年代由 Psathakis 所提倡使用，并称为"腘静脉瓣膜替代术"。手术原理是在腘窝部选用内侧和外侧各 1 条大腿屈肌肌腱，形成"U"形肌袢，置于腘动、静脉之间，在下肢活动时，肌袢与小腿肌肉（主要是腓肠肌和比目鱼肌）交替作用，发挥瓣膜样作用。当时 Psathakis 规定的手术适应证为下肢深静脉血栓形成后遗症。直至 60 年代后期，他仍然坚持这是本手术的唯一适应证。70 年代末，Psathakis 在阐述下肢深静脉功能不全时，开始指出病变多发生于股 - 腘静脉，其病因除血栓形成后遗症深静脉瓣膜遭血栓破坏外，可能还有一种原发性因素，就是瓣膜先天性发育不全和萎缩。他认为，由于瓣膜关闭不全，当腓肠肌放松时，下肢近侧深静脉中的血液即向远

侧倒流；腓肠肌收缩时，小腿深静脉中的血液，可通过功能不全的交通静脉倒流入浅静脉中，从而造成下肢静脉系统的持续淤血和高压状态。因此，在腘静脉处形成肌袢制止深静脉中血液倒流，是一种有效的治疗方法。但是，由于当时各种条件的限制，一直笼统地将下肢深静脉血栓形成后遗症，列为本手术的主要适应证。自 20 世纪 60 年代至 80 年代后期，Psathakis 不断报道本手术共 600 余例，满意率在 80% 以上；80 年代中期，他又报道采用硅胶管代替肌腱的第二种术式，即将 1 段医用硅胶管穿过腘动静脉间，分别缝合固定于股二头肌和股薄肌，代替肌袢发挥瓣膜样作用，使手术疗效进一步提高。但是他报道的成功经验，一直没有为广大学者们所重复，因此不被接受并受到相当多的批评，而不能推广。80 年代初期，Psathakis 对他多年来所提出的手术适应证作出修正，指出深静脉血栓形成后已有 75% 再通者才适宜于施行这种手术。但是他的这个提法仍不够明确，因为没有说明，75% 再通是指整个静脉主干已完全再通，但管腔仍小于正常，只达到正常容量的 75%；还是整个静脉主干尚有 25% 仍处于闭塞状态。此后，Psathakis 还指出，腘静脉内有血液倒流者是手术的适应证。这个提法也不够明确，因为下肢深静脉血栓形成后遗症时，腘静脉内血液倒流可发生于不同的病变类型。当全肢型深静脉血栓已完全再通（髂 - 股 - 腘静脉段完全再通）时，由于深静脉中的瓣膜已全遭破坏，血流动力病变已由回流障碍转变为血液倒流性病变；全肢型深静脉血栓形成后遗症患肢，股 - 腘静脉已再通而髂静脉仍闭塞者，股 - 腘静脉也有倒流存在。如果术前不通过全面和周密的检查，明确病变的性质，就贸然施行本手术，将可能造成严重的不良后果。

Psathakis 所介绍的手术方法：患者取俯卧位，在患肢腘窝内外两侧做纵切口，外侧切口由腓骨小头延向近侧，长 12 ～ 14cm，内侧切口沿半腱肌肌腱与外侧切口平行，长 10 ～ 12cm。先在外侧切口内，解剖并游离腓总神经和胫神经，解剖出股二头肌肌腱，取其内侧 1 条宽约 1cm 的部分，于其止点切断后并向近侧游离，长 10 ～ 12cm，将附着在其内侧面的肌肉组织予以剪除。因为其外侧面光滑，而内侧面则粗糙不平整，所以应将其两侧缘以间断缝合对拢呈圆柱状，消除其不光滑的内侧面。将在股二头肌上所造成的创面彻底止血后，做间断缝合修复。

在腘窝上部显露腘静脉，并在腘动静脉之间分离出一个长约 1cm 的间隙。在内侧切口解剖并游离股薄肌肌腱，向近侧到其肌腹部，向远侧直到其止点处予以切断，长约 10cm。将股二头肌肌腱在腓总神经前方，穿过腘动静脉间的间隙，引入内侧切口中。将股二头肌肌腱和股薄肌肌腱重叠缝合 1cm 形成肌袢，其合适的长度以轻轻提起后高出切口皮肤平面 5cm 为标准。依次缝合内、外侧切口，并通过经外侧切口预置在肌袢部位的细导管，注入醋酸氢化可的松 1ml+1% 普鲁卡因溶液 4ml，防止肌袢术后与邻近组织粘连。术后 3 个月内给予抗凝药物治疗。作者总结临床经验认为，由于股二头肌和股薄肌的肌腱，常不能形成足够长度的肌袢，从而影响手术疗效。肌袢过长则不能在收缩时压迫腘静脉制止血液倒流；肌袢过短则腘静脉一直受压，影响血液回流甚至并发血栓形成。因此，他提出第二种术式，即取管径为 0.5～0.6cm，长 23～24cm 的医用硅胶管，在严密消毒灭菌后，代替肌袢将其两端分别缝合固定于股二头肌和股薄肌上。

上海交通大学医学院附属第九人民医院血管外科于 1981 年初，通过数百例下肢深静脉造影资料的分析，发现下肢深静脉血栓形成后遗症按病变的范围，可分为全肢型和局段型两大类。前者较多见，发病初期整个下肢深静脉处于闭塞状态，以后一般从远侧向近侧开始逐步再通的过程。根据病情的演变可分为 3 个阶段，即完全闭塞型、局部再通型和完全再通型，前两者为血液回流障碍，后者属血液倒流性病变。只有后者才是瓣膜重建术的适应证，也就是本手术的适应证。但是在深静脉病变的患者中，血栓形成后遗症完全再通型所占的百分比很低（5% 左右），而大多数则是原发性下肢深静脉瓣膜功能不全。因此，本手术的适应证应该主要是下肢深静脉倒流性病变。除明确本手术的适应证外，又对手术的方法作出一些改进：①患者大多年龄在中年以上，有的身材高大或体型粗壮，俯卧手术一般需 2 小时，常不能为患者所耐受，因此改为向健侧侧卧位，健肢屈曲，患肢伸直，尽量将患肢的腘窝部朝向上方，以利于手术的进行；②在腘窝内外侧做纵切口，术后常有较显著的瘢痕形成，所以改在腘窝皮肤横行皱纹近侧 2cm 处做横 "S" 形切口，即在横皱纹上方做横切口，然后在内侧端向上沿半腱肌延长约 3cm，在外侧端则向股骨小头延伸，既扩

大手术显露范围，又可避免瘢痕组织增生；③常规地采用半腱肌肌腱代替股薄肌肌腱，其优点是前者位于后者的内侧，易于形成长度适中的肌袢，且前者的肌腱为圆形，不像后者末端呈扁平的扇形，此外，前者还有完整的鞘膜，并较坚韧，这样与股二头肌肌腱所形成的肌袢，术后不致在膝关节剧烈活动时断裂，又不易与邻近组织粘连；④肌袢合适长度的标准，是在轻轻向上提起时，在无张力的情况下，高出切口部皮肤表面 4.5～5.5cm；⑤由于本手术并不涉及腘静脉腔内，所以将术后处理简化为鼓励早期活动和早期起床，在术后 5～7 天内，采用抗凝血药物治疗，预防并发血栓形成（图 25-17）。

Psathakis 对肌袢的作用机制曾做过多次阐述。众所周知，下肢静脉血液回流，除胸腔呼吸活动和心脏舒张期所产生的负压吸引作用外，主要依靠下肢肌肉特别是腓肠肌收缩时的泵样迫挤作用；当肌肉放松时，则依靠单向开放的瓣膜来阻挡血液倒流。在原发性下肢深静脉功能不全时，每当腓肠肌收缩，深静脉中的血液除主要向近侧回流外，还有一部分经功能不全的交通静脉倒流入浅静脉中；腓肠肌放松后，血液则立即由近侧深静脉向远侧深静脉倒流，浅静脉中的血液又经交通静脉回流入深静脉。人体在行走时，大腿屈肌与腓肠肌交替发生收缩和放松，即在患足着地时腓肠肌收缩，大腿屈肌放松；在站立相末，摆动相开始，即患足离地膝关节屈曲时，前者转为放松，而后者则开始收缩。在肌袢形成后，当腓肠肌收缩时，肌袢则放松，使腘静脉完全开放，以利于深静脉血液向心回流；当前者放松时，肌袢则收缩，从而因肌袢收缩所产生的向后上方的悬吊作用，使腘静脉受压而闭合，以阻挡血液倒流。Psathakis 的依据是在术后做患肢深静脉顺行造影检查，当患肢伸直（腓肠肌收缩，肌袢放松）时，可见腘静脉开放，造影剂顺利地向近侧回流；然后屈曲膝关节（腓肠肌放松，肌袢收缩），则可见腘静脉在肌袢的部位明显受压，甚至闭合。Psathakis 还指出，在人体站立时，大腿屈肌群可出现间歇性收缩，使腘静脉间断地受压，以利血液回流；在人体平卧或坐位时，即使膝关节屈曲，但大腿屈肌群也会发生间断性的松弛，使肌袢不致长时间压迫腘静脉，避免发生静脉回流障碍。上海交通大学医学院附属第九人民医院血管外科为了进一

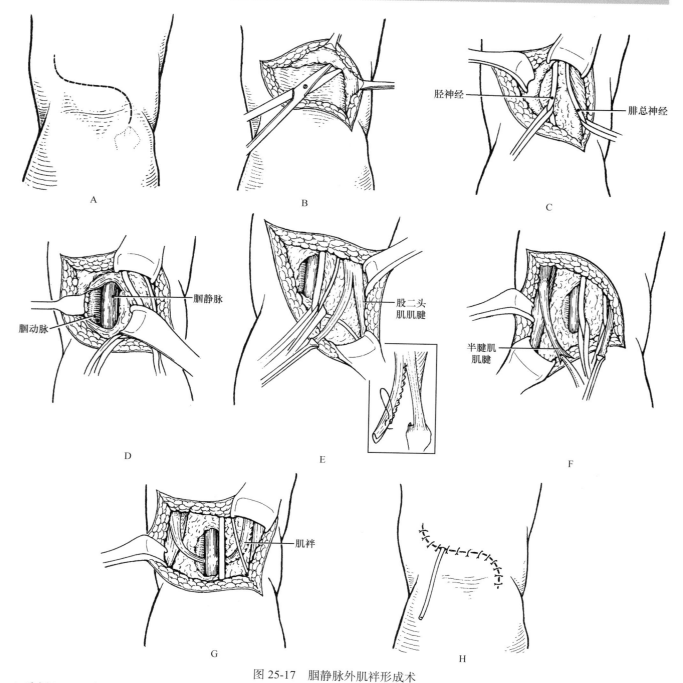

图 25-17　腘静脉外肌袢形成术

A. 手术切口；B. 游离皮瓣；C. 牵开胫神经和腓总神经；D. 显露腘静脉和腘动脉；E. 剖取部分股二头肌肌腱；F. 游离半腱肌肌腱；G. "U" 形肌袢在腘静脉、胫神经和腓总神经深面通过；H. 缝合切口，向肌袢周围经细导管注入氢化可的松

步研究肌袢作用的机制，曾选择术后近期疗效良好的患者，在动态下做深静脉顺行和逆行造影观察。即先将膝关节屈曲 90°，使肌袢处于最大限度的收缩状态，然后做顺行造影。此时，可见造影剂仍能越过肌袢的压迫，回流入髂 - 股静脉；再于同样屈膝条件下，穿刺股总静脉做逆行造影，发现在屏气时，造影剂也能向远侧越过肌袢，倒流入小腿深静脉中；不论在顺行还是逆行造影中，只要患者不断做伸直和屈曲关节的活动，即可见到于肌袢所在部位的腘静脉，受到自远侧向近侧方向的有利按摩，迫挤造影剂快速向心回流，因此可以认为，肌袢在收缩过程中，有力地向近侧按摩腘静脉，可能是制止倒流和促进回流的主要因素。Psathakis 曾强调指出，为了限制肌袢的活动度，使其能在收缩时紧紧压迫腘静脉，所以在腘动静脉间肌袢穿过的间隙，不能长于 1cm。但

是，上海交通大学医学院附属第九人民医院血管外科根据肌袢原理的新认识，提出在术中将腘动静脉间的间隙增加到2cm，扩大肌袢的活动范围，以增加肌袢收缩时对腘静脉的按摩效应。

在顺行造影中，可见腘静脉的远侧段大多呈多支状态，因此，有些学者认为，在这种情况下，肌袢在收缩时，不能均匀地作用于腘静脉发挥治疗作用，并且对各分支压迫的程度也各不相同，可能会影响手术效果。上海交通大学医学院附属第九人民医院血管外科通过解剖成人尸体的下肢200条，发现在腘静脉远段呈单支者占36.5%，双支者占61%，三支者占2.5%；但腘静脉近侧段即肌袢所在的位置，呈双支者仅有3条下肢，其余197条均为单支型。因此，绝大多数下肢都适宜于施行本手术。近侧段腘静脉呈双支者，若是一大、一小，可将小支结扎保留大支，然后放置肌袢；如两支管径相似，则将其外膜互相缝合而并拢，作为1支腘静脉处理。

上海交通大学医学院附属第九人民医院血管外科于1999年初，总结自1981年3月至1998年12月施行本手术1291例，共1639条下肢的经验，指出肌袢的结构坚韧、作用有力且可持久，能抗衡术后可能继续存在的逆向重力，是治疗下肢深静脉重度倒流性病变的优选手术之一；在其他重建术无法施行时，如深静脉瓣膜已完全损坏或先天性无瓣膜、可选取的自体静脉中没有结构坚韧的瓣膜或管径过细等时，本手术是唯一可供选择的方法。本总结特别对手术后并发症的分析和处理，作出合理的评价。全组男性880例，女性411例。左下肢789条，右下肢738条，双下肢患者56例。通过各种相应检查，绝大部分患者都属下肢原发性深静脉瓣膜功能不全，大多为重度倒流者，极少数为下肢深静脉血栓形成后遗症完全再通型和先天性下肢深静脉无瓣症。有168条患者曾做过大隐静脉剥脱术，但手术失败。截至1999年2月，对70%的患者进行随访，随访期为3～214个月，平均8年以上。疗效满意者占80%，表现为临床症状消失或基本消失，溃疡愈合未再复发。早期手术的62条下肢，于术后5年做深静脉顺行造影，显示肌袢发挥作用；活动患肢后静脉压下降50%以上，压力恢复时间延长至20～24秒。病情好转者占10%，也已基本恢复正常的生活和

工作能力。术后发生各种并发症的患肢共151条，占所有患肢的9.21%。按并发症发生时间的不同，可分为早期和远期并发症两大类。早期并发症发生于术后6个月以内；后期并发症一般在术后疗效满意或较满意，然后多在2～3年以后才出现并发症。术后早期并发症包括深静脉血栓形成18条患肢（1.10%）；小腿肿胀91条（5.55%）；腓总神经损伤1条（0.06%）；腓总神经暂时性麻痹10条（0.61%）；膝关节运动障碍3条（0.18%）；创口感染5条（0.31%），共有患肢128条。近期并发症中最多见的是小腿肿胀，这主要是术中操作不够细致，损伤腘窝部的淋巴组织，但肿胀多在半年内消退；其次是肌袢过短或过长，过短可压迫腘静脉造成回流障碍，过长则不能发挥肌袢的治疗作用，以消除术前原有的肿胀，这与手术操作不当有关。其他如腓总神经损伤和深静脉血栓形成，多因手术操作粗暴、解剖层次不清和不正规所致。又如肌袢重叠缝合处的接头粗大，使肌袢活动度受限制，甚至长时间压迫在腘静脉上，都是造成这类并发症的原因。腓总神经麻痹和膝关节功能障碍，一般都在3～6个月内消失。前者是手术时过度牵拉或压迫所致；后者表现为膝关节乏力，上扶梯或跨上自行车等膝关节活动范围较大时，症状更加明显，这可能是取肌腱形成肌袢后暂时性膝关节运动功能紊乱引起。术后远期并发症包括腘静脉血栓形成8条（0.48%），肌袢过短或粘连15条（0.92%），共有患肢23条，均表现为小腿肿胀，前者由于肌袢缩短或粘连等压迫腘静脉而并发血栓形成，顺行造影时腘静脉不显影，一般在6～12个月以后，因侧支循环大量形成，肿胀可逐步减轻；后者做顺行造影可见腘静脉被牵拉向内侧或外侧移位，腘静脉有受压迹象，但管腔仍通畅（一般有扭曲或缩小），小腿肿胀持续存在。这些并发症除与手术操作有关外，更可能有肌袢本身存在的致病因素，如肌腱萎缩和与邻近组织粘连等，造成对腘静脉的牵拉和压迫。曾对数例患者做腘窝部手术探查，发现肌袢有萎缩和广泛粘连等情况。因此，虽然这两种远期并发症的患肢只占所有患肢的0.48%和0.92%，但是应该给予足够的重视。仔细而慎重地选择手术患者、正规和细致的手术操作、做好术后处理要点，可最大限度地减少并发症，提高手术疗

效。近年来，曾对 50 例患者于手术结束时，在肌襻周围注入透明质酸酶，短期随访效果良好。一般认为，高质量和相容性良好的人工肌腱，将会是替代肌襻的优选材料。近几年来，国内文献中有采用离体的自体阔筋膜条，或者以自体带蒂阔筋膜片替代肌襻的报道，远期疗效有待做长期观察。

上海交通大学医学院附属第九人民医院血管外科于 1981 年 3 月，采用肌襻形成术治疗下肢原发性深静脉瓣膜功能不全。继而对本手术的适应证、手术机制、手术方法和疗效评价等都提出了新的观点和方法，取得满意的疗效。以后相继于 1982 年 2 月，开展股浅静脉瓣膜腔内修复术；1983 年 2 月，开展股浅静脉瓣膜管壁外修复术；同年 4 月，开展自体带瓣静脉段移植术；1985 年 5 月，开展下肢深静脉移位术；1987 年 7 月，开展股浅静脉瓣膜包窄术。截至 1991 年，已累计手术病例 1000 余例。在此基础上，通过实验研究和临床观察，将瓣膜包窄术和肌襻形成术，分别列为治疗本症轻度、中度和重度倒流的常规手术；并特别强调，施行瓣膜重建术后，必须高位结扎 + 剥脱或分段结扎功能不全的大隐静脉、曲张的浅静脉和功能不全的交通静脉，才能取得满意的效果。临床实践表明，大多数关闭功能不全的瓣膜，仅是瓣叶游离缘松弛、下垂和伸长，而瓣叶质地仍无严重的退行性改变，它们除了在深静脉造影中可见瓣膜的阴影外，在术中游离股浅静脉使之发生痉挛、收缩时测试瓣膜功能，即可见无倒流发生或只有轻度血液倒流。因此，有些学者们认为，多数患者都可施行管壁外修复术而取得满意的疗效。1997 年，上海交通大学医学院附属第九人民医院血管外科采用双功彩超多普勒，对确诊为下肢原发性深静脉瓣膜功能不全的患者 58 例（73 条下肢），检测其静脉血流动力学状态，以检验 Kistner 有关"多米诺骨牌"效应的观点。全组 58 例患者，男性 32 例，女性 26 例；年龄为 27 ～ 74 岁，平均 57 岁，都有典型的临床表现，并通过各项检查予以确诊。检测时，患者站立，双手撑扶一固定物体，受检的下肢不负重，并保持放松和轻度屈曲状态。为了诱发静脉血液倒流，顺序以 10cm 宽的血压充气袖带，充气至 16.7kPa（126mmHg），分别施压于被检测静脉的下端，加压 3 秒后迅速放松，记录有无反向血流频谱，如有反向血流频谱时，其持续时间大于 0.5 秒者提示有血液倒流。所有检测均用 10MHz 的显像探头和脉冲多普勒彩流系统来完成。检测时，超声束与血流的夹角小于 45°，检测与袖带充气释放试验均分别由 1 人完成。倒流的时间和峰速都经多普勒频谱转换测得，静脉的管径在二维图像纵切面上测出。所以记录的数值都在测量 3 次后取其平均值。每一静脉节段的检测均在解剖上固定于相对特定的位置，股深与股浅静脉的检测分别位于其起始部位下方 1 ～ 3cm 处，大隐静脉位于隐 - 股静脉交界处下方 1 ～ 3cm 处，腘静脉与小隐静脉位于隐 - 腘静脉交界处下方 1 ～ 3cm 处。首先检测股三角区的静脉，然后再检测腘窝部的情况。用 χ^2 检验比较有或无股浅静脉倒流时，腘静脉倒流的发生率；用 t 检验比较有或无股浅静脉倒流时，腘静脉的管径、倒流峰速和倒流持续的时间。所有数据均经 UE 软件输入计算机，统计分析用 Statpal 软件完成。检验结果发现：①有或无股浅静脉倒流者，腘静脉倒流的发生率分别为 67.7% 和 21.4%，说明有股浅静脉倒流时，腘静脉倒流的发生率明显增加（$P < 0.05$）；②有或无股浅静脉倒流者，腘静脉的管径分别为（9.1893±1.295）mm 和（8.0668±1.3082）mm，说明有股浅静脉倒流时腘静脉管径明显增粗（$P < 0.05$）；③腘静脉倒流峰速和倒流的时间无明显差异；④在腘静脉有倒流的患肢中，约 89% 的患肢同时有股浅静脉或（和）股深静脉倒流；⑤在无股浅静脉倒流而有腘静脉倒流的患肢中，约 67% 的患肢同时有股深静脉倒流；⑥大隐静脉倒流的发生率为 94.5%，小隐静脉倒流的发生率是 9.4%。因此可以认为，股浅和股深静脉倒流，可对腘静脉产生负面影响；手术重建以恢复股浅静脉近侧段中瓣膜的功能，为治疗原发性下肢深静脉瓣膜功能不全提供客观的血流动力学依据。此外，检测结果表明，有些问题必须做进一步研究：①部分股深静脉通过 1 ～ 2 支主干与股 - 腘静脉相连通，在股浅静脉无倒流而股深静脉和腘静脉有倒流时，是否要做股深静脉瓣膜重建术；②若股浅静脉、股深静脉和腘静脉都有倒流时，是否做这三支静脉瓣膜重建术的疗效将优于单独做股浅静脉瓣膜重建术。近年来，有些学者指出，腘静脉瓣膜功能与小腿肌肉泵有密切关系，主张将瓣膜重建术的部位下移至腘静脉。

Raju 等主张，在必要时于下肢深静脉的多个平面，施行各种合适的瓣膜重建术。这些新的做法都有待通过大量病例和较长的时间，最终肯定其临床价值。必须特别指出，瓣膜重建术主要是治疗下肢深静脉倒流性病变。此外，在下肢深静脉回流障碍性病变中，近侧段深静脉（髂-股静脉）闭塞，而其远侧段深静脉通畅并有倒流（未被血栓等累及，或者被血栓堵塞后已再通）时，只有在闭塞的近侧段深静脉已做合适的转流手术，使其远侧段深静脉中的压力显著降低或接近正常范围后，才可考虑在闭塞的远侧段施行瓣膜重建术。

近年来，学者们对瓣膜替代物做了大量探索性研究。主要包括：①将静脉壁的全部或部分向腔内翻转形成一个瓣膜样结构；②利用不锈钢、铂等，制造人工瓣膜；③移植冷冻保存的自体或异体带瓣静脉段；④设计在管壁外规律性压迫静脉的装置，模拟静脉瓣膜功能；⑤利用组织工程技术构建瓣膜支架，置入培养的静脉内皮细胞；⑥带瓣膜静脉段支架移植。这些方法目前都还处于实验阶段。

（张培华 黄新天）

三、先天性下肢深静脉无瓣膜症

先天性下肢深静脉无瓣膜症是较少见的下肢静脉病变。以早期出现下肢静脉系统高压的临床表现为特征，临床上常误诊为深静脉血栓形成后遗症或原发性深静脉瓣膜功能不全。

（一）病因和病理

1941 年，Luke 首先提出，先天性下肢深静脉瓣膜发育不良，可引起下肢深静脉功能不全性病变。1943 年，Eger 和 Casper 解剖成人尸体 38 条下肢，发现双侧髂-股静脉无瓣膜者 3 条；单侧无瓣膜者 11 条。1952 年，Basmajian 解剖 376 条下肢时，发现其中 1 条的深静脉内无瓣膜存在。1960 年，Lodin 报道了 14 例先天性下肢深静脉无瓣膜症，指出这是一种常染色体显性遗传疾病。作者认为，父母均无此症时，子女不会患本症。作者追踪调查所有的患者，发现本症患者几乎都有家族史。作者重点调查了 1 例患者的家系，在 23 人中发现无静脉瓣膜者 10 人，另

有 5 人有下肢静脉高压的临床表现，但拒绝接受检查。自 1981 年 10 月至 2004 年 12 月，上海交通大学医学院附属第九人民医院血管外科在 11 073 例共 11 595 条做深静脉造影检查的患肢中共发现先天性下肢深静脉无瓣膜症 89 例，共 97 条患肢，占同期静脉疾病的 0.84%。先天性静脉瓣膜缺如或发育不良，多在患儿开始发育或青春期，身体迅速长高时，因倒流性病变不断加重，从而患肢出现明显的临床症状和体征。由于长期受下肢深静脉近侧段高压的影响，浅静脉和交通静脉中的瓣膜也可相继逐一破坏，失去单向开放功能。小腿肌肉收缩时，深静脉中的血液经交通静脉逆流入踝上浅静脉网，使踝部静脉处于明显淤血和高压状态，导致营养障碍性病变。此外，这种先天性病变常合并下肢淋巴发育畸形和淋巴回流障碍。

（二）临床表现和诊断

本症主要表现为下肢静脉系统高压症状，多于少年或青春期发病，出现明显的临床症状和体征，并常可追溯到家族患病史。患肢除有严重的浅静脉曲张、肿胀和胀痛外，踝部可较早地出现色素沉着和溃疡形成等皮肤营养障碍性病变。有时因合并淋巴水肿，小腿肿胀可表现为非凹陷性特征。1999 年以前，上海交通大学医学院附属第九人民医院血管外科所收治的 64 例中，发病年龄为 15 ～ 20 岁；病程为 2 ～ 30 年，平均 10 年左右；双下肢病变者 8 例；18 条患肢症状较轻，内踝部无显著的皮肤营养性病变。9 条患肢有轻度淋巴水肿，放射性核素淋巴扫描检查示淋巴回流障碍。

根据少年或青春期发病、有家族史可循及临床症状和体征，就应考虑本症的可能性。进一步做必要的检查，如肢体容积描记、下肢深静脉顺行造影等，但是最可靠的诊断手段仍然为彩超检查。在顺行造影中，深静脉主干全程通畅，管径明显扩张，无瓣膜影可见，且无任何血栓形成后遗症迹象。逆行造影或经皮腘静脉插管造影时，可进一步证实无瓣膜存在，或者仅有瓣叶的痕迹，造影剂直泄倒流入小腿的深静脉中（图 25-18）。

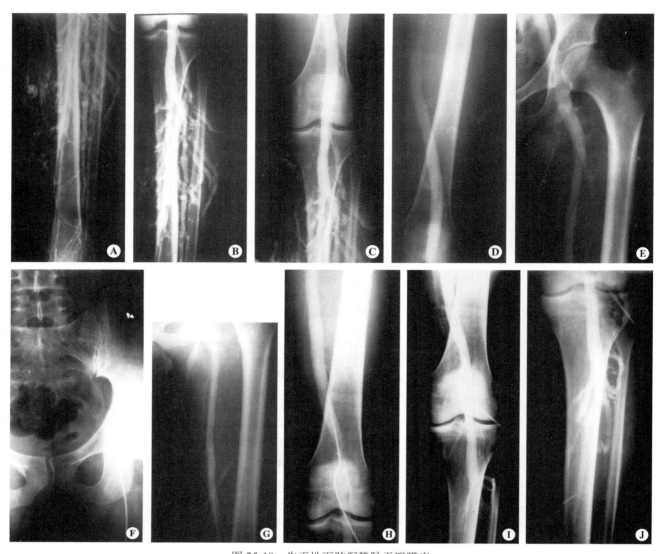

图 25-18　先天性下肢深静脉无瓣膜症

深静脉顺行造影见深静脉主干通畅，直管状扩张，无瓣膜影和"竹节状"膨出

A. 小腿下段正位片：胫、腓静脉，大隐静脉曲张；B. 小腿上段正位片：腘静脉远侧段；C. 膝部正位片：腘静脉近侧段；D. 大腿中、下段正位片：股-腘静脉；E. 髋部正位片：髂-股静脉-腘静脉插管造影无瓣膜可见，造影剂倒流至小腿段；F. 髂静脉通畅；G. 股浅静脉和大隐静脉均有倒流；H. 股浅静脉远侧段倒流；I. 股-腘静脉倒流；J. 造影剂倒流至小腿段

（三）治疗

症状较轻、踝部无明显色素沉着和溃疡形成，或者身体条件不宜手术者，均可采用保守治疗。包括适当减轻或调动工作，避免长时间站立，穿循序减压弹力袜等，在门诊定期随访观察。

手术治疗应做深静脉瓣膜重建术。常用的方法是自体带瓣静脉段移植术和腘静脉外肌袢形成术。前者除考虑移植段管径的匹配外，应尽量将移植段置于股浅静脉远侧段或腘静脉，以提高腓肠肌泵样功能。后者的疗效较好，但应仔细挑选患者，按规范手术操作，以防止不必要的术后并发症。深静脉瓣膜重建术后，必须处理病变的浅静脉和交通静脉，以解除踝部营养障碍性病变，提高手术疗效。

上海交通大学医学院附属第九人民医院血管外科自 1981 年至 1998 年，共为 54 条患肢施行瓣膜重建手术。其中 2 条患肢取自体带瓣肱静脉段（长2cm），移植于股浅静脉远侧段收肌管开口的位置。2 条患肢因体型矮胖估计大腿屈肌肌腱的长度不足，取自体阔筋膜条代替肌袢做腘静脉外肌袢形成术。其余 50 条患肢均做腘静脉外肌袢形成术。截至 2000 年初，已随访 2～19 年。其中 20 条患肢疗效满意，表现为临床症状和体征基本消退，踝部无溃疡形成；另 18 条患肢仍有轻度肿胀，久立后肿胀有不同程度的加剧，平卧和抬高患肢后，可明显消退；另 3 条患肢症状无显著改善。

（张培华　黄新天）

四、下肢交通静脉瓣膜功能不全

下肢静脉包括深静脉、浅静脉和交通静脉三个系统。其中一个系统发生病变后，久之即可延及其他两个系统，引起患肢整体静脉的病变。下肢深静脉和浅静脉之间有交通静脉相连通，在交通静脉中都有数目不等的朝深静脉单向开放的瓣膜，引导血液从浅静脉流入深静脉。这是除经大隐静脉和小隐静脉外，另一条浅静脉回流的途径。下肢交通静脉多在肢体内侧，一般分为内踝部、膝下、膝上和大腿部四组。有些学者认为，当浅静脉（大隐静脉）的瓣膜功能不全发生倒流性病变，而深静脉和交通静脉功能正常时，在浅静脉中向远侧倒流的血液，可经正常功能的交通静脉流入深静脉，使深静脉因血流量的增加而发生扩张和扭曲，终于引起深静脉中的瓣膜关闭不全，酿成深静脉倒流性病变。另一些学者则不同意这种看法。因此，目前尚未取得共识。当深静脉倒流性病变不断加剧，特别是累及腘静脉甚至小腿深静脉后，可进而使交通静脉扩张并破坏其中的瓣膜，同样造成交通静脉瓣膜功能不全，使深静脉中的血液经交通静脉倒流入浅静脉，最后引起内踝部皮肤营养障碍性病变。

1938 年，Linton 提出交通静脉瓣膜功能不全时，高压的深静脉血倒流入浅静脉，是引起足靴区溃疡形成的重要原因。他主张在整个小腿内侧，沿交通静脉穿出深筋膜的位置至腘窝做纵切口，切开皮肤和深筋膜，将切口两侧皮瓣向前、后方游离，彻底显露交通静脉，在深筋膜下予以结扎。此后，Cockett 和 Dodd 都有同样的报道，认为 Linton 手术是治疗静脉性溃疡的有效方法。20 世纪 90 年代后期，Gloviczki 等报道，施行交通静脉切断后踝部溃疡迅速愈合，并且长期无复发。Bradbury 等报道，术后随访 6 年无复发的患者占

84%。近几年来，随着对下肢深静脉病变认识的不断深入和更新，许多学者们都认为，深静脉倒流伴浅静脉和交通静脉倒流，并有踝部溃疡形成的患者，在施行深静脉瓣膜重建术的同时，本手术是取得满意疗效所必要的辅助性手术方法。另一种类型的静脉性溃疡是由深静脉回流障碍性病变所引起，大多数属下肢深静脉血栓形成后遗症（PTS），这类患者做交通静脉结扎或切断术的效果常不能令人满意。20 世纪 70 年代，Burnand 等报道 PTS 23 例手术均失败。80 年代，Stacey 等报道，PTS 施行手术者，临床效果不佳，术后血流动力状态也无明显好转。

Linton 手术虽然是治疗踝部静脉性溃疡的有效方法，但因其切口长、深及深筋膜下、游离范围广、创伤大，所以局部并发症较多。据文献报道，术后发生创口感染、皮肤坏死和延期愈合者，最高可达 58%。1985 年，Hauer 首先用内镜做深筋膜下交通静脉切断术（subfascial endoscopic perforator vein surgery, SEPS），取得良好的效果。目前这种微创手术，已在各国广泛采用。SEPS 是在远离踝部溃疡的小腿上段内侧面做小切口切开皮肤、皮下组织和深筋膜，由此向远侧插入内镜，寻找病变的交通静脉，在镜下予以切断和结扎。SEPS 开展初期采用的内镜为单腔管，以后又改用双腔管。1999 年，张强等首先在国内报道采用腹腔镜做 SEPS，并改进操作方法，即在小腿上段做两个小切口；向深筋膜下充气，以扩大视野；并于手术前在患肢大腿部放置空气止血带，保持清晰的手术野，使手术能够顺利完成。具体方法为，患者一般做腰椎硬膜外麻醉，取头低足高位，在胫骨粗隆下 8～9cm，胫骨内侧约 3cm 处，做长 1.5cm 横切口，结扎并切断皮下浅静脉，切开深筋膜，在筋膜下向远侧钝性分离出一定的空隙，向深筋膜下置入 10mm 腹腔镜穿刺器和镜头，然后向深筋膜下做 CO_2 充气，使压力达到 1.995kPa（15mmHg）并在整个手术过程中予以维持。再于切口内后侧约 5cm 处做同样的小切口，于电视指导下置入另一穿刺器，进操作钳，分离深筋膜下的疏松组织直达内踝上方，找到有倒流病变粗大的交通静脉后，即用钛合金血管夹阻断并予以切断，一些较小的交通静脉可用电凝烧灼。交通静脉结扎完成后，再常规做曲张浅静脉分段结扎和

剥脱术。术后小腿做加压包扎防止并发血肿形成。张强等在首次报道中共有 51 例，其中男性 27 例，女性 24 例，平均年龄 55 岁。所有患肢除浅静脉曲张外，足靴区均有皮炎和色素沉着等改变，其中 33 例有溃疡形成；14 例曾做过浅静脉剥脱手术，但又复发。所有患肢无术后并发症，术后初期踝部皮肤营养障碍性病变即明显改善，溃疡均在术后 4 ～ 40 天内愈合；2 例术后发生皮下气肿，于 2 天内消退，无不良后果。作者表明，运用电视内镜的优点为：①切口小，并且距踝部皮炎和溃疡较远，不易损伤有营养障碍性病变的皮肤；②用 CO_2 充气和电视监视，使手术野开阔并清晰可见，能将所有病变的交通静脉予以离断。1997 年，Pierik 等报道，SEPS 和 Linton 手术后随访 21 个月，两组均无复发者，但前者的并发症为 0，后者则高达 53%。1998 年，Gloviczki 报道北美 SEPS（NASEPS）的统计资料，美国和加拿大 17 个医疗中心的 148 次手术中，无死亡和并发血栓形成者；106 条患肢同时做浅静脉手术和 SEPS，手术时有活动性溃疡者占 70%，有溃疡史者占 15%，术后早期血栓性浅静脉炎发生率为 3%，蜂窝织炎发生率为 3%，隐神经痛发生率为 7%，创口感染发生率为 6%；大多数患者均在门诊手术，少数住院手术者，住院时间平均为 2.1 天；平均随访 5.4 个月后，溃疡愈合者占 88%，平均愈合期为术后 38 天。作者着重指出，在本组患者中原发性深静脉瓣膜功能不全者占 70%。Gloviczki 有 40 例患者做 SEPS，平均随访 14 个月后，仅 2 例患者复发。作者认为，SEPS 是可靠和安全的手术；严重深静脉 PTS 主干阻塞或再通不全者，SEPS 的疗效不佳，术后常易复发。在 NASEPS 统计的资料中，因原发性瓣膜功能不全引起溃疡，而做 SEPS 者占大多数，这类患者可望取得长期满意的疗效。1998 年，White 等报道 SEPS 在英国应用的情况，他们综合 26 位专家的意见提出，SEPS 的绝对适应证应为深静脉倒流性病变和交通静脉功能不全所引起的溃疡。

2002 年，Kalra 等总结美国 Mayo 医疗中心 1993 ～ 2000 年做 91 例 SEPS 的经验指出，深静脉倒流者做 SEPS+ 大隐静脉剥脱术，术后 5 年溃疡复发率为 15%，而 PTS 术后的复发率则高达 56%。因此，作者特别指出，PTS 并发踝部溃疡

者，做 SEPS 后的复发率很高，疗效不佳，值得做进一步深入的研究。据刘咸罗等研究的结果表明，下肢深静脉 PTS 的病理变化是回流障碍，只有在闭塞段大部或完全再通、大量侧支形成或施行转流手术，使静脉高压明显下降甚至接近正常范围后，施行 SEPS+ 大隐静脉剥脱术，才能取得较好的效果。笔者等制订的手术适应证参考指标：①深静脉顺行造影显示再通较明显，侧支较丰富；②动态静脉压测定表明深静脉高压明显下降，直立位活动下肢后静脉压较直立静息位下降 45% 以上，停止活动后静脉压恢复时间 > 15 秒；③患肢做弹性压迫包扎，行走 15 ～ 30 分钟后，患肢无明显肿胀和疼痛。临床实验证实：①在原发性深静脉瓣膜和交通静脉功能不全而无踝部溃疡的 21 例患者中，做 SEPS+ 大隐静脉剥脱术 + 股浅静脉瓣膜包窄术，术后随访 15 ～ 39 个月，无发生溃疡者，说明本手术可预防深静脉倒流者发生溃疡。②在原发性深静脉瓣膜和交通静脉功能不全而有踝部溃疡的 29 例患者（30 条患肢）中，做 SEPS+ 大隐静脉剥脱术 + 股浅静脉瓣膜包窄术，随访 15 ～ 39 个月后，也无溃疡复发，说明本手术可制止深静脉倒流者复发溃疡。③在 PTS 和交通静脉功能不全并有溃疡的 23 例患者中，按照笔者等制订的手术适应证标准，选为手术对象者，做 SEPS+ 大隐静脉剥脱术，术后随访 15 ～ 39 个月，溃疡复发率为 8.70%，无溃疡复发者为 91.30%，说明笔者等所提出的手术适应证，有临床实用价值。

2003 年，de Rijcke 等报道，踝部静脉性溃疡中，约 10% 发生于外踝部位，这些是小腿外侧功能不全的交通静脉所致，其特点是 SEPS 治疗的效果差，术后极易复发。他们对此类患者 13 例做 SEPS 时，于小腿近侧 1/3 段的前外侧做横行皮肤小切口，向深部切开筋膜，并置入内镜，向下方分离直至外踝部。于髋和膝关节弯曲的平卧位，从胫前骨筋膜室开始寻找交通静脉，并予以离断。由于外踝下交通静脉距离较远无法见到，故不能处理。然后横断胫前室和腓外侧室的肌间隔，处理所见到的交通静脉，接着再切开腓外侧室和浅后室间的肌间隔，切断交通静脉后取出内镜。随访 31 ～ 81 个月，6 例溃疡不愈合，另 3 例均于术后复发，超声检测发现仍有功能不全的交通静脉

存在。他们认为，失败的原因是大多数位于浅后室部位的交通静脉被腓骨阻挡，内镜难以从胫前室伸至浅后室，此外，还有一些交通静脉位于踝下室，更不易在镜下予以结扎。因此，他们提出做外侧 SEPS 时，应取腓外侧或浅后室途径进入，而不通过胫前室。此外，胫骨周围的交通静脉一般也不易在镜内见到，也可能在术中遗漏。他们还发现，术后溃疡不愈合而超声检查又未见功能不全交通静脉者，则在隐 - 腘静脉交界部位有静脉血液倒流，因此，在此处做手术阻断倒流，可以使溃疡愈合。最后他们指出，进一步对外侧交通静脉的解剖做全面、系统和深入的研究，可望提高小腿外侧 SEPS 的疗效。

最近，有学者提出，腔内射频闭合术阻断功能不全的穿通支，是治疗难治性溃疡的有效方法。最近，上海交通大学医学院附属第九人民医院血管外科进一步开展了腔内射频闭合术治疗顽固性溃疡取得成功。早在 1916 年，Homans 就提出穿通支静脉功能不全与静脉性溃疡发生的密切关系。下肢深、浅静脉和穿通支的反流，可导致行走后浅静脉高压，这是大多数溃疡发生的病理基础，还有部分是由于静脉闭塞所致。溃疡基本细胞学病理表现为白细胞介导的炎症反应和纤维蛋白渗出环（fibrin cuffs），病因主要为穿通支静脉的瓣膜功能不全导致血液的反流。一旦静脉高压形成，首先出现皮肤脂肪硬化症，最终出现溃疡。治疗溃疡的机制也是以消除水肿和降低静脉高压为主。医用弹力袜压迫疗法对初期大多数患者有效。但部分患者的溃疡仍继续发展，经过多普勒超声检查，可发现静脉反流或闭塞的部位和程度，经过对大隐静脉及其分支的结扎或闭合术，可以有效治疗这部分患者，部分还可行深静脉瓣膜功能修复，以减除静脉血液反流或回流障碍。当浅静脉闭合术仍不能治愈溃疡时，治疗穿通支静脉反流是非常必要的措施。

治疗穿通支静脉功能不全有多种方法，如手术切开结扎（Homans 手术）、内镜筋膜下结扎（SEPES 手术）、硬化剂栓塞等。由于溃疡周围皮肤非常脆弱，并且手术本身可能导致新的不愈合创口，因此微创技术成为治疗主流。穿通支硬化剂疗法，有硬化剂反流入深静脉形成深静脉血栓的风险，应用受到一定的限制，而穿通支静脉腔内射频闭合术，是治疗难治性溃疡的新方法，已在临床取得非常好的操作成功率，并且并发症发生率很低。最近，Peter 等报道 45 例 CEAP6 级患者，合并 75 处溃疡，超声检查功能不全静脉穿通支 86 支，最终腔内射频闭合率达 71%，二次闭合率可达 90%，90% 的溃疡只要有至少一支穿通支闭合后就可完全愈合，未发生皮肤坏死、感染或神经损伤等任何并发症。不过，射频治疗需要比较高的技术要求，首先需要超声精确定位，即使在经验比较丰富的治疗中心，也需要大约 4 年的学习曲线，才能达到比较稳定的操作成功率和溃疡治愈率。

穿通支的定位必须准确，须确保射频导管探头在筋膜层或紧贴筋膜层下水平的穿通支内，皮肤、神经、动脉与穿通支紧邻，很容易被探头误伤，导致相应并发症。一般一次闭塞率在 80%，初学者可达到 56% ～ 60%。射频治疗的好处是，即使 1 次失败，还可进行 2 次、甚至 3 次治疗，直至完全闭塞，因为局部穿刺对解剖结构的影响率远低于外科手术。

近来，学者们提出，下肢浅表微小静脉瓣膜功能丧失也是皮肤营养障碍病变的主要发病原因，浅静脉曲张是下肢最常见的静脉病变，传统观念均认为是浅表大静脉的瓣膜功能不全所致。目前几乎所有的解剖教科书都认为，在直径 < 2mm 的静脉内不存在瓣膜，但最近有不少学者发现，在人体下肢皮下 < 2mm 的小静脉中均有瓣膜存在。

最近，Jordan 等利用树脂逆行静脉造影，对 15 例残肢进行分析发现，小静脉内确实存在瓣膜，且其功能变化不与大静脉的瓣膜功能相关，即使在大隐静脉及其侧支的瓣膜功能不全，小静脉仍可独立保持静脉瓣膜功能的完整，但也有部分大隐静脉瓣膜功能完整，而在小静脉却已经出现瓣膜功能的退化。大、小静脉之间通常存在"临界性"瓣膜，其功能至关重要，它可以阻止血液反流至皮肤，从而保护皮肤营养功能。这解释了临床上常见的静脉曲张病例的疑问，即有些患者大隐静脉及属支曲张很明显，然而并没有明显的小腿色素或溃疡的出现，而有些病例已经出现小腿色素或溃疡，而静脉曲张并不明显。学者们多认为，当大隐静脉出现瓣膜功能退化而引发静脉曲张后，对于小静脉瓣膜功能的保护更显得十分重要，因为这可以防止小腿皮肤营养障碍的出现，如色素沉着和溃疡等。

（张培华　李维敏）

五、小隐静脉瓣膜功能不全

近来有些学者提出，长期以来，小隐静脉倒流性病变在下肢静脉功能不全的发病机制、病程演进和治疗等方面的重要性一直未受到应有的重视。近年来，由于超声多普勒检测技术在临床的广泛应用，使学者们对小隐静脉病变的解剖学和生理学等才有较深入的了解，从而提高了评估下肢静脉病变的范围、程度和制订手术方案的正确性，取得更加令人满意的治疗效果。例如，小隐静脉进入腘静脉的平面，在解剖位置上有很大的变异，利用超声扫描定位后，即可成功地做小隐静脉高位结扎术，阻断小隐静脉的倒流。

20世纪90年代末期，Bass等已指出，小隐-腘静脉交界处血液倒流，与患肢小腿外侧面溃疡形成有密切关系。Sakurai等也提出，股-腘静脉段倒流同时有浅静脉倒流者，多有踝部溃疡形成；阻断小隐静脉倒流后，可使原发性静脉功能不全患者的临床症状和血流动力状态得到明显改善。2000年，Labropoulos等报道，在手术治疗下肢静脉功能不全时，若不阻断小隐静脉的倒流，即可能导致患肢术后浅静脉曲张和临床表现的复发。

2004年，Lin等对小隐静脉倒流患者所做的临床研究具有一定的代表性，报道了慢性下肢静脉功能不全患者422例，共722条患肢，全组中女性265例，男性157例；年龄16～85岁，平均（48 ± 12.8）岁；属于先天性病变者5例，原发者患肢606条，继发者（大多为血栓后遗症）患肢112条。全组722条患肢中，206条有小隐静脉倒流，占28.5%，其中先天性病变患肢4条（2%），原发者患肢162条（79%），继发者患肢40条（19%）。小隐静脉倒流的发生，与性别、年龄等均无关系。小隐静脉倒流的患病率，随病情严重性加重而增高，在C_1～C_3级患者中，小隐静脉倒流者占25.8%，在C_4～C_6级患者中则增为36.1%（$P=0.006$）。此外，小隐静脉倒流多与深静脉倒流并存，在有股静脉倒流者中占35.2%（$P=0.015$）；

在有股-腘静脉倒流者中占35.8%（$P=0.001$）；在有腘静脉倒流者中占40.5%（$P<0.001$）。作者指出，腘静脉倒流时，可使深静脉的高压传送至小隐静脉，造成浅静脉曲张；小隐静脉倒流时，静脉高压也可通过功能不全的交通静脉，传送至小腿肌肉中的深静脉，因超负荷效应造成小隐-腘静脉交界远侧的深静脉功能不全。因此，作者认为，小隐静脉倒流在下肢慢性静脉功能不全病变中占有重要的地位，应做进一步深入的研究。

（田卓平　张培华）

第三节　下肢静脉慢性闭塞性疾病

瓣膜功能不全是下肢慢性静脉功能不全（CVI）最常见的病因，但由于深静脉闭塞，尤其是近端流出道——髂-股静脉闭塞而产生一系列静脉淤血症状和体征的患者只占下肢慢性静脉功能不全的近10%。50多年前Warren和Thayer首先报道了成功的开放性下肢闭塞静脉重建术，但多年来这类手术的治疗结果并不理想。而近20年，由于诊断技术的提高，手术患者的合理选择，手术技巧和移植材料的进步，使静脉旁路移植的成功率得到较大的提高，但与动脉重建相比仍难以令人满意。近年来髂-股静脉闭塞的血管腔内治疗（静脉支架植入）进展迅速，已替代开放手术成为首选的治疗方式。

一、髂-股静脉回流障碍的病因和病理生理学

血栓后遗症患者的临床表现和病理生理学基础，是既存在回流障碍，又有静脉倒流，这已为医学临床所充分认识，但髂静脉回流障碍在下肢慢性静脉功能不全（CVI）中的作用常被低估。部分原因是髂静脉回流障碍的诊断相对比较困难（静脉造影在髂静脉区敏感性不高，而普通超声技术的检测结果也常不可靠）。目前血管腔内超声扫描（IVUS），已被证实是诊断髂静脉区域内血管病变的可靠检测手段，静脉造影的敏感度为50%～70%；而用IVUS检查下肢静脉病变的敏感度增为96%；血管腔内超声检查发现，在非血

栓性人群中，髂静脉区域病变具有很高的发生率（60%），是否所有腔内超声所发现的髂静脉病变均需要治疗？或者所有髂静脉病变经治疗后，对被治疗者都有所获益？

髂静脉是下肢静脉回流的终末通道，临床研究显示，髂静脉的血流动力学变化，具有非常重要的临床意义，股静脉和下腔静脉节段闭塞由于能形成丰富的侧支，所以通常都能很好地代偿（这些侧支与胚胎期主干血管平行，具有正常的顺向血流），而髂静脉侧支则具有与髂静脉血流相反的血流模式，绝大部分有症状的髂静脉回流障碍者倾向于未完全代偿（因为侧支循环较少）。

静脉回流障碍引起的临床症状主要有肿胀、疼痛、色素沉着甚至踝部溃疡（CVI的临床表现）。静脉回流障碍在慢性静脉疾病的临床表现中，起着非常重要的作用，特别是疼痛。血栓后残余闭塞，是约占1/3血栓后遗症患者的主要病因，髂静脉是下肢血流的主要回流通道，髂静脉慢性闭塞，显然可导致比其他下肢部位静脉闭塞有更严重的临床表现。静脉回流障碍的临床表现，也同时受深浅静脉倒流的影响；静脉回流障碍合并静脉倒流，比单纯回流障碍或倒流，能引起更为严重的静脉高压和临床表现。Negus等研究提示，下肢肿胀和疼痛与回流障碍相关，而踝部溃疡则主要是静脉倒流所引起。单纯髂-股静脉阻塞者，静脉溃疡的发生率为4%，髂-股静脉阻塞合并静脉倒流性溃疡的发生率为30%，一些慢性静脉疾病的患者，主诉患肢有致残性疼痛和肿胀，但没有踝部皮肤色素和营养状态的改变，这些症状可能源于静脉回流障碍而非倒流。髂-股静脉血栓经抗凝保守治疗5年后，90%的患者可出现慢性静脉疾病的症状，15%～44%的患者发生间歇性跛行，15%的患肢出现踝部溃疡。当然临床也有一些有显著回流障碍的患者，仅有轻微的肢体疼痛和影响生活质量的不适感。Raju等研究提示，有严重静脉倒流的髂-股静脉回流障碍者，只解除回流障碍，而未处理静脉倒流者中，其中大部分患者的临床表现均能取得不同程度的改善。

髂静脉回流障碍性病变主要分为两大类：第一类是非血栓性髂静脉病变（nonthrombotic iliac vein lesion，NIVL），其包括髂静脉腔内病变（如髂静脉内隔膜、嵴状结构等）和髂静脉外的动脉

压迫，NIVL可发生于左髂总静脉近端、左髂静脉与左髂内动脉交界处，也可见于右髂静脉（右髂动脉与右髂静脉交界处和右髂静脉与右髂内动脉交界处），但以左髂总静脉的近端最为常见，这类病变通常为短段狭窄或闭塞。另一类是血栓后病变，下肢静脉血栓形成后，特别是髂-股型静脉血栓和全肢型血栓经过正规的抗凝治疗后，髂-股静脉完全再通的发生率并不太高，主要原因可能是：一方面，髂静脉段原先即存在病变或解剖外的压迫；另一方面，静脉血栓形成后，通过反馈形成的自身纤溶活性肢体静脉远端强，近端减弱。血栓后病变通常表现为髂静脉至股总静脉段完全闭塞。对于血栓后遗症患者，髂-股静脉慢性完全闭塞（chronic total occlusion，CTO）是其所有临床表现发生和发展的基础。

二、非血栓性髂静脉病变

非血栓性患者静脉管壁的病变多呈广泛性组织改变。尽管在1906年McMurrich就对其作了相应的描述，但对它确切的发病原因至今还存在争论（病变起源于血管本身，还是外在动脉搏动性的损伤），比较一致的意见是最初的病变是非血栓性的，该病变也被称为May-Thurner综合征、Cockett综合征或髂静脉受压综合征。通过现代的影像学检查发现，非血栓性髂静脉病变，在人群中具有较高的发病率（60%），但大部分患者在其一生中可能无任何症状，估计仅约3%的NIVL患者最终会出现CVI的临床表现。作者等对行下肢顺行静脉造影的左下肢CVI患者进行调查研究发现，在本组人群中，有髂静脉回流障碍间接征象者（髂静脉侧支、腰升静脉或髂内静脉显影等）约占12%左右，提示NIVL与左下肢CVI的发生、发展有一定的相关性。1956年，May和Thurner首次报道左髂总静脉受右髂总动脉压迫，而致髂静脉内膜发生改变的病例，并经尸体解剖发现约22%的患者左髂总静脉腔内存在类似嵴状结构。1965年，Cockett首次提出并系统阐述了"髂静脉压迫综合征"的概念。髂静脉压迫综合征是指髂静脉在汇入下腔静脉前，由于受到髂动脉的压迫而致局部狭窄、闭塞或管腔内粘连。一旦发生外伤、手术、分娩、恶性肿瘤等原因，使静脉回流缓慢

或血液凝固性增高，即可继发髂静脉血栓形成，其中又以左髂总静脉受压最为常见。因为左髂总静脉前方有右髂总动脉斜行横过，后方有腰椎生理性前凸的推挤，以至将左侧髂总静脉压迫至骶骨岬附近的骨面上，形成左侧髂总静脉嵴，且左侧髂总静脉入下腔静脉时，又几乎呈直角的形态，从而引起下肢和盆腔的静脉回流障碍，产生一系列临床症状和体征，因此称为 Cockett 综合征。髂静脉压迫不仅造成静脉回流障碍和下肢静脉高压，成为下肢静脉瓣膜功能不全和浅静脉曲张的病因之一，而且可继发髂 - 股静脉血栓形成，也是静脉血栓好发于左下肢潜在的主要因素。因此，髂静脉压迫综合征的诊断和治疗，具有重要的临床意义。

（一）诊断和治疗适应证

NIVL 至今还没有正确可信的检测手段，特异性症状通常可提示静脉回流障碍，但慢性静脉疾病的病理变化十分复杂，因此内在的病理生理学仍需进一步加以研究。为 NIVL 患者选择正确治疗方法的最大障碍，是缺乏可信的检测手段，来测定是否具有血流动力学改变的狭窄存在。回流障碍的诊断，目前从股静脉到下腔静脉部位的病变，主要是根据静脉形态的改变。了解髂 - 股静脉阻塞对治疗慢性静脉疾病是非常必要的，尽管急性血栓后不良再通被认为是目前静脉回流障碍的最常见原因，非血栓性髂静脉病变也是慢性静脉疾病一个很重要的原因（53% 因非血栓压迫、40% 因血栓性回流障碍、7% 是联合病因）。髂静脉的外在压迫是非常常见的现象，但很少有临床价值。既往研究发现的髂静脉腔内类似嵴状结构和不同程度的外在压迫，在人群中总的发生率分别为 22% ～ 33% 和 66% ～ 88%。有症状的非血栓性髂静脉阻塞性病变以往被称为 May-Thurner 综合征、Cockett 综合征或髂静脉压迫综合征，传统的观点提示髂静脉压迫综合征的典型受累部分为左髂总静脉，在临床上，大多数见于左下肢和年轻育龄妇女。这样的概念具有很多的局限性，压迫病变在男性和老龄患者也很常见，并且压迫性病变也累及右下肢。在有症状的患者中，髂总静脉单独压迫的发生率为 36%，髂外静脉压迫的发生率为 18%，双下肢同时受压的发生率为 46%。

非血栓性髂静脉病变患者的年龄为 18 ～ 90 岁，其中男性占 20%，25% 的患肢为右下肢。一个静态损害如何转化为有显著血流动力学价值病变，至今仍无正确的解释。这提示，NIVL 是一种功能性损害，只有当肢体静脉循环其他部分出现问题，或病变发展至一定程度，它才引起明显的临床症状，纠正 NIVL 所导致的静脉回流障碍通常可取得良好的结果，这也可以解释，在有慢性静脉疾病症状的 NIVL 患者中，置入静脉支架后，即使未治疗已存在的静脉倒流，也可取得令人意想不到的临床效果。

（二）血流动力学评价

静脉狭窄有临床价值的评判，对诊断和处理方法都是十分重要的，静脉阻塞的血流动力学变化程度，取决于多种因素，诸如静脉狭窄数目、位置和狭窄的程度、病变的长度、侧支的发展和静止及运动后血容量的变化等。静脉循环是一低阻力、低流速、低压力和大容量的血管系统（引流系统），而动脉循环则是高阻力、高流速、高压力和小容量的血管系统（供水系统）。目前，诊断静脉阻塞的主要困难是，至今还不知道何种程度的静脉狭窄才具有显著的血流动力学的临床价值，以及静脉支架植入后，肢体血流动力学改善的情况。股静脉测压是一种对局部静脉阻塞的检查方法，在病变的两端有压力变化，或者病变的近心端压力增加，可能提示有静脉狭窄存在。静脉压力不仅取决于血流的阻力，也与静脉血液的流速和静脉血流血容量相关，目前尚不知静脉压力变化到什么程度，才能探测有显著的功能性狭窄存在，也没有一种方法，可以稳定地复制压力变化幅度。静脉血流动力学检测不能精确探测静脉阻塞，即阳性静脉血流动力学检查，可以提示有明显静脉阻塞，但正常的血流动力学结果并不能排除静脉阻塞的存在。学者等曾经对 20 例有明显 CVI 症状的 NIVL 患者，在行腔内治疗过程中，经股静脉在病变的近、远端进行测压，结果大部分患者并未检测到明显的静脉压力差。因此，目前静脉血流动力学检测的结果，尚不能作为 NIVL 是否需要治疗的依据。腔内超声虽然在探测 NIVL 时，具有很高的敏感性，能够查到髂 - 股静脉段细微的病变，但它仅属于解剖诊断，仍然无法提供什么样的 NIVL 需要治疗并通过治疗而获益。下肢顺行静脉造影是下肢静脉疾病诊断的金标准，它是一种有创检查。虽然在 CVI 治疗中有渐被超声所取代趋势，但在髂 - 股静脉段的诊断中，超声一般仍无法超越静脉造影。下肢顺行静脉造影通过合适的体位、操作和试验方法，可以清晰地显示髂 - 股静脉段，如在下肢顺行静脉造影中，髂静脉近段显影不清或增宽，侧支静脉显影、腰升静脉和髂内静脉显影，均应高度怀疑该患者有 NIVL，并且该 NIVL 需要治疗。一般情况下，下肢顺行静脉造影中侧支静脉、腰升静脉和髂内静脉均不显影，只有当髂 - 股静脉回流受到影响时这些静脉才会显影，这些静脉是一种代偿性通道，是髂 - 股静脉回流障碍的间接反映，说明 NIVL 已引起明显的血流动力学变化，这类 NIVL 需要临床处理来纠正其引起的血流动力学变化。因此，NIVL 是一种功能性病变，并非所有 NIVL 均需要手术治疗，只有 NIVL 引起明显的血流动力学变化和临床表现时才需要治疗，并取得满意的效果。下肢顺行静脉造影可以间接反映髂 - 股静脉回流障碍情况，可以筛选需要治疗的 NIVL，对于症状高度怀疑为 NIVL 者，可以做顺行静脉造影以明确诊断和是否需要治疗。

（三）治疗

NIVL 的治疗主要包括保守治疗、手术治疗和腔内治疗。保守治疗主要适用于轻症患者。越来越多的学者认为，严重的 NIVL 不仅造成远端肢体的静脉高压，而且易诱发静脉血栓，一旦静脉血栓形成将产生各种严重的并发症。因此，解除静脉压迫和保持静脉回流通畅是十分必要的。主要的手术方式如下所述。

1. 静脉成形术 局限的髂总静脉阻塞可以行静脉切开、异常结构组织切除。通常关闭切口时，加一块自体的血管补片以避免管腔狭窄。这一类型手术的缺点是不能解除压迫，不能消除急性静脉血栓形成的危险因素。

2. 静脉转流术 针对存在血栓和（或）严重并发症的患者，双股间的静脉交叉转流术有一定的作用。转流血管可以是自体的或人造的，术后还可以加做远侧暂时性动静脉瘘以增加血流量，减少移植物血栓发生的概率。经典的 Palma 手术

是对侧大隐静脉切断后，其近侧段转至患肢闭塞段的远端；也有将左侧髂静脉转至右髂总静脉，该手术的优点可以避开病变区，但术后的移植物血栓一直是棘手的问题。

3. 髂静脉松解和衬垫减压术 左髂总静脉受压而腔内正常的患者可以将骶骨磨平或在第 4 腰椎和远端腹主动脉之间垫入骨片等组织，也可以在动静脉之间嵌入衬垫物，或者在病变段静脉周围包裹一圈膨体聚四氟乙烯血管片，以防止静脉再度受压。

4. 髂动脉移位术 右髂总动脉移位是另一种解除压迫的方法，将右髂总动脉切断，其远端与左髂总动脉或腹主动脉吻合。该方法的缺点是需要间置一段人造血管。还有报道将右髂总动脉与左髂总动脉吻合。

虽然手术的方式方法很多，但静脉手术创伤大且远期通畅率难令人满意，一般认为本征的腔内治疗更符合生理的要求，术后有很高的通畅率。1995 年，Berger 等首次报道采用腔内技术，即球囊扩张和支架植入的方法，来治疗髂静脉受压综合征，获得满意的近期疗效。Raju 等报道了腔内方法治疗 NIVL 的大样本病例，疗效满意。2012 年，叶开创等报道收治本征患者 400 余例，应用腔内治疗 NIVL 的病例，术后均具有良好的长期通畅率和临床效果。随访期间，98% 的 NIVL 腔内治疗患者髂静脉均通畅，患者术后临床症状缓解明显，患肢肿胀缓解率 79.2%；溃疡治愈率 76.2%；疼痛缓解率 75.0%；仅有少数患者出现浅静脉曲张复发，再次行腔内激光治疗后，静脉曲张消失；无深静脉血栓形成、髂静脉穿孔及其他介入治疗相关并发症发生。本组病例中患者的临床症状缓解更为明显，分析原因可能是对于合并有浅静脉反流的 NIVL 患者，在腔内解除髂静脉回流障碍的同时，作者等又做 EVLA 治疗浅静脉反流，因此建议对于合并有浅静脉反流的 NIVL 患者，EVLA 术是必要的。

经皮髂静脉支架植入虽然手术过程相对简便，但技术细节对治疗效果影响较大，应值得加以重视。①应考虑到静脉球囊扩张成形和支架植入与动脉系统的操作是一不同的过程；②在静脉系统单纯的球囊扩张通常并不充分，支架植入是必须的；③在髂静脉分叉处行"kissing"球囊扩张

并无必要，也无须在这一位置的双侧髂静脉均放置支架；④超声引导股静脉穿刺有时非常必要，特别是大腿中段股静脉作为入路时；⑤腔内超声既可作为诊断工具，又可在术中直接协助支架植入；⑥为了避免支架移位和近髂静脉分叉部位支架的再狭窄和闭塞，支架植入最好突入下腔静脉（3～5cm），特别是金属支架；⑦大直径的支架被推荐用于髂股静脉段（12～16mm），与动脉不同，静脉广泛扩张未见到有临床破裂的病例；⑧静脉支架植入后扩张是非常重要的，可预防支架移位；⑨静脉病变的实际范围要比静脉造影所见的广泛，支架植入应完全覆盖病变部位，以保证支架内有足够血流通过，腔内超声对静脉病变范围的判断有一定的价值；⑩与动脉支架植入相反，如静脉病变已超越至腹股沟韧带下，则支架也可以到腹股沟韧带下方，静脉支架再狭窄的最常见原因是支架没有完全覆盖病变段；⑪如需植入两个支架时，两者之间的重叠应不小于5cm，以避免再狭窄的发生。

静脉球囊扩张和支架植入的过程，有别于动脉系统，不可将动脉系统相关的操作经验完全移植到静脉系统。在静脉系统单纯的球囊扩张治疗是不充分的，必须做支架植入。在术中，绝大部分静脉病变单做球囊扩张后，可引起明显的弹性回缩，这通常导致球囊扩张后早期的再狭窄。大部分静脉球囊扩张和支架植入，可在局部麻醉下进行，但对长段静脉完全闭塞性病变，球囊扩张可能会引起疼痛，因此，可应用一些镇静剂或全身麻醉。

对于NIVL合并左下肢急性静脉血栓的患者，一旦确诊后，应早期清除血栓，并针对髂静脉原发病变进行手术或介入治疗。原则上，快速再通可以通过取栓或溶栓的方法实行。全身药物溶栓治疗的效果一直存在争论，髂静脉压迫综合征的病变段周围常形成许多侧支，使药物不能进入血栓。随着近年来血管腔内技术的发展，对髂-股静脉血栓进行经导管直接溶栓和机械血栓切除术取得了较好的效果。

三、血栓形成后综合征

血栓形成后综合征（PTS）是深静脉血栓形成（DVT）后，由于静脉阻塞倒流或（和）瓣膜功能受损，导致长期的静脉高压所引起的肢体肿胀、疼痛、皮肤营养障碍、静脉性跛行等症状和体征的临床综合征。患者急性深静脉血栓的严重程度通常是预测有无血栓后综合征的重要因素，尤其当血栓累及髂股静脉时。在一项急性DVT单独行抗凝治疗的前瞻性的观察性研究中，髂股静脉血栓形成成为严重PTS的最有力的预测指标。Labropoulos等监测了急性DVT经治疗后形成PTS患者的静脉压力。他们发现接受髂股静脉血栓治疗的患者的静脉压力最高。这也证实了以前观察到的仅行抗凝治疗的髂股静脉血栓患者有活动后静脉高压，5年内40%的患者发展为静脉性跛行和15%的患者发生静脉性溃疡。

（一）诊断和检查

目前尚无单一金标准诊断PTS，诊断PTS主要根据DVT病史及PTS症状和体征的评分。由于PTS是一种慢性疾病，推荐DVT急性期疼痛和肿胀消失至少3个月进行诊断，因此PTS诊断一般应延迟至DVT急性期之后。PTS的评分工具包括Villalta评分、Ginsberg评分和Brandjes评分及其他一些诊断慢性静脉疾病工具，如CEAP分类、VCSS评分和Widmer评分等。2008年在维也纳，国际血栓和止血学会（ISTH）将Villalta评分作为PTS评估和分级的标准。Villalta评分主要评估内容包括5项主观静脉症状（疼痛、痉挛、沉重感、感觉异常和瘙痒）和6项客观静脉体征（胫骨前水肿、皮肤硬化、色素沉着、发红、静脉扩张和小腿按压疼痛）及DVT患肢是否存在溃疡。具体评分如表25-3所示：Villalta评分0～4分提示无PTS，评分≥5分提示存在PTS：5～9分为轻度、10～14分为中度、评分≥15分或溃疡为重度。对于无明确DVT病史且有PTS临床表现的患者，可行加压超声检查。对于怀疑髂静脉阻塞的患者，可行CT、MRI或对比静脉造影（同时行或不行血管内超声检查），如此可诊断PTS并指导治疗。但静脉造影属侵入性检查手段，不推荐常规用于症状轻微，不显著影响肢体日常功能的患者。

表 25-3 Villalta 评分

项目	无	轻度	中度	重度
症状				
疼痛	0	1	2	3
痉挛	0	1	2	3
沉重感	0	1	2	3
感觉麻木	0	1	2	3
瘙痒	0	1	2	3
体征				
胫前水肿	0	1	2	3
色素沉着	0	1	2	3
静脉曲张	0	1	2	3
浅静脉炎	0	1	2	3
皮肤硬结	0	1	2	3
腓肠肌压痛	0	1	2	3
静脉性溃疡	无			有

注：0～4 分提示无 PTS；评分 ≥ 5 分提示存在 PTS；5～9 分为轻度、10～14 分为中度、评分 ≥ 15 分或溃疡为重度。

（二）治疗

PTS 的治疗主要包括非手术治疗、手术治疗和腔内治疗。

1. 非手术疗法

（1）抬高患肢为主的适当休息：对各种类型都适用。这是一个平常、有效、容易实行，但是难以持之以恒的治疗方法，涉及对患者进行教育的过程。应该使患者清楚地知道，深静脉血栓形成后综合征是难以根治，但是可以控制的后遗症。控制方法至少应做到两点：①抬高患肢，高于心脏平面，每天至少 4 次，每次不少于 20 分钟；②养成清晨起床前就穿循序减压弹力袜或包扎弹性绷带（或其他支持物）的良好习惯。如果能够严格执行，就能明显延迟或预防足靴区营养障碍性变化的发生。

（2）弹力支持：使用弹力袜、弹性绷带或其他有压迫作用的支持物，其作用是控制浅静脉高压，能延迟水肿出现的时间，推迟足靴区皮肤和皮下组织发生营养性变化，预防溃疡形成。对既已形成溃疡者，也是一种卓有成效的处理方法。一般认为弹力袜或弹性绷带包扎到膝部即可，压力要求达 40mmHg，踝部压力应大于小腿压力。

弹力支持应于每天早晨起床前使用，晚上卧床后拆除。此外，使用时掌握下列原则：①必须从趾、足跟起到膝下为止，压迫整个小腿和足的浅静脉；②压迫的强度以能压瘪浅静脉而又不致影响动脉供血和深静脉血液回流为标准；③足靴区应保证稳妥和坚实的压迫；④弹性绷带或弹力袜都应及时更新，以保证充分的弹力压迫作用。

2. 手术疗法

（1）改善血液回流障碍

1）旁路转流术：目的是在闭塞近、远段静脉之间搭桥，使远段的高压静脉血液，可以经此而回流，达到减压作用。综合多数学者经验，的确可取得一定成效。

A. 大隐静脉交叉转流术：1958 年 Palma 首先倡用，1968 年起 Dale 对此加以推广，因而称 Palma-Dale 手术，又称大隐静脉交叉转流术。

适应证：手术原理是利用健侧大隐静脉，通过耻骨上腹壁隧道，与闭塞远段的髂 - 股静脉吻合。对深静脉血栓形成后综合征来说，适用于局段型中央病变，也可应用于一部分全肢型病变。手术的适应证必须严格掌握，要求通过静脉造影证实：①单侧性局限于髂 - 股静脉阻塞；②远段股浅静脉通畅；③健侧的髂 - 股静脉，包括腔静脉系统在内，都必须处于通畅状态；④健侧的大隐静脉通畅且无扭曲病变，大隐静脉内径大于 3～4mm。

手术方法：先进行患侧手术。在腹股沟韧带下，纵行切开，显露股总静脉，找到闭塞段，向远端追踪，直至充分显露通畅段为止。暂用消毒巾覆盖，然后在健侧腹股沟韧带下切开，显露隐 - 股静脉连接处，仔细解剖大隐静脉，结扎分支。用手指在耻骨上区形成皮下隧道。用悬带或橡皮导管测定健侧隐 - 股静脉连接点到患侧闭塞远段通畅静脉间的距离，用来指导解剖大隐静脉所需长度，其分支均需结扎切断。所有出血点均妥善结扎止血后，静脉注射肝素溶液达到肝素化。用无损伤钳在隐股静脉连接处阻断大隐静脉，小心地将大隐静脉穿过皮下隧道，切勿发生旋转或扭曲。用肝素溶液注满大隐静脉，在距离断端 4cm 处暂用弹力血管夹阻断。用无损伤钳部分阻断患侧闭塞段远段通畅静脉，在前外侧切除椭圆形一小片静脉壁，形成的开口约相当于大隐静脉断端。然后用 7-0 无损伤血管缝线做大隐静脉和股静脉的端侧吻合。于其远端可做暂时性股动静脉瘘，以保障吻合口通畅，术后 6 ～ 8 周将动静脉瘘结扎。

术后处理：包扎小腿弹性绷带，鼓励早期活动，抗凝治疗 1 ～ 2 周。

B. 原位大隐静脉 - 腘静脉转流术：1968 年，Husni 提出对下肢深静脉血栓形成后，股 - 腘静脉功能不全或阻塞的患者，施行原位大隐静脉 - 腘静脉转流术，又称 Husni 手术。

适应证：施行 Husni 转流术的患者，必须在静脉造影中证实：①病变仅局限于大腿的股 - 腘静脉；②近端从隐 - 股连接处开始，股总静脉、髂静脉和下腔静脉系统通畅；③远端腘静脉和小腿的胫、腓静脉也完全通畅；④同侧大隐静脉通畅，没有曲张性病变，瓣膜功能健全，内径 3 ～ 4mm 以上。

手术方法：取膝内侧切口，显露远段腘静脉及其胫、腓静脉分支，在通畅段选定吻合处，用悬带或导管穿过。从切口中解剖游离出 1 段大隐静脉，切断后远端结扎，近端必须留有充分长度，使它能和腘静脉做端侧吻合。然后，在两个切口之间做斜行皮下隧道。最后，将大隐静脉和腘静脉做端侧吻合。必要时，可在吻合口远侧建立暂时性动静脉瘘，既保证吻合口不易发生血栓形成，又可使大隐静脉的管径扩大，增加血液回流量。

术后处理：小腿用弹性绷带包扎，鼓励早期活动，常规抗凝治疗。综合文献报道，手术成功率约为 80%。

2）暂时性动静脉瘘：闭塞静脉远侧段暂时性动静脉瘘的机制在于高压动脉血进入静脉后，可使向近心端回流的静脉侧支开放、扩张，增加回流量，降低患肢的静脉高压，使病情缓解。1985 年，Edwards 观察到一种现象，即在治疗髂静脉闭塞症时，以聚四氟乙烯（PTFE）人造血管做 Palma-Dale 手术，又在吻合口的远心端建立动静脉瘘，术后不久 PTFE 血管虽因血栓形成而闭塞，但病情却有好转，静脉造影显示盆腔内出现不少粗大的侧支。1987 年，Sawchuk 等通过大白鼠动物实验证实，在制成髂 - 股静脉闭塞模型后，于其远心端做动静脉瘘，数周后闭塞段近、远侧段之间形成丰富的侧支，从而大幅度增加患肢静脉的回流量，发挥有效的治疗作用。

适应证：①自体大隐静脉为多支型或口径细小，无法施行 Palma-Dale 手术；②大隐静脉自身病变，或已经切除者；③双侧髂 - 股静脉闭塞者。

手术方法：在大腿根部，沿缝匠肌内侧肌间沟做纵行切口，解剖和游离各 1 段股浅动、静脉，选择组织结构正常或接近正常血管处以建立吻合口转流。取同侧或对侧大隐静脉 1 段，长约 4 ～ 6cm，内径应大于 3mm。如大隐静脉条件有限，则可取其他相应的静脉替代。然后，阻断股浅动静脉，在两者之间搭桥，形成动静脉瘘。最后在近动脉瘘口处，将 1 根 1 号尼龙线，宽松绕移植桥两圈，两线头共置于切口皮下。4 ～ 6 个月后，打开创口将尼龙线抽紧打结，关闭动静脉瘘。

（2）纠正血液倒流：这类手术的适应证是深静脉血栓形成后，远端静脉管腔完全再通，但瓣膜功能破坏，血液倒流。手术前需行静脉造影证实。手术方法有以下两种：①腘静脉外肌袢成形术；②自体带瓣静脉段移植术。疗效并不能令人满意。

自 20 世纪 60 年代以后，不少学者即开始对采用自体带瓣静脉段移植术治疗深静脉血栓形成后综合征，进行过多方面的探索。近年来，学者们对瓣膜替代物做了大量探索性研究。主要包括：①将静脉壁的全部或部分向腔内翻转形成一个瓣膜样结构；②利用不锈钢、铂等，制造人工瓣膜；③移植冷冻保存的静脉或心脏瓣膜；④设计在管壁外规律性压迫静脉的装置，模拟静脉瓣膜功能；⑤利用组织工程技术构建瓣膜支架，置入培养的静脉内皮细胞；⑥带瓣膜静脉段支架移植。这些方法目前都还处于实验阶段。

凡是足靴区出现明显营养性病变者，说明踝交通支静脉功能不全，浅静脉已成为淤血池，都适应做大隐静脉高位结扎术、小腿浅静脉剥脱和交通静脉结扎术，也可以采取 EVLA 等微创治疗的方法。

3. 腔内治疗

PTS 髂 - 股静脉闭塞患者常表现为髂 - 股静脉长短 CTO 病变，腔内开通的难度远大于 NIVL 的治疗。合适的入路选择很重要，髂 - 股静脉闭塞球囊扩张和支架成形术，可通过颈静脉和对侧股静脉的逆向途径操作，也可在超声引导下，由大腿中段股静脉或腘静脉顺向途径开通髂 - 股静脉。但对于长段髂 - 股静脉 CTO 患者，入路以到达病变处最短距离为原则（增加支撑）。静脉因为低压力，入路并发症的发生率较低。

当髂 - 股静脉完全闭塞时，静脉造影可以提示导丝通过闭塞部位的方向，慢性静脉 CTO 的开通是富有挑战和耗时的过程，是否能开通并不能根据闭塞的范围和静脉造影的表现准确预测，有时静脉造影表现很令人失望的病例，在通过采用不同导丝、导管（支撑导管）、鞘和球囊辅助的情况下可以顺利开通，导丝是否已通过闭塞段应通过看导丝前行状态及导丝前行的阻力。慢性静脉 CTO 的开通耐力是关键，第一次手术若失败，再一次或多次尝试也许能有助于开通完全闭塞性病变。多次小剂量造影剂注射（如出现侧支）和多角度 X 线透视可以确定导丝在血管内前行。术中出现穿孔和少量造影剂外渗并不影响手术进程，可以插回导丝、导管，重新调整导丝和导管的方向继续操作，如有大量的造影剂外渗则应终止手术操作，可等一周后再次尝试开通髂股静脉闭塞段。切忌不能确认导丝在血管内就盲目行球囊扩张，这可导致严重的并发症。慢性静脉 CTO 的开通可联合选用直头、带有角度和"J"形头端及不同尺寸（0.018 ~ 0.035in）软、硬导丝和支撑导管（直头或带角度头端）。一旦进入正确的平面，可使导丝形成"袢形"，在导管或支撑导管的支撑下快速前行，这样很少会出现穿孔。当导丝通过髂总静脉，进入髂 - 下腔静脉汇合处时，通常遭遇额外的阻力，再调整导丝和导管的轴向支撑，则可突破闭塞进入下腔静脉。导丝成功进入下腔静脉后很容易前行至右心房，也可交换导管后注射造影剂证实。

在一些髂 - 股静脉 CTO 的患者，虽然导丝或顺应性的支撑导管已成功进入下腔静脉，但交换造影导管或一般球囊仍无法通过闭塞段，这时可选用强支撑的小管径球囊导管（3 ~ 4mm 的 Reekross 球囊）进行预扩张，然后再选用合适管径的球囊，扩张整个闭塞或狭窄段。对于髂总静脉至下腔静脉一般国人选用 12 ~ 14mm 管径的球囊进行扩张，髂外和股总静脉一般选用 10 ~ 12mm 管径的球囊进行扩张。对于髂 - 股静脉 CTO 的患者球囊扩张后放置支架是必须的，因经扩张后闭塞段很快将发生弹性回缩及继发血栓形成而至手术失败。选择支架的管径与球囊扩张的管径相同，如选择支架的管径太小常导致支架植入后再闭塞，髂 - 股静脉支架的放置首先要保证维持支架内足够

流动的血液，因此，整个病变段均需支架覆盖，一般而言，支架的近端应伸入下腔静脉 3 ~ 5cm，支架间应重叠至少 3cm（以防支架分离），即使两支架间有相对的非病变区（＜ 5cm）也不应留有支架"裸区"（容易引起支架再狭窄和闭塞），支架远端可跨过腹股沟韧带进入股总静脉（通常股总静脉的近端有严重的病变），股深静脉、大隐静脉及其分支可提供支架足够的流入血量。静脉支架植入后通常需要后扩，以确保支架和血管贴壁及支架之间不易分离。

髂 - 股静脉 CTO 的患者应用上述管径球囊进行扩张时，出现破裂出血现象者很罕见，即使有破裂出血通常也被静脉周围的组织所包裹（静脉压力低），而不导致任何严重的并发症，血肿可通过 CT 证实，通常做观察保守治疗。在局部麻醉下髂 - 股静脉 CTO 的患者，应用上述管径球囊进行扩张时，可出现明显的腰背部疼痛，放置支架后有的患者出现腰背部酸痛，持续数天甚至数月，可应用镇痛药缓解症状。笔者单位曾在 2003 年始就尝试髂 - 股静脉 CTO 的腔内治疗，但当时由于器具和材料并不完善，加之对髂 - 股静脉 CTO 理解的限制，导致髂 - 股静脉 CTO 的腔内治疗效果很不理想，因此，一段时间甚至曾放弃腔内治疗髂 - 股静脉 CTO。

近年来由于材料和技术的进步，特别是强支撑导管、球囊和长支架的出现，髂 - 股静脉 CTO 腔内治疗的效果达到了显著的改善。Raju 等报道了 1500 例 NIVL 和 PTS 患者的支架治疗，PTS 患者的 3 年和 5 年的通畅率分别为 74% 和 89%。笔者单位统计了近 5 年来完成的血栓后髂 - 股静脉 CTO 腔内治疗 112 例患者（118 条肢体），技术成功率约 95%，腔内开通后髂 - 股静脉 3 年的通畅率和辅助通畅率分别是 70% 和 90%，并且患者肢体肿胀、疼痛和溃疡均有较高的缓解率。

NIVL 的腔内治疗术后只需要口服抗血小板药物治疗 3 ~ 6 个月，髂 - 股静脉 CTO 腔内治疗术后，可应用华法林抗凝或抗血小板药物（通常双抗）治疗 6 个月以上。

（李维敏）

主要参考文献

黄新天，蒋米尔，陆民，等，1999. 腘静脉外肌祥形成术并发症再探讨. 中华普通外科杂志，14：408-410

蒋米尔，陆民，戴乐天，等，1992. 先天性下肢深静脉无瓣症16例报告. 中华外科杂志，30：358-360

蒋米尔，陆民，黄新天，等，2001. 股浅静脉瓣膜包窄术治疗下肢深静脉瓣膜功能不全的评价. 中国现代普通外科进展，4：45-47

李维敏，2003. 细胞外基质与下肢静脉曲张关系研究. 国外医学·外科学分册，30：167-170

李维敏，陆信武，黄英，等，2003. 曲张静脉壁的胶原和弹性纤维改变的研究. 中华实验外科杂志，30：534-536

陆信武，蒋米尔，2000. 双功彩超、腘静脉穿刺造影、光电容积描记检查下肢静脉倒流的比较. 中华外科杂志，38：22-24

沈健，陆信武，2002. 血管壁重塑与静脉曲张的关系. 国外医学·外科学分册，29：227-229

孙建民，张培华，1989. 下肢深静脉瓣膜功能的定位检测. 中华外科杂志，27：623-625

张培华，蒋米尔，1993. 华东四省一市周围血管病调查研究. 普外临床，8：162-164，138

张强，王跃东，李君达，1999. 电视内镜下静脉交通支离断术治疗下肢复发性静脉性溃疡. 中华外科杂志，37：423

Baron HC, Shams J, Wayne M, 2000. Iliac vein compression syndrome: a new methed of treatment. Am Surg, 66: 653-655

Berger A, Jaffe JW, York TN, 1995. Iliac compression syndrome treated with stent placement. J Vasc Surg, 21: 510-514

Binkert CA, Schoch E, Stuckmann G, et al, 1998. Treatment of pelvic venous spur (May-Thurner syndrome) with self-expanding metallic endoprostheses. Cardiovasc Intervent Radiol, 21: 22-26

Caggiati A, Bergan JJ, Gloviczki P, et al, 2002. International interdisciplinary consensus committee on venous anatomical terminology. Nomenclature of the veins of the lower limbs: an interdisciplinary consensus statement. J Vasc Surg, 36: 416-422

Caggiati A, Phillips M, Lametschwandtner, et al, 2006. Valves in small veins and venules. Eur J Vasc Endovasc Surg, 32: 447-452

Cockett FB, Thomas ML, 1965. The iliac compression. Br J Surg, 52: 816-821

Corcos L, Dini S, De Anna D, et al, 2005. The immediate effects of endovenous diode 808nm laser in the greater saphenous vein: morphologic study and clinical implications. J Vasc Surg, 41: 1018-1025

Corcos L, Dini S, Peruzzi G, et al, 2008. Duplex ultrasound changes in the great saphenous vein after endosaphenous laser occlusion with 808-nm wavelength. J Vasc Surg, 48: 1262-1271

De Rijcke PAR, Hop WCJ, Wittens CHA, 2003. Subfascial endosopic perforating vein surgery as treatment for lateral perforating vein incompetence and venous ulceration. J Vasc Surg, 38: 799-803

De Palma RG, 1996. Do primary varicose veins lead to ulceration? Vasc Surg, 30: 1-3

Garcia-Gimeno M, Rosriguez-Camarero S, Tagarro-Villalba S, et al, 2009. Duplex mapping of 2036 primary varicose veins. J Vasc Surg, 49: 681-689

Guarnera G, furgiuele S, Mascellari L, et al, 1998. External banding valvuloplasty of the superficial femoral vein in the treatment of recurrent varicose veins. Inter Angiol, 17: 168-171

Kalra M, Gloviczki P, Noel AA, et al, 2002. Subfascial endoscopic perforator vein surgery in patients with poel-thrombotic venous insufficiency-Is it justified? Vasc Endovasc Surg, 36: 41-50

Kistner PL, 1980. Primary venous valve incompetence of the leg. Am J Surg, 140: 218-224

Kistner RL, 1990. Surgical technique: extenal venous valve repair. Straub Foundation Proc, 55: 15-16

Knipp BS, Blackburn SA, Bloom JR, et al, 2008. Endovenous laser ablation: venous outcomes and thrombotic complications are independent of the presence of deep venous insufficiency. J Vasc Surg, 48: 1538-1545

Labropoulos N, Belcaro G, Giannoukas AD, et al, 1997. Can the main trunk of greater saphenous vein be spared in patients with varicose veins? Vasc Endovascular Surg, 31: 531-534

Labropoulos N, Gasparis AP, Pefanis D, et al, 2009. Secondary chronic venous disease progresses faster than primary. Journal of Vascular Surgery, 49: 704-710

Labropoulos N, Gasparis AP, Pefanis D, et al, 2009. Secondary chronic venous disease progresses faster than primary. J Vasc Surg, 49: 704-710

Lunie F, Kistner RL, Eklog B, 2002. The mechanism of venous valve closure in normal physiologic condition. J Vasc Surg, 35: 713-717

Lunie F, Kistner RL, Eklog B, 2003. Mechanisn of venous valve clesure and role of the valve in circulation: a new concept. J Vasc Surg, 38: 955-961

Marston WA, Brabham VW, Mendes R, et al, 2008. The importance of deep venous reflux velocity as a determinant of outcome in patients with combined superficial and deep venous reflux treated with endovenous saphenous ablation. J Vasc Surg, 48: 400-406

Mendes RR, Marston WA, Farber MA, et al, 2003. Treatment of superficial and perforator venous incompetence without deep venous insufficiency: is routine perfortor ligation necessary. J Vasc Surg, 38: 891-895

Min RJ, Khilnani N, Zimmet SEl, 2003. Endovenous laser treatment of saphenous vein reflux: long term results. J Vasc Interv Radiol, 14: 991-996

Min RJ, Zimmet SE, Isaacs MN, et al, 2001. Endovenous laser treatment of the incompetent greater saphenous vein. J Vasc Interv Radiol, 12: 1167-1171

Mozes G, Gloviczki P, 2004. New discoveries in anatomy and new terminology of leg veins: clinical implications. Vasc Endovasc Surg, 38: 367-374

Neglen P, Raju S, 2002. Intravascular ultrasound scan evaluation of the obstructed vein. J Vasc Surg, 35: 694-700

Proebstle TM, Lehr HA, Kargl A, et al, 2002. Endovenous treatment of the greater saphenous vein with a 940nm diode laser: thrombotic occlusion after endoluminal thermal damage by laser generated steam bubbles. J Vasc Surg, 35: 729-736

Puggioni A, Kalra M, Carmo M, et al, 2005. Endovenous laser therapy and radiofrequency ablation of the great saphenous vein: analysis of early efficacy and complications. J Vasc Surg, 42: 488-493

Puggioni A, Lurie F, Kistner RL, et al, 2003. How often is deep venous reflux eliminated after saphenous vein ablation. J Vasc Surg, 38: 517-521

Raju S, 2008. Endovenous treatment of patients with iliac-caval venous obstruction. J Cardiovasc Surg (Torino), 49: 27-33

Raju S, 2012. Long-term outcomes of stent placement for symptomatic nonthrombotic lilac vein compression lesions in chronic venous disease. J Vasc Interv Radiol, 23: 502-503

Raju S, 2013. Best management options for chronic iliac vein stenosis and occlusion. J Vasc Surg, 57: 1163-1169

Raju S, Darcey R, Neglen P, 2010. Unexpected major role for venous stenting in deep reflux disease. J Vasc Surg, 51: 401-409

Raju S, Tackett P Jr, Neglen P, 2009. Reinterventions for nonocclusive iliofemoral venous stent malfunctions. J Vasc Surg, 49: 511-518

Rosales A, Sandbaek G, Jorgensen JJ, 2010. Stenting for chronic post-thrombotic vena cava and iliofemoral venous occlusions: mid-term patency and clinical outcome. Eur J Vasc Endovasc Surg, 40: 234-240

Sales CM, Bilof ML, Petrillo KA, et al, 1996. Correction of lower extremity venous incompetence by ablation of superficial venous reflux. Ann Vasc Surg, 10: 186-189

Sybrandy JE, Wittens CH, 2002. Initial experiences in endovenous treatment of saphenous vein reflux. J Vasc Surg, 36: 1207-1212

Ting ACW, Cheng SUK, Wu LLH, et al, 2001. Changes in venous hemodynamics after superficial venous surgery for mixed superficial and deep venous insufficiency. World J Surg, 25: 122-125

Van den Oever R, Hepp B, Debbaut B, et al, 1998. Socio-economic impact of chronic venous insufficiency. Int Angiol, 17: 161-167

Verhaeghe R, 1995. Iliac vein compression as anatomical cause of thrombophilia: cockett's syndrome revisited. Thromb Haemost, 74: 1398-1401

Wang RH, Wang X, Liu G, et al, 2017. Technique and clinical outcomes of combined stent placement for postthrombotic chronic total occlusions of the iliofemoral veins. J Vasc Interv Radiol, 28 (3): 373-379

Ye KC, Lu XW, Jiang ME, et al, 2014. Technical details and clinical outcomes of transpopliteal venous stent placement for postthrombotic chronic total occlusion of the iliofemoral vein. J Vasc Interv Radiol, 25 (6): 925-932

Ye KC, Lu XW, Li WM, et al, 2012. Long-term outcomes of stent placement for symptomatic nonthrombotic lilac vein compression lesions in chronic venous disease. J Vasc Interv Radiol, 23: 497-502

Ye KC, Shi HH, Yin MY, et al, 2018. Treatment of femoral vein obstruction concomitant with iliofemoral stenting in patients with severe post-thrombotic syndrome. Eur J Vasc Endovasc Surg, 55 (2): 222-228

Yin MY, Huang XT, Cui CY, et al, 2015. The effect of stent placement for May-Thurner syndrome combined with symptomatic superficial venous reflux disease. J Vasc Surg Venous Lymphat Disord, 3 (2): 168-172

Zafarghandi MR, Akhlaghpour S, Mohammadi H, et al, 2009. Endovenous laser ablation (EVLA) in patients with vein (GSV) and incompetent saphenofemoral junction (SFJ): An Ambulatory single center experience. Vasc Endovasc Surg, 43: 178-184

Zhang PH, Jiang ME, Lu M, et al, 1995. The "substitute valve" operation in China. Vasc Surg, 29: 135-139

第二十六章　静脉血栓栓塞症

第一节　概　　论

静脉血栓栓塞症（venous thromboembolism，VTE）包括深静脉血栓形成（deep vein thrombosis，DVT）和肺血栓栓塞症（pulmonary thromboembolism，PTE）。PTE 是肺栓塞的一种类型，定义为来自静脉系统或右心的血栓阻塞肺动脉或其分支所导致的，以肺循环和呼吸功能障碍为主要临床和病理特征的综合征，其约占肺栓塞的 90%。由于 DVT 与 PTE 关系密切，现认为两者是同一疾病（即 VTE）的两种不同临床表现，是具有多种危险因素的潜在致死性疾病。

一、流 行 病 学

在西方国家，DVT 和 PTE 的年发病率分别为 0.48‰ ～ 2.06‰ 和 0.7‰ ～ 1.13‰。VTE 的发病率随着年龄的增加而增长，且其发病多集中于有基础疾病的人群中，而 18 岁以下青少年的 VTE 发病率极低。40 岁后，每增加 10 岁，VTE 的发病率增加 1 倍；发病高峰在 70 岁左右，75 岁时 VTE 发病率可达 1% 左右。且约 1/3 的 VTE 患者在 10 年内可能复发，其复发的高发期为首发后的 6 ～ 12 个月。PTE 临床漏诊率高，不经治疗患者的病死率高达 25% ～ 30%，美国每年至少有 5 万人死于 PTE，占死亡原因的第三位。而经积极治疗后，PTE 患者的死亡率可降至 2% ～ 8%。在亚洲国家，VTE 曾经被认为是少见病，并认为遗传因素和生活习惯可能是亚洲人群 VTE 少见的主要原因。但事实并非如此，近年来新加坡、中国香港等地区报道的 VTE 的发病率均呈现显著上升趋势。Cheuk 等对中国香港皇家玛丽医院的调查分析显示，DVT 和 PTE 的年发病率分别为 17.1/10 万人群和 3.9/10 万人群，而在 65 岁以上人群这一数字可以上升到 81.1/10 万人群和 18.6/10 万人群。

某些特殊人群如骨科患者、脑卒中患者的 DVT 发病率也出现了和西方人群相类似的结果，一项来自亚洲 7 个国家的 19 个中心的骨科大手术后 DVT 发生情况的调查表明，DVT 的发病率为 41.0%，其中近端 DVT 的发病率为 10.2%。如此之高的数字使得 VTE 在亚洲国家的发生情况开始受到国际相关领域的关注。近年来国内 VTE 的诊断例数迅速增加，大部分医院所诊断的 VTE 病例数较 10 年前有 10 ～ 30 倍的增长。来自国内 60 家大型医院的统计资料显示，住院患者中 PTE 的比例从 1997 年的 0.26‰ 上升到 2008 年的 1.45‰。国内流行病学研究资料显示，脑卒中住院患者 DVT 的总体发病率为 21.7%；重症监护病房（ICU）患者 DVT 发病率为 15.12%；关节置换术后 DVT 的发病率为 20.6% ～ 58.2%；股骨干骨折和髋部骨折术后 DVT 的发病率分别为 30.6% 和 15.7%。这些数据表明 VTE 在我国绝非低发。发病率相关数据的急剧变化并不是由于疾病本身的发病率增加了，主要是由于临床医师对 DVT 和 PTE 的诊断意识和诊治水平提高了，从而降低了该病的漏诊率和误诊率。因此，VTE 在我国已经不再被认为是少见病，而是一个关乎社会健康水平的重大医疗保健问题。

二、发 病 机 制

Rudolf Virchow 提出血栓形成的三要素：淤血、血管内皮损伤、高凝状态。随着对凝血、纤溶系统、内皮细胞及炎症反应的认识，新的血栓前状态和预测血栓的危险因素不断被发现。目前认为，许多静脉血栓是多个危险因素在凝血与纤溶系统失衡中作用的结果；类似的危险因素决定了血栓后再通和血栓再发之间的平衡。

内皮细胞提供了纤溶环境、抑制血小板黏附、聚集及活化、抑制炎症和白细胞活化，并通过产生血栓调节蛋白、活化蛋白 C、表达硫酸乙酰肝素和硫酸皮肤素、表达组织因子途径抑制蛋白、表达组织型纤溶酶原激活物和尿激酶型纤溶酶原激活物等，达到抗凝作用。此外，血管内皮细胞产生一氧化氮、前列环素、白细胞介素 -10 等，抑制白细胞黏附和活化，并促进血管舒张。内皮环境紊乱导致血栓形成和炎症起始：血小板活化因子和内皮素 -1 促进血管收缩；vWF、组织因子、PAI-1 和活化因子 V 促进血栓形成；内皮细胞和血小板上调细胞黏附分子 P- 选择素和 E- 选择素，促进与白细胞的相互作用，这些炎症过程促进了血栓形成。

炎症和血栓形成相互联系，炎症导致局部组织因子表达水平升高、血小板活化、纤维蛋白原释放、膜表面的磷脂酰丝氨酸表达、PAI-1（抑制纤溶）排出和血栓调节蛋白（从而降低蛋白 C 活性）减少。细胞黏附分子协助白细胞迁移，首先，内皮细胞和血小板上调选择素，活化的静脉内皮细胞首先上调 P- 选择素，然后上调 E- 选择素；血清 P- 选择素水平结合 Wells 评分，对 DVT 诊断的特异性为 96%，阳性预测值接近 100%。静脉淤血和缺血导致 P- 选择素表达上调，其配体：P- 选择素糖蛋白配体，表达于白细胞、血小板和内皮细胞及其分泌的颗粒。P- 选择素与其配体结合促进白细胞、血小板和内皮细胞分泌富含致血栓因子的颗粒物质，后者表达组织因子、具有磷脂酰丝氨酸丰富的阴离子表面，触发凝血级联反应，其血栓部位集聚促进静脉血栓的蔓延。如 PAI-1 储存于血小板 α 颗粒，释放后具有促凝血和抑制纤溶的作用。近年来，中性粒细胞在 DVT 中的作用，引起关注，其释放的网状结构 DNA、组蛋白和抗菌颗粒（捕获细菌、中性粒细胞胞外杀菌网络），与纤维蛋白、vWF、凝血因子等相互作用，促进血栓增大。然而，纤溶系统与血栓形成相互平衡是正常的生理过程。纤溶酶是纤维蛋白、纤维蛋白原及凝血因子的溶解酶，与凝血过程相拮抗（详见第三章）。

血栓溶解涉及促纤维化生长因子、胶原沉积和基质金属蛋白酶（MMPs）的表达和激活。白细胞浸入血栓发挥重要作用，首先，中性粒细胞通过促进纤维蛋白溶解和胶原蛋白分解，促进早期血栓溶解；单核细胞在单核细胞趋化因子 -1 的作用下，向 DVT 浸润，在血栓溶解中发挥重要作用，此外，基础研究发现，敲除 CC- 趋化因子受体 -2，可能抑制晚期血栓的溶解。血栓后，静脉管壁弹性层溶解、MMP-2/MMP-9 表达水平升高；胶原纤维溶解可能是血管壁损伤后的反应，同时，静脉管壁和血栓释放促纤维化因子，如 β- 转化生长因子、IL-13 和单核细胞趋化因子 -1，促进纤维化和上调胶原蛋白 I 和胶原蛋白 III 基因表达。抑制炎症过程，可降低管壁纤维化，如抑制 P- 选择素可降低静脉管壁纤维化。

大多数的静脉血栓发生于血液流速慢的区域，如小腿肌间静脉或静脉瓣膜后侧；与动态搏动性血流不同，静脉流线型血流会导致深部静脉瓣膜尖部缺氧，可能会造成内皮细胞损伤，后者产生多种细胞因子和白细胞黏附分子，从而促进白细胞迁移；血液流速慢或者淤滞造成活化的凝血因子聚集和抗凝因子的消耗，但是，血流对管壁的低剪切力有利于促进蛋白质 C 系统活性。并且，较少的证据说明血液流速慢或者淤滞促进凝血和血栓形成，因此，目前认为血液流速慢或者淤滞与血栓部位有关。

三、危 险 因 素

1. 外科手术和创伤　手术及创伤与 VTE 的关系正逐渐被人们所重视。有资料显示，未经抗血栓治疗的脊髓损伤患者，其 VTE 发生率高达 60% ～ 80%，髋、膝关节骨折或关节置换术后患者的 VTE 发病率为 40% ～ 60%。泌尿外科、神经外科、骨科和妇产科手术均可使 VTE 的发生危险增加 6 ～ 22 倍。麻醉时间大于 30min 的腹部或胸部大手术是 VTE 的独立危险因素。

术后发生 VTE 可能与下列因素有关：①手术对机体组织的损伤，包括局部动脉、静脉的损伤；②术中、术后患者长期卧床，下肢肌肉泵功能减弱，血流缓慢；③机体在创伤修复和手术应激的刺激下，通过释放组织因子和促进白细胞生成等方式启动凝血机制；④合并先天性或获得性高凝综合征。

2. 内科疾病相关危险因素　尽管外科手术后具有较高的 VTE 发病率，但内科患者也同样面临着 VTE 的威胁。统计表明，内科患者中 VTE 高危人群占 41.5%，其中仅有 39.5 的患者接受了正规的 VTE 预防性治疗。实际上，50%～70% 的症状性非致死性 VTE 和 70%～80% 的致死性肺栓塞发生在非手术情况下。肾病综合征患者的 VTE 发病率高达 48%；肿瘤患者的 VTE 发病率为 10%～30%，而肿瘤化学治疗使血栓形成危险度成倍增加。此外，急性心肌梗死、充血性心力衰竭、急性呼吸窘迫综合征、系统性红斑狼疮、抗磷脂综合征、糖尿病等均与 VTE 的发病密切相关。

3. 妊娠和避孕药 妊娠期女性的 VTE 发病风险是非妊娠女性的 5 倍，妊娠前 3 个月和围生期均是 VTE 的高发时段。而年龄大于 35 岁、既往有静脉血栓史、有血液高凝倾向的妊娠妇女或行剖宫产者的 VTE 发生危险更高。现已证明，口服避孕药能够引起凝血因子、血小板和纤维蛋白溶解酶系统活化，改变血清胆固醇和甘油三酯的含量，使 DVT 的危险性增加 3 倍。

4. 年龄和生活方式 VTE 的发病率与年龄相关，15 岁以下儿童的 VTE 年发病率低于 0.05‰，而 80 岁以上人群的 VTE 年发病率高达 4.5‰～6.0‰。长时间保持固定体位、饮水减少导致的血液淤滞和血液黏度增加是引起"经济舱综合征"或"电脑血栓征"的主要原因。而肥胖、高脂饮食、吸烟、夏季等与 VTE 之间均有一定的相关性。

四、临床症状和体征

约有 50% 的中央型 DVT 患者同时合并无症状性 PTE，易被临床所忽略。而有症状的 PTE 患者其症状也缺乏特异性，其临床表现主要取决于栓子的大小、数量、栓塞部位和患者是否合并心、肺等器官的基础性疾病。呼吸困难与气促是 PTE 最常见的症状和体征，发生率约为 84%，尤以活动后明显；胸痛的发生率也较高，以胸膜性疼痛者为多见，多因位于肺周边的小栓子累及胸膜所致。其他常见的症状依次为惊恐甚至濒死感、心动过速或心悸、晕厥、咳嗽、咯血等。值得注意的是，虽然胸痛、咯血和呼吸困难被认为是 PTE 的三联征，但其临床发生率不足 30%。体征方面除呼吸急促外，患者还可出现肺部呼吸音减弱、闻及湿啰音和（或）胸部摩擦音、低血压、心率增快、颈静脉怒张、发绀、发热等。大面积 PTE 常表现为急性肺源性心脏病体征，可迅速致死。应特别注意患者是否存在肢体肿胀、周径增粗、疼痛或压痛、浅静脉扩张、肤色暗红、皮温降低等 DVT 体征。

五、辅助检查

1. 血浆 D- 二聚体水平 D- 二聚体是交联纤维蛋白的降解产物。用定量 ELISA 方法测定 D- 二聚体对急性 VTE 的诊断敏感度高达 92%～100%，但其特异度较低，仅为 40%～43%。严重感染、恶性肿瘤、创伤等均可使血 D- 二聚体浓度升高。D- 二聚体检测的临床价值在于排除 VTE，传统观点认为血浆 D- 二聚体水平 < 500μg/L 者可基本排除 VTE；但实际上 D- 二聚体阴性并不能完全排除 VTE，尤其是在高龄患者的筛查中。目前比较推崇的方法是结合检验前可能性评估来排除 VTE 诊断。对于检验前可能性评估结果为 VTE 高度可能者，即使血浆 D- 二聚体水平 < 500μg/L 也不能排除 VTE；而对于检验前可能性评估结果为低度、中度者，如血浆 D- 二聚体水平 < 500μg/L 则可基本排除 VTE，而不必行进一步检查。

2. 血气分析 是 PTE 重要的筛选方法。急性 PTE 患者常伴有氧分压降低和二氧化碳下降。首先，当肺血管床堵塞达 15%～20% 时，患者可出现低氧血症（$PaO_2 < 80mmHg$）；而当 $PaO_2 > 80mmHg$ 时，可基本排除较大面积 PTE 可能。其次，约有 93% 的 PTE 患者存在低碳酸血症（$PaCO_2 < 35mmHg$），并可出现呼吸性碱中毒。再次，有 86%～95% 的 PTE 患者肺泡气 - 动脉血氧分压差 $[P(A-a)O_2] > 25mmHg$。因此，若 $PaCO_2$ 和 $P(A-a)O_2$ 两项均正常者则可基本排除 PTE。

3. 心肌肌钙蛋白 T（cTnT）和脑钠素（BNP） cTnT 和 BNP 测定近年来逐渐成为 PTE 的研究热点。作为心肌损伤的特异性标志物，PTE 患者 cTnT 和 BNP 的升高意味着右心室扩张、微小梗死灶形成和心肌损伤，有助于发现右心室过度牵张、右心功能障碍的高危 PTE 患者，可作为 PTE 病死率的独立预测因素。cTnT 的临界值为 0.09μg/L 时，预测院内 PTE 病死率敏感度为 80%、特异度为 92%。PTE 时 BNP 常出现升高（＞90pg/ml），其诊断 PTE 的敏感度和特异度分别为 95% 和 60%。

4. 胸片 70% 以上的 PTE 患者可有胸部 X 线检查的阳性发现，但特异性不强。其 X 线胸片的常见改变有肺动脉降支增宽，区域性肺血管纹理稀疏、纤细、肺野透亮度增加，膈肌抬高，肺动脉搏动增强，心影扩大和胸膜渗出等。肺梗死时，患者的 X 线胸片可出现特征性的楔形阴影，即驼峰征。

5. ECG PTE 患者的心电图改变多在发病后即刻出现，以后随病程的发展演变而呈动态变化。心电图改变虽是非特异性的，但通过结合临床症状、体征，监测心电图动态变化，对指导 PTE 的诊断和治疗均有帮助。且心电图检查有助于鉴别肺栓塞以外的心脏疾病，如急性心肌梗死、心肌炎等。经典的 S I、Q Ⅲ、T Ⅲ（ I 导联 S 波为主，Ⅱ 导联 ST 段抬高，Ⅲ 导联出现病理性 Q 波及倒置 T 波）改变者不到 5%。其余非特异性表现尚有以下几种：①顺钟向转位，V_5 导联 S 波增深，RPS 比例降低；② I 、Ⅱ、aVL、aVF 及多数胸导联 ST 段下降（aVR 相反上扬且常有显著的 R 波），提示心肌缺血性变化；③不完全性右束支传导阻滞，由于右心室突然扩张及心肌缺血，使房室束发生传导功能上的改变，多属暂时性；④心律失常，窦性心动过速最常见，房性阵发性心动过速、心房颤动、心房扑动亦非少见；⑤P 波高电压；⑥右胸导联可见异常 Q 波、R 波增高、S 波有切迹或顿挫 T 波倒置。

6. 超声检查 PTE 的超声检查包括超声心动图（UCG）和下肢深静脉超声检查。PTE 的 UCG 直接征象为探及肺动脉干或左、右肺动脉内的血栓；间接征象包括右心室和肺动脉扩张、右心室壁运动减弱等右心负荷加重表现。UCG 诊断中央型 PTE 的灵敏度为 74%，特异度为 97%。对于无法进行肺通气 / 灌注扫描或 CT 肺动脉造影的患者，UCG 仍是一种有效的检查手段。近期研究表明，如检验前评估为 PTE 高度可能的患者，UCG 可以诊断 PTE。而下肢深静脉超声检查是确诊 DVT 的首选方法。由于 DVT 和 PTE 是同一种疾病的不同表现形式或不同阶段，因此超声确诊为 DVT 可解释 PTE 的原因，间接支持 PTE 的诊断。

7. 放射性核素通气 / 灌注（V/Q）扫描 是曾经最为常用的无创性筛查 PTE 的方法。其 PTE 典型征象为呈肺段分布的肺灌注缺损，并与通气显像不匹配。但由于临床上许多疾病可同时影响患者的肺通气和血流状况，从而导致 V/Q 显像特异性降低；因此，目前 V/Q 扫描已逐步被更为敏感快速的螺旋 CT 或 MRI 所代替。

8. 肺动脉和下肢深静脉造影（DSA） 仍是诊断 PTE 的金标准，其灵敏度和特异度均达 98% 以上。而 VTE 患者常见的 DSA 征象有以下几种：①肺动脉内充盈缺损；②肺动脉截断现象；③肺野无造影剂灌注，肺纹理不对称的稀疏、减少；④肺动脉分支充盈、排空延迟等。但 DSA 作为复杂的有创性检查，有较高的并发症发生率，且仅部分医院有能力进行该项检查；因而其应用价值受限。其潜在的优势在于，可鉴别诊断复杂病例或在诊断的同时行下腔静脉滤器置入、介入取栓或溶栓等治疗。DSA 同样是确诊 DVT 的金标准，可显示下肢深静脉血栓的部位、范围、程度、侧支循环和瓣膜功能情况，其诊断灵敏度和特异度均接近 100%，尤在中央型 DVT 的诊断中起着极其重要的作用。

9. 多层螺旋 CT 肺动脉造影（CTPA） CTPA 诊断 PTE 具有快速、简便、无创、并发症少、确诊率高等优点，对 PTE 的诊断灵敏度和特异度均在 90% 以上；目前其已逐渐取代 DSA 成为 PTE 的一线确诊方法。PTE 患者的 CTPA 直接征象包括造影剂的充盈缺损、完全梗死及轨道征；间接征象有肺总动脉，左或右肺动脉扩张，血管断面细小、截断，肺梗死灶等。

10. 磁共振成像（MRI） MRI 诊断 PTE 的灵敏度、特异度均与 CT 接近。其优势在于：①无须注射造影剂，尤其适用于肾功能受损的患者；②具有潜在的鉴别急、慢性血栓的能力，前者表现为边缘光滑、清晰、形态规则，后者为血管壁增厚、不规则附壁血栓及腔内网状影等，能为溶栓方案的制订提供依据；③能够观察 PTE 血流动力学及肺动脉压的变化。

六、验前可能性评估与诊断流程

由于 VTE 患者的症状和体征均缺乏特异性，且诊断方法多样，各项检查方法各有利弊；因此，近年来主张对于可疑 VTE 患者首先进行验前可能性评估（pre-test probability），以预测 VTE 的危险性，并以此作为进一步采用其他实验室和影像学方法的根据，或作为解释其他检查结果的基础。2004 年西班牙指南推荐采用量化的评分方法，通过 Wells 评分和日内瓦规则评分对 VTE 患者进行危险性评估。以最常应用的 Wells 评分为例，包括 DVT 和 PTE 两个评分系统。DVT 的可能性评分标准中，DVT 低度可能 ≤ 0 分；中度可能 1 ~ 2 分；高度可能 ≥ 3 分（表 26-1）；若双侧下肢均有症状，以症状严重的一侧为准。在 PTE 的可能性评分标准中，PTE 低度可能 0 ~ 1 分；中度可能 2 ~ 6 分；高度可能 ≥ 7 分（表 26-2）。根据上述评分标准，目前推荐的 VTE 诊断流程概括如下：对属于低度和中度可能性的患者进行 D- 二聚体检测（ELISA 法），若结果为阴性（< 500μg/L）基本可排除 VTE 诊断；而对 VTE 高度可能性的患者，需行 UCG、CTPA 和（或）V/Q 扫描。怀疑小腿部静脉血栓，但超声阴性、肢体近端 DVT 或超声不能得到明确的结果时，可选择静脉造影。

表 26-1　Wells 深静脉血栓可能性的评分标准

临床特征	分值
肿瘤	1
瘫痪、不完全瘫痪或近期下肢石膏固定	1
近期卧床 > 3 d，或 12 周内需要全身麻醉或局部麻醉的大手术	1
沿深静脉走行的局部疼痛	1
全下肢的水肿	1
与无症状侧相比，小腿水肿大于 3cm（胫骨粗隆下 10cm 处测量）	1
局限于有症状腿部的指凹性水肿	1
浅静脉的侧支循环（无静脉曲张的情况下）	1
其他疾病的可能性大于 DVT	-2

表 26-2　Wells 肺栓塞可能性的评分标准

临床特征	分值
既往 PE 或 DVT 病史	1.5
心率 > 100 次 / 分	1.5
4 周内外科手术或制动	1.5
有 DVT 的临床症状和体征	3
诊断为其他疾病的可能性小于 PE	3
咯血	1
肿瘤	1

七、静脉血栓栓塞的预防

大多数住院患者存在一种或多种 VTE 危险因素，这些危险因素通常混合存在。例如，髋关节骨折患者通常存在年龄较大、下肢近端损伤、手术修复及术后需制动数周等危险因素，因此这类患者有发生 VTE 的高度危险。如同时合并肿瘤则发生 VTE 的危险更高。对于住院患者应常规进行 VTE 危险因素的评价并针对性地采取预防措施。Caprini 评估表是一种有效、简便、实用的 VTE 风险预测评估工具，能有效帮助临床医生鉴别 VTE 高危患者，辅助预防方案的选择，从而减少 VTE 发病率，改善患者预后及生活治疗，减少医疗费用。该风险评估量表于 2005 年发表，2009 年又发表了修改版本。Caprini 评估表包含了大约 40 项不同的血栓形成危险因素，基本涵盖了外科手术和住院患者可能发生 VTE 的所有危险因素，通过这些危险因素对患者进行 VTE 风险评分（表 26-3）。每个危险因素根据危险程度的不同赋予 1 ~ 5 不同的分数，最后根据得到的累积分数将患者的 VTE 发生风险分为低危（0 ~ 1 分）、中危（2 分）、高危（3 ~ 4 分）、极高危（≥ 5 分）4 个等级，不同的风险等级推荐不同的 VTE 预防措施，包括预防措施的类型及持续时间等（表 26-4）。

表 26-3　住院患者的 Caprini VTE 风险评分

危险因素 得分：1 分		危险因素 得分：2 分	
□年龄 41～60 岁	□急性心肌梗死	□年龄 61～74 岁　　　　□中心静脉通路	
□有下肢肿胀	□充血性心力衰竭（1 个月内）	□关节镜手术	
□BMI＞25kg/m²	□需卧床休息患者	□恶性肿瘤（既往或现存）	
□大手术（1 个月内，＞45 分钟）	□肠炎病史	□腹腔镜手术（＞45 分钟）	合计：
□肺功能异常（COPD）	□败血症（1 个月内）		
□严重肺部疾病，包括肺炎（1 个月内）		**危险因素 得分：3 分**	
□口服避孕药或激素替代疗法		□年龄 75 岁及以上	
□妊娠或产后（1 个月内）	合计：	□DVT/PTE 病史	
□2 次以上自然流产史，或无法解释的死产早产史		□VTE 家族史	
□其他		□血清同型半胱氨酸升高	
危险因素 得分：5 分		□肝素诱导性血小板减少症（HIT）	
□脑卒中（1 个月内）	□多发伤（1 个月内）	（肝素和低分子量肝素禁用）	合计：
□择期髋膝关节置换术		□其他先天性或获得性血栓形成倾向	
□髋、骨盆、股骨、膝关节周围骨折手术		（如蛋白质 C、蛋白质 S、AT-Ⅲ水平降低）	
□急性脊髓损伤（1 个月内）	合计：		
		总分：	
□低危 0～1 分	□中危 2 分	□高危 3～4 分	□极高危≥5 分

表 26-4　住院患者的 Caprini VTE 风险分级

风险因素总分	风险等级	DVT 发生率	推荐预防方案
0～1	低危	＜10%	早期活动
2	中危	10%～20%	药物预防或物理预防
3～4	高危	20%～40%	药物预防和（或）物理预防
≥5	极高危	DVT 发生率 40%～80%，死亡率 1%～5%	药物预防和物理预防

（一）非药物方法

1. 基本预防措施　①手术操作尽量轻柔、精细，避免静脉内膜损伤；②规范使用止血带；③术后抬高患肢，防止深静脉回流障碍；④常规进行静脉血栓知识宣教，鼓励患者勤翻身、做深呼吸及咳嗽动作、尽早功能锻炼、下床活动，积极的活动可以减少 VTE 的发生，对于非严重内科疾病和活动不受限的小手术患者，仅需鼓励及早活动即可，无须应用药物；⑤术中和术后适度补液，多饮水，避免脱水；⑥围手术期慎用止血药物；

⑦建议患者改善生活方式，如戒烟、戒酒、控制血糖、控制血脂等。

2. 机械性预防方法　VTE 预防的机械方法可增加静脉血流和（或）减少下肢静脉淤血，包括：逐段加压袜（GCS）或弹力袜、间断气囊压迫（IPC）装置和下肢静脉泵（VFP）。这些设备应尽可能在双腿应用，且一直持续到可以开始 LMWH 治疗。对患侧肢体无法或不宜采用机械预防措施的患者，可在对侧肢体实施预防。应用前常规筛查禁忌。

3. 机械性预防应用的适应证　①单独使用机械性预防仅适用于合并凝血异常疾病、有高危出血因素的患者，出血风险降低后，仍建议与药物预防联合应用。②部分中危患者，如腹腔镜操作、大型妇科良性疾病手术无其他危险因素、大型开放性泌尿外科手术、择期脊柱手术伴危险因素围手术期及颅内神经外科手术：IPC 联合或不联合 GCS，优于术后低剂量普通肝素或低分子量肝素。③与抗凝药物联合用于极高危患者：包括普通外科手术患者合并多重危险因素者、妇科恶性肿瘤扩大术或伴其他危险因素、泌尿外科合并多重危险因素、脊柱手术合并多重危险因素及神经外科手术伴高危因素。④内科：对有 VTE 危险因素和抗凝剂预防禁忌证（如伴出血高危）的内科患者，推荐使用 GCS 或 IPC 这些机械预防方法。

4. 机械性方法预防 VTE 的禁忌证 严重下肢动脉硬化性缺血、充血性心力衰竭、肺水肿、下肢 DVT（GCS 除外）、血栓性静脉炎、下肢局部严重病变如皮炎、坏疽、近期手术及严重畸形等。

（二）药物预防性治疗

1. 低剂量普通肝素（LDUH） 在静脉血栓的预防中，有大量研究证实了皮下注射普通肝素的疗效，但皮下注射普通肝素较静脉用药生物利用度减少。皮下注射低剂量的普通肝素适合中、高危的患者，如普通外科手术、内科住院患者、妇产科和泌尿外科手术。但对于极高危的患者，不适于单独应用，如髋和膝关节置换术的预防，以及其他外科手术伴有多重危险因素的患者等。根据患者的危险级别不同，推荐两种剂量，无须监测 APTT。中危剂量：5000U 每天 2 次，皮下注射。高危剂量：5000U 每天 3 次，皮下注射。关于治疗开始的时间，内科患者如果没有抗凝禁忌证即可开始用药。外科患者大多数在术前 1～2 小时给予 LDUH 5000U 皮下注射，如果没有严重出血等抗凝禁忌，术后 12～24 小时即可给予 5000U 皮下注射，每天 2 次或每天 3 次。肝素应用的禁忌证包括出血性疾病、凝血功能障碍、外伤与术后渗血、先兆流产、恶性高血压、细菌性心内膜炎及对肝素过敏者。LDUH 应用中需要特别重视的几个问题：①密切观察出血并发症和严重出血危险，一旦发生，除立即停用肝素外，可静脉注射硫酸鱼精蛋白（1mg/100U 肝素）；②用药期间对 ≥ 75 岁老年人、肾功能不全、进展期肿瘤等出血风险较高的人群宜监测 APTT 以调整剂量；③监测血小板计数，警惕肝素诱导的血小板减少症（HIT）。如血小板计数下降 50% 以上，并除外其他因素引起的血小板下降，应立即停用肝素。

2. 低分子量肝素（LMWH） 是由普通肝素解聚制备而成的一类分子量较低的肝素的总称。常见的低分子量肝素有依诺肝素钠、那屈肝素钙、达肝素钠等。体内 $t_{1/2}$ 约为普通肝素的 8 倍，其抗凝血因子 Xa 活性的生物利用度是普通肝素的 3 倍。

尽管不同 LMWH 的药理特性有显著区别，而且每种 LMWH 都应当被当作一种独立的药物，但研究结果表明，不同 LMWH 的疗效没有明显差别。不同制剂需要参照产品说明书中的推荐。在临床工作中一般是按体重计算，如普通预防量是 LMWH 0.3ml/d，中危预防量是 LMWH 0.4ml/d，高危患者则是 LMWH 0.6ml/d。LMWH 的禁忌证包括：对 LMWH 过敏，其余禁忌证同普通肝素。LMWH 应用中需要注意的问题：①定期监测血小板计数，每 2～3 天 1 次；②不推荐常规监测凝血因子 Xa，但对于特殊患者（如肾功能不全、肥胖）如有条件可监测，并据此调整剂量。

3. 维生素 K 拮抗剂（VKAs） 是有效的预防措施之一。由于 VKAs 是长期治疗的主要药物而起效慢，一般术后 3 天 INR 才能达到目标值。因此如果需要快速抗凝，应给予普通肝素或低分子量肝素与华法林重叠应用 5 天以上，即在给予肝素的第一天或第二天即给予华法林，并调整剂量，当 INR 达到目标范围 2.0～3.0 并持续 2 天以上时，停用普通肝素或低分子量肝素。为了减少过度抗凝的情况，通常不建议给予负荷剂量。国人的初始剂量一般建议为 1～3mg（国内华法林主要的剂型为 2.5mg 和 3mg），可在 2～4 周达到目标范围。某些患者如老年、肝功能受损、充血性心力衰竭和出血高风险患者，初始剂量可适当降低。

（三）预防性治疗开始时间

治疗开始的时间受患者手术和出血危险的影响。要充分评估某种抗凝药物的效果、出血风险来确定开始预防的时间，麻醉方式也可能对预防药物的选择和开始时间产生影响。

（1）一般普外科、妇产科和泌尿外科手术，术前 1～2 小时皮下注射适宜剂量的肝素，术后每日早晨皮下注射，直到患者可活动，一般需 5～7 天或更长。

（2）创伤：对大多数中危和高危创伤患者，一旦最初的出血控制后，即可开始。早期应用 LMWH 预防的禁忌证包括颅内出血、进行性出血、不能控制的出血、无法纠正的严重的凝血功能障碍及不完全性脊髓损伤伴可疑或已证明的脊柱周围血肿。明显出血的头部损伤、内脏器官（如肺脏、肝脏、脾脏或者肾脏）的撕裂伤或挫伤、骨盆骨折后的腹膜后血肿及完全性脊髓损伤等，在排除可能存在的进行性出血后，不是应用 LMWH 的禁忌证。多数患者能够在创伤后 36 小时内开始应用 LMWH 进行预防。

（3）矫形外科：LMWH 在术前与术后应用的差别不大，这两种方式均可采用。对于择期全髋置换术患者，LMWH 术前 12 小时或术后 12 ～ 24 小时开始使用，或术后 4 ～ 6 小时首次给予较高预防剂量的半量，次日应用较高预防剂量。

（4）髋部骨折：如果髋部周围骨折未立即手术，建议术前即开始采取预防措施，给予短效抗凝剂如 LDUH 或 LMWH。

（5）对有出血高危因素的患者，建议首次应用 LMWH 的时间应延迟到术后 12 ～ 24 小时，直到经检查确认手术部位出血已基本停止。

（6）急性脊髓损伤患者用 LMWH 预防，并且一旦成功进行基本的止血就应该开始应用，如果 CT 扫描或 MRI 检查提示不完全性脊髓损伤患者存在脊髓周围血肿，应该延迟 1 ～ 3 天再开始应用 LMWH。

（四）预防性治疗持续时间

对于绝大多数患者包括手术和内科住院患者，预防性抗凝治疗的最佳疗程没有明确。总的原则是中危和高危患者用药直至患者恢复活动或出院即可。极高危患者需要出院后继续应用 2 ～ 4 周，根据情况可能需要更长的时间。内科患者血栓预防的理想时限尚不清楚，有证据的给药时间一般为 6 ～ 14 天。

下列情况需要延长抗凝治疗：

（1）普通外科手术的肿瘤患者，出院后继续使用 LMWH 2 ～ 3 周似乎可以减少无症状 DVT 的发生。

（2）对接受妇科大手术的高危患者，如接受恶性肿瘤手术、年龄 > 60 岁或既往有 VTE 病史等，建议出院后继续 2 ～ 4 周。

（3）全髋置换术或髋部周围骨折手术患者建议延长预防时间至 28 ～ 35 天。骨科大手术的患者如有以下因素则易发生 VTE，如有 VTE 史或肥胖、活动较少、高龄或癌症等。其他具有重要临床意义的危险因素有充血性心力衰竭或 COPD 病史及女性等。出院后可选择 VKA（INR 目标值为

2.5，范围 2.0 ～ 3.0）代替 LMWH 进行预防。

（4）急性脊髓损伤期后，建议在康复阶段继续用 LMWH 预防或改用口服全剂量 VKA。

（五）一些特殊临床情况下的 VTE 预防治疗

1. AMI

（1）AMI 患者不需要常规用药预防 VTE，这是因为 AMI 患者虽有较高的 VTE 风险，但目前 AMI 的常规治疗中已经包括充分的抗凝治疗。

（2）经评估 VTE 高危患者，如无禁忌证，可延长 LMWH 治疗时间至 2 周，延长治疗期间改为预防剂量，也可联合使用机械性预防措施。

2. 急性脑卒中

（1）缺血性脑卒中患者如无禁忌证，应给予 LDUH 或 LMWH，但用药前必须仔细权衡血栓和出血的风险，并建议联合机械性预防措施预防 VTE。

（2）出血性脑卒中患者如无禁忌证，应使用机械性预防措施预防 VTE。

3. ICU 患者

（1）ICU 中高危 VTE 患者如无禁忌证，应该使用 LDUH 或 LMWH 进行预防，并建议联合机械性预防措施预防 VTE。

（2）对同时有高出血风险的患者，先采用 GCS 和（或）IPC 预防血栓直至出血风险降低，然后用药物代替机械方法预防血栓，或药物与机械方法联合应用。

（3）对药物和机械预防措施均有禁忌证的患者，应加强临床监护和床旁超声检查，以便尽早发现和治疗 VTE。

4. 恶性肿瘤

（1）对于因内科急症住院的 VTE 高危恶性肿瘤患者，建议常规给予血栓预防性治疗，如无禁忌证，建议应用 LMWH 或 LDUH，并建议与机械性预防措施联合应用进行预防。

（2）对于行化学治疗或糖皮质激素治疗的恶性肿瘤患者，不建议常规使用血栓预防性治疗；进展期乳腺癌接受化学治疗者，可考虑应用低剂量华法林（使 INR 维持于 1.3 ～ 1.9）；对于其他恶性肿瘤患者治疗期间是否需要 VTE 预防性治疗尚无循证依据。

（3）置有中心静脉导管的恶性肿瘤患者，不推荐常规使用药物预防血栓形成。

5. 肾功能不全

（1）基于安全考虑，对严重肾功能不全的患者，建议选择 LDUH 作为预防性抗凝治疗的药物。

（2）肾功不全会延长 LMWH 的半衰期而增加出血风险，对肌酐清除率 < 30ml/min 的患者，如选择 LMWH，建议减量使用。

（3）对肾功能不全的患者应用 LMWH 时，如有条件，建议每 1 ～ 2 天监测凝血因子 Xa 水平，据此调整剂量。

第二节　下肢急性深静脉血栓形成

一、发病原因

1856 年，Virchow 提出的静脉内膜损伤、血流缓慢和血液高凝状态，仍然被公认为导致深静脉血栓形成的三大因素，随着科技的进步和许多新的检测手段的问世，已为这三大因素赋予了许多新的内容。

1. 静脉内膜损伤　静脉内膜具有良好的抗凝和抑制血小板黏附和聚集功能，完整的静脉内膜是防止深静脉血栓形成的前提。静脉壁因外伤如手术、创伤、电击或感染等使内膜遭到破坏，内膜下的胶原裸露，导致血小板的黏附，并进一步发生聚集和释放反应，释放的生物活性物质可使血小板进一步聚集，形成血小板血栓。内膜下的胶原可激活凝血因子Ⅶ，启动内源性凝血系统；血管壁损伤释放的组织因子，则可启动外源性凝血系统，最终导致血液中大量的纤维蛋白形成网络样结构。血小板血栓，加上局部产生的纤维蛋白和血细胞的沉积，于是形成了血栓，这一血栓发生发展过程得到大家的认同。值得注意的是，在远离组织损伤处的静脉，同样可发现静脉内膜的损伤。Schaub 在动物实验中观察到，在施行 3 种不同的腹部手术（子宫切除术、脾切除术、小肠吻合术）时，颈静脉和股静脉壁有大量白细胞的黏附和浸润，推测是由于手术所致组织损伤，而释放的代谢产物进入血液循环所造成，这些代谢产物被证实为组胺和缓激肽。Stewart 在实验中经静脉持续灌注组胺和缓激肽，能产生同样的颈

静脉和股静脉的内膜损伤，并且内膜损伤的程度在全髋置换术时，远较腹部手术时严重。Comerota 在实验中发现，施行全髋置换手术时，通过扫描电镜可于颈静脉和股静脉的内膜，找到一些微小裂伤，这些静脉裂伤在静脉分支入口、汇合处或瓣膜处最多。因为在静脉分支入口、汇合处或瓣膜周围的静脉壁，平滑肌和结缔组织明显稀疏，以致该处管壁的结构最为薄弱。当静脉淤血使管腔扩大后，即可在这些结构薄弱的内膜上发生极为微小的裂伤，局部出现白细胞浸润，并伴有血小板黏附和纤维蛋白沉积。近来的临床研究也表明，手术过程中静脉显著扩张者，术后很可能发生深静脉血栓形成。

2. 血流缓慢　是造成下肢深静脉血栓形成的首要因素，但单一的静脉淤血常不致引起深静脉血栓形成。静脉血流淤滞，增加了激活的血小板和凝血因子与静脉壁接触的时间，容易引起血栓形成。如果发生在受损的静脉内膜，则血栓发生的概率明显增加。静脉瓣膜的瓣窝内血流缓慢，且易产生涡流，是产生血栓的主要部位。另一个解剖学因素是，左髂静脉易受右髂动脉骑跨压迫（Cockett 综合征），造成远侧静脉血液回流障碍而发生血栓，这是为什么左侧髂 - 股静脉血栓形成的发生率远较右侧高的缘故。

3. 血液高凝状态　近年来，血液高凝状态在血栓形成中的作用，日益受到重视。人体三大抗凝机制为抗凝血酶Ⅲ（AT-Ⅲ）、蛋白质 C（PC）和纤溶系统。AT-Ⅲ能灭活凝血酶和其他一些血清酶，包括凝血因子Ⅱa、凝血因子Ⅸa、凝血因子Xa、凝血因子Ⅺa 和凝血因子Ⅻa。在肝素存在的条件下，AT-Ⅲ和凝血酶形成复合物，灭活凝血酶的作用明显加强。PC 是依赖维生素 K 的糖蛋白；蛋白质 S（PS）是另一种依赖维生素 K 的糖蛋白，作为 PC 的辅助因子，与 PC 共同灭活凝血因子Ⅴa 和凝血因子Ⅷa，并且通过灭活纤溶酶原激活物抑制物（PAI），来增强纤溶活力。血管内皮细胞能合成纤溶酶原激活物（tPA），tPA 能将血液中的纤溶酶原转变为纤溶酶，后者溶解纤维蛋白为多肽。血浆中的 PAI 能抑制 tPA 的活性，抑制体内过度的纤溶作用。AT-Ⅲ、PC 和纤溶系统的异常，可导致体内生理性抗凝机制损害，酿成血液高凝状态。除手术、创伤或某些疾病等可使抗凝和纤

溶物质降低外，另一类由于先天性常染色体显性遗传，造成的 AT-Ⅲ、PC、PS 和 t-PA 等的降低或活性异常，称为"原发性血液高凝综合征"，或称"遗传性血栓综合征"，约占不明原因的深静脉血栓患者的 15% ～ 20%。

在三大因素中，每一因素都与血栓的发生密切相关，历来得到公认的观点是，单独一种因素并不足以引起血栓形成，而是多种因素综合作用的结果。从临床资料来看，本症多发生于各种制动状态，如各种手术后、重病卧床、骨折固定、长时间静坐等。而外科手术和创伤是并发深静脉血栓形成最常见的诱因。综合国外文献报道，深静脉血栓形成的发生率：①腹部大手术为 30%；②前列腺手术为 38%；③择期骨科手术为 52%；④急症髋关节手术为 70%；⑤周围血管和心胸血管手术分别为 7% 和 3%；⑥内科监护的外科危重患者为 70%。由于静脉介入技术的广泛开展，静脉插管、血液透析、化学治疗、静脉输入高营养液、安装起搏器等，深静脉血栓形成的发生率可达 30%。近年来还发现一些因素与血栓形成有关，如老年人的发病率很高，而儿童几乎不发生本症；与男性相比，绝经期妇女的发病率很低，但妊娠、产褥期或使用雌激素时，发病率明显升高。容易发生静脉血栓者，还包括肥胖、恶性肿瘤、脱水、红细胞增多症、肾病综合征、系统性红斑狼疮、肺部慢性疾病和充血性心力衰竭等。尽管目前对深静脉血栓形成的病因已有较深入的认识，部分患者的病因仍然不明。

二、临 床 表 现

深静脉血栓形成的患者中有相当一部分并无症状，当血栓导致血管壁及其周围组织炎症反应，以及血栓堵塞静脉管腔，造成静脉血液回流障碍后，依据病变部位不同，可酿成各异的临床表现。急性期主要表现为下肢肿胀、疼痛，代偿性浅静脉曲张。

1. 疼痛 是最早出现的症状，主要因血栓激发静脉壁炎症反应和血栓远段静脉急剧扩张，刺激血管壁内末梢神经感受器的缘故。疼痛多出现在小腿腓肠肌、大腿或腹股沟等区域，但不会表现为足或趾的疼痛。疼痛的程度依血栓形成的范围、炎症反应的轻重，以及个体对疼痛的敏感度不同而存在差异。大多数患者主诉为下肢疼痛、疼痛性痉挛或紧张感，活动后加剧，而卧床休息或抬高患肢可减轻。尽管症状出现相对较急促，但患者很少能回忆症状发生的确切时间。一般情况下，疼痛出现后，逐渐加重，并持续数天。部分患者 Homans 征可呈阳性，即将足向背屈使腓肠肌紧张时，可激发疼痛。

2. 肿胀 下肢肿胀是最主要的或者是唯一的症状，除少数患者因下腔静脉血栓形成而表现为双下肢肿胀外，绝大多数患者为单侧下肢肿胀。肿胀的程度依静脉闭塞的程度和范围而定。位于深部小静脉者，肿胀常不易发现；如果位于下肢主干静脉，可迅速引起静脉血液回流障碍，出现明显肿胀。下肢病变多始发于腓肠肌静脉丛或髂-股静脉，除部分血栓可能融解或局限于发病部位外，其余的血栓可能向近、远侧蔓延累及整个深静脉的主干，而表现为下肢的剧烈肿胀。膝关节以下的肿胀提示血栓累及腘或股浅静脉；整个下肢肿胀则表明髂-股静脉血栓形成。双下肢周长的测量常有助于判断肿胀的程度。通常情况下，双下肢的周长相比较，在同一平面应小于 1cm。深静脉血栓形成后，肿胀可持续数周或数月，甚至终生不消退。

3. 浅静脉曲张 是深静脉血栓形成后的继发性代偿反应。如果血栓累及深静脉主干，特别是髂-股静脉段，即可酿成明显的下腹部和腹股沟的浅静脉曲张。

4. 全身反应 静脉血栓形成后，均会引起程度不同的全身反应，包括体温升高、脉率增快、白细胞计数增多等。但体温升高一般不超过 38.5℃，白细胞总数绝少超过 10×10^9/L。当静脉血栓不断滋长、蔓延，累及下肢整个深静脉、浅静脉及其分支，同时引起强烈的动脉痉挛，称为股青肿（phlegmasia cerulea dolens）。起病急促，疼痛剧烈，数小时内整个患肢可出现肿胀、发凉、发绀，皮肤可出现水疱，足背动脉减弱或消失。更因肿胀肢体内包含大量有效循环中的丢失液，可以出现休克。严重病例，肢体远端发生坏疽而需截肢。

一般认为，急性深静脉血栓形成 3 ～ 6 个月后，即进入后遗症期。深静脉血栓将经过吸收和机化，以及再通过程，越是位于近侧的血栓形成，再通的可能性越小，再通的发生也越迟。据 Dale 报道，髂 - 股静脉血栓形成的再通率约 1%～2%。此外，血栓在再通过程中，可将其中的瓣膜加以破坏，而出现倒流性病变。下肢除明显的肢体肿胀外，由于长期深静脉回流障碍，小腿深静脉高压，下肢浅静脉曲张愈加明显，足靴区可因皮肤营养障碍出现慢性湿疹，色素沉着，甚至淤积性溃疡。传统观念认为，再通是一个缓慢的过程，可延续 10 余年甚至数十年。但是最近文献报道，一般在血栓形成的即刻，再通的进程也已开始。

三、分　类

急性下肢深静脉血栓形成好发于腓肠肌静脉丛，称周围型；其次为髂 - 股静脉，称中央型；两者向近、远侧扩展而累及全肢时，称为混合型。当病变转为后遗症时，即相应地称为腹股沟韧带上型、下型和上下联合型。这种以病理解剖部位的分类法，具有一定的代表性，自 20 世纪 60～70 年代沿用至今。上海交通大学医学院第九人民医院血管外科通过大量临床病例观察及造影资料分析，根据血栓闭塞的部位、范围和再通的情况，以及血流动力学改变，对下肢深静脉血栓形成后遗症提出了新的分类方法。①全肢型：病变累及整个下肢深静脉主干。依再通程度不同分为：Ⅰ型，深静脉主干完全闭塞；Ⅱ型，深静脉主干部分再通，又分为两个亚型，ⅡA 型，部分再通以闭塞为主，仅表现为节段性再通；ⅡB 型，部分再通以再通为主，深静脉已呈连续通道，但管径粗细不均，再通不完全。Ⅰ、Ⅱ型的血流动力学以深静脉血液回流障碍为主。Ⅲ型，深静脉主干完全再通，但瓣膜悉遭破坏，管壁外形僵直，或者扩张迂曲，其血流动力学已由回流障碍转为血液倒流。②局段型：病变只限于部分静脉主干，如髂静脉、髂 - 股静脉、股浅静脉、股 - 腘静脉、腘静脉、胫腓干静脉、腓肠肌静脉丛或小腿深静脉血栓后遗症等。这种分类较客观地反映了疾病的演变，对指导治疗有重要价值。

四、检查和诊断

由于不少深静脉血栓形成患者常无明显症状，根据病史和临床表现，确诊深静脉血栓形成的准确率在 50% 以下。对临床可疑病例，必须进一步通过一些特殊检查来确诊。

1. 肢体容积描记　最常用的是阻抗容积描记（IPG），其原理是使下肢静脉达到最大充盈后，观察静脉最大流出率。该方法适用于诊断腘静脉近侧的深静脉主干的静脉血栓形成，对检测腓肠肌静脉丛血栓或已形成侧支的陈旧性血栓敏感性较差。

2. 多普勒超声　利用多普勒信号观察血流频谱，以及超声成像系统对血管不同方向的扫描，可相当可靠地判断主干静脉内是否有血栓，是一种简便有效的无创性检查方法。近年来推出的双功彩超血管显像仪（Duplex scan），对血栓的检测有较高的敏感性和特异性，可在相当程度上替代静脉造影检查。

3. 静脉压力测定　穿刺足背静脉，与压力传感器和记录仪连接，以测量静脉压。正常人站立时，静息静脉压为患者心脏至地面的距离；当下肢运动后，静脉压下降率将超过 60%；停止活动后，压力回升至原来水平的时间超过 20 秒。主干静脉因血栓出现闭塞时，无论静息或活动后静脉压均明显升高，静脉压恢复时间缩短，一般在 10 秒左右。

4. ^{125}I 纤维蛋白原摄入检查　利用放射性核素 ^{125}I 的人体纤维蛋白原能被正在形成的血栓所摄取，每克血栓中的含量要比等量血液多 5 倍以上，因而形成放射显像。通过对下肢的固定位置进行扫描，观察放射量有无骤增现象，来判断有无血栓形成。

5. 静脉造影检查　被认为是诊断的金标准，其缺点是侵入性和需使用造影剂，碘过敏和肾功能不全者不能施行此项检查。虽然这是一种创伤性检查，但能使静脉直接显像，可以有效地判断有无血栓，血栓的位置、范围、形态和侧支循环的情况。当血栓近侧端的平面不能确定时，可经健肢做股静脉顺行造影，如果下腔静脉被累及，可经肱静脉向下腔静脉插管造影检测。

6. 下肢急性深静脉血栓形成后，可溶性 P 选择素、D- 二聚体和高敏感性 C 反应蛋白的变化　据文献报道，可溶性 P 选择素、D- 二聚体和 C 反应蛋白，在急性深静脉血栓形成（DVT）后表达上调，可以作为复发性血栓的风险预测指标。但是这些指标在 DVT 后的时间表达曲线，文献中并未有报道。在 DVT 确诊初期，可溶性 P 选择素和 C 反应蛋白，均明显高于健康对照组。1 个月后，两参数均显著下降。在口服抗凝药物治疗 6 个月的患者中，停药后可溶性 P 选择素即显著上升，而 C 反应蛋白没有显著变化。D- 二聚体变化与 P 选择素相似，但在 DVT 确诊后 1 个月时，有残余血栓的患者中，D- 二聚体明显增高。在其余时点，在有血栓残余和无血栓残余组间，可溶性 P 选择素和 D- 二聚体都无明显差异。可溶性 P 选择素和 D- 二聚体的变化明显受维生素 K 拮抗剂（华法林）影响，停药后指标会再次回升，可反映血栓前状态，而高敏感性 C 反应蛋白的变化，则反映 DVT 急性期状态。

五、预　防

各种手术是导致下肢深静脉血栓形成的主要原因，术后鼓励患者抬高下肢和早期下床活动，是预防下肢深静脉血栓形成的可靠措施，但对血栓形成的高危患者，无显著临床意义。手术时应彻底止血，术后常规使用止血药物以预防术后出血的错误观念，可能促使血栓形成。目前常用的预防措施包括药物和机械方法两大类。

1. 药物预防　常用的包括一些口服抗凝和抗血小板药物，以及低分子右旋糖酐等。主要的为小剂量肝素（LDH）和低分子量肝素（LMWH）。

口服抗凝药物虽有较好的预防效果，但其缺点是有导致出血的可能，因而在服药期间必须做血凝机制的监测。华法林在美国应用较广，多在骨科大手术后给患者服用；在欧洲则很少在临床采用。抗血小板药物的作用较小，所以在临床应用较少。低分子右旋糖酐能有效地降低术后深静脉血栓的发病率，但不良反应较多，如过敏反应、血容量增多引起心力衰竭等，现已较少采用。LDH 具有抗血栓形成的功能，但无抗凝的作用，一般以 5000U 做皮下注射。由于 LDH 不能完全防止深静脉血栓形成，并且每日剂量超过 5000U 即增加并发出血的发生率。近年推荐使用的低分子量肝素，相对分子量为 3000 ~ 8000，因制备方法不同而略有差异，与传统肝素相比，低分子量肝素的主要特点是抑制凝血因子 Xa 的作用增强，抑制凝血因子 IIa 和抗血小板的活性降低，临床抗凝效果增强，出血并发症和肝素诱导的血小板减少症的发生率明显下降，用药过程中无须监测，每日 1 次皮下给药，可获得有效的血浓度。

2. 机械预防　包括循序减压弹力袜（GEC）和患肢间断气囊压迫（IPC）等。其作用机制是阻止深静脉扩张，从而保护静脉内膜不致损伤，此外，还可防止足和股部的静脉血流滞缓，促使血液回流，增加静脉血的流速。常用的 IPC 在小腿腓肠肌部位有两个气囊，在大腿部有 1 个气囊；从远侧气囊开始向近侧气囊顺序充气，近侧气囊内的压力应低于远侧气囊；各气囊顺序充气 11 秒后，将气体全部排出，并持续 60 秒，然后做第二轮充气压迫患肢。近来文献报道指出，GEC 的预防效果与 IPC 相同，但使用简便。

联合应用药物和机械性预防措施，可进一步降低术后下肢深静脉血栓形成的发生率。目前一些学者推荐的方法为：①低危患者（40 岁以下、30 分钟以内的小手术，或者年龄超过 40 岁但无其他危险因素）：单独采用 GEC；②中危患者（40 岁以下做大手术者、口服避孕药物者、40 岁以上做任何手术者）：可联合采用 GEC+LDH 或 LMWH，或者选用 GEC+IPC（特别适用于禁用肝素的患者，如手术范围广泛、血小板降低、肝素诱发的血小板减少症等）；③高危患者（60 岁以上做任何手术者、有深静脉血栓形成史或肺梗死史者、有其他有关危险因素者）：可联合采用 GEC+IPC+LDH 或 LMWH，有深静脉血栓或肺梗死史者，应同时采用 LM-WH+GEC+IPC。

六、治　疗

（一）急性深静脉血栓形成

对于急性深静脉血栓形成的治疗，传统的方法是卧床休息，抬高患肢，抗凝治疗，但很难防止罕见的肺梗死或静脉坏疽的发生，且 60% 的患者在远期终将出现中度或重度下肢静脉淤积性病变。因此，急性深静脉血栓形成可采用溶栓治疗或手术取栓，但首选何种方法目前尚存在争议。一般认为，对于症状较轻的、周围型深静脉血栓形成，或者病程超过两周者拟溶栓治疗；而对症状严重，甚至出现股青肿的患者多需手术治疗。

1. 溶栓治疗　是经静脉灌注溶栓药物，最大限度溶解血栓，恢复深静脉通畅的方法。正规的溶栓治疗包括抗凝、溶栓和祛聚三部分。

（1）溶栓疗法：主要是激活纤溶酶原（特别是在血栓内的纤溶酶原），转变为纤溶酶而溶解纤维蛋白，从而使血栓溶解。临床上使用的溶栓药物主要为链激酶和尿激酶，而以尿激酶应用最广泛，其剂量通常为 6 万～ 40 万 U/d。一般认为，在发病 1 周内，溶栓治疗的效果最佳，病程超过1 个月者，疗效明显降低。另一些新的溶栓制剂如基因重组组织型纤溶酶原激活物（rt-PA）、乙酰化纤溶酶原 - 链激酶激活物（APSAC）及单链尿激酶原激活物（SCUPA）已初步在临床应用。这类药物对纤维蛋白有高亲和力，从而增加了血凝块局部的纤溶作用，减少了全身性出血并发症。随着介入技术的普遍开展，经皮穿刺插管局部灌注溶栓药物，提高了溶栓的效果。

（2）抗凝疗法：主要是抑制体内凝血过程中的一些环节，制止血栓形成和蔓延，但对已形成的血栓不起治疗作用。常用的药物是肝素和双香豆素类。一般先用前者，然后改用后者。抗凝疗法通常维持 2 个月左右。近年在临床使用的 LMWH，剂量为每次 5000U，每日 1 ～ 2 次，皮下注射。其抗凝效果更强，并发症减少，受到普遍重视。

（3）祛聚疗法：是溶栓和抗凝的辅助治疗。可由静脉滴注低分子右旋糖酐，250 ～ 500ml/d，能够增加血容量、降低血液黏度和防止血小板聚集。此外，口服双嘧达莫、肠溶阿司匹林或丹参，均有祛聚作用。溶栓治疗禁忌证：①使用抗凝剂、造影剂和溶栓药物有禁忌或过敏者；②活动性内出血，包括严重的颅内、胃肠和泌尿道出血；③最近有脑血管意外史；④最近接受过大手术；⑤最近有严重的外伤；⑥妊娠；⑦严重高血压；⑧心脏内血栓；⑨细菌性心内膜炎。

临床普遍使用的是经外周静脉灌注溶栓药物。Comerota 综合 13 家临床研究单位的报道，外周静脉溶栓治疗后平均通畅率可达 50%，治疗效果明显高于单独抗凝治疗者，并在溶栓成功后能较好地保护远侧静脉瓣膜。Jeffery 应用链激酶完全溶解血栓后，随访 5 年，仅有 9% 的腘静脉倒流，而不完全溶解则有 77% 的腘静脉倒流发生率。由于

外周静脉溶栓治疗仅有 50% 的通畅率，以及出血等较严重的并发症，因此临床需寻求一种更安全、更有效的溶栓治疗。近年来，随着介入技术的发展，经溶栓导管直接灌注溶栓药物处理深静脉血栓形成，是迅速发展起来的新技术，可使高浓度的溶栓药物经溶栓导管直接灌注进入血栓中，达到最佳溶栓效果，并降低了全身出血的并发症。如果溶栓时机选择恰当，85% ～ 90% 的病例血栓将达到完全溶解，进而最大限度地降低深静脉血栓后遗症的发生。1994 年，Semba 等首先报道应用这项技术处理 21 例 27 条深静脉血栓形成肢体的初步经验，并认为是治疗有症状的髂股静脉血栓形成的安全、有效的方法。1999 年，Mewissen 等系统总结了美国 63 个研究中心，应用经溶栓导管直接灌注溶栓药物，处理 473 例急性深静脉血栓形成的前瞻性、多中心研究结果，从而使该技术的临床应用趋于完善。

2. 经溶栓导管直接灌注溶栓治疗

（1）插管途径：穿刺插管部位主要有患侧腘静脉、患侧股静脉、健侧股静脉、右或左颈内静脉、足背静脉。而以同侧腘静脉为最常用。因为从颈内静脉或健侧股静脉途径，由于静脉瓣膜的阻挡而影响导管及导丝的正常操作，且易致闭塞的股浅静脉穿透及瓣膜损伤。但 Centeno 认为，直接或在超声引导下穿刺腘静脉、胫后静脉及分支，具有一定的盲目性。经颈内静脉或对侧股静脉等逆行途径，有时很难通过髂静脉已经机化的血栓。由于小隐静脉起始于外踝，在小腿后侧皮下潜行，约于腘窝下 3 ～ 5cm 处穿入深筋膜而汇入腘静脉。因此，他主张在超声引导下，手术直接显露小腿的小隐静脉，并经小隐静脉置管行溶栓导管直接灌注溶栓，是一个简便、安全、可靠进入深静脉的途径。Semba 等则多采用颈内静脉途径，因为：①颈内静脉置管后，患者可在床上适当活动，极少引起导管断裂或穿刺部位血肿；②静脉置管过程中常导致静脉管壁损伤，继发静脉血栓形成，而颈静脉血栓形成常无临床症状，远期也不会出现血栓后遗症的表现；③经颈内静脉途径相对较健侧股静脉途径更易将导管置入髂总静脉，特别是血栓蔓延至腔静脉分叉部位时。此外，血栓再通的髂 - 股静脉段，无论采用患侧或健侧股静脉途径，均可能误入大量开放的侧支静脉，使置管失败。

（2）溶栓方法：以穿刺腘静脉为例，患者取俯卧位，为了避免误穿腘动脉，可使用超声引导的穿刺针。穿刺腘静脉成功后，置入 5F 短导管鞘，以利于此后导管能够导入和交换。经腘静脉鞘置入导管并做静脉造影。然后使用 5F 导管和 0.035 超滑导丝越过闭塞静脉段，重复静脉造影确定导管在静脉腔内的位置。根据患者情况、穿刺部位和操作者的习惯，选择不同口径和长度的溶栓导管。溶栓导管有两种，一种是由端孔灌注的溶栓导管和溶栓导丝组成的 5F 同轴灌注系统，另一种是多侧孔的溶栓导管。将溶栓导管直接置入血栓闭塞的静脉腔后，经溶栓导管灌注溶栓药物，使闭塞部位纤溶酶原最大限度的激活，从而达到溶解血栓作用。为了防止肺栓塞发生，必要时部分患者在溶栓开始时，可置入下腔静脉滤器。使用时，可根据病情特点和实际需要，选用永久性或可回收性滤器。

（3）溶栓药物与剂量：溶栓药物最常用的是链激酶和尿激酶，而以尿激酶应用最为普遍。除链激酶的溶栓效果略逊于尿激酶外，链激酶价格也更昂贵，易产生抗体而影响药效，发生过敏反应等而限制了其在临床广泛应用。一般情况下，将尿激酶溶解稀释于 250ml 生理盐水中，使用压力泵以 150 000～200 000U/h 速度经溶栓导管直接灌注。临床实践中，尚未发现以 200 000U/h 灌注尿激酶时存在过量情况。文献报道，溶栓治疗终止时，尿激酶总剂量可达 7 000 000U 左右（500 000～44 000 000U）。此外，溶栓同时必须应用肝素，首剂负荷量为 5000U，并以 500～1000U/h 的速度维持。

（4）监测：由于整个治疗过程常超过 48 小时，患者宜置于 ICU 内监护。患者无须频繁监测溶栓效果，一般每 12 小时重复静脉造影观察，并与前次静脉造影相比较。如果血栓已经溶解，则可将溶栓导管往前移，尽量置入仍然存在的血栓内，溶栓治疗持续到血栓完全溶解为止。对较陈旧的血栓，特别在髂静脉、股浅静脉常发现管腔狭窄，多提示为血栓机化，使用 6mm 球囊成形导管做球囊扩张血管成形可能有帮助。如果有并发症出现，或者经静脉造影检查发现溶栓治疗 12 小时后无进步，应终止溶栓。在血栓完全溶解后，可能遗留部分静脉管腔狭窄，尤以髂静脉狭窄多见。溶栓结束后可使用血管内支架治疗，因为遗留的静脉

狭窄段未经治疗，显然与深静脉血栓再发有关。去血栓后，髂静脉支架和股/腘静脉 PTA 有利于恢复连续性血流；Husmann 等研究发现，支架 22 个月的通畅率为 82%，提示支架治疗髂静脉阻塞是安全、有效的手术方式。但血管内支架置放的远期效果尚无系统的客观评判。

溶栓前后须做实验室监测，包括出、凝血时间，凝血酶时间、活化部分凝血活酶生成时间。溶栓结束后仍应使用肝素抗凝，出院前开始口服华法林，至 6 个月为止。

（5）静脉通畅度评估及疗效评价：为了相对客观评价溶栓效果，根据静脉造影将下肢静脉分为 7 段：下腔静脉、髂总静脉、髂外静脉、股总静脉、股浅静脉近侧段、股浅静脉远侧段、腘静脉。静脉完全通畅为 0 分，部分闭塞为 1 分，完全闭塞为 2 分。溶栓百分率 =（溶栓前得分－溶栓后得分）/溶栓前得分。根据溶栓百分率不同分为 3 组：1 级溶解＜50%；2 级溶解 50%～99%；3 级完全溶解。Mewissen 报道 473 例经溶栓导管直接灌注溶栓者中，Ⅲ级溶解率为 31%，Ⅱ级溶解率为 57%。1 年后维持通畅者，Ⅲ级通畅率为 79%，Ⅱ级通畅率为 58%，Ⅰ级通畅率仅为 32%；而累及静脉段远期出现倒流者，Ⅲ级溶解率为 30%；Ⅱ级溶解者 45% 出现倒流；而Ⅰ级溶解者出现倒流可达 60% 以上。一些"慢性"病例（病程 2 周～1 年）达显著溶解者，约半数遗留髂静脉狭窄，并应用血管支架做成形术。其中 17 例患者经随访平均 13.5 个月，早期通畅率 88%，远期通畅率 94%，12% 的患者在 1 年内再次血栓形成。综合各家经验：髂-股静脉较股-腘静脉溶解效果好；急性血栓形成（＜10 天）较亚急性或慢性溶解效果好；首次发生血栓较反复发作血栓溶解效果好。置管途径首选患侧腘静脉，而以足背静脉效果最差。

（6）手术并发症：经溶栓导管直接灌注溶栓的并发症，一般仅为穿刺部位轻度出血或血肿，以及药物反应所致的发热、恶心和呕吐等，通常对症处理即可，无须终止溶栓。严重的出血或巨大血肿，则需要输血处理；有症状的肺梗死和颅内出血发生率较低，但后果严重，甚至可引起死亡。Mewissen 等报道了 473 例患者中，没有因大出血而死亡的病例，但需输血处理者为 11%（54/473），出血部位：21 例为静脉穿刺点；7 例为后腹膜血肿；

15 例为骨骼肌、胃肠、泌尿系统等；此外，尚有 11 例出血部位不详。轻度出血为 16%（77/473），大多数均发生在静脉穿刺部位。神经系统并发症（0.4%）包括 1 例颅内出血导致死亡和 1 例硬膜下血肿，需要手术做血肿清除。肺梗死 6 例（1%），其中 1 例在溶栓 16 小时后死亡，经尸检证实为肺梗死。整个研究组中 2 例死亡，死亡率为 0.4%。

（7）临床证据：药物机械性导管溶栓（Pharmacomechanical CDT，PCDT）是通过导管将纤溶药物置于血栓，结合吸栓或导管植入，行去栓治疗，目的是低剂量的溶栓药物达到去血栓负荷的效果，从而降低出血风险和血栓形成后综合征（PTS）发生。CaVenT 随机对照研究纳入了 209 例髂股静脉血栓患者，随机分为 2 组：对照组 108 例常规抗凝、实验组 101 例行导管溶栓（CDT）治疗，随访两年，PTS 发生率分别为：实验组 37%、对照组 55%；髂股静脉再通率：实验组 65.9%、对照组 47.4%；随访 5 年，临床疗效与随访 2 年一致，PTS 较对照组发生率降低 28%，因此 CDT 可使 DVT 患者长期临床获益。虽然结果尚未显示 CDT 可改善患者生活质量，但是 PTS 患者生活质量较无 PTS 者差，同时，从卫生经济学分析，CDT 仍是 DVT 可选的治疗手段。

2017 年 Attract 实验在《新英格兰医学杂志》刊登了药物机械性导管溶栓的疗效研究，随机纳入 692 例中央型 DVT 患者，单纯抗凝为对照组，抗凝＋药物导管溶栓或机械性吸栓（植入或非植入支架）为实验组，研究随访 6～24 个月，发现血栓形成后遗症的发生率在两组差异无统计学意义；实验组 10 天内出血风险升高，但是血栓再发率在两组间差异无统计学意义；中度 - 重度 PTS，实验组低于对照组（18% vs 24%），但是生活质量评分在两组间差异无统计学意义；尽管如此，该项研究仍存在随访时间短、随访丢失等限制。DVT 早期再通的重要性理论，仍有待更加优化的腔内溶栓治疗的研究设计加以论证。

3. 经皮机械 - 药物血栓清除术　最近，经皮机械 - 药物血栓清除术（PMT）已在临床试用，并取得初步疗效。这是将 CDT 与经皮穿刺腔内机械去栓术联合应用的新方法。主要内容：①于血栓近、远侧置入气囊导管，阻断血流并固定血栓；②经导管向血栓段注入高浓度的溶栓药物；③利用不同的物理方法去除血栓，然后清除残屑恢复患肢血液回流的通道。在临床采用的经皮机械去栓的器械已有 10 余种之多，可配合溶栓药物应用，也可单独应用。目前经美国 FDA 批准上市的主要器械：① Amplatz 器械，利用高速旋转的叶片，切除血栓并吸出体外，初步报道，能将血栓全部清除者占 75%～83%；术后 6 个月仍保持通畅者占 77%。② Arrow.Trerotala 器械，利用电流驱动导管顶端 4 片螺旋形排列的金属丝，切除腔内的血栓，据报道去栓成功率可达 100%，术后 16 个月仍保持通畅者占 92%。③ AngioJet 器械，利用高速生理盐水喷射器，于导管顶端周围形成 1 个低压区（-760mmHg），做机械去栓。④ Trellis 导管：为结合药物和机械动力取栓器械，是 1 个具有双腔的导管。操作时先用气囊在血栓两端阻断循环，先向血栓段注入高浓度溶栓药物，然后再插入旋切探头，切削血栓 15～20 分钟，最后将碎屑取出。造影显示血栓已取净后，再依次处理其他病变段。本器械应用时间不长，有待作出其疗效的评估。

采用这些新方法，治疗 DVT 的目的：①防止血栓扩展和脱落；②防止血栓复发；③恢复管腔通畅；④保全瓣膜功能。疗效的评定标准：①完全消融，90% 以上的血栓消失。②部分消融，50%～90% 的血栓消失。③不完全消融，小于 50% 的血栓消失。Gasparis 等指出，治疗后即使有少量血栓残留，但只要彩超检测，表明静脉回流较通畅，无明显血液倒流，可望获得长期良好的效果。

近年来，学者们多认为，治疗 DVT 最佳的选择是 CDT 和 PMT，可根据具体病情，在两者中选用一项，或者两者联合应用，同时特别强调，去栓必须完全、彻底，才能防止 DVT 复发，避免发生 PTS。

4. 深静脉血栓摘除术

（1）手术适应证：传统的观点认为，手术取栓的适应证是原发于髂 - 股静脉，病期不超过 48 小时者。经过多年的临床观察，趋于一致的意见是严重髂 - 股静脉血栓溶栓治疗无效或禁忌，特别是合并股青肿可能出现患肢坏疽者。此外，因介入手术或静脉感染导致的脓毒性深静脉血栓也必须列为手术适应证。取栓时机越早越好，即使病期已达 10 天以内，仍应积极取栓。其价值在于，尽管术后静脉再血栓的发生率较高，而且并不能降低血栓后遗症的发生率，但能一次性取出大量血栓，迅速降低静脉腔内压力，从而迅速缓解肢体的水肿，促进盆腔静脉侧支的建立，尽可能保存深静脉瓣膜功能，有积极的治疗意义。

（2）手术方法

1）血栓形成始发于髂-股静脉，而后延及其远侧者，可用 Fogarty 导管经股总静脉向近侧取尽血栓，然后，用橡皮驱血带及手法按摩等，自足部开始，向股总静脉的切开处，排尽其远侧深静脉主干中的新鲜血凝块，以恢复回流通畅并保持正常的瓣膜功能。近端静脉回血较好并不是成功取栓的标志，因为髂总静脉闭塞时，髂内静脉及分支仍有较多回血，这可能是国内静脉取栓后再血栓形成居高不下的主要原因之一。因此，应强调取栓后，术中造影或血管镜检查的重要性，假如髂总静脉回流仍有阻碍时，可做血管成形术，并根据具体情况考虑是否放置血管内支架，或做大隐静脉交叉转流术（Palma 术）。倘若髂内静脉有血栓，则插入 1 根球囊导管阻断髂总静脉，另 1 根负压吸引导管插入髂内外静脉分叉平面，取尽髂内静脉的残余血栓。

2）若髂-股静脉血栓是由其远侧（多数为腓肠肌静脉丛血栓形成）蔓延而来者，病期和症状期常不一致，在施行髂-股段取栓时，股浅静脉及其远侧静脉中的血栓过于陈旧，并与管壁紧密粘连，因此，已无法使其中的瓣膜免遭损坏。股浅静脉血栓不能取尽时，应显露股深静脉并以小号 Fogarty 导管取栓。Eklof 等主张，在取尽髂-股静脉内血栓后，做股浅静脉近侧段结扎术，以免股-腘静脉再通后，因瓣膜损坏引起血液倒流性病变。笔者认为，在这种情况下，不必结扎股浅静脉，待其再通后若有较重的血液倒流时，再做深静脉瓣膜重建术，如自体带瓣静脉段股浅静脉或腘静脉移植术，或者做腘静脉外肌袢形成术等。

3）如果下腔静脉也被累及，则需先检查肺部是否有栓塞病灶，然后扩大手术范围，直接解剖并控制下腔静脉，以取尽下腔-髂-股静脉中的血栓。手术时做气管插管全身麻醉，尽量防止细小血凝块进入肺内。对不能耐受较大手术时，应放置下腔静脉滤器，预防肺栓塞发生。髂-股静脉取栓后，应于术中加做暂时性动静脉瘘，以提高术后远期通畅率。暂时性动静脉瘘的手术操作简便，即在大腿中、上段将大隐静脉切断，远侧断端结扎，近侧断端与股浅动脉做端侧吻合。术后短期可用肝素，并于术后口服华法林，持续 6 个月；6 周后将暂时性动静脉瘘的瘘管结扎，结扎前可通过动脉造影，检查下腔-髂静脉通畅情况。

5. 下腔静脉阻断与下腔静脉滤器 早在 19 世纪末，人们试图通过下腔静脉结扎来预防肺梗死发生，但由于手术死亡率高，术后肺梗死再发生率高，以及出现严重下肢静脉回流障碍，该方法被临床废弃。此后，有应用下腔静脉折叠缝合，或特制的塑料夹钳夹下腔静脉，Mobin-Ubbin 静脉过滤伞等方法来部分阻断下腔静脉血流，终因手术创伤大，并发症高而未能在临床广泛应用。至80 年代，Greenfield 腔静脉滤器，特别是经皮血管穿刺植入的 Greenfield 滤器的问世，因其操作简便、安全、微创等特点被迅速推广使用。

（1）下腔静脉滤器植入的手术指征：按照 Greenfield 所介绍的标准，目前普遍认同的下腔静脉滤器植入的手术指征为：①深静脉血栓形成或肺梗死抗凝治疗有禁忌者；②尽管施以足量抗凝药物仍然出现肺梗死再发者；③深静脉血栓形成或肺梗死抗凝治疗过程，因出血并发症需终止者；④其他的下腔静脉阻断手术失败，肺梗死再发者。对于下列情况，可列为相对适应证：①髂-股静脉血栓伴有 5cm 以上漂浮血栓者；②肺梗死肺动脉取栓术后者；③脓毒性肺梗死；④慢性肺梗死伴有心肺功能不全；⑤有严重心肺血管疾病或肺血管床闭塞超过 50% 以上的高危患者，不能耐受进一步的肺梗死（表 26-5）。

就既往下腔静脉滤器使用资料来看，约 3/4 的滤器应用于抗凝治疗禁忌或抗凝治疗失败的患者。但在过去的 10 年里，预防性使用下腔静脉滤器的比例逐年增高。①严重肢体创伤：特别是挤压伤时，因为血管内膜损伤、血液高凝状态，制动等，约 32% ～ 58% 的患者可能导致静脉血栓栓塞症。因为这类患者处于血栓高危状态，肢体创伤时出血，或需手术治疗，在这种情况下，抗凝当属禁忌，因此不少学者建议创伤发生后 48 小时内植入下腔静脉滤器。②恶性肿瘤：是深静脉血栓形成和肺梗死的高危因素，已是不争的事实。深静脉血栓形成中 10%、肺梗死中 20% 的患者为恶性肿瘤患者。这类患者，特别是肿瘤Ⅲ期或Ⅵ期患者，常需预防性植入下腔静脉滤器。③妊娠期女性：妊娠合并深静脉血栓或肺梗死进行抗凝治疗时，华法林可经胎盘进入胎儿体内，引起胎儿畸形，特别是中枢神经系统畸形，甚至胎儿死亡；使用肝素虽不会发生胎儿遗传学问题，但长期应用肝素，易导致分娩时大出血，或者脱发、骨质疏松、神经系统并发症等。现多主张预防性使用下腔静脉滤器，以代替抗凝治疗。④深静脉手术取栓或介入治疗前：下肢深静脉血栓形成患者在外科手术取栓或介入溶栓等治疗前，为预防肺梗死发生，是否使用下腔静脉滤器尚存在争议。

表 26-5　下腔静脉滤器植入的指征

绝对指征
　　抗凝治疗绝对禁忌
　　中枢神经系统出血性疾病
　　胃肠道出血性疾病
　　后腹膜血肿
　　严重咯血
　　脑转移性肿瘤
　　严重脑血管意外
　　中枢神经系统损伤
　　重症血小板减少（< 50 000/dl）
　　抗凝治疗时出现严重出血并发症
　　抗凝治疗失败
相对指征
　　严重创伤患者肺梗死的预防
　　癌症患者静脉血栓栓塞性疾病的治疗
　　高危骨科患者肺梗死的预防
　　肺动脉取栓术前或术后
　　巨大髂股静脉漂浮血栓患者肺梗死的预防
　　慢性阻塞性肺疾病合并深静脉血栓形成时肺梗死的预防
　　心肺转流后合并深静脉血栓形成患者肺梗死的预防
　　妊娠合并静脉血栓栓塞性疾病的治疗
　　器官移植合并静脉血栓栓塞性疾病的治疗

（2）下腔静脉滤器植入的方法

1）下腔静脉滤器的选择：近 20 年来，各厂家不断推出了多款腔静脉滤器，除生产滤器的材料不同外，形状也各异，并且根据滤器能否回收可分为永久性滤器和暂时性滤器。目前在临床常用的滤器有 Greenfield 不锈钢滤器、Greenfield 钛滤器、Bird's nest 鸟巢滤器、Vena Tech 滤器、Simon 镍钛记忆合金滤器等，这些滤器均为永久性滤器。出于预防性植入滤器需要，近年来推出的可回收的暂时性滤器，也已应用于临床，但对使用可回收滤器多持慎重态度。因为滤器回收时技术上有一定难度外，更因为如何界定是否已渡过肺梗死发生的高危期尚有困难，而且如何安全回收，特别是已成功捕捉血栓的滤器，回收时是否发生肺梗死是必须充分考虑的重要问题。

临床选用何种滤器，可根据操作者习惯或对滤器的熟悉程度。每种滤器均各有利弊，但从应用时间、应用病例数来看，目前在世界上使用最广泛的仍然为 Greenfield 滤器。值得高度重视的是，下腔静脉滤器在预防肺梗死发生的作用，虽已得到充分肯定，但就随访情况来看，不论何种滤器均不能完全杜绝肺梗死发生。

2）下腔静脉滤器植入的方法：患者置于有荧光屏监测的 DSA 室，先行患肢的静脉造影检查，以确定深静脉血栓形成的诊断。根据深静脉血栓累及的范围选择适当的腔静脉滤器植入部位。滤器最常用的植入途径是健侧股静脉，当下腔静脉出现血栓时，可选用颈内静脉。其他可供选择的途径有肘静脉和颈外静脉。以股静脉途径为例，穿刺部位常规消毒铺巾后，采用 Seldinger 技术行股静脉穿刺置管。经导管行下腔静脉造影，了解下腔静脉血栓累及情况，测量下腔静脉管径。所有滤器均适合下腔静脉管径 < 28mm 者，若管径 > 28mm 时，应选择特殊类型的下腔静脉滤器。Bird's nest 鸟巢滤器可适用于下腔静脉管径 35mm 者。

下腔静脉滤器植入的部位，应于肾静脉与髂总静脉分叉的下腔静脉段，约为第 2、3 腰椎水平。为了避免滤器植入不当，将滤器置于肾静脉水平而造成肾功能变化，术前应常规行下腔静脉造影和选择性肾静脉造影，以便了解下腔静脉和肾静脉的解剖学信息，精确定位和植入腔静脉滤器。

（3）下腔静脉滤器植入的并发症：因使用的腔静脉滤器种类、病例数不同，而且缺乏随机对照的前瞻性研究，各家报道的下腔静脉滤器植入的并发症发生率存在很大差异。根据并发症发生时间可分为两大类。近期并发症：这类并发症发生在下腔静脉滤器植入的过程中，主要为穿刺部位血肿、穿刺部位深静脉血栓形成、滤器位置植入不当、滤器植入时张开不全；远期并发症：主要包括再发肺梗死、下腔静脉血栓形成、下腔静脉滤器穿通、下腔静脉滤器移位等。

1）穿刺部位血肿：这是最常见的并发症，但多不需要外科手术清除，也不需要输血。随着滤器导入系统的改进、操作技术的不断完善，这类并发症明显减少。

2）深静脉血栓形成：穿刺部位深静脉血栓形成是较常见的并发症，约为6%～42%。在早期经验中，由于穿刺置管及导入装置口径较粗、术后压迫时间相对较长，Pais等报道24例患者应用24F Greenfield滤器（29.5F外鞘），超声检查发现股总静脉穿刺部位血栓形成占33%，但有症状者不到1/3。在另1篇报道中，17例患者下腔静脉滤器植入5～8天后做静脉造影，41%的患者发现股总静脉血栓形成，其中一半患者有症状。1999年，Blebea等超声随访35例下腔静脉滤器植入后60天内患者，发现下肢深静脉血栓形成者14例，其中大多数（10例）位于股总静脉，3例位于股浅静脉，1例位于髂外静脉。随着滤器导入系统的改进、操作技术的不断完善，有症状的深静脉血栓形成并发症已降为2%。

3）滤器位置不当：这类并发症少见，但文献报道有将滤器误植入右心房的病例，或者将滤器植入下腔静脉的肾静脉处而使肾功能发生改变。因此，术前应常规行下腔静脉造影和选择性肾静脉造影，以便了解下腔静脉和肾静脉的解剖学信息，精确定位和植入腔静脉滤器。为了避免腔静脉滤器对肾静脉的影响，下腔静脉滤器植入的最佳位置是第2、3腰椎之间，若下腔静脉有血栓或妊娠期女性，则可将下腔静脉滤器植于肾上（肾静脉与右心房之间）下腔静脉段。

4）滤器张开不全：下腔静脉滤器植入过程中，可能发生滤器的基底部，或者说是固定于静脉壁的滤器支撑脚张开不全，发生率为2%～6%。滤器张开不全的直接后果是捕捉血栓的功能降低，滤器移位的概率明显增加。一旦发生这类并发症，应使用血管介入技术使之张开完全，或在近侧另植入腔静脉滤器。

5）再发肺梗死：下腔静脉滤器植入后再发肺梗死约为2.6%～5.8%，其中1%为致死性肺梗死。Athanasoulis等总结下腔静脉滤器植入26年的经验，1731例患者中，再发肺梗死5.6%，其中Greenfield不锈钢滤器占8.4%、Greenfield钛滤器占4.5%、Bird's nest鸟巢滤器占7.0%、Vena Tech滤器占5.9%、Simon镍钛记忆合金滤器占3.0%。

尽管滤器能捕捉绝大多数血栓，预防肺梗死，但目前为止还没有任何一种腔静脉滤器能完全避免肺梗死的发生，包括致死性肺梗死的发生。

6）远期下腔静脉血栓形成：下腔静脉血栓形成可来自远侧血栓的蔓延、下腔静脉滤器捕捉的血栓或者下腔静脉滤器本身作为人体内异物诱发，终至累及整个下腔静脉管腔，造成下腔静脉闭塞，发生率为3.6%～11.2%。大部分患者可无深静脉血液回流障碍的临床表现，仅在术后影像学随访时发现。一旦诊断下腔静脉血栓形成，可立即进行溶栓治疗，有学者主张在肾静脉以上下腔静脉段，另植入腔静脉滤器。

7）下腔静脉壁穿通：腔静脉滤器支撑脚将下腔静脉壁穿通罕见，多在CT随访时发现。对不穿透静脉壁者，常无临床表现。个别患者因穿通引起后腹膜血肿，而导致严重的后腰背疼痛；也可因滤器的支撑脚将腰动脉撕裂引起致命性大出血。如果穿透肠壁可引起下腔静脉肠瘘。Guillem等查阅英文文献，共报道下腔静脉-十二指肠瘘37例，因腔静脉滤器造成者10例（27%），其中1例死亡。

8）滤器移位：腔静脉滤器移位发生率为1.2%～3.5%。滤器向近心端移位发生率为0.1%～1.2%，一般情况下，滤器移位常无症状，仅在影像学随访时发现。严重移位时可能进入右心房、甚至肺动脉，导致严重心肺并发症，甚至死亡。滤器向远心端移位罕见，通常无临床意义，仅在滤器移位至一侧髂静脉时，应于下腔静脉近侧另植入滤器。为了防止腔静脉滤器移位，几乎所有植入的滤器要求下腔静脉内径在28mm以内，否则易导致下腔静脉滤器移位。倘若测得下腔静脉管径较大，应选择Bird's nest等大口径滤器，或者在双侧髂静脉分别植入滤器。

9）中心静脉导管陷迫：麻醉、重症监护和血管介入手术使中心静脉导管应用越来越普遍，如操作前对患者下腔静脉滤器植入的病史不了解，或没有充分的认识，置入的静脉导管极易陷迫、卡压在滤器中。

（二）下肢深静脉血栓后遗症

深静脉血栓形成后遗症的处理，有非手术疗法和手术疗法两种。各种治疗方法的选择，应根据病变类型的具体情况而定。主要处理原则：①对于局段型病变，如果仅累及周围深静脉，以非手术疗法为主，宜少站立，经常抬高患肢，并使用弹力支持；如果髂-股静脉受累，最好在病变已经稳定但尚未酿成踝部交通支静脉瓣膜破坏前，做大隐静脉移植转流术，使患肢远侧的高压静脉血，可以通过大隐静脉而向健侧转流。②对于全肢病变，属于Ⅰ型、Ⅱa型者以非手术治疗为主。对于Ⅱb型病变，可根据闭塞部位不同，采取相应的手术，如局限于股浅静脉，可考虑做原位大隐静脉转流术。而Ⅲ型病变者，深静脉已完全再通，为矫正血液倒流，可试用腘静脉外肌袢形成术、带瓣静脉段移植术等手术方法。凡是足靴区出现明显营养性病变者，说明踝交通支静脉功能不全，浅静脉已成为淤血池，都适应做大隐静脉高位结扎术、小腿浅静脉剥脱，特别是交通静脉结扎术。

各种疗法的内容，分述如下。

1. 非手术疗法

（1）抬高患肢为主的适当的休息：对各种类型都适用。这是一个平常、有效、容易实行，但是难以持之以恒的治疗方法，涉及对患者进行教育的过程。应该使患者清楚地知道，深静脉血栓形成后综合征是难以根治，但是可以控制的后遗症。控制方法至少应做到两点：①抬高患肢，高于心脏平面，每天至少4次，每次不少于20分钟；②养成清晨起床前就穿循序减压弹力袜或包扎弹性绷带（或其他支持物）的良好习惯。如果能够严格执行，就能明显延迟或预防足靴区营养障碍性变化的发生。

（2）弹力支持：使用弹力袜、弹性绷带或其他有压迫作用的支持物，其作用是控制浅静脉高压，能延迟水肿出现的时间，推迟足靴区皮肤和皮下组织发生营养性变化，预防溃疡形成。对既已形成溃疡者，也是一种卓有成效的处理方法。一般认为弹力袜或弹性绷带包扎到膝部即可，压力要求达40mmHg，踝部压力应大于小腿压力。

弹力支持应于每天早晨起床前使用，晚上卧床后拆除。此外，使用时掌握下列原则：①必须从趾、足跟起到膝下为止，压迫整个小腿和足的浅静脉；②压迫的强度以能压瘪浅静脉而又不至于影响动脉供血和深静脉血液回流为标准；③足靴区应保证稳妥和坚实的压迫；④弹性绷带或弹力袜都应及时更新，以保证充分的弹性压迫作用。

2. 手术疗法

（1）改善血液回流障碍

1）旁路转流术：目的是在闭塞近、远段静脉之间搭桥，使远段的高压静脉血液，可以经此而回流，达到减压作用。综合多数学者经验，确可取得一定成效。

A. 大隐静脉交叉转流术：1958年Palma首先倡用，1968年起Dale对此加以推广，因而故称Palma-Dale手术，又称大隐静脉交叉转流术。

适应证：手术原理是利用健侧大隐静脉，通过耻骨上腹壁隧道，与闭塞远段的髂-股静脉吻合。对深静脉血栓形成后综合征来说，适用于局段型中央病变，也可应用于一部分全肢型病变。手术的适应证必须严格掌握，要求通过静脉造影证实：①单侧性局限于髂股静脉阻塞；②远段股浅静脉通畅；③健侧的髂-股静脉，包括腔静脉系统在内，都必须处于通畅状态；④健侧的大隐静脉通畅且无扭曲病变，大隐静脉内径大于3～4mm。

手术方法：先进行患侧手术。在腹股沟韧带下，纵行切开，显露股总静脉，找到闭塞段，向远端追踪，直至充分显露通畅段为止。暂用消毒巾覆盖，然后在健侧腹股沟韧带下切开，显露隐-股静脉连接处，仔细解剖大隐静脉，结扎分支。用手指在耻骨上区形成皮下隧道。用悬带或橡皮导管测定健侧隐-股静脉连接点到患侧闭塞远段通畅静脉间的距离，用来指导解剖大隐静脉所需长度，其分支均需结扎切断。所有出血点均妥善结扎止血后，静脉注射肝素溶液达到肝素化。用无损伤钳在隐-股静脉连接处阻断大隐静脉，小心地将大隐静脉穿过皮下隧道，切勿发生旋转或扭曲。用肝素溶液注满大隐静脉，在距离断端4cm处暂用弹性血管夹阻断。用无损伤钳部分阻断患侧闭塞段远段通畅静脉，在前外侧切除椭圆形一小片静脉壁，形成的开口约相当于大隐静脉断端。然后用7-0无损伤血管缝线做大隐静脉和股静脉的端侧吻合。于其远端可做暂时性股动静脉瘘，以保障吻合口通畅，术后6～8周将动静脉瘘结扎。

术后处理：包扎小腿弹性绷带，鼓励早期活动，抗凝治疗1～2周。综合Smith和Husni等所报道的156例，手术疗效满意者占80%左右。上海交通大学医学院附属第九人民医院共手术80余例，总体疗效类似。

依据作者经验，手术的疗效与患者血栓后综合征的血流动力学密切相关，病程越长、侧支静脉代偿越好，则手术疗效和转流静脉通畅率越差；由于抗凝的进步、血管吻合技术提高，是否加做暂时性动静脉瘘不是提高远期通畅率的决定因素。如健侧大隐静脉条件不好，可采用有加强环的PTFE人造血管，代替健侧的大隐静脉段，做患侧股静脉和健侧髂静脉间的转流。笔者应用PTFE人造血管共手术5例，近期效果良好。尽管远期随访时仅1例通畅，但所有患者肿胀程度均有不同程度改善。

B. 原位大隐静脉-腘静脉转流术：1968年，Husni提出对下肢深静脉血栓形成后，股-腘静脉功能不全或阻塞的患者，施行原位大隐静脉-腘静脉转流术，又称Husni手术。

适应证：施行Husni手术的患者，必须在静脉造影中证实下述几项。①病变仅局限于大腿的股-腘静脉；②近端从隐-股连接处开始，股总静脉、髂静脉和下腔静脉系统通畅；③远端腘静脉和小腿的胫、腓静脉也完全通畅；④同侧大隐静脉通畅，没有曲张性病变，瓣膜功能健全，内径3～4mm以上。

手术方法：取膝内侧切口，显露远段腘静脉及其胫、腓静脉分支，在通畅段选定吻合处，用悬带或导管穿过。从切口中解剖游离出1段大隐静脉，远端结扎，近端必须留有充分长度，使它能和腘静脉做端侧吻合。然后，在两个切口之间做斜行皮下隧道。最后，将大隐静脉和腘静脉做端侧吻合。必要时，可在吻合口远侧建立暂时性动静脉瘘，既保证吻合口不易发生血栓形成，又可使大隐静脉的管径扩大，增加血液回流量。

术后处理：小腿用弹性绷带包扎，鼓励早期活动，常规抗凝治疗。综合文献报道，手术成功率约为80%。

2）暂时性动静脉瘘：闭塞静脉远侧段暂时性动静脉瘘的机制，在于高压动脉血进入静脉后，可使向近心端回流的静脉侧支开放、扩张，增加回流量，降低患肢的静脉高压，使病情缓解。1985年，Edwards观察到一种现象，即在治疗髂静脉闭塞症时，以聚四氟乙烯（PTFE）人造血管做Palma-Dale手术，又在吻合口的远心端建立动静脉瘘，术后不久PTFE血管虽因血栓形成而闭塞，但病情却有好转，静脉造影显示盆腔内出现不少粗大的侧支。1987年，Sawchuk等通过大白鼠动物实验证实，在制成髂-股静脉闭塞模型后，于其远心端做动静脉瘘，数周后闭塞段近、远侧段之间形成丰富的侧支，从而大幅度增加患肢静脉的回流量，发挥有效的治疗作用。

适应证：①自体大隐静脉为多支型或口径细小，无法施行Palma-Dale手术；②大隐静脉自身病变，或已经切除者；③双侧髂-股静脉闭塞者。

手术方法：在大腿根部，沿缝匠肌内侧肌间沟做纵行切口，解剖和游离各1段股动静脉，选择组织结构正常或接近正常血管处，以建立吻合口转流。取同侧或对侧大隐静脉1段，长约4～6cm，内径应大于3mm。如大隐静脉条件有限，则可取其他相应的静脉替代。然后，阻断股浅动脉，在两者之间搭桥，形成动静脉瘘。最后在近动脉瘘口处，将1根1号尼龙线，宽松绕移植桥两圈，两线头共置于切口皮下。4～6个月后，打开创口将尼龙线抽紧打结，关闭动静脉瘘。

3）髂-股静脉支架成形术：这是近年来随血管腔内技术发展而出现的新技术。手术目的是针对髂-股静脉血栓再通，但不完全的情况下，特别是合并髂静脉受压综合征时，应用血管腔内技术，做闭塞段髂-股静脉开通，支架成形术，以期改善下肢静脉回流。

手术方法：患者于数字减影血管造影技术（DSA）导向下，采用Seldinger技术穿刺患肢股静脉；或者在腹股沟区解剖一段股静脉，直视下穿刺股静脉。向髂静脉方向置入超滑导丝，透视下向上前进直至出现阻力感时，经导丝导入5F直头导管，并注射造影剂。观察髂-股静脉段血栓范围，血管狭窄程度和侧支开放情况。将导丝配合导管逐渐往上探索直至进入下腔静脉。沿导丝将球囊导管和支架先后输送至血管狭窄部位，进行球囊扩张和支架成形。再次造影观察髂静脉通畅情况。有学者认为如果导丝不能通过狭窄闭塞部位，可配合应用直视下做阻塞部位髂静脉切开，血管补片成形术。

该方法即时和近期效果良好，术后是否会再血栓形成存在争议，远期效果有待于进一步随访观察。

（2）纠正血液倒流：这类手术的适应证是深静脉血栓形成后，静脉管腔完全再通，但瓣膜功能破坏，血液倒流。手术前需行静脉造影证实。手术方法有以下两种。

1）腘静脉外肌袢成形术：本手术早在20世纪60年代由Psathakis所提倡使用，并称为"腘静脉瓣膜替代术"。手术原理是在腘窝部选用内侧和外侧各1条大腿屈肌肌腱，形成"U"形肌袢，置于腘动静脉之间，当腓肠肌收缩时，肌袢则放松，使腘静脉完全开放，以利于深静脉血液向心回流；当前者放松时，肌袢则收缩，从而因肌袢收缩所产生的向后上方的悬吊作用，使腘静脉受压而闭合，以阻挡血液倒流，发挥瓣膜样作用。

2）自体带瓣静脉段移植术：自20世纪60年代以后，不少学者即开始对采用自体带瓣静脉段移植术治疗深静脉血栓形成后综合征，进行过多方面的探索。1982年，Taheri等首先在人体采用自体带瓣臂静脉段移植治疗下肢深静脉血栓后综合征，术后近期效果令人满意。手术原理是将1段含有功能完好瓣膜的自体静脉段移植于股浅静脉第1对瓣膜下方，以制止血液倒流。

近年来，学者们对瓣膜替代物做了大量探索性研究。主要包括：①将静脉壁的全部或部分向腔内翻转形成一个瓣膜样结构；②利用不锈钢、铂等，制造人工瓣膜；③移植冷冻保存的静脉或心脏瓣膜；④设计在管壁外规律性压迫静脉的装置，模拟静脉瓣膜功能；⑤利用组织工程技术构建瓣膜支架，置入培养的静脉内皮细胞；⑥带瓣膜静脉段支架移植。这些方法目前都还处于实验阶段。

3. 缓解浅静脉高压 凡是足靴区出现明显营养性病变者，说明踝交通支静脉功能不全，浅静脉已成为淤血池，都适应做大隐静脉高位结扎术、小腿浅静脉剥脱和交通静脉结扎术。

交通静脉结扎术：凡是足靴区出现明显的营养障碍性病变，说明踝部交通支静脉功能不全，浅静脉已成为淤池，都适合做浅静脉切除和交通支结扎术。结扎交通支有下述不同的看法。首先提出结扎交通支的Linton，主张做比较广泛的结扎。1971年，Halliday又提出广泛性结扎，包括自足踝部到腹股沟部的全部交通支，如果大隐静脉功能不全，形如最大的交通支，亦应予以剥脱。但综合Cockett和Heager意见，都主张做踝部的交通支的局限性结扎，其优点是手术范围小、创伤

少，组织反应轻、疗效好，而且能早日恢复工作。在Cockett的介绍中，凡是大隐静脉或小隐静脉功能不全者，可行切除手术。

交通支的定位：足靴区有4组具有重要临床意义的交通支，是受病变连累的常见部位。这4组交通支，分别是内侧的内踝上交通支、内踝中交通支，外侧的小腿中交通支和外踝交通支。定位方法可依据：①解剖位置定位，如内踝上交通支的位置是在小腿1/2和1/3交界处，小腿内侧面的胫骨后缘；内踝中交通支位于内踝上方一横手掌宽胫骨后缘1.25～2.5cm处。外踝交通支位于外踝上方10cm左右，跟腱的外侧缘；小腿中交通支处于比它高一横手掌邻近后面的中线位置。②扪按定位：功能不全的交通支扩大而在皮下筋膜上造成的缺陷，可在检查时扪及，并予以标记。③手术时定位：根据Tumer、Warwick的回血试验（bleedback test），切断交通支，瓣膜功能健全者无出血；功能不全者即有深静脉血液流出。如果挤压邻近腓肠肌，便可看到血液涌出，借此可以协助定位。

交通支的显露和结扎：结扎交通支有筋膜外和筋膜下两种方法。一般认为，如果皮肤和皮下组织相对地较好，淤积性皮炎的程度较轻，无溃疡或溃疡几近愈合，容易在平常的解剖位置找到血管者。可取筋膜外途径，结扎交通支。如果淤积性皮炎的程度较重，皮下组织广泛纤维化，溃疡创面较大且深，可取筋膜下途径。不必解剖皮下组织，且勿潜入切口边缘，否则极易并发创面坏死。可直接切开筋膜层，找到交通支，并予以结扎切断。

4. 足靴区溃疡处理 溃疡创面的处理，主要是消除感染，保持创面的清洁。事实上，抬高患肢适当休息，弹性绷带包扎、交通支结扎等，都是治疗淤血性溃疡的有效措施。极大多数溃疡，都能因此而愈合。只有少数慢性纤维化的顽固性溃疡，不是缺血所造成，而是充满高压静脉血的病灶，常需要辅以植皮术治疗。

对这种溃疡的植皮，如欲取得成效，必须掌握下列要点：①术前采用抬高患肢的卧床休息，至少1周，以减轻局部水肿充血。②溃疡创面细菌培养和药物敏感试验，针对细菌菌种局部施以敏感的抗生素，直至细菌培养阴性。如溃疡周围

组织急性炎症，可全身应用抗生素控制感染。③清洁创面换药，待有肉芽组织形成后，用断层皮片覆盖创面。外用凡士林油纱布垫敷料，加用弹性绷带包扎。也可于患肢后方置一长的石膏托，保持制动2周有利于植皮区成活。④溃疡植皮成活后，仍需应用弹性绷带或穿戴循序减压弹力袜。极少数经植皮后溃疡仍反复发作者，可试用带血管蒂游离皮瓣移植消除创面。

近年来，对PTS的演进和治疗都取得一些新的认识和进展。过去通过下肢深静脉造影检查发现，在血栓形成后的长期内，患肢的深静脉（主要是髂静脉和股静脉）并不显影，因此认为血栓形成后的再通，是一个相当漫长的过程。近几年来，应用彩超等先进仪器检查的结果表明，虽然就在血栓形成时再通的进程也已开始。但是由于管腔内还残留一些瘢痕组织，使通过再通段的血量很少，流速很慢，不能显影，从而被误认为是病变段尚处于完全闭塞的状态。2003年，Markel等对一组下肢深静脉血栓患者110例，共126条患肢跟踪随访5年。全组中完全闭塞者110条患肢（87%），部分闭塞者16条患肢（13%）。他们发现最早在发病的第1天再通已开始；发病1个月再通率为36%，发病6个月再通率为67%，发病3年后再通率为100%。在发病后第1周完全闭塞率为88%，3个月后闭塞率为34%，1年后闭塞率为17%，3年后闭塞率为0%。再通而无血栓残留者，3个月后为16%，2年后为39%，3年后为50%。节段性闭塞者的再通进程更快，发病3个月后，股总静脉再通率为93%，近侧股总静脉、腘静脉、胫后静脉再通率分别为79%、84%和72%；髂外静脉6个月后再通率为90%，2年后再通率为100%。

学者们发现，下肢深静脉血栓形成后不久，在盆腔内有丰富的侧支形成，并且血栓很快进入再通的进程，此时患肢的血流动力学病变以倒流为主。同时，在血栓再通的过程中，静脉管腔内壁和管腔内的瘢痕组织，均为正常的内皮细胞所覆盖。1999年，Raju等指出虽然深静脉顺行造影显示髂-股静脉段闭塞（不显影），但是彩超检查常测出在髂-股段静脉中已有血流的信号。他们对这类患者，采用静脉腔内修整术（endophlebectomy），即切开再通的静脉段，将腔内瘢痕组织切除后，于血液明显倒流的部位做自体带瓣静脉段移植术，

可以改善或消除血栓后遗症的临床症状。他们共报道了81例患者（83条患肢），共做带瓣静脉移植102段，术后10年通畅率达83%。2004年，Puggioni和Kistner等报道，将再通的髂-股-腘静脉做长切口纵行切开，切除腔内所有瘢痕组织，形成扩大的单腔管道，并增加由各个分支进入静脉主干的血流量，然后根据各静脉段的具体情况，做各种相应的瓣膜重建术，包括支架置放、自体带瓣静脉段移植、静脉移位、瓣膜管壁外修复术等，必要时做浅静脉和交通静脉阻断术。作者报道了13例，共在深静脉主干做腔内修整术23段，重建术14次。平均随访近1年后，疗效满意者占70%。他们又称这种手术为"再管化"（disobliteration）。这些手术方法，为治疗深静脉血栓后遗症探索一条新的途径。

（三）弹性压迫预防下肢深静脉血栓形成

住院患者的DVT多发生于下肢，大多在手术中和手术后数日内起病，术后5～9天发病者仅占10%左右。由于DVT发病初期可并发肺梗死，长期后又可演变为血栓后遗症，即使再通后，又能造成深静脉瓣膜功能不全，出现一系列临床症状和体征，严重影响患者的生活质量和工作能力。因此，DVT一直受到学者们的关注，是目前国内外外科领域中的难题之一。

1. 一般概况 欧美各国术后DVT的发病率较高，但近几年来我国患者也有逐步增多的趋势。据20世纪80年代后期国外文献报道，在围手术期未采取任何预防措施者中，普外科和某些骨科手术后DVT的发病率为25%～30%和70%。1996年，Nevesteen等报道，普外科和骨科未做预防者，大手术后DVT发病率各为25%和50%。1966年，Rameswami等报道，英国每10万人中，每年有DVT患者160人，其中60人并发肺梗死；下肢DVT多始于腓肠肌静脉丛；腘静脉及其近侧段的DVT多并发肺梗死，其发病率可高达50%，其中1/4死亡。英国每年因静脉疾病支出的医疗费约20亿英镑，其中DVT占据相当的比例。

近10余年来，因各种预防措施在临床广泛应用，DVT的发病率和并发症均持续有显著的下降。许多学者认为，长期以来临床采用的术后抬高患肢和早期起床活动等方法，对预防DVT的作用不

大，尤其对 DVT 的高危患者更无明显的价值。目前预防 DVT 的方法主要包括药物和机械性压迫两种。后者为循序减压弹力袜（GEC）和患肢间断气囊压迫（IPC）等，其中 GEC 因使用方便，疗效可靠并与 IPC 不相上下而最受欢迎。

2. 作用机制和 GEC 的规格　一般认为 GEC 抗血栓形成的作用是多方面的。1999 年，Agu 等指出，GEC 对抗血栓形成的三大原因，即血流滞缓、内膜损伤和高凝状态，其中以外界弹性压迫缩小下肢深静脉的管径为主要因素。Comerota 等指出，静脉管腔扩张增大 20% 时，DVT 的发病率显著增高。文献报道指出，下肢受外界弹性压迫后，肢体的横截面积缩小并增加静脉中的血流速度；下肢承受 2.00kPa（15mmHg）压力时，其中静脉的横截面积可减少 20%，浅静脉和深静脉系统的血流速度显著增加。学者们发现，术中用 GEC 可使腓肠肌静脉的内径平均缩小 48%。血流增快后，使静脉血液不致滞留，又能减轻或防止静脉管壁扩张，从而使一些导致血栓形成因子的血浓度和与内膜接触的时间都显著减少，并且还有利于瓣窝中血液的排空。最近文献报道指出，GEC 可增加血液中的组织因子通道抑制物（tissue factor pathway inhibitor，TFPI）的浓度，以对抗血液的高凝状态。

GEC 不同于一般的弹力袜，后者只具有一种相同的压力，而前者是在不同的部位施加不同的压力，以踝部压力最高，然后从远侧向近侧段压力逐步减小，以促使静脉血液回流。学者们都认为，GEC 能显著增加股静脉中的血流速度。其功能远优于只有一种压力的弹力袜。

早期设计的 GEC，从踝部到大腿段压力分别为 2.40、1.87、1.07、1.33、1.07kPa（18、14、8、10、8mmHg）。临床观察发现，当踝部的压力为 4.00kPa（30mmHg）时，虽然静脉血液回流的速度明显大于 2.40kPa（18mmHg）者，但却可使踝部皮下组织中的供血量锐减，而造成不良后果。近来学者们提出，踝部、腓肠肌部和大腿的压力，以 2.25、1.93 和 0.85kPa（16.8、14.5 和 6.4mmHg）为最佳。

近年来，学者们通过临床研究指出，定制的 GEC 并不优于非定制品。因此，患者不必按患肢的尺寸定制。此外，学者们还认为，长筒 GEC（由踝至大腿根部）的价格较贵，常造成患肢不适感，其预防血栓形成的效果也不优于短筒 GEC（由踝至膝部）。

3. GEC 的适应证与并发症　1996 年，Ramaswami 等报道，目前国外将可能发生 DVT 的患者，分为低危、中危和高危三类。①低危患者：40 岁以下、30min 以内的小手术，或者年龄超过 40 岁但无危险因素；②中危患者：40 岁以下做大手术者、口服避孕药物者、40 岁以上做任何手术者；③高危患者：60 岁以上做任何手术者、有深静脉血栓形成史或肺梗死史者、有其他危险因素者。其中低危患者只需采用 GEC 预防，而中危和高危患者的预防则包括机械和药物等措施。对抗血栓药物有禁忌者，也应采用 GEC。应用 GEC 者应从手术前至少 2 小时起，包括术中直至术后起床恢复正常活动时为止。用长筒 GEC 者，若术后早期起床，但行走活动较少而较长期处于坐位时，则因膝关节处于 90° 屈曲位，可使腘静脉过度受压反而造成不良后果。

GEC 所引起的并发症，主要是能使受压部位的血供发生障碍，虽然在临床并不多见，但必须在使用时给予足够的重视。当 GEC 的压力增高 1.33kPa（10mmHg）时，皮下的动脉血供即减少 10%；压力为 4.00kPa（30mmHg）时，血供减少 25%；压力为 8.00kPa（60mmHg）时，血供减少 84%。因此，有周围动脉硬化闭塞性病变，或者糖尿病性患足神经营养障碍者，GEC 使用不当时，有可能造成局部坏死，甚至需要截肢。穿戴 GEC 时，尤其是患肢有较明显的肿胀者，需注意挑选或随时更换合适尺寸的 GEC；应避免较松的 GEC 向踝部滑落，而使局部过度受压。一般认为，凡踝肱指数小于 0.7 者，不能使用 GEC。

4. GEC 的疗效　学者们对 GEC 预防 DVT 的作用，都一致持肯定态度。综合文献报道，DVT 的发病率在未采用 GEC 的 525 例中达 22.5%；采用 GEC 的 541 例中仅为 8.2%。Ramaswami 等综合文献报道指出，采用 GEC 预防组的术后 DVT 发病率为 6.8%，而对照组术后 DVT 发病率为 26%，采用 GEC 使术后 DVT 发病率显著下降。GEC 在外科各专业学科中，预防 DVT 的效果各有差异，具体情况如下。

（1）普外科（腹部手术）：文献报道，未采用 GEC 的 757 例中，有 144 例发生 DVT（19%）；在采用 GEC 的 748 例中，发生 DVT 者仅 51 例（7%）。此外，术后长期使用 GEC，对防止 DVT 复发、减轻 DVT 后遗症等均有显著效果。

（2）骨科：一般认为，GEC（和抗血栓药物）预防术后并发 DVT 的效果均差于其他各专业学科，主要表现在髋关节和膝关节置换手术。1999 年，Agu 等综合 4 篇文献报道（1978～1996 年）发现，未采用 GEC 的 111 例中，发生 DVT 者为 61 例（55%）；而采用 GEC 的 125 例中仅 32 例（26%），有些骨科专家主张单独采用 GEC 来预防 DVT，他们认为，抗血栓药物可能引起创口内血肿、感染和移植物的失败。但是近年来不少学者都认为，GEC 和 LMWH 联合应用，对预防髋关节置换术后 DVT 的效果远优于单独使用 LMWH。膝关节置换术常易并发 DVT，这主要因为手术操作范围涉及深静脉主干，并且术中大腿用止血带（450～500mmHg），容易使静脉回流障碍、损伤血管内膜，促使 DVT 的形成。1996 年，Hui 等报道一组膝关节置换术的患者，其中采用短筒 GEC 和未使用 GEC 者的 DVT 发病率，分别为 32% 和 66%。学者们发现，施行关节置换术的患者，最迟可在手术 5 周后发生 DVT，因此主张在术后较长期内使用 GEC。

（3）妇产科和泌尿科：以恶性肿瘤患者术后 DVT 的发病率最高；妊娠期女性的发病率较同年龄组的未妊娠女性高出 4 倍。Turner 等报道 196 例妇科手术的患者中，使用 GEC 者均未发生 DVT，未使用者的发病率为 4%。Hobel 等发现，弹力袜还可降低体内儿茶酚胺的释出量，而有利于孕妇的血液循环。Hansberry 等将一组 74 例泌尿系统癌肿做手术治疗的患者，分为单独使用 GEC、单独使用 IPC 和单独使用肝素 3 组，发现每组 DVT 的降低率均无明显差异。

（4）神经内科和外科：DVT 主要并发于脊柱损伤、脑肿瘤、颅部外伤、脑卒中和神经外科术后。据 Hamilton 等统计，神经外科术后 DVT 的发病率为 19%～50%。不少学者认为，单独采用 GEC，可避免用药物预防所能造成的颅内和脊髓出血。Nurmohamed 等综合文献报道发现，GEC 和 LMWH 联合应用与单独采用 GEC 相比较，能使 DVT 的发病率从 21% 下降到 14%。

（5）内科：DVT 也常并发于某些内科疾病，如心力衰竭、心肌梗死和肺部感染等。Keiekegaard 等报道，在一组 80 例年龄 70 岁以上心肌梗死的患者中，使用 GEC 者，无 1 例发生 DVT，而未使用者，则有 8 例发生 DVT。

（6）复发性 DVT：GEC 对防止 DVT 的复发也有显著的效果。Belcaro 等对 244 例 DVT 患者随访 3 年，发现未采用 GEC 者 DVT 的复发率为 46%；而单独采用 GEC、单独采用 LMWH 和联合应用 GEC 和 LMWH 者，则 DVT 的复发率分别为 9%、5% 和 2%。

5. GEC 与抗血栓药物联合应用的效果 Agu 等综合大量文献报道指出，在普外科手术中 GEC 与小剂量肝素（LDH）联合应用的疗效为：①单独应用 LDH，DVT 发病率为 15%；②单独使用 GEC 时，DVT 发病率为 21%；③联合应用 GEC 和 LDH，DVT 发病率则为 4%。作者又分析文献中骨科和神经外科手术的患者发现，单独应用 GEC 者，DVT 的发病率为 38.25%；采用 GEC 和 LMWH 者，DVT 发病率为 25%。Imperiale 等综合大量髋关节置换术的文献报道指出，采用 GEC、LMWH 和 LDH 的 DVT 发病率，分别为 21%、16% 和 24%。因此，无论从使用方便、安全、可靠，还是从疗效等方面来考虑，联合应用 GEC 和 LMWH，是防止 DVT 的最佳方法。近年来，学者们认为 GEC 对下肢深静脉倒流性病变，也有令人满意的对症治疗效果。

压力治疗在预防 PTS 中的作用尚存争议。之前的两项随机对照研究提出，佩戴弹力袜治疗 2 年，PTS 发生率可降低 50%。然而，后来的研究提出了相反的观点。2014 年 Lancet 一项随机对照研究：弹力袜组 410 人、对照组 396 人，两组 PTS 发病率分别为 14.2% 和 12.7%，差异无统计学意义，提出弹力袜并不能预防 PTS 发生。

近年来，研究提出个性化、适时终止弹力袜治疗的观点。OCTAVIA 研究指出弹力袜治疗 1 年预防 PTS 的效果不劣于 2 年；2017 年，刊登在 *Lancet Haematology* 的 IDEAL 研究，是关于弹力袜预防 PTS 的多中心、随机对照研究，所有研究对象佩戴弹力袜（30～40mmHg）6 个月，之后根据症状评分，实验组采用个性化的弹力袜治疗时长（适时终止弹力袜）、对照组统一采用弹力袜治疗 2 年，结果显示个性化弹力袜预防 PTS 不劣于标准化治疗 2 年，并能缩短治疗时间和提供患者舒适度，是一种预防 PTS 的有效方法。

（殷敏毅）

第三节　上肢（腋 - 锁骨下）静脉血栓形成

腋 - 锁骨下静脉血栓形成主要表现为上肢肿胀、疼痛、皮肤青紫和功能障碍。1949 年，Hughes 首先描述本症为健康成人出现严重程度不同的急性上肢静脉闭塞，而无明确病因学、病理学依据者，称为 Paget-Schroetter 综合征。过去认为，本症是一种特发性和自限性疾病，对机体并无严重影响；上肢和肩部侧支循环丰富，即使主干静脉阻塞，也不会造成较重的血液回流障碍；上肢静脉内皮细胞纤溶活性比下肢静脉高出 4 倍，血栓形成后容易再通，因此在治疗上不必过分重视。在这种错误观点的指导下，许多患者由于治疗不积极而酿成血栓形成后遗症。综合文献报道，后遗症的发生率为 25% ～ 74%，并发肺栓塞者也时有报道。近年来，经过深入研究，对本症有了新的认识，提高了治疗效果。

（一）病因和分类

腋 - 锁骨下静脉血栓形成通常分为原发性和继发性两大类，原发性的致病原因在血管外，一般因上肢的体位改变或强力活动，造成血管受压，可伴有或无解剖异常所致的胸廓出口压迫征，如锁骨下静脉在穿过肋锁三角时，受到肋锁韧带、锁骨下肌、前斜角肌和突出的斜角肌结节等压迫，当上肢做强有力的活动（游泳、攀登、举重、垒球、网球等），或者因某些职业造成上肢的不习惯动作等，均可使锁骨下静脉遭受反复损伤而内膜增厚，最终导致血栓形成，这就是传统所称的 Paget-Schroetter 综合征，又称"受挫性"静脉血栓形成（effort thrombosis）。继发性的致病原因较多，如在血管内置入导管、钢丝、刺激性药物注入等。静脉置管后，约有 1/3 的患者可发生血栓形成，

其中约 1% ～ 5% 有临床症状。此外，还有心力衰竭、妊娠、口服避孕药、凝血和纤溶功能障碍、血液透析的动静脉瘘等。另一些致病原因在血管外，如癌肿、放射治疗、第 1 肋或锁骨骨折等。

Molina 根据病程将腋 - 锁骨下静脉血栓形成分为 3 型。Ⅰ 型：急性血栓，病程在 1 周内。又可分为 3 个亚型，即 Ⅰa 型，首次发病，过去无血栓形成病史；Ⅰb 型，过去曾因血栓形成接受过治疗；Ⅰc 型，曾因血栓形成仅做第 1 肋切除术。Ⅱ 型：亚急性血栓，病程 1 ～ 2 周。按 Ⅰ 型中 3 个亚型的标准，再分为 Ⅱa、Ⅱb、Ⅱc 型。Ⅲ 型：慢性血栓，病程 2 周以上，患者静脉内无血栓块，多由静脉慢性纤维性狭窄引起，伴有静脉高压和患肢运动障碍等症状，通过静脉造影可分为短段狭窄（< 2cm）和长段狭窄（> 2cm）两类。

（二）临床表现

男性、女性，以及任何年龄均可发病。继发性者常有发病原因可追溯；而 Paget-Schroetter 综合征则以中青年男性多见，2/3 的病变发生于右上肢，这可能与右上肢用力较多有关。4/5 的患者在发病前 24 小时有受挫病史，如上肢强有力的活动或长时间上肢处于不习惯的姿势，约 1/10 的患者可无任何诱因，只是经过一夜睡眠后，清晨醒来时发现。

上肢肿胀、疼痛、皮肤青紫和浅静脉曲张是四大主症。上肢肿胀是最早出现的症状，从手指到上臂延及整个上肢，而以近侧较为严重。疼痛可与肿胀同时出现，或者仅表现为酸胀，活动上肢时加剧，有时可扪及条索状、有触痛的血栓静脉。约有 2/3 的患者因静脉淤血，患肢呈紫红色或青紫色改变。浅静脉曲张多在 1 ～ 2 天后形成，以肩部和上臂最明显。多数患者的肿胀和疼痛等急性症状，几天或几星期即可自行缓解，但尚难达到完全复原，约 2/3 以上的患者残留后遗病变，表现为不同程度的肿胀和酸痛，或者是活动后出现肿胀和疼痛。

（三）诊断

依据上肢突然出现肿胀、疼痛可作出初步诊断，但静脉造影检查，是目前最可靠的诊断方法。

虽然近年来无创检查技术迅速发展，由于锁骨下静脉被锁骨遮盖，双功多普勒扫描和磁共振常难以精确判断锁骨下静脉中的血栓性病变。可疑患者利用各种无创性检查进行筛选，双功彩超能够观察腋静脉、锁骨下静脉、无名静脉、颈内静脉的横切面和纵切面，直接征象可显示静脉狭窄或闭塞的部位和范围；间接征象包括波幅衰减、流速降低、脉冲迁移缺乏，以及呼吸末期有明显的狭窄或闭塞。直接征象未显示病变的患者，应同时检查健侧并与患侧比较。Passman 对一组血液透析患者的上肢静脉，采用双功彩超与静脉造影进行对比性研究，证明双功彩超诊断上肢静脉闭塞性病变的敏感度和特异度分别为 81% 和 97%。超声检查结果不明确者则做静脉造影。

（四）治疗

腋 - 锁骨下静脉血栓形成的治疗包括 3 个方面：①急性血栓；②血管外压迫；③血栓后遗的静脉管腔狭窄。急性血栓形成而无明显临床表现者，可不予治疗，血栓多在短期内消散。有明显症状和体征者，则需做抗凝和纤溶治疗；溶栓成功后症状不改善，仍有患肢疼痛、肿胀和青紫者，应考虑做手术治疗。手术时机选择尚存在争议。一般认为，血栓形成后应尽早做抗凝和溶栓治疗；溶栓以后有残余血栓或管腔狭窄者，应做手术治疗。各种静脉外压迫所致的血栓形成，采用保守治疗后，有患肢功能显著障碍者占 40%。因此应采取积极的治疗措施。据文献报道，血栓破坏静脉内膜后，管壁细胞因子（Cytokines）的生成量，至少在 1 个月内高于正常值，内膜的纤溶活性至少在 3 个月内低于正常值。因此，为避免再度血栓形成，手术应在 1 ～ 3 个月后施行。Molina 却主张在溶栓后立即手术。作者总结了 65 例有治疗经验的资料表明，早期或急诊手术可防止后遗腋 - 锁骨下静脉纤维增殖性病变。锁骨下静脉血栓闭塞后，许多细小的侧支开放，随着病程的延长，侧支的数量和管径也不断增加，终于在肩关节周围形成丰富的侧支网络，使患肢血液经颈内静脉或胸壁静脉回流。因此，由于侧支的盗血，即使在后期施行锁骨下静脉修复重建术，也易在术后并发血栓，使手术失败。

病因为受第 1 肋压迫者，应做压迫段肋骨切除和受压静脉段松解术。若静脉有短段狭窄或闭塞，应加做静脉补片成形。如果锁骨下静脉病变段十分靠近心端，术中不能有效地控制出血，可在后期做静脉内球囊扩张成形术。完全闭塞或严重狭窄而不能施行各种静脉成形术者，可做颈内静脉移位术。

1. 抗凝和纤溶 腋 - 锁骨下静脉血栓形成确诊后，则应采用抗凝和纤溶治疗。虽然全身给药效果良好，但大多数学者主张，将溶栓导管置于血栓内注入溶栓药物，以取得更好的效果。可经臂静脉或股静脉插入导管，做诊断性静脉造影，然后输入溶栓药物。临床广泛应用的溶栓药物首推尿激酶，首次剂量为 3000U/h，然后再以 3000U/（kg·h）做持续灌注，同时给予肝素 500U/h，直至血栓消融为止。一般需要 12 ～ 24 小时，但有些患者的血栓在数小时内即溶解。血栓消散后即停用尿激酶，将肝素增加为 1000U/h，使用 3 ～ 5 天后改用华法林 5 ～ 10mg/d；如做各种静脉修复术，术中肝素剂量为 100U/kg，并同时使用低分子右旋糖酐 50ml，以后以每小时 15 ～ 20ml 持续灌注 48 小时。术后给予双嘧达莫（75mg/d）和华法林（5 ～ 10mg/d），使凝血酶原时间维持在 15 ～ 20s 或国际正常比值 1.7 ～ 2.0，出院后维持 2 ～ 3 个月。

2. 第 1 肋切除和静脉松解术 手术途径包括经锁骨下、经腋和经锁骨上三种，常用的是经锁骨下途径。操作方法为患者平卧，肩部垫高。于锁骨下做一长约 3cm 的切口，显露胸大肌并切断胸小肌腱。切开肋锁韧带和锁骨下肌以游离锁骨下静脉。于第 1 肋中点下方分离一小段肋间肌，仔细游离第 1 肋和胸膜间的组织，避免损伤胸膜。将第 1 肋和肋间肌向前方分离到肋软骨处，向后分离到肋颈，注意保护胸长神经。依次横断前斜角肌、中斜角肌后，在第 1 肋中点将肋骨剪断，再用咬骨钳切除肋骨，向后仅保留 2cm 左右的残端，向前切除部分肋软骨，以完成静脉松解术。

经锁骨上途径不能较好地显露锁骨下静脉并做静脉松解术，因此已较少采用。经腋途径能较好地显露第 1 肋的前段，常用于神经性的"胸廓出口综合征"并有静脉症状者，术后瘢痕不明显。经锁骨下途径不但能更好地显露锁骨下静脉，并有利于进行各种静脉修复术，其缺点是难以切除第 1 肋的肋颈部，且术后瘢痕显露。

3. 静脉取栓和成形术　经锁骨下途径游离锁骨下静脉，全身给予肝素 5000U，阻断血栓段后，沿静脉纵轴方向切开，并稍越过病变段，在直视下切除血栓。放松远侧阻断钳，观察静脉血回流，如无静脉血回流或静脉造影显示其远侧有残余血栓，可用橡皮驱血带自上肢远侧向近侧缠绕，使远侧血栓从静脉切口处排出。如回流不畅，则可用球囊取栓导管或取栓钳，取尽残余血栓。如发现静脉管腔狭窄，应做补片成形术。使用标准的锁骨下途径游离锁骨下静脉，对 80% 的患者能完成静脉取栓和静脉补片成形术。倘若显露不满意，特别是无名静脉的内侧部分时，可扩大手术切口，钝性游离胸骨后的纵隔组织，沿第 1 肋胸骨残端水平劈开达胸骨正中线，然后，垂直向上至胸骨切迹，仔细解剖纵隔及结扎乳内静脉，就可清楚地显露无名静脉、锁骨下静脉及腋静脉。Molina 认为，这种方法操作简便、术后恢复快、并且避免了经锁骨或胸锁关节导致的术后肩部不稳定现象。术后随访如发现遗留的管腔狭窄，应做球囊扩张成形术。Machleder 报道，21 例球囊扩张成形术，12 例未做第 1 肋切除，5 例不能扩张，7 例扩张后不久即管腔闭塞，另 9 例于第 1 肋切除后遗留管腔狭窄，其中 7 例球囊扩张成形成功，并保持远期通畅。Molina 报道，补片成形术后管腔狭窄的 4 例患者，2 例采用球囊扩张成形术，另 2 例于扩张后放置血管内支架，术后 3 ～ 6 年仍保持通畅。Meier 认为，锁骨下静脉溶栓或术后遗留的管腔狭窄，特别是在球囊扩张成形术失败后，置入血管支架可取得良好的近期疗效，但其应用价值和远期疗效评判有赖于前瞻性研究的结果。

4. 锁骨下静脉转流术　锁骨下静脉严重狭窄或闭塞，而不能采用补片成形或球囊扩张成形术时，可做各种静脉转流术，如锁骨下 - 上腔静脉搭桥术、锁骨下 - 颈外静脉转流术、头静脉交叉转流术、腋 - 颈内静脉转流术等。一般认为，以颈内静脉移位术操作最简便、效果较好。具体方法为经锁骨下途径，显露并解剖锁骨下静脉，另于锁骨上和锁骨下方做横切口，游离颈内静脉，在其进入颅骨处切断，远端结扎，近心端倒转，经锁骨后通道与锁骨下静脉做端侧吻合。

学者们多主张，在静脉修复重建段的远侧，做暂时性动静脉瘘可提高远期通畅率，移植材料可用自体大隐静脉或 6mm PTFE，3 个月后将瘘口关闭。

（黄新天　张培华）

第四节　肺动脉栓塞

1819 年，Laennec 首先报道一种突然导致患者死亡的肺部疾病，当时被称为肺卒中（pulmonary apoplexy）。1829 年，Cruveilhier 报道该种疾病是由于肺动脉内存在凝固的血块所致，称为肺血栓症（pulmonary thrombosis）。1858 年，Virchow 通过实验研究证明，该种疾病是因肺动脉内栓子阻塞所致，由此提出肺动脉栓塞的概念。

肺动脉栓塞是内源性或外源性栓子堵塞肺动脉或分支，引起肺循环障碍的临床和病理生理综合征。发生肺出血或坏死者称肺梗死（pulmonary infarction）。起源于肺动脉原位者（in situ），称肺动脉血栓形成（pulmonary thrombosis）。堵塞两个肺叶动脉以上或伴有血压下降者称大块肺栓塞（massive pulmonary embolism）。临床上，肺栓塞与肺梗死或肺栓塞与肺血栓形成有时难以区别。

该病是直接威胁患者生命的内科危重症之一，西方国家一般人群的年发病率是 1‰ ～ 3‰；美国每年新发患者数约 65 万～ 70 万，至少有 5 万～ 20 万患者死亡，占住院患者心血管疾病死亡原因第三位，仅次于卒中和心肌梗死。男性发病率约为女性的 2 ～ 3 倍，黑色人种发病率高于白色人种，黄色人种发病率最低；50 岁以后发病率逐年增加直至 80 岁。临床上，未进行治疗的肺栓塞患者死亡率是 25% ～ 30%，而及时接受现代治疗的患者死亡率可降至 2% ～ 8%。有尸体解剖资料显示，肺栓塞的临床漏诊率高达 67%，假阳性率为 63%，诊断正确率仅 9%。我国尚缺乏全国性的肺栓塞发病率、病死率的流行病学资料。有 35 家医疗单位参加的多中心研究，分析 75 140 例外周血管疾病患者发现，深静脉炎和静脉曲张分别占 11.6% 和 9.6%。北京阜外心血管病医院连续 900 例尸检资料发现，肺段以上肺栓塞占心血管疾病的 11.0%。242 例住院肺血管病患者分类调查，肺栓塞占肺血管疾病的第一位。近 10 年来，DVT 和肺栓塞无论在病因学、流行病学，还是在诊断学和治疗学方面都有较大的进展，其病残率和病死率可望会逐渐下降。众所周知，肺栓塞涉及诸多学科和领域，不仅与心脏科、呼吸科医师有关，同样，与外科、神经科、妇产科、肿瘤科、血液科、诊断学科、特别是与经常首诊的全科医师关系也十分密切。因此，只有各学科相互渗透，通力合作，提高诊断意识和技术水平，掌握当代正确的治疗方法，才能使肺栓塞的防治水平不断提高。

方面是原发性危险因素，存在种族差异，在西方以 V 因子 Leiden 变异引起的活化蛋白质 C 抵抗、凝血酶原 20210A 基因变异等为主，而在东方，北京协和医院和其他单位的研究结果表明，以抗凝蛋白缺陷为主，其中尤以蛋白质 S 缺乏为最高。另一方面是继发性危险因素，主要来自骨折和外科手术后下肢静脉血栓形成、长时间制动、凝血异常和一些全身性疾病等。在肺栓塞的病因和诱发因素中，下肢和盆腔深静脉血栓形成是目前公认的首位原因。临床上 80% 以上肺栓塞属于血栓栓塞，其中下肢和盆腔深静脉的血栓占 95% 以上。深静脉血栓形成和肺栓塞原发性和继发性危险因素见表 26-6。

一、病因和诱发因素

肺栓塞发生的危险因素主要有两个方面：一

表 26-6　深静脉血栓形成与肺动脉栓塞危险因素

原发性危险因素		继发性危险因素	
抗凝血酶缺乏	蛋白质 C/ 蛋白质 S 缺乏	胸腹部大手术	恶性肿瘤、化学治疗
先天性异常纤维蛋白原血症	V 因子 Leiden 变异（活化蛋白质 C 抵抗）	神经外伤手术、脊髓损伤、脑卒中	自身免疫性疾病、血小板异常
高同型半胱氨酸血症	家族性纤溶酶原缺乏	髋、骨盆、长骨骨折	心肺功能衰竭、Crohn 病、肾病综合征
抗磷脂抗体综合征（狼疮抗凝物、抗凝血酶抗体、抗心磷脂抗体）	血液高凝状态（红细胞增多症、巨球蛋白血症、骨髓增生异常综合征）	复合伤、创伤、制动、瘫痪、长期卧床	深静脉置管、人工血管、腔内移植物
纤溶酶原激活物抑制剂过多	因子 XII 缺乏、因子 VIII、因子 IX、因子 XI 增多	高血压、心肌梗死、代谢综合征、高龄	吸烟、肥胖、代谢综合征、长途乘坐交通工具
凝血酶原 20120A 基因变异	异常纤溶酶原血症	妊娠、产后、避孕药和雌激素治疗	慢性静脉疾病、髂静脉病变、血栓栓塞病史

1. 静脉血栓形成　静脉血栓形成的危险因素，在很大程度上也是肺栓塞的危险因素。Virchow 所述的三要素，概括了静脉血栓形成的基本因素，即静脉血流淤滞、静脉内膜损伤和血液高凝状态。术后卧床制动、休克或组织灌注不良等，都是引起静脉血栓的诱因。栓子多发生在静脉瓣的袋形瓣窝内，在静脉壁的囊状扩张或静脉分叉处也易于形成。下肢深静脉血栓脱落，尤其是髂股静脉脱落的血栓，体积较大，可以堵塞肺动脉主干和其主要分支。临床上表现显著，易导致呼吸、循环衰竭，甚至猝死。来自小腿肌肉静脉丛的小血栓，一般不会严重侵扰肺循环，但偶尔也能产生致死性肺栓塞。血栓形成早期比较松脆，易在数天内发生脱落，但是引起静脉血栓断裂脱落的确切原因不清。某些机械因素如肢体活动、外力挤压、

加上纤溶系统的作用，以及溶栓治疗，皆有可能导致其脱落。

2. 心肺疾病　慢性心肺疾病是肺血栓栓塞的主要危险因素，25% ～ 50% 的肺栓塞患者同时有心肺疾病，并发于心血管疾病者占 12%，特别是心房颤动伴心力衰竭患者尤易发生。根据北京阜外心血管病医院 900 余例连续尸检资料，发现肺段动脉以上较大血栓堵塞者 100 例（占 11%），其中风湿性心脏病 45 例、心肌病 12 例、慢性阻塞性肺疾病引起的肺心病 16 例、先天性心脏病术后 10 例、冠状动脉粥样硬化性心脏病（冠心病）4 例、原发性高血压 2 例、其他 8 例，说明我国心肺疾病并发肺栓塞者并不少见，遗憾的是发生前仅 13% 的患者得到了正确的诊断。

3. 肿瘤　恶性肿瘤患者患肺栓塞的危险性增

加。一方面，来源于肿瘤的栓子可直接导致肺栓塞，如肾细胞癌较早直接转移或侵犯至肾静脉和下腔静脉，导致 10% ～ 54% 的患者罹患肺栓塞。原发性肺肿瘤、心脏肿瘤也可能产生肺栓塞。另一方面，恶性肿瘤患者循环中存在组织凝血活酶，而且肿瘤细胞可能产生激活凝血系统的物质，如组蛋白、组蛋白酶、蛋白酶、黏蛋白等，可促发血液凝固机制。

4. 妊娠和产后　妊娠期肺栓塞的发生率，约为相应年龄非妊娠期的 7 倍。妊娠时多种凝血因子和血小板数增加，而纤溶活性和蛋白溶酶减少，生理性凝血抑制剂，如 AT- Ⅲ 减少，使血液处于血栓前状态。妊娠子宫压迫下腔静脉和双侧髂静脉，导致下肢血流缓慢，下肢深静脉血栓形成可能增加。此外，分娩时还存在羊水栓塞的危险。

5. 其他　肥胖、高龄、长期口服避孕药等，都是肺栓塞的危险因素。此外，血液病、代谢病、免疫性疾病、肾病综合征等疾病，均易伴发血栓栓塞性疾病。

二、病　　理

引起肺栓塞的血栓栓子大部分来自下肢静脉，其次来自腔静脉或右心房。血栓阻塞可见于单一部位，也可见于多个部位，血栓可在同一血管或多支血管，在一侧或双侧肺内，病理发现大多为多发性者。一般双肺多于单肺，右肺多于左肺，下肺多于上肺。血栓性栓子直径通常为 1 ～ 1.5cm，或者更大，因此，栓子多来源于较大静脉。

血栓着陆在肺动脉内膜后，开始几小时会发生退缩变小，血管及其滋养血管发生扩张，因此可通过一部分血流，血流进而冲击血栓的疏松部分，加上机体的自溶作用，少量小块血栓栓子 2 ～ 3 周会自溶消失。血栓如不溶解，24 小时后，栓塞区胸膜下部分肺组织肺泡内有粉染蛋白样渗出物，并可见巨噬细胞、淋巴细胞浸润，间隔内小血管扩张、充血。栓塞后 7 天，栓塞区肺泡腔仍可见粉染蛋白样物质，炎性细胞浸润更多，范围更广泛，肺泡间隔增厚；间隔内小血管增生、扩张、充血；细支气管轻度扩张，壁旁支气管动脉扩张充血。栓塞后第 14 天，栓塞区肺泡内粉染蛋白样物质较前明显减少，渗出红细胞基本被吸

收，炎性细胞浸润明显减轻，肺泡间隔未增厚，间隔内小血管轻度扩张。栓塞后第 28 天，栓塞区肺泡内粉染蛋白样物质、渗出红细胞基本被吸收、炎性细胞浸润被完全吸收、肺泡间隔未增厚、间隔内小血管轻度扩张。

肺栓塞对患者的影响主要有 4 种：①血栓可自溶解，即使不自溶，由于肺循环的储备力和代偿能力大，而不影响肺循环，患者可无异常表现。②大的肺栓塞可导致猝死，表现为不明原因和未预料的猝死。③发生急性肺梗死，加重了原来的病情，影响预后。④较大的肺栓塞未得到及时（有效）根治，可发展成慢性肺动脉高压。有的患者不明原因地反复发生的肺细小动脉血栓栓塞，临床表现类似原发性肺动脉高压，只有靠病理检查来明确（肺活检）诊断，以区别于丛状肺动脉病、肺静脉阻塞性肺动脉高压。

三、病 理 生 理

1819 年，Laennce 首先描述了肺梗死。Virchow 阐述了栓子来源于深静脉系统，绝大多数肺栓塞是从下肢静脉疾病开始，以肺疾病终结。栓子最多来自骨盆或四肢静脉，有学者统计"母血栓" 85% 来自于下肢；源于腹腔和盆腔，胸腔和上肢，以及头、颈静脉者各占 5%。栓子也可来源于肺循环本身，如右心和左向右心内分流的左心附壁血栓，三尖瓣、肺动脉瓣心内膜炎，起搏导管及中心静脉高营养输液管感染等。栓子也可能是转移的恶性肿瘤、羊水、寄生虫、骨髓及空气等。肺栓塞一旦发生，血管腔堵塞，血流减少或中断，引起不同程度的血流动力学和呼吸功能改变。轻者可无任何变化；重者肺循环阻力突然增加、肺动脉压升高、心排血量下降，休克，脑血管和冠状血管供血不足，导致晕厥，甚至死亡。

（一）呼吸系统的病理生理改变

肺栓塞最主要的症状是临床上难以解释的呼吸困难，有症状的肺栓塞几乎都有不同程度的呼吸功能障碍。主要表现在下述几方面。

1. 肺通气血流比例严重失衡　肺栓塞发生后，栓塞部分形成无效腔样通气，有通气但无血流灌

注，使肺泡不能有效地进行气体交换；未栓塞部分的肺血流相对增加，引起肺内分流，此部分虽然同期正常，但处于高血流灌注状态。因此，肺栓塞可致肺通气血流比例严重失衡。

2. 通气功能障碍 肺栓塞面积较大时可引起反射性支气管痉挛，同时由于血栓本身释放的组胺、5-羟色胺、血小板激活因子和交感神经兴奋等，也可导致支气管痉挛，使呼吸道阻力增加，肺通气量减少，引起呼吸困难。另外，由于应激性受体受到刺激，也可反射性引起肺泡高通气。

3. 肺泡表面活性物质减少 组胺、5-羟色胺、血栓素 A_2 等化学介质可使血管通透性改变，从而致肺毛细血管血流严重减少或终止，肺泡表面活性物质减少，进而出现肺不张。肺泡活性物质减少，又促使肺泡上皮通透性增加，引起局部甚至弥漫性肺水肿。

4. 肺梗死 肺实质受支气管动脉和肺动脉双重供血，肺梗死发病率低。肺栓塞可引起肺泡局部出血性改变，但多数情况下不引起肺出血坏死。只有当存在心力衰竭、休克或原有心肺疾病时，使栓塞区的通气、静脉回流和支气管动脉血流受到影响，才会出现肺梗死。约 10% 的患者由于栓子栓塞了次段肺动脉而引起肺出血梗死。

（二）血流动力学改变及血管内皮功能影响

1. 血管机械性因子 急性肺栓塞时栓子堵塞肺动脉，造成机械性肺毛细血管前动脉高压，肺血管床减少，肺循环阻力增加，肺动脉压力上升，右心室负荷增加，心排血量减少。肺动脉压力升高程度与血管阻塞程度有关，当栓子堵塞肺动脉床小于 20% 时，由于循环系统的代偿功能，肺动脉压力常无明显影响。一般阻塞 30% 以上时，出现肺动脉压升高。当肺血管阻塞 30%～40% 时，肺动脉平均压（MPAP）可达 30mmHg 以上；阻塞 40%～50%，MPAP 可达 40mmHg 以上，右心充盈压增加，心脏指数下降；阻塞 50% 以上时，肺动脉压力骤然升高，并出现持续性肺动脉高压，右心室后负荷明显升高；而阻塞 ≥85% 时则可致猝死。

2. 神经体液因素 肺栓塞发生后，肺血管内皮受损，释放出大量收缩性物质，如内皮素、血管紧张素，使肺血管收缩。此外，肺栓塞栓子在肺血管内移动时，血小板活化脱颗粒，释放出大量血管活性物质，包括组胺、5-羟色胺、腺苷二磷酸、前列腺素 H_2 和 12-脂氧化酶产物。同时血小板活化因子和 12-脂氧化酶产物，又可诱发中性粒细胞释放花生四烯酸代谢产物，如血栓素 A_2 及白三烯 B_4、白三烯 C_4、白三烯 D_4 等。上述各种介质均可导致广泛的肺小动脉收缩，同时反射性引起交感神经释放儿茶酚胺，加重肺动脉收缩。

（三）心血管系统的病理改变

肺血管堵塞和血管收缩物质的释放，反射性肺动脉收缩和低氧血症等因素进一步增加，肺血管阻力和肺动脉压是右心室功能不全的最重要原因。肺动脉压突然升高，右心室后负荷猛增，结果右心室室壁张力增加，伴右心室扩张和功能不全。当右心室扩张时，室间隔移向左心室，同时心包的束缚使左心腔充盈不足；右心收缩功能不全，右心排血量下降，进一步减少左心室前负荷；由于右心室膨胀，冠状静脉压增加，左心室扩张性下降，左心室充盈不足，体动脉血量和压力下降，可能影响冠状动脉灌注，产生心肌缺血。但也有实验显示，肺栓塞除非引起了心源性休克，否则冠状动脉血流量通常并不减少。大块肺栓塞引起的右心室壁张力的增加，以及右心室心肌氧耗的增多，都可导致心肌缺血和心源性休克，甚至死亡。

四、临床表现和辅助检查

（一）临床表现

肺栓塞的临床表现多种多样，且无明显特异性，实际是一较广的临床谱。临床所见主要决定于血管堵塞的多少、发生速度和心肺的基础状态，轻者仅累及 2～3 个肺段，可无任何症状；重者累及 15 或 16 个肺段，可发生休克或猝死。一般有 4 个临床症候群：①急性肺心病，突然呼吸困难、濒死感、发绀、右心衰竭、低血压、肢端湿冷，见于突然栓塞两个肺叶以上的患者；②肺梗死，突然呼吸困难、胸痛、咯血及胸膜摩擦音或胸腔积液；③不能解释的呼吸困难，栓塞面积相对较小，是提示无效腔增加的唯一症状；④慢性反复性肺血栓栓塞，起病缓慢，发现较晚，主要表现为重症肺动脉高压和右心功能不全，是临床进行性的一个类型。另外也有少见的矛盾性栓塞和非血栓性肺栓塞。前者多是与肺栓塞同时存在的脑卒中，由肺动脉高压卵圆孔开放，静脉栓子进入体循环系统引起；后者可能是由长骨骨折引起的脂肪栓塞综合征，或者与中心静脉导管有关的空气栓塞。

临床上最常见的表现是呼吸困难、胸痛和下肢肿胀疼痛。以下根据国内外对肺栓塞症状学的描述列出各临床症状体征出现的比例。

主要症状：①呼吸困难和气促（80%～90%），是最常见的症状，可以发生在肺栓塞发病后数分钟内，轻者呈过度换气和活动后气短，严重者呈持续性呼吸困难，呼吸浅快，可达每分钟 40～50 次。②胸痛，包括胸膜炎性胸痛（40%～70%），表现为呼吸、咳嗽时胸痛加剧，提示小的周围肺血管栓塞或肺梗死；或为心绞痛样疼痛（4%～12%），表现为胸骨后非对称性压榨感，可向肩胛和颈部放射，提示大血管栓塞引起肺动脉急性扩张和冠状动脉缺血。③晕厥（11%～20%），因心排血量急剧降低引发脑缺血所致，表示大血管急性栓塞，临床上约20%肺栓塞患者以晕厥为唯一或首发症状。④烦躁不安、惊恐甚至濒死感（55%）。⑤咯血（11%～30%），常为小量咯血，大咯血少见，为鲜红色，数日后变为暗红色，提示肺梗死。⑥咳嗽（20%～37%）。⑦心悸（10%～18%）。必须注意，临床上出现所谓"肺梗死三联征"（呼吸困难、胸痛和咯血）者不足30%。

主要体征：①呼吸急促（70%），呼吸频率＞20 次/分，是最常见的体征，呼吸频率≥20 次/分即有诊断意义，最高可达 40～50 次/分。②心动过速（30%～40%）。③严重时可出现血压下降甚至休克。低血压虽不常见，但通常提示为大块肺栓塞。④发绀（11%～16%），这既可能因肺内分流，也可能由卵圆孔开放所引起。⑤发热（43%），多为低热，可持续 1 周左右，也可发生高热达 38.5℃ 以上（7%）。发热可因肺梗死、肺出血、肺不张或附加感染等引起，也可能由血栓性静脉炎所致。因此，临床医师即使发现肺浸润性阴影，也不一定都是肺部炎症，而要想到肺栓塞的可能。⑥颈静脉充盈或搏动（12%）。⑦肺部可闻及哮鸣音（5%）和（或）细湿啰音（18%～51%），偶可闻及血管杂音。⑧胸腔积液的相应体征（24%～30%）。⑨肺动脉瓣区第二心音亢进或分裂（23%），P2 > A2，三尖瓣区收缩性杂音。

（二）临床分型及严重度评估

肺栓塞的临床分型主要根据栓塞累及范围及患者的临床表现，同时根据不同表现评估严重程度和死亡风险。

美国心脏学会将急性肺栓塞主要分为大面积肺栓塞（massive PE）、次大面积肺栓塞（submassive PE）和微小肺栓塞（minor PE），对应欧洲心脏学会分型的高风险（high risk）、中度风险（intermediate risk）和低风险肺栓塞（low risk）。大面积肺栓塞主要表现为最少持续时间超过 15 分钟的低血压，收缩压＜90mmHg 或较基础收缩压下降幅度超过 40mmHg，需要多巴胺或多巴酚丁胺升压，心脏停搏，且不能用心律失常、左心衰竭、脓毒症等解释，急性右心衰竭为其主要特点，患者特征性表现为低血压、组织低灌注和缺氧，约占所有肺栓塞的 5%，但死亡率在 30% 以上；次大面积肺栓塞患者影像学检查明确有右心功能不全，但血压正常，伴有心脏标志物升高，如肌钙蛋白和脑钠肽（brain natriuretic peptide，BNP）等，约占所有肺栓塞的 40%，规范抗凝治疗死亡率约 1%～30%；微小肺栓塞患者循环系统稳定且右心功能正常，心脏标志物正常，约占所有肺栓塞的 55%，如果病变没有进行性加重，死亡率低于 1%。

上述分型及死亡风险评估是为了确定后续治疗方案（表 26-7），如大面积肺栓塞患者，若无溶栓禁忌证，建议在规范抗凝基础上给予系统性溶栓治疗，而次大面积肺栓塞和微小肺栓塞患者，推荐单纯抗凝。

表 26-7　肺动脉栓塞严重度评分、30 天死亡率预测 PESI 评分（pulmonary embolism severity index，PESI 评分）和简化 PESI 评分（simple PESI，sPESI 评分）

临床特点	PESI 评分	sPESI 评分	解释	
年龄	岁数	1 分（＞ 80 岁）	PESI 评分及分级	30 天死亡率
男性	10 分	—	Ⅰ 级 ≤ 65 分	0.0% ～ 1.6%
肿瘤	30 分	1 分	Ⅱ 级 =66 ～ 85 分	1.7% ～ 3.5%
			Ⅲ 级 =86 ～ 105 分	3.2% ～ 7.1%
慢性心功能不全	10 分	1 分	Ⅳ 级 =106 ～ 125 分	4.0% ～ 11.4%
慢性肺疾病	10 分		Ⅴ 级 ≥ 125 分	10.0% ～ 24.5%
心率＞ 110 次 / 分	20 分	1 分		
收缩压＜ 100mmHg	30 分	1 分		
呼吸＞ 30 次 / 分	20 分	—	sPESI 评分及 30 天死亡率风险预测	
体温＜ 36℃	20 分		=0 分 死亡率 1.0%（95% CI 0% ～ 2.1%）	
精神状态改变	60 分		≥ 1 分	
动脉血氧饱和度＜ 90%	20 分	1 分	死亡率 10.9%（95%CI 8.5% ～ 13.2%）	

注：精神状态异常包括定向障碍或昏迷等。

（三）检查方法

1. 动脉血气分析　肺血管床堵塞 15% ～ 20%，即可出现氧分压下降，常表现为低氧血症、低碳酸血症、肺泡 - 血氧分压差增大，但这些改变在其他心、肺疾病中也可见到。10% ～ 15% 的 PE 患者这些指标可正常，故动脉血气改变对 PE 的诊断仅具有参考价值。

2. 心脏损伤生物标志物检测　心脏损伤生物标志物的升高通常提示右心室或心肌细胞损伤，是疾病严重程度的参考指标，对肺栓塞患者预后尤其是死亡率具有一定的预测价值。主要包括反映右心功能不全的脑钠肽（BNP）和氨基末端脑钠肽前体（N-terminal-proBNP，NT-proBNP），反映心肌缺血的肌钙蛋白 I/T（Troponin-I/T）和心肌型脂肪酸结合蛋白（heart-type fatty acid binding protein，H-FABP）。

3. D- 二聚体（D-dimer）检测　D- 二聚体检测作为 PE 的首选筛选试验已得到公认。目前检测 D- 二聚体方法主要有乳胶凝集法和酶联免疫吸附法（ELISA）。多数学者认为 ELASA 法的敏感度、特异度均优于乳胶凝集法。欧洲和我国急性 PE 诊断与治疗指南，均使用 ELASA 法来检测血浆 D- 二聚体水平。以 ELASA 法测定值＞ 500μg/L 为

阳性结果，对急性 PE 的敏感度达 92% ～ 100%，但特异度低，仅为 40% ～ 43%。肿瘤、创伤、感染、心脑血管疾病和年龄等诸多因素，均可使 D- 二聚体升高。文献报道，D- 二聚体升高的特异性在 30 ～ 39 岁年龄段为 72%，而在 80 岁以上年龄段，特异度降至 9%。所以血浆 D- 二聚体水平＞ 500μg/L 对 PE 的阳性预计值较低，不能用来诊断 PE。血浆 D- 二聚体阴性结果，可基本除外 PE。由于妊娠期全程 D- 二聚体都处于较高水平，因此对于妊娠期怀疑肺栓塞者，D- 二聚体检测无明显临床价值。

4. 胸部 X 线检查　PE 多在发病后 12 ～ 36 小时或数天内出现 X 线改变。其表现有各种不同，如区域性肺纹理变细、稀疏或消失，右下肺动脉干增宽或伴截断征，肺野透亮度增加，胸腔积液等。尽管这些改变不能作为 PE 的诊断标准，但仍有助于与 PE 症状相似的其他心、肺疾病的鉴别诊断。

5. 心电图　70% 以上的 PE 患者表现为心电图异常，但无特异性，多在发病后即刻出现，并呈动态变化。主要心电图表现包括 V_1 ～ V_4 导联的 ST-T 改变和 T 波倒置；经典的 S1Q3T3 型心电图（心电图 Ⅰ 导联的 S 波变深＞ 1.5mm，Ⅲ 导联新出现 Q 波和 T 波的倒置），V_1 导联出现 QR 波形，完全性或不完全性右束支传导阻滞等。其他还有窦

性心动过速、心房颤动；非特异性 ST-T 改变，右胸导联 T 波倒置；电轴右偏，也可表现为电轴左偏或正常；顺钟向转位和肺型 P 波等。

6. 超声心动图 可发现 PE 引起的右心改变，在提示诊断和排除其他心血管疾病方面具有重要价值，如主动脉夹层、严重瓣膜功能不全、心脏压塞等，并且对肺栓塞患者的预后有一定预测价值。胸廓常规超声检查可发现右心室壁局部运动幅度降低，右心室和（或）右心房扩大，右心室和左心室直径比值（RV/LV），室间隔左移和运动异常，近端肺动脉扩张，三尖瓣反流速度增快等。这些征象仅说明右心室负荷过重，不能作为 PE 的确定诊断指标，只有在肺动脉近端发现栓子才能确诊 PE，偶尔可以见到右心室漂浮的血栓栓子。近年来研究证明，经食管超声（TEE）检查对 PE 的诊断具有重要价值，认为经食管超声较前者显像清晰。在约 80% 的 PE 患者中，可见到心内或中心肺动脉的栓子，以及右心室负荷过重的征象。比较 TEE 和螺旋 CT 血管成像诊断 PE 的敏感度和特异度，发现螺旋 CT 血管成像的敏感度高于 TEE（97.5% vs 70%），但两者特异度相近（100% vs 90%）。

7. 放射性核素肺显像 该项检查是一种安全、无创、有价值的诊断方法。但单纯性肺灌注显像的假阳性率较高。为了增加其准确性，减少假阳性，现通常采用肺通气和灌注（V/Q）同时进行的方法。利用 V/Q 显像，结合 X 线胸片结果，是我国判断肺栓塞可能性的标准。一般可以应用于 PE 低风险和正常 X 线胸片患者，尤其是年轻女性患者、妊娠期、碘造影剂过敏或造影剂肾病高危患者及多发性骨髓瘤等。

（1）高度可能性：①肺段灌注缺损 ≥ 2 个，肺通气显像与 X 线胸片均未见异常，或者灌注缺损区大于异常的肺通气或胸片。②亚肺段（或一个肺段）的灌注缺损 ≥ 2 个，通气显像与胸片无明显异常。③亚肺段的灌注缺损 ≥ 4 个，无通气和胸片异常。

（2）中度可能性：① 1 个亚肺段与通气显像不匹配的灌注缺损。②肺灌注显像不典型，但临床症状明显。

（3）低度可能性：①肺灌注显像异常同时合并有较大面积的 X 线胸片异常。②肺灌注与通气显像均异常，胸片正常或异常面积大于肺灌注缺损。③肺灌注缺损小且呈肺段或亚肺段分布。

（4）单独采用肺灌注显像来评价 PE 的可能性也有一定的价值：①单个亚肺段灌注缺损，PE 可能性为 33%。②多个亚肺段灌注缺损，PE 可能性为 88%。③多个肺段灌注缺损，PE 可能性可达 100%。④肺灌注显像正常，结合正常的 X 线胸片检查，PE 可以排除。

8. 增强螺旋 CT 血管成像与 MRI 血管成像 多层螺旋 CT 血管成像可清晰探测到位于肺动脉主干、叶、段肺动脉内的栓子，表现为肺动脉内充盈缺损及血管截断，据此可作出 PE 诊断。临床试验 PIOPED-II 结果显示，肺动脉 CT 血管成像诊断 PE 的敏感度和特异度分别为 83% 和 96%，结合下肢深静脉彩超或静脉造影检查，敏感度可以上升到 90%（图 26-1）。同时可以通过四腔心切面观察舒张末期右心室与左心室直径比值（RV/LV），RV/LV 比值 > 0.9 有临床意义，提示右心室增大，是肺栓塞患者院内死亡的预测参数之一。

MRI 肺动脉成像的临床诊断价值与螺旋 CT 肺动脉成像相似。其相对于螺旋 CT 血管成像有 3 点优势：①不需使用造影剂，故适用于碘过敏者及老年人群。②同时可显像下肢血管，发现 DVT 的证据。③具有潜在识别新旧血栓的能力，为确定溶栓治疗提供依据。但是，MRI 肺动脉成像敏感度偏低，影像学表现一致性欠佳，且耗时，大部分情况下不作为急诊检查手段。

9. 肺动脉造影（PA） 为目前诊断 PE 的金标准。直接征象为肺动脉腔内充盈缺损或完全阻断，间接征象为造影剂流动缓慢，局部低灌注，静脉回流延迟等。若缺乏 PE 的直接征象，不能诊断 PE。PA 的敏感度超过 98%，特异度为 90%～98%。但 PA 为有创检查，其检查相关死亡率、非致死性并发症及轻微并发症的发生率分别为 0.5%、1.0% 和 5.0%。通常认为，所有非侵入性检查无法明确诊断的患者可选择 PA，目前临床上多用于在拟行导管接触性治疗时。

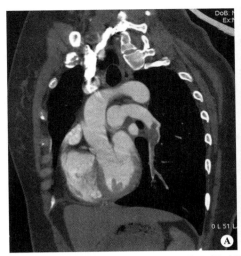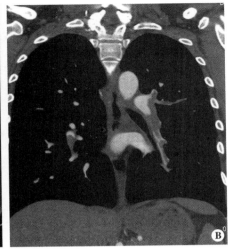

图 26-1　肺动脉 CTA 检查提示肺动脉栓塞部位（双下肺动脉）

10. 深静脉的检查　肺栓塞的栓子绝大多数来自于下肢深静脉，因此静脉血栓形成的发现，虽不能直接诊断肺栓塞，但却能给予很大的提示，同时，如果检查能够确诊深静脉血栓形成，除非有抗凝禁忌证，就可以开始启用抗凝处理。下肢静脉血栓形成的物理检查近半数正常，因此常需借助其他检查方法加以证实，常用的方法有以下数种。

（1）下肢静脉造影：是确定深静脉血栓的标准方法。可显示静脉堵塞的部位、范围、程度及侧支循环的情况。造影显示静脉血栓形成可发生于单侧或双侧下肢，可局限于小腿静脉，也可直达下腔静脉。静脉造影虽显示病变清楚，但可引起局部疼痛、过敏反应及静脉炎加重，偶可促使栓子脱落，发生再次肺栓塞的危险，因此目前已少应用。其主要适应证是需明确栓子来源，考虑下腔静脉滤器植入术和肺栓子摘除术患者。

（2）放射性核素静脉显像：目前常用的方法是 ^{99m}Tc 静脉造影，静脉轮廓显示清楚，安全，无痛苦，特别适用于对造影剂过敏或联合做肺灌注扫描的患者。显像所见有血流阻断（完全和不完全）；侧支循环形成；静脉瓣功能不全，血液逆流入浅静脉，浅静脉代偿增粗、扭曲等。造影的符合率达 90% 左右。

（3）血管超声检查：根据频谱偏离与血流速度成比例的原理，检查血流受阻情况，推测静脉血栓的形成。常用的探查部位为股静脉、腘静脉和胫后静脉，该方法的准确性为 93%。其优点是可重复检查，对腓静脉血栓形成检测比较敏感。

五、诊　断

注意肺栓塞的相关症状和体征，有助于提高肺栓塞的诊断率，以下情况应考虑本病的可能。①与肺部体征不相称的、难以用基础肺部疾病解释的呼吸困难；②呼吸困难明显，但患者可以平卧；③突发的晕厥或休克；④急性右心室负荷增加的临床表现；⑤心电图提示有明显的右心室负荷过重的表现；⑥超声心动图提示肺动脉高压和右心室负荷过重的临床表现，但又无右心室增大，尤其是左心室功能正常者。对长期卧床等有下肢深静脉血栓形成危险因素的患者，更应高度警惕急性肺栓塞的可能（表 26-8、图 26-2）。

表 26-8　肺动脉栓塞诊断发病风险评估，对于临床疑似 PE 患者，根据以下表格评分

改良 Geneva 评分	分值	Wells 评分	分值
下肢触痛和单侧肢体肿胀	4	DVT 的临床表现	1
一侧肢体疼痛	3	近期手术或制动	1
1 个月内手术史或骨折史	2	心率＞ 100 次 / 分	1
心率 75 ～ 94 次 / 分	3	既往有 PE 或 DVT 病史	1
心率＞ 95 次 / 分	5	咯血	1

改良 Geneva 评分	分值	Wells 评分	分值
既往有 PE 或 DVT 病史	3	恶性肿瘤	1
咯血	2	症状除了 PE 无其他诊断	1
恶性肿瘤	2	高风险：Wells 评分＞1 分，改良 Geneva 评分＞5 分	
年龄＞65 岁	1	低风险：Wells 评分≤1 分，改良 Geneva 评分≤5 分	

注：低风险患者检测 D- 二聚体，在正常范围者则排除 PE，D- 二聚体升高者进行肺动脉影像学检查；高风险患者直接行肺动脉影像学检查。

肺动脉栓塞排除标准（Pulmonary embolism rule-out criteria，PERC rule）：

（1）临床可能性低，如 Wells 评分≤1 分或改良 Geneva 评分≤5 分；

（2）年龄＜50 岁；

（3）心率＜100 次 / 分；

（4）静息不吸氧状态下血氧饱和度＞94%；

（5）无咯血；

（6）既往无血栓栓塞症病史；

（7）4 周内无全身或硬膜外麻醉下的外伤、手术史；

（8）无雌激素使用，包括口服、注射或经阴道使用；

（9）无单侧肢体肿胀病史。

满足以上 9 个条件肺栓塞发生率低于 1%，致死性肺栓塞更低，因此可排除肺栓塞。

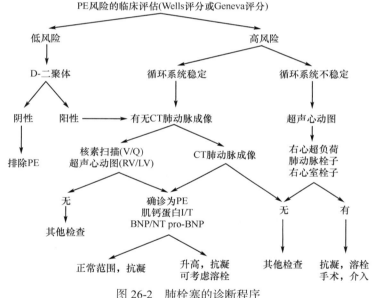

图 26-2　肺栓塞的诊断程序

六、预　　防

肺栓塞是一种继发性疾病，原因多数来自下肢深静脉血栓形成后的脱落，这一观点已达成共识。因此，预防肺栓塞是完全可能和非常重要的。预防方法分两种：一种为主动预防，是指预防肢体静脉血栓形成；另一种为被动预防，是指对已形成的肢体静脉血，并已导致或可能导致肺栓塞的病例，降低血栓脱落的风险或进行下腔静脉栓子脱落的拦截，后者目前主要指下腔静脉滤器的临床使用。

1. 下腔静脉滤器的使用指征　由于下腔静脉滤器长期留置下腔静脉可能增加下腔静脉血栓形成发病率和下肢深静脉血栓形成的复发率增加，同时存在下腔静脉慢性闭塞、滤器断裂、移位、下腔静脉穿孔等并发症，因此目前下腔静脉滤器的植入有严格的适应证，对于单纯抗凝治疗的 DVT 患者不推荐常规应用下腔静脉滤器，即使有滤器使用指征时也建议首选可回收或临时滤器，并在肺栓塞风险解除后尽早取出滤器。根据中华医学会外科学分会血管外科学组制订的深静脉血栓形成诊治指南（2017 年第三版），对于有抗凝禁忌证、抗凝并发症、抗凝失败（充分抗凝治疗情况下仍发生肺栓塞）的患者，建议植入下腔静脉滤器，同时对于髂-股静脉或下腔静脉有漂浮血栓、拟采用导管接触性溶栓术或机械性血栓清除术或手术取栓治疗的急性深静脉血栓形成、具有血栓栓塞症高危因素拟行腹盆腔或下肢手术的患者，可以考虑植入下腔静脉滤器。

2. 肾静脉水平以上的下腔静脉滤器植入的指征

（1）下腔静脉血栓已扩展至肾静脉以上，其中包括肝、肾肿瘤产生的癌栓。

（2）在分娩后，发生在卵巢静脉血栓，需要进行腔静脉滤过者。

（3）在妊娠期间需要进行腔静脉滤过者。

（4）对已植入的腔静脉滤器发生或可能发生移位者。

（5）计划取出滤器时发现原有滤器内有较大血栓者。

七、治　疗

（一）一般措施与呼吸循环支持

对高度怀疑或确诊的患者，应该置入重症监护病房，进行严密的监护。监测呼吸、心率、血压、静脉压、心电图及血气变化。为了防止栓子再次脱落，患者要绝对卧床，保持排便通畅，避免用力。同时给予镇静、止咳、镇痛处理。必须注意，良好、有效的呼吸循环支持是保证抢救成功和有效治疗的关键。这其中包括吸氧、机械通气、降低肺动脉压，纠正右心衰竭。

（二）抗凝治疗

抗凝是肺栓塞的基础治疗，抗凝可以有效降低肺栓塞患者的死亡率，不仅是肺栓塞确诊患者的首要治疗方法，也是肺栓塞高风险患者（Wells评分＞1分或改良Geneva评分＞5分）在进一步检查或等待检查结果期间的预防性措施。根据1组516例肺栓塞患者的统计，抗凝治疗组的生存率为92%，复发率为16%，而非抗凝治疗组分别为42%和55%，具有显著性差异。抗凝治疗1～4周后，肺动脉血块完全溶解者为25%，4个月后为50%。常用的抗凝药物有肝素和华法林。

1. 肝素　普通肝素是一种高硫酸酯黏多糖，由猪肠黏膜或牛肝部分纯化所得，其分子质量为3～30kDa，平均15kDa。低分子量肝素（lower molecular weight heparin，LMWH）是普通肝素的断片，具有较高的生物利用度，且安全性更高，剂量比较固定，临床上使用的更多，但对于肾功能不全患者（肌酐清除率＜30ml/min）、恶性肿瘤或肥胖患者首选普通肝素。肝素主要通过与抗凝血酶Ⅲ（AT-Ⅲ）起作用，后者是一种酶，抑制凝血因子Ⅱa、凝血因子Ⅹa、凝血因子Ⅸa、凝血因子Ⅺa和凝血因子Ⅻa，继而促使AT-Ⅲ构形变化，提高其活性100～1000倍。可预防附加血栓的形成，使内源纤维蛋白溶解已形成的血块，但肝素不能直接溶解已存在的血栓。

2. 普通肝素　先给予负荷量5000～10 000U或80U/kg静脉推注，然后800～1250U/h或15～20U/（kg·h）持续静脉滴注。给药速度根据体重调整，每4～6小时监测一次APPT，目标APTT是对照值的1.5～2.5倍，在有效抗凝范围内给予最小肝素治疗剂量。血浆肝素水平在0.2～0.5U/ml。测定血浆肝素水平在两种情况特别有用：①监测由于狼疮抗凝血或抗心脂质抗体基线APTT增加的患者；②监测深静脉血栓形成和肺栓塞每天需要大剂量肝素的患者。用药期限以急性过程平息，临床情况好转，血栓明显溶解为止，通常为7～10天。肝素治疗过程中少数患者可发生血小板减少，因此，每3～4天需复查血小板计数1次，血小板计数在（70～100）×10^9/L时肝素仍可应用，小于50×10^9/L时应停止用药。

3. 低分子量肝素和Ⅹ因子拮抗剂　是替代UFH的选择之一。皮下注射LMWH后，生物利用度高达90%（UFH为40%），这与其血浆蛋白（包括血小板4因子、纤维联结蛋白、玻璃联结蛋白及vW因子）亲和力弱有关。LMWH与这些蛋白结合能竞争性抑制与AT-Ⅲ的结合，同时会促进血小板聚集，削弱其抗凝作用。LMWH产生的抗凝作用预测性好，因此不需要严密监测APTT和反复调整剂量，可方便地皮下注射给药。常用剂量为1mg/kg皮下注射，12小时1次。Ⅹ因子拮抗剂，临床上主要是磺达肝癸钠（Fondaparinux），推荐每次2.5～5.0mg，每天1次，对于肥胖者（体重＞100kg）剂量可以增加到每次10mg，肌酐清除率＜50ml/min者，剂量减半，肌酐清除率＜ 30ml/min 者，不建议使用。尽快将肠外抗凝治疗转为口服制剂。

4. 华法林 是维生素 K_1 的对抗剂，阻止凝血因子 Ⅱ、凝血因子 Ⅶ、凝血因子 Ⅸ 和凝血因子 Ⅹ 的 γ 羧酸酯的激活。华法林抗凝的第 3 ～ 5 天，即使凝血酶原时间很快延长，其作用仍可能是不充分的。凝血酶原时间延长最初可能反映凝血因子 Ⅶ 的耗竭，其半衰期约 6 小时，而凝血因子 Ⅱ 的半衰期为 5 天。在急性血栓形成过程开始应用华法林治疗时，蛋白质 C 和蛋白质 S 下降，使凝血酶原产生潜在功能，经过低分子量肝素与华法林重叠治疗 3 ～ 5 天，非对抗性华法林的前凝血作用可被抵消。根据凝血酶原时间调整华法林剂量，应根据国际标准化比率（INR），而不是凝血酶原时间比率或以秒表示的凝血酶原时间调整。用 INR 监测比用凝血酶原时间比率监测发生出血并发症者少。华法林通常需要和普通肝素、低分子量肝素或 Ⅹ 因子拮抗剂重叠应用 5 ～ 7 天，待 INR 达到 2.0 ～ 3.0 并维持两天才可停用肝素，华法林首次剂量一般为 3.0mg，目前国内指南不推荐负荷剂量，以后根据 INR 调整剂量，长期服用者 INR 宜维持在 2.0 ～ 3.0，孕妇禁用。口服抗凝药使用时间取决于静脉血栓栓塞症的病因、危险因素、出血风险及合并症等。

5. 新型口服抗凝药 新型口服抗凝药（new oral anticoagulants，NOACs）是近年来出现非维生素 K_1 拮抗剂口服药抗凝药，国内主要有达比加群和利伐沙班，根据目前临床数据结果，NOACs 治疗 PE 的有效性和安全性均不劣于传统的肝素 / 华法林抗凝模式，且具有起效快，单剂量治疗（达比加群每 12 小时 1 次使用，急性期 PE 前 3 周利伐沙班每天 2 次使用）、无须监测等优点。但恶性肿瘤患者、妊娠期或哺乳期女性及重度肾功能不全患者禁用 NOACs。

（三）溶栓治疗

在保证生命体征平稳的同时，积极的溶栓治疗可以迅速溶解部分或全部血栓，恢复组织再灌注，减小肺动脉阻力，降低肺动脉压，改善右心室功能，减少严重肺动脉栓塞患者的死亡率和复发率。溶栓治疗的时间窗为 14 天之内。临床研究表明，症状发生 14 天之内溶栓，其治疗效果好于 14 天以上者，而且溶栓开始时间越早治疗效果越好，发病 48 小时内溶栓效果最为理想。溶栓治疗的最大并发症是出血，为了避免并发症的出现，应该严格掌握适应证、绝对禁忌证和相对禁忌证。

急性肺栓塞溶栓治疗的适应证：①大面积肺栓塞（超过两个肺叶血管）；②不管栓塞的血管大小，凡伴有血流动力学改变者；③并发休克和体动脉低灌注［即低血压、乳酸酸中毒和（或）心排血量下降］者；④原有心肺疾病的次大块肺栓塞，引起循环衰竭者；⑤有症状的肺栓塞。随着近期临床试验结果的公布，对于循环系统稳定的 PE 患者是否需要溶栓治疗有较多的争议，临床试验 PEITHO 结果显示，溶栓并没有降低这一部分 PE 患者的死亡率，但出血风险明显高于单纯抗凝患者，包括约 2% 的出血性卒中，因此欧洲血管外科学会和美国胸科学会推荐溶栓治疗仅适用于循环系统不稳定的 PE 患者，即分型是大面积 PE 患者，对于次大面积或微小面积的 PE 患者，在抗凝的基础上密切观察病情变化。

急性肺栓塞溶栓治疗绝对禁忌证包括活动性内出血，颅内出血或出血性脑卒中，颅内或脊柱创伤或外科手术者，3 周内重大外伤、手术或头部外伤史，3 个月内脑血管事件，1 个月内胃肠道出血史。

急性肺栓塞溶栓治疗相对禁忌证：① 10 天内的大手术、分娩、器官活检和不能压迫部位的血管穿刺；②年龄＞ 75 岁，尤其是低体重女性患者；③ 6 个月内的短暂性脑缺血发作；④ 10 天内的严重创伤；⑤颅内肿瘤；⑥难以控制的重度高血压（收缩压＞ 180mmHg 或舒张压＞ 110mmHg）；⑦近期曾进行心肺复苏；⑧血小板计数＜ $100×10^9$/L；⑨妊娠、细菌性心内膜炎；⑩严重的肝功能不全、糖尿病出血性视网膜病变、近期眼科手术或出血性疾病等。对于大面积 PE，因其对生命的威胁极大，上述绝对禁忌证应视为相对禁忌证。

目前常用的溶栓药物有尿激酶（UK）、链激酶（SK）、重组组织型纤溶酶原激活物（rtPA）。在 3 种药物中 rtPA 效果最好。

1. 溶栓治疗方案 ①美国 FDA 批准的 PE 治疗方案：SK 负荷量 250 000U/30min，继以 100 000U/h，持续 24 小时。UK 负荷量 4400U/kg，10 分钟静脉注射，继以 4400U/（kg·h），持续 12 ～ 24 小时。rtPA 100mg/2h。②美国胸科医师学会推荐方案：SK 负荷量 250 000IU，继以 100 000U/h，

持续 24 小时。UK 负荷量 4400U/kg，继以 2200U/（kg·h），持续 12 小时。rtPA 100mg/2h。③中华医学会心血管病学分会肺血管病学组推荐我国的 PE 溶栓方案：UK 负荷量 4400U/kg，10 分钟静脉注射，继以 4400U/（kg·h），持续 12 小时。rtPA 50～100mg 持续静脉滴注 2 小时，体重＜65kg 者总剂量不超过 1.5mg/kg。目前国内外已经罕有 SK 的应用，我国市场上也只有 UK 和 rtPA。

2. 溶栓疗法的优点 ①血块溶解比单纯抗凝快；②可迅速恢复肺血流和右心功能，减少并发休克和大块肺栓塞的病死率；③对血压和右心功能正常的肺栓塞患者减少病死率和复发率；④加快外周小血栓的溶解，改善运动血流动力学反应。

（四）肺动脉血栓消融和其他经皮导管介入治疗

通过介入的方法，将无创性导管置入至肺动脉栓塞部位，无创导管远端为圆形，内置叶片，该叶片在外界动力系统作用下，产生 10 万～15 万 r/s，在导管前端产生反复循环的负压涡流，快速持续地将血栓浸软溶解成直径＜15μm 的微粒，从而达到治疗效果。该种方法对不能进行溶栓的患者非常有效。目前也有猪尾巴导管或其他球囊导管置入血栓内碎栓、局部溶栓，以及机械性血栓抽吸、导管血栓抽吸或血栓旋切等技术，主要应用于需要溶栓治疗但有出血风险、溶栓禁忌证的 PE 患者。

（五）手术

在体外循环下行肺动脉切开取栓。此种方法临床应用较少。手术适应证：①诊断明确有危及生命者，血流动力学不稳定如右心衰竭、休克等。②大面积 PE 者，肺动脉主干或主要分支全部堵塞。③有溶栓禁忌证或溶栓及其他治疗方法疗效不满意者。④右心房、左心房或心室内有大量血栓，或血栓有脱落危险者。手术死亡率差异较大，在 11%～55%。手术存活者中，大约 80% 保持正常的肺动脉压和活动耐量。术后肺动脉造影可显示病情已恢复正常。

（何延政　叶开创）

第五节　血栓性浅静脉炎

血栓性浅静脉炎是发生于浅静脉系统内的血栓形成，并伴有急性非化脓性炎症反应，多发生于下肢的大隐静脉、小隐静脉及其属支，上肢多发生于手背浅静脉、贵要静脉或头静脉等，可以引起显著的局部疼痛不适或功能受限，是临床上常见的疾病。据欧美临床流行病学研究显示，人群发病率 3%～11%，其发病率约为深静脉血栓形成和肺动脉栓塞发病率总和的 2 倍，发病有较明显的季节性，以夏天发病率最高。血栓性浅静脉炎虽然是一种良性、自限性疾病，但具有较高的复发率，并且血栓蔓延可以通过隐-股静脉、隐-腘静脉或穿通支静脉引起深静脉血栓形成甚至肺动脉栓塞，文献报道，血栓性浅静脉炎的病例中，约 11% 的患者发生血栓蔓延导致深静脉血栓形成或肺动脉栓塞。浅静脉血栓多因血液淤滞发生于曲张的下肢静脉段；也与浅静脉置管、刺激性药物、毒品、感染、外伤等造成的静脉内膜损伤有关；部分病例存在抗凝血酶Ⅲ、Leiden Ⅴ因子、Ⅱ因子、蛋白质 C、蛋白质 S 等抗凝血系统的异常；口服避孕药和妊娠也可能与血栓性浅静脉炎发病有关。此外，某些恶性肿瘤如急性淋巴细胞性白血病和胆管癌等，已证明能够释放一些促凝血物质，可并发血栓性浅静脉炎。

一、血栓性浅静脉炎的类型

（一）静脉曲张后血栓性浅静脉炎

静脉曲张后血栓性浅静脉炎是最常见的类型，占血栓性浅静脉炎患者 60%～80%。血栓性浅静脉炎常发生在下肢曲张浅静脉腔内，血栓可以沿大隐静脉向上或向下蔓延，或者发生在非大隐静脉主干的曲张静脉分叉部位。除部分继发于损伤外，相当一部分常没有任何诱因。血栓性静脉炎常表现为静脉曲张部位出现有触痛的硬结，其周围常有红、肿、热、痛。极少数情况下，如果血栓反应蔓延至踝部静脉壁和皮肤，可能发生显著皮下出血。基于细胞周围的炎症反应和细胞因子的合成和释放，血栓性浅静脉炎多发生在静脉淤积性溃疡或色素沉着附近的静脉曲张部位。

（二）损伤后血栓性浅静脉炎

损伤后血栓性浅静脉炎是临床常见的类型之一，占血栓性浅静脉炎患者的 10% ～ 20%。损伤后血栓性浅静脉炎通常发生在肢体遭受直接外伤后，沿着静脉走行的相应区域出现触痛性条索状物，因静脉损伤后皮下出血，常可见到皮下瘀斑。损伤后血栓性浅静脉炎也常发生在静脉穿刺注射的部位，多数因注射刺激性、高渗性高浓度药物、毒品或细胞毒性药物而引起，临床上表现为穿刺注射部位出现红肿和疼痛，通常持续数天或数周，有时需要数月才能完全缓解，后期可以表现为病变浅静脉走行的硬结或闭塞浅静脉的再通。

（三）感染性血栓性浅静脉炎

主要包括两个类型，一种是隐匿性静脉炎，多发生于手术区域、注射治疗部位、损伤或放疗区域，以及静脉曲张中，血液中 L 型或其他非典型细菌类型可能在疾病发生中起重要作用。另一种感染性血栓性静脉炎是脓毒性静脉炎，脓毒性静脉炎通常发生在长期应用静脉内置管输液后，以静脉内化脓为其特点，常与脓毒症有关，这是一个严重的，甚至是致命的并发症。

（四）游走性血栓性浅静脉炎

1845 年，Jadious 首先描述游走性血栓性浅静脉炎，其特征为浅静脉血栓反复发生在不同的部位，最常见发生于下肢。尽管大量的致病因素已经发现，但仍然没有一个确定的因素，可能与两种疾病密切相关：①内脏癌的体表表现，1856 年，Trousseau 首先报道与癌症有关；Sproul 注意到胰尾癌患者易发生游走性血栓性浅静脉炎。②游走性血栓性静脉炎常与血管炎有关，如多发性结节性动脉炎、血栓闭塞性脉管炎。Buerger 报道，19 例血栓闭塞性脉管炎患者中，8 例出现游走性血栓性静脉炎；而 Shionoya 随访了 255 例血栓闭塞性脉管炎患者中，43% 的患者发生游走性血栓性静脉炎。上肢的游走性血栓性浅静脉炎，除发生于血栓闭塞性脉管炎外，尚见于结节性红斑、白塞综合征等。

（五）胸壁血栓性浅静脉炎

胸壁血栓性浅静脉炎又称 Mondor 病，是指前胸壁、乳房、肋缘和上腹部的浅静脉有血栓形成，并继发炎症改变。Mondor 病罕见，其病变范围通常局限在乳房上部的前侧壁部分（侧胸静脉）、乳房下部越过乳房反折处、沿着肋缘和上腹部的区域（胸、上腹壁静脉），以及由乳头内下方伸展到剑突下和上腹壁范围（腹壁上静脉）。其特征为局部体检发现触痛、条索样结构，拉紧皮肤或抬高上肢时更为明显。目前病因尚未明了，除上肢骤然用力而静脉受牵拉遭受损伤，构成本病发病因素外，也可能与恶性肿瘤有关。近来文献报道，Mondor 病多发生在乳房手术后、长期口服避孕药、遗传性蛋白质 C 缺乏、抗心磷脂抗体阳性等情况时。

二、诊　　断

诊断通常不困难。患者主诉沿静脉走向部位，出现疼痛伴有条索样结构或结节，常合并静脉周围炎症反应而引起累及静脉处发红。游走性血栓性浅静脉炎与一般性血栓性浅静脉炎无异，其表现为某一区域内，骤然出现线状或网状红肿条索状物，有疼痛和压痛，初时质地较软，随后逐渐变硬，红肿充血逐渐为色素沉着所替代。在长期发病过程中，发作具有间歇性，呈迁徙性地、此起彼落地、在人体各处交替发病，所遗留的色素沉着和索条物可布满全身。脓毒性血栓性静脉炎诊断较困难，诊断率为 62.4%。如果有置管输液史者，出现不明原因的败血症，应高度警惕脓毒性血栓性静脉炎可能。首先应检查原来静脉置管处，以期发现任何感染证据；或者血培养两次同样菌株阳性，在排除酿成败血症的其他原因后，应探查静脉。

少部分患者并没有明显的症状或体征，甚至以肺动脉栓塞为首发症状，因此需要辅助检查。辅助检查首先双向多普勒超声，不仅能发现浅静脉系统中的血栓，还可以了解血栓是否蔓延到深静脉系统。血栓性浅静脉炎蔓延至深静脉并不罕见，特别是存在血栓性浅静脉炎而又制动的患者或合并其他血栓形成的危险因素，发生率明显增加。Lutter 报道，186 例膝上大隐静脉血栓性浅静脉炎者，蔓延到深静脉系统的有 12%。

一般不必做静脉造影以明确诊断，造影检查

本身就是血栓性浅静脉炎的危险因素之一。有时为排除深静脉血栓，可考虑行静脉造影检查。CT静脉显像检查对腔静脉段血栓扫描更为有效。

三、治　疗

血栓性浅静脉炎的治疗取决于不同的病因学和病理类型、浅静脉血栓的范围、距离隐-股静脉交叉处及症状的严重程度，如果合并有深静脉血栓形成的患者，治疗措施同深静脉血栓形成的治疗。双向多普勒超声可以精确判断疾病的范围，以便作出合理的治疗。

对于一般性血栓性静脉炎仅表现为表浅的、局限的、轻度触痛的静脉炎症反应，可口服轻型镇痛药，如阿司匹林和使用循序减压弹力袜，并鼓励患者继续参加日常的活动。如因静脉曲张所致血栓性浅静脉炎，且症状持续存在，做病变累及的曲张浅静脉剥脱，能加快缓解症状。

较广泛的血栓性静脉炎如出现严重程度的疼痛、发红和广泛蔓延，应卧床休息，抬高患肢，理疗热敷等，且通常以后者最为有效。下床活动时，应穿用弹力袜或弹性绷带。如果合并皮肤溃疡或淋巴感染，可应用一些抗感染药物，一般情况下不需要使用抗生素。阿司匹林和双嘧达莫等抗血小板药物，在血栓性静脉炎中的疗效是不确定的，因为血栓性静脉炎主要是由于血栓形成、炎症反应和纤维蛋白凝固，抗血小板聚集药物似乎只有极小的应用价值。

越来越多的临床研究发现，部分浅静脉血栓形成当血栓性浅静脉炎涉及大腿，如隐-股静脉结合点或腘静脉处，可能蔓延到深静脉时，推荐使用抗凝治疗，首选磺达肝癸钠或低分子量肝素，两者预防血栓蔓延和复发的效果基本一致，具有使用简便、安全、疗效确切等优点。为预防血栓可能向深静脉蔓延，特别是双向多普勒超声证明血栓累及范围比原发部位更大，并蔓延到股部大隐静脉时，应做大隐静脉剥脱或隐-股静脉结合点结扎。

如果病变静脉不切除，血栓性静脉炎常易复发。因此，应指导患者使用循序减压弹力袜，避免长时期站立或制动，卧床时轻度抬高床脚，以防止静脉血液淤积。

游走性血栓性静脉炎，特别是原因不明或罕见的发病部位时，除了需要排除血栓闭塞性脉管炎以外，应仔细检查胃肠道，排除恶性肿瘤的可能，同时应特别注意抗凝血酶Ⅲ、蛋白质C或蛋白质S的异常。

当血栓性静脉炎与静脉置管有关时，应立即拔除导管，进行细菌培养，并选用合适的抗生素。如果怀疑为脓毒性血栓性静脉炎，应立即切除全部累及的静脉段，切口完全敞开待二期缝合，或者以后做皮肤移植。同时使用合适的全身抗生素治疗。脓毒性血栓性静脉炎累及深静脉时，除使用针对性的抗生素外，抗凝治疗十分必要。

四、预　后

经规范性治疗的血栓性浅静脉炎预后通常较好，3个月内死亡率低于1%，远低于深静脉血栓形成患者高达5%的死亡率。然而，近期越来越多的临床研究发现，血栓性浅静脉炎与深静脉血栓形成或肺动脉栓塞的正相关关系。首先，DVT或PE可能是血栓性浅静脉炎的并发症，临床试验POST通过随访了634例血栓性浅静脉炎患者，3个月内发生症状性DVT和PE的发病率分别为2.8%和0.5%，其中近一半是近端DVT，即髂-股静脉DVT；临床试验CALISTO也有同样的发现，随访3002例孤立性血栓性浅静脉炎患者，其中未使用抗凝的对照组患者77天内发生DVT、PE或者浅静脉血栓复发总的发生率高达6.3%，即使这些患者均没有DVT或PE的危险因素，如肿瘤、外伤、手术等；Leizorovicz等也随访了79例孤立性血栓性浅静脉炎患者，在未来6个月内DVT的发病率为4%；其次，DVT或PE可以和血栓性浅静脉炎同时发病，在临床试验POST中，844例孤立性血栓性浅静脉炎患者有24.9%的患者通过深静脉彩超或肺动脉影像学检查确诊为DVT或PE；在临床试验OPTIMEV中，788例孤立性血栓性浅静脉炎患者有28.8%的患者同时合并有DVT；临床试验ICARO结果显示，494例血栓性浅静脉炎患者中16.0%同时合并有DVT；最后，血栓性浅静脉炎还是DVT或PE发病的危险因素，在病例对照研究试验MEGA中，血栓性浅静脉炎患者发生DVT和PE的风险分别为6.3倍和3.9倍。大量临床试验数据证实血栓性浅静脉炎与 DVT 或 PE 的关系，因此对于这一传统观点认为非甾体抗炎药治疗的疾病，目前已逐渐被抗凝治疗所取代。虽然在抗凝药物的选择、剂量及疗程方面尚未达成共识，但现有证据认为，对于深静脉彩超检查发现的浅静脉血栓范围在 5cm 并距离隐 - 股静脉交界处 3cm 以远的血栓性浅静脉炎患者，推荐每天一次 2.5mg 磺达肝癸钠或 40mg 依诺肝素皮下注射治疗，治疗时间为 45 天；而血栓范围超过 5cm 或距离隐 - 股静脉交叉处 3cm 以内的患者，建议给予治疗剂量的抗凝，即每天 2 次的抗凝治疗，也可以行大隐静脉高位结扎术；同时对于合并有肿瘤、DVT 病史等 DVT 危险因素者，建议延长抗凝时间。鉴于磺达肝癸钠或低分子量肝素需要皮下注射，这类患者通常以门诊或家庭治疗为主，因此真实世界中常难以给予规范性抗凝，随着新型口服抗凝药临床应用经验的积累，近期也有前瞻性随机对照研究发现，新型口服抗凝药，如利伐沙班，治疗血栓性浅静脉炎的效果不劣于皮下注射磺达肝癸钠，推荐每日 20mg 口服，维持时间为 45 天。

（黄新天　叶开创）

主要参考文献

黄新天，蒋米尔，陆民，等，1996. 腋 - 锁骨下静脉血栓形成的诊治. 中国实用外科杂志，16：564-566

黄新天，蒋米尔，陆民，等，1999. 髂股静脉取栓术的评价. 中国实用外科杂志，19：504-506

黄新天，张培华，1993. 原发性血液高凝综合征. 临床外科杂志，1：46-47

黄新天，张培华，1998. 预防手术后深静脉血栓形成的进展. 中华普通外科杂志，13：301-303

蒋米尔，殷敏毅，2008. 静脉血栓栓塞症的预防. 临床外科杂志，16：295-296

蒋米尔，张培华，2014. 临床血管外科学. 第 4 版. 北京：科学出版社

王鸿利，王学锋，2008. 肺血栓栓塞症的规范化诊断. 诊断学理论与实践，7：473-476

中华医学会外科学分会血管外科学组，2017. 深静脉血栓形成的诊断和治疗指南. 第 3 版. 中华普通外科杂志，32（9）：807-812

中华医学会血管病学分会肺血管病学组，2016. 急性肺栓塞诊断与治疗中国专家共识. 中华心血管杂志，44（3）：197-211

AbuRahma AF，Perkins SE，Wulu JT，et al，2001. lliofemoral deep venous thrombosis：coventional therapy versus lysis and percutaneous transluminal angioplasty and stenting. Ann Surg，233：752-770

Agu O，Hamilton G，Baker D，1999. Graduated compression stockings in the prevention of venous thromboembolism. Br J Surg，86：992-1004

Baldwin ZK，Comerota AJ，Schwartz LB，et al，2004. Catheter-direted thrombolysis for deep venous thrombosis. Vasc Endovasc Surg，38：1-9

Barrios D，Morillo R，Yusen RD，et al，2018. Pulmonary embolism severity assessment and prognostication. Thromb Res，163：246-251

Beyer-Westendorf J，Schellong SM，Gerlach H，et al，2017. Prevention of thromboembolic complications in patients with superficial-vein thrombosis given rivaroxaban or fondaparinux：the open-label，randomised，non-inferiority SURPRISE phase 3b trial. Lancet Haematol，4：e105-e113

Blondon M，Righini M，Bounameaux H，et al，2012. Fondaparinux for isolated superficial vein thrombosis of the legs：a cost-effectiveness analysis. Chest，141：321-329

Bounameaux H，Perrier A，Righini M，2010. Diagnosis of venous thromboembolism：an update. Vasc Med，15：399-406

Cohen AT，Edmondson RA，Phillips MJ，et al，1996. The changing pattern of thromboembolic disease. Haemostasis，26：65-71

Cohen AT，Tapson VF，Bergmann JF，et al，2008. Venous thromboembolism risk and prophylaxis in the acute hospital care setting（ENDORSE study）：a multinational cross-sectional study. Lancet，371：387-394

Davies MG，El-Sayed HF，2016. Current status of clot removal for acute pulmonary embolism. Ann Vasc Surg，31（2）：211-220

Decousus H，Prandoni P，Mismetti P，et al，2010. Fondaparinux for the treatment of superficial-vein thrombosis in the legs. N Engl J Med，363：1222-1232

Di Nisio M，van Es N，Büller HR，2016. Deep vein thrombosis and pulmonary embolism. Lancet，388（10063）：3060-3073

Goldhaber SZ，Fanikos J，2004. Cardiology patient pages. Prevention of deep vein thrombosis and pulmonary embolism. Circulation，110：e445-447

Kearon C，Akl EA，Ornelas J，et al，2016. Antithrombotic therapy for VTE disease：CHEST guideline and expert panel report. Chest，149（2）：315-352

Kline JA，2018. Diagnosis and exclusion of pulmonary embolism. Thromb Res，163：207-220

Konstantinides SV，Torbicki A，Agnelli G，et al，2014. ESC guidelines on the diagnosis and management of acute pulmonary embolism. Eur Heart J，35（43）：3033-3069

Leizorovicz A，Prandoni P，Décousus H，et al，2011. Fondaparinux reduces all types of symptomatic thromboembolic complications in patients with superficial-vein thrombosis in the legs：data from the CALISTO study. Blood，118：2310

Markel A，Meissner M，Manzo RA，et al，2003. Deep venous thrombosis：rate of spontaneous lysis and thrombus extension. Inter Angiol，22：376-382

Merli GJ，2017. Pulmonary embolism in 2017：how we got here and where are we Going？ Tech Vasc Interv Radiol，20（3）：128-134

Pomero F，Di Minno MND，Tamburini Premunian E，et al，2015. A clinical score to rule out the concomitant presence of deep vein thrombosis in patients presenting with superficial vein thrombosis：the ICARO study. Thrombosis Research，136：938-942

Puggioni A，Kistner RL，Eklof B，et al，2004. Surgical disobliteration of postthrombotic deep veins-endophlebectomy-is feasible. J Vasc Surg，39：1048-1052

Quenet S，Laporte S，Decousus H，et al，2003. STENOX Group，factors predictive of venous thrombotic complications in patients with isolated superficial vein thrombosis. J Vasc Surg，38：944-949

Quenet S，Laroche JP，Bertoletti L，et al，2012. Value of a planned compression ultrasonography after an isolated superficial vein thrombosis：results from a prospective multicentre study. Eur J Vasc Endovasc Surg，43：233-237

Raju R，Neglen P，Doolittle J，et al，1999. Axillary vein transfer in trabeculated postthrombotic veins. J Vasc Surg，29：1050-64

Scovell SD，Ergul EA，Conrad MF，2018. Medical management of acute superficial vein thrombosis of the saphenous vein. J Vasc Surg Venous Lymphat Disord，6：109-117

Superficial thrombophlebitis treated by enoxaparin study group，2003. A pilot randomized double-blind comparison of a low-molecular-weight heparin，a nonsteroidal anti-inflammatory agent，and placebo in the treatment of superficial vein thrombosis. Arch Intern Med，163：1657-1663

van Langevelde K，Lijfering WM，Rosendaal FR，et al，2011. Increased risk of venous thrombosis in persons with clinically diagnosed superficial vein thrombosis：results from the MEGA study. Blood，118：4239-4241

Virk HUH，Chatterjee S，Sardar P，et al，2018. Systemic thrombolysis for pulmonary embolism：evidence，patient selection，and protocols for management. Interv Cardiol Clin，7（1）：71-80

Wan T，Skeith L，Karovitch A，et al，2017. Guidance for the diagnosis of pulmonary embolism during pregnancy：consensus and controversies. Thromb Res，157（1）：23-28

Wells P，2006. Advances in the diagnosis of venous thromboembolism. J Thromb Thrombolysis，21：31-40

第二十七章 腔静脉疾病

第一节 概　　论

人体的腔静脉主要包括上腔静脉和下腔静脉。腔静脉汇入右心房，是人体最大的血管。其血管宽大、血流量充沛、管壁却很菲薄，手术和外伤很易将其损伤，而其位置深在，难以修复。此外，无论上腔静脉或下腔静脉的血栓或肿瘤均可进入右心房以致到肺动脉而引起致命性肺栓塞。

腔静脉疾病包括上腔静脉病变和下腔静脉病变等。上腔静脉病变以上腔静脉综合征（superior vena cava syndrome，SVCS）为代表。上腔静脉综合征是由于各种原因造成上腔静脉部分或完全阻塞引起上腔静脉系统血液回流障碍并导致上腔静脉高压和代偿性侧支循环形成，表现为颜面、颈部和上肢，即上半身静脉高压的一系列临床症候群，严重者甚至引起发作性头痛、头晕、神志模糊等。

下腔静脉病变包括下腔静脉综合征（inferior vena cava syndrome，IVCS）和布加综合征（Budd-Chiari syndrome，BCS）。下腔静脉综合征是由于下腔静脉受邻近病变侵犯、压迫或腔内血栓形成等原因，引起的下腔静脉部分或完全性阻塞，下腔静脉血液回流发生障碍而出现的一系列临床症候群。布加综合征则是由肝静脉和（或）其开口以上段下腔静脉阻塞性病变引起的，常伴有下腔静脉综合征为特点的一种肝后性门静脉高压症。

此外，由于门静脉同腔静脉关系紧密，因而在本章中，将门静脉高压症这一疾病归入一起。门静脉高压症简称门脉高压症或门脉高压，是指在各种病因作用下，门静脉系统的血流受阻和（或）血流量增加、血管舒缩功能障碍，进而引起门静脉及其属支压力持续增高，最终表现为脾肿大、门腔侧支循环形成和开放及腹水形成等三大临床表现的一组临床综合征。

第二节　上腔静脉综合征

上腔静脉综合征是指由于各种原因所引起的上腔静脉及其主要分支的完全性或者不完全性阻塞，导致上腔静脉系统血液回流障碍，致使上腔静脉系统的静脉压升高和颈胸部代偿性侧支循环形成的一系列临床症候群。

William Hunter 在 1757 年首先报道由于梅毒性升主动脉瘤压迫所导致的 SVCS。21 世纪以来，随着医学的发展，诊断技术水平的提高，SVCS 的发病率也逐渐增高，对此病的治疗手段也更加多样和完善。1917 年，Skillen 首先报道应用上腔静脉旁路分流术治疗 SVCS，以后各种旁路分流术得到广泛的应用。1949 年，McIntyre 首次提出无名静脉 - 右心耳旁路移植术。1954 年 Scannell 报道取股浅静脉行右颈内静脉 - 右心房旁路移植术。1961 年，Schramel 首先报道应用大隐静脉 - 颈静脉转流术治疗 SVCS 获得成功。1964 年，Cooley 报道在上腔静脉 - 右心房旁路移植术失败后，行奇静脉 - 下腔静脉侧侧吻合术获得成功。1982 年，Rocchini 报道应用球囊导管扩张术治疗大血管转位术后的 SVCS，此后腔内血管技术不断应用于上腔静脉，并获得满意疗效。我国 SVCS 也很常见。1962 年，陆林等应用人工血管治疗 SVCS 获得成功。1962 年，张振湘报道应用大隐静脉治疗 SVCS 获得满意疗效。1981 年，顾恺时等报道 28 例 SVCS，其中 4 例为慢性静脉炎所致，并应用带不锈钢环的人工血管替代上腔静脉，术后远期疗效满意。

一、病　　因

SVCS 病因繁多，在不同原发病因条件下，其原发疾病的表现不同，但上腔静脉部分或者完全阻塞的临床症状和体征类似，取决于 SVCS 的阻塞部位、程度、范围、发生速度及侧支循环是否迅速建立等因素。当上腔静脉及其主要属支的周围有肿物生长时，肿物可压迫或侵及上腔静脉和其属支，造成静脉血液回流受阻；上腔静脉及无名静脉的周围有右侧纵隔前淋巴结和右侧气管旁淋巴结包绕，在奇静脉的周围也有奇静脉淋巴结等围绕，这些淋巴结主要收集胸腺、心脏、部分心包、膈肌、右肺、气管下段、食管胸段、左肺下部、纵隔胸膜及肝脏上面的淋巴回流，这些部位的肿瘤或炎性病变累及上述淋巴结时，肿大的淋巴结会压迫或侵及上腔静脉及其主要属支，导致上腔静脉系统的回流障碍；其他原因所致的上腔静脉系统管腔受压或血栓形成。上述原因均可以导致SVCS。

上腔静脉综合征病因可分为良性、恶性两大类。由恶性肿瘤引起者称为恶性SVCS，多起病急、病程短、预后差；由良性病变引起者称为良性SVCS，通常发病缓慢、病程较长、常可手术治疗，预后也较好。

恶性肿瘤是导致SVCS最常见的原因，各家报道所占的比例不一，为30%～97%。在恶性肿瘤并发SVCS的患者中，有60%的患者以SVSC为首发症状出现。恶性肿瘤包括肺癌、淋巴瘤、各种转移癌及恶性胸腺瘤等，血管源性肿瘤较为少见，如平滑肌肉瘤、上皮样血管内皮瘤等。成人病例中肺癌所占的比例最大，约为65%～75%，而且多为小细胞癌；淋巴瘤在小儿病例中最为常见。有学者报道，约10%的右侧胸腔恶性肿瘤可导致SVCS。

良性病变约占SVCS的3%～70%，主要为前上纵隔的病变。病因包括：①各种急慢性纵隔炎、淋巴结炎、组织胞浆菌病、放线菌病及纵隔血肿等；②纵隔良性肿瘤，如胸骨后甲状腺肿、胸腺瘤、畸胎瘤、囊状淋巴瘤等；③心血管源性病变，如升主动脉瘤、缩窄性心包炎、心脏黏液瘤、白塞综合征及心血管疾病术后粘连和先天性心脏病等。产褥感染并发盆腔静脉血栓，可经椎静脉丛到达上腔静脉，导致上腔静脉阻塞。此外，在临床上有些病例为不明原因的上腔静脉系统静脉壁全层纤维性增生，管腔狭窄或闭塞，可伴有或不伴有血栓形成，有学者称之为原发性SVCS；④医源性原因，近年来由于导管化疗术、心导管技术（如心内起搏器植入术、射频消融术等）和静脉高营养的广泛开展和应用，使医源性上腔静脉血栓形成的发病率明显增多。

二、病　　理

上腔静脉阻塞，使躯干上部、颈部及头面部静脉血液回流受阻，静脉压力升高，引起颜面部及上肢出现静脉性充血、水肿，导致颜面浮肿、颈部变粗，并代偿性地出现颈胸部浅静脉怒张。这些部位的组织出现淤血性的病理生理改变，导致组织的充血、水肿，甚至变性、坏死，而影响正常的生理功能。SVCS病变的结局因起病的急缓、侧支循环建立及时和充分与否，以及淤血持续时间的长短而不同。良性SVCS发病比较缓慢、病程长，而有足够时间建立较充分的侧支循环，上述病理改变较轻，组织水肿还可以由于侧支循环的建立而得到减轻。恶性SVCS则多起病急，病程短，不能够及时形成充分的侧支循环，因而病理改变较重，而且预后不佳。急性完全性的上腔静脉阻塞，可因急性喉头水肿、呼吸困难、急性脑水肿甚至颅内静脉破裂而导致患者死亡，属于上腔静脉综合征中的急症，需要及时、有效的治疗以挽救生命。

当上腔静脉阻塞后，上腔静脉系统的血液主要通过侧支循环，经下腔静脉回流至右心房。上、下腔静脉之间的侧支循环主要有以下五条途径。

1. 奇静脉通路　奇静脉是沟通上、下腔静脉的重要通道之一。奇静脉起自右腰升静脉，沿途主要收集右侧肋间后静脉、食管静脉、支气管静脉及半奇静脉和副半奇静脉的血液。下腔静脉的属支腰升静脉、腰静脉经奇静脉汇入上腔静脉，奇静脉系同时还收集椎静脉丛和胸廓内静脉的血液回流，从而沟通了上、下腔静脉。奇静脉的血流方向因SVCS阻塞部位不同而有差异，当阻塞平面位于奇静脉开口以上的上腔静脉时，侧支循环的血流经奇静脉顺行回流至右心房，此时奇静脉扩张，成为上腔静脉系血液回流的最主要途径；当阻塞平面位于奇静脉开口处或以下的上腔静脉时，侧支循环的血流经奇静脉逆行经腰升静脉、下腔静脉回流至右心房，此时奇静脉变细，成为相对不重要的侧支通路。

2. 胸廓内静脉通路　胸廓内静脉收集膈肌静脉、肋间静脉、胸腔前后静脉、胸壁浅静脉的血液，通过奇静脉回流至上腔静脉；胸廓内静脉又可通过腹壁上静脉，经腹壁下静脉、髂外静脉、髂总静脉注入下腔静脉。而沟通上、下腔静脉。

3. 胸腹壁浅表静脉通路　腹壁浅静脉和旋髂浅静脉经大隐静脉、股静脉、髂外静脉、髂总静脉注入下腔静脉；同时腹壁浅静脉和旋髂浅静脉向上可经胸腹壁静脉、胸外侧静脉、腋静脉、锁骨下静脉和头臂静脉与上腔静脉相交通。此通路多为浅表静脉，当其曲张时易被发现，具有重要的临床意义。

4. 椎静脉通路　椎静脉丛的血液一方面经肋间静脉、胸廓内静脉及奇静脉注入上腔静脉；另一方面与腰、骶静脉沟通，连于下腔静脉。当病变累及奇静脉时，此条通路的作用更为明显。

5. 膈下静脉通路　膈下静脉可直接注入下腔静脉，还可以经心包纵隔静脉、头臂静脉与上腔静脉相交通。

另外，体循环系统的静脉可与肺静脉建立侧支循环，形成右向左分流，导致低氧血症。此种侧支循环已为增强 CT 扫描所证实。

三、临床表现

上腔静脉综合征的临床表现因发病的急、慢之分，侧支循环建立的及时和充分与否，以及病变阻塞部位、范围和程度而有所不同。起病急剧、进展快、静脉阻塞完全、病变范围广和侧支循环少者，临床表现多比较严重；反之则较轻微，甚至可以无明显临床表现。SVCS 的患者可以出现下列症状。

（1）颜面部、颈胸部及上肢肿胀，有一些病例开始时仅感觉颈部肿胀，继之颜面、胸壁和上肢出现进行性浮肿。上述部位皮肤潮红，甚至呈淤血样紫红色。颈部、胸壁浅表静脉怒张，有时肿胀可以因此而得到不同程度的缓解。

（2）由于颅内静脉压力升高，可出现程度不同的头痛、头晕、晕厥、嗜睡甚至昏迷；眼睛容易疲劳、视物模糊、视力下降；有的患者可出现听力下降；部分病例可以出现面瘫，为颈静脉扩张，于颈静脉孔处压迫面神经所致。

（3）胸闷、气短，严重者可出现呼吸困难，端坐呼吸，不能平卧入睡。急性的病例甚至可出现急性喉头水肿而死亡。

上述症状可于低头、弯腰或者平卧时加重。有些病例症状于晨起时最为严重，活动后可以有不同程度的减轻。急性重症患者可因脑缺氧、水肿、急性喉头水肿、呼吸衰竭或者颅内静脉破裂而死亡。

体检可发现头面部、颈部、胸部和上肢肿胀、充血、浅静脉迂曲扩张，球结膜水肿，舌下静脉怒张。严重病例还可出现胸腔积液，以右侧胸腔多见。

临床上可发现，单纯右侧无名静脉阻塞的患者，临床表现多比较严重，需要手术治疗；而单纯左侧无名静脉阻塞者，临床表现轻微，多不用手术治疗。这可能与以下因素有关：左侧无名静脉走行较长而且斜，病变不容易累及颈内静脉，而且行径长则更容易形成侧支循环。此外患者还会有原发疾病的临床表现。

四、诊　　断

根据上述的症状体征，多考虑本病的存在。由于肿瘤是导致 SVCS 最常见的原因，在诊断时一定要考虑到肿物压迫的可能性。为明确诊断，确定上腔静脉阻塞的部位、性质、程度、范围、侧支循环建立的情况及病因学诊断，则需要进行以下的辅助检查。

1. 胸部 X 线检查　胸部后前位和右侧位平片，以及胸部断层照片对上腔静脉阻塞的原因，有无肺和纵隔肿瘤，确定肿瘤的性质、部位、大小和有无转移等，具有重要的参考价值。纵隔肿瘤和炎症及升主动脉瘤病例可显示右上纵隔影增宽；缩窄性心包炎可显示上纵隔阴影增宽，有时可见心包钙化影；某些先天性心脏病也具有特异性征象。

2. CT 和 MRI 检查　静脉注入造影剂行增强 CT 扫描，可以清晰地显示血管管腔和有无肿物压迫，详细地了解上腔静脉系病变部位、性质、程度、范围和静脉腔内有无血栓形成、静脉直径、侧支循环及可能的病因等。对上腔静脉和无名静脉大血管的显示，同静脉造影相比 CT 更佳。近年来 MRV 和 CTV 三维成像技术已广泛用于临床，可以更加精确和直观地显示上腔静脉、无名静脉和颈静脉，甚至颅内静脉的情况，对确定治疗方案具有指导意义。

3. 血管超声波检查 为无创的检查方法，安全、简单，但受操作者技术因素影响较大。

（1）连续波多普勒超声检查：应用多普勒超声探头描记肘正中静脉、肱静脉、腋静脉、锁骨下静脉、颈内静脉、无名静脉至上腔静脉的波形，以此分析出静脉血管的通畅情况和阻塞部位。

（2）彩色超声多普勒检查：可明确静脉狭窄或阻塞的部位、范围和程度，管腔内有无血栓形成，静脉壁有无增厚，以及静脉直径、血流流速和方向。肘正中静脉注入声学造影剂，通过造影剂到达心脏的时间可间接了解阻塞情况；还可确定有无侧支循环导致的右向左分流，而鉴别低氧血症的原因。

4. 核素上腔静脉造影 此法安全、简单。用 $2 \sim 5mCi$ ^{99m}Tc 注入肘静脉，可以了解上腔静脉阻塞部位、程度和侧支循环情况，此方法诊断上腔静脉阻塞的准确率很高。

5. 静脉造影和数字减影造影（DSA） 为有创检查，是诊断 SVCS 的最有效方法，对于怀疑有新鲜血栓形成者要谨慎使用，以防止血栓脱落，造成肺栓塞，而危及生命。于单侧或双侧肘正中静脉穿刺插管至梗阻部位，应用高压注射器注入造影剂，同时连续摄片。上腔静脉阻塞或狭窄的影像为造影剂在静脉阻塞部位滞留，呈"截断"状或表现为管腔狭窄。由恶性肿瘤侵犯而引起者，可见受阻端的形态和边缘不规则。静脉造影还可以显示出侧支循环血管存在不同程度的迂曲和扩张，与 CT 检查相比较，对侧支循环的显影，以静脉造影为好。

6. 上肢静脉压测定和静脉压试验 正常上肢静脉压为 $15cmH_2O$，SVCS 患者上肢静脉压力升高，通常可至 $30 \sim 50cmH_2O$，显著高于正常，而且明显高于下肢静脉压。SVCS 患者静脉压试验呈阳性，其方法为握拳或连续屈伸上肢 1 分钟，同时测量该侧上肢的静脉压，如上升 $10cmH_2O$ 以上则为阳性，提示静脉回流受阻，正常人无此变化。若阻塞部位在奇静脉入口以下时，可出现测压计内液柱反常摆动，于吸气时静脉压升高，而呼气时下降，正常人则相反。

7. 食管钡剂造影 能够了解有无食管肿瘤，还可以间接了解纵隔内有无肿物。

8. 活组织细胞学检查 可通过痰细胞学检查，骨髓涂片，淋巴结、甲状腺、胸腺活检、支气管镜、纵隔镜、食管镜和胸腔镜检查，胸腔穿刺活检，以及开胸探查等，进一步明确原因学诊断。在行内镜检查和穿刺活检时，应该考虑到在静脉高压的情况下，这些检查容易导致难以控制的出血。

9. 实验室检查 对一些原发疾病的诊断有一定意义。例如，纵隔炎症患者血象增高，红细胞沉降率（血沉）增快；结核病患者 OT 试验阳性，活动期血沉增快；梅毒患者可查到梅毒螺旋体，血清学检查康氏或瓦氏试验呈阳性等。

五、病变程度和分型

Soler 将 SVCS 分为三度。Ⅰ度：仅有轻度颜面部和（或）上肢浮肿。Ⅱ度：颜面部和（或）上肢浮肿，活动时有呼吸困难，没有神经系统症状。Ⅲ度：明显的颜面部和（或）上肢浮肿，休息时也呼吸困难和（或）伴有神经系统症状。

根据上腔静脉阻塞部位的不同，可将 SVCS 分为三型。①上腔静脉和奇静脉完全阻塞。上半身血液通过奇静脉通路、胸廓内静脉通路和胸腹壁浅静脉通路等侧支循环逆行汇入下腔静脉。因此胸腹壁浅表静脉呈怒张改变；②上腔静脉于奇静脉入口以上阻塞。上半身血液主要通过侧支循环回流至奇静脉，顺行在阻塞的近端汇入上腔静脉和右心房；③上腔静脉于奇静脉入口下方阻塞。上半身血液经奇静脉逆行汇入下腔静脉。其中，奇静脉和上腔静脉完全阻塞者临床症状明显，需要手术治疗；奇静脉入口以下上腔静脉阻塞者症状也比较明显，大部分需要手术治疗；而奇静脉开口以上的上腔静脉阻塞的患者，通常症状轻微，一般不需要手术。

六、治　疗

针对 SVCS 的治疗，概括可分为病因治疗和减症治疗两大类。病因治疗主要包括放射治疗、化学药物治疗、腔内治疗及手术治疗等；而减症治疗主要以缓解症状，提高生存质量为目的，包括各种旁路转流及分流术，上腔静脉重建术等。对于急性的 SVCS，及时的减症治疗可为进一步的病因治疗提供充分的时间。对于多数病例保守治疗可以满意地缓解上腔静脉高压的症状，而不需要手术或腔内治疗重建上腔静脉血流。现分别介绍如下。

（一）放射治疗

恶性肿瘤是引起 SVCS 最多见的原因，对于恶性肿瘤不能切除或有转移者，以及一般状况极差不能耐受手术，而且不能施行腔内治疗者，应以放射治疗为主。经过正规的放射治疗，上腔静脉高压的症状会有不同程度的缓解。临床上常用两种治疗方式，即慢性小剂量疗法和快速大剂量疗法，文献报道两者的缓解率及生存率无显著性差异。

经过正规治疗后临床症状无改善者，应考虑上腔静脉内有血栓形成，可加用尿激酶溶栓治疗。部分病例治疗后可出现"放射性水肿"，可酌情停用数天或减少放射剂量。

（二）化学药物治疗

化学药物治疗是治疗因恶性肿瘤引起的 SVCS 手段之一，尤其对小细胞肺癌，抗癌药物治疗可作为首选。化疗方案根据恶性肿瘤类型不同而有差异，具体应用可参阅肿瘤治疗学。与放射治疗相同，可以作为恶性肿瘤病例术前、术后的辅助治疗方法。

（三）辅助治疗

（1）对于病因为上腔静脉有新鲜血栓形成者，可予溶栓治疗。方法是应用尿激酶 50 万～ 75 万 U 加入低分子右旋糖酐 500ml，静脉点滴，每天 1 次，疗程为 7 ～ 10 天。人体重组组织型纤溶酶原激活剂（rtPA）和重组链激酶的溶栓作用较尿激酶更强，但治疗费用昂贵。在溶栓治疗的同时和之后，一定要加用抗凝药物治疗，以巩固疗效。

（2）抗凝和祛聚治疗是重要的治疗方法，可以预防继发血栓形成。静脉系统压力低，血流缓慢，手术和腔内治疗对静脉的损伤，以及移植血管的材料均是静脉血栓容易形成的原因。因此，抗凝治疗也是有效的辅助治疗手段。在手术过程中，阻断静脉前需要全身肝素化（肝素 0.5 ～ 1mg/kg），以防止阻断近、远端血栓形成。手术和腔内治疗之后抗凝甚为重要，可皮下或静脉应用肝素 3 天，再改用口服华法林抗凝，抗凝药需长期服用，疗程为半年至一年，甚至更长。口服华法林或静脉用肝素，需要同时监测凝血功能指标，如国际标准化比值 INR，一般认为应当控制在 2.0 ～ 3.0。其他如血清凝血酶原时间和活动度、白陶土部分凝血活酶时间等作为参考指标。

（3）低盐饮食、利尿剂和皮质类固醇的应用可以减轻水肿和炎症，缓解症状。

（4）中药治疗可作为辅助手段，通过"活血化淤"溶解上腔静脉血栓，以"祛邪扶正"治疗肿瘤。

（四）腔内治疗

1982 年 Rocchini 及 1985 年 Bensen 先后应用球囊导管行血管成形术治疗大血管转位术后的 SVCS，并获得成功。随之血管腔内支架置入术、血管腔内激光成形术和超声消融术等腔内技术广泛应用于上腔静脉，但是远期通畅率不佳。

球囊导管血管成形术和腔内支架置入术适用于无新鲜血栓形成而且静脉管腔未完全闭塞的病例。使以往失去手术机会的患者得到有效的治疗，延长了生命，提高了生活质量。此方法操作简单易行，手术创伤小，不会破坏侧支循环，可以迅速、有效地恢复上腔静脉回流，缓解症状，而且符合正常生理，近期治疗效果令人满意。文献报道，临床治愈率达 68% ～ 100%。

术前需要了解病变阻塞的部位、长度和阻塞程度，以及有无血栓形成，并测量静脉的内径和静脉压。术中可经上肢肘正中静脉穿刺置管或股静脉穿刺经下腔静脉到达上腔静脉系统进行球囊扩张，将静脉扩张至满意的直径后，再视具体情况决定是否放置内支架，目前多采用 Z 形自膨式支架。上述步骤完成后需行顺行静脉造影及测量病变近、远端压力，以明确疗效。术后给予抗凝和祛聚治疗，防止继发血栓形成；可酌情应用皮质激素，以预防静脉内膜水肿而导致管腔狭窄。

操作时需要注意以下三点：①术前需明确有无血栓形成，谨防肺栓塞的发生；② SVCS 的患者静脉多有代偿性扩张，行球囊导管成形术时，不必勉强将病变部位的静脉扩张至最大直径，只要有效地恢复血流、满意地降低病变近远端的压力差，即可取得显著疗效，还可以防止静脉破裂；③SVCS 的患者病变多为肿物压迫导致静脉阻塞，而且静脉血流速度相对低缓，不能有效地支撑静脉壁，因而单纯行球囊扩张术多不能取得满意疗效，需要同时行内支架置入术。支架术后的抗凝治疗是必需的。

目前尚无随机对照研究比较腔内治疗与放射治疗、化学治疗对恶性肿瘤导致的上腔静脉综合征患者的疗效。但据 2001 年 Rowell 和 Gleeson 的系统综述显示，对于上腔静脉综合征合并小细胞肺癌（SCLC）或非小细胞肺癌（NSCLC）患者，腔内治疗的临床缓解率远大于放射治疗或者化学治疗。

目前，许多学者认同将腔内治疗（上腔静脉球囊扩张、支架置入术或局部溶栓术）作为上腔静脉综合征的一线治疗手段，具有安全、创伤小、恢复快、疗效显著、易耐受、并发症少等特点，适于一般状况较差尤其是恶性肿瘤晚期的患者，有助于改善患者的生存质量。国内有学者报道，上腔静脉综合征患者经腔内治疗，临床症状多于术后即刻或几天内完全消失，患者无严重并发症发生，且复发率较低。

近期大量非随机对照试验显示，腔内治疗上腔静脉综合征的技术成功率及临床有效率较高，部分达 100%，而一期通畅率、一期辅助通畅率、二期通畅率也较高，各中心数据大致相同（表 27-1）。无症状患者生存期及总生存期与导致上腔静脉综合征的原发病、恶性肿瘤类型及进程、支架置入术前及术后的治疗方式相关，但与患者的性别、年龄、抗凝治疗、并发症、SVCS 及支架置入本身的相关性较小。

表 27-1 文献报道腔内治疗 SVCS 疗效

	病例	技术成功率	临床有效率	一期通畅率	二期通畅率
Lanciego C	149	100%	97.3%	86.6%	
Rizvi AZ	32	87.5%		44%	96%
Barshes NR	56	100%	96%	64%（恶性）76%（良性）	
Talens A	120	98.2%	91.7%	75%	52.9%
Rizvi	32	87.5%	81.25%	44%	96%
de Gregorio Ariza	14	100%	100%	57.1%	100%
Canales JF	14	93%	86%	90%	
Fagedet D	164	95.7%		80.5%	95.7%

上腔静脉综合征腔内治疗的适应证：目前关于腔内治疗上腔静脉综合征的适应证尚无一致意见，一般认为有下列情况的上腔静脉综合征患者应考虑行腔内治疗。

（1）阻塞症状发展快，静脉回流障碍明显，特别是伴有呼吸困难及颅内压增高症状者，应及时解除梗阻，为其他治疗创造条件。

（2）对放射治疗、化学治疗不敏感的恶性肿瘤及经正规抗肿瘤治疗后肿瘤复发者，应考虑行腔内治疗。

（3）已进入肿瘤晚期，体质无法耐受放射治疗、化学治疗及手术的患者，腔内治疗是治疗肿瘤晚期合并上腔静脉综合征患者的首选方法。

有学者认为，腔内治疗上腔静脉综合征一般无绝对禁忌证。即使是有急性血栓形成者可以先行抗凝、溶栓治疗，待病情稳定后再行腔内治疗。对侧支循环建立良好而无明显临床症状、体征者，则不需要腔内治疗。

（五）手术治疗

1. 手术适应证和禁忌证

（1）手术适应证

1）非肿瘤疾病导致的 SVCS，经严格保守治疗无效，且症状逐渐加重，以至影响正常生活者，应手术治疗。

2）胸部良性肿瘤导致 SVCS，应施行手术治疗，切除肿瘤，解除上腔静脉梗阻原因，或行上腔静脉血流重建术。

3）由恶性肿瘤引起SVCS，治疗意见不统一。有学者认为出现上腔静脉梗阻的病例，肿瘤已经属于晚期，应考虑放射治疗或抗癌药物治疗，而禁忌手术。但是对能耐受手术，有Ⅲ度SVCS表现者，可行旁路手术以缓解症状，提高患者生活质量，甚至可以延长患者生命。

（2）手术禁忌证：患者一般情况差不能耐受手术者，恶性肿瘤已有远处转移者，禁忌手术治疗。

2. 术前准备

（1）术前行影像学检查，明确梗阻的性质、部位、病变长度和侧支循环情况，以制订手术方案。

（2）嘱患者采取半卧位，以利于体位引流；给予利尿药物，限制液体入量，改善水肿。

（3）肝、肾、心、肺和凝血功能检查等，纠正异常。

（4）恶性肿瘤病例，术前可给予放射治疗或抗肿瘤药物治疗。

（5）术前预防性应用抗生素。

（6）其他常规术前准备。

3. 移植材料的选择和制备 移植材料可分为生物类和人工血管。生物类包括自体大隐静脉和股浅静脉，自体乳内动脉，自体心包膜，保存的同种异体动、静脉和异种血管。人工血管包括真丝、涤纶和聚四氟乙烯人工血管。

Scherck 于 1974 年的报道，比较了自体静脉、同种异体动脉和各种材料的人工血管置换腔静脉的结果，指出与腔静脉直径相当的自体静脉通畅率最高。必须将大隐静脉拼集缝合，才能使静脉代用品的口径与上腔静脉相似。方法可采用下述几种。

（1）螺旋形拼集缝合法：游离大隐静脉，结扎、切断分支，按所需长度切取大隐静脉，肝素盐水冲洗，纵行剥开，去除瓣膜，用与拟制备的静脉管道等径的塑料管为支架，将剪开的大隐静脉绕置于支架上，用7-0无创、不可吸收聚丙烯线连续缝合成螺旋形，置于肝素盐水中备用。施行植入术时，先将一端吻合口完成，再全部退出支架，缝合另一端吻合口。缝制时需注意静脉内膜对合平整，缝线间不能带有结缔组织。切取大隐静脉的公式为 $l=L\times R/r$，l 和 r 为大隐静脉的长度和直径，L 和 R 为所需旁路血管的长度和直径。

（2）纵向拼集缝合法：同法取大隐静脉，按所需长度将切取的大隐静脉等分成2或3段，用7-0无创、不可吸收聚丙烯线连续缝合成管状。

人工血管的材料中以聚四氟乙烯膨体人工血管为优，其表面光滑，带负电荷具有抗血栓性，带外支持环的人工血管可防止压迫，其直径宜采用 12～16mm。分叉形人工血管，虽然可以减少一个吻合口，但通畅率不佳。

4. 麻醉和体位 采用气管插管，全身麻醉。不需要开胸者可用局部麻醉或硬膜外麻醉。体位采取仰卧位，上半身略抬高，还可采用半侧卧位。

5. 手术方式 由 SVCS 的病因、病变程度和范围决定。根据手术入径的不同可分为经胸手术和不经胸手术两种。其中经胸手术创伤大，侧支循环破坏较多，技术难度大，此类手术由于移植物管径粗，长度相对较短，故手术后通畅率较高；不经胸手术创伤小，胸部侧支破坏少，手术操作相对简单，但由于移植血管长，故远期通畅率较低，适用于胸腔内有严重感染者、开胸手术失败者和难以承受开胸手术的患者。

根据不同的术式，手术切口的选择有所不同。胸骨正中切口是最常用的切口，显露清楚，易于显露心包内的上腔静脉段和右心耳，术后对呼吸影响小。右胸前外侧切口，经第3肋间进胸，上腔静脉容易显露。右胸后外侧切口，经第6肋床进胸，奇静脉显露较佳。

根据手术方式不同可大致分为肿瘤切除术和粘连松解术、上腔静脉腔内隔膜切除术、上腔静脉血栓摘除术、上腔静脉切除加血管间置移植术及各种血管旁路移植术，现分别介绍如下。

（1）肿瘤切除术和粘连松解术

1）肿瘤切除术：适用包膜完整的良性肿瘤压迫引起的SVCS，且上腔静脉内无血栓形成者。胸骨正中切口。在直视下仔细认清肿瘤与上腔静脉之间的关系，锐性分离，循序渐进，切除肿瘤。仔细检查上腔静脉，确定其通畅，彻底止血后逐层关胸。

2）粘连松解术：适用于上腔静脉周围组织粘连、牵拉或压迫上腔静脉而引起阻塞者。右胸前外侧切口，术中分离切除粘连带，恢复上腔静脉正常血流。

（2）上腔静脉腔内隔膜切除术：上腔静脉腔

内隔膜是很少见的先天性疾病，病变位于奇静脉入口下方的上腔静脉，产生的梗阻程度较重，一经明确诊断，应尽早施行手术。此种手术效果较佳。

胸骨正中切口。切开心包显露右心房。游离上腔静脉，于病变近、远端分别套带备用。在右心耳基底部做荷包缝合，手指经右心耳切口伸入上腔静脉，探明隔膜位置，结扎心耳荷包缝合线。阻断上腔静脉近、远端，于隔膜所在部位的上腔静脉做横切口，切除隔膜，间断缝合上腔静脉切口，排气后松阻断。部分关闭心包，置纵隔引流，逐层关闭切口。

（3）上腔静脉血栓摘除术：此术式适用于单纯上腔静脉腔内局限性血栓形成，溶栓治疗无效者。

胸骨正中切口。打开心包，找到病变部位，控制上腔静脉阻塞部位的近、远心端。上腔静脉前壁缝两根牵引线，纵行切开上腔静脉，仔细剥离、摘除腔内血栓，慎防损伤静脉内膜，取净后用肝素盐水仔细冲洗管腔。用 3-0 或 4-0 无创缝线连续缝合静脉切口，打结前需排气。如发现可能出现上腔静脉狭窄，可采用大隐静脉、自体心包片或人工材料补片成形。

（4）上腔静脉切除加血管间置移植术：此术式适用于良性肿瘤或恶性肿瘤较小，侵及上腔静脉及无名静脉，无法完整剥除者。

胸骨正中切口。开胸后先探查肺及纵隔内肿瘤，游离并控制病变近、远心端的上腔静脉和（或）无名静脉。然后尽可能将肿瘤完整切除，同时切除有病变的上腔静脉和无名静脉。移植物可以选择拼集缝合成的大隐静脉管道或者直径 14mm 或 16mm 带外支持环的人工血管。当病变局限于上腔静脉主干时，移植血管的两端分别与上腔静脉的两端行端端吻合，或分别与上腔静脉的远心端和右心耳行端端吻合，先吻合远心端，连续外翻缝合后壁，再缝合前壁，血管外打结；同法处理近心端，排气后松阻断。注意与右心耳吻合时，需要剪除心耳腔内肌小梁，吻合口直径约 2.0cm。一侧无名静脉阻塞范围较大，不能完整切除者，可结扎同侧无名静脉，移植血管远心端与对侧无名静脉吻合。需要行双侧无名静脉重建者，要用两根移植血管分别与右心耳吻合。

（5）血管旁路移植术：由于病变广泛，压迫或累及上腔静脉和无名静脉，且与周围组织粘连严重而病变静脉无法切除者，可行血管旁路移植术。

1）无名静脉 - 右心耳或右心房人工血管旁路移植术：此术式适用于无名静脉通畅者。

患者取仰卧位，肩背部垫高。施胸骨正中切口，必要时切口上端向颈部延伸。劈开胸骨后，切除或向两侧推开胸腺，纵向切开心包，显露上腔静脉、无名静脉和右心耳。探查无名静脉，确定其通畅，在正常的无名静脉上绕以阻断带备用。经静脉肝素化后，用无创血管钳阻断无名静脉两端，做一纵形切口，长约 2.0cm。用直径 14mm 或 16mm 带外支持环的人工血管，一端剪成斜面与其吻合，用 5-0 或 6-0 无损伤不吸收聚丙烯线，做连续外翻缝合，吻合完成后向人工血管内注入肝素盐水，用血管钳夹闭人工血管阻断血流，先松开无名静脉远心端阻断钳，再开放无名静脉近心端。人工血管近心端与右心耳或右心房吻合。心耳钳钳夹右心耳或部分右心房壁，切除右心耳尖部，切除心腔内吻合口部位的肌小梁，吻合口直径约 2.0cm；以右心房做吻合口，则用心耳钳夹住右心房前外侧壁，在钳夹的心房壁上做长约 2.0cm 的切口，与人工血管近心端吻合，缝合后不打结，先松开人工血管上的阻断钳，必要时用 7 或 8 号注射针头插入人工血管，帮助排气，然后再结扎缝合线，开放心耳钳。仔细检查人工血管吻合口，确定其通畅，无漏血。彻底止血后，放置前纵隔引流管，逐层关胸。

如需要行双侧无名静脉 - 右心耳（房）旁路移植术，建议用两根人工血管分别吻合。分叉形人工血管通畅率欠佳。

2）颈内静脉 - 右心耳或右心房人工血管旁路移植术：此术式适用于上腔静脉、双侧无名静脉全程均被累及，而颈内静脉通畅者。此术式不仅可以降低颅内静脉的压力，还可以通过降低侧支循环的压力来缓解颜面部、颈胸部和双上肢静脉系统的淤血。

患者头偏向对侧，行颈部纵行切口，打开颈动脉鞘，于颈总动脉外侧显露并游离颈内静脉，近、远心端分别套带备用，注意勿损伤鞘内的迷走神经。然后取胸骨正中切口，显露右心耳（房）。

全身肝素化后，无创钳分别阻断颈内静脉近、远心端，在阻断中间做长约 1.5cm 纵行切口，以直径 8～14cm 带外支持环的人工血管与颈内静脉吻合。人工血管近心端与右心耳（房）吻合，方法同上。

当病变累及双侧的无名静脉时，双侧颈内静脉可通过侧支循环而相互交通，故一侧的颈内静脉通畅，可使头部的大量血液得以回流至心脏。因此只行一侧颈内静脉手术，即可使临床症状得到明显缓解。而不必强求行双侧移植手术。

3）上腔静脉 - 右心耳（房）人工血管旁路移植术：此术式只适用于上腔静脉近心端短段阻塞，以及病变静脉无法切除者。由于人工血管距离短，故术后通畅率较高。人工血管选用直径 14mm 或 16mm 带外支持环者。取胸骨正中切口，显露上腔静脉和右心耳（房），右心耳（房）吻合口直径约 2.0cm。具体操作方法同上。

4）颈内静脉 - 上腔静脉人工血管旁路移植术：此术式适用于上腔静脉上段和无名静脉阻塞者。胸骨正中切口显露上腔静脉。人工血管选用直径 8～14cm 带外支持环者。具体操作方法同上。

5）奇静脉 - 右心耳转流术：此术式仅适用于上腔静脉于奇静脉开口下方阻塞者。

取右胸后外侧切口，剪开纵隔胸膜，分离并控制奇静脉，结扎切断肋间静脉分支，在奇静脉远心端切断，注意保留足够长度的奇静脉，将其远端与右心耳吻合，吻合口直径应大于 1.5cm。

6）奇静脉 - 下腔静脉侧侧吻合术：此术式仅适用于上腔静脉于奇静脉开口下方阻塞，且右心房、右心耳无法行吻合术者。

7）颈内静脉 - 下腔静脉人工血管旁路移植术：此术式适用于上腔静脉、双侧无名静脉全程阻塞，心房粘连严重，或开胸手术失败者。此术式只开腹，不开胸，带外支持环的人工血管通过胸骨后隧道进入腹腔，与肾静脉开口以远的下腔静脉吻合。此方法操作比较简单，但由于人工血管走行长，术后通畅率欠佳。

8）大隐静脉 - 颈内（外）静脉吻合术：此术式适于无法行开胸手术者。术后躯体上半部血液从颈内（外）静脉，经大隐静脉、股静脉进入下腔静脉。此术式不用开胸，患者容易耐受，手术操作相对简单，效果较佳，但要求大隐静脉完好，

长度足够。

硬膜外麻醉或局部麻醉。在颈部游离出颈外或颈内静脉备用。从内踝至股部腹股沟区沿大隐静脉行径做多个小切口，分离大隐静脉，仔细结扎并切断其属支，但需保留旋髂浅静脉、腹壁浅静脉和阴部外静脉，以免破坏侧支血管回流。在内踝部切断大隐静脉，静脉腔内注入肝素盐水，将大隐静脉从股部切口拉出，在同侧胸腹壁上做多个切口，贯通成一个皮下隧道，将大隐静脉经皮下隧道在颈部与颈内（外）静脉吻合。

术中皮下隧道要彻底止血，防止术后血肿压迫大隐静脉。术中注意谨防大隐静脉扭曲、成角。手术中发现大隐静脉长度不够时，可以加用一段头静脉，而尽量保证对侧大隐静脉的完整性，以备术侧大隐静脉阻塞后，可以于对侧行相同术式。由于颈内静脉血流量大，术中应尽量用颈内静脉做吻合。术后可略屈曲术侧下肢，以减轻吻合口的张力。术后衣着宽松，穿背带裤，避免压迫大隐静脉。可以应用人工血管替代大隐静脉，但是因为人工血管行径长而容易阻塞。

6. 术后处理

（1）预防上腔静脉血栓形成：除术中移植的血管两端要采取端端吻合外，术中、术后必要的抗凝、祛聚治疗至关重要。以往曾用暂时性颈动静脉瘘，以增加上腔静脉的血流量和压力，来防止静脉血栓形成，在术后 1～2 周再次手术关闭瘘口，由于操作复杂，损伤大，目前已罕见应用。有学者应用上肢静脉回流泵增加上腔静脉系统的血流速度，疗效尚满意。术后患者行半卧位，也有助于移植血管处于体位引流，增加血流量。另外酌情应用肾上腺皮质激素，可能会促进静脉内膜的修复，防止血栓形成。

（2）强心、利尿治疗：手术后由于上半身血液回流心脏，造成回心血量增多，增加心脏的前负荷，会导致心力衰竭。可于术中开放阻断前和手术后应用洋地黄类药物，增加心肌收缩力；术后严格地控制液体入量并应用利尿剂，减轻心脏负荷。从而预防心力衰竭。

（3）全身麻醉患者应延长拔除气管插管的时间，以防止喉头水肿引起窒息。患者床头应准备气管切开包。

（4）术后抗感染治疗和营养支持治疗也尤为重要。

第三节 下腔静脉综合征

下腔静脉综合征（inferior vena cava syndrome，IVCS）是由于下腔静脉受邻近病变侵犯、压迫或腔内血栓形成等原因，引起的下腔静脉部分或完全性阻塞，下腔静脉血液回流发生障碍而出现的一系列临床症候群。近年来，作为 IVCS 的重要原因之一，下腔静脉血栓形成（inferior vena cava thrombosis，IVCT）被目前公认的具有显著的短期和长期发病率和死亡率的疾病之一。IVCT 是指各种原因引起的下腔静脉内血液异常的凝结。以往，下腔静脉先天性狭窄或发育畸形是 IVCT 发生的主要原因，如布 - 加综合征（Budd-Chiari syndrome，BCS）或双下腔等，但由于近年来下腔静脉滤器植入数量的不断增多，而滤器的回收率仍然过低，因而滤器相关的下腔静脉血栓形成（filter-bearing IVCT）反而渐渐成为历史的主流。另外，随着介入技术的不断发展，IVCT 的治疗也成功地实现了由开放向腔内的历史转变。

一、解剖和病理生理

下腔静脉在第 4、5 腰椎平面，由左、右髂总静脉汇合而成。沿脊柱右前侧及腹主动脉右侧上行。到肾门平面收纳左、右肾静脉，再向上进入肝脏腔静脉沟，收纳肝静脉后，穿过膈的腔静脉孔，进入胸腔，于第 9 胸椎处稍向上前，穿入右心房。下腔静脉内无瓣膜。临床上常将下腔静脉分为 3 段：①下段，肾静脉汇入处以下部分；②中段，介于肾静脉与肝静脉汇入处之间的部分；③上段，肝静脉汇入处以上的部分。

下腔静脉有着丰富的侧支循环。下腔静脉被阻断后，其侧支循环主要有浅、深两组。浅组：①自股静脉发出的腹壁浅静脉→胸壁静脉；②胸外侧静脉→腋静脉。

深组有以下几条径路：①髂外静脉→腹壁下静脉→腹壁上静脉→胸廓内静脉→无名静脉；②腰静脉→腰升静脉→奇静脉与半奇静脉→上腔静脉；③髂腰静脉、骶外侧静脉→椎静脉丛→奇静脉及颅内硬脑膜静脉窦；④直肠静脉与肛门静脉→直肠静脉丛→直肠上静脉→门静脉→肝静脉→下腔静脉肝段；⑤髂内静脉→性腺静脉→肾静脉→下腔静脉。

突然阻断下腔静脉，导致大量血液被分隔在下肢及盆腔血管内，形成血栓。静脉回流的骤然减少，心排血量也随之减少，血压下降。肾静脉回流严重受阻可产生尿量减少。

二、病 因

下腔静脉阻塞的主要病因是血栓形成，即 IVCT。欧美地区血栓形成的发病率较高，血栓主要来源于下肢深静脉血栓向近侧繁衍扩展累及下腔静脉，其次是盆腔静脉血栓形成。从病因学上来讲，IVCT 分为原发性和继发性两大类。原发性指无明显诱因或尚未发现致病因素的特发性 IVCT，原发性下腔静脉血栓形成，临床上罕见；继发性则有明确的发病因素或诱因，又分为遗传性和获得性两种，其中遗传性因素包括蛋白 S、蛋白 C 和抗凝血酶Ⅲ缺乏，原发性高同型半胱氨酸血症，遗传性异常纤维蛋白原血症，原发性血小板增多症，真性红细胞增多症，镰状细胞性贫血等，也包括 BCS 或双下腔等下腔静脉先天性狭窄或发育畸形；获得性因素包括高龄、长期卧床、制动、下肢深静脉或下腔静脉血栓病史、下腔静脉外在性压迫、下腔静脉周围或全身其他部位恶性肿瘤、髂静脉受压综合征、外科手术后、创伤、烧伤、产后、长期口服避孕药、下腔静脉腔内操作术后、系统性红斑狼疮、抗磷脂抗体综合征、肥胖、静脉曲张、心力衰竭等。静脉内血流速度缓慢、血管内膜损伤、各种原因所致的血液成分改变如高凝状态是静脉血栓发病的 Virchow 三大要素。原发性下腔静脉肿瘤是下腔静脉阻塞的另一主要原因。其中下腔静脉平滑肌瘤或肉瘤的发病率近年来有所增加。腹腔或腹膜后组织的炎症和肿瘤，可使下腔静脉周围粘连、扭曲或直接侵犯、压迫，均可造成下腔静脉梗阻（表 27-2）。

表 27-2　下腔静脉阻塞病因

血栓形成	腹膜后囊肿或恶性肿瘤
髂、股静脉血栓性静脉炎的蔓延	脊柱旁腹膜淋巴结的病变
易栓症	腹部霍奇金病及恶性肿瘤
原发性下腔静脉血栓形成	伴随淋巴结病变的局部感染
继发于腹部感染、盆腔炎、产后脓毒血症、胰腺脓肿、伤寒、脊柱骨髓炎、新生儿腹泻	伤寒
继发于腹部创伤或外科手术	继发于感染、外科手术等的纤维性粘连
与高凝状态相关的肿瘤性疾病、心力衰竭、红细胞贫血、特发性内脏血栓性静脉炎、原发或继发性红细胞增多症	与下腔静脉外部压力相关的主动脉瘤
下腔静脉壁赘生物	与赘生物相关的侵害、外部压力、血栓形成，胰腺、肾脏（生长进入肾静脉及下腔静脉的肾上腺样瘤）、肾上腺、骨盆肉瘤、腹膜间皮瘤、椎体本身的肿瘤形成，胃、子宫、卵巢癌等
静脉平滑肌瘤	外科结扎
内皮瘤	栓塞
肉瘤（平滑肌肉瘤）	来自于下肢的深静脉
软骨瘤	从下腔静脉较低处到较高处
与下腔静脉外部压力相关的肝脓肿、肝硬化、梅毒性肉芽肿、包虫囊肿、原发性或转移性恶性肿瘤	先天性异常
	下腔静脉肝后段或 Eustachian 瓣发育异常

易栓症（thrombophilia）是近 20 年来对以往血液高凝状态进行研究的新发现，是指因分子遗传缺陷而出现高凝状态或纤溶功能障碍，极易发生血栓的多种疾病的总称。可由下列分子遗传缺陷引起，包括抗凝血酶 - Ⅲ（AT-Ⅲ）、蛋白质 C、蛋白质 S、纤溶酶原、肝素辅助因子Ⅱ、纤维蛋白原及凝血因子Ⅺ、凝血因子Ⅻ和激肽释放酶原等。据估计，有上述遗传缺陷的患者约占复发性静脉血栓栓塞症患者总数的 15% 左右。下腔静脉肝后段或 Eustachian 瓣发育异常，引起先天性的下腔静脉隔膜阻塞。病变初期隔膜呈筛状，随后其孔隙逐渐闭合或纤维化而导致完全性闭塞，此过程可解释下腔静脉隔膜阻塞虽为先天性而症状出现较晚的原因。在东亚、非洲下腔静脉隔膜阻塞远较欧美国家多见，约占下腔静脉阻塞病例的一半以上。

下腔静脉先天畸形是 IVCT 的另一重要原因。据以往数据显示，IVCT 患者中存在下腔静脉先天畸形的比率高达 60% ～ 80%，占总人口的 0.5% ～ 1%。下腔静脉先天畸形可分为 3 个解剖类型：①肾下型，如双下腔静脉，永久左侧下腔静脉，主动脉前下腔静脉，肾上段下腔静脉缺失；②肾型，如左副肾静脉，环主动脉左肾静脉；③肾上型，如肝段下腔静脉缺失，先天性下腔静脉狭窄或闭锁，下腔静脉隔膜。对于肾上型，BCS 是主要角色，是由肝静脉和（或）其开口以上段 IVC 阻塞性病变引起的、伴有 IVC 的一种肝后性门静脉高压症。由于 BCS 肝上段 IVC 狭窄或闭塞，其内血流缓慢，形成湍流甚至反向血流，导致血管内膜结构异常，在闭塞段远端易形成血栓，有 10% ～ 12% 的 BCS 患者合并 IVCT。由于肝静脉和下腔静脉阻塞的部位在腹腔深部，传统体格检查对深静脉血管的阻塞很难作出准确诊断，因此误诊率较高，加之临床症状不典型，发现时病程均较长，下腔静脉长期阻塞致血液淤滞、血栓形成的时间通常已很长，因而几乎均为陈旧性血栓。因此，在以往，由 BCS 等下腔静脉异常所致的 IVCT 发病率是比较高的。如果患者本身属于血液高凝人群，那么发病率会相应增加。

近十年来，下腔静脉滤器可防治肺动脉栓塞的概念不断深入人心，滤器植入的数量不断增多，而滤器的回收率仍一直较低，滤器相关的 IVCT 呈现逐年升高的趋势。据估计，2012 年美国下腔静脉滤器的植入率是同期欧洲数量的 25 倍（224 700 vs 9070）。虽然目前设计的滤器更易于回收，但由于各种因素，总的回收率美国仅在 34% 左右，个别单位甚至低于 10%。留在人体内的滤器引发的相关并发症中，IVCT 发生率较高，约 0 ～ 28%，但是大多数 IVCT 无症状。鉴于此，相当数量的 IVCT 患者可能未被发现。滤器相关的 IVCT 的原因不明确。一方面可能是患者易栓状态的表现，或者下肢深静脉血栓蔓延到滤器；另一方面，可能是滤器本身造成，如滤器捕获了来自下肢深静脉脱落的血栓，也可能是滤器的锚定结构造成的静脉内膜损伤，进而导致血流流速缓慢，滤器周围血流动力学改变，进一步诱发血栓形成。此外，IVCT 的发生率可能同滤器的种类有关。20 世纪末，老式"伞状"滤器 IVCT 的发生率高达 60%，鸟巢滤器相关的 IVCT 发生率为 14.6%，远高于 Greenfield 滤器（3.6%）或 Vena Tech 滤器（4.0%）。近年来，滤器结构的设计更趋合理，IVCT 发生率已明显降低，可回收滤器的概念也渐被广大介入医生所接受，减少了永久性滤器长期放置引发的 IVCT，特别是双层结构的滤器。对于已放置永久性滤器的患者，需密切随访滤器内血流通畅程度，警惕血栓的形成，一旦发生完全性阻塞滤器的血栓形成必须积极治疗，否则其预后极差，甚至致命。

三、临床表现

下腔静脉阻塞的临床表现取决于多种因素：阻塞的原因、阻塞的部位、程度、侧支循环是否充足等。轻度阻塞可无明确的症状或被原发疾病的症状所掩盖；一旦完全阻塞，症状、体征可非常典型。

下腔静脉下段阻塞的表现：下腔静脉下段阻塞时，在未发生肺栓塞的情况下，症状和体征局限于下肢。几乎在阻塞的同时，静脉回流受阻，下腔静脉处于高压状态，下肢静脉淤滞，产生下肢水肿。完全阻塞后一周左右，肢体上开始出现侧支静脉，到第 3 周时腹股沟、腹部及侧腹壁的侧支形成。直到 3 个月侧支循环才达到最大功效作用。下肢浅静脉曲张，皮肤出现营养不良性改变，如皮肤硬结、瘙痒、湿疹、色素沉着，甚至形成难愈的溃疡，尤以足靴区为著。

下腔静脉中段阻塞表现：腰痛是主要的主诉。男性中前列腺静脉丛充血导致的症状类似于前列腺炎及腰骶静脉丛的病变，可引起生殖器、阴囊重度水肿；女性中盆腔脏器充血，可产生下腹部疼痛，类似于卵巢炎或慢性盆腔炎。中段阻塞也可导致肾静脉血栓形成或阻塞，产生肾静脉高压、肾血流量减少、肾功能障碍。肾静脉血栓形成常产生肾变性综合征：伴有全身水肿、低蛋白血症、高胆固醇血症及大量蛋白尿。尿中可发现红细胞、白细胞、各种类型的管型。突发的双侧肾静脉血栓形成可导致肾脏出血性梗死；如果阻塞不是较突

然的，肾脏的梗死一般不会发生，但可产生肿胀直至膜性肾小球炎。中段的阻塞也可仅仅表现为蛋白尿、镜下血尿，以及极轻的肾功能损害。然而，一旦肾变性综合征进展，进行性肾衰竭、尿毒症、死亡也会发生。中段的阻塞也可产生胃肠道症状，如恶心、呕吐、腹泻及腹痛。

下腔静脉上段阻塞的表现：下腔静脉上段突发性阻塞可导致肝充血、肝功能不全，回心血量减少，充血性心力衰竭、死亡。逐渐的阻塞可累及肝静脉，导致布 - 加综合征（Budd-Chiari syndrome）的表现：肝大、脾大、腹水、黄疸、肝功能障碍等。

四、辅 助 检 查

1. 下腔静脉测压 可以发现双下肢静脉压明显升高。如同时做上肢测压，当仅有下腔静脉阻塞时，上肢静脉压正常，当上腔静脉阻塞或其他原因所造成的全身性静脉淤滞如充血性心力衰竭、缩窄性心包炎时，上肢静脉压也可升高。

2. 下腔静脉造影 双向下腔静脉造影是诊断下腔静脉阻塞的可靠检查方法。在腹股沟处采用 Seldinger 技术穿刺股静脉，或局部解剖大隐静脉，插入导管后在监视器引导下送至下腔静脉有阻力处，导管退出 10 ~ 15mm，再经上臂浅静脉将另一导管插至右心房再至下腔静脉近端。远端导管用高压注射器注入造影剂，同时经上臂的导管手推造影剂，并连续摄片。静脉造影可清楚区别部分及完全阻塞、显示阻塞部位，以及侧支循环的状况。但对于盆腔或下肢的急性血栓性静脉炎，或并发严重的肝肾疾病的患者，不应行此项检查。

3. 彩色超声多普勒 可显示下腔静脉大小、判断有无狭窄或阻塞，以及阻塞的位置和范围；还可以检测肝、脾、肾的大小及有无腹水等情况。检查准确、方便，在诊断下腔静脉阻塞中起重要作用。既可筛选患者，有时也可弥补造影的不足，是初步诊断的重要方法。

4. 放射性核素外周血池扫描 ^{99m}Tc 注入下肢浅静脉，可以了解下腔静脉阻塞部位、程度和侧支循环状况。此法安全简单，也有很高的准确率。

5. CTV 和 MRV 可以无创地、有效地显示腔静脉及肝、肾静脉的阻塞位置和范围，还可清

晰显示血管阻塞后引起的腔静脉周围脏器大小、形态、密度等方面的变化。

6. 静脉体积描记图　可描记出静脉梗阻的范围、程度和侧支循环情况。

五、诊断和鉴别诊断

凡是表现为双侧下肢静脉功能不全，并伴有胸、腹壁广泛浅静脉曲张的患者，都应考虑到下腔静脉综合征的诊断。

病史中常有较长时间的下肢深静脉血栓形成的症状。如患者年龄轻且病程较长，应考虑下腔静脉先天畸形的可能；病程短、病情发展迅速者，应注意是否存在原发性下腔静脉肿瘤或外源性压迫，如肾脏肿瘤、胰腺肿瘤等压迫下腔静脉的可能性，其特点是阻塞部位常在中段，有明显的蛋白尿和血尿。

体检时应注意胸、腹壁曲张浅静脉的血流方向。检查方法是患者仰卧，在前腹壁上取两条曲张静脉，一条在脐上，一条在脐下。以两示指压在静脉上，循静脉行径自上而下压陷，使静脉血液排空，然后分别放松示指，观察静脉充盈时的血流方向。正常时，下腹部浅静脉血流由上至下，上胸部浅静脉血流由下而上。如果下腔静脉阻塞，胸腹部血流均由下向上；若为上腔静脉阻塞，则胸腹部血流由上而下，以此可以作为鉴别。

鉴别诊断中，应与晚期血吸虫病肝硬变、缩窄性心包炎、结核性腹膜炎相鉴别。一般通过详细询问病史和体格检查，根据各自的临床特点不难作出诊断。

六、治　疗

应在明确下腔静脉阻塞的病因、阻塞部位、程度及侧支循环建立状况后决定治疗方案。由于下腔静脉的解剖特性及侧支循环丰富，故其阻塞后以保守治疗为主。治疗的原则和目的主要在于防止肺动脉栓塞的发生；同时缓解下腔静脉阻塞综合征的症状和体征。

（一）药物治疗

患者如无禁忌，抗凝治疗是必需的。目前临床上多采用低分子肝素和后续的双香豆素衍化物（华法林）抗凝治疗。建议国家标准化比值（INR）维持在 2.0 ~ 3.0。因子 X 抑制剂目前临床已有应用，文献报道，其抗凝效果确切，出血风险可能较华法林低，且无须监测凝血指标。抗凝治疗时间一般不少于 6 个月，具体疗程根据病因、诱因、出血风险等多因素权衡。

溶栓治疗并不是必需的，需要综合考虑病程的时间、出血的风险等因素。溶栓药物包括尿激酶、重组组织型纤溶酶原激活物（rtPA）、重组链激酶等。溶栓治疗同时需要抗凝治疗，并注意有无出血倾向。溶栓治疗多建议采用局部导管溶栓。

在急性期建议绝对卧床、患肢抬高。以降低血栓脱落的风险，并有利于下肢肿胀的消退。

（二）外科治疗

由于下腔静脉综合征的严重并发症之一是肺栓塞，在此症被确认的早期，外科治疗的目的之一即是对肺栓塞的预防。下腔静脉结扎术、缩缝术、折襞术都曾是开展过的术式。这些术式因术中出血多、创伤大、术后死亡率高和肺栓塞发生率高而逐渐被放弃。

此外，对因腹膜后肿物压迫所致下腔静脉阻塞的病例，由于左肾静脉有较多属支和恒定吻合干（如半奇静脉及椎静脉丛）与周围静脉相连，可于左肾静脉近心端结扎，如需切除部分右肾静脉，则至少保留一个右肾静脉属支（通常为左性腺静脉）即可维持循环。下腔静脉切除一般不需行血管重建，但如肾静脉血流受阻，才须做血管重建，以至少保证肾脏的血液回流。

单纯的保守治疗对于多数的患者是有效的，外科手术治疗仅针对经积极内科治疗病情无明显好转的患者，以恢复或改善下腔静脉血流。

常见的手术方式，如下腔静脉-右心房人工血管旁路移植术，适用于下腔静脉阻塞而肝静脉通畅的病例。手术步骤：患者平卧，右肩胛区垫高。腹部正中切口，显露下腔静脉；右胸壁第 4、5 肋间做横切口，牵开肋骨或去除一根肋骨，显露心包；选用直径 18 ~ 20mm 的人造血管与下腔静脉前壁做端侧吻合，再将人造血管另一端通过横结肠系膜、胃前方、穿过膈肌进入胸腔；打开心包，于右心房做荷包缝线，切开右心耳，人造血管与之行端端吻合。吻合后测量下腔静脉和门静脉压力。最后在人造血管前缝合后腹膜，安置胸腔引流管，闭合胸腔，逐层缝合胸腹壁切口。术后注意强心、利尿、抗感染及支持治疗。

此外，传统的开放手术还包括直视下下腔静脉根治手术，采用体外循环辅助技术，经右心房切口手指破膜，在直视的条件下清除经下腔静脉冲出的血栓等。

虽然，开放手术直视下手术视野清晰，医师操作从容，血栓清除比较彻底且迅速，但大手术创面出血、渗血仍难以控制，对手术医师有一定的手术技术要求，麻醉要求高，术后恢复慢，存在一定的围手术期死亡率。

（三）腔内治疗

随着介入技术和器械的不断进步，逐渐出现了支架压迫法、搅拌溶栓法和导管接触溶栓法（catheter-directed thrombolysis，CDT）等技术。支架压迫法存在可能把血栓压向肝静脉或者肾静脉的危险性，而搅拌溶栓或者导管接触溶栓法则对陈旧性血栓可能溶栓效果不佳。有学者报道，采用大鞘吸栓，可以尽快把血栓排出体外，尽量减轻机体的血栓负荷，取得较好效果。但大鞘吸栓不可避免地要吸出血液，对于IVC广泛血栓形成者，特别是蔓延至肾静脉内或肾静脉开口以远者，因长时间吸栓可导致血液大量丢失，操作复杂性和风险性明显增加，使得本法适用性不高，对于部分膜中央有小孔者仍存在血栓脱落的可能性。随着药物联合机械性吸栓技术（pharmacomechanical catheter-directed thrombolysis，PMCT）的出现，如EKOS、Trellis-8及Angiojet等，包括还未在国内使用的AngioVac等明显增加了IVCT清除的有效性和安全性。吸栓及溶栓治疗后，进一步进行球囊扩张及支架植已经成为常规的治疗手段。对于BCS基础上的IVCT，下腔静脉长段闭塞，加之血栓的存在，给穿刺破膜增加了难度，且由于下腔静脉入右心房时向前向左成角，易出现误穿心包等并发症，经右颈内静脉双向定位穿刺破膜易于成功。开通IVC后，植入支架的直径应比病变段血管直径大15%～30%，释放在病变区中心，保证将病变扩开和对血栓的压迫，并可减少支架

的移位。

当前，下腔静脉滤器相关的IVCT的发病率已与BCS等下腔静脉先天畸形相当，且有赶超之势。治疗滤器相关的IVCT的策略也与BCS有明显不同。滤器相关IVCT的治疗包括抗凝治疗、CDT、PMCT、球囊扩张、支架置入和滤器取出等。抗凝治疗对消除滤器相关IVCT的作用非常有限，单纯的抗凝治疗仅能减轻部分患者的临床症状，大多数滤器置入后合并IVCT的患者体内血栓将进行性扩展，进一步累及髂股静脉，使病情加重。Ahmad等研究滤器置入后IVCT患者，抗凝治疗组与非抗凝治疗组间的血栓消除或血栓进展情况的比较，差异无统计学意义。

1. 急性期IVCT治疗 CDT的效果较好。Vedantham等报道10例滤器相关IVCT患者CDT的技术成功率为88%，所有的患者症状均明显好转。对于溶栓治疗来说，溶栓的并发症主要是出血，发生率约20%，其中脑出血占2%～3%。一旦出现严重的出血并发症，必须立即停用溶栓和抗凝药物。运用PMCT为溶栓易出血患者带来了治疗新的选择，可提高血栓消融速度，减少溶栓药物的并发症等。但是，对于滤器周围的血栓无法清除，甚至可能增加肺动脉栓塞的风险。

2. 慢性期IVCT治疗 对于陈旧性的血栓，CDT的效果有限。需要配合球囊扩张及支架植入等技术。对于滤器内狭窄程度 > 50%，可行CDT结合球囊扩张术。在阻塞的下腔静脉内打开一条通路，有助于溶栓药物在病变的腔静脉内弥散，球囊扩张术促进血栓裂解后，增大溶栓药物与血栓的接触面积，有助于增加CDT疗效。如果在球囊扩张术后出现静脉管壁的弹性回缩，则有必要进行滤器内支架植入术。笔者认为，滤器内血栓形成，不排除是在滤器内血管内膜增生基础上的血栓，弹性回缩大都非常明显，单纯的球囊扩张术作用有限。Neglen等使用跨下腔静脉滤器的下腔静脉支架，并未出现下腔静脉撕裂等并发症，且支架的通畅率与未放置下腔静脉滤器组比较，差异无统计学意义。笔者中心回顾性分析24例滤器相关性下腔静脉慢性闭塞患者，均采用支架成形术治疗，术后随访2年一期和二期通畅率分别为45%和77%，临床症状改善显著，无出血和穿孔等并发症。因此，该技术是一种解决滤器相关

下腔静脉阻塞的安全有效的方法。

3. 本中心治疗滤器相关 IVCT 的经验和体会　上海交通大学医学院附属第九人民医院血管外科自 2015 年 3 月—2016 年 6 月采用 AngioJet 机械性吸栓联合支架植入术治疗滤器相关的 IVCT 患者 9 例，累及 18 条肢体。经单侧或者双侧腘静脉或者股静脉置入鞘管，采用导丝及导管开通闭塞的下腔静脉及闭塞的滤器，先行 AngioJet 机械性吸栓，对于吸栓后髂股静脉仍闭塞或者残留 80% 以上残留血栓者，行支架植入术。9 例患者滤器植入时间为 2 个月～ 8 年不等，下腔静脉的开通及机械性吸栓联合支架植入术均获成功。其中，3 例行症状严重侧肢体髂股静脉序贯支架植入术，6 例患者行双侧髂股静脉对吻支架植入术。共置入 43 个支架，最多 1 例患者置入 6 个支架，全部患者未放置新的下腔静脉滤器。平均手术时间（2.0±0.3）小时，平均住院时间（6±2）天，随访 1 ～ 15 个月，采用 CTV 或者下肢深静脉造影检查随访，其中 1 例患者术后 1 周出现支架内血栓形成，考虑吸栓后残余血栓引起，再次行 CDT 治疗后支架再次通畅。其余患者的支架均全部通畅，受累肢体临床症状均完全缓解，未出现严重的出血及肺动脉栓塞等并发症，随访结果提示滤器与支架形态无异常。

治疗体会：

（1）滤器内血栓和深静脉血栓形成后遗症类似，超过 4 ～ 6 个月以上的多为陈旧性机化血栓，部分滤器内为内膜增生改变。

（2）PMCT 有助于吸除急性或者亚急性血栓，有助于缩短支架铺设的长度。

（3）对吻球囊预扩是必须的，可以减少弹性回缩对支架的影响。

（4）支架以 Wallstent 等编织型为主，部分可选用自膨式开环支架，建立支架径向支撑力与滤器的弹性回缩的力量平衡。

（5）支架的置入方式以双侧对吻为主，通畅率高，技术难度不大。

（6）对吻支架一般直径在 14 ～ 16mm，复合髂静脉的管径，在下腔静脉也可成对吻形态。

（7）植入的时机是一期为主，部分也可以分期置入。

（8）支架置入后的球囊后扩张是必须的，有助于支架的充分展开和贴附。

（9）支架和滤器可并行，也可穿过滤器，这同滤器的类型有关。

（10）滤器的存在给了支架很好的近心端锚定区。

（11）支架远期的影响和并发症少见，未出现下腔静脉撕裂，后腹膜血肿，腹部不适等症状，滤器的断裂移位及肺动脉栓塞发生等。

（12）支架的远期通畅率较高，达 80% 以上。

（13）陈旧性机化血栓为主，术中肺动脉栓塞发生率极低，不需要二次滤器的保护。

（14）不足之处，对吻支架中，一侧支架易受压塌陷，可予以内置球扩支架解决。

（15）吸栓后残余血栓和术后抗凝不足可能是支架内再血栓形成的主要因素。

IVCT 可由多种病因所致，但以往 IVC 先天畸形的历史主流地位已逐步为下腔静脉滤器所取代。随着下腔静脉滤器植入的增加，滤器引发的 IVCT 明显增多。腔内介入是目前治疗 IVCT 的安全、有效、微创、简便方案，急性期以 PMT 联合 CDT 为主，慢性期下腔及髂静脉支架的植入，可有效改善下肢的血液回流障碍，但支架的远期通畅率有待进一步大样本观察。下腔静脉双层结构永久型滤器的植入要慎重，可回收或临时滤器应及时取出。未来，新型的开窗型支架（开口于对侧髂总静脉）的应用，可能减少支架的植入数量，简化操作过程。

第四节　布 - 加综合征

布 - 加综合征（Budd-Chiari syndrome，BCS）是指肝后段下腔静脉或（和）肝静脉狭窄或完全闭塞的病变。临床上主要表现为肝大，进行性肝功能损害和大量腹水，严重患者可有上消化道出血、呕血和黑便，晚期患者均并发肝硬化。1845 年，英国内科医师 George Budd 首先报道原发性肝静脉阻塞的综合征，此后奥地利病理医师 Hans Chiari 又报道了肝静脉开口处内膜炎性闭塞征。直至 1878 年，Osler 首次报道下腔静脉纤维性阻塞性门脉高压症。此后，医学家们将这些类型的肝后性门脉高压的疾病命名为布 - 加综合征。该病多见于东亚（如中国）和南非等地。

一、病　　因

布-加综合征的病因仍不十分清楚。该病的阻塞段血管，可发生于肝小静脉至下腔静脉与右心房交汇处的任何部位。此外，该病呈现分布和地域相关的特点。

在中国、日本、印度，韩国等亚洲国家中，布-加综合征阻塞段类型以单纯下腔静脉阻塞或下腔静脉合并肝静脉阻塞为主，最常见的原因是先天性因素所致的下腔静脉近心端或肝静脉入下腔静脉入口处形成完全性或不完全性隔膜而引起的阻塞。而在欧美国家，该病多由下腔静脉或肝静脉的血栓形成引起，并以单纯肝静脉血栓性阻塞为主。

该病的发病原因还包括先天性下腔静脉Eusttachian瓣发育异常、下腔静脉发育异常等。近年的研究发现，血液高凝状态也是重要的发病原因。布-加综合征的患者中至少有35%的患者同时合并有两种或两种以上的易栓性疾病，常见的有骨髓增生性疾病、白塞综合征、红细胞增多症、抗心磷脂抗体综合征、阵发性夜间血红蛋白尿、因子V Leiden突变、蛋白质S或蛋白质C缺乏、妊娠、口服避孕药等。合并的易栓性疾病的治疗，是布-加综合征治疗的一个重要组成部分。另外周围结构的外源性压迫也可导致该病，如肝癌、肾脏和肾上腺肿瘤、腔静脉内皮瘤、平滑肌肉瘤、心房黏液瘤等。

二、病 理 生 理

肝静脉回流受阻，肝淤血，肝大。肝静脉压力增高，肝血窦也出现淤血，肝窦内的血浆进入肝淋巴管，使肝淋巴液生成增多，当其超过淋巴管回收能力时，从肝包膜渗入腹腔形成腹水。此种腹水蛋白含量高，且肝血窦淤血扩张，内皮层破裂，红细胞进入腹水，故腹水中可检出较多的红细胞。纤维隔膜因血液冲击所致的损伤，加重炎性反应和纤维增生，加重狭窄。炎性和纤维性变可累及下腔静脉和肝静脉的静脉壁。肝脏的充血肿胀，门静脉压力增高，脾大和脾功能亢进，并发食管静脉曲张破裂出血和肝昏迷等，一系列门脉高压症的表现。肝功能损害出现一般较晚。早期可有蛋白合成障碍和凝血酶原时间延长。晚期患者因顽固腹水、消化不良、贫血、低蛋白、慢性消耗、恶病质、消化道出血、肝昏迷等可导致患者死亡。由于长期下腔静脉和肝静脉的回流障碍，回心血量明显减少，心脏缩小及大量腹水的压迫。患者常有心慌、心悸等心功能不全和呼吸困难的症状。

三、病 理 分 型

根据病理性质、病变的部位和范围等，可有各种方法的病理分型，以有利于指导诊断和治疗为原则，大致可分为如下三型：

1. 下腔静脉局限狭窄或阻塞型　此型最为常见，病变主要在下腔静脉的近心端。其中包括：①单纯下腔静脉隔膜型，此型临床多见，隔膜为先天性原因，隔膜可呈完全闭塞状、孔状或筛状。此型大多肝静脉无阻塞。应用介入性治疗，破膜扩张，疗效满意。②下腔静脉局限狭窄型，病变局限于入右心房处的近心端下腔静脉，以短段狭窄为特征。病因上大多是血栓形成所致，同时可伴肝静脉阻塞。③下腔静脉局限阻塞型，短段下腔静脉近心端完全阻塞，大多是静脉血栓的形成，可导致下腔静脉和门静脉高压。

2. 下腔静脉弥漫性狭窄或阻塞型　大多由于广泛血栓形成造成。①膈段下腔静脉长段狭窄或阻塞伴肝静脉阻塞；②下腔静脉长段狭窄或阻塞，但肝静脉血流仍可汇入阻塞段以远的下腔静脉内，也就是说肝静脉本身无阻塞。

3. 肝静脉狭窄或阻塞型　此型病变仅限于肝静脉，下腔静脉通畅。根据病变的位置和程度，又分为：①肝静脉开口狭窄或阻塞型；②肝静脉长段狭窄或阻塞型。

四、临 床 表 现

青壮年发病多见，先天因素的患者发病年龄较小。血栓形成者，病程较长，年龄较大，症状逐渐加重。少数患者起病急、病情发展快，此类患者病情更危险，治疗不及时可危及生命。本病男性多于女性，性别构成比（男／女）约为2∶1。由于阻塞的部位和范围的不同，临床表现也不同。单纯肝静脉阻塞型，临床表现为门静脉高压。下腔静脉阻塞者，以下腔静脉高压为主要的临床表现，或同时可合并门静脉高压的临床表现。

1. 门静脉高压表现 顽固性大量腹水、甚至胸腔积液。大量腹水可导致低蛋白血症、电解质平衡失调、恶病质、少尿等。腹水可致腹部膨隆，长期低蛋白血症导致极度消瘦，尤以四肢骨瘦如柴最明显。结合巨大膨隆的腹部，典型病例呈"蜘蛛人"样特征。肝大、脾大、脾功能亢进、食管静脉曲张，重症患者可出现上消化道出血。晚期可出现肝功能损害，导致肝性脑病、肝昏迷和肝肾综合征，甚至肝衰竭、肾衰竭，直至死亡。

2. 下腔静脉高压表现 主要表现为胸、腹壁静脉曲张，腰背部尤为明显，血流方向向上。下肢肿胀也常见，可伴有下肢静脉曲张，出现静脉性溃疡和色素沉着。此外还可有全身乏力、食欲缺乏、甚至恶心、呕吐等胃肠道淤血症状。

五、检查和诊断

2009 年，美国肝病研究学会（AASLD）关于肝脏血管疾病的指南，以及 2010 年门脉高压 Baveno V 共识，对布-加综合征的诊断及治疗，给予了相应的推荐意见。对于所有布-加综合征患者进行血栓形成危险因素筛查，符合以下情况者，应高度怀疑是布-加综合征：①急性或慢性上腹疼痛、腹水或肝大；②具有血栓形成危险因素的患者发生肝脏疾病；③具有大面积网状皮下静脉显露体征的肝脏疾病患者；④排除其他原因所致的肝脏疾病。

部分学者曾提出，重症布-加综合征的诊断标准，经临床和影像学检查确立为任何类型的布-加综合征的急性或慢性病例，凡出现下列情况之一者，可视为重症布-加综合征：①顽固性腹水，腹内压力 > 20mmHg（1mmHg= 0.133kPa）；②少尿（尿量 < 400ml/d）或无尿（尿量 < 100ml/d）；③肝功能损害明显，PT 延长 50% 以上，白、球蛋白比例倒置，血清胆红素 > 3412mmol/L；④并发（或曾发生）肝性脑病；⑤并发上消化道出血。

1. 超声检查 可显示肝大，脾大，下腔静脉和肝静脉狭窄、阻塞程度，静脉内有无血栓和隔膜，门静脉有无阻塞，以及有无腹水等情况。超声检查为无创检查手段，具有简便、快捷、可靠、无射线、无须造影剂、实时成像、价格低廉、发现肝内异常结节性病变等优点，是目前的首选工具。

2. 数字减影血管造影（DSA） 拟行介入治疗或手术治疗时应行静脉造影，是确定诊断的金标准。采用 Seldinger 股静脉穿刺法，下腔静脉置导管，高压注射造影剂连续拍片。下腔静脉右心房入口处闭塞的病例，最好行上下腔静脉对端造影术，即股静脉穿刺置管至下腔静脉阻塞远心端；上肢浅静脉穿刺或切开（头静脉）置管，经上腔静脉、右心房到下腔静脉阻塞近端。两端造影导管同时注射造影剂，可以清晰显示下腔静脉阻塞长度和侧支循环的分布情况等。如为下腔静脉狭窄或单纯肝静脉狭窄或闭塞，可只行经股静脉穿刺下腔静脉造影术。穿刺置管成功后应首先行下腔静脉测压，测压时必须了解近心端（或右房压）和远心端的压力数据。下腔静脉病理性高压数据是诊断和指导治疗的重要依据。

3. 经皮经肝穿刺肝静脉造影 在其他手段不能确定肝静脉是否通畅时可行此项检查。可同时行肝静脉测压和肝脏活检。此项检查有一定的危险性，技术要求高，需严格遵守其适应证，应谨慎进行，有术后出血的风险。

4. 食管钡餐造影 可确诊有无食管胃底静脉曲张，从而判断是否有门静脉高压及其程度。

5. 多排 CT 静脉成像（CTV）和磁共振静脉成像（MRV） 可以作为下腔静脉、肝静脉和门静脉系统影像学检查的手段。布-加综合征的 CTV 可表现为代偿性肥大的尾状叶压迫下腔静脉，可见下腔静脉狭窄甚至闭塞，冠状位或者矢状位重建可显示下腔静脉膜状或阶段性狭窄或闭塞，肝大、脾大、腹水及侧支静脉开放，18% ～ 53% 的病例肝静脉或下腔静脉内可见血栓形成。MRV 检查则可观察门静脉系统和下腔静脉系统。在疾病的急性期，MRI 显示肝肿大，T_1WI 呈低信号，T_2WI 呈不均等高信号，以肝脏外周明显。慢性期肝脏萎缩，纤维化，信号强度不等，T_2WI 信号强度依赖于血管及侧支循环。

六、治 疗

门脉高压 Baveno V 共识推荐的布-加综合征治疗策略与 AASLD 指南相似：①如无重大禁忌证，

对所有患者均建议抗凝治疗。既往门脉高压消化道出血并不是抗凝的禁忌证，但在治疗前应给予预防消化道再次出血的治疗；②对经皮血管成形/支架治疗效果较好的静脉狭窄应及时作出诊断并给予相应的治疗；③对不适宜行血管成形/支架置入术，以及对药物治疗效果欠佳的患者，可考虑行经颈静脉肝内门体分流术（TIPS）；④对上述治疗无效的患者，可考虑行肝移植。

（一）内科治疗

急性血栓形成的病例和大部分术前患者，均应先给予系统的内科治疗。注意个人史和家族史的询问，重视合并易栓性疾病的诊断和治疗。溶栓治疗的药物包括尿激酶、重组链激酶或重组组织纤溶酶原激活剂等，对于急性发作的病例溶栓疗法可能取得较好的治疗效果，但是溶栓治疗过程中应考虑到出血的风险。对于慢性病例，内科治疗的原则是纠正慢性的心、肝、肾等脏器的功能损害、尽可能地改善患者的一般情况，为外科治疗做准备。经积极内科治疗病情好转后，应考虑介入治疗或外科手术治疗。

根据患者的具体病情，采用各种内科方法，一般均须行保肝、强心、利尿、纠正水和电解质紊乱、纠正低蛋白血症、定期正确放腹水减轻心肺负担、预防上消化道出血、治疗肝昏迷、支持治疗等，改善全身状况。

2009 年，AASLD 指南建议：布-加综合征确诊后，要立即开始抗凝治疗。首先应用低分子量肝素抗凝，在情况允许下，改为口服抗凝药物，监测国际标准化比值（INR），使其维持在 2～3。在无抗凝治疗禁忌证或严重并发症的情况下，应维持长期抗凝治疗。接受抗凝治疗的患者存在出血风险，其原因在于有创治疗、门脉高压及过度抗凝的应用，而后者可能只是次要原因，因此，必要时降低抗凝强度的同时，应注意加强门脉高压出血的预防治疗。

由于抗凝治疗过程中出血风险高危，因此对于布-加综合征的抗凝治疗持谨慎态度。有学者评估了抗凝治疗的出血风险，随访结果提示：94 例患者平均随访 43 个月，其中 47 例患者发生了 92 次大出血；其中 40 次出血与布-加综合征的有创治疗有关，26 次为胃肠道出血。而在有记录的 49 次出血中，13 次存在抗凝过度。因此，抗凝治疗应谨慎施行。

（二）外科治疗

外科治疗是治疗布-加综合征的主要手段，可以明显降低门静脉压力，减少腹水，有效地降低上消化道出血风险，但如何能提高其远期疗效，尚需长期探索。我国布-加综合征的发病率较高，外科治疗的方法很多。原则大致为病因根治、直接减压分流、间接减压分流等。

1. 各类手术方法的简介

（1）脾-肺固定术：此为最早的治疗方法，近期效果不明显，远期效果大部分也不理想，故已很少采用。改良脾-大网膜-肺固定术对传统脾-肺固定术进行了如下改进：①将胸、腹双切口改为单一胸部切口；②增加了大网膜与肺的固定；③对曾有上消化道出血的病例，附加了贲门周围血管离断术；④对巨大脾脏行下部脾大部切除术。该手术可有效缓解门脉高压，控制或预防消化道出血、腹水及脾功能亢进，具有一定的临床价值并值得推广。有研究报道，脾-肺间有不同口径和数量不等的侧支循环形成，手术的不足是对肺功能的影响，但术后随访显示多数病例无不良感觉。

（2）经右心房手指破膜术：限于下腔静脉近右心房入口薄膜型闭塞者。随导管介入治疗的发展，现以较少使用。

（3）门脉系统-右心房（或腔静脉）分流术

1）门静脉-腔静脉分流或肠系膜上静脉-腔静脉分流术：仅适用于病变局限在肝静脉的病变，且下腔静脉通畅者。

2）肠系膜上静脉-右心房或脾静脉-右心房转流术：此术可直接解除门静脉高压，远期疗效佳。该方法为治疗较多采用的方法。

3）脾静脉-肾静脉分流术：适用于脾功能亢进者，在切脾的同时行脾静脉-左肾静脉端侧吻合，降低门脉压力效果欠佳。

4）肠系膜上静脉-颈内静脉转流术：适用于不能行右侧开胸，全身状况差及右心房转流术后二次再手术的患者。但因转流血管经胸骨后至颈静脉路径长，远期效果较差。

（4）直视隔膜切除术：需体外循环保障，此法彻底清除了病因，最符合人体正常血流动力学，也称根治矫正术。

（5）下腔静脉 - 右心房人工血管转流术：仅适用于下腔静脉近心端闭塞、肝静脉通畅且与远端下腔静脉相通者。

2. 手术适应证

（1）单纯局限性下腔静脉阻塞或狭窄的治疗

1）首先采用球囊导管扩张和必要的内支架安装。

2）经右心房手指破膜术，创伤大、疗效差，很少应用。

3）经右心房破膜与经股静脉会师式破膜扩张和内支架术。

4）下腔静脉 - 右心房人工血管转流术。

5）根治术。

（2）下腔静脉长段阻塞或狭窄的治疗

1）肠系膜上静脉 - 右心房人工血管转流术。

2）脾静脉 - 右心房人工血管转流术。

3）门静脉 - 右心房人工血管转流术。

4）肠系膜上静脉 - 颈内静脉经胸骨后人工血管转流术。

5）肝静脉流出道成形术。

（3）下腔静脉通畅而肝静脉阻塞的治疗

1）球囊扩张和内支架治疗。

2）肠系膜上静脉 - 下腔静脉人工血管转流术。

3）脾静脉 - 肾静脉人工血管转流术。

4）门静脉 - 下腔静脉人工血管转流术。

（4）肝移植：肝内小静脉广泛闭塞者、肝功能衰竭终末期、肝昏迷或继发严重肝硬化的布 - 加综合征患者，肝移植为唯一有效的治疗方法，但其手术指征的掌握需严格。肝移植术式的选择有传统式原位肝移植、传统或改良式背驮式肝移植，后者则减少了肝后下腔静脉切除的操作，且对全身血流动力学影响较小。

有文献报道表明，布 - 加综合征基础上可并发肝细胞性肝癌，目前对于其原因不甚明了，不同地区布 - 加综合征并发肝癌的发病也亦不同。Matsui 等研究表明，布 - 加综合征并发肝癌的患者，在临床表现和影像学方面与不合并肝癌者，并无明显差异，且病毒性肝炎存在与否，并不是促使这些患者发展为肝癌的主要原因。

3. 手术治疗主要并发症 包括顽固性腹水（或乳糜腹水）、人工血管血栓形成、肝性脑病、肝肾综合征、肾功能不全，应激性溃疡，出血，血胸、气胸，胸腹腔感染，肠梗阻，急性心功能不全，肺不张及感染，纵隔积液、心包积液。

布 - 加综合征病情复杂，非手术治疗死亡率高。以往被认为是罕见重症疾病，但是随着诊疗技术的发展，发现的病例也日益增多，疾病处理的方法也更趋完美，疗效满意。只要及早诊断、及早治疗，不仅可提高治愈率、减少病死率，也可明显减少住院费用。当然更理想的治疗方案，也有待血管外科的专家们在实践中不断研究改进。

（三）腔内治疗

肠系膜上静脉 - 右心房人工血管转流术和根治术等手术降低门脉压力效果确切，但是手术需开胸、开腹，手术创伤大、技术要求高。资料统计，早年手术死亡率为 8.6%，虽近年来随着手术技术的规范化，手术死亡率已明显地降低为 4.2% 左右，但患者住院时间长、康复慢且费用高。介入治疗具有微创的优势。冯留顺等报道的一组 355 例布 - 加综合征患者腔内治疗的技术成功率为 95%，并发症发生率为 2.8%。最近一项针对布 - 加综合征介入手术，历经 11 年的回顾性研究显示，一期介入开通率为 95%，一期通畅率 1 年、5 年、10 年分别为 95%、77% 和 58%。

腔内治疗方法还包括经皮肝穿刺肝静脉开通术和扩张术、经颈静脉或下腔静脉的肝静脉扩张术和支架植入术、经股静脉 - 下腔静脉逆行肝静脉再通术、经股静脉和下腔静脉置管溶栓术、经颈静脉肝内门腔静脉分流术（TIPS）等。经腔静脉及经皮肝静脉穿刺开通闭塞的肝静脉，可以有效地重建第二肝门，有效降低门脉压力，从而有效防止或控制食管胃底静脉曲张破裂出血、顽固性腹水及脾亢等症状。由于布 - 加综合征肝静脉间已形成广泛侧支循环，故只开通 1 条重要的肝静脉即可明显缓解症状。此种方法较门腔分流术更符合生理情况，避免了分流术后肝功能恶化等并发症。

TIPS 治疗布 - 加综合征具有良好的即刻开通率与有效性。但是术后再阻塞率较高，建议应用重症、无法耐受手术的病例或急症大出血病例，缓解症状的同时，可以为手术争取宝贵时间。也有文献报道，TIPS 作为肝静脉广泛闭塞型布 - 加综合征的治疗手段，具有较满意的近期疗效，并报道应用 PTFE 覆膜支架，则远期通畅率更佳。但是由于病例数较少，尚需临床验证。

1. 下腔静脉球囊扩张适应证、禁忌证及技术操作的有关问题

（1）下腔静脉介入治疗的适应证：介入治疗较手术治疗有很多的优点，但是并非所有的布 - 加综合征患者均可行介入治疗，只有具备下列条件者才可行介入治疗。

1）下腔静脉近心端不完全性膜状阻塞：隔膜有孔，静脉血流可以通过隔膜的孔隙流入右心房。扩张时导丝或导管能比较顺利地通过隔膜，完成扩张。这种病理类型为介入治疗的最佳适应证。

2）下腔静脉近心端完全性膜状阻塞：上下腔静脉对端联合造影能较正确诊断隔膜的厚度和位置。厚 1 ～ 5mm 的隔膜均可穿刺破膜扩张，隔膜越薄穿刺越方便、安全。

3）下腔静脉节段性狭窄：下腔静脉近心端的短段狭窄，狭窄段长度在 5cm 以内者，扩张或支架的效果好。

4）除以上条件外，所有病例必须具备狭窄阻塞段远端无血栓、肝静脉通畅的条件，才能选择介入治疗。若肝静脉阻塞，则介入治疗仅作为手术治疗的前期工作。

（2）下腔静脉球囊扩张禁忌证

1）下腔静脉有血栓者，有可能导致肺栓塞致残、致命。对于有较新鲜血栓形成者，可酌情先行导管溶栓治疗，但出血风险较高，需谨慎行之；并警惕肺动脉栓塞的发生。

2）下腔静脉长段狭窄，介入治疗效果差，复发率高。

3）下腔静脉先天性畸形，如下腔静脉先天性对轴不良，阻塞段的两端不在一条轴线上或下腔静脉缺如等，破膜扩张会造成严重的大出血。

对于肝段的下腔静脉狭窄者，有些病例为肝脏的尾状叶压迫所致，此时单纯行球囊扩张治疗，多效果欠佳，术中、术后很容易出现再狭窄。在此位置放置支架则容易影响肝静脉的血流，可能导致急性的肝静脉血栓形成和闭塞，而造成门静脉高压的症状急骤加重。笔者认为，虽然近年来血管腔内治疗在治疗本病方面取得了较快的发展，但是对于支架的应用还是应当谨慎。这方面的工作有待进一步临床实践。

（3）穿刺破膜扩张方法

1）Seldinger 技术穿刺进行腔静脉造影。

2）下腔静脉测压。

3）特制穿刺针破膜。

4）导丝引导进入扩张部。

5）选用 4 ～ 8mm 小球囊导管。

6）更换 18 ～ 22mm 大球囊导管。

7）手推加压法反复扩张球囊。

8）再行下腔静脉造影、测压，以检查疗效。

9）视扩张后再狭窄的程度和扩张效果，决定是否放置金属支架。关于金属支架的放置，笔者的观点是必须持十分慎重的态度。金属支架放置容易，但放置不当要取出金属支架特别困难，下腔静脉支架的长度的选择及放置的位置也很重要，特别要注意支架不要放置在肝静脉的开口部位，以免引起静脉阻塞的严重后果（图 27-1 ～图 27-5）。

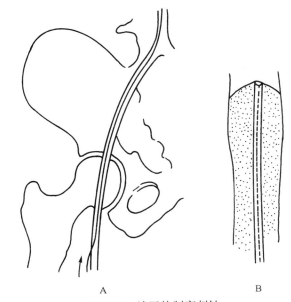

图 27-1 放置特制穿刺针
A. 股静脉穿刺成功后，插入交换导丝；B. 在导丝引导下插入特制穿刺针

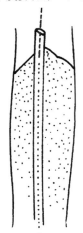

图 27-2 穿刺针
在隔膜中央刺破隔膜

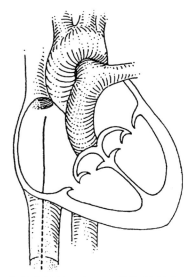

图 27-3　经穿刺孔使导丝向上，若能顺利进入上腔静脉或右心房，可行球囊破膜术

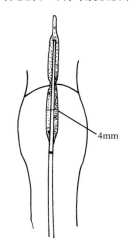

图 27-4　插入直径 4mm 小球囊导管扩张

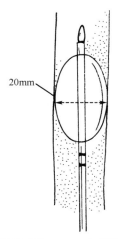

图 27-5　更换直径 20mm 大球囊导管扩张

（4）下腔静脉隔膜穿刺破膜技术要点：下腔静脉穿刺破膜、球囊扩张成形术不同于一般的球囊导管扩张术。技术要求高，穿刺破膜有一定的难度，且必须具备穿破下腔静脉大出血的急症手术能力。保证穿刺成功的关键是穿刺针尽量能到达隔膜穹隆部的中央，穿刺后交换导丝能顺利进入右心房和（或）右心室，或进入上腔静脉，证明导丝位置正确。当球囊导管通过隔膜后，经导管注入造影剂再次证实导管在下腔静脉内后方能进行扩张。

操作时应掌握以下要点：

1）使用特制 70mm 长穿刺针，针尖略钝圆，穿刺针管腔内，可通过引导导丝。

2）穿刺成功后，在导丝引导下将穿刺针送至穿刺部位，这样可以避免刺破下腔静脉的其他部位。

3）穿刺针轻轻顶住隔膜，将导丝退入穿刺针内，经隔膜中央刺破隔膜。

4）破膜成功后再将导丝向上送入，若导丝顺利进入上腔静脉或右心房，证明穿刺针在下腔静脉内。

5）经穿刺针注入造影剂，再证实穿刺无误后才能扩张。

6）导丝引导下，插入 4 ～ 8mm 小球囊至膜部扩张。小球囊导管扩张的目的是为大球囊导管顺利通过膜部创造条件。

7）更换 18 ～ 22mm 球囊导管扩张。

8）扩张成功后行下腔静脉造影及测压验证疗效。

9）必要时在破膜的狭窄部放置金属支架。

（5）下腔静脉介入治疗的主要并发症

1）扩张静脉穿孔、破裂出血、血肿形成、血胸、休克。

2）医源性动静脉瘘。

3）肺栓塞。

4）髂股、下腔静脉血栓形成。

5）心律失常、心脏压塞、急性心功能不全等心脏并发症。

6）DIC。

7）术后再狭窄、支架移位或滑脱、导管破裂、支架断裂、内膜剥脱、支架内血栓形成。

8）急性肝、肾功能不全。

9）动静脉瘘、（假性）动脉瘤。

10）肝静脉开口阻塞。

（6）介入治疗术后处理

1）卧床沙袋压迫穿刺点。

2）如无禁忌，建议术后肝素抗凝治疗，并后续酌情应用华法林抗凝。

3）为预防扩张段瘢痕再狭窄，静脉应用小剂量皮质激素。每日 1 次，应用 3 日。

（7）对介入破膜术的评估：孟庆义等对 833 例布 - 加综合征患者，行介入手术并观察得出，下腔静脉破膜开通成功率为 95.04%，肝静脉阻塞段破膜开通率约 57.73%，介入开通患者出院时肝脾明显回缩，下肢肿胀减轻，下肢静脉曲张患者术后缓解率为 91.26%。中远期随访结果提示，短段闭塞型复发率为 17.4%，长段及短段狭窄型复发率为 9.4%，隔膜型复发率为 3.7%，肝静脉狭窄或闭塞复发率为 19.6%。

对于腔内治疗是否需要同期放置支架尚存在争议，有学者推荐采用球囊扩张联合支架置入术，以降低再狭窄的发生率。也有学者建议主要采用单纯扩张法和必要时的再扩张，而不建议做支架植入术，以避免因支架在肝静脉开口处引起阻塞而导致的严重后果。笔者认为，下腔静脉或肝静脉短段膜性阻塞或节段性狭窄，且无继发新鲜血栓者，PTA 术应为首选的治疗方法。PTA 术可以反复施行，以解决再狭窄问题；支架置入术只应用于球囊扩张效果不佳且放置位置不影响肝静脉回流者。

对于合并肝静脉闭塞的病例，建议做转流手术或下腔静脉球囊扩张同时行 TIPS 手术。

2. 介入治疗的最佳适应证　下腔静脉近心端完全性隔膜状阻塞、膜状狭窄和小于 3cm 的节段性狭窄类型，阻塞部位远端无血栓形成且肝静脉为通畅者。长段狭窄者扩张效果差。

3. 注意事项

（1）避免并发症的重点之一是破膜穿刺和正确选择治疗方法。切忌在穿刺后未经造影证实的情况下，使用扩张器穿刺通道。破膜是下腔静脉阻塞介入开通术中的关键步骤，根据阻塞端的形态，选择合适的破膜穿刺方向，不仅可以提高破膜成功率，更可以减少并发症。经右心房手指破膜术，需开胸、切开心包。破膜匆忙，不易彻底破膜，穿刺破膜导管扩张成型术可多次反复进行。对于一次扩张难以成功的病例，不要急于求成，应分次逐步扩张，笔者所在医院曾有 5 例扩张两

次获成功。

（2）扩张前静脉肝素化，术中肝素盐水反复冲洗下腔静脉，以及术后长期应用血小板袪聚类药物，以防止静脉血栓形成。

（3）扩张后因心脏前负荷明显增加，容易导致心功能不全，可预防性给予强心利尿治疗。

七、布 - 加综合征的经验性手术方法

（一）肠系膜上静脉 - 右心房人工血管转流术

在各种外科治疗布 - 加综合征的方法中，肠系膜上静脉 - 右心房人工血管转流术（以下简称肠 - 房转流术）是开展最早，疗效较好，直至今日仍被血管外科医师所常用的手术方法之一。

1. 肠 - 房转流术病理生理学的理论依据　在布 - 加综合征被认为是罕见的疑难重症的年代，手术的设计者认为在病理生理方面，任何类型布 - 加综合征均因肝静脉回流受阻、肝淤血、肝大、开始发病。肝静脉压力增高，肝血窦也出现淤血，肝窦内的血浆进入肝淋巴管，使肝淋巴液生成增多，当其超过淋巴管回收能力时，从肝包膜渗入腹腔形成腹水。此种腹水蛋白含量高，且肝血窦淤血扩张，内皮层破裂，红细胞进入腹水，故腹水中可检出较多的红细胞。纤维隔膜因血液冲击所致的损伤，加重炎性反应和纤维增生，加重狭窄。炎性和纤维性变可累及下腔静脉和肝静脉的静脉壁。肝脏的充血肿胀，门静脉压力增高，脾大和脾功能亢进，并发食管静脉曲张破裂出血和肝昏迷等一系列门脉高压症的表现。肝功能损害出现一般较晚。早期可有蛋白合成障碍和凝血酶原时间延长。晚期患者因顽固腹水、消化不良、贫血、低蛋白、慢性消耗、恶病质、消化道出血、肝昏迷等可导致患者死亡。由于长期下腔静脉和肝静脉的回流障碍，回心血量明显减少，心脏缩小及大量腹水的压迫，患者常有心慌、心悸等心功能不全和呼吸困难的症状。根据这一病理生理的发展过程，术者设计了这一种解剖外途径的人工血管转流术，其目的是设想应用大口径人工血管，只要有效地引流门静脉的血流，就能降低门静脉的压力，自然也就降低了肝静脉的压力，解除了肝脏淤血。其他的一系列病理变化也就迎刃而解。

患者的症状体征消失，身体达到康复。肠系膜上静脉是门静脉的主干，相对易于解剖显露及吻合操作。下腔静脉闭塞后，要将门静脉血流经人工血管导入体循环系统，只有右心房是大口径人工血管的最佳吻合部位。高压的门静脉血流经人工血管直接流回静脉压力最低的右心房，这是人工血管作为静脉移植物而长期保持血管通畅的主要原因之一。

2. 肠 - 房转流术式的演变 经历了长期临床的实践，肠 - 房转流的术式也不断进行了演变，使其不断完美和固定。早年的肠 - 房转流术采用胸部纵劈胸骨显露右心房，以及做腹部正中切口显露肠系膜上静脉的方法。切口从胸骨上窝直达耻骨联合上方，切口太长创伤太大。右心房的显露也不太满意，吻合操作较困难。劈开的胸骨在全身肝素化的情况下易渗血不止。更大的缺点是人工血管经胸骨后至右心房，易受胸骨的压迫，影响通畅率。后改为右侧经第 4 肋前外侧开胸手术显露和操作十分方便。人工血管早年使用国产的涤纶人工血管，缺点是术中血管要预凝，血管不带外支持环受压迫后易变形。之后改为带外支持环的 PTFE 血管，血管的通畅率明显提高。除此，近些年尚有报道表明，肠系膜上静脉 - 腔静脉 - 右心房 "Y" 形人工血管转流术术后较肠腔分流、脾腔分流术式有更好的远期通畅率、生存率及门静脉压力下降改变，同时具有相对更少的术后并发症。

3. 术前检查

（1）术前必须行血常规和血液生化检查：布 - 加综合征的患者多有营养不良、伴发脾功能亢进，以及一些患者反复出现的上消化道出血，均会导致不同程度的贫血，据笔者科室统计，血红蛋白低于 10 g/L 的约占 45%、血小板少于 10×10^9/L 者占 33%、全血减少者占 7%。由于肝脏淤血导致肝功能受损，85% 以上患者的凝血酶原活动度低于 60%、GPT 和 GOT 异常者占 20%、低蛋白血症者占 80%。少数病例由于大量胸腔积液、腹水生成等，导致肝肾综合征而出现肾功能受损，占 30%。患者还可因大量腹水生成和利尿药的应用导致电解质的紊乱。

（2）B 型超声及超声心动图检查应作为常规检查：B 型超声检查可了解肝静脉和下腔静脉膈段以下的情况；测量门静脉、脾静脉和肠系膜上静脉的直径和流速，以判断是否存在门脉高压及其程度，并对术式的选择有所帮助；同时检查肝、脾脏，了解有无淤血性肝硬化和脾大，并与术后对比以评价疗效；术后还可了解人工血管的通畅情况，作为复查的主要手段；另外还可确定有无胸腔积液、腹水和髂静脉通畅情况。超声心动图不仅可检查右心房入口处下腔静脉，还可检查心脏结构和功能以指导治疗。

（3）上消化道造影：可显示食管胃底静脉曲张，间接估计和反映门脉高压的有无和程度。

（4）下腔静脉造影：是布 - 加综合征确诊、分型及确定其治疗方法的必要依据。造影时可了解下腔静脉通畅与否、病变类型、范围、程度和侧支循环的建立情况，同时需行下腔静脉测压以决定术式。下腔静脉造影不满意者需同时行上腔静脉对端造影，即上下腔静脉联合造影，多能取得满意效果。

（5）选择性肠系膜上动脉造影：其静脉期可观察肠系膜上静脉，欲行肠 - 腔或肠 - 房转流术的患者术前需争取进行此项检查，以明确手术的可能性。目前彩色超声检查多可代替之。

（6）经皮肝穿刺肝静脉造影、彩超和下腔静脉造影：对肝静脉了解不满意者，必要时需行此项检查。

（7）放射性核素肾显像检查：对少尿和生化检查发现肾功受损者需行此项检查，以明确肾功能情况。

4. 手术适应证 下腔静脉长段阻塞或长段狭窄，伴肝静脉开口阻塞类型，以及膈段下腔静脉阻塞或狭窄，伴肝静脉开口阻塞类型的布 - 加综合征患者，有门脉高压和下腔静脉高压，首选肠 - 房转流术，目的主要为解决门脉高压，治疗或控制患者的上消化道出血和顽固性腹水等，达到挽救生命的目的。

5. 手术禁忌证

（1）严重心力衰竭和肾衰竭者。

（2）全身状况异常衰弱，不能耐受手术者。

（3）凝血机制极差者。

6. 术前准备

（1）纠正低蛋白血症、水和电解质紊乱：患者因顽固性腹水常造成难以纠正的低钾及低蛋白血症。故根据病情需要可行中心静脉补钾治疗。

并在适当放腹水和利尿的基础上补充人体白蛋白。注意过多补充蛋白可引起肝昏迷。

（2）术前 7～10 天给予极化液（10% 葡萄糖溶液 500ml+15%KCl 10ml+ 普通胰岛素 12U）增加心肌能量储备，预防术后心力衰竭。

（3）术前 3～5 天停用各种抗凝及祛聚药物。

（4）腹水自家回收：此法简单、经济、有效，值得推广应用。必须连续 3 次腹水培养阴性后才可回输，并可以腹水常规和生化为评估疗效的依据。方法为腹腔穿刺用输液管虹吸密闭引流，采集在无菌瓶内，加用肝素和抗生素，两次滤网过滤后静脉回输。首次回输应不超过 500ml，患者如无不适症状可逐渐增至每次 2000～3000ml。腹水抽出体外后应尽快回输，保存时间应小于 12 小时，回输过程保证无菌。个别患者可出现过敏反应，为预防过敏必要时可小壶内加入少量激素，然后再回输腹水，术前一日应尽量放尽腹水。

（5）其他同开胸、开腹术前的常规准备，如皮肤准备、留置胃管、尿管等。

7. 麻醉　一般常用气管插管下全静脉麻醉，有条件的医院可采用双腔气管插管，便于开胸后控制右肺的萎陷，保证胸部术野满意的显露。麻醉要求上腔静脉、下腔静脉置管，随时监测上、下腔静脉压。桡动脉插管监测动脉血压。

8. 手术方法　患者取仰卧位，右肩垫枕抬高 30° 左右。取腹正中切口，切口由剑突下至耻骨上膀胱腹膜反折处，以利于显露。开腹后吸净腹水，常规探查肝、脾等腹腔脏器。以测压管穿刺胃大网膜静脉，以此来估计肠系膜上静脉压力，以决定术式和评价手术疗效，测量时需注意相加测压管至肠系膜上静脉之间的距离。如肝脏视诊、触诊情况较差，可取肝活检，用圆针 7 号丝线于肝缘行两针外楔形全层缝合，结扎后不剪线留用，用尖刀在楔形缝合区域内切除小块肝脏送检。提起横结肠及其系膜，于 Treitz 韧带右侧触及肠系膜上动脉搏动后，于动脉搏动右侧 0.5～1.0cm 处取后腹膜纵切口充分显露肠系膜上静脉起始段，由于后腹膜血供和淋巴侧支循环丰富，因长期腹水浸泡，一般后腹膜均有不同程度的充血水肿，分离时需边切开边结扎，以免术后出血和发生淋巴漏。肠系膜上静脉主干的

游离段尽量靠近胰腺下缘，周围细小分支可切断结扎，使其充分游离，便于阻断和吻合。同时取右侧第 4 肋间前外侧切口开胸，如显露不佳，可去除第 4 肋。开胸时需注意缝扎肋间动脉和创面充分止血，以免肝素化后渗血过多。开胸后使右肺萎陷，切开心包显露右心耳，注意心包创面止血，同时可行心包悬吊，充分显露右心房，以利于右心房阻断和人工血管吻合。经胸腔于右侧膈肌顶前内侧打孔，注意勿损伤膈神经，膈肌创面缝扎，以免术后淋巴漏出现而导致乳糜性胸腔积液或腹水。膈肌孔以仅够人工血管通过为宜，过大可导致术后腹水流至胸腔。以 0.5mg/kg 肝素使全身肝素化。无创钳阻断肠系膜上静脉，切开其侧壁约 2cm，必要时可行纵行梭状部分切除，以增加吻合口面积、减小吻合口张力。人工血管一般以直径 16mm 带外支持环的 PTFE 血管，用 5-0 PTFE 缝线以连续外翻缝合法行人工血管 - 肠系膜上静脉端侧吻合。吻合后人工血管内注入肝素盐水，阻断人工血管，开放肠系膜上静脉阻断，恢复其血流。横结肠系膜右侧无血管区切一小孔，人工血管经小孔置结肠后，经肝脏前通过膈肌引至右侧胸腔，注意勿使人工血管扭曲。以侧壁钳尽量多地钳夹右心房，可用两把侧壁钳交替钳夹或更换大型号侧壁钳来达到此目的。一般可先试夹右心房观察心电图无异常变化后，方可切开右心房，以 4-0 PTFE 缝线行人工血管 - 右心房端侧吻合，对右心房菲薄者，可加用涤纶垫片缝合，以防止右心房缝合处撕裂，避免吻合口出血。吻合线打结前松开人工血管钳以排气，最后撤除右心房阻断钳。值得注意的是，由于前径人工血管转流的特殊血管走向，平卧时血管的最高点在肝前，通常常规的血管排气方法不可靠。我们用两个排气针头插入最高点处的人工血管内，用一针头向血管内注射肝素盐水，将气体从另一个针头处驱赶出去，排气后拔除针头，针眼处用蚊式钳钳夹片刻，然后再以常规方法撤除各阻断钳，此法可有效地预防致命的空气栓塞。完全开放前常规静脉应用毛花苷丙 0.4mg，同时可酌情加用利尿剂防止开放后发生右心衰竭。如开放后右心房迅速明显增大，可部分钳夹人工血管，限制回心血量，待其能够代偿后再完全开放人工血管。由于静脉转流人工血管的压力低，为保证人工血管

的通畅，人工血管同肠系膜上静脉和右心房的吻合口处可缝合一个 24 号的金属避孕环，凭借金属环的弹性起到支撑吻合口的作用，以防止术后吻合口的闭合。目前市售的 16mm×30cm 的 PTFE 人工血管几乎全程带环可以支持吻合口，故无须再在吻合口缝合金属避孕环。吻合后需仔细检查人工血管全程，纠正成角、扭曲或受压。于胃网膜静脉上重复测压，来判断转流后的减压效果。酌情部分间断缝合心包或不予缝合。置入胸腔引流后，逐层关闭胸腹切口。胸腔引流管需加开侧孔，并放置于胸腔最低处，以利于术后反应性胸腔积液的引流。由于腹部切口长、患者低蛋白血症及营养不良等，腹部切口一般需减张缝合（图 27-6 ～图 27-8）。

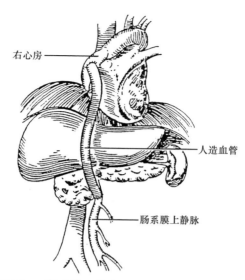

图 27-6　肠系膜上静脉 - 右心房人造血管转流术

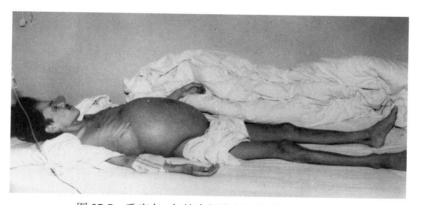

图 27-7　重症布 - 加综合征患者入院时已奄奄一息

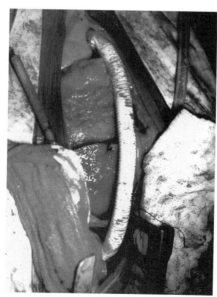

图 27-8　肠系膜上静脉 - 右心房人造血管转流术患者，
1 个月后康复出院

9. 外科治疗的技术要点和治疗体会

（1）尽管布 - 加综合征的手术方法很多，我们认为在不能行介入治疗的病例中，应用肠 - 房人工血管转流术，可有效降低门静脉的压力，人工血管的通畅率高，远期疗效好。手术切口的选择：腹部以正中绕脐切口为好；胸部一般以经右第 4 肋前外侧切口为好；若患者有严重腹水，可采用纵劈胸骨的正中切口。

（2）转流人工血管的选择：口径 14 ～ 16mm；材料以带外支持环的 PTFE 人工血管通畅率最高；缝线最好用与其相配套的 PTFE 无创缝线。

（3）长期慢性腹水的患者后腹膜水肿严重，且侧支循环丰富。特别在游离肠系膜上静脉时，用蚊式钳逐一游离结扎，步步深入。肠系膜上静脉水肿脆弱极容易出血，一旦出血，若用普通血管钳钳夹止血易造成创伤更大的出血。一般可以手指暂时压迫止血，吸引器持续吸引出血点，用准备好的 6-0 prolene 缝扎止血，或用两手指压迫出血点近、远心端控制出血后，用无创线缝扎止血。

（4）有时右心房壁菲薄，因人工血管相对较硬，吻合和牵拉时容易撕裂造成大出血，处理方法是交替更换更大型号的侧壁钳，钳夹更多的右心房，便于缝合修补，或应用持续吸引出血点再缝合修补的方法。为预防这类出血必要时可在右心房吻合口外壁加补片缝合。此外，钳夹右心房时还应注意钳夹右心房壁原则上以足够安全吻合为适度，以保证右心的回心血量，同时也可避免因过多钳夹右心房而造成冠状动脉缺血或房室传导阻滞的严重并发症。

（5）警惕血栓或气栓的发生：当腹部完成肠系膜上静脉或腔静脉与人工血管的吻合后，必须在人工血管内注入少量的肝素盐水（浓度为 100ml 盐水 +10mg 肝素），然后再将阻断钳移至人工血管上，避免人工血管的血栓形成。当右心房吻合完毕松开阻断钳前，必须在人工血管的最高处，插入针头排尽气体后，开放右心房的阻断钳。

（6）开放人工血管后，回心血量骤增，使心脏的负荷明显增加，心脏扩大。这种血流动力学的突然变化，可造成心律失常，甚至发生心搏骤停。为此在人工血管开放前 5～10 分钟常规静脉给予毛花苷丙 0.4mg、呋塞米 20～40mg，以达到强心利尿的作用。必要时术中也可采用暂时部分钳夹人工血管，控制回心血量的方法。

（7）术后应严密监测上、下腔静脉压：一般在人工血管开放后，回心血量骤增，上腔静脉压明显升高，此时应继续静脉给予毛花苷丙、呋塞米等药物强心利尿；注意输液量和速度。上腔静脉压应控制在 15mmH$_2$O 以下，高于 20mmH$_2$O 时极有可能发生急性左心衰竭。抬高床头有助于减少回心血量。

10. 术后并发症

（1）术后心功能不全、心力衰竭会不同程度的发生，只要在围手术期始终注意这一并发症随时可能发生，并及时预防，心功能是可以逐渐代偿的。

（2）术后出血二次手术可发生在吻合口、心包、胸壁静脉等处。

（3）短暂腹水或乳糜腹水仍可发生。

（4）气胸、肺不张、肺部感染等开胸术后的常见并发症，也时有发生。

（5）少数患者可能发生肝肾衰竭、肝性脑病。特别是要警惕肾衰竭，严密观察尿量，常规给予药物利尿。

（6）其他：如腹部切口裂开等。

11. 术后处理

（1）预防和治疗心力衰竭：术后应严密监测上、下腔静脉压。一般在人工血管开放后，回心血量骤增，上腔静脉压明显升高，此时应继续静脉给予毛花苷丙、呋塞米等药物强心利尿，并注意输液量和速度。上腔静脉压应控制在 15mmH$_2$O 以下，高于 20mmH$_2$O 时极有可能发生急性左心衰竭。原则上常规静脉给予毛花苷丙 0.4mg，每天 1 次，连续用至患者进食后改用地高辛 0.25mg，每天 1 次，持续应用 1～3 个月或半年。以上剂量可通过监测心率、上下腔静脉压、尿量和注意观察患者有无心力衰竭症状与体征等随时调整。床头抬高不仅可减少回心血量预防右心衰竭，还可防止腹腔积液流至胸腔。

（2）顽固性低钾血症：术中一次性丢失大量腹水和胸腔积液，故术中、术后应用利尿剂时要注意充分补钾。

（3）顽固性腹水和胸腔积液：术后虽明显降低门静脉的压力，但胸腔积液、腹水的产生要经过体内一段时间的平衡才会逐渐消退，术后除适当补液和利尿外，应根据血浆蛋白的浓度适当输白蛋白、血浆和新鲜全血，术后腹水不宜回输。

（4）预防和治疗肝昏迷和肝性脑病：对高危患者可加用精氨酸、谷氨酸制剂或乳果糖导泻。

（5）术后胸腹带的应用是必要的：患者低蛋白血症、腹水生成等是腹部切口裂开或切口疝的主要原因。

（二）下腔静脉 - 右心房人工血管转流术

迄今为止，下腔静脉 - 右心房人工血管转流术（简称腔 - 房转流术）仍是布 - 加综合征的有效的外科治疗方法之一。

1. 腔 - 房转流术病理生理学的理论依据　在病理生理方面，任何类型布 - 加综合征均因肝静脉回流受阻、肝淤血、肝大而开始发病。肝静脉压力增高，可因为肝静脉本身的阻塞造成，也可因为下腔静脉近心端的阻塞，影响肝静脉的回流所致。一种类型的病理改变，即病变在下腔静脉的近心端，而肝静脉本身无病变，也就是说肝静脉的血量仍然可以汇入下腔静脉的远心端。与肠 - 房转流术一样，用人工血管从远心端下腔静脉处将血流直接转流至右心房，这样既解决了下腔静脉高压，也解决了门静脉高压的问题。

2. 腔 - 房转流术式的演变 腔 - 房转流术式的演变是不断实践和不断演变的过程。早年的腔 - 房转流术，采用胸部纵劈胸骨显露右心房，以及腹部正中切口显露下腔静脉的方法。手术切口也是从胸骨上窝直达耻骨联合上方，切口太长，创伤太大。右心房的显露也不太满意，吻合操作较困难。劈开的胸骨在全身肝素化的情况下易渗血不止。更大的缺点是人工血管经胸骨后至右心房，易受胸骨的压迫，影响通畅率。人工血管早年使用国产的涤纶人工血管，缺点是术中血管要预凝，血管不带外支撑环受压迫后易变形。之后改为带外支撑环的 PTFE 血管，血管的通畅率明显提高。

3. 手术适应证 下腔静脉近心段长段重度狭窄或阻塞，但肝静脉通畅且开口位于阻塞段以下通畅的下腔静脉内，通畅的下腔静脉内无血栓形成，有明显的下腔静脉及门静脉高压症状。

4. 手术禁忌证

（1）严重心力衰竭、肾衰竭者。

（2）全身状况异常衰弱，不能耐受手术者。

（3）凝血机制极差者。

（4）下腔静脉内血栓形成。

5. 术前检查、术前准备、麻醉 请参阅前述。

6. 手术方法 患者取仰卧位，右肩垫枕抬高30°左右。取腹正中切口，切口由剑突下至耻骨上膀胱腹膜反折处，以利于显露。开腹后吸净腹水，常规探查肝脾等腹腔脏器。以测压管穿刺胃大网膜静脉，测量肠系膜上静脉压力，同时测量股静脉压力，以决定术式和评价手术疗效，测量时需注意相加测压管至肠系膜上静脉之间的距离。如肝脏视诊、触诊情况较差，可取肝活检，用圆针7号丝线于肝缘行两针外楔形全层缝合，结扎后不剪线留用，用尖刀在楔形缝合区域内切除小块肝脏送检。提起横结肠，自小肠系膜右侧和十二指肠水平部下方切开后腹膜，或经升结肠外侧切口，将升结肠和输尿管推向左侧，自腹膜后显露

下腔静脉前侧壁长达4～6cm，必要时结扎和切断一、二支腰静脉，以利于置钳和吻合。由于后腹膜血供和淋巴侧支循环丰富，因长期腹水浸泡一般后腹膜均有不同程度的充血水肿，分离时需边切开边结扎，以免术后出血和淋巴漏。同时取右侧第4肋间前外侧切口开胸，如为女性患者可将皮肤切口沿右乳下缘切开，略分离乳腺后组织并向上牵引右侧乳房便可到达第4肋间平面，如显露不佳可去除第4肋。开胸时需注意缝扎肋间动脉和创面充分止血，以免肝素化后渗血过多。开胸后使右肺萎陷，切开心包显露右心耳，注意心包创面止血，同时可行心包悬吊，充分显露右心房，以利于右心房阻断和人工血管吻合。经胸腔于右侧膈肌顶前内侧打孔，注意勿损伤膈神经，膈肌创面缝扎以免术后淋巴漏出现而导致乳糜性胸腔积液和腹水。膈肌孔以仅够人工血管通过为宜，过大可导致术后腹水流至胸腔。应用 0.5mg/kg 肝素使全身肝素化。无创侧壁钳阻断下腔静脉，切开其前侧壁约2cm，必要时可行纵行梭状部分切除，以增加吻合口面积、减小吻合口张力。人工血管一般以直径 16mm 带外支撑环的 PTFE 血管，用 4-0 PTFE 缝线以连续外翻缝合法行人工血管 - 下腔静脉端侧吻合。吻合后人工血管内注入肝素盐水，阻断人工血管，开放下腔静脉阻断，恢复其血流。横结肠系膜右侧无血管区切一小孔，人工血管经小孔置结肠后，经肝脏前通过膈肌引至右侧胸腔，注意勿使人工血管扭曲。以侧壁钳尽量多地钳夹右心房，可用两把侧壁钳交替钳夹或更换大型号侧壁钳来达到此目的。一般可先试夹右心房观察心电图无异常变化后，才可切开右心房，以 4-0 PTFE 缝线行人工血管 - 右心房端侧吻合，对右心房菲薄者，可加用涤纶垫片缝合，以防止右心房缝合处撕裂，避免吻合口出血。吻合线打结前松开人工血管钳以排气，最后撤除右心房阻断钳。值得注意的是由于腔 - 房人工血管转流的特殊血管走向，平卧时血管的最高点在肝前，通常常规的血管排气方法不可靠。我们用两个排气针头插入最高点处的人工血管内，用一个针头向血管内注射肝素盐水，将气体从另一个针头处驱赶出去，排气后拔除针头，针眼处用蚊式钳钳夹片刻，然后再以常规方法撤除各阻断钳，此法可有效地预防致命的空气栓塞。完全开放前常规

静脉应用毛花苷丙 0.4mg，同时可酌情加用利尿剂防止开放后发生右心衰。如开放后右心房迅速明显增大，可部分钳夹人工血管，限制回心血量，待其能够代偿后再完全开放人工血管。由于静脉转流人工血管的压力低，为保证人工血管的通畅，人工血管同下腔静脉和右心房的吻合口处可缝合一个 24 号的金属避孕环，凭借金属环的弹性起到支撑吻合口的作用，以防止术后吻合口的闭合。目前市售的 16mm×30cm PTFE 人工血管几乎全程带环可以支持吻合口，故无须再在吻合口缝合金属避孕环了。吻合后需仔细检查人工血管全程，纠正成角、扭曲或受压。于胃网膜静脉上及股静脉重复测压，来判断转流后的减压效果。酌情部分间断缝合心包或不予缝合。置入胸腔引流后，逐层关闭胸腹切口。胸腔引流管需加开侧孔，并放置于胸腔最低处，以利于术后反应性胸腔积液的引流。由于腹部切口长，患者低蛋白及营养不良等腹部切口一般需减张缝合。

（三）布 - 加综合征根治术

布 - 加综合征根治术即直视下切除或矫正肝静脉、下腔静脉腔内病变，直接解除局部血管的狭窄闭塞，恢复正常解剖结构，使门静脉、下腔静脉淤积的血液顺利流回心脏，从而解除下腔静脉和门静脉高压。布 - 加综合征根治术能够良好地显露下腔静脉，直视下彻底清除病变：下腔静脉隔膜、肝静脉隔膜、下腔静脉血栓等。因此是最符合生理的手术方式，与转流术式相比较，避免或减轻术后肝性脑病或肝昏迷等的发生。

根治术式包括单纯隔膜切除术、病变切除加下腔静脉补片扩大成形术、下腔静脉闭塞段切除加人工血管移植术、肝静脉闭塞段切除加重建术等。随着腔内技术的发展，根治性手术的适用范围明显减少，但对于隔膜型或短段闭塞的病变或合并血栓形成且溶栓治疗无效、腔内治疗失败或复发者（隔膜型或短段闭塞）、下腔静脉长段闭塞（如长段机化血栓或新鲜血栓形成），以及小儿病例，则以直接行病变根治性切除为最佳，对于下腔静脉隔膜和肝静脉隔膜同样也可作为施行指征。

布 - 加综合征根治手术经典入路多采用胸腹联合切口，其优点是显露充分，但创伤较大。有报道表明，经右侧开胸，沿心包、膈肌游离下腔静脉、肝静脉，创伤较小。也有报道表明，经正中开胸深低温停循环行根治性手术。经腹腔入路、翻肝在非体外循环直视下布 - 加综合征根治术，其优势在于对全程下腔静脉的显露，尤其对肝静脉及第三肝门处的侧支静脉显露良好；但是在翻肝时创伤较大，且容易损伤膈下的曲张静脉，出血较多。

对于下腔静脉和侧支血管的显露，可先打开心包显露出心包段下腔静脉，然后切开膈肌裸区沿下腔静脉走行向下游离，到肝段时先暂停游离，再打开膈肌游离出肾静脉开口之上的下腔静脉段，最后从上下两端向中间游离与肝脏连接最紧密的肝段下腔静脉，此时再游离肝段下腔静脉较为容易。

控制肝静脉的方法包括：①深低温停循环辅助手术。可获得无血的清晰术野，但对于全身的影响，尤其是凝血机制影响较大，目前较多应用。②常温体外循环辅助手术。也可以获得比较清晰的术野，但体外循环辅助同样对全身的影响较大。③分离、显露并控制肝静脉。由于侧支血管丰富、静脉压力高和局部解剖关系复杂，分离和显露肝静脉很困难，损伤大，临床上应用较少。④非体外循环下球囊阻断肝静脉。可以选择内转流管或单纯球囊导管，可以有效地阻断肝静脉，简化了手术操作，适用于病变只累及下腔静脉且肝静脉通畅的病例；在行肝静脉置管时出血较多，需要洗血球机（cell-saver）自体血液回输装置辅助；虽然阻断导管会稍影响局部操作，但多可以获得清晰的术野；术中还可选择下腔静脉远心端球囊阻断，以简化手术操作和减少损伤；以及右心房插管血液回输，以提高手术的安全性。此方法较深低温停循环或体外循环辅助手术，对全身的创伤较小。

随着高科技技术在医学上的不断应用，腔内治疗技术近年来不断完善，血管扩张成形及支架置入术的应用越来越广。从而使以前许多需外科手术治疗的病例可以选择腔内治疗，如绝大多数下腔静脉肝段或肝后段闭塞或狭窄者等。但在下腔静脉内有血栓形成、肝静脉完全闭塞、下腔静脉长段狭窄或闭塞等情况下，肠 - 房、腔 - 房人工血管转流术作为经典的手术方法，仍有其不可替代的作用。肠 - 房、腔 - 房人工血管转流术可以有效地治疗门脉高压，与根治术相比较，具有操作较简单、安全性较高的优点，仍是治疗布 - 加综合征最可靠、最有效的治疗方法之一。根治术的适应证较窄，改良的根治术较经典的根治术创伤小、出血少、疗效佳，但对手术技术要求高。

布 - 加综合征的治疗应遵循个体化治疗原则，同时应该加强基础研究，以提高治疗的远期通畅率。

（吴庆华　刘晓兵）

第五节　门静脉高压症

门静脉高压症简称门脉高压症或门脉高压，不是一种单一疾病，而是一组临床综合表现。

在各种病因作用下，门静脉系统的血流受阻和（或）血流量增加、血管舒缩功能障碍，引起门静脉及其属支的压力持续增高，最终导致脾大、门腔侧支循环形成和开放及腹水形成等三大临床表现。

一、门静脉的局部解剖

（一）门静脉主干及其属支

1.门静脉主干　成人门静脉主干长 4 ～ 8cm，内径 1.0 ～ 1.25cm，在门静脉高压症时，内径可扩大至 1.5 ～ 2.0cm。门静脉由肠系膜上静脉和脾静脉汇合而成，汇合处相当于第 2 腰椎平面偏右侧，即胰头和胰体交界处的后方，然后向右上方斜行，进入肝十二指肠韧带内，在肝固有动脉和胆总管的后方上行至肝门，分成门静脉左、右两支，分别进入肝的左、右叶。在肝内反复呈树状分支，越分越细，最后汇入肝窦。与相伴肝固有动脉分支血流一起，共同经肝细胞后，汇入肝小叶间静脉，然后分别汇集成肝左、肝中、肝右静脉，最后形成一主干，注入肝上下腔静脉。门静脉主要收集食管下段、胃肠道、胰、脾、胆囊血液入肝，占肝脏血流供应的 70% ～ 80%，肝动脉仅占 20% ～ 30%。

2.门静脉的属支

（1）肠系膜上静脉：是门静脉中最大的属支，位于肠系膜上动脉的右侧，经肠系膜根部上行，在胰头后方与脾静脉汇合而成门静脉。肠系膜上静脉主要收集胃网膜右静脉、结肠中静脉、结肠右静脉和回结肠静脉的血液。结肠右静脉与胃网膜右静脉先行汇合，汇合支称为胃结肠干（Henle 干），然后注入肠系膜上静脉。一般将 Henle 干和回结肠静脉开口处之间的一段肠系膜上静脉称为外科干。外科干一般长度在 2cm 以上，位于十二指肠水平部的前面，其旁有肠系膜上动脉，借搏动可以找到外科干，以便施行肠系膜上静脉与下腔静脉之间的分流术。

（2）肠系膜下静脉：与肠系膜下动脉伴行，向右上行走在胰头后方，注入脾静脉。也有直接注入肠系膜上静脉或门静脉汇合处的，肠系膜下静脉收集结肠左静脉与直肠上静脉的血流。

（3）脾静脉：在脾门处，由上、下极脾静脉汇合而成，于胰的后方向右行走，有脾动脉伴行，随即有胃短静脉、胃网膜左静脉和 3 ～ 6 支胰腺静脉小分支汇集，然后与肠系膜上静脉汇合成门静脉，脾静脉收集脾、胰及部分胃和结肠的血流。

（4）胃左静脉：也称胃冠状静脉，沿胃小弯与胃左动脉伴行，向右行走于小网膜内，然后注入门静脉，有时也注入脾静脉。胃左静脉在贲门区与注入奇静脉、半奇静脉的食管静脉有吻合支相通。

（5）胃右静脉：也称幽门静脉，沿胃小弯与胃右动脉伴行，行走于小网膜内，在幽门附近注入门静脉。幽门静脉在外科手术中是胃与十二指肠的明显分界标志。

（6）胆囊静脉：收集胆囊壁的血液后，直接注入门静脉或门静脉右支。

（7）附脐静脉：起于脐周静脉，呈数条小静脉沿肝周圆韧带内行走，与门静脉左支相通。

3.门静脉系统的特点

从解剖学观点看，有如下三大特点：

（1）始末两端都为毛细血管，近端为胃、肠、胰、脾的毛细血管网，远端为肝小叶的毛细血管网（肝窦）。

（2）腔内无静脉瓣，血液极易受远端压力影响而产生逆流。

（3）门静脉与腔静脉系统之间，正常时有侧支相通，当门静脉高压症时，这种侧支就大为扩张，形成丰富的侧支循环，可以使高压的门静脉内血流注入腔静脉系统。

（二）门静脉的侧支循环

门静脉的侧支主要有 4 支。

1. 胃底食管下段的侧支循环 门静脉经胃冠状静脉、胃短静脉、胃后静脉等，在胃底、贲门部、食管下段等部位与上腔静脉的奇静脉、半奇静脉相通，形成最重要的侧支循环。因此处距门静脉和上腔静脉主干较近，压力差大，容易发生严重的静脉曲张，且此处黏膜易受胃液的侵蚀，极易导致破裂，而发生大出血。

2. 直肠下端肛管的侧支循环 门静脉经肠系膜下静脉、直肠上静脉，与直肠下静脉、肛管静脉相通，流入下腔静脉。在门静脉高压症时，此处静脉曲张形成团块，即为痔，可发生便血。

3. 前腹壁侧支循环 门静脉经脐旁静脉与腹壁上、下静脉吻合形成侧支，分别流入上、下腔静脉。在门静脉高压症时，脐周与上腹壁的静脉曲张，称为"海蛇头"，明显可见。

4. 腹膜后侧支循环 肠系膜上、下静脉在后腹壁的许多小属支，与腰静脉、肋间后静脉、膈下静脉、肾静脉、精索内（卵巢）静脉的小属支相吻合，流入上、下腔静脉，形成 Retzus 静脉丛，可在腹膜产生明显的类似葡萄酒色痣样斑，在门静脉高压时，易出血。

近来，由于普遍采用硬化剂栓塞注射阻断门体的头向侧支，以治疗食管曲张静脉出血，从而促进了门体尾向侧支开放，导致十二指肠、结肠、直肠、小肠静脉发生曲张称为异位曲张静脉侧支，以十二指肠球部最为明显。

食管胃底曲张静脉破裂出血部位是研究的重点。据 Spence 经显微显像研究证明，食管曲张静脉发生出血多在食管下段末 3～5cm 处，该处曲张静脉位于黏膜固有层中，其数量和面积均超过食管其他部位和胃底，且后两者的曲张静脉位于黏膜下肌层与肌层间。内镜可见樱红点、红斑、血窦点和弥漫性黏膜损害，即是出血好发部位，位于食管下段 3～5cm 处。

二、病　　因

门静脉系统血流阻力或流量增加，都可以引发门静脉高压症，但以各种肝硬化为多见，约占

80%。目前，在我国大多数原因为各种病毒性肝炎；在南方过去血吸虫在某些地区流行，一度占导致肝硬化的主因，现已明显减少，近来酒精性肝硬化却日趋增加，其他原因比较少见（表 27-3）。

表 27-3　门静脉高压症的病因

类型			病因
机械性	肝内	窦前型	血吸虫病（我国多见）、胆汁性肝硬化
		窦后型	各种慢性肝炎（我国主要）、药物中毒性、酒精性肝炎（国外主要）
		窦旁型	急性肝病（如急性暴发性肝炎、重症肝炎、急性酒精性肝炎、妊娠脂肪肝）
		先天性	儿童先天性肝纤维化
		代谢性	肝豆状核变性（Wilson 病）
		肿瘤	原发性或转移性肝恶性肿瘤、肝良性肿瘤、各种血液病（淋巴瘤、慢性白血病）、肝包虫病
	肝外	门静脉血流受阻	门静脉炎、门静脉栓塞、门静脉外肿块或肿瘤压迫、腹腔粘连、外伤、后膜质纤维化、胰源性（胰腺炎、胰腺肿瘤）压迫肝静脉下腔静脉血流受阻（布 - 加综合征）、心包炎、心肌痛、心脏瓣膜病
功能性			肝内外未见门脉受阻（Banti 综合征） 肝功能损害时，排出过量的液体物质，如胰高血糖素、促胃液素、血管紧张素、雌激素等使内脏血液处于高动力状态

三、分　　类

根据引起门静脉血流受阻原因的原发病病理变化和部位，门静脉高压症可以分为肝外、肝内和特发性 3 种。

（一）肝外门静脉高压症

肝外门静脉高压症的特点是肝脏本身并无原发病变，根据发生梗阻病变所在部位，可以分为肝前型和肝后型两种。属于肝外型的原发病因见表 27-3。

（二）肝内门静脉高压症

根据肝内门静脉血流受阻和肝窦的关系，可分为窦前、窦后、窦旁等类型。

1. 窦前型 在我国最常见为血吸虫病引起的纤维化。由于虫卵沉积、阻塞了肝窦前的肝小叶间汇管区的门静脉小分支，使门静脉血流受阻，

压力升高，此时，肝硬化尚未形成。到了晚期，才因门静脉小分支内膜炎及其周围的纤维化和肉芽肿，继发肝细胞营养不良，肝小叶萎缩及肝细胞结节再生，逐渐形成肝硬化，所以肝功能损害在早期相对较轻，预后较好。胆汁性肝硬化（原发性、继发性）也可引起窦前型门静脉高压症。

2. 窦后型　主要是各种慢性肝炎病变长期过程中造成肝细胞受损，肝小叶内纤维组织增生，以及肝细胞结节再生形成的肝硬化，并且常会引起肝癌。肝硬化使肝窦和小肝静脉受压、扭曲、闭塞，使门静脉压力增加。其次是正常时，位于肝小叶汇管区门静脉小分支和肝动脉小分支之间的吻合支是不开放的，在门静脉高压时却大量开放，使高压力的肝动脉血流涌入门静脉小分支内，进一步使门静脉压力升高，此型的特点是肝硬化发生在前，肝功能受损因而较重，酒精性肝硬化也属此型。

3. 窦旁型　主要发生在各种急性肝病期，如急性重型肝炎（暴发性肝炎），重症肝炎，急性酒精性肝炎，妊娠脂肪肝等，均可致肝细胞坏死、肿胀、脂肪变性压迫肝窦引起门静脉高压症。临床上主要表现为脾肿大、腹水，其病理改变属可逆性，极少并发食管静脉曲张和破裂出血等。

4. 儿童肝硬化门静脉高压症　目前医学界对儿童肝硬化门静脉高压症的发病机制，主要有以下两种观点：第一是阻力学说，由于多项研究表明，肝硬化门静脉高压症患者的血流量和门静脉直径明显高于正常人，血流速度低于正常人，因此认为肝阻力是导致门静脉高压的重要原因之一。第二是血流动力学异常学说。通过对肝硬化门静脉高压症的大鼠研究发现，活化的肝星状细胞（HSCs），通过分泌大量Ⅳ型胶原和层粘连蛋白，形成肝窦内皮下基底膜，以及因过度表达平滑肌肌动蛋白而收缩能力增强，由此导致肝窦阻力增加和门静脉高压形成。

（三）特发性门静脉高压症

特发性门静脉高压症是由于脾静脉狭窄或梗死，而导致的左侧门静脉高压症（left-sided portal hypertension，LSPH），是区域性门静脉高压症，占全部门静脉高压症的4%～5%，形成LSPH的根本原因是脾静脉闭塞，急、慢性胰腺炎和胰腺肿瘤是引起脾静脉闭塞的主要病因，尤以慢性胰腺炎为LSPH最主要的病因。胰腺疾病引起LSPH的特征性改变是胃网膜静脉扩张。Moosa等分析了144例孤立性脾静脉血栓患者，胰腺炎占60%，而胰腺肿瘤占13%。以慢性胰腺炎为例，引起LSPH的可能机制，包括胰腺水肿或胰腺假性囊肿压迫脾静脉，炎症直接侵蚀脾静脉导致血管内皮受损，管壁增厚，管腔狭窄，脾静脉血栓形成。胰腺疾病并非LSPH的唯一病因，其他病因还包括腹部手术史、转移性肿瘤、脾动脉瘤、腹膜后脓肿等。

四、临床表现和特殊检查

（一）临床表现

各类门静脉高压症的共同表现是脾肿大、呕血和腹水，称为三联症，也有再加肝性脑病，称为四联症。

1. 脾肿大　正常脾触诊不能扪及，门静脉血流受阻或血流量增加，都可引起充血性脾肿大，而长期脾窦充血，可逐渐诱发脾内纤维组织增生和脾髓细胞再生，可增加肿大程度。脾肿大时，可在左肋缘下摸到，程度不一，常可平脐，也可达脐下到盆腔。早期，质软而活动，到了晚期，则变硬，周围发生粘连，纤维性粘连者，呈束状，疏松，易于分离，而血管性粘连呈片状，血管致密，难于游离，对手术切脾造成很大困难。肿大脾有程度不同的功能亢进，脾越大，功能亢进越重，如白细胞计数可降至 $3×10^9/L$ 以下，血小板计数常减至 $7×10^9/L$，也可出现贫血。

2. 呕血　呕血主要是由于食管下段、胃底静脉曲张破裂出血，表现为上消化道出血或（和）下消化道便血，发生率占60%左右。这是由于门静脉血流在肝内受阻，反流取道胃左静脉（冠状静脉），造成交通支广泛的开放、扩张、扭曲，形成曲张静脉。当咳嗽、呕吐、用力撑物或排便突然腹压升高等时，均可以引起食管下段和胃底静脉破裂，加以肝功能损害所致的凝血机制不良和脾功能亢进所致的血小板减少，所以大出血常不易止住，死亡率高达25%，且易短期内复发。大出血时可因肝组织缺氧，导致肝昏迷。

门静脉高压症发生呕血也可来自胃黏膜病变，在胃镜下可见胃黏膜糜烂，严重者出现小溃疡和弥漫性点状出血，临床可以表现为上消化道大出血，发生率占 21% ～ 50% 不等，也可表现为慢性隐匿性出血。

3. 腹水 在门静脉系统静脉压增加的同时，都存在着因肝硬化功能损害引起的低蛋白血症，血浆胶体渗透压下降，促使液体从肝、肠、腹膜渗出而形成腹水。窦前型腹水主要来自肝外门静脉系统的淋巴漏出液，蛋白质含量较低，而窦后型腹水，蛋白质含量较高，是源于肝表面的漏液。少量腹水可在患者排尿后，在膀胱区叩出浊音，中度腹水一般情况下可叩出移动性浊音，大量腹水时出现蛙腹征。必须认识，腹水不单纯是门静脉高压症的表现，而顽固性腹水则表明肝功能的严重损害，是手术的禁忌证。

4. 肝性脑病 最早表现为性格改变，随之而来是行为改变，如反应迟钝、白天思睡、夜间兴奋等，以后逐渐发生智能改变，如时间空间概念不清，说话颠三倒四，答非所问，更不能计数等。患者同时出现肝臭，即表示已接近昏迷状态，最后发生意识障碍、昏睡不醒而进入全昏迷。肝性脑病也可以急性诱发，常见诱因有一次进大量高蛋白饮食、服损害肝脏药物、强烈利尿或大出血后、输入陈旧库血、便秘等。

（二）特殊检查

其目的：①诊断是否存在门静脉高压并查明其原因；②有门静脉高压症时，须进一步诊断肝硬化分期、肝功能受损害程度和有无并发食管胃底静脉曲张；③判断患者对手术的耐受力；④综合病因、病变程度、肝硬化肝功能情况和患者全身情况，选择手术和手术时机。

1. 肝功能分级 国际上通用的是 Child 分级（表 27-4）。

表 27-4　肝功能 Child 分级

指标	A 级	B 级	C 级
血清胆红素（mg/dl）	< 2.0	2.0 ～ 3.0	> 3.0
（μmol/L）	< 34.2	34.2 ～ 51.3	> 51.3
血浆白蛋白（g/L）	> 35	30 ～ 35	< 30
腹水	无	易控制	难控制
脑病	无	轻	重、昏迷
营养状态	优	可	差、衰竭

1973 年，Pugh 将 Child 分级改为计分方式，可用来评价肝功能：A 级 5 ～ 6 分，B 级 7 ～ 9 分，C 级 10 ～ 15 分（表 27-5）。

表 27-5　肝功能 Child-Pugh 分级与计分

指标	1 分	2 分	3 分
血清胆红素（mg/dl）	1 ～ 2	2 ～ 3	3
血清白蛋白（mg/dl）	3.5	2.8 ～ 3.5	< 2.8
腹水	无	轻	中度以上
肝性脑病（级）	无	I 或 II	III 或 IV
凝血酶原时间延长（s）	1 ～ 3	4 ～ 6	> 6
（凝血酶原活动度 %）	（> 50）	（30 ～ 50）	（≤ 30）

我国肝功能分级：我国主要是肝炎后肝硬化，与国外酒精性肝硬化不同。为此，1983 年，中华医学会外科分会在武汉制定了我国门静脉高压症肝功能分级标准（表 27-6）。

表 27-6　我国门静脉高压症肝脏功能分级

指标	分级标准		
	I	II	III
血清胆红素（mg/dl）	< 1.2	1.2 ～ 2.0	> 2.0
血清白蛋白（g/L）	≥ 35	26 ～ 34	≤ 25
凝血酶原时间延长（s）	1 ～ 3	4 ～ 6	> 6
GPT（U）			
金氏法	< 100	100 ～ 200	> 200
赖氏法	< 40	40 ～ 80	> 80
腹水	无	少量，易控制	大量，难控制
肝性脑病	无	无	有

2000 年，Michael Malinchoc 提出终末期肝病评分（model for end-stage liver disease，MELD）。MELD 评分公式为 9.6×ln[肌酐（mg/dl）]+3.8×ln[胆红素（mg/dl）]+11.2×ln（INR 国际标准化比率 +6.4）

2. 化验检查 主要是肝、肾、凝血机制检测，通常应用的具体项目有三大常规（血、尿、便），乙型肝炎三系（HBsAg、抗 HBs、HBeAg、抗 HBe、抗 HBc-IgM）、黄疸指数，胆红素，胆固醇，血清蛋白电泳，白蛋白，球蛋白，麝香草酚浊度，硫酸锌浊度，碱性磷酸酶，谷丙转氨酶，谷草转氨酶，血氨、钾、钠、氯、钙、锌、铜、铁浓度，甲胎蛋白（AFP），血糖，尿素氮，肌酐，二氧化碳结合力，出、凝血时间，血小板计数，凝血酶原时间，纤维蛋白原，凝血相及糖耐量，磺溴酞钠（BSP）、吲哚氰绿（ICG）试验等。

3. 超声和 CT 等检查　超声和 CT 等检查均可观察肝脏、脾脏的大小及病变的程度，测量门静脉主干及主要分支和肝动脉的直径，腹水的程度。彩色多普勒超声可观察肝内血管走行及分布，测量肝动脉、门静脉、脾静脉、肠系膜上静脉和胃冠状静脉的直径、血流速度及血流量；还可了解是否有肝前型门静脉高压症存在，如门静脉血栓或海绵样病变等，为分流术提供参考依据。CT、MRI 都可观察肝硬化的大体病理形态改变，以及其合并症如脾大、腹水、侧支循环情况。磁共振门静脉造影（MRP）能清晰地显示门静脉、肝静脉、脾静脉、下腔静脉及其相互关系。

4. X 线吞钡检查　一般将食管静脉曲张分三度。

（1）轻度：食管曲张静脉限于食管下段，黏膜皱襞增宽，稍有凹凸不平或迂曲，管腔边缘呈现不平整，常可见多发性小凹陷或锯齿状边缘，钡剂能顺利通过。

（2）中度：曲张静脉累及食管中下段，静脉增粗、扭曲，突入管腔内，正常平行黏膜消失，可见小圆形或环状透亮区，串珠状充盈缺损，钡剂排空稍有延迟。

（3）重度：曲张静脉累及全食管，明显扩张，腔内出现大小不等的圆形、环形或囊状的充盈缺损，犹如虫蚀状，食管收缩力减弱，钡餐排空明显延迟。

5. 纤维食管、胃镜检查　日本门静脉研究会1979 年规定诊断标准（表 27-7）。

表 27-7　食管静脉曲张内镜诊断标准

判断因素	符号	分级
颜色	C	CW 白色
		CB 蓝色
黏膜红色	RC	RC（−）黏膜未发红
		RC（＋）黏膜发红
		1. 蚯蚓样
		2. 樱桃红（＋）（＋＋）（＋＋＋）
		3. 血疱（＋）（＋＋）（＋＋＋）
		4. 弥漫发红
形态	F	F₁ 线状蛇形
		F₂ 串珠状
		F₃ 结节状

续表

判断因素	符号	分级
部位	L	L₁ 限于下端
		Lm 达中段
		Ls 达上段
		Lg 有胃底静脉曲张
食管炎	E	有糜烂、血苔

6. 肝血管造影　可以直接动态观察与了解肝脏血流情况。

（1）肝动脉造影：分为 4 度。1 度：肝内动脉稍有狭窄；2 度：肝内动脉出现轻度屈曲，肝固有动脉增粗；3 度：肝内动脉中度扭曲，肝固有动脉扩张，肝缩小；4 度：肝内动脉重度屈曲，肝明显缩小，肝固有动脉变细。

（2）脾门静脉造影：也可分为 4 度。1 度：造影剂全部流入肝脏，门静脉系统充盈良好；2 度：造影剂入肝受限，部分流入侧支循环；3 度：造影剂流入肝受阻，大部分造影剂流入侧支；4 度：造影剂全部流入侧支。选择性经股动脉插管做腹腔动脉或肠系膜上动脉造影可显示静脉相，但可因摄片时间掌握不佳，而致门静脉显影不满意。20 世纪 80 年代以来开展的数字减影血管造影（DSA）能通过微机进行图像处理，使图像分辨率增强。这样，DSA 能顺序连续显示动脉相、毛细血管相和静脉相（门静脉、脾静脉、肠系膜及曲张的胃冠状静脉），并清楚地观察造影剂在门静脉内流动的动态情况，对鉴别门静脉高压症的类型、明确出血的部位，以及诊断门静脉疾病很有帮助。

7. 肝血流动力学指标评价　血流动力学研究的结果证实，门静脉向肝血流越少，离肝血流越多，肝脏的代偿能力越差，手术后死亡率越高，肝功能衰竭或肝性脑病（分流术后）发生率越高，远期生存率越低。

（1）Warren 分期（表 27-8）：Ⅰ 期，肝硬化属早期，肝功能尚正常。Ⅱ 期，全肝血流量中度下降，肝功能代偿较好。Ⅲ 期，门静脉血流量是

表 27-8　Warren 肝血流动力学分期

血流动力学指标	Ⅰ 期	Ⅱ 期	Ⅲ 期
P_{WHV}（kPa）	＜ 2.0	2.0 ～ 2.7	＞ 2.7
P_{FP}（kPa）	＜ 2.0	2.0 ～ 2.7	＞ 2.7
P_{HOP}（kPa）	＜ 1.3	1.3 ～ 2.7	＞ 2.7
P_{MP}（kPa）	＞ 1.3	0.5 ～ 1.3	＞ 0.5

注：P_{WHV} 为肝静脉楔压；P_{FP} 为自由门静脉压；P_{HOP} 为肝侧门静脉闭塞压；P_{MP} 为肝门静脉最大灌注压。

离肝的，肝窦血流灌注主要由肝动脉供给。

（2）Smith 分期：Ⅰ期，门静脉灌注良好。Ⅱ期，门静脉灌注受限，但肝动脉灌注良好。Ⅲ期，门静脉与肝动脉灌注均明显减弱（表 27-9）。

表 27-9　Smith 分期

血流动力学指标	Ⅰ期	Ⅱ期	Ⅲ期
估计全肝血流量 K 值（EHBF）	> 16%	12% ~ 16%	< 12%
脾内压（P_S）（mmH$_2$O）	< 350	350 ~ 450	> 450
门静脉血流（PVF）	0 ~ 1 级	1 ~ 2 级	2 ~ 3 级
P_{WHV}（mmH$_2$O）		< 200	200 ~ 300	> 300
P_{FP}（mmH$_2$O）		< 350	350 ~ 400	> 400
P_{MP}（mmH$_2$O）		> 175	50 ~ 175	< 50
肝动脉血流 / 门静脉血流（HAF/PVF）		< 0.5	0.5 ~ 1.0	> 1.0

注：K 值为每分钟全肝血流量占每分钟心排血量的百分率。

五、药　物　治　疗

目前关于门静脉高压症的发病机制主要包括两种主流学说，即"后向血流学说"和"前向血流学说"。"后向血流学说"认为肝脏微循环障碍引起门静脉血液回流受阻是导致门静脉高压症的始动因素；"前向血流学说"认为门静脉高压症形成后全身扩血管物质，如一氧化氮、前列环素等代偿性增加引起外周血管扩张，机体处于高动力循环状态，门静脉血流量增加导致门静脉的压力持续增高，它是维持和加重门静脉高压症的主要机制。因而，降低门静脉压力的药物可以分为两大类：以"后向血流学说"为基础，降低门静脉血流阻力的血管扩张药物；以"前向血流学说"为基础，降低内脏血流的血管收缩药物。

1. 血管扩张药物

（1）硝基类扩血管药物：硝酸甘油，异山梨醇 -5- 单硝酸盐是一类通过血管平滑肌内含氮氧化物介导的扩血管药物。大剂量硝化甘油直接扩张侧支血管和门静脉肝血管床，使门静脉阻力下降，门静脉压力降低；小剂量硝化甘油以扩张静脉为主，使心房压降低，反射引起内脏血管收缩，使进入门静脉的血流减少。从而降低门静脉压力。

（2）钙通道阻滞药：目前这类药物临床常用的有维拉帕米和硝苯地平，其作用机制主要是抑制成纤维细胞和血管平滑肌细胞的收缩，使外周血管及

肝内外门静脉血管阻力降低，从而降低门静脉压。

（3）利尿剂：临床常用的是螺内酯，肝硬化患者外周血管扩张，血容量增加，这是门静脉高压症持续存在的重要因素，而且是高动力循环综合征的重要发病机制，而螺内酯则可以通过降低血容量从而达到降低门静脉压力的目的。

2. 血管收缩药物

（1）垂体后叶素（vasopressin，VP）及其衍生物：VP 作用机制主要包括直接收缩内脏血管床的小动脉和毛细血管前括约肌，增加毛细血管前阻力 / 毛细血管后阻力比值，收缩肝动脉，使肝动脉流量减少，肝窦内压暂时下降，使门静脉压降低；明显降低胃左静脉的张力和阻力，从而迅速而有效地治疗食管静脉曲张出血，临床控制出血率较高，但作用时间较短，有门静脉压反跳现象。例如，特利升压素为人工合成的血管升压素，除了可收缩内脏血管、降低门静脉的血流量外，还可以通过降低肾素的浓度，缓解肾脏血管的收缩，增加肾脏的血流量，提高肾小球滤过率，改善肾脏功能，临床上主要用于食管曲张静脉破裂出血的止血治疗及改善肝肾综合征患者的肾功能。值得注意的是，特利升压素可导致血压升高及低钠血症，临床上应注意监测血压及血清电解质水平。

（2）生长抑素及其衍生物：生长抑素为含有 14 个氨基酸的肽类激素，其降低门静脉高压的确切机制尚不完全清楚。有研究表明，生长抑素可能通过抑制胰高血糖素、胰岛素、生长激素等多种激素的分泌，引起局部血管收缩效应，导致门静脉血流量减少从而降低门静脉压力。临床常见的生长抑素类药，有施他宁及奥曲肽（善宁）。

（3）非选择性 β 受体阻滞药（non-selective beta blockers，NSBB）：此类药物是药物预防门静脉高压合并食管静脉曲张、出血的一大进步，也是迄今为止研究最深入，临床应用最广泛的预防消化道出血的常用药物。其作用机制包括通过 β_1 受体阻滞作用，减慢心率、降低心排血量和内脏循环血容量，进而影响门静脉血容量，降低门静脉压力；阻滞血管壁的 β_2 受体，使其受体兴奋性相对性增高，内脏循环阻力增高，使肠血流量下降，导致门静脉压力下降；选择性减少奇静脉血流量，从而降低曲张静脉的腔内压和管壁的张力，防止破裂出血。NSBB 的禁忌证：窦性心动过缓、支气

管哮喘、慢性阻塞性肺气肿、心力衰竭、低血压、二度以上房室传导阻滞和胰岛素依赖性糖尿病。传统的 NSBB 药物包括普萘洛尔和纳多洛尔等。

（4）血管紧张素Ⅱ受体拮抗剂：血管紧张素Ⅱ受体拮抗剂的常见药物是缬沙坦。临床关于这类药物在降低门静脉高压的疗效方面尚有争议，国外研究显示，缬沙坦可以使肝硬化患者门静脉内径缩小、血流量减少，从而有降低门静脉压力的作用。

3. 其他降门静脉压药物　前列腺素合成抑制剂如吲哚美辛肠溶片、内皮素受体拮抗剂等。

4. 联合用药　由于门静脉高压症的发病是相当复杂的，单一药物降低门静脉压作用有限，且伴有不良反应，所以可采用不同作用机制的药物。联合治疗是一个新的研究方向，通过联合用药，一方面可增加药物的降门静脉压力作用，另一方面也可减少不良反应，以便长期用药。

5. 展望　门静脉高压既是导致食管静脉曲张出血的原因，也是在肝内静脉受阻时仍有门脉血流入肝灌注的保证。因此无论何种办法止血，皆无法改变患者的生存率。所以预防门静脉高压并发症的发生，是提高患者生存率的关键。而理想的降门静脉压药物应对每位患者都有效，简单方便、可长期应用、无禁忌、无不良反应，尽可能不在肝脏代谢，不经胆道排泄，所以综合各方面因素来评价预防门静脉高压药物至关重要。在临床需进一步通过观察和实验研究，来评价上述药物和新发现的药物或者联合用药，为更好地提高患者生活质量而努力。

六、外　科　治　疗

外科治疗的目的，在于治疗或预防因门静脉高压症食管静脉曲张破裂而引起的大出血。按手术时机，可以分为：①急症外科治疗，包括非手术性外科治疗与外科急诊手术，后者在大出血时预测或已经经内科治疗（药物与三腔管气囊压迫止血法）不能止血时应用。②择期性手术。③预防性手术，是指患者并无呕血，但已有较明显的食管静脉曲张而进行手术，以预防出血。对于没有黄疸、没有明显腹水的 Child Ⅰ 和Ⅱ型门静脉高压症，发生大出血，经短时间内科药物治疗无效者，应争取即刻外科治疗。因为发生过大出血者，极易复发出血，加重肝功能损害。采取积极

的外科治疗，可以防止再次出血和诱发肝昏迷。至于预防性手术，目前尚存争议，有观点认为，肝硬化门静脉高压症患者，并发食管静脉曲张者占40%，其中有50%～60%可发生大出血，说明有许多患者不一定大出血，何必行预防性手术。而另有观点认为，施行预防性手术的患者，其出血发生率仅为未行预防性手术者的1/6，5年生存率也高出34.29%，所以认为内镜检查证明有重度食管静脉曲张，含有黏膜红色征者（樱桃红、血疱或弥漫红），可施行预防性手术。

（一）非手术性外科治疗

非手术性外科治疗主要有经内镜硬化剂注射疗法和经内镜食管静脉结扎术，是针对食管静脉曲张破裂大出血时的紧急治疗措施。

1. 经内镜硬化剂注射疗法　有硬食管镜和光导纤维内镜两种，目前多采用后者。若用一般内镜，可在离前端 1～2cm 处，附加一气囊及注气导管进行压迫食管静脉，使曲张明显，穿刺注药后，可将气囊推向穿刺点压迫止血。也有用 Olympus 生产的 ST-EJ 型开窗导管，套在内镜外，使曲张静脉突出于导管开窗孔内，以利于注药，然后转动开窗导管压迫穿刺点防止出血，此法定位确切，但导管较粗，增加患者痛苦。常用硬化剂有 5% 鱼肝油酸钠、5% 氨基乙醇、1% 乙氧硬化醇等，可单独使用或联用。采用曲张静脉内或旁注射，也可联合应用两种方法，每次可注射不同平面 3～4 处，每穿刺点注入硬化剂 2～5ml，总量 20～30ml，注射后24小时形成静脉血栓，局部坏死，7天形成溃疡，1个月左右纤维化，止血率可达 80%～93%。并发症有胸骨后疼痛、低热、胸腔积液等，少见的严重并发症尚有食管穿孔和食管狭窄等。

2. 经内镜食管静脉结扎术　本术也称套结法，是采用橡皮圈结扎曲张静脉底部的方法，其套结原理如同内痔吸引套扎。选用国产或进口纤维胃管，配有专用的曲张静脉结扎器，有单独或多环结扎器，其结构因生产厂家而有所不同。结扎主要在胃、食管交界处以上 5cm 范围内，自下而上进行，将结扎器安装在胃镜端，将内镜与要结扎的曲张静脉团块全面接触后，启动吸引器，产生负压，将曲张静脉块吸入，拖动金属导丝，有橡皮圈脱落，套住其基底，并予以结扎，尽可能一次

全部结扎，结扎处4～10天内坏死，残留一椭圆形浅溃疡，2～3周后修复愈合。急诊止血率达100%，多次结扎曲张静脉闭塞率达70%～80%。本法不涉入食管壁肌层，不会引起食管狭窄。并发症有胸骨后不适。此法术后出血率为33%左右，主要来自尚未结扎的曲张静脉破裂，可以追加结扎，直至全部。

（二）外科手术治疗

以预防或止住食管静脉曲张破裂大出血的外科手术可分为两大类：分流手术和断流手术。分流手术是通过建立各种途径的吻合手术，将门静脉的高压血分流到体循环（下腔静脉），从而达到减低门静脉压力，使食管静脉曲张消失，恢复正常，不再发生出血。断流手术是用手术来切断门静脉血流经侧支（冠状静脉、胃短静脉等）到食管静脉的通路，从而阻断这一侧支循环血流，以达到预防和制止出血的目的。

1. 分流手术 即门静脉-体循环（下腔静脉）分流手术，简称门体分流术，主要有下列几种术式。

（1）脾肾分流术

1）传统脾肾分流术：1947年，该术式由Linton首创。切除脾脏后，将脾静脉和左肾静脉做端侧吻合术，引导门静脉高压血流经脾静脉，流经肾静脉到达下腔静脉。国内首先由兰锡纯应用。笔者于1954年开始施行此手术，并在20世纪60年代推广于县级及区级基层医院。此术式的优点是切除了脾脏，纠正了脾功能亢进；分流的血量适中，仍有足够的门静脉血以供给肝脏，术后肝性脑病发生率甚少。缺点是手术切脾，有时因脾有严重的血管性粘连，而困难甚大，技术难度高，吻合口小，有时脾静脉较长，易致扭曲，血栓发生率较高，影响远期疗效。但在手术娴熟者操作时，术后10年以上再出血率约12%，它仍是一项采用的术式。

手术步骤：采取左上腹"L"形切口或左肋缘下斜切口。探查脾周有无粘连，决定切脾方式。如果脾脏无粘连，可先托出脾脏，即手术者从脾脏后方用左手将其拉向右侧，第一助手将切口缘拉向左侧，显示脾肾韧带，沿脾缘将其剪开，在肾和肾上腺的前面分离，必要时切断脾结肠韧带，手术者用左手伸到脾的侧后方，手掌托住脾脏下极，可迅速地将脾脏托出切口外，并容易在近脾门处用手捏住并阻断控制脾蒂。如果脾周有较多

粘连，特别是较多的血管性粘连，不能用钝力将脾脏很容易地游离时，则先让脾脏维持原位，手术者从前方入路切开胃结肠韧带进入，将脾脏略拉向左侧，胃和肝左叶牵向右侧，在胃大弯网膜血管弓下方，分次从下向上切断、结扎胃结肠韧带（含有胃网膜左血管）、胃脾韧带和胃短血管，达脾上极。此时，在不游离搬动脾脏情况下，可将脾动脉于胰腺上缘分离出来予以结扎，随后沿脾下极切断结扎脾结肠韧带，并找到脾肾韧带下缘。此时，手术者用左手将脾脏牵向右侧，助手将切口缘向左拉开，充分显露脾脏外后侧和脾肾韧带。稍离脾缘处从下向上逐次剪开脾肾韧带及脾膈韧带。遇有血管应结扎或缝扎。然后，轻轻地先将脾内侧缘和其下极游离，接着助手向左侧牵开切口缘的同时，术者用右手伸入脾脏凸面及膈下，握住脾脏，以持续均匀的力量，将脾脏自左外上方，向右内下方搬移，直至将其托出切口，立刻将大纱卷填塞入脾窝，有助于止血并可防止脾脏滑回腹腔。同时可切断、结扎位于脾上极与胃底部间的胃短血管，并完成脾脏的游离。手术者确认均已将位于脾脏内侧的胃结肠、胃脾韧带，位于下方的脾结肠韧带，后外侧的脾肾韧带及上方的脾膈韧带完成切断、结扎而无出血时，随后，在直视下术者可以从容地分离和处理脾蒂，以便随时切除脾脏。

在用上述方法施行脾切除时，对未游离出脾脏前，先在胰腺上缘寻找并分离结扎脾动脉，学者们有不同看法。不赞成者认为，脾动脉位置较深，当巨大脾脏未游离并托出切口前，显露是有困难的，更何况脾动、静脉紧密相连，很容易分破伴行的脾静脉，以致发生很难控制的大出血。根据笔者经验，这不可一概而论，应该有选择地应用，如果发现粗大的脾动脉，迂回突出在胰腺上缘，较易地加以分离，不至于损伤脾静脉时，可以在近脾门处加以分离，并以粗丝线结扎，可使储存于脾内的血液回到体内，起自身输血的相同作用，并使脾缩小，有时可达40%，有利于以后的操作。

接着是分离脾静脉和左肾静脉。先用萨氏钳夹住胰尾部（或附近）的脾静脉（图27-9A），紧靠脾门处切除脾脏。将进入脾静脉的来自胰腺的细小静脉，予以结扎、切断，使脾静脉从胰尾部游离3～4cm，以便做吻合术用，必要时可切除部分胰尾，但需做好断端缝合止血（图27-9B）。

在左肾肾门处切开后腹膜，分开脂肪组织，在搏动的肾动脉下方，分离出肾静脉主干周长2/3，长3～4cm。必要时，可以结扎、切断左侧精索静脉。用萨氏钳夹住肾静脉的一半，将已游离毕的脾静脉移近左肾静脉（图27-9C）。

在左肾静脉前壁做一相当于脾静脉残端口径的纵行切口。分别在脾、肾静脉前壁各缝一牵引线，以便于做吻合术（图27-9D）。接着进行吻合，先从肾静脉切口左侧角，自外向血管腔内进针，然后在相应的脾静脉后壁，从管腔内进针，穿到外面后，又由外进入管腔内，从肾静脉壁由内向外穿出后，再由外向肾静脉管腔内进

针，向外，又从外返回管腔内，连续缝合脾肾静脉吻合口的后壁（图27-9E）。然后，用同样的连续外翻缝合法，缝合脾肾静脉吻合口的前壁，针距约为2mm。缝到最后1或2针时，放松脾静脉萨氏钳1次，让凝血块冲出，再用含肝素液冲洗吻合口，重新夹住脾静脉，继续完成吻合（图27-9G）。吻合口缝合完毕后，放松脾、肾静脉钳夹，检查吻合口，如有小裂口出血，应补缝1或2针，若为渗血，可用热生理盐水纱布压迫1～2分钟，即能止血。术者应检查吻合口有无狭窄、牵拉，脾静脉有无扭曲、成角等现象（图27-9H），最后在左膈下放置双腔引流管1根，术毕。

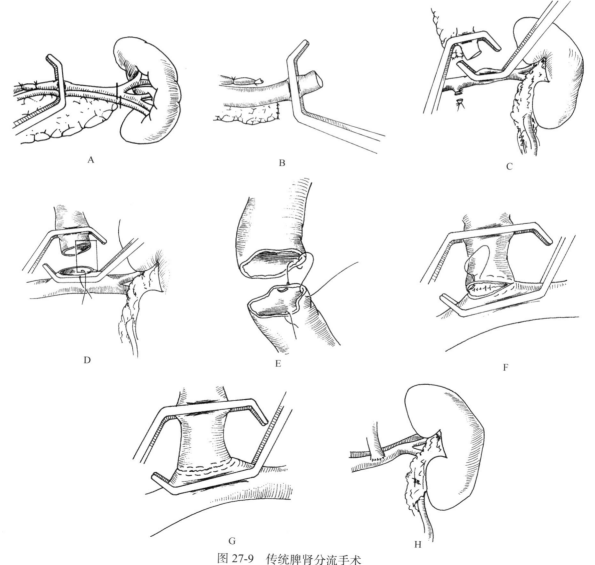

图 27-9 传统脾肾分流手术

A. 钳夹切除脾脏；B. 游离脾静脉；C. 钳夹左肾静脉前壁；D. 做吻合口牵引线；E. 吻合口后壁连续缝合；F. 吻合口前壁缝合；G. 吻合口缝合完毕；H. 手术完毕

2）选择性远端脾肾静脉分流术：1967年，Warren首先提出选择性远端脾肾静脉分流术，因此通称Warren手术。该术式内容包括保留脾脏和胃短静脉，将切断的脾静脉远端与左肾静脉侧施行端侧吻合术，结扎胃右、胃网膜右血管和胃冠状静脉，因此，实际上是一种分流术和断流术联合的术式。从理论上讲，此手术有选择性分流作用，因为门静脉系统存在两个功能性分流区，即肝门静脉肠系膜上静脉区和胃脾区。而Warren手术，将食管胃底曲张静脉的血液分流，降低胃脾区静脉系统压力，从而防止曲张静脉破裂出血。另一方面，维持肝门静脉肠系膜上静脉系统高压状态，保证肝脏的肝门静脉向肝性血流灌注，防止术后发生肝性脑病。术后造影检查，可见胃和食管静脉血液通过胃短静脉、脾和脾静脉，并经脾肾静脉吻合口，进入低压的左肾静脉，再流入下腔静脉，同时可见肝门静脉的向肝性血流。对比可见，术后脾静脉压恢复正常，而肝血流却无明显变化，说明本手术设计的合理性，其止血疗效达90%。Warren总结1000余例，手术死亡率为9%，再出血率为7%，脑病发生率为5%～10%，5年生存率为50%～60%。就术后脑病发生率而言，该手术明显低于门腔分流术（33%～36%）；也优于限制性门腔分流术（7.7%～14.4%）、脾肾分流术（5.9%～12.2%）及肠腔分流术（0～15.1%）。但是远端脾肾分流术的缺点包括：术后早期复发出血率较高；不适用于顽固性腹水，特别是明显或严重腹水或巨脾；脾功能亢进明显者技术操作较复杂、难度大；最大的问题是术后观察可见，由于在肝门静脉系统间侧支循环的建立，其功能分流区现象可随时间的推移而逐渐消失，以至无选择性分流作用。

手术步骤要点：开腹后，先切开胃结肠韧带，将胃向上拉开显露胰腺。在横结肠系膜根部无血管区，于胰腺下缘横行剪开后腹膜，沿肠系膜下静脉在胰腺后方显露脾静脉，小心分离、结扎来自胰腺汇入脾静脉的多个细小静脉。游离脾静脉一段长5～7cm，即足以和左肾静脉吻合，此时，暂勿切断脾静脉。分离后腹膜和肾前的脂肪组织，必要时，可结扎、切断左肾上腺静脉、精索（卵巢）静脉，以增加游离肾静脉的长度。游离肾静脉周长2/3即足够做吻合术。然后，在脾静脉和肠系膜上静脉汇合处，切断脾静脉并将其近端结扎，远侧断端用萨氏钳夹住。用钳部夹住左肾静脉，前壁纵行切开，大小和脾静脉的残端口相当，脾静脉断端可剪成斜行以扩大吻合口，吻合口无扭曲。吻合口后壁用3-0至5-0号丝线连续外翻缝合，前壁用间断或连续缝合（图27-10）。结扎侧支血管，显露胃底贲门和肝胃韧带，从食管下方开始，切断、结扎奇静脉各侧支，以及从脾静脉自胰上缘走向胃底后壁的静脉。结扎冠状静脉、门奇静脉侧支和胃右静脉、胃网膜右静脉。手术结束时，肝门静脉压可下降40%～50%，术后若吻合口通畅，将会逐渐大幅度降低。吻合口＞1cm者，吻合口长期通畅率可达90%，术后食管静脉曲张可在两年内逐渐消失，不再发生出血。

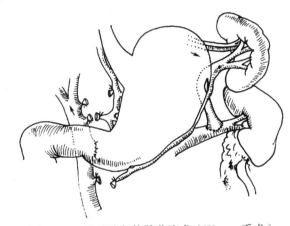

图27-10 远端脾肾静脉分流术（Warren手术）

（2）门-腔静脉分流术：早在1877年，Eck已对实验犬做门静脉-下腔静脉分流术。Whipple于1945年用于治疗门静脉高压症。有端侧吻合术（即将门静脉切断，近端结扎，远端吻合于下腔静脉）和侧侧吻合术（将门静脉与下腔静脉做侧侧吻合术）两种方法。在国内于20世纪50年代初期，由董方中首先引用侧侧吻合术；笔者于1955年开始，先采用端侧吻合术，二者止血效果确切，但端侧吻合术式肝性脑病发生率高，随即废弃，而改用侧侧吻合术式。

手术步骤要点：先在十二指肠上缘，确认胆总管位置，在其后方剪开肝十二指肠韧带处腹膜，显露并游离门静脉；接着切开小网膜和后面的后腹膜，显露并游离出下腔静脉。在已游离好的门静脉和下腔静脉前壁，分别以细丝线缝两针，做牵行线，以确定吻合口位置（图27-11A）。随即各做一椭圆形切口，直径 9mm（图 27-11B），用 3-0 号尼龙线由下腔静脉口下角管腔外向腔内进针，拔出后，再由门静脉下角经管腔向腔外出针，再将针由外向内穿入门静脉，做后壁连续缝合（图 27-11C），前壁做间断缝合。国内最初选择最佳的吻合口径为 9～10mm，但随访发现此吻合口能自动扩大，随即发生肝性脑病，因而提出"限制性门腔侧侧分流术"。首都医科大学附属北京友谊医院在做好侧侧吻合口（内径 9mm）后，即将已准备好的套有长 32mm 锁骨下静脉穿刺导管（或化疗泵导管）的 7 号丝线绕过吻合口

后方，使导管正好位于吻合口处，将丝线打结，导管即成为一直径 10mm 的圆环，套于吻合口以上，以达到防止术后吻合口扩大，形成永久性限制的目的（图 27-11D）。据该院报道，手术死亡率为 2.92%，术后食管静脉曲张好转率为 87%，再出血率为 11%，3 年与 5 年生存率达 92.1% 和 80%，10 年生存率也达 56.9%，患者恢复正常工作率达 77.8%，腹水消失率为 85%。为了达到限制吻合口扩大的目的，也可用人造血管，在门静脉和下腔静脉之间搭桥，人造血管内径为 8mm，术后脑病发生率也低。

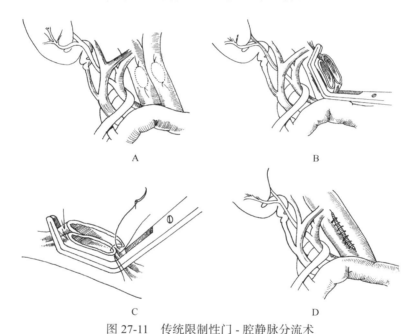

A. 做吻合口牵引线；B. 钳夹，开始吻合；C. 吻合口后壁缝合开始；D. 吻合口绕以导管制成的圆环套，防止其扩大

图 27-11　传统限制性门 - 腔静脉分流术

（3）肠 - 腔静脉分流术：肠腔分流全称为肠系膜上静脉与下腔静脉吻合术。20 世纪 50 年代初，Clatworthy 首先提出肠 - 腔侧端分流术，术后易出现下肢回流障碍，现已不用。现在主要有两种术式，一种为侧侧吻合术（图 27-12），使高压的肠系膜上静脉血流直接流入低压的下腔静脉，吻合口栓塞率低，手术成功率为 98%，远期再出血率为 6%，脑病发生率为 4.1%；另一种为肠腔"H"形搭桥分流术，选用架桥的人造血管为口径 0.9～1.0cm 的聚四氟乙烯（Gore-Tex）或 Dacron 人造血管，也可选用自体颈内静脉或大隐静脉（图 27-13），复发出血率为 6%～7%，肝性脑病发生率为 0～7.7%。

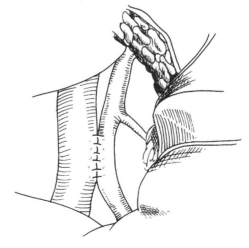

图 27-12　肠 - 腔静脉分流手术

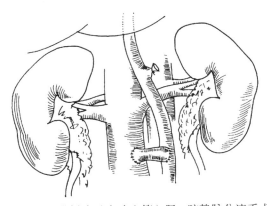

图 27-13　搭桥式（人造血管）肠 - 腔静脉分流手术

在国内，两种术式都应用较广，谭毓铨采用 8 ～ 12mm 的 Dacron 人造血管行肠腔搭桥分流，术后无脑病发生，5 年生存率为 90%，再出血率为

10%。笔者所在的华中科技大学同济医学院附属同济医院则施行肠 - 腔侧侧吻合式，操作简便，不需人造血管。手术步骤要点为：做右侧腹直肌切口，以脐为中点，长 14 ～ 16cm。在肠系膜上动脉右侧垂直切开后腹膜，分离出肠系膜上静脉的右半周，将十二指肠水平部尽量向上牵开，充分游离下腔静脉内外侧、后侧及前壁，显露其上端至十二指肠水平部的后方，下至右髂总静脉，长 8 ～ 10cm（图 27-14A）。然后将肠系膜上静脉左后方的动脉鞘，与下腔静脉内前方的结缔组织，做数针间断缝合，可使两静脉靠拢，减少张力。接着，便可在肠系膜上静脉和下腔静脉的前壁，分别做一卵圆形切口（1.2 ～ 1.3cm），即可连续缝合，先缝合前壁，再缝合后壁（图 27-14B）。

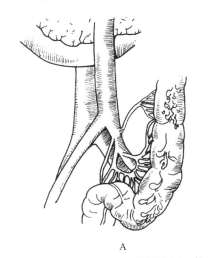
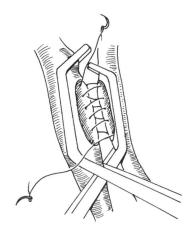

A   B

图 27-14　肠 - 腔侧侧吻合式

（4）选择性胃左静脉 - 腔静脉分流术：该手术是 1967 年由日本 Inokuchi 所创用。在胃左静脉和下腔静脉间用自体大隐静脉搭桥，直接分流高压的贲门胃底侧支循环中的血液，同时切除脾脏，将脾静脉的头向侧支和胃左、右静脉间的交通支全部离断。Inokuchi 报道了 259 例，手术死亡率为 3%，再出血率为 8.0%，无肝性脑病发生。但因胃左静脉壁薄，变异多，手术难度甚大，不利于推广。

（5）经颈静脉肝内门体分流术（transjugular intrahepatic portosystemic shunt，TIPS）：本手术是运用介入放射技术，经颈静脉途径，在肝内肝静脉与门静脉主要分支间置入支架管建立通道，实现门体静脉分流。为了解门静脉主干和其在肝内主要分支的解剖位置，目前采用 B 超、彩超或

MRI 定位，在胸壁引导穿刺，成功率高而减少了误穿造成出血等并发症。于透视下，穿刺右颈内静脉，插入导管鞘，引入导丝和导管，将带有一定角度的穿刺针引入右肝静脉，将针尖朝向腹侧，向门静脉右支穿刺，经造影和（猪尾导管）测压证实已进入门静脉后，利用导丝送入气囊导管，外裹有金属网支架（Palmaz 或 Wallstent），至肝静脉和门静脉间的肝实质，扩张气囊达 10mm 左右，在肝实质内挤压成一通道，可留置网状支架，支架两端分别置入肝静脉和门静脉右支腔内，完成分流（图 27-15）。门静脉压力可降至 17cmH$_2$O 以下，术后静脉应用肝素 5000 ～ 15 000 U/d，持续 12 小时，共 1 周，以后皮下注射低分子量肝素 0.3ml，1 ～ 2 个月。TIPS 成功率为 90% ～ 96%，

急诊止血满意，但中长期效果差，1 年支架闭塞率达 56%，主要是肝细胞向支架内生长或内皮细胞生长过快所致。由于技术繁复、难度大、支架昂贵、远期吻合口易堵塞等缺点，一般用作暂时性止血。适宜于肝功能 Child C 级，不能做外科手术和内镜下注射或结扎术失效者，可为终末期肝硬化并等待做肝移植者赢得时间，作为过渡阶段应用的一种措施。

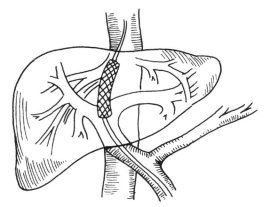

图 27-15　经颈静脉肝内的门体分流术

2009 年，南京金陵医院报道，应用 Fluency 支架移植物行 TIPS 治疗 30 例门静脉高压症，能显著提高分流道通畅度、降低出血复发率和病死率。

（6）脾 - 腔静脉分流术：1961 年，该术由麻田等首先报道。现有两种术式，一是用脾静脉的近端与下腔静脉侧施行吻合术，通常称为脾 - 腔分流术或近端脾 - 腔静脉分流术；二是用脾静脉的远端（保留脾脏）与下腔静脉侧施行吻合术，也称为远端或选择性脾 - 腔分流术。这类手术，其手术适应证、术前后处理、麻醉、体位及切口选择等，基本类似于脾 - 肾分流术和选择性脾 - 肾分流术。但由于脾 - 腔静脉分流术选用的是下腔静脉而非肾静脉，因此更适用于需行择期手术治疗的门静脉高压症，以及肾脏有病变、肾静脉较细或有变异等不能完成脾 - 肾分流术者。此外，下腔静脉位置恒定、管腔较粗、壁较厚、易显露，所以手术操作较方便，成功率高；其压力低，血流量大，吻合口不易栓塞，术后复发出血率较低；其分流作用适中，既有较好的分流效果，也可维持足够的门静脉灌注肝脏的血流，因此，肝性脑病发生率为 0.9% ～ 5%，5 年或 5 年以上生存率为 72.7% ～ 82%。

1）近端脾 - 腔静脉分流术的手术步骤要点：进腹后，首先游离脾静脉，带脾作为牵引进行操作。可从脾门部开始，切开胰体尾部上下缘后腹膜，逐一结扎切断来自胰腺的小静脉，上缘近脾动脉根部，下缘抵肠系膜下静脉入脾静脉处，一般游离出脾静脉距其断端长 2 ～ 3cm 即已足够。在游离胰腺上缘时，可结扎切断胃冠状血管，如果发现胰腺肿大影响手术操作，可行胰尾部切除，但须妥善缝合其断端。游离下腔静脉，提起横结肠，显露切断屈氏韧带，再游离十二指肠升部及在其脊柱前方的附着部。向右下方牵开十二指肠空肠曲和近侧空肠，触摸有搏动的腹主动脉和脊柱的前右侧，即可找到紫蓝色的下腔静脉。将其游离达左肾静脉下。一般而言，游离出下腔静脉周长 3/4，其前壁的长度为 6 ～ 7cm 即已足够；并在必要时，可结扎切断其内侧的 1 或 2 支腰静脉。然后，将脾静脉连同胰尾部，穿过左侧横结肠系膜的无血管区的戳孔，以胰腺在前，脾静脉在后，顺时针转动至下腔静脉的前内侧行吻合（图 27-16）。脾静脉和下腔静脉端侧吻合术的角度最好是 75° ～ 90°；无张力、无扭曲，注意胰尾不能压迫脾静脉；吻合口大小为 1.2 ～ 1.5cm。吻合毕，先开放下腔静脉，然后放开脾静脉钳夹，如有少量漏血，可用纱布轻轻压迫，必要时补针止血。检查无出血后，间断缝合胰腺被膜与横结肠系膜间裂孔，逐层关腹。

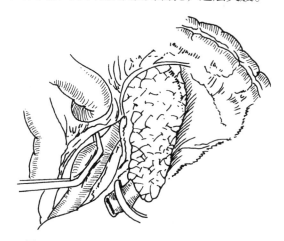

图 27-16　脾静脉胰腺体尾部经横结肠系膜孔
移至下腔静脉旁

2）远端脾 - 腔静脉分流术的手术步骤要点：首先游离脾静脉，经切开的胃结肠韧带，将胃向上牵开，显露胰腺，或于胰腺上缘游离出脾动脉，暂时予以阻断。向上提起横结肠在其系膜根部，剪开胰腺下缘，沿胰腺后间隙分离出脾静脉，结扎切断肠系膜下静脉，并结扎切断来自胰腺入脾静脉的许多细小静脉支，直到脾静脉汇入肝门静脉处，并结扎切断胃冠状静脉，然后向左游离脾静脉达脾门。接着游离下腔静脉（操作同上文），游离完毕后，即可进行吻合术，在近肝门静脉处，切断脾静脉，将近端缝闭。其远端与下腔静脉吻合（图 27-17），操作亦同上文脾-腔分流术。但需强调以下几点：①吻合口不能有张力，宜充分游离脾静脉和下腔静脉，并间断缝合下腔静脉鞘和脾静脉鞘及后腹膜间组织，缩短其间距；②必要时，可采用自体颈内（脐）静脉或人造血管行桥式吻合；③术后应妥善处理，纠正低蛋白血症等，避免发生大量腹水和腹膜后水肿等。

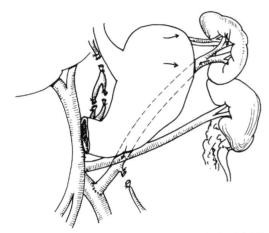

图 27-17 选择性远端脾-腔静脉吻合术示意图

本手术在上述过程中，还需将脐旁静脉结扎切断，使门静脉与胃脾静脉系统充分隔离，达到理想的选择性远端脾-腔分流术的目的。

2. 断流手术 此类手术术式众多，变革频繁，在技术操作环节上各单位间均有不定的不同点，大致可分为下列类型：①包括经胸或经腹的切开食管或胃直接缝扎曲张静脉；②切除食管下段及贲门胃底；③在食管下端或胃底做横断后，立即予以再吻合术；④在贲门周围离断或栓塞所有到食管下段及胃底静脉的侧支；⑤上述术式的联合等。目前断流术术式不少于 30 余种，有代表性的为下列 3 种。

（1）直视下胃冠状静脉栓塞术：该手术要点如下所述。

1）行脾切除术。

2）分离结扎胃右动静脉。

3）在肾胰皱襞内分离出胃冠状静脉主干，结扎门静脉侧，然后用 12 号针头注射器穿刺胃冠状静脉主干，先抽出 8～10ml 血液，然后注入同等量的 TH 胶（广州白云医用胶公司），用手指挤压约 15 秒，使胶均匀分布，可将贲门区（包括食管下段与胃底）管壁内外所有曲张静脉完全栓塞（树枝状栓塞，图 27-18）。为了防止胶的异位栓塞，西安交通大学医学院第二附属医院刘效恭创制钳夹"密闭"栓塞区法，即分离胃后壁至贲门上 3cm，食管后方"隧道"样组织疏松区；然后，于食管裂孔处，游离整个食管，随即用两把无损伤肠钳自下而上，分别钳夹两侧胃至食管间的韧带，最后，以心耳钳在膈上横行阻断食管下段，形成一密封的栓塞区，此时即无胶逸出，不会发生肺、脑等处的异位栓塞。此法简单易行，手术创伤小。华中科技大学同济医学院附属同济医院已随访 32 例患者达 12 年，未再发生出血，长期疗效满意。

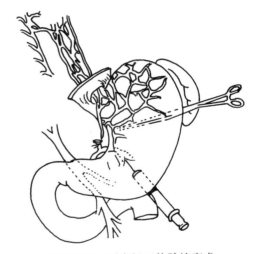

图 27-18 胃贲门区静脉栓塞术

（2）贲门周围血管离断术：1976 年，由 Hasseb 提出本手术方法后，华中科技大学同济医学院附属同济医院即于国内首先开展手术切除脾脏的同时将贲门、胃底和食管腹腔段所有血管离断，包括胃后静脉、左膈下静脉，也结扎胃左动脉（图 27-19）。据目前看，此法对血吸虫病所致门静脉高压疗效较好，对肝炎后肝硬化也有一定疗效，但对欧美的酒精性肝硬化为主者则疗效较差。

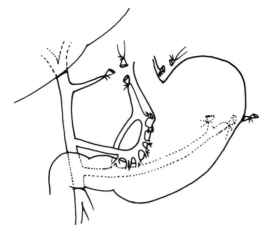

图 27-19　贲门周围血管离断术示意图

（3）食管周围血管离断的食管横断术（图27-20）：本手术也称联合断流术。日本 Surgiura 在门静脉高压症患者进行食管胃底静脉造影中发现，该区的血流自胃近端黏膜下静脉反流向上达肺下静脉水平后，穿过食管肌层才汇入奇静脉。因此，断流术血管离断的范围应由腹部胃底，延伸到胸腔肺下静脉平面的食管下段。手术适应证：①预防性手术，即食管内镜检查发现红色斑，肝功能中血清胆红素51.3µmol/L以下，血清白蛋白30g/L以上，凝血酶原时间不超过3秒；②治疗性急诊或择期手术，血清胆红素85.5µmol/L以下，白蛋白25g/L以上。手术要点：①切口，患者情况较好者，可行胸腹联合切口一期完成手术，若情况差应分两期；②经胸食管周围血管离断范围12～18cm，30～50支曲张静脉丛，于横膈水平横断食管下段，再行吻合术；③做幽门成形术。Surgiura 报道了671

例，手术总死亡率为4.9%，急诊为13.3%，择期为3.0%。术后曲张静脉复发率为5.2%，再出血率为1.5%，10年生存率为72%，这是目前断流术中最好的疗效。我国也有不少报道，疗效较好。但欧美报道的结果相反，这可能与日本和我国以肝炎后坏死性肝硬化为主，而欧美则以酒精性肝硬化为主，病因不同有关。

笔者等对 Surgiura 术式做了修改，称为经腹食管黏膜横断缝扎的贲门周围血管离断术。手术要点：①经腹切口，手术一期完成；②行贲门周围血管离断术。

行食管下段黏膜横断缝扎术，即在贲门上1cm处向上纵行切开食管右侧肌层约4cm，分离黏膜，先缝扎黏膜下及黏膜层的曲张静脉，再在缝扎线之间横断黏膜层，显露食管左侧黏膜下曲张静脉，四重缝扎及间断缝扎无明显曲张静脉的黏膜层和黏膜下层，重新间断横行缝合黏膜层及纵行缝合肌层（图27-21、图27-22）。本手术的优点为：①经腹途径，一期完成手术，减少胸腔并发症；②食管下段黏膜横断缝扎术比原 Surgiura 横断食管术式发生瘘和狭窄的可能较少，笔者手术45例，未发生瘘或狭窄；③远期再出血率低（4.3%），可与 Surgiura 手术和分流术媲美。

（4）青木春夫（Aoki）式断流术：1980年，日本青木春夫倡制新的断流术式，由食管下端贲门血管离断，胃黏膜下层血管缝扎，脾切除，食管下端胃底折叠术和幽门成形术所组成。适应证：①门静脉高压症伴食管胃底部静脉曲张和（或）出血；②曾施行脾切除后再出血；③施行分流或其他断流术式后再出血。

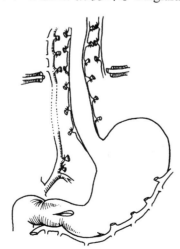

图 27-20　食管周围血管离断术（Surgiura），也称联合断流术

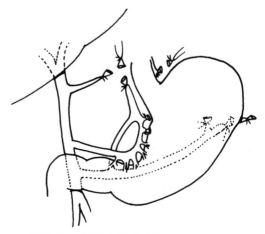

图 27-21　经腹食管黏膜横断缝扎的贲门周围血管离断术

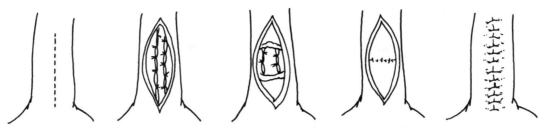

图 27-22　经腹食管黏膜缝扎的贲门周围血管离断术

手术要点：①上腹左旁正中切口，巨脾采取"L"形切口或左肋缘下切口，做门静脉测压。②如是首次手术，先常规切除脾脏。从胃左、右网膜血管交界处开始，切断、结扎胃大弯侧近端的所有血管，尤其胃短血管应双重结扎。再切断、结扎与胃底部相连的脾胃韧带。如脾周围有重度粘连或脾动脉位置浅表，即从静脉向动脉侧剥离，逆向剥离容易损伤脾静脉壁导致大出血。适当分离脾肾韧带后托出脾脏，处理脾蒂血管，勿伤及胰尾。脾动脉分别双重结扎和（或）缝扎，大块结扎可引起结扎不紧渗血、胰液泄漏和长期发热等并发症。脾窝出血点和脾肾韧带及胃短血管附近疏松组织缝扎止血和腹膜化，氩气喷射或电凝均不稳妥。③切断、结扎胃小弯侧的胃左血管至胃壁和返行到食管的小支，然后环绕左肝边缘，切除包括已分离的胃左血管在内的肝胃韧带（小网膜组织），血吸虫病性肝硬化者该韧带增厚变硬，操作较困难。一般侧支血管较丰富，切除时应妥善结扎或缝扎。④剥离食管下端。先从右上方切断结扎胃左静脉的食管支和高位食管支，循序渐进，细心操作应看清每一小支，尽量不损伤以免出血，如发生出血不仅造成周围血肿，且影响识别局部解剖情况。如先切断膈下腹段迷走神经前后干，食管可较容易向上牵拉而利于向近端剥离，或交替地从左、右两侧切断结扎则更感方便。剥离左侧食管下方时，注意胃后静脉，个别扩张较甚，也可切断结扎。一般食管可剥离出 6～8cm 长度，甚至可达 10cm，经常可遇到食管壁外血管数支，逐支处理不遗漏。钳夹分离血管时，切勿深入食管肌层，以免食管穿孔、胃底膨胀、麻醉不理想、手术视野不清楚时更应注意。⑤在贲门下方 3～5cm 处，用两把肠钳夹住胃的前后壁，在两钳间先切开胃前壁浆肌层，显露黏膜下血管，用细针线缝扎其上、下端，不切除该血管。再将两钳翻转使胃后壁显露于手术野，同样方法缝扎处理胃后壁的黏膜下血管。放松两肠钳，如前、后胃壁肌肉间有出血点也应结扎，然后间断缝合胃前后壁的浆肌层。本操作前应抽尽胃内容物，使胃呈空虚状，否则很易缝及胃腔内，增加感染机会。⑥将部分已剥离过的食管下端套入胃部胃腔内，再做围巾式折叠术（Nissen 法），前后各缝数针，注意进针深度和宽度，结扎时手着力在胃壁一侧，以减少撕裂食管肌纤维的机会。再做幽门成形术，幽门括约肌纵切开横缝合，如已伤及胃或十二指肠腔，缝合更应周密不使其泄漏。⑦检查剥离区域有无出血并观察胃上半部的色泽与血液循环状况，再做门静脉压测定和造影。置细皮管于左膈下脾窝内，从切口外侧戳孔穿出作为引流，做肝组织切片检查，关腹。此外，如已做过脾切除手术或脾肾静脉吻合术后，并发食管胃底静脉破裂出血拟行本断流术者，则胃大弯胃底部与侧腹壁或膈顶多数有紧密粘连，剥离难度有时较大，渗血过多，建议不必勉强分离。重点处理胃小弯上端及食管下端的侧支血管，胃底部前壁的黏膜下血管也可以完成，胃后壁的黏膜下血管缝扎和食管下端胃底部的折叠术多数都不易做成，且费时较多，要求术者操作细致而有耐心。

（5）应用吻合器行门奇静脉断流术：应用吻合器在施行贲门周围血管离断术的基础上，再行食管横断术，使联合断流术操作更简易，吻合口瘘和狭窄的发生率降低，但术中要切开胃，注意不要污染腹腔，减少感染。本术式有推广应用价值（图 27-23）。

（6）腹腔镜下脾切除和门奇静脉断流术：患者取右侧半卧位，切口见图 27-24。腹腔穿刺后注入二氧化碳气体，4 个穿刺点均放入 10～12cm 的穿刺套管，经脐部左穿刺套管置入 30° 腹腔镜，经肋缘下穿刺套管分别放置操作钳、牵引拉钩、吸

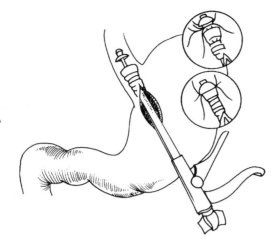

图 27-23 吻合器行门奇静脉断流术

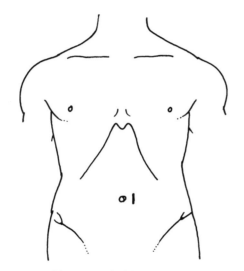

图 27-24 皮肤切口的位置

引器、超声刀头和自动缝合器。先游离脾脏，由于肝门静脉高压症时静脉壁菲薄，静脉压高，细小血管止血不好也可引发大出血，所以脾周韧带的游离不宜用电刀，应用超声刀或用钳夹切断后结扎。为避免脾被膜损伤，勿用钳子直接夹脾脏，可用牵拉钳使脾移动，以便显露操作部位。在游离胃短动静脉时，直径 3mm 以下的血管，用超声刀可以止血；对较粗的血管残端，还应结扎以保安全，在胃穹隆部的血管甚至可粗如拇指，切断结扎时更应注意。

在脾胃韧带切断后，于近脾门处分离出脾动脉，以丝线结扎。此时脾缩小，血小板有上升趋势，被膜损伤引起大出血的可能性得以减少。分别游离脾下极（图 27-25）、后腹膜、脾上极，使脾充分游离，应用血管自动缝合器将脾蒂内的脾动静脉一并缝合，此时，应尽量把脾蒂外的脂肪组织分离

掉，避免自动缝合器钳夹很厚的组织而使血管滑脱（图 27-26）。脾蒂切断后，将回收袋放入腹腔，袋的开口两端由心尖部与腋中线处的钳子抓住后撑开，用钩钳将切下的脾放入袋内，用切碎机将脾切碎，扩大切口，连袋一起自腹腔取出（图 27-27）。接着，进行近端胃断流，用心窝部穿刺点钳子夹住胃大弯侧，向右前方牵引，游离从胃穹隆部到左侧食管胃结合部的血管；随后，将胃壁向左下牵引，沿胃小弯将小网膜连同胃左动脉、静脉的食管支，用血管自动缝合器切断。然后，将胃充分上提，游离胃左动脉、静脉主干，充分剥离周围组织后，以丝线在根部结扎，以血管自动缝合器将其切断。断流的范围见图 27-28 所示，从胃角到食管下部，并配合内镜下食管曲张静脉硬化治疗。放置引流后，排出腹内气体，取出穿刺套管，缝合穿刺孔，术毕。

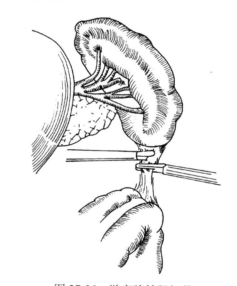

图 27-25 游离脾结肠韧带

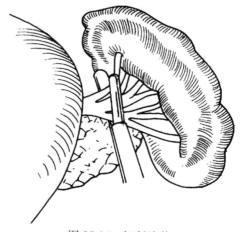

图 27-26 切断脾蒂

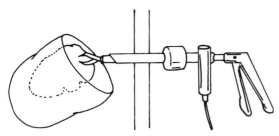

图 27-27　将脾放入回收袋内，切碎后取出腹腔

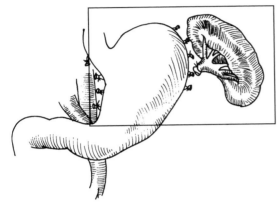

图 27-28　腹腔镜下断流术的范围示意图

3. 关于外科手术治疗的评估　从上文可见，各种肝硬化门静脉高压症的外科治疗包括手术在内，种类众多，改革创新技术层出不穷，到底应如何选择，临床上尚无一致观点。为此，提出下列看法，以供参考。

分流术和断流术之争已逾数十年，且愈演愈烈，内容也越加复杂。原先是单纯的分流学派和断流学派孰优之争，由于目前分流和断流技术不断改进，各自创制了众多术式，要判断究竟以哪一学说中的哪一术式居领先地位，实在是不可能的。但笔者认为，从根本上来看，不论分流术或断流术，治疗门静脉高压症食管静脉的性质，都是姑息性和暂时性的，它们只能防治大出血于一时，术后二者存在着有再出血的必然可能性，即使手术者技术完美无缺，也不能达到根治，其长期疗效都有一个理论上的限度。从分流术来说，创制之初，吻合口两侧血流压力高低分明，进入门静脉的高压血流，很自然地流向吻合口的另一侧的低压体静脉，使血流顺利返回心脏。但日久以后，如吻合口通畅，则两侧的压力差日益缩小，最后持平，必然导致流速减慢，吻合口部位极易发生血栓形成而闭塞，从而丧失分流效应，重新开启食管静脉侧支。从断流术来讲，如果手术十分彻底，确切阻断了所有门静脉血液流向食管，毫无遗漏。那么，试问淤积在门静脉系统的肠道血流，如何才能返回心脏。另 3 条侧支通道（后腹膜、痔静脉、腹壁静脉）流量不足，势必迫使高压的门静脉血流依然流向食管，但需另辟新的静脉通道，后果是必然导致新的曲张静脉，新的再出血，这是断流术后的自然规律，再发生出血的理论依据。因此，只要肝硬化病变存在，不论分流术还是断流术的止血长期疗效，都有一个必然的限度。所以，笔者认为两派之争，实际上无多大意义，不可能完全以一个学派中的一个术式为标准。只有分析所遇患者肝硬化的原因，局部解剖的个体差异，侧支循环的确切分布，以及手术者术式所长，综合起来考虑才能获得最佳疗效，不能人云亦云，移他乡之花，栽于自己坛上，期望得到同样硕果，恐怕是难以如愿的。希望在门静脉高压症治疗上，发扬各自优势，善于分析，取长补短，不断改进，从而获得最佳的疗效。

如上文所述，由于门静脉高压症是一个临床综合征，主要由肝硬化所引起，也可以导致肝硬化及其病变发展。同时，鉴于肝硬化终末期病变，不时地有突发性大出血危险，最后走向功能衰竭，又由于易发生多中心肝癌。因此，在此领域中，出现两个新动向，一是深入研究阻断和逆转硬化病变进程，从而从根本上治愈肝硬化及其并发症；二是积极开展肝移植，换上一个健康和良好的肝脏，在这点上国际上已取得较好成绩，肝移植 1 年生存率为 90% 以上，5 年生存率达 75% ～ 80%。我国亦有开展，希望大家密切注意这两个新的动向，把肝硬化门静脉高压症的治疗推向一个新的发展阶段。

4. 肝移植　门静脉高压症（肝硬化性或不伴肝硬化），随着病情的发展，都可以并发急性和反复发作的食管静脉曲张大出血、严重难治性腹水、肝性脑病或急性肝昏迷、肝癌、肝功能不全、肝肾综合征而进入终末期状态，非目前通用的内、外科治疗所能治愈，预计在短期内无法避免死亡者，可以施行肝移植。即用手术方法，植入一个有活力的健康肝脏，以获取良好的肝功能，不仅可以达到挽救患者生命的目的，还能恢复其健康。

（1）适应证、手术时机和禁忌证：主要适应证以伴有肝硬化的门静脉高压症为主，在成人是各种类型的终末期肝炎和肝硬化；在儿童是先天性胆道闭锁和一系列先天性肝代谢缺陷症，实际上最后都导致肝硬化和门静脉高压症。终末期的肝炎和肝硬化有的表现为急性，如急性肝昏迷、急性肝衰竭，多数则为慢性肝硬化，逐渐发生肝功能不全，以致完全衰竭。前者需要施行急诊或亚急性肝移植；后者则施行择期性肝移植。

择期性肝移植的具体时机是肝功能失代偿，如血胆红素、γ-GT、碱性磷酸酶、血糖同时升高；血胆碱酯酶、凝血酶原时间、凝血因子Ⅱ、凝血因子Ⅴ同时下降；临床上明显可见黄疸程度不断上升，发生预后不良的并发症，如肝性脑病、顽固性腹水或食管静脉大出血等。

近年来，在肝硬化中原发性胆汁性肝硬化施行肝移植者不断增加。据 Mayo 医院报道，其第 1 年生存率超过 90%。此外，原发性硬化性胆管炎已被认为是癌前状态，因而多主张早期施行肝移植。

急诊肝移植适用于急性或亚急性肝衰竭。急性肝衰竭是指肝功能急剧衰退，6～8 周发展到Ⅱ期或Ⅳ期脑病，而亚急性肝衰竭是指病程在 8～26 周发展至不可逆性损害，两种类型均无明显的慢性肝病史，可能是病毒、药物中毒所引起，但预后均很恶劣，病死率达 70% 以上。以前认为不适宜用肝移植，而内科治疗病死率达 70%～80%。第 1 例急性肝移植始于 1985 年，目前已累积百例以上，1 年生存率为 60%～70%。Munos（1993 年）报道，肝移植治疗急性肝功能衰竭患者 18 例，12 例患者存活（67%）。同期内科治疗生存率仅 33%，Starzl 报道，乙型肝炎昏迷做急性肝移植 5 年生存率达 80%。

禁忌证包括门静脉高压症患者有明显的感染、活动性肺结核，以及除肝以外的生命重要器官，如心、肺、肾功能不全等。此外，精神呆滞、心理变态、酗酒者均不宜做肝移植。糖尿病是相对禁忌证。

（2）肝移植手术：主要有下列几点。

1）供肝切取与保存：肝移植不论采取何种术式，都包括供肝切取与受者手术组，后者通常包括病肝切除与供肝植入两步。移植的肝必须是活的，但常温下肝缺血超过 20 分钟即丧失活性，实际上肝的热缺血不宜超过 5 分钟。要延长缺血肝

保持活力时间，必须降温，变热缺血为冷缺血。低温下（5～10℃）如用细胞内液型液（传统的 Collins 液或改良的 Collins 液）灌洗，可保持肝活力 8～10 小时；现今多用 Belzer 创制的 UW 液灌洗，可保持肝活力长达 24 小时左右。

鉴于供体来源稀少，目前多做腹部多器官切取。腹部大"十"字切口，自腹主动脉插管灌入 1～4℃ UW 液。另外，再从肠系膜上静脉插管进入门静脉，做肝的直接降温灌洗，然后切取全肝。将切取的全肝装入无菌塑料袋中，周围敷以冰屑，置入轻便保温匣内，快速直送受者手术室中。

2）受者手术术式：主要应用的是经典式原位肝移植。起源于 1963 年 3 月 1 日 Starzl 首例肝移植的术式，包括患者全病肝切除与供肝植入。双肋弓下"八"字切口进腹，病肝顺次做胆总管、门静脉、肝动脉，以及肝上和肝下下腔静脉充分游离，钳夹切断，取出全肝。然后移入供肝于原位，依次做肝上下腔静脉、门静脉、肝下下腔静脉、肝动脉 4 个血管吻合和胆管重建术，后者多用胆总管端端吻合，并置入 T 管引流（图 27-29）。如患者胆总管有病变，则可做供肝胆总管与患者空肠吻合，以重建胆道。手术结束时，即可见清亮黄色胆汁流出，表明植入肝功能良好。

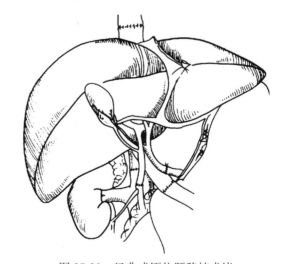

图 27-29　经典式原位肝移植术毕

供肝植入后，顺次做肝上下腔静脉、门静脉、肝下下腔静脉和肝动脉 4 个血管吻合，最后做胆总管端端吻合术，置 T 管于受者胆总管内，以引流胆汁

目前，还有许多新的肝移植术式，主要因为供肝来源远较受者为少，特别是儿童供肝不易获得，因此有新的移植术式出现。首先是"减体积

性肝移植"，即移植尸肝某一段，常用成人尸体左半肝（Couinaud 分类Ⅰ～Ⅳ段）、右半肝（Ⅴ～Ⅷ段）或左外叶（Ⅱ、Ⅲ段）移植给儿童，其带血管吻合术式与原位肝移植相同。其次，是活体部分肝移植，即亲属供肝左外叶（Ⅱ、Ⅲ段）以抢救急性肝衰竭患儿，多移植于异位。然后是分割式术式，即将一个供肝分成左半肝、右半肝两个移植体；也可以分为右半肝和左外叶，同时移植给两个受者，以达到"一肝二受"的目的。最后是背驮式原位肝移植，即受者全肝切除术时保留其下腔静脉，则可以在无肝期中，使下肢静脉血流仍可回流至心脏，此种术式时供肝的肝下下腔静脉远端自行缝扎闭合，只用肝上下腔静脉袖片与受者肝上下腔静脉做吻合，看起来受者肝背驮着一个新肝，故取该名（图 27-30）。其他血管和胆管的重建术都和传统的原位肝移植术相同。因切除患者肝区不彻底，此术式不适宜于肝癌，仅在良性终末期疾病患者施行。

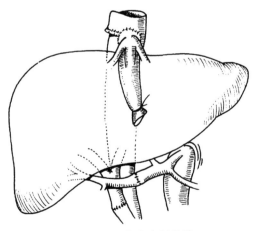

图 27-30　背驮式肝移植

受者全肝切除，但保留其下腔静脉，供肝的肝上下腔静脉袖片与受者的肝上下腔静脉做吻合，而供肝的肝下下腔静脉远端自行缝扎闭合

（3）肝移植急性排斥反应的处理：肝移植急性排斥反应多见于术后 1～2 个月内，临床症状有患者突觉不适、寒战、高热、肝区胀痛、黄疸上升，胆汁量锐减而变稀薄等。确诊依靠细针肝穿刺活检，典型组织病理表现是汇管区免疫活性细胞（大单核、淋巴细胞）浸润、肝小叶中央周围淤胆、间质性小叶和胆管上皮与静脉内皮损伤。

（4）肝移植免疫抑制方案：环孢素 1979 年问世，已成为移植术后免疫抑制联合用药的主角，即形成环孢素（CsA）＋硫唑嘌呤（Aza）＋泼尼松（Prd）标准方案。但 1984 年，Starzl 倡用他克莫司（普乐可复，FK506）能逆转肝移植环孢素不能控制的急性排斥反应后，环孢素与普乐可复之争发生于迄今所有的国际学术会议中，移植专家分为两派，进行无休止的辩论。实际上，谁也不能说服谁，"双雄并立"，临床上则构成可供选择的两种方案，即 CsA（Neoral）＋ Aza ＋ Pred 和 FK506 ＋ Aza ＋ Pred。1996 年，霉酚酸酯（骁悉，MMF）上市，其与 CsA、FK506 均有协同作用，能明显减少急性排斥反应率。霉酚酸酯没有明显肝、肾毒性，无骨髓抑制，不引起高血压和糖尿病，口服不受食物影响，不需监测浓度，应用甚为方便，不良反应主要是腹泻，但停药或减量可缓解。目前，国内根据国际上标准 3 年方案，同用的首位是环孢素（进口的新山地明或国产的赛斯平）或普乐可复；次位是硫唑嘌呤或霉酚酸酯；末位是皮质激素（泼尼松），但无具体统一用法。笔者根据自己经验，实施下列方案：先联合应用普乐可复、霉酚酸酯和泼尼松，称为始动方案；如发生急性排斥反应，即用大剂量激素甲泼尼龙 500～1000mg/d，静脉滴注（3～5 天），称为冲击方案，如已形成激素难治性排斥反应，即改用 PKT_3 或 ALG 2～3 周，称为挽救方案。

近年来，发现激素长期应用后，可引发许多并发症，如水、钠潴留及原发性高血压、骨质疏松、糖尿病、白内障、库欣综合征。因此，多主张及早减量或撤除。也有改用西罗莫司加霉酚酸酯或咪唑立宾即可。另有 Marino 报道，50 例肝移植应用舒莱，移植当日和术后 4 天各给此药 1 次，20mg，然后接用 FK506，观察 404～1364 天。结果发现，3 个月内无急性排斥反应发生者占 75%，3 年生存率为 88%，效果良好。

（夏穗生　刘晓兵）

主要参考文献

陈大志，李立新，2009. 肝移植时代门静脉高压症的治疗抉择. 中华肝胆外科杂志，15：561-563

丁鹏绪，张文广，韩新巍，等，2011. 改良式 TIPS 治疗肝静脉广泛阻塞型布 - 加综合征的近期疗效. 介入放射学杂志，20（2）：138-141

姜洪池，2009. 肝癌合并门静脉高压症外科治疗决策的思考. 中华肝胆外科杂志，15：161-162

蒋米尔，黄英，2016. 微创化和高科技时代外科治疗的进展和挑战. 临

床外科杂志，24（8）：569-573

刘晓兵，2016. 下腔静脉血栓形成的历史演变. 临床外科杂志，24（8）：574-576

马秀现，薛明辉，孙玉岭，等，2009. 特发性门静脉高压症诊断及治疗. 中国实用外科杂志，11：916-917

孟庆义，孙念峰，王瑞华，等，2011. 介入治疗布 - 加综合征 883 例体会. 临床肝胆病杂志，27（2）：127-129

夏穗生，2006. 对门静脉高压症大呕血外科治疗的几点看法. 中华肝胆外科杂志，12：217-218

夏穗生，2009. 我国肝移植发展沿革史. 中国普通外科杂志，18：1-3

杨金伟，马臻，胡继科，等，2017. 门静脉高压症外科治疗进展. 中华肝胆外科杂志，23（9）：640-645

叶开创，蒋米尔，2016. 提高对下腔静脉血栓形成的临床警惕性. 临床外科杂志，24（8）：583-586

郑月宏，邵江，宋晓军，等，2011. 经腹翻肝入路非体外循环直视下布 - 加综合征根治术 - 单纯开腹手术根治是否可行？临床肝胆病杂志，27（2）：201-202

朱广昌，汪忠镐，卞策，等，2017. 布加综合征诊断和治疗的发展历程. 中国血管外科杂志（电子版），9（1）：4-10

竺杨文，王跃东，谢志杰，等，2009. 腹腔镜断流术处理门静脉高压症临床研究. 中华肝胆外科杂志，6：410-412

Arabi M，Krishnamuthy V，Cwikiel W，et al，2015. Endovascular treatment of thrombosed inferior vena cava filters：techniques and short-term outcomes. Indian J Radiol Imaging，25（3）：233-238

Breault S，Doenz F，Jouannic AM，et al，2017. Percutaneous endovascular management of chronic superior vena cava syndrome of benign causes：long-term follow-up. Eur Radiol，27（1）：97-104

Carlos L，Cristina P，Jose IC，et al，2009. Endovascular stenting as the first step in the overall management of malignant superior vena cava syndrome. Vascularand Interventional

Cheatham JP，2000. A tragedy during palmaz stent implant for SVC syndrome：was it the stent or was it the balloon delivery system？ Catheter Cardiovasc Interv，49（2）：163-166

Corso R，Intotero M，Solcia M，et al，2008. Treatment of Budd-Chiari syndrome with transjugular intrahepatic portosystemic shunt（TIPS）. Radiol Med，113（5）：727-738

Darwish Murad S，Luong TK，Pattynama PM，et al，2008. Long-term outcome of a covered vs. uncovered transjugular intrahepatic portosystemic shunt in Budd-Chiari syndrome. Liver Int，28（2）：249-256

Friedman T，Quencer KB，Kishore SA，et al，2017. Malignant venous obstruction：superior vena cava syndrome and beyond. AJR Am J Roentgenol，34（4）：398-408

Haq I，Tripathi D，2017. Recent advance in the management of variceal bleeding. Gastroenterol Rep（Oxf），5（2）：113-126

Inafuku H，Morishima Y，Nagano T，et al，2009. A threedecade experience of radical open endvenectomy with pericardial patch graft for correction of Budd-Chiari syndrome. J Vasc Surg，50（3）：590-593

John F，Canales，Juan CC，et al，2011. Single center experience with percutaneous endovascular repair of superior vena cava syndrome. Catheter Cardiovasc Interv，77：733-739

Lanciego C，Pangua C，Chacon JI，et al，2009. Endovascular stenting as the first step in the overall management of malignant superior vena cava syndrome. AJR Am J Roentgenol，193：549-558

Mallet M，Rudler M，Thabut D，2017. Variceal bleeding in cirrhotic patients. Gastroenterol Rep（Oxf），5（3）：185-192

Neglen P，Oglesbee M，olivier J，et al，2011. Stenting of chronically obstrusted inferior vena cava filters. J Vasc Surg，54（1）：153-161

Partovi S，Kalva SP，Walker TG，et al，2017. Long term follow-up of endo-vascular recanalization of chronic inferior vena cava occlusion secondary to inferior vena cava filters. Vasa，46（2）：121-126

Rios Castellanos E，Seron P，Gisbert JP，et al，2015. Endoscopic injection of cyanoacrylate glue versus other endoscopic procedures for acute bleeding gastric varices in people with portal hypertension. Cochrane Database Syst Rev，12（5）：CD010180

Rizvi AZ，Kalra M，Bjarnason H，et al，2008. Benign superior vena cava syndrome：stenting is now the first line of treatment. J Vasc Surg，47：372-380

Scalese MJ，Hayes SL，Lott S，2017. Antithrombotic therapy post endovascular stenting for superior vena cava syndrome. Hosp Pharm，52（10）：666

Senzolo M，Cholongitas EC，Patch D，et al，2005. Update on the classification，assessment of prognosis and therapy of Budd-Chiari syndrome. Nat Clin Pract Gastroenterol Hepatol，2（4）：182-190

Talens A，Ferrer S，Gonzale C A，et al，2013. Effectiveness of endovascular protheses as initial treatment for superior vena cava syndrome of malignant cause. Med Clin（Barc），140（2）：59-65

Vedantham S，Vesely TM，Parti N，et al，2003. Endovascular recanalization of the thrombosed filter-bearing inferior vena cava. J Vasc Interv Radiol，14（7）：893-903

Wang ZG，Zhang F J，Yi MQ，et al，2005. Evolution of management for Budd-Chiari syndrome：a team's view from 2564 patients. ANZ J Surg，75（1-2）：55-63

Ye KC，Lu XW，Li WM，et al，2016. Outcomes of stent placement for chronic occlusion of a filter-bearing inferior vena cava in patients with severe post-thrombotic syndrome. Eur J Vasc Endovasc Surg，52（12）：839-846

Ye KC，Qin JB，Yin MY，et al，2017. Outcomes of pharmacomechanical catheter-directed thrombolysis for acute and subacute inferior vena cava thrombosis：a retrospective evaluation in a single institution. Eur J Vasc Endovasc Surg，54（10）：504-512

Zhang Y，Zhao H，Yan D，et al，2011. Superior mesenteric vein-caval-right atrium Y shunt for treatment of Budd-Chiari syndrome with obstruction to the inferior vena cava and the hepatic veins-a study of 62 patients. J Surg Res，169（1）：93-99

第二十八章 腹 - 盆腔静脉疾病

第一节 盆腔淤血综合征

盆腔淤血综合征（pelvic congestion syndrome，PCS）主要表现为慢性盆腔疼痛（chronic pelvic pain，CPP），多发生在育龄期女性。PCS 仅次于子宫内膜异位症，成为 CPP 的第二大病因，占 16%～31%。该综合征在 1857 年由 Richek 首次提出，1949 年由 Taylor 命名。

一、发 病 率

1993 年 Robinson 等报道，在日常妇科门诊中，本征患者可占 10%。2000 年，Stones 等报道，在 CPP 患者中，病因只为 PCS 者占 30%，另有 12% 的患者还伴有其他盆腔病变。有几项关于盆腔静脉曲张影像学的研究报道，发现在健康女性中"无症状"盆腔静脉曲张很常见。Belenky 等评价了 273 位肾脏供体的健康女性的腹部血管造影，发现左卵巢静脉曲张 27 例，发生率为 9.9%，而回溯症状时其中 59% 在术前有 CPP 病史和痛经史，但她们对此"习以为常"，并没有想过治疗。所有样本均行左肾切除和左卵巢静脉结扎，在存在反流和盆腔疼痛的患者中，有 77% 的患者症状得到了缓解。这项研究表明，PCS 的群体通常是"健康"人群，但实际上她们存在 PCS 的症状。PCS 的发病率可能被低估。

二、病因及易感因素

PCS 患者盆腔静脉内血液反流导致的盆腔淤血、静脉扩张，是引起相应症状的根本原因。解剖学因素也是 PCS 的发病因素之一。髂内静脉分支与髂内动脉分支伴行，包括盆腔壁支和盆腔脏支。盆腔壁支包括臀上和臀下静脉、骶正中静脉、腰升静脉和闭孔静脉。盆腔脏支包括坐骨静脉、阴道静脉、直肠静脉丛、膀胱静脉丛、男性前列腺静脉丛、女性子宫静脉丛、卵巢静脉丛、膀胱静脉丛。正常的卵巢静脉在子宫阔韧带和输卵管壁内形成静脉丛，并与子宫静脉丛相交通。在左侧以直角形式注入左肾静脉，右侧以锐角形式注入下腔静脉。经阴道超声检查，正常卵巢静脉直径平均小于 5mm。盆腔脏器的血液通髂内静脉回流。卵巢静脉通常存在瓣膜，原发性盆腔静脉瓣膜功能不全，可以导致静脉血反流及静脉扩张。在 PCS 患者中，左侧卵巢静脉扩张是最常见的病因，主要是因为左肾静脉常在主动脉和肠系膜上动脉之间受压；而右侧卵巢静脉扩张的患者，常存在下腔静脉解剖学变异。

机械性压迫或阻塞是继发性 PCS 的主要原因。髂静脉压迫、胡桃夹综合征、下腔静脉 / 髂总静脉血栓后综合征及布 - 加综合征等都可能导致盆腔静脉曲张及盆腔侧支循环形成。此外盆腔内肿瘤的压迫（子宫、肠道、泌尿系统肿瘤）也可能增加盆腔静脉的压力。

激素变化在 PCS 发病过程中起到一定作用，但具体机制仍不明确。其依据是有超过 50% 的 PCS 患者经超声检查发现多囊性卵巢，但并没有闭经和多毛症表现。且 PCS 症状在月经期会加重，有多次妊娠史及绝经前女性 PCS 的患病率增加；雌激素通过释放 NO 引起静脉扩张，用药物降低体内的雌激素，或者做子宫或双侧卵巢切除后，即可使症状消失或明显好转。多数患者在绝经后症状减轻或消失。

妊娠、盆腔手术史、雌激素治疗、肥胖、静脉炎、长时间站立或负重都有可能增加 PCS 的发生率。妊娠期，由于增大子宫机械性的压迫和激素作用，盆腔静脉容量增加 60%，在持续数月后可能会发生静脉瓣膜功能不全，导致静脉高压和反流。此外妊娠期体重增加和子宫位置的变化也会导致卵巢静脉扭曲造成静脉充血扩张。

三、临 床 表 现

PCS 多发生于 20～40 岁的经产妇，症状多在绝经后消失。男性患者少见，多见于有精索静脉曲张的患者。主要症状是多种形式的慢性下腹痛：时间超过 6 个月，白天疼痛较重，主要以钝痛、胀痛为主。尤其是患者长时间坐、站或起身时症状加剧，平卧时症状可缓解；性生活后、月经期和妊娠期加重。激素和精神状况与症状严重程度有关，包括月经周期、性生活频率、排卵情况等都会影响患者的症状，这可能是由于动脉血流入盆腔导致盆腔静脉池内血流量增加，引起症状加重。其他非典型的伴随症状包括头痛、恶心、胀气、外阴肿胀、下肢酸胀、下背痛、泌尿系统症状（如尿频、尿急等）、直肠症状（如便秘等）等，同时影响患者精神和心理状态。还有患者没有盆腔疼痛，而表现为臀部疼痛，下肢静脉曲张，会阴部尤其是外阴部静脉曲张，可作为 PCS 患者就诊的唯一表现。在体检时，PCS 患者可出现臀部、股部后侧等部位的非典型静脉曲张，或有下肢静脉曲张术后复发史（大隐静脉剥脱术后）。

有研究表明，腹部触诊卵巢部位压痛及性交后疼痛病史，对于 PCS 诊断的敏感度为 94%，特异度为 77%。妇科检查可发现宫颈移位，宫颈后、宫旁、子宫及卵巢附件压痛，宫体饱满，子宫后倾。

四、影像学诊断

多普勒超声检查：经阴道超声检查是目前对疑似 PCS 患者首选的检查方法。如果条件限制也可以选择经腹超声检查。超声检查可以观察患者仰卧位和立位时的盆腔情况。同时，要求患者行 Valsalva 动作观察静脉充盈的情况。典型的发现包括子宫内膜增厚，卵巢多发性囊肿，左卵巢静脉扩张、血液反流、子宫周围静脉扩张等。静脉血流多普勒发现静脉直径大于 5mm 并有血液反流。超声检查还可以对闭孔静脉、坐骨静脉、阴部静脉进行检查，并能评估髂总静脉、下腔静脉、肾静脉来了解静脉阻塞情况。

CT 和 MRI 静脉成像：能够明确显示子宫和卵巢周围扩张迂曲的静脉。MRI 中梯度回波序列显示盆腔静脉曲张中血流为高强度信号。CT 及

MRI 的诊断标准：至少有 4 条同侧的盆腔静脉显影，其中一条管径＞ 4mm，或者卵巢静脉直径＞ 8mm。除此之外，明显的盆腔静脉曲张也可以在 CT 和 MRI 中显示出来。此外，CT 和 MRI 能够显示整个盆腔解剖结构，明确有无其他相关疾病存在（如压迫性肿瘤等），并帮助鉴别类似症状的其他疾病，尤其是子宫内膜异位症。但是这两项检查是仰卧位进行的，无法动态观察静脉的病理表现。

DSA 下静脉造影：静脉造影是诊断 PCS 的金标准，同时可以为腔内治疗做准备。通常在局部麻醉下经股静脉、肱静脉或颈静脉入路，导管进入髂内静脉或卵巢静脉进行造影，双侧均应检查，并动态观察患者行 Valsalva 动作和平静呼吸状态下的情况。为防止造影剂填充膀胱，应先进行导尿。静脉造影诊断盆腔静脉功能不全的标准（图 28-1）：卵巢静脉直径＞ 10mm；卵巢、盆腔、外阴、大腿静脉曲张表现；或者有反流性充盈。另外将导管置入左肾静脉远段可以看到造影剂反流进入左卵巢静脉，进一步支持 PCS 的诊断。

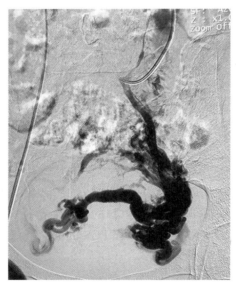

图 28-1　盆腔淤血综合征
感谢浙江省台州市立医院血管外科梁思渊主任医生提供图片

腹腔镜检查：腹腔镜可以用作 CPP 患者的病因学检查手段之一。该检查手段可以发现子宫内膜异位症和盆腔粘连等病症。但由于操作过程中，患者平卧位，且腹腔内充气对盆腔静脉造成压力，因此用于检测盆腔静脉曲张准确度不高。

在确诊 PCS 前，需排除盆腔炎、尿路感染、

肠道病变、骨科疾病和妇科疾病等（图 28-2）。

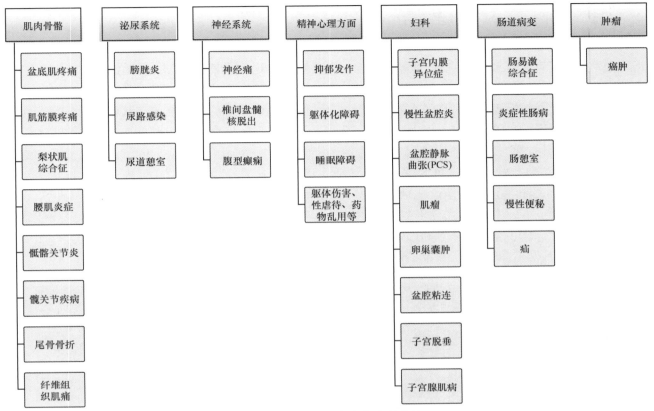

图 28-2　慢性盆腔疼痛的鉴别诊断

五、治　　疗

治疗 PCS 的方法包括非手术治疗、手术治疗及腔内治疗等。

1. 非手术治疗　雌激素在 PCS 中起到重要作用，因此可以采用抑制卵巢功能的药物如甲羟孕酮或促性腺激素释放激素（GnRH）进行治疗。口服甲羟孕酮 30mg/d，持续 6 个月，或戈舍瑞林每月 3.6mg 皮下注射，持续 6 个月。作为一种化学性"卵巢结扎"方法，药物治疗在短期内可明显减轻盆腔痛，但长期的疗效并不稳定。甲羟孕酮和 GnRH 激动剂疗程结束后 12 个月评估，后者在疼痛缓解、抑郁症状改善和性功能恢复方面表现更佳。还有研究发现，在接受甲羟孕酮治疗后 9 个月，稳定的疗效必须结合心理治疗才能达到。该结果进一步证实了 PCS 的心理和躯体症状的密切联系。

孕酮的副作用主要是腹胀、体重增加。GnRH 激动剂与潮热、盗汗、阴道干涩、情绪变化有关。由于存在许多副作用、影响生育能力，且长期疗效有限，长远来看并不能让人满意。

2. 手术治疗　卵巢静脉和（或）髂内静脉结扎术、卵巢和子宫动静脉结扎术、卵巢切除术、全子宫切除术，甚至是全子宫 + 双侧输卵管、卵巢切除术。这些方法可以用来治疗 PCS，缓解患者症状，但创伤较大。子宫悬吊术已被证实无效。

除了创伤问题，子宫和（或）卵巢切除术还会影响生育能力。特别是对于年轻、想再次妊娠的女性来说，切除子宫及附件的手术方式常不能被接受。这种治疗手段虽然有效，但并没有从病因上解决 PCS。

通过开放性手术 / 腹腔镜结扎反流静脉的方式治疗 PCS，是种更符合病理生理的治疗方法。1984 年 Rundqvist 等首次报道了腹膜外切除左卵巢静脉治疗 PCS 的方法。2/3 的患者通过这项手术方式获得了临床缓解。2003 年 Gargiulo 等报道了腹腔镜下卵巢静脉结扎术的 1 年随访结果。根据他们的报道，患者得到了完全症状缓解。有术者采用双侧卵巢静脉结扎的方式治疗 PCS，其结果优于单侧结扎。有 25% ～ 40% 病例中卵巢静脉会有分支形成，这时要特别注意要越过卵巢静脉分支的汇合点，在卵巢静脉与左肾静脉或下腔静脉的汇合处结扎。

手术并发症有深静脉血栓形成、后腹膜血肿、肠粘连、肠梗阻等，可能延长住院和恢复的时间。比较适合生活受限、栓塞治疗后复发的患者。

3. 腔内治疗　自 1993 年 Edwards 等引入经皮导管卵巢静脉栓塞术，这项方法已经成为治疗卵巢和盆腔静脉曲张引起的 PCS 的主流手段（图 28-3）。栓塞材料包括泡沫硬化剂、凝胶、血管封堵器和弹簧圈。目前的大样本数据较少，主要经验来源于一些小型临床病例和回顾性研究。现有数据表明，栓塞治疗是安全、可靠的治疗方法，可使 50% ～ 80% 患者的症状得以解除。选择单纯弹簧圈栓塞、栓塞剂栓塞或者两者联合进行栓塞治疗，技术成功率高达 96.2% ～ 100%。Chung 和 Huh 等纳入 106 位对药物治疗无效的 CPP 患者，随机对比卵巢静脉栓塞 / 腹腔镜子宫切除、双侧卵巢切除和激素代替治疗 / 腹腔镜子宫切除及单侧卵巢切除术后患者临床症状的缓解情况。在接受卵巢静脉栓塞或双侧卵巢切除术的患者中，平均疼痛评分显著改善。栓塞治疗组 12 个月的疼痛缓解程度最高。目前的文献报道中，栓塞治疗的症状缓解率为 68.2% ～ 100%，疼痛评分也从术前 7.3 ～ 7.6 分下降到术后 0.5 ～ 3.2 分。需要注意的是根据最初症状的严重程度，这种改善可能需要 9 ～ 13 个月的时间。

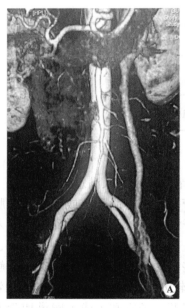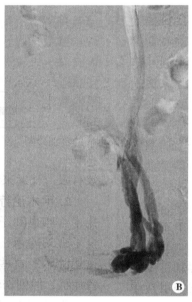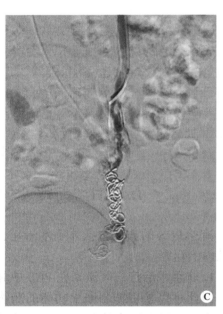

图 28-3　盆腔淤血综合征弹簧圈栓塞术

A. 下肢动脉 CTA 显示左侧卵巢静脉反流伴局部瘤样扩张；B. 经右侧股静脉穿刺置管支左侧卵巢静脉造影明确诊断；C. 弹簧圈栓塞术后显示盆腔卵巢静脉起始端瘤样扩张消失

腔内治疗可在局部麻醉下进行，术前应为患者留置导尿管。右股静脉入路是最常用的入路，也可以选择颈静脉、腘静脉入路。选择性置管进入卵巢静脉行造影检查，可以看到扩张的静脉和造影剂反流。选择微导管和弹簧圈栓塞病变静脉。泡沫硬化剂可由十四烷硫酸钠或聚多卡醇制备，在置入弹簧圈前注入病变静脉或应用"三明治"技术。注入硬化剂后血管收缩，可以降低弹簧圈移位的风险，也有应用鱼肝油酸钠和明胶海绵治疗的报道。

对于男性精索静脉曲张或者女性的轻度外阴静脉曲张，硬化剂治疗是一种有效的手段。置管于精索静脉的反流部位，在 Valsalva 动作下注射 3 ～ 4ml 硬化剂，就可以达到理想疗效。导管在精索静脉开口处停留 2 ～ 3 分钟，在静脉的盆腔段治疗比在平腰椎水平的治疗效果好。对女性外阴静脉曲张也有局部切除和硬化剂治疗的报道。

栓塞治疗的并发症包括弹簧圈移位、静脉穿孔、局部静脉炎、深静脉血栓形成、造影剂反应等，总发生率在 3.4% ～ 4.4%。如果将术后腹部不适作为并发症，那么发生率将上升至 14.8%。当然大部分情况下腹部不适是自限性的，不需要特殊处理。在进行髂内静脉栓塞治疗时，弹簧圈移位的发生率更高。静脉管径越大（> 12mm）越增加移位的风险。选择弹簧圈时，直径应该超过髂内静脉直径 30% ～ 50%，以预防弹簧圈移位进入肺动脉。有些学者更倾向于采用单独硬化剂来治疗髂内静脉。

18% ～ 26% 患者在首次治疗后平均 8.5 个月出现盆腔静脉曲张症状性复发，如果初次治疗不彻底，则会有更高的复发率。相反的，常规栓塞卵巢和髂内静脉可以有效降低复发率至 5%。但基于目前的文献报道，选择单侧或者双侧栓塞，主要根据患者的症状，盆腔静脉曲张的解剖和反流情况来决定。

对于存在机械性阻塞，如髂静脉压迫、胡桃夹综合征、下腔静脉 / 髂总静脉血栓后综合征及布 - 加综合征等，还应解决阻塞或压迫，如放置支架开通流出道。

第二节　胡桃夹综合征

胡桃夹综合征（nutcracker syndrome，NCS）是左肾静脉远端在肠系膜上动脉和主动脉之间受到压迫引起的，又称左肾静脉压迫综合征。Grant 在 1937 年首次描述了这种现象，左肾静脉在主动脉 - 肠系膜区域狭窄，引起远段静脉扩张。1950 年，El-Sadr 和 Mina 首次报道了左肾静脉淤滞相关的症状，并提出 "胡桃夹" 一词；1972 年比利时放射科医生 De Schepper 将它正式命名为胡桃夹综合征。

胡桃夹现象是一种解剖学现象，并不一定引起症状，因此，只有当患者表现出临床症状和体征，特别是血尿、蛋白尿、腹痛、女性盆腔淤血、男性精索静脉曲张等，结合相关影像学诊断时，才能称为胡桃夹综合征。胡桃夹综合征的自然病程仍不清楚，由于没有特异性表现，其诊断率被明显低估，在儿童中胡桃夹综合征常自发性缓解。但不治疗可能导致左肾静脉血栓、引起肾脏损伤，在血尿患者中可能导致贫血和其他相应并发症。

一、流　行　病　学

胡桃夹综合征的确切发病率不详，部分原因

是缺乏明确的诊断标准，还有一部分原因在于症状表现的多样性。但总的来说，不明原因的血尿是胡桃夹综合征最常见和典型的症状，这类患者中 40% 通过超声检查诊断为胡桃夹综合征。患病群体的年龄跨度大，高峰期是中青年。青春期椎体高度和发育的迅速增加，导致主动脉和肠系膜上动脉夹角变窄。

二、左肾静脉的解剖

正常解剖结构中，左肾静脉长 5 ～ 9cm，是右肾静脉长度的 2.5 ～ 3 倍，于 T_{12} 和 L_2 之间开口于下腔静脉，与冠状面呈 55° 夹角。左肾静脉远段位于腹主动脉的前方与肠系膜上动脉近段的后方。肠系膜上动脉通常以直角自腹主动脉沿腹侧方向行径 4 ～ 5mm 后转向下方从而避免了左肾静脉受压。左肾静脉的主要分支是左侧性腺静脉、左输尿管静脉、腰静脉及从下面到两侧的腰升静脉和发自上端的中肾上腺静脉与膈下静脉；同时也与左副半奇静脉和内外椎静脉丛相连接。在少数病例中，左肾静脉走行于主动脉后（发生率 0.5% ～ 3%），或同时存在两支左肾静脉分别位于动脉的前后并且相连呈环，称肾静脉环（发生率 0.3% ～ 5.7%）。

三、病　理　学

胡桃夹综合征主要有两种形式：前位和后位。前位胡桃夹综合征指的是左肾静脉在腹主动脉和肠系膜上动脉之间受到压迫，矢状位测量时腹主动脉和肠系膜上动脉的夹角小于 45°，特别是当角度小于 35° 时则足以作出明确诊断。由于肠系膜上动脉自主动脉出发的起始部位呈锐角，从而导致左肾静脉的压迫。Kim 等研究发现，CT 上矢状位测量角度＜ 39° 时诊断症状性胡桃夹综合征的敏感度为 92%，特异度为 89%。后位胡桃夹综合征更为少见，是当肾静脉在主动脉后位或存在肾静脉环时受到主动脉和椎体的压迫造成的。应该注意的是因为腹腔脏器的重量，站立位会加重左肾静脉受压，这可能在卧位的影像学检查（CT、MR 血管造影）中会被忽略。

静脉受压可导致左肾静脉梗阻性高压、静脉

曲张和侧支循环的形成，这些均可导致相关症状。在正常情况下左肾静脉与下腔静脉的压力差小于1mmHg，但当左肾静脉受压时，压力差上升至3mmHg以上。压力升高使得小静脉和肾穹窿的收集系统之间薄壁隔破裂，引起血尿。直立性蛋白尿也是胡桃夹综合征的一个常见症状，可能与左肾静脉压力增高，肾脏血流动力学改变后亚临床免疫损伤，血管紧张素Ⅱ和去甲肾上腺素的释放发生变化相关。

四、临床表现

胡桃夹综合征最常见症状是由于盆腔淤血和肾淤血引起的盆腔疼痛、腰痛、血尿、性腺静脉曲张（精索静脉曲张或卵巢静脉曲张）。其中腰部疼痛可能伴有臀部放射痛，血尿可包括镜下血尿和肉眼血尿。在一些病历中发现胡桃夹现象能造成脊髓炎及脊髓空洞症。另外，胡桃夹综合征可以引起小儿慢性疲劳综合征和胃肠道症状，但其发病机制仍不清楚。

五、诊断评估

胡桃夹综合征的诊断评估必须结合临床表现、症状、实验室检查和影像学共同进行。首要诊断方法是细致的病史问诊和体格检查。为了排除常见的肾脏疾病，诊断方法包括血液检查、尿常规、尿培养、细胞学、膀胱镜尿道检查、CT尿路造影和肾脏活检。

（一）多普勒超声

多普勒超声检查是推荐的首选检查方式。多普勒超声检查诊断左肾静脉压迫的敏感度为69%～90%，特异度为89%～100%。同时超声可以提供实时血流峰值和容量的评估。主动脉肠系膜段/门脉段的最大收缩速度比>4.2～5.0，可以作为诊断胡桃夹综合征的标准之一。

（二）CT和MR血管成像

CT和MR可提供多平面成像，而且为无创性检查，在进行静脉造影之前先进行这类检查以区别胡桃夹综合征和其他原因造成的疼痛和血尿。

它们能够清晰显示左肾静脉及其与周围结构的关系，但对于血流容量和方向的检测比较困难。

（三）静脉造影术和压力测量

选择性左肾静脉造影是诊断胡桃夹综合征的金标准。它能利用造影剂显示受压的左肾静脉、静脉曲张和侧支循环。存在左侧性腺静脉反流时，须进行盆腔静脉造影检查。造影时，测量左肾静脉-下腔静脉压力差，如压力差≥3mmHg，即有临床意义。

六、治 疗

关于胡桃夹综合征的治疗仍然是个存在争议的话题。对于轻度血尿及症状能够耐受的患者，仍然建议保守治疗为主。手术治疗指征：严重症状的胡桃夹综合征患者，如大量血尿、腰腹痛、贫血、自主神经功能障碍、肾功能损伤（包括直立性蛋白尿）、精索静脉曲张；18岁以下保守治疗2年无效；成人保守治疗6个月无效者需行腔内或者开放性手术治疗。其治疗包括以下几种不同的方法。

（一）保守治疗

18岁以下儿童首选保守治疗，观察随访为主。因为随着生长发育，腹腔内肠系膜上动脉与腹主动脉夹角处脂肪纤维组织增加，可缓解左肾静脉的压迫，患者的症状可以自行缓解。另外，在一项以强调增加体重为保守治疗方法的研究中，平均随访26个月，体重增加使腹膜后脂肪组织增加，从而缓解患者症状。静脉侧支循环的建立也可以帮助缓解左肾静脉高压。有研究发现，超过75%的年轻患者在保守治疗24个月后，血尿症状得到完全缓解。部分患者可以选用血管紧张素转化酶抑制剂等改善直立性蛋白尿，服用阿司匹林提高肾血流灌注。

（二）手术治疗

第一例开放性手术是1974年由Pastershank报道的，他通过松解主动脉和肠系膜上动脉之间的左肾静脉通道来治疗胡桃夹综合征。目前多种手术治疗技术可以用于治疗胡桃夹综合征，包括左肾静脉转位术、肾静脉旁路手术、性腺 - 腔静脉搭桥术、自体肾移植和肠系膜上动脉转位术，其他非主流的手术方式包括前肾固定术解决肾脏下垂引起的压迫、切除纤维组织、在主动脉和肠系膜动脉的夹角处放置楔子、在左肾静脉放置外支架、脾 - 肾静脉搭桥等。对于持续性血尿也可行肾切除术。

左肾静脉转位是将左肾静脉于下腔静脉汇合处切断，重新吻合到离肠系膜上动脉较远的位置。并发症包括麻痹性肠梗阻、出血、静脉血栓形成。目前，根据 Gloviczki 等的研究结果，左肾静脉转位再植是目前首选的手术治疗方法，只要通过小切口就能进行。对于合并盆腔静脉淤血综合征或者精索静脉曲张的患者，左侧性腺静脉也应结扎。

（三）腹腔镜手术治疗

目前关于腹腔镜治疗胡桃夹综合征的数据来源于病例报道，主要方式有脾 - 肾静脉旁路手术和左肾静脉 - 下腔静脉转位再植术，后者可以避免肾脏缺血和损伤。还有肠系膜下 - 性腺静脉转流的报道，该方法可以避免肾脏的再灌注损伤和左肾静脉高压。

（四）支架置入术

在 1996 年，Neste 等首次报道使用血管内支架置入术来治疗胡桃夹综合征。鉴于胡桃夹综合征和髂静脉压迫综合征有相似的临床 - 解剖学因素，后者已经将支架植入术作为首选治疗方法，许多中心和学者也越来越多地倾向于使用腔内方法治疗胡桃夹综合征。简要步骤：局部麻醉后，通常选用股总静脉入路，导管选择性进入左肾静脉后可以指导患者行 Valsalva 动作后造影，明确胡桃夹综合征诊断，同时可以显示侧支循环、测量腔静脉 - 肾静脉压力差。超硬导丝引导下释放自膨式支架，然后用球囊扩张。完成血管造影和肾静脉 - 下腔静脉压力梯度测量后拔除静脉鞘。在支架释放过程中疼痛感会比较强烈，因此有术者建议可以对明确诊断和治疗方案的患者行全身麻醉。腔内治疗主要并发症是支架释放不准确、支架移位、支架部分突入下腔静脉，其他少见并发症包括支架内栓塞、再狭窄、血栓形成、折断等。因此选择合适的球囊、支架非常重要。

无论是否合并血尿，胡桃夹综合征患者可能表现为精索静脉曲张或者盆腔静脉淤血综合征。此时，除了解除左肾静脉压迫外，还应该处理性腺静脉反流的问题才能缓解相应症状，如结扎或栓塞相关病变静脉。

尽管胡桃夹综合征没有特异性表现，但是识别和治疗至关重要。适当及时的处理不仅可以防止肾损害还可以改善症状，缓解患者的痛苦。

（杨心蕊）

主要参考文献

Ananthan K, Onida S, Davies AH, 2017. Nutcracker syndrome: an update on current diagnostic criteria and management guidelines. Eur J Vasc Endovasc Surg, 53: 886-894

Beard RW, Reginald PW, Wadsworth J, 1988. Clinical features of women with chronic lower abdominal pain and pelvic congestion. Br J Obstet Gynaecol, 95 (2): 153-161

Edwards RD, Robertson IR, MacLean AB, et al, 1993. Case report: pelvic pain syndromee successful treatment of a case by ovarian vein embolization. Clin Radiol, 47: 429-431

Gloviczki P, Comerota AJ, Dalsing MC, et al, 2011. The care of patients with varicose veins and associated chronic venous diseases: clinical practice guidelines of the Society for Vascular Surgery and the American Venous Forum. J Vasc Surg, 53: 2S-48S

O'Brien, Marlene T, Gillespie, et al, 2015. Diagnosis and treatment of the pelvic congestion syndrome. J Vasc Surg: Venous and Lymphatic Disorders, 3 (1): 96-106

第二十九章　原发性颈静脉扩张症

原发性颈静脉扩张症是指颈内、颈外、颈前或面后静脉的囊状或柱状扩张性病变。各年龄组的男性和女性均可发病，但颈内静脉扩张以小儿多见，而颈外静脉扩张则多发生于中青年女性。有些患者双侧颈静脉可同时发病。

一、命　　名

原发性颈静脉扩张症是血管外科少见病，最早于1928年由Harris描述，此后，陆续有不少学者做零星报道。本症命名不统一，曾分别称为颈静脉扩张症（jugular phlebectasia）、先天性颈静脉囊状扩张（congenital venous cyst）、颈静脉瘤（jugular venous aneurysm）等。原发性颈静脉扩张症有别于颈胸部创伤、炎症、颈内或上腔静脉血栓形成、纵隔肿瘤及心脏病等疾患所致的继发性颈静脉扩张。

二、病因和病理因素

原发性颈静脉扩张症确切的病因尚不清楚。与下肢静脉系统不同，颈静脉隶属于低压的上腔静脉系统，一般不易发生扩张性病变。目前一般认为，发病原因可能与下列因素有关。

1. 局部解剖因素　Garrow等认为，本症由颈静脉系统流出道不明原因的慢性阻塞引起。LaMonte等和Lipshutz等从局部解剖关系指出，无名静脉由颈内静脉和锁骨下静脉汇合而成，颈内静脉在胸锁关节平面，前为胸骨甲状肌和胸锁关节；后为前斜角肌、锁骨下动脉和肺尖；内侧为无名动脉（右侧）或颈总动脉（左侧）；外侧为斜角肌和脂肪垫。无名静脉在肺尖和锁骨头之间汇入上腔静脉。颈外静脉全长位于颈浅筋膜和颈阔肌的深面；在近锁骨处，于其上方穿过颈固有筋膜，汇入颈内和锁骨下静脉交界处。因此，①颈内静脉走行在周围坚实的结构之间，当斜角肌收缩和肺尖充分膨胀时，可将颈内静脉压向胸锁关节，而造成回流不畅；②无名静脉位于肺尖和锁骨头之间，任何使胸膜腔内压升高的因素，均可将无名静脉推向锁骨头，影响颈静脉系统回流；③颈外静脉部位浅表，汇入锁骨下静脉前，由颈固有筋膜所包绕，此处易造成相对狭窄；④与肢体静脉不同，颈静脉系统缺乏肌肉泵的迫挤效应。

2. 颈静脉壁及瓣膜发育不良　病变的颈静脉段病理切片检查发现：静脉管壁变薄、弹性纤维及平滑肌纤维减少并排列紊乱、部分肌纤维断裂或消失。这种病理改变的范围在颈静脉呈管状扩张时较广泛，而在扩张近、远侧正常静脉段中，管壁结构则无异常。鉴于发病过程中，并无造成静脉病变的直接原因，说明静脉壁的发育不良可能是潜在的重要致病因素。此外，正常人仅于颈内静脉汇入锁骨下或无名静脉处有一瓣膜，其远侧无任何瓣膜，如这对唯一的瓣膜有结构缺陷或关闭不全，则必然发生血液反流，使颈内静脉压力上升。

3. 其他因素　由于职业关系，如高声讲话、呼叫、歌唱和慢性咳嗽等胸腔内压增高因素，可使颈静脉不断受到血液冲击，促使本症的发生和发展。一般认为，局部解剖特点和静脉管壁先天性缺陷，加上职业的因素，是本症的发病原因。

三、临　床　表　现

颈部锁骨上区出现条状或卵圆状可复性肿物，一般情况下，局部无疼痛和不适感。在屏气、咳嗽、哭闹等时可增大，安静时肿块缩小或消失。少数患者可伴有同侧颈部、肩部及上胸部酸胀，同侧头痛、耳鸣，甚至有吞咽不适及失眠等症状。颈外、颈前和面后静脉扩张者，体格检查可发现皮下浅蓝色囊状或柱状肿物；颈内静脉扩张者，则可见颈部锁骨上区有较广泛的、界线不清的隆起，头低位及压迫锁骨上区时，肿块越趋明显，局部加压肿块可消失。

四、检查与诊断

根据临床表现，以及颈部出现一个无痛性肿块，在屏气、咳嗽或哭闹时增大，安静时肿块缩小或消失等，一般不难作出诊断。B超或双功彩超扫描是简便、安全，并且可重复的无损伤检查，同时还可与健侧做对照观察，应作为首选检查方法（图29-1）。CT和MRA检查对颈内静脉扩张症也是一种可靠的检查方法（图29-2、图29-3）。必要时，可做颈静脉局部穿刺造影，颈外、颈前或面后静脉扩张症，可穿刺肿块颅侧端静脉，也可经扩张段静脉直接穿刺，穿刺成功后，快速注入造影剂并摄片（图29-4）。如果嘱患者加做Valsalva动作进行对比，可取得满意效果。经股静脉或臂静脉插管造影常不能显示颈静脉，并可能发生颈静脉损伤、出血和胸导管损伤等并发症，因此不应列为常规检查方法。

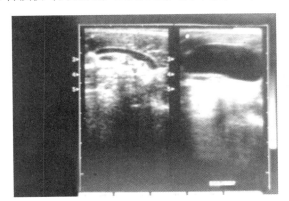

图29-1 右侧颈内静脉双功彩超扫描
［管径的单位为毫米（mm）］
平静呼吸时 21.1mm×2.47mm；屏气时 26.5mm×9.55mm

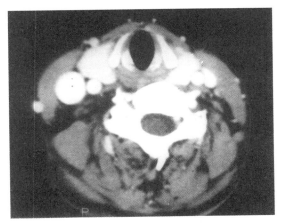

图29-2 颈部CT检查，显示右侧颈内静脉扩张

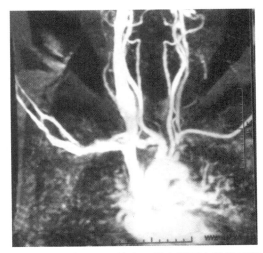

图29-3 颈部MRA检查，见右侧颈内静脉扩张

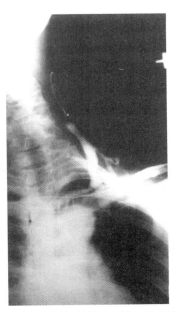

图29-4 左侧颈外静脉顺行造影，见有明显扩张

根据颈部出现一可复性软性肿物的临床特征，本症不难与颈部实质性肿块如甲状腺肿瘤、颈淋巴结肿瘤或炎性肿块，以及颈部囊性肿块，如淋巴水囊肿、甲状舌骨囊肿等鉴别。上纵隔肿瘤、喉外憩室、气管囊肿均具有和本症类似的体征，即在大声说话、咳嗽、用力屏气时有肿块增大的现象，这些是需要鉴别的主要疾病。在临床检查时，于肿块的近心端加压，可使有颈静脉扩张形成的肿块随之增大，这是其他颈部肿块所没有的特征。喉外憩室与气管囊肿有屏气时肿块增大，平静呼吸时肿块缩小的特点，与颈内静脉扩张症相似。但颈部X线平片可显示出与喉或气管相通的气体阴影，是喉外憩室和气管囊肿的特征。

如果颈部出现可疑肿块，症状和特征的表现又模棱两可，必要时可做直接穿刺，抽得静脉血后即可明确诊断。

五、治 疗

本症是一种良性病变，手术是唯一的治疗方法。

（一）手术适应证

（1）颈内静脉扩张症：因扩张段颈内静脉管壁多数发育不良，有潜在破裂的可能；扩张段静脉内血液易产生涡流，导致附壁血栓形成，有酿成肺栓塞的可能。

（2）颈外、颈前或面后静脉扩张，合并颈肩部酸胀不适，及头痛、耳鸣等自觉症状者。

（3）美容因素：因为扩张的颈静脉不可能再恢复正常状态。

（二）手术方法及注意事项

手术可在颈神经丛阻滞或局部浸润麻醉下进行，不合作的小儿应施行全身麻醉。病变较局限的囊状或柱状扩张，可取顺皮纹方向的锁骨上横切口；病变较广泛的颈内静脉扩张症，应采用胸锁乳突肌前侧缘的纵切口为宜，特别对颈内静脉扩张者，能较好地显露颈血管鞘，并能向上延长切口，以利于完整切除病变静脉。颈外静脉在止于锁骨下静脉的上方切断时，应予牢靠结扎，以免线结滑脱造成出血或空气栓塞。颈外静脉远侧段位于颈后三角区内，该部位的囊性扩张与斜角肌前的疏松组织贴近，解剖时，应避免损伤臂神经丛。颈内静脉扩张者，单侧病变以手术切除病变静脉段为宜，结扎一侧颈内静脉，一般不影响脑静脉回流。少数患者手术后可有暂时性回流障碍，表现为头痛或呕吐症状，经对症处理可消失。双侧病变者，病变严重的一侧做切除、结扎，另一侧可采用人造血管包裹。有学者提出做颈内静脉折叠内翻缝合，以缩小静脉管径，是一种较好的术式，远期结果有待进一步观察。

（黄新天）

主要参考文献

黄新天，蒋米尔，陆民，等，1996.颈内静脉扩张症的临床诊治（附11例报告）.心肺血管病杂志，15：7

孙建民，张培华，张柏根，1985.原发性颈静脉扩张症.中华外科杂志，23：22

Nwako FA，Agugua NE，Udeh CA，et al，1989.Jugular phlebectasia.J Pediat Surg，23：303

Spiro SA，Coccaro SF，Bogucki E，1991.Aneurysm of the internal jugular vein manifesting after prolonged positive pressure ventilation. Head and Neck，13：450

第三十章　肠系膜血管疾病

第一节　概　论

一、概　述

肠系膜血管疾病主要指肠系膜动脉供血不足，或静脉回流障碍所引起的肠壁营养、运动障碍，严重者可导致肠管节段性坏死。肠系膜血管疾病在急腹症人群中的发病率约为 1%，相比其他血管疾病的发病率较低，但临床上常缺乏及时、有效的诊治方法，其死亡率高达 40% ~ 80%，是血管外科主要的致死性疾病之一。即使肠梗死能够得到手术治疗，但多数患者术后残存的消化道过短，不能保证足够营养物质的吸收，而需要终生胃肠外给予营养。因此，对于此类疾病，早期诊断和有效治疗，是防治肠梗死和降低死亡率的唯一方法。

肠系膜缺血可以是动脉、静脉或动静脉同时受累的结果，其中肠系膜上动脉栓塞和血栓形成，以及非闭塞性肠系膜缺血各占 25% 左右，约 15% 的患者是肠系膜上静脉血栓形成，其他病因，如孤立性肠系膜上动脉夹层、主动脉夹层所致的内脏动脉灌注障碍、动脉炎性病变等约占 10%。肠系膜缺血根据临床表现，分为急性和慢性缺血，或者根据血管病变分为动脉性或静脉性缺血。急性肠系膜缺血的原因主要为肠系膜动脉栓塞、肠系膜动脉血栓形成、肠系膜血管痉挛（非闭塞性肠系膜缺血）、肠系膜静脉血栓形成。慢性肠系膜缺血主要为动脉硬化性闭塞累及主要内脏血管，如腹腔动脉、肠系膜上动脉、肠系膜下动脉等，而引起血供障碍，老年人多见，而动脉炎性病变常发生于年轻患者，多伴有其他动脉炎性病变。慢性肠系膜缺血也可为外源性因素，如膈肌脚、肝圆韧带等压迫腹腔动脉分支，产生内脏动脉压迫综合征。尽管在上述引起肠系膜血管供血不足病因各不相同，但其最终结果均为肠黏膜坏死，甚至肠壁全层坏死，由此产生的肠壁组织形态学改变和功能障碍。

二、肠系膜血管解剖

肠系膜血管床足够的血供，是维持机体内环境稳定的重要因素。胃肠道的血液供应来自于腹腔干动脉、肠系膜上动脉、肠系膜下动脉，以及其分支与其他动脉系统之间的侧支循环（图 30-1），具有较大的解剖变异。腹腔干动脉主要供应胚胎时期的前肠、肝胆系统和脾脏。肠系膜上动脉供应胚胎时期的中肠，包括小肠和近段中结肠。肠系膜下动脉供应胚胎时期的尾肠，包括远端结肠和直肠。腹腔干动脉和肠系膜上动脉分别来自于腹主动脉腹侧，并于第 12 胸椎与第 1 腰椎平面发出；肠系膜下动脉自腹主动脉左侧第 3 腰椎平面发出。这些解剖特点对于正确应用内脏动脉血管造影具有重要意义，因为大多数内脏动脉闭塞均发生在自腹主动脉发出处，所以进行内脏血管造影时，除常规的正位片以外，还需要动脉造影侧位片，才能充分显示腹腔干动脉和肠系膜上动脉的起始部。供应胃肠道血供的 3 条内脏动脉之间形成广泛的交通支，构成复杂的动脉供血系统，能够有效地防止胃肠道出血。腹腔干动脉和肠系膜上动脉通过胰十二指肠动脉弓交通；肠系膜上动脉和肠系膜下动脉通过结肠边缘动脉弓交通；肠系膜下动脉和髂内动脉间通过直肠中动脉和直肠下动脉交通。

小肠和结肠的静脉血经肠系膜上、下静脉，最终到达门静脉。门静脉循环最初从肠黏膜内开始。小静脉吻合支和汇合的静脉通过肠管内壁，交替进入肠壁。在肠系膜内汇合形成静脉弓系统，由此血液进入肠系膜上、下静脉的主要分支。肠系膜下静脉是直肠上静脉的延续，向上进入肠系膜静脉的右侧，接受同名动脉伴行的静脉分支，

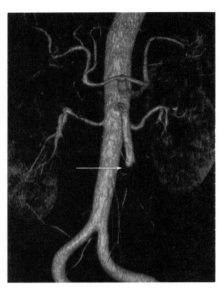

图 30-1　与腹腔干动脉、双侧肾动脉呈直角发自腹主动脉不同，肠系膜上动脉呈锐角自腹主动脉发出，栓子更容易脱落至肠系膜上动脉，图示肠系膜上动脉中段呈截尾状突然中断

最后汇入脾静脉。肠系膜上静脉在肠系膜内走行于肠系膜上动脉的后方，接受来自肠系膜上动脉分支伴行的静脉，经第 3 段十二指肠的上方和胰腺颈部的后方，与肠系膜下静脉和脾静脉汇合组成门静脉。

三、肠系膜缺血的病理生理

肠道接受静息时和餐后各 25% 和 35% 的心排血量，其中 70% 的血液供应黏膜。在正常情况下，存在内脏血流自主调节，禁食时仅 1/5 肠毛细血管开放，肠管具有耐受缺血的较大能力。当血压低于 70mmHg 时，肠灌注量与血压呈正相关关系，肠组织的活力通过增加氧的摄取量来维持。当血压低于 40mmHg 时，这一代偿能力就消失，肠组织由厌氧代谢替代有氧代谢，最终发生坏死。肠管完全缺血达 15 分钟，小肠绒毛结构破坏；3 小时就发生肠黏膜脱落，如能及时恢复血流，可有上皮再生现象，否则坏死扩展至肠壁全层。

上述病理过程，还受到侧支循环和内脏神经自主调节两个因素的影响。胃肠道在不同平面存在着侧支循环，如小肠第 2、3 级动脉弓，Drimmond 边缘动脉弓，Riolan 弓，Moskowitz 曲折动脉，Buhler 弓，以及黏膜下血管网等。在正常血压情况下，自主调节紊乱同样可以引起严重内脏灌注损害。交感神经张力和循环中儿茶酚胺作用在肾素、血管紧张素、升压素、血栓素、白三烯和地高辛等药物的综合结果，可引起强力的血管痉挛和肠管缺血，非阻塞性肠系膜缺血就是这种无大血管阻塞情况下所发生的肠缺血，常见于重症监护和腹腔透析患者。

肠缺血可伴有全身炎性反应，由于多种介质释放所致，如细胞因子、血小板活化因子（PAF）、肿瘤坏死因子（TNF）和心脏抑制因子等。缺血的肠管不能阻止细菌的入侵可引起内毒素血症和菌血症。骨髓抑制更增加脓毒症的发生。血流缓慢和黏附分子表达的增加，可使肠管内白细胞、内皮细胞和血小板黏附，从而加重损害灌注，加重酸中毒和有利于 DIC 的发生。缺血和再灌注都可发生组织损害，再灌注的损害尤为严重。

第二节　急性肠系膜缺血

急性肠系膜血管供血不足，是指各种原因引起的肠系膜血管血流减少，从而导致肠壁营养障碍的一种综合征。临床表现为极为严重的急腹症。临床处理上存在着困难，病死率极高。

肠系膜缺血可以是动脉、静脉或动静脉同时受累的结果，其中肠系膜上血管及其分支的可能性最大。急性肠系膜缺血最多见于急性肠系膜动脉血栓形成和栓塞，约占急性肠系膜缺血的 50% 左右。相比其他内脏动脉，肠系膜上动脉与腹主动脉的夹角较小，是栓子最易栓塞的动脉，且栓子多栓塞于肠系膜上动脉开口以远数厘米的位置。栓子的来源（表 30-1）：①心内膜炎、心肌梗死患者左心瓣膜上赘生物的脱落，心房颤动患者左心房内的血栓形成，房室间隔缺损的逆行栓塞等；②肺脓肿或脓毒血症患者带菌的栓子；③动脉硬化斑块、主动脉附壁血栓、左心室室壁瘤附壁血栓等患者的动脉栓子脱落；④在手术中来自内脏或其他部位血管的栓子。随着抗凝药物的规范性广泛使用，栓塞性急性肠系膜缺血比例有下降趋势。

肠系膜动脉血栓形成大多在动脉已有病变的基础上发生，如动脉硬化、夹层、动脉瘤、血栓闭塞性脉管炎等。高凝综合征也是内脏动脉血栓形成的原因之一。血栓形成导致的动脉闭塞多位

表 30-1 急性肠系膜缺血的原因

动脉阻塞（50%以上）	非阻塞性肠系膜缺血（5%～15%）	静脉阻塞（5%～15%）	血管外因素
肠系膜动脉栓塞	系统性低血压	原发性肠系膜静脉血栓形成	嵌顿性疝
心房颤动的附壁血栓	心力衰竭	蛋白质 C、蛋白质 S、抗凝血酶 III 等缺乏	肠扭转
心脏瓣膜病变	脓毒败血症性休克	抗磷酸酯酶综合征	肠套叠
胆固醇栓子	肠系膜血管收缩（交感神经反应）	阵发性睡眠性血红蛋白尿	粘连索带
肠系膜动脉血栓形成		继发性肠系膜静脉血栓形成	
既往存在动脉硬化性血管疾病		类癌	
慢性肠系膜缺血的急性阻塞		胰腺炎	
主动脉瘤附壁血栓		炎性肠病	
血管炎或动脉炎		肝硬化与门脉高压	
纤维肌肉发育异常		食管胃底曲张静脉的硬化剂治疗	
直接创伤		脾肿大和脾切除术	
内毒素性休克		术后状态	
肠系膜上动脉夹层		外伤	
		口服避孕药	

于内脏动脉开口处，因此累及的肠管更为广泛，引起的病死率极高。Schoots 等通过系统回顾分析 3692 例急性肠系膜缺血患者发现，急性动脉血栓形成患者病死率为 77.4%，高于急性动脉栓塞患者的 54.1% 的病死率。主动脉夹层也可以导致内脏动脉急性闭塞和血栓形成。随着老龄化的进程，肠系膜动脉慢性狭窄闭塞性病变逐年增加，在此基础上继发血栓形成导致的急性肠系膜缺血比例有增加趋势，部分中心报道的数据显示肠系膜动脉血栓形成发病率已超过肠系膜动脉栓塞。

非闭塞性肠系膜缺血约占急性肠系膜缺血的 20%，有症状患者多伴有广泛的内脏三支主要动脉近段的粥样硬化性病变，通常发生于低心排血量或低氧状态，由于是多种严重疾病的终末期表现之一，因此病死率极高。急性肠系膜静脉血栓形成也是引起急性肠系膜缺血的原因之一，占 5%～15%，病死率 20%～50%，且最近 20 余年仍没有较大的改善。

急性肠系膜血管供血不全的预后取决于阻塞部位、性质、范围，其次还与患者的年龄、从发病到手术的时间、缺血坏死肠袢的长度等因素有关。迄今，尽管周围血管的重建，以及心脏血管和脑血管的重建手术已大量开展和普遍推广，但有关肠系膜血管供血不全时内脏血管重建的报道尚少。可能由于临床医师对此病认识不足，更兼缺乏早期诊断方法，至患者诊断成立时常已失去治疗时机。

1895 年，Elliott 首先以肠切除术成功救治了一例急性肠系膜缺血患者。然而，随后的 50 年对这一疾病几乎毫无进展，直到 1950 年，Klass 首次采用取栓术治疗急性肠系膜上动脉栓塞。1957 年，Shaw 首次不做肠切除，而单做肠系膜栓子摘除术获得成功。1958 年，Ende 首次报道由心力衰竭而不是由肠系膜血管阻塞引起的肠梗死，从而出现了非肠系膜血管阻塞性肠梗死这一概念。然而，在首次肠系膜上动脉取栓术成功后的 15 年内，仅有 25 例成功的报道。1967 年，自 Ottinger 首先提出，将急性肠系膜血管供血不全分为 4 个类型：急性肠系膜上动脉栓塞、非肠系膜血管阻塞性或非器质性肠梗死（nonocclusive mesenteric infarction, nonorganic infarction, NOMI）、急性肠系膜上动脉血栓形成和急性肠系膜上静脉血栓形成。1980 年，Furrer 采用经皮穿刺球囊成形术治疗急性肠系膜缺血。最近 20 年急性肠系膜缺血病死率有明显的下降，首先得益于医生对这一疾病有了更加明确的认识，其次是影像学检查手段的发展，如多层螺旋 CT 血管成像，当然腔内技术的发展和介入材料的革新，降低了有创治疗时的医源性损伤，也促进了患者术后的恢复。目前，在急性肠系膜供血不全的早期诊断和血管重建术及抗凝药物的规范使用，已做了相当大的努力，然而各大医学中心报告的病死率仍然较高。

一、急性肠系膜动脉栓塞

栓子进入肠系膜上动脉发生栓塞，导致肠壁肌肉功能障碍、肠缺血和坏死。临床上酷似绞窄性肠梗阻，若处理不及时，多数患者死亡。此病较少见，文献报道该病占肠梗阻总数的0.23%～0.7%，手术治疗死亡率60%～85%。

（一）病因

该病多见于心房颤动、风湿性心脏病、心内膜炎和心肌梗死后患者。栓子多来源于心脏，如左心房的附壁血栓、感染性心内膜炎的赘生物或胸主动脉粥样硬化斑块。心房颤动或以前有心肌梗死伴室壁瘤病史，可以肯定栓子的来源。肠系膜上动脉栓塞的发生，与肠系膜上动脉的解剖结构有关（图30-2）。肠系膜上动脉从腹主动脉呈锐角分出，与主动脉走向平行，管腔较粗，与腹主动脉血流的方向一致，脱落的栓子易于进入，在血管狭窄处或分叉处导致血管栓塞。脱落的栓子随血流进入肠系膜上动脉而引起栓塞，特别是栓子位于肠系膜上动脉起始部，或者主要的内脏末梢血管起始部，如结肠中动脉、右结肠动脉和回结肠动脉。30%左右的患者既往有其他部位动脉栓塞病史。

（二）发病机制

肠系膜血管一旦栓塞，受阻塞动脉供应区的肠管发生血运障碍，肠管缺血，缺氧使肠管失去光泽，颜色苍白。肠黏膜不易耐受缺血，若缺血时间超过15分钟，小肠黏膜绒毛结构就会发生破坏脱落。继而肠壁血液淤滞，充血、水肿、肠管失去张力，出现发绀，大量血浆渗至肠壁，肠壁呈现出血性坏死。大量血浆渗出至腹腔及肠腔内，循环血容量锐减，肠腔内细菌大量繁殖，以及肠管缺血缺氧发生坏死后毒性代谢产物不断被吸收，导致低血容量、中毒性休克。肠坏死时，肠管扩张，蠕动消失，表现为血运性肠梗阻。

肠系膜动脉栓塞的部位不同，肠管缺血区域的范围也不同。栓塞发生在肠系膜上动脉入口处，可引起Treitz韧带以下全部小肠和右半结肠的缺血坏死；在结肠中动脉分支以下发生栓塞，引起大部分小肠坏死；发生在肠曲的一个分支动脉而侧支循环良好时，则不发生坏死；但边缘动脉栓塞发生梗死，其所供应区域肠管发生坏死（图30-2）。

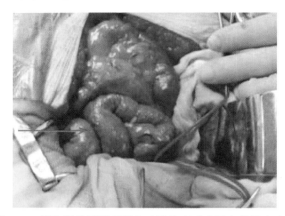

图30-2　箭头所指示肠系膜上动脉栓塞后小肠急性缺血改变

（三）临床表现

急性肠系膜上动脉栓塞的临床表现可因栓塞的部位、程度和侧支循环状况而定，这也是诊断困难的原因之一。但大多数患者具有特征性的临床表现。栓塞早期，因肠壁肌肉强烈痉挛可引起剧烈的脐周或上腹部阵发性绞痛，以后转为全腹痛，可向背部或肋腹部放射，95%以上的肠系膜上动脉栓塞患者有腹痛症状；80%以上患者伴有强烈的胃肠道排空症状（gut-emptying），包括恶心、呕吐和腹泻。此时腹部仍软，或仅有轻触痛，腹胀也不明显，体征与剧烈腹痛症状不相称（pain out of proportion to physical findings），且肠鸣音常亢进，此为肠缺血的早期表现，是手术治疗最好时机。6～12小时后肠肌因缺氧而麻痹，转为持续性胀痛、腹胀，肠黏膜可发生坏死或溃疡，而导致便血或呕吐咖啡样肠内容物。此时如以手术解除血管梗阻，肠缺血尚可回逆。此期长短取决于栓塞范围、程度和侧支循环状况。需要注意的是，在肠黏膜坏死和肠穿孔之间，患者可能表现腹痛症状减轻（pain-free interval），常被误以为症状好转。Bergan提出，剧烈的脐周腹痛、明确的栓子来源（如器质性心脏病）或既往有动脉栓塞史，以及强烈的胃肠道排空症状，为急性肠系膜上动脉栓塞的三联征。有些病例因栓塞发生在动脉分支，侧支循环良好，急性发病后可自行缓解，但常因依据不足而未予诊断，因而在急性肠系膜上动脉栓塞后，除典型临床表现外，尚有因肠壁未全层坏死而自行缓解愈合后存活者，患者可完全无症状或仅有慢性肠梗阻表现。

（四）辅助检查

1. 实验室检查 迄今，尚缺少特异性实验室诊断方法来诊断早期肠缺血。典型的急性肠系膜缺血可表现为血白细胞升高［有时可高达（30～40）×10^9/L，也有老年人因体质低下 WBC 不升高者］、代谢性酸中毒（也可以因反复呕吐引起的代谢性碱中毒）、血 L-乳酸盐和 D-二聚体升高（与深静脉血栓形成类似，D-二聚体小于 0.3μg/ml 可以排除急性肠系膜缺血）。最近有研究发现，部分急性肠系膜缺血患者血相关标志物升高，如肠道细菌释放的 D-乳酸盐、浆肌层相关酶类（CK、LDH、GOT、alpha-GST 等）、肠脂肪酸结合蛋白（intestinal fatty acid-binding protein，i-FABP）等，但上述各参数由于特异性和敏感性尚不明确，在临床上的应用仍需要更多的研究证据。有研究显示，乳酸盐尤其是 D-乳酸盐升高引起的乳酸性中毒是严重不可逆性或节段性肠坏死的表现。

2. X 线检查 腹部立卧位 X 线平片是排除腹部其他疾病常用方法，如肠梗阻、肠穿孔等，但约 25% 的急性肠系膜缺血患者显示正常。X 线的特征性改变是小肠及右侧结肠扩大、胀气，而自结肠中段开始气体突然消失或减少，当肠壁或门静脉系统内见气体时常提示病变已属晚期。

3. 多普勒超声检查 可以了解肠系膜上动脉和腹腔动脉血流情况，显示动脉的梗阻部位，还可以判断阻塞的是静脉还是动脉。但该检查对超声科医生要求较高，且国内很多医院无急诊超声检查安排或者不常规检查内脏动脉，同时，当病变进入晚期，出现麻痹性肠梗阻时，扩展充气的肠管会对检查结果产生干扰。但是，急诊超声可以排除其他急腹症，如腹主动脉瘤破裂、泌尿系统结石等。理论上而言，肠系膜上动脉是门静脉的主要灌注者，所以门静脉血流在肠系膜上动脉阻塞时减少，如果肠系膜上动脉阻塞时有门静脉血流改变，那么多普勒超声诊断更有价值。

4. 动脉造影 是确诊急性肠系膜上动脉栓塞的可靠手段，有助于早期诊断，早期治疗，以及鉴别栓塞部位，不仅可以明确诊断，也为治疗方法的选择提供依据，还可以通过导管输入溶栓剂进行溶栓治疗。病变早期可见造影剂突然中断，

出现半月形充盈缺损。后期因继发血栓形成而使梗阻影像不典型，可能给诊断造成困难。2000 年美国胃肠病协会发布指南建议对怀疑有急性肠系膜缺血患者行动脉造影检查，但由于该检查有创耗时，且多数基层医院尚无急诊经皮穿刺动脉造影条件，因此最近 10 年从诊断角度已逐步被动脉 CTA 检查取代，然而杂交手术室的逐步建立或术中简易 C 臂机的使用又同时拓展了动脉造影的价值。动脉造影在治疗上的优势将在后文中讨论。

5. CTA 和 MRA 高分辨率螺旋 CT 血管造影目前已成为急性肠系膜缺血主要检查方法之一，可以清楚显示肠系膜动脉、静脉闭塞的位置和范围。近 10 年，CTA 对急性肠系膜缺血诊断的特异度和敏感度分别高达 96% 和 94%。CTA 不仅能显示肠壁改变，对其他急腹症的鉴别诊断准确性高。需要强调的是，对于怀疑急性肠系膜缺血患者，需要检查腹部 CT 平扫、动脉期增强和静脉期增强（门脉期），可以同时了解肠系膜动脉血管和静脉血管病变（图 30-3）。

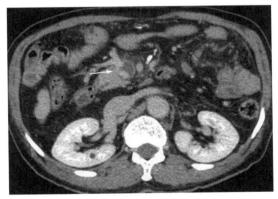

图 30-3 腹部 CT 增强需要同时检查动脉期和静脉期，图中箭头所指示为门静脉血栓

（五）治疗

急性肠系膜上动脉栓塞的治疗分全身治疗和手术治疗，早期手术治疗是关键，不要求定位只要求定性，早期开腹探查既是可靠的诊断方法，又是治疗手段。围手术期需要恢复血容量、营养支持、纠正酸碱失衡和电解质紊乱、胃肠减压及抗感染等处理。抗凝是基础治疗，对于没有抗凝禁忌证者尽快给予抗凝治疗。

1. 手术治疗 多为开腹探查，具体手术方式有以下几种。

（1）肠系膜上动脉取栓法：开腹后，除观察肠壁色泽外，要特别注意肠系膜上动脉及其分支的搏动情况，根据搏动消失范围来追踪栓塞部位。提起横结肠及其系膜，找到 Treitz 韧带，在其内侧即可找到肠系膜上动脉。也可在肠系膜根部以双合诊法来触摸肠系膜上动脉的搏动，常可在搏动消失处触及质地较硬的栓子和在肠系膜动脉的分支内观察到继发性血栓。沿动脉方向切开小肠系膜，分理出肠系膜上动脉干，周身肝素化后（静脉注射肝素 60 ～ 100U/kg），阻断其近、远侧，在动脉干前壁做 6 ～ 8mm 长的纵切口，远侧栓子或血栓可用逆行挤压法将其挤出或用吸引法吸出；近侧栓子每在松开近侧阻断带，稍加吸引或挤压后便可被高压的近侧血流所冲出。当有临时制备的球囊导管或 Fogarty 取栓导管时，则可用 F3 和 F4 导管分别取出近、远端动脉内的栓子和血栓，至近侧搏动性喷血和逆行血流为度，然后以冲洗导管向远侧动脉内注入肝素生理盐水（10U/ml）20 ～ 40ml，最后以 5-0 血管缝线缝合动脉切口，推荐同时行切口补片扩张成形术避免术后吻合口狭窄，建议术中常规彩超或动脉造影明确肠系膜上动脉通畅情况。当伴行静脉有血栓时，提示病变已属晚期。如肠管尚未坏死，应同时经静脉取栓，缺血可回逆，肠管一般在血运恢复数分钟后恢复色泽，但常恢复不完全。取栓后如何判断处于临界缺血状态下的肠管是否存活？一般以温热等渗盐水纱布覆盖肠管 5 ～ 10 分钟后观察其色泽、蠕动和动脉搏动是否恢复，作为肠管血运恢复的指标。Doppler 血流仪和荧光技术也可较准确地判断肠管的可活性。

（2）肠切除术：如肠袢已有坏死，肠切除是唯一有效的治疗方法。在切除时，至少应该包括坏死肠袢上、下端各 15 ～ 30cm，同时将已有栓塞的系膜一并切除。在小范围坏死不影响肠道功能的情况下，可适当放宽肠切除的范围；而大范围的肠坏死，则应该考虑缩小切除的长度。对少量线状或点状肠管坏死，可做坏死上、下端的正常浆肌层缝合，使坏死部位翻入肠腔内。对肠管活性判断除上述方法外，对行肠切除后，对吻合肠袢的活性仍有疑问时，可考虑行肠外置或 24 ～ 48 小时后再次开腹探查（second-look laparotomy），以观察肠管的活性并决定是否需要行肠切除术。

（3）血管重建术：腹主动脉或髂总动脉与肠系膜上动脉搭桥吻合术（分流术）：分流术中，自身静脉移植易发生扭曲和阻塞，人造血管无此特点，但脓毒症患者慎用，因为有可能由于小肠渗出或切除，引起细菌感染。

（4）腔内介入及杂交手术：随着临床医师对急性肠系膜缺血疾病的逐步认识和腔内介入材料与方法的快速发展，腔内介入成为治疗急性肠系膜缺血性疾病可供选择的方法之一。主要包括经皮穿刺导管取栓术（需联合股动脉切开取栓术）、经皮穿刺导管溶栓术、经皮穿刺支架成形术和开腹肠系膜上动脉逆行支架成形术等。由于腔内介入治疗急性肠系膜缺血性疾病病例较少且随访时间较短，在此仅简单逐一介绍。

1）股动脉切开经导管溶栓术：经皮股动脉穿刺，选择泥鳅导丝和眼镜蛇导管，超选入肠系膜上动脉并注入硝酸甘油 1 ～ 2mg 解痉，退出眼镜蛇导管，跟进双腔取栓导管，扩张球囊并后退导管取出栓子（图 30-4），行肠系膜上动脉造影明确已取尽栓子，随后行双下肢动脉造影了解栓子脱落位置再切开股动脉取栓（取出的栓子常随血流脱落至下肢动脉）。

2）经皮穿刺导管溶栓术：可选择肱动脉或股动脉穿刺，超选入肠系膜上动脉后置入溶栓导管，溶栓药物常选择尿激酶或 rt-PA，同时辅以肝素抗凝，多在 12 小时内溶解栓子，栓子溶解后造影明确有无狭窄闭塞性病变再辅助支架成形术。

3）经皮穿刺机械性吸栓术：技术与上述腔内方法类似，在导丝引导下跟进机械性血栓抽吸导管（目前市场有 AngioJet、Rotarex 等）行血栓清除术。

上述 3 种方法的优势是避免开腹，但缺点是不能了解病变肠管的活性，技术要求较高，且较耗时，因此对患者的选择较为严格。开腹肠系膜上动脉逆行支架成形术：此为杂交手术，探查肠系膜上动脉同取栓术，纵行切开肠系膜上动脉远端并补片扩大成形术，于补片远端逆行穿刺肠系膜上动脉行支架成形术，避免血管重建时需要阻断腹主动脉的缺点，同时可以观察肠活性，多用于急性动脉血栓形成所致的急性肠系膜缺血，也可以用于栓塞合并有肠系膜上动脉狭窄的患者。Ryer 等报道，10 年以前开放性手术取栓或血管重建术占有绝对的优势，但最近 10 年腔内介入手术

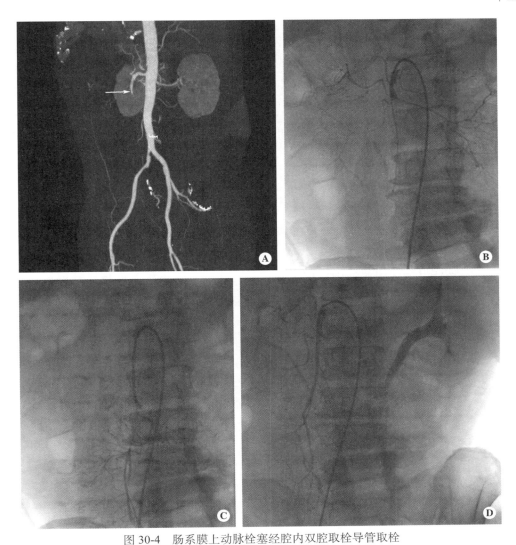

图 30-4 肠系膜上动脉栓塞经腔内双腔取栓导管取栓

A. 腹部 CTA 检查提示肠系膜上动脉栓塞；B. 导丝导管通过闭塞段后，跟进长鞘；C. 鞘内造影提示栓子栓塞的位置；D. 取栓后再次造影提示肠系膜上动脉基本通畅

量逐渐增多，来自于 Cleveland 的数据显示腔内介入量已显著超过开放性手术，其死亡率要远低于开放性手术，即使前者的患者年龄较高且一般情况较差。腔内介入开通肠系膜上动脉后仍需要密切观察患者的病情，回顾性研究显示，近 30% 的患者介入术后仍需要行肠切除手术。

（5）术后处理：术后治疗至关重要，需要严密细致的监测。观察腹部症状和体征，特别是进行消化道重建手术的患者。若出现肠瘘，可经瘘口在其远端肠袢内置管，进行胃肠内营养。继续维持水、电解质平衡，并纠正酸中毒，全胃肠外营养支持治疗，改善中毒症状，联合应用抗生素，预防和治疗 DIC 及多器官功能衰竭，并防止手术后再栓塞。

2. 非手术治疗 抗凝治疗，可首选肝素、低分子右旋糖苷、阿司匹林、双嘧达莫等药物。在抗凝治疗前后应注意监测凝血酶原时间，出凝血时间及血小板计数，以防继发出血。但此治疗只适用于肠黏膜缺血性损害恢复期 10 天左右以外，也可以作为手术后再次栓塞的预防治疗。

3. 其他治疗 监测心、肝、肾、肺重要脏器功能，监测血气分析、出凝血时间及血小板计数；继续治疗原发病，主要是心脏病；联合应用抗生素，原则是针对需氧菌和厌氧菌的混合感染；继续营养支持，术后可完全肠外营养；术后即可给予肝素 50mg，直至能口服阿司匹林 20～40mg，最多 80mg/d；术后应每 4 小时注射罂粟碱 0.032g，24～48 小时，以控制动脉痉挛。

（六）预后

本症因为多不能及时诊断和处理，所以预后很差。及时恢复肠系膜上动脉的血液循环是提高疗效的关键，但术后肠系膜缺血再灌注损伤和肠切除术后营养障碍目前处理仍较棘手。最近，Bungard 等指出，心房颤动患者抗凝治疗可能会减少本症的发生。近年多个中心通过回顾性研究和多因素分析显示，老龄患者、病程较长及非闭塞性肠系膜缺血性疾病是急性肠系膜缺血导致死亡的危险因素。

二、急性肠系膜上动脉血栓形成

（一）病因和机制

急性肠系膜上动脉血栓形成常发生在动脉硬化、已形成闭塞或狭窄的病例，较少见于主动脉瘤、主动脉夹层、孤立性肠系膜上动脉夹层、血栓闭塞性脉管炎、结节性动脉周围炎和风湿性血管炎等所致的血管狭窄病例。低血容量或心排血量的突然降低（如心力衰竭和心肌梗死）、脱水、心律失常、使用血管抑制剂或过量利尿剂等常为急性肠系膜上动脉血栓形成的诱因。

动脉粥样硬化发生于肠系膜上动脉的起始部，病程逐渐发展，血管逐渐狭窄变细，血流缓慢，血栓形成。由于病程缓起，肠系膜上动脉、腹腔动脉、肠系膜下动脉在这个过程中，可形成侧支循环，避免了肠管的即刻坏死。但是，相比急性肠系膜上动脉栓塞，急性肠系膜上动脉血栓形成发病部位多位于肠系膜上动脉开口处且累及的范围广泛，引起的肠坏死的肠段更长，自十二指肠至左半结肠均可累及，病死率高于栓塞患者。随着人口老年化的进程和饮食结构的变化，急性肠系膜上动脉血栓形成发病率逐年上升，有文献报道其发病率已高于栓塞患者。

（二）临床表现

肠系膜上动脉血栓形成起病缓慢，发病前多存在慢性肠功能不全或伴有动脉粥样硬化性疾病，如腹主动脉粥样硬化、冠状动脉粥样硬化等。

1. 腹痛 发病前在很长一段时期，进食后出现弥漫性腹部绞痛，可从上腹向后背放射，部分患者可表现有惧怕进食。20% ～ 50% 的患者腹痛发作与进食量呈正相关，一次发作可持续 2 ～ 3 小时之久，但也有表现为进食后胀满不适或钝痛。

2. 恶心、呕吐、腹泻 有时剧烈绞痛可伴发恶心呕吐，随症状进行性加重，发作日益频繁，疼痛持续时间也逐渐延长。患者常因惧腹痛而不敢进食。肠道供血不足可有慢性腹泻，粪便量多，呈泡沫状，粪便中有大量的脂肪丢失。

3. 体重减轻 因慢性腹泻，营养大量丢失，患者可体重减轻和营养不良。

4. 急腹症表现 一旦血栓形成，供应肠管的血液中断，即可出现剧烈的腹痛。可伴有频繁的呕吐，呕吐物为血性物，肠蠕动增强；血性便较肠系膜动脉栓塞少见。进一步发展就会出现肠坏死及腹膜炎等症状，甚至导致休克。

5. 体征 早期营养不良是主要体征，有时在上腹部可听到有动脉狭窄导致的收缩期血管杂音，临床上无特殊诊断意义，因为正常人有时也可以听到。后期发生肠管坏死，出现腹膜炎体征及休克的征象。

（三）诊断与治疗

结合患者病史和影像学检查多可以确诊。发病前曾有反复发作进食后脐周腹痛，消瘦，有动脉粥样硬化、血栓闭塞性脉管炎等导致肠系膜上动脉狭窄闭塞的危险因素，影像学检查提示肠系膜上动脉管壁钙化、管腔闭塞，可伴腹腔干动脉、肠系膜下动脉和肾动脉狭窄闭塞性病变，边缘动脉弓（Riolan 弓、Drummond 弓）开放。实验室检查如 GOT、GPT、CPK、血 L- 乳酸盐、D- 二聚体升高及 i-FABP 等有参考价值。经常想到此病的严重性，及时做腹主动脉及内脏动脉影像学检查，对本病的诊断会有所帮助。

既往由于腔内介入技术和介入材料的限制，急性肠系膜上动脉血栓形成的唯一有效治疗方法是开腹行血管重建术或坏死肠段切除术。前者术后缺血再灌注损伤和后者术后肠吸收功能障碍，使得患者预后很不理想。最近 10 余年，学者们开始尝试采用腔内介入手段开通血栓形成的动脉或辅以开腹杂交手术，已有较多成功病例的报道。经皮肱动脉穿刺置管溶栓和支架成形术及开腹肠系膜上动脉逆行支架成形术，现有的证据显示无论是技术成功率还是临床成功率都不亚于开腹血管重建术，在部分血管病诊治中心，介入手术已超过开腹手术，围手术期死亡率也较传统的开放性手术有较大的下降，但目前尚缺乏大宗数据的随机对照研究结果。治疗原则是早期及时恢复肠系膜上动脉血流是治疗肠系膜上动脉血栓形成和改善其预后的主要手段。需要强调的是无论哪种治疗方法，围手术期都必须严密监测腹部体征，若出现肠坏死的临床表现，应毫不迟疑地开腹探查。

三、非阻塞性肠系膜缺血

（一）病因和发病机制

非阻塞性肠系膜缺血（NOMI）是一种由肠系膜上动脉痉挛所引起的急性肠缺血，占急性肠系膜缺血的 5%～15%，死亡率超过 70%。肠系膜上动脉痉挛是非闭塞性肠系膜血管缺血的中心环节，已发现它与持续的心排血量减少和低氧状态有关，常见于脓毒症、充血性心力衰竭、心律失常、急性心肌梗死和严重的失血等，是以上疾病的一种终末期表现，低钾血症、近期使用过洋地黄类或 α 受体激动剂等药物、心脏外科手术史和透析患者等也是 NOMI 发病的危险因素。肠系膜血液循环研究表明，肠系膜血管收缩、小肠缺氧、缺血再灌注损伤，均可引起 NOMI。在众多有关 NOMI 病因学中，肠系膜血管收缩是最为重要的，各种原因的低血容量休克均可导致严重的肠系膜血管收缩。Boley 的研究表明，SMA 血流减少 50% 时，系膜循环的最初反应是自动调节使血管扩张，减少系膜循环的血流。SMA 血流减少数小时后，由于自体调节系统负荷过重，血管再次收缩而阻力开始增高。起病之初，这种血管收缩是可逆的，但如果系膜血管持续收缩超过 30 分钟，即使恢复的血流也不可缓解这种血管的收缩，其机制尚未明了。Haglund 和 Lundgren 提出了一种理论，即肠壁内低血流状态时，发生血管外氧分流导致小肠缺血。动物实验发现，当血管收缩使小肠血流减少 30%～50% 时，供应小肠绒毛的血量虽未改变，但血流到达绒毛顶部的速度减慢。绒毛血流减慢增加了动 - 静脉氧分流，这一过程使绒毛缺血，如是适当的血流速度得不到恢复，将

导致小肠坏死。缺血再灌注损伤，涉及两种不同的序贯机制。最初的损伤是由小肠血流灌注减少时缺氧引起的，而继发性损伤更为重要，其发生于缺血肠段恢复含氧血流后，由产生的氧自由基代谢产物引起，导致继发的肠黏膜损伤。

（二）临床表现

临床表现与急性动脉或静脉肠系膜闭塞相似，但老年人更多见。

1. 早期表现 肠系膜上动脉闭塞在数天内缓慢发生，期间可有乏力和腹部不适的前驱症状。

（1）腹痛：与急性肠系膜上动脉栓塞或血栓形成比较，非闭塞性肠系膜缺血的腹痛程度轻，疼痛的程度、性质和定位各不相同，20%～25% 的患者无腹痛。

（2）腹胀和胃肠出血：不明原因的腹胀和胃肠出血，可能是非闭塞性肠系膜缺血及肠坏死的早期表现。

2. 肠坏死表现 肠梗死开始时有突发的严重腹痛和呕吐，接着有急骤血压下降和脉速。常见发热，水泻或肉眼血便，肠鸣音减弱，以后则消失。腹部有局部或广泛触痛、反跳痛和腹肌紧张，提示全层肠壁坏死，预后不良。

（三）辅助检查

1. 化验检查 外周血白细胞及中性粒细胞计数均有升高，血液浓缩时则有红细胞计数、血细胞比容增高，血淀粉酶中度升高。最近的研究显示，血浆谷胱甘肽 S- 转移酶同工酶能精确预示肠缺血。当该酶小于 4ng/ml 时，除外肠缺血可能，隐性预示率 100%；该酶大于 4ng/ml 时，强烈地提示存在急性肠系膜缺血，敏感度为 100%，特异度为 86%。如谷胱甘肽 S- 转移酶同工酶升高，伴 ALT、AST 显著增高时，应考虑有肝缺血的可能。

2. 腹部 X 线检查 常有助于鉴别由其他特殊原因引起的症状。腹部平片偶尔能显示肠壁"指压"征，肠腔内积气，门静脉内有气体或腹腔内有游离气体。

3. 血管造影检查 选择性肠系膜上动脉造影是唯一可靠的诊断手段，造影显示动脉本身无阻塞，但其分支或其分支起始部狭窄，血管形态不规则，有普遍性或节段性痉挛，这些改变沿着血

管呈一串珠形态。肠系膜上动脉痉挛影像：①肠系膜上动脉起始部狭窄；②肠系膜上动脉主干扩张和收缩交替出现；③肠系膜血管弓痉挛；④血管内充盈缺损。

（四）诊断

凡临床上出现下述情况均应考虑 NOMI 的可能性：NOMI 的临床表现及腹部平片酷似肠梗阻，但肠鸣音明显减弱或消失；以慢性腹痛起病并逐渐加重，呈持续性剧烈疼痛；高龄患者多见，常伴有严重的内科疾病，尤其是心血管疾病；起病后生命体征不稳定，严重者伴血便；术中见坏死肠管扩张，但找不到原因。

（五）治疗

1. 内科治疗 首先应除去病因及诱发因素，纠正心功能不全，控制心律失常，补充有效血容量，纠正水、电解质紊乱及恢复酸碱平衡，避免使用血管收缩剂，改善肠道血流低灌注状态，以尽可能保证生命体征平稳。充分给氧、有效地胃肠减压，全身广谱抗生素的应用，可以缓解症状、减少细菌及其毒素的产生，有望延长小肠生存期。同时及早行肠系膜上动脉插管，经导管通过输液泵灌注扩血管药，如罂粟碱、高血糖素、前列腺素 E 和妥拉唑林等。

2. 外科治疗 若病情不能缓解，患者出现白细胞增高、胃肠道出血、肠腔内积气等时，则需急诊行剖腹探查手术。手术目的在于判断受累肠管活力和切除可能坏死的肠段。术中可见坏死肠管色泽灰暗、肠腔扩张、肠壁水肿、蠕动消失等。若坏死肠管界线清楚，可行一期肠切除肠吻合术，否则应将坏死肠管外置。

3. 术后处理 术后予以抗生素、抗凝及支持治疗。

（六）预后

本病预后差，死亡率可高达 70% 以上。积极治疗原发病，对本病早期诊断，早期全身治疗及灌注治疗，可降低死亡率。

四、急性肠系膜静脉血栓形成

急性肠系膜静脉血栓形成（acute superior me-senteric venous thrombosis）起病隐匿，早期无特异症状和体征，常规检查不易明确诊断，多数患者在出现腹膜炎甚至开腹后开始作出诊断，常失去最佳治疗时机。手术取栓、切除坏死肠管的同时，积极的抗凝治疗是提高患者的生存率，减少血栓再发的有效措施。临床上将病程 4 周以内的患者诊断为急性肠系膜静脉血栓形成，4 周以上或因其他疾病行影像学检查偶然发现的患者诊断为慢性肠系膜静脉血栓形成。

（一）病因及发病机制

1. 病因 肠系膜静脉血栓形成的病因很多，可分为原发性和继发性两类。约 20% 的患者为原发性，80% 以上的患者合并有引起血流淤滞或高凝状态的疾病。后者常继发于：①肝硬化或肝外压迫引起门静脉充血和血液淤滞；②腹腔内感染如化脓性阑尾炎、盆腔炎等；③某些血液疾病如真性红细胞增多症，以及口服避孕药等所致的高凝状态；④腹外伤或手术所致的创伤，病情严重，常伴有休克；⑤腹腔恶性肿瘤直接压迫阻断肠系膜静脉血流；⑥先天性凝血功能异常，如遗传性抗凝血酶Ⅲ缺陷症、遗传性蛋白质 C 缺陷症、遗传性蛋白质 S 缺陷症等，此种多见于年轻患者，既往有深静脉血栓形成病史。MVT 病因不同，其血栓蔓延方式也不一样。血栓多由较小分支向主干蔓延，早期仅累及部分肠管，而后范围逐步扩大。也可见肠系膜静脉主干形成血栓，而后向周围蔓延，其病变范围广泛，几乎导致全部小肠坏死。该类患者预后十分凶险，但临床上少见。因左侧结肠、直肠与脾静脉、肾静脉、奇静脉及半奇静脉间有众多的侧支循环，因此肠系膜血栓很少累及肠系膜下静脉。

2. 发病机制 静脉血栓形成后，血栓可向远近端蔓延。在受累肠区的静脉回流完全受阻时，肠管充血水肿，浆膜下呈点状出血，逐渐扩散呈片状出血，直至肠管的出血性坏死。大量血性液体从肠壁和肠系膜渗出至肠腔和腹腔，导致血容量减少，血液浓缩、心肺功能衰竭等。且静脉急性闭塞尚可反射性引起内脏动脉的痉挛和加速血栓形成，加速肠坏死过程。静脉血栓形成多数只累及一段空肠或回肠静脉，较少造成全小肠坏死。但血栓易再形成，因此易复发，有时须行多次手术治疗。

（二）临床表现

急性肠系膜静脉血栓形成常突然起病，有引起肠梗阻和腹膜炎的危险性。在少数情况下，存在长期腹痛的患者可能出现小肠梗阻。不管是动脉还是静脉血栓形成，其特征性的症状是不能用体征解释的腹部疼痛，但两者间有区别（表30-2）。虽然症状持续的时间不同，但75%的患者在入院前症状已持续了48小时以上。恶心、厌食、呕吐和腹泻也是常见的症状。15%的患者可能出现呕血、便血或黑便。其中50%的患者大便隐血阳性。腹部症状缺乏特异性常延误了诊断。大约50%的患者有个人或家族深静脉血栓形成或肺栓塞的病史。最初的体检可能没有任何异常发现。如果出现发热、肌紧张和反跳痛预示已出现了肠梗阻。1/3～2/3急性肠系膜静脉血栓形成患者可出现腹膜炎体征，血流动力学不稳定可能由于肠腔或腹腔液体的大量积聚所致，收缩压低于90mmHg则预后不良。该病易被误诊，出现饭后疼痛症状可能被误认为消化性溃疡；腹泻症状可能被认为是小肠感染或克罗恩病；如果剧烈的腹痛是唯一的症状，可能考虑其为胰腺炎等。因此，如果患者存在上述症状，并存在个人或家族性血栓疾病者，在临床上应该高度怀疑肠系膜静脉血栓形成。

表 30-2　急性肠系膜动脉栓塞与急性肠系膜静脉血栓形成的鉴别

鉴别要点	急性肠系膜静脉血栓形成	急性肠系膜动脉栓塞
危险因素	血液高凝状态	动脉硬化性疾病
	炎性肠病	心脏瓣膜病
	腹部恶性肿瘤	风湿热
腹痛	缓慢起病	突然起病
检查		
腹部平片	除肠积气外常无特殊	常无特殊
CT	敏感度＞90%	敏感度＞90%
肠系膜动脉造影	较少应用	常有帮助
累及肠系膜下血管	少见	常见
手术发现		
肠系膜动脉搏动	常存在（除疾病晚期）	消失
缺血至正常肠管变化形式	逐渐变化	突然变化

续表

鉴别要点	急性肠系膜静脉血栓形成	急性肠系膜动脉栓塞
治疗		
溶栓	少有应用	常有作用
长期抗凝	常应用	常应用
后遗症	短肠、食管胃底静脉曲张	短肠

（三）辅助检查与诊断

D-二聚体正常范围可以排除急性肠系膜静脉血栓形成，除此之外，血常规检查对该病的诊断没有帮助。血清乳酸水平升高和代谢性酸中毒提示患者已出现肠梗阻。腹部平片常有50%～75%的患者异常，但仅有5%能发现存在肠缺血。此外，腹腔穿刺和腹腔镜对诊断有一定的帮助。凝血酶原形成指数（TGT）和抗凝血酶原Ⅲ（AT-Ⅲ）有助于高凝状态的诊断，有条件的医疗单位建议常规检查 Leiden V、蛋白质 C、蛋白质 S 等高凝指标。动脉造影只能提供本症的间接征象，选择性肠系膜上动脉造影的静脉像诊断价值有限，少数可以显示门静脉或肠系膜上静脉内血栓形成，而大部分则表现为静脉像延迟或无静脉像。CT 增强门静脉期，MRI 或彩色多普勒超声可早期发现肠系膜血管内的血栓，特别是门静脉内有血栓时阳性率可达100%（图30-5）。

（四）治疗与预后

1. 非手术治疗

（1）抗凝：急性肠系膜静脉血栓形成一旦诊断确立，应立即给予抗凝治疗，肝素（2.5～4.0）×10^4U/d，经静脉或皮下注射。现临床上以治疗剂量的低分子量肝素为主，能进食后改为华法林口服，控制 INR 2～3。

（2）补充血容量：输血和平衡液，纠正存在的严重循环血容量不足，纠正酸碱失衡及电解质紊乱。

（3）胃肠减压和肠外营养支持。

（4）抗感染：给予大剂量广谱抗生素，并持续用至术后。

保守治疗期间应严密观察症状和体征变化，若患者无明显缓解或出现肠坏死表现，应立即急诊手术探查。

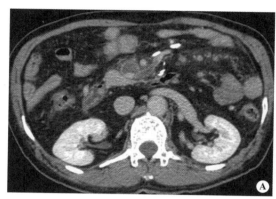
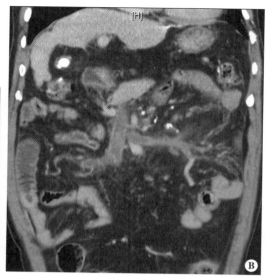

图 30-5　腹部 CT 增强静脉期提示门静脉、肠系膜上静脉及脾静脉内血栓形成

2. 手术治疗　经规范性抗凝后仍有约 5% 的患者症状进行性加重，这类患者需要进一步外科干预。

（1）切除坏死肠管：和动脉闭塞不同，静脉血栓形成更常发生于外周的属支而非主干，因此通常较短段肠管被累及，故一般可切除失活的肠管和端端一期吻合。为减少毒素的吸收，术中可首先切除坏死肠管。急性肠系膜上静脉血栓形成的肠坏死为出血性梗死，坏死段与正常段之间有中间过渡带，界线并不十分清楚，在过渡带中仍有动脉搏动存在。因此，术中单纯依靠肠系膜动脉搏动的有无，来决定肠管的取舍并不可靠。在受累小肠长度不足 1/2 时，可将受累小肠及其系膜全部切除。而当小肠坏死超过 1/2 以上时，则须慎重对待，准确地判断肠管生机，尽量保留可能存活的肠管。小肠广泛切除的预后极差。为了最大限度地保留有潜在生机的肠管，可将生机可疑的肠管暂时保留，术后 24 ～ 72 小时内再次开腹，将有坏死的部分予以切除。文献报道，肠切除术后 30 天生存率约 80%，5 年生存率约 70%。

（2）静脉取栓：血栓形成的延伸常超过肉眼可见的梗死区，肠系膜上静脉主干和门静脉内经常都有血栓存在，而后者是术后再发肠坏死的重要原因。因此，在肠切除后，除了将系膜残端血管内的血栓完全清除外，还需在肠系膜上静脉或门静脉做切口，将其内的血栓取出。同急性下肢深静脉血栓形成一样，目前不推荐开腹单纯性肠系膜静脉切开取栓治疗急性肠系膜静脉血栓形成，迄今也无切开取栓治疗急性肠系膜血栓形成的报道，其定型手术是恰如其分的肠切除术。肠切除范围取决于病变的范围。切除范围应包括病变周围一部分外观正常的肠袢及其系膜，原则上应将含静脉血栓的组织完全切除，否则常因术后血栓蔓延而复发。对于肠切除吻合口血运有疑问病例可行肠外置或再次手术探查腹腔。

（3）术中及术后抗凝：急诊手术者，手术中即应开始肝素抗凝，持续至术后 3 ～ 6 个月。Abdu 等分析了大量文献后注意到，肠切除加抗凝治疗者生存率为 80%，而单做肠切除者生存率为 50%。

（4）腔内介入治疗：多数患者经抗凝等保守治疗后症状会缓解，但部分患者晚期出现门静脉高压等临床表现，因此有学者建议去除门静脉系统内血栓，以腔内介入手段为主。介入治疗包括经颈内静脉穿刺肝内门体分流通路机械吸栓、取栓及溶栓，经皮肝穿刺机械取栓或溶栓、经肠系膜上动脉间接导管溶栓术等。但溶栓的风险较高，尤其是经肠系膜上动脉间接导管溶栓术，由于需要使用更多的溶栓药物、溶栓时间较长，出血的风险较高，如胃肠道出血，且溶栓效果不理想。近年来有报道经皮肝穿刺门脉系统机械性血栓清除术（图 30-6），短期效果较为理想，但仍需要长期随访结果的证实。

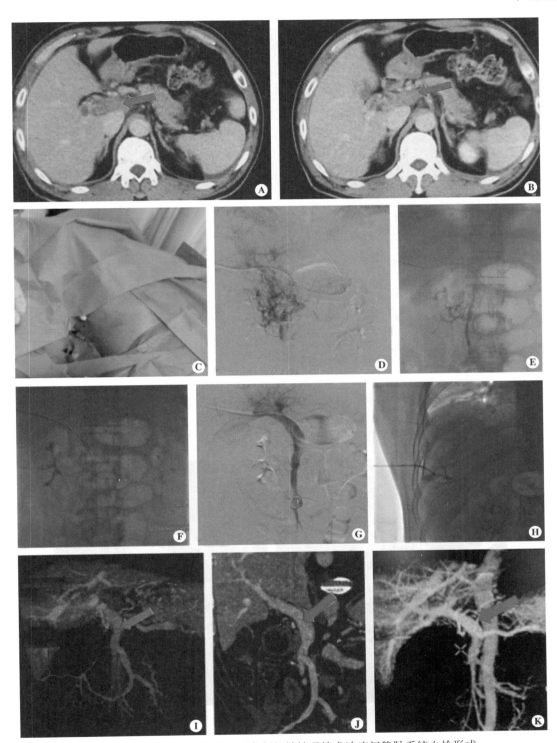

图 30-6　超声引导下经皮经肝穿刺机械性吸栓术治疗门静脉系统血栓形成

A、B. 门静脉系统血栓形成；C. 超声引导下经皮经肝穿刺门静脉；D、E. 造影提示门静脉和肠系膜静脉内血栓形成；F. 机械性血栓清除术；G. 吸栓后造影提示门静脉和肠系膜上静脉通畅；H. 肝脏穿刺入路弹簧圈栓塞；I～K. 术后 1、3 和 6 个月 CT 门静脉系统显像提示肠系膜上静脉和门静脉通畅

第三节　慢性肠系膜缺血

慢性肠系膜缺血又被称为小肠缺血，是由于内脏动脉慢性狭窄闭塞而引起的临床症状。其发病隐匿，早期无特异性临床症状，一旦发生明显和具有特征性的表现，疾病即为晚期，因此，其

有较高的死亡率，且近年来发病率有所增加。

一、慢性肠系膜缺血原因及机制

慢性肠系膜缺血相对于急性肠系膜缺血而言发病率较低，国外统计学资料显示，平均发病年龄为 66 岁，女性患者占 70% 以上，约 70% 的患者有吸烟史，1/3 以上有高血压、冠状动脉粥样硬化性心脏病（冠心病）或其他心血管疾病。实际上，慢性肠系膜缺血通常是心脑血管系统疾病的局部表现。随着人均寿命延长和饮食结构变化等原因，慢性肠系膜缺血发病率有逐年增加的趋势。

（一）病因

1. 动脉硬化性血管狭窄　慢性肠系膜缺血患者 95% 以上是由动脉粥样硬化性血管狭窄引起，有尸解表明，其中腹腔动脉明显狭窄的发生率为 22%，肠系膜上动脉狭窄发生率为 16%，肠系膜下动脉狭窄率发生为 10%，有的尸解研究的动脉狭窄发生率更高。另有研究表明，在 65 岁以上患者中，约 18% 的患者阻塞程度达 50% 以上，但是很少患者有相应症状表现出来，许多患者小肠有充足的侧支循环来改善肠缺血症状，因而尽管常发生肠系膜动脉粥样硬化，但具有的慢性肠系膜缺血症状者并不多见。当肠系膜上动脉阻塞后，胰十二指肠动脉经过肝动脉及胃十二指肠动脉供应，肠系膜下动脉经 Riolan 弓供血到小肠管，当只有到两个或更多的主要内脏动脉阻塞后才会出现症状。

2. 腹腔动脉受压　患有其他内脏动脉并无病变，侧支循环的建立也不明显。常因解剖异常受压而导致内脏缺血。

3. 其他少见原因　其他少见原因包括纤维肌性发育不良、孤立性肠系膜上动脉夹层（图 30-7）、血栓闭塞性脉管炎、结节性多动脉炎、Takayasu 病、Cogan 综合征、放射性血管损伤、白血病主动脉瘤及先天性肠系膜动脉缺陷等，另外，尚有抗心脂质抗体和系统性红斑狼疮等高凝血状态病等。

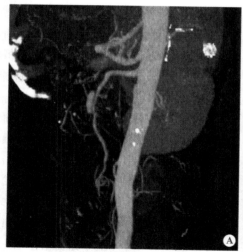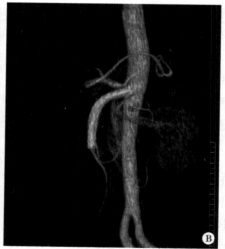

图 30-7　孤立性肠系膜上动脉夹层的腔内治疗

A. 主动脉 CTA 检查提示肠系膜上动脉呈真假腔显影，假腔呈瘤样扩张；B. 腔内支架植入后主动脉 CTA 检查提示支架通畅，假腔消失

（二）发病机制

主要是由于腹腔内脏有 3 条供应动脉，即腹腔干、肠系膜上动脉及肠系膜下动脉，互相之间有侧支循环形成。但如动脉硬化累及的范围较广，2 或 3 支均有病变时，将有血供应量不足，影响了胃肠道的消化功能而出现症状。内脏动脉有纤维肌层增生，腹部创伤或腹主动脉瘤累及腹腔、肠系膜动脉也可产生慢性"肠绞痛"，但甚为罕见。

二、慢性肠系膜动脉硬化性闭塞

（一）临床表现

慢性肠系膜缺血的经典三联征：饭后腹痛、恐食症和慢性体重减轻，其中最常见症状是腹痛和体重减轻，尤易发生于老年女性，腹痛特点为饭后 15～30 分钟开始，1～2 小时后达高峰。约 80%～90% 的患者具有各型腹痛特点，其原因目前尚不明确，有学者认为，因为腹腔动脉和肠系膜上动脉闭塞，胃消化时相内血流量不能增加而不能满足饭后肠分泌、消化、蠕动增加等的需要而出现内脏缺血，产生无氧代谢产物刺激机体产生疼痛，腹痛的严重程度与进食的量和食物中脂肪含量有关。疼痛一般位于上腹或脐周呈钝痛、咬啮样痛、痉挛性痛或绞痛。由于进食后产生疼痛，随着病情的发展，患者开始则惧怕进食，同时也易导致吸收不良和胃肠动力异常，患者消瘦及体重明显减轻。

也有许多慢性肠系膜缺血的患者症状表现为肿胀、胃胀、反胃，缺血性肠炎和营养不良等表现，此类患者易被误诊。其与受累器官和消化道缺血部位有关，腹腔动脉受累时，多有恶心、呕吐和腹胀等，肠系膜上动脉受累表现为后腹痛和体重减轻，肠系膜下动脉受累表现为便秘、大便隐血和缺血性结肠炎等。

另外，部分患者尽管病情加重，但无明显消瘦，腹部检查常发现疼痛部位不固定，无压痛、反跳痛和肌紧张等腹膜刺激体征，腹痛症状与体征又常不相对应。约 60% 的患者伴有上腹部杂音。其特点为随呼吸而变化，在呼气期更为明显。严重动脉硬化性闭塞患者还存在颈动脉或副动脉杂音及周围血管搏动减弱等体征。

（二）诊断及辅助检查

因本病缺乏特征性的症状和体征，临床上又少见，常疑诊断为肝胆疾病、胃十二指肠溃疡甚至恶性肿瘤，患者常就诊于胃肠科。因此认识本病对指导正确诊断是非常重要的。

本病虽有典型的"三联征"，但并非每一例病例均有三大症状，也并非具有全部三大症状才能诊断为本病。有些患者并无体重减轻及

血管杂音，与其他肠系膜疾病相比，慢性肠系膜缺血的腹痛症状和腹部体征不成正比。由于冠状动脉粥样硬化，约 40% 的患者可具有心电图异常，肾动脉硬化可导致氮质血症。由于症状和普通实验室检查难以准确确诊本病，虽然有些浆肌层蛋白表达水平升高，但只能提示营养代谢障碍，因此，仍需通过一些辅助检查才能确诊。

1. 多普勒超声检查 彩色多普勒超声检查因无创、可重复等优势而在临床广泛应用，能很好地观察到内脏动脉及侧支循环的供应。对腹腔干、肠系膜上动脉狭窄闭塞的诊断率高，多普勒波形的改变对于判断血管狭窄程度具有较大意义。文献报道，肠系膜上动脉和腹腔干动脉在收缩期流速峰度分别大于 275cm/s 和 200cm/s 时，提示狭窄度大于 70%，在舒张末期流速分别小于 45cm/s 和 55cm/s 时，提示狭窄段大于 50%，但各单位因为彩色多普勒超声仪仪器之间的差别尚无统一参考指标。闭塞部位的近端，可表现为高速喷射血流或血流紊乱频谱。若有肝动脉血液反流，则提示腹腔动脉阻塞重度狭窄。同时，血管重建术后或支架成形术后，彩超多普勒超声作为首选随访手段。但是多普勒的技术要求含量高，其准确性受呼吸运动，腹腔气体，既往开腹手术及肥胖的影响；特别是肠系膜上动脉因为受周围肠管内气体干扰常显示不清。检查时常采用减低频率的探头进行检查。

2. MRI 和 CT MRI 具有无创伤性、无射线辐射及不用对比剂的特点。近年来已用于诊断疾病，它可以检测到动脉血流量的变化。早有研究表明，正常人群与患者餐后 30 分钟内肠系膜上动脉血流量有显著性差异，同时测定肠系膜上动脉和肠系膜上静脉血流量显示，肠系膜上动脉闭塞的程度越严重，肠系膜上动脉与肠系膜上静脉之间血流比值餐后增加越不明显。

CT 平扫可发现慢性肠系膜动脉硬化性闭塞硬化斑块等。近年来随着多层螺旋 CT 血管造影技术的发展，CTA 在肠系膜缺血性病变中的诊断中起到越来越重要的作用，尤其是血管三维重组、最大密度投影等技术的应用，明显提高了 CT 诊断缺血性肠系膜病变的特异性和敏感性（图 30-8）。

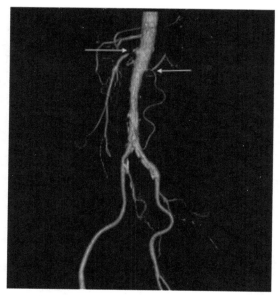

图 30-8　内脏动脉 CTA 提示肠系膜上动脉、左肾动脉及双侧髂总动脉狭窄，管壁僵硬不光滑，管壁见钙化灶

3. 动脉造影　可以明确 3 条内脏动脉中瘤变累及的动脉数目，严重程度、部位、范围和类型等，以明确诊断、评价疾病轻重和制订手术重建血管的方式。DSA 有助于减少干扰，并清晰地显示血管，动脉造影正位片和侧位片能够较好地显示腹腔动脉、肠系膜上动脉起始部位狭窄或闭塞。在血管造影中若 3 条内脏动脉有 2 条存在严重狭窄，则有诊断意义。有资料显示，腹腔干动脉和肠系膜上动脉同时狭窄或闭塞者占 94%，而有 49% 累及肠系膜下动脉。如果狭窄的原因是动脉炎或纤维发育不良，而非动脉粥样硬化所引起，则可见肠系膜分支动脉狭窄而起始部开放。动脉造影诊断阳性率高，且对治疗方案的选择有较大的指导意义，但它为一创伤性方法，又可能会导致血管阻塞、假性动脉瘤和动静脉瘘等，因此，动脉造影多应用于拟行腔内治疗的患者。

4. 其他辅助检查　慢性肠系膜缺血在确诊之前常经历了内镜的检查，慢性肠系膜缺血可以导致胃瘫、消化性溃疡、胃十二指肠炎及胆汁异常分泌等，内镜检查有时会有上述结果，临床上表现为经过常规药物治疗仍反复发作，而肠系膜动脉重建后缓解，因此内镜检查有辅助诊断价值。同时，通过测定黏膜内 pH 值、分光光度计等对诊断有参考意义。

（三）治疗

1. 一般内科治疗　本病早期治疗包括以下方法：①及时应用扩毛细血管药物；②静脉补液，控制饮食，降低肠道耗氧量；③积极治疗原发病，去除易感因素，治疗和预防感染；④通过肠系膜动脉造影，在病变段相应的肠系膜，注入罂粟碱的方法可供参考；⑤若一般内科治疗无效，血管造影证实闭塞或血栓形成的病例应及时进行手术治疗；⑥慢性肠系膜上动脉闭塞引起的急性缺血，若无禁忌证尽快给予抗凝治疗。

2. 手术治疗　慢性肠系膜上动脉闭塞发病率低，但致死率高。众多作者认为，慢性肠系膜上动脉闭塞首先出现明显腹痛，继而为营养不良，最终可发生肠坏死。目前认为，血管重建的外科治疗是唯一有效的治疗方法。外科治疗的目的：①减轻餐后腹痛；②停止或逆转营养不良（体重减轻）；③预防疾病进展和最终导致肠管坏死。血管重建的手术方法很多，主要为动脉内膜剥脱术和病变段血管切除后重建术。最近还有经皮腔内血管成形术的报道。血管移植和转流术中采用的血管材料有自体动、静脉和人工血管。

（1）重建血管选择：血管重建应首先选择腹腔动脉，其次为肠系膜上动脉。动脉重建术后观察发现，即使肠系膜上动脉通畅，而腹腔动脉再次闭塞后，也会再次出现明显的症状。单独肠系膜上动脉再次闭塞时，可无明显的临床表现。只有在肠系膜上动脉远侧段病变，以及腹腔动脉和肠系膜上动脉血管重建失败后，才考虑做肠系膜下动脉重建术。慢性肠系膜动脉闭塞通常在累及两支以上内脏动脉后才出现症状。从理论上说，只要纠治 1 条肠系膜血管的狭窄和闭塞，就可以使症状缓解或消失。但多数学者认为，至少需纠治两条血管才有望获得满意的长期疗效。因为只纠治 1 条血管，若术后动脉粥样硬化继续进展，可使手术前功尽弃。

（2）手术方法：血管重建的手术方法很多，但目前主要采用内脏动脉内剥脱术和病变段血管切除后重建术。

1）肠系膜上动脉和腹腔干动脉重建术：患者取仰卧位，准备整个腹部和一侧下肢，以备切取大隐静脉作为搭桥转流的移植段。于腹部做正中切口或脐上 2cm 横切口。因为肝脏或胰腺肿瘤可压迫内脏动脉，引起与本症相似的临床表现，所以应首先探查肝脏和胰腺，以排除肿瘤的存在。

观察肠系膜血管远端小分支有无搏动，以确定本症的诊断。还可经小网膜，在胰腺上缘食管与胃交界处右侧，触摸有无腹腔动脉搏动；在肠系膜根部触摸肠系膜上动脉有无搏动。将小肠向右侧翻转，沿腹主动脉切开后腹膜，从肠系膜下动脉远侧开始，向近侧直至左肾静脉。

因为本症患者都有显著的消瘦，所以多能更向近侧解剖，游离出胰腺和肠系膜上动脉的起始部。显露肠系膜上动脉的最佳部位，是在小肠系膜根部，肠系膜上动脉跨越十二指肠第三段的前方处。在此处纵行切开肠系膜根部的腹膜，即可显露肠系膜上血管，肠系膜上动脉位于肠系膜上静脉的右侧；然后分开胃结肠韧带，将胃向上方翻转，即可显露腹腔动脉及其发出的肝动脉、胃左动脉和脾动脉。确定硬化闭塞性病变仅累及肠系膜上动脉和腹腔动脉的起始段后，即在股部大隐静脉走行区做纵切口，切取大隐静脉近侧段至膝部为止。

腹主 - 肠系膜上动脉搭桥术：阻断腹主动脉，左肾静脉下方切开腹主动脉前壁，修剪成长 1cm 的卵圆窗口，去大隐静脉 1 段倒置后，在腹主动脉与肠系膜上动脉之间斜形搭桥，均做端端吻合术，先做腹主动脉的吻合口。必须注意，如大隐静脉移植段处于水平位，则吻合完毕肠系膜回复原位时，易使移植段折叠而管腔闭塞，腹主动脉吻合处的管壁若有硬化性病变，应做间断缝合，以免连续缝合可能造成管腔狭窄，肠系膜上动脉管壁很薄，吻合时格外轻柔、细致。

腹主 - 腹腔干动脉搭桥术：在肠系膜下动脉平面阻断腹主动脉，并在其前壁同样剪开 1cm 的卵圆形窗口，此吻合口应在上述手术腹主动脉吻合口的远侧。取大隐静脉 1 段倒置后，先将移植段与腹主动脉吻合，然后将移植段在胰腺前方穿过横结肠系膜，在上方引向腹腔动脉。在腹腔动脉起始段远侧无闭塞的部位切断腹腔动脉，近侧断端结扎，阻断脾动脉、胃左动脉和肝动脉后，将腹腔动脉远侧断端，与大隐静脉做端端吻合术。手术完毕时，应仔细检查肠系膜动脉的搏动是否已完全恢复。

2）肠系膜下动脉重建术：操作简便但临床应用较少。只有在肠系膜动脉广泛闭塞，肠系膜下动脉作为肠道血供主要来源，并且仅肠系膜起始段有狭窄，才考虑做腹主动脉-肠系膜下动脉搭桥术。

上述方法流入道吻合口也可以重建在髂动脉上，可以避免解剖阻断腹主动脉，降低腹主动脉附壁斑块脱落导致下肢动脉栓塞的发生。至于移植物的选择，包括人工血管、自体大隐静脉甚至自体股静脉，均有报道。有研究显示，人工血管通畅率最高，自体股静脉其次，大隐静脉最低，移植物失败的原因多为吻合口狭窄、扭曲成形及受压，因此临床上多选择人工血管，除非已有肠坏死或感染。

手术后大多数患者可以达到手术治疗的目的，80% 以上患者术后腹痛症状缓解，体重都有不同程度的增加，手术病死率约7%，远低于急性肠系膜动脉栓塞。5 年生存率和 10 年生存率分别为83% 和 62%。由于动脉硬化和冠心病不能消除，远期死亡原因主要为心脑血管疾病。

3. 腔内治疗 由于慢性肠系膜缺血患者年龄较大，多合并有其他心脑血管疾病，且常合并有慢性营养障碍，开放性血管重建术风险较大，随着科技的发展，腔内支架成形术逐渐被学者们认可，部分学者认为腔内支架成形术比开腹血管重建术更好。腔内支架成形术创伤较小，围手术期死亡率低，除术前常规抗血小板治疗外无特殊的术前准备，但术后支架再狭窄、支架内血栓形成是其缺点，但多数患者支架成形术后营养状态会改善，即使术后支架再闭塞需要开腹行血管重建术的风险也相对下降。据文献报道，腔内支架成形术治疗慢性肠系膜缺血病变已经占所有患者的70% ～ 80%，且 95% 的患者症状明显缓解，支架再闭塞的概率约40%，其中有20% ～ 50% 患者需要二期干预治疗。鉴于此，腔内支架成形术已经逐渐成为慢性肠系膜缺血的首选治疗手段。由于该类疾病发病率仍较低，目前尚缺少大宗数据的随机对照研究结果，现有的证据一般认为，对于患者一般情况较差开腹手术风险较大者首选支架成形术，相反首选开腹血管重建术。

三、腹腔动脉压迫综合征

腹腔动脉压迫综合征（celiac artery compression syndrome，CACS）是指由于正中弓状韧带或膈肌脚及神经组织等压迫腹腔动脉导致肠系膜缺血，从而引起腹痛、体重减轻等一组症候群。CACS 也称为中弓韧带压迫综合征、腹腔束带综合征和 Dunbar 综合征。有关 CACS 的病因、病理生理、诊断和治疗一直有争论。

1963 年，Harjoda 首次报道 1 例 CACS，为年轻妇女。通过分离纤维化的腹腔神经节而解除了她的腹腔动脉（CA）压迫。1965 年 Dunbar 等对 l5 例患者通过分离正中弓状韧带（而非腹腔神经节）治疗 CACS，所有患者腹痛均缓解。他们观察到这些患者在正中弓状韧带松解后，动脉弹性恢复，搏动有力，而且经狭窄部测定的压力梯度消除。1972 年 Szilagyi 等收集了 165 例手术治疗的 CACS，这些患者中 78% 不合并 CA 重建，仅行单纯松解，总治愈率在 80% 以上，疗效显著。80 年代后对 CACS 的研究更加详尽。1985 年 Reilly 等报道 51 例 CACS 患者的处理经验，它是迄今病例数最多和晚期随访最详的报道。作者强调腹腔动脉松解合并血管重建的重要性。CACS 实属罕见。迄今为止全球报道的 CACS 总例数为 250 余例。美国得克萨斯心脏研究所治疗超过 12 000 例周围血管疾病患者，其中仅有 7 例 CACS。

（一）临床表现

CACS 多见于女性，女性与男性之比近 4 ∶ 1。发病年龄为 13 ～ 81 岁，多为 20 ～ 50 岁。CACS 三联征：腹痛、体重减轻及腹部杂音。腹痛主要表现为慢性腹痛，最常位于上腹部，典型者呈慢性肠系膜缺血性腹痛，即进食后腹痛，疼痛性质各异，如锐痛、钝痛、持续痛或绞痛，姿势改变能使疼痛加重或减轻，仰卧位时加重，胸膝位时减轻。CACS 常伴恶心、呕吐、腹胀，约一半患者伴腹泻，伴体重减轻者达 25% ～ 100%。CACS 常见于瘦弱体质伴肋弓角狭小者，但这对诊断不一定必要。主要体征是上腹部杂音，呼气时杂音明显，但杂音是非特异性的，因为 6.5% ～ 30.0% 的正常无症状个体有上腹部杂音。约 1/3 的患者有轻度上腹压痛。少数特别瘦的患者可触及震颤。

（二）病因和发病机制

1. 解剖因素 在发生上，腹腔动脉起源于颈部，以后向尾侧下降。在尸检病例中，85% 的腹腔动脉在第 11 胸椎上 1/3 与第 12 胸椎上 1/3 之间，

从主动脉前侧发出。CA 在主动脉近端发出多见于女性，这与 CACS 女性占优势一致。CA 的长度和内径也存在很大差异，分别为 8 ～ 40mm 和 7 ～ 20mm。如果 CA 在主动脉上发出位置过高，或膈肌脚附着点过低，均可能导致 CA 受压。大多数学者同意 CA 近端受压通常是因 CA 发出过高，而非膈肌附着过低。不少情况下，左右膈肌脚连结成一纤维性束带，即中弓韧带，形成主动脉裂孔的前缘。因此，正中弓状韧带也是 CA 外在压迫的重要因素。故 CACS 也称正中弓状韧带综合征。此外，腹腔神经丛常与纤维组织缠结在一起，也能引起 CA 近端压迫。CA 外在压迫的后天因素少见，如类肉瘤病产生的肉芽组织炎性包块引起的 CACS。这些解剖因素导致 CA 外在压迫性狭窄，其近侧扩张，引起动脉损伤和肠系膜缺血。

2. 外在压迫引起 CA 损伤 组织学证实，由 CA 外在压迫产生的狭窄呈现动脉损伤，其内膜增厚以平滑肌细胞增生为特征、伴丰富的细胞外基质，表明压迫或摩擦力可产生动脉内在损伤。然而不如吻合或血管成形后内膜增生，这些 CA 病变也包括弹性纤维异常增生，中层和外膜层的紊乱，甚至可进展到闭塞。因此，CA 在松解后仍有狭窄外观和可触及的动脉壁增厚，必须行血管重建。外在压迫引起 CA 狭窄，从而导致动脉损伤，势必产生动脉血流障碍，最后引起肠系膜缺血性腹痛。但 CACS 导致腹痛的病理生理学机制争论颇多。

3. CACS 产生腹痛的病理生理学机制 已提出 4 种假说，前两种学说最有说服力。

（1）前肠缺血学说：这种假说把 CACS 引起的腹痛归咎于前肠缺血。已证实因创伤或肿瘤学目的所施行的 CA 结扎，患者能很好耐受。然而，侧支循环建立的多少（足与不足）存在着个体差异。例如，人群中 70% 的个体右结肠侧支供应不足，使右结肠在低血压时容易遭受非闭塞性缺血。这能解释为什么颈动脉结扎能被一些患者耐受，而另一些不耐受。因此，在 CA 压迫存在时，不足的侧支循环产生前肠缺血。

（2）窃血学说：这一假说表明，由于供养前肠的侧支循环太丰富，结果在供养状态下由于前肠的氧需要量增加，从而窃流肠系膜上动脉血，引起中肠缺血性疼痛。这种窃血现象，首先由 Debakey 等发现。1947 年他们证实，锁骨下窃血

综合征是由近侧锁骨下动脉闭塞而当上肢运动引起椎动脉和基底动脉供血不足（产生窃流）所致。这一学说能解释 CA 狭窄时的肠系膜缺血性疼痛。

（3）疼痛是由 CA 搏动刺激腹腔神经丛而引起。

（4）存在于腹腔神经丛的交感神经受过度刺激，导致血管收缩，从而引起缺血性疼痛。

（三）诊断

CACS 的诊断首先依赖于医生有这方面的知识和警觉。如果患者尤其是无动脉粥样硬化的年轻人有慢性腹痛，伴上腹部杂音体征，应想到 CACS 的可能。由于 CACS 的症状和体征缺乏特异性，因而诊断是排除性的，要考虑所有慢性腹痛的鉴别诊断。CT 扫描能证实 CA 狭窄及其近侧扩张、甚至扩大的侧支血管。肠系膜多普勒影像学检查是有价值的，通过血流速度的反复测定，能鉴别动脉粥样硬化患者的 CA 与肠系膜上动脉狭窄。在年轻和瘦小的患者中多普勒检查准确性高。它的实时性质能证实随呼吸运动压迫程度的变化、血流加快、CA 和肠系膜上动脉的起源或逆流到肝动脉，从而能证实 CA 受压与否。CACS 的确诊依靠动脉造影。侧位动脉造影典型的外观为 CA 近端1～2cm 前方偏心性狭窄。这种外在压迫影像容易与动脉粥样硬化的内在性狭窄相鉴别，呼吸周期系列造影成像发现，通常呼气时狭窄加重，这与典型的高调杂音相一致。40%～50% 的患者伴狭窄近侧扩张。近半数患者后前位显像有侧支血管扩张，但没有它也不能排除 CACS。严格讲，当动脉造影发现除了有 CA 近端血流损害并伴有肠系膜上动脉或肠系膜下动脉狭窄者，则应认为是动脉粥样硬化的继发改变，不能诊断为 CACS；唯有孤立性 CA 外在压迫所致狭窄才能作出 CACS 的诊断。

（四）治疗

有明显餐后腹痛、消瘦、上腹部杂音，以及血管造影证实为腹腔动脉受压，并且远侧血管扩张、存在大量侧支循环患者，手术效果较明显。

手术方式：大多采用上腹正中切口。进腹后全面探查以排除腹痛的其他原因。在切开后腹膜之后，通常通过压迫结构可扪及震颤，压迫结构由肌性和腱状膈肌束、腹腔丛纤维及扩张的淋巴

管组成。首先，解除 CA 的外在压迫，包括切除跨越腹腔动脉的交感神经纤维或腹腔神经丛和正中弓状韧带或者是膈肌脚松解，现已有较多文献报道在腹腔镜下松解正中弓状韧带。游离腹腔干，必要时可经脾动脉或肝总动脉插入血管内导管测压。如果松解后仍持续有狭窄性震颤和血流损害的证据、则需行血管重建术。决定是否行血管重建，除了根据术中肉眼可见的狭窄和可触及的震颤是否持续存在外，可行测压，如果测定的压力梯度异常，则表明狭窄继续存在，应考虑 CA 重建。还有通过术中 CA 扩张后测定压力梯度或术中多普勒检查，证实有异常者行血管重建。如果一系列不锈钢冠状动脉扩张器（达6mm）扩张 CA 后，压力梯度仍持续，则需血管重建。血管重建最常用的方法是主动脉腹腔动脉分流术。有用 6mm 聚酯纤维或聚四氟乙烯人造血管间置分流，还有腹腔动脉主动脉再植术和应用补片血管成形术等重建方法。曾有病例报道，经皮穿刺腹腔动脉腔内成形术治疗 CACS，但效果均不理想，因此不推荐单纯腔内成形术。由于腔镜技术的发展，多数学者首推腹腔镜下松解正中弓状韧带和腹腔动脉周围神经丛组织，术后症状不能缓解者可采用腔内支架成形术改善腹腔动脉供血，少部分患者仍需要开腹血管重建。

（何延政　刘　勇　叶开创）

主要参考文献

蒋米尔、张培华，2014.临床外科杂志.第 4 版.北京：科学出版社

Acosta S，2015. Mesenteric ischemia. Curr Opin Crit Care，21（2）：171-178

Acosta S，Nilsson T，2012. Current status on plasma biomarkers for acute mesenteric ischemia. J Thromb Thrombosis，33（4）：355-361

Beaulieu RJ，Arnaoutakis KD，Abularrage CJ，et al，2014. Comparison of open and endovascular treatment of acute mesenteric ischemia. J Vasc Surg，59：159-164

Blauw JT，Meerwaldt R，Brusse-Keizer M，et al，2014. Retrograde open mesenteric stenting for acute mesenteric ischemia. J Vasc Surg，60（3）：726-734

Cai W，Li X，Shu C，et al，2015. Comparison of clinical outcomes of endovascular versus open revascularization for chronic mesenteric ischemia：a meta-analysis. Ann Vasc Surg，29（50）：934-940

Clair DG，Beach JM，2016. Mesenteric ischemia. N Engl J Med，374（10）：959-968

Cronenwett JL，Johnston KW，2014. Rutherford' Vascular Surgery. 8th ed. Amsterdam: Saunders, Elsevier

Duffy AJ, Panait L, Eisenberg D, et al, 2009. Management of median arcuate ligament syndrome: a new paradigm. Ann Vasc Surg, 23 (6): 778-784

Fioole B, van de Rest HJ, Meijer JR, et al, 2010. Percutaneous transluminal angioplasty and stenting as first choice treatment in patients with chronic mesenteric ischemia, J Vasc Surg, 51 (2): 386-391

Gupta PK, Horan SM, Turaga KK, et al, 2010. Chronic mesenteric ischemia: endovascular versus open revascularization. J Endovasc Ther, 17 (4): 540-549

Plumereau F, Mucci S, Le Naoures P, et al, 2015. Acute mesenteric ischemia of arterial origin: importance of early revascularization. J Vasc Surg, 152 (1): 17-22

Quiroga B, Verde E, Abad S, et al, 2013. Detection of patients at high risk for non-occlusive mesenteric ischemia in hemodialysis. J Surg Res, 180 (1): 51-55

Ryer EJ, Kalra M, Oderich GS, et al, 2012. Revascularization for acute mesenteric ischemia. J Vasc Surg, 55: 1682-1689

van den Heijkant TC, Aerts BA, Teijink JA, et al, 2013. Challenges in diagnosing mesenteric ischemia. World J Gastroenterol, 19 (9): 1338-1341

第三十一章　腘血管陷迫综合征

腘血管陷迫综合征（popliteal vascular entrapment syndrome，PVES）是腘窝的异常肌肉、纤维索带等压迫腘动脉或腘静脉，而引起的相应病理改变和临床表现，有时也可累及神经，但以腘动脉受累最为常见。本征的特点是患者多为年轻人，于跑步或剧烈运动后发病，并有进行性加重的间歇性跛行。

一、命名和发展史

腘血管陷迫综合征的命名一直比较混乱，文献中常见的命名包括腘动脉陷迫综合征、腘静脉陷迫综合征、腘动静脉陷迫综合征、腘血管陷迫综合征和假性腘窝陷迫综合征等，目前一般都命名为腘血管陷迫综合征。

1879 年，英国爱丁堡医学生 Anderson Stuart 首先报道了本病变。他在解剖一条因小腿坏疽而截肢的下肢时，偶尔发现腘动脉的走向异常，并做了解剖学报道。直到 1959 年，这一解剖变异才被重新认识，并由爱尔兰的 Hamming 和 Vink 首次报道本征及其手术治疗。患者为一位 12 岁荷兰男孩，有间歇性跛行史 3 个月，跑步后患足麻木和小腿疼痛，动脉造影检查发现腘动脉向内侧移位，手术探查发现腘动脉走向异常，绕向腓肠肌内侧头的内侧缘。1962 年，意大利的 Servello 报道了 1 例 28 岁女性患者，主诉足部疼痛、皮色苍白和麻木，临床缺血症状在膝关节屈曲呈锐角时更为加重。动脉造影发现腘动脉向内侧移位，并在其远段呈瘤样扩张，术前诊断为腘血管陷迫综合征。手术探查腘窝发现典型的解剖变异，腘动脉向内下方环行，然后进入腓肠肌内侧头和股骨之间，并呈狭窄后瘤样扩张，手术行腓肠肌内侧头分离、血管松解和动脉瘤缝合术。1965 年，美国的 Love 和 Whelan 首次提出"腘动脉陷迫综合征"这个术语，并报道了 2 例患者，他们认为产生这一病变

的主要原因是肌肉和腘动脉解剖关系之间的异常，从而使患肢发生不同程度动脉供血不足的症状。他们还首次介绍了各类解剖变异，并指出最常见、最典型的病变类型，为腘动脉绕向腓肠肌内侧头的内侧缘，然后下行至肌腱处，进入腓肠肌内侧头与股骨之间，产生动脉受压症状。1975 年，Chambardel-Dubreuil 发现另一种变异，即在腘窝正常的腓肠肌内侧头的外侧，又延伸出另一条止于股骨的肌索，将腘动脉和伴行的腘静脉分隔开来。1991 年，在英国的 1 篇文献中共报道 249 例腘动脉陷迫综合征。1998 年，在罗马成立了腘血管陷迫论坛，会议取得共识，认为腘动脉和腘静脉陷迫为同一疾病，均为腘血管陷迫。

二、发　病　率

腘血管陷迫综合征的发病率文献中尚无系统报道，但一般认为实际发病率要比估计的为高。本征也可能是腘动脉瘤和腘动脉闭塞的主要原因。Hamming 和 Vink 认为，年龄在 30 岁以下、有小腿和足部间歇性跛行的患者，腘动脉陷迫综合征的发生率是 40%。他们研究了 1200 例间歇性跛行患者，在 12 例年龄小于 30 岁的患者中，5 例为腘动脉陷迫综合征。Gibson 报道了 86 例尸体解剖结果，发现腘动脉解剖异常者 3 例，占 3.5%。Bouhoutsos 和 Daskalakis 研究 20 000 例无临床症状的希腊士兵，发现本征患者 33 例，受累肢体 45 条，其发生率为 0.17%。腘血管陷迫综合征同时累及腘动脉和腘静脉者仅占 7.6%。

患者通常以青年男性、运动员和部队士兵较为多见，因为在剧烈活动和运动中肌肉常处于高度紧张状态，这使本来就隐匿存在的腘血管解剖异常表现出突出的临床症状。综合文献报道的 150 余例资料，平均发病年龄为 28 岁（12～62 岁），

发病高峰平均在 17.7 岁；35 岁以下患者占病例总数的 68%；10% 左右为女性患者；平均年龄 21 岁（5～45 岁）。也有报道本征的最小发病年龄为 7 岁。偶有本征家族史倾向的报道，有 1 例发生在单卵双胎中。

三、病因和病理

腘血管陷迫综合征的确切病因尚不清楚，但是腘窝部肌肉和血管之间的解剖变异与胚胎发育有着十分密切的联系。

（一）胚胎学基础

下肢动脉系统起源于两条胚胎动脉，即轴动脉和髂外动脉，它们均来自脐动脉，后者是主动脉背侧的分支。在这两条胚胎动脉中，最基本也是最重要的是轴动脉，它在胚胎期 30 天即形成。另一条髂外动脉于胚胎期 32 天出现，约在 38 天发出股动脉。轴动脉沿下肢后方纵行，而股动脉沿前方走向。胚胎期 42 天，轴动脉位于膝部发育中的腘肌深面，在这一期，根据其与腘肌解剖位置关系，将轴动脉分为 3 段：腘肌近段、腘肌深面段和腘肌远段，并分别命名为坐骨动脉、腘深动脉和骨间动脉；在这一期也形成浅交通支，经收肌管裂孔进入腘窝，连接股动脉和坐骨动脉。胚胎期 48 天，坐骨动脉在近腘肌上缘处发出分支，走行于腘肌浅面，命名为腘浅动脉，它在远端与骨间动脉连接，后者以后发育成胫后动脉和腓动脉。随胚胎期时间的推移，腘深动脉闭锁。正常人的腘动脉从近端至远端是由浅交通支、坐骨动脉、腘浅动脉和骨间动脉融合而成（图 31-1）。

在股、腘血管发生的同时，与之相邻近的腓肠肌也开始发生。最初腓肠肌内、外侧附着点位于股骨髁，随婴儿从爬行过渡至行走阶段，其附着点沿髂板上升至股骨干髁端，并且内侧头的附着点高于外侧头。正常成人腓肠肌内侧头位于收肌管裂孔尾侧，腘动脉走行于其外侧。在发育时期的任何环节发生改变，都将影响腓肠肌内侧头与腘动脉的正常解剖关系。

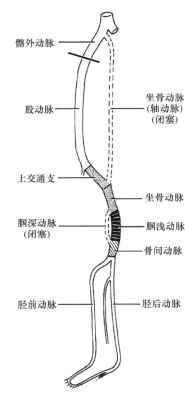

图 31-1　胚胎期腘动脉发育示意图

（二）病因

由于腘动脉可位于腘肌深面，所以从胚胎学基础的角度来看，腘深动脉的持续存在可导致腘动脉陷迫综合征的产生。此外，腓肠肌内侧头过度沿股骨向头侧移行也能导致病变，包括腘动脉位于腓肠肌内侧头内侧或穿过内侧头。最常见的病变是腘动脉向内侧环绕内侧头后进入腘窝，然后向外侧，走行于内侧头深面，位于内侧头和股骨内侧髁之间。腘窝的其他肌肉、肌束、纤维束带异常也可参与这种复杂的病变，有时病变甚至累及静脉和神经等组织。功能性腘动脉陷迫综合征，可能与腓肠肌、腘肌、跖肌或半膜肌等肌肉肥厚导致血管受压有关，常好发于运动员。

（三）病理

腘血管陷迫综合征的病理变化是一个进行性发展的过程，症状的严重性与血管陷迫的程度密切相关，最终可导致血栓形成并产生相应的临床症状。病变的开始是由于腘动脉受肌肉压迫与股骨反复摩擦，引起动脉壁轻度损伤，造成局部早期动脉粥样硬化病变和血栓形成，局部病变的蔓延可引起管腔狭窄，产生血流动力学变化，而继发性血液湍流则使狭窄段远端的动脉扩张，形成动脉瘤。动脉瘤内血栓形成和病变血管闭塞均可导致急性缺血产生严重的后果。由于疾病进展是一慢性过程，在病变部位周围常形成许多侧支动脉。

镜检特征为血管内膜纤维性增厚、内弹性层断裂、平滑肌细胞破坏、结缔组织增生和血栓形成后机化等。腘动脉陷迫综合征较常见的病理变化分3期，Ⅰ期：外膜增厚和纤维化，外膜新生血管形成；Ⅱ期：随病变进展，外弹性层断裂，中层平滑肌由胶原替代，并出现新生血管和纤维组织，动脉易形成瘤样病变；Ⅲ期：血管变性导致中层完全破坏，内弹性层破坏，两者均由纤维组织替代，动脉内易形成血栓。因此，此期由于腘动脉陷迫而导致的腘动脉血栓形成，不适宜经动脉取栓或行血栓内膜剥脱术，必须考虑应用静脉移植物重建血管。

四、解剖变异的类型

Insua综合文献中报道的17例患者和他本人治疗的2例患者的经验，归纳出本征各种解剖变异的情况，首次将本征进行解剖学分类。根据腘动脉的走向与腓肠肌内侧头的解剖关系，将本征分为两型和两个亚型。Ⅰ型：腘动脉始行于腓肠肌内侧头的后方，然后经腓肠肌深面，向外侧至比目鱼肌深层，再与腘静脉伴行；ⅠA型是Ⅰ型的亚型，仅是腘动脉受压的程度不同而已。Ⅱ型：腘动脉走向正常，但有异常肌肉压迫，主要是在腓肠肌内侧头的外侧方，有一异常肌头，或者是腘肌偏向内侧，一部分肌束与腓肠肌内侧头相连接，压迫腘动脉；ⅡA型是Ⅱ型的亚型，即异常肌纤维由股骨外侧髁与腓肠肌的中线部连接，而不是与腓肠肌的内侧头相连。

学者们广为确认的本征分类方法是五类法（图31-2）。Ⅰ型：腓肠肌内侧头附着点正常，腘动脉环行向内侧绕过内侧头的起始部向其深面和下方行走。Ⅱ型：腓肠肌内侧头的附着点位于正常附着部位外侧，不是起自内上髁而是来自于股骨内侧髁的外侧方，腘动脉走向正常，但仍走经其内侧和下方，受到压迫。Ⅲ型：腓肠肌内侧头的外侧缘延伸出一个肌束或肌头，从内侧髁区至外侧，压迫腘动脉，腘动脉走行正常，类似Ⅱ型。Ⅳ型：腘动脉受较深部位腘肌或同一部位异常纤维束带的压迫，动脉可以绕过或不经过腓肠肌内侧头内侧。Ⅴ型：包括上述任何一种类型，腘动脉受压的同时伴有腘静脉陷迫。笔者等认为这种五类分型法基本能概括腘血管陷迫综合征的解剖变异。

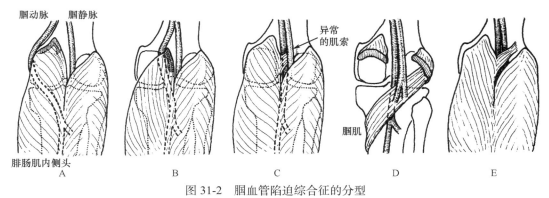

图31-2　腘血管陷迫综合征的分型
A.腘动脉绕过腓肠肌内侧头起始部，走向其深面和下方；B.腓肠肌内侧头附着点偏向外侧；C.腓肠肌内侧头的外侧缘伸出一个肌索；D.腘动脉受腘肌或异常索带压迫；E.上述任一种类型的腘动脉、静脉同时受压

1997年，Levien描述了功能型腘动脉陷迫，即在足跖屈时腘动脉闭塞但不存在任何解剖变异，并将其归类于Ⅵ型。他假设这种病变可能是由于腓肠肌内侧头的外侧肌腹获得性增生所致。他同时对73例腘动脉陷迫综合征进行总结，其中25例为此型，占34%，其中3例患者存在腘动脉闭塞。

其他解剖变异较罕见，如运动员和过度体育锻炼者腓肠肌、跖肌或半膜肌肥厚导致腘血管受压；也有比目鱼肌和跖肌压迫腘动脉的报道。根据1995年Rosset文献综述，腘血管陷迫综合征患者中，19% 的患者属Ⅰ型；25% 的患者属Ⅱ型；30% 的患者属Ⅲ型；8% 的患者属Ⅳ型；其余 18% 的患者构成其他类型。

1998 年的腘血管陷迫论坛中将本症分为 7 型，Ⅰ~Ⅴ型与 5 类分型法类似，Ⅵ型为其他解剖变异，F 型为功能型腘血管陷迫。

五、临床表现

腘血管陷迫综合征的临床表现与血管受累的程度有关，病变累及双下肢者约占 30%，随着诊断技术的不断提高，有些双下肢病变患者虽无明显的临床表现，但约 67% 的双侧病变均能通过检查而明确诊断。

年轻男性，有小腿和足部间歇性跛行者，要怀疑腘血管陷迫综合征的可能。本征男性患者是女性的 9 倍，患者常于下肢剧烈运动后，如障碍赛跑中突然起病。在文献报道 198 例本征患者的回顾性研究中，69% 的患者仅有间歇性跛行，14% 的患者有下肢感觉异常，11% 的患者有静息痛或溃疡。患者的临床症状常与腘动脉中段节段性闭塞的进展程度相关，1991 年，Persky 文献报道 53% 的患者有这类相关性。患者常诉有行走时小腿和足部痉挛痛，足部苍白、麻木、发冷和感觉异常，休息时缓解。症状常表现在单侧下肢，但经检查可发现双侧肢体受累。一些患者仅有腘动脉受压而没有动脉血栓形成，他们的间歇性跛行表现具有特征性，通常出现在行走而非跑步时，或者在上楼的最初几步发生而不出现在有限距离的步行中，这可能与腓肠肌收缩时承受的压力有关。部分患者（12%）可表现有下肢急性缺血症状或在慢性肢体缺血的基础上出现急性发作。有些笔者指出，当患者处于某种特殊姿势时，会发生患肢麻木或皮肤苍白等现象，而改变姿势后这些症状均可消失。据日本的文献报道，本征的发生与坐姿习惯有关，由于日本人习惯屈膝端坐，膝关节屈曲呈锐角，此时极易压迫腘动脉，这种坐姿可诱发一些隐匿性或潜在的腘血管陷迫综合征，表现出明显的临床症状。Iwai 曾描述 2 例患者步行姿态呈足内翻（pigeon-toed），因为这种步态可以减少腓肠肌内侧头的收缩程度。

动脉触诊可发现患侧足背动脉搏动较弱且不对称。63% 的患者足背动脉搏动消失，10% 的患者足背动脉搏动减弱，仅 16% 的患者可扪及足背动脉搏动；11% 的患者踝中立位时足背动脉搏动可扪及，而足被动背屈或主动跖屈时动脉搏动消失。患者膝关节周围可有皮温升高，这可能与大量的侧支形成和开放有关，膝关节前内侧和膝关节前外侧有时可扪及动脉搏动。有典型下肢缺血的临床症状而腘动脉和足背动脉搏动可扪及者，腘动脉病变可能为受压而非闭塞，在这种情况下，足背动脉扪诊必须附加两种应力试验：踝被动背屈或主动跖屈，此时腓肠肌紧张压迫动脉，可使足背动脉搏动减弱。体检时可以同时应用踝部脉搏容量描记定量检测，应力试验时脉搏容量描记幅度降低，即是动脉受陷迫的证据。如动脉受压严重，腘动脉听诊可闻及收缩期杂音。由于解剖异常的因素可能存在于双侧，对侧无症状肢体也应同时进行检查。患者做踝关节背屈或跖屈运动时，足背动脉搏动减弱或消失者，需考虑本征的可能。但需指出，个别正常人也可有足背动脉搏动减弱的现象。如腘动脉狭窄的远侧段扩张形成腘动脉瘤，局部可出现搏动性肿块，或年轻患者出现腘动脉瘤，均要考虑本征的可能。约 10% 的患者同时有腘静脉受压，腘静脉也可单独受压而产生病变，引起相应的临床症状，即在活动后患肢肿胀，少数患者还可因此而产生下肢深静脉血栓、腘窝部静脉曲张、小隐静脉病变和腓肠肌静脉丛血栓形成等。

六、检查与诊断

患者通常在行走或运动时起病，表现为小腿疼痛、间歇性跛行、皮肤苍白和皮温下降，青年人有此现象更要考虑本征的可能，详细询问病史能协助诊断。

1. 无创伤检查　超声血流检查、容积描记和多普勒踝动脉测压等检测方法，都有助于本征的诊断。Servello 认为，在患肢处于过度伸膝或屈膝和踝关节跖屈时，多普勒超声检测出足背动脉搏动波形发生明显改变，是可靠的诊断依据。据文献报道，踏车运动试验的同时测定踝动脉压，可以作为鉴别诊断的手段。笔者等认为，多普勒超声动态检测患肢足背动脉血流图，可发现波形大幅度改变和腘动脉血流的变化，对诊断有重要意义。检测时先将患者安置在长躺椅或坐椅上，轻度屈膝和足跖屈使腓肠肌完全放松，将多普勒超声探头（8MHz）置于足背动脉处，记录血流波形，然后使患者过度屈膝和跖屈（踮足），或者膝过伸和踝关节跖屈，使腓肠肌张力性收缩，再次检测足背动脉的血流波形。腘血管陷迫综合征的典型血流波形为：当小腿肌肉张力性收缩时，异常的肌肉或肌束对陷入的血管施加压力，产生压迫症状，因而动脉血流波形的幅度明显降低，或者完全消失（图31-3）。若同时测定踝部动脉压，可以鉴别诊断不明的患者。检测腘动脉是否有闭塞时，可将探头先置于股动脉远侧段，当听到股

动脉的血流枪击音后，将探头逐步向远端移动，腘动脉闭塞者可发现腘动脉血流音突然中断或消失。笔者等认为，多普勒超声血流仪可作为检测本征的首选方法，特别是动态测定踝部动脉血流波形，对诊断具有重要意义，此外还可以作为筛选患者的检测方法，由于这是一种无创伤性检查，所以也容易为患者接受。1991年，Di Marzo应用双功彩超诊断本征，首先获得腘动脉基线扫描图，踝主动跖屈时腘动脉血流减少或消失，提示腘动脉陷迫。由于近50%的正常人踝主动跖屈时腘动脉闭塞，所以必须结合双功彩超的检测结果和患者的临床症状，以及其他辅助检查结果，最后作出本征的诊断。

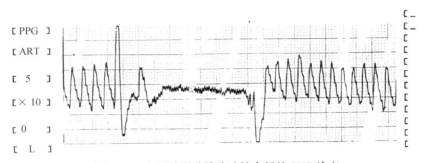

图 31-3 左下肢腘动脉陷迫综合征的 PPG 检查

患肢处于自然位置时动脉波形正常；患足跖屈或背屈时动脉波形消失；患足回复自然位后，动脉波形再度出现

2.血管造影 动脉造影对确诊本征十分重要。双下肢动脉造影，踝中立位即非应力试验时，有下述两种或两种以上表现者可明确本征诊断。①近段腘动脉向内侧移位；②中段腘动脉节段性闭塞；③腘动脉远段狭窄后扩张。造影时同时进行应力试验，可发现踝中立位时不能表现的动脉陷迫（图31-4）。最典型的影像学表现为腘动脉内移。若腘动脉完全闭塞，则造影片中腘动脉不显影，在其周围有侧支动脉开放。中段腘动脉节段性闭塞，极易与腘动脉外膜囊性变相混淆，但后者病变范围较广泛，而前者仅限于腘动脉中段。在出现动脉血栓形成前，腘动脉外膜囊性变在动脉造影中表现为动脉腔内光滑的充盈缺损。Sanders和Alston指出，当动脉造影显示患肢膝近、远侧动脉主干通畅、没有动脉粥样硬化的表现时，即有助于本征和早期动脉粥样硬化的鉴别。本征患者做动脉造影时，约98%可发现动脉异常，其中66%为腘动脉局部闭塞；29%为腘动脉向内侧移位（Ⅰ型）；有时移位和闭塞同时存

在；极少数患者表现为腘动脉向外侧移位。约11%的患者表现为腘动脉单纯狭窄；8%为狭窄的远侧段扩张；4%有动脉瘤形成。有些学者认为，踝背屈或跖屈活动可加快血流速度，此时做血管造影可动态地观察血管的病变情况。在健康人群中，近27%存在无临床症状的腘静脉陷迫，Raju报道在所有下肢深静脉顺行造影中，42%可观察到在踝跖屈时腘静脉受压迫。对于可疑有腘血管陷迫综合征的患者，除动脉造影外，还可做下肢深静脉顺行造影，以明确腘静脉是否同时受累。

此外，螺旋CT和磁共振检查，除了可证实和补充动脉造影的结果外，还能发现异常的肌肉和纤维束带与血管之间的解剖关系，这对于指导手术和发现无症状的本征患者，都具有重要意义。一般认为，磁共振断层扫描（MRC）诊断本征优于双功彩超和CT。

需与本征鉴别的疾病主要有动脉粥样硬化、血栓闭塞性脉管炎、血管损伤、腘动脉瘤、腘动脉外膜囊性变、腘动脉外肿块压迫、小腿深静脉血栓形成和静脉曲张等。

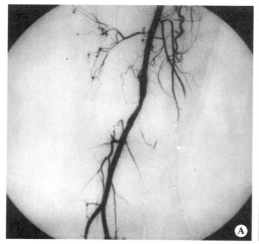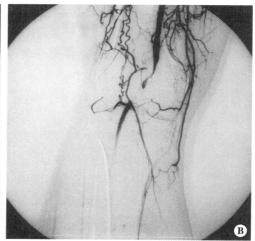

图 31-4　腘动脉陷迫综合征 DSA 检查

A.患足处于自然位置时，腘动脉显影；B.患足跖屈或背屈时，腘动脉不显影，侧支丰富

七、治　疗

无论腘动脉闭塞与否，所有明确腘血管陷迫综合征的患者都应手术治疗，介入治疗不适用于本征。本征的手术治疗常取决于症状和病变的程度，手术原则是松解血管压迫、血管重建和重建正常血液循环。

1. 发展史　Hamming 报道，对于单纯腘动脉闭塞者可做血栓内膜剥脱术；Servello 介绍了动脉瘤缝合术；Darling 报道用血管镜做腔内血管成形术；Delaney 报道采用自体髂内动脉间置重建腘动脉；1964 年，Hall 首先采用自体大隐静脉旁路转流术重建血管。

2. 手术入路　多数学者主张采用腘窝后径路切口，由于此切口能充分显露腘窝的血管和异常肌肉等组织，故最常采用，但其缺点是大隐静脉显露不佳，取材不便。在少数情况下，如 Ⅰ 型患者可采用内侧径路切口（Szilagyi 切口），此切口对于腘下动脉受累者手术显露良好、大隐静脉取材方便、便于行股 - 腘动脉旁路转流术，但其缺点是腘窝组织结构不能充分显露，可能遗漏压迫腘血管的肌肉、纤维束带等，导致术后复发，故不适用于 Ⅱ 型、Ⅲ 型和 Ⅳ 型患者。当腘动脉闭塞累及腘动脉分支时，内侧径路切口更为合理。

3. 手术方法　采用硬膜外麻醉或全身麻醉，患者俯卧，下肢轻度屈曲 10° ～ 15°。切口为 "S" 形，即大腿后内侧和小腿后外侧分别为纵行切口，腘横纹上二指为横行切口，分别向内上和外下翻

开皮瓣，显露深筋膜。纵行切开深筋膜，避免损伤皮神经，可结扎小隐静脉以利于手术显露。深部组织解剖时要注意保护胫神经，它包绕在血管鞘中。如果腘静脉未受压迫，在腘窝部可见其走行于腓肠肌内外侧头之间。腘动脉如不在正常解剖部位，可于较高部位如收肌管下口的腘窝部，沿腘动脉行径向下解剖，可发现腘动脉走行异常，位于腓肠肌内侧头的内面，肌肉和股骨后方、膝关节之间腘动脉受压严重，在腘动脉受压点起始部位切开压迫的肌肉或纤维索带。手术切开必须完全，注意松解后整个腘动脉必须可以移动，避免术后复发。如腘动脉仅受压迫而未闭塞，动脉壁尚未出现继发性纤维增生，做腘动脉松解即可。切除腓肠肌内侧头不会影响下肢功能，如需要，可将切开的内侧头附着于股骨，位于松解后正常位置的腘动脉内侧。对于功能性腘血管陷迫综合征，经内侧切口腓肠肌内侧头切开术可完全缓解症状。Turnipseed 和 Pozniak 报道了 1 例特殊腘动脉陷迫综合征患者，为一训练良好的运动员，腘动脉被过度肥厚的比目鱼肌和跖肌压迫，手术时沿胫骨做比目鱼肌松解和跖肌切除。

有些学者对近期腘动脉内血栓形成者，术中做动脉内溶栓药物治疗。因动脉壁损伤和长期血管陷迫所致动脉壁纤维化和增厚者，需行动脉旁路转流术或间置术。如果动脉内血栓机化并同时伴有血栓和血管壁之间分界不清晰，或者由于血管壁纤维化导致管腔狭窄，可做病变血管段切除和静脉移植物血管重建。一般选用自体大隐静脉

作为移植材料。短段动脉闭塞者也可行短段静脉旁路转流而不切除动脉。如果腘动脉陷迫综合征出现动脉狭窄的远侧段扩张并形成腘动脉瘤，应结扎或切除动脉瘤样病变并采用自体静脉移植血管重建。术后切口不需留置引流，患者卧床期间要加强股四头肌功能锻炼。

总之，腘血管陷迫综合征的手术治疗分两部分：①纠正解剖异常；②修复损伤的动脉重建血供。如果腘血管仅被异常肌肉或纤维束带压迫，只需分离这些异常组织以松解其对血管的压迫；腘动脉狭窄、闭塞或有动脉瘤形成时，除解除腘血管受压因素外，还需根据具体情况选用血栓内膜剥脱术、自体静脉间置移植、自体静脉旁路转流和动脉瘤切除术等。腰交感神经节切除术并不能有效地恢复血供。

4. 手术疗效 手术效果一般均良好。在动脉重建术中，最有效的治疗方法是静脉移植物旁路转流。文献中报道的 40 例手术患者，仅 2 例患者（5%）术后闭塞。单纯血栓内膜剥脱术或同时行补片血管成形术疗效最差，9 例手术患者中，5 例（55%）术后即出现动脉血栓形成，因此，这一手术不适用于腘动脉陷迫综合征患者。

5. 并发症 术后可能出现血管移植物血栓形成、出血、感染、下肢深静脉血栓形成等并发症。

足背动脉搏动消失提示移植物血栓形成，动脉造影可明确诊断，应重新手术治疗。术后出血较少发生，但若存在，应在手术室无菌条件下清除血肿，彻底创面止血。出现下肢深静脉血栓时，应做抗凝、溶栓治疗。

（黄 英）

主要参考文献

蒋米尔，1993. 腘血管陷迫综合征. 普外临床，8：139-141

蒋米尔，朱雯霞，张培华，1993. 多普勒超声诊断腘血管陷迫综合征. 上海第二医科大学学报，132：242-244

Bernheim JW，Hanson J，Faries P，et al，2004.Acute lower extremity ischemia in a 7-year-old boy：an unusual case of popliteal entrapment syndrome.J Vasc Surg，39：1340-1343

Fowl RJ，Kempczinski RF，1999.Popliteal artery entrapment.In：Rutherford RB.Vascular Surgery.5th ed.Philadelphia：W.B.Saunders Company，108-1893

Hoelting T，Schuermann G，Allenberg JR，1997.Entrapment of the popliteal artery and its surgical management in a 20-year period.Br J Surg，84：338-341

Lambert AW，Wilkins DC，1999.Popliteal artery entrapment syndrome.Br J Surg，86：1365-1370

Radonić V，Koplić S，Giunio L，et al，2000.Popliteal artery entrapment syndrome：diagnosis and management，with report of three cases.Tex Heart Inst J，27：3-13

Raju S，Neglen P，2000. Popliteal vein entrapment：a benign venographic feature or a pathologic entity. J Vasc Surg，31：631-641

第三十二章　血管瘤和血管畸形

第一节　概念与分类

一、引　言

几个世纪以来，新生儿血管源性"胎记"（vascular birthmarks）一直困扰着临床医生。传统上，这些"胎记"都统称为"血管瘤"（hemangioma）。对于血管瘤，过去的认识和学术争论，始终没有一个较完整和合适的定义，各类文献诠释也比较混乱。如"由胚胎期间成血管细胞增生而形成的常见于皮肤和软组织的良性肿瘤""以血管为主要成分的先天性畸形"等，具有肿瘤和畸形的双重特性。1863 年，由细胞病理学之父 Virchow 提出了最初的分类概念，即根据"血管瘤"的外观表现分为毛细血管瘤、海绵状血管瘤和蔓状血管瘤，但这些概念都是描述性的，对于疾病的诊断与治疗没有实质性的帮助。过去的十年间，人们对"血管瘤"的认识有了广泛的提高，血管畸形（vascular malformation）概念从血管瘤中独立出来，以不同的血管病变的发生、发展的生物学特征及血流动力学，区别于各种"血管瘤"病变，两者诊断和治疗方法的选择及判断预后等方面，也极为不同。

血管瘤和血管畸形是最常见的先天性血管系统发育异常，是一组常见的血管疾患，发病率为 2% 左右，发生在口腔颌面部占全身的 40% ～ 60%，主要在颜面皮肤、皮下组织、肌层及口腔黏膜，其次为四肢、躯干等部位，也可发生于内脏、大脑等器官和组织，不仅影响人体的外貌、解剖结构、生理功能，并由于其造成畸形及容貌缺陷给患者带来巨大的精神压力甚至心理障碍。还有一部分因病变复杂，累及范围较广泛，且发生溃疡、感染、出血，或特殊部位危及生命，而治疗上又没有特别有效的手段，给医务工作者带来了极大的困惑与挑战。病变治疗涉及血管外科、整形外科、口腔颌面外科、骨科、眼科、五官科、皮肤科等多个学科，同时该领域涉及显微重建、颅颌面、美容外科、介入、激光医学和许多专项治疗，长期以来临床各科对血管瘤、血管畸形分类诊断缺乏科学统一的分类标准，疗效的差异也很悬殊，需要多学科共同参与，相辅相成。近年，人们对该领域取得了一些经验和认识进展，国际上有了新的分类方法，根据新的分类方法同时更新了治疗策略。

二、分　类

血管瘤和血管畸形是两种性质完全不同的病变，有着完全不同的临床表现、病程和转归，过去由于对两者的分类和诊断比较混乱，给临床治疗带来很多困难，也给患者增加了不必要的痛苦。最初的分类大多数是临床描述性的，如草莓状血管瘤、海绵状血管瘤和蔓状血管瘤，虽然这种分类把血管瘤与其他血管恶性疾病区分开来，但由于很多不同性质的血管瘤病变具有相同的外观表现，容易误导进一步的诊断和治疗。

"血管瘤"基于组织病理学和胚胎学的生物学分类是一大进步，它最初阐明了"血管瘤"这一血管发育畸形病变（vascular anomalies）由两种不同的血管病变组织发展而来，即血管瘤和血管畸形，由 Mulliken 和 Glowaki 等于 1982 年首先正式提出，将具有血管内皮增殖和消退行为的归为血管瘤，而不具有增殖倾向的血管内皮及衬里组成的血管病变归为血管畸形，两者还是有本质的区别（表 32-1）。1988 年，国际脉管性疾病研究协会（ISSVA）汉堡国际研讨会在 Mulliken 生物学分类的基础上确立了现代的 Hamburg 分类，并被各国学者接受。

表 32-1　血管瘤和血管畸形的区别

项目	血管瘤	血管畸形
发病时间	多在出生后1个月内	通常出生时即存在
发病率（男/女）	1 :（3～7）	1 : 1
生长速度	增殖期快于身体发育	与身体发育同步
自然消退	50%～70%可完全消退	无
雌激素水平	E$_2$多明显增高	E$_2$无明显增高
泼尼松治疗	可加速病变消退	多无效
病理学改变	增殖期：可见大量增生活跃的内皮细胞，形成团块状，偶见核分裂象，肥大细胞数目明显增多，管腔少或形成裂隙，基底膜多层。消退期：血管内皮细胞明显减少，形成大量的毛细血管管腔，血管之间纤维组织增多，在完全消退期间，原管腔部分被大量纤维组织和脂肪组织所代替，管腔受压变窄	仅表现为结构异常，是正常的内皮细胞更新，毛细血管、小静脉及淋巴管等异常扩张或形成腔窦，周围有纤维结缔组织包绕，无内皮细胞及肥大细胞增多，基底膜单层

在此之后，1993年，在 Mulliken 分类的基础上，Jackson 等根据血液流速和动静脉分流速度，将血管畸形进一步区分为高流量的动静脉畸形和低流量的静脉畸形。1995年，Waner 和 Suen 在前者的基础上又加以补充和改善，提出更新的分类方法，将血管畸形具体分为微静脉畸形、静脉畸形、动脉畸形、淋巴管畸形、动静脉畸形及混合型血管畸形等（表32-2）。

表 32-2　传统血管瘤概念的生物学分类法

血管瘤（hemangioma）	增生期（proliferating）
	消退期（involuting）
血管畸形（vascular malformations）	
高血流量（high-flow）	动静脉畸形（arteriovenous malformations）
	动静脉瘘（arteriovenous fistulae）
低血流量（low-flow）	静脉畸形（venous malformations）
	淋巴畸形（lymphatic malformations）
	毛细血管畸形（capillary malformations）
	混合型畸形（mixed malformations）

1996年，国际脉管性疾病研究协会（ISSVA）正式采用 Mulliken 的生物学分类，1996年，Enjolras 和 Mulliken 将血管瘤除婴儿血管瘤外，还提出先天性血管瘤的概念，包括迅速消退型先天性血管瘤（RICH）和不消退型先天性血管瘤（NICH），RICH 可在1年左右完全消退，NICH 却不发生消退，又增加了卡波血管内皮瘤、簇状血管瘤、梭形细胞血管内皮瘤、其他罕见血管内皮瘤，以及皮肤获得性脉管肿瘤，原先"hemangioma"的英文概念也进一步扩大为"vascular tumors"，从而系统形成了血管瘤和血管畸形的 ISSVA 国际现代学分类（表32-3）。对于血管畸形分为高低血流量型还是快慢血流型，笔者认为没有本质上的区别。

表 32-3　血管瘤和血管畸形的 ISSVA 国际现代学分类法

血管瘤（vascular tumors）	婴幼儿血管瘤（infantile hemangioma）
	先天性血管瘤（congenital hemangiomas）
	迅速消退型（rapidly involuting congenital hemangioma，RICH）
	不消退型（noninvoluting congenital hemangioma，NICH）
	簇状血管瘤（tufted angioma）
	卡波血管内皮瘤（Kaposiform hemangioendothelioma）
	梭形细胞血管内皮瘤（spindle cell hemangioendothelioma）
	其他罕见血管内皮瘤（other，rare hemangioendotheliomas）
	皮肤获得性脉管瘤（dermatologic acquired vascular tumors）
血管畸形（vascular malformations）	
慢血流型（slow-flow）	毛细血管畸形（capillary malformations，CM）
	葡萄酒色斑或鲜红斑痣（port-wine stain）
	毛细血管扩张（telangiectasia）
	血管角质瘤（angiokeratoma）

	静脉畸形（venous malformations，VM）
	普通散发型（common sporadic）
	Bean 综合征（Bean syndrome）
	家族型表皮与肌间静脉畸形（familial cutaneous and mucosal，VM）
	静脉球变畸形（Glomuvenous malformation，GVM）
	Maffucci 综合征（Maffucci syndrome）
	淋巴畸形（lymphatic malformations，LM）
快血流型（fast-flow）	动脉畸形（arterial malformations，AM）
	动静脉畸形（arteriovenous malformations，AVM）
	动静脉瘘（arteriovenous fistulae，AVF）
混合型畸形（complex-combined vascular malformations）	CVM、CLM、LVM、CLVM、AVM-LM、CM-AVM

另外，根据先天性血管畸形的临床特征分类，还可分为局部、弥漫和主干型。较轻的是局部型，有高阻力血流异常交通的肿块明显；弥漫型较局部型在循环方面有更大的重要性，下肢较上肢易受累；主干型血流动力学更活跃。

血管瘤和血管畸形这样的分类与过去的形态学分类是相互关联的，如葡萄酒色斑，又称鲜红斑痣，属于真皮毛细血管畸形，因此，现也称为先天性毛细血管畸形；部分先天性淋巴水肿患者存在淋巴管畸形。海绵状血管瘤通常以静脉畸形为主，故可称为海绵状静脉畸形。蔓状血管瘤中存在不同程度的动静脉畸形，尤其是以先天性动静脉瘘为特征。Klippel-Trenaunay 综合征属于 CVM，包括毛细血管畸形。因此，这样的分类更有利于对疾病性质的判断和指导治疗。但是，由于形态学分类中的疾病名称很形象，而且已经被长期使用，因而在本书中仍然根据形态学分类的顺序对各类血管瘤和血管畸形逐一叙述，同时在使用中注意和细胞生物学分类结合，强调对各类血管瘤和血管畸形性质的认识。

第二节 血 管 瘤

血管瘤是一种良性血管内皮细胞增生性疾病，以血管内皮细胞阶段性增生形成致密的网格状肿块为特征。在增生期，由于新的滋养和引流血管的不断形成，形态学上可能与高流速的血管畸形相似，但随后的退化和最终的消退现象，是区别于血管畸形的主要特征。所以冠以"血管瘤"一词，

意为良性肿瘤并且伴异常的细胞增生，这些病变在某些阶段有内皮细胞的分裂活性。

一、病理基础及发病机制

1. 病理基础 ①增生期血管瘤的组织病理学表现，以丰满的增生性内皮细胞构成明确的、无包膜的团块状小叶为特征，其中有外皮细胞参与；细胞团中央形成含红细胞的小腔隙；血管内皮性的管道由血管外皮细胞紧密包绕，有过碘酸雪夫反应（PAS）阳性的基底膜；内皮细胞和外皮细胞有丰富的、有时为透明的细胞质，较大的、深染的细胞核，正常的核分裂象不难见到，有时较多，甚至可见轻度的多形性；肿瘤团外可有增生的毛细血管形成的小的卫星结节；此期的血管腔隙常不明显，网状纤维染色显示网状纤维围绕内皮细胞团，说明血管的形成。②退化期，早期血管数量明显增加，扩张的毛细血管排列紧密，结缔组织间质少；尽管血管内皮为扁平状，但仍可见到分裂象；随着退化的进展，增生的血管数量减少，疏松的纤维性或纤维脂肪性组织在小叶内和小叶间开始分隔血管；由于结缔组织性替代持续进展，有内皮细胞增生和小管腔的小叶减少；虽然血管减少，整个退化期血管的密度还是较高；可根据其是否有残留的增生灶再分亚型；当分裂活性不明显时，病变相似于静脉和动静脉畸形。③在末期整个病变均为纤维和（或）脂肪性背景，肥大细胞数量相似于正常皮肤；病变中见分散的少量类似于正常的毛细血管和静脉，一些毛细血管壁增厚，

呈玻璃样变的表现，提示先前存在的血管瘤，无内皮和外皮的分裂；局部破坏真皮乳头层者可伴反复溃疡的病变，表现为真皮萎缩，纤维性瘢痕组织形成，皮肤附件丧失；罕见情况下可见营养不良性钙化灶；退化不完全的病例存在增生的毛细血管岛。

2. 发生与消退机制 作为发病率高达 1% 以上的最常见儿童期良性肿瘤，发生机制的研究将是和特异治疗相关的关键点。大多数血管瘤具有 4 个令人关注的特点，即出生后短期快速增殖、女婴多见、自发溃疡、自行消退，它们均可能成为机制研究的突破口。新增的研究进展形成各种假说：①血管瘤由停滞在血管分化早期发育阶段的胚胎全能成血管细胞，如在增生期血管瘤中存在的内皮祖细胞（EPCs），在局部聚集并增生所致，CD14、CD83 在增生期血管瘤内皮细胞上共表达，提示其髓样细胞来源；②利用组织学和基因芯片技术发现血管瘤和胎盘表达谱具有强相似性，如共表达 GLUT-1、Lewis Y、CD32 等胎盘标志物，提示血管瘤源于"意外"脱落后增殖的胎盘细胞；③少数面部血管瘤存在的节段分布特征，以及血管瘤合并颅、动脉、心脏和眼部异常的 PHACE 综合征，骶部血管瘤伴发的泌尿生殖器的异常特殊病例，均提示其可能是发育区缺陷的表现；④血管生成失衡学说引发大量促血管生成因子和抑制因子的表达水平研究，目前仍未获得期待中的核心调控因子；⑤受血管瘤自发溃疡启发，发现缺氧诱导因子 HIF-1α/VEGF 通路活化可能起重要作用；⑥与非内皮细胞，如肥大细胞、树突状细胞、血管周细胞、髓样细胞等分泌细胞因子有关；⑦增生期吲哚胺 2,3- 双加氧酶（IOD）表达上调，T 细胞抑制，使得血管瘤逃脱免疫监视而快速增生等。当然，血管瘤消退机制研究相对较少，推测与肥大细胞、线粒体 cyt-b 等通过增加内皮细胞凋亡有关。此外，大量存在于增生期的具有脂肪形成潜能的间充质干细胞至消退期分化成脂肪，参与了血管瘤的消退机制。这是至今被学者们认可的研究方向。

二、临床表现和影像学诊断

1. 临床表现 不同于血管畸形的是，血管瘤通常于出生时并不存在，而在 1 个月时明显显现，常见于高加索人、女性和早产儿，头颈部好发，是最常见的新生儿肿瘤，比例高达 10% ～ 12%。血管瘤的发病部位决定其临床表现，如果浅表，典型表现为小的红痣或红斑，可在出生后 6 ～ 12 个月时快速增生，可形成局部肿块（似草莓状），肿块有时生长巨大（图 32-1），草莓色外观是由于肿块浅层多量的红色血管聚集而致。如果病灶深在，表面覆盖的正常皮肤由于深部的病灶而似浅蓝色。病灶表面温度偏暖，在增殖期可有轻微搏动感。12 个月之后，大多数血管瘤进入消退期，此期可长达 5 年以上，超过 50% 的病灶于 5 岁时完全退化，超过 70% 的病灶在 7 岁时完全退化，最晚可达 12 岁。当血管瘤退化后，病灶软化、萎缩，被纤维脂肪组织替代，色泽也由红色变为单一灰色。原先体积比较大的病灶，由于病灶萎缩，表面皮肤可能变得松弛而成皱纸样（crepe paper）。退化的病灶偶尔表面可遗留瘢痕或毛细血管扩张。血管瘤的并发症通常出现于早期 6 个月内，最常见的是溃疡，可发生于 10% 的患者，特别是嘴唇和生殖器受累者。出血的并发症较少见，通常也不严重。血管瘤也可出现先天性心功能衰竭（如肝脏血管内皮瘤），或出现血小板消耗（如 Kasabach-Merritt 综合征），这些疾病将在后面的章节中谈到。弥漫性的病灶可能会压迫呼吸道、影响视觉、出现听力障碍。病灶引发骨骼畸形非常少见。罕见血管瘤病例可伴发其他发育不良性疾病，如颅后窝畸形（posterior fossa malformations）、右位主动脉弓（right aortic arch）、主动脉缩窄（coarctation of the aorta）、泌尿生殖系统发育异常（genitourinary anomalies）和脊柱裂（spinal dysraphism）等。

2. 影像学诊断 浅表的血管瘤根据上述临床表现易于诊断，但为了确切治疗有症状的血管瘤，需要了解清楚它的累及范围。对于诊断有困难的病例，影像学检查必不可少。在 CT 或 MR 增强图像上，表现为范围明确的造影剂浓聚的局部肿块（图 32-2），在增生期甚至可以看到供养动脉和引流静脉。MR 目前仍是血管瘤最佳的形态学诊断与评估手段，增生期典型表现为 T_1 加权像低于肌肉组织的低信号表现和 T_2 加权像的高信号表现，而在消退期可能表现为 T_1 加权像高信号的脂肪影

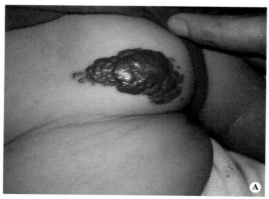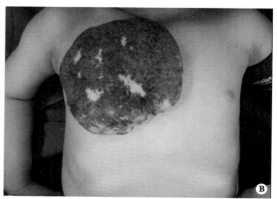

图 32-1　典型"草莓状"血管瘤

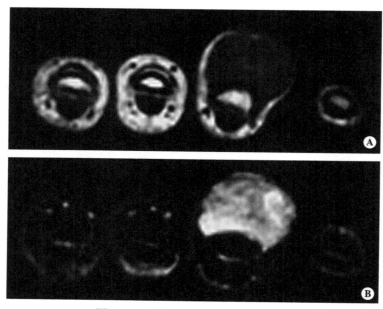

图 32-2　手指增生性血管瘤 MR 表现

A.T$_1$ 加权像呈低信号；B. 含钆造影剂增强显示高信号

像，缺少血流信号。如果病灶缺乏有力的临床表现及影像学诊断依据，那么病理学检查是排除婴幼儿横纹肌肉瘤、纤维肉瘤、神经纤维肉瘤等恶性肿瘤的最终手段。

三、治　疗

大约 75% 的血管瘤会自行消退而无须治疗。血管瘤治疗的指征取决于多因素，如年龄、情感需求、病灶的部位、有无消退迹象和有无症状等。急于求成的盲目治疗极不合理，在做数月动态随访观察之后，根据病灶的变化再做治疗方案，病灶增大迅速而无明确消退迹象，或出现各种并发症甚至累及周围重要解剖部位时，可考虑积极治疗。当幼儿入学前，血管瘤范围已经在缩小或者

病灶本来就比较小，可采取适当的观察。当确实需要治疗时，首先可考虑药物治疗。①系统药物治疗：口服激素敏感比例超过 70%，仍是治疗难治性、多发性及危重的增生期血管瘤的首选疗法，但有胃肠道反应、体重增加、高血压、免疫抑制和生长迟缓等副作用，从大样本的治疗经验看，用药者很少出现明显并发症；②危及生命而激素治疗无效的重症血管瘤，包括 Kasabach-Merritt 综合征，可考虑使用干扰素，或长春新碱治疗，后者已有 8 年随访报道提示其安全性，值得关注，但少数病例使用 α- 干扰素可能引发中枢神经系统副作用，如痉挛性双瘫，对于难治性的血管瘤应限制使用；③局部药物治疗：适用于局限的小面积病灶，皮质类固醇激素瘤体内注射最常采用。抗肿瘤药物如平阳霉素等注射也有效，主要见于

国内报道，急需循证医学数据，国外使用博来霉素，其治疗机制也是抑制血管内皮细胞增殖，但要控制平阳霉素总量，婴幼儿不超过 40mg，病变范围较大、平阳霉素注射量较多时，治疗前和治疗结束时要拍胸片，检查肺部是否出现异常；④新型免疫调节剂是新增治疗，如咪喹莫特霜剂局部应用，可诱导机体局部产生细胞因子如干扰素、白细胞介素、肿瘤坏死因子等作用于血管瘤内皮细胞，抑制其增殖并促进凋亡，但笔者所在医院使用该治疗方法后未达期待的理想结果；⑤对小面积的增生期浅表病灶进行及时、微小剂量的放射性核素敷贴如 ^{99m}Tc 或 ^{90}Se，不增加皮肤损伤，起效和消退迅速，是较好的适应证。

激光仍是目前比较理想的治疗方法，常用的为 Nd：YAG 激光连续照射，特别适用于婴幼儿初发的较小病灶，不需要麻醉，手术时间仅数十秒。预后为局部的浅表瘢痕。Nd：YAG 激光对病灶组织有选择性治疗作用，优于放射性核素敷贴，α 射线对病灶和正常组织同时有杀伤作用。对于病灶迅速增大者，主张应用激光分次照射，可先行病灶周围缘扫描照射，再过渡到整个病变区，缺点是治疗后瘢痕较明显。对于深在病灶，可用脉冲式 Nd：YAG 激光，能量 200～240J/cm²，脉冲宽度 30～50ms，同时设置动态冷却系统。注意治疗的即刻反应，以病灶略有苍白萎缩为宜，应尽可能地避免光斑重叠，否则容易产生剂量过度而引发组织瘢痕，治疗的原则是低剂量的激光促进血管瘤向消退方向发展。另外，脉冲染料激光建议用于消退后残留的毛细血管扩张或出现溃疡出血的血管瘤，后者可加速愈合。

由于毛细血管瘤的特性，单纯的激光治疗仍有复发可能性，采用外科手术切除瘤体的方法才能彻底治愈。原则上说，对于局限的、能直接切除缝合的小病灶完全可以在增生早期即进行外科切除，但术前应考虑使术后瘢痕不甚明显。对于出生后不久的婴幼儿也可以考虑手术，缝合应尽可能做得十分精细，力求根治，对后期外观影响也要小。笔者所在医院曾对 2 例半岁内婴儿的胸壁血管瘤进行手术切除，瘤体虽然巨大，占据大半胸壁，但仍可完整切除，且考虑女性患儿的特殊性，保存了乳头结构（图 32-3）。对于生长于

眼睛等不适宜行药物治疗的关键部位血管瘤，手术是唯一手段，引发气管压迫的病灶需行手术尽快切除。对于头颈部血管瘤，为改善外观，也可进行手术治疗，这主要依赖于患者及父母的主观要求。同时手术也应用于那些消退后遗留皮肤松弛或纤维脂肪组织增生的病例，可改善外观。少数病例经药物、激光等治疗仍无法消退，也可行外科手术彻底切除。但通常有些病灶范围较广难以彻底切除，目前该类血管瘤的治疗仍是一个棘手问题。

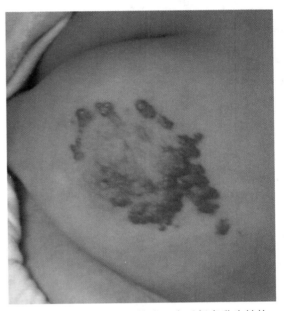

图 32-3 胸前壁巨大血管瘤，术后保存乳头结构

四、特殊类型血管瘤：Kaposiform 血管内皮瘤

Kaposiform 血管内皮瘤是一种浸润性、多变的幼儿血管瘤，主要生长于躯干和四肢，形成大小不一的紫色水肿样肿块（图 32-4）。它也有增生和消退现象，但比血管瘤持久，易浸润周围组织，并大量消耗血小板（Kasabach-Merritt 现象），最终可导致出血。尽管持续输入血小板，但血小板仍会处于低水平（$<5×10^9/L$）。治疗上有多种方案，化疗、激素、α- 干扰素、放疗等疗效不一。外科手术切除能治愈，但多数病例不行手术，因为术中、术后出血的风险很高。近来，应用微导管技术进行介入栓塞治疗取得了较好的效果。PVA 颗

粒和无水乙醇比较常用，但栓塞技术要求比较高，而且非常耗时，因为该类病灶的供养血管很丰富，要全部栓塞难度很大，远期的介入栓塞疗效还未见新的报道。

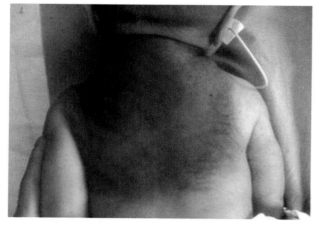

图 32-4　Kaposiform 血管内皮瘤

第三节　血管畸形

血管畸形是胚胎血管发生过程中结构异常，血管内皮细胞无异常增殖，整齐排列成管腔，周围有正常网状结缔组织包绕，可见平滑肌组织，随年龄而逐渐增大，不会发生自然消退。对绝大多数病例来说，出生后早期快速增生的病史可以鉴别血管瘤与血管畸形。对确诊的血管瘤，消退是通常的结果。对疑难的病例来说，病理特点和诸多新增的细胞学标志物的免疫组化检测和血尿检测都是鉴别的新手段，基因芯片将来也可作为新增工具。各种新的细胞学、分子生物学检测手段，都揭示了血管瘤与血管畸形完全不同的发病机制。

一、病理基础与发病机制

1. 病理基础　①毛细血管畸形：过去被称为毛细血管瘤、葡萄酒色斑或鲜红斑痣（PWS），这些病变在临床和组织学都属于真性畸形，由乳头丛内毛细血管后微静脉组成，故称毛细血管畸形或微静脉畸形。光镜下毛细血管畸形无内皮细胞过度增生，仅表现为结构异常、上皮下血管丛增多，毛细血管一般以薄壁及管径正常为特征，似呈扩张状，其累及的范围可由表皮下达真皮深层参差不齐，扩张或增多的毛细血管内通常含有红细胞，而周围组织无异常，肥大细胞数目接近正常，基膜为单层。毛细血管畸形随年龄增长，颜色逐渐加深，厚度增加，在 20～30 岁后，会出现鹅卵石样结节病变。1999 年，Waner 等根据静脉扩张程度将病变分为 4 型：Ⅰ 型，早期病变，血管直径 50～80μm，病变呈浅或深粉红色斑，在强光 6 倍透射电镜下观察可见血管；Ⅱ 型，血管直径 80～120μm，病变呈现浅红色斑；Ⅲ 型，血管直径 120～150μm，病变呈深红色斑；Ⅳ 型，血管直径＞150μm，病变常呈紫色、深紫色，并出现鹅卵石样结节。②静脉畸形：一般的静脉畸形仅表现为静脉管壁的增厚增粗；光镜下，HE 染色见多数静脉畸形组织内衬有血管内皮细胞的薄壁血窦结构，中间夹杂多量大小不等、不规则微小血管及毛细血管结构，伴有血管平滑肌细胞，细胞外间质成分生长，少数见脂肪细胞。肌间静脉畸形可见大量肌细胞。少数浸润性病变组织结构紊乱，血窦结构丰富，不规则微小血管众多且呈纵横交错排列的网状结构，管腔内红细胞充盈，部分血栓形成，细胞外间质成分生长活跃，富含成纤维细胞和胶原组织，平滑肌丰富，可见较多量的中性粒细胞和淋巴细胞存在。部分病例可见腔内红细胞、血小板钙化而形成的静脉石。③动静脉畸形：为高流量血管畸形，过去被称为蔓状血管瘤，其共同结构特点为在不同程度的静脉畸形或毛细血管畸形的基础上，伴有先天性动静脉瘘存在，病灶及周围区域内可见念珠状或索状弯曲迂回的粗大而带搏动的血管，是由大动静脉瘘和泛发的大量微小动静脉瘘共同构成的畸形血管结构，与结构单纯的后天性动静脉瘘有较大区别。

2. 发病机制　①毛细血管畸形：从病理生理研究上看，除了先天性血管发育畸形以外，有学者还发现病灶周围的神经分布密度减少，提示毛细血管畸形的血管扩张与血管缺乏神经支配有关。国内的研究也发现，随着年龄的增大，出现的结节状增生的改变中，以单纯的扩张为主，没有发现细胞增殖和血管新生的迹象，是一种随年龄而逐渐进行性血管扩张的过程，可能伴有局部微小动静脉瘘的存在。②静脉畸形：在出生时即存在，不同于肿瘤等后天获得性疾病，在以后漫长的自然病程中，常随着身体发育而相应成比例生长，青春期或妊娠时体内激素水平的改变，或创伤、感染等因素的刺激，均可促进病变的生长，出现畸形血管扩张迂曲、病灶内血栓、静脉石或新的动静脉沟通，甚至引发感觉、活动异常、关节畸形等功能障碍，这些均提示了静脉畸形病变存在着病理结构的不稳定性，以及进行性发展的"恶性化"特点。由于静脉畸形是由衬有内皮细胞的无数血窦所组成，伴有血管平滑肌细胞，处于大量的 ECM 中，有 ECM 的降解、重构及血管成形和重塑的病理基础。对于以降解 ECM 为主要生理功能的 MMPs/TIMPs 来说，特别是 MMP-9/TIMP-1，很可能参与静脉畸形 ECM 的降解、重构，以及其内血管成形和重塑的过程，从而导致 VM 呈进行性发展，而且可能出现弥漫性、浸润性生长的"恶性化"病理过程。上海交通大学医学院附属第九人民医院血管外科通过病例免疫组化研究发现，MMP-9 在周围静脉畸形中总表达率为 82.35%（图 32-5），MMP-9 蛋白阳性染色，主要见于静脉畸形组织微小血管内皮细胞胞质及胞膜，呈棕黄色，部分血管平滑肌细胞可见阳性染色，血管中膜阳性染色多见，外膜基本无阳性染色，少量细胞外间质细胞和血细胞阳性染色，部分重度反应者，可见细胞核阳性染色，说明 MMP-9 的表达与静脉畸形的发生密切相关。MMP-9 在静脉组织内可能受到某种因素激活，这些因素可能是创伤、炎症，或是青春期、妊娠等体内激素水平改变，而静脉畸形内血液淤滞所造成的缺血、缺氧环境是不容忽视的因素，这些因素所致人体内环境的变化刺激血管内皮细胞、平滑肌细胞、中性粒细胞、巨噬细胞等，使 MMP-9 被大量分泌并激活，正常组织内，MMP-9 缺乏必要的分泌刺激因素，呈低表达，一旦正常组织和部分非浸润病变，受到内外刺激因素的明显影响，各种产 MMPs 细胞受到激活后，分泌 MMP-9 蛋白大量增加，产生瀑布效应，过度启动细胞外基质 ECM 的降解，破坏血管基底膜，产生内皮细胞的移位、炎症细胞浸润等诱发血管成形和重塑，病灶逐步在周围组织内进行性生长，形成类似肿瘤组织浸润的现象；静脉畸形多散发，但有遗传性，在部分静脉畸形患者染色体 9p21 上发现特异性的基因片段 VMCM1，在血管内皮细胞特异性受体 TIE-2 上发现基因突变，这种突变很有可能与血管畸形的发生有关。

③动静脉畸形：目前研究未发现动静脉畸形有增殖能力的依据，主要认为是畸形血管在异常血流动力学作用下的结果，更确切的机制至今仍然存在争议；畸形血管结构引发异常的血流动力学状态，导致局部的血流阻抗更低，血流量加大，促使病灶进一步扩张和发展；病灶中的组织一方面因为阻抗低而盗血，占用大量的血流，另一方面又因动静脉瘘效应导致滋养区域的缺氧状态，使局部组织的营养和愈合能力都较低下，同时缺氧还可能导致新生血管形成而加重了原发疾病；广泛的动静脉瘘造成回心血量的显著增加，导致心脏容量负荷增大，形成心功能不全及衰竭的潜在危险。

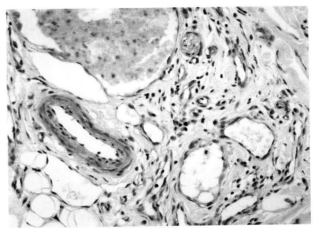

图 32-5　MMP-9 阳性染色主要见于静脉畸形微小血管内皮细胞胞质及胞膜

二、临床表现

血管畸形不同于血管瘤，不是新生物，是血管或淋巴管在形态发育上的变异，有高流量与低流量之分，前面分类时已有介绍。它的主要特点是出生时即有，并随着身体的发育而生长，大多数的病例可以通过病史和体格检查发现，确诊仍需要影像学检查。

1. 毛细血管畸形　由于其外观表现，毛细血管畸形一般被称为葡萄酒色斑或鲜红斑痣，或称为微静脉畸形（图 32-6），国外统计新生儿的发生率为 0.3% ～ 0.5%，占血管畸形的 20% 左右，临床比较常见。可并发另一类发育畸形（太田痣）。广义毛细血管畸形还包括单纯毛细血管扩张或后天获得性毛细血管扩张症，如蜘蛛痣、螨虫感染、肝脏疾病造成的"肝掌"、外伤后毛细血管扩张症等。

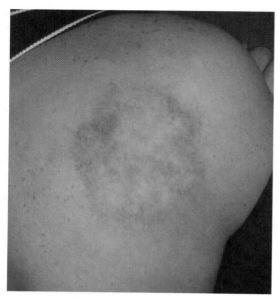

图 32-6 肩背部葡萄酒色斑

鲜红斑痣表现为出生时即有的皮肤红斑，可为粉红色、鲜红色、紫红色（暗红色）等，不高出于皮肤表面，绝大多数临床压诊无褪色，无皮温升高。患者年龄增大以后，病变几何形态多数不发生改变，呈现按部位同比例增大的特征，多数病灶颜色逐年加深，自然病程无消退现象，妊娠、手术和创伤可能导致疾病的发展。患者大多无不适主诉，极个别伴有异常出汗或感觉异常，一般无明显功能障碍，少数因伴有各种综合征而出现相应症状。

很多混合型血管畸形综合征常伴发葡萄酒色斑或鲜红斑痣。① S-W 综合征（Sturge-Weber syndrome）：以颅面部毛细血管扩张伴大脑的钙化为特征，通常发生于三叉神经第 1 支供应的皮肤，有同侧脑膜毛细血管畸形和皮质萎缩；② K-T 综合征（Klippel-Trenaunay syndrome）：以葡萄酒色斑、静脉畸形、骨与软组织肥大为三联征，也称为先天性静脉畸形骨肥大综合征，后续章节还会详细介绍；③ V-H-L 病（Von Hippel-Lindau disease）：是一种遗传性疾病，为常染色体优势的病损，由视网膜血管畸形和良性成血管性血管扩张畸形构成，可伴随有嗜铬细胞瘤、肾上腺样瘤、胰和肾脏囊肿；④ R-T 综合征（Rubinstein-Taybi syndrome）：表现为精神和行为退化、拇指和眶距增宽、生长障碍、小头畸形、视觉异常；⑤ B-W 综合征（Beckwith-Wieoleman syndrome）：表现为腹壁闭合不全、脐疝和直肠分离、大内脏、巨人症、超骨龄、小头不对称、性腺缺失、肌肥大、膈异常；⑥ Cobb 综合征（Cobb's syndrome）：极为罕见，有单发的皮肤和脑脊膜血管畸形；⑦ Coat 病（Coat's disease）：是一种良性毛细血管扩张，常见于脸部、胸部、关节和甲床。

2. 静脉畸形 或称为海绵状血管畸形，临床上最为常见，是由衬有内皮细胞的无数血窦所组成，是一种低流速的血管畸形，传统分类称为海绵状血管瘤。

病变特点为出生时即已出现畸形，病变大多发生于头面部、口腔黏膜、四肢、肝脏、脊柱及其他部位，表现为弥散的多点状、网状扩张的静脉，表面皮肤可见蓝色、紫色病灶。发生于肌肉内或肌束间，称为肌间静脉畸形（intramuscular venous malformations）。四肢等部位发生的病变由于血管"瘤体"构成上的差别，可表现为海绵状血管畸形，或具有蜂窝状的血管畸形。绝大部分均表现为随着年龄增大而缓慢增大、增厚的病灶，极少数出现神经受压的疼痛症状，而大多数均无不适症状，不慎外伤时，可出现较多的出血，继发感染时常有出血。体格检查时，静脉畸形常表现为皮肤或黏膜下的蓝色肿块，质地柔软，容易压缩，体位试验阳性，即令患者置瘤体低于心脏的特定体位，数分钟后会出现瘤体增大、膨胀的现象，而高于心脏体位后，瘤体即缩小、瘪陷，肿块内可扪及硬性颗粒，为静脉石。

与静脉畸形相关的综合征如下所述。

（1）蓝色橡皮-大疱性痣综合征（blue rubber bleb nevus syndrome，BRBNS）：发病罕见，以全身持续多发的皮肤、黏膜、肌肉、骨组织静脉畸形为特征，包括胃肠系统，部分病例证实有染色体 9p 的基因突变。

（2）家族性皮肤黏膜静脉畸形（mucocutaneous familial venous malformations）：发病特征与 BRBNS 相似，但不累及胃肠病变。

（3）血管球细胞静脉畸形（glomovenous malformations，GVM）：也称为"血管球瘤"，是与血管球细胞相关的静脉畸形，血管壁的平滑肌细胞层由血管球细胞形成，这些球细胞被称为平滑肌原细胞，易复发，硬化剂治疗有效。

（4）Maffucci 综合征（Maffucci's syndrome）：静脉畸形合并多发性内生软骨瘤，骨组织内静脉畸形和内生软骨瘤易导致骨损害。

3.动静脉畸形 动静脉畸形是由联系大的供血动脉与引流静脉间的大量不规则血管（血管巢）所组成，缺乏毛细血管床。

动静脉畸形男女发病率相似，青春期、妊娠期或激素治疗的激素水平变化可能刺激其生长。国际脉管性疾病研究协会（ISSVA）Schobinger 分型将动静脉畸形在临床上分为 4 期。I 期：静止期，毛细血管性色素沉着或微小皮肤搏动性包块；II 期：临床扩展期，病情和临床症状加重，表现为界线不清的膨隆，皮肤呈现正常或暗红色，皮温升高，触诊动脉搏动更加有力，听诊可闻吹风样杂音，质地较硬，无明显压缩感，可见增大引流静脉；III 期：组织破坏期，出现破溃、出血、骨损害等并发症；IV 期：失代偿期，过度动静脉分流致循环血量增加、心动过速和心室肥大，引起心力衰竭，发病率约 2.5%。动静脉畸形可累及头颈部、躯干、内脏器官（如肺、肝、肾、脾和胰），可局限，多数弥漫，累及多层组织，出现出血、破溃或肿块巨大时可损害邻近或全身组织器官。

肢体的动静脉畸形典型表现为皮温高、皮色红、质韧、肿胀的软组织包块，引流静脉通常清晰可见，并可触及震颤，听诊可闻及杂音，并发软组织缺血和水肿时，通常导致溃疡。皮肤破溃甚至坏死的原因，部分是由于动静脉分流的关系，与软组织静脉高压和肿块压迫作用也关系密切。溃疡最终可能引发致命的出血，或并发感染，没有溃疡和外伤的自发性出血很少见。肌间的静脉畸形可产生明显的疼痛感。盆腔内静脉畸形罕见，表现为盆腔疼痛、足部水肿、月经过多、出血（产前、产后）或盆腔搏动性肿块，男性可表现为排尿困难、尿频、尿急、里急后重和尿血。动静脉畸形还可产生溶骨性骨质破坏或肢体过度生长，病灶巨大、持续时间长或发生于婴幼儿者，可致充血性心力衰竭，生长在颅内可引起颅内出血、脑梗死、癫痫、局限性脑神经功能损害，脊髓动静脉畸形表现为出血或脊髓神经根病。牙槽骨动静脉畸形可由于拔牙、出牙或感染而发生致命性出血。

腹部内脏器官的动静脉畸形比较少见，一旦发生，则越接近脏器黏膜出血的可能性越大。肝脏动静脉畸形临床表现与肝脏血管内皮瘤相似，容易混淆。胰腺动静脉畸形通常伴发遗传性出血性毛细血管扩张症（Osler-Weber-Rendu syndrome 或 Hereditary Hemorrhagic Telangiectasia：常染色体显性疾病，表现为毛细血管扩张、反复鼻出血及毛细血管扩张症的家族史）。脾脏动静脉畸形通常无症状，偶尔尸检发现，有症状者表现为脾肿大、疼痛、脾出血、门静脉高压或脾功能亢进。肾脏的血管畸形罕见。

肺动静脉畸形可孤立发病（15%），或合并遗传性出血性毛细血管扩张症（60%～90%），多发（55%），双侧发病（40%），大多位于肺下叶，多数只有一根供血动脉（80%），症状主要为动静脉分流引发的供氧不足，表现为呼吸困难和发绀，反常栓塞可致脑血管意外（CVA）、短暂性脑缺血发作（TIA）或脑脓肿和（或）充血性心力衰竭。

三、诊断与治疗

1.毛细血管畸形 根据临床表现，诊断比较容易。至今尚无完善的治疗手段能达到理想的 PWS 清除率。近来多采取激光光动力疗法（PDT），主要有脉冲染料激光、氩激光及氪激光，机制是利用产生的光化学反应产物（单态氧、自由基等），导致血管内皮细胞损伤，管壁破坏、机化后，毛细血管闭锁。临床资料表明，此法具有破坏病灶血管，但不损伤皮肤的选择性特点，疗效显著。近来的工作集中于探索更为精确的激光治疗最佳波长及能量参数，以期达到更好的治疗效果。增加了波长、脉宽、能量选择及动态冷却系统的第二代脉冲染料激光（PDL），能够作用于更深、更粗的血管，虽然临床上没有能够实现清除能力的飞跃性进展，但痛苦少，并发症发生率下降，清除率稍升。强脉冲光治疗，体现挑战激光的临床清除率，因其参数选择多样，故具临床研究潜力。在方法学上，一次多遍激光是可能有效的新进展。临床重点在于对治疗相关预后因子的研究，如经过 Videomicroscopy 获知血管深度，连续组织切片三维血管重建获知血管直径，因为直径小于 12μm 的微血管难获有效凝固。个体之间的异质性，提示非侵入性成像系统和数学模型预测个性化治疗参数对激光治疗的价值。光动力学治疗原理和激光完全不同，处于领先地位的国内临床实践，已经证实其能达到更自然的消退结果，在多方面具有优势和潜力，但治疗对经验依赖更高。光敏剂的发展将会使光动力学治疗的推广突破瓶颈，带动新产业和临床研究，成为最重要的方向之一。上海交通大学医学院附属第九人民医院周国瑜等在488nm波长氩激光与混合氩激光动力比较研究的基础上，提出"光敏剂与激励激光匹配"理论，选择与光敏剂PsD-007吸收峰对应413nm氪激光，提高光动力效应，降低激光照射功率密度，以减少热效应所致皮肤损伤，治疗鲜红斑痣50余例，均取得显著疗效，并无1例发生渗出、结痂、色素改变、瘢痕形成等并发症，是目前鲜红斑痣最佳的治疗手段。对于一些无效、伴发瘢痕或扩张增生的鲜红斑痣病例，设计得当的皮肤扩张手术优于植皮，是选择整形手术的核心对象，

激光可辅助边缘复发灶的治疗。

2. 静脉畸形

（1）诊断：根据临床表现，结合穿刺、影像学检查不难明确诊断。

采用穿刺活检，获得暗红色可凝血液即可确立诊断，若为清亮液体则多为淋巴管瘤，血性不凝固液体多为神经纤维瘤，鲜红色血液需排除动静脉畸形，或可能是误穿入动脉。穿刺最好在超声引导下，使用带皮条的20～21号针头直接穿刺病灶，连接注射器后，缓慢负压回抽，见回血后，注入造影剂（建议使用低渗性碘离子造影剂），拍片后可显示典型的3种图像（图32-7）：①密集造影剂浓聚区和晚期正常引流静脉影；②弥散造影剂浓聚区和晚期引流静脉影；③变异不规则静脉影。

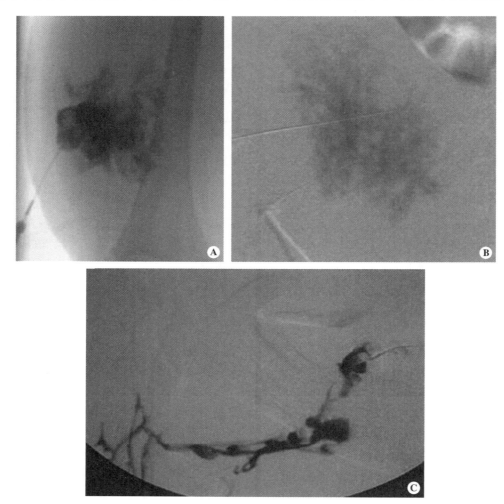

图32-7 密集型（A）、弥散型（B）、变异不规则型（C）造影图像

B超可以区分血管瘤和血管畸形，并进一步区分各种类型的血管畸形，一般使用高频线性探头（5～12MHz）。在灰度图像上，静脉畸形表现为可压陷的低回声或异质性病灶，可发现特征性的钙化图像（＜20%的病例），也可见无回声通道。彩色多普勒血流显像（CDFI）对显示血流

和器官的灌注有很高的灵敏度和分辨率，对于初步区分静脉畸形和动静脉畸形有一定的优势，静脉畸形可见瘤体的衬里及腔内液性回声，呈单相低速血流，同时有静脉频谱也是区分其他血管病变的有力依据，动静脉畸形的病灶血流信号较静脉畸形病灶明显丰富（图 32-8）。超声的优点在于无创、简便、价廉，缺点是人为因素影响较大，对于表现病变的范围或病变与邻近结构的关系有一定的局限性，无法显示立体解剖外形及与邻近组织的清晰界面，20% 的静脉畸形病灶彩超检查可无血流信号，因此仅适合做血管畸形的初步筛查方法。Valsalva 动作和手动压迫等操作有助于发现病灶内血流信号。

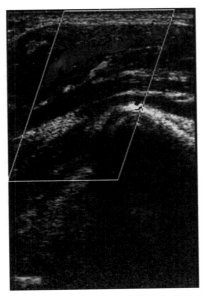

图 32-8　静脉畸形彩色多普勒血流显像

X 线平片显示静脉石，可以间接证实静脉畸形的诊断，一般少见，软组织水肿和骨损害可以在平片上得到初步评估。

CT 检查可以很好地显示静脉畸形中的静脉石，但病变本身若无强化，难以显示病变与周围结构的关系。近来出现的多层螺旋 CT 血管造影（3D-CTA），可多角度、立体显示病变的范围、血供特点及与邻近血管、肌肉、骨关节等结构的关系，使病变更加直观、清晰、逼真，在高流量的动静脉畸形的显示上有很大优势，对于低流量的静脉畸形显示效果不如 MR。

MRI 检查是评估静脉畸形的最好方法，可以清晰显示病变的范围及与周围结构的关系，特别以 T_2 加权像和脂肪抑制像的显示为优，可直接提供各种层面的影像，还能表现出血液流变学的特征，将高流量与低流量的血管病变区别开来。在 T_1 加权像时，静脉畸形病灶呈低信号，病灶内有出血或血栓形成时可表现为异质性信号；在 T_2 加权像时表现为明显的高信号，结合脂肪抑制像和含钆造影剂（马根维显等）增强显影，可以明确显示病灶的充血灌注像，三维成像可显示引流静脉。高信号区域内的低信号可能为血栓块、静脉石或病灶内隔膜。硬化剂注射后，病灶在 T_1 和 T_2 加权像上呈异质性信号，造影剂增强后可显示残余病灶。临床上体格检查常低估静脉畸形病灶的范围、深度及个数，故建议术前常规检查。对于骨组织和钙化病变的显示，MRI 不如 CT。MRI 的缺点是可能存在数字"伪影"，具体应用时需紧密结合临床表现和超声检查。

血管造影是诊断静脉畸形的传统标准，穿刺后血管造影可以明确病灶的范围，有利于行硬化剂或栓塞治疗，但由于部分蜂窝状静脉畸形各腔之间并不沟通，故穿刺造影显示可能不完全，动脉穿刺 DSA 检查对于低流量的静脉畸形意义不大，部分病例可显示动静脉微瘘。

（2）临床分型：静脉畸形按其病变范围、部位和深度，一般分为局限型和弥漫型两大类。病变局限、包膜完整者常可通过手术治疗取得良好疗效，而弥漫型病变范围广，广泛累及皮肤、皮下脂肪组织，并侵入肌肉、骨关节、血管神经间隙，手术通常难以完整切除，若勉强切除，则因大范围肌肉切除，或因神经损伤而产生相应功能障碍。在此分类的基础上，上海交通大学医学院附属第九人民医院血管外科通过自 1996 年 12 月～2004 年 4 月间手术治疗的 281 例周围静脉畸形的病例分析，结合 MRI 所示病变范围、部位、深度及有无浸润性，将静脉畸形分为 4 型（图 32-9）。①局限性非浸润型（Ⅰ型）：病变局限，可有完整病灶外膜，多为单个，也可为多个散在分布，多位于深浅筋膜之间，部分可位于深筋膜下，不浸润肌肉、肌腱、神经或血管；②局限性浸润型（Ⅱ型）：病变局限，无包膜，多为单个，多位于深筋膜下，浸润肌肉、肌腱、骨关节、神经或血管，位于浅表者，表现为累及皮肤和（或）皮下组织；③弥漫性非浸润型（Ⅲ型）：病变弥漫，无明确界线，病变直径多超过 8cm，位于深浅筋膜之间，不广泛浸润皮肤、肌肉、肌腱、神经或血管；④弥漫性浸润型（Ⅳ型）：病变弥漫，无界线，病变直径超过 8cm，广泛浸润

皮肤、皮下组织、肌肉、肌腱、骨关节、神经或血管，少数累及整侧肢体。这 4 型病变的手术方式、手术疗效及术后并发症的情况均各有不同。

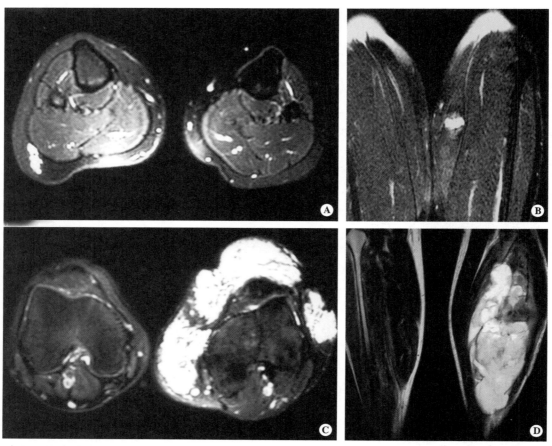

图 32-9　Ⅰ 型：局限性非浸润型（A）；Ⅱ 型：局限性浸润型（B）；Ⅲ 型：弥漫性非浸润型（C）；Ⅳ 型：弥漫性浸润型（D）

（3）治疗：静脉畸形的治疗应该遵从多途径、个体化的治疗原则，疗效取决于病灶的部位、大小、范围和功能影响程度，以及患者的美容要求。治疗的主要目的是减缓患者的症状和提高组织器官功能。方法包括抗凝祛聚（减少血栓或 DIC）、弹力压迫、硬化剂注射、激光和手术切除等。

无症状的静脉畸形可采取保守治疗，特别是青春期、妊娠和口服避孕药的患者。肢体弥漫性的静脉畸形以弹力袜治疗为主。对于已发生血栓的病变可适当使用抗炎治疗。环氧合酶 -2（COX-2，cyclooxygenase-2）抑制剂（如西乐葆等）有助于缓解疼痛。静脉畸形病灶内可形成局部血管内凝血，临床上可无症状和体征，慢性的消耗性血管内凝血可有 D- 二聚体阳性，血小板和纤维蛋白原水平可正常或下降。静脉畸形术前凝血异常必须得到纠正，推荐使用低分子量肝素和医用

弹力袜，必要时输注冷凝蛋白质、血小板和新鲜血浆。糖皮质激素、干扰素和其他抗血管生成药物，已证实对静脉畸形基本无用。

硬化剂注射疗法或结合手术切除，是目前治疗有症状的静脉畸形的主流手段。直接瘤腔内注射硬化剂可以使病灶渐进萎缩，在大多数的脉管畸形疾病中心已成为首选治疗，特别适合伴有疼痛的局限性病灶，治疗后即使病灶残留疼痛也可消失。单一的硬化剂注射治疗已渐少用，与其他方法联合应用可提高治疗效果，常作为手术前的辅助治疗，缩小病变、减少术中出血，或作为手术激光治疗后的辅助措施，进一步处理残留病灶。硬化剂主要通过对血管内皮细胞的破坏来达到治疗目的，具体机制因硬化剂种类的不同而异：化学反应型制剂如离子碘或无水乙醇；渗透作用型制剂如水杨酸类或高渗盐水；清涤剂如鱼肝油酸

钠、十四烷硫酸钠、聚多卡醇和泛影酸钠。目前常用无水乙醇、5%鱼肝油酸钠和平阳霉素，疗效比较肯定，其他高渗葡萄糖和脲素等，疗效不一，与硬化剂类型、剂量、病变类型、范围等有关。随着硬化剂和硬化治疗的不断发展，治疗静脉畸形的效果将越来越肯定。

硬化剂腔内注射的技术要点：注射须在透视下操作，使用20～24号穿刺针（Cathlon、Teflon等），经B超、CT或MR引导下穿刺置管，然后造影评估病灶形态、范围及容量大小，特别需要注意引流静脉。在引流静脉显示前，根据充分灌注整个病灶所需的造影剂量可粗略计算出硬化剂的初次注射剂量，必要时可加用剂量，以更好地硬化病灶，同时可驱除病灶内积血。肢体部位病灶可使用止血带，提高硬化效果。有条件可使用自动加压驱血带，采用低于动脉收缩压的压力值，持续阻断静脉引流，可适当调整压力值，最好能使引流静脉不显影。注射造影剂后维持驱血带20～30分钟，减少无水乙醇或血凝块进入引流静脉的风险，去除驱血带前最好缓慢降低压力。驱血带的使用也有争议，有学者认为手动压迫引流静脉可操作性强，可有效避免肺栓塞的发生。皮肤表面应用冷盐水可减少皮肤损害。

主要硬化剂的介绍见表32-4。

表32-4　主要硬化剂介绍

硬化剂	使用方法（乳化）	剂量
无水乙醇	7ml无水乙醇与甲泛葡胺粉剂（3.75g）或与非离子型造影剂混合	最大剂量：1ml/kg
3%十四烷硫酸钠	与甲泛葡胺粉剂或与稀释造影剂混合	最大剂量：每次30ml
泡沫剂	5ml十四烃基硫酸钠：2ml碘油造影剂：5～10ml空气	未明确报道；推荐：每次20ml
Ethibloc	7.5ml成品，2ml乙醇稀释	最大剂量：每次14ml；肌间最大7.5ml

1）无水乙醇（95%～98%乙醇）：是最常用的硬化剂，药效强，对内皮细胞的破坏作用最大。乙醇可引发内皮细胞即刻蛋白凝固和血栓形成。注射时，单用非稀释无水乙醇或与碘油造影剂乳化（9∶1或10∶2）或与甲泛葡胺粉剂乳化，在透视下注射。每次注射总剂量不能超过1ml/kg（或60ml），血液中乙醇水平与注射剂量之间相

关。无水乙醇硬化作用最有效，但相应的副作用也最多最严重。最常见的并发症是局部组织损伤，如皮肤坏死（10%～15%）、周围神经损伤（约1%）。大多数并发症是暂时性的，也有永久性损害的报道。乙醇栓塞的发生率从7.5%到23%不等。严重并发症有心搏骤停和肺栓塞。有学者报道，50 000例栓塞或硬化剂治疗中发生4例心肺衰竭，发生机制不明，可能为肺血管痉挛、肺栓塞或即刻心脏毒性反应。中枢神经系统障碍、低血糖症、高血压、甲亢、溶血、肺栓塞、肺血管痉挛、心律失常、电机械分离等文献中均有报道。因此，操作时全程心电监护至关重要，特别是处理巨大血管畸形时，有学者建议全身麻醉，甚至进行肺动脉压监测。

2）聚多卡醇（aetoxisclerol, polidocanol, 3%）：是清涤剂之一，乳剂型，主要用于小范围的静脉畸形，对血管内皮细胞变性作用强，注射时产生的气泡影可有助于识别引流静脉，指导压迫相邻正常静脉，避免使硬化剂流入。有学者建议与利多卡因混合使用，可减轻注射后疼痛。注射时，每次腔内注射1ml，总剂量不超过6ml，配合使用1%利多卡因溶液0.2～1.0ml。并发症为皮肤坏死、坐骨神经损伤或感染，发生率为6%～8%，心搏骤停有1例报道。

3）十四烷硫酸钠（sotradecol, sodium tetradecyl sulfate）：也是清涤剂之一，其作用机制是使血管内皮血栓形成或纤维化，液态剂型，暴露于空气中可形成泡沫。泡沫型作用时间久，与血液可形成分明界线。注射时，5ml十四烷硫酸钠、2ml碘油造影剂与5～10ml空气混合，可使用两个注射器接于三通上，硬化剂与空气同时注入，比例在1∶4或1∶5。注射剂量目前没有明确报道。有学者报道，15例患者中3例发生皮肤坏死。

4）乙醇胺油酸酯（ethanolamine oleate, 5%）：与碘油造影剂混合使用（5∶1～5∶2），剂量为每次2ml，总次数不超过10次，总剂量不超过20ml。不饱和脂肪酸致血栓作用明显，约50%的油酸30分钟内与血清蛋白发生结合，这也可能导致肾毒性、血管内溶血和肝毒性的副作用，注射过程中或注射后可使用结合珠蛋白以防止此类并发症的发生。有学者报道，结合使用弹簧圈，总疗效可达92%（23/25），对于头面部的静脉畸形可使用

球囊暂时性阻断颈内静脉以防止硬化剂进入循环系统，有 2 例发生牙关紧闭现象，均于 1 周内缓解。

5）Ethibloc（ethicon，hamburg）：一种植物提炼的乙醇衍生物，是玉米蛋白、乙醇、造影剂的混合剂，作用机制主要是强大的细胞炎性反应。注射用法：有注射成品。并发症：无严重持续性并发症，10% 的患者出现硬化剂外溢现象。有学者报道总有效率约 74%（28/38）。

6）组织黏合剂（histoacryl）：是一种遇血液等含离子型物，即产生多聚合作用的生物制剂，多用于术前，有报道用于眼眶静脉畸形。

另外，弹簧圈常用于阻断引流静脉，使硬化剂滞留于病灶内，避免肺栓塞的发生，特别是在引流静脉显影迅速及正常静脉与畸形病灶毗邻的情况下。弹簧圈可直接于穿刺针内置入，或常规于股静脉或颈静脉经导管置入。对于肢体的静脉畸形，周围静脉内导管还可及时行静脉造影，以评估硬化剂注射时肢体的缺血性变化。

血管内治疗消除了大出血、非特异损伤、复发、解剖视野差、切除难等 VM 治疗的外科难题，甚至避免了皮肤瘢痕。对于大、中型体积和流量较高的 VM，需选择栓塞引流静脉的硬化治疗，较之单纯硬化剂注射明显增效，通过内皮细胞、血红蛋白变性，导致血栓形成，减低流量，明显增加硬化效果，病灶消退增快而少复发。林晓曦等在大宗病例实践中仅遇到低发生率的局部坏死和一过性的周围神经损伤病例。但国外报道涉及的中枢神经抑制、溶血、肺栓塞、肺血管痉挛、心搏骤停致死等严重并发症，提示意外可能超越严密的监护和医师的经验，故值得更多告知、权衡和更多相关研究。对小型低流量 VM，平阳霉素注射治疗亦可。微波热凝结合手术治疗机制，主要是利用微波使瘤体组织内血管闭塞、血液凝固，致瘤体迅速变性和萎缩，辅以手术切除炭化变性组织，以促进愈合及矫正畸形。此外，铜针和电化学治疗可望减少皮肤等非特异创伤，将有益于流量过大病灶的后续硬化治疗。长脉冲 Nd：YAG 激光为代表的激光治疗，已提供了治疗浅表小畸形静脉的理想方法，大部分代替了传统的硬化技术，可作为后续辅助，原理是运用波长为 1064nm 的 Nd：YAG 激光对病变内血红蛋白特异性的热凝固效应来破坏病灶，使病灶炭化、萎缩，达到消除病灶的目的。缺点是穿透力不足，对深部

病变作用小，如增大功率或连续激光照射，可致高温对重要神经组织的损伤。

近年来出现的高功率半导体激光，以其诸多性能及临床方面的优势，已被众多激光医学专家所接受，并就"半导体激光代表着医用激光发展的方向"这一论点达成共识。英国 Diomed 公司，率先制造了全球第一台高功率医用半导体激光仪，应用最为普遍，在下肢浅静脉曲张的腔内治疗上已取得了肯定的疗效。国外部分学者已尝试应用半导体激光腔内治疗静脉畸形，其理论与 Nd：YAG 激光相似，也是利用激光对静脉畸形病灶内的血红蛋白的特异性作用，使病灶炭化、萎缩，但治疗方式由非接触式改变为可接触式，术后短期疗效肯定。Diomed 半导体激光在原理上使激光技术发生革命性的突破，它的发射介质是由多个半导体芯片二维阵列组成。由于半导体激光的电光转换率高（30%），没有多余的热量产生，从而避免了传统激光 Nd：YAG、KTP、Ho：YAG 及 CO_2 激光所需的庞大水冷系统，因此体积精巧，重量轻。810nm 激光波长，汽化效果较 1064nm 快 3 倍，同时兼具良好的止血效果，所以术中、术后出血少。接触式光纤直接深入病灶，解决了 Nd：YAG 激光不能穿透皮肤的缺陷，光纤可多方位多层次作用于病灶，汽化效果更强。术中光束在血液中的穿透力仅为 0.3mm，对血管外的神经和组织没有电刺激，所以患者的损伤小，出血少、疼痛轻，愈合快，并发症少，患者住院时间短。上海交通大学医学院附属第九人民医院血管外科初步尝试经皮穿刺置入 Diomed 半导体激光仪光纤治疗皮下软组织间静脉畸形病变，目前治疗 100 余例，得到比较好的近期疗效，远期疗效有待进一步随访观察（图 32-10）。腔内激光治疗的总体疗效满意，局限型疗效优于弥漫型，与手术切除疗效类似。主要体会：①术前常规行彩色多普勒超声（图 32-11），有利于对病灶的进一步明确，标记定位穿刺点及穿刺方向，有利于腔内激光的"靶向"作用，不易直接损伤神经和其他组织，无神经损伤及组织坏死等严重并发症；②穿刺深度已见明确回血为佳，有条件入短导丝者，可顺导丝途径置入短鞘，使光纤充分深入病灶，加强激光作用；③较大病灶可反复多次穿刺激光，可尝试不同穿刺方向进入病灶，或间隔性多次激光，

激光间歇，助手按压病灶；④对于浅表病灶，避免光纤直接接触皮肤，激光照射时术区以普通生理盐水冲洗降温，可有效防止光纤近距离接触对皮肤的损伤；⑤激光后即刻可能不会出现如同浅静脉曲张后的硬结样效果，经过术后加压包扎仍可达到闭塞病灶的效果；⑥术后激光术区覆盖凡士林油纱或乙醇纱布，可减少或减轻术后皮肤烧灼伤；⑦术后超

声随访简便易行，可及时发现未完全闭塞病灶，经过再次腔内激光仍可达到完全闭塞效果；⑧术前MR或超声提示病灶内有静脉石者，不建议行腔内激光，对缓解病灶疼痛可能意义不大；⑨术前术后建议常规查凝血功能，如PT、APTT、Fg，特别需注意Fg，据笔者所在科室以往经验，静脉畸形患者切除术后易出现Fg过低。

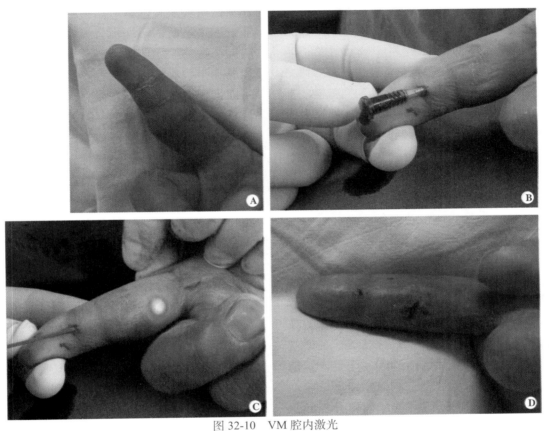

图 32-10　VM 腔内激光
A. 术前观；B. 病灶穿刺见明确回血；C. 瞄准光下发射激光；D. 术后 7 天，病灶闭塞

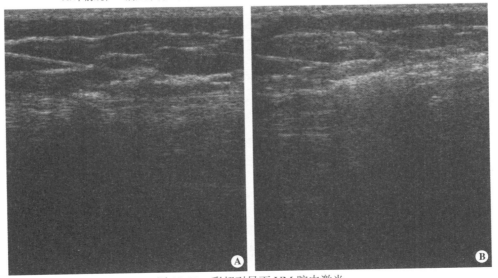

图 32-11　彩超引导下 VM 腔内激光
A. 光纤置入病灶；B. 激光发射

手术切除仍是目前最彻底的治疗方法。局限型的静脉畸形可行手术切除，但要充分估计失血量并采取相应措施，切除后的创面大多可直接缝合，多个或面积较大病灶切除后的组织缺损，可用植皮、局部皮瓣转移或游离皮瓣移植修复。对于弥漫型或侵犯神经、血管、肌肉、骨关节的静脉畸形，单一的手术切除通常难以奏效，必须结合其他方法。所以，手术可能仅是肢体浅筋膜巨大 VM 占位等特殊病例治疗的首选。对于眼眶内、颅内外沟通、部分肢体肌间泛发病灶，继发骨关节畸形，即需多学科合作制订治疗计划。

术前按局限性非浸润型、局限性浸润型、弥漫性非浸润型、弥漫性浸润型来分型，对手术治疗具有指导意义，根据病变分型的不同采用不同的手术方式是必要的。①局限性非浸润型：以单纯手术切除为主，切除彻底，总有效率达 98% 以上，复发率低于 2%，对于多发局限性病变，可能因术中遗漏较小病灶，致病灶残留而引起日后复发，手术并发症少，多为切口下积液或切口脂肪液化等（图 32-12）。②局限性浸润型：若手术切除不引起大的组织缺损或功能损害，则以手术切除为主，可联合 Nd：YAG 激光治疗，加强对残余病灶的处理，尽量使病灶达到完整清除，降低复发率。少数病变浸润较深，由于 Nd：YAG 激光的穿透力不足，病灶不能达到完全清除，仍有残余复发。此类病变伴有组织浸润，术后并发症相对较多，单纯手术切除者多见切口下血肿，考虑残余病灶出血可能；切口愈合不良、皮瓣坏死，多为累及皮肤、皮下组织病变的过量切除后致皮肤血供障碍引起；浸润肌肉、肌腱、神经的病变，经手术创伤后出现相应功能障碍。运用 Nd：YAG 激光治疗后，由于其对病灶的特异性凝固作用，一般不损伤正常组织，术后并发症相对较少，少数有肢体肿胀，多为激光照射引起的组织水肿。③弥漫性非浸润型：病灶巨大但未累及神经、肌肉、血管、骨关节等重要组织结构。以往多数认为此型病变广泛，难以完整切除而达不到良好的手术效果，或担心术中大量出血，或怕大范围软组织切除后出现伤口不愈，甚至感染等棘手并发症，因而在处理上多以保守为主。经临床及 MRI 分析，发现此型病变虽广泛但界线相对清晰，手术仍可直接切除，仔细解剖一般不损伤重要组织结构。由于病变一般局限于深、浅筋膜之间，出血相对较少，术后严重并发症少。尽量一期完整切除，皮肤切除过多者可一期行植皮术，可能是由于组织本身血供较丰富的缘故，术后植皮成活率较高。病变确实广泛者，可分部位分期手术，部分可联合 Nd：YAG 激光治疗残余病灶。手术体会：尽量于病灶外周及底部翻剥病灶，而不从病灶中间开始向两侧翻剥皮瓣，此法可显著减少出血量，病灶切除也较完整，病灶表面皮肤可再利用，反取皮后植于创面，无须另外取皮，相应减少手术创伤，切除后创面需严格止血，植皮创面加压包扎时间可适当延长，10 天左右为宜，具体据创面实际情况来定，如有异味可尽早拆开（图 32-13）。④弥漫性浸润型：此类病变既广泛生长又伴浸润，病例相对常见。以病变区手术翻瓣联合 Nd：YAG 激光治疗术为主，病变广泛多需分部位多次手术。单纯手术难以完整切除，勉强切除者，因过多肌肉切除，或因神经损伤而产生相应功能障碍。术后并发症的数量和种类相对增多，主要为单纯手术切除术后患者，运用 Nd：YAG 激光治疗后，术后并发症明显较少。手术翻瓣结合 Nd：YAG 激光治疗术是先手术逐层显露静脉畸形病灶，再运用 Nd：YAG 激光对病变内血红蛋白特异性的热凝固效应来破坏病灶，使病灶炭化、萎缩，达到消除病灶的目的。对浸润性特别是弥漫性病变，具有创伤小、出血少、疗效确切、术后出现功能障碍少等优点，可避免皮肤的损害，达到较好治疗效果，也可避免因大范围切除病灶而引发的组织缺损和功能障碍，相对来说也是一种微创治疗手段，有良好的应用发展前景。笔者所在科室近年来在此治疗方法上积累了一些经验，目前已治疗百余例患者，总体有效率在 80% 以上。术中注意问题：有条件上止血带者，应充分合理的运用止血带，可有效减轻术中、术后的出血；病灶清除应力求彻底，勿遗漏或遗留病灶，以减少复发；激光照射时术区以冰生理盐水冲洗术区降温，可有效防止连续 Nd：YAG 激光所致高温对重要神经组织的损伤；对于较深层的病灶，可先行浅层病灶激光凝固，剥离后继续显露深层再以激光照射，直至病灶完全萎缩；激光照射后出现的组织渗出与反应性肿胀，术后可适当加用激素防治。

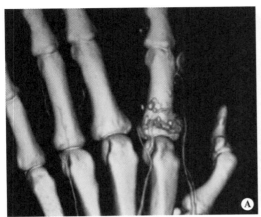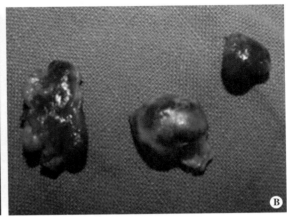

图 32-12　局限性非浸润型静脉畸形可完整切除

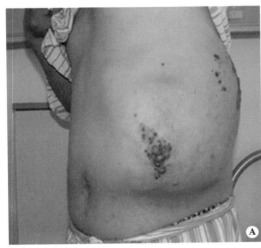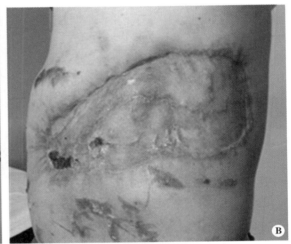

图 32-13　弥漫性非浸润型静脉畸形也可直接完整切除

就静脉畸形的治疗前景来看，单一的治疗模式已经不能满足现实的需要，新分类方法的出现，为分类选择优化综合治疗模式确立了可能性，以期达到不同类型病变分别处理的最佳效果。但目前对于静脉畸形的治疗手段还相当有限，仍需进一步探索。

3. 动静脉畸形

（1）诊断：动静脉畸形特征性的影像学表现为粗大的供血动脉和引流静脉，CT 增强或 MR T_1 和 T_2 加权像旋转回音序列上显著的流空效应可有助诊断。在 MR 梯度回音序列上血管影表现为高亮信号，通常不显示实质包块或血管巢，这与血肿表现明显不同。若病灶内有出血可出现各种不同的信号变化。CT 和 MRI 也有助于发现软组织水肿与骨骼变化。肢体的病变根据病史与体格检查易于诊断，影像学诊断有助于进一步明确病变的范围和深度。对于肺动静脉畸形，CT 诊断优于 MRI。腹部内脏器官动静脉畸形大多需要通过 CT 或 MRI 得到明确诊断。血管造影因其创伤性，目前很少用于常规诊断，仅用于疑难疾病诊断和栓塞治疗，但血管造影显示供血动脉、畸形血管巢和引流静脉最为清晰（图 32-14）。

（2）治疗：大多数的动静脉畸形累及多个手术层次，浸润深部组织，完整手术切除难度很大，严重出血的风险很高，甚至可能导致组织器官损害。经过成功栓塞治疗后，手术切除的可能性则显著增加。但目前的栓塞技术还不足以达到完全、彻底地阻塞消除病灶，主要还是用以控制疾病症状，如疼痛、远端缺血性溃疡、出血和充血性心力衰竭等。对于肢体广泛性的动静脉畸形，如果无法施行栓塞术控制症状，截肢可能是最终的办法。

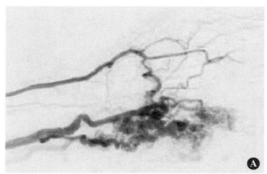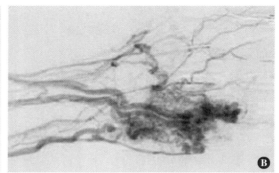

图 32-14　动静脉畸形 DSA 动脉像及静脉像表现

施行栓塞之前，通常需要进行诊断性动脉造影。最好栓塞与造影分期进行，一方面可以减少造影剂量，另一方面可以有充足的时间准备合适的栓塞器械和材料，而对于患儿，造影与栓塞需要在全身麻醉下操作，为减少麻醉风险，一般同期进行。

目前的栓塞技术以超选择性动脉插管栓塞为佳，需配合使用微导管技术。该技术目的是为了选择性地栓塞畸形血管巢的供养动脉，而不影响对邻近器官组织的必要血供，达到精确靶效应。由于大多数的动静脉畸形病灶有大小不等多根供养动脉和引流静脉，因此超选栓塞技术要求比较高，难度大，而且相当费时。栓塞需要尽可能地靠近血管巢，由远及近，尽可能栓塞所有供养血管，如果阻塞太靠近供养血管近端，则可能导致新的供养血管生成，导致栓塞失去相应疗效，这也是复发的常见原因。另外，过早阻塞供养血管近端，也就不能进一步深入血管巢进行栓塞，栓塞的效果不能满意。如果经动脉途径不能很好地栓塞病灶，那么直接穿刺，甚至经静脉途径均是可行的。

常用的栓塞材料有 PVA 颗粒、无水乙醇、组织胶等。PVA 颗粒大小从 50μm 到 1000μm 不等。栓塞颗粒的大小取决于所需栓塞血管的直径，必须足够大，避免进入静脉系统。PVA 的栓塞通常不完全，效果比较短暂，复发率很高，反而影响复发后进一步栓塞治疗，所以目前一般用于手术切除前辅助治疗，减少术中出血。无水乙醇在前面静脉畸形章节已经谈到过，是一个非常强效的栓塞剂，它通过强烈的炎症反应来破坏血管壁成分。无水乙醇栓塞的技术重点是要尽可能地加大无水乙醇对血管巢的破坏作用，而同时防止无水乙醇对其他重要组织器官的损害。一般采用超

选择性导管技术或直接经皮穿刺，将无水乙醇准确送入血管巢。阻断供养动脉或引流静脉有助于加强栓塞作用，可使无水乙醇较长时间滞留在血管巢内。供养动脉阻断可使用球囊导管，如果不可行，就进行引流静脉阻断，方法有止血带、血压袖带或手动压迫，可根据病灶的部位进行相应调整。通过造影，可以估计栓塞剂需要的剂量，一般为引流静脉显示前所需要使用的造影剂量。每次注入无水乙醇后，让其滞留几分钟后再松开供养血管或引流血管的阻断，随后再进行造影，直至造影剂滞留在血管巢内为治疗最终目标。无水乙醇栓塞的效果明显，并发症发生率比较高，最高报道达 15%，最重要的是要评估毗邻重要组织器官发生坏死的风险，特别是皮肤组织。总剂量也需要控制，如果超过 1ml/kg 或大于 60ml，则全身性中毒反应的风险明显加大。虽然并发症大多有其自限性或可以成功治愈（如皮肤坏死可通过植皮来治疗），但神经损伤通常呈永久性。为减少栓塞引起的局部或全身的反应，有学者建议全部患者均使用全身麻醉，更多的学者仅对小儿使用全身麻醉，成年患者可使用镇静药令其处于清醒状态，如此可以及时评估无水乙醇栓塞后的局部或全身反应，特别是评估肢体的神经损害情况。组织胶（N-butyl-cyanoacrylate，NBCA）在血管巢内形成紧密的充填物而达到治疗的目的，它以液体形式注入，遇血液中离子物即产生多聚反应而形成固态。组织胶可使用于非常高流速的动静脉畸形，可以快速阻塞病灶，而避免栓塞剂流入静脉系统。相比无水乙醇而言，组织胶并不彻底破坏血管巢，可能导致最终血管巢再通。弹簧圈和可脱卸式球囊只能阻塞近端供养动脉，对血管巢阻塞效果差，不建议使用于动静脉

畸形，特别是肢体部位，除非动静脉瘘支特别大，或者没有组织胶等栓塞材料。大约80%的肺动静脉畸形为单一供养动脉型，使用弹簧圈和可脱卸式球囊效果可靠，治愈率可达84%。肾动静脉畸形很罕见，通常比较小，经皮栓塞治疗主要解决血尿、高血压、充血性心力衰竭等症状，材料主要有弹簧圈、明胶海绵、PVA颗粒和NBCA胶等。乙烯乙烯醇共聚物（ethylene vinyl alcohol copolymer，Onyx），是近来出现的一种新的生物相容性液态栓塞剂，溶于二甲基亚砜（dimethyl sulfoxide，DMSO）溶液后使用。当该混合物与血相遇后，DMSO迅速扩散开，而Onyx则在原位迅速固化形成柔软而有弹性的不与血管壁粘连的栓塞体。溶于DMSO中的Onyx浓度决定了栓塞的速度，浓度越低栓塞速度越慢，但在沟通支中的栓塞距离也更远，适合于低流量的静脉畸形病变。相反，高浓度适合于高流量的动静脉畸形病变，栓塞速度快则可避免栓塞剂流入引流静脉，引起肺栓塞。由于Onyx比NBCA更能进入畸形病灶异常丰富的沟通支，故栓塞效果更为理想。另外，Onyx不与血管粘连，可保持血管的完整性，故栓塞术后的手术切除比NBCA也更容易。远期疗效有待进一步验证。

上海交通大学医学院附属第九人民医院血管外科在治疗动静脉畸形方面有比较丰富的经验，早期在一组先天性动静脉畸形的手术治疗中，对于局灶性和部位较表浅的患者，在控制血流的情况下，先做瘘支结扎，再行病灶切除，取得了较好临床效果，复发率低（图32-15）。然而，大多数的先天性动静脉畸形患者，其病变呈弥散性、部位较深或累及重要组织、器官，手术无法切除或术中无法控制出血，治疗非常困难。根据其病变的部位和范围，采用不同的治疗方法，如病变位于主干血管周围，切除病灶有可能损伤主干血管者，则行瘘支结扎、病灶切除和血流重建术；如病灶弥散、位置较浅，则采用分期、分段结扎瘘支和病灶切除，术前或术中行介入栓塞，皮肤缺损可行皮瓣移植（图32-16）；如病灶位置深或累及重要组织、器官，则采用一次或多次介入栓塞治疗（图32-17）。对于弥散性、范围较广的动静脉畸形患者，经治疗后大部分有不同程度复发，症状加重者必须行截肢或截趾（指）术，但这些患者术后短期内症状均有不同程度缓解，患者的生活质量得到明显改善，对合并有严重症状的病变采用手术和介入治疗是必要的。手术或介入的重点是切除或闭塞病灶，因为只有去除和闭塞病灶才能消除血流的压力差，消除"蓄水池效应"，阻断病变的发生和发展。因此如何彻底去除先天性动静脉畸形的病灶，是今后治疗本症的研究方向，理想的栓塞剂的出现越来越值得期盼。

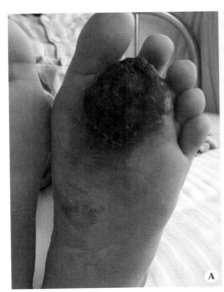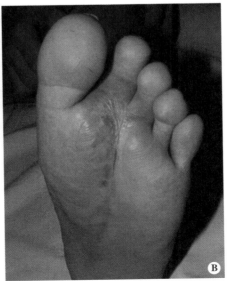

图 32-15　足底动静脉畸形病灶行单纯切除术

A. 术前；B. 术后

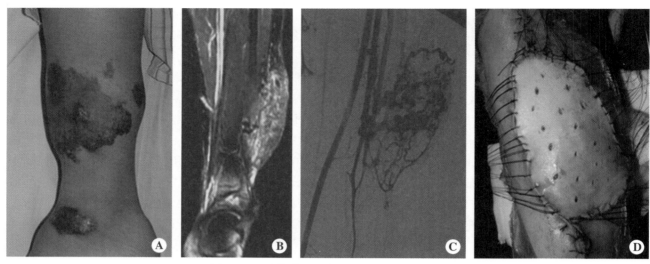

图 32-16 动静脉畸形病灶切除加皮瓣移植术

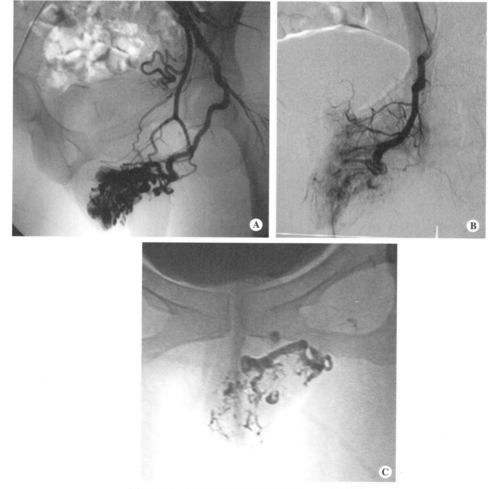

图 32-17 盆腔动静脉畸形病灶 NBCA 栓塞术

四、特殊类型血管畸形

1. 先天性动静脉瘘 虽然也属于高流速血管畸形，但有别于动静脉畸形，主要定义为连接单一动脉和静脉间的粗大的瘘支，少儿时不常见，多为创伤后发生。动静脉分流可导致充血性心力衰竭。小的动静脉瘘可自行闭塞，大的病灶会随时间逐渐增大，在肢体表现为搏动性肿块，并可闻及血管杂音。经动脉造影，易于诊断。内脏动静脉瘘多为医源性，内出血为主要特征。治疗上主要通过弹簧圈、可脱卸式球囊、无水乙醇等栓塞，旨在阻断动静脉瘘支或紧邻的引流静脉。也有报道使用动脉覆膜支架覆盖瘘支治疗成功的。如果供养动脉为非主干血管，可以用弹簧圈、脱卸式球囊或组织胶封闭该血管。

2. 淋巴畸形 比静脉畸形少见，也被称为淋巴水囊肿或淋巴管瘤，是淋巴系统的发育异常，可累及多层皮下组织，以低流量为特征，通常呈多房、多腔，按形态分为微囊型（旧称毛细血管型，水囊直径＜2cm）、大囊型（旧称囊性水瘤）和混合型。微囊型淋巴管畸形主要累及软组织，包括皮肤、黏膜，主要发生在舌、颊、口底、舌根等部位黏膜层和黏膜下层。大囊型淋巴管畸形来源于胚胎的迷走淋巴组织，是充满淋巴液的先天病变，可见黄色胆固醇结晶，由单个或多个大小不同的囊腔组成，各囊腔有纤维隔分开，囊腔可以互通，囊壁菲薄，并且透明，具有浸润性生长方式，可以侵及皮下组织、肌肉及腺体，或深层形成大的肿块，较为局限。主要发生在颈部、颌下区及口底。

（1）临床表现：与其他血管畸形相似，出生时即有，头、颈、腋窝好发，男女发病率相近，主要发生于皮肤、黏膜下。部分淋巴畸形生长迅速、范围可累及多层软组织，甚至可生长入纵隔。肿块巨大者可压迫气管。合并出血后，肿块质地变硬，而出现继发性感染、质地可变软、皮温增高、出现红斑。合并病毒感染性疾病，肿块通常会增大。过度发展的淋巴畸形还可有其他并发症，如上腔静脉压迫、乳糜胸、肺发育不全，甚至死亡。淋巴畸形多伴其他血管畸形，如毛细血管畸形、静脉畸形等，并可伴有相邻骨骼的过度生长。但不同于静脉畸形，淋巴畸形一般压迫后不会缩小，而 Valsalva 动作后不增大，体位试验多为阴性。

局限性淋巴管瘤（lymphangioma circumscriptum，LC）是最为表浅的淋巴畸形，表现为皮肤表面可见的薄壁、清亮的囊性小疱，有时可有淋巴液溢出，若有出血，水疱可变为粉红色，常见于肩、臀、颈、嘴部。典型皮下的淋巴畸形表面通常覆盖局限性淋巴管瘤。

（2）影像学诊断：大囊型淋巴畸形 MR 上表现为多个大的囊肿，在 T_1 加权像与肌肉呈等信号，T_2 加权像呈高信号，钆造影剂增强后呈边缘增强影、隔膜型增强影或无增强，液性信号特征可能提示囊肿内有血性产物。囊肿周围软组织可表现为水肿样变。肢体骨骼变化和过度生长在 CT 上表现最佳。微囊型淋巴畸形在 MR 上表现相似，在 T_2 加权像上呈弥散性的高信号（图 32-18）。超声对于淋巴畸形的诊断简单、有效，表现为低流量的囊肿信号。

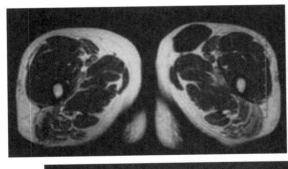
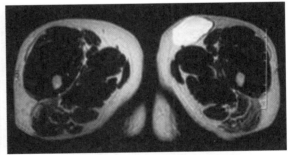
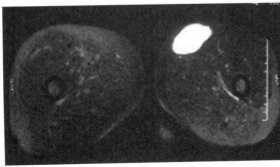
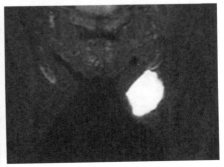

图 32-18 淋巴畸形 MR 在 T_1 加权像与肌肉呈等信号，T_2 加权像呈高信号，含钆造影呈高信号

（3）治疗：同其他血管畸形相似，治疗指征主要是缓解症状，如疼痛、气管受压，或改善外观。大囊型淋巴畸形主要以手术切除和硬化剂治疗为主，硬化剂的疗效与手术相近，并发症相对较少。硬化剂主要通过直接穿刺注射，有无水乙醇、多西环素、博来霉素、Ethibloc 和溶链菌（OK-432）等。博来霉素是一种化疗药物，全身副作用比较大，甚至有发生肺纤维化的可能。OK-432 是一种超抗原，来源于溶链菌 -A，因为是生物制剂，在部分国家还不能使用。Ethibloc 在静脉畸形章节已有谈到。多西环素用于治疗微囊型淋巴畸形，新生儿因体重过轻不适合使用乙醇，故以多西环素替代。巨大淋巴畸形通常需要大剂量的硬化剂，适宜使用多西环素。多西环素以粉剂型为主（100mg），以生理盐水化成 10 或 20mg/ml 浓度，总量可用至100ml。注射时可产生疼痛感，但无毒性，偶有发热等轻微副作用。最常用的硬化剂还是无水乙醇，在前面章节已有详细介绍，治疗淋巴畸形时最大剂量也不得超过 1ml/kg 或 60ml。

硬化剂注射方法：根据淋巴囊肿的大小，可置入单根或多根血管穿刺管，多侧孔，或猪尾巴型导管，用以吸取囊肿内液体。根据所回抽液体量的大小，决定所需注入硬化剂的多少，大多学者建议，硬化剂的量为回抽液体量的 30% ～ 100%。可注入造影剂以调整穿刺针或导管的位置，回吸造影剂后注入硬化剂。超声引导下硬化剂注射，可减少造影剂的使用，及时注入硬化剂，保持其浓度不被稀释，作用效果不被弱化。CT 也可引导硬化剂注射，硬化剂混合小剂量造影剂注入病灶，以 CT 确定囊肿的充盈程度。硬化剂混合小剂量造影剂的注射法，在荧光透视帮助下可评估硬化剂有无流入静脉系统。使用无水乙醇时，囊内滞留时间可达 15 分钟，拔除穿刺针前也要吸干无水乙醇，而使用多西环素可不用回抽，因其副作用较小，可留于体内。同样，压力带有助于减少硬化剂的外溢。

Sheils 等介绍了一种治疗大囊型淋巴畸形的导管置入技术（图 32-19）。先使用 14G 血管穿刺管到达囊肿内，再顺其置入 5F 猪尾巴导管，注入造影剂充填，以评估硬化剂使用量。回抽造影剂后，先注入 1% 的利多卡因滞留 10 分钟；回抽后，注入 3% 十四烷硫酸钠，滞留 1 ～ 2ml；回抽后再注入无水乙醇滞留 15 分钟。每一次注射，剂量均控制在 50% 的囊肿容量。回抽无水乙醇后，导管仍留于囊肿内，另一端与负压吸引器相连，负压吸引最长可达 3 天，同时给予患者口服抗生素。负压吸引间期可再次注入硬化剂，直至没有引流液。1 个月后 B 超随访，约 95% 的病灶完全闭塞。

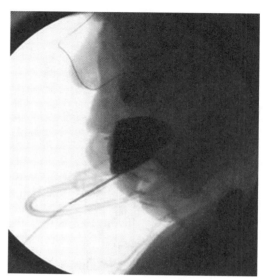

图 32-19　大囊型淋巴畸形的导管置入技术

对于微囊型淋巴畸形，一般无法进行上述置管技术，多行 B 超引导下硬化剂注射。多西环素是治疗微囊型淋巴畸形常用硬化剂，一般不推荐使用无水乙醇，因其皮肤坏死、神经损害等局部副作用的发生率较高。

3. 静脉畸形骨肥大综合征　是一种复杂而又少见的先天性血管畸形疾病，典型静脉畸形骨肥大综合征（Klippel-Trenaunay syndrome，KTS）呈三联征：①表皮毛细血管畸形（通常是葡萄酒色斑），多在一侧肢体呈局灶性分布，不一定完全累及整个肢体，偶尔在肥大的一侧肢体以外部位也可以存在；②静脉曲张和畸形，通常伴有肢体外侧胚胎期残留静脉，可无深静脉畸形；③骨与软组织增生、肥大，可累及双侧肢体，增生并不一定要增长、增粗，可仅为骨皮质增厚、骨密度增高，而软组织增生也可以不显著。以上特征符合任意两项，即可诊断为 KTS。少数合并有临床意义的动静脉瘘的，多称为 PWS（Parkes-Weber syndrome），也有称为 KTWS（Klippel-Trenaunay-Weber syndrome）。KTS 病变可侵犯身体各个部位，如上、下肢，臀部，躯干及头部等，可同时侵犯多个部位，但以下肢多见。近来合并其他器官血管畸形的病例报道渐趋增多，如大脑、脊髓、口腔、胸腔纵隔、腹腔、盆腔、食管、肠道、阴道、会阴部、膀胱等，多表现为受累器官的不规则出血。

KTS 治疗方法的选择，主要取决于患者是否合并有严重的深静脉畸形、受累肢体的不等长和畸形导致的并发症。对于 KTS 的外科治疗，北京协和医院的汪忠镐等早在 1986 年就有报道，提出了节流与开源法。所谓节流指应用主干动脉分支的栓塞和结扎法，以减少病变区的血液循环；所谓开源是针对此征既有动静脉瘘或分流（导致血液窃流从而增加静脉回流），又有回流静脉发育不良（使静脉回流更为困难），而采用健侧大隐静脉耻骨上转流术以引流淤滞于患肢的静脉血，从而改善患肢静脉回流。虽然此方法后来已不太使用，但汪忠镐院士提出的"开源节流"的手术方针一度成为治疗的宗旨。对于那些深静脉

发育不良、长段闭塞或缺如者，肢体外侧粗大扭曲的静脉常是下肢静脉回流的代偿通道，切除曲张浅静脉会加重患者的症状，故此类患者主要采用保守治疗，如长期穿循序减压弹力袜等，上海交通大学医学院附属第九人民医院血管外科1995 ～ 2005 年收治的 74 例患者中 25 例行保守治疗，34 例深静脉通畅者行切除外侧畸形的曲张浅静脉和血管瘤样病变组织，5 例深静脉检查提示股浅或腘静脉明显狭窄的，行股浅或腘静脉松解术，术后深静脉扩张良好，深静脉回流改善后再行畸形浅静脉切除术。近来笔者所在科室根据腔内激光微创治疗曲张浅静脉的原理，同样治疗 KTS 患者肢体外侧的畸形曲张浅静脉取得了较好疗效（图 32-20）。目前已治疗 10 余例，有效率在90% 以上，在国内较早尝试了 KTS 的微创治疗，其远期治疗效果有待进一步评价。

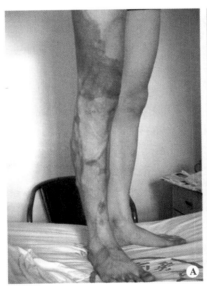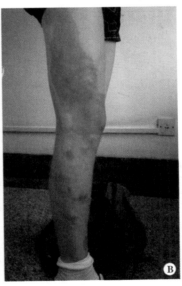

图 32-20　KTS 行 EVLT 术前术后比较

由于 KTS 为先天性疾病，出生后即出现症状和体征，后渐加重，常至青春发育期症状和体征明显加重，故早期治疗有其必要性。Baraldini 等对 29 位 KTS 患儿的静脉病变实行早期手术，平均手术年龄为 10.3 岁，结果安全有效，故作者建议尽早手术，但对于静脉病变的早期手术是否有助于改善肢体过度生长，由于随访时间较短，作者无肯定结论。Raab 等通过对行骨骺固定术矫正肢体长度差异的病例分析认为，女孩 9 岁之前、男孩 11 岁之前不适宜行骨骺固定术，并非越早治疗

越好。因此，对于 KTS 的早期治疗也应有针对性和选择性。至于最佳手术时机的确定依据和方法，还有待进一步探索。

五、栓塞与硬化剂治疗的并发症

选择性插管栓塞治疗主要用于动静脉畸形，目前技术还未完善。如果栓塞剂达不到血管巢内部或没有得到充分栓塞，则治疗易失败。其他并发症还有远端组织器官误栓塞、正常血管血栓形

成、恶心呕吐、疼痛、发热、水肿及栓塞后综合征。作为强有效的硬化剂，无水乙醇的作用不言而喻，但其并发症发生率也相当高，可达 10%～15%。局部并发症有组织坏死、神经病变和皮肤破溃。全身性并发症有中枢神经系统障碍、低血糖症、高血压、肺动脉高压、心律失常、心动过缓、肺血管收缩、纤维蛋白原消耗性 DIC、血红蛋白尿、肺栓塞、心血管衰竭，最终导致死亡。

六、血管瘤与血管畸形术前准备

血管瘤和血管畸形的治疗指征在前面已有谈到，主要是缓解患者症状，如疼痛、出血、破溃、功能障碍等，而大多数的病例很难彻底治愈，这一点必须在术前向患者明确告知。介入术前常规行凝血功能、肾功能检查。使用无水乙醇以外的硬化剂，治疗小的局限性血管畸形病灶时，给予镇静药即可。当使用无水乙醇治疗大的血管畸形时，特别是患者已有心功能不全，建议全身麻醉，并行肺动脉压监测。部分学者建议预先进行血液水化，防治溶血引发的肾功能损害。术前常规导尿。血管鞘、微导管、导丝、栓塞剂等介入器材预先准备完善。术前即刻及术后可给予皮质醇激素，以减轻组织水肿。淋巴畸形硬化剂治疗后易并发感染，术后抗生素需持续给予 10 天以上。对于经动脉插管治疗的患者，止吐药、抗生素、镇痛药可常规应用。

七、血管瘤与血管畸形术后 处理与随访

除常规血管术后的处理外，还有一些栓塞术后的特殊处理：术后肢体需抬高以减轻水肿；可使用麻醉药加强镇痛效果，必要时可用镇痛泵；使用无水乙醇后需密切观察局部皮肤，若有皮肤红热反应，提示有皮肤损伤，轻微者可使用抗生素或烧伤油膏治疗，严重者需及时联系整形外科医师准备植皮术；肢体神经系统检查以评估有无神经损害；术后水肿比较常见，几天后达到高峰，一般 2 周后消退，大范围的病灶治疗可能引发比较严重的水肿，甚至累及气管，需密切监视，必要时入住 ICU，可及时气管插管保护气道通畅；有血红蛋白尿者，用碳酸氢钠碱化尿液以保护肾功能，避免血红蛋白管型

形成；插管治疗大囊型淋巴畸形时，导管需留置体内数天，期间患者最好住院观察。

常规 4～6 周后随访，以评估治疗效果，决定是否需再次栓塞或硬化剂治疗。随访以临床观察和 B 超、MRI 为主。

八、结　　论

血管瘤和血管畸形的治疗目前仍是难题。新分类方法的出现，为个体优化综合治疗模式成为可能。MRI 是评估病灶大小、范围、深度的金标准。大多数的血管瘤可自行消退，首先以观察随访为佳，对于非消退型的血管瘤，可行腔内硬化剂栓塞，治疗目的不在于根治而是预防和处理出血或血小板减少症等各种并发症。高流速血管畸形的腔内栓塞治疗，以微导管技术为主，术前需准确评估病灶，制订有效、可靠的方案。无水乙醇的治疗作用最为有效，但对其使用仍需谨慎，局部与全身并发症的发生仍难避免。另外，术前与术后的正确处理对并发症的防治相当重要。总之，单一的治疗模式已经不能满足现实的需要，多学科（包括皮肤科、血管和整形外科、放射科、耳鼻喉科、颌面外科）综合治疗血管瘤和血管畸形的模式是今后的发展方向。

（刘晓兵）

主要参考文献

蒋米尔，刘晓兵，2005.先天性血管畸形治疗中的问题与对策.外科理论与实践，10（1）：11-14

刘晓兵，黄新天，黄英，等，2005.周围静脉畸形 281 例手术治疗分析.外科理论与实践，10（1）：30-34

刘晓兵，黄新天，陆信武，等，2009.高功率半导体激光腔内治疗静脉畸形.中华普通外科杂志，24（2）：163-164

刘晓兵，蒋米尔，2007.先天性血管畸形的微创外科治疗.中国医学科学院学报，29（1）：29-32

刘晓兵，陆民，黄新天，等，2007.周围静脉畸形 MMP-9 表达与临床分型的相关性研究.外科理论与实践，12（4）：367-372

Burrows PE，Mason KP，2004. Percutaneous treatment of low flow vascular malformations.J Vasc Interv Radiol，15（5）：431-445

Huang Y，Jiang M，Li W，et al，2005.Endovenous laser treatment combined with a surgical strategy for treatment of venous insufficiency in lower extremity：a report of 208 cases.J Vasc Surg，42（3）：494-501

Manrita K，Sidhu MD，Jonathan A，et al，2005.Ultrasound-guided endovenous diode laser in the treatment of congenital venous malformations：preliminary experience.J Vasc Interv Radiol，16：879-884

第三十三章　血管源性肿瘤

第一节　概　　述

血管异常是一系列罕见的疾病，如血管瘤或血管畸形。最近国际血管异常疾病研究协会（ISSVA，2014年4月）更新并发布了新的分类体系。一般来说，血管瘤是增生性的，而畸形则是通过发育异常扩张而无潜在增生。

血管异常生长或扩张会导致畸形、慢性疼痛、反复感染、凝血疾病（血栓和出血）、器官功能障碍和死亡。患者临床症状常逐渐恶化，伴随生活质量的下降。

血管源性肿瘤可供选择的治疗方案相对有限，并且疗效还缺乏前瞻性临床试验的证实。目前，大多通过介入或手术治疗，都以减轻症状为目的。普

萘洛尔和西罗莫司现在可以用于一些复杂条件患者的治疗。应用普萘洛尔治疗婴儿血管瘤的第一个前瞻性临床试验已经发表，而且第一个研究西罗莫司治疗复杂血管异常的前瞻性临床试验也成功发表。

婴儿血管瘤的发病率为4%～5%，是婴儿期最常见的良性肿瘤。其他血管肿瘤相对罕见。这些肿瘤的分类一直存在困难，特别是在儿童人群中，因为血管肿瘤罕见，形态异常，临床表现多样，缺乏独立的肿瘤分层。2013年世界卫生组织（WHO）更新了软组织血管肿瘤的分类，术语基本不变，但瘤的中间类别分为局部侵袭型和很少转移型。ISSVA分类是根据WHO分类而来（表33-1、表33-2），但ISSVA分类采用了更精确的经ISSVA成员同意的术语和表型。

表 33-1　2013 世界卫生组织血管肿瘤分类

类别	血管肿瘤分型	类别	血管肿瘤分型
良性	血管瘤	中间型（很少转移）	网状内皮瘤
	上皮样血管瘤		乳头状淋巴管内血管内皮细胞瘤
	血管瘤病		复合性血管内皮瘤
	淋巴管瘤		卡波西肉瘤
中间型（局部侵袭性）	卡波西样血管内皮瘤	恶性	上皮样血管内皮瘤
			软组织血管肉瘤

注：改编自 Fletcher 等。

表 33-2　2014 年国际血管异常研究协会血管肿瘤分类

类别	血管肿瘤分类	类别	血管肿瘤分类
良性	婴幼儿血管瘤	局部侵略性或	卡波西样血管内皮瘤
	先天性血管瘤	边缘性	网状血管内皮瘤
	迅速消退（RICH）		乳头状淋巴管内血管内皮瘤（PILA），血管内乳
	不消退（NICH）		头状血管内皮瘤
	可消退（PICH）		复合性血管内皮瘤
	丛状血管瘤		卡波西肉瘤
	梭形细胞血管瘤		其他
	化脓性肉芽肿（也称为分叶状毛细血管瘤）	恶性	上皮样血管内皮瘤
	其他		血管肉瘤
			其他

注：改编自血管异常 ISSVA 分类。©2014 国际血管异常研究协会。可在 "www.issva.org/classification" 查阅。

第二节 中间型肿瘤
（局部侵袭性）

卡波西样血管内皮瘤和丛状血管瘤

卡波西样血管内皮瘤（KHE）和丛状血管瘤是罕见的血管肿瘤，通常发生在婴儿期或早期的儿童期，但成人也有报道。这两种肿瘤被认为是同一疾病的一个谱系，因为两者都具有局部侵袭性，并可引起 Kasabach-Merritt 现象。这是一种严重危及生命的凝血病，其特征是严重的血小板减少（3000 ～ 60000/μl）和低纤维蛋白原（＜1g/L）血症。伴 D-二聚体和纤维蛋白降解产物升高。本节重点讨论卡波西样血管内皮瘤。

（一）发病率

卡波西样血管内皮瘤的确切发病率尚不清楚，但估计年发病率为每 10 万名儿童有 0.07 例。这种病变对男女的影响是一样的，大多数发生在新生儿期，有一半出现在出生时，其他人出现在童年或成年期。

（二）病理学

卡波西样血管内皮瘤的特征是在真皮、皮下脂肪和肌肉中可见许多梭形细胞浸润。通常有纤维化区域，扩张的薄壁血管浸润在梭形细胞周围。与这些区域混合的是血管起源的圆形上皮样细胞巢和含有富含血小板的纤维蛋白血栓的圆形或不规则管腔的毛细血管集合体。通常有异常的淋巴管腔存在，无论是在病变内部或周围。有丝分裂的速率是可变的，但通常是低的。丛状血管瘤的特征是多发的、离散的小叶毛细血管（丛状毛细血管）散在真皮中，有时也散在皮下，因此称为弹状血管瘤样。有丝分裂很罕见。

其发病机制尚不清楚。有证据表明，卡波西样血管内皮瘤可能起源于淋巴管内皮，因为梭形细胞表达了血管标志物 CD31 和 CD34、血管内皮生长因子受体 -3、淋巴管生成所需的受体及淋巴标志物 D2-40 和 PROX1。没有证据表明与卡波西肉瘤中存在的人类疱疹病毒 8 感染有关。

（三）临床表现

卡波西样血管内皮瘤最常见于四肢，较少发生于躯干和头部及颈部。大多数病变涉及皮肤。较深的病变（腹膜后、胸腔和肌肉）可在皮肤上出现紫癜色，而浅表病变则表现为硬、紫癜或瘀斑，并且疼痛。病灶通常是均匀的，生长是连续的。局部淋巴结可能参与，但它们从未转移。已报道罕见的多灶性表现主要在骨骼。

70% 的卡波西样血管内皮瘤患者出现 Kasabach-Merritt 现象，严重贫血可继发于肿瘤隔离症。严重出血是罕见的，然而，创伤（活组织检查、外科手术）、溃疡、感染或开始治疗的延迟可能导致进展为弥散性血管内凝血，并可能发生严重出血和死亡。积极替换血液制品，特别是血小板，会增加病变的大小，造成明显的疼痛，应考虑与活动性出血相关，需要在血管畸形专家的指导下进行。

（四）诊断评估

诊断需结合临床，组织学和影像特征。实验室评估对诊断 Kasabach-Merritt 现象至关重要。只要有可能，就应该进行组织学确认，因为通常需要长时间的治疗。然而，如果临床和影像学表均现高度提示诊断，延迟活检是选择之一，但需要跨学科一起计划。MRI 是首选的影像。T_1 加权序列通常表现为边界不清的软组织肿块，伴有软组织和真皮增厚，并伴有钆的弥散增强。T_2 加权序列显示弥漫性信号增强，在皮下脂肪中呈绞合状态。梯度序列显示软组织肿块周围及周围轻度扩张血管。

（五）卡波西样血管内皮瘤和丛状血管瘤的治疗

治疗因严重程度而异，尚无基于证据的护理标准。一个美国和加拿大多学科专家小组公布了管理复杂卡波西样血管内皮瘤的指导方针。已经有许多治疗方法被报道过，但没有一种方法是一致有效的。

卡波西样血管内皮瘤的治疗选择包括：①类固醇疗法；②抗血小板剂（阿司匹林）治疗；③干扰素；④抗纤溶剂治疗；⑤化学治疗，包括长春新碱、环磷酰胺、放线菌素和甲氨蝶呤单独或联合应用；⑥普萘洛尔疗法；⑦用或不用栓塞术切除；⑧西罗莫司作为单药或与类固醇联合使用。

最常见的治疗方法是使用类固醇，其次是长春新碱。回顾性分析 37 例儿童卡波西样血管内皮瘤，其病灶对类固醇无效。在长春新碱治疗后

（7.6±5.2）周，26 例卡波西样血管内皮瘤病变达到完全缓解，血小板计数达到正常水平。

普萘洛尔是治疗卡波西样血管内皮瘤的首选药物。其应用是基于普萘洛尔对其他良性血管肿瘤的阳性结果。结果有好有坏，一份报告说使用更高剂量的普萘洛尔可以提高疗效。初步结果表明，普萘洛尔可应用于没有 Kasabach-Merritt 现象，病变较小且较不复杂卡波西样血管内皮瘤患者。

基于有疗效的病例报道，病例系列和一个前瞻性的临床试验，西罗莫司可能被认为是卡波西样血管内皮瘤的替代一线治疗，但它对卡波西样血管内皮瘤/丛状血管瘤不伴 Kasabach-Merritt 现象的治疗疗效研究是非常有限的。

支持使用西罗莫司的报道包括：①在一项评估西罗莫司治疗复杂血管畸形的疗效和安全性的前瞻性研究中，13 例卡波西样血管内皮瘤患者接受了治疗。在卡波西样血管内皮瘤和 Kasabach-Merritt 现象患者中，10 例患者有部分反应，6 个疗程结束时血小板计数和纤维蛋白原恢复正常。在 3 例卡波西样血管内皮瘤患者中，3 例无 Kasabach-Merritt 现象，1 例有多灶性骨病进展，另 2 例则在第 12 疗程结束时出现部分反应。在这组年轻患者研究中的西罗莫司副作用极小，没有一个卡波西样血管内皮瘤患者需要剂量调整或由于药物毒副作用从研究中退出。②一份病例报道中，卡波西样血管内皮瘤儿童存在复发的疼痛和纤维化多年后，接受了西罗莫司治疗 26 个月后，观察到患者的挛缩和活动范围改善，病变缩小，两年后患儿恢复良好。③在一项多中心、回顾性队列研究中，对我国 52 例进展性卡波西样血管内皮瘤患者进行分析。37 例患者（71%）存在 Kasabach-Merritt 现象。没有 Kasabach-Merritt 现象的患者单独接受西罗莫司治疗，21 例 Kasabach-Merritt 现象的患者接受西罗莫司和波尼松联合治疗。总体上，96% 和 98% 的患者在 6 个月和 12 个月时出现了明显的症状和并发症的改善。

还需要进一步的研究来确定西罗莫司治疗与 Kasabach-Merritt 现象相关的血管肿瘤的长期疗效和安全性。对于病变较小、治疗失败或危及生命的，可以手术切除。栓塞可以与手术或药物治疗同时进行，通常是一种权宜之计。与此肿瘤相关的死亡率主要是由于与 Kasabach-Merritt 现象有关的广泛凝血病。即使治疗，这些病变也不会完全消退，并可能复发；恶化的症状（疼痛、炎症）也会随着年龄的增长而发生，特别是在青春期前后。长期的影响包括慢性疼痛、淋巴水肿、心力衰竭和骨科问题。这些病变对医师来说是一个棘手的难题，因为他们有不同的临床谱和对治疗的反应。

第三节 中间型肿瘤（罕见转移）

一、假性肌源性血管内皮瘤

1. 发生率和结果 假性肌源性血管内皮瘤是一种罕见的、新发现的、独特的血管肿瘤。其特征是中等程度的肿瘤具有中度侵袭性局部扩散和罕见的远处转移性疾病。

2. 病理学和生物学 假性肌源性血管内皮瘤的特点是松弛的梭形和上皮样细胞束，有丰富的嗜酸性粒细胞、细胞质、以及角蛋白和内皮细胞标记分子的共表达。尽管据报道平衡易位 t（7；19）导致了 SERPINE1-FOSB 融合基因的出现，但该肿瘤的病因尚不清楚。

3. 临床表现和诊断评估 这种肿瘤通常发生在 20～50 岁的人身上。70% 的患者发生多灶性疾病。其累及的部位包括真皮、皮下组织和骨骼。患者通常表现为疼痛或软组织肿块。

4. 假性血管内皮瘤的治疗 大多数患者接受手术治疗，包括多灶性骨病的截肢。在报道的病例中，化学治疗反应有限。最近，哺乳动物的靶向西罗莫司抑制剂被认为是治疗的选择。

二、网状血管内皮瘤

1. 病理学与临床表现 网状血管内皮瘤是生长缓慢、外生的扁平肿瘤，见于年轻成人，有时也见于儿童，病变通常位于四肢和躯干处。组织学上，病变位于真皮和皮下组织中。血管呈现出与睾丸网相似的形态，由突出的内皮细胞衬里。病变不表达淋巴标志物，但对内皮标志物染色阳性。

2. 预后因素 局部复发是常见的，但明显转移是极其罕见的。

3. 治疗 手术切除肿瘤和足够的边缘并监测局部复发是治疗该肿瘤的方法。有病例报道表明，不能手术和复发的肿瘤使用放射疗法和化学疗法治疗。

三、乳头状淋巴管内血管内皮细胞瘤

1. 病理学与临床表现 乳头状淋巴管内血管内皮细胞瘤，也被称为达布斯卡瘤，可发生在成人和儿童群体。病变发生在真皮和皮下，也有一些淋巴结受累的报道。表现可以是大的或小的突起的略带紫色的硬结节。

在病理上，表现为在柱状结构中出现高分化内皮细胞的血管内生长，有增厚的透明壁与鞋钉内皮。血管内皮生长因子受体 3 型（淋巴管内皮的标志物）在大多数病例中呈阳性，有轻微的细胞异型性，有些与血管畸形有关。

2. 治疗 手术切除是治疗的选择。

四、复合性血管内皮瘤

1. 病理学与临床表现 复合性血管内皮瘤是一种罕见的血管肿瘤，由于其含良恶性的血管成分而被分类。通常合并上皮样和网状变型，但有些肿瘤有 3 种成分（上皮样、网状和梭形细胞）。血管肉瘤病灶已被发现。病理学显示 CD31，因子Ⅷ和波形蛋白阳性。很少 D-240 呈阳性伴 Ki-67 指数约为 20%。

这种肿瘤通常发生在皮肤和远端的皮下，但也发现于其他部位，如头部、颈部和纵隔。所有年龄组都报道了这些情况。

2. 预后因素 复合血管内皮瘤易局部复发，很少转移。区域淋巴结是最有可能发生转移，但需要影像学评估。

3. 治疗 虽然放射治疗和化学治疗已用于转移性疾病，但手术切除仍是治疗的选择。

五、Kaposi 肉瘤

1. 病理学与临床表现 Kaposi 肉瘤（KS）是一种罕见的病毒性病因相关的恶性血管肿瘤（人类疱疹病毒 8）。皮损最早是在 1872 年由莫里茨卡波西描述的。这种疾病随着艾滋病的发病率在全世界有所上升，是一种非常罕见的儿童诊断疾病，儿童 Kaposi 的流行和医源性形式是由于 HIV 感染和罕见的免疫失调引起的严重获得性 T 细胞缺乏。

回顾性研究调查了非洲流行地区儿童 Kaposi 肉瘤的发病情况。儿童通常表现为皮肤病变、淋巴结病、胸内和口腔病变。皮损最初表现为红色、紫色或棕色斑疹，后来发展成斑块，然后结节。

Kaposi 肉瘤在儿童群体中极为罕见，通常与免疫缺陷状态（如 HIV 感染或实体器官移植）有关。

2. 治疗 Kaposi 肉瘤的儿童对化学治疗方案有反应，包括博来霉素、长春新碱和紫杉烷，尽管目前还没有前瞻性的临床试验。其他治疗选择是基于成人研究（见下文）。

由于 Kaposi 肉瘤在儿科人群中很少见，目前还没有基于证据的研究。即使在成人中，研究的证据和质量也很低，很难推荐特定的治疗方案。56 例 3 ~ 12 岁的马拉维儿童患有 Kaposi 肉瘤，接受 6 个疗程的长春新碱、博来霉素和口服依托泊苷治疗。这是一个高风险人群，因为 48 例患者（86%）艾滋病毒阳性，其中 36 例（77%）接受了抗逆转录病毒疗法。45 例患者的生活质量提高了（80%）。18 例患者（32%）完全缓解。在 12 个月时，总生存率为 71%，无瘤生存率为 50%。在对经典 Kaposi 肉瘤的治疗进行系统回顾时，回顾了 1980 ~ 2010 年发表的 26 篇文章；排除了描述先前移植后高危人群的文章及地方性和流行性 Kaposi 肉瘤。所有文章至少有 5 例患者给予了干预。病变或淋巴水肿的大小减少超过 50% 被认为是一种疗效反应。这些文章的质量很差，主要原因是缺乏统一的分期标准和评估疗效的多种方法。

系统治疗的有效率如下所示。

聚乙二醇多柔比星：71% ~ 100%。长春花生物碱：58% ~ 90%。依托泊苷：74% ~ 76%。紫杉烷类：93% ~ 100%。吉西他滨：100%。长春碱和博来霉素：97%。干扰素 α_2：71% ~ 100%。在局部治疗方面，报告的有效率如下：瘤内长春新碱：62%。瘤内干扰素 α_2：50% ~ 90%。咪喹莫特：56%。放射疗法：63% ~ 93%。

第四节　恶性肿瘤

一、上皮样血管内皮瘤

1. 发病率和结果　Weiss 和 Enzinger 在 1982 年首次在软组织中描述了这种肿瘤。上皮样血管内皮瘤可发生在较年轻的年龄，但峰值发病率是在发病第 4 年和第 50 年时。肿瘤可以有一个惰性或非常侵袭性的过程，5 年总生存率为 73%。有病例报道，与其他有非常侵袭性病程的患者相比，未经治疗的多发性良性病变患者有一个非常良性的病程。一些病理学家曾尝试对患者进行分层评估，以评估风险并调整治疗方案，但还需要进行更多的研究。积液、肿瘤直径＞ 3cm 及有丝分裂指数高（高倍视野＞ 3 个有丝分裂 /50 个）都与不良结果有关。

2. 病理学和生物学　在很多患者中发现 WWTR1-CAMTA1 基因融合，YAP1-TFE3 基因融合的情况很少见。目前没有直接针对这些融合的药物。单克隆性已被描述在多个肝脏病变，表明存在转移。组织学上，这些病变的特征是上皮样病变呈巢状、线状和小梁状排列，血管间隙少见。可能与侵袭性的临床行为相关的特征包括：细胞的非典型性、高倍视野≥ 1 个有丝分裂 /10 个、梭形细胞比例增加、局部坏死和化生性骨形成。文献报道的儿科患者数量有限。

3. 临床表现和诊断评估　常见的受累部位有单独的肝脏（21%）、肝和肺（18%）、单独的肺部（12%）和单独的骨骼（14%）。临床表现视所涉及的部位而定，详情如下所述。

（1）肝脏：肝脏结节在超声上有中心血管供应，在 CT 上有对比增强病变，在 MRI 上有低 T_1 信号和中度 T_2 信号。

（2）肺：肺上皮样血管内皮瘤可能是一种无症状的胸部 X 线表现，或与胸膜疼痛、咯血、贫血和纤维化有关。

（3）骨：骨转移可能与病理性骨折有关。在 X 线片上，它们是界线清楚的溶骨性病变，可以是多发的，也可以是单发的。

（4）软组织：30% 的软组织病例与转移有关，如果有，可以有一个非常侵袭的过程，对化学治疗的反应有限。

（5）皮肤：皮肤病变可以是结节状的，也可以是温暖的红褐色斑块。

4. 上皮样血管内皮瘤的治疗　治疗上皮样血管内皮瘤的方法包括观察、手术、免疫疗法、靶向治疗和化学治疗。对于惰性病例，观察是必要的。对于更激进的病例，可以使用多种药物，包括干扰素、沙利度胺、索拉非尼、帕佐帕尼布和西罗莫司。最具侵袭性的病例用血管肉瘤型化学治疗。如果可能的话，可以使用外科手术。肝移植已经被用于有转移和无转移的侵袭性肝脏病变。

二、软组织血管肉瘤

1. 发生率　血管肉瘤是一种罕见的肉瘤（占肉瘤的 2%），侵袭性，血管肿瘤可发生在身体的任何部位，但更常见于软组织。血管肉瘤的年发病率估计为每 100 万 2 例；在美国，每年约有 600 名，一般年龄在 60 ～ 70 岁。血管肉瘤在儿童中极为罕见，尚不清楚其病理生理机制在儿科人群中是否有所不同。在新生儿和幼童中已经有病例报告，以多发性皮肤损害和肝脏损害为表现，其中一些 GLUT1 阳性。大多数血管肉瘤累及皮肤和浅表软组织，尽管肝、脾和肺也会受到影响；骨很少受影响。

2. 危险因素　已确定的危险因素包括氯乙烯暴露、辐射暴露和任何原因引起的慢性淋巴水肿，包括 Stewart-Treves 综合征。

3. 病理学和生物学　血管肉瘤主要是非整倍体肿瘤。罕见的由良性病变引起的血管肉瘤，如血管瘤，有一个独特的机制，需要加以研究。放射诱导的血管肉瘤中可见 MYC 扩增。KDR-VEGFR2 突变和 FLT4-VEGFR3 扩增频率均小于 50%。

组织病理学诊断可能非常困难，因为可能存在不同的非典型性区域。其共同特点是真皮胶原束呈不规则网状排列。有多种细胞形态、大小、有丝分裂、内皮多层结构和乳头状结构。上皮样细胞也可出现。坏死和出血是常见的。肿瘤染色因子Ⅷ、CD31 和 CD34。一些肝脏病变可模拟婴儿血管瘤，并有局灶性 GLUT1 阳性。1971 年以来，对这些肝脏病变的命名一直是困难和令人困惑的（如Ⅰ型血管内皮瘤：婴儿血管瘤；Ⅱ型血管内皮瘤：低级别血管肉瘤；Ⅲ型血管内皮瘤：高级别血管肉瘤）。

4.治疗　治疗方法包括：①外科手术（局限性疾病），②放射疗法（成人局部皮肤病），③联合外科手术、化学疗法和放射治疗（转移性疾病）。

局部疾病可以通过积极的手术治愈。尽管在局部或全身治疗的患者中有肿瘤缩小的迹象，但手术完全切除似乎对血管肉瘤和淋巴管肉瘤是至关重要的。对222例患者（平均年龄，62岁；范围，15～90岁）进行的回顾性分析发现，在5年中，总的疾病特异性生存率（DSS）为38%。138例局部切除肿瘤患者的5年DSS为44%，而43例有转移的患者中DSS仅为16%。对于局限性血管肉瘤的肝移植数据是有限的。局部疾病，特别是皮肤血管肉瘤，可以通过放射治疗来治疗。大多数报道病例发生在成人。

多模式治疗包括外科手术，全身化学治疗和放射治疗，是用于转移性疾病，虽然很少治愈。疾病控制是转移性血管肉瘤的目标，已发表的无进展生存率在3～7个月，平均总生存率（OS）为14～18个月。在成人和儿童中，报道了5年生存率20%～35%。

在一例婴儿血管瘤恶变继发血管肉瘤的患儿中，有报道用抗血管内皮生长因子的单克隆抗体贝伐单抗联合全身化学治疗的反应。8例儿童肝血管肉瘤的报道强调了术语血管内皮瘤的误用及早期诊断和治疗这些肿瘤的重要性。抑制血管生成的生物制剂已经在成人血管肉瘤中显示出临床疗效。

（殷敏毅）

第五节　血管平滑肌肉瘤

发生于血管的肿瘤包括血管平滑肌瘤（leiomyoma）、血管平滑肌肉瘤和血管外膜细胞瘤（hemangioperticytoma）等。其中原发性血管平滑肌肉瘤（leiomyosarcoma，LMS）是一种相对比较多见的恶性肿瘤。自Virchow首先于尸体解剖中发现以后，在很长一段时间内，只有零星的尸解报道。近年来，由于诊断技术日益提高，特别是各种血管造影方法普遍开展，文献中临床病例的报道日益增多。LMS起自血管壁的平滑肌细胞。1871年，Perl首先报道在尸体解剖中发现LMS。据Hallock等报道，在34 000具尸体解剖中仅有1具中发现LMS。LMS多发生于静脉，特别是下腔静脉，只有约2%发生于动脉。据Dzsinick等报道，在210例中，60%的患者LMS发生下腔静脉；又据文献统计，在所有腹膜后肉瘤中，属静脉LMS者约占6%。

一、病理解剖学

LMS一般呈卵圆形，部分为分叶状，为灰黄或白色的肿块，质地中等而偏硬，与管壁组织紧密粘连。直径一般为4～5cm，但文献报道中最大者重达3500g。LMS本身并无包膜，受累血管的内膜大多完整；剖面为黄白色、大小不规则的结节，有散发性小片出血，中央区偶有坏死。基本结构的特点是不典型的平滑肌细胞增生，并与众多的血管相混杂，可沿外膜扩张，并侵入邻近组织。LMS中的肌肉为长梭状平滑肌束，呈交叉或环状排列，平滑肌细胞质的染色较深，细胞核异形，在每一高倍镜视野中，可见多达5～6个核分裂象。

Varela-Duran报道的6例LMS患者中指出，核分裂数越多，则肿瘤转移和手术切除后的复发率也越高，因此，核分裂数是估计预后的重要病理依据，作者将10个连续高倍镜视野中的最高分裂数，分成3组作出估计（表33-3）。在作者报道的病例中，有1例76岁的女性患者，曾因右手第3指肿块而将该手指切除，3年后又在右面颊发现结节肿块，手术切除后病理切片检查证实为血管LMS，术后3年半和第4年，又因右手局部LMS复发两次手术，复查第1次手术切除的原发病灶，肿块大小为1.5cm×1.5cm，而每高倍视野核分裂数则大于35。LMS也可发生于血管以外的其他部位，如胃肠道、子宫和软组织等。但是这些部位的LMS则与发生于血管者不同，即肿块小于2cm×2cm时，基本已无核分裂活动。

表 33-3　每 10 个高倍视野核分裂数与预后的关系

分组	例数	核分裂数	局部复发	远处转移
第 1 组	2	10～20	－	－
第 2 组	1	20～25	＋	－
第 3 组	3	＞35	＋	＋

二、临床表现和诊断

在 Fishcher 报道的 120 例血管 LMS 患者中，半数以上患者（62/120）发生于下腔静脉，25% 患者在大隐静脉，其余顺序为股静脉、颈内静脉、髂静脉和腘静脉等。在下腔静脉 LMS 中，80% 的患者为 50 岁以上的女性；发生在其他较大静脉者，2/3 为男性；发生于大动脉者，则无性别的差异。Ostrow 等报道，LMS 于动脉的发生率仅为静脉的 1/5，其顺序为肺动脉、颈动脉、锁骨下动脉、腋动脉、髂动脉、股动脉、腘动脉、胸廓内动脉、肠系膜下动脉和主动脉等。Wayne 统计文献报道，发现有 3 例血管 LMS 位于动静脉瘘的瘘口。

血管 LMS 无特殊症状，因此，几乎近半数的病例是由于不明原因的腹痛和腹块而剖腹探查才被发现；其余病例多是在尸体解剖中发现的。引起疼痛的原因，可能是肿瘤本身富于神经组织，也可能是由于肿瘤内的血管收缩导致局部缺血所致。

发生于下腔静脉 LMS 患者的临床表现，与病变部位、生长速度和有无血栓形成有关。下腔静脉分为 3 段，中段位于肾静脉和肝静脉之间；上、下段分别于其近、远侧，即上段（肝上段）位于肝与右心房之间，下段（肾下段）位于肾静脉与髂总静脉之间。据 Brewster 综合下腔静脉 LMS 患者 48 例的资料，位于上、中、下段者分别为 25、14 和 9 例。据 Mingoli 等统计 144 例患者发现，3/4 起自肾上段和肾下段，其中肾上段患者占 42%，肾下段患者占 34%；1/4 发生于肝上段。发生在下腔静脉下段的 LMS 患者，可有不同程度的下肢水肿，但因 LMS 多不向管腔内生长，且管腔受压而阻塞的演变缓慢，侧支循环得以在管腔闭塞前逐步建立，所以除非继发血栓形成，水肿一般并不严重；较常见的症状为腹痛，位于右下腹和右腰部；半数的病例可扪及肿块。位于下腔静脉中段者，症状与下段相似，腹痛多在右上腹，与饮食和胃肠道功能无关；肿瘤可压迫肾静脉，

出现轻度蛋白尿或典型的肾病综合征，若有血栓形成或肾动脉受压，可出现肾性高血压症。位于下腔静脉上段者，可表现为不同程度的肝功能损害，若肝静脉受压或血栓形成使肝静脉出口堵塞，则出现肝大、腹水和下肢水肿等。文献中曾有肿瘤向管腔内生长的报道，并延伸入右心室而堵塞三尖瓣者。Brewster 曾报道位于下腔静脉上段的 LMS，使患者发生气急、腹胀、肝大、下肢水肿等，病情严重者于剖腹探查时，可见到腹腔内有腹水数升之多，肝脏活检示小叶充血和出血性坏死，腹腔选择性动脉造影和腔静脉造影，可显示右上腹肿块，下腔静脉已完全闭塞。

实验室检查一般无特殊发现。检查手段包括超声、CT、MRI 和下腔静脉造影等。不但能发现 LMS，并可定位，更能提供下腔静脉、肾静脉、肝静脉等病变的情况，有助于手术治疗方法的选择。必要时，可在超声或 CT 引导下，以细针做 LMS 穿刺，取活组织检查。

发生于大动脉的 LMS 比较少见。Hopkins 报道 1 例右髂总动脉 LMS 患者，并发慢性腹主动脉-髂动脉骑跨型血栓形成，因右下肢疼痛和间歇性跛行 3 年而入院，发现右下肢苍白，无动脉搏动扪及，主动脉造影显示肾动脉平面以下不显影。剖腹探查时，发现主动脉末端分叉处和右髂总动脉均被肿瘤所包围，腹主动脉下段闭塞。术后 1 个月患者死亡，尸体解剖时见到腹主动脉内血栓已向近侧扩展到横膈平面，内脏梗死，继发腹膜炎，但未见转移病灶。Birkenstock 也有同样病例报道。Millili、Steffelar、Thomas 和 Kevor-Kian 等，都报道过胸或腹主动脉 LMS，临床表现为 Leriche 综合征。Thomas 曾报道胸主动脉 LMS，因出血、声带麻痹而就诊。

三、治疗方法和效果

1. 治疗方法的选择　手术切除是首选方法。LMS 恶性程度低，生长缓慢，病程较长，因一般外科医师对它的认识不足，且诊断也较困难，所以当确诊或施行手术时，肿瘤已具有相当大的体积，但据文献报道，所有 LMS 患者在手术时已有转移者不到 50%。在手术时，除位于下腔静脉上段和主动脉者外，一般都能从周围组织中将 LMS

解剖出来，只有晚期和少数发展较快的 LMS，才于手术时发现已侵及邻近的器官。因此，在治疗方法上，均应采取积极的手术切除。Stringer 认为，积极的外科根治性手术，常能取得较好疗效。1 例 59 岁的女性患者，因左下腹和腹股沟肿块 2 年而施行探查手术，术中发现左股动脉 LMS，并已扩展至盆腔内，但未有转移，即做左半盆腔根治性切除术，术后 5 年随访时，一般情况良好。还有 1 例 37 岁的女性患者，曾因右上腹有足球大小的肿块而做剖腹探查术，术中发现为下腔静脉肿瘤，因无法切除而关腹；术后 54 个月，经血管造影确认为 LMS，先注射多柔比星治疗 3 天，并给予 33.3 GBq/kg（3500R）剂量的放射疗法，肿块即逐步缩小；6 周后经腹膜后途径将肿瘤切除，手术范围从肝门到盆腔，将中段和下段下腔静脉和右肾整块切除。术后用肿瘤疫苗和卡介苗做免疫治疗，患者情况良好。

2. 下腔静脉 LMS 的手术方法和效果　手术的选择应根据肿瘤种类、范围、病变或血栓形成部位、下腔静脉阻塞程度和侧支形成的情况等而定。

（1）位于下腔静脉上段并影响肝静脉者，目前尚无特殊有效的方法。

（2）位于中段者，因常累及肾静脉，处理也较困难。在手术时，右肾通常不能保全，而左肾则因有丰富的侧支循环，包括肾上腺、性腺和腰椎等静脉，并与半奇静脉、椎旁静脉和腰升支静脉系统间均有广泛的交通支，所以在结扎左肾静脉后，左肾仍可保留。若左肾有病变，即应重建一侧或双侧肾脏的静脉循环，在术中患者一般都能耐受阻断和结扎中段下腔静脉。手术切除的范围，一般均从肝静脉开口的远侧至髂总静脉的起始处。常用的手术途径是于第 8 肋骨床做胸腹联合切口，切断肝三角和冠状韧带后，将右肝连同已游离的十二指肠和胰头向前方翻转，以显露下腔静脉中段和下段。Brewster 报道的一例 55 岁女性患者，因右下腹疼痛和肿块，曾剖腹 2 次未能切除，病理切片检查证实为 LMS，下腔静脉造影显示病变已累及双侧肾静脉。第 3 次手术时做胸腹联合切口，将下腔静脉中段连同 10cm×8cm 大小的 LMS 一并切除，右肾做自体移植，左肾保留，将左肾静脉予以结扎，术后给予放射治疗 52.54GBq/kg（5500R），情况良好。

（3）LMS 位于下段时，患者一般均能很好地耐受根治性切除术，这个部位的 LMS 多数向下腔静脉腔外生长，所以肿瘤体积即使较大，但管壁受累的程度反而较轻，一般比较容易做 LMS 和其周围组织的广泛切除。

（4）术后下肢水肿的发生率：因各种其他病变而做下腔静脉结扎的患者中，约有 1/3 术后并发下肢静脉回流障碍性水肿。Fischer 复习文献资料指出，因下腔静脉肿瘤、腹膜后肿瘤而切除下腔静脉后，下肢水肿的发生率仅为 15%；他同时还收集文献报道，下腔静脉 LMS 施行手术切除的 59 例，其中仅 9 例并发下肢水肿，发生率为 15%。他认为，在这些病变中，下腔静脉的堵塞是逐步形成的，因此，在下腔静脉完全闭塞前，已经建立了丰富的侧支循环。

（5）关于下腔静脉的重建：一般认为，肾下段下腔静脉切除后，如有丰富的侧支循环可不必重建；切除肾上段下腔静脉而不重建时，常可并发肾功能损害和下肢水肿。目前学者们多认为，如下腔静脉仅部分闭塞，而其大部分管壁又必须切除时，都应做下腔静脉重建。重建下腔静脉选用的最佳血管替代物，是有外环支撑的聚四氟乙烯人造血管，以对抗腹腔内的压力和内脏的压迫。必须指出，人造血管的管径应该与患者下腔静脉相匹配（最好人造血管的管径等于或大于 16mm），并且要尽可能缩短人造血管的长度，以免术后并发血栓形成。至于是否要在移植的人造血管远侧做暂时性动静脉瘘，学者的意见尚不统一。有些学者认为，做肾下段下腔静脉重建时，如人造血管的长度超过 15cm，其管径小于 14mm，则需做远侧暂时性动静脉瘘。有的学者主张将动静脉瘘建于股静脉；而另一些学者则主张将其建于下腔静脉远端。有不少学者认为做肾上段和肝上段下腔静脉重建者，由于血流加快，可不做动静脉瘘。下腔静脉中的血栓扩展至右心室，应做心-肺静脉转流术。综合文献资料说明，人造血管重建下腔静脉术后的长期通畅率多令人满意。

四、预　　后

血管 LMS 术后局部复发率约 36%。Bailey 指出，切除范围要广泛，应包括肿瘤段血管和其周围粘连的组织；即使对局部复发者，仍应多次手术切除。手术切除能缓解症状，延长病程，但75%的患者最后均因局部复发或远处转移而死亡。有报道显示，一例50岁女性患者，在施行胆道手术时，发现右侧卵巢肿块，切除后经病理切片证实为静脉LMS。6个月后因局部复发再次切除。9个月后右上腹又出现肿块，并逐渐增大，2年后做第3次手术，切除的肿瘤重达3500g；另一例49岁男性患者，患乙状结肠系膜内血管LMS，于14年内先后手术6次，包括乙状结肠切除、小肠切除等，最后终因恶病质而死亡。

综上所述，LMS是发生于全身各部位血管的低度恶性肿瘤，以下腔静脉最为多见。即使手术时切除不彻底，以及复发或转移后经过多次手术切除，并辅以化学和放射疗法者，仍可取得较好的姑息性疗效。本症若能在早期作出诊断，并采用积极的手术治疗，就能提高治疗效果。

（张培华　李维敏　田卓平）

主要参考文献

Adams DM, Hammill A, 2014. Other vascular tumors. Semin Pediatr Surg, 23（4）：173-177

Adams DM, Trenor CC, Hammill AM, et al, 2016. Efficacy and safety of sirolimus in the treatment of complicated vascular anomalies. Pediatrics, 137（2）：e20153257

Amary MF, O'Donnell P, Berisha F, et al, 2013. Pseudomyogenic （epithelioid sarcoma-like） hemangioendothelioma: characterization of five cases. Skeletal Radiol, 42（7）：947-957

Arai E, Kuramochi A, Tsuchida T, et al, 2006. Usefulness of D2-40 immunohistochemistry for differentiation between kaposiform hemangioendothelioma and tufted angioma. J Cutan Pathol, 33（7）：492-497

Billings SD, Folpe AL, Weiss SW, 2003. Epithelioid sarcoma-like hemangioendothelioma. Am J Surg Pathol, 27（1）：48-57

Boye E, Yu Y, Paranya G, et al, 2001. Clonality and altered behavior of endothelial cells from hemangiomas. J Clin Invest, 107（6）：745-752

Chiu YE, Drolet BA, Blei F, et al, 2012. Variable response to propranolol treatment of kaposiform hemangioendothelioma, tufted angioma, and Kasabach-Merritt phenomenon. Pediatr Blood Cancer, 59（5）：934-938

Cioffi A, Reichert S, Antonescu CR, et al, 2013. Angiosarcomas and other sarcomas of endothelial origin. Hematol Oncol Clin North Am, 27（5）：975-988

Colmenero I, Hoeger PH, 2014. Vascular tumours in infants. Part II: vascular tumours of intermediate malignancy [corrected] and malignant tumours. Br J Dermatol, 171（3）：474-484

Deyrup AT, Miettinen M, North PE, et al, 2011. Pediatric cutaneous angiosarcomas: a clinicopathologic study of 10 cases. Am J Surg Pathol, 35（1）：70-75

Dickson MA, D'Adamo DR, Keohan ML, et al, 2015. Phase II trial of gemcitabine and docetaxel with bevacizumab in soft tissue sarcoma. sarcoma, 2015（3）：532478

Dow DE, Cunningham CK, Buchanan AM, 2014. A review of human herpesvirus 8, the Kaposi's sarcoma-associated herpesvirus, in the pediatric population. J Pediatric Infect Dis Soc, 3（1）：66-76

El-Mallawany NK, Kamiyango W, Slone JS, et al, 2016. Clinical factors associated with long-term complete remission versus poor response to chemotherapy in HIV-Infected children and adolescents with kaposi sarcoma receiving bleomycin and vincristine: a retrospective observational study. PLoS One, 11（4）：e0153335

Enjolras O, Soupre V, Picard A, 2008. Uncommon benign infantile vascular tumors. Adv Dermatol, 24：105-124

Fernandez-Pineda I, Lopez-Gutierrez JC, Chocarro G, et al, 2013. Long-term outcome of vincristine-aspirin-ticlopidine （VAT） therapy for vascular tumors associated with Kasabach-Merritt phenomenon. Pediatr Blood Cancer, 60（9）：1478-1481

Ferrari A, Casanova M, Bisogno G, et al, 2002. Malignant vascular tumors in children and adolescents: a report from the Italian and German Soft Tissue Sarcoma Cooperative Group. Med Pediatr Oncol, 39（2）：109-114

Filippi L, Tamburini A, Berti E, et al, 2016. Successful propranolol treatment of a kaposiform hemangioendothelioma apparently resistant to propranolol. Pediatr Blood Cancer, 63（7）：1290-1292

Fletcher CDM, Bridge JA, Hogendoorn P, et al, 2013. WHO Classification of Tumours of Soft Tissue and Bone. 4th ed. Lyon, France: IARC Press

Grassia KL, Peterman CM, Iacobas I, et al, 2017. Clinical case series of pediatric hepatic angiosarcoma. Pediatr Blood Cancer, 64（11）

Hammill AM, Wentzel M, Gupta A, et al, 2011. Sirolimus for the treatment of complicated vascular anomalies in children. Pediatr Blood Cancer, 57（6）：1018-1024

Hornick JL, Fletcher CD, 2011. Pseudomyogenic hemangioendothelioma: a distinctive, often multicentric tumor with indolent behavior. Am J Surg Pathol, 35（2）：190-201

Jackson CC, Dickson MA, Sadjadi M, et al, 2016. Kaposi sarcoma of childhood: inborn or acquired immunodeficiency to oncogenic HHV-8. Pediatr Blood Cancer, 63（3）：392-397

Jeng MR, Fuh B, Blatt J, et al, 2014. Malignant transformation of infantile hemangioma to angiosarcoma: response to chemotherapy with bevacizumab. Pediatr Blood Cancer, 61（11）：2115-2117

Ji Y, Chen S, Xiang B, et al, 2017. Sirolimus for the treatment of progressive kaposiform hemangioendothelioma: a multicenter retrospective study. Int J Cancer, 141（4）：848-855

Joseph J, Wang WL, Patnana M, et al, 2015. Cytotoxic and targeted therapy for treatment of pseudomyogenic hemangioendothelioma. Clin Sarcoma Res, 5：22

Kai L, Wang Z, Yao W, et al, 2014. Sirolimus, a promising treatment for refractory Kaposiform hemangioendothelioma. J Cancer Res Clin

Oncol，140（3）：471-476

Keiler SA，Honda K，Bordeaux JS，2011. Retiform hemangioendothelioma treated with Mohs micrographic surgery. J Am Acad Dermatol，65（1）：233-235

Lahat G，Dhuka AR，Hallevi H，et al，2010. Angiosarcoma：clinical and molecular insights. Ann Surg，251（6）：1098-1106

Lee B，Chiu M，Soriano T，et al，2006. Adult-onset tufted angioma：a case report and review of the literature. Cutis，78（5）：341-345

Lezama-del Valle P，Gerald WL，Tsai J，et al，1998. Malignant vascular tumors in young patients. Cancer，83（8）：1634-1639

Léauté-Labrèze C，Hoeger P，Mazereeuw-Hautier J，et al，2015. A randomized，controlled trial of oral propranolol in infantile hemangioma. N Engl J Med，372（8）：735-746

Macken M，Dale H，Moyo D，et al，2018. Triple therapy of vincristine，bleomycin and etoposide for children with Kaposi sarcoma：results of a study in Malawian children. Pediatr Blood Cancer，65（2）：e26841

Mahmoudizad R，Samrao A，Bentow JJ，et al，2014. Composite hemangioendothelioma：an unusual presentation of a rare vascular tumor. Am J Clin Pathol，141（5）：732-736

Mehrabi A，Kashfi A，Fonouni H，et al，2006. Primary malignant hepatic epithelioid hemangioendothelioma：a comprehensive review of the literature with emphasis on the surgical therapy. Cancer，107（9）：2108-2121

Mirra JM，Kessler S，Bhuta S，et al，1992. The fibroma-like variant of epithelioid sarcoma. A fibrohistiocytic/myoid cell lesion often confused with benign and malignant spindle cell tumors. Cancer，69（6）：1382-1395

Mulliken JB，Burrows PE，Fishman SJ，et al，2013. Mulliken & Young's Vascular Anomalies：Hemangiomas and Malformations. 2nd ed. New York，NY：Oxford University Press

Neves RI，Stevenson J，Hancey MJ，et al，2011. Endovascular papillary angioendothelioma（Dabska tumor）：underrecognized malignant tumor in childhood. J Pediatr Surg，46（1）：e25-e28

North PE，Waner M，Mizeracki A，et al，2001. A unique microvascular phenotype shared by juvenile hemangiomas and human placenta. Arch Dermatol，137（5）：559-570

Ozeki M，Nozawa A，Kanda K，et al，2017. Everolimus for treatment of pseudomyogenic hemangioendothelioma. J Pediatr Hematol Oncol，39（6）：e328-e331

Raheja A，Suri A，Singh S，et al，2015. Multimodality management of a giant skull base hemangioendothelioma of the sphenopetroclival region. J Clin Neurosci，22（9）：1495-1498

Ravi V，Patel S，2013. Vascular sarcomas. Curr Oncol Rep，15（4）：347-355

Rees CA，Keating EM，Lukolyo H，et al，2016. Mapping the epidemiology of kaposi sarcoma and non-hodgkin lymphoma among children in sub-saharan africa：a review. Pediatr Blood Cancer，63（8）：1325-1331

Ryan C，Price V，John P，et al，2010. Kasabach-Merritt phenomenon：a single centre experience. Eur J Haematol，84（2）：97-104

Régnier-Rosencher E，Guillot B，Dupin N，2013. Treatments for classic Kaposi sarcoma：a systematic review of the literature. J Am Acad Dermatol，68（2）：313-331

Sanada T，Nakayama H，Irisawa R，et al，2017. Clinical outcome and dose volume evaluation in patients who undergo brachytherapy for angiosarcoma of the scalp and face. Mol Clin Oncol，6（3）：334-340

Sardaro A，Bardoscia L，Petruzzelli MF，et al，2014. Epithelioid hemangioendothelioma：an overview and update on a rare vascular tumor. Oncol Rev，8（2）：259

Shang LS，Fisher C，Thway K，2015. Composite hemangioendothelioma：clinical and histologic features of an enigmatic entity. Adv Anat Pathol，22（4）：254-259

Stacchiotti S，Provenzano S，Dagrada G，et al，2016. Sirolimus in advanced epithelioid hemangioendothelioma：a retrospective case-series analysis from the italian rare cancer network database. Ann Surg Oncol，23（9）：2735-2744

Tamhankar AS，Vaidya A，Pai P，2015. Retiform hemangioendothelioma over forehead：a rare tumor treated with chemoradiation and a review of literature. J Cancer Res Ther，11（3）：657

Tateishi J，Saeki H，Ito K，et al，2013. Cutaneous composite hemangioendothelioma on the nose treated with electron beam. Int J Dermatol，52（12）：1618-1619

Wang Z，Li K，Yao W，et al，2015. Steroid-resistant kaposiform hemangioendothelioma：a retrospective study of 37 patients treated with vincristine and long-term follow-up. Pediatr Blood Cancer，62（4）：577-580

Wassef M，Blei F，Adams D，et al，2015. Vascular anomalies classification：recommendations from the international society for the study of vascular anomalies. Pediatrics，136（1）：e203-e214

第三十四章　肢体淋巴水肿性疾病

第一节　概　论

淋巴水肿是由于先天性淋巴管发育不全或后天病因，致使淋巴液回流受阻、反流所引起的肢体浅层软组织内体液集聚、继发纤维结缔组织增生、脂肪硬化、筋膜增厚及整个患肢变粗的病理状态。因皮肤增厚、表皮过度角化、皮下组织增生，其中包括大量增生的纤维成分，使晚期的肢体病变组织坚硬如象皮，因此也称为象皮肿病。病情严重者，除肢体增粗外，还常伴有丹毒发作、皮肤赘疣样增生及溃疡等，甚至致残，丧失劳动能力。

肢体淋巴水肿的发病原因很多，其中约 10% 是属于先天性淋巴系统缺陷引起的先天性淋巴水肿；其余 90% 则属于后天所得，除丝虫病所致外，其他为局部感染、外伤、乳腺癌及盆腔肿瘤根治手术局部淋巴结清扫，以及放射治疗等，均可导致肢体或其他部位的淋巴水肿。根据国际淋巴学会估计，全世界约有 1.4 亿人群有各种类型的淋巴水肿，其中 4500 万人是肢体淋巴水肿，包括 2000 万人乳腺癌手术后引起的上肢淋巴水肿。新中国成立前，我国丝虫患者达 3000 万人以上，是当时世界上丝虫病患者最多的国家。在 20 世纪 50 年代中期以后，积极开展大规模防治工作，目前我国已基本消灭了丝虫病。但是晚期丝虫病并发的肢体淋巴水肿（象皮肿）患者仍有百万人以上，加上其他原因所致的淋巴水肿，总的肢体淋巴水肿人数估计在 300 万人左右。淋巴水肿属于高蛋白滞留性水肿，它是一种进行性疾病。主要表现在组织中存在过多的蛋白质和体液，超过了淋巴系统的运转能力，从而集聚在组织中。淋巴系统的运转能力降低是各种病因引起淋巴回流障碍所致。早期以水肿为主，后来高浓度蛋白质可刺激成纤维细胞活性，继发组织内纤维组织增生和淋巴回流的阻塞，最终形成淋巴淤滞。同时高蛋白淤积又是细菌繁殖的良好内环境，进而导致患病肢体的急、慢性炎症，更进一步加剧了淋巴管功能的损害。此外，巨噬细胞又失去组织内的正常吞噬功能，降低了它对大分子蛋白质的分解作用。这样，就逐渐形成了一个恶性循环，最终出现肢体淋巴水肿典型的临床和病理改变。

淋巴管在组织结构与生理功能上与静脉有相似之处，但淋巴系统本身又是一个独立的系统，它主要回收组织间隙的大分子物质（主要为蛋白质）进入静脉，从而在机体体液平衡与物质交换方面发挥重要作用。此外，淋巴结还有过滤、防御和免疫功能。

一、淋巴管与淋巴结

1. 淋巴管　除脑、脊髓、视网膜、角膜、肝小叶外，体内各器官均有无瓣膜的毛细淋巴管（又称原始淋巴管）存在，呈网状广泛分布，它们引流所在区域的淋巴液，汇集成集合淋巴管。集合淋巴管无色、透明，管腔内有瓣膜，呈念珠状。它们再汇成淋巴干，包括腰干、肠干、支气管纵隔干、锁骨下干和颈干，其中除肠干外均成对分布。右侧的颈干、锁骨下干和支气管纵隔干，在右颈静脉角处分别地或汇集成右淋巴干进入静脉；而其余各淋巴干则经由乳糜池、胸导管到左颈静脉角处进入静脉。

2. 淋巴结　在集合淋巴管与淋巴干的行程中，常经过一组或几组淋巴结。淋巴结的大小、形状可能有很大差别，但一般均由皮质、髓质两部分构成。皮质包括包膜和淋巴滤泡，淋巴滤泡内含有淋巴胚细胞与巨噬细胞的生发中心。髓质如海绵样，含有大量淋巴细胞、巨噬细胞，围绕着小动静脉；此外，还有较多纤维组织及少许脂肪。从肢体远端来的输入淋巴管注入包膜下的窦状隙（边缘窦），通过放射状中间窦穿过皮质，逐渐变成大而迂曲的髓质窦，最后形成许多小的管道，汇成输出淋巴管在淋巴结内部离开淋巴结上行。

二、肢体的淋巴解剖

肢体淋巴管被深筋膜分为筋膜上的浅淋巴系统和筋膜下的深淋巴系统。浅淋巴系统起始于真皮内毛细淋巴管网，到皮下组织内汇成集合淋巴管，两者相延续处有瓣膜控制淋巴流动的方向。一般来说，浅层集合淋巴管数量较多，常与上、下肢的头静脉、贵要静脉、大隐和小隐静脉伴行。深淋巴系统引流骨、肌肉、筋膜、关节、韧带的淋巴液，集合淋巴管数量较少，常与深部血管伴行。肌肉内没有淋巴管。由于筋膜的屏障作用，除通过腘窝、腹股沟、肘、腋部淋巴结外，深浅淋巴系统之间没有交通支。

1. 上肢浅淋巴管　手指有丰富的毛细淋巴管网，形成淋巴丛，在指根处和来自掌心的淋巴丛汇集后，于指蹼间转到手背浅面，形成30多条集合淋巴管，分为前臂背面桡侧组和前臂背面尺侧组，分别与头静脉和贵要静脉伴行。手掌的淋巴丛经腕部向上到前臂深面，约有10条浅淋巴管，分为前臂掌面桡侧组、前臂掌面尺侧组和与正中静脉伴行的前臂掌面中央组。上行过程中，背面两组逐渐向掌面与掌面的桡、尺组汇合，一部分注入肘浅淋巴结，另一部分与正中组一起注入滑车上淋巴结（图34-1）。

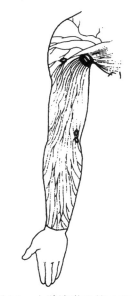

图 34-1　上肢浅淋巴管（掌面）

2. 上肢深淋巴管　前臂深淋巴管分别与桡、尺及骨间前后血管伴行，注入肘深或肘上淋巴结。肘深淋巴管与肱动脉伴行，并与肘深淋巴结、滑车淋巴结的输出管汇合注入腋淋巴结群。上臂另有1支深淋巴管，沿头静脉进入胸三角肌沟，随腋静脉注入腋淋巴结外侧组。

3. 上肢淋巴结

（1）肘部滑车上淋巴结：接受前臂浅淋巴管，输出管与一部分尺侧淋巴管、贵要静脉伴行，与肘深淋巴结汇合后进入腋淋巴结外侧组。另有一部分桡侧与正中组淋巴管不经过滑车上淋巴结而上升，在上臂中1/3处转向内侧，注入腋淋巴结中央组。

（2）腋窝淋巴结：共分为5组。①外侧组：在腋静脉周围排列，接受上肢深、浅淋巴回流。②前组：在胸小肌下缘，接受前胸壁和乳房外侧淋巴回流。③后组：在腋后壁沿肩胛下动静脉排列，接受肩、背、颈下部的淋巴回流。④中央组：在腋窝脂肪组织中，接受上述3组淋巴结的输出淋巴管。⑤锁骨下组：在腋窝尖端，腋静脉上段周围排列，接受以上4组淋巴结和锁骨下淋巴结的输出管，以及乳房上部和周围的淋巴液，其输出管可直接注入颈静脉，也有部分注入颈深淋巴结的。

4. 下肢浅淋巴管　下肢浅淋巴管分为：①内侧组：起于第1、2、3足趾、足背及足内侧，有4～16条淋巴管，其中2～4条较粗。与大隐静脉伴行向上，注入腹股沟下浅淋巴结，少部分注入腹股沟下深淋巴结。②外侧组：沿小腿外侧缘上行，数量很少，多数在上行过程中与内侧组汇合。③后外侧组：起自足背外侧缘，有3～5条淋巴管，其中1～2条较粗，向上与小隐静脉伴行，经腓长肌间沟注入腹股沟下浅淋巴结，有1条集合淋巴管直接向上注入腹股沟下浅淋巴结（图34-2）。

5. 下肢的深淋巴管　下肢深淋巴管与下肢的主要血管伴行，分别注入淋巴结和腹股沟下深淋巴结。

6. 下肢淋巴结

（1）腹股沟下浅淋巴结：沿腹股沟韧带分布，以隐静脉裂孔（卵圆窝）为界分为内侧组与外侧组，接受腹前壁、腹外侧壁、臀部、会阴部的淋巴管，输出管注入髂外淋巴结；沿大隐静脉垂直分布的

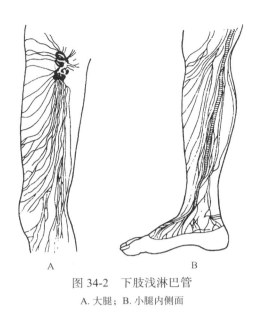

图 34-2　下肢浅淋巴管
A. 大腿；B. 小腿内侧面

为下组，接受下肢浅淋巴管及臀部、会阴部少量淋巴管，输出管注入腹股沟下深淋巴结和髂外淋巴结。

（2）腹股沟下深淋巴结：位于股环和大隐静脉处，接受下肢深淋巴管和会阴部淋巴管，注入髂外淋巴结。

（3）腘窝淋巴结：接受小腿和足部的淋巴回流，输出管与股血管伴行，注入腹股沟下深淋巴结。少数可伴大隐静脉注入腹股沟下浅淋巴结。

三、淋巴系统生理学

1. 淋巴液

（1）淋巴液的成分：组织液进入淋巴管即成为淋巴液。因此，来自某一组织的淋巴液成分与该组织的组织液非常相近。由于组织液很难采取样品，故常以淋巴液的成分间接推测该组织液的成分。除蛋白质外，淋巴液的成分与血浆非常相似。淋巴液中的蛋白质以小分子居多，也含纤维蛋白原，故淋巴液在体外能凝固。不同器官的淋巴液中所含的蛋白质浓度不同，肢体静息时，淋巴液的蛋白质含量为 10 ~ 15g/L。蛋白质可能通过毛细淋巴管的细胞间隙或吞饮作用而进入淋巴管。

（2）淋巴液的生成量：健康成年人在安静时，从淋巴管引流入血液循环的淋巴液约每小时 120ml。其中经胸导管引流入血液的淋巴液每小时约 100ml，从右淋巴导管进入血液的淋巴液约每小时 20ml。平均每日淋巴液生成约 2 ~ 4L，大致相当于人体血浆的总量。值得指出的是，这些淋巴液中共含蛋白质约 195g，因此，淋巴液回流入血液对保存血浆量与血浆蛋白具有重要意义。淋巴液的生成速度缓慢而不均匀，可能在较长一段时间内处于停滞状态，但体力运动、按摩、血容量增多或静脉压升高等会使淋巴生成增快。

2. 淋巴的生成与回流

（1）毛细淋巴管的组织学特点与通透性：毛细淋巴管是一端为封闭盲端的管道，管腔较大而不规则，管壁与毛细血管相似，也是由单层扁平内皮细胞构成，细胞之间不相连接，而是呈瓦片或鱼鳞状互相叠盖（图 34-3），即一个内皮细胞的边缘重叠在邻近内皮细胞的边缘上。这种排列方式允许组织液和悬浮其中的红细胞、细菌等微粒通过内皮细胞间隙向毛细淋巴管内流入，但不能倒流，因而具有活瓣样作用。内皮细胞还通过胶原细丝与组织中的胶原纤维束相连。当组织液集聚组织间隙中时，组织的胶原纤维与毛细淋巴管之间的胶原细丝，可将互相重叠的内皮细胞边缘拉开，使内皮细胞之间出现较大的缝隙。此外，毛细淋巴管的内皮细胞也有吞饮机制；毛细淋巴管的壁外无基膜，故通透性极高。这些特点均有利于组织液和组织液中的蛋白质及微粒进入淋巴管。

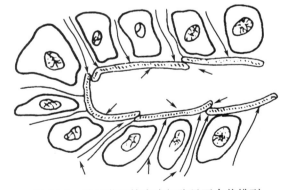

图 34-3　单层淋巴管内皮细胞呈瓦合状排列

（2）影响淋巴生成的因素：由于淋巴液来源于组织液，而组织液是由毛细血管渗出的液体，因此决定淋巴液成分的重要因素是毛细血管壁的通透性。不同器官组织中淋巴液所含蛋白质等的量不同，这与该组织毛细血管壁的通透性有关。淋巴液中含有各种血浆蛋白。据实验分析，每日内循环血液中，50% 以上的血浆蛋白可通过毛细血管进入组织间隙，并与组织液中的蛋白质混合，然后随同水和盐等，从毛细淋巴管经淋巴系统回入静脉。在静息状态下，从一个组织间隙进入淋巴的蛋白质的量是一定的，如淋巴液流量增加则其中蛋白质浓度降低，单位时间内回流入血的蛋白质总量不变。

毛细血管内的各种类脂质进入组织间隙和毛细淋巴管时，均与蛋白质结合后才能通过。乳糜中的中性脂肪可能通过吞饮等作用，由毛细血管内透入组织间隙和毛细淋巴管。

液体进入毛细淋巴管的动力是组织液压力与毛细淋巴管压力之差。任何能增加组织液压或降低毛细血管压的因素均可使淋巴流量增加，其中组织液压的变化对淋巴形成的影响更为重要。

（3）淋巴管瓣膜与影响淋巴回流的因素：毛细淋巴管汇合而成集合淋巴管。后者的管壁中有平滑肌，可以收缩。另外，除毛细淋巴管上皮细胞边缘重叠排列，在组织液与淋巴之间起着瓣膜作用外，淋巴管内部还有许多活瓣，在大淋巴管中每隔数毫米就有 1 个瓣膜，在小淋巴管中瓣膜更多，其方向均指向心脏方向。因此和静脉中的瓣膜一样，淋巴管中的瓣膜使淋巴液只能从外周向中心的方向流动。淋巴管壁平滑肌收缩活动和瓣膜一起，构成淋巴管泵。当淋巴管被淋巴液充盈而扩张时，其管壁的平滑肌就会收缩，产生压力，迫使淋巴液通过瓣膜流入下一段淋巴管。大淋巴管的平滑肌由交感神经支配，可做主动收缩。除了淋巴管壁平滑肌收缩外，由于淋巴管壁薄，压力低，任何来自外部对淋巴管的压力也能推动淋巴液流动。例如，骨骼肌的节律性收缩、邻近动脉的搏动，以及外部物体对身体组织的压迫和按摩等，都可成为推动淋巴回流的动力。

（4）淋巴循环的生理意义：回收组织间液的蛋白质是淋巴回流最重要的功能。因为由毛细血管动脉端滤出的血浆蛋白分子，不可能逆浓度差从组织间液重吸收入毛细血管，但却很容易通过毛细淋巴管壁进入淋巴液。因此组织液蛋白质浓度能保持在低水平。每天由淋巴管回流入血管的蛋白质占血浆蛋白总量的 50% 左右。如果身体中的主要淋巴管被阻塞，则组织液中蛋白质必将集聚增多，组织液中的胶体渗透压不断升高，这又会进一步增加毛细血管液体的滤过，引起严重的组织水肿。如果某一肢体的淋巴管发生堵塞，则该肢体发生淋巴水肿。另外，淋巴回流还具有运输脂肪及其他营养物质、调节血浆和组织液之间的液体平衡，以及淋巴结对机体的防御屏障作用。

第二节　肢体淋巴水肿的发病机制和临床表现

淋巴水肿的基本因素是淋巴液滞留，而造成淋巴液滞留的起始因素是淋巴回流通道受阻。有学者称淋巴水肿为"低产出衰竭"，以区别于淋巴液生成增多，淋巴循环负载超荷而引起的组织水肿，如低蛋白血症、静脉栓塞、下肢动静脉瘘等。后者又被称为"高产出衰竭"。因为此类水肿发生的起始因素在淋巴系统之外，淋巴输出功能相对不足是静脉压升高，水分和蛋白质渗出过多的结果，这类水肿不属于淋巴水肿。

从解剖学观点看，淋巴回流障碍可发生在各级淋巴通路上，如起始淋巴管、真皮淋巴管网、集合淋巴管、淋巴结、乳糜池和胸导管。由于淋巴受阻的部位不同，所引发的淋巴水肿病理生理改变也各不相同，如盆腔大集合淋巴管受阻时的病理生理改变，完全不同于起始淋巴管闭塞。此外，不同的发病因素，如外伤、感染、放射线等所造成的淋巴管病变也有差异。原发性淋巴水肿如 Nonne-Milroy 病的发病原因尚不清楚。

皮肤组织发炎可引起局部起始淋巴管闭塞、淋巴管及周围组织炎症，盆腔或腋窝淋巴结清扫，以及放射治疗后的继发性病损，均可能导致集合淋巴管部分或全部闭塞。造成淋巴管闭塞的确切机制尚不清楚。有学者认为，存留在肢体远端（手、足）皮肤淋巴中的细菌及其繁殖，可能是引起闭塞的原因。手术切除淋巴管或淋巴结及局部放疗以后，均可引起局部淋巴水肿。但是，组织中的淋巴管扩张，并有大量毛细淋巴管形成；平时关闭的淋巴管与静脉之间的交通支开放，淋巴管侧支循环形成；同时巨噬细胞分解大分子蛋白质的功能也增强。通过以上代偿机制，急性水肿大多能自行消退。然而，随着组织中瘢痕组织的日益成熟，大量新生的毛细淋巴管逐渐消失，扩张淋巴管的瓣膜功能减退或丧失；淋巴管壁肌纤维萎缩，内膜增厚，胶原沉积，淋巴管腔狭窄，收缩功能丧失，可在急性水肿消失数月或数年后，水肿又出现，成为不可逆的慢性淋巴水肿。

肢体淋巴水肿的临床表现为单侧或双侧肢体的持续性、进行性肿胀。水肿早期按压皮肤后出现凹陷，又称为凹陷性水肿。此时若将肢体持续抬高，水肿可减轻或消退。临床上无肢体纤维化或轻度纤维化，称为 I 期水肿。随着病期的延续，水肿和纤维化加重，患肢明显增粗。若两侧肢体的周长相差不足 5cm，称为淋巴水肿 II 期。若两侧肢体的周长超过 5cm，则为淋巴水肿 III 期。严重的晚期水肿，皮肤组织极度纤维化，常伴有严重肢体角化和棘状物生成，整个肢体异常增粗，形如大象腿，又称象皮肿，为淋巴水肿 IV 期。

根据病史和临床表现，淋巴水肿的诊断一般不困难。单侧下肢淋巴水肿有时需与先天性动静脉瘘相鉴别，后者患肢较健肢增长，临床上下肢淋巴水肿主要需与静脉水肿相鉴别。据统计，下肢水肿中静脉性水肿占总数的 95%，而淋巴静脉混合性水肿只占少数，单纯淋巴水肿不超过总数的 3%。静脉性水肿的患者多有急性深部静脉血栓形成的病史。由于毛细血管灌注不良，患肢组织质地变硬、皮肤色素沉着、趾甲缺失。病程长者局部（常见胫前区）有难以愈合的慢性溃疡形成。以上均为静脉性水肿的特点。如果怀疑淋巴水肿与静脉水肿同时存在时，可借助淋巴闪烁造影和多普勒静脉血流测试确诊。

第三节　肢体淋巴水肿的分类

淋巴水肿是一组系统性疾病表现的临床症状或体征的总称。其病因的多源性和发病机制的复杂性，决定了很难将它分为简单类别。继往国内各专业书籍阐述淋巴水肿均未能很好地解决分类问题，甚至将先天性或后天性淋巴水肿与感染性淋巴水肿等混淆，造成概念不清。肢体淋巴水肿可分为原发性淋巴水肿和继发性淋巴水肿两大类。然后，按照具体病因不同进一步分类。值得一提的是，临床上不少肢体淋巴水肿患者，先天性淋巴管发育缺陷可与后天创伤或感染因素共同促成淋巴水肿形成。

一、原发性淋巴水肿

1. 先天性淋巴水肿　先天性淋巴水肿有家族遗传史者，称为 Nonne-Milroy 病，出生时就存在淋巴水肿症状。此类患者占所有原发性淋巴水肿病例的 10% ～ 25%；且多见于女性，女性病例约为男性的 2 倍多；下肢多于上肢，上肢与下肢的发病率比为 1 ：3。除四肢外，外生殖器、小肠、肺部均可累及，并可与其他部位先天性畸形有关。其发育障碍的分子生物学基础不明，淋巴淤滞的机制也缺乏深入的探讨。

2. 先天性淋巴过度发育　此类淋巴水肿通常在患儿 5 ～ 10 岁时确诊，但回顾病史时常发现在其出生后即存在轻度水肿。淋巴回流淤滞的原因可能是乳糜池部位的阻塞，但尚缺乏客观依据。临床表现为整个下肢或双侧下肢肿胀，不过很少并发感染。它有别于其他类型的淋巴水肿的特点是，皮下淋巴管增粗和数量增加。这些淋巴管扩张、迂曲并存在瓣膜功能不全。乳糜反流常见。组织学检查可发现扩张的淋巴管肌层增厚。

3. 早发性和迟发性淋巴水肿　此类病例占所有原发性淋巴水肿的 80%。早发性淋巴水肿多见于女性，发病年龄为 20 ～ 30 岁；迟发性淋巴水肿于 35 岁以后发生。水肿最初出现在足背和踝关节周围，大约 70% 的患者水肿表现在单侧下肢。淋巴水肿经数月或若干年的病程发展波及整个小腿，而水肿上升至大腿却少见。通常此类淋巴水肿在发病几年后趋向稳定，病程进展缓慢。对侧肢体约有 30% 在原发肢体出现水肿后数年后也累及。此类患者很少伴发急性发作性皮炎和淋巴管炎。组织学检查显示，淋巴管和引流淋巴结内膜增厚、内膜下胶原沉积、肌纤维变性，提示炎症性病理改变。早发性淋巴水肿和迟发性淋巴水肿除了在发病时间上不同，实质并无差异。

二、继发性淋巴水肿

继发性淋巴水肿的发病原因可归纳为以下几种。

1. 外伤性或损伤性　该病因包括医源性淋巴结活检和切除后造成的淋巴回流通路的阻断。临床上常见的有腹股沟、腋窝淋巴结清扫而引起的肢体淋巴水肿。任何类型的外伤因素，包括烧伤，尤其是双侧腋窝和腹股沟区的损伤，以及大面积瘢痕形成，都可导致肢体淋巴回流障碍，诱发淋巴水肿的发生。

2.感染性或炎症性　感染和炎症是引起淋巴管形态和功能障碍的重要因素。长期肢体慢性湿疹、足癣及其并发的细菌感染容易导致皮肤裂伤，链球菌与葡萄球菌通过裂口侵入肢体，若得不到适当的治疗，可引起淋巴管炎的反复发作，出现高热、肢体肿胀，最后淋巴管回流功能失代偿造成肢体淋巴水肿。

3.丝虫感染性　丝虫病是一种线虫感染，20 世纪 50 年代前，在我国尤其是江南地区流行。淋巴系统是丝虫感染的重要侵犯部位之一。我国虽已消灭丝虫病，但丝虫感染引起的淋巴水肿的患者仍为数不少。

4.恶性肿瘤及其放射治疗后的淋巴水肿　乳腺癌根治术可引起上肢淋巴水肿；盆腔肿瘤、阴茎癌等手术切除、局部淋巴结清扫或术后的放射治疗，都容易并发下肢淋巴水肿。霍奇金病也可导致肢体淋巴水肿，这是因为淋巴肿瘤细胞侵犯淋巴管和淋巴结，造成淋巴通路阻塞或破坏。淋巴肉瘤和艾滋病因其主要侵犯淋巴系统，发生淋巴水肿者也不少见。肿瘤引发淋巴水肿的特点是水肿起于肢体近端，然后向远端扩展。淋巴显像检查可显示阻塞部位，有助于临床诊断。肿瘤导致的淋巴水肿通常有比较明确的病史，如手术、放射治疗史，但不应忽视一些肿瘤的早期淋巴水肿表现，而延误肿瘤治疗的最佳时机。上海交通大学医学院附属第九人民医院整复外科研究所早期诊治的肢体淋巴水肿患者 1043 例的病因分类如下：原发性淋巴水肿患者 112 例（10.74%）；继发性淋巴水肿患者 931 例（89.26%），其中感染性患者 487 例（46.69%），丝虫性患者 287 例（27.52%），外伤性患者 78 例（7.48%），手术后患者 53 例（5.08%），其他患者 26 例（2.49%）。

第四节　肢体淋巴水肿的诊断方法

一、淋巴管造影

因淋巴管尤其是肢体的淋巴管均较细小，而且淋巴液无色透明，肉眼观察只能看到较粗大的集合淋巴管、淋巴干及淋巴导管，所以如何通过淋巴系统造影，来显示淋巴管和淋巴结的形态及功能状况相当重要。

将遮光物质直接或间接注入淋巴管，然后进行 X 线摄影，观察显影的淋巴管、淋巴结，分别称之为直接淋巴管造影和间接淋巴管造影。依据淋巴管的显影情况，可以了解有关肢体淋巴循环的情况。

（一）直接淋巴管造影

1933 年，Hudack 和 McMaster 应用 11% 的酸性湖蓝（patent blue violet）制成等渗液，做皮下注射使淋巴管染色。1952 年，Kinmouth 为诊断下肢淋巴水肿，将碘制剂直接注入淋巴管，进行淋巴管造影，取得良好效果，为临床诊断应用打下了基础。直接淋巴管造影方法的建立，为肢体淋巴水肿的诊断和疗效观察，提供了非常可靠的手段。

此方法主要应用于临床患者，也可用于动物实验。但是淋巴管本身管径较细，且壁薄而透明，使得肉眼难以从其周围组织中分辨，所以在直接注入造影剂之前，首先用间接注射的方法注入显色剂，即引导注射，使淋巴管充盈着色，然后再直接向显色的淋巴管注入造影剂。

1.引导注射　一般常用的是 2.5% ～ 11% 的酸性湖蓝和 0.5% ～ 3% 的 Evans 蓝 0.5 ～ 1ml，可与等渗的 1% 利多卡因或 1% 普鲁卡因液做成混合液。其中以酸性湖蓝的效果最好，因为它在组织内的扩散性较强，很快即可进入淋巴管，且其毒性也较低。注入后 24 ～ 48 小时由尿液排出，在注射部位不遗留色素。引导注射的部位可根据淋巴管造影的部位来确定。四肢淋巴管造影时，在指、趾蹼皮下做引导注射。在注射点处，常出现蓝色皮丘和数条蓝色细丝，蓝色细丝便是皮下的浅淋巴管。

2.注入造影剂　临床上常用的造影剂为碘剂，有水性和油性两种。水性碘剂有 70% 醋碘苯酸钠和 biligrafin、urografin 等。水性碘剂无不良反应，但在淋巴管内停留时间短，且容易外溢，显影浅淡，所以不适于较长时间或远隔部位的淋巴管造影。油性碘剂为含碘的植物油（碘油），主要的制剂有 ethiodol、lipiodol、popiodol 等。碘油不易外溢，扩散慢，显影效果好，在淋巴管及淋巴结停留时间长，但有时会发生一过性肺栓塞，所以需注意注射量和注射速度。

造影时，患者平卧，常规消毒铺巾后，在引导注射点的近侧数厘米处（足背为4～6cm），于局部麻醉下做2～3cm长的横切口，切开表皮和真皮后仔细分离，在真皮下可找到蓝染的淋巴管。选择较粗的1条，充分游离，剥去外膜1段长1～2cm，在1～2倍手术放大镜下用直径0.3～0.35cm带导管的穿刺针穿刺。结扎固定，用加压推进器缓慢注入碘剂，上肢淋巴管造影每侧注入4～6ml，下肢注入7～10ml。下肢在造影剂进入腹股沟淋巴结时，患者有轻胀感，此时即摄片。若清晰，即可停止注射造影剂，拔出针头，缝合伤口。造影剂外溢或刺激淋巴管可引起炎症反应，术后应常规应用抗生素，并嘱患者抬高患肢，休息。

3.正常淋巴管造影表现 正常淋巴管呈线状，直径0.5～0.6mm，远、近端口径基本一致。其走行可呈波纹状，相连的淋巴管间可有分支互相合并，个别的可见有阶段性弯曲，但口径不变。因管腔内有瓣膜，可呈纺锤形或串珠样。穿刺点远端淋巴管不显影，深浅淋巴管间也无交通支可见。

4.肢体淋巴水肿的淋巴管造影表现 不同类型的淋巴水肿淋巴管造影表现不同。原发性肢体淋巴水肿患者淋巴管的数量和结构变化多端。①淋巴管发育不良：约80%的病例淋巴管数量减少，小腿部仅1～2条，大腿部只有2～3条。其径路是正常的，临床上也不一定表现出水肿。淋巴引流失常者常伴有淋巴管狭窄、瓣膜稀少甚至缺如，因瓣膜功能不全而造成真皮淋巴反流。②淋巴管增生：占10%～15%，淋巴管数目增加、扩张、迂曲，这类患者发病较早，常发生于一侧肢体。③淋巴管生成不全：占3%～5%，造影时肢体远端找不到淋巴干，仅偶在真皮内见到极细的毛细淋巴管。

继发阻塞性肢体淋巴水肿的淋巴管造影表现为淋巴管中断，呈盲端。肢体远端淋巴管不规则，数量增多，管径粗细不一；多数扩张、迂曲，常有真皮淋巴反流。阻塞近端淋巴管充盈不良或呈空旷区，附近有多量侧支循环。淋巴管分布常不规则，瓣膜影像消失。有些患者因炎症发作导致远端淋巴管萎缩，而无法进行淋巴造影。静脉曲

张并发的肢体淋巴水肿，可产生不可逆的皮肤改变与淋巴管异常。造影可显示淋巴管严重畸形。

（二）间接淋巴管造影

间接淋巴管造影是将造影剂注入体内能迅速被淋巴管吸收而显影的方法，但是由于早期研制的造影药物刺激性强，而且药物吸收与显影极不规则，又可与血管影像相混淆，因此未能在临床应用。1988年，新一代造影剂（lotasul）问世，使间接淋巴管造影术开始在临床广为应用。干季良（1989年）应用碘曲仑[伊索显（lsovist-300）]对不同病因的肢体淋巴水肿患者做间接淋巴管造影术，取得了良好效果。正常肢体以下肢为例，注射造影剂2～3分钟后即可见到淋巴管充盈，并且以造影剂斑块向心扩散，扩散速度快。在踝关节内后方行走，呈"Y"形分支，越过膝关节后方，呈集束状到达大腿。注射后10分钟，腹股沟淋巴结已经显影，整个行径连续无中断。淋巴管光滑无扭曲或扩张现象，并可见纺锤状瓣膜影像。继发性淋巴水肿患肢的主要表现为：①集合淋巴管在不同部位呈扩张、扭曲、管径粗细不一，并有部分中断现象，正常瓣膜影像消失，并可见广泛的真皮淋巴反流，皮下淋巴管网状扩张，无或极少见到初级淋巴管。②初级淋巴管以增生为主，表现为初级淋巴管的数量增多，未见粗大的集合淋巴管。③未见任何初级或集合淋巴管。而原发性肢体淋巴水肿仅表现为注射部位圆形、边缘不规则的造影斑片。

传统的单体苯环造影剂如泛影酸盐，其碘离子与溶液中颗粒的数量比为1：5，微粒获得足够的碘浓度以满足诊断需要，常使渗透压高达1600mmol/L。新一代等渗的非离子型水溶性造影剂碘曲仑为二聚体结构，其碘原子和溶液中颗粒的数量比为6：1，因此能被制成高浓度的与血液、脑脊液等渗的制剂。碘曲仑每毫升含碘量为300mg，具有较理想的等渗性、满意的显影密度、较低的化学毒性等优点，在淋巴造影中显示其独特优点。由于碘曲仑良好的理化特性，在皮肤的间质内注射后，它能进入毛细淋巴管，并且由淋巴转运，到达血液循环，最后由肾脏排出。

间接淋巴管造影与直接淋巴管造影相比，

具有操作简便、容易掌握的优点，它基本上是一种无损伤的检查方法。造影所需的时间短，平均30分钟即可完成，而直接淋巴管造影术一般需 2 小时以上，并且还存在未能发现淋巴管或穿刺淋巴管失败的可能性。另外，间接淋巴管造影不良反应少，无肺、脑、肾栓塞等并发症，对淋巴管刺激作用小，并能显示非常细小的初级淋巴管。检查可反复进行，这在临床上有很重要的意义。不但可用以了解病变的发展和转归，而且可用于判断治疗的效果。

二、放射性核素淋巴造影

如前所述，由一层扁平内皮细胞组成的毛细淋巴管起始于组织间隙，其主要功能是吸收组织间隙中的蛋白质和清除大分子物质。大分子的放射性示踪剂进入组织间隙后，再进入毛细淋巴管几乎全部顺淋巴回流而被清除。应用 γ 相机或 SPECT 显像设备，即可显示放射性淋巴显像剂淋巴回流的途径及分布。以此为基础的核医学淋巴显像技术，可用于观察淋巴链的形态和淋巴动力学检查。新一代的 SPECT 比早期的放射性核素扫描仪及 γ 相机有更高的灵敏度，图像处理技术也相当完善。

自 1953 年 Sherman 等首次介绍核素淋巴扫描以来，示踪剂的研究有了很大进展。先后有胶体 [198]Au、[99m]Tc-HSA、[99m]Tc- 硫化锑胶体等应用于临床检查。张涤生（1978 年）采用 [198]Au 进行下肢淋巴结扫描，取得良好效果，淋巴管阻塞病例则淋巴结显影欠佳或不显影。但上述淋巴显像剂都各有不足和应用局限性，如显像剂制备复杂、放射剂量偏大等。

[99m]Tc-Dextran 作为淋巴系统的显像剂始于 1982 年，它是一种非胶体化合物，能溶于淋巴液，因其相对分子量大，不会穿过毛细血管膜，故能特异地显示淋巴系统的形态。

[99m]Tc-Dextran 主要以渗透方式进入淋巴系统，并以分子溶液形式随淋巴流运动，因此向淋巴系统定向速度快，图像细腻，药物在淋巴结定向程度高，能客观反映淋巴回流，而且可以制成药盒，临床应用方便，现作为新型淋巴显像剂被

广泛接受。

上肢淋巴系统检查即使采用直接或间接淋巴管造影技术都比较困难，而放射性核素淋巴显像能清晰显示腋窝周围淋巴结甚至上肢淋巴干的图像。乳腺癌根治或放疗术后，可能不发生上肢淋巴水肿，或出现轻、中或重度的淋巴水肿，其发生率各家报道差异很大，Leis 报道改良乳腺癌根治术后有 15.4% 并发上肢淋巴水肿。近年来放射性核素造影研究显示，即使施行同样术式，对每例患者上肢淋巴系统变化的影响也不相同。Witte 等甚至认为，放射性核素淋巴显像可作为一个有效指标来预测淋巴水肿发生的可能性。

放射性核素淋巴显像能清晰显示下肢淋巴干的解剖和局部淋巴结。髂周围淋巴结常能看到，有时甚至能显示乳糜池或胸导管。但是一旦放射性示踪剂进入血液循环，它就很快被肺、心脏、肝和脾摄取，从而影响上腹部、纵隔淋巴干显示。应该指出的是，油剂淋巴造影能显示淋巴结内的结构特征，放射性核素淋巴造影只能确定淋巴结的位置，对淋巴结存在或缺失异常给予证实。但放射性核素淋巴显像能确切显示集合淋巴管，并可以示踪剂的转运作为衡量淋巴回流的指标，这是放射性核素淋巴显像的最大价值。除此之外，此检查方法安全、简便易行、重复性好，患者无痛苦，比直接淋巴管造影更为患者所乐于接受。因此，放射性核素淋巴显像是目前检查肢体淋巴水肿治疗前后变化的最佳方法，可用于淋巴管重建手术疗效的评价，如淋巴管 - 静脉吻合、静脉代替淋巴管移植术等；而且放射性淋巴显像剂对淋巴管内皮细胞无任何损害。此外，核素淋巴显像还可用来检查临床上原因不明的四肢特发性水肿，对其淋巴回流功能作出评价，从而有助于明确诊断。

三、其他诊断方法

与放射学有关的淋巴影像检查还有干板 X 线照相术、CT、MRI 等。Clouse 用干板 X 线照相术检查肢体淋巴水肿患者 11 例，显示患侧肢体皮肤厚度比健肢增加 4 倍，皮下组织增加 2 倍。Kalima 等用 CT 对 15 例单侧下肢淋巴水肿进行检查，并与正常肢体做对照发现，淋巴水肿肢体的

皮下脂肪和肌肉清晰可辨，淋巴水肿肢体的皮下组织和肌肉组织分别增加 85% 和 5%，而慢性静脉水肿和急性静脉水肿皮下和肌肉组织增加各为 65% 和 25%、30% 和 60%。说明肢体淋巴水肿的皮下组织增加最多，肌肉组织增加相对较少。用 MRI 测量淋巴水肿的程度和组织变化，图像质量好，但费用贵，不宜作为常规淋巴学检查。上述几项检查只能反映肢体淋巴水肿的形态学改变，不能像放射性核素淋巴显像可同时提供淋巴管功能信息。多普勒探查和静脉造影对了解静脉系统状况、鉴别诊断肢体淋巴水肿有一定价值。

四、淋巴水肿的鉴别诊断

肢体淋巴水肿以其特征性的非凹陷性水肿和晚期组织纤维化造成的皮肤、皮下组织象皮样变，结合淋巴造影和淋巴显像，临床诊断一般不难。但是水肿是临床各科都可能遇到的问题，与多种疾病有关。肢体淋巴水肿应与静脉曲张、瓣膜功能不全、深静脉血栓形成的静脉水肿相区别，除病史和临床表现外，血管造影是区分静脉性和淋巴性水肿的有效手段。应该注意，晚期静脉阻塞或回流不畅引起的肢体肿胀，几乎都合并有淋巴回流障碍的因素。因为静脉和淋巴管共同承担着防止水肿发生的机制，两者相辅相成，尤其是静脉性水肿时，淋巴回流负荷增加，长期影响淋巴管瓣膜和收缩功能。瓣膜功能不全是淋巴淤滞的原因之一。女性周期性肢体肿胀，特别是下肢踝关节周围、小腿、足背部的肿胀，与月经和内分泌变化有关。脂肪水肿表现与肢体淋巴水肿相似，但其淋巴显像显示，淋巴管和淋巴回流功能无异常。随着淋巴学的发展，淋巴显像技术的更新，使得原来无法检测的、潜在淋巴管发育缺陷或过度发育的病理状态得到诊断。深、浅淋巴管显像，即二室淋巴管显像技术，可用于肢体淋巴水肿的鉴别诊断。

第五节　肢体淋巴水肿的治疗

肢体淋巴水肿的治疗方法分为保守（非手术）治疗和手术治疗两大类。

一、保守治疗或非手术治疗

肢体淋巴水肿的保守治疗最有代表性的是烘绑疗法（张涤生）、复合理疗法（Foldi）、苯吡喃酮类药物治疗（Casley-Smith）等。

（一）烘绑疗法

自 1964 年张涤生首创烘绑疗法以来，先后成功设计了远红外烘疗机和微波烘疗机，使治疗效果得到进一步改善和提高。迄今为止，已收治各种原因引起的肢体淋巴水肿患者 3000 余例，总有效率为 95%；优良率（消肿在 75% 以上）达 68%。烘绑疗法已被意大利、日本、印度等国家先后引进采用，取得了良好的临床疗效。它不仅能使患肢消肿，周长缩小甚至恢复正常，而且能非常有效地控制"丹毒"发作，具有疗效高、安全、方便、医疗费用低、易于操作和推广的优点。

烘绑疗法主要包括远红外或微波加热烘疗患肢（图 34-4、图 34-5）、弹性绷带或弹力袜外包扎加压和皮肤护理三部分内容。治疗时，将患肢伸入烘疗机烘箱内加热，温度可用调节器由低逐渐升高。温度的高低可按患者的耐受性决定。最低不应低于 60℃，最高可达 120 ～ 130℃。一般在 80 ～ 100℃。每日治疗 1 次，每次 1 小时，20 次为一疗程。每个疗程一般相隔 2 ～ 3 个月。每次治疗后，应用弹性绷带做患肢加压包扎。根据临床观察，在治疗 1 ～ 2 个疗程后，已可见到明显效果。病情较重者，则需 2 ～ 3 个疗程，以后每年均定期进行 1 ～ 2 个疗程以巩固疗效。

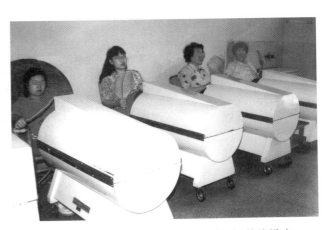

图 34-4　肢体淋巴水肿患者在接受远红外线烘疗

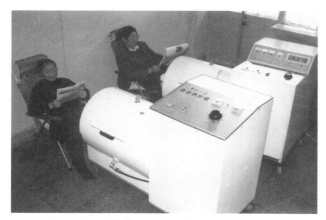

图 34-5　肢体淋巴水肿患者在接受微波烘疗

烘绑疗法适用于其他各期淋巴水肿的治疗。肢体皮肤存在破溃或有近期植皮的病例，因不能耐受高温，不能选用红外线烘疗，如若必要，宜采用微波烘疗法。慢性肢体淋巴水肿急性淋巴管炎或"丹毒"发作期，患者通常存在高热症状，须全身应用抗生素药物控制感染后再行烘疗。确定烘疗有效的标准有 3 个指标：①丹毒发作被控制或减少；②肢体周长或体积缩小；③病变皮肤弹性改善趋向正常和劳动能力的恢复。烘绑疗法治疗肢体淋巴水肿典型病例见图 34-6、图 34-7。

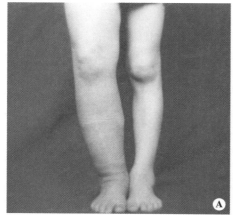
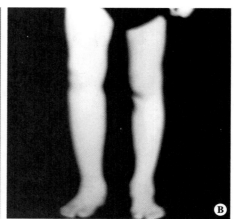

图 34-6　先天性下肢淋巴水肿烘疗
A. 烘疗前；B. 烘疗后

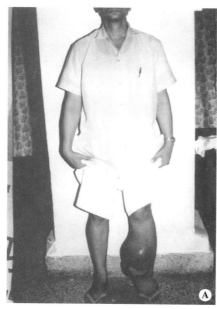
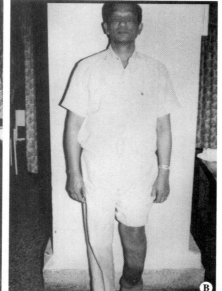

图 34-7　感染性下肢淋巴水肿烘疗
A. 烘疗前；B. 烘疗后

自从 20 世纪 80 年代以来，对烘绑疗法治疗肢体淋巴水肿的机制进行了初步探讨，并取得了重要结果。应用淋巴显像技术对 20 例肢体淋巴水肿患者进行对照研究，结果显示，烘绑疗法能促进患肢的淋巴回流，使 85%（17 例）的患者得到不同程度的改善。观察研究下肢淋巴水肿患者局部高温下对其皮肤的影响，并将微波烘疗与热水浴进行比较，结果表明，局部微波高温治疗淋巴水肿消退的主要原因，可能与组织内炎症病变的消退，以及局部组织液和蛋白质的重吸收有关。烘疗还能降低皮肤组织中羟脯氨酸的含量，从生物化学角度佐证了烘疗能够降低病变组织的纤维化程度，近期的研究结果进一步阐明，烘疗能增加机体的细胞免疫功能，从而增强机体免疫力，有效地防止丹毒发作，以及能使组织内蛋白水解酶活性增加，促进淋巴水肿组织内多余蛋白质的分解、重吸收，减轻或消除组织水肿等。烘疗治疗肢体淋巴水肿的机制总的来说还不十分清楚，其具体机制的阐明与改进这一传统的治疗方法，对进一步提高疗效都有非常重要的意义。

（二）复合理疗法（CPT）

本疗法由德国 Foldi 夫妇首先创用并倡导。复合理疗治疗肢体淋巴水肿有长期的临床经验，总的来说，它分为两个阶段：第一阶段包括皮肤护理、手法按摩治疗（MLT）、治疗性锻炼和多层弹性绷带包扎压迫。第一阶段结束后即开始第二阶段，旨在巩固第一阶段的治疗效果，侧重于康复治疗，仅必要时才重复手法按摩理疗。其手法按摩的基本原则是首先在淋巴水肿肢体的近侧非水肿部位开始，依次先近后远以离心方式按摩。整个疗程由包括医师、护士和理疗师组成的治疗组来完成。Foldi 主张应用弹性绷带包扎患肢以维持复合理疗效果非常重要。但是应避免对患有动脉性或深静脉疾病的患者使用，因为这可能会加重病情。从原则上讲，包扎压力保持在患者能够耐受的最高压力（5.3 ~ 8.0kPa）者，最有利于取得良好疗效。

复合理疗的设想依据肢体和躯干淋巴系统有一定的分区：上肢通过腋窝淋巴结回流，下肢则通过腹股沟淋巴结回流，躯干部同侧上下也有若干集合淋巴管交通，但在躯干部中央线和腰部则存在天然屏障，很少互相交通，称之为"水障"。

手法按摩的目的是为了首先在不肿肢体近心端开始，将淋巴液推向血液循环，加强"水障"之间的淋巴交通系统，促进淋巴回流。然后再逐步按摩过渡到肢端。Foldi 夫妇虽然一再倡导该治疗方法，但目前仅局限于个别国家采用。关键是该方法复杂，须经过专门培训的按摩师担任，疗程很长甚至达 1 年以上，且医疗费用极高，不易推广。

（三）间歇气压（或液压）治疗

早在 20 世纪 60 年代，Zelikovski 等曾设计可移动的上肢加压装置用于上肢水肿的治疗。Richmond 和上海交通大学医学院附属第九人民医院整形外科先后报道了使用自行设计的间歇加压设备治疗肢体淋巴水肿的结果。在笔者的随访期内（最长达 2 年）疗效满意，肢体肿胀明显消退。本方法治疗通常分为两个阶段，在淋巴水肿肢体外加压之后（最好是序列泵），选择大小合适的弹力袜、弹力袖或弹性绷带来保持加压后的水肿消退，但一定要避免把水肿驱赶到肢体近端或外生殖器部位，使之水肿加剧，因为在肢体根部形成纤维环可能会加剧淋巴回流障碍。

（四）药物治疗

1. 苯吡喃酮类药物 其中比较有代表性的是 Coumarin，用于治疗高蛋白水肿。此类药物首先由澳大利亚 Casley-Smith 研制并使用，在国外已进行了大量的动物实验和临床研究，上海交通大学医学院附属第九人民医院整形外科也曾与澳大利亚合作，对 Coumarin 与烘绑疗法治疗淋巴水肿做系列研究，取得了良好疗效。这是迄今药物治疗淋巴水肿比较有效的药物，但其单独应用不及烘绑治疗效果好。我国已研制成功类似的国产药品"克炎肿"已投入临床应用，治疗效果与之相近。口服苯吡喃酮类药物具有加强巨噬细胞活力，增加组织内多余蛋白质分解的作用，从而使大分子的蛋白质分解后，得以直接被吸收进入血液循环，组织中蛋白质浓度降低，使其胶体渗透压下降，从而有利于组织内水分的重吸收，最终减轻或消除水肿。目前因各国对药品管理制度不同，使用剂量差别较大，治疗方法尚需进一步规范化。因为其疗效慢，加之单独应用效果不是特别理想，因此，只能作为治疗肢体淋巴水肿的辅助药物。

Coumarin 因其肝脏的毒性作用，未能获得美国 FDA 批准，澳大利亚已注销其应用，其新的替代药物已经问世。

2.抗微生物类药物 肢体淋巴水肿并发急性炎肿时，应常规应用抗生素治疗。真菌感染是淋巴水肿的常见并发症，一经证实给予相应的治疗是必要的。Olszewski 和 Jamel 对丝虫性淋巴水肿患者的皮肤、组织液等进行组织学、细菌学和免疫学的系列研究，并设计了正常对照组，近期结果为 75% 的组织标本细菌培养阳性，其中属Ⅲ、Ⅳ级淋巴水肿的病例培养结果均为阳性，并且与正常皮肤组织细菌种类不同。Olszewski 指出，继发性细菌感染是丝虫性淋巴水肿发病的重要因素，而不像原来所认为的，即丝虫性淋巴水肿的症状和进展是丝虫在患肢的活动和血液循环中微丝蚴引起的。预防性应用青霉素的双盲对照研究正在进行中，可望取得预期效果。另外，丝虫性淋巴水肿定期使用偏碱性或清水清洗患肢，配合应用抗生素、抗真菌霜剂，对治疗都有所帮助。活动期应选择使用抗微丝蚴药物。

3.利尿药 肢体淋巴水肿应用利尿药治疗，偶可短期见效，但长期应用疗效不佳，而且容易引起水、电解质紊乱。目前大多数学者均认为，在非特殊情况下，一般不用利尿药，因为其作用弊大于利。据报道，恶性肿瘤造成的淋巴管阻塞而致的肢体淋巴水肿，可出现症状部分缓解的现象。

4.其他 动脉内注射自体淋巴细胞来加强免疫功能，以及应用透明质酸来松解细胞外间质纤维化等，其实际疗效均不肯定，尚待研究证实。目前尚无特殊的饮食调节有助于肢体淋巴水肿的治疗，但在乳糜反流型淋巴水肿综合征，饮食中含低长链三酰甘油和高链、中链三酰甘油可能有益。通常情况下，肢体淋巴水肿的患者的液体摄入不受特殊限制。

二、手术治疗

（一）病变组织切除术

切除有病理改变的皮肤、皮下组织和筋膜，创面用中厚皮片游离移植覆盖。此手术方式由 Charles 于 1917 年首先报道，也称 Charles 手术。

因为这种手术常引起术后淋巴瘘和伤口长期不愈等并发症，现已基本弃用；有些病例术后还出现植皮区过度增生性改变、慢性蜂窝织炎，最后不得不截除患肢。但它作为早期淋巴学工作外科治疗的探索，仍给后人带来启迪意义。个别病例也有取得良好效果的报道。

与 Charles 手术相似的是 Kondolean 术式（图 34-8），实际上是由 Sistrunk 医生于 1917 年首先创用。他的手术构思是，尽多地去除病变皮肤和皮下组织，但保留足够覆盖创面的自体皮瓣。这样即可避免 Charles 手术创面大和大面积游离植皮的缺点，而实现手术伤口的早期愈合。此手术分两期施行，如下肢淋巴水肿先行内侧半手术，3 个月后再做外侧半切除。术后除出现手术切口瘢痕形成和皮肤感觉减退外，其他并发症较少。Miller 报道，通过病变组织切除，自体皮瓣覆盖的术式可以取得较稳定的疗效，患肢体积可缩小 50% 左右。笔者等认为，此术式仅适于保守治疗无效和不具备淋巴回路重建手术者的最后选择。

（二）促进淋巴回流

肢体淋巴水肿主要是浅表淋巴系统的病变，促进浅表淋巴回流通畅是此类手术设计的基础。1967 年，Thompson 将过去单纯切除病变组织直接缝合的方法，改良成埋入真皮皮瓣于深部肌肉内，以助淋巴回流。皮下组织内埋置丝线也是早期探索促进淋巴回流的方法之一。随访观察发现，埋置丝线可因异物反应引起周围纤维化和感染，真皮皮瓣本身出现纤维化或坏死，临床疗效有限。Goldsmith 在 Dick 大网膜瓣转移治疗生殖器淋巴水肿的基础上，于 1967 年设计将大网膜带蒂转移到患肢大腿部的肌肉组织上，使淋巴水肿肢体的淋巴液，通过丰富的大网膜淋巴循环回流（图 34-9）。据报道，1/3 ~ 1/2 患肢有中等程度的消退。近年来又改进手术方法，进行大网膜游离移植到患肢阻塞部位取得一定疗效。缺点是本法为进腹腔手术，可能并发腹疝、肠粘连等，重要的是移植的大网膜是否可实现与受区淋巴循环的沟通，尚待证实。带蒂皮瓣移植或游离皮瓣移植，对肢体淋巴水肿的治疗作用仍在探索之中。有研究显示，皮瓣移植后淋巴循环能够与受区再通。

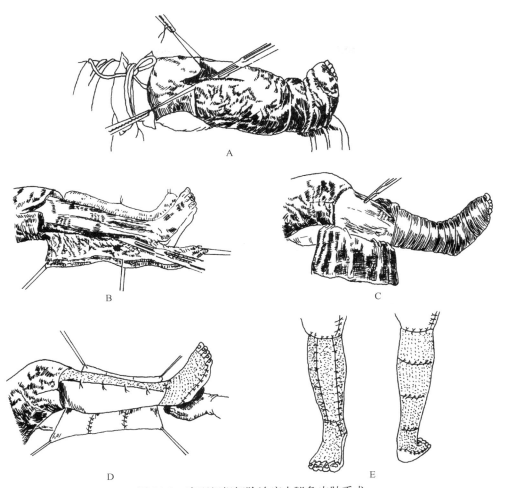

图 34-8 病理组织切除治疗小腿象皮肿手术

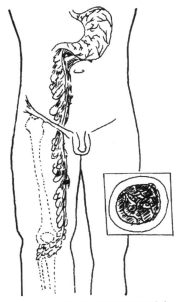

图 34-9 大网膜带蒂移植手术

（三）重建淋巴回路

此类手术旨在重新修复已被阻断或损坏的淋巴通道，包括淋巴管和淋巴结，以恢复肢体淋巴回流。但每种术式都有其优缺点，本处仅以淋巴管（结）-静脉吻合手术为例，说明显微外科的适应证和手术治疗原则。

淋巴管（结）-静脉吻合手术适应证是原发或继发性引起的阻塞性淋巴水肿，术中估计至少能够解剖到 2 根具有自主收缩功能的淋巴管，患肢皮肤和淋巴管无急性炎症。淋巴管阻塞部位必须术前明确，术前做淋巴管显像检查，有助于了解患肢淋巴管的形态和功能状况。

术前明确诊断、确定具备手术适应证后，还应做常规术前检查，如核素淋巴显像和静脉造影检查。通过淋巴造影可观察淋巴管、淋巴结的形态和数量的变化，以及淋巴系统的功能状况。例如，检测造影剂在注射部位消失的速度，反映初始淋巴管的吞噬功能和淋巴液在组织中的滞留程度，测量淋巴液的流速，有助于鉴别阻塞性淋巴水肿与静脉血栓形成，静脉回流不畅导致的淋巴系统超负荷，引起的水肿及其他类型的水肿。前者淋巴流速减慢，后者淋巴流速比健侧肢体快。手术后做核素淋巴显像可观察吻合口是否通畅，淋巴液流速是否增快，淋巴结、淋巴管是否显像。

周围静脉造影有助于发现静脉系统的异常。多普勒血流探测仪可检查深静脉回流状况。静脉系统的病变与淋巴水肿同时存在不仅加重水肿，还可能影响淋巴管 - 静脉吻合的效果。因此，静脉

系统的检查不仅有助于术前的诊断和鉴别诊断，还可对术后的效果做预测，此项检查应列为每一例患者术前的常规检查项目。

淋巴管（结）- 静脉吻合手术的显微外科方法，分为直接端端吻合、端侧吻合和套入吻合（图 34-10、图 34-11）。选择何种吻合法应依据淋巴管的口径、数量和可供使用的静脉情况而定，但必须确保吻合质量。

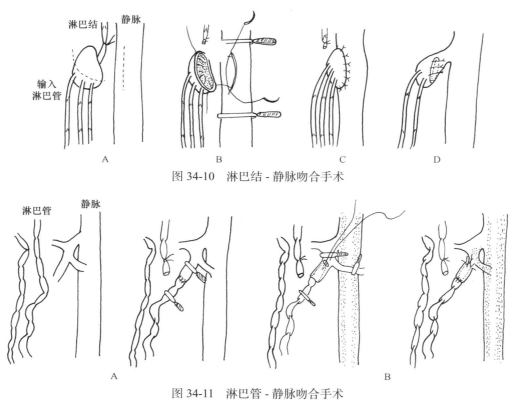

图 34-10 淋巴结 - 静脉吻合手术

图 34-11 淋巴管 - 静脉吻合手术

A. 端端吻合；B. 套入吻合

术后常规应用抗生素和肝素、右旋糖酐药物5 ～ 7 天。患肢弹性绷带包扎、抬高。清醒后可在病床上做肢体远端关节如踝、腕关节的功能锻炼；1 周后即可下床活动，以促进淋巴回流，防止静脉血流淤滞。

应用显微淋巴外科手术治疗肢体淋巴水肿，实际上是本症系统性治疗的一个组成部分，它涉及术前适应证的选择、手术过程和术后长期管理三大环节。任何一方面处理不当都可能影响到最终疗效。Campisi 是目前国际上在显微淋巴外科领域治疗系列病例最多的学者（760 例），他认为淋巴外科手术可使 70% 左右的患者受益。单纯影响手术本身的因素分为局部和全身的两类。局部

因素有伤口感染、输入淋巴管损伤、吻合口栓塞和肌化后使淋巴管狭窄、循环受阻等。全身的因素有淋巴管失去收缩功能、吻合口远侧淋巴管有炎症性改变、由于集合淋巴管循环不足致集合淋巴管部分或全部闭塞、淋巴结严重纤维化和近端静脉不畅使淋巴回流受阻等。除此之外，淋巴管与静脉内压力的差别也影响吻合口的通畅。淋巴水肿发生后，淋巴液滞留，淋巴管内压力增高超过静脉压时，淋巴液分流至静脉，然而水肿缓解到一定程度后，淋巴管内压等于或小于静脉压时，淋巴回流变缓甚至停留，或者静脉血反流入淋巴管，可以造成吻合口血栓形成，从而影响手术的远期效果。静脉压可能影响通畅率的另一个理由

是，上肢淋巴管 - 静脉吻合的长期疗效比下肢同样手术后的疗效好。由于地心引力的作用，下肢静脉内压通常较高，所以吻合的失败率较上肢高。笔者等于 1998 年设计淋巴管与带瓣膜的静脉吻合，避免了显微吻合后静脉血反流入淋巴管的发生，现已完成 75 例，最长已随访 7 年获得比较稳定的疗

效（图 34-12）。目前比较一致的意见认为，应严格掌握手术适应证，患肢虽有局部阻塞，但仍有自主收缩功能的淋巴管，以及皮肤和淋巴管没有明显炎症改变，才可能取得满意和持久的疗效。原发性淋巴水肿的淋巴管扩张增生型，应选用淋巴结－静脉吻合，而淋巴管缺失型的水肿则采用保守治疗。

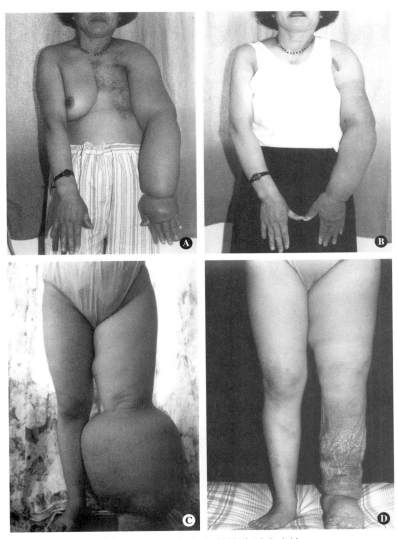

图 34-12　淋巴管 - 静脉吻合手术疗效
A. 上肢术前；B. 上肢术后；C. 下肢术前；D. 下肢术后

第六节　外生殖器象皮肿

　　外生殖器如阴茎、阴囊或阴唇均可发生象皮肿。在丝虫病流行地区，外生殖器象皮肿甚为常见，仅次于下肢象皮肿。阴茎、阴囊同时发病者较少，而单独发生于阴茎者较多。

　　除丝虫性象皮肿外，也有非丝虫性原因引起

的外生殖器象皮肿，如反复溶血性链球菌感染、结核、腹股沟肉芽肿和外伤等原因。

　　阴茎、阴囊象皮肿时，阴囊局部水肿，表面有淋巴管扩张而形成的水疱，刺破后有乳白色或草黄色液体流出。当有继发性感染时，局部疼痛、肿胀、潮红、全身发热。这样反复发作后，阴囊即逐渐增大。稍后，皮肤变得粗糙，伴有疣状增

生组织，或发生慢性溃疡。如继续增大，阴茎即被埋入其中，仅有部分外露，形成屈曲畸形。

病变大部分是在肉膜及真皮下疏松组织内潴留大量积液和组织增生，极少数病例可发生癌变。患此种象皮肿的患者一般对健康影响不大，但行动极不方便。

女性外阴部可因淋巴回流阻滞而发生阴唇象皮肿。这种象皮肿可同时伴随下肢象皮肿，也可单独发生。对于女性外阴部象皮肿，迄今尚未有根治的办法。局部切除缝合或进行游离植皮是最常用的治疗方法，可得以改善。伤口未愈合前，常可能有淋巴液从创缘中渗出，但都能逐渐闭合，不至于形成淋巴瘘。

对于阴茎、阴囊象皮肿，则以手术治疗最为满意。手术可消除过分肿大的组织增生，恢复生殖器外形。切除病变组织越彻底，则效果越好，可减少或免除复发。手术后患者还可恢复性生活能力，并保证睾丸的生理功能。术前应去除病因，积极治疗丝虫病或其他病原。手术前 3 天，用高锰酸钾溶液浸泡局部，并仔细去除污垢。前 1 天做供皮区的皮肤准备。术前 3 天开始服用雌激素，以防止术后阴茎勃起。手术操作选用全身麻醉或硬膜外麻醉，采用截石位或仰卧位。用亚甲蓝在皮肤上通过相对于阴茎根部靠近耻骨联合处画一横线至两侧腹股沟外环部。再从两侧外环部各向下方至肛门前，画出一个三角形皮瓣。皮瓣基底朝向两侧大腿。沿切口切开皮肤，将切口内所有病变组织完全切除，小心分离出精索和睾丸，并将鞘膜翻转或切除。在阴茎部应切到白膜上方阴茎海绵体为止，并保留部分包皮内板以便于缝合。先在两个睾丸间用细丝线固定一针，以免移动或

扭转。将原先设计的皮瓣稍做潜行分离后，交叉拉向中间覆盖精索和睾丸，以构成新的阴囊皮肤。皮肤上用丝线做间断缝合，并放置小橡皮片引流。阴茎部分应做中厚皮片移植。皮片不宜过薄，以 0.4mm 左右为宜。在阴茎根部宜做锯齿形缝合（图 34-13）。术后宜进行适当理疗，以使植皮片早日柔软，更好地恢复功能。

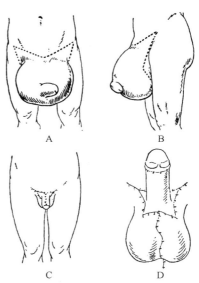

图 34-13　阴囊阴茎象皮肿手术整复的切口设计、皮瓣和阴茎游离植皮缝合示意图

（李圣利　张涤生）

主要参考文献

李圣利，陈守正，王善良，等，2000.带瓣膜的静脉移植代替淋巴管治疗乳腺癌根治术后上肢淋巴水肿.上海医学，23：393-395

Beltramino R，2003.Operations on lymphedema.Lymphol，36：107-109

Li SL，2003.Treatment of peripheral lymphedema by microsurgical anastomoses of lymphatics with valvular vein.Chinese J Lymphol Oncol，2：2-4

第三十五章 截肢与假肢

第一节 概 论

当肢体遭遇到严重的外伤、感染、肢体坏疽、恶性肿瘤或严重缺血，特别是受累的肢体危及患者的生命时，截肢成为一种不得已的致残手术。据统计，德国每年截肢者有 6 万余人，其中 74.9% 是血管或血管神经病变原因；非血管原因为 12.9%；按总人口计，膝上截肢在 50 岁以下人群为 2/10 万；而 80 岁以上人群可达 201/10 万。美国的统计资料也大致如此。尽管截肢是一种治疗手段，在肢体完全失去生理功能的条件下，截肢是为了挽救或延长患者生命的一种迫不得已的措施，但是毕竟是一种致残手术，又有一定的死亡率和并发症。必须严格掌握适应证，需征得患者的同意。术前和术后还应充分考虑到安装假肢的康复要求。

一、截肢的病因及手术适应证

随着医疗技术的提高，截肢的死亡率已经明显下降，截肢的死亡率与截肢的平面和年龄有关，膝上截肢的死亡率降为 3% ～ 10%。死亡原因 50% 是由于心血管疾病。一般将截肢分成血管病和非血管疾病两大类。

（一）血管疾病引起的截肢

1. 急性缺血 肢体急性缺血的情况有两种，即急性血栓形成和急性动脉栓塞。随着 Fogarty 取栓导管的应用，以及动脉转流术和导管溶栓术的发展，肢体急性缺血后的救肢率显著提高，死亡率也有所下降。

区别动脉栓塞和血栓形成有时较困难。动脉栓塞通常有栓子的来源。动脉的栓子绝大部分来自于心脏，常见于心房颤动、急性心肌梗死、瓣膜病，有时血栓也来自近端动脉的附壁血栓。急性血栓形成的患者，一般都有慢性肢体动脉缺血的病史，如间歇性跛行或者血管重建史等。大多数患者经过仔细的病史询问和体检，多能揭示急性缺血的原因。栓塞患者的对侧肢体一般动脉搏动是正常的。如果心律不规则，提示心房颤动；心脏听诊有杂音，提示有心脏瓣膜疾病。血栓形成患者的对侧肢体有动脉搏动减弱或消失，而且还有慢性缺血体征，如肢体毛发稀疏、指甲增厚或皮下组织萎缩。食管超声能揭示心脏内的血流或心房内是否有血栓，有时还能发现胸主动脉的病变。在急性缺血疾病中，心肌梗死是最重要的危险因素。充血性心脏病也是致死的危险因素。血管影像学检查有助于区别栓塞和血栓形成，也是制订手术方案的依据。

2. 慢性缺血 多见于动脉闭塞疾病引起的肢体严重缺血，如静息痛和组织坏死。包括血栓闭塞性脉管炎、动脉粥样硬化、糖尿病足等原因。除了严重感染或坏疽，一般血管疾病不会首先考虑截肢，但是老年患者合并以下情况，可考虑截肢，如不能行走、精神异常、由于关节病或不能活动等因素导致的下肢关节挛缩、无法重建或重建失败的下肢血管。

严重的创伤累及肢体的主要血管无法重建或重建失败者。

（二）非血管疾病引起的截肢

1. 肿瘤 以下几种情况下应考虑截肢：肢体的恶性肿瘤未发生远处转移者；虽已出现远处转移，但发生病理性骨折、瘤体过大或者肿瘤破溃感染者；慢性骨髓炎造成的皮肤溃疡，继发皮肤癌变者；巨大的神经瘤影响下肢功能者。

2. 严重感染或坏疽 由于下肢感染而需要截肢的患者多出现在糖尿病患者中。在一些感染范围尤其是深部组织感染范围不明确的病例，给予开放截肢、充分引流、二期愈合，可以达到降低截肢平面，最大程度保留残肢功能的目的。

3. 对创伤、烧伤、冻伤或者电击伤引起的组

织严重损伤 需要截肢。进行这种截肢时，由于损伤的范围大于肉眼所见，所以截肢的平面要高于一般的估计。

4.先天性畸形 先天性畸形的肢体如无功能，而截肢后适合装配义肢并可改善肢体的功能者，考虑截肢。

二、术前评估和手术方案的选择

（一）截肢平面的评估

准确的截肢平面选择至关重要。在尽可能减少死亡率和提高截肢一期愈合的同时，还必须考虑截肢残端对康复条件的影响。膝上截肢一般可以保证伤口的愈合，但是患者可能失去或减少康复和行动的能力；一个供血不足的残端可能需要较长时间的愈合，甚至面临第二次截肢。理想的平面是在保证伤口愈合的最远端。

截肢平面对患者的术后康复、活动能力、生活质量、心理甚至预期寿命有重要影响。当患者使用假肢自行活动时，膝下截肢比正常人多耗能量10%～40%，而膝上截肢比正常人多耗能量50%～70%。膝上截肢术后2年，仅26%的病例能康复到有户外活动的能力。

截肢平面的确定基于适当的血供、坏死组织的范围、肿瘤的位置和恶性程度。一般原则是，在去除病灶的前提下，尽可能保留残肢的长度。对严重创伤的肢体，应尽量保留活组织和残端的长度；对恶性肿瘤，截肢平面最好上一个关节为宜；双下肢截肢时，应尽可能行膝下截肢；儿童先天发育异常的截肢，要考虑到骨骼的继续生长。对周围血管疾病的截肢平面的选择，有许多检测方法被用以客观地评估患肢的血供水平，但是还没有一项是可成为绝对标准。常用的方法：①临床判断；②多普勒动脉节段测压；③荧光染色法血流检测；④激光血流检测；⑤光电血流容积描计测量皮肤灌注压；⑥放射性核素血流灌注压及供血测量；⑦经皮氧分压和二氧化碳分压测定；⑧皮肤温度测定。

1.临床判断和经验性的截肢平面判断 有资料表明，经验性的判断在80%膝下截肢和90%膝上截肢手术中是成功的，但是在踝关节以下的截肢中只有40%的成功率。虽然截肢平面的上一个

关节能扪及动脉搏动（如膝下截肢者能扪及腘动脉搏动）是预后较好的提示，但是未扪及搏动并不一定导致截肢的失败。根据皮肤温度、动脉造影结果和术中皮肤边缘出血情况判断常低估截肢平面。临床体征中提示肢体缺血严重的体征，是继发性的下肢缺血性红斑和坏疽，如果从此处截肢必导致失败。一般来说，当临床和仪器检查结果相矛盾时，应选择后者的结果进行判断；当临床结果可疑时，年轻患者可选择较低的位置截肢，而年老者的截肢平面相对较高。

2.节段性动脉多普勒动脉测压 此项检查在判断膝上和膝下截肢较准确，但是对踝、足部截肢和截趾的平面判断准确性较差。这种情况常发生在糖尿病肢体中，由于患肢广泛的动脉硬化，测出的结果较实际的动脉压高。检查的准确性较差的原因还在于它不是直接测量皮肤灌注情况。一般认为，远端主干动脉多普勒未发现血流时，远端截肢的愈合率较差。但是，如果踝关节血压低于8kPa（60mmHg）时，就考虑实施膝关节以上截肢是错误的，因为单纯的节段血压并不能反映侧支循环的状况。足趾动脉压力测定比踝肱指数更能预测截肢的成败，因为趾动脉较少发生动脉中层钙化。

3.荧光染色剂检查 原理是利用荧光染色剂经静脉注射后，分布于肢体皮肤，其分布的多少和皮肤血流灌注量相关。这种检查适用于各种不同的截肢平面，在膝关节平面准确率达到93%，在踝关节平面达到80%，该项检查的准确率是多普勒测压的2倍。然而，当出现坏疽或感染时，检查的可靠性下降。

4.激光多普勒血流测量仪 原理是当光照射于肢体上时，静止的组织和活动的红细胞对光反射，根据多普勒效应可以测出红细胞的速度和血流量；由于可见光的穿透距离为1mm，所以此项检查能很好地反映出皮肤血流灌注的情况。在常温静止情况下，缺血肢体和正常的肢体的测量结果相近，但是当激光探头把皮肤加热到44℃时，可立即辨别出缺血肢体。在没有血流的地方截肢是不明智的。此项检查的准确性不及经皮氧分压测定。

5.光电皮肤血流灌注压测定 光电测量的是毛细血管的血流，测量的方法是，先于皮肤外通过袖带加压，阻断血流，然后，以光电容积描记的

红外线测量压力，减少皮肤由苍白转红时的末梢动脉压力。对于截肢平面的皮肤，不应低于2.67kPa（20mmHg），此项检查的准确率达到80%。

6. 放射性核素皮肤血流灌注压和放射性核素皮肤血流量测定 前者的测量方法是静脉注入放射性的碘或氙，然后计算放射性物质在皮肤和肌肉中的清除率；当肢体外的压力能成功阻止放射性碘的灌注时，这个压力为灌注压。后者的测量方法较为复杂，采用γ闪烁照相机测量放射性核素在下肢中的清除率；这项检查由于对设备的要求较高，而且耗时，故逐渐被淘汰。

7. 经皮氧分压测定 较早被应用于临床。多数临床研究提示，氧分压的测定对截肢面伤口的愈合有较好预测力。氧分压为零的皮肤术后愈合能力欠佳，而氧分压超过5.87kPa（40mmHg）时，提示截肢平面的预后良好。这项检查与动脉的实际灌注压密切相关，特别是在组织缺血的情况下。

8. 皮肤温度测定 用红外线温度测量计对皮肤测量发现，皮温和肢体供血密切相关。直接测量皮肤温度对截肢平面的判断敏感度为94%。

9. 影像学检查 动脉DSA造影、CTA和MRA动脉成像主要是用于评估血管重建的可能，也是评估截肢平面的强有力的依据。

（二）其他因素对手术方案选择的影响

1. 患者活动能力的评判 手术者必须评估患者的康复能力和活动能力。无法下床或丧失活动能力的患者，如脑卒中或痴呆者，行膝下截肢可能导致膝关节挛缩和残端溃疡，最终不得不采取更高平面的截肢。

2. 关节畸形 事前就存在的关节畸形，如膝关节或髋关节屈曲挛缩，本身恢复行走的能力就有限。在这种情况下，一般建议行经股骨截肢。严重的关节炎是膝下截肢的相对禁忌证。全膝关节置换术失败后，建议行膝上截肢。

3. 有骨科手术史 确定截肢手术后，医师必须询问患者是否有骨科手术病史，并仔细检查肢体的瘢痕，以确定过去手术的方式。髋关节或股骨手术后可能遗留移植物，这种移植物不能被常规的锯子所截断。摄片可以获得详细的资料。如果有髓内钉，最好于截肢手术前于髋关节另做切

口取出。长柄的髋关节植入物或全膝关节置换后，必须准备特殊的锯子离断。

4. 骨髓炎 骨骼感染对抗生素不敏感而外科治疗失败时，必须截肢。截肢的平面要高于感染的范围。如果指（趾）感染，行放射状截肢；如果是胫骨或腓骨的骨髓炎，则行膝关节离断；如果膝关节或股骨感染时，经股骨截肢。如果截肢的部位十分接近感染灶，最好把骨切缘送培养和药物敏感试验检查。

5. 软组织感染 糖尿病足常造成足前部的感染和溃疡。处理这类患者时，必须使用广谱抗生素，同时测量局部的患肢的供血状况。如果出现败血症，应采用开放截肢术，敞开创口，充分引流，待到局部的感染控制后，再决定二期愈合还是行膝下截肢。

6. 神经病变性溃疡 除了血管疾患，周围神经病变也能导致足部溃疡。如果尽早治疗，采用神经松解；改变足部的压力分布；给予患者健康教育；妥善护理，多能避免截肢。截肢平面最好在有感觉的部位，否则仅仅足趾或足前部截肢，术后常复发溃疡。

7. 糖尿病或肾衰竭 如果有这两种代谢性疾病，伤口的愈合常不良。有的学者甚至建议，如果糖尿病伴有足部的坏疽最好首选膝下截肢。

8. 创伤或挤压综合征 当同时有大范围骨骼、神经和肌肉破坏时，必须急诊截肢。如果小腿累及，可行膝关节离断。如果膝关节也破坏，只好采用股骨截肢。

9. 末梢组织濒临坏死，血管无法重建 这种情况的患者常有严重静息痛，可能还伴有足部的溃疡，痛苦不堪。80%～85%的患者采用膝下截肢后伤口能愈合。

10. 转流失败后 为了防止截肢，总是首先行介入治疗/血管移植旁路转流。如果介入/手术失败，可行膝下/膝上截肢。有时介入/手术尽管不能避免截肢，但可能降低截肢平面，截肢平面愈合取决于转流的成功与否。

三、截肢手术的一般原则和技术

准确的外科操作是截肢伤口愈合的保证。

1. 止血带 除了截肢平面尚未最后确定外，一般可在空气止血带控制下行截肢手术。上肢的

止血带位于胸大肌的止点，下肢的止血带位于股长收肌的起点。止血带固定好后，先以驱血带驱血，然后给止血带充气。恶性肿瘤或者感染肢体不宜用驱血带。止血带的上肢压力为 21.3～24kPa（160～180mmHg），下肢压力为 34.7～40kPa（260～300mmHg）。

2. 皮瓣的设计 截肢的残端要有良好的皮肤覆盖。一般的皮肤切口呈弧形，常用前后等长的皮瓣或者后长、前短的皮瓣。以前对残端的瘢痕愈合的部位比较重视，现在全接触式的套筒式义肢出现，对瘢痕部位的要求已不过于严格。但是残端的皮肤必须张力小、可以活动、有感觉，而且不能和骨残端粘连。

3. 筋膜 是缝合残端、覆盖骨组织的重要组织，愈合后可以防止皮肤和骨残端的粘连而影响皮肤的活动性。它包围周围切断的肌肉，使得肌肉有新的止点。因此，筋膜必须和皮瓣的形状一致，而且不应使其与皮肤分离。

4. 肌肉 应在截骨平面的远侧，皮瓣近侧 1～2cm 处截断，以便肌肉的断端会缩至截肢平面。

5. 肌腱 原则上宜在肌腹与肌腱交界处切断，其断端不必与对侧的肌腱断端缝合。

6. 神经 在适当的张力下，把小神经锐性离断，使神经自行回缩至骨端上，这可以避免将神经瘤置于压力下，产生疼痛。但是，离断神经时过于用力地拉扯也会导致神经痛和残端痛。较大的神经鞘膜上的血管必须结扎（如坐骨神经），以免术后出血。

7. 血管 大血管游离后用丝线双道结扎，或缝扎。在关闭残端时，应放松止血带，然后结扎所有的出血点。止血不严密会造成残端伤口血肿、术后皮肤脱离或因此产生伤口感染。

8. 骨端 不能太长或太短，过长可致皮瓣的破坏，过短因不能承重而导致假肢不能穿戴。对骨端的成角或凸出应锉成合理的平面，这样的截肢端有平整的外观。对骨膜不能过度剥离，否则会导致骨坏死。

9. 引流 如果不能保证完全止血，应用负压球引流，引流时间不超过 48 小时；如果渗出不多，可以采用橡皮条引流。关闭切口前，须以生理盐水冲洗截面，以去除血凝块和脱落的组织碎片。

10. 包扎 除了截趾和放射状的截肢，一般手术后均需要对残端进行包扎。包扎可以采用石膏

或成形夹板。有时可用加压包扎，这种方法能减轻水肿，促进伤口的愈合，对残端的形状有塑形作用，有利于术后的康复和假肢的使用。

四、手术中面临的问题

1. 技术原因导致截肢残端愈合不良，影响术后假肢使用 这包括：①膝下截肢中过长的腓骨或胫骨；骨截面未锯成需要的角度；②膝上截肢中过长的股骨；③截肢时留下过多的软组织或肌肉，导致残端在假肢中呈活塞状。在残端的血供充足时，局部的小手术就能纠正。消除残端皮缘"猫耳状成角"；截除过长骨段并将残端锉成合适的角度；灯泡状的残端最好再次手术，切除多余的肌肉和皮瓣使残端成圆柱形。有时，依靠合理的包扎，残端能自行塑形。

2. 如何处理闭塞的转流桥 许多膝上和膝下转流术失败的患者可能面临截肢。是否于截肢时一并取除移植物（主要指人造血管），一直有争议。笔者的体会是，如果移植物感染，可两期手术，先切除移植物，待到感染控制后，行截肢；如肢体组织坏死严重，则一期手术，取出移植物并用碘消毒液充分冲洗转流隧道及创面。如果转流桥未被感染，则手术时可不去除，只是在截肢平面的近端结扎。

3. 截肢时皮肤和肌肉的出血少 患者血管重建手术失利或多普勒超声检查未发现腘动脉、股动脉搏动，如行膝下截肢。但在术中发现皮肤切口的出血较少，或者肌肉对电刀的刺激不敏感，建议放弃经膝下截肢，采用膝上截肢。

4. 后皮瓣的软组织过剩 后皮瓣的软组织必须平整，以期获得一个圆柱状的残端，避免由于过多的组织导致的灯泡状的残端。灯泡状的残端没有任何用处，只会导致假肢不能佩戴。

5. 残端皮缘过剩（猫耳状成角） 理想状态的皮瓣是前后一致。但是有时后皮瓣过长，导致猫耳状成角出现。小的成角一般能自行重整塑形，大的成角必须手术切除。

五、围手术期处理

（1）除创伤和肿瘤外，因周围血管疾患而截

肢者以老年人居多，合并症多，一般情况较差，更应该严密监测生命体征变化，注意防止心、肺和肾功能不全等并发症的发生。

（2）患者取仰卧位，残肢放置于舒适、易于观察和护理的位置，术后抬高下肢48小时。对于高位截肢者，如肩胛带截肢、髋关节离断，应略垫高床脚，并在手术当日避免活动和翻身。

（3）术后24～48小时内，经常观察敷料渗血情况，如果较多，需解开包扎探查残端有无肿胀、积血，皮肤颜色有无改变，如果为量小的渗血，及时更换敷料后加压包扎即可；如果出血较多，宜于手术室拆开缝线，检查出血点。对有引流者，注意保持引流通畅，记录引流液量的性状；引流条一般24～48小时内拔除。

（4）术后1～2天，可以适当给予镇痛、镇静药物；若有幻觉痛，以心理治疗为主。

（5）截肢后的肌力失衡、卧床少动易引起残肢的关节屈曲、挛缩或关节的外展畸形。术后可以采用夹板固定、皮肤牵引，使关节伸直，保持各关节的功能位。勿在两腿间或膝下垫枕；坐或卧时，勿使残肢跷起，勿将残肢垂放置床沿下。为防止髋关节或臀部的挛缩，每天俯卧1小时，坐时注意骨盆水平位。

六、术后并发症

（一）早期并发症

早期的并发症指发生于术后3～4周内的并发症，如感染、坏疽或伤口愈合不良。不少与截肢平面过低有关，患者的营养状态不良或医疗条件不佳也会使之恶化。虽然截肢平面越低残疾程度越低，但是过低的平面也会带来较多的并发症。一旦出现这些并发症，医师需要决定是否重新手术或局部清创。

1. 过度疼痛 大多数截肢后疼痛的时间是术后1周内，而且一般能忍受。但是，如果过度疼痛，多由肌肉缺血或肌肉坏死引起，一般都需要做更高平面的截肢。

2. 感染 截肢术后感染率为12%～28%。术后残端感染，应充分引流，而且一般需做更高平面的截肢。防止伤口的血肿形成是预防感染的重要措施，而且血肿也是造成皮瓣不愈合的原因，

术后置引流可减少血肿的出现。预防性抗生素应用一般采用覆盖需氧菌和厌氧菌的广谱抗生素，于手术开始时使用。截肢前就有严重感染的患者，应采用全身营养支持、抗生素、开放截肢并充分引流，或行较高平面的截肢。

3. 伤口不愈合 截肢的不愈合率为3%～28%。伤口不愈合由以下原因造成：①平面选择不当，血供不足；②手术操作不当，损伤皮肤；③残端的血肿或继发感染；④同时罹患代谢性疾病等。

4. 关节屈曲挛缩 膝关节或髋关节的术后屈曲挛缩并不少见。术后未注意正确护理者易发生这种情况。应避免在大腿或小腿下垫枕，否则容易使关节处于屈曲状态。硬质的石膏包扎有利于减少关节的屈曲。膝关节挛缩屈曲超过15°，髋关节超过10°时，患者佩戴假肢有困难。

5. 肌肉的固定 如果手术时留下的肌肉过少，导致骨断端突出，残端破坏。另一种后果是残端的控制出现障碍，可能是因为屈肌群和伸肌群力量的不平衡。这种情况常见于经股骨截肢，由于内收肌群不足，导致大腿残端偏于外展。结果是外侧的皮肤佩戴假肢后出现胖胀体。经股骨的截肢术特别强调大收肌的生物力学作用，保留足够的大收肌能保证股骨的稳定。手术时，如果切除远侧1/3的大收肌，将导致该肌肉70%活动力的丧失。在膝下截肢术中，将腓肠肌肌腱固定于胫骨骨膜上，能减少因为穿戴假肢而出现的腘窝畸形。

6. 疼痛 肢体截肢后常出现幻肢痛。患者感觉截去的肢体仍然存在，而且局部不断出现灼痛、刀割样或持续疼痛。幻肢痛的特点：①伤口愈合后，肢体的疼痛仍存在；②疼痛从一个触发点扩散至正常组织；③多见于在截肢前经历较长时间静息痛的患者，而且疼痛的性质和部位都极其相像；④持续性的疼痛，夜间较为严重，与体位和活动无关。有学者认为，幻肢痛的发生可能与个人的心理因素有关，年轻人中出现幻肢痛的概率要远高于老年人。严重幻肢痛的治疗较为困难，包括药物、局部麻醉药注射和手术治疗并不肯定有效。早期行封闭或交感神经切除可能有效。

（二）晚期并发症

1. 残端水肿 由于残端与假肢的接触面压力

不均衡，血液循环受阻所导致的水肿。造成的原因与手术的创伤无关，主要是由于假肢不配合或过于肥胖，致使淋巴和静脉水肿。皮肤疣状增生，下肢残端表现出树皮瘤样的形状。改善这种状况最好是更换假肢，改变假肢和残端的接触面。

2. 灯泡状残端　使得假肢的佩戴出现压力不均匀，导致伤口的破坏。一般需要二次手术治疗，切除残端，修整至圆柱形。这种残端多是皮瓣设计不当，导致皮瓣中肌肉残留过多。

3. 胼胝形成　膝盖和大腿的周长上出现胼胝状的硬茧，多是长时间佩戴假肢引起，特别是假肢接触到骨残端的隆起者。皮瓣设计时，软组织过少是主要原因，特别是位于胫骨结节和耻骨支的组织。另外，使用假肢造成的皮肤囊肿形成，多出现在毛发较多的大腿后部和腹股沟处。如果调整假肢的佩戴不能解决，最好手术切除。

4. 神经瘤　神经瘤的产生，一般是无法防止的，因为这本身是神经的愈合过程。但是如果神经的残端正好置于压力下，而未被软组织包埋，患者可能会发生持续的疼痛。这种疼痛不能被药物治疗所缓解。为避免神经瘤疼痛，在截肢时，注意要将神经断端高于骨残端；避免过度牵拉神经；神经束中出血，应仔细单独结扎，避免连同神经组织的大块结扎。

5. 骨质疏松　是因骨残端的失用造成。骨质疏松一般无症状，但是容易造成骨折。

第二节　下肢截肢

尽管因血管病而截肢仍占下肢截肢病例的大多数，但由于血管外科技术的快速发展尤其是血管介入技术的广泛应用，下肢截肢的状况近年来有了令人欣喜的变化。据美国住院病例抽样调查和纽约州住院和门诊手术数据库统计，40岁以上每10万人口，高位截肢率下降了38%。德国明斯特大学报道，统计全德国2005年至2009年住院患者资料，周围血管病病例增加了20.7%；而高位截肢率从4.6%下降到了3.5%。

下肢截肢的总原则：①除去疼痛、切除已感染或坏死的组织；②选择合适的截肢平面，既能保证伤口的一期愈合，又能为术后功能康复提供最为有利的条件；③塑造一个合适的假肢残端，使之能利于假肢的使用；④术后早期康复治疗。

血管外科临床常见的下肢截肢主要有截趾［一个和（或）多个］、前半足截除、膝下截肢和膝上截肢。

一、经近侧趾骨截肢术或跖趾关节离断

这是最常见的截肢术之一。末梢的干性坏疽可等坏死足趾自行脱落，上皮会在无感染的干性坏疽组织下愈合。但这要求患者的神志清楚，有能力自己观察伤口的愈合过程。如果能行血管重建，则这种自行截趾能更好地愈合；假如是湿性坏疽，已经感染或即将感染时，应当立即截除患趾。反指征为：①蜂窝织炎超过截趾面的近端；②足前部或足掌间隙感染；③截趾平面供血不足；④感染或慢性骨髓炎累及跖趾关节或跖骨头。

预后的估计：能扪及足背或胫后动脉搏动，98%的病例伤口能一期愈合。

手术方法：近侧趾骨截趾可采用网球拍状切口，第1、5足趾的切口延长部分（球拍柄部）须斜向中线，但第2、3、4趾骨截趾应与该趾骨的跖骨方向一致，球拍柄部止于趾蹼近侧2.5cm处；沿皮瓣切开，切断趾长伸肌腱、趾长屈肌腱；在足趾过伸位剥离趾骨跖侧皮瓣，用细齿片锯将趾骨锯断，修整或挫平锐边，如是跖趾关节离断，应将跖骨的关节软骨面切除，止血后皮瓣翻折于背侧缝合。

评价：优点在于切除的组织最少，对站立姿势和行走步态一般无影响。当第1足趾或所有的足趾切除后，快速行走时可能出现站立不稳。

二、经跖骨截除足前部

此术式适合于坏疽或感染累及几个足趾，以及感染超过足趾蹼的病例。反指征：感染累及足中部；足掌间隙感染；足底皮肤感染或缺血。

手术方法：选择跖侧长、背侧短的皮瓣，足背的切口从内侧到外侧应呈弧形，略比骨的横截面长。然后，切除背侧的肌腱和肌肉（趾长伸肌和趾短伸肌）。在与跖趾关节平行线上，自跖骨内侧和背侧切断跖骨骨膜，并向远侧剥离，而后横行锯离断跖骨，骨挫削平骨残端。第5跖骨的

截骨面应较其他跖骨稍靠近跖趾关节，并在第5跖骨骨端外侧做一楔形切除。沿跖侧切开趾腱膜，并向近侧剥离，显露和切断各个趾长屈肌腱，最后切断趾短屈肌腱。电刀止血，伤口冲洗。仔细修剪多余皮瓣，力求对合严密，且无张力，缝合皮肤时，一般采用垂直褥式缝合。术后残端包扎，置于垫软枕的石膏夹板中，以防止水肿形成和无意中的损伤。残端7～10天后可以承重，缝线2周后拆除。如果怀疑残端感染以致伤口愈合不良，应敞开引流，待伤口清洁后植皮，或者依靠伤口自身的收缩愈合。

评价：优点是一个成功的经前足截肢能保留较多的行走功能，伤残程度也较轻，可避免因为近端截足所带来的马蹄足或马蹄足内翻畸形。主要的缺点在于有可能因为缺血、感染、残端皮肤受损或伤口血肿，导致更高平面的截肢。因此，需要在术前正确评估伤口的愈合能力。一般无需特殊的义肢。有时为了防止足背过于弯曲，可以对鞋做改进，即在鞋中轴前半部分装入钢杆，这能产生一个类似足趾的缓冲力。为防止残端的磨损，可采用有机泡沫或织物填塞前足所留下的空缺位。

三、膝下截肢

这是最常见的截肢部位。膝下截肢平面一般选择小腿中上1/3，即胫骨结节下15cm以内，但距胫骨结节不能小于5cm，必须保留髌韧带的止点，维持关节的弯曲功能，以利于术后功能的康复。对膝关节弯曲挛缩超过15°以上，不能行膝下截肢，这是因为残端无法适合假肢，而且极易出现压疮。这种情况常见于脑卒中、痴呆和长时间静息痛患者。估计术后长期卧床的患者也不建议行膝下截肢，以避免压疮和关节的失用性挛缩。

皮瓣设计时要考虑感染、有无瘢痕组织、是否存在缺血性的皮岛等因素。常见的皮瓣设计有4种：①后侧长，带有腓肠肌和比目鱼肌的肌瓣；②前后等长的皮瓣（鱼嘴形皮瓣）；③内外侧等长的皮瓣；④内侧较长的皮瓣。后两种为非典型皮瓣设计，主要是为了绕开已存在的手术瘢痕或开放性伤口。

后侧长皮瓣是最常用的设计，这是因为理论上供应腓肠肌的血液较小腿前部多。但事实上各种皮瓣愈合率接近。作者的经验是，首选后长皮瓣，当感染、损伤或瘢痕等因素影响时，为保留膝下平面，采取特别设计皮瓣。

手术方法：先在已确定截肢平面的小腿内侧和外侧各画一个点，用丝线经这两点量取小腿截面的周长，取周长的1/3（约为小腿的直径），再一分为三，其中的1/3（直径的1/3）为前皮瓣的长度，在小腿的前方画个点，余2/3为后皮瓣的长度，在小腿的后方画个点，最后以适当的弧度连接这4个点。沿画线切开皮肤和筋膜，将皮瓣向上翻起。先自趾长伸肌和腓骨长短肌之间切断腓神经，随后切断小腿外侧肌群，显露并结扎胫前动静脉，轻轻牵拉胫神经，锐性切断，任其自行回缩至截骨平面上。在距截骨平面2cm处，环行切开腓骨骨膜，剥离骨膜，锯断腓骨，然后自胫骨后外侧分开肌肉，同法切断胫骨。切断小腿后部肌肉和神经，结扎血管，将胫骨下段后部的肌肉低于截骨平面处切断。将胫骨前方骨脊楔形凿去，以利于残端塑形。留置引流后，缝合皮瓣。

硬质的包扎，如石膏夹板能减少水肿、加速愈合、防止意外损伤，而且固定的硬质包扎能防止关节挛缩。

四、膝上截肢

膝上截肢多由于感染、坏疽或缺血，使膝关节远侧肢体不能保留。膝上截肢需保证残肢有一定的长度，以利于造成一个有力的杠杆臂，用来控制假肢。但也不是残肢的平面越低越好，还需考虑为人工关节保留一定的空间，使之和健侧的关节处于同一平面。

笔者的体会是，在血管外科临床膝上截肢的平面已足够保证伤口愈合，髋关节离断术是不需要的。但在个别情况，如感染或坏疽已非常接近甚至超过截肢平面；血管闭塞平面高（主、髂段闭塞）下肢严重供血不足等，还是应考虑行髋关节离断术，膝上截肢伤口不愈合、继发感染的后果常是灾难性的。

膝上截肢根据残肢长度大致分为3种，即髁上截肢、大腿中部和高位大腿截肢。保留的股骨越长，保留的功能越多，适合假肢的潜力越大。长的残端不仅提供行走时较长的力臂，能量消耗少，而且提供端坐时的平衡，使患者的久坐能力更好。经大腿中段或中下 1/3 截肢术残肢的长度合适，伤口愈合容易，装配和使用假肢均较方便，在临床上常被采用。

手术常取前后等长皮瓣。沿画线切开皮肤和筋膜，在股管的内侧切开缝匠肌，离断隐神经，结扎离断股动静脉，并于内收肌、股二头肌和股四头肌的间隙内处理股深动静脉。对大腿前内侧的肌肉应自其筋膜回缩处的稍下方斜向切断，后外侧的肌肉则横断。锐性切除坐骨神经后，剥离骨膜，锯断股骨，挫平骨端的锐利边缘。仔细止血、放置引流、缝合创口。

下肢截肢后有相当部分的患者大部分时间是扶拐或坐轮椅，不断更新改进的义肢，包括仿生学设计；强而轻质的新型材料等能提供更大的功能康复潜力。康复的潜力还取决于患者的营养状况、伴随疾病、残肢长度和活动能力，以及是否进行训练等。

第三节　上肢截肢

上肢截肢 90% 是由于动脉创伤所致，如上肢肿瘤、动脉粥样硬化性闭塞。先天性疾病及医源性损伤占 10%。上肢截肢约占总截肢的 15%，患者年龄比较轻。

一、上肢截肢的基本要求

上肢截肢后的康复要求，无论外形还是功能，远比下肢截肢高。术前应认真评估创伤、肿瘤或者缺血所需要的治疗方式；评估伤员的综合情况，包括年龄、性别、职业、习惯，以及对功能和美观的要求，这更多地取决于伤员的文化背景，在一些地区，患者宁可接受功能障碍，也不愿肢体丧失；评估手术的客观条件，包括医疗机构和医师本身的技术水平和经验。

首先考虑是否有血管重建和断肢再植的可能；其次是选择何种方式关闭伤口、截肢的平面。考虑关闭伤口的方式，应力求从简单到复杂的原则。先准备直接、简单的缝合，如果不行，则考虑植皮（局部或远处植皮），最后才考虑肌瓣移植。截肢时，需要重视的问题是残肢长度、骨骼、肌肉肌腱、神经血管的处理及皮肤的覆盖。

1. 长度　保留尽可能的长度是上肢截肢的原则，但还需考虑假肢的设计和佩戴方式。

2. 骨骼的处理　骨骼的凸起和不规则处应平整，防止影响美观或导致假肢佩戴不适。这种不平整多由于损伤后清创不够，导致骨残片残留或者平面设计有误。

3. 血管的处理　骨骼清创后，应妥善处理血管，仔细止血。

4. 肌腱的处理　由于手的伸肌腱和屈肌腱的精确平衡，很难用肌固定术（缝合肌腱于骨骼上）或肌腱成形术（同一平面的伸肌腱和屈肌腱吻合）取得功能恢复。在指或手掌的损伤中，不能采用这种方法。但是近端的截肢采用肌腱的重新整形后，通过合理的训练，则能取得较好的效果。

5. 神经　防止上肢的神经瘤是困难的，已经尝试了许多方法，但没有一个能取得完全成功。远端离断、近端离断、化学切除、神经修复或吻合于另一神经断端等方法，只能取得部分的效果。神经离断后的再生过程会产生神经瘤，所以目的不是制止神经瘤的产生，而是防止疼痛和感觉丧失。一般应将神经的断端远离截肢平面或瘢痕。

6. 软组织的覆盖　按截肢术的一般原则，如果伤口不能被覆盖，则截肢平面必须上升，但植皮术改变了这个原则。只要受植创面健康，移植皮肤就能成功。但是必须注意某些部位的截肢植皮是不耐久的。局部的皮瓣移植或带蒂皮瓣移植也是常用的有效方法。

二、手　术　方　式

手术方式包括下列各种方法。

1. 指尖截除　远端截指常见的原因是机械损伤（如挤压），许多医师也尝试过断指尖再接，但是多因血管重建困难而失败。

如果远端指骨的近侧未被累及，指深屈肌腱和伸肌腱的止点没损伤，那么保留这段指骨的长度，意味着保留了一定的功能；如果近侧指骨已被累及，最好做指间关节离断；如果 50% 的甲床仍存在，可以修复并保留指甲的外形和功能。

远端的指骨以咬骨钳咬除至能被皮肤覆盖。如果皮肤覆盖后的缺口小于1cm，可以留待二期愈合；另一种覆盖伤口的方法是植皮，但是植皮常导致感觉丧失。二期处理的好处在于，瘢痕的缩小使皮肤的感觉空白区会减小。

截指的皮瓣设计较多，如果需要植皮，皮源可以来自掌尺侧、前臂肘关节和腹股沟等处的皮肤。一般很少行带蒂皮瓣移植，从手术难度、手术的成功率和术后的功能恢复来说，都是不可取的。

2. 截指术 截指术根据其平面来分类。截指面在近端指骨的中线以远时，通常能保留部分功能。手术时先切开皮肤，咬骨钳去除指远端，切除肌腱。处理神经时需小心，过多的牵拉，可能于切除前就使神经失功能；过轻的张力可能致使神经断端落于截指面上，造成术后的神经痛。只要有足够的指段留下，患者可以佩戴假肢，保持一定的外表美观并保留部分功能。但是许多患者觉得残余指无用，因为握拳不能紧密对合，常漏出掌中所握的东西，因此要求二次手术切除残端。放射状截指在美观上的效果可为患者接收。不足之处是术后手掌的面积会缩小20%～25%，可能会影响握拳，而且手术后的水肿、疼痛和僵硬较截指术明显。

3. 拇指截除术 拇指的功能约占手功能的40%，所以必须重视拇指的保留。尽可能再植断指。但是严重的挤压伤时仍不免截指。为了恢复拇指的部分功能，可考虑行骨整形术、足趾移植术、骨延长术等。

4. 手、腕截肢术 保留断掌的好处在于保存关节的屈伸和感觉功能，如果患者需要残肢还能成为一个独立的功能单位，就选择腕关节离断，以适合安置钩状的假肢。行腕关节离断术，应切除桡骨和尺骨茎突，这样使得残端更适合假肢，而不会使手腕处的凸起处磨损。桡神经、尺神经和正中神经的处理有一定难度，切断的长度和牵拉的张力都必须合适。尺神经和桡神经的皮支必须尽可能保留，以保证感觉功能的存在。屈肌腱、伸肌腱越过骨残端缝合。

5. 前臂截肢术 前臂截肢术需考虑两点：①保留多少长度才能维持旋前和旋后动作。越近端的截肢，前臂的旋转功能保留就越少。②能否使用假肢。如果截肢面过于靠近肘关节，会影响假肢的功能，所以为了保证有更长的残端，有时必须行皮瓣移植。

截肢时骨组织必须用骨锉平整，伸肌腱、屈肌腱与骨断面吻合。神经切除后应回缩至正常、健康的组织中。有的学者为了使假肢能更好地与残肢配合，而行二期整形，把桡骨和尺骨分开，如同有感觉的镊子状。

6. 肘关节离断、上臂截肢术 前臂有尺、桡两根骨干，可以完成旋转的动作，但是上臂为单轴，肌肉和软组织过厚，旋转较费力，只有保留足够的残肢长度才能维持部分的上臂旋转能力。义肢制作技术的不断进步，基本克服了肘关节离断后装配假肢的困难。肘关节离断后，保留了宽阔的肱骨髁，使义肢的套筒能牢固地固定它。肱骨的旋转动作能传递到义肢。大多数的医师认为，肘关节的离断优于肱骨平面的截肢。

7. 肩关节离断 肩关节离断是复杂和困难的手术，必须仔细留意功能的着力点。值得注意的是，必须避免损失活动的力臂，避免和假肢的不配合。肩关节离断后，应有适合假肢的残端。

第四节 假 肢

一、安装假肢的指征

如患者能用支具或者拐杖独立行走一段距离，他（她）就有可能佩戴假肢。有时假肢的作用仅是作为从轮椅转移到另一个平面的媒介，但仍有必要安装。通过装配假肢，可以最大限度地代偿截除肢体的功能，也能弥补形体上的缺陷。理想的假肢应该轻便、美观、耐用，以及具备近似正常肢体关节活动的功能。

一般于手术后的3～8周进行功能训练。在假肢训练初期，患者会遇到许多困难和挫折，因为患肢近端的肌肉没有经过特殊的训练。所以应在平衡杠和支持物的配合下，进行最初的步态训练。应鼓励患者使用假肢，而不是轮椅。

二、假肢的组成

假肢包括两个部分，一是接受腔（臼窝）内

面的设计，这种设计是使假肢和残端配合；二是假肢的主干部分，包括减震系统或悬挂系统。

1. 足部截肢后的假肢 足部截肢后，一般采用鞋内模拟的足趾（掌）填充物代替。这个填充物安置于 Brucher 鞋或运动鞋的特制凹槽内。运动鞋的足心内置入钢条和碳素杆，增加缓冲力和推动力。保留足跟的截肢者，其假肢的设计是一个跨踝关节的塑料外壳，它能有效地提供关节的运动和足跟的控制，而且假肢的面积较大，能分散压力。

2. 膝下截肢的假肢 传统的假肢设计始于20 世纪 50 年代，至今仍是有效的。它就是称为 patellar-tendon-bearing（PTB）的假肢，能将压力分散至能承受的部位。这种假肢还包括一个踝上的袖套和一个固定的假足。目前的设计有新的改变，即有一个衬里置于残端的上面，能有效地缓冲压力。新的设计甚至有一个自悬挂系统，这个系统的作用在于改变压力的分布，使得血液循环不受影响，而且能够自动拉动假肢的活动。

另一种设计是用一个硅胶的衬里套于小腿上，外面是一个袖套状的外壳。连接于一个轻质的假足。

多轴心的假肢是包括自然关节的假肢。这种假肢能感应背屈和跖屈的动力，并自动调节弯曲度，使患者在不平的地面上也能较自然地行走。

3. 膝上截肢的假肢 新的设计放弃了袖套式的外壳，外壳向上包括耻骨支和坐骨结节，能包容整个臀下肌，以使髋关节固定。内套是一个整合的吸入性自悬挂系统；内壁是衬以温度变形的高分子材料，使大腿能轻易滑入内套，并且与其严密配合。这种假肢包括一个固定带，以使系统悬挂。只要大腿处于行走的自然状态，悬挂系统和严密的内吸引可保证步态的稳定。假肢的支干部分采用轻质的铝、钛或碳素材料，与以前的材料相比，其重量减轻许多，以尽可能减少患者的能量消耗。

（陆　民）

主要参考文献

吴阶平，2006. 黄家驷外科学. 第 7 版. 北京：人民卫生出版社

Amann B，Luedemann C，Ratei R，et al，2009. Autologous bone marrow cell transplantation increases leg perfusion and reduces amputations in patients with advanced critical limb ischemia due to peripheral artery disease. Cell Transplant，18：371-380

Craig P，McGowan，Alena M，et al，2012. Leg stiffness of sprinters using running-specific prostheses. J R Soc Interface，79（73）：1975-1982

Egorova N，Vouyouka AG，Quin J，et al，2010. Analysis of gender-related differences in lower extremity peripheral arterial disease. J Vasc Surg，51（2）：372-378

Egorova NN，Guillerme S，Gelijns A，et al，2010. An analysis of the outcomes of a decade of experience with lower extremity revascularization including limb salvage，lengths of stay，and safety. J Vasc Surg，51（4）：878-885

Feinglass J，Sohn MW，Rodriguez H，et al，2009. Perioperative outcomes and amputation-free survival after lower extremity bypass surgery in California hospitals，1996-1999，with follow-up through 2004. J Vasc Surg，50：776-783

Fosse S，Hartemann-Heurtier A，Jacqueminet S，et al，2009. Incidence and characteristics of lower limb amputations in people with diabetes. Diabet Med，26：391-396

Gutacker N，Neumann A，Santosa F，et al，2010. Amputations in PAD patients：data from the German Federal Statistical Office. Vasc Med，5：9-14

Herr HM，Grabowski AM，2012. Bionic ankle-foot prosthesis normalizes walking gait for persons with leg amputation. Proc Biol Sci，279（1728）：457-464

Malyar N，Fürstenberg T，Wellmann J，et al，2013. Recent trends in morbidity and in-hospital outcomes of in-patients with peripheral arterial disease：a nationwide population-based analysis. Eur Heart J，34（34）：2706-2714

Reed AB，Delvecchio C，Giglia JS，et al，2008. Major lower extremity amputation after multiple revascularizations：was it worth it? Ann Vasc Surg，22：335-340

Rutherford RB，2010. Vascular Surgery. 7th ed. London：Elsevier

Schanzer A，Goodney PP，Li Y，et al，2009. Validation of the PIII CLI risk score for the prediction of amputation-free survival in patients undergoing infrainguinal autogenous vein bypass for critical limb ischemia. J Vasc Surg，50：769-775

Suding PN，Mc Master W，Hansen E，et al，2008. Increased endovascular interventions decrease the rate of lower limb artery bypass operations without an increase in major amputation rate. Ann Vasc Surg，22：195-199

第三十六章　血液透析用血管通路

第一节　概　　论

终末期肾病的发病率和死亡率都很高，绝大多数患者需要终生进行血液透析，这是全社会的巨大经济负担。很多国家都制定了有关血液透析通路的专家共识和临床指南，现在都在强调自体动静脉内瘘的重要作用。自体动静脉内瘘是最优选择，医生的目标是建立一个功能良好而且并发症最少的血液透析通路。因为这些患者经常有潜在并存疾病，应充分重视永久性血液透析通路创建的围手术期并发症的预防和处理。维持功能良好的血液透析通路是一个终生挑战，相关医务人员需要全心全意负责任地提供一个长期的规划。

一、终末期肾病

（一）流行病学

终末期肾病和维持血液透析通路是一个巨大的公共卫生问题。在 2010 年，美国总计有 594 374 例和 116 946 例新发的终末期肾病患者，这比 1980 年增加了 10 倍多，这一趋势将继续下去，预计 2020 年将分别为 784 613 例和 150 772 例。多数终末期肾病患者需要进行血液透析（血液透析患者占 65%，肾移植患者占 30%，腹膜透析患者占 5%）。2010 年美国进行了大约 1.7 万例肾移植，但等待移植的患者数量还在继续增加，并超过了现有器官的数量。事实上，在 2010 年美国有超过 8.7 万患者在等待肾脏移植，等待移植时间的中位数是 1.71 年。肾移植的供需缺口预计将继续扩大。2010 年大多数患者开始进行透析（即第一次透析）时使用导管作为唯一通路 [中心静脉导管置入（CVC）占 81%，自体动静脉内瘘（AVF）占 16%，人工血管动静脉内瘘（AVG）占 3%]，然而最新的数据表明，在前 4 个月内导管的使用量有所减少（CVC 占 53%，AVF 占 17%，AVG 占 3%，

未知占 27%）。

（二）发病率及死亡率

终末期肾病的发病率和死亡率与血液透析通路的维护显著相关。血液透析患者如果不干预治疗，其 1 年的死亡率是 22%。美国的透析结果和实践模式研究（DOPPS）报道，在发病后的前 120 天死亡率最高。大多数的早期死亡主要原因为心血管事件和感染，其他原因包括中心静脉置管和低蛋白血症等。所有终末期肾病患者的平均预期寿命在美国是 5.8 年，而且根据年龄、性别、种族和肾脏替代疗法的不同而有所区别。50～54 岁患者的预期寿命是 6.3 年，80～84 岁患者则是 2.3 年。终末期肾病患者的初始治疗如果是肾移植的话，那么这类患者更有可能多生存 5 年的概率是其他方法治疗患者的 2.3 倍（生存概率：肾移植 74%，血液透析 33%，腹膜透析 33%）。CVC 通路的并发症（感染、脓毒症等）的发生率要超过 AVF 和 AVG 通路。通路操作事件（替换为 AVG 或 AVF 通路，更换、调整或拔除导管）和并发症（感染、脓毒症、祛栓等）发生率中，CVC 患者最高，AVF 患者最低（事件率 25% vs 13%，并发症发生率 77% vs 44%），AVF 患者与 AVG 患者比例相当。

（三）支出

终末期肾病相关的医疗费用是惊人的。美国 2010 年的统计数据提示，尽管终末期肾病患者只占总的医疗保险人口的 1.3%，但它却占总的医疗保险费用的 7.5%（257 亿美元）。医疗保险是美国终末期肾病患者的主要付款人，超过 80% 的患者的费用都是医疗保险支付。2006 年终末期肾病患者的医疗保险开支中血液透析患者支出最高，血液透析患者每例年均 71 889 美元，腹膜透析患者每例年均 53 327 美元，移植患者每例年均 24 951 美元。在这些血液透析患者中，每人每年的开支中那些留置导管的患者最高，留置导管患者

每例年均 77 093 美元，AVG 患者每例年均 71 616 美元，AVF 患者每例年均 53 470 美元。

二、肾替代治疗

血管外科医师主要参与慢性肾脏病（CKD）和终末期肾病患者血液透析通路的建立和维持。然而需要强调的是还有其他肾脏替代疗法。对于大多数患者而言，只要他们是合适的人选，肾脏移植可能是最好的选择。事实上，在几乎每一个结果指标（如寿命、生活质量、住院时间），肾移植均优于血液透析和腹膜透析。腹膜透析也有许多优点，也是一种有吸引力的替代血液透析的治疗方法。腹膜透析可以是一种更灵活的生活方式，但需要一个负责任的患者和（或）家庭。本章的重点是血液透析通路，而这些其他肾脏替代疗法的选择应该与患者和肾科医师认真沟通，特别是那些动静脉资源有限（或耗竭）的患者。

三、临床指南和国家倡议

在过去的 20 年中，关于血液透析通路的建立与维护，美国已经有国家级的临床指南和国家倡议。

（一）美国国家肾脏基金会

最重要的倡议和指南是美国国家肾脏疾病预后质量倡议（KDOQI）的血管通路临床实践建议。透析结果质量倡议初版在 1997 年出版，然后在 2000 年和 2006 年更新，更加重视肾病患者的生命质量改善。KDOQI 的建议是以循证医学为基础方法来制订的，其中包括专家小组对文献的详尽、严谨的审查。所述目标包括增加 AVF 通路的比例，并在通路血栓形成前检测其功能障碍等。KDOQI 的建议包括一系列单独的指南（①永久性血液透析患者的准备工作；②血液透析通路的选择和建立；③ AVF 通路、AVG 通路、血液透析导管插管和输液港导管插管系统；④通路功能障碍的观察、监测和诊断测试；⑤ AVF 通路并发症的治疗；⑥ AVG 通路并发症的治疗；⑦导管和输液港并发症的治疗；⑧临床结局目标），其中涉及通路的建立与维护的各个组成部分，包括通路类

型的选择、通路建立的目标和并发症的处理等。这些指南强调了 AVF 通路优先和尽量避免留置透析导管。专家小组定义了桡动脉 - 头静脉、肱动脉 - 头静脉和肱动脉 - 贵要静脉作为"首选"AVF 通路，并指出 AVG 通路也是可以接受的。最新版本的 KDOQI 指南要求 AVF 通路建立的占比达到 65%，CVC 通路的比例低于 10%。专家小组指出以寿命表分析法，AVF 通路的通畅率应超过 3 年，每例患者每年的血栓形成率低于 0.25 次，感染率低于 1%。同样，AVG 通路的通畅率应超过 2 年，每例患者每年的血栓形成率低于 0.5 次，感染率低于 10%。

（二）美国医疗保险和医疗补助服务中心

美国国家血管通路改善倡议是医疗保险和医疗补助服务（CMS）的中心项目，最初跨越 2003 ～ 2006 年，旨在提高血液透析患者使用 AVF 通路作为主要透析通路的比例。内瘘第一的使命是在所有适当的患者中最大化使用 AVF 通路，尽量减少导管使用，并且避免各种并发症。这些值得称赞的目标是通过终末期肾病网络推广一系列"改变观念"来实现的。内瘘第一观念改变包括以下内容：血管通路的例行质量检查；及时转诊到肾病医师；及早转诊到外科医师进行动静脉内瘘评估和及时建瘘；外科医师根据最佳的结果、提供服务的能力和患者的意愿进行选择；全程恰当的手术方法进行 AVF 通路的评估和建立；AVG 通路患者二次建立 AVF 通路；CVC 通路的患者及时建立 AVF 通路；AVF 瘘管的穿刺训练；及时监测和维护通路以确保其充足的功能；对护理人员和患者的培训教育；结果反馈指导操作实践；改进医院系统以及时发现慢性肾脏疾病并改进 AVF 通路建立方法；支持患者的努力通过自我管理来获得最好的生活质量。最近的一份报道显示，这些努力在美国各地都取得了很大的成功，这反映在 AVF 和 AVG 通路的建立越来越多。2012 年，"内瘘第一"的观念又加上一条"导管最后"。

（三）血管外科学会

血管外科学会召集过一个多学科小组讨论，通过对有关文献进行系统分析，确定血管通路的建立时机、通路类型的选择及通路维护的作用。多学科小组随后制订了七项临床实践指南。类似

KDOQI 和瘘管第一指南，血管外科学会的指南强调尽可能早期转诊到一个通路外科医师，使用自体血管创建内瘘、密切监视和维护通路功能。然而，构成这些建议的系统综述可能存在一定的佐证证据的局限性。在指南中公布的早期转诊和及时检测等有关建议与前述的其他倡议类似。的确，在一些 KDOQI 的指南上有一些阻力或"倒退"，这反映在从"瘘管第一"到"导管最后"的演变，以及聚焦"功能性通路"而不是自体通路。Hiremath 等进行了一项决策分析，审查了指南建议的早期转诊策略，并得出结论认为"等待策略"可能与更长的可以改变生活质量的预期寿命有关。

四、血液透析通路类型的选择

（一）总体考虑

理想的动静脉通路要求有足够的流量能进行有效的透析，良好的长期通畅率，最少的通路相关并发症，以及患者可以接受的美容外观。不幸的是，没有哪一个类型的通路能够满足所有这些要求。一个成熟的 AVF 通路大体上满足这些标准，并可能是最佳的选择，正如之前描述的临床指南和国家倡议所强调的。事实上，美国以外的大多数发达国家已经实现了 KDOQI 的目标。然而，重要的是要强调最终目标是一个并发症最少的功能充足的血液透析通路，不一定是自体通路。

（二）通畅率

改进的通畅率被认为是优先使用 AVF 通路的主要理由。Huber 等对成人上肢 AVF 通路和 AVG 通路的通畅率进行了系统的文献综述（AVF 通路初次通畅率及二次通畅率均优于 AVG 通路，但在 1.5 个月时初次通畅率两者没有显著性差异）。虽然 AVF 通路的初次通畅率和二次通畅率较高，但该结论的基础证据的质量有限，可能包括选择偏见和发表偏见。值得注意的是，报道的 AVF 通路和 AVG 通路的通畅率明显低于 KDOQI 要求的结局指标。Disbrow 等比较了自体静脉适合的 AVF 通路和 AVG 通路透析患者之间的通畅率，认为虽然 AVF 通路的患者在一段较长时间里需要使用隧道导管，但这两种通路的通畅率和再次干预率相当。Schild 等报道，AVF 通路和 AVG 通路的长期

通畅率相当，AVG 通路应该选择那些不适合建立 AVF 通路的患者身上。在一个检验双嘧达莫（潘生丁）作用的多中心随机试验中，AVG 通路 1 年的二次通畅率为 75%，尽管有相当百分比（即 75%）的患者需要再次干预才保持通畅。这些通畅率与 Huber 等在系统综述中报道的那些 AVF 通路相当。

（三）自体通路成熟

AVF 通路建立后需要一个强制性的时间段达到"成熟"或适合透析，根据美国透析结果和实践模式的研究报道，在美国自体通路成熟的平均中位时间是 98 天。在此成熟期间，构成通路的静脉管径扩大、管壁增厚（或"动脉化"），流经通路的血流量增加。KDOQI 指南已将"规则 6"定义为通路成熟和（或）通路适合穿刺插管的标准，包括静脉直径为 6mm、通路流速为 600ml/min 和通路深度为皮肤以下 6mm 内，但很大比例的 AVF 通路不能成熟到适合穿刺插管。Dember 等报道，在透析通路联盟（DAC）的试验 [美国国立卫生研究院（NIH）的一个研究氯吡格雷对早期通畅影响的多中心随机对照试验] 结果是 AVF 通路不成熟率为 62%。Huijbregts 等报道，在荷兰实施增加 AVF 通路比例的指南以后，各医疗中心的 AVF 通路不成熟率从 8% 至 50% 不等。DAC 试验 AVF 通路不成熟率过高，补救治疗的比例相对较低，实施手术的人员较复杂。然而，这是一个主要在大学医疗中心进行的设计良好的随机对照试验。

AVF 通路不能很好地成熟，被认为是该手术的主要缺陷。这种无法"成熟"可能是多因素的，主要与早期血栓形成、静脉扩张失败或无法穿刺置管等有关。DAC 的试验发现，在没有成熟的通路中，大约一半被遗弃了，1/4 被随访但从来没有穿刺，另外 1/4 尝试穿刺插管失败。一些外科医师认为，从 KDOQI 和"内瘘第一"获得更多对 AVF 通路的重视，导致了未成熟率增加的意外后果，提高了促进成熟的补救治疗的数量（和相关成本），延长留置导管的依赖期。美国国立卫生研究院确认了 DAC 试验发现的 AVF 通路未成熟问题，并资助了一项后续研究即血液透析通路成熟研究，以检验血液透析通路成熟的预测因子，包括解剖学、生物学、患者的特定因素和护理过程。Rosas 和 Feldman 进行了一项分析比较 AVF 和 AVG 通路

的透析患者，并发现在有内瘘第一的偏倚的情况下如果 AVF 通路成熟率大于 69%，则两组患者的质量控制的生存寿命（QALYS）只有很小的差异。Xue 等对透析患者进行了相似的决策分析，发现自体通路更受青睐，但观察到的差异比文献中报道的要少；他们的结论是有自体通路创建失败的高风险患者可以选择建立其他种类的血液透析通路。

（四）发病率、死亡率和费用

如前所述，综合考虑维持性血液透析通路的发病率、死亡率和相关费用，强烈倾向创建自体和人工血管动静脉通路，两者均优于隧道透析导管。在感染性并发症方面 AVF 通路优于 AVG 通路，但在其他方面两者则无明显差异。

（五）AVG 通路和导管的作用

尽管强烈重视 AVF 通路，但是 AVG 通路和隧道导管的几个优点仍然值得讨论。AVG 通路有一个更大范围的穿刺部位（取决于通路的创建设计），且比 AVF 通路更容易穿刺。事实上，对通路创建人员偏好的调查报告说，透析护士和技术员更喜欢 AVG 通路（因为容易穿刺插管），而医生们更喜欢 AVF 通路（因为更好的通畅性和较低的并发症率）。AVG 通路的强制成熟期较短（通常为 3～6 周），并且有一些 AVG 通路在植入后可立即穿刺使用。在出现"失败"或血栓的情况下，AVG 比 AVF 通路更方便再次治疗。此外，人工血管有各种长度和设计，供应上不受限制。隧道透析导管的主要优点是插入（和拔除）相对容易，事实上它们可以为长期性通路没有功能的患者提供即时的救命服务。

（六）患者个体化考量

对每例个体患者的目标是建立功能优良的通路，具有良好的长期通畅和极少的并发症。如前所述，大多数患者应该试图创建一个 AVF 通路。然而，在这一复杂的决策过程中，应考虑如下因素从而针对某一特定患者创建最适当的通路，包括年龄、性别、预期寿命、解剖、并存疾病、手术成功的可能性（即自然成熟率、AVG 通路的通畅长期率）、透析的紧迫性、患者的偏好等。在大多数情况下，关于最适当的通路创建的问题可

以归结为患者是否适合创建 AVF 通路和通路手术是否可能成功。Solesky 等进行的通路创建结果的前瞻性序列研究，发现他们的自体通路创建占比能够达到 66% 的国家目标，但在研究期间很大一部分的透析是由透析导管（有 27% 导管置管率）完成的。这一经验使他们得出结论，认为目前的临床路径是有问题的，透析患者仍然严重依赖于透析导管。

（七）自体通路结果预测

已经确定了一些因素可以用来预测 AVF 通路是否会成熟和（或）保持通畅。然而，文献中的报道有些矛盾和（或）不一致。2012 年，史密斯等发表了一份详尽的系统文献综述，他们确定了几个不可改变和可以改变的因素。不可改变因素包括年龄增加、糖尿病、透析前低血压、动脉直径、动脉硬化、静脉直径、静脉扩张性能。可改变的因素包括吸烟、转诊时间、术前超声影像、吻合口设计、吻合技术、流量评估、抗血小板药物、远红外线治疗、穿刺插管时机等。值得注意的是性别、体重指数、通路监护和穿刺插管技术都没有发现是预测自体通路获得成功的因素。

1. 年龄　自体通路失败与年龄的增加有关，特别是桡动脉 - 头静脉的 AVF 通路尤为明显。有学者建议面对老年患者时有可能需要重新评估国家倡议。高龄和预期寿命是通路选择时需要考虑的，因为自体通路的长期通畅可能与老年患者关系不大，特别是强制性成熟期的时间延长的情况下。Vachharajani 等观察了瘘管第一指南在老年人的作用，强调应该重视患者的预期寿命和身体功能状况，考虑到长期后果不佳，高死亡率和离开长期护理院的高出院率，隧道透析导管可能是一些老年患者的合理选择。

2. 糖尿病　也与自体通路失败有关。高龄合并糖尿病存在的患者桡动脉 - 头静脉 AVF 通路失败的概率更高。事实上，这种桡动脉 - 头静脉 AVF 通路的总体成功率有些差强人意，特别是在高龄、糖尿病和女性患者中。为什么糖尿病患者的桡动脉 - 头静脉 AVF 通路成功率低尚不完全清楚，但原因可能与前臂动脉闭塞性疾病的特性有关。有趣的是，糖尿病患者在上臂的 AVF 通路的成功率不受影响。

3. 肥胖　并没有被证明是自体通路衰竭的一个持续的预测因子，除非是在最肥胖的患者中。肥胖的存在明显地影响通路创建的选择和增加术

后并发症的可能性，特别是伤口并发症。无创影像检查会发现肥胖患者有相同数量的机会进行自体通路创建。然而，通常表浅走行的头静脉在肥胖患者的皮下走行有点深，可能需要手术进行浅置或转位。

4. 血管特点　流入动脉和流出静脉的质量肯定与动静脉通路的成功有关。事实上，流入动脉的质量的重要性很可能被低估。动脉直径可能有些变化，但还是应该在一定的范围内的。例如，桡动脉直径小于 2mm 则 AVF 通路的成熟率低。这个发现与桡动脉有关，肱动脉直径基本较粗，即使是在体格较小的女性。桡动脉直径较小及其相关的不良成熟率可能反映了前臂动脉闭塞性疾病的存在及前臂血管不能扩张（不是测量的绝对直径），因为小直径动脉在儿童（没有动脉粥样硬化）患者可以轻易成功成熟。20% 的患者存在高位分叉的肱动脉，AVF 和 AVG 通路的成功率也较低。肱动脉 - 贵要静脉内瘘成功率高于桡动脉 - 贵要静脉内瘘，可能反映血管绝对直径的作用和动脉闭塞性疾病的存在。预测自体通路成功的静脉直径最低标准已经从超过 2.0mm 变化到超过 3.0mm。Mendes 等报道，静脉直径小于 2mm 的桡动脉头静脉通路的成熟率仅 16%。佛罗里达大学使用 3.0mm 作为成人患者静脉直径的最小标准。

5. 患者偏好　最合适的通路创建也应考虑患者偏好。正如已经指出的，医生更喜欢自体通路，因为它的长期结果更好；而透析操作人员更喜欢 AVG 通路，因为容易插管。然而，患者更喜欢前臂表浅通路，更关心的是穿刺插管的方便性、外观及对日常生活的影响，而不是自体通路与 AVG 通路的区别。

6. 决策　问题的关键是如何利用单个的预测因素为个体患者选择最合适的通路类型。这种选择包含了一些可改变的因素（如吸烟、特定部位动脉或静脉的选择、肥胖）和不可改变因素（如年龄、性别、周围血管疾病的存在）。Lok 等已经建立了一个评分系统来预测自体通路成熟。他们确定年龄大于 65 岁（2 分）、周围血管疾病（3 分）、冠状动脉疾病（2.5 分）和白色人种（−3 分）作为重要的预测因子。在他们的模型中，患者被给予3 分作为基线，然后对各种并存的状况进行个体评分。成功成熟率与得分相关：低风险（＜2.0 分），中等风险（2.0 ～ 3.0 分），高风险（3.1 ～ 7.9 分），超高风险（＞ 8.0 分）。最高得分组（得分高于 9

分）的患者的通路失败率为 69%。值得注意的是，70 岁的非洲裔美国妇女（年龄 2 分，种族 0，基线 3 分）与膝上截肢（外周静脉闭塞性疾病 3 分）和冠状动脉疾病（CAD 2.5 分）将有一个 10.5 分的总分数，对应于 31% 的成功成熟率。然而 Lilly 等使用从医疗保险和医疗补助服务中心的数据检查 Lok 等的模型并得出结论，该模型不能完全预测成熟，因为许多"高危"患者仍然能建立成功的自体通路。然而，他们的验证研究受到数据库管理的限制，缺乏通路病史及无法验证一些数据。

Lok 等将他们的评分系统纳入了一项题为"建立恰当通路"的倡议。他们的方法是根据他们的评分系统、并存疾病、先前的通路病史和慢性肾脏疾病所处的阶段等来选择最合适的患者。通过选择最合适的血管来为患者创建并发症最少的最合适的通路。此外，它还有一个多学科小组包括经验丰富的外科医师，可以进行良好的随访并可以适当地再次干预，可以提供全套的通路选择。

Cull 等在这个以患者为中心的最优通路的决策路径中，发现 AVG 的作用得到了进一步明确，并反映了许多已经确定的问题：有利于自体通路成功的临床情景包括患者年龄较轻、血管解剖条件有利（如动脉内径＞ 2.0mm 及静脉内径＞ 3.0mm）、慢性皮肤病、既往通路感染病史、免疫抑制 / 人体免疫缺陷病毒、高凝及以前多次的 AVG 通路失败经历；有利于 AVG 通路实施的临床情景包括迫切需要或目前正在进行血液透析、预期寿命较短、病态肥胖及血管解剖条件不佳等；影响自体通路成熟的因素包括糖尿病（基于桡动脉和尺动脉的通路）、动脉内径＜ 2.0mm、动脉钙化、静脉内径＜ 3.0mm、充血性心力衰竭、患者年龄较大及女性。在 Cull 等的深思熟虑讨论中，笔者强调应该适当权衡透析的紧迫性和自体通路成功成熟的可能性，并以此作为选择自体或假体通路的临床路径的考量。Lacson 等已经开发出一种替代方法，重点放在"导管最后"，包括扩大使用腹膜透析、使用可以早期插管的 AVG、明智地使用自体通路、谨慎使用现有通路并积极随访观察和监视。

五、血液透析通路的建立

血液透析患者的治疗方法与大多数周围动脉

闭塞性疾病患者的治疗方法相似，依靠充足的流入道（动脉）、充足的流出道（静脉）和适当的导管（管道条件较好的静脉或人工血管）。AVF通常是功能性通路的适宜选择，笔者等的经验是，大多数患者都有可能实现这一目标，正如临床路径所描述的那样。另外注意，侵入性的动脉/静脉成像目前包括导管造影和CT造影；由于外周静脉内径不足3mm没有潜力施行AVF通路的患者，可以在手术室麻醉后再次接受超声检查或术中解剖和直视探查该静脉；自体通路的辅助治疗包括动脉流入道/静脉流出道病变的血管腔内治疗和结合人工血管的复合通路的创建。可依靠隧道导管作为"过渡"，直至终末期肾病患者的永久通路适合插管血液透析，对那些失败或不成熟的通路应该采取积极的做法。根据目前临床指南的推荐，尽可能有条件地限制便用导管。但是要注意的是，有时候并不需要按照常规做法来进行，如优先使用非优势侧肢体，优先使用前臂而非上臂，而是要考虑优先选择可确保手术成功的恰当的动脉和静脉搭配组合。

1. 术前评估

（1）早期转诊：KDOQI概述了永久性血液透析患者的术前评估。理想情况下，患者应尽可能首先使用自体通路进行功能性透析，然而现实中很少能做到这样。这个目标要求尽早将患者转诊到通路外科医师那里，并在预定血液透析日期之前及早完成通路创建，因为还要预留出通路成熟时间及必要时二次干预处理的时间，以确保在需要血液透析时这些自体或AVG通路可以及时穿刺插管。因此，KDOQI小组建议，肾小球滤过率低于30ml/（min·1.73m²）（慢性肾脏疾病4期）的患者应接受不同的肾脏替代疗法（即肾移植、血液透析、腹膜透析）。小组还建议，在预期透析开始日期之前至少6个月内进行自体通路创建，AVG通路应提前3～6周创建。但很难预测血液透析的具体开始日期，因此手术创建通路的时间可能不准确。从实际的角度出发，考虑到成熟时间的要求及自体通路的良好的长期通畅性，在预期血液透析开始日期之前，应该尽可能提前完成自体通路创建。与此不同，AVG通路的创建可以延迟一点，因为AVG通路可以很快就能使用，且它的长期通畅率不太理想。

（2）自体血管资源的保护：患者应知情其需要透析的迫切性，并应采取适当的预防措施以保护其血管资源。所有可能适合创建通路的上肢静脉都应保留，同时应避免放置经皮插入CVC（PICC）。据报道，PICC插管可以导致多达7%的患者的中央静脉狭窄或闭塞，锁骨下静脉留置导管的不良事件发生率多达40%。值得注意的是，这些中心静脉的病变有可能妨碍同侧肢体的永久性通路。对住院患者，经常在患者的病床上方张贴标志，建议不要在准备创建通路的肢体上进行采血或穿刺留置静脉导管，并也向PICC团队和重症监护医务人员宣传CVC的并发症。注意在治疗慢性肾功能不全和终末期肾病患者进行下肢血管重建时避免使用上肢的静脉作为桥血管。

（3）病史和体格检查：与任何其他重要的血管外科手术一样，患者应接受完整的病史和详细的体格检查。所有的并存疾病应得到妥善治疗。通路手术通常被不知情的医务人员认为是"次要"或"小"的手术，这种态度是不恰当的。CKD和终末期肾病患者经常有多个活跃的并存疾病，他们开始透析以后的年死亡率是22%。不足为奇的是，与各种通路手术有关的发病率和死亡率也很高。病史应包括先前的通路手术、通路修复手术及相关的并发症，特别注意此前有无中央静脉插管、手臂水肿、手缺血等。体格检查应包括一个全面的脉搏检查与艾伦试验以确定哪支动脉主导手的血液供应，并检查颈部和胸部寻找有无静脉侧支。手术操作应与终末期肾病患者的透析时间安排相协调，如果可能的话，更倾向于在非透析的日子里行手术，因为考虑到两个治疗（即透析、通路创建手术）的后勤组织工作需要协调，还有大多数患者在透析后感觉身体很疲惫。

（4）无创成像：诊断血管的无创成像是观察永久透析通路的主要方法。它也是KDOQI推荐的，很可能代表了目前的标准方法。大量的研究证明，术前无创成像检查促进更多患者接受自体通路手术，尽管它是否也促进更高的自体通路成熟率还不太清楚。Ferring等进行了随机对照试验，并报告说，术前无创成像检查与自体通路的初始失败率较低有关，改善了1年初次辅助通畅率，但1年初次通畅率没有差异。

在临床实践中，无创成像检查包括评价动脉和静脉循环。具体来说，在肱动脉、桡动脉、尺动脉和指动脉中进行压力测量，并记录指动脉之外的所有动脉的相应多普勒波形。艾伦试验重复做，测量桡动脉的直径（在手腕）和肱动脉的直径（在肘前窝）。头静脉和贵要静脉的超声检查从腕部一直到腋部，完整的直径测量类似于腹股沟以下的动脉血管重建术前进行的静脉测量。检查上肢的中央静脉以观察是否存在深静脉血栓，但对胸腔内静脉的检查常受限。显然，静脉直径测量存在变化，主要因为在患者血液透析周期中存在水分状态的差异。

术前无创性静脉成像已被广泛接受，但动脉造影未被广泛采用。笔者等认为，动脉成像同样重要，因为在前臂和流入道（即锁骨下、腋部、上臂）血管和很多解剖变异体中，动脉阻塞性疾病的发病率很高，可能影响通路的选择和成熟率。

2. 通路配置　一般来说，根据病史、体格检查和无创成像的结果就可以初步制订手术计划。选择动脉的标准包括其近端动脉没有明显的血流动力学狭窄和直径大于 2mm；选择静脉的标准包括没有近心端静脉的狭窄、适当的长度和直径大于 3mm。虽然这些标准已被应用于自体通路，它们也同样适合评估 AVG 的患者。

美国血管外科学会报告标准所推荐的通路吻合主要包括前臂自体通路、前臂 AVG 通路；上臂自体通路、上臂 AVG 通路。其中前臂自体通路包括桡动脉后分支 - 头静脉腕部直接通路（鼻烟窝瘘）、桡动脉 - 头静脉腕部通路（Brescia-Cimino-Appel 瘘）、桡动脉 - 头静脉前臂转位通路、肱动脉（或近端桡动脉）- 头静脉前臂环形转位通路、桡动脉 - 贵要静脉前臂转位通路、尺动脉 - 贵要静脉前臂移位转位通路、肱动脉（或近端桡动脉）-贵要静脉前臂环形转位通路、桡动脉肘前窝间置股静脉前臂通路、肱动脉（或近端桡动脉）肘前窝前臂间接环状股静脉通路、桡动脉肘前窝间置大隐静脉前臂通路、肱动脉（或近端桡动脉）肘前窝前臂间置环状大隐静脉通路。前臂 AVG 包括桡动脉 - 肘前窝前臂直形通路、肱动脉（或近端桡动脉）肘前窝前臂袢形通路。上臂自体通路包括肱动脉（或近端桡动脉）- 头静脉直接通路、肱动脉（或近端桡动脉）- 头静脉移位通路、肱动脉（或近端桡动脉）- 贵要静脉移位通路、肱动脉（或近端桡动脉）- 肱静脉移位通路、肱动脉（或近端

桡动脉）- 腋静脉或肱静脉间置股静脉移位通路、肱动脉（或近端桡动脉）- 腋静脉或肱静脉间置大隐静脉移位通路。上臂 AVG 通路包括肱动脉（或近端桡动脉）- 腋静脉或肱静脉直接通路。这个详尽的清单可以归结为自体桡动脉 - 头静脉通路，其他前臂自体通路；自体肱动脉 - 头静脉通路，自体肱动脉 - 贵要静脉，其他上臂自体通路；前臂 AVG，上臂 AVG。值得注意的是，这个清单反映了我们的偏好递减顺序，也符合 KDOQI 指南（首选项：自体桡动脉 - 头静脉，肱动脉 - 头静脉，肱动脉 - 移位的贵要静脉；可接受选项：前臂 AVG 通路，上臂通路）。

（1）桡动脉远端 AVF 通路：腕部桡动脉 - 头静脉的 AVF 通路是最早描述的自体通路，对某些患者来说是一个很好的选择，但并不是所有患者都适合创建这种通路。Jennings 等表明仅有不到 10% 的患者适合创建这种通路。Rooijens 等对桡动脉 - 头静脉的 AVF 通路进行的荟萃分析，结果发现初始失败率为 15%，1 年初次通畅率为 65%，结论是腕部桡动脉 - 头静脉的 AVF 手术的失败率和成功率相当。在另一份报告中，Rooijens 等对血管条件达标的患者进行了自体桡动脉 - 头静脉和 AVG 的随机对照试验，结论是桡动脉 - 头静脉自体通路的通畅率较低，AVG 通畅率也不高。桡动脉 - 头静脉的 AVF 的成功率低于那些基于肱动脉的血液透析通路，并且在女性、糖尿病患者和老年患者中其成功率可能更低，上述三个风险因素于一体的患者结果更为糟糕。这些患者的低成功率可能反映了前臂动脉闭塞性疾病的存在及前臂血管无法扩张增加流量来维持有效透析。事实上，这一发现与其他观察结果一致，即动脉内径在某一阈值以下（小于 1.5～2.0mm）的患者不太可能成功。在腕部建立的桡动脉 - 头静脉自体通路与鼻烟窝处建立的自体通路的通畅率差不多。桡动脉 - 头静脉自体通路吻合的传统方法是端（静脉）侧（动脉）吻合，以减少静脉高压的可能性（侧侧吻合可能增加远端静脉的逆向血流）。

（2）其他前臂 AVF 通路：如前所述，前臂 AVF 通路的创建还可以选择多种其他吻合方式。只要动脉和静脉内径足够大，创建桡动脉 - 贵要静脉通路也是一个合理的选择。事实上，Silva 已经报道了使用前臂移位的静脉创建自体通路有极好的通畅率，甚至优于那些传统上的桡动脉 - 头静脉

通路；而另一些报道说，通畅率优于那些 AVG 通路。尺动脉也可用于自体通路，但文献报道的病例数较少，如果患者尺动脉是手部的主要供血支，则该手术有导致术后手部缺血的风险。在前臂也可用于创建一个桡动脉 - 肘正中静脉通路，创建侧侧吻合则可以保持该静脉血液向贵要静脉和头静脉双向流动。Jennings 等报道了类似技术的优异结果（用近端桡动脉与肘正中静脉进行侧侧吻合，头静脉血液可以逆向流动）。另外，前臂的头静脉或贵要静脉可以转位做成袢形在肘窝与肱动脉进行吻合。这是一个潜在的选择，特别是糖尿病患者有严重的前臂闭塞性疾病，可用静脉长度通常是相当短并且可穿刺插管的位置有限。

（3）上臂 AVF 通路：肱动脉 - 头静脉和肱动脉 - 贵要静脉是传统的或常见的上臂自体通路，与前臂 AVF 通路相比，其通畅率更高。近端桡动脉可替代肘窝肱动脉，并且它基本上可以创建所有相同类型的通路。虽然要综合考虑动脉直径的大小和动脉血液流量，但是以近端桡动脉为基础的通路引起相关肢体远端缺血（通常称为"窃血综合征"）的发病率可能会低于那些基于肱动脉的通路。随机对照研究和荟萃分析表明，自体肱动脉 - 贵要静脉的通路在通畅率和再次介入率方面要优于上臂 AVG 通路。贵要静脉在 AVF 创建中是一个不错的选项，因为其管壁相对较厚、直径较大，并且由于其相对较深的位置而相对较少被穿刺和插管。转位的肱动脉 - 贵要静脉的通路可以一期完成（吻合转位一次手术完成），也可以分两阶段完成（先吻合血管，二期再进行贵要静脉转位）。El Mallah 等报道，在一个小样本的随机试验中，两期法的通畅率优于一期法，但其他回顾性研究的结果却与此相反。两期法具有一个明显的优势，即它可以避免更复杂的手术（和潜在的伤口并发症），因为只有静脉足够成熟或充分扩张该通路并获得足够血流量后可以进行插管术者才会进行转位手术，否则可以不进行二次手术。两期法的贵要静脉成熟率较高。上臂的其他自体通路包括肱动脉 - 肱静脉和肱动脉 - 肘正中静脉。关于肱动脉 - 肱静脉通路的经验是有限的和有争议的。这些肱静脉通常与肱动脉紧密相连，有多个交通支，难以解剖。然而如果患者的肱静脉足够粗或足够匹配，这也是另一个通过转位二期创建自体通路

的选项，它同样有肱动脉 - 贵要静脉穿通支的通路的优点。对那些静脉有点细小并且不需要马上透析的 CKD 患者，肱动脉 - 肘正中静脉穿通支的通路（即 Gracz 术式）可能是一个有吸引力的选项。头静脉或贵要静脉流出道条件较差的患者，可以进行 PTA 扩张到适合于穿刺插管。

（4）AVG 通路：KDOQI 指导方针和其他国家倡议越来越强调自体通路的重要，AVG 通路的数量逐渐减少，尽管它们发挥了重要作用，甚至可能是某些患者更好的选择。过去，桡动脉 - 肘窝静脉（即肘正中静脉、贵要静脉、头静脉）的创建主要在前臂进行，但现在已经很大程度上被肱动脉 - 肘窝静脉取代了，因为肱动脉的直径更大。在临床实践中，如果我们在前臂和上臂已经用尽了各种自体静脉，在肘前窝没有合适的流出道静脉，一般很少建立一个前臂 AVG 通路。可以使用的一段近腋区肱动脉或紧靠肘前窝的肱动脉作为流入道，创建肱动脉 - 腋静脉的上臂 AVG 通路。虽然这两种通路的通畅率差不多，但基于接近腋区的近端肱动脉作为流入道创建的通路的相关缺血的发生率可能较低。制造商声称，各种材质的 AVG 通路的通畅率 [如聚四氟乙烯（PTFE）、肝素结合的聚四氟乙烯] 和新型生物材料 [如牛肠系膜静脉、牛颈动脉] 相差不大。一些制造商声称 AVG 通路术后可以立即穿刺插管，这样可以减少 CVC 的需要和（或）留置时间，具有一些优势。然而，患者还是不愿意让他们的新通路被过早穿刺，因为外科手术本身带给他们的不适仍然还在。

3. 附加进一步成像检查 在无创成像的基础上选择的通路创建方式可以通过进一步的附加成像来得到进一步的确认。我们传统上使用导管进行相应的静脉造影和动脉造影，虽然他们已部分被 CTA 替代。值得注意的是，CTA 和 DSA 技术有些不同，应该与放射科协商，以确保待检查的血管得到充分的成像。选择性进行动脉造影的适应证是患者有外周动脉闭塞性疾病、糖尿病、"复杂"的通路创建、已经多次失败的通路、无创检查结果异常和之前有过通路相关的手部缺血等。静脉造影的适应证包括手臂水肿、广泛静脉侧支显露、心脏起搏器置入术后、多次 CVC 置管、之前多次通路创建和"复杂通路"的重建等。

笔者报道了导管动脉造影和导管静脉造影中

40% 的异常发生率，在临床路径的前瞻性验证实验中，多达半数的病例因此改变了手术计划，主要是因为糖尿病患者的前臂动脉闭塞性疾病发病率较高，以及 CVC、PICC 和心脏起搏器引起中心静脉问题的发病率也很高。碘造影剂有肾毒性，CKD 患者相对禁忌，尽管水化、乙酰半胱氨酸和碳酸氢钠的组合使用可以减少相关的风险。另一种造影剂钆因为存在肾脏系统性纤维化的风险，也是 CKD 患者或终末期肾病的禁忌。同样，在上肢使用二氧化碳作为对比剂也是禁忌的，因为它有进入大脑循环的可能。

4. 减少并发症的策略 至于大多数外科手术，制订适当的术前计划可以减少术后并发症的发生率。应仔细选择动脉和静脉的组合，以促进成熟和确保通畅。在术前评估的无创检查过程中，靶静脉被标记在皮肤上，以尽量减少术中解剖过程，并有可能减少伤口并发症的发生。对复发性感染患者应优先使用自体通路。值得注意的是，有几项研究表明，人体免疫缺陷病毒（HIV）阳性患者创建 AVG 通路以后的感染并发症发生率会增加。肥胖患者，特别是那些贵要静脉转位的肱动脉贵要静脉自体通路的患者出现伤口并发症的风险较高。对肥胖患者的通路创建可以选择的术式包括前臂 AVG 通路、两期的肱动脉 - 贵要静脉自体通路（避免贵要静脉一期转位，等到通路成熟后再进行转位）及直接切除皮下脂肪使静脉表浅化替代换位。对那些既往有通路相关手缺血的患者和那些看上去高危的患者（如高龄、女性、外周动脉闭塞症、糖尿病、粗大导管留置、多次通路手术史）应该进行动脉造影以排除流入动脉的狭窄。在动脉的近端进行动脉吻合可减少手部缺血的发生，这是一种抢先式的处理方法，称为"流入动脉近端化"。在一些血管条件特别差的病例中，我们在术前评估中测量并评估大隐静脉是否可以为通路远端重建血管或自体血管间置手术准备桥血管。最后，避免在中心静脉狭窄或闭塞患者的同侧肢体创建永久性动静脉通路，这是相对禁忌的。值得注意的是，起搏器导线引起的继发性中央静脉狭窄或闭塞是个特别问题，这种情况下常规血管腔内治疗相当棘手。

5. 手术技巧 血液透析通路的一般手术技术与所有血管外科手术操作相同，但有几点值得进一步叙述。第一，麻醉的选择主要基于外科医师和患者的偏好，各种局部麻醉、区域麻醉和全身麻醉都

是可以接受的。有学者指出，区域麻醉可能导致外周静脉和流入动脉的扩张，从而促进自体通路的创建和促进提高通路成熟。第二，术中使用超声有助于识别适合自体通路的外周静脉。第三，术中是否使用抗凝和具体抗凝剂量也依赖外科医师个人习惯。由于尿毒症和止血机制存在缺陷导致的其他凝血异常，终末期患者的出血风险增加，可能对术中血栓形成具有一定的内在保护。对肝素抗凝在通路创建中的作用进行的随机对照试验表明，在提高通畅率方面没有任何益处，但患者出血量却有增加。在临床实践中，笔者等经常使用标准剂量的肝素（即 5000U），这个剂量比其他大多数开放手术、动脉重建手术（即 100U/kg）相对较小。第四，一个小样本的随机对照试验表明，装订吻合相当于或优于传统的缝合吻合，虽然这种吻合技术尚未广泛采用。第五，动静脉吻合口长度与通路相关手缺血的发生无关，当然吻合口长度应足够确保早期通畅。值得注意的是，一旦吻合口长度超过该动脉直径的 75%，流经该通路的流量就不受吻合口长度的影响。这一事实强调，试图减少吻合口的大小是徒劳的，因为缩短直径 3mm 的肱动脉的吻合长度至小于 2.25mm（即 75% 直径）可能导致早期血栓。几种常见的吻合方式见图 36-1 ～图 36-5。

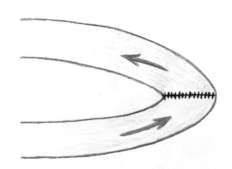

图 36-1 动静脉端端吻合

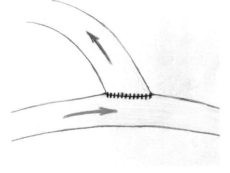

图 36-2 动静脉端侧吻合，保留远端动脉

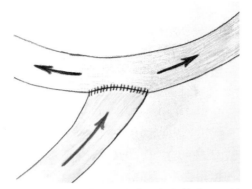

图 36-3 动静脉端侧吻合，保留静脉近远端

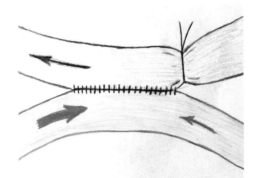

图 36-4 动静脉侧侧吻合，保留远端动脉

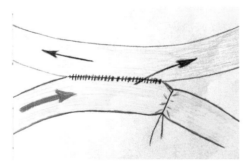

图 36-5 动静脉侧侧吻合，保留近远端静脉

（1）自体桡动脉 - 头静脉通路：在前臂远端的桡动脉和头静脉之间做一个 3cm 的切口。适当游离皮下形成小皮瓣，对头静脉和桡动脉进行解剖分离。游离足够长度的头静脉（约 3cm），可以帮助其容易转位到桡动脉方便吻合。静脉离断，用生理盐水轻柔扩胀，然后远端剖开适当修剪成竹片状。两个无损伤小血管夹分别阻断动脉近远端，使用手术刀和精细血管剪刀在此段动脉当中切开或剖开 7 ～ 8mm。使用 6-0 或 7-0 单丝血管缝合线进行端侧吻合。在完成动静脉吻合后，应当在流出段静脉感觉到震颤，有时候由于动脉和静脉痉挛，不能马上感觉到震颤，有时候需要延迟几

分钟才能感觉到震颤。必要时应采用连续波多普勒超声检查吻合口血流和手部（即尺动脉、掌弓动脉、指动脉）的血流灌注。在整个流出静脉中，应检测到收缩期和舒张期的连续多普勒信号。静脉搏动或静脉出现动脉信号提示流出性梗阻，需要进一步检查如通路造影、双相超声或吻合口修整。所有的通路创建也都应该关注这几点。

（2）自体桡动脉 - 贵要静脉通路：直接在紧邻手腕的桡动脉上方做一个 3cm 的切口。根据术前标记的贵要静脉走行，做从肘前窝到手腕的切口，根据个人习惯可以是一条长切口，也可以做间断的多个小切口。在近手腕处离断静脉，然后用生理盐水进行液压扩张。在前臂的掌侧通过血管钳或专用隧道器向桡动脉方向做皮下隧道，确保静脉在隧道内柔和弯曲行进。静脉应走行在真皮层下方，尤其皮下脂肪层较厚的患者应该注意这一点。除了关闭贵要静脉走行的皮肤切口之外，剩下的手术操作与上述已经描述的自体桡动脉 - 头静脉通路是相同的。

（3）自体肱动脉 - 头静脉通路：肘前窝褶皱附近做一个横切口跨过肱动脉和头静脉（或肘正中静脉）。在做切口时应注意防止静脉的意外损伤，因为它们的位置有可能很表浅。解剖游离足够长度的头静脉（或肘正中静脉），确保可以方便把它转到肱动脉，这一步可能需要适当分离出上方皮瓣和下方皮瓣。前臂深静脉分支（穿通支）与肘正中静脉相连，与头静脉和贵要静脉相通。保留这些分支可能是有益的，可以使吻合口近心端静脉有更多的流出通道。通过切开肱二头肌腱膜可以显露其下方的肱动脉，解剖游离足够长度，以方便放置阻断钳和进行吻合操作。如前面描述的那样离断静脉，用生理盐水轻柔扩胀，然后远端剖开，适当修剪成竹片状。在动脉上用手术刀和剪刀创建一个 7 ～ 10mm 的切口，并使用 6-0 或 7-0 单丝血管缝合线构建动静脉吻合。有时，近端静脉可能被相邻软组织压迫或被邻近的侧支束缚。这个问题通常可以通过解剖更多的远端流出静脉（即静脉的近心端），释放软组织对静脉的压迫而得到解决。

（4）自体肱动脉 - 贵要静脉通路：自体肱动脉 - 贵要静脉通路的一期手术。靠近肘前窝向近端上臂沿贵要静脉走行做一个直切口。开始的切口

范围不要太大，适当限制解剖范围和游离皮瓣的大小，因为静脉相对于皮肤走行很深，而且术前标记并不总是与它的真实位置相对应。贵要静脉与上臂肘正中皮神经相邻，该神经可作为静脉的标志。皮肤切口和其下方的解剖上至腋部、下至肘前窝褶皱。切口可以作为单一连续的一个切口，也可以做几个较短的"跳跃"切口以减少术后伤口并发症。只要有足够的直径和品质，肘中静脉或前臂的贵要静脉都可以作为静脉的一部分用来创建通路。创建通路的贵要静脉应全程游离，细小分支直接结扎、较粗的基底宽的分支用 6-0 或 7-0 单丝血管缝合线进行缝合。将静脉用生理盐水扩张。在上臂远端预定吻合的地方充分游离肱动脉。使用半圆弧形的空心隧道装置沿着皮肤上标记的路线创建一个隧道。隧道创建在肘前窝至腋附近区域的紧贴真皮下的软组织内，以方便未来穿刺插管。隧道器头端尖锐会有助于在所需的层次平面创建通道。吻合方法按前述的肱动脉头静脉通路进行。在取原来贵要静脉的空腔位置里放置一个密闭的负压引流装置，并在肘前窝附近的远端上臂皮肤上单独穿刺引出。在关闭切口时应注意防止压迫贵要静脉或造成贵要静脉扭曲成角。

自体肱动脉 - 贵要静脉通路的二期手术。在肘窝近端做小切口，充分解剖游离贵要静脉和肱动脉。如上所述完成吻合，关闭切口。如果静脉管径扩张到足够可以插管，一般使用 KDOQI 的"规则 6"定义的静脉直径 6mm，即可施行第二阶段的手术操作。沿贵要静脉走行做一个连续切口或一系列的跳跃切口，充分解剖游离贵要静脉。在通路成熟期，贵要静脉除了扩张，还会变长，这样就有条件进行贵要静脉的转位操作了。组成通路流出道的贵要静脉的处理决定于贵要静脉的可用长度和患者的身体习惯。在最理想的通路创建中（即足够长度的静脉，管壁薄），吻合口可以拆开，贵要静脉可以如一期手术描述的那样在上臂沿一个曲线转位。如果静脉长度有限，皮下脂肪组织较厚，可以简单地将静脉浅置。这种情况下，必须妥善处置覆盖贵要静脉的肘前皮神经，包括横断神经、横断再吻合通路。简单地将贵要静脉浅置是次选方案，原因有两点：首先，成熟的贵要静脉依然位于上臂内侧，透析穿刺非常困难和（或）尴尬；其次，如果切口裂开（并显露通路静脉），

就会伤害到位于皮肤下方的通路静脉。在这种情况下，游离皮瓣创造一个皮肤囊袋，让静脉沿囊袋边缘而不是皮肤切口下方走行是明智之举，当然前提条件是静脉有足够的长度。

（5）前臂人工血管袢式动静脉通路：肘前窝横切口，如同创建肱动脉 - 头静脉自体通路所述，将肱动脉和肘正中静脉充分解剖游离。值得注意的是肘正中静脉、贵要静脉、头静脉或深部的穿通支静脉均可用于吻合，术者通常根据这些静脉的大小和质量来选择。另外一点，切口可以选择在肘前窝褶皱远侧 1 ～ 2cm，适当游离一个小皮瓣向上牵引有助于显露血管。在前臂皮肤上绘制 AVG 通路的预定路线，并将移植物放在上面以确认人工血管留有足够的长度。在前臂远端做一个小的直切口。用隧道器沿预定的通路路线通过皮下平面，创建隧道连接肘前窝的切口和远端小切口。6mm 直径的 PTFE 人工血管通过隧道以后，充满生理盐水以确认人工血管连续、通畅、不扭曲。6-0 聚四氟乙烯血管缝合线完成动脉和静脉吻合。

（6）上臂 AVG 通路：肱动脉 - 腋静脉的 AVG 通常创建为一个柔和的弧形或一个袢形，吻合口通常做在肘前窝近端或腋区附近。尽管在腋区附近做吻合的袢形通路可以为有通路相关手缺血风险的患者提供了潜在的优势，这两种创建方式都是可以接受的。肘前窝近端的肱动脉可通过纵向切口显露，类似前文自体肱动脉 - 贵要静脉通路的二期手术所描述的。在腋区肱动脉和腋静脉的显露可以沿着血管的走行方向采用纵向切口。腋区的血管可以通过创建简单的小皮瓣和手持牵引器来显露，这样做的好处是保持切口在腋窝皮肤褶皱以外，并可能减少伤口并发症的发病率。贵要静脉和肱静脉在腋区的汇合存在变异，一般将腋区肉眼可识别的最粗静脉用作流出道静脉。在上臂远端 6 点钟的位置再做一个小切口，可以像创建前臂袢式通路时描述的那样，人工血管通过隧道器所做的隧道走行在上臂偏外侧，这样可以使患者在将来透析时将手臂放在椅子上时体位更舒适。动脉吻合和静脉吻合按先前概述描写的顺序完成。部分阻断钳（如小号的 Satinsky）可有助于静脉吻合，如有助于阻断较长段的静脉而不需要将该段完整游离完全阻断。

6. 术后一般处理 肱动脉 - 贵要静脉自体通路

术后和那些有明显并存疾病的患者，通常需要住院观察；而其他上肢通路则经常在门诊完成，患者不需要住院。住院患者连续监测术肢氧饱和度。通常还需要检查电解质，必要时及时透析。要考虑到通路相关手缺血的风险，应该密切观察患者的伤口和手功能情况。如果肱动脉 - 贵要静脉自体通路术后伤口引流量很小，则术后次日即可拔除密闭负压引流装置（负压球）。所有术后患者登记随访，以确保满意恢复，特别是确保没有手缺血发生。

术后 2 周门诊就诊，然后每月一次门诊随访，直到通路成熟可以穿刺插管。AVG 通路大多在 4 ～ 6 周后相关的水肿和疼痛消失，可以穿刺插管，但也有"可以早期插管"的 AVG 通路可以很早使用。应该交给患者一个描述通路创建方式、血流方向和通路创建日期的详细介绍，并有一个副本交到患者的透析单位。

根据需要，每月体检和应用双功超声对自体通路的患者进行评估。构成自体通路的静脉必须充分扩张，管壁"动脉化"，足够耐受反复穿刺的创伤。如前所述，采用了 KDOQI "规则 6"，即使用 6mm 作为直径标准，以确定通路静脉是否适合进行插管。超声对确定静脉直径很有帮助，虽然超声测量流量不可靠或重现性不强。此外，在插管前对流出静脉壁的完整性进行评估也是不可能的。我们对允许自体通路的插管是非常保守的，与患者和肾科医师的联系也很密切，只有得到血管外科的允许才能使用该通路。重要的是要记住最终的目标是保持通路的长期通畅，早期的短时间延迟开始透析不重要。自体通路的成熟期介于 3 个月和 4 个月之间，这一时间与美国 Rayner 等报道的第一次插管的中位时间（98 天）基本一致，值得一提的是，这些研究人员报道说，在通路创建后 14 天内穿刺插管会导致通路失败概率增加两倍。Lee 等进一步强调了这样做的后果可能导致一个大血肿，需要多次介入治疗和 3 个月内依赖导管透析。

7. 术后促进通路成熟的策略　自体通路如果没有足够成熟，则需要进一步评估，以确定可能的原因及纠正办法。在临床实践中，通常会在术后超早期（2 周）、术后每月的随访中进行一次双功超声检查，其时机取决于患者通路的临床进

展和患者的状况，如对那些不需要立即进行透析的 CKD 患者可以延迟检查。由于某些原因导致通路未成熟需要进一步的影像学检查和介入干预治疗，导致通路不能成熟的常见原因包括流出静脉局部狭窄、流出静脉弥漫性狭窄、流入动脉狭窄、中心静脉狭窄 / 闭塞、副静脉（侧支分流静脉）存在及流出静脉距离皮肤过深（如穿通支分流、肥胖等）。如果流出静脉或中心静脉有问题，通常应该造影检查通路全程，造影插管方向可以逆行也可以顺行，同时观察吻合口周围及头静脉弓。如果怀疑患者的流入动脉有问题，就应该经股动脉插管做一个标准的通路造影，观察从主动脉弓流入到中心静脉回流的整个通路全程。诚然，由于术前无创动脉成像检查，动脉流入问题在临床实践中很少成为早期自体通路失败的原因。与多数其他血管外科问题一样，血管腔内治疗方法已经在很大程度上取代了开放性外科手术，后者主要应用于弥漫性狭窄或难治性病灶。多份报道显示，补救治疗可以改善通路成熟和提高通畅率。Berman 和 Gentile 等表明，二次干预或补救治疗可以促进 10% 的功能性通路得到改善。Lee 等表明，没有二次干预而自然成熟的自体通路有更好的长期通畅率，且未来也不需要过多的干预。

（1）球囊血管成形术促成熟（BAM）：可能代表最积极的促进通路成熟的治疗方法。球囊血管成形术促成熟包括对选择的自体静脉在进行血管吻合之前，在通路创建完成 2、4、6 周后（依次用较大的气球）进行球囊扩张。有研究表明，85% 的静脉最终都可以用于透析，12 个月的次级通畅率也大约在 85%。

（2）通路浅置：通路浅置成功率很高，也是肱动脉 - 贵要静脉通路创建的二期手术方法之一。Bronder 等表明，他们的 7 年 295 个连续案例的经验，结论是通路浅置可以挽救多数被认为"太深"不易插管的自体通路，而且长期通畅率令人满意。他们的方法是沿静脉走行做切口，然后紧贴皮肤去除皮下组织将该静脉浅置。另一些学者则报道使用吸脂法去除皮下组织，从而"抬高"了自体通路直接接近皮肤。

（3）副静脉或分支静脉结扎：结扎副静脉或分支静脉可以促进通路成熟的原理尚不清楚。KDOQI 指南指出"在没有下游流出道静脉狭窄的

情况下，选择性地闭塞主要侧支静脉，可加快通路成熟"，尽管提供的佐证证据有些薄弱。结扎或闭塞副静脉可以通过多种方式完成，包括通过小切口直视下结扎，经皮缝扎和弹簧圈栓塞。

（4）中心静脉狭窄：治疗无症状或轻微症状的中心静脉狭窄仍然有些争议。值得注意的是，Levit 等表明，治疗大于 50% 的无症状狭窄与不治疗相比，可能会加快再狭窄和病变升级。

（5）内科治疗：药物治疗促成熟和改善通畅的问题在自体通路和 AVG 仍然都没有解决。几项小的研究已经证明了各种抗血小板药物的好处，但结果总的来说是模棱两可的。值得注意的是，DAC 表明，氯吡格雷和双嘧达莫（潘生丁）/阿司匹林分别改善了自体和假体通路的初次通畅率，但不增加出血并发症的发生率，尽管没有改善通路的成熟或累积通畅率。同样，华法林可能对通路通畅有适度的影响，但显然有增加出血并发症的风险，必须权衡获益与风险。

8. 术后结果和并发症 许多永久性血液透析通路创建术后并发症也是其他血管外科手术后常见并发症，包括局部的（血栓、感染、创伤）和全身的（心肌缺血、心律失常、脑血管意外）并发症。这些围手术期并发症的预测和处理大多数应该由血管外科医师负责。KDOQI 小组确定了临床结果目标包括自体通路血栓形成发生率每年少于 0.25 次 / 人、通路预期寿命超过 3 年；AVG 血栓形成发生率每年少于 0.5 次 / 人、通路预期寿命超过 2 年。此外，KDOQI 小组指出功能性自体通路感染性并发症的发病率不应超过 1%；功能性 AVG 感染性并发症的发病率不应超过 10%。事实上，如前所述，自体通路良好的通畅率已被用作优先使用的理由。通路相关的并发症还包括通路相关的手缺血、静脉高压和神经病变等。与其他常见的开放血管手术相比，大多数通路手术本身的并发症相对较少，但围手术期并发症的总体发生率还是很高，主要因为患者的潜在并存疾病较多。事实上，依据前瞻性验证算法，围手术期死亡率约为 3%，并发症发生率为 20%，约一半的并发症归因于伤口并发症和治疗通路相关的手缺血，但大多数的伤口并发症可以自限，通常也不会导致通路失败。

9. 随访和监测 监测与修复永久性血液透析通路的作用仍有争议。考虑到通路成熟的自然过程和与通路失败有关的成本，进行常规监测似乎是有道理的。各种检查工具都可以发现严重的狭窄，这些影像学失败的通路注定会在不久的将来真的失败，而进行补救性干预就可以改善通路通畅。但并非所有这些假设都是正确的。KDOQI 专家小组建议有组织有计划的监测，定期评估通路的临床状况和血液透析的充分性。对明显狭窄的通路进行前瞻性监测，并对这些狭窄进行矫正，可提高通路通畅率，降低血栓形成的发生率。也有学者认为，支持通路监视的证据有限。数项随机试验未能证明检测 AVG 的好处。Casey 等的系统综述，一部分纳入了血管外科学会临床实践指南，结论是低质量的证据产生不精确的结果，通路的监视并干预对恢复通路通畅潜在获益。

既然监测有潜在的好处，为改善治疗的结果需要多方面合作，包括专职 / 有经验的血管外科医师、介入肾脏医师、护士、内科主任、多学科团队、终末期肾病协作网络、临床路径专家、通路中心和质量改善计划等。

六、血液透析通路的维护

维护血液透析通路是一个终生的挑战，需要负责任的通路医师和一个长期规划。由于良好的长期通畅率和较少的并发症，应该强调重视自体血管通路创建。尽管主要工作的重点应该是建立一个功能性的血液透析通路，还是要强调尽量减少透析导管的使用。应该前瞻性地保护保留所有潜在的通路资源，包括避免 PICC 插管、锁骨下静脉留置导管和手术取上肢静脉。每个通路都应尽可能长时间地维护保留，一旦出现故障或血栓形成的时候及时给予补救处理。患者应参与自己对通路的护理，并应考虑肾脏替代治疗的各种策略。

第二节 复杂血液透析通路

目前，对透析患者的照护质量有了显著改进，透析患者的预期寿命也有了明显的延长。大多数患者仅靠上肢的各种动静脉通路就能维持足够长的寿命。有一项研究报道，仅 7% 的通路安置在上肢以外的其他部位。对于这些患者来说，生活质量和长期生存状况主要取决于外科医师所创建的动静脉通路的质量。为了应对这一挑战，外科医师必须掌握许多复杂血管通路技术，并且必须知道每一项的优缺点。

与血管通路相关的惊人的发病率及沉重的经济负担等（如 KDOQI 倡议）已促使有关医务人员努力按照循证医学的原则，创建功能良好的通路并最终使通路创建标准化。这些努力促成制订了血管通路的临床实践指南，其中包括对通路选择的顺序，并强调创建 AVF 通路的重要性。然而，有部分循证医学的文献认为当上肢浅静脉资源耗尽的时候，就需要考虑创建复杂的血液透析通路（上肢以外的部位创建的通路），而在下肢和胸壁创建复杂的动静脉通路的文献就更少了，因此，当患者无法在上肢创建动静脉通路时，KDOQI 临床实践指南就没有用处了。

从现有的文献和临床经验中可以明显看出，这些复杂的血液透析通路与上肢的动静脉通路相比，并发症发生率更高，并且处理这些并发症通常也更具挑战性。尽管有学者可能会试图通过简单地放置一条隧道式透析导管来避免复杂的血管通路，但通过导管进行长期透析的诸多并发症是非常明确的。KDOQI 指南建议使用导管透析只是作为 AVF 通路成熟前的一个桥接或者用于寿命极有限的患者。有一个系列研究报道，创建股动脉 - 股静脉 AVG 通路的患者的中位生存时间是 24 个月。因此，复杂性动静脉通路和相关的并发症如果面临巨大挑战，那么安置一个隧道式透析导管通常也是合理的、可取的。

一、一般原则

外科医师在遇到复杂通路的时候，必须详细了解通路创建的完整经过和仔细分析以前失败的原因。从以前的手术记录、肾科医师和透析护士那里通常可以获得有价值的信息。仔细研究血管解剖非常重要，相关的动脉或静脉条件会影响通路创建结果。虽然无创的血管检查有一定的用途，但它对那些已经有多次通路创建史的患者提供的信息可能有限，进一步的检查常需要 CT 造影或导管造影。由于上肢通路可引起远离通路创建部位的静脉的狭窄或闭塞，而且许多患者以前有

CVC，常需要进行静脉造影以排除中心静脉狭窄或闭塞。只有在对该患者的通路创建历史和血管解剖条件有了完整的了解之后，外科医师才能考虑所有的通路创建选项，从而为患者制订一个长期的通路创建策略。

1. 避免复杂的通路 如前所述，下肢、胸壁和其他上肢以外的动静脉通路的手术并发症发生率比较高，而且这些并发症常难以处理。所以，只有在上肢确实无法创建通路的前提条件下，才考虑上述部位的复杂通路创建。即使患者有多次通路创建失败，静脉造影可能会发现一些静脉如成对的肱静脉或三角沟内的头静脉，可以为继续在上肢创建动静脉通路提供良好的静脉流出道。在准备上肢以外的部位创建通路之前，都应该考虑此类选项。如果存在中心静脉狭窄，但上肢血管条件足够通路创建，外科医师应首先考虑中央静脉狭窄的血管成形术和支架植入术，然后再创建上肢通路，而不是首先选择在其他地方创建复杂通路。虽然中心静脉血管成形术 12 个月的初次通畅率仅为 29%，但再次血管成形术单独或联合支架置入治疗比较容易，可将 12 个月的通畅率延长至超过 70%。

2. 复杂通路部位选择 虽然在上肢的通路创建的优先顺序已经有专家共识或临床路径（图 36-6），但复杂通路创建的先后顺序存在争议。然而，根据有关的临床情况仍有可能提供一些有帮助的建议，其中包括如何避免一些情况等。这些建议概述如下。

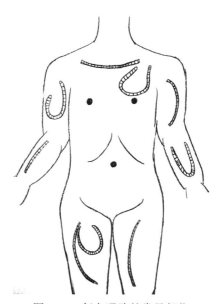

图 36-6 复杂通路的常见部位

（1）自体股静脉转位：解剖条件要求股静脉通畅直径＞3mm，股浅动脉通畅无钙化。临床适用于小儿或年轻且无其他合并症患者、高凝状态无其他自体通路选择、高危感染（卫生差、免疫抑制、通路感染史）等。相对禁忌证包括大腿特别肥胖，高龄或医学上脆弱，通路部位有临时置管，通路相关的下肢缺血等。

（2）大腿股股袢式 AVG 通路：解剖条件要求股静脉或股总静脉通畅，股浅动脉或股总动脉通畅无钙化。临床适用于高龄或合并疾病多。相对禁忌证包括高危感染（卫生差、免疫抑制、通路感染史）、病态肥胖等。

（3）胸壁 AVG 通路：解剖条件要求锁骨下及腋动脉通畅，中心静脉通畅。临床适用于病态肥胖、通路相关的高危肢体缺血。相对禁忌证包括适用于做大腿 AVF 或 AVG 通路。

（4）隧道导管：解剖条件要求中心静脉通畅。临床适用于医学上脆弱或预期寿命＜6个月，通路血管资源耗竭。相对禁忌证包括还可以做大腿或胸壁 AVF 或 AVG 通路。

（5）HeRO 装置：解剖条件要求中心静脉通畅，导丝能够进入通畅的中心静脉，肱动脉直径＞3mm。临床适用于中心静脉狭窄或闭塞不能进行上肢 AVF 或 AVG 通路，患者通过隧道式导管透析。相对禁忌证包括心脏射血分数＜20%。

二、自体动静脉通路

过去的 10 余年中，重点强调使用 AVF 作为首选通路，因为 AVF 的初次通畅率较高、感染率较低。使用隐静脉和股静脉创建 AVF 通路的一些技术已经在前文中描述过。这些静脉可以完全游离，并在近远端断开，进而在远离其来源的地方创建一个血液透析通路（移植）。另外，静脉的远心端部分可以游离及穿过皮下隧道与动脉吻合，而静脉的近心端仍然在它的正常解剖位置（转位）。

鉴于下肢的动静脉通路有较高的感染率，在大腿上使用隐静脉或股静脉转位或移植术，多是理论上有吸引力，因为这些手术会导致与静脉获取有关的伤口并发症及与通路相关的缺血或偷窃综合征。故而下肢的 AVF 通路是否比上肢 AVG 通路具有优势仍然没有明确结论，它们没有包括在 KDOQI 临床实践指南中。

1. 隐静脉移植到前臂　已发表有三项研究评价隐静脉移植到前臂的血液透析通路。在 1980 年，May 等报道了 71 例隐静脉移植到前臂的血液透析通路的长期结果，1 年的二次通畅率是 77%，2 年的二次通畅率是 66%，感染的发生率是 4%。Bhandari 等报道的 29 例隐静脉移植到前臂的血液透析通路中，隐静脉直形移植在桡动脉和肘静脉之间，1 年的二次通畅率为 89%，无感染发生。Smith 等报道了 24 例隐静脉移植到前臂，12 个月的初次和二次通畅率分别是 41% 和 50%。由于这些研究均未非常清楚定义通畅率，因此尚不清楚这些研究中所引用的通畅结果是否指功能性通畅。所以隐静脉移植到前臂的通路的实际通畅程度可能低于上述这些研究的结果。

2. 股腘静脉移植到上肢　Huber 等报道了 30 例患者接受了股静脉移植到肱动脉 - 腋静脉的通路手术，12 个月的初次和二次通畅率分别为 79% 和 100%，18 个月的初次和二次通畅率分别为 67% 和 100%，27% 的患者发生了有临床意义的上肢动脉缺血。每例严重缺血患者接受远端血管重建 - 区间结扎（DRIL）手术治疗，从而挽救通路。Huber 小组强调在 DRIL 过程中使用对侧而不是同侧隐静脉的重要性，认为这样可以减少在最初的股静脉获取后发生肢体肿胀和筋膜室综合征的风险，两例患者（占 7%）发生了筋膜室综合征施行了筋膜室切开。23% 的患者在静脉获取处和 17% 的患者上肢出现了伤口血肿。虽然这一手术方法具有潜在的优势，因为它是一个自体血管通路，但这些优势必须考虑到伤口并发症的高发病率和通路相关的上肢缺血。自体肱动脉 - 腋静脉股腘静脉移植血液透析通路是上肢浅静脉不能施行传统上肢 AVF 通路的患者的一种替代选择。对多次发生上肢感染或不明原因血栓形成的 AVG 通路患者也可考虑使用这种通路。

股腘静脉移植到上肢相关技术：术前评估应包括评估下肢和上肢的动脉和静脉解剖条件。在获股静脉之前，必须评估这个部位有足够的动脉血供来确保该处创面伤口愈合。下肢双相超声检查是必要的，以确认股静脉通畅，并且直径＞6mm。

在肘前窝肱动脉附近做纵向皮肤切口，显露肱动脉约 3cm。在上臂近腋窝处另做一个纵向切口显露腋静脉。在腹股沟处切开并沿缝匠肌内侧边缘纵向延伸切口可以显露股静脉。在大腿近端向侧面牵拉缝匠肌、大腿远端向大腿中线牵拉缝匠肌有利于显露股静脉和腘静脉。从腘静脉中段向近心端游离到近股总静脉、沿途分支离断结扎、肝素水冲洗。保留股深静脉对减少筋膜室综合征的发生是很重要的。在肱动脉和腋静脉之间创建一条皮下隧道。将静脉倒置后连接从肱动脉到腋静脉。用 5-0 或 6-0 的聚丙烯缝合线在腋静脉和肱动脉之间分别进行端侧吻合。在大腿伤口处放置一个闭式负压引流，逐层缝合切口。由于股静脉和肱动脉的口径相差较大，手术刚结束的时候在桥静脉内可能不能触到震颤。

3. 肱静脉转位

（1）肱静脉转位手术效果：2004 年，Bazan 和 Schanzer 报道了两例上肢浅静脉条件不能施行常规 AVF 通路的患者创建了自体肱静脉转位手术。两例患者均未出现静脉性高压的表现。1 年后两例患者的通路仍然保持功能。随后，Elwakeel 等报道了 21 例患者接受了肱静脉转位通路创建术。与 Bazan 和 Schanzer 的技术不同，他们使用了两阶段手术方法。在第一阶段，在肘前窝进行肱动脉 - 肱静脉吻合术。如果测量肘前窝的肱静脉直径小于 3mm，则放弃该手术，改行 AVG 通路。在第一阶段手术后大约 1 个月，患者进行了第二阶段的肱静脉浅置手术，将已经动脉化的肱静脉从肘前窝游离到腋窝，并将其浅置到切口侧面旁边的皮下口袋里。1 年期的功能性通畅率为 76%，2 年期的功能性通畅率为 55%。3 例通路静脉未能成熟。4 例患者术后发生上肢水肿，其他所有病例的水肿均自行消退。Angle 和 Chandra 报道了 20 例两阶段通路手术，通路创建方法类似于 Elwakeel 报道，不同之处是这些通路均为首次创建。20 例中 19 例（95%）成熟并且有功能，通畅率未报道。1 例患者在通路同侧锁骨下静脉留有起搏器导线因而出现静脉高压，继而发生了中心静脉狭窄。Casey 等报道了 17 例肱静脉转位手术，只有术前检查肱静脉直径＞4mm 的患者才进行该项手术，并且一期完成。结果 53% 的手术患者的通路未能成熟。12 个月的功能性初次和二次通畅率均为 40%。2009 年，Jennings 报道了 58 例肱静脉转位的结果，大多数施行的是第二阶段手术，只有在术前静脉

测量的肱静脉初始直径＞6mm 的情况下才进行单阶段手术。12 个月的初次和二次通畅率分别为 52% 和 92%。

（2）肱静脉转位手术技巧：上肢静脉测量标记地形图可以用来确定肱静脉、头静脉和贵要静脉的直径和品质。只有当肱静脉直径＞2.5mm，而且在前臂条件不能创建肱动脉 - 头静脉 AVF 通路或肱动脉 - 贵要静脉 AVF 通路的情况下，才考虑肱静脉移位创建血管通路的选择。大多数研究推荐肱静脉移位创建血液透析通路可以分成两阶段的手术，即在第一阶段建立动静脉吻合，6 周以后再进行第二阶段肱静脉移位手术。仅在肱静脉直径超过 4mm 的情况下才考虑一期完成手术。第一阶段手术（完成肱动静脉吻合）是在局部麻醉下进行的。手术包括在肘前窝内进行纵向切口，显露肱动脉和肱静脉。当肱静脉有多支存在时，选择最粗的那支肱静脉用于动静脉吻合。利用桡动脉近端，而不是肱动脉进行该部位的动静脉吻合，可降低与通路相关的肢体缺血风险。端侧静脉动脉吻合时使用 6-0 聚丙烯缝合线进行。第二阶段手术（游离和静脉转位）某些病例可在区域麻醉下进行。首选麻醉技术可以是区域（丛）阻滞加镇静也可以是全身麻醉。手术在 4～6 周后进行，此时的静脉壁已经动脉化也容易游离。在上臂远端开始沿肱动脉和静脉的走行做纵向切口。这个切口向近心端延长，依次结扎离端静脉分支，显露从肘前窝到腋的整段肱静脉。

游离整段肱静脉可能具有挑战性，因此需要相当大的耐心。内侧前臂皮神经和正中神经毗邻肱静脉，必须加以保护免受伤害。此外，由于静脉分支血管可能附着在相邻的肱动脉上，因此在游离过程中容易被撕裂。静脉分支分别以 4-0 或 5-0 丝线结扎。短的宽基底的分支血管以 7-0 聚丙烯6-0 缝线予以缝扎。将游离后的肱静脉的前表面予以标记，以防止在转位过程中扭曲。这里介绍一些用于转位的技术。如果游离的静脉的长度充足，优选的技术是在上臂的前面创建一条单独皮下隧道并将肱静脉在隧道内通过，为此需要用隧道装置创建一个从肘前窝到腋的上臂切口外侧的隧道。在动静脉吻合口附近分开静脉，沿着这条皮下隧道送达腋窝，注意防止扭曲。静脉的端端吻合是用 6-0 聚丙烯进行的。如果静脉太短，不能通过另

外一个单独的皮下隧道，那么可以简单地用 3-0 可吸收缝线间断缝合关闭皮下深筋膜和皮下组织下面的伤口，也可以用 4-0 可吸收缝合线来连续（皮内）缝合皮肤，术后透析操作人员可以直接根据手术瘢痕指示的动静脉通路进行穿刺。另外，也可以在皮肤切开前设计好一个皮下皮瓣囊袋（约在皮肤以下 3mm），将桥静脉放置在离开皮肤切口的这个皮瓣囊袋里。通常在第二阶段手术后 3 周左右皮肤切口完全愈合，这时即可穿刺使用该通路。

4. 隐静脉转位

（1）隐静脉转位结果：May 等在 1969 年第一次报道了股总动脉 - 隐静脉祥式转位术。Pierre-Paul 等近期报道了 7 例患者接受了这种手术。29%（2/7）通路没有达到功能性成熟。半数以上的患者出现了切口创面并发症。所有病例都经过再次干预才保持通路通畅（平均每人经过 3 次血管成形术）。平均二次失败时间是 16 个月。Gorski 等报道了 5 例获得性免疫缺陷综合征的患者施行股总动脉 - 隐静脉祥式转位术。1 年期的初次和二次通畅率均为 80%。唯一的一例失败的原因是早期插管引起通路出血。2002 年 Illig 等报道了 4 例患者接受了同样的手术，为了尽量减少其他学者报道的伤口并发症，作者等应用内镜技术采集大隐静脉，只有一个通路早期失败，其余的通路均维持功能性通畅达到 6 个月、12 个月、13 个月，且无明显伤口并发症或感染发生。

根据数量有限的隐静脉转位结果的报道，可以得出以下结论：①利用跳跃切口或内镜技术游离采集隐静脉，可减少与之相关的伤口并发症。②由于大隐静脉在通路创建后不容易扩张，故而只有直径大于 3mm 的大隐静脉才考虑使用，而且静脉穿过的隧道必须靠近真皮下以便通路成熟后穿刺插管更加方便。③穿刺插管必须延迟到至少术后 6 周，以防止穿刺部位出血和血肿。④该术式可能不适用于那些病态肥胖或肚皮下垂的患者，因为通路穿刺插管可能要求患者仰卧位并牵拉下垂的肚皮以显露通路。

（2）隐静脉转位技术：从隐股连接处到膝部显露和游离隐静脉。将隐静脉在膝上离断并采集起来，但隐股连接处仍保持原位完整连接。显露近端浅股动脉。另做两个单独的皮肤切口在大腿的前部靠近真皮的下方创建皮下隧道。隐静脉成祥形通过隧道，与大腿近端股浅动脉进行端侧吻合。另外，通过跳跃切口或内镜技术也可以完成隐静脉的游离采集。

5. 股静脉转位

（1）股静脉转位结果：Gradman 等在两个单独的系列研究中报道了自体股动脉 - 股静脉转位的最大宗的经验。最初系列报道了 25 例接受这种手术的患者的结局。初次手术为了预防术后出现通路相关的肢体缺血，10 例通路出现狭窄或"带状血流"（即流量受限制）。即使有带状血流，32%的患者的肢体缺血通常需要额外的手术来补救。12 个月的初次及二次通畅率分别为 78% 及 87%。踝肱指数平均下跌 0.21。28% 的患者出现了明显的伤口并发症。一例患者出现筋膜室综合征需要进行筋膜室切开减压，最终进行了膝上截肢。

为了减少与此通路术式相关的肢体缺血的发病率，Gradman 修改了该术式及患者选择标准，报道了 22 例患者的研究结果。为了预防通路相关的肢体缺血，通过在股静脉腔内插入一个 5mm 直径的芯棒并缝合关闭多余的静脉壁，再将锥形静脉与远端浅股动脉进行端侧吻合，并将动脉吻合口的大小限制在 4.5～5mm。踝肱指数小于 0.85 或无足背动脉搏动的患者除外。通路创建后足背动脉搏动弱或无的患者进行预防性筋膜室切开。第二个系列研究的两年的二次通畅率为 94%。随着技术的改进和患者选择标准的改变，需要再次手术干预的肢体缺血的发生率从 32% 减少到 0%。Bourquelot 最近报道了 72 例股静脉转位的研究，结果显示，有糖尿病或外周动脉缺血性疾病的患者不被纳入，1 年的初次通畅率为 91%，2 年的二次通畅率为 84%，13 例（18%）患者需要进行通路结扎来缓解严重并发症，这些并发症包括 5 例远端肢体缺血，2 例静脉高压，2 例出血，1 例心力衰竭。另外 Jackson 在一份病例报道中描述了股静脉移位术后通路的流速超过 2000ml/min。因此在充血性心力衰竭患者中建立这种通路时必须十分谨慎。

（2）股静脉转位技术：术前应用双功超声评估下肢动脉和静脉的解剖条件是必要的。可通过对患者的仔细选择和对高危并发症患者的术式进行修改来减少手术并发症的发生率。如前所述显露和游离股静脉。在肥胖患者中，经常需要向下游离到膝部的腘静脉，以获得足够长度的静脉。股深静脉是重要的侧支血管，必须保持其连续性通畅，以防止静脉高压和筋膜室综合征。股静脉远端结扎和切断。股静脉通过皮下隧道沿采集静脉的切口外侧弧形走行到大腿远端的股浅动脉。股静脉远端应逐渐变细至 4.5～5mm，如 Gradman 所述，然后用 6-0 聚丙烯缝合线与远端股浅动脉进行端侧吻合。

如果患者存在与通路相关肢体缺血的高风险，或者患者显著肥胖，亦或浅置的静脉长度不足够双插管，Gradman 等的调整方法是将一段聚四氟乙烯（PTFE）人工血管以 4～7mm 的口径端端吻合到股静脉，并将这条复合血管在大腿外侧以袢形从皮下隧道通过。人工血管的 4mm 那一端以端侧吻合方式吻合到股总动脉。该通路的人工血管那一段深埋在皮下组织中，以防止透析技术员对该段人工血管进行穿刺插管。

Bronder 等也描述了一组 7 例股静脉移位技术中静脉长度不足时的调整方法。他们不是将静脉在大腿前部的隧道里以袢形方式通过，而是通过缝合静脉下的皮下组织使静脉升高浅置，再端侧吻合到远端股浅动脉。最后以表皮下皮内缝合技术关闭切口。4～6 周后直接沿着瘢痕穿刺通路。

三、AVG 通路

1. 胸壁和颈部 AVG 通路 在颈部和胸壁创建 AVG 通路的部位如下：腋动脉 - 同侧腋静脉袢式通路、腋动脉 - 对侧腋静脉或颈静脉直形通路（项链通路）和肱动脉 - 颈静脉直形通路。虽然早在 1978 年就有学者第一次描述胸壁 AVG 通路创建，但是后来文献报道多是个案病例报道和小样本量的报道。

（1）胸壁和颈部 AVG 通路结果：1996 年 McCann 报道了 26 例从腋动脉到对侧腋静脉或颈内静脉的直形胸壁 AVG 通路的结果，2 年期的二次通畅率为 60%。近期有报道 18 例腋腋直形 AVG 通路 12 个月的初次和二次通畅率分别为 72% 和 89%。另外，最近有两位学者分别报道了 34 例和 27 例同侧袢式腋动脉 - 腋静脉 AVG 通路的结果，2 年期初次和二次通畅率分别为 37% 和 80%。

采用同侧袢式腋动脉 - 腋静脉 AVG 通路的好处是保留了对侧腋血管，为将来创建通路储备了资源。这两位作者都强调了胸壁上静脉吻合口外侧的静脉支的重要性，外侧静脉的瓣膜能够帮助血流朝向中心静脉而不是相反，而且后期如果发生静脉吻合口狭窄，这些流向中央静脉的外侧静脉可以作为经皮介入治疗的通道。

上述 3 个大宗病例的研究结果中没有任何通路相关的盗血发生，但是有许多患者以前的同侧上肢通路曾经引起过手缺血。根据这一经验，即使曾经发生过通路相关的手缺血，也不影响再次创建同侧腋动脉 - 腋静脉 AVG 通路。

胸壁 AVG 通路的感染率似乎比下肢 AVG 通路低，感染率从 4% 至 15% 不等。在最大宗的胸壁通路报道中，Kendall 等指出，与肥胖患者相比，非肥胖症的感染率和通畅率并没有显著性差异。考虑到技术难度和并发症，在病态肥胖的患者中创建胸壁 AVG 通路比在大腿位置创建通路可能更有吸引力。然而，胸壁 AVG 通路的一个潜在的缺点是，如果移植物感染并且需要移除，腋血管的近端控制可能极具挑战。

Vega 等报道了 51 例肱动脉 - 颈静脉的 AVG 通路，18 个月的二次通畅率为 70%，这个通畅率类似腋动脉 - 腋静脉 AVG 通路。人工血管走行在肩部的腹面（前面）和锁骨中段的皮下隧道里。术前进行影像学检查，确认颈静脉通畅非常重要。如有必要，可以使用局部麻醉进行手术，这可能也是一个优点。

（2）胸壁和颈部 AVG 通路技术：大多数拟创建胸壁和颈部 AVG 通路的患者都曾进行过中心静脉透析导管置入和多次上肢动静脉通路的手术或介入治疗，因此很重要的一点是术前一定要进行影像学检查以确认中心静脉通畅。如果近心端腋静脉、锁骨下静脉或头臂静脉近期进行过血管成形术或支架术，应考虑在其他部位创建动静脉通路，因为中心静脉介入术后出现再狭窄比较常见，进而可能影响未来此处动静脉通路的通畅率。如果两侧上肢的血压有明显的差异，则首选压力大的一侧腋动脉作为流入动脉，这种情况下还应考虑做上肢血管的插管造影或 CTA。

手术在全身麻醉下进行，患者取仰卧位，手臂外展 90° 搁置在手臂板上。在锁骨下一指宽的地方沿胸锁关节到喙突的连线做一个长切口。分开胸大肌纤维，必要时离断它。分离胸锁筋膜，充分显露游离腋静脉。腋动脉位于腋静脉下方。从胸廓出口处显露腋动脉，并游离到胸小肌。胸小肌不离断。腋动脉的分支如胸廓上动脉在必要时结扎离断，以充分游离腋动脉。用隧道器在胸壁上创建祥形隧道，以利于 6mm 直径的聚四氟乙烯人工血管穿行其中。在人工血管穿行隧道之前，将患者放置在头高足低位，以重新定位乳房的位置。这种操作是为了准确地确定人工血管的长度，特别是对乳房下垂的患者这一点很重要。人工血管在隧道内从腋动脉走向乳晕下方的横切口。AVG 的静脉支位于胸外侧。人工血管的静脉末端与腋静脉几乎平行（指向中心静脉）。AVG 的动脉末端垂直于腋动脉。人工血管以端侧吻合的方式吻合到腋动脉和腋静脉。透析技术员可以在术后 2 ～ 3 周内穿刺使用该通路。

2. 血液透析可靠流出道血管通路装置 对于已经排除中心静脉狭窄或闭塞而坚持选择上肢血管通路的患者，血液透析可靠流出道（HeRO）血透通路装置（Hemosphere，Inc.，明尼阿波利斯，明尼苏达州）是一个合理的替代下肢通路或隧道透析导管的选择。HeRO 装置由两个部分组成：一个是人工血管组件，它是一个 6mm PTFE 人工血管一个端头连接钛耦合组件，另一个是静脉流出组件，它是一个 19F 硅胶导管，与镍钛合金编织增加强度以防止扭曲。人工血管部分与肱动脉等动脉吻合，按照 AVG 标准通路做皮下隧道。静脉流出部分不需要进行静脉吻合，而是通过颈内静脉或锁骨下静脉置入右心房。人工血管和静脉流出道部分沿皮下隧道到肌间沟三角槽，在那里他们与钛耦合器连接。食品和药物监督管理局已批准了该 HeRO 装置，用于导管依赖患者中心静脉狭窄或闭塞。相对禁忌证的 HeRO 设备放置包括肱动脉直径 < 3mm，收缩压小于 100mmHg，活动性感染和（或）心脏射血分数少于 20%。

（1）HeRO 血管通路装置结果：最初有关 HeRO 装置研究报道的是一个有企业赞助的多中心的非随机对照试验，总共 36 例患者由于中心静脉狭窄或闭塞而通过隧道式导管接受透析。将 HeRO 装置的结果与隧道式透析导管的文献荟萃分析的结果进行了比较。这项研究表明，HeRO 装置的菌血症发生率（0.70/1000 天）明显低于隧道式透析导管（2.3/1000 天）。HeRO 装置在 8 个月的初次和二次通畅率分别是 39% 和 72%。平均每年需要进行 2.5 次干预，以维持 HeRO 装置的通畅。没有任何研究直接比较了 HeRO 装置与其他复杂通路手术的结果。参与了最初的企业赞助试验的 4 个中心最近报道了他们的集体经验。他们对 2008 ～ 2011 年放置了 HeRO 装置的 164 例患者进行了回顾性分析。1 年期的初次及二次通畅率分别为 49% 及 91%。维持通畅所需的干预次数平均每年 1.5 次。

（2）HeRO 血管通路装置技术：通常情况下，考虑放置 HeRO 装置的患者此前经历了多次隧道式透析导管置入和上肢动静脉通路手术。因此，在放置 HeRO 装置之前，重要的是要完全评估动脉和静脉解剖条件、详细的体格检查、无创血管检查、必要时血管造影。需要在复合手术室进行，即兼具开放性手术和腔内介入治疗功能的手术室。手术是在全身麻醉下进行。患者取仰卧位，上肢搁在臂板上外展 90°，头部转向对侧，从颈部植入 HeRO 装置。上臂远端的肱动脉搏动明显部位做一个切口，显露肱动脉并游离。三角肌胸肌肌间沟内做一个对应切口（此处连接人工血管和硅胶导管）。利用隧道器将该 HeRO 装置的人工血管部分从肱动脉切口沿皮下隧道带入此处切口。理想的情况下，应在超声引导下使用新的静脉棒放置 HeRO 装置的静脉部分。如果颈内静脉和锁骨下静脉都闭塞，可以利用现有的隧道式透析导管，用交换导丝进入右心房或至下腔静脉，然后拔除原来的隧道式透析导管，再交换放入 HeRO 装置的静脉部分。为了使导鞘和硅胶导管（HeRO 装置的静脉部分）能够顺利通过既定的通道，可用高压（血管成形）球囊导管扩张原来的通道。通道扩张以后沿导丝进入导鞘（可撕脱鞘）和鞘芯。再将鞘芯和导丝移除，从撕脱鞘插入鞘硅胶导管（HeRO 装置的静脉部分）。必须透视确保导管尖端正确定位在右心房。再用隧道器将静脉部分的末端从颈部切口传送到三角肌胸肌肌间沟内的对应切口。在全身肝素化以后，进行移植物与远端肱动脉之间的端侧吻合。注意排除人工血管内的空气和可能的血栓。在三角肌胸肌肌间沟内的切口部位修剪人工血管和硅胶导管达到管口的适配，然后使用钛连接器（吻合器）连接。移去阻断钳，检查人工血管内的血流，应该能感觉到震颤。2～4周后，该装置的人工血管部分可以按照常规 AVG 通路相同的方式进行穿刺插管血液透析。偶尔，在等待 HeRO 装置的人工血管与周围组织紧密贴合的这段时间里，患者又没有其他部位适合放置一个新的隧道式透析导管，这种情况下可以沿着导丝将 HeRO 装置的静脉部分（硅胶导管）交换成一个有效的隧道式透析导管。在这种情况下，也有其他学者将 HeRO 装置的人工血管替换成允许早期穿刺插管的即穿型的聚四氟乙烯人工血管如 Vectra graft（C.R. Bard, Inc., Murray Hill, NJ），这样在 HeRO 放置后，人工血管就可以立即穿刺，无须再放置一个隧道式透析导管。

3. 下肢 AVG 通路 最常用的部位和配置一般是股动脉 - 大隐静脉或股静脉袢式通路和腘动脉 - 大隐静脉或股静脉直形通路。对于大多数外科医师而言，在患者上肢血管资源耗竭的时候会首选下肢 AVG 通路。该术式的优点包括：由于股血管的解剖不复杂且管径大小合适，手术操作相对简单；这些通路的通畅率即使不优于上肢 AVG，也是不相上下；术后并发症如移植感染和吻合口狭窄的治疗比胸壁 AVG 容易；患者的双手非常自由，可以自己穿刺插管或在透析过程中上肢自主活动。下肢 AVG 的主要缺点是感染率高于上肢。

（1）下肢 AVG 通路结果：已经发表了很多下肢 AVG 通路的报道。然而，不同的报道方法影响了直接将一些结果进行比较。那些按照"血管外科学会和美国血管外科协会动静脉通路报告标准委员会"所制订的公约报告的结果表明，在 1 年期的二次通畅率从 41% 到 85% 不等，在 2 年期的二次通畅率为 26%～83%。大腿 AVG 通路的系列报道的感染率从 8% 至 41% 不等。有两份报道创建大腿 AVG 可能与截肢发生率增高有关；然而两项研究都没有客观地记录与通路相关的缺血是否是导致截肢的直接原因。因此，不能确定截肢是通路窃血引起还是动脉闭塞性疾病的进展引起。尽管有其他研究报道，11% 的病例存在有显著的与通路相关的缺血，但所有病例中截肢发生率只在 1%～3%。

肥胖患者施行股股 AVG 通路有明显的缺点。肥胖患者下垂的肚皮覆盖腹股沟和股血管位置较深会增加手术的困难而且容易出现并发症。大宗病例报道与非肥胖患者相比，肥胖患者股股 AVG 通路术后再次干预率明显增高。

有两份报道描述在患者大腿中段而不是在腹股沟区创建股浅动脉中段 - 股静脉袢式 AVG 通路。这种改良避开髋关节周围组织和下垂的肚皮，可能会降低感染率。这两份报道的感染率是 21%，这个数字低于在腹股沟区创建的 AVG 通路。大腿更远端创建 AVG 通路的感染并发症通常比近端 AVG 通路更容易治疗。另外，在大腿中段创建袢式 AVG 通路也保留了近端的股血管，可以用于未来的通路创建。

（2）下肢 AVG 通路技术：患者在创建通路前应接受股血管的双功超声检查，以证实动脉和静脉通畅，并确定动脉壁钙化的程度。如果设计一个大腿中段的通路，这一点特别重要，因为股浅动脉通常有狭窄或明显钙化，这种情况下需要向近心端设计通路创建。在某些情况下可能需要对动脉或静脉进行造影，以确定血管解剖情况，并确认血管是否适合创建 AVG 通路。

通常使用区域麻醉。于腹股沟区在股动脉搏动上方做纵行切口显露股动脉和大隐静脉。游离近端股浅动脉和隐股交界附近的大隐静脉约 3～4cm。股浅动脉是动脉流入道的首选部位，一旦术后出现通路相关的缺血或感染等并发症更容易治疗（与股总动脉作为流入道相比较）。但是，如果股浅动脉有严重的闭塞性疾病存在，则应该将股总动脉作为流入道。大隐静脉、股静脉或股总静脉均可以作为静脉吻合的部位。相应的隧道技术与前臂袢式 AVG 通路描述相似。虽然有些术者使用 8mm 直径的聚四氟乙烯人工血管，但是建议使用 6mm 的人工血管，以减少通路相关的缺血的风险。

如果考虑在大腿中段创建袢式 AVG 通路，则在大腿中段的缝匠肌内侧边缘做切口，便于显露股浅动脉和股静脉。将缝匠肌向外侧牵拉可以更好地显露股血管。股浅动脉和股静脉周围有很多侧支血管。在大腿的前外侧创建人工血管隧道，这样无须患者向外侧旋转下肢就可以进行人工血管的穿刺插管。在大多数情况下，人工血管的静脉吻合口位于大腿内侧而动脉吻合口位于大腿的外侧。在股浅动脉位于缝匠肌下方的患者中，则游离缝匠肌的外侧边界，将缝匠肌向内侧牵拉，人工血管的动脉端通过隧道后在缝匠肌的外侧边缘与股浅动脉吻合。

四、非常规血管通路手术

在上肢和下肢的血管资源均耗竭的情况下，有文献描述了一些"奇异"动静脉通路手术。这些手术通常以病例报告的形式描述，它们的长期通畅率和并发症发生率均未报道。但是，当没有其他替代方案时，这些手术选择可能是合理的。

1. 非常规胸壁或腹壁通路手术　在多个病例报道和一些小样本系列报道中，对那些中心静脉闭塞或存在与通路相关的静脉高压的患者采取了直接的手术途径进入到中心静脉。这些手术包括经第 3 肋间迷你心包切开到右心耳的人工血管旁路通路，右股浅动脉到上腔静脉 AVG 通路及股动脉转位到髂静脉（或髂静脉至肾上下腔静脉这一段静脉的任何位置）AVG 通路。

Karp 等描述了从腋动脉经胸壁到左肾静脉的 AVG 通路。经左侧腹膜后切口显露左肾静脉。人工血管移植物的隧道经过乳头外侧胸壁跨过第 12 肋。在这种情况下，使用聚氨酯人工血管可以早期穿刺插管。由于人工血管在跨过第 12 肋时成角，术后经过几次干预后保持通路通畅到 18 个月。

另有学者在患者没有其他通路选择的情况下创建了一个髂外动脉 - 左肾静脉的 AVG 通路。在腹股沟韧带近端显露左侧髂外动脉，通过外侧面腹膜后切口显露左肾静脉。为了防止成角扭曲并考虑到早期穿刺插管，腹腔内用带环的聚四氟乙烯人工血管，腹壁段使用聚氨酯人工血管。该通路一直维持功能不需要再次干预，直到术后 8 个月患者死于突发的心脏事件。

Kopriva 和 Moustapha 描述了一个上下腔静脉均血栓的患者接受了腋动脉到右心房的 AVG 通路。通过锁骨下切口显露右腋动脉，胸骨正中劈开显露右心耳。将 8mm 的聚四氟乙烯人工血管先走行在胸肌后方沿腋中线到腋区的隧道。在第 9 肋骨的水平，人工血管移植物在皮下隧道走向内侧和头相到达锁骨下切口，在胸骨旁第 5 肋间隙将人工血管向内和向下走行。在第 5 肋间隙中创建一个空间将人工血管移植物送到纵隔。之所以选择这个漫长曲折的通道是为了在皮下提供足够多的穿刺插管的位点。人工血管移植物分别与腋动脉和右心耳吻合。由于人工血管成角扭曲而导致术后即刻形成了血栓。然而，经过取栓和人工血管修正，该通路保持通畅且没有并发症达一年之久。

动脉 - 动脉通路手术：Bunger 等报道了 20 例腋动脉 - 腋动脉 PTFE 人工血管间置的通路的结果。人工血管袢形走行在胸壁皮下隧道里，两端分别与离断的腋动脉吻合。PTFE 人工血管的直径在 6 ～ 8mm，主要由腋动脉的粗细来决定。术后 30% 的患者需要手术或腔内再次干预。6 个月的初次及二次通畅率分别为 90% 及 93%，然而他们的平均随访时间只有 7 个月。1 例患者因为通路血栓形成出现了肢体缺血，但经过取栓即得到了解决；另有 3 例患者的通路也形成了血栓但没有出现肢体缺血症状。

Zanow 等最近报道了 36 例动脉到动脉袢式通路的结果。31 例通路基于腋动脉，5 例基于股动脉。每一个病例都是动脉离断并与袢式人工血管进行端端吻合。1 年和 3 年的初次通畅率分别为 73% 和 54%。1 年和 3 年的二次通畅率分别为 96% 和 87%。作者指出，股血管通路血栓形成会导致严重肢体缺血，需要立即取栓，而阻塞的腋血管通路血栓形成只造成轻度缺血，且较易容忍。1 例患者的通路血栓脱落到肱动脉远端造成栓塞，通过肱动脉切开取栓得到成功解决。

Salgado 等介绍了股浅动脉移位术创建血管通路的技术。手术包括以下步骤：①缝匠肌的横断；②股浅动脉的显露和游离；③在股浅动脉下方缝合缝匠肌的两端及在股浅动脉下方缝合皮下组织，以达到股浅动脉浅置的目的；④在动脉上方缝合皮肤。在他们报道的 14 例患者中，没有提及通畅率，而是说这些通路提供了 3215 次血液透析治疗。5 例患者出现了穿刺并发症：动脉撕裂导致出血（2 例）、假性动脉瘤（2 例）、感染性假性动脉瘤（1 例）。3 例患者出现动脉血栓形成。

那些先前发生过通路相关的肢体缺血和高输出量性心力衰竭的患者可考虑创建动脉 - 动脉血液透析通路手术。这些通路不能用来注入药物。此外，应指导透析单位工作人员在穿刺部位拔针后至少压迫 20 分钟。动脉 - 动脉通路提供血液流速低于动脉 - 静脉通路。由于透析时通路血液流速超过 400ml/min 可能会导致再循环和手臂疼痛，因此

动脉 - 动脉通路需要较长时间及较慢的血液流动来为患者提供充分的透析。

2. 非常规部位隧道式透析导管

（1）经胸上腔静脉导管置入：Wellons 等报道了 22 例双侧颈内和锁骨下静脉均闭塞的患者，直接经胸壁穿刺上腔静脉创建隧道式透析导管通路。导管维持功能性血液透析的时间从 1 至 7 个月不等。报道的唯一主要并发症是 1 例血胸和 1 例气胸。两例患者经过胸腔插管都成功地得到了治疗。

通过穿刺股静脉放置一根猪尾巴导管进入上腔静脉，并进行上腔静脉造影。前后位和侧位透视上腔静脉内的猪尾巴导管，并将其作为参考指引，从紧靠右锁骨头的头端通过导鞘的穿刺针向上腔静脉穿刺。一旦进入上腔静脉，再送入一根亲水导丝进到下腔静脉。最后以通常的方式放置一个隧道式透析导管。

（2）经腰下腔静脉导管置入：另外一种方法是通过直接经腰穿刺的方法将隧道式透析导管置入到下腔静脉（IVC）。Rajan 等报道了 58 例经腰静脉导管置入，其中 37 例成功创建隧道式透析导管通路。一例发生下腔静脉血栓，另一例发生 IVC 狭窄。另外，出现了导管脱出到皮下软组织、腹膜后或髂静脉，此时需要重新放置导管。这些情况在肥胖患者中最常见。一例出现腹膜后血肿，原因是导管滑脱到下腔静脉腔外。Lund 等还报道了 17 例经腰下腔静脉隧道式透析导管的结果和放置技术。6 个月的累计通畅率为 52%，12 个月的累计通畅率为 17%。6 例患者发生导管感染，其中 4 例患者需要拔除导管。

导管尖端应该位于下腔静脉和右心房的交界处，因此，必需使用较长的隧道式透析导管。患者俯卧或处于左侧卧位。在第 3 腰椎水平右髂嵴上方中线偏外侧做 3 ~ 4cm 小切口。通过这个切口插入 18G 的长穿刺针，在透视指导下向下腔静脉行进。穿刺针进入下腔静脉后进超滑导丝。在初始穿刺部位的下部和外侧做第 2 个切口。然后按照通常的方式创建隧道式透析导管通路。

（3）经肝下腔静脉导管置入：经皮经肝穿刺法已被用于在下腔静脉内放置隧道导管进行血液透析。已经有两位学者报道了共 23 例患者 57 根导管置入的结果。导管内血栓形成或导管功能不良需要导管更换的故障在这两个系列的报告中都是经常出现。一位学者报道的 21 例导管置入术中，并发症发生率为 29%，包括其中 1 例死于腹腔大出血。虽然在这两个系列中通过这一途径进行透析的平均时间分别为 24 天和 138 天，但有一例患者透析了 599 天。鉴于导管维护问题与肝穿刺方法有关，此手术建议仅作为最后的手段使用。

五、儿童血管通路

儿科患者的首选肾脏替代疗法是肾脏移植和腹膜透析。根据美国肾脏数据系统（USRDS），大约 38% 的儿童患者的终末期肾病在第一年内接受肾脏移植。血液透析被许多学者认为是肾移植的桥接或治疗的最后手段。由于终末期肾病在儿童中的发生率低于成人，而血液透析不是首选的治疗方式，外科医师在儿童血管通路方面的经验相对较少。因此，儿童血管通路文献多为少数中心回顾很多年的经验所撰写。大多数报道都没有采用标准的方法来汇报如通畅率等结果。儿童血管通路文献的主要局限性是如何确定"儿童"的方法。大多数的儿童血管通路病例主要是见于青少年，其体型大小接近小大人，而不是真正意义的"儿童"。鉴于儿童血管通路文献的局限性，很难确定自体 AVF 通路的结果，也难以推导出 10 岁以下儿童血管通路的规律。因此，只有从现有的文献获得一些宽泛的概念。

（1）KDOQI 建议和最近的趋势：鉴于在非常小的儿童中，创建自体或 AVG 通路的技术挑战，KDOQI 指南建议身体重量小于 20kg 的患者进行腹膜透析或通过隧道式透析导管进行血液透析。如果预计等候肾移植的时间少于 1 年，腹膜透析或通过隧道透析导管血液透析也可以作为肾移植的桥接。KDOQI 指南强调了隧道透析导管长度和直径与患者的血管长度和直径匹配的重要性，并提供了一个表格供参考。患儿放置导管的考量因素与成人相似。由于锁骨下静脉狭窄与锁骨下导管置入的关系，使用颈内静脉进行透析导管置入是首选。感染和血栓是儿童血液透析导管的主要并发症。最新的 USRDS 报告显示，10 岁以下的血液透析患者的血管通路感染率和感染 / 脓毒症住院人数正在增加，部分原因是患者等待移植的时间延长了。这些趋势支持 KDOQI 指南的建议，即自体瘘或 AVG 通路是大多数儿童患者维持性血液透析的首选。

（2）儿童 AVF 通路：AVF 是儿童患者的最佳血液透析通路。已经报道的儿童患者创建 AVF 的方式包括：桡动脉头静脉通路、尺动脉贵要静脉通路、桡动脉贵要静脉转位通路、肱动脉 - 贵要静脉转位通路、肱动脉 - 头静脉通路、股动脉 - 股静脉转位通路。2 年的二次通畅率从 70% 至 98% 不等。然而，在这些系列报道的大部分中，尚不清楚早期的通路失败和未能成熟的通路是否排除在通畅率分析之外。据报道，多达 33% 的儿童 AVF 通路未能成熟。对于血管解剖条件不适合创建 AVF 通路的儿科患者，可以考虑创建一个 AVG 通路。一项研究报道显示，儿童 AVG 通路的结果与成人相同。

（3）儿童 AVF 通路技术：在儿童中创建自体或假体 AVF 通路，有关考虑因素和诊断方法与成人相同。第一次通路创建应考虑更远的解剖部位，尽可能保存近端的血管资源以便以后使用。与成人相比，儿童的动静脉通路创建技术存在着明显的差异。使用显微外科技术和显微手术器械、放大镜的适当放大倍数和间断缝合技术，有利于在儿科患者中创建动静脉通路。一般用 8-0 至 10-0 聚丙烯缝合线进行动静脉吻合。其次，为了最大限度地减少血管的夹层和血管痉挛，应用无菌止血带来控制血管。

第三节 透析导管

按预期留置的持续时间可将血液透析中心静脉置管分为长期导管或临时导管。长期血液透析导管以皮下隧道的方式放置在皮下组织内，并在皮肤出口部位有一个袖口状结构。临时导管放置时没有隧道没有袖口。因此，临时导管发生感染并发症的风险较高，且容易脱落。因此，临时导管应只适合放置在住院患者和短期使用的患者。本章重点介绍了隧道式血液透析导管及其管理，临时血液透析导管放置有关的潜在并发症类似于隧道式血液透析导管，由于临时导管使用时间短，长期并发症较少，但感染性并发症较为常见。

一、适 应 证

隧道式血液透析导管在治疗终末期肾病患者中起到了很有价值的作用，其明显优于 AVF 和 AVG。隧道式血液透析导管的好处包括可以立即使用进行血液透析，不复杂和无穿刺针连接透析通路，没有穿刺插管部位并发症，接入技术简单。

放置一个隧道式血液透析导管的普遍适应证是需要紧急血液透析，患者在等待 AVF 创造或成熟时。通过一个成熟的 AVF 进行血液透析是理想形式的血液透析，亦即在患者需要血液透析之前即提前完成创建长期血透通路。这样，患者就有足够的时间等待 AVF 成熟，并且也完全不需要放置一个隧道血液透析导管。但肾衰竭不是一个线性估计。同时，终末期肾脏疾病的处理常是不足的，导致后期转诊到肾病医师和通路外科医师。

其他适应证包括患者的血管条件太差不能施行 AVF 或 AVG 通路，或者因为患者有复杂的并存疾病而不适合手术。临时血液透析导管还适合在处理永久性血液透析通路的并发症期间（如动脉瘤形成或通路感染）、腹膜透析导管放置后及门诊腹膜透析患者需要进行腹部或腹股沟手术。

二、导 管 类 型

1988 年有学者首次描述使用袖套（Cuff）导管可以延长血液透析的时间，报道在锁骨下静脉置入带袖套的隧道式血液透析导管可以有 8 周时间不失功能。此后，导管设计和首选导管留置的解剖位置已经演变。早期的袖套导管是直条形且比较僵硬。目前的袖套导管都是预弯曲的软导管且导管尖端有多种设计。

1. 设计特点 导管设计的主要目标是以较高的流量达到充分的血液透析。目前使用的血液透析机通过留置导管维持 300 ～ 350ml/min 的流速，保障患者有合理的透析时间。为达到高流量的需求，部分厂家增加了导管内腔达到 16F。此外，必须尽量减少再循环现象，以确保充分的毒性物质清除。导管的"动脉腔"是从患者流出到透析机；"静脉腔"则是从机器回流到患者。

通路再循环是透析血液从静脉腔直接进入动脉腔，从而绕过系统循环，导致低效透析。

2. 设计类别　许多制造商的修改都是为了满足高流速和最小回流的要求而设计的。修改分成4个类别。

（1）末端分叉导管：有两个腔的一体式设计，导管远端分离成两个末端，每一个末端都有很多侧孔分散在各个方向。

（2）阶梯末端导管：交错导管或阶梯导管是一个双腔单体导管，静脉腔末端延长至少在距动脉腔末端 2.5cm 以外。

（3）双导管：该设计包括两个完全独立的导管，可以插入两个不同的位置。

（4）尖端对称导管：Tal Palindrome（Covidien，Mansfield，Mass）是唯一一个尖端对称的设计、动脉支和静脉支长度相同和有偏螺旋开口的导管。端口的设计是通过最近端的端口让血液流入体内及从导管末端让血液快速流出体外。

（5）形状和材料：由于导管引起了中心静脉狭窄，后来导管植入的解剖部位就从锁骨下静脉转换到颈内静脉了。同时，直导管设计也演变为采取预制弯曲设计，以避免直导管在进入颈部皮肤的地方打折。隧道式血液透析导管的物质构成也影响流速。当导管插入颈内静脉和隧道导管跨过锁骨时，硅胶材质的导管更柔软，更柔韧，让患者感觉更舒适。较新的聚氨酯导管材质更硬且抗拉强度更高，因而允许导管壁更薄。许多文献比较了各个隧道式血液透析导管的流量、循环时间和通畅率等特定结果变量。而尽管特定导管有其特有益处，但并不比竞争对手的导管有普遍性的优势。

三、术前评估

1. 病史和体格检查　与任何临床评估一样，对患者进行适当的术前评估首先要有详细的病史和体格检查。具体的查询应包括如下详细信息，如以前的长期中心导管放置、以前是否创建 AVF或 AVG 通路、以前是否有隧道式血液透析导管感染，凝血紊乱病史和心脏起搏器植入史。身体检查的颈部和胸部是评价血液透析患者的关键。以前放置的隧道式血液透析导管，以前的永久性通路，上肢或面部水肿与同侧上肢静脉扩张且可见静脉侧支等证据提醒临床医师警惕中心静脉闭塞的可能性。

许多专科医师已经掌握了正确放置隧道式血液透析导管的技能。然而，如果是相同的医师放置隧道式血液透析导管和创建永久性通路或者是同一个团队在协调这些通路创建时，在维护护理的连续性方面就有显著优势。仅有有限数量的通路位置可用于放置隧道式导管和创建长期血液透析通路。因此，针对每个通路位置，全面考虑所有形式的血液透析通路的规划可为患者提供最大的益处。

2. 中心静脉成像

（1）彩色血流静脉双相成像：类似于血液透析患者的永久性透析通路创建前的评估，无创的彩色血流双相成像是隧道式 CVC 置入术前影像学的一线检查方法。颈内静脉和腋静脉是否通畅很容易通过静脉压迫来识别。然而，随着影像向胸腔中央的移动，肺组织的空气界面及骨骼结构的阻碍使得中央静脉成像几乎不可能，这样就限制了彩色流静脉双相成像对静脉导管末端留置部位的检查确定。

（2）磁共振静脉成像：对比剂增强的磁共振静脉造影（MRV）是一种无创模式的中央静脉成像检查。三维钆增强 MRV 能够评估中心静脉的狭窄闭塞性疾病，特别适合对血液透析患者的中心静脉评估。有学者报道在 14 例患者中进行三维钆增强 MRV 与数字减影造影直接比较，在鉴别中心静脉闭塞和狭窄大于 50% 时前者有 93% 的灵敏度。尽管 MRV 比较准确，但是钆可能有诱发肾系统性纤维化的风险，在肾小球滤过率小于 30ml/min 的患者中，必须谨慎使用。虽然肾系统纤维化在这类患者中比较罕见，但是在正常肾功能的患者是否会发生类似结果还没有研究报道。

（3）计算机断层静脉成像（CTV）：类似于MRV，能够使胸部的多血管同时成像。大多数医疗中心都有该设备，CTV 的优势是显而易见的，能够快速成像及对比剂的使用减少等。在主要依靠这种成像方式来评估血液透析患者的医疗中心，非官方证据表明，CTV 评估中心静脉疾病的准确度是可以接受的。有学者对 18 例患者比较 CTV和数字减影造影（DSA）诊断良性中心静脉阻塞的临床结果，研究表明，CTV 结果与 DSA 效果密切接近。

（4）基于导管的使用对比剂的静脉造影：仍然是诊断中心静脉狭窄或闭塞的金标准。造影具有明显的优势，它允许临床医师在静脉造影时发现有严重的狭窄就可以马上开始血管腔内治疗。此外，它通常所需的对比剂用量比 CTV 检查减少很多，也就减少了肾毒性的风险。

四、导管置入

1. 位置选择　许多部位的静脉可以置入隧道式血液透析导管。然而，右颈内静脉是首选的置管部位，因为此处静脉走行比较直没有什么转折，导管的通畅率是最好的。有学者对 492 例 812 个导管进行了前瞻性研究以评估影响隧道式血液透析导管长期通畅率的相关因素，发现隧道式透析导管即刻失效的原因主要是导管错位和导管打折。放置在右颈内静脉的隧道式血液透析导管的长期通畅率明显优于放置在左颈内静脉。隧道式血液透析导管放置在股静脉的长期通畅率最差。如果可能，应避免在锁骨下静脉置入隧道式导管，因为导管可能导致锁骨下静脉狭窄，这将对未来创建同侧永久性通路产生不利影响。从右颈内静脉置入血液透析导管的体内长度应为 17 ～ 19cm；左侧导管置入深度稍长。当使用股静脉通道时，应放置长导管（24 ～ 31cm），使导管尖端能到达下腔静脉，以便产生最佳流速。

2. 技术　隧道式血液透析导管置入应在有透视指导的手术室进行。由于需要适当的消毒，有可能增加血管内操作（如静脉造影和静脉成形）及需要透视等原因，不鼓励在病房床边放置 CVC。手术通常在局部麻醉下进行，患者意识清醒。曾经有过多次导管置入的患者则存在中心静脉狭窄或闭塞的风险，这有可能会增加手术的复杂性。在这种情况下，全身麻醉是首选。术前对革兰氏阳性菌进行抗生素预防，于皮肤切开之前使用抗生素，然后用异丙醇和氯己定溶液进行皮肤清洁。

用无菌材料覆盖的传感器探头进行超声评价，证实静脉通畅。静脉穿刺部位应在锁骨的头侧 3 ～ 4cm。实时超声引导是用来指导穿刺进入静脉。穿刺是用 21G 的微穿刺针，0.018in 的导丝和 5F 同轴导管。静脉插管成功后，穿刺针、鞘和 0.018in

的导丝撤出，交换成 0.035in 的导丝。在大口径血液透析导管的置入手术中，在导丝进入静脉周围的皮肤做 1cm 切口。透视下观察导丝的所有移动，以确认导丝的位置。

由于大多数隧道式血液透析导管的尺寸较大和材质僵硬，在导管插入期间可能需要适度的推送力量。强烈建议将引导导丝穿过右心房后停留在下腔静脉。在左侧放置隧道式血液透析导管时尤其应该如此，因为从左颈内静脉到心脏的路径较多曲折，扩张器（鞘芯）可能会推挤导丝的中段形成一个袢（如果导丝的末端停留在心脏里）进而穿透中心静脉侧壁。如果使用比原装套件中更硬的导丝，或者在直接透视下显示扩张器和鞘沿导丝平滑行进，那么这种情况就可能会减少。

3. 顺血流置管　在胸部的外前面做一个小切口，此处作为隧道式血液透析导管露出皮下隧道的出口。隧道式血液透析导管的出口部位应低于静脉进入部位并且在其外侧。出口部位也应设计在导管轴上的毛毡袖（Cuff）1cm 以远的远心端的地方。预先在体表标记好导管走行路线确定出口地点在放置隧道式血液透析导管手术时是有用的。将隧道式血液透析导管连接到隧道装置，并从胸部切口通过锁骨前面的皮下隧道进入颈部切口部位。沿导丝用扩张器依次扩张，最后导鞘和可撕脱鞘插入，直至鞘"带"在皮肤上。导鞘和导丝撤除，将隧道式血液透析导管通过可撕脱鞘插入。一旦隧道血液透析导管完全插入，可撕脱鞘就撤出体外。

导管的每一个腔都以稀释的肝素（每毫升生理盐水 100U 的硫酸肝素）抽吸和冲洗。这两种行为都应该很容易做到，没有阻力。如果遇到阻力，应在透视下检查隧道式血液透析导管，以排除导管打折或位置不良。理想情况下，导管的最远端应在上腔静脉与右心房交界处。此首选位置对应于右主支气管投影的地方。

胸壁和颈部的切口用可吸收缝合线缝合，隧道式血液透析导管用不可吸收缝合线固定在胸壁上。隧道式血液透析导管的每个管腔都依照制造商指示的容积充满浓缩素盐水（1000U/ml），以防止导管内血栓形成。

4. 逆血流放置　最近，一些制造商已经开发出隧道式血液透析导管可以逆行放在隧道里。隧道式血液透析导管需先进行颈内静脉插管。此前的隧道创建方式与标准的隧道式血液透析导管相同。然后将导管沿隧道从颈部切口创建到胸腔切口，并在隧道后连接透析端口。这种类型的插管的优点是它允许精确定位导管尖端。

5. 非常规导管放置部位 长期依赖血液透析的患者通常已经用尽常规部位进行血管通路创建。1996 年的一份报道指出约 5% 的透析患者退出透析是因为缺少创建透析通路的部位。随着透析人数的不断扩大、透析后的预期寿命增加及每年进行肾脏移植的数量相对稳定，这一统计数字也在逐渐增加。那些已经耗尽常规的血管通路资源的患者可能需要在非常规的部位（如经肝和经腰的途径）放置隧道式血液透析导管。

经腰导管置入术一般选择俯卧位于患者右髂嵴水平的上方经皮穿刺下腔静脉，然后将导管通过隧道从腹右侧引出体外。经肝穿刺导管置入术是在 X 线透视引导下经腋中线第 8 肋间间隙经皮穿刺进入肝右静脉或肝中静脉，然后将导管通过隧道从胸壁侧前方引出体外。两种方法的共同之处就是导管的尖端都位于右心房。

文献报道经肝导管置入和经腰导管置入的使用寿命从 70 天至 450 天不等。这种通路的不足之处是需要后续干预的比例很高。有两个最大的系列报道表明，超过 60% 的患者需要至少一个导管更换。导管移位和导管血栓是两种最常见的导管更换的原因。经腰导管置入法后续导管更换可能比经肝导管置入法更困难，因为前者会沿着隧道发生腹膜后纤维化。

五、围手术期处理及并发症

隧道式血液透析导管置入术后患者的围手术期处理主要聚焦在急性并发症的评估和治疗。这些并发症包括穿刺针或导管造成颈部、胸腔、纵隔和心脏等部位的胸膜、肺、血管或神经的损伤。成功管理这些并发症的关键是察觉、及时识别和快速治疗。有一份数据汇编报道 1794 例危重患者中心静脉插管中，总共有 127 例出现了并发症，总发病率为 7.1%。中心静脉穿刺不到位和误穿刺动脉是最常见的机械并发症，其次是气胸。

1. 气胸 隧道式血液透析导管放置后应拍摄呼气末直立位胸片，以确认导管尖端位置和排除气胸。除非初始穿刺一侧的胸部拍片已经排除了气胸，否则不应尝试进行双侧静脉插管，以避免潜在的灾难即双侧气胸。如果出现急性、严重的气胸症状和体征，应立即进行胸腔插管引流，并通过面罩给患者吸氧。如果发现张力性气胸，用这根静脉导管就可以在胸腔减压挽救生命。穿刺针应定位在锁骨中线第 2 肋间间隙。通常漏气较少，气胸是在几个小时里慢慢发展。在这种情况有时间进行胸部放射检查来确认诊断和确定破口大小。

如果是小气胸（20%），并没有呼吸损害的症状或体征，也没有外周氧饱和度下降或血流动力学损害，可以"观察等待"，定时重复胸部 X 线检查。如果症状进一步发展或胸部 X 线发现气胸范围在扩大，就应进行胸腔插管引流。

如果最初发现时就是大气胸（> 20%），应立即进行胸腔插管引流，不考虑是否有症状。一种便携的胸腔排气装置（如 Heimlich 阀）可以替代胸腔闭式引流术，并且让患者感觉更舒适。如果 CVC 定位良好并能正常工作，则可以留在原来的适当位置。

2. 血胸 隧道式血液透析导管放置过程中，静脉后壁、动脉后壁或胸膜顶被向前推进的针尖、扩张器或血管鞘刺穿突破以后就可能出现血胸。锁骨下静脉、锁骨下动脉、无名静脉甚至上腔静脉都可能被损伤穿孔。缺乏有效的压塞，再加上呼吸会产生负性压力，这样即使小穿孔也可能导致大量失血。患者可能会出现呼吸功能受累，在受影响的一侧胸部伴有叩诊浊音和呼吸音减弱。血细胞比容降低及胸部 X 线片中发现胸腔积液等证据有力地支持血胸的诊断。对明显血胸的适当治疗一般是胸腔插管进行胸腔引流，以防止肺组织塌陷。很少有出血必须通过肺部手术来控制，如果必要的话，可以考虑使用覆膜支架来覆盖破口。

3. 皮下血肿 可发生在颈部和锁骨区血管撕裂时。延长压迫的时间（15 分钟或更多），无论是否拔除导管，通常都能控制出血，除非另外还有一个主要的血管损伤。升高患者的上半身，可以减少静脉压力。如果导管拔除后直接压迫仍然不能控制出血，手术干预或放置覆膜支架可能是必要的。

4. 导丝栓塞   操作过程中如果导丝失去控制或导丝回撤时被穿刺针切断就会发生导丝栓塞。如果导丝回撤有阻力，就应透视观察，将导丝和穿刺针一起作为一个整体撤出体外。大多数异物，包括导丝的片段，通常都可以在 DSA 使用圈套器系统将其取出。

5. 心律失常   与 CVC 有关的心脏并发症很少。在隧道式血液透析导管放置时出现心律失常，一般与导丝刺激心肌有关。有心律失常病史或血电解质改变的患者出现心律失常的风险较高。通过使用带有距离标记的导丝及透视监视导丝和导管尖端位置，可以最大限度地减少此类问题。如果在经隧道式血液透析导管放置后出现心律失常，应透视检查或拍摄胸片观察导管尖端的位置。如果导管尖端靠近或穿过三尖瓣，则应适当回撤导管。很少有患者的心律失常需要化学复律或电复律。

6. 心脏穿孔   目前使用的柔软灵活的血液透析导管不太可能刺穿心脏。心脏穿孔的常见原因是导丝、扩张器和硬鞘引起。心脏穿孔可能会发生出血或输液到心包间隙，进而导致急性心脏压塞。心脏压塞的症状和体征可迅速出现，包括休克和发绀，颈静脉明显扩张。一般存在心动过速和心音遥远，胸片可能出现球状心脏影。此时任何腔内导管装置都应移除。如果心包穿刺或开窗后再次出现心脏压塞，则可能需要锯开胸骨进行心脏修复。

7. 胸导管撕裂   经左颈内静脉或左锁骨下静脉入路穿刺置入上腔静脉有小风险导致胸导管撕裂伤。肝硬化患者更容易出现这种并发症。如果淋巴漏明显，应该移除导管，并以敷料加压包扎。

几乎所有这些淋巴漏都可以自愈。

8. 神经损伤   臂神经丛因其体积较大且靠近锁骨下静脉和动脉，在经皮穿刺静脉插管中很容易受到伤害。患者如果出现沿神经走行方向的急性上肢疼痛提示臂神经丛受到触碰或损伤，此时需要立即撤回针头或导管。永久性的臂神经丛伤害比较罕见。迷走神经、喉返神经和膈神经也靠近颈内静脉，然而这些神经都较细，它们很少受伤。导管置入后出现声音嘶哑则提示迷走神经或喉返神经损伤。膈神经损伤一般是无症状的，通常在影像检查中会发现一侧膈肌抬高。有报道在经皮穿刺颈内静脉插管时意外损伤星状神经节导致出现霍纳综合征。

9. 导管异位   在一项 1619 例患者的前瞻性研究中发现导管尖端异位（定义为外出至胸腔或进入右心室）的发生率为 3.3%。在导管放置时应用透视指导可以消除导管尖端异位的发生。如果在放置导管时怀疑导管尖端位置有问题，可以在透视指导下通过导管注入造影剂，这样可以帮助确定解剖位置。

10. 静脉导管异位   如果导管尖端留在锁骨下静脉、腋静脉、颈静脉或肝静脉，导管尖端或血液透析时产生的压力常会导致静脉内膜损伤，进而导致静脉血栓形成。硬导管或血管鞘倚靠触碰上腔静脉或邻近的中心静脉管壁也可能侵蚀穿通血管壁，产生破口导致纵隔血肿或纵隔水肿。

11. 动脉导管异位   导管可能意外地被放置到锁骨下动脉或颈动脉，而医生没有发现这个问题。这在低血压或低氧血症的患者中更常见，这种患者的动脉被穿刺后可能没有鲜红色血液喷出。由于隧道式血液透析导管置入通常是一个选择性的操作，放置到动脉的情况比较罕见。如果有放置到动脉的问题，则可以通过导管观察血液压力，可以判断波形是动脉或是静脉。从导管中抽取的血液样本也可以做血气分析，可以根据血气分析的结果确定是动脉血或是静脉血。如果损伤及时地被发现（4 小时内），多数情况下可以简单地拔除放置在颈动脉内的导管，延长压迫颈动脉的时间（15 ～ 20 分钟）。如果损伤很晚以后才发现，应该在手术室拔除导管，开放手术修复动脉，因为已经形成窦道并且在导管周围积累有血栓。锁骨下动脉损伤较难压迫，因为骨结构缺乏压迫反馈。置管结束以后应密切监测有无血胸的可能证据，如有血胸则需要准备动脉开放手术或血管腔内介入修复。

六、后期管理及后期并发症

对隧道式血液透析导管的长期管理主要由（患者接受透析的）透析中心的工作人员进行。美国国家肾脏基金会肾脏透析结果和质量倡议（NKF KDOQI）指南为隧道式血液透析导管的日常护理提供了建议，其中包括每次透析治疗时将导管出口部位用2%氯己定（洗必泰）清洗并且更换敷料，当导管腔或出口部位暴露时工作人员和患者均戴口罩，操作导管时严格无菌要求。

1. 空气栓塞 是CVC的一种罕见但潜在致命的并发症，可以急性发生也可能晚期出现。晚期的空气栓塞一般发生在导管固定部位之前或当导管断开连接的时候空气进入到了导管内部。空气栓塞也可以通过导管的裂纹，连接器及在拔除一个CVC时的导管窦道发生。患者应被告知当导管断开连接或者失去密封的时候可能会导致一个致命的并发症。

患者此时应该懂得用手指盖开导管口并立即呼救。拔除导管以后应该在皮肤穿刺部位放置一些封闭敷料，以使导管窦道有足够时间闭合。

如果一个留有隧道式血液透析导管的患者突然发生心肺衰竭，必须强烈考虑空气栓塞。立即将患者放置成垂头仰卧位和左侧卧位位置，同时必须封堵或夹闭导管来防止进一步栓塞。这个位置让空气离开肺动脉瓣，可以缓解右心室流出受阻。导管可以推进到心脏将空气吸出体外。

2. 导管栓塞 长期留置的导管可能会因材质改变而断裂。这通常发生在有压迫的部位如胸腔的入口。断裂可导致导管远端脱离和栓塞。当患者的导管被拔除时如果导管不完整，就可以诊断导管栓塞。留在体内的导管段通常可以在DSA使用血管造影套件及圈套抓捕系统取出体外。

3. 导管闭塞 隧道式透析导管患者的30%～40%会发生导管闭塞。通常是在导管尖端形成了一个纤维蛋白套筒或塞头的结果。可以将液体注入导管，但无法抽取出血液，通常表明导管即将闭塞。

4. 导管闭塞的预防 有随机对照试验使用低剂量华法林预防导管内血栓形成，结果显示缺乏疗效。另一项随机试验用3种方案进行：阿司匹林口服325mg/d；华法林口服调节到国际正常化比值2～3；对照组。这项研究发现，尽管阿司匹林和华法林在提高导管通畅率方面同样有效，但两组治疗中胃肠道出血的风险显著增加。因此，抗血小板药物或全身抗凝治疗不建议应用于预防导管内血栓形成。然而，随机试验的患者被分配到一个导管腔内用药方案，即导管腔内给予肝素（5000U/ml）每周3次或者导管腔内给予重组组织型纤溶酶原激活物（rtPA，每个导管腔内给予1mg）（取代给予肝素）每周1次，结果提示每周1次腔内给予rtPA的患者发生导管功能不良的风险降低了2倍，而且出血的风险没有增加。

5. 导管闭塞的治疗 局部输注纤溶剂已被用于挽救CVC闭塞。目前，阿替普酶（alteplase）是唯一被批准治疗CVC闭塞的纤溶剂。最常见的是在2ml溶液中加入2mg的纤溶剂注射，可以在导管内停留2～3小时，然后冲洗抽吸导管，去除残余的血块。这个过程可以重复，直到导管恢复通畅。然而，使用这种技术大约只能进行有限几回的额外透析。一项2.5年对570个透析导管的研究结果提示，每次溶栓治疗后，能进行5～7回（中位数）额外的透析。不应该直接用导丝通过导管来疏通导管，因为栓子脱落会引起部分或全部栓塞，造成栓塞事件。

由于反复闭塞的频率较高和高浓度纤溶剂很难送达导管尖端的纤维蛋白鞘，目前已经开发出机械地消除纤维蛋白鞘的技术。这些技术通常是通过另外一个静脉通路（如股静脉）插入金属捕获装置，将纤维蛋白鞘从导管尖端剥离并取出。一项对100根导管的131次纤维蛋白鞘剥除手术的研究报告，该方法的技术成功率为95.6%，第一次剥离后的平均初次通畅时间为89天。另外一种替代技术是沿着导丝将导管移除体外，然后使用血管成形术的球囊扩张纤维蛋白鞘致使其破裂以后，再沿着导丝更换导管。有回顾性研究显示，这两项技术与简单的更换导管相比，通畅率没有任何差异。

6. 中心静脉血栓形成 CVC置入的患者中约30%存在有导管相关的血栓。然而，这些血栓中只有不到一半是有临床意义的。导管相关血栓引起的肺动脉栓塞发生率从0%至17%，并且导管相关血栓很少导致死亡。导管相关血栓形成以后更有临床意义是其与感染密切相关。在一项对导管相关的金黄色葡萄球菌感染的研究中，71%的患者发现也同时存在有中心静脉血栓。然而，不推荐使用低剂量华法林进行常规的预防应用。

使用隧道式血液透析导管的患者如果出现手臂、颈部或面部肿胀、突出的侧支静脉显露、栓塞并发症的体征或症状、不明原因的发热应怀疑静脉血栓形成。双功彩超通常可以确定诊断，偶尔需要进行静脉造影，以明确诊断和确定血栓的程度范围。常规疗法包括抬高患肢和抗凝。如有可能，应拔除导管。由于患者的隧道式血液透析导管常没有其他部位可放置导管，保留导管在原来的地方并进行抗凝治疗是可以接受的。

7. 中心静脉狭窄 导管相关的中心静脉狭窄是由导管损伤静脉内膜引起的。锁骨下静脉插管作为血液透析通路与锁骨下静脉狭窄的关系已描述清楚。隧道式血液透析导管放置后锁骨下静脉狭窄的发生率明显高于颈内静脉狭窄。一项对50例经锁骨下静脉导管透析和50例经颈内静脉导管透析患者的静脉造影进行比较的研究中，锁骨下静脉组42%的患者有狭窄而颈静脉组狭窄率10%。这样，如果可能的话，应避免锁骨下静脉插管作为血液透析通路。导管相关的中心静脉狭窄也可累及头静脉甚至上腔静脉。

（1）中心静脉狭窄表现：中心静脉狭窄可以完全无症状。通常情况下，在不知道中心静脉狭窄的时候创建一个同侧上肢血液透析通路可能会导致症状的迅速发展，其中最常见的表现就是手臂水肿。头静脉狭窄患者也可出现面部水肿。中央静脉狭窄的其他表现包括肢体静脉瘤样扩张、同侧AVF通路、通路血栓形成、透析不充分、通路使用后出血时间延长和上腔静脉综合征等。

（2）中心静脉狭窄治疗：患肢抬高和上肢弹力压迫有时足以缓解与中心静脉狭窄相关的水肿，但如果同侧上肢有血液透析通路，则这种简单治疗可能不太有效。NKF KDOQI指南建议经皮腔内血管成形术，加用或不用支架置入，是治疗中心静脉狭窄的首选方法。在一个样本量较小的随机研究中，经皮血管成形术和支架置入治疗中心静脉狭窄，两组的1年初次通畅率分别为12%和11%，但是，经皮腔内成形术的1年二次通畅率为100%，支架置入术后则为78%。初次和二次通畅率的显著差异提示，中心静脉狭窄的血管腔内治疗通常需要多种手术方法来维持通畅。

8. 导管相关感染 总共有3类导管相关感染：出口部位感染、隧道感染和菌血症。NKF KDOQI指南定义出口部位感染为炎症局限于导管出口部位的周围区域，如果是隧道式导管，则感染不超过袖套，而渗出物的培养肯定是阳性的。隧道感染定义为隧道导管的袖套近心端感染发炎，患者

有痛感，出口部位可能有渗出物且培养结果可能是阳性。最后，导管相关菌血症定义为细菌血培养阳性，有或没有伴随发热的症状。导管相关菌血症的发病率0.6～6.5次/1000天。

（1）细菌学：从被感染的导管分离培养出来的细菌主要是革兰氏阳性菌（52%～84%），金黄色葡萄球菌占21%～43%。耐甲氧西林金黄色葡萄球菌占12%～38%。革兰氏阴性杆菌，包括假单胞菌、肺炎克雷伯菌、大肠埃希菌和肠球菌也经常被培养出来。真菌感染主要是念珠菌种类，与广谱抗生素的应用和肾功能损害有关。菌血症的后果可能导致感染性心内膜炎和转移性脓肿，其发病率会在试图挽救保留导管时有所增加。

（2）治疗：理想情况下，感染的血液透析导管的处理包括拔除导管。最初的经验性治疗应该是涵盖革兰氏阳性及阴性的潜在耐药性菌株的广谱抗生素。一旦细菌培养结果出来，应调整为更有针对性的敏感抗生素。如果有证据表明患者存在播散性真菌感染或患者在导管拔除后持续出现真菌血症，则应使用毒性较小的两性霉素B或卡泊芬。导管相关的简单的金黄色葡萄球菌感染一般抗生素治疗4～6周，革兰氏阴性杆菌或肠球菌感染通常治疗7～14天。念珠菌菌血症通常需要至少14天的抗生素治疗。合并有血栓性静脉炎或心内膜炎的复杂的菌血症通常需要治疗4～6周，合并有骨髓炎则需要治疗6～8周。

导管出口部位感染通常可以通过局部和全身应用抗生素进行治疗，无须更换导管。隧道感染或导管相关菌血症需要拔除导管，延迟放置永久通路。NKF KDOQI工作组建议在停止抗生素治疗至少48小时后血培养结果为阴性，才放置新的永久性通道。挽留导管的策略包括沿导丝更换导管，用或不用抗生素封闭导管。虽然已经描述有可能挽留导管，但其失败率大于65%。因此，最安全的做法通常是拔除导管。

第四节　血液透析通路失败和血栓形成

虽然动静脉血液透析通路的创建是治疗终末期肾病患者的重要治疗，但对失败或血栓形成的

动静脉通路进行维护和修复几乎同样重要。透析通路是终末期肾病患者的生命线，因此通路顺利成熟和持续保有功能对这些患者的整体健康至关重要。不能成熟的或失败的通路的具体处理可能与形成血栓的动静脉通路稍有不同。透析患者的长期管理目标是尽可能地保持其透析治疗的充分性，并且尽量减少再次干预的次数。

与动静脉通路相关的血流干扰和血流动力学改变可以引发内膜增生反应。内膜增生主要发生在 AVG 通路流出吻合口的地方和 AVF 通路沿流出静脉的任何地方，它也可能波及远处的同侧中心静脉（如锁骨下静脉），即使以前没有留置 CVC。部分患者在早期出现严重狭窄时，会出现难治性内膜增生，另一部分患者的反应则比较有限，而且没有明显的血流动力学影响。动静脉通路发生内膜增生的基本机制尚不清楚，但所产生的损害却是常见的。大多数的透析通路患者都会发生内膜增生，无论是 AVF 还是 AVG 通路。

一、通路功能的检测

失败或血栓形成的动静脉通路的恰当处理很大程度上取决于对通路功能障碍的及时检测。最常见的通路功能检测手段是透析的尿素清除，即 Kt/V，其中 K 是尿素清除率，从透析前后测量计算而得，t 是透析的持续时间，V 是患者的尿素分布量。以这种方式，在一个特定的时段透析的"剂量"可以客观地计算。

动静脉通路的功能或质量从下述几个方面影响最大透析剂量。首先，透析机需要足够的流量才能有效地运转。目前，高流量动静脉通路透析的标准是泵速为 350ml/min 或以上。只要透析膜能耐受这种高流量，就可以在较短的时间内给足透析剂量，同时降低成本和减少资源消耗。尽管如此，这种高流量技术需要更有效的通路功能，并且患者不能耐受再循环或静脉高压。再循环，即经过透析机过滤的血液的再次处理，可能不易被察觉，经常表现为每次透析治疗以后溶质清除不佳。静脉压力增加会导致透析的时间延长（因为需要经常重新定位调整输出针头）。通路失功的原因（病理生理）如下所述。

1. 通路内血液流动限制 功能性动静脉通路要求血液流速超过了透析机泵速好几倍。现代高流量透析时，泵的速度可能接近 500ml/min。因此，动静脉通路内血液流速需要达到 1000 ～ 1200ml/min 才能避免再循环。此外，充足的心脏输出能力也是维持这些流速的必要条件。如果心脏输出不足，透析过程中通路的流量就可能减少。不管什么原因引起的通路流量的限制，都会导致已经透析的血液再次回流到透析机，明显影响了透析的有效性。当传入针（动脉针）抽血时如果抽到通过传出针（静脉针）返回的血液，就发生了再循环。这样部分血液透析两次，部分透析血液的浓度降低，进而导致毒性物质清除减少。结果有效透析剂量降低，需要更长的透析时间来达到同样的清除。以下几种机制可发生再循环。

（1）静脉流出道狭窄：再循环的典型原因是静脉流出道狭窄，导致通过动静脉通路的流量减少，并且回流到传入针的血液增加。无论动脉流入是否充足，流出道的狭窄限制了流量，增加了再循环。这是 AVG 通路失功时的一个常见问题。

（2）动脉流入道狭窄：动脉流入道狭窄同样可以限制通过动静脉通路的流量。但在这种情况下，传入针和传出针都在狭窄的远端。动脉流入血量的减少导致血液从远端传出针头再循环到近端传入针。这是 AVF 通路失功的常见机制，偶尔也会导致流出道静脉在透析时完全塌陷。

（3）插管的位置：再循环的另一个重要原因是穿刺插管的两个针头距离不够远。具体地说，如果两针的位置太近，即使在通路高流量的情况下，也会发生再循环。在同一位置反复穿刺通路会导致假性动脉瘤。如果这个假性动脉瘤足够大，再循环也可能发生，因为在假性动脉瘤内血液流动趋于停滞。此外，这些假性动脉瘤也可能会渗液、渗血或出血。

2. 通路管道限制 虽然通路流量至关重要的，但是通路管道本身也可能出问题。如果静脉位置太深或管径太小会影响穿刺插管，即使有通路足够的流量，透析还是可能有问题。病态肥胖的终末期肾病患者，即使静脉管径很大也可能会出现透析不充分，因为深部的静脉覆盖有较多软组织而影响穿刺插管。在这些患者中，建议施行静脉浅置手术可以帮助通路成熟和进行可靠插管。

二、通路失败的原因

一旦透析通路建立完毕，则通路失败的原因通常与通路的创建方式有关。隧道式透析导管的失败通常起因于血栓形成或导管周围（特别是导管的头端）包裹的纤维蛋白鞘。AVF 和 AVG 通路失败的原因通常是因内膜增生引起的静脉流出道狭窄或自体通路血管本身狭窄，进而导致肌酐清除受限所致。AVF 取栓术后通畅率会受到影响，因此建议在血栓形成之前进行干预。AVG 通路的整体流速一般来说高于 AVF 通路，在取栓术后有相对较好的通畅率。AVG 通路血栓形成通常可以进行多次取栓补救，不要轻易放弃该通路。

内膜增生是一个尚未解决的问题，影响到功能性动静脉通路的建立和维护。虽然在流出静脉的任何地方都可以发生内膜增生，但某些解剖因素可能会导致局部或远端狭窄。例如，中心静脉狭窄在 AVF 和 AVG 术后都很常见。过去，这通常归因于锁骨下静脉导管的使用，因为锁骨下静脉是 CVC 通路最常见的部位。在多数现代的透析中心，已经避免使用锁骨下静脉导管通路，就是出于这个原因。然而，在上肢创建动静脉通路以后，锁骨下静脉狭窄仍有较高的发病率。很可能，胸腔入口附近的锁骨下静脉内高速流动的血液产生了扰动，刺激内膜增生进而导致狭窄。这样，几乎任何动静脉通路的流出道静脉均可发生内膜增生和狭窄。另一个不可避免的因素是桥血管的穿刺，会导致自体血管的内膜增生和人工血管附近局部软组织增生。最后，AVG 通路的静脉吻合口处容易发生内膜增生，从理论上讲，人工血管和流出道静脉之间的口径大小和材质顺应性不匹配在一定程度上会加剧产生过量湍流。

通路失败的检测包括下述几个方面。

1. 临床评估 在许多情况下，仅凭临床检查就可以确定合理地评估通路功能。如果通路功能良好，在动脉吻合口附近应出现持续震颤，并应在流出道静脉上检测到震颤。如果在流出道静脉附近感觉到搏动，就可能存在静脉流出道狭窄。在大多数情况下，搏动区域远端有震颤提示了狭窄的位置就在此交界附近。通路的假性动脉瘤可能表现出膨大区域的局部搏动。只有在通路正常直径的区域通过物理检查到搏动才能说明静脉流出道有狭窄，动脉瘤或假性动脉瘤区域通常情况下也会检查到搏动增加。

侧支静脉显现或水肿：在通路狭窄或闭塞区域周围的侧支静脉显现是静脉压力增高的重要指标。通常情况下，锁骨下静脉狭窄或闭塞导致侧支静脉显现在肩部或前胸壁上。因此，患者的体格检查应特别注意头部、颈部、胸部和肩部。偶尔，那些有明显的静脉流出道狭窄却没有明显侧支静脉显现的患者，可能会存在上肢水肿。

通路出血时间延长：静脉压增高可能导致血液透析结束拔掉穿刺针以后过度出血（出血时间延长），透析中心工作人员经常发现这种患者拔针后需要更长时间压迫穿刺点才能完成止血。拔针后出血时间延长可能是通路静脉压力增加的第一个迹象，也是用双功超声或静脉造影进一步评估通路的常见指标。在这种情况下，静脉造影可能优于超声，因为它还提供了同期治疗静脉流出道狭窄的机会。中心静脉狭窄引起静脉压升高还可能导致通路内部血液流速减慢，早期不容易被透析工作人员发现。因此，一旦发现通路出血时间延长应启动通路的进一步评估，必要时早期进行手术干预，这一点对于 AVF 尤其重要。

通路不能成熟：AVF 流出道静脉的血流量增加会导致静脉扩张、管壁变厚亦即"动脉化"。尽管这一过程因患者和特定的静脉而异，但流出道静脉通常在通路创建后 3～4 个月内充分成熟。一个 AVF 通路无法成熟的原因仅凭临床检查可能难以确定。在动脉流入道狭窄的情况下，通路创建以后可能存在很好的震颤，但通过狭窄段的血流量不充分，这样有可能会妨碍静脉回流针（即传出针）的可靠插管。可通过使用止血带阻断流出道静脉辅助穿刺插管，这样可以使待穿刺的静脉最大程度扩张；但是，任何靠近狭窄部位的分支都有可能会影响到桥血管管径的扩张，最终导致通路无法穿刺。这些侧支静脉或"丛属"静脉从理论上讲也会抑制流出道静脉的成熟过程，主要因为这些静脉将血液从主通道转移出去，即使在没有动脉流入狭窄的情况下也是如此。

AVF 通路创建以后如果无法成功穿刺置管，也可以认为通路成熟失败。尽管事实上流出道静脉已经有足够的扩张（即直径达到 6mm），这种情况下仍可能需要进一步的修整。需要强调，能否成功穿刺插管依赖通路本身的质量，也取决于执行插管的个人经验。没有足够动脉化的未成熟的静脉，不能承受反复穿刺的创伤，有可能形成穿刺点周围血肿。如果血肿较大且持续存在，可能出现更多问题，影响（自体和假体）通路穿刺插管和导致通路狭窄。有时候，通路静脉可能只是位置太深而不容易穿刺插管。在通路外科医师和透析中心人员之间应该保持联络通畅，这对于确定插管困难的原因、优化通路成熟及延长通路寿命都是很重要的。

2. 透析过程中的评估　监测透析通路功能的几种技术主要依靠测量通路的流量、压力或流动阻力。实践当中主要有两种方法即测量静态静脉压力和超声法测量流速。

静脉压力测量：静态静脉压力也许是最容易的监测技术，在很多透析中心广泛使用。测量静脉压时，透析泵不工作，管路保持平衡。静脉针（即传出针）测到的压力即被认为是静态静脉压力。患者个体测量的静脉压大于该患者平均动脉压的 50%，即被认为是异常的。然而，用一段时间多次测量出来的趋势结果比单次测量结果更可靠和更具有预见性。具体来说，如果一个时间段的静态静脉压力测量结果一直在增加，即使没有超过 50% 平均动脉压力值，也应该考虑对患者的通路施行进一步的检查。

流速测量：第二项通路检查技术是使用血液透析监测仪（Transonic Systems Inc., Ithaca, NY）测量血液流速。在使用这种技术检查时，将生理盐水快速注射到血液里以稀释血液，然后检测该段血流相应的超声速度。当生理盐水经过血液管道时，传感器会记录一条指示曲线，从而可以用于计算流速。这项技术有以下几个优点。首先，通过与血流反向的针头注射生理盐水稀释血液来检测流速，结果数值稳定，不受注射生理盐水容积的影响。其次，在同一设备用通常穿刺位置的针头同时客观地评估通路再循环情况。这样，可以在一段时间内反复评估通路流速和通路再循环，可以提供两个独立参数来评估通路功能。

通路狭窄的发生发展很大不同。有些患者在通路创建后几周内就有临床症状显著的狭窄，另一些患者可能不会发生狭窄。一般情况下，流速小于 600～800ml/min 可以预测 AVG 通路内有血栓形成，但是在 AVF 通路这个预测阈值没有很好地界定。KDOQI 临床实践指南建议通路流速小于这个阈值就应该施行进一步的检查和干预。然而，有学者怀疑这个阈值可能设定过低，应该在流量小于 900ml/min 就进行必要的检查和干预。KDOQI 还建议不管使用上述哪种技术，至少每个月对通路流速进行评估。

3. 多普勒超声检测　虽然双功超声已经用于监测动静脉通路，但是很少有数据表明，它在保障通路长期通畅方面提供了任何真正的好处。前瞻性的试验没有发现双功超声监测带来任何改善通畅的好处。双功超声可用于确认通路体检中发现的任何可疑异常，但是经验丰富的临床医师进行彻底的体格检查也同样能发现这些异常。因此，在临床检查结果模糊或存在困难时，可以考虑应用双功超声检查。

4. 置管造影　导管造影在维持或改善透析通路功能方面非常必要。因为针或导管进入通路会涉及皮肤穿刺，因此置管造影是有创检查。一般来说，通路的造影结果可以提供解剖信息，而不是生理数据，虽然通路的流量也可以从解剖图像进行推断。因此，其他监测方法是对造影检查的补充，解剖图像为其他监测方法确定的通路功能改变提供进一步的佐证。另外，一旦造影确认了解剖结构异常，同期就可以进行干预治疗。同时进行诊断和治疗，可以减少分阶段处理延误治疗造成通路失败的风险。

三、通路失败的治疗

1. 开放手术治疗

（1）开放手术纠正狭窄：开放手术纠正动静脉通路狭窄段可以改善通路的流量和功能。问题是如何准确确定影响血流的狭窄部位。与介入治疗一样，开放手术中获得从动脉流入到中心静脉的完整图像也是必要的。同期获得通路成像的优点是可以在手术中"实时"了解有关通路的各种问题。如果通路狭窄的诊断是依据早期影像获得的，通常还是需要再次成像来进一步定义相关的解剖信息。

外科手术纠正狭窄通常是间置一段人工血管或进行补片血管成形术。这两种技术各有优点和缺点，都有较好的效果并且被广泛应用。使用间置移植物绕过静脉流出道狭窄段的方法需要重新创建人工血管与自体静脉的吻合口，浪费了一段长度的近心端静脉。补片血管成形术只是简单地扩大了狭窄部位的面积，没有切除通路的局部病变（或也就没有消耗流出静脉的长度），理论上会导致狭窄复发的概率增高。然而，这两种技术的统计结果基本上是差不多的。

（2）开放手术纠正其他问题：多分支流出静脉的存在可能会限制穿刺插管的可用静脉长度，并且可能影响到主要流出静脉的扩张成熟。在通路创建后的早期阶段，侧支静脉可能并不容易被发现，但如果通路的一个主要流出静脉不能扩大增粗，则侧支静脉问题就会变得很明显。在这种情况下，结扎侧支静脉可能有助于最大限度地使血流通过一个单一的静脉段流出。

如果 AVF 的流出道静脉位置较深，施行流出道静脉转位或浅置手术也是必要的。这是一个常见的问题，特别是在 2 型糖尿病的肥胖患者中更为常见。在这些患者中，覆盖的脂肪和皮下组织可能会影响通路穿刺成功率，即使通路流速很高和流出静脉良好。将流出道静脉移到较浅的位置方便穿刺使用。

通路浅置手术类似于两步法贵要静脉转位手术的第二阶段操作。该手术适用的情况是从皮肤表面到静脉的深度大于该静脉的直径。为了能够可靠地穿刺进入静脉，从皮肤表面到静脉的深度应该小于该静脉的直径或根据 KDOQI 推荐的"规则 6"该深度在 6mm 之内。AVF 创建的标准包括静脉直径 6mm，从皮肤到静脉的深度 6mm，流速 600ml/min。有两种基本的方法可使静脉容易穿刺。第一种方法是除去静脉表面上的脂肪和皮下组织，然后重新缝合皮下组织，使静脉变得浅表容易穿刺。这项技术的挑战是如何避免瘢痕组织在皮下空间增生，这些瘢痕组织可能妨碍穿刺或产生内膜增生。第二种方法将静脉离断、再转位浅置然后重新进行吻合。通路外科医师一般将静脉吻合到更加靠近心脏一些的动脉近心端，以适应因浅置而损失的静脉长度。第二种方法在肥胖患者中出现伤口并发症的概率明显增加。静脉横断后较长一段走行在皮下隧道中，然后仔细重新吻合静脉到动脉上，避免不必要的张力。类似于二期贵要静脉转位手术，静脉已经适应动脉压力和流量而容易操作，手术更安全更容易。通路中的任何其他异常都可以同时处理，如在某些情况下静脉在成熟的时候可能扩张和伸长迂曲，此时不需要横断静脉而施行简单的浅置手术即可。

2. 腔内介入治疗 经皮穿刺介入技术处理通路失败和血栓形成类似于其他血管疾病的治疗。在从动脉流入到静脉流出的完整通路造影完成以后，就可以对相应的病变进行具体的治疗。尽管有相似之处，但动静脉通路的病变性质与动脉粥样硬化引起的动脉病变还是有很大的不同，病变部位纤维化、弹性缩窄的特点使得用普通球囊时不容易扩张，通常需要高压球囊才能见效。

（1）球囊成形术：在动静脉通路介入治疗中，简单进行球囊扩张血管成形术最常见。球囊定位到狭窄段，压力泵给予适当的压力，屏幕上可以看到"束腰"的表现及狭窄段的消失。球囊扩张的时间一般长于动脉疾病以允许病变结构充分重塑，这通常需要 2 ~ 3min。可以重复扩张，直到流出道所有狭窄均得到恰当治疗。内膜增生引起的狭窄常需要高压来解决，通常是 20 个大气压或更高。过高的压力增加了对静脉的创伤，这会刺激新内膜增生，导致狭窄复发。出于这个原因，一些医生提倡在高压球囊扩张之前先应用切割球囊，以使随后的球囊扩张能够在更低的压力下进行。

有学者应用球囊辅助成熟技术来促进 AVF 成熟。在这项技术中，流出道静脉以逐渐增大的球囊依次扩张，直至静脉达到目标直径。静脉在多次的球囊扩张间期可以愈合（希望没有内膜增生），愈合完成以后就得到一个更大直径的流出道静脉。这一方法最早在 2001 年被 Turmel-Rodrigues 等所描述，他们报道了在 52 例通路失功和 17 例前臂自体通路血栓形成的患者中获得 97% 的成功率，通路平均寿命为 10 周。1 年时间的相应的初期和二期成功率分别为 39% 和 79%。随后更多的学者发表了类似的研究结果，提倡对未能如期成熟的前臂自体通路进行早期干预。然而即使经过这些技术处理后，通路的最后功能结果仍有变数。

（2）支架植入术：腔内支架植入可用于治疗球囊成形术后残留的狭窄或夹层。然而，使用金属裸支架以后出现支架内再狭窄是非常普遍的。

近来，使用覆膜支架防止狭窄的复发。织物覆盖的支架设计可以防止增生的组织长入支架内部，从而可以避免金属裸支架的早期失败。值得注意的是，覆膜支架在治疗 AVG 通路的静脉吻合口狭窄时具有通畅高的优势，不足之处是其费用较高。在 AVG 存在较大假性动脉瘤或退化失功时，覆盖支架也可用于延长 AVG 使用寿命。覆膜支架植入以后，可能允许在以前的动脉瘤或假性动脉瘤病变段继续穿刺，而基本不影响通路的通畅性。虽然此方法的长期效果尚未确定，但它可以作为临时桥接，直到新的通路创建成熟。

3. 复合手术 如前所述，治疗性操作通常在血管腔内造影诊断完成同期施行。同样地开放性的外科手术修复也可以在复合手术室完成造影诊断的同时进行。具体治疗方法的选择取决于病变病理性质。静脉流出道的狭窄可采用经皮穿刺介入技术治疗，而动脉吻合口狭窄可以尝试介入治疗，但有可能还是需要开放性手术翻修。导管造影成像可以在手术室中使用便携式 C 臂或固定成像系统进行，而最终治疗方案（开放或腔内）的选择取决于影像结果。因此，复合手术通常是最有效的，因为所有必要的治疗都可以在同一个地方同一个过程里进行。

四、通路血栓的干预

1. AVF 通路血栓形成的治疗 动静脉通路特别是 AVF 血栓形成的治疗可能会遇到困难。在这种情况下，内皮表面可能受到明显的损害，因为血栓形成很少发生在没有任何潜在异常的正常静脉。血栓的清除如取栓经常导致血栓复发，因为血管内表面不光滑不正常。由于球囊取栓导管对内皮表面造成的创伤也会进一步加重这个现象。由于这些原因，传统的开放式手术取栓对 AVF 的价值有限。Palmer 等报道 10 例患者 AVF 开放手术取栓 7 例技术成功，然而 6 个月的初次和二次通畅率分别只有 51% 和 69%。后来，Cull 等报道的结果却很优异，并且描述了一个详细的取栓技巧。虽然手术取栓的作用仍有争议，但它肯定值得考虑，而且对短段血栓肯定有效。

在自体通路血栓形成以后，有研究人员应用新的方法来减少对内皮细胞的损伤。即采用 AngioJet 导管（Medrad，Inc，Warrendale，Penn）进行溶栓和机械吸栓，对 31 例自体通路血栓形成的患者进行了治疗。尽管早期技术成功率很高，但只有一小部分患者在 1 个月时维持（19% 的初次通畅率）通畅，而在 6 个月时所有患者的通路全部失功。根据这一经验，我们的印象是 AVF 取栓手术只应运用于病情稳定的相对健康的患者（手术风险较低，可以接受的低）。其他研究者报道了更好的治疗结果，但缺乏长期统计数据。Shatsky 报道了他们的经验，使用 Arrow-Trerotola 装置（Teleflex Medical，Research Triangle Park，NC）治疗 44 例通路血栓形成患者。其 6 个月的初次通畅率为 38%，12 个月初次通畅率为 18%；6 个月和 12 个月的二次通畅率分别为 74% 和 69%。虽然初次通畅率有些低，但似乎可以重复治疗。

2. AVG 通路血栓形成的治疗 AVG 血栓形成的概率明显高于 AVF。由于最常见的失败模式是在静脉吻合口出现新内膜增生，但是它们通常可以挽救，可以提供长期的通路而不会频繁中断患者的透析。此外，AVG 通路比 AVF 通路更耐受球囊扩张，因为 AVG 没有内皮，不像 AVF 那样容易受到机械损伤。在修复人工血管退化或局部软组织感染的情况下，也可以更换部分人工血管，残留的未受影响的部分人工血管仍然可以继续进行透析。最近一项研究表明，与 AVF 相比，AVG 较短的成熟时间可能会显著减少透析患者的导管留置天数。

（1）AVG 通路血栓形成的开放手术：开放手术治疗 AVG 血栓包括快速清除血块和根治通路失败的原因。通路血栓的最常见原因是静脉流出道狭窄，尽管还有其他机制导致失败。例如，在穿刺部位的比较大的假性动脉瘤可能出现扩张段内的血液逐渐淤滞，最终导致血栓形成。同样，在静脉流出道没有问题的情况下，流入动脉流量不足也可能导致 AVG 血栓形成。因此，外科医师的首要任务是确定血栓形成的根本原因。手术计划和切口部位也是根据病变病理决定。

在 AVG 通路内的血栓通常可以使用适当大小的球囊取栓导管取出。通常 4F 取栓导管用于 6mm 直径的人工血管移植物。切口的位置是根据预期修整狭窄的部位而决定。在没有任何其他明显的病理情况下，静脉流出道狭窄是血栓形成的可能原因和可能修整的重点部位。如果通路还有另一个明显的病理改变如比较大的假性动脉瘤，那么应该将所有病变一起考虑共同纳入手术计划。

一旦血栓清除，应该将全部范围的通路造影成像，从动脉流入到静脉流出包括中心静脉，以排除任何可能导致血栓复发的病变。所有静脉吻合口或流出道病变应使用常规的开放技术进行修复纠正。补片血管成形术可用于修整典型的静脉流出道狭窄。这种方法具有保留流出道静脉的优点，但它需要在瘢痕累累的原来手术部位中进行广泛的解剖。作为替代方法，可以间置一段新的人工血管移植到比原来静脉吻合口更近心端的流出道静脉上，避免了解剖分离瘢痕组织并且可以提供更好的流出道。

AVG 通路开放手术取栓后通常可以立即用于透析，因为通常有足够长度的人工血管移植物没有受到干扰。例如，如果在动脉吻合口的 C 型构型（如肱动脉到腋静脉 C 构型）附近发生与通路有关的问题，则可将远端人工血管靠近静脉吻合口的部位用来穿刺插管。类似的，AVF 开放手术取栓后也可以立即插管，但需要临时导管过渡的概率会比 AVG 高。

（2）AVG 通路血栓形成的腔内介入手术：Glanz 等在 1984 年介绍了经皮穿刺介入技术用于人工血管血栓形成的治疗，目的是避免外科手术造成静脉丢失和可以在门诊治疗。自那时以来，使用球囊扩张血管成形术治疗静脉流出道狭窄相关的动静脉通路失败的病例已经大幅增加。在这些介入技术中，第一步通常先清除人工血管内的血栓，第二步治疗相关的病因病变如管腔狭窄等。

AVG 通路的溶栓：有几种介入技术可以清除 AVG 通路中的血栓。在大多数情况下，使用双鞘交叉放置在血栓形成的人工血管内，并注入溶栓剂，可以溶解大块的血栓，多数可以恢复一些顺向血流。通常将 2 ～ 4mg 的组织型纤溶酶原激活物（tPA）注入到血栓块中，AVG 的动脉端和静脉端间断阻塞（可以用手指压迫），以使整个人工血管（和血栓）充满溶栓剂。在"溶解 - 等待"技术中，给予溶栓剂以后，让患者在留观区内监测"血流恢复"。在"溶解 - 治疗"技术中，给予溶栓剂以后，患者立即被带到复合手术室或介入治疗室进行进一步的经皮介入治疗。

通常，一个 8mm 直径的 8cm 长的高压球囊（即 8×80 球囊）导管通过一个鞘送入人工血管内，对整个人工血管移植物包括静脉流出道进行球囊扩张。任何部位的残余狭窄，用球囊长时间扩张（通常 > 3 分钟）。如果动脉端吻合口附近有残余附壁血栓，可以通过静脉端的鞘送入球囊导管将其拖出。少量残留血栓可以通过重复进行球囊扩张进一步将其挤碎。最终，残余的血栓碎片会随着血流进入肺循环，通常不会出现任何全身性的反应或并发症。

另外一个办法是机械吸栓，可以单独应用机械吸栓装置、也可以与溶栓药联合移除 AVG 通路内的血栓。最常用的吸栓设备是 AngioJet 和 Hydrolyser。所有这些设备都有他们的支持者，但没有证据说明哪一个在临床上更有优势。

3. 通路狭窄的治疗 一旦 AVG 通路内的血栓被清除，接下来就是要治疗通路失败的根本原因。需要从动脉流入到上腔静脉的完整成像，以充分确定导致失败的潜在问题。一旦确定了病因或原因，治疗的重点就是纠正病变。一般来说，一个 6mm 直径的人工血管可以很轻松地容忍 8mm 直径的球囊导管扩张。内膜增生中的纤维蛋白的性质可能导致明显的弹性回缩，因此常需要高压球囊长时间扩张。虽然超高压球囊可用于扩张静脉流出道的顽固性狭窄病变，但是有可能撕裂或撕破静脉。一些医生主张在普通球囊血管成形以后，再使用切割球囊来治疗顽固狭窄以更好地控制扩张的力量。

球囊扩张血管成形术同样适用于任何明显的中心静脉狭窄。但是在这种情况下，仅单独应用球囊扩张血管成形术效果较差，通常会早期失败。PTA 后植入金属裸支架似乎也没有表现出任何明显的通畅优势，因为会发生支架段内新内膜增生，即支架内再狭窄。覆膜支架可以改善中心静脉病变的通畅性，任何复发性病变都应考虑覆膜支架。在吻合口处静脉流出道狭窄治疗时植入覆盖支架也是有益的。Haskel 等报道覆盖支架可显著改善 AVG 通路介入治疗的通畅率（6 个月通畅率覆盖支架组为 51%，裸支架组为 23%）。尽管总体的通畅性差异很大，但这些相对昂贵设备的成本效益比却不明显。进一步的研究似乎也支持这种概念，但还是需要额外更多的经验来界定其特殊作用。另外，顽固性中心静脉病变也可以用开放手术搭桥来治疗。

4. 复合手术 成功的动静脉通路血栓清除治疗的两个组成部分包括去除血栓和治疗通路失败的根本原因。清除血栓最好的办法是开放手术，通过取栓导管去除血栓。这个手术通常可以在局部麻醉辅助镇静下在人工血管上做一个小切口来完成。一旦血栓被去除，尽快完成从动脉流入到上腔静脉的全部放射成像。这样，任何远端的潜在的病变都可以同期进行治疗。这种混合方法的血栓清除效果可与开放手术相媲美，在人工血管移植物中不留血栓，从而避免了血栓进入肺循环的可能（经皮完全介入的方法有可能发生）。此外，由于一般不使用溶栓剂，出血的风险（和出血并发症）就会减少。最后，任何静脉吻合口处的狭窄均可以用球囊扩张成形术来治疗，从而保持流出静脉的可用长度不减少，效果与开放手术方法不相上下。在许多方面，这种复合手术有可能改善治疗的结果，降低复发率。遗憾的是，有关这种复合手术结果的报道较少。

五、治疗的结果

比较这些不同方法的长期结果的数据很少。大多数的研究都是比较 AVG 开放手术取栓和经皮介入去栓。尽管证据质量有限，但这两种方法的结果似乎无差异。最影响结果的两个因素分别是血栓清除的有效性和血栓形成的根本原因的有效治疗（而不是具体的方法）。大多数中心都有自己的首选技术来处理通路的血栓形成，制订统一的临床治疗方案通常很难实施。除非找到更好的更有效的方法，否则所谓最佳治疗仍将是一个讨论的话题。

第五节 血液透析通路的非血栓性并发症

血液透析通路相关并发症主要包括血栓形成及不成熟、出血、感染、动脉瘤及假性动脉瘤、血清肿、缺血或盗血综合征、静脉高压和神经病变。另外心肺并发症也会影响患者的结局，导管相关并发症在之前的章节已经有所叙述。血液透析相关从业人员应该充分知晓这些并发症和相应的处理办法。

一、出 血

终末期肾脏病（末期）患者的出血风险增加，原因是尿毒症引起的凝血异常或遗传性凝血异常导致的凝血机制缺陷。在动静脉血液透析通路的创建或维修及在其他大手术时，出血可能是一个问题。穿刺点出血时间延长是血液透析患者的另一个比较常见的问题。有关标准将出血严重程度分成 4 个级别。0 级：无出血；1 级：不治疗也能解决；2 级：需要纠正凝血异常的内科治疗才能解决；3 级：需要介入治疗才能解决。

1. 出血的病因学 1764 年莫尔加尼第一次发现肾功能障碍和出血倾向之间的联系。1907 年 Riesman 证实了这个发现，描述了 Bright's 疾病。血液透析患者存在周期性肝素暴露，长期血液透析患者的硬膜下血肿、心包积血、胃肠道出血、眼前房出血、甲状旁腺出血、后腹膜出血、纵隔出血等均有报道。Sood 等分析了美国的肾脏系统数据库，发现硬膜下血肿的发病率增加了一倍多，即从 1991 年的每 10 万透析患者 90 例到 2002 年的每 10 万透析患者 191 例（归因于华法林使用），而同期那些接受腹膜透析的患者的硬膜下血肿的发病率并没有相应增加。随机对照试验提示，低剂量华法林口服或抗血小板制剂对维持血管通路通畅没有益处，但出血并发症却明显增加。

氮质血症的程度与出血之间无直接关系，但作为一般规律，当血尿素氮浓度超过 100mg/L（35.7 mol）时，出血风险明显增加。肾衰竭患者血中 β 内酰胺抗生素（青霉素和头孢菌素）半衰期延长，大剂量该类抗生素可能导致血小板功能障碍，进一步增加出血的风险。在青霉素的血清水平极高时会改变抗凝血酶Ⅲ活性，导致肝素样作用。低分子量肝素主要由肾脏清除，血液透析患者的用量难以掌控。皮肤穿刺点的出血时间是尿毒症临床出血的可靠预测指标。

尿毒症的凝血缺陷为多因素引起。慢性贫血是一个原因，其他因素也有重要作用。在血细胞比容正常的时候，红细胞占据血管血流的轴线中心，血小板和血浆更多地分布在血流轴线的周围（能够迅速与内皮细胞进行反应）。贫血状况的时候，血液流变学变化就更像经典的牛顿流体，血小板和红细胞会均匀混合。很多研究指出，血小板功能紊乱是尿毒症最突出的缺陷。尿毒症患者的血小板糖蛋白（Glycoprotein，GP）Ib[vWF（血管血友病因子）受体]减少，血小板的 GP Ⅱb/Ⅲa 功能受损（很可能是构象变化的结果）和 GPⅡb/Ⅲa 纤维蛋白原配体结合缺陷。尿毒症患者的血管产生过量的一氧化氮，推测来源于不明的胍基丁二酸，可能是诱导血小板功能变化的因素。在尿毒症患者的最终缺陷中可以观察到内皮细胞产生的前列腺素 I_2 增加，这是一种具有抗血小板作用的血管扩张剂。

虽然没有长期的随机对照试验评估阿司匹林或抗血小板药物预防血液透析患者心血管事件或卒中的效果，但美国国家肾脏基金会已推荐阿司匹林用于已经有或正处于高风险心血管疾病的血液透析患者。Holden 等发现出血大部分起始于胃肠道，服用华法林的患者出血发生率是 3.1% 每人每年，那些服用阿司匹林的患者出血发生率是 4.4%，同时服用阿司匹林和华法林的患者出血发生率是 6.3%，并指出需要进行随机对照试验以评估这些药物对血液透析患者心血管事件的二级预防效果和安全性。

血液透析后穿刺点出血可能是由于血小板功能障碍和透析期间接受抗凝治疗；然而，它也可能因为静脉流出道狭窄引起静脉压力增加或者假性动脉瘤表面皮肤太薄不能耐受反复穿刺。医生们应该注意这些潜在的原因，特别是如果这个现象经常发生。

2. 出血的治疗 血液透析患者出血的治疗可以通过以下几种方法来解决。首先，充分的透析本身可以改善血小板功能。其次，持续应用促红细胞生成素以维持一个适当的红细胞比容，这样如果有出血和血液流变学改变就可以有一定的缓冲空间，也有助于促进血小板功能。还有，重组人促红细胞生成素也可以诱导 GPⅡb/Ⅲa 表达的上调。

（1）术中出血的治疗：术中或术后出血可给予 0.3 ～ 0.4μg/kg 的去氨升压素（desmopressin，DDAVP）。DDAVP 应以生理盐水稀释，并以短期（30

分钟）输液的方式给予。DDAVP 释放Ⅷ-vWF 因子到血浆中，并以更大的多聚肽的形式增加血液循环中的浓度。DDAVP 的作用应该在 30 分钟显效，可以持续 8 小时。一旦Ⅷ-vWF 因子被耗尽，在第二次给予 DDAVP 以后通常会发生快速耐药反应。DDAVP 也可以通过短时降低蛋白 C 的活性发挥作用。

冷沉淀含有大量的Ⅷ-vWF 因子多聚肽和纤维蛋白原，也可以用于术中或术后控制急性出血。10U 的冷沉淀可以持续约 24 小时的效果。术中或透析后持续渗出可能是肝素持续作用的结果。如果活化凝血时间延长，可给予鱼精蛋白来逆转肝素抗凝的效果。如果所有先前讨论的措施不能阻止出血，可以使用活化Ⅶ因子，但它会带来系统性血栓形成的风险。

（2）出血的慢性治疗：经皮肤使用雌二醇可以提供更长的促凝效果，且安全和有效。共轭雌激素也有同样作用，使用剂量为 2.5 ～ 25mg 口服或 0.6mg/kg 静脉注射。通常认为雌激素通过拮抗一氧化氮的合成而起作用。雌激素在 6 小时之内就可以见到效果，5 ～ 7 天作用还没有完全显现，持续作用可以达到 14 天之久。

避免出血的策略包括应该在手术前 1 周停用阿司匹林或非甾体抗炎药物及透析后 24 小时再进行手术，以使血小板功能得到恢复。在重大手术前的 2 周内，应给患者使用透皮雌激素（100μg/24 h）。如果需要紧急手术，可以静脉注射雌激素。血液透析患者通常都有一定程度的营养不良，可以根据需要补充维生素 K。重组人促红细胞生成素应该常规普遍使用。

（3）术后出血的治疗：在大多数情况下，术后出血应该返回手术室并探查手术部位纠正出血原因，如缝扎出血的组织等。如果之前进行过肝素化治疗，那么应该考虑如前所述使用硫酸鱼精蛋白逆转肝素的作用。DDAVP 也应该经常用来改善血小板功能，但不能代替外科探查。

通路穿刺部位出血的问题在急诊室也很常见，但是其很少需要手术干预。直接压迫出血点可以控制出血。压力应该适当，既足以阻止出血又不会阻断通路血流，压迫时间通常需要 30 分钟或略少才能控制出血。偶尔可能需要进行表浅缝合才能止血。如果患者刚刚完成透析，可能需要鱼精蛋白来中和剩余的肝素效应。DDAVP 也会有所帮助。如果每次透析后都出血的话，应该考虑到可能存在静脉流出道梗阻，需要进行通路造影检查。

二、感　染

感染是继血栓形成之后通路失败的第二个主要原因。感染性并发症也是透析患者仅次于心因性死亡的第二个主要原因，约占 15% 到 36%。另外，终末期肾病患者败血症死亡风险估计为其他患者的 100～300 倍。体液免疫和细胞免疫功能受损、营养不良和血管通路的类型是主要决定因素。血管外科学会报告标准建议将感染分为早期（< 30 天）和晚期（> 30 天）、培养阳性和培养阴性，并确定感染部位（即吻合口附近、动静脉通路中段、流出道静脉）。感染的具体治疗取决于通路类型、感染部位、感染程度及感染发生在通路创建后的早期还是晚期。感染在 AVG 通路常见，但在 AVF 通路也可以看到。感染分级便于评估感染的严重性。0 级：无感染；1 级：用抗生素治疗可以解决；2 级：通路失败，结扎、移除或旁路才能解决感染；3 级：截肢，才能解决感染。

1. 细菌学　透析相关的感染主要是革兰氏阳性菌引起，其中金黄色葡萄球菌最常见，革兰氏阴性菌占 25%，其他多种微生物占比较小。金黄色葡萄球菌感染的后果较严重，一项研究发现，其并发症发生率为 44%，死亡率为 14%。心内膜炎、骨髓炎和化脓性关节炎是最常见的并发症。由于动静脉通路相关感染的风险较高，因此一旦发现通路相关的感染，应立即使用广谱抗生素。最常见的是使用万古霉素和庆大霉素，因为其抗菌谱广且血液透析治疗时易于调节剂量。因此，血液透析患者有发生万古霉素耐药性的风险。在耐甲氧西林金黄色葡萄球菌的发生率低的血液透析中心里，应用乙氧萘（胺）青霉素、苯唑青霉素或头孢唑啉代替万古霉素。

2. 导管相关感染　导管是透析患者发生感染的最常见部位。美国国家疾病控制和预防中心对 800 例透析患者进行了监测，发现感染的独立危险因素包括导管的使用、特定的透析单位和营养不良（白蛋白< 3.5 g/dl）。一项研究血液透析患者金黄色葡萄球菌感染的结果显示，67% 的导管通

路患者均发生了感染。Stevenson 回顾了他们两年期间 111 383 次透析，发现通路感染率为 0.4%，隧道导管感染率为 57%，血液感染率为 73%（相对风险 13.6）。非隧道导管（尽管只有 2% 的患者使用）占总感染患者的 10%（相对风险为 32.6），而 AVG 通路的相对风险为 2.2。

3. 导管相关感染的流行病学　AVG 通路的平均寿命为 2 年，其中 20% 是因感染而失败的。加拿大的一项前瞻性研究表明，1 年期 AVF 通路感染率是 4.5%，而 AVG 通路感染率为 19.7%。Jaar 等对 4005 例血液透析患者使用美国肾脏系统数据进行了纵向队列研究，发现与自体 AVG 通路相比，AVG 通路感染的相对风险为 1.35。Marr 等报道了 AVG 通路患者的穿刺点年感染率为 5% 和围手术期伤口感染率为 3%。

有几项因素会导致通路感染风险增加。反复插管、个人卫生状况不佳、住院次数增加、AVG 通路使用时间延长、年龄增加、糖尿病和活动受限等已经报道会增加 AVG 通路感染的机会。下肢 AVG 通路感染概率高于上肢 AVG 通路，也高于下肢 AVF 通路。下肢 AVG 通路中革兰氏阴性菌和相关的远处感染或并发症也更常见。通路穿刺插管技术也与感染有关系。使用扣眼技术（即在完全相同的地点、角度、方向和深度，以及在已经形成的通道里用钝针穿刺）的应用可以减慢动脉瘤和血肿的形成，但是感染率比绳梯技术（即使用整个通路长度穿刺，离开上次穿刺 2 厘米）或区域穿刺技术（即只有几个区域的穿刺）更高。感染率增加的原因已经发现是不适当地使用尖锐针头（创造新的通道）进行穿刺、不充分使用消毒剂和穿刺部位的结痂清除不彻底。

4. 通路感染的治疗

（1）AVF 感染的治疗：AVF 通路感染可以表现为弥漫性蜂窝织炎或局部病灶脓肿，通常与穿刺插管技术或血肿形成有关。这些感染很少需要修复或切除通路。大多数经过 2～4 周的抗生素治疗而好转。

局部脓肿除抗生素外，还需要引流。然而，自体 AVF 通路如果植入过支架，无论是覆膜支架还是金属裸支架，就需要更长时间（4～6 周）的肠外抗生素应用或外科修复。反复感染可能需要结扎或切除通路。AVF 通路感染的细菌学与 AVG

通路感染没有区别。

（2）AVG通路感染的治疗：AVG通路感染的治疗可能需要复杂而困难的临床决策。除非复发性感染的风险很高，对于局限的AVG通路感染来说，应尽可能地挽救通路，这样可以避免额外的CVC，也降低了手术难度。如果只有局部感染的迹象，没有皮肤破溃或菌血症，应尽可能尝试挽救该通路。如果没有挽救的希望，应该完整切除所有人工血管移植物。

（3）人工血管移植物中段感染的治疗：在存在局部红斑或局灶性窦道的情况下，可尝试修复AVG通路。在这种情况下，先用不透水敷料将感染区域覆盖，然后在感染区域的近端和远端（即适当远离感染区域）解剖显露未受累及段的人工血管。再用新的人工血管通过无感染的皮下隧道绕过感染区域，分别与原来未受累及的人工血管进行吻合，然后关闭切口。在人工血管感染的区域另做切口，将感染的人工血管完全分离取出，这个感染的切口通常敞开，适当包敷有效引流。Schwab等报道了17例AVG通路感染的急诊抢修，早期成功率为94%，但在随访中发现部分患者感染复发。Raju等报道了使用相同的技术和方法达到90%的抢救成功率。然而，Ryan等报道的结果只有74%的抢救成功率，26%的患者由于再次感染或伤口不愈合而需要转换为全移植物切除。Schutte等描述了91例患者中获得了91%的技术成功率，需要二次手术干预的占19%，局部感染发生率为20%。

（4）吻合口感染的治疗：涉及吻合口的感染需要完全切除人工血管，因为有可能发生吻合口处的破裂和出血。切除人工血管以后，吻合口处的动脉缺损通常可以用一小段流出道静脉来进行修补（补片法）。因为使用受感染的静脉段，有可能会导致进一步的并发症，这种方法需要谨慎考虑。有时候，如果感染所涉及的细菌（如表皮葡萄球菌）毒性不强，可以考虑保留部分连接在动脉上的人工血管，以减少手术的复杂性，但是会有一定的感染发生率，约为17%。完全或次全的人工血管移植物的去除通常导致该部位通路的放弃。也有报道，人工血管严重感染的危重患者可以施行肱动脉结扎术（虽然可能发生手缺血）。用冷冻保存的股静脉或股动脉置换感染的人工血管也是一个保存原有通路的替代办法。Matsuura等报道了他们的经验，43名人工血管感染的患者施行冷冻股静脉移植物替换手术，其中32条走行在与先前隧道平行的新的皮下隧道里，11条走行在受感染的区域内。一年期的初次和二次通畅率分别为42%和68%，只有一例患者感染复发（占2.3%）。然而，由于存在感染复发的危险，应谨慎施行将任何非自体组织植入受感染的区域。

在初次移植后的最初几天内就发生人工血管重大感染的情况下，应该完全切除移植物并在其他部位创建新的通路。Vallet等报道了4例有关早期和晚期移植物感染患者的处理经验，如报告标准所界定，不涉及吻合口的情况下，除清创和静脉注射抗生素以外，显露的人工血管移植物，使用真空辅助闭合装置引流。他们挽救了所有患者的通路，未进行临时置管。当然，这一模式的治疗方法还需要进一步的研究验证。

（5）移植物感染合并血栓的治疗：面对持续的菌血症，如何处理被遗弃的人工血管内的血栓是一个问题。有血栓没有感染的AVG通路并不需要手术去除人工血管。然而，一些研究表明，人工血管材料本身可能就是一个感染源。有研究报道，87例受感染的AVG通路患者中23%合并有血栓。另一项研究发现，21例无症状患者中的15例，其被遗弃的通路进行了铟扫描，所得的结果为阳性，13例患者存在移植物周围积脓，并随后切除了这些移植物。作者得出结论，AVG通路血栓形成的患者如果出现不明原因发热，应进行铟扫描，如果铟扫描结果为阳性，则应手术移除通路。

三、假性动脉瘤

假性动脉瘤可能发生在AVF或AVG的吻合口或穿刺部位。假性动脉瘤可能导致血栓风险增加、疼痛、外观丑陋、感染、出血及穿刺插管困难等。有时，假性动脉瘤体里面的血栓可能使透析操作员穿刺通路遇到问题。虽然假性动脉瘤可能会感染，但是许多患者后来并未发生感染。AVG通路中形成假性动脉瘤相对罕见，但有报道，其发生率占所有病例的2%～10%。《中国血液透析用血管通路专家共识》将AVG假性动脉瘤定义为AVG内瘘由于穿刺出血，在血管周围形成血肿，与内瘘血管相通，伴有搏动，其瘤壁是血肿机化后形成的纤维壁。吻合口对合不良的 AVG 通路或那些粗针穿刺点的人工血管周围可能会出现血肿或假性动脉瘤。AVF 通路也可能形成假性动脉瘤，但发生率比 AVG 通路低。

通路穿刺插管的方法可能会影响假性动脉瘤的发生。与穿刺插管区相关的假性动脉瘤主要是由穿刺针反复穿刺同一部位引起。这些假性动脉瘤通常合并有动脉瘤段近端或远端狭窄。逐渐扩大的假性动脉瘤最终会损害其上覆的皮肤、导致动脉瘤破裂、有时导致死亡。很大的动脉瘤也会干扰其相邻通路的穿刺插管，相对减少了潜在的穿刺插管的部位。在 van Loon 的一项研究中，作者发现与扣眼技术相比，绳梯技术穿刺插管出现假性动脉瘤的概率更高，作者认为可能与多个不同角度插入的针头可能会造成更多部位的损害有关。绳梯技术穿刺使用整个通路长度，要求在前次穿刺点旋转 2cm 以上的部位进行穿刺。扣眼技术只用于 AVF 通路，需要在最初几周内使用尖锐的针头，有意识地使用相同的穿刺角度、方向和深度，形成一个轨道。在轨道形成后，随后用钝针进行穿刺。而区域穿刺技术不再被推荐，因为有很高的动脉瘤形成率。

1. 假性动脉瘤的治疗 假性动脉瘤的存在或大小不一定是需要干预的理由。《中国血液透析用血管通路专家共识》提出的处理指征是瘤体直径大于正常移植物 2 倍，或瘤体不断增大有破裂风险、瘤体过大导致穿刺范围受限、威胁被覆皮肤存活、临床症状明显（如疼痛或强搏动感）、继发感染等。假性动脉瘤的治疗包括开放手术和腔内介入手术。

2. 假性动脉瘤的开放手术治疗 传统上的处理办法包括切除假性动脉瘤和间置人工血管，或者创建跨过病变的新旁路。当新的桥段部分完成吻合后，透析就可以继续使用原来通路的完整部分。但是，当沿着通路的长度出现多个假性动脉瘤时，很难对有假性动脉瘤的所有区域都进行替换。在这种情况下，需要替换整条通路或创建 AVG 通路。通常，动脉瘤两头的动脉和静脉末端均可保存，新的人工血管移植段分别与动静脉末端吻合。虽然新的人工血管段完成吻合了，但患者还是需要隧道式或非隧道式导管桥接透析。为

了避免放置临时导管，可以用两步法分两次替代原来的通路。首先，用一段自体血管或人工血管替换掉假性动脉瘤的膨大部分或更多不正常的部分。完成替换段的吻合以后，可以通过原来通路的完整部分进行穿刺插管透析。然后待替换段成熟后，通过此替换段通路进行穿刺插管透析，再将上次留下来的病变段替换成人工血管或自体血管。应与患者仔细讨论两种手术方法的风险与收益，一步法需要临时插管；二步法需要两次手术多次吻合。

3. 假性动脉瘤的血管腔内治疗 有学者报道了覆膜支架替代开放手术修复的结果。腔内修复有很多优点，包括可以立即穿刺进行血液透析而不需要临时置管、完全经皮穿刺完成整个手术、在修复假性动脉瘤的同期了解和处理任何流出道静脉的狭窄（这个可能是导致假性动脉瘤发生的原因）。Vesely 报道了 11 例接受 Viabahn 支架植入治疗的假性动脉瘤患者中 8 例伴有流出静脉狭窄，另外 2 例在假性动脉瘤修复前几个月施行过流出静脉的血管成形术。多数学者报道假性动脉瘤腔内修复使用的支架是 Wallgraft（Boston Scientific，Natick，Mass），Lin 等发现可以早期穿刺，没有明显的假性动脉瘤再次形成。Barshes 等报道，18 例假性动脉瘤植入自膨式覆膜支架 Wallgraft，6 例植入 Viabahn 支架，2 例植入 Fluency 支架（Bard Peripheral Vascular，Murray Hill，NJ）。尽管手术结束时血管造影没有内瘘的证据，但是 24 小时内局部传导性搏动还是很明显的，这与 Najibi 等的观察结果相似。技术成功率是 100%。4 例患者出现早期血栓形成，另外 6 例患者需要随后的再次干预。Kaplan-Meier 分析的 30 天和 6 个月的初次通畅率分别为 82% 和 28%，总共 19 例患者（73%）在腔内修复后的假性动脉瘤大小明显减少或完全解决。在最近的一项研究中，Shah 等发现血管腔内治疗初期 100% 成功，6 个月有 69% 的通路维持通畅。少数患者进行了复合修复即覆膜支架植入联合大瘤腔（大于 4cm）手术减容。3 例患者随后发生了支架移植物的感染，2 例患者形成血栓。Shah 等指出，与瘤体没有侵蚀表皮相比，侵蚀皮肤的假性动脉瘤因为发生感染（25%）而导致治疗失败率更高。假性血管瘤腔内治疗的高昂费用仍

然是一个令人关切的问题。

四、自体通路动脉瘤

AVF 吻合口以远的狭窄段后方形成真性动脉瘤，与流出道静脉明显狭窄有很大关系。通路的穿刺区域、流出道静脉损伤区域、静脉汇合处、静脉瓣膜区域及静脉切开或置管后的僵硬段都有可能形成动脉瘤。《中国血液透析用血管通路专家共识》将动脉瘤定义为 AVF 流出道静脉在内瘘手术后数月或数年发生扩张，伴有搏动，瘤壁含血管壁全层，超过相邻正常血管内径 3 倍以上，且内径 > 2cm。共识同时也规定了处理指征：皮肤受损；继发血栓影响内瘘流量；静脉压增高；穿刺区域受限；手部出现缺血症状；出现高输出量心力衰竭等。

自体通路动脉瘤的治疗方法如下所述。

首先，不要在任何类型的自体通路动脉瘤瘤体上进行穿刺，特别是那些瘤体表面皮肤已经很薄的动脉瘤更应该避免穿刺。吻合口附近动脉瘤的首选治疗是使用未受动脉瘤累及的静脉段建立一个新的吻合，并且吻合口的位置选择尽可能接近原来吻合口的近端。虽然可以通过球囊成形术达到开放手术差不多的二次通畅率，但开放手术的结果更好，包括透析更充分，再次使用导管介入的概率更低等。有学者报道，开放手术也可以选择部分切除瘤体加上狭窄段补片（可以用切下来的部分瘤壁或分支静脉）成形。Pierce 等报道了他们的经验，12 例患者的 28 处动脉瘤使用钉书机吻合器部分切除瘤壁，使得瘤体部分的直径减少到与入瘤和出瘤血管的直径相匹配。全部病例没有伤口感染或裂开，无出血或血肿。修复后的通路保持连续使用，直到患者死亡或失去随访，只有两例患者例外（一个是血栓形成，另一个是因为缓解疼痛而结扎）。静脉流出道动脉瘤的治疗选择主要是球囊扩张血管成形术，对那些有残余狭窄或弹性回缩的病变选择性置入支架。对那些反复发生的狭窄病变也可以考虑开放手术。或者，为了保留某个部位的通路也可以采取瘤体减容术。Woo 等描述了 19 例通路多发动脉瘤的手术方法是切除瘤体过多的静脉长度和宽度、再沿着 8 ～ 10mm 的橡胶导管重建静脉流出道、同时切除

多余的皮肤，研究显示，14 个月的初次通畅率为 100%，未见复发的动脉瘤形成。然而，这种手术方法需要使用隧道式透析导管进行桥接，直到该动脉瘤修复手术部位得到良好的愈合。

五、血 清 肿

移植物周围血清肿，有时被称为移植物流泪，是无菌、透明、超滤的血清被非分泌的纤维性的假包膜围绕。AVG 通路创建后早期出现血清肿并不少见，通常也不需要干预。慢性血清肿是 AVG 通路相对少见的并发症。非感染性液体积集在血液透析通路周围也表明存在血肿或淋巴水肿。这个并发症被分为下述等级，等级 0：没有液体积聚；等级 1：可以观察液体积聚，但可以自行吸收；等级 2：需要抽吸或外科引流；等级 3：导致移植物需要去除。

小血肿和淋巴水肿可以简单观察，多可以在一段时间以后自行吸收。然而，移植物周围血清肿通常需要手术干预。如果不治疗，血清肿可能会成为感染源，进一步造成伤口裂开与皮肤坏死，失去通路穿刺点，有时甚至失去整条通路。

1. 血清肿的病因学与发生率 涤纶和聚四氟乙烯（PTFE）移植物放置在皮下隧道里发生血清肿很常见。Schanzer 等的回顾性分析发现 AVG 通路发生血清肿的部位多靠近动脉吻合口。在这个部位的人工血管材料显露时，可以观察到血清样漏出液。根据定义，漏出液无菌、持续出现并局限在一个非分泌性的纤维性的假包膜里。此并发症的确切发生率还不清楚。一些血清肿自行吸收了而没有报道；其他的血清肿则可能被归类为血肿或低度感染，通常在 1 ～ 2 周内得到有效解决。据统计在所有部位放置的 AVG 通路的血清肿发病率从聚四氟乙烯移植物 0.48% 到解剖外旁路 4.2% 不等。Dauria 等发现上臂 AVG 通路发生移植物周围血清肿的概率明显多于前臂 AVG 通路（4.5% vs 0.8%；P =0.007）。

2. 血清肿的临床表现 血清肿本身充满浆液或凝胶状物质。人工血管周围血清肿一般出现在通路创建后的第 1 个月之内，几年之后有可能继续发生。血清肿通常是无痛的，但常会随着时间的推移，导致穿刺插管困难或偶尔地出现覆盖其上的皮肤被拉伸变薄，最后造成局部压迫症状。

3. 血清肿的治疗 其治疗方法有很多。有文献报道，血清肿抽吸失败后在人工血管周围注入微纤维胶原蛋白（Avitene；Bard Davol Inc，Warwick，RI）获得成功。Borrero 和 Doscher 报道，8 例聚四氟乙烯移植物周围血清肿患者，先施行手术清除整个血清肿，包括附着在移植物上的部分，其中 6 例获得成功，原来的 AVG 通路得以在原位保留。Blumenberg 等调查了来自 320 名外科医师的 279 例血清肿的病例，治疗方式包括抽吸、观察、切开引流、血清肿完整切除、移植物替换等，其中移植物替换组治愈率最高为 92%；观察组和抽吸组的成功率基本相同（68% vs 69%），然而，抽吸组 8% 的患者出现了感染或移植物血栓；血清肿完整切除术的成功率达到 72%，感染或血栓形成的发生率仅为 12%；切开引流只有 53% 的成功率，其中 40% 仍持续存在血清肿，感染或血栓形成发生率为 7%。根据这个研究的结果，该文作者建议对逐渐增大或有症状的移植物周围血清肿施行该段移植物切除手术、替换为不同材质的移植物，最好创建新的皮下隧道。Dauria 等报道了 5 名患者施行血清肿完整切除和人工血管旁路替换手术获得全部成功，未见一例移植物周围血清肿复发；而仅施行真空负压引流的 4 例血清肿病例中的 3 例 AVG 通路完全失功。仅在有诊断怀疑的时候才考虑抽吸治疗。Gargiulo 等报道了两例近端移植物周围血清肿患者经皮下植入涤纶覆膜支架和封闭负压引流而获得成功，然而，需要进一步的研究来论证腔内覆膜支架植入对移植物周围血清肿的治疗作用。

六、通路相关手缺血或窃血综合征

1969 年 Storey 等第一次描述与通路相关的手缺血或盗窃综合征，是在创建了一个桡动脉 - 头静脉自体通路（即 Brescia-Cimino-Appel 通路）以后发现的。发生窃血综合征时候，供应到手部的血流减少了。如果临床表现明显，窃血可能会威胁到肢体存活，必须及时评估和治疗。治疗窃血综合征的目标有两个方面：恢复顺向血流足以维持远端肢体灌注和维持通路流量满足透析要求。AVG 通路发生窃血比 AVF 通路更常见，可能是因为人工血管口径较大。窃血通常在通路创建后很快就发生，但多达 25% 的病例数月到数年之后才被发觉。如果定义为吻合口远端动脉出现逆向血流，那么窃血综合征在动静脉通路创建后很常见。Kwun 发现 73% 的 AVF 通路和 91% 的 AVG 通路都会出现逆向血流。Duncan 等对自体桡动脉 - 头静脉通路的研究证明，术后手指的血压减少了 80%。尽管血流明显改变，但是真正出现较重缺血表现的却较少。大约 10% 的患者新建通路以后会有手部皮温降低和手指轻微刺痛，但这些症状几个星期后大多自行缓解。据报道，前臂远端创建的 AVF 通路发生有显著临床意义的窃血综合征的发生率低至 1%，而基于肱动脉创建的 AVG 通路发生显著窃血综合征的概率高达 9%。

窃血可以分为下述等级，等级 0：无窃血；等级 1：轻度窃血，肢凉，少量症状，博动增强；等级 2：中度缺血，仅在透析期间出现缺血，间歇性跛行；等级 3：严重缺血，出现缺血性静息痛，组织损失。等级 0 和等级 1 不需要干预；等级 2 有时需要干预；等级 3 必须进行干预。

1. 窃血综合征的预防 在动静脉通路创建之前，必须测量双侧上肢的血压和进行艾伦试验来评估相关动脉。艾伦试验是通过举起手臂握紧拳头来完成的，桡动脉和尺动脉都被压缩，然后一次释放一个动脉，观察手部的血流灌注情况。重复试验，观察另外一个动脉。但是在那些严重贫血或深色皮肤色素沉着的患者，试验结果可能很难解读。糖尿病患者如果动脉钙化明显，通常也可能难以完全压闭血管。更复杂的检测包括手持式连续波多普勒探测；三相血流评估。如果发现患者的掌弓动脉不完整、桡动脉优势或两根动脉血压差异大于 20mmHg，那么该肢体或该动脉不应用于通路创建，除非这个问题首先得到纠正（肢体缺血的风险得到解除）。如果患者的艾伦试验结果有疑问或可能存在任何上肢缺血，那么有必要进行动脉双相超声检查。血管造影是用来评估动脉检查结果异常的患者或者两侧肢体血压有差异的患者，以确定可能进行干预的近端狭窄，进而可以用于创建通路。应在通路创建之前充分了解上肢缺血的病史。指肱指数（digital-brachial index，DBI）已被 Goff 等认为是一种识别潜在窃血风险的方法。指动脉血压是用手指气动袖口测量第 3 个手指（中指）血压，并与同侧肱动脉血压比较。DBI

已经被用来识别有窃血风险的患者，然而，术前和术中 DBI 测量并不能预测哪些患者实际上会发生严重窃血，因为目前还没有可靠的最低阈值来预测，窃血不可避免。

虽然没有术前检查可以可靠地预测哪个患者会发生窃血，但确定哪些患者存在窃血高风险还是特别重要的。这些患者包括老年患者、有多次先前通路手术史的患者、有严重外周动脉闭塞病史或血管外科手术史的患者、有窃血病史的患者和糖尿病患者，所有上述患者都可能存在潜在的上肢动脉粥样硬化。AVG 通路和肱动脉为流入道的通路更容易发生窃血。最近的指南建议在可行的情况下，尤其是高危患者，使用肱动脉分叉附近的近端桡动脉作为流入道动脉。Berman 等报道 884 例术前动脉其他检查结果正常的患者中，只有 3 例（0.3%）通过节段测压或指动脉测压术前确定有缺血风险，他们认为这种低阳性率的方法不必要作为通路创建之前的常规检查。

2. 窃血综合征的病理生理 通常的动静脉通路创建本身就会产生血液流动模式的改变或"生理性"窃血现象，这一点上臂动静脉通路比前臂更常见或更明显。生理窃血的结果导致静脉系统的低阻力，然后可能导致动脉系统的远端出现逆向血流。假如能适当增加心率和心排血量，并可能扩张动脉，大多数流入动脉的直径足够大，可以满足血流量增加的需求。然而，有病变的动脉未必能够舒张补偿。当这种补偿不足的时候，就会发生有症状的窃血综合征。基于生理模型的分析，窃血更有可能发生在周围血管阻力增加的瘘管、流入道狭窄或通路口径较大流量非常高的通路。在透析过程中出现缺血症状可能是因为全身性血压降低而不是肱动脉血液分流增加引起的。外周阻力增加的作用可以解释为什么糖尿病和高血压患者窃血风险会增加。Wixon 等将血流动力学比作 Wheatstone 桥，这也解释了随着在通路周围侧支血管的增加，缺血症状随着时间的推移而逐渐得到改善。通路流量的高低也被许多人用来对窃血进行评估。

3. 窃血综合征的发生率 随着血液透析患者的老龄化和糖尿病高血压引起的动脉疾病的增加，有症状的动脉缺血（疼痛、一个或多个指尖坏死）的发病率（1% 到 4%）正在增加，但它仍然是不

常见的。在多达 10% 的病例可能仅出现较轻的症状，并在数周至数月后得到改善。经常可以发现患者肢体远端灌注压力下降，特别是在患者动脉硬化病变不断进展时更明显；在这些患者中，缺血性症状主要根源于周围动脉阻塞性疾病，而通路流量是次要原因。

4. 窃血综合征的诊断

（1）临床表现：决定哪些窃血综合征需要干预主要靠临床判断。大多数 1 级窃血的患者可以继续观察。许多患者经历短暂的轻度缺血症状，如手的凉意，一个或多个手指的麻木及感觉异常，或者手指的疼痛和僵硬。这些轻微的症状可以继续观察，多数将在几周内得到缓解或至少不会恶化进展。然而，患者应该经常复诊随访，因为症状恶化有可能发生很快，并可能导致永久性的损伤，如肌肉萎缩等。2 级窃血的患者在血液透析过程中疼痛，出现并发症的风险更大，需要密切监测，以确定是否需要干预。大多数报道显示，在血液透析前 30 天内，大约有 1/2 ~ 2/3 的患者会发生窃血。3 级窃血的症状包括通路创建术后即出现静息痛或运动功能障碍，需要立即进行再次手术。其他严重缺血的症状，包括渐进性的麻木或疼痛、手部苍白、感觉减退、缺血性溃疡、渐进性干坏疽和手部肌肉萎缩，都需要紧急干预。3 级窃血的症状出现早，常伴有逐渐的组织丢失。然而，如果这些症状被忽略了，病情就会迅速恶化，最终导致手指的坏死和坏疽。重要的是手部缺血的鉴别诊断，包括腕管综合征、组织酸中毒、静脉高压引起的水肿和缺血性神经病（在本章后面讨论）。然而，缺血应该是首先要考虑的诊断，除非有证据能排除这个诊断。真正的窃血综合征的症状会在透析期间经常恶化。如果怀疑窃血综合征，需要尽快进行详细的血管评估。缺血性并发症也可见于下肢动静脉通路。Antoniou 等在荟萃分析中发现，下肢的 AVF 通路的缺血发生率高于 AVG 通路（20.97% vs 7.18%，$P < 0.05$），截肢率高达 7%，这种情况在老年糖尿病患者中更严重。

（2）诊断手段：有多种手段可以用来证实血液透析患者窃血综合征的临床诊断。这些手段包括体检、彩色双相超声、数字光学容积描记（PPG）和脉搏血氧测定。在没有临床症状的情况下，即使在动脉吻合口的远端没有摸到明显的脉搏，这

本身并不意味着要进行干预。有一项研究发现，180 个血液透析通路中 1/3 没有摸到明显的吻合口远端动脉搏动，其中只有 7 例发展为临床窃血。此外，远端动脉有搏动也不能保证那些有临床症状的患者没有窃血综合征。Berman 的研究发现，12 例患者中的 10 例的数字 PPG 在受影响的肢体中显示为平坦的波形，在压迫阻断通路以后动脉搏动波形可以恢复；2 例静息状态未显示平坦波形的患者在透析期间有症状，在透析过程中的 PPG 显示为扁平波形。其他学者也报道了用 PPG 和气动容积描记法得到类似的发现。Katz 和 Kohl 报道了 6 例窃血综合征患者均有明显的手缺血临床症状，多普勒超声检查发现桡动脉和尺动脉均显示多普勒波形变平，手动压迫通路时多普勒波形就会变得高尖一些。数字脉搏血氧测定也可以用来确认是否存在窃血。Halevy 等描述了 5 例动静脉通路的患者有窃血症状但体检结果正常，脉搏血氧测定发现 5 例患者血氧饱和度都低，但压缩通路以后血氧饱和度均能上升到 90%。

Lazarides 等研究了通路远端动脉压力并发现，仅压力降低一项并不足以提示需要纠正窃血。他们使用收缩压指数，即前臂收缩压除以对侧前臂收缩压所得的数值。在一项前瞻性的试验中，他们发现 14% 的患者有轻度或中度症状和严重缺血（收缩压指数 < 0.4），一半患者随着时间的推移症状得到改善，收缩压指数也随之增加。他们建议对那些收缩压指数小于 0.5 和神经传导检查的患者进行连续的收缩压测量，以确定哪些患者可能存在缺血性神经损伤的危险。他们建议，当神经传导恶化时应进行纠正窃血的手术治疗。

5. 窃血综合征的治疗 窃血的治疗方法取决于多种因素。治疗方法包括近端病变的简单血管成形术、间隔结扎远端血运重建（DRIL）、流入动脉近端化、通路结扎、通路捆扎或远端动脉血运重建（RUDI）。在开始进行任何窃血干预之前，必须先进行术前动脉造影。动脉造影可以确定哪根动脉主导供血到前臂和手，也可以确定流入动脉的狭窄是否需要治疗。

（1）近端动脉狭窄的治疗：通路吻合口近心端的动脉狭窄（即流入动脉病变）可能加剧窃血综合征的发生发展。这些流入动脉病变可以进行血管腔内介入治疗，包括血管成形术和支架植入术。弥漫性动脉壁钙化或广泛闭塞性疾病可能需要开放手术进行旁路血管移植，与治疗上下肢动脉流入病变的一般原则一致。

（2）远端动脉狭窄的治疗：通路吻合口远心端的动脉严重狭窄（即流出动脉病变）也可导致手部缺血，即使流经瘘管的血液流量不是很大。在这样的患者中，压迫通路以后指动脉压也不会正常。这些患者的治疗会有些困难。DRIL 是一种方法，可以使患者返回基线状态，即使没有达到正常的压力，它仍可能是足够的，既保留了通路又能改善那些还没有明显组织坏死的患者的症状。双相超声扫描或动脉造影可能会发现远端动脉的潜在治疗靶点，但这种病变通常是弥漫性的，因此旁路手术或血管内介入治疗有可能不成功。如果远端动脉循环不能改善，结扎瘘管可能是唯一的治疗方案。重新创建通路，将吻合口设计在更近心端的动脉（参见动脉近端化部分）可能在某些情况下会获得成功，这种情况下有可能会导致通路内的压力小幅下降，肢体远端获得更多的血流灌注而改善。

（3）流入道动脉近端化：流入动脉近端化是一个有用的选择，无论是低流量还是高流量的窃血综合征。该术式包括结扎先前存在的肱动脉吻合口处的通路、在上臂近端肱动脉重新创建通路吻合口、通过间置一段静脉或小直径（4～5mm）的人工血管连接到原始的动静脉通路恢复血流。从理论上讲，这样既有足够的血流进入动静脉通道以维持透析，双使远端肢体的血流灌注压力得到恢复和提高，并且可以通过保留的原来部分的通路立即进行穿刺插管施行血液透析，新的嫁接段不用于穿刺。这种技术的好处是即使间置旁路移植物手术失败，也不会出现手部缺血的风险。Zanow 等回顾性分析了 AVF 通路流速 < 800ml/min 和 AVG 通路流速 < 1000ml/min 的患者施行流入动脉近端化的病例，他们发现平均指肱指数（DBI）从 0.4 增加至 0.83，30 例患者中只有 2 例出现了缺血症状复发，其中 1 例新发现了锁骨下动脉狭窄，通路的初次通畅率在 12 个月时保持在 87%、在 36 个月时为 67%。Thermann 和 Wollert 报道了 23 例患者施行该种手术以后的随访结果：65% 的患者完全缓解、26% 的患者改善、9% 的患者未缓解；6 个月时初次通畅率为 73%，18 个月

时二次通畅率为 85%。这项技术的血流动力学好处可能是由于在更近心端动脉吻合口的压力梯度减小和间置的小口径的移植物进一步限制了流量。

（4）通路结扎阻断：建远端桡动脉 - 头静脉通路的患者也可能发生手缺血。在这种情况下，血流通过完整的掌弓逆行，导致手指血流灌注不足。在这种少见的情况下，结扎或栓塞吻合口远端桡动脉已被证明可以纠正缺血。结扎所有其他方式创建的通路，将会导致通路丢失，通常作为最后的手段。

（5）通路束带缩窄或流速限制：这种干预方法仍然有争议，因为它是基于增加通路血流阻力，从而获得更多的肢体远端的血流灌注。但是，当肢体远端的血流灌注获得过多的时候，通路常会失败。各种束带包裹缩窄或限流方法是在通路靠近动脉吻合口的地方制造一个局部的狭窄。这些不同的方法可以包括用缝线缝合缩窄和人工材料包裹缩窄等。其优点是能挽救通路和相对微创。缺点是难以确定缩窄到多少程度，既恢复肢体远端血流灌注，又不危及通路的通畅。在这些手术之后，血栓形成是比较常见的。如果做了缩窄，建议使用术中 PPG 或数字脉冲血氧测定，以便更准确地估计适当的狭窄程度，既限制通路血流又增加肢体远端血流灌注。Rivers 等报道了 5 例患者的良好结果，他们治疗窃血的方法是缝合缩窄近端通路，术中结合监测脉搏容积描记。其他学者建议将一个约束带包绕通路一圈再收紧，结合术中监测结果直到达到预期的目的。束带包裹缩窄法将通路的管腔挤压缩小 1cm 或更多，而不同于简单的缝合缩窄。一些学者指出，短段狭窄产生的流量减少有限，除非达到某个临界点的狭窄，此时血流阻力指数级增加，产生的湍流可能会促进更大的血栓形成倾向。使用更宽的束带被认为可以更精确地调控流量，可能产生更少的湍流。Odland 等报道束带包裹缩窄法联合术中使用 PPG 监测手指动脉压到 50mmHg 或 DBI 在 0.6，他们报道在 6 个月的通畅率为 62% 和在 12 个月的通畅率为 38%。DeCaprio 等报道了 11 例患者的束带包裹缩窄治疗，6 个月之内所有这些患者的通路除了 1 例之外全部闭塞（通畅率为 9%）。如果考虑使用这项技术，应该保证通路有足够高的流量，即 AVF 通路流量超过 800ml/min、AVG 通路流量超过 1200ml/min。

Wixon 等描述了血管盗血的血流动力学，并对为什么用增加阻力的技术可能导致血栓形成进行一些说明。他们指出，在大口径通路（定义为直径超过流入道动脉直径的 75%），其血流通常与通路的阻力和直径关系不大。决定血液流动的主要是周围血管床、供血动脉和侧支循环的相对阻力。通过增加阻力限制流量即将一个大管径不依赖血流的通路改变成了一个小管径依赖血流的通路，其自然的历史结局就是血栓形成。

最近，Goel 等提出另一种束带缩窄法治疗窃血，即腔内技术辅助的微创限制结扎。他们应用介入技术使用 4～5mm 球囊经皮放置到通路的血管腔内，以实现更均匀的带状缩窄。然后再顺着球囊做一个 1～2cm 的小切口进行环形包窄。16 例患者平均随访 3 个月、100% 立即得到症状改善。他们建议，如果通路流量受到威胁，可以用传统的血管成形术打破束带。

（6）使用远端流入道供血：RUDI 是由 Minion 等于 2005 年对 4 例患者的研究后提出的。这项技术将通路的吻合口重新定位到更小、更远端的动脉（如从肱动脉到近端桡动脉），从而理论上允许在尺动脉内有更多顺向血流，也减少了动静脉吻合口的大小。RUDI 通过间置一段静脉将动脉吻合口改变到更小更远的流入动脉，同时保持了该动脉的顺向血流，达到减小 AVF 通路管径的目的。其潜在的好处是远端肢体的灌注仍然是通过原来这根动脉系统供血，然而自体通路可能会有更大的血栓形成的风险。

（7）远端旁路血运重建 - 节段结扎（DRIL）：DRIL 手术是 1988 年 Schanzer 等首次报道的。从那以后，有几个小组同样证实了该术式的优秀结果。该手术包括结扎吻合口远端的动脉，以消除血液逆流；新创建一个顺血流旁路，其近端动脉吻合口设计在距离原来吻合口近端 7～10cm 附近的更正常的一段动脉，远端吻合口设计在结扎动脉的远端。Illig 等研究发现，DRIL 术后肱动脉压力下降。旁路类似于低阻力的侧支通道，有效地减少了周围循环及整个系统的阻力。通过降低系统循环与通路间的阻力比值，通路的上臂部段血流占比减少了，外周灌注就增强了。最初的 DRIL 手术方式强调需要结扎吻合口远端动脉。然而，最近的数据显示，结扎后增加的压力只占 DRIL 手术的 10%。DRIL 手术的优势是既维护了通路又保证了手部的血供，主要缺点是干预范围较大和手部血供依赖于旁路，特别是施行吻合口远端节段结扎以后。最初的 DRIL 描述需要使用一段自体静脉做旁路。最近的报道显示，人工血管做旁路也取得了成功。然而，如果不使用自体静脉时，应谨慎行事，因为手部灌注依赖于旁路。必须注意某些技术细节。吻合口近心端流入道动脉存在一个压力减低区域，称为压力下沉。它的存在是因为大量血液经静脉快速流出导致压力迅速地下降，而在距离吻合口 1cm 以内的静脉边压力与中心静脉压接近。旁路移植物近端新设吻合口定位于原来吻合口近端 7～10cm 以上是足够的，可以避免前述压力下沉和避免新做切口。远端新设吻合口应建立在原来动脉的远端。

文献报道，DRIL 手术的长期效果优秀。Schanzer 等描述了 14 例肱动脉通路患者施行 DRIL 后 13 例患者完全恢复通路功能，组织坏死得到了治愈，1 年期的通畅率为 82%，所有旁路移植物保持通畅。Berman 等应用寿命表法分析了 21 例患者 DRIL 术后肢体挽救率 100% 和移植通畅率 94%。Knox 等发现 55 例患者 DRIL 术后 90% 缺血完全或接近完全缓解，20 例手指缺血患者中 15 例痊愈。1 年期通路的通畅率为 83%，80% 旁路保持通畅达 4 年。Scali 等报道了 126 例患者中 134 例施行 DRIL，通路可以连续使用的成功率为 85%，82% 的患者症状缓解。不良结局与之前两次以上的通路创建史、非 AVF 及 DRIL 手术出现了并发症等相关。

七、静脉高压

通路创建术后出现静脉高压通常是由于中心静脉狭窄或闭塞。很少一部分静脉高压患者是因为通路远端静脉瓣膜功能不全，允许血液逆行流出到更远端部分的肢体。透析人群中心静脉病变的确切发生率未知。据估计，5%～20% 的透析患者会发生中心静脉狭窄。锁骨下静脉导管置入后估计有 42%～50% 的患者会出现严重中心静脉狭窄（＞50%）；而颈内静脉置管的患者只有 10% 会发生中心静脉狭窄。这里进一步强调应尽可能避免所有的静脉导管放置。因为即使颈静脉置管也刺激内膜增生，最终导致中心静脉狭窄。这些观察结果促成 KDOQI 推荐尽量减少使用 CVC；颈内静脉是隧道式导管和非隧道式导管放置的首选。

1. 静脉高压的病因 有多种因素影响中心静脉病变的发生发展，包括留置导管时间太长和多次留置导管。第一次报道 CVC 和中心静脉狭窄之间的联系是在 20 世纪 70 年代末和 80 年代初。确定是否存在同侧中心静脉狭窄非常重要，即使没有临床症状，因为它可能导致静脉压力增加和通路失败的风险增加。在手术切除的标本中可以观察到狭窄段包含纤维组织和内膜增生。导致这一过程的相关因素可能包括导管周围纤维蛋白鞘形成、留置导管反复损伤静脉壁、高流量、湍流，以及后来创建的动静脉通路引起的振动等。中心静脉闭塞的同侧上肢不建议创建任何类型的血液透析通路，包括 CVC。因此，预防、及早诊断和正确处理中心静脉狭窄至关重要。

2. 静脉高压的临床表现 如果中心静脉狭窄或闭塞的患者创建同侧肢体的动静脉通路，可能会出现以下几种可能的结果。如果侧支血管良好，患者可能仍无症状；由于流出道不良，患者的通路可能形成血栓；或者患者会出现静脉高压的快速发作，表现为手臂肿胀和疼痛。极端情况下，手臂肿胀会导致发绀甚至溃疡。肩部和胸部可见增粗的侧支血管。在某些情况下，侧支血管代偿良好，患者保持无症状，但这不可预测。如果侧支血管代偿不足，且通路保持开放通畅，静脉高压就会导致血液反流，继而瓣膜功能受损。尽管任何类型的动静脉通路均可以通过瓣膜功能不全的侧支静脉产生逆向血流，但这种情况更常见于侧-侧吻合（如桡动脉-头静脉侧-侧吻合）的通路。在流出道静脉狭窄或闭塞时，逆流现象更容易发生。吻合口远端的静脉功能不全时，AVG 通路也可以发生静脉反流，如果没有流出道梗阻，这种静脉反流引起的症状通常是轻微的，一般不需要治疗。

3. 静脉高压的体检发现 在新的自体或假体动静脉通路创建完成以后，可能会立即出现肢体水肿。采取保守措施，如手臂抬高，水肿通常在几周内消退。术后肿胀程度因通路的创建类型而异，通常越是靠近近心端的通路术后产生的肿胀越明显。持续水肿的患者中，约25%的患者有显著的中心静脉病变。

晚期水肿是典型地继发于中心静脉流出道病灶，或因动静脉通路产生湍流，或因先前CVC引起的并发症。先前如果出现过导管感染也增加了中心静脉狭窄的风险。持续肿胀超过1~2周需要进一步排除主要流出道阻塞。需要通过临床检查排除血肿、感染、静脉高压等。

4. 静脉高压的评估 Rutherford等建议在所有近心端静脉置管的患者中进行双相超声扫描，尤其是锁骨下静脉置管的。然而，更加靠近心脏的锁骨下或无名静脉病变可能不能充分地观察，主要因为较差的超声窗和侧支循环良好。KDOQI指南规定，如果同侧锁骨下静脉有过置管，应该在创建通路之前先进行该侧肢体静脉造影。如果确认中心静脉闭塞，应避免在同侧肢体中创建动静脉通路。

AVF创建后早期发生水肿，双相超声是首选的诊断方法，因为它有助于避免在新创建的AVF通路上穿刺插管、薄壁静脉的潜在损伤或从还没有成熟的人工血管通路出血。双相超声能证实静脉流出道的外渗、血肿及狭窄，但在识别更加靠近心脏的中心静脉狭窄时不够准确。肢体水肿持续2周以上的AVG通路患者，应经人工血管穿刺造影来评估中心静脉的通畅情况。严重的静脉高压伴有严重水肿，色素沉着，甚至溃疡比较罕见。由于前述的对中心静脉的双相超声检查不敏感的原因，瘘管或静脉造影是对这些患者的适宜选择。

长期通路中心静脉狭窄的诊断常根据肢体肿胀、静脉压增高、透析过程中血流减少。对于这组患者，最好根据同侧瘘管造影来进行诊断。如果患者侧支血管代偿良好，彩色血流双相超声的结果不可靠。

5. 静脉高压的分级 静脉高压的严重程度分为0~3级。0级：无静脉高压；1级：轻度，最少症状，苍白，最小肢体肿胀；2级：中度，间歇不适，严重肿胀；3级：严重，持续不适或肿胀，色素沉着，静脉溃疡。2级，大多需要治疗；3级，强制性必须治疗。

6. 静脉高压治疗 当一个动静脉通路创建后出现静脉高压，然后才发现近心端流出道静脉存在狭窄或梗阻，这种情况比较常见，也比较难治疗。有多种可行的治疗选择，包括瘘管结扎、狭窄或闭塞的血管腔内治疗（血管成形术、支架植入和覆盖支架）和开放手术静脉旁路跨过中心静脉狭窄等。结扎通路，不治疗中心静脉狭窄，虽然成功地缓解症状，但是失去肢体未来创建透析通路的可能。

7. 静脉高压的腔内介入 中心静脉病变的腔内治疗避免了开放手术的解剖问题，甚至可以不用住院。但是，不是所有患者都能成功进行腔内治疗，手术效果可能不会持续很长时间。中心静脉狭窄的首选治疗方法是经皮腔内血管成形术。然而，大管径的中心静脉在血管成形术后可能发生急性弹性回缩。研究表明，在某些情况下，使用支架植入可以改善中心静脉介入术后的长期通畅率。推荐支架植入仅适用在血管成形术后弹性回缩（残余狭窄＞50%）或3个月内复发的狭窄。

多数学者报道，中心静脉血管成形术的初始成功率从70%~100%不等，然而，术后6个月的通畅率下降到13%~86%，显示了结果的极大差异性。在一项使用血管腔内超声的研究中，如果仅施行血管成形术，大约64%的患者会表现明显的弹性回缩。仅施行单次血管成形术治疗的患者，1年内只有36%的患者主要症状获得缓解，但进行多次血管成形术后症状缓解率增加到86%。如果血管成形术联合支架植入，结果改善立即提高到76%~100%，绝大多数的成功率在90%~100%。在大多数研究中，6个月的初次通畅率仍相对较好，介于65%~68%。最常见的失败原因是支架两端交界处或支架内内膜增生。另一个中心静脉病变中使用支架的系列研究结果报道，初次通畅率为68%、二级通畅率为93%。最近一项关于支架植入远期疗效的研究也指出了初次通畅率相对较低，指出62%的患者在术后头12个月内需要再次干预治疗。在即刻失败或早期复发后的病例中植入Wallstent支架，技术成功率高，6个月的初次通畅率为42%~84%。重复进行血管成形术（不植入支架）的结果是6个月的初次通畅率在62%~76%。Bakken等比较了血管成形术与支架植入术，认为12个月的初次通畅率（血管成形术为29%、支架植入术为21%）和辅助初次通畅（血管成形术为 73%、支架植入术为 46%）差不多，认为支架植入不能提高这些患者的通畅率。治疗成功定义为残余狭窄小于 30%，上肢症状缓解，透析期间静脉压力得到改善。症状改善通常发生在手术后的前 3 天。上述这些研究的结论是，支架提供了短期的好处，但有更好预期寿命的患者应考虑其他疗法。

介入治疗中心静脉狭窄或闭塞的入路通常可以选择同侧通路血管。在靠近侧支血管旁的闭塞段如果有一小段开放会非常有助于开通闭塞段。组合应用亲水导丝和导管（如硬的超滑导丝和超滑导管）可以开通闭塞病变。应用长鞘（35～45cm）靠近病变段可能有助于提高推送力和开通闭塞病变。如果导丝通过闭塞段很容易，应考虑在血管成形术或支架植入之前施行机械吸栓或导管溶栓，以更好地确定真正的狭窄段长度。选择球囊直径应该比相邻的静脉大 1～2mm，并且建议球囊扩张时间为 2 分钟或更长。高压球囊、半顺应性球囊也适用于难治性中心静脉狭窄，并且球囊直径可达 12mm，高压下球囊不容易破裂。支架植入通常应用于严重残留狭窄和早期（＜3 月）复发病例。膨镍钛合金支架及 Wallstents 都被广泛应用在这个位置。支架应多延伸一段到病变的远心端静脉，以实现更多锚定及防止滑脱。对于年轻好动的患者，还要考虑到胸廓出口区域的支架可能受压而损伤，这一点并没有被很多医生重视。将远端导丝放置到下腔静脉中，可以防止支架在释放过程中移动到右侧心脏或肺动脉，这也有利于通过股静脉用圈套器取出支架（避免支架栓塞）。最新的研究结果推荐使用覆膜支架治疗这些中心静脉病变，以期获得更好的初次及二次通畅率。

8. 静脉高压的开放手术 开放手术治疗中心静脉狭窄并发症发生率较高，仅适用于一些罕见的情况。有时候为规避相关风险，施行旁路手术绕过中心静脉阻塞，以抢救动静脉通路。这种方法特别适合在功能性动静脉通路的近端发生的有症状的中心静脉闭塞。多种外科手术技术可以减轻中心静脉梗阻的症状。

可能的流出道资源包括右心房、股静脉、隐静脉、同侧颈内静脉和对侧颈静脉。Doty 和 Baker 1976 年第一次描述了对中心静脉阻塞的静脉重建手术，他们用螺旋形缝合的隐静脉移植重建了上腔静脉。其他学者描述了用人工血管从锁骨下静脉移植到右心房。El Sabrout 和 Duncan 使用 10～16mm 直径的外部增强的 PTFE 人工血管进行了腋静脉到右心房的旁路移植手术。除了 1 例患者以外，其余 8 例患者的手臂肿胀都得到缓解。随访 1～52 个月，所有旁路移植物保持通畅，动静脉通路继续使用。由于这一研究样本量较小，建议只有当所有其他通路资源被耗尽，经皮球囊扩张和支架术失败以后，才考虑施行此手术。

大多数患者不需要进入胸腔内或长路径解剖外旁路手术来治疗。在介入前对患者进行评价时，CTV 有助于找到通畅的靶静脉。对于一侧无名静脉的病变，可以采用自体颈内静脉到颈内静脉的交叉转流手术。更常见的颈内静脉以远外侧的狭窄，可以采用同侧颈内静脉翻下技术或锁骨下静脉至同侧颈内静脉人工血管旁路术（可使用大口径如 10 或 12mm 的人工血管）。这些手术都可以在局部麻醉下进行，而且不需要中断功能性的动静脉通路。该技术具有良好的长期通畅率。

Hamish 等在 3 例因中心静脉闭塞引起的静脉高压患者中，用 6mm 直径的聚四氟乙烯人工血管从腋静脉旁路移植到髂外静脉。每例患者的上肢水肿都得到缓解，动静脉通路在术后 5～14 个月仍保持功能。Kavallieratos 等报道的 8 例与通路相关的静脉高压患者中，使用 8mm 聚四氟乙烯人工血管从腋静脉旁路移植到隐静脉，无术中或即刻术后并发症，所有患者的手臂肿胀完全缓解，通路保持功能性通畅达 7～54 个月。

八、神 经 病 变

神经病变是血液透析患者的常见现象。在透析开始时，大约 2/3 的患者已经患上了周围神经病变。病因可能是系统性的，如尿毒症或糖尿病及机械因素如陷迫或筋膜室综合征等。糖尿病是预测通路创建后发生神经病变的唯一因素。与通路相关的神经病分为 4 个等级。等级 0：无症状；等级 1：轻度，间歇性感觉改变（疼痛、感觉异常、感觉麻木与感觉缺失）；等级 2：中度，持久的感觉变化；等级 3：重度，感觉变化和运动功能的逐渐丧失（运动、力量、肌肉萎缩）。

1. 神经病变的类型和相应处理 终末期肾病患者有 3 种类型的神经病变：①无痛，渐重，对称性感觉运动神经病变，发展缓慢，持续数月，包括全身性疾病如糖尿病或尿毒症等引起的神经病变；②单神经病变，与压迫有关，如腕管综合征；③缺血性单肢神经病变，可能在动静脉通路创建后急性发生，动静脉通路创建后晚期出现手的疼痛和麻木也不少见。

2. 全身性神经病变 在新近透析的患者中最常见的神经病变是尿毒症神经病变。50% ～ 70% 的长期血液透析患者会出现尿毒症神经病变，男性更常见。虽然发病机制不明，常见的病理表现是轴突变性与继发性节段脱髓鞘。在肢体远端这些病理变化是最严重的。最常见的表现是患者的脚部出现烧灼感，虽然患者的手指远端也会出现肿胀和烧灼的异常感觉。感觉迟钝可能伴有缓慢渐进的虚弱和萎缩。体检结果包括下肢的振动感受损、跟腱的深腱反射丧失、远端触觉和位置感丧失。多项研究表明，开始透析以后可以改善但不能消除这些症状，而且症状恶化表明透析不足。神经传导速度趋于稳定，但并没有改善。有趣的是，一个功能良好的移植物通路可以完全逆转 6 ～ 12 个月的所有变化。作为外科医生，区别其他神经病变的原因与这个病变的根本性质非常重要。

3. 压迫引起的神经病变 透析患者中，腕管综合征的发生率（2% ～ 4%）比一般人群高，而且女性高于男性。多项条件可以增加腕管综合征的危险性和严重性，其中包括糖尿病。1975 年 Warren 和 Otieno 报道了血液透析患者第一例腕管综合征。后续很多报道在这一人群中腕管综合征的发病率从 0.6% ～ 30% 不等。患者主诉正中神经分布区域刺痛，夜晚或透析期间表现更明显，尤为令人苦恼。这通常认为是由于神经相对缺血和静脉高压和水肿压迫神经等因素结合起来所导致的。真正的发病机制不完全清楚。最近的研究提示血清 β_2- 微球蛋白可能是导致该类人群腕管综合征发病率上升的原因，β_2- 微球蛋白不能通过血液透析清除，它以淀粉样蛋白沉积在关节周围组织，导致关节病变及腕管综合征。然而，在 46 例血液透析患者神经传导速度的研究中，有很多的正中神经功能障碍发生在对侧。这和其他研究都支持

这样的设想，血液透析患者的腕管综合征和其他陷迫神经病变中全身性的影响因素多于局部性因素。其他可能的原因包括通路远端的静脉高压、尿毒症直接损害正中神经、细胞外液容积扩大和神经缺血等；局部因素如假性动脉瘤的形成和血肿，也可能导致神经压迫。

早期干预可改善功能恢复。随着透析时间的延长，发生腕管综合征的可能性也越来越大。Halter 等发现患者透析 5 年后，腕管综合征的发病率为 50%。Bicknell 等发现透析 5 年腕管综合征的发病率为 46%。其他压迫引起的单神经病变如肘和腕尺管综合征在血液透析的患者也有报道。

4. 缺血性单肢神经病变 缺血性单肢神经病（ischemic monomelic neuropathy，IMN）是由于一侧肢体急性血管受累引起的一种独特的神经损伤综合征。虽然罕见，外科医生应该知道 IMN，因为如果不能及时识别该综合征将导致上肢正中神经、桡神经及尺神经的不可逆的严重损伤。据估计大约 0.5% 的透析通路创建术可能发生 IMN。有几项报道指出在下肢也可以发生 IMN。大多数病例是基于肱动脉创建通路的糖尿病患者。1979 年 Bolton 等首先报道，Wilbourn 等创造了缺血性单肢神经病变这个词。该病几乎完全见于先前已有周围神经病变的老年糖尿病患者，大多数患者也都有外周血管疾病的病史，这说明先前存在的神经病变对进一步的缺血可能非常敏感。这种情况在基于肱动脉分叉以远的动脉创建的通路中没有发现。

IMN 的表现是急性疼痛、虚弱或手和前臂的肌肉麻痹，通常在创建一个肱动脉 - 头静脉或肘部区域的通路后的数小时内出现显著的感觉丧失和感觉迟钝。IMN 没有缺血的其他征象，有别于传统的血管盗血综合征。手是温暖的，有明显的脉搏，没有肌肉缺血的迹象如肌肉被动伸展时疼痛，或前臂肌肉触诊时疼痛。肌酸激酶值保持正常，手指压力指数高于 0.3。然而诊断通常延迟，主要归因于患者定位、手术创伤或麻醉（特别是臂神经丛阻滞）并发症。急性肢体疼痛、远端虚弱和感觉丧失的症状如果在术后即刻出现，应立即评估整个手臂以排除血肿或直接神经损伤。如果没有这些表现，也还是需要考虑 IMN。由于腋窝（臂神经丛）阻滞引起的局部创伤可能难以确认。麻

醉引起的神经损伤大多在几天到几周内逐渐表现出来，但很少涉及整个臂神经丛。

IMN 的发病机制可能与原有的远端组织灌注处于边际状态有关，其对缺血性损伤的耐受阈值相对较低，如果近端动静脉通路的额外分流未能得到有效补偿，必然出现神经缺血。缺血是暂时性的，或不至于引起肌肉或皮肤坏死，但可能导致严重的神经损伤。Dyck 等 1972 年研究了与血管闭塞有关的神经纤维变性的形态学，发现肘前区是上肢 3 个神经滋养血管的"分水岭"。Hye 和 Wolf 指出，多项研究提示神经缺血是糖尿病周围神经病变的病因。电生理研究支持该假说：IMN 是一个涉及神经的窃血综合征。神经传导研究发现，在动静脉通路创建后 1 小时，运动神经传导阻滞和传导减慢。这些急性变化不是由神经脱髓鞘引起的，而是郎飞氏结髓鞘收缩所致；如果缺血迅速得到治疗，该过程是可逆的。IMN 的晚期改变有运动神经和感觉神经的轴突缺失，类似于"垂死的"轴突退化神经病变，但只涉及一个肢体。Wilbourn 等发现运动和感觉神经反应慢，或在神经传导研究中测不到，感觉神经感受到的强度也严重受损，肢体远端失神经更加明显，近端呈梯度减退。

因为 IMN 可能是一种类型的窃血，流向神经的血液灌注不充分，治疗包括结扎动静脉通路或纠正窃血。即使早期结扎动静脉通路，肢体的瘫痪和疼痛也可能持续存在，或者只是部分逆转。Wytrzes 等报道两例患者在通路创建后几个星期进行了捆绑缩窄，随着时间的推移患者的神经症状都得到了一些改善。IMN 最好的治疗方法是将流入道尽可能地置于肢体远端，并尽可能避免用肱动脉作为流入道。肱动脉以远动脉作为流入道的通路没有发现 IMN。

九、心肺并发症

心血管并发症是终末期肾病患者患病和死亡的最主要原因。多个因素似乎与这个问题有关，包括贫血、高血压、尿毒症相关的心肌细胞损伤和充血性心力衰竭。动静脉通路的创建本身也与心血管死亡风险增加有关。心功能临界状态的患者如果创建大管径的动静脉通路，可能会加快充血性心力衰竭的进程。左心室质量增加和左心室慢性扩张是终末期肾病患者（即使无心血管疾病病史）的主要异常表现。

1. 充血性心力衰竭 维持性血液透析患者的心血管疾病发病率和死亡率显著增高。Abassi 等 2006 年的一项研究发现，长期血液透析患者的心排血量增加了 40%，这与通过动静脉通路的血液流动增加和局部血管张力改变血管阻力（血管舒缩不平衡）有关系。通路流量与心排血量之比大于 0.3 可以认为患者存在高输出性心力衰竭的风险。Wijnen 等的一项研究发现，通路流量与心排血量和心脏指数呈正相关，与周围血管阻力呈负相关。与前臂动静脉通路患者相比，上臂动静脉通路患者的通路流量与心排血量之比显著降低。他们发现，11% 的上肢动静脉通路患者的通路流量与心排血量之比大于 0.3。总的来说，只有很小比例的患者患高输出性心力衰竭的风险增加。如果将吻合口长度限制在 8mm 以内，则充血性心力衰竭就比较罕见。Abbott 的历史队列研究报道发现，与 CVC 通路或 AVG 通路相比，AVF 通路创建与充血性心力衰竭或急性冠脉综合征没有相关性。

治疗选择类似于高流量盗血综合征，可能包括通路捆绑缩窄、结扎和限制血流。一些学者主张将动静脉通路的血流量减少到 300ml/min 以下，但 KDOQI 没有提供关于什么流速代表心脏病风险的指导原则。结扎会导致通路完全失功，而捆绑可能会危及通路。Chemla 等提出了将高流量通路（＞ 1600ml/min）的吻合口向远心端移位可以降低通路流量，他们报道术后心排血量从（8±3.1）减少到（5.6±1.71）L/min，获得了 77% 通路通畅率和 100% 充血性心力衰竭症状缓解率。

2. 肺动脉高压（PH） 是一种进展性致命的疾病，与心排血量增加有关。PH 在动静脉通路创建术后不久即可出现，并在短时间通路关闭后回归正常。终末期肾病长期接受血液透析的患者 PH 发病率高。Abassi 等发现经动静脉通路进行长期血液透析患者的 40% 会发生 PH。PH 患者的生存率显著下降（死亡率 30.8%，非 PH 患者 3.5%）。终末期肾病患者已经有内皮细胞功能障碍，这就降低了他们对通路相关的高心排血量的耐受能力。

Havlucu 等通过多普勒超声对动静脉通路进行评估，发现 PH 与收缩期肺动脉压呈正相关。进一步，压缩动静脉通路可以减小收缩性肺动脉压力 [从（36.8 ±10.7）降到（32.8 ±10.5）mmHg]。血液透析和减轻干体重也可以降低收缩期肺动脉压。Nakhoul 等研究了内皮素 -1 和一氧化氮在动静脉通路创建术后 PH 形成过程中的作用，他们发现所有透析患者的内皮素水平都有升高，其中 48% 的患者有 PH。那些有 PH 的患者的心排血量比没有 PH 的患者要大得多。没有 PH 的血液透析患者的一氧化氮代谢产物明显多于那些有 PH 的患者。短时关闭动静脉通路可以降低心排血量和收缩期肺动脉压，表明部分 PH 的发生机制可能与继发于动静脉通路的回心血流量增加有关。Harp 等评估了动静脉通路血栓切除与 PH 之间的关系，在至少一次取栓的透析患者中 52% 发现 PH，而非终末期肾病患者只有 26% 出现 PH。26% 的透析患者有中度或重度 PH，而对照组的中度或重度 PH 的发病率仅为 12%。无取栓史的终末期肾病患者 PH 发病率为 42%，中度至重度高血压发病率为 14%。他们发现取栓不是 PH 形成的重要因素。然而，终末期肾病的存在会使 PH 形成的风险增加 2.7 倍。Yigla 等比较了长期动静脉通路患者、腹膜透析患者和那些慢性肾功能不全患者，结果动静脉通路患者 PH 发病率为 37%、腹膜透析患者为 0、慢性肾功能不全患者中一例发生 PH。血液透析患者的心排血量也显著增高(6.9L/min 与 5.5L/min)。此外，他们发现，66% 的患者在血液透析开始后肺动脉压力增加。他们的结论是，长期血液透析和动静脉通路的创建都与 PH 发病率高有关，最终影响肺血管阻力和心脏排血。

PH 的治疗包括标准的药物治疗如抗凝血剂、利尿剂、地高辛和氧，以及适当患者的钙拮抗剂。扩血管药和抗增殖剂也被用于治疗 PH。与动静脉通路有关的 PH 治疗包括结扎通路、通路吻合口向远心端移位、改变透析方式（如腹膜透析）和肾脏移植。

（杨广林　田卓平　施慧华）

主要参考文献

蒋米尔，张培华，2014. 临床外科杂志. 第 4 版. 北京：科学出版社

Altman SD，2007. A practical approach for diagnosis and treatment of central venous stenosis and occlusion. Semin Vasc Surg，20：189-194

Back MR，Maynard M，Winkler A，et al，2008. Expected flow parameters within hemodialysis access and selection for remedial intervention of nonmaturing conduits. Vasc Endovasc Surg，42：150-158

Cronenwett JL，Johnston KW，2014. Rutherford' Vascular Surgery. 8th ed. Amsterdam：Saunders，Elsevier

Frykholm P，Hammarskjöld F，2016. Vascular access-guidance for success. Anaesthesia，71（5）：494-497

Haskal ZJ，Trerotola S，Dolmatch B，et al，2010. Stent graft versus balloon angioplasty for failing dialysis-access grafts. N Engl J Med，362：494-503

Isakova T，Nickolas TL，Denburg M，et al，2017. KDOQI US commentary on the 2017 KDIGO clinical practice guideline update for the diagnosis, evaluation, prevention, and treatment of chronic kidney disease-mineral and bone Disorder（CKD-MBD）. Am J Kidney Dis，70（6）：737-751

Lumsden AB，MacDonald MJ，Kikeri D，et al，1997. Prophylactic balloon angioplasty fails to prolong the patency of expanded polytetrafluoroethylene arteriovenous grafts：results of a prospective randomized study. J Vasc Surg，26：382-390

McLafferty RB，Pryor RW，Johnson CM，et al，2007. Outcome of a comprehensive follow-up program to enhance maturation of autogenous arteriovenous hemodialysis access. J Vasc Surg，45：981-985

Robinson BM，Akizawa T，Jager KJ，et al，2016. Factors affecting outcomes in patients reaching end-stage kidney disease worldwide：differences in access to renal replacement therapy, modality use, and haemodialysis practices. Lancet，388（10041）：294-306

Rutherford RB，1997. The value of noninvasive testing before and after hemodialysis access in the prevention and management of complications. Semin Vasc Surg，10：157-161

Schena FP，2011. Management of patients with chronic kidney disease. Intern Emerg Med，6 Suppl 1：77-83

Steinberg EP，Eknoyan G，Levin NW，et al，2000. Methods used to evaluate the quality of evidence underlying the National Kidney Foundation-Dialysis Outcomes Quality Initiative Clinical Practice Guidelines：description, findings, and implications. Am J Kidney Dis，36（1）：1-11

第三十七章　胸廓出口综合征

胸廓出口综合征（thoracic outlet syndrome）是指锁骨下动脉和（或）静脉及臂神经丛在经过由第1肋骨和前、中斜角肌三者构成的胸廓出口时，受到压迫所产生的一组神经或（和）血管受压症候群。根据受压的结构可将其分为动脉胸廓出口综合征、静脉胸廓出口综合征和神经胸廓出口综合征。动脉胸廓出口综合征、静脉胸廓出口综合征分别只占1%、5%，而神经胸廓出口综合征较为普遍，但较前两者在临床表现上无特异性，诊断困难且易混淆。文献中也有称胸廓出口综合征为第1肋骨综合征、颈肋综合征、前斜角肌综合征、肋锁综合征、肩带压迫综合征和过度外展综合征等。

一、历史回顾

在19世纪末期，人们开始注意到上臂的血管被颈肋压迫所产生的症状，Coote（1869年）是第1位切除颈肋的学者。Polan（1869年）处理被颈肋压迫血管所产生动脉瘤血栓形成。Halstead（1909年）详细描述了血管狭窄后的扩张现象。Bramwel（1903年）把引起这一综合征群的病根归因于正常的第1肋骨压迫了臂神经丛。1910年，澳大利亚Murphy首次切除第1肋骨来治疗这一综合征。以后被Stiles、Telford、Wheeler等许多学者采用，作为常规手术，但手术径路均采用锁骨上径路。1927年，Adson和Coffey首次提出，前斜角肌腱的压迫是产生这一综合征的主因，单纯切除第1肋骨并没有完全达到治疗效果，提出在切除第1肋骨的同时切断前斜角肌。因此被命名为"无颈肋的颈肋综合征"。他所创导的前斜角肌压迫试验被命名为Adson试验。Eden（1939年）和Falloner（1943年）提出锁肋间隙变窄学说。Peet（1956年）和Rob（1958年）提出胸廓出口综合征，Wright（1948年）提出上臂过度外展综合征

学说。法国学者Mercier命名为"胸臂通道综合征"。1966年，Ross经腋窝胸膜外进路切除第1肋，因此被命名为Ross径路。

二、解　剖

胸廓出口由第1肋骨和前、中斜角肌三者组成的斜角肌三角构成，臂神经丛和锁骨下动脉在肋锁间由该三角穿出，而锁骨下静脉则于前斜角肌前穿出，穿出后的神经和血管经过锁肋间隙到达腋窝三角底部。在行进途中由于骨、肌肉之间的间隙改变引起的通道狭窄（图37-1、图37-2）会造成神经和血管的压迫。较常见的造成该通道的部位：①斜角肌三角；②肋锁间隙；③胸大肌下通道。臂神经丛和锁骨下动脉的受压部位最常发生在斜角肌三角，锁骨下静脉在肋锁间隙受压最常见。

三、病　因

任何使胸廓出口通道狭窄的原因，均可导致神经、血管压迫而产生症状。

1. 外来压迫　①骨的异常：异常的第7颈椎在动脉胸廓出口综合征患者中的发生率为88%，而静脉胸廓出口综合征患者中很少发生。其他骨异常如锁骨和（或）第1肋骨肥大，或者附着在骨上的纤维索带等。②肌肉本身因素：如斜角肌、锁骨下肌、胸小肌或罕见的胸肋肩胛肌（sterno-chondro-scapularies），位于第1肋骨与锁骨之间，介于前中斜角肌之间的增生和特别肥大，也可由于纤维索带的增生。③损伤：肩部、颈部的急性牵拉伤，或颈部的伸屈伤，使斜角肌产生损伤、痉挛、纤维化，其症状常在外伤后数周或数月内发生，个别也可在外伤后数年发生。

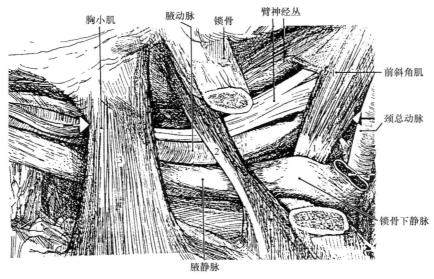

图 37-1　胸臂通道解剖正面观
1. 前斜角肌；2. 肋锁通道；3. 胸肌下通道

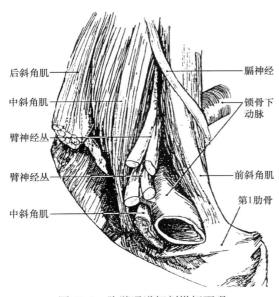

图 37-2　胸臂通道解剖纵切面观

2. 动脉本身病变　最常见的动脉病变是局部的动脉瘤和继发的栓塞。发病早期，动脉在受压部位产生狭窄并远端轻度代偿扩张，进一步发展产生局部动脉瘤，远端小动脉产生栓塞，栓子也可以逆行进入脑循环。

四、临床表现

胸廓出口综合征的临床表现差异很大，根据受压迫的是神经还是血管而不同。

1. 神经症状　表现为患侧上肢疼痛、麻木、感觉迟钝、无力和易疲劳等。这些症状常累及手部及整个上肢，也可以延伸至肩部、颈部及背部，但其分布区有别于某一神经的特异性定位分布。大多数患者只累及一侧肢体，但双侧肢体累及的并不少见。在双侧病例中常起初优势侧肢体更明显，一侧发病而另一侧代偿过度使用，后也累及。按临床症状又可分为轻型、中型、重型。轻型者仅偶有上肢麻木和刺痛，由于臂神经丛下干直接受压于第1肋骨，尺神经和内侧皮神经是最易受压的，其次是正中神经，临床症状主要表现为小指和环指刺痛、麻木感等，劳动后患肢酸胀，上肢外展时加重。

2. 动脉症状　表现为患侧上肢的畏寒、雷诺现象、前臂劳累性疼痛、静息痛、溃疡及坏死，少数患者因锁骨下动脉血栓的逆流而发生脑卒中及动脉瘤破裂危及生命。症状轻微的与神经症状难以区别。大多数患者只累及优势侧肢体，好发于过度使用肢体的书画家及举重、划船和投掷运动员等。体检时可以发现锁骨上窝搏动性肿块，可闻及杂音，手指及甲床充盈不良，患侧肢体脉搏减弱。

间歇性的慢性缺血症状，表现为轻度麻痹症状，手和上臂有时会有痉挛，这些症状只有在上臂做某种动作时才会产生，如背背包、举上臂、写黑板、手拎重物时，在停止这些动作时可消失。当锁骨下动脉受压时，患肢发凉、苍白、发绀等，伴麻木、无力，上肢过度外展时可加重；当锁骨下动脉受压时，神经和血管若同时受压，可产生上述两组症状。

3. 静脉症状　60%～80% 的患者发生在优势侧肢体，表现为患肢全肢肿胀，肿胀呈非压陷性，患肢下垂后，手和前臂皮色可呈青紫。上肢大量浅静脉代偿性扩张。活动后肢体感到酸痛、针刺感、胀痛、疲劳、乏力。第2、3指萎缩是诊断本征的有力依据。

五、临床检查

1.静态检查　轻者常无阳性发现。注意有无桡动脉搏动减弱消失、皮肤呈紫斑病变、锁骨上窝有无突出的骨组织、有否搏动性肿块。

轻型者可采用非手术治疗。中型者会有颈部、肩部和上肢症状，通常需要手术治疗。重型者则疼痛剧烈。

2.动态检查　上臂不同体位检查臂神经丛、血管有无受压；锁骨下有无吹风样杂音。

（1）前斜角肌压迫试验（Adson 试验，图 37-3）：上臂轻度外展，颈转向检查侧，伴深吸气后屏气，若出现桡动脉搏动减弱、消失，手指苍白、发冷，同时在锁骨上窝闻及血管杂音为阳性，但阴性也并不能排除此征。

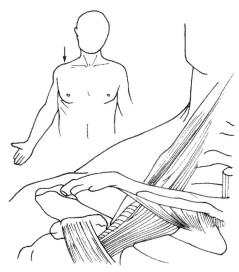

图 37-4　Eden 试验

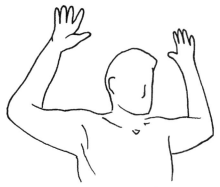

图 37-5　Roos 试验

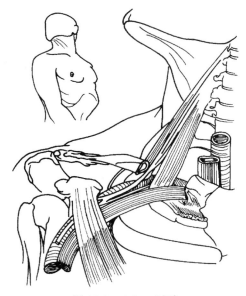

图 37-3　Adson 试验

（2）锁肋压迫试验（Eden 试验）：后伸上臂压低肩胛角，如脉搏减弱、消失、锁骨下动脉闻及血管杂音则为阳性（图 37-4）。

（3）上肢抬高运动试验（Roos 试验）：双上臂抬高，前臂屈曲 90°，呈外展外旋位，交替握拳与松开，若 3 分钟内有一侧产生疼痛不适而被迫下垂为阳性（图 37-5）。

（4）过度外展试验（Wright 试验）：上举上臂 180°，并向外旋转，检查桡动脉搏动及腋窝处腋动脉血管杂音（图 37-6）。

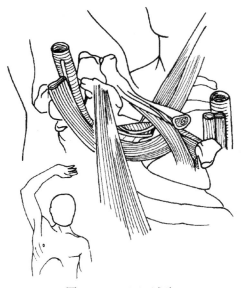

图 37-6　Wright 试验

3. 功能检查

（1）X 线检查：颈椎正侧位 X 线或胸片，排除有无颈肋、第 7 颈椎横突肥大，有无锁骨、第 1 或第 2 肋骨畸形，有无其他骨性病变。

（2）多普勒超声检查：改变体位时，多普勒波形增大或放大，表明动脉血管受压、狭窄。受骨和胸腔干扰，超声检查的效果不理想。

（3）血管造影：做手术者，必须定位狭窄或压迫部位。

1）锁骨下动脉造影：Seldinger 穿刺造影后，在 Wright 试验体位下，有时可见锁骨下动脉呈狭窄，或者鸟嘴状完全中断，动脉过长弯曲、成角、狭窄，如闭塞有侧支代偿。

2）手的血管造影：明确动脉末端状况，观察在麻醉或不麻醉两种状况下，是否有痉挛因素存在。

3）上肢静脉造影：上肢前臂浅静脉或肱静脉穿刺造影，在 Wright 试验或 Roos 试验体位下，观察腋静脉和锁骨下静脉形态和流速，如为静脉受压，可见受压部位静脉段狭窄，上游静脉代偿扩张，血流减慢，有时可见静脉部分闭塞并伴侧支形成（图 37-7）。

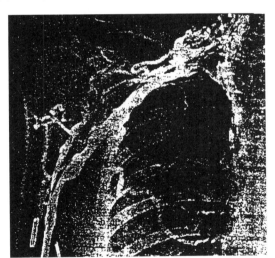

图 37-7　腋静脉受压、侧支循环形成

4）CTA 和 MRA：CT 和三维重建对于诊断胸廓出口综合征的压迫具有更高的敏感性。MRA 应用较少，但对周围的软组织肿块具有较高的敏感性。

5）神经传导：当臂神经丛受压时，上臂神经传导速度下降 20% ～ 30% 有诊断意义，尤其在第 8 颈神经和第 1 胸神经分布的上臂区域内。正常尺神经胸廓出口传导速度为 72m/s；小于 72m/s 但大于 55m/s，表示轻度压迫；若小于 55m/s，则表示严重压迫。

总之，胸廓出口综合征的诊断比较困难，主要依靠详尽的病史和体检，并且出现臂神经丛或血管受压症状，即有上述某一体位动态试验阳性，加上功能检查中有神经传导阻滞，或者 DSA 检查证实，有动脉或静脉腔外压迫的征象即可明确诊断。

六、鉴 别 诊 断

1. 颈椎病　需与颈椎肥大、椎间隙狭窄引起的神经压迫症状相鉴别。鉴别要点是颈椎病除神经受压的部位较高外，它的诱导体位常与颈部活动有关，而与肩、上肢的活动无关，颈椎正侧位片可进一步证实某椎间隙狭窄。椎间盘突出、颈椎肿瘤的鉴别诊断可参照颈椎病。

2. 腕管综合征　麻木症状在手腕中部，多发生在夜间，手和指活动使其缓解；Tinnel 和 Phalen 征象阳性；肌电图可帮助诊断；用可的松浸润试验可缓解症状。

3. 全身病变　结缔组织疾病、中毒或血液系统疾病，症状通常是全身性的，需进一步做生化或免疫补体检测加以鉴别。

七、治　　疗

（一）非手术治疗

对轻度症状的患者并不需要手术治疗。非手术疗法包括手部锻炼和药物治疗，如纠正不良姿势、避免上肢和肩部负重及易产生症状的体位动作，适当做肩部肌肉锻炼，配合理疗、热疗、超声治疗等。

（二）介入治疗

对于静脉、动脉胸廓出口综合征患者的受压段管腔行球囊扩张和支架植入术，效果并不理想。腔内支架受腔外肌肉、束带、骨的反复挤压摩擦，较易发生断裂，继而发生管腔闭塞。

（三）手术治疗

第 1 肋骨切除术是目前治疗胸廓出口综合征的最有效、使用最广泛的手术，疗效达 90% 以上。

疗效不佳的原因多是诊断不细致，动脉受压不明显者。手术的原则是必须基本上切除第 1 肋骨，只留下肋骨头部，长度不超过 2cm，否则其残留部分可造成压迫。第 1 肋骨切除的径路有锁骨上径路和经腋窝径路两种。后者的损伤较小。

1. 锁骨上径路 切口在锁骨上方，与锁骨平行 7 ~ 9cm，切开皮肤和皮下组织，经颈阔肌，结扎颈外静脉。切断胸锁乳突肌在锁骨上的止点，显露前斜角肌表面的脂肪层，结扎并切断颈横动脉，显露前斜角肌在第 1 肋骨的附着点，保护在此肌前方行走的膈神经。紧贴前斜角肌腱的外侧可触及锁骨下动脉的搏动，将钝性剥离器小心自动脉和肌腱的后面之间送入，切断前斜角肌腱后任其回缩，此时可见锁骨下动脉和臂神经丛。将神经轻轻向上牵开，显露附着在肋骨上的腱性条索，予以切断。若肋锁部位有压迫，应切除第 1 肋骨。若有颈肋，则应小心向后剥离，以求完全切除。最后分层缝合颈部肌肉。

2. 经腋窝径路 是目前应用最广泛、最安全、手术操作最方便的手术方法，手术切口在腋窝下，不影响美观，不切断肌肉。患者取侧卧位，手术侧上肢吊起，于腋部做横弧形切口长约 10cm，向上分离直达第 1 肋骨水平（图 37-8），显露后方臂神经丛，中间的锁骨下动脉，前斜角肌和前方的锁骨下静脉（图 37-9）。在紧贴肋骨止点处切断前斜角肌（图 37-10）、中斜角肌（图 37-11）和锁骨下肌（图 37-12）。仔细游离肋骨骨膜（图 37-13、图 37-14），避免损伤胸膜，在切口前方肋骨与肋软骨交界处切断肋骨（图 37-15），在后方与横突交界处切断肋骨（图 37-16），去除第 1 肋。术中仔细检查，如有异常束带存在，应一并切除，若有颈肋存在，也应一并切除。然后，适当修平残留骨端，切口逐层缝合，放置引流管。

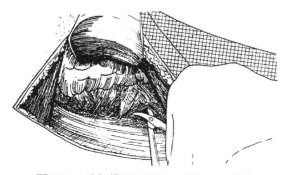

图 37-8 腋部横弧形切口，显露第 1 肋骨

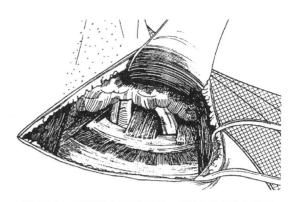

图 37-9 显露后方臂神经丛、锁骨下动脉和静脉

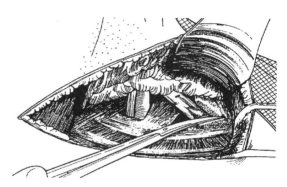

图 37-10 切断前斜角肌

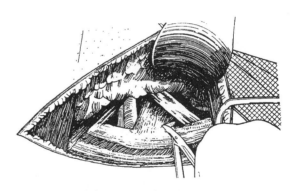

图 37-11 切断中斜角肌

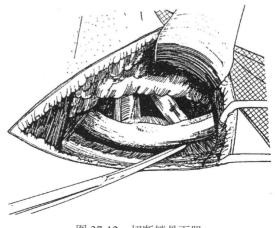

图 37-12 切断锁骨下肌

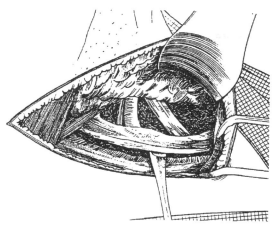

图 37-13 游离第 1 肋骨骨膜（1）

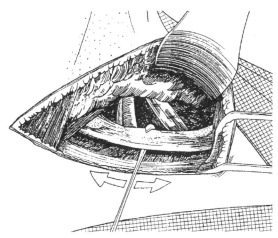

图 37-14 游离第 1 肋骨骨膜（2）

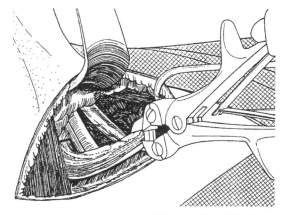

图 37-15 在肋骨与肋软骨交界处切断肋骨

3. 手术并发症 如熟悉解剖、术中仔细操作，手术并发症一般很少。

（1）气胸：术后常规拍摄 X 线胸片，以排除手术引起的气胸，同时可观察第 1 肋骨残留的骨

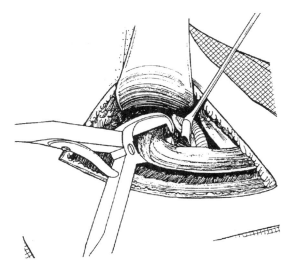

图 37-16 在后方与横突交界处切断肋骨

端是否完全切除。

（2）复发：如第 1 肋骨切除足够长度，并且切除存在的异常束带，复发很少。

（3）创面感染：文献报道为 7% 左右。

（4）短暂臂神经丛麻痹：与术中过长时间的牵拉患肢有关。

（李维敏）

主要参考文献

Axelrod DA，Proctor MC，Geisser ME，et al，2001. Outcomes after surgery for thoracic outlet syndrome. J Vasc Surg，33：1220-1225

Durham JR，Yao JS，Pearce WH，et al，1995. Arterial injuries in the thoracic outlet syndrome. J Vasc Surg，21：57-69

Levin KH，Wilbourn AJ，Maggiano HJ，et al，1998. Cervical rib and median sternotomy related brachial plexopathies：a reassessment. Neurology，50：1407-1413

Marcaud V，Métral S，2000. Electrophysiological diagnosis of neurogenic thoracic outlet syndrome. J Mal Vasc，25：175-180

Nguyen T，Baumgartner F，Nelems B，et al，1997. Bilateral rudimentary first ribs as a cause of thoracic outlet syndrome. J Natl Med Assoc，89：69-73

Pistorius MA，Planchon B，1995. Incidence of thoracic outlet syndrome on the epidemiology and clinical presentation of apparently primary Raynaud's phenomenon：a prospective study in 570 patients. J Int Angiol，14：60-64

Urschel HC，1996. The transaxillary approach for treatment of thoracic outlet syndromes. Semin Thorac Cardiovasc Surg，8：214-220

第三十八章 雷诺综合征

雷诺（Raynaud）综合征是肢体动脉，特别是小动脉在寒冷刺激或情绪激动等因素影响下所出现的阵发性痉挛。其多发于手指，表现为肢端皮肤间歇性苍白、发绀和潮红的改变。

一、概　　述

Raynaud 于 1862 年首次描述了一群怀疑由指动脉痉挛所引起的手指缺血，他报道 325 例患者，均有不同程度的肢端皮肤颜色的间歇性改变，部分患者合并指端局限性坏疽。Raynaud 推测，这群患者的发病机制是由于交感神经过度兴奋所引起的（因为大部分患者腕部动脉可扪及，部分患者死后尸检表明尺动脉、桡动脉是通畅的）。现已知，本病可发生于指动脉无器质性病变的患者，也可在指动脉有闭塞性病变时出现，单纯的动脉痉挛不足以产生肢端坏疽，有肢端坏疽的患者均合并有动脉闭塞性病变。

1901 年，Hutchinson 指出 Raynaud 所描述的手指皮肤颜色间歇性改变和肢端坏疽，并不是一种独立的疾病，它与许多疾病相关（硬皮病、动脉粥样硬化等），是多种疾病所共有的临床表现。Allen 和 Brown 于 1932 年将雷诺综合征分为两大类，一类是无原发疾病的雷诺综合征，病情常较轻，称为雷诺病；另一类是合并一种或多种其他疾病，病情常较严重，称为雷诺现象。将雷诺综合征划分为雷诺病和雷诺现象并没有增加对这一综合征的进一步认识。1957 年，Gifford 和 Hines 第一次描述一组典型雷诺综合征患者，发病很长一段时间后才出现相关的表现。其后的许多研究都表明，随着随访时间的延长，大部分雷诺综合征患者都发现存在结缔组织疾病、动脉闭塞性病变等潜在性的原发性疾病，少部分没有发现原发性疾病的患者，免疫学检查也常发现存在低效价的抗核抗体、冷凝球蛋白等免疫异常，因此现在普遍认为，没有必要将雷诺综合征划分为雷诺病和雷诺现象。

二、病因和病理生理

本征的确切病因至今不详，但研究表明，其与免疫功能异常密切相关，多数患者能检测到血清免疫指标异常，患者血清中可能有抗核抗体复合物存在，其通过化学传递或直接作用于交感神经终板，导致血管痉挛性改变。情绪激动或精神紧张和寒冷刺激是主要的激发因素。研究还表明，从事与振动有关职业的人约 50% 最终将发生雷诺综合征，当振动频率为 125Hz 左右时可导致手和指动脉经受严重的切应力，长期使用振动工具的人指动脉内膜纤维化形成。由于患者多数是女性，常在月经期加重，因此有学者认为本征可能与性腺功能有关。

雷诺综合征发作时典型的三联征为手指苍白、青紫和潮红。手指苍白主要是由于小动脉强烈痉挛导致毛细血管灌流缓慢，因而皮肤血管内血流减少或缺乏所致；几分钟后由于缺氧和代谢产物积聚使毛细血管可能还包括小静脉稍微扩张，有少量血流入毛细血管，迅速脱氧后引起青紫；肢端血管痉挛解除，大量血液进入扩张的毛细血管，即出现反应性充血，皮色转为潮红；当血流量恢复后，毛细血管灌流正常，发作即停止，皮色恢复正常。

研究雷诺综合征发作时血管收缩的发病机制已经有一个世纪。Raynaud 认为雷诺综合征是神经功能异常所引起，但这种理论被 Lewis 所否定，Lewis 在临床上反复用局麻药封闭雷诺综合征患者的自主和体壁神经，但并不能有效地阻止雷诺综合征的发作，他认为雷诺综合征发作是由于局部血管功能缺陷，在寒冷等刺激下血管壁高反应所引发。

当动脉的收缩力大于经动脉管腔的扩张力，动脉内的血流即终止。Lewis 的研究表明，雷诺综合征发作时，指动脉的血流完全中断，导致指动脉血流中断的压力约 0.667kPa（5mmHg）左右，临床观察表明，引起雷诺综合征发作有两种病理生理机制即动脉闭塞和动脉痉挛。

闭塞性雷诺综合征患者由于近端动脉闭塞，指动脉腔内扩张力下降，寒冷和情绪刺激所产生的正常血管收缩反应，可使指动脉血流终止，雷诺综合征发作。许多紊乱均可导致小动脉闭塞，其中最常见的原因是动脉粥样硬化和自身免疫结缔组织疾病所伴发的动脉炎。正常人动脉收缩期桡 - 指动脉压力变化在 1.33 ～ 2.00kPa（10 ～ 15mmHg），指动脉绝对压力低于 4.00kPa（30mmHg）或两指动脉压力差大于 2.00kPa（15mmHg），提示存在显著的弓或指动脉闭塞。容积描记法研究表明，动脉闭塞性病变与动脉寒冷敏感性之间存在着定量的关系，弓和指动脉闭塞导致指动脉腔内压力显著下降的患者，容易发生雷诺综合征。

动脉痉挛引发的雷诺综合征病理生理机制仍未完全明了，痉挛性雷诺综合征患者没有显著的弓和指动脉闭塞，在室温下指动脉压力正常。动脉造影研究表明，在正常情况下，雷诺综合征患者指动脉无明显的病变，但在寒冷刺激下，指动脉的血流可完全中断。Krahenbahl 等研究痉挛性雷诺综合征患者在寒冷刺激下指动脉的血流动力学发现，当温度降至 28℃之前，患者指动脉压力降低很少，当温度降至 28℃时，痉挛突然发生，指动脉血流中断。

临床和实验研究表明，痉挛性雷诺综合征患者肾上腺素能神经活力增强。正常人手指寒冷刺激时动静脉分流明显减少，而毛细血管的血流量没有明显的改变，痉挛性雷诺综合征患者在室温和寒冷刺激下，动静脉分流和毛细血管的流量均明显降低，用交感神经阻滞剂后，痉挛性雷诺综合征患者在室温和寒冷刺激下，动静脉分流和毛细血管流量均显著增加。这些研究表明，肾上腺素能神经活力增强可能是痉挛性雷诺综合征病理生理的主要因素。

血管平滑肌细胞 α 肾上腺素能受体的改变可能与反复的寒冷刺激有关，这也可能与痉挛性雷诺综合征患者的病理生理机制有关。Keenan 和 Porter 的研究表明，痉挛性雷诺综合征患者血小板中，α_2 肾上腺素能受体水平明显高于闭塞性雷诺综合征患者和正常人，用痉挛性雷诺综合征患者的血清培育正常人的血小板，正常人血小板上的 α_2 肾上腺素能受体水平明显下降，而对照组则没有这种改变，这些研究表明，受体的调控是通过增加细胞受体的合成来进行的，尽管血小板膜上的受体和血管平滑肌上的受体水平在人体仍然需要进一步定量研究，但实验和临床研究则支持二者的直接联系，认为受体水平的改变是众多因素中最根本的导致血管痉挛的异常。

许多别的因素也被认为参与痉挛性雷诺综合征病理生理过程，如血液黏滞性的改变、异常的血清蛋白、血清 5- 羟色胺水平的增高和血管切应力的改变等。最近还有研究认为，血管作用相关肽，如钙相关肽、内皮素等也参与痉挛性雷诺综合征的发病，但在大部分患者不是主要因素。

三、临 床 表 现

雷诺综合征多见于中青年女性，男女发病的比例约为 1 ∶ 10，初次发病年龄常在 20 岁左右，很少超过 40 岁，大多数见于寒冷地区，好发于寒冷季节。上肢比下肢多见，常位于诸指（趾）。

患者常在寒冷刺激或情绪激动后，手指突变苍白，继而青紫，发作常从指尖开始，以后扩展至整个手指甚至掌部，发作时常伴有轻微的疼痛、麻木和感觉障碍，很少出现严重的疼痛和指尖溃疡，持续数分钟后皮肤转为潮红、变暖，常感局部胀痛，最后皮肤颜色恢复正常。如能去除诱因刺激，一次发作的延续时间为 15 ～ 30 分钟。病程一般进展缓慢，少数患者进展较快，开始即出现青紫而无苍白，或苍白后即转为潮红无青紫阶段。有些患者合并其他部位的绞痛，如偏头痛和腹型偏头痛等。

四、诊断和辅助检查

雷诺综合征的诊断主要依靠病史，即在寒冷和情绪刺激下出现典型的三联症：手指皮肤苍白、青紫和潮红，体检时应观察手指皮肤有无慢性缺血和溃疡，对发作时有剧烈疼痛或有肢端溃疡的患者，应仔细检查动脉搏动和注意有无腕管综合征存在。研究表明，单纯性动脉痉挛很少导致肢端溃疡，有肢端溃疡的患者常合并有动脉闭塞。

雷诺综合征患者大多数存在相关疾病，应仔细查询，有关节疼痛、吞咽困难、口腔干燥或眼干燥症等病史者，通常提示有结缔组织疾病；有手或面部皮肤变薄、变厚、紧张和毛细血管扩张则提示有硬皮病；同时还询问患者有无动脉粥样硬化、脉管炎、血管损伤和血管压迫等病史；有无应用麦角胺、β受体阻滞剂和避孕药史；有无长期使用振动工具的职业史。

对没有发现相关疾病的患者应长期进行随访。应用辅助检查可有助于雷诺综合征的诊断和治疗，采用何种检查主要取决于临床症状和体征。

1. 实验室检查　雷诺综合征患者应进行血液及免疫功能检查，主要包括抗核抗体、类风湿因子、免疫球蛋白电泳、补体、抗天然 DNA 抗体、抗人球蛋白实验和冷球蛋白实验等。

2. 指温度恢复时间测定　该法是评判雷诺综合征最简单的血管试验。方法：受检者将手浸入冷水中 30 秒，然后擦干，应用热敏电阻探头每 5 分钟探测一次，共 45 分钟或至手指温度恢复到浸水前的水平，正常人手指温度在 10 分钟内恢复正常，雷诺综合征患者手指温度恢复时间明显延长。这种实验评判雷诺综合征特异性很高，但敏感性很低。

3. 冷激发试验　试验时患者安静坐在室内 [温度（26±2）℃]30 分钟，用光电容积描记仪（PPG）描记指端循环波形后，将手浸入冷水中 1 分钟，立即擦干，然后描记手指循环波形共 5 分钟，正常人指端循环波形在 0.2 分钟内恢复至基线，雷诺综合征患者指端循环恢复到正常所需的时间明显延长（超过 5 分钟）。正常人指端动脉波形呈双向形即具有主峰和重峰，雷诺综合征患者指端动脉波形呈单向形低钝平坦，甚至消失。Suaner 和 Strandness 的研究表明，约 78% 的雷诺综合征患者指端动脉 PPG 波形具有特征性改变，这种波形仅见于 3% 的无症状者，PPG 诊断雷诺综合征具有 66% 的敏感性和 100% 的特异性，总的精确度为 70%。

4. 手指动脉造影　必要时做上肢动脉造影了解指动脉的情况，可采用冷水暴露前后和应用肾上腺素能阻滞药前后进行动脉造影，动脉造影有助于确定雷诺综合征是由动脉闭塞所引起还是动脉痉挛所引起的，为治疗方式的选择提供参考。

五、治　疗

雷诺综合征的治疗目的主要是减轻或缓解症状（目前还没有确定的可治愈方法）。了解大多数雷诺综合征患者的病程，对治疗的选择具有非常重要的意义，许多患者症状可间歇地出现改善，甚至完全缓解，症状进展至严重的手指缺血或坏疽很少见。血管痉挛性雷诺综合征患者大多数仅有轻到中度的症状，戒烟和避免寒冷刺激和情绪激动可取得较好的效果。雷诺综合征患者应避免使用麦角胺、β受体阻滞药和避孕药；有职业原因者应尽可能转换工种。对有明显症状者可使用药物和手术治疗。

（一）药物治疗

抗交感制剂是治疗雷诺综合征的主要药物之一，血管痉挛性雷诺综合征患者药物治疗优于闭塞性雷诺综合征患者，药物治疗部分患者可出现不良反应。口服利血平是最早应用治疗雷诺综合征的药物，每日剂量 0.25 ～ 1mg，其他治疗雷诺综合征的抗交感药物还包括胍乙啶、甲基多巴、盐酸异克舒令、盐酸酚苄明和盐酸哌唑嗪等，单用一种抗交感制剂治疗雷诺综合征通常药物剂量较大，可导致患者难以忍受的不良反应，低剂量联合用药能降低药物不良反应的频率和严重程度，并可取得较好的效果。

1976 年，Abboud 等首次报道，应用动脉内注射利血平治疗雷诺综合征取得了较好的效果，方法是穿刺肱动脉，然后缓慢注入利血平（0.25 ～ 0.5mg 加入 2 ～ 5ml 生理盐水），间隔 2 ～ 3 周注射一次，每次作用时间可维持数天至两周，由于这种方法有损伤动脉的可能性，限制了它的应用。还有报道应用局部静脉内给药的方法治疗雷诺综合征，具体的做法是在肘关节上方置止血带，穿刺远端静脉后，止血带充气使压力维持在 33.3kPa（250mmHg），然后将 0.5mg 利血平溶于 50ml 生理盐水内缓慢注入静脉，使药物反流至指端，本方法操作简便，疗效与动脉相仿，可维持 7 ～ 14 天。

目前认为，钙通道阻滞药可治疗雷诺综合征，钙通道阻滞药主要是使血管平滑肌收缩受阻，从而扩张血管达到治疗雷诺综合征的目的。常用的药物为尼莫地平，剂量为 10mg，每日 3 次，疗程为 2 周至 3 个月，研究表明，它可明显地改善中、重度雷诺综合征的临床症状，对单用钙通道阻滞药效果不理想者可加用抗交感药物。此外，还有报道认为，己酮可可碱（一种血液流变学制剂）可改善某些患者的临床症状。

（二）手术治疗

过去曾采用的胸交感神经切除术，由于疗效不佳，现在多已不再施行。

近年来，有些学者对上肢的交感神经解剖学进行深入研究后发现，臂神经丛除接受来自颈、胸交感神经干的交通支外，尚有来自窦 - 椎神经、颈神经丛，特别是位于脊神经根内中间神经节的神经纤维。在施行上胸交感神经切除时，未能涉及这些神经的交感神经纤维。此外，在远侧 1/3 的桡动脉、尺动脉，掌深弓、学浅弓和手指多有交感神经细支分布，所以从掌中部到指尖，均可因交感神经的作用引起小动脉的强烈痉挛和收缩，由于上述的解剖发现，人们采用指（趾）动脉周围交感神经末梢切除术，即在患肢 5 个手指的第 1 指骨两侧做纵切口，显露动脉后，利用显微外科技术，将动脉外膜和进入管壁的纤维组织均切除，取得了一定的效果。对动脉闭塞性雷诺综合征患者、动脉造影显示有动脉闭塞者，则需行动脉旁路移植术。

（陆信武）

主要参考文献

孙建民，1986. 交感神经末梢切除术治疗雷诺综合征 . 中华外科杂志，24：518

吴阶平，裘法祖，1992. 黄家驷外科学 . 第 5 版 . 北京：人民卫生出版社

Haimovici H，1996. Haimovici's Vascular Surgery. Cambridge：Blackwell Science Inc

Singh S，de Trafford JC，Baskerville PA，et al，1991. Digital artery calibre measurement：a new technique of assessing Raynaud's phenomenon. Eur J Vasc Surg, 5：199

第三十九章　静脉曲张治疗现状及硬化治疗

下肢静脉曲张是临床的常见疾病，目前有多种治疗方法如外科开放手术、热消融（腔内激光闭合术、腔内射频闭合术等）和硬化剂治疗等。

热消融治疗近年来发展迅速，目前治疗静脉曲张的热消融微创方法包括电凝、激光、射频和微波等，这些方法都是把不同的能量转换成热能对病变血管的热损伤来达到替代手术的效果。治疗的目标是将曲张的静脉转化为纤维条索并消除静脉曲张和改善病理性血流动力状态以缓解静脉高压并同时达到美容的效果。热消融治疗与传统的大隐静脉高位结扎加剥脱术相比，具有创伤小、疼痛轻、手术时间短、恢复快、无瘢痕、美观、近期治疗效果满意等优势。目前国内主要应用的热消融方法为血管腔内射频治疗（endoluminal rediofrequency）和静脉腔内激光治疗（endovenous laser treatment，EVLT）。

（1）静脉腔内激光治疗：原理是用激光损毁大隐静脉内膜，加压包扎使静脉粘连而闭塞，从而消除反流。

（2）静脉腔内射频治疗：射频消融静脉闭合是一种新型治疗大隐静脉曲张的方法。其原理是利用射频发生器在治疗导管前端的加热元件产生高温，使需要治疗的静脉的血管内皮破坏、胶原纤维收缩和纤维化，从而达到封闭静脉的治疗。

前面已对激光治疗做了介绍，下面详细介绍一下静脉曲张的硬化治疗。

近年来静脉学领域发生了很多变化，其中最具影响力和最重要的变化之一是泡沫硬化疗法的出现。泡沫硬化剂是具有表面活性的液态溶液和气体组成的混合物，泡沫硬化疗法是在普通硬化疗法的基础上，使用泡沫硬化剂注射入曲张静脉或畸形静脉使之闭塞从而达到治疗静脉疾病的目的。泡沫硬化剂被注入血管后，将相当于本身容量（气体和液体）的血液从血管内排挤出去，然后通过硬化剂的直接化学刺激作用导致的蛋白质变性引起血管内皮损伤，形成血栓，继而发生内皮剥脱和胶原纤维收缩，血管最终转化为纤维条索而永久地闭塞，从而达到治疗病变血管的目的。

泡沫硬化疗法与普通硬化疗法相比，延长了药物与血管内皮组织的接触时间和扩大了接触面积，增强硬化效力，用药剂量降低。目前，泡沫硬化疗法因其高效、快捷、安全、平价，在静脉曲张和静脉畸形的治疗中得到了越来越广泛的应用。

第一节　概　　论

一、硬化剂的分类及其作用机制

目前使用的硬化剂包括三种类型：渗透型硬化剂、化学性硬化剂及清洁剂类硬化剂。

（一）清洁剂类硬化剂

清洁剂类硬化剂为表面活性剂，其具有固定的亲水和亲油基团，在溶液的表面能定向排列，并使液体表面张力显著下降。常见的化学结构为脂肪酸盐、脂肪酸酯或脂肪醇醚，通过改变界面的能量分布在数秒钟内使细胞表面蛋白质析出，破坏细胞膜脂质双分子层，导致细胞膜破裂，这种作用可持续数分钟至数小时。清洁剂类硬化剂均具有良好的起泡性能。目前可供使用的清洁剂类硬化剂包括乙醇胺油酸酯、鱼肝油酸钠、十四烷基硫酸钠和聚多卡醇。

1. 乙醇胺油酸酯　是油酸和乙醇胺组成的化学合成剂，因亲水链长度较长使其极易溶解，使细胞表面蛋白变性的能力减弱，所以其硬化效力较弱，需要高浓度的药物才能发挥硬化作用。过敏反应并不常见，但在食管静脉曲张注射乙醇胺油酸酯后有肺炎、胸膜渗出和其他肺部症状的报道。与鱼肝油酸钠一样，FDA免除其申报申请而批准在美国销售。乙醇胺油酸酯的主要缺点是黏滞性高，注射困难；具有产生红细胞溶血和血红蛋白尿的倾向，大剂量使用时偶可致肾衰竭；具有肺部并发症的可能；与其他硬化剂相比硬化效力相对不足。

2. 鱼肝油酸钠 由从鳕鱼肝油中提取出的饱和脂肪酸和不饱和脂肪酸的混合物组成，从 20 世纪 20 年代沿用至今。由于应用非常广泛，具备所有安全性和有效性的必备条件，FDA 免除其申报申请而批准在美国销售。但是，因为以下几个原因，鱼肝油酸钠并不是太理想的硬化剂：它是一种生物提取物而不是化学合成剂，其成分变化很大；对其分子结构的认识不完全，其长链上的一个重要的脂肪酸和脂肪醇可能与硬化作用无关；其溶液不稳定；溢出血管外可发生广泛的皮肤坏死，并可出现过敏反应。

3. 十四烷基硫酸钠 是 1946 年 Reiner 首次描述的一种化学合成的表面活性剂。自 1950 年代以来被广泛使用，许多作者描述了它的安全性和效力。十四烷基硫酸钠是一种无黏性的低表面张力的清澈溶液，极易溶于血液中，注入血液后分布均匀。其作用机制为分解内皮细胞之间的胞间黏合质导致细胞呈斑片状脱落，内皮下胶原纤维暴露。继而血管痉挛和血小板聚集，随之发生纤维化。过多的十四烷基硫酸钠可迅速被血流稀释而失效，其后吸附于红细胞可导致溶血。

4. 聚多卡醇 是由羟基聚乙氧基十二烷和蒸馏水组成，加入 5% 体积比的 96% 的乙醇以确保聚多卡醇微团的乳化并减少制作过程中的泡沫形成。其他成分为磷酸氢二钠二水合物和磷酸二氢钠钾。为非离子化合物，由非极性的疏水部分、十二醇、极性的亲水部分和酯化聚乙烯氧化物链组成。聚多卡醇是欧洲最为常用的硬化剂。国产的相似产品——聚桂醇（氧乙烯月桂醇醚）注射液已于 2008 年获准上市。美国 FDA 于 2010 年3 月 30 日批准德国 Chemische Fabrik Kreussler & Co. 生产的聚多卡醇注射剂 Asclera 用于治疗静脉曲张。

（二）渗透型硬化剂

渗透型硬化剂通过渗透性脱水作用使注射部位的红细胞和邻近的内皮细胞破裂。

1. 高渗盐水 根据静脉的大小和反应性，使用的浓度在 11.7% ～ 23.4%。高渗盐水易获得，价格便宜，且极少过敏；但是可引起烧灼性疼痛，因引起红细胞溶血而产生明显的含铁血黄素色斑，可能引起皮肤溃疡，而且极易稀释，限制了在较粗大静脉中的应用。

2. Sclerodex 加拿大 Omega Laboratories 制造的一种渗透型硬化剂的商品名，是一种高渗葡萄糖和高渗盐水的混合物（其成分包括葡萄糖 250mg/ml、氯化钠 100mg/ml、丙二醇 100mg/ml、苯乙醇 8mg/ml），但在美国尚未被 FDA 批准。它的效果类似高渗盐水，但由于其盐浓度较低，因此引起的注射时疼痛较轻，出现因溶血所致色素沉着及皮肤坏死和溃疡的风险也较小。它主要用于治疗细小的血管如毛细血管扩张、微静脉扩张和血管丛生。

（三）化学性硬化剂

化学性硬化剂通过其直接腐蚀作用使细胞间黏合质裂解、破坏细胞表面蛋白质和改变静脉壁的化学键而发挥硬化效应。常见的化学刺激性硬化剂包括铬酸甘油酯、多碘化碘、20% 水杨酸钠、50% 奎宁乌拉坦和 95% 乙醇。

1. 铬酸甘油酯 商品名为 Scleremo 或 Chromex，含有 72% 的铬酸甘油酯。在欧洲应用广泛，但 FDA 未批准在美国使用。与其他硬化剂相比，这种硬化剂硬化效力非常弱，主要用于小血管的硬化治疗。主要优点是很少引起色素沉着过度和毛细管扩张性血管丛生，也很少引起血管外坏死。主要缺点包括溶液极度黏稠，注射困难；注射时可出现剧烈疼痛；铬酸成分具有高度的致敏性；偶有肾绞痛和血尿的报道。

2. 多碘化碘 商品名 Variglobin 或 Sclerodine，是元素碘和碘化钠的混合物，同时含有少量苯甲醇。注射入血管后迅速离子化形成蛋白结合碘，可能通过原位裂解细胞表面蛋白质来发挥作用。在体内碘离子转化为碘化物后则失去硬化作用，所以其硬化作用局限于注射区域。同样在欧洲应用广泛，但 FDA 未批准在美国使用。这种硬化剂的缺点包括具有引起血管外坏死的高度倾向，硬化作用局限于距注射部位的一定范围内，具有过敏反应和肾毒性的风险。

二、硬化疗法的发展历史

与射频消融术和激光消融术等物理因素相对应，有学者将硬化疗法称为化学消融术，即通过注射化学药物达到祛除病变或治疗疾病的目的。

使用液体硬化剂治疗静脉疾病的最早的报道见于 1840 年，当时使用无水乙醇作为硬化剂。鱼肝油酸钠是最古老的典型清洁剂类硬化剂，1930 年被 Higgins 和 Kittel 首次应用于下肢静脉曲张的治疗。1946 年 Reiner 将十四烷基硫酸钠引入到静脉疾病的治疗中，1966 年 Henschel 首次报道了聚多卡醇在下肢静脉曲张治疗中的效果。目前十四烷基硫酸钠和聚多卡醇是世界范围内应用最广泛的两种硬化剂。

只有具有表面活性的清洁剂类硬化剂才可以产生泡沫。因此，1930 年之前，当第一种清洁剂类硬化剂被引入时，没有人考虑过将普通液体硬化剂转变为泡沫注射。在鱼肝油酸钠开始使用后差不多 10 年，1939 年 McAusland 首次通过鱼肝油酸钠泡沫硬化剂治疗毛细血管扩张。他使用了鱼肝油酸钠的"泡沫"形式，通过摇动橡皮帽密封瓶获得泡沫并将泡沫抽吸入注射器中进行注射。

1944 年，Orbach 则对泡沫硬化治疗进一步改进，发明了"空气阻滞技术"，即在注射硬化剂之前向病变静脉内注入少量空气取代血管内血液，以防硬化剂被迅速冲走或稀释，使硬化剂与血管得到更紧密接触。在临床上，这种技术仅用于治疗小或中等程度大小的静脉曲张。3ml 最大注射空气量成为大多数医师使用空气阻滞技术的定数。在较粗大的血管中，注入的气体漂浮于血柱中，阻碍了硬化剂与血管上壁的接触，因此不能良好地发挥作用。目前，空气阻滞技术已经不再被使用。

也就在 1944 年，Robert Rowden Foote 在伦敦出版了一本书。他在关于蜘蛛型静脉曲张的治疗中写道："最好的注射液体是通过摇动 2ml 注射器内的 1ml 乙醇胺油酸酯获得的肥皂泡。"Foote 描述的 1∶1 的液气比提示非常接近液态，因此，于粗大的静脉内不能起到置换血液的作用。

1950 年，Orbach 比较了液体硬化剂与泡沫硬化剂的疗效，得出同等量的泡沫硬化剂较液体硬化剂效力高出 3.5～4 倍的结论。他还观察到在注射泡沫后"显著的血管痉挛"。此后，国外就如何制造良好疗效的泡沫硬化剂进行了大量的研究工作。

1956 年，Peter Flückiger 描述了制作泡沫硬化剂的"抽吸技术"，将细针斜着插入安瓿，针尖 2/3 位于液面下，当拉起针栓时，伴随着嘶嘶的声音注射器内充入乙醇胺油酸脂泡沫，泡沫在几分钟之内保持稳定。他第一次描述了泡沫硬化剂的特性，认为与液体硬化剂相比，泡沫增加了有效表面积从而增加的疗效，泡沫以较小的用量获得了较大的硬化效力，并提出了应尽可能降低气泡大小以保证泡沫的均一性。

1957 年 Mayer 和 Brücker 描述了一种制作微泡沫的特殊装置，这是关于泡沫硬化剂制作和标准化的里程碑。他们使用了一种特殊的双针栓注射器，主针栓前另带一个具有许多细孔的内针栓。当主针栓固定时，快速来回推动带孔的小针栓混合针筒内的硬化剂和空气形成气泡细微的黏滞泡沫。推动主针栓即可注射泡沫。

1962 年，Fliickiger 描述了另一种制备泡沫的技术：在药瓶及与之相连接的注射器之间来回抽动空气和硬化剂产生泡沫。这种泡沫气泡细微，如奶油般稠浓。

1969 年发表的 Gillesberger 技术是在一个注射器内产生负压为基础，空气通过注射器针栓与针筒之间的细小缝隙进入而产生气泡。

1984 年，Hauer 获得了制备泡沫的双体注射器套装的专利权：两个相互平行的注射筒，一个装满了空气，另一个装满了硬化剂溶液，两个注射器同时注入到"混合室内"，在注射的过程中就产生泡沫。

1986 年，Grigg 展示了一种新的泡沫制作方法，通过抽动与一根塑料输液管连接的两个注射器产生的湍流使液体和空气被前后来回地抽动从而混合产生泡沫。

1994 年 6 月，Juan Cabrera 提交了制备泡沫硬化剂的方法及"微泡沫"在静脉学中一般应用的专利申请。一年后，他第一次发表了自制的泡沫硬化剂对隐静脉进行超声引导治疗的病例系列研究。从历史上看，是他第一次把泡沫硬化疗法与实时超声引导和监测的优点结合了起来。Cabrera 的专利申请直到 1999 年才公开，大家才知道他以高速旋转的毛刷（一种改良的牙钻）通过搅拌获得泡沫，类似于食品搅拌器制作奶油，特别添加了二氧化碳和（或）氧气作为载气。

1997 年，Monfreux 提出了所谓"MUS 法"的泡沫制作技术。其基本原理与 1962 年 Gillesberger 技术相似：在装满硬化剂溶液的玻璃注射器内产生负压，空气通过注射器筒和针栓之间的细小缝隙进入溶液形成珠状，转化成泡沫。与 Gillesberger 技术不同的是，MUS 法通过所设置的注射器帽形成了"绝对"的负压。除了法国的静脉学专家外，一些意大利同行也尝试过这种方法，但并不完全满意。分别在一年和两年后，Sadoun 和 Benigni 及 Santos Gaston 发表了他们对 Monfreux 方法的改进。

2000 年，Tessari 以视频文件中第一次介绍了他的著名的"涡流技术"，无须使用特殊器材即可制备出稠如奶油的泡沫，仅仅是使用普通的医疗器材（普通注射器和三通开关）和几个抽吸动作。2001 年 Tessar 发表了有关提高泡沫标准化的抽吸过程的更为详细的说明。

也就在 2000 年，Frullini 描述了另一种制作泡沫的方法：使用 1 个较小的连接器连接注射器和 1 个盛装硬化剂液体的具有橡皮塞的药瓶，使用类似于 Tessari 法的抽吸动作产生优质泡沫。

2001 年，文献中提及一种"双注射器技术"或称为"Tessari-DSS"技术，用 1 个 0.2μm 过滤器（用于空气消毒）抽取空气后以 Tessari 法制作泡沫。

2002 年以后，Wollmann 等发表了关于不同变量及其对泡沫稳定性和血液置换作用的因果关系的实验数据，结果表明液 - 气比为 1∶4 的泡沫稳定性最好，对血液的置换能力最佳。

迄今为止，临床上所使用的泡沫硬化剂都是在使用前临时制备的。2001 年开始，英国 BTG 公司下属的 Provensis 公司开始了商用泡沫的研制和临床试验。2008 年，Varisolve 欧洲 Ⅲ 期临床研究协作组公布了商用聚多卡醇微泡沫 Varisolve 的 Ⅲ 期临床试验结果。

2003 年 4 月，欧洲专家在德国泰根塞召开了"泡沫硬化疗法欧洲共识会议"。与会专家一致认为泡沫硬化剂疗法是静脉曲张治疗的有效方法之一。会议发表的共同声明确定了泡沫硬化剂的定义，规范了临时制备泡沫的方法，建议有液体硬化疗法经验的医生应用泡沫硬化剂治疗包括隐静脉主干的粗大曲张静脉。会议发表的共识声明对下肢静脉曲张泡沫硬化疗法的操作方法、疗效判定进行了详细阐述。会后德国静脉学会根据会议的内容制订了"德国静脉学会硬化疗法指南"。

2006 年 1 月，来自 11 个国家的 29 名专家再次聚集德国泰根塞召开了"第二届泡沫硬化疗法欧洲共识会议"。为了保证泡沫硬化疗法的安全性和效果，对第一届会议提出的建议和声明进行了修订和扩展，重点集中在泡沫硬化疗法的适应证、液体硬化剂的浓度和泡沫硬化剂的用量、穿刺部位和方法、治疗效果的临床评价和超声评价等。德国静脉学会随即修订了"德国静脉学会静脉曲张硬化疗法指南"。

第一届和第二届泡沫硬化疗法欧洲共识会议推荐了 3 种制作泡沫的方法：

（1）Monfreux 法：也称为 MUS 法，使用 1 支盛有液体硬化剂溶液的玻璃注射器产生泡沫。注射器端口用一个橡皮帽或塑料帽封闭。回抽注射器活塞产生负压，经注射器针筒与活塞之间的间隙将空气抽入注射器内，产生含有大气泡的液态泡沫。Monfreux 泡沫的性质因液体硬化剂溶液的浓度、所使用的注射器类型和回抽活塞的方法而各不相同。

（2）Tessari 法：也称为涡流技术，早期曾被称为 SFT 法。使用两个一次性塑料注射器产生硬化泡沫。一个注射器内盛有液体硬化剂溶液，另一个注射器内盛有空气。两个注射器的端口 [最好使用具有 Luer-Lock 接头的注射器（即螺口注射器）] 与一个三通开关连接成 90° 角。快速来回推送两个注射器的内含物 20 次，在完成前 10 次推注后将通道口尽可能关小，通过由此形成的湍流产生泡沫。

（3）Tessari/DSS 法：即 Tessari/ 双注射器套装技术。以 Tessari 基本方法为基础，使用两个不含乳胶的 10ml 一次性塑料注射器产生泡沫，其中一个注射器带有橡胶活塞。一个注射器内盛有 1 份液体硬化剂溶液，另一个注射器内盛有 4 份空气。两个注射器的端口 [最好使用具有 Luer-Lock 接头的注射器（即螺口注射器）] 与一个二通接头连接成 180° 角。快速来回推送两个注射器的内含物 5 次（通过紧握其中一个注射器的活塞产生附加压力），再重复推送动作 7 次（无附加压力）。

2006 年召开第二届泡沫硬化疗法欧洲共识会

议时，已经很少有人使用 Monfreux 泡沫，即使有也仅用于 C_2 期静脉曲张。几乎所有的与会者均使用致密而黏滞的 Tessari 泡沫或 Tessari/DSS 泡沫。

用于制备泡沫硬化剂的气体以空气最为常用，也有学者使用 CO_2、O_2 或 CO_2-O_2 混合气者。绝大多数静脉学专家用于制备泡沫的液体硬化剂溶液为聚多卡醇或十四烷基硫酸钠，所使用的浓度依据被治疗的病变类型和病变血管的大小而定。1950 年，Orbach 比较了液体硬化剂与泡沫硬化剂的疗效，得出同等量的泡沫硬化剂较液体硬化剂效力高出 3.5～4 倍的结论。此后，国外就如何制造良好疗效的泡沫硬化剂进行了大量研究工作。2008 年，Woolmann 报道了有关泡沫稳定性和血液置换作用因果关系的实验数据，认为在临时配制泡沫硬化剂时，液气稳定性最好和对血液置换最佳的液气比例为 1：4。

三、泡沫硬化剂的特性

泡沫是一种由相对少量的表面活性高分子（表面活性剂）液体和气体构成的非平衡分散体系的气泡。这些表面活性剂被优先附着于气液界面，具有液体向泡沫转变的趋势并影响泡沫稳定性。泡沫硬化剂的注射技术不同于液体硬化剂。硬化泡沫注射入静脉内后呈团状，阻止了血液对药物的稀释。因此，硬化治疗的效果被显著增强。

把泡沫视为单一物质是一种常见的错误。事实上，泡沫的特性可因制作方法的不同而发生改变。可以根据不同的特征、并发症发生率和适应证制造出各不相同的泡沫。可根据气泡的直径（大型泡沫，小型泡沫和微泡沫）或液体的相对含量（湿泡沫和干泡沫）进行泡沫的分类。气泡的形状是表面张力和界面应力之间互相抗衡的结果。

湿泡沫几乎总是形成球形气泡。湿泡沫的液体体积分数的湿度超过 5%。干泡沫几乎总是形成多面体气泡，而且其液体体积分数低于 5%。湿泡沫的稳定性最高，因为当气泡为多面体时如干泡沫，表面张力与界面应力之间互相抗衡较大。气泡的直径均一性也意味着较高的稳定性，因为根据 LaPlace 定律气泡直径越小内压越大，小气泡向相邻的大气泡扩散，小气泡变得越来越小，最终消失，大气泡越来越大，变得更不稳定。临时制备的硬化

泡沫如 Monfreux 泡沫通常表现为两个阶段的状态，首先表现为具有多面体气泡的干泡沫，再分散为较大的球形气泡产生一个湿泡沫环境。更多的标准化硬化泡沫如 Tessari 泡沫即使是在初始阶段也表现为湿泡沫，因而具有更好的稳定性和均一性。

另外的泡沫分类方法顾及其制作标准。根据制作标准可将泡沫分为低级或中级的临时制作的泡沫，而高级者为工业标准泡沫。即使泡沫似乎非常稳定，但也总是在不断地变化。影响泡沫稳定性的三因素：渗流（使泡沫转变成液体，直接影响泡沫结构的稳定性）、歧化（气泡大小分布的变化）和聚结（气泡融合）。这 3 个因素在每一刻都可导致泡沫完全裂解。这一过程可被几种方法所延缓如冷冻，但没有必要在临床中应用，因为其发挥各种治疗作用的特点比泡沫持续时间更重要。

泡沫的另一方面是对流体或压力的反应。泡沫可以展现为不同的基本特征，呈固态、液态和气态。事实上，硬化泡沫作为半固态呈现出明显的机械性能，当被轻轻地注入静脉内时可抵抗推注压力。但在注射器内被强力推注时则为液态反应（可注射性），最后气泡终究会破裂，整个泡沫分解为液体和气体。

泡沫显示出一些优越的特性如黏附性和致密性。这些性质使得泡沫在注射后易于控制，以排开血液降低其稀释效应。可注射性是泡沫的另一特性，使得泡沫可经细小穿刺针注射而不改变其性质。以同等量的液体制作较大剂量的泡沫是可能的，使之可治疗长段静脉。只要泡沫具有较长的持续时间即可保证其治疗作用。另外，泡沫可促进血管痉挛的发生，使之较少被受累静脉内的血液稀释。泡沫的其他特性包括超声可视性及对硬化能力的增强作用从而减少了药物的用量、降低了药物浓度。泡沫对内皮的选择性作用使之溢出血管外时对组织损伤的风险减小。必须强调的是每种类型的泡沫都具有不同的性质和特征。

第二节　泡沫硬化疗法的临床应用

一、泡沫硬化疗法的临床适应证

硬化治疗的目的在于治疗静脉曲张和预防可能并发症、减轻或消除现有的症状、改善病理

性血液动力学状况、达到满足美容和功能要求的良好效果。原则上，所有类型的静脉曲张均适合硬化治疗，包括：主干静脉（大隐静脉和小隐静脉）、侧支静脉、伴穿通静脉功能不全的静脉曲张、网状型静脉曲张、蜘蛛型静脉曲张、治疗后残余和复发的静脉曲张等，但是对于直径较大的大隐静脉建议使用静脉腔内激光治疗。泡沫硬化剂疗法治疗隐静脉的病例于 1997 年首见报道，对于大隐静脉的治疗需要在多普勒超声引导下进行。

患者的选择取决于治疗的目的及静脉的解剖。对于初学使用超声引导下硬化剂注射的医师而言，选择中等管径的未曾治疗过的大隐静脉或小隐静脉主干（5～8mm）更为适合，一般说来，隐静脉主干较直且易于置管。对于那些经过手术治疗复发的患者则较为困难，尤其是近隐股静脉汇合处（SFJ）或隐腘静脉汇合处（SPJ）复发的扭曲严重的静脉更需要有经验的医师进行治疗。

二、禁 忌 证

1. 绝对禁忌证 已知对硬化剂过敏、严重的全身疾病、急性深静脉血栓、硬化治疗区局部感染或严重的全身感染、持续制动和限制卧床、周围动脉闭塞性疾病晚期（Ⅲ 或 Ⅳ 期）、甲状腺功能亢进（使用含碘硬化剂时）、妊娠（除非存在强制性医学原因）、已知症状性卵圆孔未闭。

2. 相对禁忌证 失代偿的腿部水肿、糖尿病晚期并发症（如多发性神经病变）、动脉闭塞性疾病 Ⅱ 期、一般健康状况不佳、支气管哮喘、明显的过敏体质、已知血栓形成倾向或高凝状态伴或不伴深静脉血栓病史、已知无症状性卵圆孔未闭、存在血栓栓塞事件的高危因素、既往泡沫硬化治疗出现视觉障碍或神经系统功能障碍。

三、治疗前准备

一个可调节和可倾斜的检查床至关重要。大多数硬化剂注射治疗要求患者卧位，注射期间治疗床倾斜可以有助于清空远端静脉。成像在 5～15MHz 频率范围内的超声仪是必需的，现代的超声仪体积小，便于移动和携带，但提供的图像可以与几年前大得多的机器相媲美。另外还需要的器材包括注射器、套管、绷带等。由于可能偶发严重的过敏反应，合适的急救药物和设备也是必须要准备的。根据第二届泡沫硬化疗法欧洲共识会议声明，治疗时所需穿刺器材如表 39-1 所示。

表 39-1 泡沫硬化注射所需器材

	直接穿刺	开放针	蝶形针	短导管	长导管
大隐静脉	++	+	+	+	+
小隐静脉	++	+	+	+	+
交通静脉	++	+	+	+	
复发性静脉曲张	++	+	+	+	
穿通静脉	++	+	+		+
网状型静脉曲张	++		（+）		
蜘蛛型静脉曲张	++		（+）		
静脉畸形	++	+	+	+	

注：++ 表示大多数专家用于制作泡沫；+ 表示有专家使用，但不如 ++ 常见；（+）表示某些专家使用。

治疗前应对患者采集病史，体格检查，皮肤毛细血管扩张可行肉眼检查，网状静脉曲张用静脉灯进行皮肤的冷光透照作为补充，曲张静脉和隐静脉行超声检查。任何肢体的创伤、骨折及限制性疾病应予以记录，深静脉血栓形成及治疗史也必须严格加以记录，过敏史及药物史也应予以记录。应记录患者对治疗目标的看法，在泡沫硬化治疗前，可告知患者：短期效果满意。可能需要进一步治疗，对某些患者甚至是必要的，特别是粗大的静脉曲张。泡沫硬化治疗比液体硬化治疗更有效。

但同时应告知患者治疗的风险和可能的不良反应：存在色素沉着过度和炎症的稍高风险；存在渐进性（短暂的）神经症状的风险；存在渐进性（短暂的）视觉障碍的风险；存在触发偏头痛的风险。

硬化剂注射治疗前，患者应停止服用阿司匹林或阿司匹林相关的药物。治疗时患者应携带一条备用短裤，以及弹力袜和一条长裤子或长裙，用来遮盖治疗后的腿部。

大多数医生在硬化剂治疗之前都会对患者的腿部采集照片以评估疗效。

四、操 作 流 程

1. 泡沫制备

（1）建议对所有适应证均采用 Tessari 法或

Tessari/DSS 法制作泡沫硬化。

（2）接受和（或）建议对所有适应证均采用空气作为制作泡沫硬化剂的气体成分，也可使用二氧化碳和氧气的混合物。

（3）制作泡沫硬化剂的液体硬化剂和气体的推荐比例为 1：4（1 份液体加 4 份气体）。网状型和蜘蛛型静脉曲张建议使用液体硬化剂。

（4）每次静脉穿刺的泡沫推荐用量见表 39-2。

表 39-2 每次静脉穿刺的泡沫推荐用量

	每次穿刺的平均泡沫用量（ml）	每次穿刺的最大泡沫用量（ml）
大隐静脉	2～4	6
小隐静脉	2～4	4
交通静脉	4	6
复发性静脉曲张	4	8
穿通静脉	2	4
静脉畸形	2～6	< 8

（5）每条腿每个疗程（单次注射或多次注射给予）的推荐最大泡沫用量为 10ml。

（6）在治疗较粗大的曲张静脉时，泡沫硬化剂应尽可能黏稠。

2. 患者体位 患者取仰卧位，以减少晕厥的风险。小隐静脉（SSV）穿刺置管时，患者取左侧卧位背向医师最为合适。左侧大隐静脉（GSV）对于采取这一位置效果也很好。将左下肢拉向治疗者，可较好地暴露大腿和小腿的内侧面。对于右侧 GSV，患者则取右侧卧位。

3. 穿刺和注射

（1）超声引导下置管：隐静脉主干和主要分支通过超声引导下静脉内置管或蝶形针治疗，套管及蝶形针在泡沫硬化剂注射前放置到位并加以固定。

1）GSV 治疗策略：将 18G 的套管针放置在 GSV 的大腿下 1/3 处，这可以治疗注射点和 SFJ 之间的静脉。对于 GSV 的属支，则放置蝶形针或直接穿刺进行泡沫硬化剂注射，若对这些属支不加以治疗，则可能成为复发的根源。在小腿使用 23G 的蝶形针。

2）SSV 静脉曲张：相比 GSV 静脉曲张治疗相对简单，因为它们属支较少。患者左侧卧位在小腿中部使用 18G 的套管针。这避免了穿刺入腘窝及损伤腘静脉。使用 23G 的蝶形针处理远端

SSV。进一步使用蝶形针或直接穿刺处理曲张的静脉。

3）联合处理 GSV 及 SSV：对于那些 GSV 及 SSV 均有问题的患者，需要同时置套管针处理 GSV 及 SSV。但对于其他浅表的曲张静脉可能无法在第一次治疗中施治以减少所置套管针的数量及泡沫硬化剂的剂量。

4）穿通支静脉功能不全：在小腿部，大部分的穿通支静脉不全可以通过向与穿通静脉相连的浅表静脉置管治疗。泡沫被用于近端小腿穿静脉、腘窝及大腿穿静脉。在腘窝，套管定位在使其顶端位于或接近穿通筋膜开口处。大腿中段传统静脉用 18G 的套管针置管以确保注射位置准确。

（2）治疗——注射泡沫：首先用 30 或 25 号针头的注射器向浅表曲张静脉注射泡沫硬化剂，每个注射点注射 1ml，并超声探头或手按摩的方式使得泡沫硬化剂向附近的曲张静脉分散。然后通过先前放置的蝶形针和套管注入泡沫硬化剂，方向是从小腿到腹股沟进行逐一注射。将下肢抬高超过心脏平面以使管径最小化。即使在管径最大的曲张静脉，一次的注入量也不应超过 2ml。在小腿的小静脉注射 1ml 就足够了。

每次注射之后，患者需行背屈跖屈运动来清除达到深静脉的泡沫。但在这一点上仍存在争议，一些静脉医师建议患者治疗后需静卧。

将 1～2ml 泡沫硬化剂进一步注入到之前已经注射过的每个针和套管针以加强治疗效果。法国和意大利的静脉学家认为这种方法比单次注射更为有效。

最后需要处理的是大腿段的 GSV，注射 2ml 3% 十四烷基硫酸钠（STS）泡沫硬化剂，重复两次以上，需在超声监控下行注射治疗，若观察到泡沫外渗需停止注射。蝶形针有时有刺穿静脉壁的可能性，治疗静脉的痉挛程度被认为是衡量治疗效果的重要指标。

处理大腿部粗大 GSV 所需泡沫硬化剂的总量通常为 6ml 或 8ml，小腿部的 GSV 2～4ml 1% STS 就足够了。针对 SSV，根据管径的不同，需要 4～6ml 3% STS。踝内侧的穿通支静脉需要 2～4ml 3% 的泡沫硬化剂，确保穿通支静脉的治疗以达到良好疗效。对于与胫后静脉直接相连的小腿内侧穿通支静脉需要 1ml 3% 的 STS。

通过超声探头间歇压迫静脉并抬高肢体可引起充满泡沫的血管出现收缩和痉挛，使得血管内的血容量减少到最低限度。压迫股静脉和抬高下肢能有效延长泡沫硬化剂对远侧内膜的作用时间，提高整个治疗的效果。如果在深静脉系统内发现较大剂量的泡沫，鼓励主动活动肌肉如反复屈曲足部。患者治疗即刻见图39-1和图39-2。

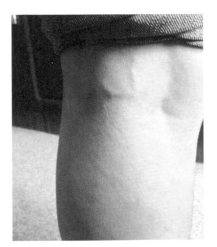

图39-1 泡沫硬化剂注射治疗前

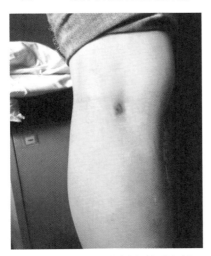

图39-2 泡沫硬化剂注射后即刻

4. 治疗后处理 经治疗后的下肢用弹性绷带进行包扎，笔者的经验是弹性绷带持续包扎3天后改为白天穿着弹力袜至少1个月。这避免了过多的残留血栓、血栓性静脉炎和皮肤色素沉着。使用弹性绷带前，可沿治疗静脉着重加压包扎，并于之前在皮肤外涂消炎镇痛消肿类的软膏。嘱患者治疗后的1个月内避免过负荷或持重，避免长途旅行。另外通常嘱患者3～5天后复诊以排除深静脉血栓等并发症，告知患者术后反应包括轻微疼痛、触痛性硬结及皮肤颜色改变。

5. 后续随访 患者在两周后进行第一次随访，因为这是处理不良反应的最佳时间，如血栓性静脉炎。患者通常已自行去除绷带。用多普勒超声检查偶见股静脉和腘静脉的血栓。若静脉内残余过多血栓可通过穿刺去除。患者取仰卧位，用一个5ml注射器和19号针头（如需要，可局部麻醉）经超声引导下或触诊穿刺入静脉挤出血栓，此方法可迅速解决静脉疼痛和肿块，减少皮肤色素沉着的风险。对于残余的静脉曲张，可以进一步行泡沫硬化剂注射，具体方法如前所述，对进一步治疗的下肢继续行加压包扎。此后再于3个月和1年时复查（图39-3、图39-4）。

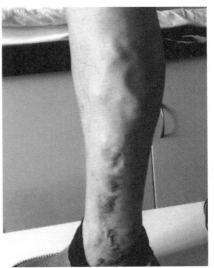

图39-3 泡沫硬化剂注射治疗前

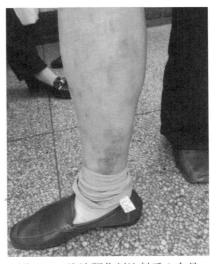

图39-4 泡沫硬化剂注射后3个月

五、超声引导下行泡沫硬化剂治疗

彩色多普勒超声检查是评价下肢静脉反流性疾病的最佳选择，其价格便宜，无侵袭性，被患者广泛接受。超声引导下行泡沫硬化剂注射于1989年最先见于报道。对于体表不可见的曲张静脉，推荐彩超引导。彩色多普勒超声是避免穿刺失误的重要设备。对于体表不可见的大隐静脉、小隐静脉、穿通静脉及体表不可见的腹股沟和腘窝的静脉曲张的直接穿刺，超声显像（彩超引导更佳）是必要的。治疗前，患者应取立位行彩色超声多普勒检查以进行治疗方案设计、确定静脉穿刺部位。已证明这种体位最大限度地使下肢静脉扩张并激发静脉瓣开放，立位检查患者探测反流的敏感度和特异度较高，仰卧位检查反流是不可取的。

随着科学技术的发展，彩色超声多普勒扫描仪更加小巧、更易于携带，且其整体工作性能可与传统的大型超声设备相媲美。

泡沫硬化治疗过程中也需行超声监测，由于泡沫硬化剂内含有空气，使泡沫可以作为一种有效的超声对比剂，其注射过程易于监控。治疗后早期也应行超声检查以评估治疗效果、排除深静脉血栓。

2008年，欧洲Ⅲ期临床研究协作组发表的商用聚多卡醇微泡沫Varisolve的Ⅲ期临床试验结果中发现，由血管外科医师实施泡沫硬化治疗时，聚多卡醇泡沫Varisolv的疗效不如外科手术（Varisolve有效率为68%，外科手术有效率为87%），而由静脉学专家实施泡沫硬化治疗3个月时的疗效达到了93.8%。血管外科医师施行泡沫硬化治疗时效果降低的可能解释是，事实上大多数血管外科医师对粗大静脉硬化治疗的经验有限，他们通常靠超声技师完成彩超扫描并做出检查报告。为了完成Varisolve技术，外科医师必须学会使超声探头和手的动作互相配合，或者必须在工作实践中与超声技师相互依赖。相反，静脉学专家使用超声引导下的硬化疗法是其处理起源于主干的静脉曲张的日常工作。可以预见到一旦泡沫硬化治疗技术充分发展并由经验丰富的医师实施，无论是外科医师、静脉学专家或是介入放射科医师，其疗效将与外科手术相当。

六、泡沫硬化剂联合激光治疗下肢毛细血管扩张症

毛细血管扩张症俗称血红丝，是一种发生在面部或躯干部位的皮肤损害，大多数是后天继发产生的，也有部分患者是先天性的。下肢毛细血管扩张多发于女性，临床表现为皮肤的丝状、点状、星芒状或片状红斑。在日常生活中经常可以看到一部分人腿部一条条扩张的毛细血管，就像一丝丝红线头，许多爱美的女士常为此十分困扰。美国静脉学会的调查认为，在美国有800多万人患网状静脉与毛细血管扩张。美国整形外科医师协会估计年龄超过21岁的妇女50%以上患有此疾患。而且女性比男性更容易发生静脉曲张，但男女双方的发病率随着年龄的增长而增长。最近加利福尼亚州圣地亚哥一项调查显示，中年人和老年人中，80%的妇女和50%的男性患有此疾患。

毛细血管扩张症可表现为单发或多发，缓慢发展或发生后无明显扩大，良性经过；可限于某部位，也可范围较广泛；可以原发，也可继发于硬皮病等疾病；既可以是局部的病变，也可以是某些疾病的特殊表现形式，毛细血管扩张症大多不能自行消退。

下肢网状静脉与毛细血管扩张症在人群中发病率为50%～70%。女性多于男性，目前的病因尚不明确，有报道说与体内激素分泌状况有关，并有家族遗传倾向。网状静脉与毛细血管扩张是皮肤内真皮乳头下层的静脉丛扩张，在下肢静脉疾病的CEAP（Clinical，Etiologic，Anatomic，Pathophysiologic）分类中被列为C_1，可呈单个或者呈树枝状改变，分布大多对称。根据扩张血管压力高低可将单纯性网状静脉与毛细血管扩张症分为两种：一种是高压力型，即有细小动脉参与形成血管网；另一种是低压力型，即没有细小动脉参与形成血管网，两种类型的治疗效果略有不同，近期效果两者都很好，但高压力型的远期效果不如低压力型满意。

随着生活水平和健康意识的提高，目前患有网状静脉及下肢毛细血管扩张而寻求救治的患者越来越多。但国内对于这方面的诊治研究和报道微乎其微，在这里对其加以详细介绍及我们在这

方面治疗的一些经验。

目前国外应用泡沫硬化剂方法治疗网状静脉与毛细血管扩张开展十分广泛，多由血管外科医师、整形外科医师和皮肤病学医师完成。虽然网状静脉与毛细血管扩张症对身体健康没有明显影响，但仍有很多患者为了腿部的美观而寻求治疗，她们通常将其视作静脉曲张而前来就诊，经过多普勒超声检查很多人排除了下肢深部静脉与隐静脉瓣膜功能不全，只是单纯的网状静脉与毛细血管扩张，所以无法用手术来解决她们的需求。另有一些患者同时伴有隐静脉曲张甚至深静脉瓣膜功能不全，也可采用这种方法，但因有明显血液反流现象存在，单纯注射治疗容易复发。

（一）毛细血管扩张症的主要病理因素

1. 表皮基底细胞老化无力　不能产生胶原蛋白、弹性蛋白、纤维连结蛋白等，致使真皮层的毛细血管浮出真皮层到表皮层。

2. 毛细血管弹性纤维缺损　造成毛细血管弹性纤维缺损的因素很多，包括长期的紫外线照射、长期使用皮质激素、感染或遗传性毛细血管结构异常等。

3. 角质层及表皮遭到破坏　目前很多的所谓祛斑霜实际上就是化学剥脱制剂，或者本身具有非常强的剥脱作用，容易使皮肤出现毛细血管扩张。结果导致敏感性皮肤的形成，这类患者不但对很多东西过敏或不耐受，且常发生毛细血管扩张，治疗起来非常棘手。

4. 长期服用降压药，缺少维生素

（二）毛细血管扩张症的分类和病因

（1）毛细血管扩张症一般分为两类：原发性和继发性。原发性，如遗传性良性毛细血管扩张等。继发性的原因很复杂，主要有以下几点。

1）气候环境因素：长期生活在较为恶劣的生活环境中，如高原空气稀薄，皮肤缺氧导致红细胞数量增多、血管代偿性扩张，久而久之血管收缩功能障碍引起永久性毛细血管扩张。长期接触风、冷、热的水手、厨师、农民和运动员也可发生毛细血管扩张。

2）激素依赖性毛细血管扩张：常为不恰当治疗的后遗症，如滥用外用药物［氟轻松、复方醋酸地塞米松（皮炎平）等］。

3）物理因素刺激：温度变化的刺激，使毛细血管的耐受性超过了正常范围，引起毛细血管扩张甚至破裂。

4）滥用化妆品，或换肤不当引起的后遗症：换肤产品的酸性成分破坏了皮肤角质层的保护作用和毛细血管的弹性，使毛细血管扩张或破裂。

5）下肢毛细血管扩张与静脉瓣膜闭锁不全引起的血液逆流有关：女性出现毛细血管扩张的概率是男性的4倍，毛细血管扩张的出现或受激素分泌的影响，如妊娠及口服避孕药的女性，出现毛细血管扩张的概率较高。

6）某些局部或全身疾病的并发症，也有一些患者原因不明确。

（2）有些人发展为蜘蛛样静脉曲张的风险较高，这些危险因素包括下述几项。

1）性别：女性在任何年龄组相比男性更有可能发展为蜘蛛样静脉曲张。

2）遗传因素：部分人静脉壁或静脉瓣膜异常薄弱，它们的浅静脉即使在较低的血压水平也可能发展为蜘蛛样静脉曲张。

3）妊娠及长期服用避孕药物：女性妊娠期间循环血量增加，从而增加了静脉系统的血压，此外，妊娠期间激素的变化导致静脉壁和瓣膜的软化。

4）肥胖：体重过重增加了静脉的压力。

5）职业因素：对于需要长时间站立或久坐的工作的人患蜘蛛样静脉曲张的可能性大于从事需要活动的工作的人。

6）创伤、跌倒、深擦伤、割伤或手术切口可能导致在受创区域或其附近形成蜘蛛静脉。

截至2003年，仍没有已知的方法可以防止形成蜘蛛静脉。

（三）治疗前准备

硬化剂注射治疗前，患者应停止服用阿司匹林或阿司匹林相关的药物。此外，告诉患者在治疗的当天不能在腿部使用任何保湿剂、乳膏、鞣乳液或防晒油。治疗时患者应携带一条备用短裤，以及弹力袜和一条长裤子或长裙，用来遮盖治疗后的腿部。对患者的腿部采集照片以评估疗效。

（四）毛细血管扩张症的治疗

毛细血管扩张症长期以来一直是治疗难点。对于这种皮肤疾患，常规治疗通常是无效的，药物几乎不能起到任何作用。之前曾有冷冻治疗、高频电刀治疗、同位素放射治疗等，这类方法有些虽能获得一定疗效，但易引起溃疡、瘢痕、放射性皮肤坏死等严重并发症，并不能达到理想的效果。

目前，国外对于下肢毛细血管扩张推荐采用硬化剂注射治疗。对于孤立的浅表静脉曲张及毛细血管扩张，超声引导是不必要的。但治疗前需要行超声检查以排除隐静脉功能不全和主干静脉曲张，如果存在这些问题，需要处理，否则单纯处理网状静脉曲张及毛细血管扩张的效果不佳。最好注射液体硬化剂，泡沫硬化剂如果注射压力过大可能导致更多的毛细血管扩张。大多数报道认为注射 0.25%～0.5% 的 POL 是最为合适的，0.2% STS 也可取得类似效果。在国外，治疗毛细血管扩张的医师包括外科医师、全科医师、皮肤科医师和整形美容外科医师，极少数不良事件发生。治疗时，需要同时处理扩张毛细血管的滋养静脉，选择需要处理区域，然后对网状静脉注射 0.5%POL 液，在每个位置注射 0.25～0.5ml。硬化剂常会流入扩张的毛细血管，说明了该部位存在网状静脉功能不全。然后在患处所有毛细血管扩张注入少量的 0.5%POL，每个点注射 0.1～0.2ml。这种治疗需要有经验的医师进行。

如果对滋养的网状静脉曲张不处理，大约一半的患者可以取得良好效果，但治疗效果可能不能持续。另一半患者治疗效果不满意或出现更多的毛细血管扩张。治疗后的压迫对于疗效也很有影响。最近的一项随机试验表明，患者需在注射治疗后穿着二级弹力袜至少 3 天。

但是由于硬化剂注射剂量的限制，对于分布广泛的患者，单次注射剂量存在局限性，另外对于管径极细的毛细血管扩张，注射硬化剂存在较大的困难。当然，部分更细的毛细血管扩张可在较粗血管注射治疗后逐步闭塞，但大部分患者仍残留血管无法消失。

近几年，激光被广泛应用于治疗毛细血管扩张。激光治疗是基于"选择性光热作用理论"，特定波长的光可被血液中的氧合血红蛋白所吸收，氧合血红蛋白吸收光能后转化为热能，导致血液温度升高，热能传导至血管壁，造成血管内皮细胞肿胀，血管痉挛收缩，继而发生缺氧，血管内皮萎缩、凝固、坏死，使扩张的毛细血管消失，从而达到治疗目的。目前临床利用激光治疗毛细血管扩张的研究绝大部分仅局限于面部，针对下肢毛细血管的扩张的治疗研究鲜有报道。治疗面部毛细血管扩张的激光器波长一般为 585nm 和 595nm，接近氧合血红蛋白的吸收峰，此类激光治疗效果较好，但由于波长较短，激光穿透能力有限，因此对于较深在的血管扩张效果欠佳，不适于下肢毛细血管扩张的治疗。笔者应用长脉冲 Gentle YAG 激光治疗下肢毛细血管扩张，取得了良好的疗效。长脉冲 Gentle YAG 激光的波长为 1064nm，氧合血红蛋白对该波长的吸收相对较少，但其波长较大，穿透能力较好，能有效作用于较深在的血管扩张，且表皮黑素对该波长的竞争性吸收较少，因此在治疗时表皮的热损伤也较轻微，不良反应较少，可适当增加能量密度从而达到更好的治疗效果。泡沫硬化剂注射后残余的毛细血管扩张采用长脉冲 Gentle YAG 激光治疗，弥补了注射治疗的不足，取得了良好的效果。长脉冲 Gentle YAG 激光的脉宽为 3～100ms，接近血管的热弛豫时间，能够作用于靶色基而不会造成周围组织的热损伤，且脉宽可调范围较大，能够根据血管粗细精确地控制脉冲持续时间，缓慢加热不同管径的血管。笔者认为，应根据患者的毛细血管管径及肤色深浅、皮肤厚薄来调节脉宽及能量密度，原则是血管管径越大，脉宽越大，肤色越深，皮肤越薄，能量越低。治疗时应将治疗头轻贴皮损，从血管的一端移动至另外一端，同时观察皮损颜色变化，以血管颜色变暗或是瞬间消失为宜，若皮损出现发白、表皮皱缩，提示能量过大，需降低能量，以免皮肤灼伤，治疗时光斑不重叠，嘱患者术后不沾水、避光。

笔者的经验是采用硬化剂联合 Nd ∶ YAG 1064nm 激光治疗下肢毛细血管扩张，两种治疗方法针对治疗过程的不同阶段及不同管径的血管起作用，互相弥补，相得益彰，值得临床推广使用。

七、泡沫硬化疗法的并发症及防治措施

关于注射泡沫硬化剂后不良事件的效益／风险比的描述、说明与大多数评价仍然存在争议。并发症和不良反应的发生率因研究方法及作者的背景和个人实践而各不相同。并发症的发生率虽然很低，而严重并发症极为特别，二者并不比其他治疗方法多，但是，几个因素似乎是共同的。即使在解释、处理和结论上存在一定的差别，但是某些一致性意见已经开始形成。

已报道的并发症类型包括神经／感觉并发症（视觉障碍、偏头痛、类似于或实际的短暂性脑缺血发作或卒中）、肺部并发症（心悸／胸闷）、血栓并发症（血栓性浅静脉炎、肌间静脉丛血栓形成、下肢深静脉血栓形成或肺栓塞）、坏死性并发症（动脉内注射）及从血管迷走神经性晕厥到败血症的各种不同的非特异性不良反应。必须强调的是，这些并不是与使用泡沫硬化剂本身相关的特殊并发症，见于使用各种硬化剂进行的静脉疾病的硬化治疗，只是液体硬化疗法和泡沫硬化疗法的并发症发生率略有不同。

1. Munavalli 等对硬化疗法并发症的分类

（1）常见但短暂的并发症：毛细管扩张性血管丛生；色素沉着；注射部位疼痛；刺痒（聚多卡醇最重）。

（2）罕见但自限性的并发症：皮肤坏死；血栓性浅静脉炎；神经损伤（隐神经、腓神经）；短暂性视觉障碍；血尿。

（3）罕见的严重并发症：过敏反应；深静脉血栓形成；肺栓塞。

2. 严重或常见的并发症及应对措施

（1）过敏反应：无疑是与硬化剂相关，而不是泡沫。过敏反应发生率约 0.3%，任何硬化剂均可引起，通常在治疗后 30 分钟内发生，但也可以发生于更晚期。所有清洁剂类硬化剂均有重度过敏反应的报道，泡沫性硬化剂所致变态反应的发生率低于液体硬化剂。可能是 IgE 或 IgG 介导的内皮细胞受刺激活化和（或）血管旁肥大细胞释放组织胺所致。处理过敏反应的关键是尽早发现，每个治疗室应备有治疗这些并发症的预备方案和复苏设备，医务人员应熟习基本抢救复苏技术，备有急救药和氧气，应知道如何与急救部门联系。

当然必须告知患者硬化治疗中潜在的过敏风险。

过敏反应的临床表现包括气道水肿、支气管痉挛和循环衰竭。早期的症状和体征可较轻微，包括焦虑、瘙痒、喷嚏、咳嗽、荨麻疹、血管性水肿、喘息和呕吐，进而发生循环衰竭和心力衰竭。因为存在血管性水肿或支气管痉挛的可能性，所以每例患者应在呼吸正常时于颈部和胸部听诊以检查喘鸣音和哮鸣音。

大多数时候，表现为轻微的局部或全身荨麻疹。局部荨麻疹在注射后立即出现，一般在治疗后 30 分钟消失，可使用口服抗组胺剂治疗；但是，如果存在喘鸣音，则应肌内注射苯海拉明和静脉注射皮质类固醇。据估计硬化治疗后支气管痉挛发生率为 0.001%，吸入支气管扩张剂或静脉注射氨茶碱治疗有效。全身反应者应皮下注射肾上腺素 0.2～0.5ml，间隔 5～15 分钟重复 3～4 次；静脉注射抗组胺药和类固醇。对严重反应者必要时行气管插管，采用急救措施。

（2）深静脉血栓形成和肺栓塞：其个别病例已经被报道，必须采取预防措施。已经发现过量的泡沫增加了深静脉血栓形成的发生率。术前停用口服避孕药。存在血栓形成倾向及存在深静脉血栓形成和肺栓塞个人史甚至家族史的患者必须得到更多的关注。对于使用低分子量肝素或口服抗凝剂进行预防是一种极具吸引力的选择。

为了减少深静脉血栓形成的发生，Myers 等认为应使用高浓度的硬化剂、被治疗的静脉直径不应超过 5mm、泡沫用量应限制在 10ml 之内。术中要求患者反复足部背屈，有助于驱除进入深静脉内的硬化剂。治疗后患者先步行走动 15～30 分钟后再离开治疗区，步行有助于减缓浅表静脉的压力，增加流入深静脉系统内的血流。治疗后患者一般穿一级弹力袜（20～30mmHg）或二级弹力袜（30～40mmHg）2 周，开始 7 天白天和夜间全天持续穿着。小规模的研究证明，硬化治疗后穿阶梯弹力袜能改善疗效，缓解硬化疗法引起的不适，降低术后深静脉血栓形成的风险。治疗后 1～2 周每天户外活动至少 30～60 分钟，应避免热水浴、蒸汽浴等，因为热会使静脉扩张，也应避免举重，特别是隐股静脉结合处功能不全者，宜对患者提供书面建议。

已报道深静脉血栓形成的每个病例在 3 个月

内均无症状也不导致后遗症。通过弹力袜或弹性绷带压迫及运动锻炼后缓解，多无须使用抗凝剂。但必须强调治疗后常规超声检查的必要性。

（3）神经并发症：包括短暂性视觉障碍、偏头痛、类似于或实际的短暂性脑缺血发作或卒中等症状，见于所有硬化剂，但更多见于泡沫硬化剂。神经并发症的形成机制仍然不太清楚，考虑为气体栓塞可能，可能是气泡经右向左循环分流的通路（卵圆孔未闭或肺动静脉瘘）导致的大脑气体栓塞。卵圆孔未闭在普通人群的发病率15%～25%。心脏科医师将盐水和空气混合物注射入臂部静脉用于超声诊断卵圆孔未闭，发生短暂性视觉障碍者极少见。因此，如果气体栓塞是发病机制的话，那么短暂性视觉障碍的发生率要比已经观察到的要多得多。另一方面，短暂性视觉障碍也可发生于液体硬化剂注射后。即使短暂性视觉障碍在临床上确实令人忧虑，但重要的是，使患者了解这纯属短暂现象以打消疑虑、恢复信心是很有必要的。

短暂性视觉障碍一般表现为闪光幻视、视物模糊乃至一过性黑矇，持续不超过2小时。出现盲点者多伴有其他视觉异常如视野局部模糊不清和不规则彩色图案。短暂性视觉障碍可合并头痛、恶心和血管迷走神经性晕厥。一些病例可发生眼性偏头痛，发生率低于0.1%。短暂性视觉障碍可在后续的硬化治疗过程中再次出现。

在注射泡沫时下肢抬高30°～45°并保持这种姿势5～10分钟时，注射泡沫后患者仰卧30分钟，可避免此类并发症的发生。采取这个动作的目的在于使下肢内的泡沫散布全身之前恢复为液体状态。

也有学者认为使用CO_2泡沫可减少神经并发症的发生，但对于这一点并未达成共识。

（4）血栓性浅静脉炎：发生率中位数为4.7%（0～25.0%），后期（超过30天后）血栓性浅静脉炎的发生率为1.3%～10.3%。泡沫硬化治疗后血栓性浅静脉炎的发生率与外科手术和液体硬化治疗相比并无差异。

血栓性浅静脉炎为浅表静脉的炎症和血栓形成，表现为沿受累静脉分布的疼痛、灼热、皮肤红斑的索条状物。经常误为急性蜂窝织炎。常发生于治疗后数周内，累及到注射治疗部位的静脉。

血栓性浅静脉炎是一种炎症性病变，但在大多数病例中未发现感染，因此无须静脉内抗生素治疗。硬化疗法引起的静脉炎使用非甾体抗炎药和压迫疗法处理。硬化治疗期间同时使用口服避孕药和激素替代治疗可增加血栓性浅静脉炎的发生率，甚至发生深静脉血栓形成，因此应避免使用这些药物。通常也发生于硬化治疗后未被充分硬化的血管。

拟诊为血栓性浅静脉炎时，使用彩超认真监测以确定上行性血栓性浅静脉炎。如果隐-股静脉连接点或隐-腘静脉连接点受到威胁，适当时应给患者使用低分子肝素。血栓性浅静脉炎的许多患者在数月后可完全再通，在此之前不能予以决定性治疗。可通过压迫和使用镇痛剂、非甾体抗炎药治疗。如果静脉或曲张静脉内含有大量血栓，在治疗后1～2周内受累静脉可在超声控制下和少许局部麻醉药下使用粗针（19G）引流，通过压迫和挤出血栓进行处理，其优点在于可迅速去除可触及的硬结。偶尔，STS泡沫由于技术原因外渗到静脉外可引起注射处的炎性肿块，这种情况完全缓解需要两个多星期。对于治疗后6个月内仍未能吸收的患者，可在血栓性浅静脉炎近端和远端予以硬化治疗。

对血栓形成风险高的患者（妊娠后、高凝状态、不能活动、治疗后远程旅游），治疗时考虑预防性应用低分子肝素。使用适量的合适浓度的硬化剂，治疗后加压包扎、使用二级医用弹力袜和活动有助于预防并发症的发生。

（5）色素沉着：色素沉着过度的发生率0.3%～10%。一般说来，这种现象减退缓慢。色素沉着的发生率可能在泡沫硬化治疗后高些。

色素沉着主要原因是炎症诱导的黑素生成刺激、红细胞外溢、血栓退化及继发的含铁血黄素沉积。炎症的发生率与所注射的硬化剂作用的强弱、浓度的高低和剂量的大小有关。微血栓的存在是硬化治疗后色素沉着的重要影响因素。血栓形成不能被完全阻止，但应使之尽可能少发生。硬化剂的效力过强、浓度过大和注射剂量过多可使血栓增大。因此，建议使用最低有效剂量和浓度。早期通过小切口清除微血栓可显著减轻色素沉着的发生。使用医用弹力袜的压迫治疗可使色素沉着的发生率明显下降。微血栓形成和大多数色素沉着均随着时间的延长而消失，通常于 6 ~ 12 个月内自行消失，个别情况下会持续一年。

（6）毛细血管扩张性血管丛生：定义为毛细血管扩张和静脉曲张治疗后新出现的色泽鲜红的毛细血管扩张，是硬化治疗和外科治疗后一种影响美观的不良反应。一般情况下，毛细血管扩张性血管丛生在治疗后 3 ~ 6 周出现，多在 3 ~ 12 个月后自行缓解，仅 20% 的患者无限期地持续下去。毛细血管扩张性血管丛生很可能是因为与局部静脉压的增高、炎症的程度和血栓的数量成比例的血管新生。由于这些原因，毛细血管扩张性血管丛生更多地继发于泡沫硬化治疗。发生毛细血管扩张性血管丛生的危险因素包括肥胖、使用雌激素 / 促孕激素、毛细血管扩张家族史及长期毛细血管扩张（平均 17 年）。

毛细血管扩张性血管丛生的治疗较为棘手。根据经验，建议等待观察，仅在 6 个月至 1 年后对持续存在的毛细血管扩张才使用作用弱的硬化剂（如铬酸甘油，甚至予以稀释）以小剂量、低浓度试行治疗。对于无效的病例，激光可能是有益的选择。

（7）皮肤坏死：注射部位的皮肤坏死比较罕见，因为超声监测可以避免持续的静脉外注射。在这一点上，聚多卡醇相对安全得多，因为低浓度低剂量的静脉外渗不会引起明显的不良反应。静脉外注射泡沫硬化剂会引起患者的疼痛，这时需要检查导管的位置是否移位。

在 Jia 等的系统评价中，在 5 项包括 781 例患者的研究中皮肤坏死的发生率中位数为 1.3%（范围 0.3% ~ 2.6%），在 5 篇包括 766 例患者的会议摘要或非英语研究中皮肤坏死的发生率中位数为 0（0 ~ 0.2%）。其风险主要与硬化剂类型及其浓度、硬化剂溢出血管外、动脉内注射及硬化剂经动静脉吻合扩散等因素有关。在个别病例中，皮肤坏死被描述为药物性皮肤栓塞。意外的动脉内注射是引起皮肤坏死和溃疡的主要原因之一。尽管这是即发性并发症，但典型的临床表现溃疡在治疗后 1 周才能观察到。

对于硬化剂血管外注射引起的皮肤坏死，可使用透明质酸酶促进药物在组织中的扩散渗透，增强组织对药物的吸收。对于意外动脉内注射引起的皮肤坏死，有报道称可使用伊洛前列素，但

形成的溃疡面积较大者只能植皮。

（8）其他并发症：一些患者在治疗后可出现胸闷或咳嗽，认为是泡沫在肺部的直接效应，也可发生于液体硬化剂注射后，约 30 分钟后缓解，治疗后再仰卧一段时间是有益的。据报道使用二氧化碳泡沫后视觉障碍和胸部症状的发生率降低。

其他硬化治疗后的短暂不良事件包括注射部位疼痛、肿胀、硬结，轻微心血管反应和味觉异常、恶心。罕见血管迷走神经性晕厥。控制疼痛、观察患者对治疗的反应及患者取卧位行硬化治疗可很好地预防血管迷走神经性晕厥。

偶见出现隐神经或腓神经损伤的报道，为穿刺时误伤所致。

八、治 疗 费 用

同其他治疗方式相比，泡沫硬化剂治疗最为经济。除了超声仪，不需要其他复杂的或专业的设备，避免了使用昂贵的设备和人员配备齐全的手术室。

第三节　泡沫硬化剂治疗其他静脉疾病

一、静 脉 畸 形

血管瘤和脉管畸形是常见病，虽然不危及生命，但常造成患者的损容、功能障碍，产生一系列症状而影响生活质量。应用硬化剂血管内注射，祛除病变血管的硬化治疗技术，迄今已有 100 多年的历史。

使用泡沫硬化剂治疗静脉畸形的首次大宗病例报道，由西班牙格兰纳达的 Cabrera 等于 2003 年发表，其操作方法要点：①每次治疗可注射 20 ~ 100ml 微泡沫，相当于液体硬化剂 3 ~ 6ml。②使用的聚多卡醇浓度为 0.25% ~ 4%，取决于畸形血管团的大小和治疗区的血流动力学特点，肌间静脉畸形（浸润型）需要使用较高浓度（3% ~ 4%），巨大静脉畸形的周边部分和 Klippel-Trénaunay 综合征患者的浅静脉扩张，应使用较低浓度（0.25% ~ 0.5%）治疗，治疗后的

残余部分，使用 1%～2% 的浓度治疗。③使用 20G×40mm 的注射针或 20G×51mm 的导管针，在彩超引导下注射微泡沫 20～25ml 后，用注射器持续回抽，以显示微泡沫的稀释程度。如果抽吸出红色物，提示微泡沫被明显稀释，应抬高肢体或用手压迫治疗区，以减少局部血容量，在某些情况下应压迫供应动脉主干。再次注射相似剂量的泡沫后应达到的目标，是回抽得粉红色或白色物（提示稀释程度较轻或无稀释）。有时，快速注射第 2 次用量，增加微泡沫的流速，可获得更大的置换血液的机械作用。④在下一次疗程开始前，使用彩超评价每一疗程的结果，观察注射区内的血管内高回声和不可压缩性。⑤治疗次数 1～46 次（平均 12 次）。治疗间隔时间为 2～4 周。

随着现代科技进步，高分辨率的 X 线、超声等影像设备的应用，加之国产硬化剂（聚桂醇注射液）的问世，提高了硬化治疗技术的精细程度和安全性，也拓宽了适应证，具微创、高效和平价等特点，获得医、患双方的认可和接受。中国微创硬化治疗技术临床推广项目委员会，组织从事治疗专业的微创外科、介入放射治疗专家，根据硬化疗法的国内现状，参考国外相关资料，就基本概念、诊断和治疗原则等方面制订了如下共识。

1. 适应证

（1）硬化干预治疗：增殖期婴儿血管瘤。

（2）脉管畸形硬化治疗：各类静脉畸形、静脉淋巴管畸形和淋巴管畸形。

（3）动静脉畸形（AVM）硬化治疗：经动脉途径实施有效栓塞后，进行静脉畸形硬化。

2. 禁忌证

（1）婴儿血管瘤合并感染、坏死。

（2）脉管畸形血栓性静脉炎急性期。

（3）对聚桂醇过敏。

（4）发热。

（5）全身感染。

3. 治疗原则

（1）治疗前需充分评估患者病情，严格掌握治疗适应证。

（2）结合检查结果，对血管瘤和脉管畸形做好定位和定性诊断评估。

（3）合理借助 X 线或超声设备的引导、开展治疗，提高其安全性。

（4）制订全盘治疗计划的同时，应注重个体化治疗方案的拟定。

（5）制订术后随访计划。

（6）术前告知治疗过程、风险及可能的预后。

4. 治疗前准备

（1）实验室常规检查：血常规、凝血功能；体检：常规行体温、心、肺检查，必要时还应行肝、肾功能检查。

（2）器械准备：4.5～5G 头皮针、2ml、5ml 及 10ml 注射器、三通阀、止血带、消毒液、胶布和弹性绷带。

（3）硬化剂：聚桂醇注射液，血管直径 < 3mm；淋巴管畸形用聚桂醇原液，直径 > 3mm 则推荐泡沫硬化剂。

（4）发病广泛的脉管畸形应准备有 X 线、超声影像设备的治疗室。

（5）治疗前患者或家属应知情、同意。

5. 治疗操作规范

（1）血管瘤硬化干预治疗

1）治疗目的：控制婴儿血管瘤的快速增殖、发展，有利于退化吸收，减轻瘢痕残留实现保容。

2）治疗操作：皮肤消毒后，取头皮针沿血管瘤周边的正常皮肤，行瘤基底部多点穿刺（每次治疗行 2～5 点穿刺），抽到回血后每个穿刺点推注聚桂醇原液 0.5ml，总用量 < 3ml，间隔 5～7 天再次按前方法进行注射，两次治疗中穿刺点不应重复，均匀围绕血管瘤完成多点治疗，治疗后 3 天内局部可有红肿、皮温增高等需现场告知。

3）疗程制订：一周内治疗两次为一个疗程，从首次治疗时间计算 4 周以后复诊。

4）疗效评价：复诊观察瘤的大小直径、突出皮肤程度变化，无继续发展视为干预治疗有效，3 个月随访无变化者无需再次治疗，如有进展可酌情追加治疗 1～2 个疗程。

（2）脉管畸形硬化治疗

1）治疗目的：祛除畸形脉管，最大限度保容、保功能。

2）治疗操作：术前消毒后，用头皮针穿刺，抽得回血即可注射，静脉畸形选泡沫硬化剂为佳，病变直径 > 10cm 者，应在影像设备监视下完成注射，泡沫覆盖靶血管 > 70% 为有效治疗指征，采取多点注射法，每点注射泡沫 4～8ml，每次治疗泡沫总量＜ 40ml。病变广泛者采用分段治疗方案安全性好。间隔 5 ～ 7 天后给予二次治疗，注射点尽量不重复，治疗中泡沫硬化剂总用量的控制相同。术后肢体或躯干治疗部位可采用加压包扎48 小时。

3）疗程制订：每周治疗两次为一个疗程，从首次治疗时间计算 4 周以后复诊。增补新的治疗疗程时与首个疗程相同，直至畸形脉管消退。

4）疗效评价：复诊见脉管畸形局部变硬，扩张的脉管变细，色泽变淡为治疗有效，畸形脉管消退后随访 3 个月无复发才可结束治疗。

6. 并发症的预防

（1）小剂量、多点注射，每周治疗两次为一个疗程，每次治疗间隔 5 ～ 7 天。

（2）脉管畸形直径＞ 10cm 者提倡在影像设备监视下治疗。

（3）泡沫硬化剂备取 CO_2 为宜。

（4）涉及一侧肢体侵袭范围广泛的脉管畸形，采用分段治疗方案，每次聚桂醇原液总量≤ 10ml。

二、精索静脉曲张

2008 年，Gandini 等对 244 例连续编号的男性患者（平均年龄 28.2 岁，年龄范围 17 ～ 42岁），共 280 条精索静脉曲张做经导管泡沫硬化治疗。使用左侧肘前区经肱静脉入路行睾丸静脉选择性插管，注入 3% 十四烷基硫酸钠 Tessari 泡沫 3 ～ 5ml。研究终点为精索静脉曲张复发、疼痛缓解、精液参数改善和妊娠成功。结果发现，技术成功率为 97.1%（272/280）；225 条曲张精索静脉的全部随访期［平均（40.3 ± 19.46）个月］。结果显示，8 例出现 II 或 III 级精索静脉曲张复发，有症状的 170 例患者中 164 例（96.5%）疼痛缓解，治疗前不孕者的所有精液参数明显好转（$P ＜ 0.001$），术前精液异常又渴望生育的 59 例患者中 23 例（39.0%）妊娠成功［平均随访（28.6 ±7.77）个月］。结果表明，使用 3% 十四烷基硫酸钠泡沫，行精索静脉曲张经导管泡沫硬化治疗复发率低、疼痛缓解率高，精液参数明显改善，使渴望生育的术前精液异常者的受孕率显著增高。

Reiner 等报道使用 2% 十四烷基硫酸钠Tessari 泡沫联合可推动纤毛簧圈，治疗 16 例青少年（16 ～ 19 岁）精索静脉曲张的结果。经右股静脉入路将 7 F 导引导管插入左侧精索静脉近段，再将 5 F 端孔 Glide 导管引入至精索静脉内，于腹股沟内环平面置入第 1 枚簧圈（直径大于精索静脉直径 2mm）。在 Valsalva 动作下以戴铅手套的手或内衬纱布的止血钳压迫腹股沟管前后行静脉造影以显示面条样杂乱的平行走行的静脉分支。注入液 - 气比为 1：1 的 2% 十四烷基硫酸钠 Tessari泡沫 2 ～ 3ml。再在骶髂关节上平面的精索静脉内置入第 2 枚簧圈，并在同一平面的精索静脉内注入 2 ～ 3ml 泡沫。16 例患者均成功完成治疗。平均随访 5 个月（2 ～ 12 个月），1 例患者随访期内未行临床检查或超声检查，但父母诉其静脉曲张和症状持续存在；其余 15 例患者中 1 例行超声检查，显示曲张精索静脉明显缩小但仍见超过3mm 的轻度扩张的静脉，14 例患者症状无缓解，1 例患者虽然曲张静脉团消失但仍有轻微症状，作者认为使用十四烷基硫酸钠泡沫联合簧圈栓塞可降低复发率。但该研究病例数少，随访时间也较短，两者联合使用是否可以降低精索静脉曲张中远期复发率尚需要进一步研究。

三、卵巢静脉曲张

2008 年，Gandini 等报道对 38 例盆腔淤血综合征的患者，使用 3% 十四烷基硫酸钠泡沫治疗卵巢静脉曲张的结果。38 例患者，平均年龄 36.9 岁（22 ～ 44 岁）；盆腔疼痛合并性生活困难 23 例（60.5%）、尿急 9 例（23.7%），盆腔疼痛在经期加重者 7 例（18.4%）、在白天工作结束时加重者 7 例（18.4%）。所有患者以经盆腔和经阴道彩超明确诊断，显示卵巢或盆腔静脉曲张、直径＞5mm 并存在静脉反流。经右肘前静脉入路将 4-FrSimmons II 造影导管超选择插入左侧卵巢静脉。对于显示盆腔交通静脉的病例，于左侧卵巢静脉内注射 30ml 的 3% 十四烷基硫酸钠 Tessari 泡沫；对于未显示盆腔交通静脉的病例，于经左侧卵巢静脉远侧将约 30ml 泡沫注射入曲张静脉团。对可能存在右侧卵巢静脉曲张的患者，换入 4-Fr 多用途导管经造影证实右侧卵巢静脉曲张后，于右侧卵巢静脉远侧注入约 20ml 的泡沫。手推造影显示曲张静脉无反流时终止注射泡沫。术后 3、6 和 12 个月使用症状严重程度评分（symptom severity score）（以 0～10 分评价盆腔疼痛、性生活困难、尿急和痛经等症状的严重程度）问卷、体格检查和经盆腔、经阴道彩超进行随访。结果发现，所有患者在 12 个月随访期内无复发，盆腔静脉曲张的大小持续缩小，所有症状明显改善（$P < 0.01$）。笔者认为，经导管泡沫硬化疗法是治疗女性卵巢静脉曲张的一种安全有效的治疗方法，复发率低并可显著地减轻症状。

四、痔

Benin 等在可曲式内镜（flexible endoscope）下使用十四烷基硫酸钠（Sotradecol）泡沫对 250 例 Ⅱ～Ⅳ 级痔进行了硬化治疗。每处病变痔核内注射泡沫 1～2ml，每次注射总量为 6ml。评价疗效的指标为疼痛、出血和脱垂。结果发现，出血和脱垂一般于两次硬化治疗后消退，而疼痛通常在首次治疗后即可消失；未见注射部位黏膜糜烂、脓肿形成、菌血症或瘘管形成等并发症发生。笔者认为，泡沫硬化剂以其黏附性和致密性使之具有体积较大、促进血管痉挛并增强硬化效力的优点，使用泡沫进行硬化治疗以小剂量的硬化剂和很小并发症风险而达到理想的效果。

第四节　泡沫硬化疗法的未来发展

一、影像引导设备

文献中绝大多数的泡沫硬化治疗均在超声尤其是彩超引导下进行的，尽管认为安全性可以接受；但是也有血管外注射和动脉内意外注射的报道，同时也有泡沫硬化剂进入深静脉甚至肺循环和脑循环出现神经并发症、肺部并发症和血栓并发症的报道。由于超声探头观察范围的局限，不能全面地监控硬化剂的注射过程也是显而易见。这都说明使用超声引导监控泡沫硬化剂在血管内的流动并不是完美的。介入放射学专家在 X 线透视引导下注射液体硬化剂进行血管栓塞治疗和血管疾病的硬化治疗积累了丰富的经验，X 线透视对于实时观察液体硬化剂在血管内的流动具有独

特的价值。Donnelly 等血管畸形的硬化治疗中使用超声引导穿刺血管，而在 X 线透视下注射液体硬化剂，认为可保证穿刺和注射的准确性，使意外动脉内注射和血管外注射的风险减至最小。在 X 线透视引导下注射液体硬化剂时，多在液体硬化剂中加入少量对比剂以利于注射过程的监控。但是在泡沫硬化剂中加入对比剂改变不了泡沫硬化剂中气体占大部分体积（液气比 1：3～1：5）的特点，使 X 线透视显示泡沫硬化剂困难。再者，在泡沫硬化剂中加入对比剂是否改变了泡沫硬化剂的特性、二者是否会发生化学反应，我们不得而知，至少目前缺乏明确的证据支持或否认这一点。二氧化碳在血管造影中的安全性和可靠性已经得到公认，以气体为主要成分的泡沫硬化剂是否也可以作为一种阴性对比剂在 X 线透视下使用尚无文献报道。尽管已有在 X 线透视下使用泡沫硬化剂治疗精索静脉曲张或卵巢静脉曲张和静脉畸形的报道，但对 X 线透视下如何监控泡沫硬化剂注射过程的详细方法未见描述。李龙等报道了一种所谓"充盈缺损技术"——在 X 线透视下使用泡沫硬化剂治疗静脉畸形的方法，由于泡沫为透 X 线物质，先在病变中注射对比剂作对比，以造影剂为背景观察泡沫的流向（充盈缺损），控制泡沫的注射过程和注射剂量。但是，他仅描述了在简单的无回流静脉的静脉畸形（Hamburg 分类中的局限型静脉畸形）中的应用。如何在 X 线透视下使用泡沫硬化剂治疗复杂静脉畸形和下肢静脉曲张有待于进一步研究。

二、硬　化　剂

十四烷基硫酸钠和聚多卡醇是世界范围内应用最广泛的两种硬化剂。十四烷基硫酸钠 Sotradecol 和聚多卡醇 Asclera 均已获 FDA 批准在美国使用和销售。

鱼肝油酸钠是获 FDA 批准的硬化剂，1934 年以鳕鱼肝油为原料制备的 5% 的鱼肝油酸钠溶液作为硬化剂被美国药典收载。1954 年用鳕鱼肝油制备的国产鱼肝油酸钠试制成功并开始临床试用，1963 年版中国药典收载了鱼肝油酸钠。但在 1940 年报道可出现严重过敏反应甚至死亡的病例后，在国外很少被使用。对鱼肝油酸钠最普遍的异议

是该溶液没有一个标准，不同的原料和生产工艺使其性质和同一性变化很大。早期鱼肝油酸钠应用中可能引起过敏性休克，含氮脂肪酸的去除解除了这一问题。进一步的研究发现含有少量饱和脂肪酸钠盐的鱼肝油酸钠是理想的硬化剂。李建英使用鱼肝油酸钠治疗单纯性大隐静脉曲张2733例，仅有2例在首次试验剂量（1ml）时出现过敏反应，经对症处理后好转；梁荷英等在超声引导下经皮穿刺瘤内注射鱼肝油酸钠治疗肝血管瘤3750例，未见鱼肝油酸不良反应的报道。鱼肝油酸钠价格低廉、疗效确切，重新认识其安全性对于泡沫硬化疗法的发展似乎是有价值的。但是，国产鱼肝油酸钠注射液已经停止生产，市场上已经消失了。

聚多卡醇是欧洲最为常用的硬化剂，国内曾称为乙氧硬化醇。美国食品和药品管理局2010年3月30日批准德国Chemische Fabrik Kreussler & Co.生产的聚多卡醇注射剂Asclera用于治疗静脉曲张。国产的相似产品——聚桂醇（氧乙烯月桂醇醚）注射液已于2008年获准上市。但是国产聚桂醇注射液剂型单一，只有1% 10ml瓶装一种规格。

三、小　结

在下肢静脉曲张的诸多微创治疗中，泡沫硬化疗法已被证明具有安全、简单、经济、可靠、可重复的特点，在国外已得以广泛开展。目前有足够的证据认为超声引导下泡沫硬化剂注射是一种安全有效的治疗方法，尤其对于原发性单纯性静脉曲张和静脉曲张复发。但由于对泡沫硬化剂的认识不充分，以及缺乏相应的临床培训等原因，这项技术在国内开展较缓慢。我们期待着能有更多的医师展开相关方面的研究，使更多的患者受益于这项技术，也为静脉曲张的治疗选择提供循证医学证据。

（赵海光）

主要参考文献

Balanzo J，Sainz S，1998. Endoscopic hemostasis by local injection of epinephrine and polidocanol ulcer. Aprospective randomize trial Endoscopy，20（6）：289-291

Barrett JM，Allen B，Ockelford A，et al，2004. Microfoam ultrasound-guided sclerotherapy of varicose veins in 100 legs. Dermatol Surg，30（1）：6-12

Benin P，D'Amico C，2007. Foam sclerotherapy with Fibrovein（STD）for the treatment of hemorrhoids，using a flexible endoscope. Minerva Chir，62（4）：235-240

Bergan J，Pascarella L，Mekenas L，2006. Venous disorders：treatment with sclerosant foam. J Cardiovasc Surg（Torino），47（1）：9-18

Bidwai A，Beresford T，Dialynas M，et al，2007. Balloon control of the saphenofemoral junction during foam sclerotherapy：proposed innovation. J Vasc Surg，46（1）：145-147

Bishop CC，Fronek HS，Fronek A，et al，1991. Real-time color duplex scanning after sclerotherapy of the greater saphenous vein. J Vasc Surg，14：505-508

Blaise S，Bosson LL，Diamand JM，2009. Ultrasound-guided sclerotherapy of the great saphenous vein with 1% vs. 3% polidocanol foam：a multicentre double-blind randomised Trial with 3-year follow-up. Eur J Vasc Endovasc Surg，39（6）：779-786

Bountouroglou DG，Azzam M，Kakkos SK，et al，2006. Ultrasound-guided foam sclerotherapy combined with sapheno-femoral ligation compared to surgical treatment of varicose veins：early results of a randomised controlled trial. Eur J Vasc Endovasc Surg，31（2）：93-100

Breu FX，Guggenbichler S，Wollmann JC，2008. Duplex ultrasound and efficacy criteria in foam sclerotherapy from the 2nd European Consensus Meeting on Foam Sclerotherapy 2006，Tegernsee，Germany. VASA. 71（1）：1-29

Breu FX，Guggenbichler S，Wollmann JC，2008. Duplex ultrasound and efficacy criteria in foam sclerotherapy from the Second European Consensus Meeting on Foam Sclerotherapy 2006，Tegernsee，Germany. V ASA. 37：90-95

Breu FX，Guggenbichler S，2004. European Consensus Meeting on Foam Sclerotherapy，April，1 4-6，2003，Tegernsee，Germany. Dermatol Surg，30（5）：709-717

Brnken C，Pfeiffer D，Tauber R，2002. Long term outcome after percutaneous sclerotherapy of renal cysts with polidocanol. Urologe A，41（3）：263-266

Cabrera J，Cabrera J Jr，Garcia-Olmedo MA，et al，2003. Treatment of venous malformations with sclerosant in microfoam form. Arch Dermatol，139（11）：1409-1410

Capasso P，Simons C，Trotteur G，1997. Treattment of symptomatic pelvic varices by ovarian vein embolization. Cardiovasc Intervem Radiol，20（2）：107-111

Disselhoff BC，der Kinderen DJ，Kelder JC，et al，2008. Randomized clinical trial comparing endovenous laser with cryostripping for great saphenous varicose veins. Br J Surg，95（10）：1232-1238

Edwards RD，Robertson IR，Maclean AH，1993. Case repot：pelvic pain syndrome-successful treatment of a case by ovarian vein embolization. Clin Radiol，4（4）：429-430

EklofB，Rutherford RB，Bergan JJ，et al，2004. Revision of the CEAP clas- sification for chronic venous sisorders：consensus statement . J Vasc Surg，40：1248-1252

Fegan WG, 1965. Injection with compression as a treatment for varicose veins. Proc R Soc Med, 58: 874-876

Frullini A, Cavezzi A, 2002. Sclerosing foam in the treatment of varicose veins and telangiectases: history and analysis of safety and complications. Dermatol Surg JT, 28 (1): 11-15

Galland RB, Magee TR, Lewis MH, 1998. A survey of current attitudes of British and Irish vascular surgeons to venous sclerotherapy. Eur I Vasc Endovasc Surg, 16 (1): 43-46

Gandini R, Chiocchi M, Konda D, et al, 2008. Transcatheter foam sclertotherapy of symptomatic female varicoele with sodium-tetradecyl-sulfate foam. Cardiovasc Intervent Radiol, 31 (4): 778-784

Giacchetto C, Cotroneo GB, 1990. Ovarian varicocele: ultrasonic and phlebographic evaluation. J Clin Ultrasound, 18 (5): 551-555

Gandini R, Konda D, Reale CA, et al, 2008. Male varicocele: transcatheter foam sclerotherapy with sodium tetradecyl sulfate-outcome in 244 patients. Radiology, 246 (2): 612-618

Guex J, 2005. Foam sclerotherapy: an overview of use for primary venous insufficiency. Semin Vasc Surg, 18 (1): 25-29

Guex JJ, 1993. Indications for the sclerosing agent Polidocanol. J Dermatol Surg Oncol, 19 (6): 959-961

Hamel Desnos C, Desnos C, Wollmann JC, et al, 2003. Evaluation of the efficacy of Polidocanol in the form of foam compared with liquid form in sclerotherapy of the greater saphenous vein: initial results. Dermatol Surg, 29 (12): 1170-1175

Henriet JP, 2002. Foam Sclerotherapy State of the Art. Paris: Editions Phlebologiques Francaises, 14-57

Hill D, Hamilton R, Fung T, 2008. Assessment of techniques to reduce sclerosant foam migration during ultrasound-guided sclerotherapy of the great saphenous vein. J Vasc Surg, 48 (4): 934-939

Jia X, Mowatt G, Burr JM, et al, 2007. Systematic review of foam sclerotherapy for varicose veins. Br J Surg, 94 (8): 925-936

Kanter A, Thibault P, 1996. Dermatol saphenofemoral incompetence treated by ultrasound-guided sclerotherapy. Surgery, 22: 648-652

Kern P, Ramelet AA, Wutschert R, et al, 2004. Single-blind, randomized study comparing chromate glycerin, polidocanol solution, andpolidocanol foam for treatment of telangiectacticleg veins. Dennatol Surg, 30: 367-372

Kim Hs, Malhotra AD, Rowe PC, et al, 2006. Embolotherapy for pelvic congestion syndrome: long-teml results. J Vasc Interv Radiol, 17 (3): 289-297

Kwon SH, Oh JH, Ko KR, et al, 2007. Transcatheter ovarian vein embolization using coils for the treatment of pelvic congestion syndrome. Cardiovasc Intervent Radiol, 30 (4): 655-661

Min RJ, Zimmet SE, lsaacs MN, et al, 2001. Endovenous laser treatment of the incompetent greater saphenous vein. J Vasc Interv Radiol, 12 (10): 1167

Morrison N, 2008. Regarding " Balloon control of the saphenofemoral junction during foam sclerotherapy: proposed innovation". J Vasc Surg, 47 (3): 693

Munavalli GS, Weiss RA, 2007. Complications of Sclerotherapy. Seminars and Cutaneous in Medicine and Surgery, 26 (1): 22-28

Njcbolson T, Basile A, 2006. Pelvic congestion syndrome, who should we treat and how? Tech Vasc Interv Radiol, 9 (1): 19-23

Orbach EJ, 1950. The thrombogenic activity of foam of asynthetic anionic detergent (sodium tetradecyl sulfate NNR). Angiology, 1: 237-243

Park SJ, Lim JW, Ko YT, 2004. Diagnosis of pelvic congestion syndrome using transabdominal and transvaginal sonography. Am J Roentgenol, 182 (6): 683-688

Rasmussen LH, Bjoern L, Lawaetz M, et al, 2007. Randomized trial comparing endovenous laser ablation of the great saphenous vein with high ligation and stripping in patients with varicose veins: short-term results. J Vasc Surg, 46 (2): 308-315

Min RJ, 2000. Lower extemity superficial venous insufficiency. percutaneous techniques of management. Techniques in Vascular and Interventional Radiology, 3 (1): 54-59

Schadeck M, Allaert F, 1991. Echotomographie de la sclerose. Phlebologie, 44: 111-130

Schmedt CG, Sroka R, Steckmeier S, et al, 2006. Investigation on radiofrequency and laser (980nm) effects after endoluminal treatment of saphenous vein insufficiency in an ex-vivo model. Eur J Vasc Endovasc Surg, 32: 318-325

Tarazov PG, Prozorovskij KV, Ryzhkov VK, 1997. Pelvic pain syndrome caused by ovarian varices. Treatment by transcatheter embolization. Acta Radiol, 38 (12): 1023-1025

Varoli F, Roviaro G, Grignani F, et al, 1998. Endoscopic treatment of bronohopleural fistulas. Ann Thorac Surg, 65 (6): 807-809

Venbrux AC, Lambert DL, 1999. Embolization of the ovarian veins as a treatment for patients with chronic pelvic pain caused by pelvic venous incompetence (pelvic congestion syndrome). Curr Opin Obstet Gynecol, 11 (3): 395-399

Yamaki T, Nozaki M, Sakurai H, et al, 2008. Prospective randomized efficacy of ultrasound-guided foam sclerotherapy compared with ultrasound-guided liquid sclerotherapy in the treatment of symptomatic venous malformations. J Vasc Surg, 47 (3): 578-584

第三篇

血管外科护理

第四十章 概 论

第一节 我国血管外科护理的现状

近年来，随着医学学科的飞速发展，以及人们饮食结构和生活习惯的改变，心血管疾病发生率逐渐上升，成为了现代社会影响人类健康的主要疾病。随着人们保健意识的不断增强，血管外科疾病的发病率、检出率不断攀升，在对这类疾病的进一步认识后，伴随着外科技术的发展，慢慢形成了现代血管外科学。

作为外科领域的一门新兴学科，血管外科无论在国外或是国内都是外科领域发展较晚的专业，作为独立学科发展历史很短，但在诊断、治疗、基础研究等方面都发展迅速。它涉及除心脑血管疾病以外的各种周围血管疾病，如主动脉夹层、腹主动脉瘤、血栓闭塞性脉管炎、急性动脉栓塞、原发性下肢深静脉瓣膜功能不全、下肢深静脉血栓形成、肺栓塞、血管损伤、大动脉炎、血管畸形、动静脉瘘等。

近半个世纪以来，血管外科学发展迅猛，也形成了血管外科学护理专业知识体系。20 世纪 80 年代初，在一群血管外科护士作为核心小组的领导下，最初于 1982 年在美国成立了周围血管护理协会，后于 1990 年改名为血管护理协会（SVN，1990），该组织的正式成立标志着血管护理成为一门独立的学科。

我国血管外科的发展始于 20 世纪 50 年代，虽然起步较晚，但是发展迅猛，自 1994 年我国成为亚洲血管外科协会创始成员国以来，随着对各种血管疾病的诊断和治疗水平的快速提高，许多大型的综合医院都建立了血管外科专业科室，在诊断和治疗血管疾病上取得了很大的进步，在某些领域已经接近国际先进水平或已处于国际领先地位。血管外科护理学也随之迅速发展起来，经过几代护理前辈的共同努力和不懈艰苦探索，这门学科经历了从贫乏到丰富、从幼稚到逐步成熟的过程，并逐渐向专业化、规范化、系统化方向发展，已经初步形成了集心理护理、疼痛护理、肿瘤护理、康复护理、专科检查护理、专科用药护理、围手术期护理、专科疾病护理、新业务新技术护理、社区护理等于一体的一门新兴学科。

第二节 血管外科护士应具备的基本素质与核心能力

"护士"这一名称在 1914 年"中华护士学会"第一次代表大会上正式宣布并沿用至今。由于护理工作是一项既特殊又神圣的职业，要求护士应具有较高的文化素质及职业道德修养。与迅猛发展的医学相比，我国血管外科护理学的发展还与其存在一定的差距，仍然处于起步阶段，无论在专科建设还是专科护士培训等方面都需要不断地摸索、创新和完善。血管外科学护理工作所需要涉及的相关领域和范畴较广，这就对血管外科护士需要具备的职业道德素质、知识技能水平提出了一定的要求，只有具备这些相应的素质，才能适应血管外科的高速发展。

一、职业道德素质

护士是人们心目中的白衣天使，肩负救死扶伤、促进人类健康的神圣职责。这就要求护士要怀有高尚的道德情怀和无私的奉献精神。作为一名血管外科护士，要充分认识到护理工作的重要性、艰巨性，要注重培养高尚的护理职业道德，树立全心全意为患者服务的思想，敬畏生命、热爱生命、保护生命。一个思想品德高尚的护士，在工作中能够对患者亲切、同情、和蔼、耐心，无论其经济水平高低、出身如何都能够一视同仁、设身处地为患者着想，积极为患者解除和减少痛苦，真正做到视患者如亲人。有了这样良好的职业道德素质，才能保证患者的安全和就医治疗的完整性、持续性，从而使患者早日康复出院。

二、知识素质

医学科学的发展需要护士对业务技术精益求精，除了书本学习之外，更要在实践中学习。在当今社会，护士不仅仅是单一的医嘱执行者，还要具备较为广泛的知识储备，才能更好地适应日新月异的学科发展和患者的健康需求。

（一）基础专业知识

血管外科作为外科领域中一门独立的学科，护理同样需要培养专业型的护理人才。随着生活水平的提高，住院患者的需求不再仅仅停留在治愈疾病，而进一步对生活质量提出了更高的要求。护理人员需要掌握护理专业基础和相关专业知识，运用护理程序进行整体护理，包括采集病史、健康评估、制订护理计划、娴熟的护理操作技能，将护理常规与患者特殊情况评价综合分析，提出最佳的护理方案。只有不断地加强专科业务知识的培训和学习，成为专家一样的护理人才，才能满足日益提高的学科要求与患者的健康需要。

（二）人文社会科学知识

护理学是自然科学和人文社会科学相互渗透的一门关于人的学科，这对护理人员的素质提出了更高的要求，不仅仅需要具备医学、护理学的知识与技能，还需要掌握人文社会科学方面的知识与能力，护理工作是一门对象为人的集科学、艺术、爱心于一体的工作，现代护理学的奠基人南丁格尔曾经说过"护理是一门精细的艺术"，要求护理人员必须懂得人、理解人、关怀人，必须具有很强的人文精神，充满着鲜明的人文色彩。在国外，20世纪50年代人文关怀理论被提出，人文关怀引起广泛的关注。我国对人文关怀的研究起步于20世纪90年代。由于长期以来受生物医学模式的影响，在医学领域形成了技术至上的观念，相对忽视关爱患者、关爱生命的人文素质的培养。我国全面开展优质护理服务以来，"以患者为中心"的服务理念不断深化，越来越重视人文关怀，在护理工作中体现人文关怀，并将人文关怀融入到对患者的护理服务中，营造关心患者、爱护患者、尊重患者、帮助患者的氛围。人文关怀在优质护理中的应用，最大限度地发挥了每位护理人员的工作潜能，提高了住院患者的满意度，提高了护理的整体水平。

（三）心理学知识

心理学是研究正常成人的一般心理活动规律的一门科学，在临床护理工作中，护理人员除了对患者进行身体疾病护理外，还应消除患者的心理障碍。因为护士和患者接触时间最长，观察比较仔细，绝大部分治疗也是通过护士实施。所以护士要充分利用这个有利条件，掌握患者的主要心理矛盾，并通过自己的言语、态度和行动来影响患者，提高其认识，从而改变对疾病的错误看法，减轻或消除患者的消极情绪，调动患者的主观能动性，树立起战胜疾病的信心，积极参与自身疾病的治疗，从而取得最佳疗效，缩短病程，尽快恢复健康。护士在心理学的学习中应当掌握完整的知识体系、基本理论和基本方法，熟练应用各种心理测量量表，注意理论结合实际，应用心理学知识来解释血管外科患者的各种心理现象，不断提高自身心理护理的能力。血管外科许多疾病起病急、发展迅速，如主动脉夹层、腹主动脉瘤等，由于需要绝对卧床及发病突然、撕裂样的疼痛、陌生的环境、各种仪器、经济等因素，患者常出现极度的焦虑、恐惧和忧郁。有些疾病如血管畸形多为先天性，患者与家属常多年辗转多家医院就诊，采取过许多治疗措施，对治疗方法与手术预后都有不同程度的担忧。护理人员应合理应用心理学知识，根据患者病情、文化程度及患者的需求给予精神安慰和心理支持，指导患者分散注意力、调整心理状态、控制不良情绪，减轻患者的思想负担，鼓励患者树立战胜疾病的信心，淡化患者的忧虑，消除紧张和恐惧的心理，积极配合治疗。护理人员本身也应当具备良好的心理素质，无论在任何情况下都能做好心理的调试，做到坦然处之。以稳定的情绪、坚强的意志、良好的性格、较强的适应能力为患者提供高质量的心理护理。

（四）循证护理知识

循证护理是近年来新兴的一种慎重、准确、

明确的一种护理模式，具有科学性、针对性等特点，应用当前能获得的最新、最好研究为依据，以护理人员自身具有的技能和护理经验对患者的愿望、价值、实际情况等进行综合考虑，设计一套科学、合理的规范化护理方案，尽可能地满足患者及其家属的护理需求，最大限度地发挥出有限医疗保健资源的价值。循证护理要求护理人员展现更多的理性思考，寻求更多的科学证据支持，从事更多的循证研究和循证实践活动，使所制订的护理计划更加具有针对性，使护理干预更加有效，增加护理工作的严谨性，摒弃传统的经验论，让患者能够从内心主动适应，以积极的态度主动参与到疾病康复的过程中。循证护理不仅可促进护理研究的发展，更能使护理质量得到提高，它为血管外科专科护士的工作与学习提出了新的标准和要求。

（五）安全法律知识

先进医疗护理技术的应用和先进的护理理念的引进，使得护理工作的难度和风险度逐渐增高。护理工作是医院工作的重要组成部分，在实际工作中，护士与患者的接触时间最多、关系最为密切，护理人员被认为是保证医疗安全、防止医疗差错的最后一道防线。近年来医疗纠纷呈高发态势，护理人员应熟知相关法律条文，特别是《医疗机构管理条例》《医疗事故处理办法》《护士条例》等与医疗护理工作息息相关的法律法规制度，主动运用法律手段，不断加强自己的卫生法律意识，规范护理行为，降低护理执业风险，维护患者的健康和合法权益，将法律意识贯穿于护理工作中，避免纠纷的发生。

三、技 能 素 质

（一）学习能力

学科的发展与高质量的医疗护理水平息息相关，这就要求护理人员必须树立终身学习的观念，单纯依靠学校里所学知识是远远不够的。护理人员应当把所学的知识作为自己去创造、去发现的工具，这才是学习的真谛。积极参加各种岗位培训和继续教育，提升自己的教育水平，通过到大型综合医院进修、观摩、讲座、培训、学术交流等多种途径进行学习，至少掌握一门外语，能够熟练使用电脑。血管外科学虽然是一门年轻的学科，但与科技进步密切结合，每年大量的新技术、新观念和新的研究成果被应用于临床。各种血管腔内导丝、导管及血管支架的发展，使得腔内治疗渐渐成为血管外科主流的手术方式。血管外科护士应当时刻掌握本学科的前沿知识，把握本学科学术发展的新动态。

（二）操作能力

熟练的的护理操作技术是一个优秀护理人员应具备的基本条件，除了常见的医疗护理技术外，对血管外科专科技术也应精通。能够稳、快、准、好地完成各项护理工作，操作技能需要护理人员不断练习与反馈，从而达到较高水平。高超的护理技术，不仅能够明显地减轻患者的痛苦，也能增加护理人员的信心，提升护理水平。护理人员还必须掌握各项抢救护理操作技能，熟悉监护急救仪器的性能和使用方法，以及常见故障排除知识，才能在工作中做到有条不紊，提高护理质量，促进患者康复。

（三）应变能力

患者住院期间是最重要的护理阶段，检查、治疗等环节容易出现突发事件，而护士常是第一个发现病情变化的人。因此，在面对突然发生的意外情况时，应具有较强的应变能力。这种能力来源于护士细致的观察、敏锐的思维和正确的判断，要善于观察和发现患者的病情变化，从现象中发现和分析，找出问题的本质，并采取有效的治疗护理措施。观察患者的心理活动及身心两方面的动态变化，解除患者的心理压力并满足患者的合理需求。在抢救危重患者过程中通常会出现意想不到的紧急情况，护士在整个工作过程中应做到遇事不慌、沉着冷静、准确迅速地配合抢救工作。护士的应变能力是以丰富的专业知识及娴熟的技能为基础的，要善于在工作中学习和总结，才能逐渐培养和形成，使自己的应变能力不断提高，有效地解决各种突发事件。血管外科收治的许多疾病如主动脉夹层、腹主动脉瘤破裂、肺栓塞、血管损伤、急性动脉栓塞等，都有发病急、进展快、病情重的特点，如不能得到及时正确的处理，后果通常非常严重，轻者可能致残，严重者甚至威胁到生命。护理人员在工作中除了掌握相应的专科知识外，更应该具有一定的应变能力，才能与医生做好配合，促进患者的康复。

（四）沟通能力

护理沟通是护理工作的重要职能之一，沟通就是指信息的交换和意义的传达，是人与人之间传达思想观念、沟通情感的过程。主要分为言语性沟通和非言语性沟通两大类。

护理沟通中最核心的，又最难把握的就是护患沟通。调查发现，80%的护患纠纷是由于沟通不良或沟通障碍导致，30%的护士不知道或不完全知道如何根据不同的情绪采用不同的沟通技巧。护理人员应擅长运用语言和非语言来与患者交流，经常通过语言与患者交谈既能消除患者的紧张情绪，又能使患者感觉到亲切，护士通过语言还能够了解到患者目前病情与心理状态，有助于护理方案的制订与修改。在非语言沟通方面，在患者进行讲述时，护士应认真倾听，并适时给予回应，使患者感到被尊重。当患者被疾病折磨痛苦的时候，应给予适当的安慰，从而增加患者战胜病魔的勇气。护士良好的沟通技巧可以降低患者对医院的陌生感，增加对责任护士的信任和依赖，更好地配合治疗与护理。

医护间的沟通也是护理沟通中重要的一环，沟通不良会直接影响患者的治疗质量和安全，医护之间的有效沟通可以促进和改善患者目前的状况、减少医疗纠纷甚至医疗差错的发生，显著影响患者的住院时间及预后。在临床护理工作中，护理人员要不断学习和掌握沟通方面的理论、方法和技巧，并不断实践，使沟通技巧逐渐完善和成熟，处理好护患关系和医护关系，营造一个和谐的医疗环境。

（五）健康教育能力

健康教育是指护理人员通过有计划、有目的、有评估的系统教育过程，使患者对疾病相关知识和健康知识有所了解和掌握，以便更好地配合医护人员完成治疗护理工作，达到增进健康、促进疾病康复的目的。护士每天约有60%的时间需要与患者交往，在与患者相处中，选择灵活多样的教育方式，采用闲时详细介绍，忙时言简意赅的原则，做好健康教育工作。针对患者文化水平不一致性，护士应掌握灵活多样的教育方式，如个别指导、集体讲座、座谈会、多媒体等方法。护士不拘泥于形式和方法，要独具匠心、敢于创新、采用综合手段和通俗易懂的语言进行健康教育来满足不同患者的学习需求。

（六）科研能力

护理科研的起步相对较晚，与现代医学的发展存在着较大的差距，这与大多数临床护士教育水平偏低、科研需求不高、学习培训机会不多等因素有关。护理学作为一门以实践为基础的综合性学科，要在理论、专业技术及实践方面不断进步，其总工作量的5%～10%应该用于科学研究。对临床护理人员而言，科研能力是指掌握一些知识与技能，如文献检索、科研设计、资料收集、统计学运用及论文撰写等。临床护士应在工作中多思考，多积累，通过参加科研培训班、专家指导帮助、参与医护合作项目、争取领导支持、提升自身学历、参加学术交流等途径提高科研知识、培养创造性思维及独立分析和解决问题的能力。临床护士从事科研活动的信心也受到周围同事的影响，取得一定科研成就的同事会给予其他临床护士从事科研和发表论文的信心。因此，可以利用科研骨干带动科室护理科研活动，可以通过医护合作共同开展护理科研活动，成立科研小组，建立临床资料数据库，增强护士的科研意识，提高护士对科研相关知识的知晓度，从而全面提升护士的科研水平。

（七）管理协调能力

护士长在病房管理中起着重要的作用，但病房管理工作量大，涉及面广，在实际工作中不仅是护士长在做管理工作，每一位护士也都参与到了管理工作中。每一位临床护士都应具备一定的组织管理协调能力。护士在完成临床护理工作的同时，还需要调动一切积极因素，解决工作中出现的问题，这即是护士管理协调能力的体现。在当今的医疗环境中，病房管理工作中不仅有医生、护士、患者，同时还涉及其他部门配合。当患者反映病情或发现异常时及时报告，医生及时处理，在工作中护士与医生多沟通、多理解，共同协助，建立平等合作关系。当患者反映水、电等问题时或发现某些问题给病房工作带来不便时，护士应积极协调相关职能部门解决问题。在工作中既要保证护理安全、陪护管理还要对病房环境进行维护，良好的管理意识可以使护士在工作中忙而不乱，提高护理质量。护士人员应参与学习管理知识，增强自己的病区管理意识，同时做到敢于管理、善于管理。并明确认识到管理工作是贯穿在临床护理工作的整个过程中的，要从底层管理坐起，使管理融入护士日常工作中。

（成　咏　王妍婕）

主要参考文献

胡德英，田莳，2008. 血管外科护理学. 北京：中国协和医科大学出版社

胡晓磊，舒畅，贺达仁，2010. 血管外科治疗进展与科技发展的关系. 医学与哲学，31（6）：56-57

景在平，李海燕，2016. 血管疾病临床护理案例分析. 上海：复旦大学出版社

李海燕，景在平，毛燕君，等，2015. 血管外科实用护理手册. 上海：第二军医大学出版社

李震，翟水亭，付明倜，2015. 血管与腔内血管外科护理常规. 北京：清华大学出版社

陆雯静，李海燕，卢菁，等，2016. 风险管理在心血管外科护理管理中的多中心应用研究. 护理研究，30（6）：673-675

Christensen CR，Lewis PA，2014. Core Curriculum for Vascular Nursing. 2nd ed. Philadelphia：LWW

第四十一章　血管外科一般护理常规

一、术前护理

1. 心理护理　详细介绍手术的目的、注意事项，以增强患者的信心、有效地缓解焦虑。睡前可给予适量的安眠药物。

2. 营养支持治疗　营养不良的患者抵抗力低下，易发生感染，术前应及时纠正。

3. 疼痛护理　缺血、缺氧引起疼痛可将患肢下垂缓解疼痛。静脉回流不畅引起的疼痛可通过抬高患肢来减轻疼痛，同时避免冷、热刺激。遵医嘱使用血管扩张药、利尿及消肿药物，并观察药物疗效及有无不良反应。

4. 监测血压、血糖　术前注意用药控制血压、血糖。

5. 监测凝血机制

6. 改善心、肝、肺、脑、肾等脏器功能

7. 一般准备

（1）皮肤准备

1）血管外科的手术切口多属于1类切口，即清洁或无菌切口。为保证手术后切口的顺利愈合。手术前应做好手术区皮肤的准备工作。

2）肢端慢性溃疡和坏疽的准备：对于慢性溃疡需长期外科换药，待创面感染控制、新鲜肉芽组织生长后，才能手术。干性坏疽部位应保持干燥，以免继发感染。

（2）术前指导

1）戒烟：烟中含有尼古丁及一氧化碳，尼古丁不仅会引起血管收缩及动脉痉挛，而且会使心率增快，对血管系统造成较大损伤。戒烟可以避免术后排痰困难、呼吸道阻塞甚至窒息的危险。

2）训练踝关节屈伸运动。

（3）胃肠道准备：局部麻醉手术患者一般不禁食、水。蛛网膜下腔阻滞和全身麻醉手术患者禁食12小时、禁饮8小时。

（4）备血：术前应根据手术种类及手术的规模，准备充分的手术用血，特别是较大血管手术，应备好充足的血源。

（5）药物过敏试验：术前做抗生素等药物过敏试验。以备术中或术后使用。

8. 术前访视　手术室护士按照围手术期的护理要求进行访视，并向患者做好解释工作。让患者对准备实施的麻醉方法有一个大概的了解，以取得患者的配合，同时告诫患者术前禁食、禁水的原因，去除义齿，不携带贵重物品进入手术室。

二、术后护理

1. 心理护理　鼓励和安慰患者，缓解患者的焦虑紧张情绪，重视患者主诉，及时解答患者疑问，减轻患者的术后不适。

2. 饮食护理　全身麻醉的四肢血管手术后患者，若意识清醒，一般情况好，术后6小时可少量饮水，如无不适，可正常饮食，但应避免胀气食物。如经腹手术者应禁食、胃肠减压，待肛门排气、肠功能恢复正常后，可逐渐过渡至普食。

3. 体位　患者尚未清醒时，应平卧，头偏向一侧。颈部血管重建术者，头部置于正中位。四肢动脉重建后，应取平卧位或低卧位，患侧肢体安置在水平位置，避免关节过度挤压、扭曲血管。所有肢体静脉手术、静脉动脉化手术及截肢术后均需抬高患肢，使肢端高于心脏20～30cm，便于静脉回流。

4. 活动　下肢静脉曲张的患者一般鼓励术后早期下床活动。动脉取栓术后一般卧床3天，以防动脉吻合口出血。动脉转流术后应卧床1～2周。介入手术后应保持穿刺肢体伸直，卧床24小时。跨关节的血管移植术后关节需制动2周，避免激烈活动。

5. 病情观察

（1）生命体征观察：手术后24～48小时内严密监测生命体征的变化，对合并心肺功能不全者，应定时测量血压、脉搏、呼吸、脉搏血氧饱和度等指标。意识的观察对颈部大血管手术极为重要，出现意识改变时，应观察是否有脑动脉血栓形成或栓塞，并及时处理。观察体温变化，特别是对于支架植入后综合征的发热，向患者解释此症状会逐渐好转，不必担忧。术后应保持血压稳定，主动脉夹层、腹主动脉瘤术后的患者，继续控制血压，以防止复发和血管破裂。

（2）血管通畅度观察：动脉或静脉重建术后，必须仔细观察肢体的血液循环状况，术后除及时行抗凝治疗外，应重视患者的主诉，密切观察有无血栓形成的临床表现。

（3）手术切口观察：若伤口有渗血、渗液，应及时更换敷料，加压包扎。若伤口出血，应立即通知医生。

（4）尿量观察：急性肾衰竭是大血管术后死亡的首要原因，预防和警惕术后肾衰竭极为重要。重大手术、病情危重的患者，术后应留置尿管，观察尿量变化，每小时尿量应大于30ml。

6. 疼痛护理 观察患者疼痛的部位、性质及程度，如弹性绷带包扎过紧时，应适当调整，解除其对患肢的压迫。遵医嘱给予口服镇静、镇痛类药物，必要时肌内注射哌替啶等，减轻伤口疼痛。如患者使用镇痛泵，给予妥善固定，防止镇痛泵脱落。做好疼痛的评估与用药的观察，及时进行反馈。

7. 药物护理 对动、静脉血栓取除术或动脉内膜切除术，均需应用抗凝治疗，以防继发血栓形成。使用抗凝剂时，观察有无出血倾向，定期监测凝血功能。

8. 引流管护理 密切观察并记录引流液的颜色、量、性质的变化，妥善固定，防止引流管阻塞、扭曲、折叠和脱落，保持有效引流，严格执行无菌操作。

9. 并发症的观察及护理 详见各疾病章节。

（黄斯旖）

主要参考文献

高静，宋秀棉，董薪，2011. 血管外科复合手术切口感染的预防与控制. 中华医院感染学杂志，21（21）：4474-4475

胡德英，田莳，2008. 血管外科护理学. 北京：中国协和医科大学出版社

李海燕，景在平，毛燕君，等，2015. 血管外科实用护理手册. 上海：第二军医大学出版社

刘艳，2014. 护理安全管理在血管外科优质护理中的应用. 医学信息，（18）：326

石丽，2008. 实用心胸血管外科护理及技术. 北京：科学出版社

徐颖，徐慧，2013. 优质护理服务在血管外科临床护理路径中的应用研究. 中医学报，（B08）：418

支慧，秦德华，山慈明，等，2014. 优质护理服务在心血管外科手术围术期的应用. 中国医学创新，（9）：77-79

第四十二章 腔内血管介入治疗护理常规

一、术 前 护 理

术前要进行各种腔内血管器械的准备、选配和消毒工作。

1. 心理护理 护士要及时向患者及其家属介绍腔内血管介入治疗的目的、方法及注意事项，消除其顾虑，取得配合。

2. 术前准备

（1）术前检查血常规、肝肾功能、凝血功能、胸片和心电图等。

（2）双侧腹股沟区及会阴部备皮。

（3）做好抗生素及碘过敏试验。

（4）穿刺动脉者检查双侧足背动脉搏动情况并标记，以便于术后对照观察。

（5）根据病情需要给予导尿和灌肠。

二、术 后 护 理

1. 执行局部麻醉或全身麻醉术后护理常规

2. 饮食护理 给予易消化、无刺激性饮食，少食多餐并指导患者多饮水。

3. 体位与活动 用1kg左右沙袋压迫穿刺部位6～8小时，穿刺侧肢体制动，24小时后可解除绷带和纱布逐步下床活动。

4. 病情观察

（1）监测生命体征，必要时予以心电监护。

（2）观察穿刺部位有无出血、血肿，四肢动脉搏动情况，与术前对照并记录。观察肢体皮温、皮色、感觉与运动功能有无异常。

（3）观察栓塞后反应，如疼痛、发热、恶心、呕吐，根据医嘱给予对症处理。

（4）记录24小时尿量，鼓励患者多饮水，增加尿量，促进造影剂排出。

5. 基础护理 保持大、小便通畅，协助患者床上排便，给予必要生活护理。

6. 并发症的观察及护理 常见的并发症主要是指血管损伤、夹层形成、折管、血栓形成、出血、假性动脉瘤形成等，观察穿刺部位有无出血、皮下淤血、压痛及局部搏动性肿块，观察有无腹痛、黑便或呕血等腹膜后及胃肠道出血表现，观察有无小腿肿胀、患肢疼痛、皮肤颜色苍白及远端动脉搏动减弱或消失等表现。

（成　咏）

主要参考文献

陈丹丹，2012. 浅谈血管类疾病的治疗新进展及其护理. 现代中西医结合杂志，21（15）：1708-1710

胡德英，田莳，2008. 血管外科护理学. 北京：中国协和医科大学出版社

李海燕，景在平，毛燕君，等，2015. 血管外科实用护理手册. 上海：第二军医大学出版社

李麟苏，徐阳，林汉英，2015. 介入护理学. 北京：人民卫生出版社

林杰，刘扬，杨丽霞，等，2016. 循证护理用于血管外科介入手术中的效果. 世界中医药，（b06）：1868-1869

宋秀棉，孙建荷，何丽，等，2010. 血管外科"一站式杂交"手术的护理管理. 解放军护理杂志，27（16）：1268-1269

第四十三章　血管外科常见疾病的护理

第一节　原发性下肢深静脉瓣膜功能不全护理

原发性深静脉瓣膜功能不全指深静脉瓣膜不能紧密关闭，引起血液逆流，但无先天性或继发性原因，不同于深静脉血栓形成后瓣膜功能不全及原发性下肢静脉曲张。原发性下肢深静脉瓣膜功能不全常与股静脉瓣膜功能不全同时存在，两者都因下肢静脉高压和淤血，导致了一系列临床表现。

发病原因：静脉瓣膜发育不良或静脉管壁薄弱。

临床表现：①浅静脉曲张，主要为大隐静脉及其属支发生曲张性病变，隆起、迂曲，以小腿最为明显和广泛。②患肢肿胀、酸胀、沉重感、疼痛等，晨轻暮重。③小腿下段皮肤营养障碍性改变，即早期以皮肤瘙痒、抓痕为主，随病变发展可出现色素沉着，以小腿下段为主，进一步发展可出现静脉性溃疡，且较难愈合，溃疡也以小腿下段内侧为主。

辅助检查：肢体应变容积描记（SPG）检测、肢体光电容积描记（PPG）检测、动态静脉压测定、双功彩超（Duplex Scanning）、静脉造影检查。

手术治疗：①硬化剂治疗，适用于轻度、中度静脉曲张或是已行手术后残留静脉曲张患者。②微创治疗，目前临床上较为常用的手术方法有激光治疗、腔内射频闭合治疗、腔内电凝治疗、微波治疗等。③传统手术治疗，如大隐静脉高位结扎剥脱术、静脉瓣修复术、静脉段转流术等。

一、术前护理

1. 心理护理　向患者介绍目前治疗的方法主要是腔内激光联合硬化剂注射，与传统方法比较，它具有手术创伤小、痛苦小、改善症状效果好、术后恢复周期短、不易复发等优点。向患者耐心解释，让其了解麻醉方式及手术大致过程、时间，减轻患者对手术的恐惧，使其处于最佳的心理状态，增强对手术的耐受力，配合手术的实施。

2. 术前准备

（1）术前检查血常规、肝肾功能、凝血机制、胸片、心电图，完善下肢深静脉造影或血管超声，并讲解检查的目的及其重要性。

（2）按外科一般手术护理常规准备术中用物，向患者介绍治疗概况，做好解释工作，训练患者床上排便。

（3）了解患者出现下肢静脉曲张的时间，伴随症状，如胀痛、沉重感、乏力、水肿、瘙痒、溃疡、出血等。有色素沉着，出现瘙痒者，避免用手抓挠，以免发生皮肤破溃。

（4）了解患者的一般情况及家族史。了解有无下肢深静脉血栓、血栓性浅静脉炎、动静脉瘘、盆腔肿块等疾病。

（5）下肢静脉曲张并发小腿溃疡并有急性水肿者，应予卧床休息，保持创面清洁，同时做创面细菌培养及药敏试验，遵医嘱术前给药，术日晨起将溃疡处换药1次，并用无菌治疗巾包好，以免污染术野。

（6）下床活动时应指导患者穿弹力袜或用弹性绷带，注意足部卫生，认真做好皮肤清洁工作。

（7）术前备皮：上至脐平，下至足趾，包括整个患侧下肢。术前1天用甲紫或记号笔画出静脉曲张的行径。

二、术后护理

（1）执行全身麻醉术后护理常规：监测血压、脉搏、呼吸，指导患者去枕平卧6小时，禁食、禁饮6小时，观察患者有无头晕、头痛、恶心、呕吐等不适，并做好护理记录。

（2）饮食护理：术后禁食 6 小时后可先少量饮水，若无不适，可正常进食，但应避免进食胀气食物，宜选用营养丰富的清淡易消化食物，少食高脂肪、高胆固醇的食物。

（3）注意患肢末梢血运情况，观察患肢皮温、皮色、感觉运动功能，有无肿胀、瘀斑及足背动脉搏动减弱或消失等情况。正常皮肤颜色浅红，有光泽并富有弹性，皮肤温度与健侧相比不超过 3℃，如出现皮肤温度增高、皮肤颜色发白或紫色，应考虑有无深静脉血栓形成。了解有无患肢肿胀情况，同时注意切口有无渗血。

（4）术后将患肢用弹性绷带自足背向大腿方向加压包扎，防止手术部位出血。

（5）患肢抬高 20°～30°，卧床期间指导患者做足背伸屈运动。

（6）术后 24～48 小时即可下床活动，但需穿弹力袜或用弹性绷带，避免站立过久、下肢负重过多、静坐或静立不动。

（7）术后第 1 天患侧足面若有水肿，多因患肢绷带加压包扎过紧所致。若患肢疼痛应及时松开弹性绷带重新包扎或穿弹力袜。若有慢性溃疡，应继续换药。

三、并发症护理

1. 瘀斑、血肿和出血

（1）发病原因：术中激光热能灼伤静脉血管引起出血。

（2）临床表现：伤口出血，穿刺部位局部瘀斑，甚至伴有皮下血肿。

（3）处理：加压包扎，若血肿进行性增大，应及时手术探查止血。

2. 皮肤感觉障碍

（1）发病原因：在激光治疗过程中经过热量传导可能损伤与静脉伴行的相关神经。

（2）临床表现：大隐静脉分布的区域皮肤感觉障碍。

（3）处理：多数不严重，为自限性。此症状常在 1 年内逐渐消失。

3. 烧伤和损伤皮肤

（1）发病原因：在进行激光治疗时，当光纤接触组织，其末端发射热量，产生的热效应对皮肤组织引起的损伤。

（2）临床表现：局部皮肤烧伤、破损并伴有疼痛。

（3）处理：清创换药。

4. 下肢深静脉血栓形成（DVT）

（1）发病原因：术后卧床时间长，活动少；血液处于高凝状态；术后使用抗凝药物剂量不足；静脉瓣膜手术后也易引起深静脉血栓形成。

（2）临床表现：下肢肿胀、疼痛明显。

（3）处理：绝对卧床休息、抬高患肢，减轻患肢的肿胀和疼痛，遵医嘱使用抗凝溶栓药物，必要时手术治疗。

5. 静脉曲张残留和复发

（1）发病原因：患者存在长期导致腹压增高的因素，如重体力劳动者、长期站立者、体型肥胖者，术后未能坚持长期穿弹力袜或用弹性绷带包扎。

（2）临床表现：术后再次出现下肢肿胀和浅静脉曲张表现或溃疡复发。

（3）处理：继续穿弹力袜促进静脉回流，积极消除导致复发的因素，指导患者避免久站、久坐及重体力劳动。必要时再次行硬化剂注射或手术激光治疗。

四、健康教育

1. 饮食指导　保持饮食均衡，保持大便通畅。

2. 行为指导　出院后仍需穿弹力袜或用弹性绷带 3～6 个月，严重者可以终身穿着，睡觉时将患肢抬高 20°～30°。平时应注意体位，勿长时间站立或坐位，以防静脉回流障碍时发生足背、足趾水肿和微血管血栓形成。针对可能进一步发展成溃疡的患者，避免过热的水洗澡及盆浴，使用温和的洗护产品进行清洗并避免搔抓。戒烟，坚持适量运动，但应避免重体力的劳动，做好体重的管理，防止肥胖。

3. 用药指导　遵医嘱服药。

4. 复查指导　定期门诊随访。若患者发现患肢局部红、肿温度改变的情况，应及时就诊。

（王妍婕　黄斯旖）

第二节　髂静脉受压综合征护理

髂静脉受压综合征是指髂静脉受压，且腔内存在异常粘连结构所引起的下肢和盆腔静脉回流障碍性疾病。

发病原因：髂动、静脉的解剖关系；静脉腔内异常结构；继发血栓形成；侧支循环的开放；远端静脉功能的破坏。

临床表现：早期可表现为下肢肿胀，通常肿胀较轻，压陷性不明显。而长期的近端静脉回流障碍可以产生下肢静脉功能不全，从而出现下肢肿胀加剧、浅静脉曲张、小腿皮下硬结，色素沉着及溃疡形成，甚至出现静脉性跛行。

手术方式一般采用 DSA 局部麻醉下的腔内支架植入术合并大隐静脉高位结扎联合腔内激光治疗术。

辅助检查：空气容积描记和活动后静脉压测定；下肢静脉造影及测压。

手术治疗：球囊扩张支架植入术、髂动脉移位术、髂动脉松解术、股静脉转流术等。

一、介入治疗

（一）术前护理

1. 心理护理　护士要及时向患者及家属介绍腔内血管介入治疗的目的、方法及注意事项，消除其顾虑，取得配合。

2. 术前准备

（1）术前检查血常规、肝肾功能、凝血功能、胸片和心电图等。

（2）双侧腹股沟区及会阴部备皮。

（3）做好抗生素及碘过敏试验。

（二）术后护理

1. 执行局部麻醉术后护理常规

2. 饮食护理　给予易消化、无刺激性饮食，少食多餐，多饮水。

3. 体位与活动　穿刺处以弹性绷带加压包扎，并用 1kg 左右沙袋压迫穿刺部位 6 小时，穿刺侧肢体制动 24 小时，伸直勿弯曲。24 小时后可以解除绷带和纱布并逐步下床活动。

4. 病情观察

（1）观察穿刺部位有无出血、血肿，检查足背动脉搏动。观察肢体皮温、皮色、感觉与运动功能有无异常。观察患者腰背部有无酸痛、胀痛等不适。

（2）观察患者有无头晕、恶心、呕吐等迟发性碘过敏反应，根据医嘱给予对症处理。

（3）记录 24 小时尿量，鼓励患者多饮水，增加尿量，促进造影剂排出。

5. 基础护理　保持大、小便通畅，协助患者床上排便，给予必要生活护理。

6. 加强并发症的观察及护理

二、髂静脉腔内支架植入术后即予以大隐静脉高位结扎联合腔内激光治疗术

术前护理和术后护理请参照本章第一节。

（成　咏）

第三节　下肢深静脉血栓护理

下肢深静脉血栓形成（DVT）是指血液在深静脉血管内不正常的凝结，阻塞管腔，导致静脉回流障碍。19 世纪中期，Virchow 提出深静脉血栓形成的三大因素：静脉血流滞缓、静脉壁损伤和血液高凝状态。但在上述三种因素中，任何一个单体因素通常都不足以致病，常是两个或三个因素的综合作用造成深静脉血栓形成。

发病原因：静脉内膜损伤、血流缓慢、血液高凝状态。

临床表现：①疼痛，是最早出现的症状；②下肢肿胀，是最主要的，或者是唯一的症状，除少数因下腔静脉血栓形成而表现为双下肢肿胀外，绝大多数为单侧下肢肿胀；③浅静脉曲张；④全身反应，包括体温升高、脉率增快、白细胞计数增多等，但体温一般不超过 38.5℃。

分类：①周围型，急性下肢深静脉血栓形成好发于腓肠肌静脉丛称周围型；②中央型，好发于髂 - 股静脉；③混合型，两者向近、远侧扩展而累及全肢。

辅助检查：①肢体容积描记；②超声多普勒；③静脉压力测定；④^{125}I 纤维蛋白原摄入检查；⑤静脉造影检查；⑥下肢急性深静脉血栓形成后，可溶性 P 选择素、D- 二聚体和高敏感性 C 反应蛋白的变化。

手术治疗：手术切开取栓、单纯性下腔静脉滤器植入术、机械性血栓清除术、导管溶栓术。

一、术 前 护 理

1. 心理指导　指导患者消除紧张、焦虑心理，配合手术。

2. 饮食指导　进低脂、含丰富维生素的食物，保持大便通畅。

3. 体位指导　抬高患肢高于心脏水平 20 ～ 30cm，促进静脉回流，并可降低下肢静脉压，减轻患肢水肿与疼痛。

4. 行为指导　急性期患者绝对卧床休息，床上活动时避免动作幅度过大，禁止按摩、热敷患肢，防止血栓脱落。避免膝下垫硬枕，过度屈髋，以免影响静脉回流。避免穿着过紧的腰带、紧身衣裤。皮下注射、输液治疗后，适当延长穿刺点按压时间，防止皮下出血。禁烟，防止烟中尼古丁刺激引起静脉收缩，影响血液循环。

5. 疼痛管理　协助患者取舒适体位，观察患者疼痛的性质、程度、持续时间等，遵医嘱应用镇痛药物并做好疼痛的评估与反馈。

二、术 后 护 理

1. 执行局部麻醉术后护理常规

2. 体位指导　抬高患肢高于心脏水平 20 ～ 30cm，膝关节微屈。穿刺侧肢体制动 24 小时，采取轴式翻身。

3. 饮食护理　介入手术后即可正常进食，宜多饮水以促进造影剂的排泄，并选择易消化、低脂、富含纤维素的食物。

4. 病情观察　定时监测体温、脉搏、呼吸、血压，患肢皮温、皮色及肿胀消退情况。观察穿刺处伤口有无出血、血肿。观察患者有无胸痛、呼吸困难、咯血等症状。

5. 出血倾向观察　指导患者使用电动剃须刀

和软毛刷刷牙，避免碰撞及摔跌，静脉穿刺点压迫止血 3 ～ 5 分钟，遵医嘱监测凝血功能，发现大小便颜色异常、皮肤出现淤斑、牙出血、鼻出血等情况时，应及时通知医生，对症处理。

6. 行为指导　恢复期患者逐渐增加活动量。例如，增加行走距离和锻炼下肢肌肉，以促进下肢深静脉再通和侧支循环建立。

三、并 发 症 护 理

1. 肺动脉栓塞

（1）发病病因：是由于深静脉血栓脱落进入肺动脉，引起肺循环障碍的一系列临床综合征。

（2）临床表现：可出现胸闷、心悸、呼吸困难及咳血等症状。

（3）处理：应予立即平卧，报告医生，予以心电监护，高浓度的氧气吸入，密切观察生命体征及血氧饱和度的变化，积极配合抢救。

2. 出血

（1）发病病因：由于术中或术后使用抗凝剂，导致机体处于低凝状态容易引起出血，术后出血多以伤口渗血为主。

（2）临床表现：伤口渗血或皮下瘀血。

（3）处理：立即报告医生，少量伤口渗血时，在排除抗凝剂过量作用后，可给予伤口加压包扎。大量出血时，应立即给予手术止血。出血控制后，可继续使用抗凝治疗。

3. 血栓复发

（1）发病病因：血液处于高凝状态的患者，术后使用抗凝药物剂量不足。

（2）临床表现：主要表现为下肢再次出现肿胀、疼痛。

（3）处理：加强抗凝措施，抗凝治疗应不少于 6 个月。做好患肢护理，即弹性绷带包扎或穿弹力袜，使用 3 个月以上。加强功能锻炼，指导患者行足背伸屈运动。

四、健 康 教 育

1. 饮食指导　进食低脂、富含纤维素的饮食，控制体重，戒烟、酒，保持大便通畅。多饮水，可促进循环，增进废物排泄，降低血黏度，防止血栓形成。

2. 行为指导 告诫患者要绝对禁烟，指导患者正确使用弹力袜以减轻症状。根据患肢情况，逐步恢复正常工作及生活，可以慢跑、游泳或其他低强度的运动，但需避免长距离行走及久站。当患肢肿胀不适时及时卧床休息，并抬高患肢高于心脏水平20～30cm。避免跷"二郎腿"或穿着紧身的衣服。

3. 用药指导 严格遵医嘱口服抗凝药物，用药期间观察大小便颜色、皮肤黏膜情况，每周监测血常规及凝血机制，服用华法林时注意与其他药物、食物的协同或抑制作用。

4. 复查指导 出院后3～6个月到门诊复查，若出现下肢肿胀，平卧或抬高患肢仍无明显消退时应及时就诊。

（黄斯旖）

第四节 肺栓塞护理

肺动脉栓塞是指内源性或外源性栓子堵塞肺动脉或分支，引起肺循环障碍的临床和病理生理综合征。

发病原因：①静脉血栓形成，其危险因素在很大程度上也是肺栓塞的危险因素。②心肺疾病，慢性心肺疾病是肺血栓栓塞的主要危险因素。③肿瘤，恶性肿瘤患者肺栓塞的危险性增加。④妊娠和产后，妊娠妇女肺栓塞的发生率，约为相应年龄非妊娠妇女的7倍。⑤其他，如肥胖、高龄、长期口服避孕药等，都是肺栓塞的危险因素。

临床表现：呼吸困难和急促、胸痛、晕厥、咯血、咳嗽、心悸。

肺梗死临床表现：呼吸急促，心动过速，严重时可出现血压下降甚至休克，发绀，发热，颈静脉充盈或搏动，肺部可闻及哮鸣音，胸腔积液的相应体征，肺动脉瓣区第二心音亢进或分裂，$P_2 > A_2$，三尖瓣区收缩期杂音。

分类：①按临床诊断范围分类包括隐匿性肺栓塞和临床显性肺栓塞；②按血栓大小分类包括大块血栓肺栓塞和微小血栓肺栓塞；③按临床表现分类包括猝死型肺栓塞、急性心源性休克型肺栓塞、急性肺心病型肺栓塞、肺梗死型肺栓塞、不可解释的呼吸困难型肺栓塞；④按时间分类包括急性肺栓塞和慢性肺栓塞；⑤目前国内、外采用最多的并对临床诊治有意义的分类包括急性小块肺栓塞（呼吸困难伴或不伴胸膜痛或咯血）、急性大块肺栓塞（血流动力学不稳定）、亚急性大块肺栓塞（假性心力衰竭或无痛性肺炎）、慢性血栓栓塞性肺动脉高压（慢性进行性呼吸困难）。

辅助检查：动脉血气分析、D-二聚体、胸部X线检查、心电图、超声心动图、放射性核素肺显像、增强螺旋CT与MRI、肺动脉造影、深静脉造影。

手术治疗：①开放手术，如肺动脉切开取栓术、下腔静脉阻断术等。②介入手术，如经导管肺动脉血栓消融术、搅拌溶栓术等。

一、术前护理

1. 心理护理 给予患者精神安慰及心理支持，增加患者的安全感和战胜疾病的信心。

2. 急救护理 一旦发现患者出现胸痛、呼吸困难或呼吸加快、咳血、血压下降、晕厥等症状时，立即通知医生，绝对卧床休息并制动，避免剧烈地搬动和翻身，防止栓子脱落。若患者发生呼吸、心搏骤停，立即进行心肺复苏。持续心电监护，给予高流量吸氧，监测血氧饱和度变化，观察尿量变化，迅速建立静脉通路，适当控制补液速度，警惕急性肺水肿。备齐各类抢救物品，床边常规备吸痰盘。

3. 休息与活动 指导患者绝对卧床休息，床上大小便，抬高患肢，禁止按摩、热敷患肢。

4. 药物护理 使用抗凝、溶栓药物治疗期间注意观察有无出血倾向。

二、术后护理

1. 执行局部麻醉术后护理常规 绝对卧床休息，平卧24小时，术后穿刺点沙袋压迫6小时，穿刺肢体制动，采取轴式翻身。

2. 饮食护理 进食易消化、刺激小、富含维生素的食物，多饮水，保持排便通畅。

3. 病情观察 加强生命体征监护，特别是氧饱和度指标，观察穿刺部位有无出血和血肿，观察足背动脉搏动情况。观察患者有无胸痛、胸闷及呼吸的改变，防止血胸、气胸的形成。

4. 出血倾向观察 指导患者使用电动剃须刀和软毛牙刷，静脉穿刺点压迫止血 3～5 分钟，遵医嘱监测凝血功能，发现大小便颜色异常、皮肤出现瘀斑、牙出血、鼻出血等情况时，应及时通知医生，对症处理。

三、并发症护理

1. 出血

（1）发病病因：由于术中或术后使用抗凝剂，导致机体处于低凝状态容易引起出血、术后出血多以伤口渗血为主。

（2）临床表现：伤口渗血或皮下淤血。

（3）处理：立即报告医生，少量伤口渗血时，在排除抗凝剂过量作用后，可给予伤口加压包扎。大量出血时，应立即给予手术止血。出血控制后，可继续使用抗凝治疗。

2. 血栓复发

（1）发病病因：血液处于高凝状态的患者，术后使用抗凝药物剂量不足。

（2）临床表现：主要表现为下肢再次出现肿胀、疼痛。

（3）处理：加强抗凝措施，抗凝治疗应不少于6 个月，做好患肢护理，即弹性绷带包扎或穿弹力袜，使用 3 个月以上。加强功能锻炼，指导患者行足背伸屈运动。

四、健康教育

1. 饮食指导 控制体重，多饮水，保持大便通畅。

2. 行为指导 适当活动，可以散步、慢跑、游泳、骑自行车等，但应避免久坐久站和跷"二郎腿"。避免穿着紧身的衣服。

3. 用药指导 有深静脉血栓既往史者，应长期在医生指导下坚持抗凝药物治疗。在应用抗凝药物期间，指导患者自我观察有无出血倾向，定期监测凝血指标。

4. 复查指导 出院后半个月至 1 个月到医院复查。若发现有胸痛、胸闷、呼吸困难、咳血等症状时，及时就诊。

（王妍婕）

第五节　急性动脉栓塞护理

动脉栓塞是指栓子从心脏或近心端动脉壁脱落，被血流推向远侧，阻塞动脉血流，导致组织、器官缺血，甚至死亡的病理过程。

发病原因：①心源性，绝大多数栓子来源于心脏，约 80% 的患者患有心房颤动。②血管源性，如动脉硬化斑块脱落可成为动脉栓塞的原因，但较少见。③医源性，如导管和导丝的折断也可能成为栓子。④其他，如脂肪、空气及羊水等。

临床表现：①疼痛，突然发生的剧烈、持续性疼痛；②苍白，肢体皮肤苍白是动脉栓塞后即刻出现的症状；③麻木，其症状出现较早；④运动障碍，其症状出现稍晚；⑤搏动消失，常见患肢股 - 腘动脉或足背与胫后动脉搏动消失或减弱；⑥皮温变化，肢体皮温下降甚至厥冷。

辅助检查：彩色多普勒超声、动脉 CT 动脉成像、动脉造影。

手术治疗：①开放手术，如 Fogarty 导管取栓术、血管内膜剥脱术。②介入手术，如导管溶栓术、吸栓、球囊扩张和（或）支架植入术。

一、术前护理

1. 心理护理 指导患者消除恐惧、紧张心理，配合手术。

2. 行为指导 术前禁饮食，患肢禁止冷，热敷。

3. 病情观察 定时监测生命体征变化，观察患肢有无 "6P" 症状，即疼痛、苍白、无脉、皮温降低、感觉异常、运动障碍表现。

二、术后护理

（1）蛛网膜下腔阻滞患者术后去枕平卧 12 小时，全身麻醉或硬膜外麻醉患者术后去枕平卧 6 小时。

（2）饮食护理：术后 6 小时可进食，宜选用易消化、刺激小、富含维生素的食物，多饮水，保持排便通畅。

（3）病情观察：定时监测生命体征变化，术后观察伤口有无渗出。观察患肢动脉搏动恢复情况，皮温、皮色及肢体活动度。

（4）使用输液泵控制补液滴速，防止输液速度过快诱发心力衰竭。

（5）指导患者避免屈髋、屈膝及膝下垫枕。平置患肢，注意保暖。

三、并发症护理

1.出血或血肿

（1）发病原因：由于手术操作不当，肝素化过量，使用抗凝、溶栓药物等原因引起。

（2）临床表现：绝大多数发生在手术部位，特别严重时伴后腹膜出血，表现为手术部位皮下淤血、局部肿块、压痛、血压进行性下降等。

（3）处理：术后伤口加压包扎，注意观察伤口及患肢远端动脉搏动情况，必要时行手术探查，进行血管重建。

2.再灌注损伤

（1）发病原因：肌肉和肌间组织水肿，导致骨筋膜间隙张力逐渐增高，患肢肿胀，进而压迫神经和血管，引起剧烈疼痛。动脉血管再通后，回流受阻，肌肉组织水肿，导致肌间隙综合征。

（2）临床表现：表现为动脉再通后数小时，已减轻或消失的患肢疼痛再次出现，疼痛甚至较术前更剧烈。表现为患肢肿胀，张力增高及浅静脉怒张，患肢压痛明显及广泛。严重时，远端动脉搏动减弱或消失。

（3）处理：预防动脉缺血后再灌注综合征，术后可给予20%甘露醇静脉滴注。严密观察病情变化，及时发现。确诊此并发症后，应及时行骨筋膜切开减压术，以挽救患肢。

3.肌病肾病代谢综合征

（1）发病原因：取栓后再灌注损伤所导致的严重酸碱平衡失调、电解质紊乱、肾衰竭、酶学变化等。这是因为肢体缺血、缺氧时，大量生化物质如肌红蛋白、钾离子及其他一些毒性物质释放入血，当血流再通时，上述的代谢产物随静脉血回流至全身，引起多脏器损害及相应的临床表现。

（2）临床表现：肢体局部表现为肌肉水肿、张力增高甚至僵硬。全身表现为神志恍惚、高钾血症、肌红蛋白尿、少尿或无尿、急性肾衰竭等。

（3）处理：静脉注射碳酸氢钠、碱化尿液、中和随静脉血回流的酸性代谢产物、防止血红蛋白在肾小管沉积；应用利尿剂促进代谢产物的排泄；适当应用甘露醇，以对抗氧自由基的损害、减轻组织水肿；应用抗氧自由基药物。

四、健康教育

1.饮食指导 进食低脂、低胆固醇的清淡饮食，多食富含营养的水果蔬菜，保持大便通畅。

2.行为指导 患者避免久坐或久站。坚持戒烟，穿宽松的衣裤和鞋袜。

3.用药指导 严格遵医嘱口服抗凝药物和治疗心脏疾病的药物。用抗凝药物期间观察大小便颜色、皮肤黏膜情况，定期复查凝血功能。

4.复查指导 出院后3～6个月到门诊随访。复查彩超，以了解血管通畅情况。如发现肢体突然疼痛、麻木、皮温、皮色的改变，应及时就诊。

（成　咏　黄斯绮）

第六节　下肢动脉硬化闭塞症护理

下肢动脉硬化闭塞症是全身性动脉粥样硬化在肢体局部的表现，全身性动脉内膜及其中层呈退行性、增生性改变，使动脉壁增厚、僵硬、迂曲和失去弹性，继发性血栓形成，引起动脉管腔狭窄，甚至阻塞，使肢体出现相应的缺血症状。

发病原因：脂类代谢紊乱、血栓生成说、动脉壁血供改变、动脉壁异常负载、遗传因素、感染。

临床表现：主要取决于肢体缺血的发展速度和程度。根据症状的严重程度，按Fontaine分期分为四期：第一期，微主诉期。患者仅感受到患肢皮温降低，怕冷，或轻度麻木，活动后易疲劳，肢端足癣易发生感染而不易控制。第二期，间歇性跛行期。行走时小腿易发生痉挛、疼痛及疲乏无力，必须停止行走，休息片刻后症状有所缓解，才能继续活动，如再行走一段距离后，症状又重复出现。第三期，静息痛期。病变进一步发展，是患肢相当严重的缺血状态，即使在休息时也感到疼痛、麻木和感觉异常。第四期，组织坏死期。主要指病变继续发展至闭塞期，出现营养障碍症状。

辅助检查：①实验室检查，包括血脂、血糖、尿糖、血常规检查；②多普勒超声；③动脉造影；

④ CTA 或 MRA。

手术治疗：①开放手术，如血管内膜剥脱术、自体血管或人工血管转流术。②介入手术，如血栓清除术、球囊扩张和（或）支架植入术等。

一、术前护理

（1）心理护理：指导患者减轻焦虑、抑郁情绪，积极配合手术。

（2）严格戒烟：消除烟碱对血管的收缩作用。

（3）疼痛管理：协助患者取舒适体位，观察患者疼痛的性质、程度、持续时间等，遵医嘱应用镇痛药物并做好疼痛的评估与反馈。

（4）患肢适当保暖，禁止冷热敷。采用 Buerger 法功能锻炼，促进侧支循环的建立。注意保护患肢，避免外伤。

（5）控制原发疾病，遵医嘱服用降低血脂和血压的药物。

二、术后护理

（1）执行局部麻醉或全身麻醉术后护理常规。术后平置患肢，介入术后穿刺肢体伸直 24 小时，动脉血管重建术后应卧床制动 2 周。

（2）定时监测体温、脉搏、呼吸、血压，观察患肢皮温、皮色、感觉变化及四肢动脉搏动情况。

（3）鼓励患者床上行足背伸屈运动，以利于小腿深静脉回流。

（4）应用抗凝、溶栓药物时注意观察患者有无出血倾向。

（5）做好疼痛的评估，必要时遵医嘱使用镇痛药物并注意观察药物的疗效及有无不良反应。

三、并发症护理

1. 出血

（1）发病原因：止血不彻底，抗凝后未结扎的小动静脉断面出血；手术时操作粗暴，损伤小血管；血管吻合技术不正确；全身肝素化过度。

（2）临床表现：凝血指标异常、血压下降、伤口出血或血肿等。

（3）处理：严密观察患者生命体征变化，监测凝血指标，必要时配合医生紧急手术治疗。

2. 远端栓塞

（1）发病原因：血管内动脉硬化斑块、血栓、内膜碎片等脱落导致远端组织栓塞。

（2）临床表现：患肢皮温降低、皮色苍白、麻木、感觉运动障碍、患肢疼痛、动脉搏动减弱或消失等。

（3）处理：术后加强肢体血运的观察，及时给予抗凝、扩血管治疗，必要时配合医生及时手术取栓。

3. 重建血管闭塞

（1）发病原因：早期为人工血管内血栓形成或远端动脉栓塞，后期常为吻合口内膜增生狭窄，继发血栓形成。

（2）临床表现：患肢皮温降低、皮色苍白、麻木、感觉运动障碍、患肢疼痛、动脉搏动减弱或消失等。

（3）处理：血管超声检查明确诊断，再次手术治疗。

4. 感染

（1）发病原因：移植血管或支架移植物污染。

（2）临床表现：伤口局部红、肿、热、痛，严重者出现畏寒、发热、体温升高、白细胞、中性粒细胞升高等表现，甚至出现毒血症。

（3）处理：观察患者体温变化、白细胞等指标，遵医嘱合理使用抗生素预防感染。一旦发生，应立即去除感染的人工血管或移除支架。

5. 吻合口假性动脉瘤

（1）发病原因：人工血管感染、人工血管材料缺陷、吻合口缝合技术不佳、吻合口张力过大、自体动脉病变导致血管壁脆弱、穿刺部位血管处理不当等。

（2）临床表现：吻合口局部出现搏动性包块，可闻及血管杂音，有感染时还伴有红、肿、热、痛。

（3）处理：给予压迫治疗，严重者行手术治疗。

四、健 康 教 育

1. 饮食指导 进低热量、低糖、低盐及低脂食物，可预防动脉粥样硬化。多食新鲜水果蔬菜及黑木耳等降低血黏度的食物。

2. 行为指导 戒烟、酒，适量活动，劳逸结合，避免久坐不动的生活方式，适当行走以增加侧支血供。

3. 用药指导 积极控制基础疾病，继续服用降血脂和血压药物。应用抗凝药物期间定期复查凝血功能。

4. 复查指导 定期门诊随访。学会自我检查足部动脉搏动、观察下肢皮温、皮色的方法，如有异常，及时就诊。

（成 咏 王妍婕）

第七节 血管畸形护理

一、静脉畸形护理

静脉畸形是最常见的先天性血管畸形，亦即传统分类上的"海绵状血管瘤"。这是一类由薄壁、扩张的静脉或血窦、内含大量血液所构成的囊状或蜂窝状病灶。

发病原因：先天性发育畸形。

临床表现：出生时即出现畸形，病变大部分发生于头面部、口腔黏膜、四肢、肝脏、脊柱及其他部位，表现为弥散的多点状、网状扩张的静脉，表面皮肤可见蓝色、紫色病灶。

辅助检查：B超、X线平片、CT、MRI、血管造影。

手术治疗：栓塞治疗术、硬化剂注射术、腔内激光治疗术或结合手术切除。

（一）术前护理

（1）心理护理：加强与患者沟通，讲解手术前注意的事项，消除患者的紧张和恐惧心理。

（2）观察静脉畸形的部位、面积、颜色及分布范围等，观察患者四肢皮温、皮色、血运和搏动等情况。

（二）术后护理

（1）执行局部麻醉或全身麻醉术后护理常规。

（2）饮食护理：术后6小时给予营养丰富的清淡易消化的食物。

（3）病情观察：密切观察患者生命体征、伤口有无出血、意识及尿量的变化，并做好记录。如有异常及时报告医生处理。

（4）针对不同部位的患者，采取适当的卧姿。术后早期鼓励并指导患者在床上活动四肢，促进局部血液循环，防止血栓形成。翻身、按摩、活动时动作要轻柔，防止伤口裂开。

（三）并发症护理

（1）出血发病原因：外伤，凝血机制异常、自发破溃等原因。

（2）出血临床表现：伤口出血。

（3）出血处理：密切观察生命体征、伤口敷料的情况，观察引流液的色、质、量，若发现出血征兆，应立即通知医生有效止血，必要时给予手术止血。

（四）健康教育

1. 饮食指导 进食营养丰富的低脂、低胆固醇、清淡饮食，限制刺激性食物。

2. 行为指导 禁烟酒，适当活动，防止伤口部位及关节肌肉挛缩。保证休息，注意劳逸结合。

3. 用药指导 遵医嘱服药。

4. 复查指导 定期门诊随访。

（王妍婕）

二、先天性动静脉瘘护理

先天性动静脉瘘是因血管发育畸形，使动静脉不经过毛细血管网而直接沟通。

发病原因：循环系统的胚胎发育一般分为3个阶段，其中任何一期或发育全过程中出现的发育停滞或异常均可导致血管畸变。

临床表现：随病变的程度和范围而各异，如下所述。

浅表部位：①皮肤表现，大多数患者有皮肤改变，有胎痣和血管瘤样表现；②皮温异常，受累肢体常伴有皮温升高，但肢体远端皮温可较正常低；③可伴有肢体肿胀和毛发增生；④静脉高压，出现慢性静脉功能不全的体征；⑤循环系统异常，瘘口部位常可扪及震颤；⑥Branham-Nicoladoni 征（压迫瘘口试验）；⑦肢体发育异常，受累肢体可增粗，骨和软组织常肥厚，有时患肢可有毛发增生，多汗现象。

内脏器官：劳累后呼吸困难，易疲劳等。

其他器官：肝大，黄疸和暴发性心力衰竭。

分型：①干状动静脉瘘，在动、静脉主干间有一个或多个细小瘘口，伴有浅静脉扩张或曲张、震颤及杂音。②瘤样动静脉瘘，在动、静脉主干的分支间存在瘘口，伴有局部血管瘤样扩大的团块。③混合型，兼有上述两种的病理改变。

辅助检查：动脉造影术、多普勒超声检查、周围静脉测压和血气分析、动脉搏动描记法。

手术治疗：①开放手术，如动静脉瘘切除术。②介入手术，如动脉内栓塞术。

（一）术前护理

（1）心理护理：加强与患者沟通，解释该病情况及手术前的注意事项，消除患者的紧张和恐惧。

（2）保护患侧肢体，避免碰撞，以免造成血管损伤破裂。

（3）术前准备：按血管外科术前护理常规。

（二）术后护理

1. 执行臂神经丛或硬膜外麻醉术后护理常规

2. 饮食护理 进食营养丰富、易消化的食物。

3. 病情观察 动脉栓塞术后穿刺部位应沙袋压迫 8 小时，观察穿刺部位有无出血或血肿，注意穿刺侧肢体远端血供有无障碍。严密监测体温、呼吸、脉搏、血压等生命体征，记录 24 小时尿量，发现异常情况及时处理。

4. 引流管护理 保持引流管通畅，妥善固定。观察引流液的性质、颜色及量并准确记录。严格遵守无菌操作。

（三）并发症护理

1. 伤口出血或感染

（1）发病原因：自发性破溃、术中未彻底止血、术中违反无菌原则、伤口污染。

（2）临床表现：发热，伤口渗血、渗液，伤口红、肿、热、痛。

（3）处理：术后清创换药，并合理使用抗生素。如伤口出现出血、渗液等情况，及时通知医生进行处理。

2. 远端肢体缺血

（1）发病原因：多由于患肢瘘口近端的主干动脉被结扎或被栓塞。

（2）临床表现：患肢肢体出现或由末梢开始出现皮温降低、皮色发紫或苍白等。

（3）处理：应及早再次手术。

（四）健康教育

（1）饮食指导：进食富含维生素和高蛋白的食物，促进伤口愈合。

（2）行为指导：告知患者戒烟。

（3）用药指导：遵医嘱服药。

（4）复查指导：定期门诊随访。如有患肢肿胀、出血、疼痛等不适时及时来院就诊。

（黄斯旖）

三、先天性静脉畸形骨肥大综合征护理

静脉畸形骨肥大综合征是一种少见的、以静脉畸形为主的先天性病变，多发生在下肢，主要表现为皮肤血管瘤，肢体增粗、增长和浅静脉曲张的三联征。

发病原因：至今病因不明，男女患病率基本相等。

临床表现：① KTS 三联征：血管瘤或血管痣、组织增生、浅静脉曲张。②其他症状和并发症：一般病变，包括肢体水肿、皮肤萎缩、多发性疣、皮炎、色素沉着、溃疡形成、蜂窝织炎等；淋巴系统病变，可有明显淋巴水肿；其他先天性病变，包括并指（趾）、多指（趾）、巨指（趾）、马蹄内翻足、髋内翻、脊柱裂等。

辅助检查：动静脉造影、彩色多普勒超声、MRI。

手术治疗：①开放手术，如曲张静脉剥脱术、大隐静脉转流术、海绵状血管瘤切除术等。②介入手术，供血动脉瘘口栓塞术、静脉硬化术或二者结合。

（一）术前护理

（1）心理护理：向患者讲解手术目的、方法和注意事项，使其消除顾虑，配合手术。

（2）观察有无血栓性浅静脉曲张、湿疹和溃疡形成及曲张静脉破裂出血等并发症的发生。

（3）患者卧床休息时抬高患肢，高于心脏水平20～30cm，可于腿下垫一软枕，并行足背伸屈运动，以促进下肢静脉回流，减少其血液淤滞及肿胀。行走时使用弹性绷带或穿弹力袜，促进静脉回流。

（4）术前准备：按血管外科术前护理常规。

（二）术后护理

（1）执行全身麻醉术后护理常规。去枕平卧6小时，抬高患肢，高于心脏水平20～30cm，促进静脉回流。

（2）饮食护理：术后6小时进普食，避免辛辣刺激性食物。

（3）病情观察：观察伤口有无出血、渗血等情况。观察患肢远端皮肤的温度、颜色、足背动脉搏动。有小腿慢性溃疡者，应继续换药，并使用弹性绷带护腿。

（4）应用弹性绷带时，应自下而上包扎，不妨碍关节，保持合适的松紧度，以能扪及足背动脉搏动、保持足部正常皮肤温度为宜，绷带维持两周后可拆除。

（5）术后鼓励患者早期下床活动，促进下肢静脉回流减轻肿胀，卧床期间指导做足背伸屈运动，防止下肢深静脉血栓形成。

（三）并发症护理

1. 瘀斑、血肿和出血

（1）发病原因：术中导丝穿破静脉血管致渗血、血管结扎线结脱落或动静脉微漏。

（2）临床表现：伤口出血，穿刺部位局部瘀斑，甚至伴有皮下血肿。

（3）处理：抬高患肢、加压包扎，若血肿进行性增大，应及时手术探查，进行止血、血肿清除和引流。

2. 皮肤感觉障碍

（1）发病原因：在激光过程中经过热量传导可能损伤与静脉伴行的相关神经。

（2）临床表现：静脉伴行区域的皮肤感觉障碍。

（3）处理：多数不严重，为自限性。此症状常在1年内逐渐消失。

（四）健康教育

1. 饮食指导 摄入营养均衡饮食，避免肥胖，多食新鲜水果蔬菜，防止便秘。

2. 行为指导 继续使用弹性绷带或穿弹力袜，平时保持良好姿势，避免久站久坐，休息时抬高患肢，坚持足背伸屈活动，适当运动，劳逸结合。

3. 用药指导 遵医嘱服药。

4. 复查指导 定期门诊随访。

（成　咏）

第八节　颈动脉狭窄护理

本节主要介绍可引起脑卒中和短暂性脑缺血发作（TIA）的颈总动脉和颈内动脉狭窄和闭塞的护理。颈动脉狭窄可以导致严重的脑缺血症状，甚至脑卒中，使患者生活严重受限，甚至日常生活均不能自理，致残率和病死率很高。

发病原因：由于高血压、慢性高脂血症、糖尿病、吸烟、感染等因素，导致动脉内膜损害，血浆中的脂质进入受损部位，刺激平滑肌增生。脂质沉积、增生的平滑肌细胞、泡沫细胞一起移动到内膜下，形成动脉粥样硬化斑块。

临床表现：①有症状的颈动脉狭窄病变，包括：a. 短暂性脑缺血发作是一种历时短暂，常反复发作的脑局部供血障碍引起的一过性神经障碍症候群。b. 可逆性缺血性神经损害（RIND）是指脑缺血症状体征持续超过24小时，但在3周内完全恢复，不留后遗症。c. 脑卒中，即脑梗死，大的栓子脱落造成终末血管永久性闭塞。②无症状的颈动脉狭窄病变。

辅助检查包括：彩色多普勒检查、脑CT和MRI、DSA、经颅多普勒、颈内动脉的MRA和CTA。

手术治疗分两类：①开放手术，如颈动脉内膜切除术；②介入手术，如经皮颈动脉血管成形术、颈动脉支架成形术。

一、术前护理

1. 心理护理　与患者及其家属沟通，使其减轻焦虑、恐惧等情绪，增强自信心，配合手术。

2. 病情观察　对于无症状的患者应及时发现病情变化，高度重视患者的主诉，如出现眼前黑矇或一过性视物不清，突然出现口眼歪斜、口角流涎、说话不清、一侧肢体乏力或活动障碍等，要考虑脑部缺血的存在，即刻报告医师。对于频繁发作的患者应严密观察病情变化，监测血黏度、凝血功能，预防术后脑部血栓的形成及防止术后脑血管出血。

3. 药物护理　严密监测血压，应用血管活性药物、抗心律失常等药物时，特别注意观察和防止突发的心律失常。

4. 按血管外科一般术前常规准备

二、术后护理

1. 执行局部麻醉或全身麻醉术后护理常规

2. 饮食护理　局部麻醉术后即刻进食，全身麻醉术后待麻醉清醒 6 小时后开始进食，患者若有咽部不适，可给予软食，多食新鲜水果及蔬菜，给予低脂、高蛋白、营养丰富易消化的食物。

3. 病情观察　严格控制血压在（140～150）/（80～90）mmHg，血压过高易引起脑出血，血压过低易引起脑灌注过低，导致脑缺血。遵医嘱予以甘露醇防止颅内压增高及脑水肿。

4. 呼吸监测　术后给予持续鼻导管吸氧，监测血氧饱和度，鼓励患者咳嗽咳痰，必要时可给予雾化吸入，及时清理呼吸道分泌物，床旁备气管切开包。

5. 出血观察　严密观察患者颈部有无肿胀、呼吸困难、发绀及切口渗出情况。若术后留置引流管，应妥善固定，保持引流通畅，观察引流液的色、质、量并正确记录。

6. 药物护理　患者在应用抗凝药物期间严格观察有无牙龈出血、全身出血点或瘀斑、有无黑便及伤口处渗血，一旦发现应立即报告医师。

三、并发症护理

1. 过度灌注脑损伤

（1）发病原因：由于术前高度狭窄，远端的脑部存在相对较低的灌注状态，当重度狭窄纠正后，脑部灌注增加，会导致脑水肿致头痛、脑出血。

（2）临床表现：头痛、抽搐、意识障碍。

（3）处理：正确判断患者的头痛性质、早期发现癫痫的先兆。有效控制血压，控制收缩压 150mmHg 以下，有利于预防过度脑损伤的发生。术后密切观察意识、血压及肢体活动情况。

2. 脑缺血及脑卒中

（1）发病原因：术中暂时性阻断颈动脉时脑缺血、手术部位血栓形成、动脉硬化的斑块脱落等原因。

（2）临床表现：肢体活动障碍、感觉障碍、视物模糊。

（3）处理：术后注意检查颞浅动脉搏动和神经系统情况，特别是手术对侧有无偏瘫，肢体活动障碍，了解患者有无感觉障碍及视觉障碍，及时发现以便纠正。

3. 脑部血管出血

（1）发病原因：颈动脉严重狭窄引起术后颅内出血可能与颅外狭窄病变突然解除后颅内灌注量迅速增加、毛细血管床被破坏有关，也可能由于颈动脉窦压力感受器反射性消失，致使术中血压波动，术后突发严重的高血压，升高的血压更增加了颅内的灌注。

（2）临床表现：头痛、反射性呕吐等颅内压增高症状。

（3）处理：术前要高度重视控制血压，特别对于颈动脉严重狭窄同时伴有高血压的患者，术后应严密监测，维持血压稳定，以防发生颅内出血。

4. 脑神经损伤

（1）发病原因：由于颈动脉周围神经组织丰富，手术中易造成舌下神经、面神经、喉返神经和喉上神经的损伤。

（2）临床表现：声音嘶哑、进食呛咳。

（3）处理：仔细观察患者神经功能的异常变化，如观察同侧唇沟有无变浅，让患者做伸舌、鼓腮动作等，以了解舌下神经和面神经有无损伤，有无声音嘶哑及进食呛咳等症状，以了解喉返神经和喉上神经的外侧支有无损伤。

5. 血管闭塞

（1）发病原因：主要原因为血管内血栓形成或远端动脉栓塞，后期常为吻合口内膜增生狭窄，继发血栓形成。

（2）临床表现：肢体活动障碍、意识障碍等。

（3）处理：严密观察患者有无脑缺血表现，如患者出现肢体活动障碍、意识障碍等情况时，应及时行超声多普勒、头部 CT 等检查明确诊断。

四、健 康 教 育

1. 饮食指导 指导患者进食低脂、清淡易消化饮食。保持大便通畅。

2. 行为指导 生活有规律，保证睡眠。保持情绪稳定，精神愉快。劝导患者戒烟。

3. 用药指导 指导患者遵医嘱按时服用抗凝剂，教会患者自我观察有无出血倾向，及时就医。积极控制基础疾病，遵医嘱服药。

4. 复查指导 定期门诊随访。术后 2～3 个月复查颈部血管彩超，以便及时发现异常。若出现脑血管病的发病先兆如头晕、头痛、视物障碍等不适，及时就诊。

（王妍婕　黄斯旖）

第九节　颈动脉体瘤护理

颈动脉体瘤为化学感受器肿瘤。长期生活在高原地区的人发病率较高，是长期慢性缺氧刺激了颈动脉体的不断代偿增生，进而导致了颈动脉体瘤的发生。

发病原因：高原地区长期慢性低氧刺激使颈动脉体组织增生，是促使颈动脉体瘤发病的重要原因。

临床表现：颈部增粗或下颌角无痛性肿块常是颈动脉体瘤的首发症状，其他非特异性症状包括颈部疼痛、肿块压痛、声音嘶哑、耳鸣、眩晕、视物模糊等脑组织血供障碍表现。

分型：Ⅰ型（局限型），颈动脉体瘤体积较小，与颈动脉粘连极少，手术切除并无困难。Ⅱ型（部分包裹型），较多见，瘤体部分包绕颈内外动脉，瘤体可被切除，但手术中需要临时的颈动脉腔内转流。Ⅲ型（包裹型），颈动脉体瘤体积巨大，瘤体将颈动脉完全包裹，手术常需要颈动脉切除和血管移植。

辅助检查：B 超、CTA、MRA、颈动脉造影、活组织检查。

手术治疗：①开放手术，如体瘤剥离术、体瘤切除合并血管重建术、体瘤切除合并血管结扎术。②介入手术，如体瘤栓塞术。

一、术 前 护 理

1. 心理护理 根据具体情况详细解释，稳定患者情绪，以取得患者的配合。

2. 病情观察 有无脑供血不足等症状，并详细记录。

3. 术前准备 按血管外科术前护理常规。

二、术 后 护 理

（1）执行全身麻醉或颈神经丛阻滞术后护理常规。

（2）饮食护理：全麻术后禁食 6 小时后给予温冷半流质食物，逐渐过渡到普食。

（3）血管移植后去枕平卧，头部勿旋转至患侧，以免颈部移植血管扭曲，有利于增加脑部供血。

（4）病情观察：严密观察患者生命体征变化，给予持续吸氧，观察意识及肢体运动情况，了解有无脑细胞损伤及脑动脉血栓形成或栓塞。高热者予以降温处理，以降低脑代谢。观察呼吸发音及吞咽情况，判断有无喉返神经、迷走神经等损伤。床旁备气管切开包。

（5）术后遵医嘱应用抗生素。若行血管移植，还需抗凝治疗 6 周左右，以预防血栓形成。

（6）引流管护理：术后颈动脉切口处放置负压引流管，并保持引流通畅，严密观察并准确记录引流液的色、质和量。

三、并发症护理

1. 神经损伤

（1）发病原因：由于术中过度牵拉血管鞘及周围组织，容易损伤喉返神经、舌下神经及迷走神经。

（2）临床表现：患者可出现呛咳、伸舌偏斜、声音嘶哑，严重者出现窒息。

（3）处理：术后监测生命体征变化，尤其是呼吸和血氧饱和度的变化，床边常规备气管切开包。

一般单侧神经损伤后，术后 3～6 个月后，症状会逐渐减轻或消失。了解患者的发音及吞咽情况，判断有无声音嘶哑或声调降低、误吸、呛咳等表现。如有异常，及时通知医师对症处理。

2. 脑细胞损伤

（1）发病原因：多数由于术中阻断颈内动脉血流时间过长而引起脑细胞缺氧所致。

（2）临床表现：术后意识变化，持续昏迷不醒，肢体运动障碍。

（3）处理：术后严密观察生命体征的变化，特别是意识的变化，若有持续昏迷不醒，肢体运动障碍则提示脑细胞损害严重。遵医嘱给予脱水治疗。同时给予冰帽、降温、扩血管药物和脑细胞营养药物综合措施。有条件者应行高压氧治疗。

3. 脑动脉血栓形成或栓塞

（1）发病原因：术中阻断颈动脉使脑血管血流减慢，脑血管痉挛易致脑血管继发血栓形成。

（2）临床表现：患者可发生昏迷、偏瘫、甚至死亡。

（3）处理：术后严密观察生命体征的变化，随时观察患者意识的改变，以及肢体运动情况。遵医嘱正确使用抗凝及溶栓治疗。如有异常，及时通知医师对症处理。

四、健 康 教 育

1. 饮食指导　给予富含维生素、蛋白质的饮食，以促进伤口愈合。

2. 行为指导　指导患者戒烟戒酒。适量运动，避免劳累及精神高度紧张，养成良好的工作、休息和饮食规律。

3. 用药指导　遵医嘱服药。

4. 复查指导　定期门诊随访。教会患者自我检查颈部的方法，如颈部发现搏动性肿块应及时就诊。对于血管移植患者，出院后 3～6 个月到医院复查，以便早期发现移植血管是否发生狭窄或血栓。

（成　咏）

第十节　腹主动脉瘤护理

腹主动脉瘤是由于动脉壁先天性结构异常或后天性病理改变引起局部薄弱，张力减退，在血流不断冲击下所形成的永久性扩张或膨出。

发病原因：动脉粥样硬化是引起腹主动脉瘤的最常见原因，其他原因为损伤、感染、先天性动脉中层囊性病变及梅毒等。

临床表现：多数患者无任何自觉症状，部分患者自己或被医师检查发现位于脐周或中上腹部有搏动性肿块。有的患者仅感到腹部有搏动感，轻度不适。少数患者诉有腹痛或胀痛不适。当腹痛明显并涉及腰背部时，提示动脉瘤已压迫或侵蚀邻近组织。如腹痛突然加剧，常是动脉瘤破裂的先兆或已破裂。

辅助检查：超声多普勒、CTA、MRI、MRA、DSA。

手术治疗：①开放手术，如手术切除人工血管置换术。②介入手术，如腹主动脉瘤腔内隔绝术。

一、术 前 护 理

（1）心理护理：指导患者减轻焦虑、紧张情绪，讲解疾病的相关知识和手术的方法，使之有安全感，积极配合手术。

（2）饮食护理：进食高蛋白食物，多食蔬菜水果杂粮，少食动物脂肪及胆固醇含量多的食物。

（3）绝对卧床休息，避免腹压增大的运动。避免情绪激动，保持大便通畅，注意保暖。

（4）术前戒烟戒酒 2 周以上，以减少呼吸道分泌物。

（5）禁止热敷腹部包块，避免碰撞腹部。

（6）观察患者生命体征的情况，特别是血压的变化，避免因血压波动过大造成的不良后果。遵医嘱服药，控制基础疾病。

（7）按血管外科一般术前常规准备。

二、术后护理

（1）执行局部麻醉或全身麻醉术后护理常规。

（2）饮食护理：局部麻醉术后即刻进食，全身麻醉术后 6 小时可给予清淡易消化饮食。

（3）病情观察：定时监测生命体征，体温、心率、呼吸、血氧饱和度等，特别是血压的变化。

（4）患者术后取平卧位，患肢制动 24 小时，观察穿刺点有无出血或血肿，沙袋压迫 8 小时，采用轴式翻身法。

（5）术后生命体征平稳后，可床上适当活动，但应避免剧烈运动。

（6）观察患者腹部体征，有无腹痛、腹胀、腰背部疼痛等不适。

（7）观察患者双下肢动脉搏动、皮温、皮色及血运情况，如有异常及时通知医师。

三、并发症护理

1. 松钳综合征

（1）发病原因：人工血管吻合完成后，移除动脉钳，开放腹主动脉及以下动脉血流后，因心脏后负荷突然降低，阻断主动脉时积蓄在下肢内的酸性代谢物、钾离子及心肌抑制因子集中回流所引起。

（2）临床表现：松钳后患者出现低血压现象。

（3）处理：术者与麻醉医师密切合作，适当应用血管活性药；或吻合时逐步缓慢松动动脉钳；或再次阻断主动脉待血压正常后再缓慢松动动脉钳。

2. 下肢动脉缺血

（1）发病原因：腹主动脉瘤瘤腔内的血栓栓子或粥样斑块在动脉血流的冲击下脱落。

（2）临床表现：患肢出现剧烈疼痛、麻木、苍白、皮温降低、动脉搏动减弱或消失。

（3）处理：术后密切观察患肢血运情况，酌情使用抗凝或抗血小板治疗，必要时再次手术取栓。

3. 乙状结肠缺血

（1）发病原因：由于术中肠系膜下动脉被结扎，或肠系膜动脉内血栓形成引起。

（2）临床表现：患者出现腹痛、腹胀、腹泻及便血。重者引起肠坏死、穿孔。

（3）处理：观察患者腹部体征，有无腹痛、腹胀、便血等情况，发现异常，及时通知医师予以对症处理。

4. 弥漫性渗血

（1）发病原因：可由血友病或遗传性纤维蛋白原缺乏、术中抗凝、肝素化过量引起。

（2）临床表现：皮肤黏膜瘀点、反复鼻出血、牙龈出血、月经量过多、伤口渗血及全身出血。

（3）处理：止血，查明是否有遗传病，给予对症治疗。

5. 感染

（1）发病原因：移植血管感染，最常见的是手术污染。

（2）临床表现：发热、腹胀、腹痛等。移植人工血管远端的动脉搏动减弱或消失。

（3）处理：术后合理应用抗生素预防感染，人工血管感染一旦确诊，必须手术切除。

6. 吻合口假性动脉瘤

（1）发病原因：血管吻合时由于医源性损伤引起。

（2）临床表现：可无任何症状，破裂后发生大量内出血和休克，有时可扪及搏动性包块，伴有收缩期杂音或消化道出血。

（3）处理：控制高血压，必要时行手术介入治疗。

7. 多器官功能衰竭

（1）发病原因：患者多为高龄患者，多伴有不同程度的心、肺、肾功能异常，手术创伤大，易引起多器官功能衰竭。

（2）临床表现：两个或两个以上器官功能障碍，如呼吸衰竭、心力衰竭、肾衰竭、肝性脑病、代谢性酸中毒或碱中毒、内出血等并存。

（3）处理：术后予以心电监护，密切观察患者生命体征的变化，特别是心率和血压；术后加强气道管理，保持呼吸道通畅；予以留置导尿，监测尿量指标；密切监视患者各器官的功能状态，若发现异常积极配合医师治疗抢救。

四、健 康 教 育

1. 饮食指导　食用高蛋白营养食品，多食新鲜蔬菜及水果，少食动物脂肪及胆固醇含量多的食物，保持大便通畅。

2. 行为指导　控制体重，戒烟、酒，保持心情舒畅，避免情绪波动，避免腹压增大的运动。鼓励患者逐渐恢复活动，可从室内走动逐渐过渡到室外散步，以不感觉到疲惫为准。避免穿着过紧的衣服和鞋子，避免肢体过冷或过热。

3. 用药指导　控制高血压、糖尿病等基础疾病，遵医嘱按时服药。

4. 复查指导　定期门诊随访。如有不适，随时就诊。

（王妍婕　黄斯旖）

第十一节　主动脉夹层护理

主动脉夹层是指主动脉腔内血液，从主动脉内膜撕裂口进入主动脉中膜，形成的壁内血肿沿着主动脉长轴扩展，使中膜分离，造成了主动脉真假两腔分离的一种病理改变。

发病原因：高血压和主动脉中层疾病是发生夹层的重要因素。其他包括高血压和动脉粥样硬化、结缔组织疾病、妊娠、先天性心血管疾病、损伤等。

罕见原因包括梅毒、心内膜炎、系统性红斑狼疮、多发性结节性动脉炎等。

临床表现如下所述。

a. 疼痛：是本病最主要和突出的表现。

b. 心脏表现：约半数患者出现主动脉瓣关闭不全，为 A 型夹层最严重的并发症。

c. 高血压。

d. 脏器或肢体缺血表现：①神经系统缺血症状，如意识模糊，昏迷而无定位体征，多为一过性。②四肢缺血症状，如肢体动脉供血受累时，可有肢体急性疼痛，夹层累及腹主动脉或髂动脉，可表现为急性下肢缺血。③肾脏缺血，如可出现少尿、血尿，甚至引起肾功能损伤。④肠缺血，如腹痛、腹胀、腹部压痛等肠梗阻症状。

分型：根据夹层部位，有 De Bakey 分型与 Stanford 分型。

De Bakey 分型：Ⅰ型，内膜破口位于升主动脉，而扩展累及腹主动脉。Ⅱ型，内膜破口位于升主动脉，扩展仅限于升主动脉。Ⅲ型，内膜破口位于主动脉峡部，扩展可仅累及降主动脉（Ⅲa型）或达腹主动脉（Ⅲb型）。

Stanford 型：A 型，相当于 De Bakey Ⅰ型和Ⅱ型，其内膜破口均起始于升主动脉处。B 型，相当于 De Bakey Ⅲ型，其夹层病变局限于腹主动脉或髂动脉。

根据发病时间可分为急性期和慢性期。急性期，发病2周以内；慢性期，超过2周。

辅助检查：CTA、MRI、主动脉造影、胸部 X 线检查。

手术治疗：①开放手术，如主动脉瘤切除术。②介入手术，如主动脉夹层覆膜支架腔内隔绝术。

一、术 前 护 理

（1）心理护理：耐心倾听患者主诉，向患者讲解疾病的相关知识和注意事项，减少患者的不安、紧张情绪，使其能够积极配合治疗。

（2）饮食护理：多食富含蛋白质、维生素、低脂的食物。少食多餐、多饮水，调整进食习惯，预防便秘。

（3）指导患者戒烟，绝对卧床休息，避免腹压增大的运动。避免情绪激动，保持大便通畅，注意保暖。

（4）病情观察：予以心电监护，严密观察患者生命体征。根据入院时的血压状态遵医嘱给予口服或静脉降压药。将血压稳定于（110～120）/（60～80）mmHg 范围内，心率稳定在每分钟60～80次。夹层血肿压迫可造成一侧血压降低，应密切观察患者双上肢血压变化并记录。两侧血压差值较大时，应采用较高值，并采用平卧位进行血压的测量。观察患者四肢动脉搏动、皮温、皮色。如病变累及肾动脉，应密切观察患者尿液的色、质、量，监测肾功能指标。

（5）疼痛护理：观察患者疼痛的部位、性质及程度。按照三阶梯镇痛给药原则结合患者病情遵医嘱使用镇痛药，在用药的过程中，严密监测患者的呼吸、血压等各项体征的变化。用药后注意观察用药效果，疼痛有无缓解，缓解的程度并详细记录。

（6）按血管外科一般术前常规准备。

二、术后护理

（1）执行局部麻醉或全身麻醉术后护理常规。

（2）饮食护理：局部麻醉术后即刻进食，全身麻醉术后6小时可给予清淡易消化饮食。

（3）病情观察

1）生命体征观察：予以心电监护，严密监测患者生命体征，特别是血压的情况。遵医嘱应用降压药物，将患者的血压稳定在（110～120）/（60～80）mmHg范围内。另外还应密切监测患者血氧情况，若患者合并严重呼吸系统功能障碍，可遵医嘱使用呼吸机进行辅助治疗。

2）呼吸道观察：若患者使用呼吸机辅助通气，应根据患者氧分压、二氧化碳分压状态及时调整呼吸机参数，并有规律地对患者实施间断脱机训练，直到患者脱离呼吸机。保持患者呼吸道通畅，及时去除分泌物，气管导管拔管后观察患者有无声音嘶哑。床旁备气管切开包至少24小时。

3）神经系统观察：观察患者的意识、瞳孔对光反射、四肢活动度。对患者的四肢力量、肌腱反射情况进行观察，及早发现脑栓塞征象。病情较为严重患者可适当升高血压，以维持脊髓供血，如有需要可应用药物降低颅内压，减少脑脊液压力，同时使用激素辅助治疗。

4）伤口的观察：观察患者穿刺点有无出血或血肿，使用沙袋压迫穿刺部位8小时，穿刺肢体制动24小时，采用轴式翻身法。

5）周围动脉观察：密切观察穿刺肢体及双下肢动脉搏动、皮温、皮色、末梢循环情况。

（4）术后生命体征平稳后，可床上适当活动，但应避免剧烈运动。

三、并发症护理

1. 血栓或栓塞

（1）发病原因：介入手术在行导管穿刺时，

会导致动脉内膜上的斑块脱落，而堵塞远端血管。

（2）临床表现：患肢出现剧烈疼痛、麻木、苍白、皮温降低、动脉搏动减弱或消失。

（3）处理：术后密切观察患者意识状态、瞳孔对光反射、肢体活动、四肢动脉搏动、皮温、皮色等情况，酌情使用抗凝或抗血小板治疗，或再次手术。

2. 系统炎性反应综合征

（1）发病原因：由于患者机体对带膜支架的异物反应、瘤腔内血栓形成后的吸收、带膜支架对红细胞的机械破坏及造影剂等原因。

（2）临床表现：体温升高，白细胞升高。

（3）处理：加强对患者体温、血常规指标的监测，向患者解释术后发热的原因并遵医嘱给予相应的护理措施对症处理，以减轻患者恐惧与担忧。

3. 内漏

（1）发病原因：与夹层患者血管壁薄弱、血压控制不佳引起的血流动力学改变，以及支架与血管壁的相互作用有关。

（2）临床表现：原有症状无明显改善，影像学检查发现内漏存在，以Ⅰ型内漏居多。

（3）处理：术后对患者应密切观察，严重内漏可导致主动脉夹层持续增大甚至破裂，应及时行二次修复术。

4. 脊髓灌注不足

（1）发病原因：脊髓主要供血动脉被隔绝、脊髓动脉低灌注、缺血再灌注损伤等。

（2）临床表现：下肢感觉功能异常，表现为轻瘫或截瘫。

（3）处理：密切观察患者生命体征，特别是血压的变化，血压控制不宜过低。若出现低灌注，应保证足够的补液量。密切观察下肢动脉搏动、皮温、皮色、血运、肢体活动情况，如有异常及时报告医师。

5. 缺血性脑卒中

（1）发病原因：由于累及弓部分支，颈内动脉及锁骨下动脉若本身存在粥样斑块，在手术操作及血流动力学改变的影响下，可发生缺血性脑卒中。

（2）临床表现：患者出现头晕、嗜睡、意识丧失、肢体或面部麻木、吐字不清、言语含糊等情况。

（3）处理：术后严密观察患者神志、意识等情况，若出现异常，应及时通知医师，行头颅 MRI 明确诊断，对症处理。

6. 急性肾衰竭

（1）发病原因：术中肾脏缺血时间过长、体外循环时间过长及术前长期高血压、夹层累及肾动脉造成。

（2）临床表现：主要表现为少尿或无尿、氮质血症、高钾血症、代谢性酸中毒等。

（3）处理：术后严密监测患者的尿量，维持水电解质、酸碱平衡，维持钾离子在 $4.0 \sim 5.0$ mmol/L，同时维持良好的血流动力学，防止血压过低，可应用利尿剂和小剂量多巴胺等强心扩血管剂，还应避免应用对肾脏有毒性的药物，必要时行床边血液透析治疗。

四、健康教育

1. 饮食指导 在饮食方面宜清淡，不应进食脂肪含量高、热量高和刺激性的食物，应多食用水果、蔬菜和含有丰富粗纤维的食物，保持大便通畅。

2. 行为指导 指导患者禁烟、酒，避免香烟中的尼古丁、酒中的乙醇对其血管产生刺激。指导患者多休息，避免重体力劳动，防止腹压升高。尽量保持平和的心情，防止情绪过于激动。

3. 用药指导 指导患者遵医嘱服用抗凝剂，用药期间定期检测凝血指标，观察有无出血倾向，如有异常及时复诊，以便随时调整药量。指导患者自我检测血压、心率的方法，尽量配备血压计，定时测量自身血压。遵医嘱坚持服用高血压药，不擅自调整用量。

4. 复查指导 定期门诊随访。若出现胸部、腹部疼痛的状况立即来医院就诊。

（成　咏　王妍婕）

第十二节　血栓闭塞性脉管炎护理

血栓闭塞性脉管炎又称 Buerger 病，是一种以中、小动脉节段性、非化脓性炎症和动脉腔内血栓形成为特征的慢性闭塞性疾病，主要侵袭四肢，尤其是下肢的中、小动脉和静脉，引起患肢远侧段缺血性病变。

发病原因：确切病因不明，综合文献报道多认为本症是由多种综合因素所造成。主要包括吸烟、寒冷、感染、激素影响、血管神经调节障碍、人类白细胞抗原异常等因素。

临床表现：①疼痛，这是最突出的症状。疼痛程度不等，轻者休息后即可减轻和消失，行走时出现疼痛或加重，有时形成间歇性跛行。重者疼痛剧烈而持续，形成静息痛，尤以夜间为甚，常使患者屈膝抱足而坐，或者将患肢于床沿下垂以减轻疼痛。②发凉和感觉异常，患肢发凉、怕冷是常见早期症状，体表温度降低，尤以趾（指）端最明显。③皮肤色泽改变。④游走性血栓性浅静脉炎。⑤营养障碍性病变，因缺血引起程度不同的皮肤干燥、脱屑、皲裂、汗毛脱落、趾（指）甲增厚，变性和生长缓慢。⑥动脉搏动减弱或消失。⑦坏疽和溃疡。

辅助检查：踝肱指数测定、多普勒超声、动脉造影、CTA 或 MRA。

手术治疗：①开放手术，如动脉血栓清除术、内膜切除术、动脉旁路移植术、动 - 静脉转流术。②介入手术，如球囊扩张成形术和（或）支架植入术。

一、术前护理

（1）心理护理：鼓励安慰患者，向患者讲解疾病的相关知识，减轻其焦虑情绪，积极配合治疗和护理。

（2）严格戒烟，消除烟碱对血管的收缩作用。

（3）患肢适当保暖，禁止冷、热敷，注意保护患肢，避免外伤。

（4）疼痛剧烈时，可酌情遵医嘱使用镇痛剂。做好疼痛的评估与记录。

（5）采用 Buerger 法功能锻炼，促进侧支循环的建立。有以下情况时不宜运动：①腿部发生溃疡及坏死时，运动将增加组织耗氧；②动脉或静脉血栓形成时，运动可致血栓脱落造成栓塞。

二、术后护理

（1）执行局部麻醉或全身麻醉术后护理常规。

（2）饮食护理：局部麻醉术后即可进食。全身麻醉术后 6 小时可进食清淡易消化饮食。

（3）术后穿刺处沙袋压迫 8 小时，注意观察伤口有无出血、血肿。穿刺侧肢体制动 24 小时，采用轴式翻身法。血管重建术后卧床制动 1 周，动脉血管重建术后卧床制动 2 周，自体血管移植者若愈合较好，卧床制动时间可适当缩短。

（4）观察生命体征的变化，观察患肢动脉搏动、皮温、皮色、感觉运动情况以判断血管通畅度。

（5）鼓励患者在床上做足背伸屈活动，以利于小腿深静脉血液回流。

（6）应用抗凝溶栓药物时观察患者有无出血倾向。

三、并发症护理

1. 静脉回流障碍

（1）发病原因：静脉动脉化手术后常见的并发症，是由于大隐静脉和股深静脉不能代替股浅静脉功能而引起。

（2）临床表现：术后肢体远端皮温、皮色发生变化，患肢出现肿胀、疼痛。

（3）处理：指导患者抬高患肢，减轻肿胀。

2. 出血

（1）发病原因：止血不彻底，抗凝后未结扎的小动静脉断面出血；手术时操作粗暴，损伤小血管；血管吻合技术不正确；全身肝素化过度。

（2）临床表现：凝血指标异常、血压下降、伤口出血或血肿等。

（3）处理：严密观察患者生命体征变化，监测凝血指标，必要时配合医师紧急手术治疗。

3. 远端栓塞

（1）发病原因：血管内动脉硬化斑块、血栓、内膜碎片等脱落导致远端组织栓塞。

（2）临床表现：患肢皮温降低、皮色苍白、麻木、感觉运动障碍、患肢疼痛、动脉搏动减弱或消失等。

（3）处理：术后加强肢体血运的观察，及时给予抗凝、扩血管治疗，必要时配合医师及时手术取栓。

4. 重建血管闭塞

（1）发病原因：早期为人工血管内血栓形成或远端动脉栓塞，后期常为吻合口内膜增生狭窄，

继发血栓形成。

（2）临床表现：患肢皮温降低、皮色苍白、麻木、感觉运动障碍、患肢疼痛、动脉搏动减弱或消失等。

（3）处理：血管超声检查明确诊断，再次手术治疗。

5. 感染

（1）发病原因：移植血管或支架移植物污染。

（2）临床表现：伤口局部红、肿、热、痛，严重者出现畏寒、发热、体温升高、白细胞、中性粒细胞升高等表现，甚至出现毒血症。

（3）处理：观察患者体温变化、白细胞等指标，遵医嘱合理使用抗生素预防感染。一旦发生，应立即去除感染的人工血管或移除支架。

6. 吻合口假性动脉瘤

（1）发病原因：人工血管感染、人工血管材料缺陷、吻合口缝合技术不佳、吻合口张力过大、自体动脉病变导致血管壁脆弱、穿刺部位血管处理不当等。

（2）临床表现：吻合口局部出现搏动性包块，可闻及血管杂音，有感染时还伴有红、肿、热、痛。

（3）处理：给予压迫治疗，严重者行手术治疗。

四、健 康 教 育

1. 饮食指导 饮食宜低盐、低脂，多食新鲜水果蔬菜及黑木耳等降低血黏度的食物。

2. 行为指导 绝对禁烟、酒。保护患肢，避免外伤，注意保暖，切勿赤足行走，穿着合适的鞋子。

3. 用药指导 遵医嘱服药。

4. 复查指导 定期门诊随访。

（王妍婕）

第十三节 布 - 加综合征护理

布 - 加综合征是指肝后段下腔静脉或（和）肝静脉狭窄或完全闭塞的病变。

发病原因：目前病因尚不清楚，亚洲国家中最常见的原因是先天性因素所致的下腔静脉近心端或肝静脉入下腔静脉入口处形成完全性或不完

全性隔膜而引起的阻塞。欧美国家多由下腔静脉或肝静脉血栓形成引起。另外，周围结构的外源性压迫也可导致该病，如肝癌、肾脏和肾上腺肿瘤、腔静脉内皮瘤、平滑肌肉瘤、心房黏液瘤等。

临床表现：①门脉高压表现，如顽固性大量腹水甚至胸腔积液。②下腔静脉高压表现，主要表现为胸腹壁静脉曲张，腰背部尤为明显，血流方向向上，下肢肿胀亦常见，可伴有下肢静脉曲张，出现静脉性溃疡和色素沉着。还可有全身乏力、食欲不振，甚至伴有恶心、呕吐等胃肠道淤血症状。

分型：根据发病时间、临床表现等可分为下述3型。①急性型：突发上腹部胀痛，伴恶心、呕吐、腹胀、腹泻。②亚急性型：顽固性腹水、肝大和下肢水肿多同时存在。③慢性型：病程在1年以上，胸腹壁粗大、蜿蜒的怒张静脉，足靴处色素沉着和溃疡，腹水量相对稳定。颈静脉怒张、精索静脉曲张、巨大的腹股沟疝、脐疝及痔等也较常见。

辅助检查：腹部B超、下腔静脉造影、经皮肝穿刺肝静脉造影、经皮脾穿刺门静脉造影、动脉造影、CT平扫、MRI、核素扫描。

手术治疗：①开放手术如门腔分流术、脾切除术、断流术等。②介入手术如球囊扩张成形术和（或）支架植入术、经颈内静脉门腔分流术、胃冠状静脉栓塞术等。

一、术 前 护 理

（1）心理护理：向患者讲解疾病相关知识，使其能够对自身疾病有基本的了解，积极配合治疗。

（2）饮食护理：进食高蛋白、高营养、高维生素、低脂、无渣饮食。饮食不宜过热，禁烟酒，少喝咖啡和浓茶。有腹水、水肿者，应给予低盐。

（3）密切观察病情变化，注意出血先兆。指导患者卧床休息，取半卧位，有心功能不全的患者，应尽量减少活动。指导患者有效排痰，以减少呼吸道并发症，必要时遵医嘱予以雾化吸入。避免用力咳嗽或排便增加胸腔压力，诱发消化道出血。

（4）遵医嘱使用保肝、利尿药物，准确记录24小时尿量。

（5）按血管外科一般术前常规准备。

二、术 后 护 理

（1）执行局部麻醉或全身麻醉术后护理常规。

（2）饮食护理：局部麻醉术后即刻进食。全身麻醉术后6小时可遵医嘱给予温冷流质饮食、半流质饮食、软食并逐渐过渡到普食。

（3）严密监测生命体征和意识状态。持续给予氧气吸入。开胸、开腹者术后，应用胸带和腹带保护切口，观察伤口情况，如有出血及时通知医师。有腹水的患者，应注意腹围的变化。

（4）引流管护理：妥善固定各类导管，保持其引流通畅。保持低负压胃肠减压持续吸引，注意观察胃液的色、质、量，注意有无出血迹象。观察胸腔闭式引流量及其性状，警惕有无胸腔内出血的可能。

三、并 发 症 护 理

1. 出血

（1）发病原因：术中因为静脉狭窄段穿刺时可能损伤血管及周围组织，并发腹腔出血及穿刺部位出血。

（2）临床表现：腹痛、血压下降、面色苍白、皮肤湿冷等表现。

（3）处理：观察伤口敷料有无渗血。保持低负压胃肠减压持续吸引，注意观察胃液的色、质、量，有无出血迹象。注意观察胸腔闭式引流量及其性状，引流量＞100ml/h，应警惕有无胸腔内出血的可能，如有异常及时报告医师。必要时行手术探查。

2. 心力衰竭

（1）发病原因：扩张术成功后大量淤滞的静脉血液回流入心脏，使心脏负荷量增加，可导致心功能不全。

（2）临床表现：患者出现心悸、气短、气喘等。

（3）处理：严密监测生命体征，持续给予氧气吸入，监测心功能，记录每小时尿量，必要时监测中心静脉压。予以利尿，减轻心脏负担。发现患者出现心力衰竭先兆时，应立即报告医师及时处理。

3. 肺栓塞

（1）发病原因：由于阻塞处以下易形成血栓，

扩张后血栓随血流上行，可导致肺栓塞。

（2）临床表现：咯血、胸闷、气促、呼吸困难。

（3）处理：应予立即平卧，报告医师，予以心电监护，高浓度氧气吸入，密切观察生命体征及血氧饱和度的变化，积极配合抢救。

4. 再狭窄

（1）发病原因：血栓形成、内膜增生、弹性回缩等因素可引起再狭窄。

（2）临床表现：再次出现术前症状，如下肢浅静脉曲张、活动后足踝部肿胀、下肢肿胀、色素沉着、慢性溃疡、腹部不适或疼痛、上消化道出血、黑便或顽固性腹水黄疸等。

（3）处理：可再次行球囊扩张和（或）支架植入术。

5. 肝性脑病

（1）发病原因：为门静脉-右心房或肠系膜上静脉-右心房转流术后，未经肝脏处理的门静脉血直接入心房所致。

（2）临床表现：性格异常、定向力减退、嗜睡与躁动交替、发热、厌食、肝臭等肝衰竭表现。

（3）处理：观察患者神志，注意患者安全，留专人守护。限制蛋白摄入，每日≤30g，避免诱发或加重肝性脑病。用乳果糖或稀乙酸溶液灌肠导泻，清除肠内积血和含氨物质。禁用安眠、镇静、镇痛、麻醉类药物。做好基础护理，预防压疮发生。

四、健 康 教 育

1. 饮食指导 合理饮食，避免食用粗糙、坚硬、多刺、油炸和辛辣的食物，戒烟、酒。

2. 行为指导 避免劳累和过度活动，保证充足休息，保持心情舒畅，避免情绪波动，以免诱发出血。

3. 用药指导 遵医嘱服用保肝药物。

4. 复查指导 定期门诊随访。出院后每1～2个月定期复查彩超、肝功能。

（黄斯旖）

第十四节 假性动脉瘤护理

假性动脉瘤是指致伤因子作用于动脉壁并使其挫伤、穿透或撕裂后，损伤血管周围有较厚的软组织压迫包裹，导致创道走形弯曲，破裂口细小，血液不易流出，形成与动脉相同的血肿，血肿外壁组织在4～6周后逐渐纤维化，内面为动脉内膜延伸而来的内皮细胞，构成瘤壁。

发病原因：是血管损伤的并发症，因火器损伤、刺伤、医源性损伤等导致动脉壁全层破裂出血。

临床表现：局部有肿块，并有膨胀性搏动，可触及收缩期震颤，听到收缩期杂音。巨大动脉瘤可有邻近神经受压损伤和远端组织缺血症状。

分型：①按致伤因素，可分为锐性损伤和钝性损伤。②按致伤外力作用的部位，可分为直接损伤和间接损伤。③医源性损伤，如针灸、动脉内膜剥除、动脉吻合等。

辅助检查：彩色多普勒超声、CTA或MRA、动脉造影。

手术治疗：①开放手术，如瘤体动脉结扎、动脉瘤切除端端吻合术、血管移植术等。②介入手术，如弹簧圈栓塞术、覆膜支架隔绝术等。

一、术 前 护 理

1. 心理护理 向患者讲解疾病有关知识，消除恐惧、焦虑心理。

2. 病情观察 密切观察瘤体及患肢血运，患肢禁止压迫、穿刺及测血压，防止瘤体破裂。

3. 按血管外科一般术前常规准备

二、术 后 护 理

1. 执行局部麻醉或全身麻醉术后护理常规

2. 体位 术后保持患肢伸直位，禁测患肢血压，避免压迫。介入术后穿刺侧肢体制动24小时，采取轴式翻身。

3. 病情观察 密切观察生命体征变化，观察伤口有无出血或血肿，观察患肢的皮温、皮色、血运情况。

4. 药物护理 术后遵医嘱应用抗凝药物，以预防血栓形成。注意观察患者有无出血倾向。

5. 引流管护理 妥善固定引流管，并保持引流通畅，严密观察并准确记录引流液的色、质、量。

三、并发症护理

1. 神经损伤

（1）发病病因：假性动脉瘤瘤壁与周围相邻神经可能发生粘连，故术中可发生神经损伤。

（2）临床表现：患者可出现运动、感觉障碍。

（3）处理：术中注意识别，避免钳夹、过度牵拉等，术后加强患肢感觉、运动功能的观察。出现异常及时通知医师，对症处理。

2. 吻合口破裂或新的假性动脉瘤形成

（1）发病病因：术中吻合口吻合不良、血管壁条件差，术后可再次出现吻合口破裂或形成新的假性动脉瘤。

（2）临床表现：可引起剧痛，局部可触及搏动性肿物。

（3）处理：术后密切观察伤口情况、患肢血运、感觉、运动功能、是否存在搏动性肿块等情况，如发现异常，及时通知医师处理。

四、健康教育

1. 饮食指导　进食低脂、低胆固醇饮食。

2. 行为指导　禁烟、酒。指导患者适当活动，注意休息，养成良好的作息规律。

3. 用药指导　遵医嘱服药。

4. 复查指导　定期门诊随访。教会患者自我检查方法，如再次发现搏动性肿块应及时就诊。

（成　咏）

主要参考文献

卞薇薇，刘明，成咏，等，2011. 不同护理方式对下肢深静脉血液回流及舒适度的影响. 解放军护理杂志，28（18）：5-7

陈润芝，姚艳敏，宋巧凤，等，2013. 急性肺栓塞患者的临床观察与护理策略. 河北医学，19（02）：288-291

成咏，葛伶俐，余枫，等，2011. 导管溶栓治疗急性下肢深静脉血栓的效果及护理. 解放军护理杂志，28（14）：42-44

崔艳峰，徐浩，祖茂衡，等，2010. 左髂静脉受压综合征并发下肢深静脉血栓形成的综合介入治疗. 介入放射学杂志，19（08）：602-606

董芸，曾珠，2017. Debakey Ⅲ 型主动脉夹层腔内修复术（EVAR）术后护理分析. 实用临床护理学电子杂志，2（03）：7-8

郭雪梅，雍熙，冯晓芬，2016. 布-加氏综合征介入术的护理配合. 中国继续医学教育，8（03）：218-219

韩丽芳，2011. 血管腔内介入治疗下肢动脉硬化闭塞症的围手术期护理. 护理实践与研究，8（01）：68-69

胡德英，田蒔，2008. 血管外科护理学. 北京：中国协和医科大学出版社

胡晓磊，舒畅，贺达仁，2010. 血管外科治疗进展与科技发展的关系. 医学与哲学，31（6）：56-57

霍艳红，杨勇，2016. 股深动脉假性动脉瘤手术后的护理体会. 中国医药指南，14（29）：286-287

姜海英，邹君杰，2009. 外膜下剥脱术治疗颈动脉体瘤8例的护理体会. 实用临床医药杂志，5（08）：30-31

景在平，李海燕，2016. 血管疾病临床护理案例分析. 上海：复旦大学出版社

李海燕，景在平，毛燕君，等，2015. 血管外科实用护理手册. 上海：第二军医大学出版社

李莉莉，2017. 急性下肢深静脉血栓应用 AngioJet 系统血栓消融术围手术期护理. 护士进修杂志，32（01）：60-62

李美清，梁敏妮，王晓丹，等，2012. 超选择性动脉栓塞后手术切除颈动脉体瘤的手术配合. 护士进修杂志，27（03）：283-284

李秀珍，2011. 急性肺栓塞的预防及护理对策. 护士进修杂志，26（05）：476-477

李震，翟水亭，付明倜，2015. 血管与腔内血管外科护理常规. 北京：清华大学出版社

林丽梅，2017. DeBakey Ⅲ 型主动脉夹层患者重症监护期间整体护理的应用. 中外医学研究，15（05）：90-91

林晓姝，袁浪，彭山玲，2017. 颈动脉支架置入术后并发脑高灌注综合征患者的护理. 护理学杂志，32（09）：42-43

刘伟，尹乐平，2012. 泡沫硬化剂在血管畸形治疗中的临床应用. 中国实用外科杂志，32（12）：1055-1056

陆雯静，李海燕，卢菁，等，2016. 风险管理在心血管外科护理管理中的多中心应用研究. 护理研究，30（6）：673-675

路柳，徐任菊，张琼，等，2016. Cockett 综合征并发急性下肢深静脉血栓行腔内治疗患者的护理. 护士进修杂志，31（07）：646-648

吕琦，2017. 护理干预在预防 ICU 患者下肢深静脉血栓形成中的效果探讨. 当代医学，23（04）：155-156

罗晓华，杨骏，徐娟，2008. 护理干预降低血栓闭塞性脉管炎患者复发的效果. 实用医药杂志，（10）：1218

毛慧萍，张卫中，徐美文，2014. 连续照顾性家庭访视在下肢动脉硬化闭塞症术后康复护理中的应用. 护士进修杂志，29（02）：175-177

倪燕，成咏，卞薇薇，等，2014. 微创治疗肢体血管畸形的观察与护理. 上海护理，14（04）：59-61

钱德珍，2013. 循证护理在急性肺栓塞急诊救治中的应用. 中国医药指南，11（06）：318-319

钱金芳，陈晓莉，吴安安，2015. 下肢动脉硬化闭塞症患者行血管腔内治疗后并发症的护理. 护理与康复，14（09）：837-838

卿丽君，周伟明，萧剑彬，等，2016. 杂交手术治疗急性下肢动脉栓塞的围术期护理. 全科护理，14（22）：2306-2307

曲雪芹，于英，常丽丽，等，2017Stanford A 型主动脉夹层术后并发症护理进展. 齐鲁护理杂志，23（10）：75-76

石卫琳，金煜峰，徐锋，2014. 3例应用 Angio-Seal 血管封堵器后并发急性下肢动脉栓塞患者的护理. 中华护理杂志，49（02）：151-153

苏伟，马骏，卞策，2017. 定量运动护理配合健康教育对下肢动脉硬化闭塞症患者功能康复及生活质量的影响. 护理实践与研究，14（03）：33-35

孙韬，2017. 主动脉夹层动脉瘤采用 64 层螺旋 CT 血管成像诊断的护理配合. 实用临床护理学电子杂志，2（31）：173

汪学芸，2014. 健康教育对血栓闭塞性脉管炎患者治疗依从性的影响. 中国医学工程，22（03）：77

王变丽，王江波，张丽娟，2014. PDCA 循环管理模式在感染性股动脉假性动脉瘤破裂护理中应用. 中华医院感染学杂志，24（03）：703-705

王静，叶海连，凌云清，等，2017. 循证护理在主动脉夹层腔内隔绝术患者围手术期中的应用. 护理实践与研究，14（13）：37-39

王丽，翁艳敏，傅巧美，2017. 72 例腹主动脉瘤合并髂动脉瘤腔内修复术中封闭髂内动脉患者的护理. 中华护理杂志，52（08）：954-957

翁艳敏，王丽，常青，等，2017. 以家庭为中心的护理对颈动脉狭窄患者术后家庭环境及血脂控制的影响. 护士进修杂志，32（01）：6-9

吴江渝，黄娟，梁莉，2015. 1 例慢性肾功能衰竭患者合并血栓闭塞性脉管炎的临床护理. 重庆医学，44（30）：4315-4316

徐国芳，2016. 肺栓塞患者的病情观察及护理. 中国现代医生，54（01）：162-164

闫波，伍卫东，苏少飞，等，2017. 原发性下肢深静脉瓣膜功能不全术后静脉压变化的研究. 中国血管外科杂志（电子版），9（01）：48-51

叶开创，陆信武，2017. 激光辅助原位开窗治疗主动脉弓部疾病. 外科理论与实践，22（04）：287-289

曾红芬，祁海鸥，张池明，2016. 一站式杂交手术治疗左髂静脉受压综合征 21 例的手术配合. 护理与康复，15（10）：998-1000

张灿，张喜成，吴洁，2011. 经股动脉置管溶栓治疗下肢动脉硬化性闭塞症的护理. 护士进修杂志，26（04）：331-332

张琨，2014. 经股静脉、下腔静脉置管溶栓术治疗布 - 加综合征的护理体会. 河南外科学杂志，20（03）：125-126

张美华，张来香，张萍萍，等，2017. 优质护理在主动脉夹层患者行主动脉夹层腔内修复术的应用. 全科护理，15（18）：2216-2218

张莹，韩斌如，朱丛丛，2017. 颈动脉支架置入术后低血压的危险因素及护理干预措施. 护理研究，31（15）：1912-1914

赵洪霞，赵俊，黄文华，等，2017. 胸主动脉腔内修复术治疗 Stanford B 型主动脉夹层患者围术期血压护理. 护士进修杂志，32（05）：464-467

赵丽君，田勇丽，杨跃红，等，2017. 1 例儿童静脉畸形骨肥大综合征的临床与基因突变分析. 临床医药实践，26（05）：354-358

赵孝英，蒋春燕，2017. 改良饮食护理模式对 Stanford A 型主动脉夹层术后胃肠功能恢复的效果. 全科护理，15（01）：45-46

朱贝，王镜林，赵雅，等，2017. 肾下型腹主动脉瘤腔内修复术后并发截瘫 1 例护理. 上海护理，17（04）：93-95

Aday AW, Beckman JA, 2017. Medical management of asymptomatic carotid artery stenosis. Progress in Cardiovascular Diseases, 59（6）：585

Asciutto G, Lindblad B, 2012. Catheter-directed foam sclerotherapy treatment of saphenous vein incompetence. Vasa-european Journal of Vascular Medicine, 41（2）：120-124

Attia J, Ray JG, Cook DJ, et al, 2001. Deep vein thrombosis and its prevention in critically ill adults. Archives of Internal Medicine, 161（10）：1268-1279

Chen J, Gao F, Chen JQ, 2013. MSCTV in the diagnosis and treatment of Cockett's syndrome. Zhong Nan Da Xue Xue Bao Yi Xue Ban, 38（1）：74

Chen SL, Whealon MD, Kabutey NK, et al, 2017. Outcomes of open and endovascular lower extremity revascularization in active smokers with advanced peripheral arterial disease. J Vasc Surg, 65（6）：1680

Christensen CR, Lewis PA, 2014. Core Curriculum for Vascular Nursing. 2nd ed. Philadelphia：LWW

Du PB, Verbist J, Van den Eynde W, et al, 2016. Right-sided Cockett's syndrome. Acta chirurgica Belgica, 116（2）：114

Durdu S, Akar AR, Arat M, et al, 2006. Autologous bone-marrow mononuclear cell implantation for patients with Rutherford grade II-III thromboangiitis obliterans. J Vasc Surg, 44（4）：732

Gałązka Z, Szmidt J, Rowiński O, et al, 2007. Influence of suprarenal stentgraft fixation on renal function in patients after abdominal aortic aneurysm endovascular exclusion. Polish Journal of Surgery, 79（1）：4-11

Jeleńska M, Romanowski Ł, 2010. Patients with ipper extremity deep vein thrombosis in a clinical material of warsaw medical university. Polish Journal of Surgery, 82（11）：603-609

Kahn SR, Ginsberg JS, 2004. Relationship between deep venous thrombosis and the postthrombotic syndrome. Archives of Internal Medicine, 164（1）：17

Karim T, Singh U, Nanda NS, 2014. A rare presentation of Klippel-Trenaunay syndrome. Indian Dermatology Online Journal, 5（2）：156

Kato M, Watanabe S, Iida T, et al, 2017. Venous anastomosis procedure for treatment of lymphatic malformation in Klippel-Trenaunay syndrome. Journal of Pediatric Surgery Case Reports, 20（C）：1-3

Krakowska-Stasiak M, Kosałka J, Wójcik K, et al, 2014. Leiomyosarcoma of inferior vena cava complicated by Budd-Chiari syndrome and disseminated intravascular coagulation-case report. Open Medicine, 9（3）：400-404

Lee SH, Won JY, Lee DY, et al, 2015. Mid-term clinical outcomes and morphological changes after endovascular aneurysm repair of inflammatory abdominal aortic aneurysms：a single-center experience. Acta radiologica, 56（3）：304-311

Leite T, Pires M, Pires L, et al, 2017. Giant iatrogenic pseudoaneurysm of the brachial artery：a case report. Int J Surg Case Rep, 37（C）：193-195

Loud PA, Katz DS, Bruce DA, et al, 2001. Deep venous thrombosis with suspected pulmonary embolism：detection with combined CT venography and pulmonary angiography. Radiology, 219（2）：498

Marqués L, Núñez-Córdoba J M, Aguado L, et al, 2015. Topical rapamycin combined with pulsed dye laser in the treatment of capillary vascular malformations in Sturge-Weber syndrome：phase II, randomized, double-blind, intraindividual placebo-controlled clinical trial. Journal of the American Academy of Dermatology, 72（1）：151

Martino V, Ferrarese A, Alessandro B, et al, 2015. An unusual evolution of a case of Klippel-Trenaunay syndrome. Open Medicine, 10（1）：498-501

Planquette B, Ferré A, Peron J, et al, 2016. Residual pulmonary vascular obstruction and recurrence after acute pulmonary embolism. A single center cohort study. Thrombosis Research，148：70

Rajan R，Kotevski V，Dashti R，et al，2017. Asymptomatic congenital arteriovenous fistula arising from left circumflex artery draining into distal part of right pulmonary artery diagnosed at the 7th decade of life. IHJ Cardiovascular Case Reports（CVCR）

Reiner MF，Akhmedov A，Stivala S，et al，2017. Ticagrelor，but not clopidogrel，reduces arterial thrombosis via endothelial tissue factor suppression. Cardiovascular Research，113（1）：61

Samuel N，Carradice D，Wallace T，et al，2013. Randomized clinical trial of endovenous laser ablation versus conventional surgery for small saphenous varicose veins. Annals of Surgery，257（3）：419

Santillan A，Johnson J，Birnbaum LA，et al，2016. Embolization of a congenital arteriovenous fistula of the internal maxillary artery：a case report and review of the literature. Interventional Neuroradiology Journal of Peritherapeutic Neuroradiology，Surgical Procedures And Related Neurosciences，22（3）

Sun XL，Law BY，Ir DSRD，et al，2017. Pathogenesis of thromboangiitis obliterans：gene polymorphism and immunoregulation of human vascular endothelial cells. Atherosclerosis，265：258

Vagnarelli F，Corsini A，Lorenzini M，et al，2016. Long-term prognostic role of cerebrovascular disease and peripheral arterial disease across the spectrum of acute coronary syndromes. Atherosclerosis，245：43-49

Viana VB，Melo ER，Terra-Filho M，et al，2016. Frequency of deep vein thrombosis and/or pulmonary embolism after coronary artery bypass grafting investigation regardless of clinical suspicion. The American Journal of Cardiology，119（2）：237

Waterford SD，Chou D，Bombien R，et al，2016. Left subclavian arterial coverage and stroke during thoracic aortic endografting：a systematic review. The Annals of Thoracic Surgery，101：381-389

Weinsaft JW，Devereux RB，Preiss LR，et al，2016. Aortic dissection in patients with genetically mediated aneurysms：incidence and predictors in the gentac registry. Journal of the American College of Cardiology，67：2744-2754

Yu C，Han X，Zhang XL，et al，2016. Long-term effects of white matter changes on the risk of stroke recurrence after carotid artery stenting in patients with symptomatic carotid artery stenosis. Journal of the Neurological Sciences，369：11

Zhang Z，Dasika N，Englesbe MJ，et al，2014. Preoperative splenic artery embolization in klippel-Trenaunay syndrome with massive splenomegaly：a case report. Avicenna Journal of Medicine，4（2）：40